# 神经危重症医学

## NEUROCRITICAL MEDICINE

主　编　高　亮

副主编　黄齐兵　邱炳辉　陈文劲　初曙光

上海科学技术出版社

## 内容提要

神经危重症医学是现代医学的一门新兴学科，是集多学科为一体的临床实用学科，与神经科学、急救医学等都有着密切的联系，旨在为神经系统危重症患者提供全面的监护和治疗支持。

本书是一部系统、全面、实用的神经危重症临床专著，共九篇、六十二章。概述神经危重症医学的流行病学、现状、发展趋势与基础知识，详细介绍神经重症监护病房的组织管理、重症医学领域中必要的神经重症监护方法与技术，以及神经危重症患者的脏器支持，涵盖神经危重症常见疾病的管理技术和并发症处理等。

本书系统性、可读性强，可为神经外科、神经内科、急诊科医生尤其是神经重症监护病房医生的学习和实践提供帮助。

**图书在版编目（CIP）数据**

神经危重症医学 / 高亮主编. -- 上海 ： 上海科学技术出版社，2024. 9. -- ISBN 978-7-5478-6757-0

Ⅰ．R741.059.7

中国国家版本馆CIP数据核字第2024LR9321号

---

神经危重症医学

主　编　高　亮

副主编　黄齐兵　邱炳辉　陈文劲　初曙光

---

上海世纪出版（集团）有限公司
上海科学技术出版社　出版、发行

（上海市闵行区号景路159弄A座9F-10F）

邮政编码201101　　www.sstp.cn

山东韵杰文化科技有限公司印刷

开本 889×1194　1/16　印张 46

字数 1415千字

2024年9月第1版　2024年9月第1次印刷

ISBN 978-7-5478-6757-0/R·3065

定价：350.00元

# 编者名单

**主 编**

高 亮

**副主编**

黄齐兵 邱炳辉 陈文劲 初曙光

**编写秘书**

陈宋育 李 磊

**编 者**（按姓氏笔画排序）

| | |
|---|---|
| 于 鹏 | 同济大学附属第十人民医院 |
| 王 芳 | 同济大学附属第十人民医院 |
| 王 柯 | 同济大学附属第十人民医院 |
| 王 胜 | 同济大学附属第十人民医院 |
| 王 嵘 | 南京大学医学院附属鼓楼医院 |
| 王艺达 | 同济大学附属第十人民医院 |
| 王明圣 | 同济大学附属第十人民医院 |
| 王承斌 | 同济大学附属第十人民医院 |
| 王展鹏 | 安徽医科大学临床医学院附属华安脑科医院 |
| 王瑞兰 | 上海交通大学医学院附属第一人民医院 |
| 尹 嘉 | 同济大学附属第十人民医院 |
| 邓现语 | 同济大学附属第十人民医院 |
| 左振兴 | 同济大学附属第十人民医院 |
| 卢 昊 | 同济大学附属第十人民医院 |
| 田国红 | 复旦大学附属华山医院 |

| 朱　献 | 上海交通大学医学院附属第一人民医院 |
| 任　帅 | 江苏省中医院 |
| 庄育刚 | 同济大学附属第十人民医院 |
| 刘英亮 | 同济大学附属第十人民医院 |
| 刘葛君 | 同济大学附属第十人民医院 |
| 刘微丽 | 扬州市第一人民医院 |
| 江荣才 | 天津医科大学总医院 |
| 李　阳 | 南京大学医学院附属鼓楼医院 |
| 李　浩 | 四川大学华西医院 |
| 李　娟 | 同济大学附属第十人民医院 |
| 李　磊 | 同济大学附属第十人民医院 |
| 李一辰 | 南京大学医学院附属鼓楼医院 |
| 李立宏 | 空军军医大学唐都医院 |
| 李振新 | 复旦大学附属华山医院 |
| 杨　洋 | 同济大学附属第十人民医院 |
| 杨小锋 | 浙江大学医学院附属第一医院 |
| 邱炳辉 | 南方医科大学南方医院 |
| 余　红 | 同济大学附属第十人民医院 |
| 沈照立 | 同济大学附属第十人民医院 |
| 宋　岩 | 山东大学齐鲁医院 |
| 宋　煜 | 郑州大学第一附属医院 |
| 初曙光 | 同济大学附属东方医院 |
| 张　炯 | 复旦大学附属华山医院 |
| 张　恒 | 中国医科大学附属第一医院 |
| 张　艳 | 首都医科大学宣武医院 |
| 张　翔 | 同济大学附属第十人民医院 |
| 张全斌 | 同济大学附属第十人民医院 |

| | |
|---|---|
| 张丽娜 | 中南大学湘雅医院 |
| 张泽立 | 山东大学齐鲁医院 |
| 陈　真 | 上海交通大学医学院附属仁济医院 |
| 陈一凡 | 同济大学附属第十人民医院 |
| 陈文劲 | 首都医科大学宣武医院 |
| 陈左权 | 同济大学附属第十人民医院 |
| 陈伟民 | 复旦大学附属华山医院 |
| 陈向军 | 复旦大学附属华山医院 |
| 陈刘炜 | 同济大学附属第十人民医院 |
| 陈宋育 | 同济大学附属第十人民医院 |
| 陈若平 | 上海交通大学医学院附属儿童医院 |
| 陈复美 | 浙江大学医学院附属第一医院 |
| 林　祺 | 同济大学附属第十人民医院 |
| 金　毅 | 同济大学附属第十人民医院 |
| 周　林 | 复旦大学附属中山医院青浦分院 |
| 周　锋 | 同济大学附属第十人民医院 |
| 郑建铭 | 复旦大学附属华山医院 |
| 单驰颖 | 上海交通大学医学院附属第一人民医院 |
| 宛荣豪 | 隆昌市人民医院 |
| 赵桂宪 | 复旦大学附属华山医院 |
| 姚洁民 | 广西医科大学第三附属医院 |
| 钱洲棋 | 同济大学附属第十人民医院 |
| 徐晓蓉 | 同济大学附属第十人民医院 |
| 高　亮 | 同济大学附属第十人民医院 |
| 高国一 | 首都医科大学附属北京天坛医院 |
| 唐雯晰 | 同济大学附属第十人民医院 |
| 黄齐兵 | 山东大学齐鲁医院 |

| | |
|---|---|
| 曹响元 | 同济大学附属第十人民医院 |
| 崔大明 | 同济大学附属第十人民医院 |
| 宿英英 | 首都医科大学宣武医院 |
| 鲁华山 | 空军军医大学唐都医院 |
| 曾　莉 | 同济大学附属同济医院 |
| 曾　涛 | 同济大学附属第十人民医院 |
| 裘慧佳 | 同济大学附属第十人民医院 |
| 冀　涛 | 同济大学附属第十人民医院 |

# 序 一

在我国医疗体系中，重症医学作为一门相对年轻的学科，其发展和完善对于提升整体医疗水平、改善患者预后具有重要意义。神经危重症医学是重症医学学科中一个新兴分支，涉及众多神经系统疾病所致的危重病症，如颅脑创伤、卒中、动脉瘤性蛛网膜下腔出血、急性中枢神经系统感染等。此类神经危重症不仅病情凶险、进展快，而且常常合并呼吸衰竭、心律失常、肾功能不全等器官功能障碍，需要在重症监护病房（ICU）或神经重症监护病房（NICU）接受综合管理。如患者未得到及时、有效的救治，往往会发生永久性神经功能残疾乃至死亡等严重后果。因此，神经危重症医学是现代重症医学体系的关键亚专科。

在重症阶段，着手原发病诊治、减少并发症、挽救患者生命，正是ICU医师的神圣使命所在。而神经危重症疾患的诊疗，不仅需要高度专业化的知识和技术，还需要多学科的紧密协作。在实际工作中，我们发现，不同地区、不同医院在诊疗水平和资源配备上存在巨大差异，这些差异对神经危重症患者的治疗效果和预后将会产生不良影响。因此，实现ICU的同质化治疗，特别是NICU的同质化治疗，是我们需要努力的方向。

高亮教授主编的《神经危重症医学》一书可谓恰逢其时。全书以NICU诊疗的实际需求为导向，从基础知识到临床实践，全方位、多角度、深层次地阐述了神经危重症医学的诸多进展，汇集了国内该领域专家的智慧与经验，是一部内容翔实、专业性强、实用价值高的著作。相信对于有志从事神经危重症医学的广大医务工作者来说，本书可作为案头必备的工具书，指引同道向同质化的NICU治疗努力向前。

中国医学科学院北京协和医院副院长

2024年7月于北京

# 序 二

  神经危重症医学是临床医学的重要支撑学科,其横贯神经科学、急救医学、重症医学,以大量高端设备为平台,集多种临床科技为一体,现已成为反映各大医学中心医疗救治水平的标志。随着神经外科的发展,在手术治疗水平不断提升的同时,神经危重症医学迅速发展为神经外科的重要亚专业,成为贯通神经外科其他亚专业的必要保障。大量先进技术的涌入,对神经危重症的体系管理提出了更高的要求,规范神经危重症患者的管理和救治已成为十分迫切的现实问题。为了更加严格地监测神经危重症患者的病情变化,及时高效地采用多学科技术进行救治干预,神经危重症医护人员需要更好地把握新理念、掌握新技术、学习新方法,不断提高救治水平。

  本书主编高亮教授是国内优秀的神经外科专家,同时也是国内较早从事神经危重症工作的神经外科医生,在神经危重症治疗领域有很深的造诣。他在复旦大学附属华山医院和同济大学附属第十人民医院深耕神经重症二十余年,搭建了具有鲜明特色的融合神经外科与重症医学的一体化平台,救治了大量的神经危重症患者,积累了丰富的临床经验,曾连续主办了十届"东方神经重症论坛",有力推动了神经危重症专业的发展,得到了国内相关专业同仁的广泛赞誉。高亮教授力邀全国神经外科、神经内科、重症医学科、康复科、创伤科的专家共同编写的这部《神经危重症医学》,内容翔实,涵盖了神经危重症专业的最新理论和先进技术方法,不但对神经外科临床诊疗具有重要的指导意义,还对神经内科、重症医学科、创伤科及康复科等专业的临床救治具有重要的参考价值。在此,郑重向各位同行推荐此书。

  衷心期待,在大家的共同努力下,我国的神经危重症专业能快速发展,赶超国际先进水平,造福广大患者。

天津市神经病学研究所所长

2024 年 6 月于天津

# 序 三

神经危重症是一门融合多学科的亚专科，涉及重症医学科、神经内科、神经外科、创伤科、康复科等。随着老年化社会的到来，心脑血管疾病已成为人类主要的死亡原因和致残原因，给社会和家庭带来沉重的负担。脑出血、脑梗死、脑动脉瘤出血、颅脑创伤及多发伤、颅内感染等，给社会带来沉重的经济负担。随着神经科学及重症医学的飞速发展，新的治疗技术和手段层出不穷，面对纷繁复杂的神经危重症患者，医护团队需要良好的培训，不同学科之间需要深化沟通，才能为患者制订以患者为中心的多学科融合诊疗方案。中华医学会重症医学分会和神经外科、神经内科分会均成立了神经重症专业委员会，有力地推进了中国神经危重症亚专科的进步。

高亮教授自2001年在复旦大学附属华山医院从事神经外科急重症救治工作，初创了华山医院神经外科重症监护病房，至今已有20余年。10年前他来到同济大学附属第十人民医院，建立了专业的神经重症监护病房，开展神经危重症患者的多模态监测，包括颅内压和脑灌注压监测、床旁脑电压监测、脑干诱发电位监测，团队也掌握了较好的呼吸、循环等所有脏器功能的监测和治疗技术，以及目标体温控制、镇静镇痛、渗透性治疗及脑室外引流等脑保护复苏技术。其团队是国内较早开展神经危重症患者亚专科救治的团队之一。本人对高亮教授及其团队甚为熟悉，高亮教授和全国重症医学科、神经外科、神经内科、康复科、创伤科等专业的专家一起编写了《神经危重症医学》，该书理论结合实际，内容广泛，涉及神经危重症治疗的各个方面，也包含最新的相关循证医学证据，约140万字。本书的出版，将对国内各级医院，特别是对从事神经危重症医疗工作的基层医生、护士，有良好的指导作用。

本人对本书的出版表示祝贺，并愿为同行推荐。

是为序。

上海交通大学医学院附属瑞金医院重症医学科主任

2024年6月于上海

# 前　言

　　神经危重症医学是神经外科、神经内科和重症医学相互渗透、相互融合的交叉学科，主要关注因罹患神经系统疾病而需要强化监护和治疗的危重患者。在过去几十年中，随着医学科学和技术的发展，该学科已快速成长为一个独立的亚专业。

　　笔者团队擅长复杂颅脑损伤，深部（如丘脑、基底节、脑干）肿瘤、出血，缺血性卒中，以及动脉瘤性蛛网膜下腔出血的手术和重症监测治疗，开展多种脑功能监测（如颅内压、脑血流动力学、动态脑电图监测）和多脏器功能监测，擅长多脏器功能衰竭患者的机械通气和血流动力学监测与治疗，在神经外科和神经重症监护病房（NICU）危重症患者的营养支持、镇静和肌松治疗中积累了大量的经验。笔者致力于神经外科和重症医学跨学科人才的培养，建立了具有神经外科特色的危重症患者治疗规范，在同济大学附属第十人民医院神经外科雄厚的科研和临床基础上，建立专司神经危重症患者救治的NICU，其已成为华东地区的重要转诊中心，每年治疗及会诊包括重型颅脑损伤在内的各类神经危重症患者超过千例。

　　笔者发现，神经危重症医学这一亚专业仍缺少一本具有足够新颖性、兼具深度和广度的原创专著。因此，在阅读大量文献和积累临床经验的基础上，笔者组织本团队会同国内有关专家编写本书。本书的各个章节涵盖了广泛的主题，重点介绍神经危重症医学的基本概念，神经系统疾病的诊断、治疗和监测，以及最新的治疗方法和技术。本书全面阐述神经危重症医学的理论和实践，力求说理清楚，旨在为该领域各级别临床医生提供必要的信息，帮助其更好地评估、诊断和治疗神经危重症患者，应对日常临床工作中的各类挑战。

　　本书适用于国内正在从事或有志于投身神经危重症医学领域的广大医护人员，包括神经内科、神经外科及重症医学科医护人员。我们衷心希望，本书可以成为神经危重症医学领域工作者的宝贵资源。

　　最后，感谢您选择本书，我们期待着您对本书的反馈和建议。

**高　亮**

2024 年 5 月

# 目　录

# 第一篇

# 神经危重症医学导论

# 第一章
# 神经危重症医学概述

## 一、神经危重症医学定义及目标

### (一)神经危重症医学的定义

神经危重症医学是一门专注于诊断和治疗神经系统严重疾病的医学分支。神经危重症可分为原发和继发两类。原发病包括但不限于:① 神经系统血管疾病,如脑梗死、脑出血、蛛网膜下腔出血等,这些疾病往往发病突然、病程急剧,需要立即进行治疗;② 神经系统感染,主要包括各种类型的脑膜炎、脑炎、脑脓肿等。这些患者往往病情严重或病程迁延,需要治疗团队对神经科学和感染病学的多方面深入了解和把控。继发病变则是指患者由于全身缺血缺氧或中毒等原因,神经系统作为整个机体受损的靶器官之一,其重症处理的主要矛盾可能在神经系统,也可能在其他系统,但是整个过程均需要将"脑保护"——即神经功能维护和颅内压控制作为治疗重点之一。

神经危重症的临床表现多样,病情变化快速,往往在短时间内就会对患者的生命造成严重威胁,需要即刻并且持续的医疗干预,因此,神经危重症的诊断和治疗具有高度的专业性和紧迫性。

神经重症监护病房(neurosurgical intensive care unit, NICU)是神经危重症救治中一个极为重要的概念,是指掌握了神经外科基本理论、基础知识和相关手术技能,同时又掌握了重症医学监测技术、理念的专科化多学科协作医疗团队,基于现代重症医学的理念,利用先进的监测技术、医疗设备和生命支持手段,对神经危重症患者实施有效集中监测、诊断和治疗的医疗单元。NICU收治的病种主要包括中、重型急性脑血管病,重型急性颅脑损伤和脊髓损伤,中枢神经系统细菌感染,癫痫持续状态,需要生命支持的围手术期神经外科患者,其他进展性神经危重症患者等,希望通过标准化的诊断和治疗流程可及时纠正或解除危险因素、减少继发性损害,从而改善患者的预后。设立合格的NICU已成为除疾病严重程度以外的另一个影响神经危重症患者生存的独立因素。

### (二)神经危重症监护与治疗的目标和重要性

神经危重症监护与治疗的直接目标是保障神经系统稳定,维持组织的灌注和氧合,缓解组织水肿,同时避免再次受损。具体内容包括:① 对神经外科手术后患者,应优先考虑疼痛控制和引流,以避免升高颅内压,须对切口和颅内压进行密切观察;② 进行严密的监测,包括心率、血压、呼吸、氧合、颅内压、脑灌注压等,及时发现病情变化,并采取相应的措施;③ 呼吸管理应注重二氧化碳排出,调整二氧化碳分压达到适当的水平,同时管理氧分压;④ 防治脑水肿,控制颅内压,抑制炎症反应,需要使用渗透性利尿剂和糖皮质激素等药物;⑤ 维持良好的血流动力学状态,适度升高平均动脉压,维持合适的脑灌注压;⑥ 防治全身感染和多器官功能障碍综合征,注意维持液体和电解质平衡,防治各种合并症。神经危重症医学的根本目标在于,通过提供及时、有效的治疗,减少神经系统疾病的死亡率和残疾率。

实现以上目标,需要医生具备深厚的神经学知识及熟练的临床技能,包括急救、重症监护、神经影像学、神经电生理学等。在这个过程中,医生需要对神经系统的结构和功能有深入的理解,能够准确识别和评估神经系统的病理变化,以便制订出最适合的治疗方案。此外,医生还需要具备良好的临床决策能力,能够在疾病的各个阶段及时做出最佳的治疗决策。

神经危重症医学的重要性在于,许多神经系统疾病在发病初期,如果得到及时有效的治疗,可以显著改善预后,减少死亡和残疾。然而,由于神经系统疾病的复杂性,临床表现的多样性,诊断和治疗往往极具挑战。因此,神经危重症医学的发展对于提高神经系统疾病的诊治水平,改善患者预后具有极其重要的意义。并且,在提高患者生存率的同时,神经危重症医学的有效救治还可以改善患者的生存质量,尽可能帮助出院患者更好地回归有价值、有尊严的生活。

## 二、神经危重症的诊断和评估

### （一）常用的诊断工具和技术

神经危重症的诊断是一个复杂的过程，需要结合临床表现、实验室检查和影像学检查。首先，临床表现是诊断的基础，包括患者的症状和体征，如意识状态、肌力、感觉、反射等。这些信息可以通过详细的病史询问和体格检查获取。患者可能会出现意识模糊、肌无力、感觉异常或反射改变等症状和体征，这些都可能提示神经系统疾病。

实验室检查是诊断的重要组成部分，包括血液、尿液和脑脊液的生化、微生物学和病理学检查，以帮助医生了解疾病的性质，如是否存在感染、炎症、出血，甚至罕见病等。

影像学检查是诊断神经危重症的重要手段，主要包括颅脑CT、MRI、脑血管造影等。这些检查可以显示脑部的结构和血管情况，帮助医生确定疾病的位置和性质。颅脑CT可以显示脑出血、脑肿瘤等病变，脑血管造影可以显示脑血管狭窄、栓塞或畸形等情况。

此外，神经电生理学检查如脑电图（electroence-phalogram，EEG）、肌电图/神经传导检查（electromyography/nerve conduction study，EMG/NCS）等也是神经危重症诊断的重要工具，它们可以评估神经系统的功能状态。例如，脑电图可以显示脑电活动的异常，帮助诊断癫痫；肌电图可以评估神经和肌肉的功能状态，帮助诊断各种神经肌肉疾病。这些检查对于影像学检查难以发现的结构性病灶的诊断具有重要价值，同时对于神经疾病患者的早期康复治疗具有指导意义。

神经危重症的诊断需要医生具备深厚的神经病学知识和临床技能，良好的临床思维和决策能力，以便准确识别和评估神经系统的病理变化，制订出合适的治疗方案。这些诊断工具和技术的选择和使用，需要根据患者的具体情况和疾病的特点来进行。例如，对于疑似脑出血的患者，可能需要优先进行颅脑CT；对于疑似脑膜炎的患者，可能需要及时进行脑脊液检查；

对于疑似癫痫的患者，可能需要排查脑电图异常。这些都需要医生根据患者的症状和体征来进行综合判断和决策。在很多情况下，患者的症状和体征可能并不典型，或者存在多种疾病。在这种情况下，医生需要能够根据现有的信息进行合理的推理和判断，以便尽快确定诊断，开始适当的治疗。具体内容将在本书后续相关章节中展开讨论。

### （二）疾病严重程度的评估方法

对神经危重症的严重程度进行评估是治疗决策的重要依据。这一评估过程需要综合考虑患者的生理状态、实验室检查结果和临床表现，以便对疾病的严重程度进行量化评估，从而帮助医生判断疾病的严重程度，预测预后，以及制订治疗方案。

许多评分系统常用于神经危重症患者的临床严重程度评价，例如：① 格拉斯哥昏迷量表（Glasgow coma scale），是一种常用的神经系统疾病严重程度评估工具，主要评估患者的意识状态，包括睁眼反应、语言反应和肢体运动反应；② APACHE Ⅱ（acute physiology and chronic health evaluation Ⅱ）评分，是一种用于评估重症患者病情严重程度和预后的工具，它包括12个生理参数、年龄和慢性健康状况的评估；③ SOFA评分（sequential organ failure assessment），用于评估器官功能障碍程度和预后的工具，它包括对呼吸、凝血、肝脏、心血管、中枢神经系统和肾脏六方面的评估。此外，对于特定的疾病，还有一些特定的严重程度评估工具。例如，卒中的NIHSS评分（national institutes of health stroke scale）是一种用于评估卒中严重程度和预后的工具，它包括11个项目的评估，如意识、视觉、运动、感觉、言语等。

多模态监测同样应用于神经危重症的严重程度评估。例如，颅内压监测可为诊疗团队提供持续、即刻的颅内压力变化记录，常用于动态评估创伤性颅脑损伤、脑肿瘤术后等疾病严重程度和病情变化。本部分内容将在本书"第四篇 神经危重症监护"中进一步展开讨论。

（王承斌 邓现语）

# 第二章
# 神经危重症流行病学

在过去十余年间，神经危重症医学得到了很大的发展，逐渐成为一个规范化的、受认可的较为成熟的神经学亚专业。尽管如此，关于神经重症医师的执业数据和全世界神经危重症医学和神经重症监护病房收治的患者类型/治疗方法等流行病学数据还很有限。根据2005年的调查数据显示，神经系统疾病占全球疾病负担的6.3%，这仅仅是神经危重症负担全貌的冰山一角。在2019年的一项研究中，一名典型的神经危重症患者被描述为"至少有一种合并症的老年患者，GCS为13分左右，可能会在NICU停留约1周，有2/3的概率需要机械通气，1/5的概率需要胃造口和气管造口，以及13%的院内死亡风险"。由于原发疾病不同，半数患者至少有两种或以上合并症，加之受不同国家和地区医疗条件、人员培训、教育背景等多方面因素影响，很难单一界定神经危重症的发病率和死亡率。尽管亦有一些研究对神经危重症患者进行过中长期随访，但大多数单中心研究往往是描述性的，而临床试验通常只报告了单一疾病的结果。以下将简要阐述神经危重症医学收治的几大常见病种。

## 一、卒中

卒中已经成为全球范围内导致死亡的第二大病因，仅次于缺血性心脏病。近年来，随着我国人口老龄化的加速，卒中的发病率呈现上升趋势。2019年的流行病学数据显示，我国每年有150万～200万新发卒中患者，卒中年发病率为（116～219）/10万，年死亡率为（58～142）/10万。在美国，卒中是最常见的死亡原因，每年有超过79.5万人发生卒中，每3分14秒就有1人死于卒中。2018～2019年，美国与卒中有关的费用达到近565亿美元，包括医疗保健服务、治疗卒中的药物和误工费等。卒中是导致长期严重残疾的主要原因，特别是在65岁以上的患者中。

### （一）急性缺血性卒中

急性缺血性卒中（acute ischemic stroke，AIS）占所有卒中类型的70%～87%，绝大多数AIS是由动脉血供减少引起的，亦有由静脉闭塞引起的AIS。静脉闭塞导致液体积聚，造成脑水肿、脑缺血和脑出血等。AIS可分为三个亚型：血栓形成、栓塞和全身低灌注。影响卒中预后的因素很多，包括年龄、卒中严重程度、卒中机制、栓塞位置、合并症、临床表现和相关并发症。此外，溶栓治疗、机械血栓切除术、卒中单元护理和康复等干预措施对缺血性卒中的预后也有重要作用。全球范围内首次AIS后30天的病死率估计为16%～23%，但不同国家的报告存在较大差异。AIS的并发症很常见，影响缺血性卒中后的预后，常见的严重并发症包括肺炎、需要插管和机械通气、胃肠道出血、充血性心力衰竭、心搏骤停、深静脉血栓、肺栓塞和尿路感染等。AIS急性期的早期神经功能恶化（如脑水肿、颅内压升高、出血转化）影响了相当一部分患者，并与发病和死亡风险的增加有关。

### （二）脑出血

自发性脑出血（intracerebral hemorrhage，ICH）是卒中的第二大原因，占全球卒中中的9%～27%。2013年的一项系统回顾发现，就死亡和残疾而言，脑出血（主要是ICH，也包括蛛网膜下腔出血）的全球负担大于AIS，尽管AIS的发病率是其2倍。在ICH致病机制中，脑实质的原发性机械损伤通过血肿扩张和周围水肿产生，导致占位效应和颅内压升高，进而引起脑灌注减少和缺血性损伤，严重的ICH还可能引发脑疝。同时，在最初的出血后，血-脑屏障被破坏所造成的继发性脑损伤包括兴奋性毒性和炎症，进一步加重了脑水肿和神经功能的破坏。高血压、脑淀粉样血管病和血管畸形破裂是最常见的几种与ICH有关的潜在病理情况。除高血压外，高胆固醇血症、吸烟、肥胖和糖尿病也是卒中的主要风险因素。由于血肿扩大、颅内压升高、出现脑积水、癫痫发作或脑疝等并发症，急性ICH患者在最初几天有神经功能恶化的风险。多学科治疗和使用ICH专项治疗方案可以改善ICH的功能预后，急性ICH患者应入住具有神经内科、神经外科、神经放射科和重症监护专业知识的医院，在NICU或专门的卒中单元接受监测和管理。在急性ICH前90天，决定功能结果和死亡率的主要因素包括临床风险因素和神经影像学上的具体特征。

ICH的30天死亡率为32%～52%，其中一半的死亡发生在前两天。一些证据表明，自21世纪初以来，死亡率有所下降，可能是由于更好的支持性护理和二级预防，然而这种死亡率的降低可能部分归因于幸存者中残疾比例的增加。每年复发性ICH的发病率为2%～7%。此外，在对既往AIS患者的研究中，ICH复发率比首次ICH高6.6倍；ICH复发的风险在首次ICH发生后的前12个月最高，但在首次事件发生后的数年内仍持续存在，尤其是在大面积ICH之后；在不同人群中，一年后ICH复发的累计风险为1.3%～8.9%，五年后为7.4%～13.7%。ICH后的功能恢复率在最初几周至几个月内是最高的，年龄大、出血量大、基线条件（如糖尿病）与一年的预后不佳有关。此外，急性ICH的常见并发症也是一年后不良预后的预测因素，包括败血症、新发AIS、长时间机械通气、脑积水和需要胃造口。急性期积极治疗以防止这些并发症的发生，有助于避免过早停止支持治疗并改善长期结果。同时，早期康复和持续支持以最大限度地提高功能恢复，教育患者和照顾者有关二级预防策略，解决生活方式的改变、抑郁症和照顾者的负担是ICH后康复计划的一个重要部分。ICH后认知障碍的发生率为14%～88%，最经常受损的功能是命名、处理速度、执行、记忆、视觉空间能力和注意力。

（三）蛛网膜下腔出血

蛛网膜下腔出血（subarachnoid hemorrhage，SAH）约占卒中的10%，大多数自发性SAH是由囊状动脉瘤破裂引起的。其他原因包括隐性创伤、动静脉畸形/瘘、脉管炎、颅内动脉夹层、脑淀粉样血管病、出血性脑血管病和非法药物使用（尤其是可卡因和苯丙胺）。在一项系统回顾中，全球范围内动脉瘤性SAH总发病率为7.9/10万。SAH的危险因素包括动脉瘤的解剖学特征以及患者层面的因素，例如高血压、吸烟和家族史是常见的危险因素。

SAH早期死亡率相当高。基于人群的研究发现，18%～24%的SAH患者甚至在送医之前就已经死亡。在到达医院且尚有生命体征的患者中，早期死亡率大部分是由动脉瘤性SAH的常见并发症引起的，这些并发症与初始出血、再出血、血管痉挛、延迟性脑缺血、脑积水、颅内压升高、癫痫发作和心脏并发症相关。随着时间的推移，诊断准确性提高及神经重症监护治疗发展，SAH的早期死亡率从50%下降到30%，仍然很高。同时，与普通人群相比，动脉瘤性SAH患者死亡率更高。其额外的死亡风险似乎是由脑血管事件引起的，并且非致命性血管事件（如卒中、心肌梗死）的风险也有所增加。SAH的远期并发症包括神经认知功能障碍、癫痫和其他局灶性神经系统功能障碍。有研究表明，超过10%的SAH患者仍有中度或重度残疾。

## 二、创伤

创伤是全球范围内人群死亡的主要原因之一，包括交通事故、跌倒、暴力和战争以及其他意外伤害，每年夺去近500万人的生命，其中道路交通伤害是导致18～29岁人群死亡的主要原因。此外，全球每年有超过4 500万人因创伤而导致中度至重度残疾。约1/2的创伤性死亡是由中枢神经系统（central nervous system，CNS）损伤造成的，而约1/3是由失血过多造成的。虽然在过去的几十年里，许多国家通过改善公路标志、加强管理、提高交通安全设施、推广交通规则等措施已经取得了一定成效，但是随着经济、政治、社会环境等因素的变革，预计因伤害造成的死亡人数将继续上升，特别是卫生资源匮乏的国家。在这些国家，死亡人数占比更高，达到了56.8%。

在所有的意外伤害类型中，创伤性脑损伤（traumatic brain injury，TBI）是全球儿童和青年人死亡和终身残疾的主要原因。在全球范围内，TBI的年发病估计在2 700万～6 900万例，并且许多幸存者严重残疾，给个人、家庭和社会都造成了重大的身心健康以及社会经济负担。TBI年龄标准化发病率为369/10万，2016年全世界因TBI导致的残疾人数为810万（111/10万，年龄标准化发病率）。可能引起TBI的外力事件包括头部撞击、在没有直接外部冲击的情况下头部加速或减速、异物贯穿脑部、爆炸伤等。总体而言，跌倒是造成TBI最常见的原因，而道路交通伤害则是第二大原因。估计TBI的全球负担相当具有挑战性。事实上，许多TBI患者尤其是轻伤患者并不就医；同时，高质量的流行病学数据大多来自高收入国家，而全球大多数人口居住在中低收入国家。现有数据表明，TBI的发病率在不同国家和地区之间存在很大差异，引发TBI的首要直接原因也受社会环境因素的影响。例如，一项研究发现，中低收入国家的TBI总负担是高收入国家的3倍，在低收入国家，估计有56%的TBI是由交通事故造成的，而在高收入国家这一比例仅为25%。其他研究发现的趋势还包括，在高收入国家，老年TBI患者的比例更高，跌倒是一种致伤机制，而在低收入国家，年轻患者的比例更高，交通事故是主要致伤机制。

此外，创伤性脊髓损伤（traumatic spinal cord injury，TSCI）通常由交通事故、暴力伤害及运动意外等原因引起。WHO报告指出，全球脊髓损伤（spinal cord injury，SCI）的发病率为每年13～53/100万，四肢瘫和截瘫患者的预期寿命分别为一般人群的70%和88%。因为人口老龄化的社会进程，颈椎病、骨质疏松等慢性基础疾病逐渐成为TSCI的高危因素。尽管在发达国家，通过现代医学技术和医学设施的协助，该病患者的生存率有所增加；但在中低收入国家的一些地区，截瘫患者的生存率仍然很低，预期生存时间为受伤后1～2年。

创伤性神经危重症如TBI和TSCI带来的全球负担凸显了对于更全面、更具体的预防策略，以及更有效的医疗干预措施的迫切需求。特别在中低收入国家，政府应当明确提高医疗卫生事业投入的优先级，加强医疗设施建设，提升专业医护人员的训练和技能，可以改善对于TBI和TSCI等神经危重症的治疗效果和提高患者的生存率。

### 三、中枢神经系统感染性疾病

中枢神经系统感染是全球最具破坏性的传染病之一，常常导致需要及时处理的医疗紧急情况。病原体可通过血-脑屏障（blood-brain barrier，BBB）或绕过BBB经神经元途径进入中枢神经系统，血-脑屏障通常可保护中枢神经系统免受微生物入侵。各种病原体都可能在脑膜或实质组织中引起中枢神经系统感染。脑脊液（cerebrospinal fluid，CSF）及其周围脑膜的感染称为脑膜炎，伴有急性发热、头痛和颈部僵硬。中枢神经系统实质受到感染会导致脑炎，临床表现为发热、神经精神障碍和癫痫发作。中枢神经系统感染小范围局灶性病变或脓肿更容易发生在免疫力低下的人群中。在中低收入国家，特别是非洲和东南亚的某些地区，高发的中枢神经系统感染性疾病被认为是神经危重症的主要病因。这些疾病包括细菌性脑膜炎、脑炎、疟疾、破伤风和狂犬病等，都能够引起严重并发症、残疾及高死亡率，为个人、家庭和卫生系统带来了巨大的经济负担。据统计，2012年，中低收入国家有相当数量的患者死于上述疾病。细菌性脑膜炎的总死亡率高达33%～44%。2014年，全球有960万人罹患结核病，其中神经系统受累最为常见，结核性脑膜炎病死率高且存活者常留有严重的神经系统后遗症，更为严重的是，超过80%的死亡发生在中低收入国家。神经外科术后的中枢神经系统感染（CNSI），发生率为4.6%～25%，占中枢神经系统感染的0.8%～7%，但不同医院、不同疾病、不同手术方式及不同诊断标准的术后CNSI发生率不尽相同，给其治疗和识别带来额外挑战。

此外，神经外科术后脑膜炎和（或）脑室炎的病死率为3%～33%。即使感染得以治愈，患者一般也会遗留不同程度的神经功能障碍。术后脑膜炎的发生率为1.5%～8.6%，脑室外引流（EVD）相关感染的发生率达8%～22%，颅脑创伤、腰大池外引流术引发中枢神经系统感染的发生率分别为1.4%和5%。

令人担忧的是，神经系统感染负担虽然有所下降，患者人数依然不少，因此还需要更多的关注和研究。近年来，随着医疗措施的改革以及卫生环境的改善，全球各地出台了一系列的防控措施，并积极开展着多种防治感染的计划，希望能够减轻患者与家庭的负担。

对于神经系统感染的治疗，选择正确的抗生素和抗真菌药物是很关键的。此类感染常见的病原菌包括革兰阴性菌、革兰阳性菌及真菌，以前两者为主。厌氧菌是脑脓肿常见的致病菌。根据2019年中国细菌耐药监测网的数据，常见革兰阴性菌为不动杆菌、肺炎克雷伯菌、大肠埃希菌及铜绿假单胞菌等；常见革兰阳性菌为表皮葡萄球菌、人葡萄球菌、头状葡萄球菌、溶血葡萄球菌、肠球菌、金黄色葡萄球菌及肺炎链球菌等。其中，革兰阳性菌的感染率为55%，阴性菌为45%。值得注意的是，近年革兰阴性菌所致的中枢神经系统感染呈现上升趋势，治疗和防控难度也因此加大。在全球范围内，需要更多的跨学科合作、信息共享和技术交流，共同推进中枢神经系统感染性疾病的防治工作。医生、科学家和药品生产商需共同努力，加快新型药物的研发和创新，使得患者能够获得更准确、高效的治疗。

（王承斌　邓现语）

# 第三章
# 神经危重症医学现状及发展趋势

## 一、现状

目前，神经危重症医学已经形成了一套相对完善的诊断和治疗体系。在诊断方面，神经影像学、神经生理学监测和实验室检查等技术的发展使得医生能够更准确地评估患者的病情和神经功能状态。治疗方面，药物治疗、手术干预、神经监测和支持治疗等手段被广泛应用。此外，重视早期抢救和多学科协作也成为神经危重症医学的重要原则。有关神经重症监护病房结构、人员配备、培训、标准化医嘱和集束化医嘱，包括交接在内的护理过渡、预防反弹、床位优化和院间转运的循证文献越来越多，并提供了许多成功改善神经重症监护病房绩效的范例。

尽管我们在神经危重症医学的诊疗上已经取得了巨大的进步，但依然面临着一些挑战。首先，神经危重症的治疗通常需要高度专业化的知识和技术，医生护士的培训和教育成为重要的挑战之一。此外，虽然我们有一套相对完善的诊疗体系，但治疗手段的选择和使用还存在很大的变异性。尽管有证据显示，某些结构要素与更好的结果相关，但神经危重症患者的护理模式差异仍然很大。

我们亟须对神经危重症单元的结构和流程进行更多的研究，以找出更有效的治疗策略。目前，对于哪些NICU的结构和流程与高风险和高成本相关，以及如何优化它们，还需要更多的研究。此外，我们需要继续推广和应用那些与改善结果相关的神经危重症性能测量指标。尽管已经有了许多针对神经危重症的性能测量指标，但医护人员对这些指标的认识还存在较大差异。

综上，我们在神经危重症医学的诊治上已经取得了显著的进步，但仍面临着许多挑战。为了提高神经危重症患者的治疗效果，各学科各环节人员都需要继续进行研究，不断更新和标准化神经危重症的临床实践。

## 二、发展趋势

随着医学科技的进步，神经危重症医学的治疗方法和技术也在不断发展和改进。例如，神经影像学技术的进步，使我们能够更精确地了解神经系统疾病的发病机制和病理改变。神经电生理学检查的进步，使我们能够更准确地评估神经系统的功能状态。此外，新的药物和治疗策略的研发，也为神经危重症的治疗带来了新的可能性。

在未来，将有更多的新技术和方法被应用到神经危重症的治疗中。例如，基因疗法和细胞疗法可能为一些目前无法治愈的神经系统疾病提供新的治疗方案。人工智能和机器学习技术可能帮助我们更准确地诊断疾病，预测疾病的发展，以及制订个体化的治疗方案。尽管神经危重症医学的发展前景充满希望，但是，如何储存并实时处理海量的监护数据，并从中删繁就简，提取某种疾病在特定情况下需要干预的关键信息，乃至给出解决方案，仍是一个巨大的挑战。

此外，神经危重症的治疗通常需要多学科的合作，这需要我们建立有效的合作机制和沟通渠道。为了应对这些挑战，我们需要不断深化对神经系统疾病的理解，提高诊断和治疗的水平，同时加强多学科的合作，提高医疗服务的质量和效率，还需要关注患者和家庭的需求，提供更人性化的护理。

综上，神经危重症医学的发展趋势是充满希望的，但也充满了挑战。我们期待通过科研和临床实践的进步，不断推动神经危重症医学的发展，为患者提供更好的健康保障。

## 三、未来展望

随着医学科技的发展和研究的深入，神经危重症医学的未来充满了无限可能性。

在未来研究方向方面，科技进步将使得我们能够更早地识别出高风险的神经危重症患者。例如，开发出敏感性和特异性更高的生物标志物,以便对神经功能进行准确监测;人工智能和机器学习技术的发展,也将有助于我们更准确地预测神经危重症的发生和发展。这种早期识别和预防的策略不仅可以提高患者的治疗效果,也可以有效降低治疗成本。

随着精准医学的发展,我们将能够提供更加个体化的治疗策略。这包括基于患者的基因型、表型和生活方式等因素,为每个患者定制最适合的治疗方案。这种个体化的治疗策略不仅可以提高治疗效果,也可以降低治疗副作用。

此外,未来的研究可能将更加关注神经危重症患者的康复和生活质量,包括开发更有效的康复策略,评估和改善神经危重症患者的生活质量。对于康复策略的研究,我们将更注重长期康复的效果和持续性的影响。

在未来神经危重症医学临床发展方面,我们期待神经危重症医学能够更好地融入整个医疗系统,与其他医学领域更紧密地合作,为患者提供全方位的治疗及护理,包括与多个临床科室的协作,例如神经外科、神经内科、急诊科、康复科等,形成更加完善的诊治体系。

全球服务同样是医疗实践发展中重要的一方面。我们期待神经危重症医学能够更好地服务于全球的患者,不仅仅是发达国家,也包括发展中国家。这需要在教育、资源分配和治疗策略等方面进行更多的、持续性的努力。

在传统救治环节之外,未来神经危重症医学可能将更好地关注患者和家庭的需求,提供更人性化的护理,包括对患者及家属的心理支持,提供更多的患者教育和咨询服务,更加关注患者的舒适度和满意度。

神经危重症医学的未来将是挑战和机遇并存的。我们有信心,通过科学研究和临床实践的不断深入,神经危重症医学将会有更大的进步,为神经危重症患者带来更好的诊断和治疗。

(王承斌　邓现语)

# 参考文献

[ 1 ] AGRAWAL S, ABECASIS F, JALLOH I. Neuromonitoring in children with traumatic brain injury[J]. Neurocrit Care, 2023, 40(1): 147–158.

[ 2 ] AL-MUFTI F, LANDER M, SMITH B, et al. Multimodality monitoring in neurocritical care: decision-making utilizing direct and indirect surrogate markers[J]. J Intensive Care Med, 2019, 34(6): 449–463.

[ 3 ] KARANJIA N, DUGYALA V, OLM-SHIPMAN C, et al. Quality improvement in neurocritical care: a review of the current landscape and best practices[J]. Curr Treatment Opt Neurol, 2022, 24(11): 533–549.

[ 4 ] LE ROUX P, MENON D K, CITERIO G, et al. Consensus summary statement of the International Multidisciplinary Consensus Conference on Multimodality Monitoring in Neurocritical Care: a statement for healthcare professionals from the Neurocritical Care Society and the European Society of Intensive Care Medicine[J]. Neurocrit Care, 2014, 21 (Suppl 2): 1–26.

[ 5 ] MOHEET A M, LIVESAY S L. Quality improvement in neurocritical care: current state and looking to the future[J]. Curr Opin Crit Care, 2020, 26(2): 97–102.

[ 6 ] ROBBA C, VAN DER JAGT M, TACCONE F, et al. Fluid balance and hemodynamic monitoring of traumatic brain injured patients: an international survey[J]. J Neurosurg Anesthesiol, 2023, 36(2): 177–179.

[ 7 ] SIMONETTO M, SHETH K N, ZIAI W C, et al. Racial and ethnic differences in the risk of ischemic stroke after nontraumatic intracerebral hemorrhage[J]. Stroke, 2023, 54(9): 2401–2408.

[ 8 ] SNIDER S B, TEMKIN N R, BARBER J, et al. Predicting functional dependency in patients with disorders of consciousness: A TBI-Model Systems and TRACK-TBI Study[J]. Ann Neurol, 2023, 94(6): 1008–1023.

[ 9 ] SUAREZ J I, MARTIN R H, BAUZA C, et al. Worldwide Organization of Neurocritical Care: results from the PRINCE Study Part 1[J]. Neurocrit Care, 2020, 32(1): 172–179.

[ 10 ] VENKATASUBBA RAO C P, SUAREZ J I, MARTIN R H, et al. Global survey of outcomes of neurocritical care patients: analysis of the PRINCE Study Part 2[J]. Neurocrit Care, 2020, 32(1): 88–103.

# 第二篇
# 神经重症监护病房的组织管理

# 第四章
# 神经重症监护病房的组织架构

神经危重症医学作为新兴的神经病学亚专业,将神经病学与危重症医学融为一体,为患者提供全面、系统并且高质量的医学监护与救治,而神经危重症监护病房(neurointensive care unit, NICU)成为完成监护与救治的最基本单元。NICU是指掌握了神经外科基本理论、基础知识和基本操作技术,同时又掌握了重症医学监测技术和重症医学理念的专科化多学科协作医疗团队,利用现代重症医学的理念和监测技术,依托先进的设备、仪器,对神经危重症患者实施有效的集中治疗和护理的单元。

## 第一节　神经重症监护病房的病区结构

### 一、NICU 的布局

（一）总体布局

NICU应位于方便神经重症患者急救(急诊科)、检查(如神经影像中心、检验科)、治疗(如血管介入中心、血库)和转运(绿色通道)的区域,同时还须考虑邻近神经科、心内科和呼吸科,为多学科协作提供条件。具有条件的大型三甲综合医院可配备指定的救护车和(或)停机坪。可设立医疗、医疗辅助、污物处理和医务人员生活辅助等区域,并相对独立,以减少彼此之间的互相干扰并利于控制感染。医疗辅助区域与医疗区域面积之比应达到(1.5～2.0):1以上。各区域在建筑装饰时应遵循不产尘、不积尘、耐腐蚀、防潮防霉、防静电、容易清洁和消毒、符合防火要求的原则。NICU的门应为脚控电动或手动推拉门,最好为感应式电动推拉门,以尽量减少空气震动,应具有气密性,关闭时可使地板与门框之间密封,以有效控制气体的清洁度和流动的方向。

（二）区域布局

1. 医疗区域　主要为病室,可为开放式、封闭式、混合式,至少每10张床设置1～2个分隔式房间,以便分隔精神障碍、特殊感染和特殊治疗患者。在人力资源充足的条件下,尽可能全部为分隔式房间或单间。分隔式病房或单间的隔离装置最好为可透视性玻璃,

以便医护人员观察患者。

2. 医疗辅助区域　包括中央工作站、通道、治疗室、医护人员办公室、值班室、示教室、家属谈话室、探视室、仪器存储室等。

（1）中央工作站:设置在医疗区域的中央地区,以充分发挥监护管理功能,病室以中央工作站为中心呈圆形、扇形或T形等排列。

（2）通道:人员流动通道和物流通道分开,以减少各种干扰和交叉感染。工作人员通道和患者通道分开,提供工作人员尽快接触患者的通道和家属探视通道。

（3）治疗室:至少设置2个。一个用于需要无菌操作的治疗和护理,进入前需戴好口罩和帽子。另一个用于只需要达到清洁要求的治疗和护理。

（4）仪器室:由于NICU使用仪器设备较多,有条件的NICU最好设置仪器室,供仪器设备放置和维护。

（5）污物处理区域:包括清洁室、污废物处理室和盥洗室等,设置在医疗区域的一端,避免污染医疗区域。

（6）医务人员生活区域:包括休息室、更衣室、进餐室等,与医疗区域相对隔开,避免交叉感染。

### 二、NICU 的配置

（一）床位配置

NICU应该配备适当的床位数和床位使用率。NICU的病床数量根据医院等级和实际收治患者的需

要而定,一般大型医院NICU床位数6～12张,神经科为重点专科的医院可适当增加床位数,但需分区或分组管理,以保证医疗质量。小型医院NICU床位数6～8张,或纳入综合ICU的一个专业组,以提高工作效率和经济效益。床位使用率达75%～85%可作为NICU规模是否合理的参考依据。开放式病房的每张床位占地面积15～18 m²,或病床间隔2.5 m;分隔式病房或单间的每张床位占地面积18～25 m²,以便于技术操作和减少交叉感染。可根据情况增加单间的比例以及设立单独的正、负压病房。床头保留一定空间,以便气管插管、深静脉置管和颅内穿刺等操作实施。

(二)环境配置

1. 良好的通风条件　最好装配气流方向从上至下的空气净化系统。

2. 良好的采光条件　最好装配日光源。

3. 良好的室温条件　最好装配独立室温控制[(24.0±1.5)℃]和相对湿度控制(45%～55%)。必要时配置空气净化设备。另外,除了患者的呼叫信号、监护仪器的报警声外,电话铃声、打印机等仪器发出的声音等均属于监护室的噪声。在不影响正常工作的情况下,这些声音应尽可能减小到最低的水平。根据国际噪声控制工程学会(International Institute of Noise Control Engineering, I-INCE)的建议,白天重症监护病房的噪声最好不要超过45 dB,傍晚40 dB,夜晚20 dB。因此,地面、墙面和天花板应该尽量采用高吸音的建筑材料。

(三)设备配置

1. 病床设备带　每床配置设备塔,为供电、供氧、压缩空气和负压吸引等提供支持。每床装配电源插座至少12个,氧气接口至少2个,压缩空气接口2个,负压吸引接口2个。医疗用电和生活照明用电的线路分开,每床电源为独立反馈电路供应,每一电路插座都在主面板上有独立的电路短路器,最好备有不间断电力系统和漏电保护装置。每床配置适合神经疾病患者使用的病床和防压疮气垫。每床配置独立手部消毒装置和神经系统体检工具,以减少交叉感染。选择性配备自动床秤。

2. 床周设备配置　床周配置电子医疗工作站(固定或移动),以管理患者资料、图像、实验室报告和监护结果,并备份纸质材料以防系统崩溃;阅读装置,如阅片器或电子影像资料读取屏幕;交流装置,如电话机或对讲机、手动报警系统、多媒体和非语言类交流系统等;可锁定橱柜(手推车),以存放药物、无菌敷料、取样设备、插管材料、急救药品以及部分一次性用品,并摆放在强制性和易识别处;可移动橱柜,以独立存放

干净或污染物品;监测仪器设备等。洗手是最有效防止交叉感染的手段,因此,NICU内应在每张床旁设洗手池以防交叉感染、方便床旁操作,开关以脚踏式、肘式或感应式为宜,洗手池应有一定的深度和宽度以避免水溅到池外造成污染。

3. 仪器配置　包括监护室一般仪器配置、神经专科仪器配置以及辅助检查设备配置。

(1)监护室一般仪器配置:① 心血管功能监测与支持设备:每床必备多功能心电监护仪,以完成心电、呼吸、血压、血氧饱和度、中心静脉压等基本生命指标监测。如便携式监护仪,以便患者外出检查使用;血流动力学监测装置,以完成中心静脉压监测和动脉血压监测;全导联心电图机;② 心肺复苏抢救设备:必备急救物品车,车上备有简易呼吸器、喉镜、气管导管、多功能除颤仪和急救药品;③ 呼吸功能监测与支持仪器设备:必备呼气末二氧化碳监测装置、胸部振荡排痰仪、有创正压呼吸机、便携式呼吸机,或从医院调配,以便患者外出检查使用;必备纤维支气管镜,或从医院调配;选择性配置便携式血气分析仪;④ 动脉血压(arterial blood pressure, ABP)监测设备:合适的动脉导管,充满液体带有开关的压力连接管、压力换能器、连续冲洗系统,连接到床旁心电监护仪,可直接持续动态监测动脉压力;⑤ 脉搏指示连续心排血量监测(pulse index continuous cardiac output, PICCO)监测设备:是一种对重症患者主要血流动力学参数进行检测的工具,该仪器特点为简便、微创、高效比,可以测定动脉压、心率、每搏输出量等数据;⑥ 中心监护仪:可同时显示4～8张或全病区患者的心电监护信息;⑦ 其他仪器设备:每床至少1台输液泵、2台微量药物注射泵、1台肠内营养输注泵。选择性配置抗血栓压力泵,以防下肢深静脉血栓;便携超声诊断仪,以开展床旁无创检查和指引置管操作等。

(2)神经专科仪器配置:① 必备有创颅内压监测仪,以评估颅内压和脑灌注压,并指导降颅压治疗;脑室引流装置,以达到多项诊断和治疗目的,如脑脊液引流和脑室内药物注射等;② 必备视频脑电图监测仪,或从医院调配,以评估脑损伤严重程度(包括脑死亡判定)和监测癫痫样放电,指导抗癫痫药物(或麻醉药物)应用;③ 必备经颅多普勒超声仪,或从医院调配,以评估脑损伤严重程度(包括脑死亡判定)和脑血流量(或脑血管痉挛)情况,指导溶栓或解痉药物应用。选择性配置肌电诱发电位仪,以评估脑损伤严重程度(包括脑死亡判定)和周围神经肌肉损伤情况,指导神经功能改善治疗;④ 必备体表降温装置,条件允许

下优化配置血管内低温装置,以实现降温或低温的神经保护治疗;⑤ 优化配置脑组织氧代谢监测仪,以实现脑组织氧分压、二氧化碳分压、pH和脑温监测;⑥ 优化配置脑微透析仪,以实现脑细胞间液代谢监测。

(3)辅助检查设备配置:NICU需要的大型仪器设备或专科仪器设备,如影像诊断设备(包括床旁阅片灯箱或数字影像屏幕),特别是颅脑CT和(或)MRI设备;血管介入诊断治疗设备;超声诊断设备;内镜诊断治疗设备;血液净化治疗设备;体外起搏设备;血常规、血生化、血气、凝血等检测设备;微生物检测设备等。

4. 药物配置　NICU患者病情危重且复杂,为保证患者的治疗,NICU应该有必要的药物汇编,规范放于急救物品车内,保证在患者的治疗中快速可用(表2-4-1)。

5. 实验室设备　血气分析仪(含乳酸监测),血红蛋白测定仪,电解质测定仪,凝血时间测定仪,血糖检测仪,显微镜等。

6. 计算机系统设备　计算机系统在NICU中已获得了越来越广泛的应用,ICU的计算机化管理将显著地提高其工作效率和工作的有序化程度,计算机化已经成为NICU重要发展趋势。

表2-4-1　NICU快速可用药物类别和示例

| 药 物 类 别 | 示 例 | 执行指令时间 |
|---|---|---|
| 高级生命支持药物 | 肾上腺素,阿托品,镁,碳酸氢钠 | ≤STAT指令的5分钟 |
| 镇痛药(静脉推注用于急性镇痛) | 芬太尼,吗啡,瑞芬太尼,氯胺酮 | ≤STAT指令的5分钟 |
| 抗生素 | 头孢吡肟,头孢曲松,万古霉素,头孢唑林 | <STAT指令15分钟 |
| 抗癫痫药 | 苯妥英钠/去甲苯妥英钠,左乙拉西坦,拉考酰胺,苯巴比妥 | <STAT指令15分钟 |
| 抗癫痫药(静脉注射,肌内注射,鼻内) | 苯二氮䓬类用于癫痫发作的紧急治疗 | ≤STAT指令的5分钟 |
| 降压药 | 尼卡地平,氯维地平,拉贝洛尔,肼屈嗪 | ≤STAT指令的5分钟 |
| 抗血小板/抗凝药 | 肝素,阿司匹林 | <STAT指令15分钟 |
| 心脏节律和心率控制剂 | 腺苷,胺碘酮,地尔硫䓬,美托洛尔 | ≤STAT指令的5分钟 |
| 葡萄糖 | 50%葡萄糖,10%葡萄糖 | ≤STAT指令的5分钟 |
| 纤溶酶原激活药 | 组织型纤溶酶原激活剂 | ≤STAT指令的5分钟 |
| 正性肌力药 | 多巴酚丁胺,米力农,肾上腺素 | ≤STAT指令的5分钟 |
| 渗透剂 | 甘露醇,高渗盐水(23.4%)推注 | ≤STAT指令的5分钟 |
| 逆转剂 | 凝血酶原复合物浓缩物,纳洛酮,氟马西尼 | ≤STAT指令的5分钟 |
| 镇静剂(静脉镇静) | 苯二氮䓬类,丙泊酚,依托咪酯 | ≤STAT指令的5分钟 |
| 血管升压药 | 去甲肾上腺素,去氧肾上腺素,肾上腺素,多巴胺,加压素 | ≤STAT指令的5分钟 |

注:STAT来源于拉丁文"statim",指需立即执行的指令(如用药、操作、检查、检验等)。

# 第二节　神经重症监护病房的内部组织

## 一、NICU的模式

### (一)开放式

开放式NICU以护理人员为主体,他们根据专科医师的要求进行工作。NICU医师多由专科医师兼任。患者的一切重大医疗决定、医嘱、医疗技术操作和治疗均由原专科医师或科室负责。该模式的优点在于原专科医师对患者的病情较为了解,处理较熟练,也有利于护理的连续性。但也存在明显的缺陷，主要包括：原专科医师往往还有其他医疗任务，不可能24小时随叫随到（24 hours on call），这必然影响救治；原专科医师难以达到重症医学的专业要求，对血流动力学、血液滤过、呼吸机支持等监测和治疗技术缺乏深入了解，这使NICU的高技术设备难以发挥最佳效果；如果原专科医师将大量的精力放在NICU患者的救治上，则必然影响其原专业水平的提高。中小型医院推荐开放式NICU，神经重症医师协助神经科主管医师进行监护与治疗，并加强夜间和节假日神经重症医师配备。

### （二）半封闭式

NICU医师和原专科医师共同参与对患者的治疗，但根据主体不同，往往可分为以NICU医师为主体的管理模式和以原专科医师为主体的管理模式。该模式的优点是既可发挥原专科医师的专业优势，同时又可以发挥NICU医师在危重症监测和治疗方面的专长，二者相长，使危重症患者获得最佳的医疗服务。该模式的弊端是：原专科医师与NICU医师在合作中可能会遇到难以协调的学术矛盾，如果处理不好，可能影响对危重症患者的救治和NICU职能的发挥。

### （三）封闭式

在封闭式NICU，完全由神经重症医师（受过重症医学专业训练，掌握神经重症专业知识与技能，具备独立工作能力）全面负责患者的监护与治疗，并采取高强度神经重症医师配备，以便实施标准化救治方案。其他专科问题由NICU医师邀请专科医师查房或会诊，进行协调解决。该模式的优点是医师的医疗责任明确，NICU能够充分发挥其监测和治疗的优势，但是该模式对NICU医师的专业要求较高，而且要求NICU医师能够积极与其他专科医师协调，及时处理专科情况。多项研究表明封闭式模式可提高资源利用率，降低患者的病死率，缩短呼吸机使用时间、NICU停留时间及住院天数。大型教学医院在有条件的情况下，推荐封闭式NICU模式。

## 二、NICU的收治与转运

### （一）收治对象

NICU的收治对象范围主要包括格拉斯哥昏迷量表（GCS）12分以下的急性脑血管病、颅脑损伤及脊髓损伤患者，围手术期神经外科重症患者，重症神经系统感染、癫痫持续状态等神经系统急危重症患者。

### （二）转出标准

NICU患者经过严密监测、治疗和护理，达到以下条件时可转出NICU：① 生命体征稳定；② 主要衰竭脏器的功能恢复稳定；③ 经NICU救治，出现脑死亡、植物状态或无继续治疗意义而家属放弃者；④ 收治对象病情缓解、好转，已无密切监测和加强治疗指征者；⑤ 患者病情危重，需要在NICU继续治疗，但家属拒绝治疗和拒绝支付医疗费用，经家属签字和科主任同意可转出NICU。

### （三）患者的转运

重症患者转运是NICU的重要工作内容之一，其目的是寻求更好的诊疗措施以期改善预后。根据转运实施的不同地点，重症患者转运分为院内转运及院际转运。院内转运是指在同一医疗单位不同医疗区域之间的转运，如NICU患者外出行影像诊断（CT、MRI检查）或治疗（手术、血管造影）等场所。院际转运指在不同医疗单位之间的转运。转运途中患者因病情危重其发生并发症的风险增加，甚至死亡，因此重症患者转运的首要任务是维持患者安全，减少转运不良事件发生。转运主要包括早期转运决策、转运前准备、转运实施等。

1. 转运评估　评估由转运决策者（NICU医师）负责，从患者病情（包括生命体征、意识、呼吸支持、循环支持、主要临床问题五项）和预计转运时间进行充分的转运获益与风险评估。

2. 沟通解释　与患者家属沟通，告知转运风险，获取家属的知情同意及配合；与团队内部沟通，明确职责，相互配合；与接收部门沟通，详细告知患者病情及预计转运时间，做好相应准备工作。

3. 转运前准备　充分做好转运前的各项准备，预防和应对紧急事件的发生。

（1）转运人员准备：由受过专业训练，具备重症患者转运能力的医务人员实施。专业化的转送团队最佳由1名NICU医生、1名NICU护士和1名呼吸治疗师组成，病情不稳定的患者，必须由一名医师参与转运。做好转运人员分工，明确职责，护士人选相对固定，熟悉工作流程以及应急方案，由转运护士来担当领队，负责转运过程中的协调管理工作。

（2）转运设备准备：有专门的转运设备且都必须能够通过转运途中的电梯、门廊等通道，转运前需要检查所有转运设备是否正常运转并满足转运要求。所有电子设备都应能电池驱动并保证充足的电量，最好能显示剩余电量及可工作时间。重症转运床应能够携带监护仪、呼吸机、输液泵、储氧瓶、负压吸引设备、药品等，且设备都应该位于患者水平面或更低。由于重症转运床的上述特殊要求，它比一般转运床要更加宽大，如果实施院际转运,还要与救护车上的转运床空间布局及固定装置等匹配。院内转运患者转运时必须配备便携式监护仪简易呼吸器、负压吸引装置、注射泵、充足的氧气,监护仪最好具有存储及输出功能以便在转运结束后对数据进行回顾分析与储存。接受呼吸支持的患者应配备便携式呼吸机,不推荐使用简易呼吸器作为转运过程中较长时间通气支持的手段。院外转运除上述条件外,还需配备除颤仪、各种型号喉镜、气管插管包及环甲膜穿刺套件等人工气道建立及维护设备(表2-4-2)。

表2-4-2　危重患者转运设备配置

| 推 荐 设 备 | 选 配 设 备 |
| --- | --- |
| 气道管理及通气设备:<br>鼻导管、鼻咽/口咽通气道、便携式吸引器及各种型号吸引管、各种型号的加压面罩、简易呼吸器、喉镜(弯镜片2、3、4号,备用电池及灯泡),各种型号的气管插管、开口器、管芯、牙垫、舌钳、插管钳(Magil钳)、环甲膜穿刺针、氧气瓶及匹配的减压阀、流量表、扳手、便携式呼吸机、听诊器、润滑剂、专用固定气管导管胶带、脉搏血氧饱和度监测仪、气胸穿刺针/胸腔穿刺包 | 气道管理及通气设备:<br>环甲膜切开包、各种型号的储氧面罩、多功能转运呼吸机、呼气末二氧化碳分压监测器、球囊外接可调PEEP阀、呼吸机螺旋接头、呼吸过滤器、湿热交换器、胸腔闭式引流设备、便携式血气分析仪、动脉穿刺针 |
| 循环监测与管理设备:<br>心电监护仪及电极、袖带式血压计及各种型号的袖带、除颤仪除颤电极板或耦合剂 | 循环监测与管理设备:<br>中心静脉导管包、压力延长管、压力传感器、有创压力监测仪 |
| 静脉输液类:<br>各种型号的注射器/针、各种型号的静脉留置针、静脉穿刺用止血带、静脉输液器、输血器、输液泵及微量泵、三通开关、皮肤消毒液、无菌敷料 | 静脉输液类:<br>加压输液器、输液加热器装置 |
| 其他:<br>体温计、血糖仪及试纸、鼻饲管及胃肠减压装置、约束带、电筒和电池、通信联络设备 | 其他:<br>经皮起搏器、止血钳/止血带、创伤手术剪、外科敷料(海绵,带脊柱稳定装置) |

(3)药品准备:院内转运应配备基本的复苏用药,包括肾上腺素等,以备转运途中患者突发心搏骤停或心律失常。院际转运的药物配备强调紧急抢救复苏用药以及维持生命体征平稳的用药(表2-4-3)。

(4)患者准备:出发前再次评估病情(主要包括生命体征、意识、呼吸及循环情况等),并检查各种管路及引流固定妥当,确保通畅,尽量在患者病情稳定的情况下转运。

(5)接收方准备:告知接收方患者的病情及生命体征、所用仪器设备、用药情况及到达时间等,使其做

表2-4-3　危重症患者转运药品配置

| 推 荐 药 物 | 选 配 药 物 |
| --- | --- |
| ● 静脉输注液体:生理盐水、乳酸钠林格液、胶体液(塑料袋装)<br>● 复苏用药:肾上腺素、阿托品<br>● 升压药物:多巴胺、去甲肾上腺素<br>● 抗心律失常药物:利多卡因、胺碘酮、毛花苷丙(西地兰)<br>● 降压药物:呋塞米、硝酸甘油、硝普钠<br>● 呼吸系统用药:氨茶碱、地塞米松<br>● 电解质酸碱类药物:氯化钾、葡萄糖酸钙、硫酸镁、碳酸氢钠<br>● 镇痛药物:芬太尼、吗啡<br>● 镇静药物:咪达唑仑、丙泊酚、地西泮<br>● 其他药物:50%葡萄糖、无菌注射用水 | ● 抗心律失常药:异丙肾上腺素、腺苷、维拉帕米、美托洛尔<br>● 解痉平喘药:沙丁胺醇喷雾剂、二羟丙茶碱<br>● 脱水降颅压药:甘露醇<br>● 镇静/抗癫痫药:苯巴比妥<br>● 阿片受体拮抗类药:纳洛酮<br>● 神经肌肉阻滞剂:罗库溴铵、维库溴铵 |

好充分接收患者的准备,患者一旦到达能及时接受监测治疗或检查,保证重要监测治疗措施的连续性。

4. 转运的监测与治疗 护送人员需要记录转运途中患者的一般情况、生命体征、监测指标、接受的治疗、突发事件及处理措施等,并在到达后为接收方提供相关记录,做到转运前后监测治疗的无缝衔接。重症患者转运时必须监测心电图、脉搏血氧饱和度、无创血压及呼吸频率。机械通气患者须记录气管插管深度,监测呼吸频率、潮气量、气道压力、吸呼比、氧气供应情况等。如病情需要,可留置中心静脉导管监测中心静脉压指导补液治疗,并可通过中心静脉导管输注血管活性药物。有条件可监测有创动脉血压、呼气末二氧化碳分压等。频繁躁动者,可适当应用镇痛镇静剂,并将患者妥善固定,防止意外事件的发生,但应尽可能保留其自主呼吸。

5. 转运交接 当到达接受科室/医院后,转运人员应与接收科室/医院负责接收的医务人员进行正式交接以落实治疗的连续性,交接的内容包括病史、重要体征、实验室检查、治疗经过,以及转运中有意义的临床事件,交接后应书面签字确认。

6. 转运评价与质量改进 转运完成后,对整体转运工作进行综合评价,为后续完善转运方案及患者治疗决策提供依据。再次评价患者转运的获益与风险,评估病情是否稳定,并对转运人员组成的合理性、计划措施的针对性和预见性、沟通的有效性进行评价,完善质量控制,提出改善方案,不断提高转运质量。

### 三、NICU 的人员配置

神经外科重症医学病房作为一个功能单位,应该具备符合条件的医护人员、独立的场所以及必要的设施和设备,医护人员应该接受过神经科学和重症医学的相关训练,由副高级以上医师全面负责医疗工作。

(一)医师

医师与床位比例最好达(0.8 ~ 1.0):1。NICU医师须获得医师资格证,并成为注册医师。完成5年神经专科住院医师培训。接受2年神经重症医师培训,其中包括在NICU一线工作至少1年。NICU医师的职责是:患者出入NICU的计划与实施,患者的诊疗计划与实施,患者监护治疗的相关操作技术计划与实施,以及医疗质量与安全管理等。

NICU实施主任负责制。NICU主任由高年资神经重症医师担任,全面负责NICU行政管理和医疗监督,并全职投入至少75%的工作量,保证每周7天和每天24小时联络通畅。NICU主任的主要职责是:① 病房建设规划与仪器设备计划;② 医疗质量管理与监督;③ 疾病危险因素管理与控制;④ 感染管理与控制;⑤ 医师、护士、会诊医师和家属协调与联络,医疗争议调解;⑥ 神经重症培训与教学;⑦ 神经重症临床与基础研究;⑧ NICU团队建设;⑨ 神经重症专业技术伦理申报与应用;⑩ 国内、外学术活动联络等。NICU主任须参与医院医疗资源合理利用规划、国家重症继续教育计划以及国家重症学会活动等NICU发展与管理工作。

NICU至少配备1 ~ 2名医疗组长(每4 ~ 6张床1名),其责任在于协助NICU主任实施医疗质量监控与日常工作协调,根据医疗安全问题提出技术性指导,检查监护记录和治疗医嘱,发现和解决各种潜在或已出现的问题。提出预见性医疗意见,并制定有效改进措施。NICU选择性配备医疗秘书1名,以协助NICU主任工作,如医疗文件修订与管理、教育计划制订与实施、科研课题与成果申报、国内外学术交流等。

(二)护士

1. 普通护士 护士与床位比例最好达(2 ~ 3):1,并根据患者病情调配护理力量。NICU护士必须获得护士资格证书并注册。接受至少2年神经科护理专业知识和操作技能的培训。接受至少半年NICU护理专业知识和专业护理技能培训。通过专科护士资格委员会制定的ICU专科护士资格认证,并具有NICU准入资格。NICU护士的职责是:了解神经重症专科诊断治疗方案,负责患者病情监护与评估,辅助医疗操作技术实施。

2. 护士长 NICU护士长由经验丰富的神经重症专科护士担任,全面负责护理工作运行和护理质量监督。护士长须精通医疗卫生质量与风险管理,负责护理人力资源分配和基本设施维护,实施护理业务考核与评估,安排护士接受继续教育,确保护士重症监护工作标准,创造多学科团队合作氛围,参与NICU政策制定,掌握NICU学术进展。

3. 护理组长 NICU至少配备护理组长1 ~ 2名(最好每4张床1名),其责任在于协助NICU护士长进行护理质量监控和日常工作协调与管理。根据危重症患者安全问题和潜在并发症对下级护士提出观察和技术指导。定时检查患者监护结果,发现和解决监护过程中出现的各种问题。提出预见性护理意见,并制订行之有效的护理措施。指导下级护士针对性的检查与评估。按护理质控标准检查各班责任落实情况,保证护理质量。

4. 高级护理实践提供者（advanced practice providers，APP） APP是一个通常包含执业护士（nurse practitioners，NP）和临床护理专家（clinical nurse specialists，CNS）的术语。APP在向NICU的患者提供护理方面发挥着关键作用，其职责包括为患者提供临床护理，专家护理咨询，领先的循证医学实践和质量改进计划，提供针对疾病的高级教育以及领导或支持研究计划。APP应持有护理学的硕士或博士学位，并具有神经重症监护领域的专业知识。

当APP为神经重症监护人群提供直接的患者护理时，应根据患者需求和组织资源为神经重症监护评估、诊断、管理和程序提供详细的指导。他们参与整个NICU团队，以加强沟通和连续护理。APP应获得组织认为提供护理所必需的程序的证书。与其他护理人员相似，新APP也需要集中培训。在提供独立护理之前，应评估APP的神经重症监护概念知识和能力。在与医疗团队合作的APP，应参与病例回顾，发病率和死亡率回顾，同时提供专业的神经重症监护护理。

（三）呼吸治疗师

NICU中的患者多容易出现呼吸系统并发症，所以与熟练的呼吸治疗师（respiratory therapist，RT）团队合作至关重要。在我国，呼吸治疗工作主要由护士承担，在欧洲由护士和物理治疗师共同负责，在北美（美国和加拿大）则有专门的呼吸治疗师负责呼吸治疗，包括气道管理、物理治疗、呼吸机的使用及清洁消毒、调试等工作。呼吸治疗师已成为一支专门的临床专业队伍，对于提高呼吸治疗水平发挥了一定的积极作用。国内少数大医院已相继配备了为数不多的呼吸治疗师或相关科室。各单位可根据自己的具体情况，考虑创建呼吸治疗师专业。

（四）药剂师

药剂师是神经重症监护小组的重要成员。研究表明药剂师不仅可以减少用药成本、药物不良反应，还可以降低血栓栓塞、呼吸机使用天数、发病率、死亡率和NICU住院时间。药剂师应持有药学博士学位并具有有效的执业药师资格证书，具有重症监护和神经病学

领域基础知识和多种技能。此外，有效的沟通，批判性思维，领导能力和时间安排都是神经重症监护药剂师必须具备的必要素质。

（五）营养师

神经外科重症患者的营养状况与临床预后密切相关，营养不足可使并发症增加、呼吸机撤机困难、病情恶化、ICU住院时间延长及死亡率增加等。神经外科大部分重症患者胃肠功能良好，所以应在营养师评估危重症患者疾病与营养不良之间复杂关系后早期开展营养支持。营养师应该通过营养师资格认证并具有专业技能和临床相关知识。

（六）康复理疗师

NICU患者由于疾病的特殊性其致残率较高，通过神经外科、康复医学科、重症医学科及急诊科等多学科联合开展，结合患者的颅内情况及全身情况，在充分考虑适应证和禁忌证的前提下，在伤后早期制订康复计划。康复人员的角色：参与NICU的学科建设，康复宣教，通过康复查房提出治疗建议与指导为重型颅脑创伤后意识障碍、心肺功能障碍、言语障碍、认知障碍、吞咽障碍、运动障碍、痉挛及重型颅脑创伤合并症的康复管理。研究表明早期评估患者开展康复对于降低患者的致残率，提高患者功能恢复和生活质量有很大的意义。

（七）心理咨询师

心理咨询师是神经重症监护小组的重要成员。NICU患者病情重，住院时间长，家属不能陪伴患者，所以情感支持服务对于患者及其家属的心理护理至关重要。

（八）其他配备人员

为重症神经疾病患者提供高质量救护需要多个学科成员的共同努力。其他人员配备还可包括：① 单位文员，除了文书职责外，他们还可以促进护理团队的各个成员与患者家属之间的沟通；② 生物医学工程技师协调数据采集维护以及NICU全部仪器的正常运转；③ 卫生员可帮助病房清洁工作，同时为重症患者提供最佳的卫生条件。

（曾　莉）

# 参考文献

［1］高健，华小雪，徐军.急诊危重症患者院内转运共识——标准化分级转运方案［J］.中华急诊医学杂志,2017,26(5):512-516.

［2］雷霆.再谈神经外科重症监护亚专业的规范化建设［J］.临床外科杂志,2020,28(10):901-902.

［3］刘帆,刘逸文,廖燕,等.神经系统重症患者转运的风险管理［J］.中华现代护理杂志,2012,6:699-700.

［4］漆松涛.建立和发展神经外科重症监护单元［J］.中华神经外科杂志,2013,5:433-434.

［5］宿英英,黄旭升,潘速跃,等.神经重症监护病房建设中国专家共识［J］.中华神经科杂志,2014,47(4):269-273.

［6］王宁.神经外科重症医学在神经外科发展中的地位与作用［J］.中国现代神经疾病杂志,2020,20(8):671-673.

# 第五章
# 神经重症监护病房的工作流程

神经重症监护医学的特殊性在于其需要将神经病学、神经外科学以及麻醉学的内容方法和思维紧密联系起来，其核心任务在于：① 最大程度保障患者的生命功能；② 保证最快的干预方案实施；③ 根据专业的疾病分类实施严密的临床和技术监护，以阻断疾病的恶化以及并发症的发生。因此，健全的NICU工作制度是良好医疗决策的保障，制度规范化的医护团队协作是医疗工作顺利开展的基石。

## 一、进入NICU时的注意事项

（1）为保持NICU清洁，预防院内感染，进入监护室前须在更衣处穿上统一拖鞋。

（2）进入病房应戴口罩，口罩应每日更换。每检查一个患者前、后均应正规洗手，以避免交叉感染。

（3）对于需要隔离的患者，除须戴口罩外，还须穿隔离衣后方可进入病房。

（4）应使用各病床独立配备的听诊器，不得使用私人听诊器。

（5）为避免手机辐射干扰医疗仪器正常工作，请勿于监护室内接打手机。

（6）注意保持办公室和休息室的整洁。

## 二、NICU的组织管理

NICU日常工作由科主任，主治医师和住院医师三级负责。

1. 科主任　负责主任医师查房，每周须完成2次以上NICU大查房。

2. 主治医师　主治医师主持每日查房。在主任医师指导下具体负责NICU的日常临床、科研和教学工作，负责24小时住院医师的教学与管理，同时负责与护士长协调护理工作。

3. 住院总医师　负责其他科室的会诊工作及患者的分配。

4. 住院医师　在主治医师指导下负责具体患者的日常诊疗工作。

5. 值班　病区每天各有一名住院、轮岗、进修医师值夜班，院总1名，二线1名。夜班前一天为白班。白班及夜班值班医师禁止无故离开病区。

（1）白班职责。

1）白班医师除负责自己的患者外也负责病区下班医师的患者。

2）收治新患者。

3）参加查房，认真记录上级医师查房意见。

4）书写病程记录，病情变化随时记录。

5）与夜班医生详细交班，书写交接班记录。并在白班查房时与夜班医生配合汇报病情。

（2）夜班职责。

1）参加白夜班交接，查看患者。

2）书写交接班记录。书写病程记录，病情变化随时记录。

3）熟悉患者病情变化，次日查房时汇报病情。

（3）检查患者的注意事项：检查患者前需穿好白大衣，NICU专用鞋，戴好口罩，洗手、手消毒。注意保护患者隐私，检查完毕再次洗手、手消毒。

## 三、NICU接收患者程序

1. 与转出科室医师交接班后　完成询问病史、查体、阅片、做心电图等，在上级医师指导下，录入电脑医嘱，尽快将医嘱单交给主管护士执行。

注意：患者接入病房后，在问诊、查体过程中，让患者家属暂时离开病房，以免影响医疗工作的正常进行，询问病情时也应让家属离开病房。

2. 了解病情后　向患者家属交代病情，签署病危/病重通知单、各项知情同意书、自费协议书等；如果患者具有民事行为能力，需签署委托书，由被委托人签署"病危通知"及各种知情同意书；如果患者不具有民事行为能力，由其直系亲属代签，并须注明与患者关系。

3. 完成病历书写　收治新患者或转入患者须完成以下项目列表。

（1）8小时内完成：首次病程记录/转入记录。

（2）24小时内完成：入院记录/转入记录。

（3）如有抢救，则抢救后6小时内完成抢救记录。

（4）签署授权委托书（清醒患者签署）。

（5）病危/病重通知书。

（6）根据需要签署以下知情同意书。

　1）自费药品知情同意书。

　2）气管插管及机械通气知情同意书。

　3）气管切开知情同意书。

　4）纤维支气管镜检查及治疗知情同意书。

（7）深静脉穿刺知情同意书。

　1）PICCO知情同意书。

　2）Swan-Ganz导管知情同意书。

　3）CRRT知情同意书。

　4）胸腔穿刺或闭式引流知情同意书。

　5）腹腔穿刺知情同意书。

　6）骨髓穿刺/活检知情同意书。

　7）腰椎穿刺知情同意书。

　8）胃镜或肠镜检查/治疗知情同意书。

　9）高值耗材（单价超过500元的一次性医疗器械，如容量监测导管、抗感染中心静脉导管等）三联单。

　10）主管医师认为需要签署的其他知情同意书。

4. NICU的收治标准

（1）急性、可逆、已经危及生命的神经系统疾病，经过NICU的严密监护和加强治疗短期内可能得到康复者。

（2）中枢神经系统疾病，存在各种高危因素，具有潜在生命危险，经过NICU严密的监护和随时有效的治疗可能减少死亡风险者。

（3）在慢性神经功能障碍的基础上，出现急性加重且危及生命，经过NICU的严密监护和治疗可能恢复到原来状态者。

（4）接受重大颅脑、脊髓手术病患，可从NICU的监护治疗中获得益处者。

### 四、NICU 的转出程序

1. 转出标准

（1）原发病得到控制，脱离机械通气及血管活性药物［或使用小剂量血管活性药物，如多巴胺＜5 μg/（kg·min）］，生命体征平稳，呼吸循环状况恢复至正常水平或此次发病前水平，不需要加强监护者。

（2）家属放弃治疗或自动出院者。

2. NICU死亡患者处理程序

（1）死前明确是否进行积极抢救，放弃者须签署放弃治疗知情同意书。

（2）死后即刻完成。

1）行床旁心电图，明确死亡时间，要求心电图时间、病程记录/抢救记录时间、死亡医嘱时间、特护记录时间、体温单时间和首页的出院时间一致。

2）协助护士进行尸体处理，拔除各种导管，保持尸体相对美观整洁。

3）补录抢救及死亡医嘱，要求各种药物和治疗的时间与实际时间一致。

4）与患者家属签尸检同意书，家属同意或不同意均须签字，拒绝签字者须在病程中特殊说明并备案，必要时留取录音或录像证据。

5）视情况简单慰问家属，填写尸体牌（2份）和尸体处置单（1份），通知太平间，整理完毕后跟随尸体车到病房门口，向死者及家属鞠躬15°，目送尸体进入电梯。

（3）死后完成。

1）死前抢救者，死亡6小时内完成抢救记录。

2）死亡24小时内完成死亡记录和诊断证明书，住院24小时内死亡者，入院24小时内完成入院死亡记录。

3）与家属约时间，让家属带患者的身份证和户口本到病房，填写死亡证明单，不得漏项错项，签字并盖章，确认不欠费后交给家属到120或住院处盖章。

4）死亡3天内进行死亡讨论，主管医师书写死亡讨论记录。

5）死亡5天内完成全部病历，送交病案室；如患者于月底死亡，则病历须在当月送交病案室，供其完成月度数据统计，若此时距离患者死亡尚不足3天，还未进行死亡讨论，可于病案室登记完成后借回，继续完成病历书写。

### 五、NICU 交接班程序

1. 早交班　夜班于8：00 a.m.之前完成交班记录并签字，8：00 a.m.交班，夜班医师简要汇报夜班新收患者的情况及原有患者的病情变化。

2. 晚交班　白班于8：00 a.m.之前完成交班记录并签字；5：30 p.m.交班，各主管医师向夜班医师详细介绍患者目前病情的主要特点、仪器监测情况、出入量、主要治疗、上级医师查房意见等，接班医生除复习患者病历、护理记录单、影像学资料外，还须对患者进行仔细的问诊和体格检查，特别注意接班后仔细检查核对医嘱,必要时进行增减修改。

3.其他注意事项

(1)家属须穿鞋套和探视服进入病房,原则上不得进入其他患者房间和治疗室,探视之外的时间应在等候区等候。

(2)标本由专人送出病房,放在专门的容器内运输。

(3)注意节约各种医疗用品,避免浪费,不可将医疗用纸作他用。

(4)勿用病房工作电话接打私人电话。

(5)当班医生准时到岗,严禁脱岗、漏班,值班时原则上不允许离岗。

(6)配合护士进行各种治疗及护理工作。

(7)严格区分医用垃圾和生活垃圾。医用垃圾(包括废弃的治疗用品、口罩、帽子、手套、鞋套等)置入黄色垃圾袋,生活垃圾置入黑色垃圾袋,用后将盖子盖好。

(8)休息室空间有限,注意及时清理。

(王 芳)

# 参考文献

[ 1 ] 洪玲萍,李香琴,王采芽,等.运用六西格玛管理方法减少急诊科急危重症病人漏收费[J].护理学报,2007,14(7):42-43.

[ 2 ] 李继平.护理管理学[M].北京:人民卫生出版社,1999:5.

[ 3 ] 王惠芬.护理质量持续改进的实践[J].解放军护理杂志,2007,24(1):73-74.

[ 4 ] 余艳.护理管理中的流程再造[J].解放军护理杂志,2008,25(1A):57-59.

# 第六章
# 神经重症监护病房的护理任务

神经危重症患者的护理任务范围是非常多样化的，并且在不断地发展和改进。对于一个医疗团队而言，最重要的是所有工作组之间的密切交流与合作。主要原则是：将生命垂危患者的健康置于工作最中心。神经重症患者的护理提倡个体化，包括一般和特殊护理计划的执行、记录与检查，重症患者的仪器监测的观察（如呼吸机、监护仪等）。在疾病急性期，要尽可能早地发现并发症，及时汇报，协助主诊医生给予相应处理，预防后遗症。在疾病亚急性期，康复护理则是最主要的，如呼吸机的撤离、早期康复锻炼的进行、营养摄入的评估等。NICU护理工作须在上述原则的指导下，层层展开，责任到人，提高NICU患者的护理质量。

## 一、质控护士的护理任务

（1）在护士长的领导下进行护理工作。

（2）准时到岗，认真巡视病房，查看夜班工作情况，做好病房安全管理工作，参加晨交班。

（3）跟随护士长及夜班护理人员到床边进行交接班，了解新入院、转入、手术、病危、特殊检查、治疗患者的病情变化。

（4）对住院患者费用与家属及时进行沟通，避免欠费。

（5）整理已领的材料、物品、消毒剂，及时申领补充科室内紧缺的材料、物品，规定为周一、周四申领总务、材料、制剂。

（6）对科室内须修理的仪器、设施及时联系厂家、修理组，确保临床使用。

（7）与科室各质控组员进行仔细检查：① 周一查分级护理；② 周二查消毒隔离；③ 周三查急救药品、物品；④ 周四查病房管理、三基培训；⑤ 周五查文件书写。

（8）负责检查各组员对质控检查落实情况，对存在问题有整改措施和效果评价，并在每周五上交检查内容。

（9）根据标准每日对质量进行一次全面检查，并根据上周检查的结果有针对性地突出重点。

（10）每周对受检查的内容汇总，登记在册，对存在问题制订改进措施，并落实改进情况。

（11）每月对科室存在的质量问题在科室例会上讲评，对检查、质控中存在的薄弱环节进行分析，提出改进措施。

（12）每季度各质控小组成员对检查内容以PPT形式汇总进行汇报，对存在问题进行分析、评价及改进措施。

（13）指导各级护理人员工作，如PICC维护、压疮预防、文件书写等。

（14）经常巡视病房，全面掌握病情，及时解决临床疑难问题。

（15）负责把关科室护理安全，对临床上容易出现的安全隐患，给予预防，做好防差、纠差登记工作。

（16）督促检查卫生员及护工阿姨认真履行职责情况并进行质量评定。

（17）在探视期间征求家属对护理及相关工作的意见和建议。

（18）实行以护士长-总质控员-科室质控员的三级质控，逐步落实人人参与质量管理。

（19）抓好三级质控管理，做到人人参与，层层管理，共同把关，确保质量。

## 二、办公班护士的护理任务

（1）在护士长领导下，认真完成各项办公室护理工作。

（2）认真负责办公室的卫生清洁，抢救车、抢救物品、抢救仪器的清点与检查工作。

（3）维持病区的安静整洁。

（4）配合医生完成医嘱的核对工作，及时准确地完成药物的排放，严格执行查对制度及交接班制度，防止差错事故的发生。

（5）负责检验标本的及时送检。

（6）负责办公室物品的及时供给和补充。

（7）根据患者情况,合理安排病区各床位。

### 三、治疗班护士的护理任务

（1）在护士长领导下认真完成各项护理工作。

（2）认真负责治疗室的卫生清洁及物品的清点登记工作,完成治疗室物品的补给工作,完成供应室物品的清理、更换工作。

（3）认真履行医院感染质控委员的各项职责。正确核对及执行医嘱,及时、准确地处理各项治疗并提供给各组护理人员,严格执行查对制度。

（4）及时完成交接班制度,防止差错事故发生。

（5）完成病房患者的取血、输血工作。

（6）完成每周一、周四供应室一次性物品领取工作。

### 四、包干组长的护理任务

（1）为患者提供从入院到出院全程的优质护理服务。

（2）在护士长的领导下认真完成包干患者的各项护理工作,并协助质控护士做好督查组员相关护理工作,包括文件书写,包干患者的护理、治疗及病房物品管理。

（3）新入、手术、转科患者做好各项检查,了解治疗要点,认真填写护理记录单,为患者及家属作好入科须知。

（4）认真执行各项规章制度和技术操作规程,正确执行医嘱,准确、及时地完成各项护理工作,组长及组员严格执行查对及交接班制度,防止差错事故的发生。

（5）按医嘱程序做好各种治疗护理工作,包括基础护理、专科护理、心理护理、生活护理及健康教育工作,密切观察病情变化,发现异常及时报告、处理并按时记录。

（6）了解并培养组员的专科业务能力,负责实习同学的临床教学工作及组员包干患者的治疗把关。

（7）包干组长参与医生查房,协助医生进行各项诊疗工作,正确采集检验标本,组长协助组员做好危重症患者的抢救、观察、记录工作。

（8）包干组长要了解所包干患者的床号、姓名、年龄、诊断、病情、治疗方案、主要阳性体征、心理情况、饮食及护理措施等,也要了解组员所包干患者的病情并进行指导。

（9）做好出入院的安全卫生宣传工作,确保患者在

院期间的安全,并做好出院患者的床单位消毒工作。

（10）做好包干病房管理,包括仪器的擦拭,仪器的清点,医疗物品的补充。

### 五、责任护士的护理任务

（1）为患者提供从入院到出院全程的优质护理服务。

（2）在护士长的领导下认真完成包干患者的各项护理工作,包括文件书写、包干患者的护理、治疗。

（3）新入、手术、转科患者做好各项检查,了解治疗要点,认真填写护理记录单,为患者及家属作好入科宣教。

（4）认真执行各项规章制度和技术操作规程,正确执行医嘱,准确、及时地完成各项护理工作,严格执行查对及交接班制度,防止差错事故的发生。

（5）按医嘱程序做好各种治疗护理工作,包括基础护理、专科护理、心理护理、生活护理及健康教育工作,密切观察病情变化,发现异常及时报告、处理并按时记录。

（6）提高个人专科业务能力,负责实习同学的临床教学工作。

（7）参与医生查房,协助医生进行各项诊疗工作,正确采集检验标本,做好危重症患者的抢救、观察、记录工作。

（8）责任护士要了解所包干患者的床号、姓名、年龄、诊断、病情、治疗方案、主要阳性体征、心理情况、饮食及护理措施等。

（9）做好出入院的安全卫生宣传工作,确保患者在院期间的安全,并做好出院患者的床单位消毒工作。

（10）做好包干病房管理,包括仪器的擦拭,仪器的清点,医疗物品的补充。

### 六、中班护士的护理任务

（1）组长清点物品、冰箱药物、麻醉处方,与治疗班、办公班及白班责任护士交接班,执行护士长职责,维持病区内各项工作正常运转。

（2）组员与白班责任护士进行交班,严格按照护理程序,做好患者晚间的各项护理治疗工作。

（3）接收中班新入院患者,做好相应入院介绍、治疗及护理。

（4）确保病区的安全,包括水、电、氧气的安全,患者的护理安全,患者及医务人员的人身安全。

（5）掌握所负责患者的病情,及时发现病情变化,协助医生进行危重症抢救。

（6）按照规范做好护理文件书写工作，做到及时、准确、客观。

（7）协助护工完成翻身、拍背等工作，协助患者进食、服药等基础护理。

（8）完成本班内死亡、出院等患者床单位终末处理。

（9）准确记录各引流管引流量，总结本班出入量并及时汇报医生。

（10）协助夜班备好特殊用药并严格执行交接班制度，与夜班做好交接班工作。

### 七、夜班护士的护理任务

（1）组长清点物品、冰箱药物、麻醉处方，与中班责任护士交接班，执行护士长职责，维持病区内各项工作正常运转。

（2）组员与中班责任护士进行交班，严格按照护理程序，做好患者夜间的各项护理治疗工作。

（3）接收本班新入院患者，做好相应入院介绍、治疗及护理。

（4）确保病区的安全，包括水、电、氧气的安全，患者的护理安全，患者及医务人员的人身安全。

（5）掌握所负责患者的病情，及时发现病情变化，协助医生进行危重症抢救。

（6）按照规范做好护理文件书写工作，做到及时、准确、客观。

（7）协助护工完成翻身、拍背等工作，协助患者进食、服药等基础护理。

（8）完成本班内死亡、出院等患者床单位终末处理。

（9）准确记录各引流管引流量，总结本班出入量并及时汇报医生。

（10）协助白班备好特殊用药并严格执行交接班制度，参与晨交班，与白班做好交接班工作。

### 八、帮班护士的护理任务

（1）准时到岗，完成晨晚间护理工作。

（2）确保无菌用品数量正确并记录交班。

（3）完成晚间护理后听从中班组长工作调配，帮助中班组长及时巡视病房，观察并记录病情和补液情况以及其他护理。

（4）中夜班有新入、手术、抢救患者时，协助接待患者，做好抢救配合。

### 九、机动班护士的护理任务

（1）为患者提供从入院到出院全程的优质护理。

（2）在护士长的领导下，协助特护完成VIP患者的各项护理工作。

（3）认真执行各项规章制度和技术操作规程，正确执行医嘱，准确、及时地完成各项护理工作，严格实行查对制度及交接班制度，确保安全。

（4）落实基础护理和生活护理工作，密切观察病情变化，发现异常及时报告床位医生处理并及时完成护理记录。

（5）根据病区工作的需要听从护士长的人力资源调配。

（6）协助督导完成本病区的探视工作

### 十、仪器班护士的护理任务

（1）重症监护病房是医院集中危重症患者进行加强治疗的病房，它集中了医院多种最先进的监测和治疗仪器，临床护士是医疗仪器的主要操作者，为了能让护士工作与医疗仪器越来越密切，使用仪器更加方便，特设立专人仪器管理模式以适应临床护理工作的需要。

（2）仪器护士每日负责管理科室所有仪器设备的表面清洁与消毒。

（3）仪器护士每周一次定期对仪器进行清点、维护、质控。

（4）仪器护士协助病房内责任护士对发生故障的仪器作查看与维护及上报维修工作。

（5）若有需要维修的仪器，则由仪器护士打电话申报设备科、修理组或者直接联系厂家进行维修，并将故障仪器送修并做好记录，与器械部门保持有效沟通，并做好交接班工作。

（6）仪器护士定期组织护士进行仪器设备隐患分析及相关知识的强化培训与告知。

### 十一、院感护士的护理任务

（1）在科主任、护士长的领导和医院感染科的指导下，负责本科室医院感染管理工作，并且根据本科室院内感染特点，制订管理规范并组织实施，督导医院感染管理规范的贯彻执行。

（2）负责监管本科室消毒管理工作，督导本科室医生、护士认真落实医院感染护理控制制度及操作规范，严格执行医院隔离技术规范，做好相关记录。

（3）每日对病房消毒液浓度进行测试，监督检查病房日常消毒，终末消毒情况，落实一次性医疗用品检查、使用及用后处理情况。

（4）督导护士做好感染患者的隔离措施情况及患

者转科、出院后的终末消毒工作并记录。

（5）配合医院院感管理专职人员做好科室目标性监测工作及其他工作。

（6）发现医院感染病例和医院感染（含疑似）暴发，应及时报告科主任、护士长，督促医生、护士做好隔离措施，并报告医院感染科和相关管理部门。

（7）协助医院感染专职人员做流行病学调查，采集科室环境卫生学标本，分析感染源及传播途径，针对导致医院感染的危险因素，实施预防与控制措施。

（8）督促做好全科医生，包括（轮转医生、规培医生、进修人员）、卫生员、护工、配餐员、探视人员的卫生管理工作及宣教工作。

（9）负责本病区医院感染管理知识的宣传，向本科室人员宣传院内感染学和监控知识、有关感染管理规章制度，组织本科室预防、控制院内感染知识的学习，积极配合感染管理专职人员工作，并组织科内护理人员参加相关培训。

（10）督促本科室人员执行无菌操作技术和消毒隔离制度。

（11）协助调查本科室抗感染药物使用情况，为合理使用抗感染药物提供科学依据。

（12）每月月底对科室感染患者进行汇总，分析原因并做出相应的改进措施。

（13）负责监控护士职业暴露伤害的危险因素，及时报告，提高全体医生、护士自我防护意识。

## 十二、文件书写护士的护理任务

（1）在护士长领导下负责本病区护理文件书写的质量监控。

（2）参照医院护理文件质量检查标准，提高护理文件书写质量，加强日常监控的工作方法。

（3）检查项目包括：体温单、护理记录单、护理评估单、住院患者风险评估单、Caprini血栓风险评估单等。

（4）每周2次利用空余时间对护理文件进行检查，如有问题及时与责任护士沟通，进行改正。

（5）对检查中存在的问题、薄弱环节进行分析、总结，提出改进措施，记录时间、内容，上报病区质控组长，由病区质控组长每月进行总结，将结果反馈。

（6）对新入科护士、轮转护士进行护理文件书写培训。

（王　芳）

# 参考文献

[1] 安友仲.如何做好重症医学的专科培养[N].健康报,2020-04-29(008).

[2] 陈朝彦,王可.重症医学教学模式探索与实践[J].蛇志,2021,33(2):244-246.

[3] 范晶,张苜,林时辉,等.《重症医学》课程建设的思考与探索[J].中华医学教育探索杂志,2018,17(5):488-492.

[4] 黄立,艾宇航,张丽娜,等.危重症医学本科生教学模式探讨[J].继续医学教育,2021,35(1):23-25.

[5] 刘丽华,孔晋亮,覃寿明.新型冠状病毒肺炎疫情背景下对呼吸与危重症医学科专科医师规范化培训的几点思考[J].临床肺科杂志,2021,26(3):465-467.

[6] 刘薇,徐道妙,马新华,等.危重症医学继续教育浅谈[J].中国继续医学教育,2020,12(20):7-9.

[7] 刘竹青,吕金玲,傅永旺.神经内科重症监护病房住院医生规范化培训的必要性[J].包头医学院学报,2018,34(5):118-119.

[8] 柳舟,夏文芳,张亮,等.后疫情时代重症医学住院医师规范化培训的总结与思考[J].医学教育研究与实践,2021,29(5):695-699.

[9] 明海霞,陈彦文,武燕,等.基于"以器官系统为中心"的基础医学整合课程开展PBL的思考[J].医学理论与实践,2021,34(4):714-716.

[10] 齐猛,徐跃峤,王宁,等.神经外科专科医师规培中神经重症培训实践[J].中华医学教育探索杂志,2018,17(8):835-838.

[11] 宿英英,黄旭升,潘速跃,等.神经重症监护病房建设中国专家共识[J].中华神经科杂志,2014,47(4):269-273.

[12] 王义强,赵慧林,吴俊达,等.全方位反馈评价法在中医内科规培医师教学评价中的应用[J].中国中医药现代远程教育,2021,19(13):168-170.

[13] 邢辰,任艺,黄美清.后疫情时代重症医学专科资质培训的总结与反思[J].中华医学信息导报,2020,35(9):12-13.

[14] 喻文贵.美国神经重症治疗的现状[J].中国卒中杂志,2008,3(4):237-245.

# 第七章
# 神经重症监护病房的管理和质量控制

神经外科重症医学涉及神经外科、重症医学、神经内科、急诊医学、重症护理等多个专业，是神经外科和重症医学的重要亚专业方向。专科化、精确化、目标化、多学科协作的治疗单元是神经外科重症医学未来的发展方向，以为患者提供全面、系统并且高质量的医学监护与救治。

## 一、NICU 管理的基本原则

### （一）以患者为中心的原则

以患者为中心的原则是 ICU 质量管理的第一要素，体现了医院"全心全意为患者服务""以患者为中心"的服务宗旨。NICU 的患者除了原有疾病所带来的生理痛苦外，在治疗过程中，还有着极其复杂的心理状态。因此，NICU 内各项护理制度均应以患者的利益为出发点和归宿，体现"以人为本"的基本思想，制定规章制度。

### （二）科学化原则

依据管理学制订科学化的管理，有助于提高 NICU 的工作效率。

### （三）目标化原则

建立 NICU 质控指标有利于管理的目标化。常用的指标有：病死率，住院时间，再入院率，再插管率，院内感染率，介入操作并发症发生率，费用效益比，出 NICU 后的生活质量，远期生存率，静脉血栓发生率，压疮发生率等。

### （四）制度化原则

补充和完善符合 NICU 工作性质的医疗管理文件以实现规范化管理，如工作规章制度、工作规范、工作指南、工作流程、诊疗常规、应急预案和各类医护人员工作职责等，以保证 NICU 医疗质量。执行卫生行政部门和医院管理部门制订的各项医疗规章制度。

### （五）标准化原则

标准化是科学管理的重要技术方法，是一个包括制订标准、贯彻标准并修改标准的全部活动过程。在 NICU，对各项技术和操作必须制定简单易行、清晰明了、具有科学性和先进性的质量管理标准。

### （六）信息化原则

在 NICU 内将血流动力学监测、呼吸机、气体代谢分析及临床观察化验等信息，连接输入计算机及相应的数据处理软件，则可以完成大量的数据采集、计算分析、资料保存、临床报表和帮助做出临床决策等工作。应用信息技术可改善 ICU 的医疗质量和患者的安全，电子病历、电子医嘱和计算机指导的医疗干预是防止医疗差错的重要手段。

## 二、NICU 的质量管理监控及评估方法

### （一）PDCA 监控保证体系

PDCA（plan，do，check，act，PDCA）体系是指按照全面质量管理体系建立的质量监控循环，即准确收集资料，及时找出影响护理工作质量的主要因素和薄弱环节，制订计划和措施，执行计划和措施，检查效果，并将其纳入修订计划和制度中。在工作中应不断按上述程序运作，以促进 ICU 工作的不断提高。

### （二）APACHE 评估系统

1978 年始华盛顿大学医学中心的 Knaus 医生领导的研究小组开始着手于此项工作，并于 1981 年正式推出了急性和慢性健康评分系统（acute physiology and chronic health evaluation，APACHE），并于 1985 年进一步完善为 APACHE Ⅱ（表 2-7-1）。此系统以其简便和可靠性成为 NICU 最为普遍接纳的评分系统，其功能主要表现在：① 能较客观地预测群体患者的死亡率；② 可对监护人群所需的选择性操作进行预测和评估，有研究发现，患者实际所需的监测操作与 APACHE 评分密切相关；③ 指导资源的合理投向，充分发挥 NICU 的效率，包括设施及人员；④ 运用其客观的评分标准，间接地对患者的病情、治疗措施和医护质量作出科学而定量的评价。

表 2-7-1　危重症患者 APACHE Ⅱ 评分表

| A. 年龄（岁） | ≤44□0；45～54□2；55～64□3；65～74□≥5 | | | | A 记分 | |

| B. 有严重器官系统功能不全或免疫损害 | 非手术或择期手术后　　□2<br>不能手术或急诊手术后　□5<br>无上述情况　　　　　　□0 | | | | B 记分 | |

| C. GCS 评分 | 6 | 5 | 4 | 3 | 2 | 1 |
| --- | --- | --- | --- | --- | --- | --- |
| 1. 睁眼反应 | | | □自动睁眼 | □呼唤睁眼 | □刺痛睁眼 | □不能睁眼 |
| 2. 语言反应 | | □回答切题 | □回答不切题 | □答非所问 | □只能发音 | □不能言语 |
| 3. 运动反应 | □按吩咐动作 | □刺痛能定位 | □刺痛能躲避 | □刺痛肢体屈曲 | □刺痛肢体伸展 | □不能活动 |

GCS 积分 =1+2+3　　　　　　　　　　　　　　　　C 积分 =15-GCS

| D. 生理指标 | 分　值 | | | | | | | | | D 记分 |
| --- | --- | --- | --- | --- | --- | --- | --- | --- | --- | --- |
| | +4 | +3 | +2 | +1 | 0 | +1 | +2 | +3 | +4 | |
| 1. 体温（腋下℃） | ≥41 | 39～40.9 | | 38.5～38.9 | 36～38.4 | 34～35.9 | 32～33.9 | 30～31.9 | ≤29.9 | |
| 2. 平均血压（mmHg） | ≥160 | 130～159 | 110～129 | | 70～109 | | 50～69 | | ≤49 | |
| 3. 心率（次/分） | ≥180 | 140～179 | 110～139 | | 70～109 | | 55～69 | 40～54 | ≤39 | |
| 4. 呼吸频率（次/分） | ≥50 | 35～49 | | 25～34 | 12～24 | 10～11 | 6～9 | | ≤5 | |
| 5. $PaO_2$（mmHg）（$FiO_2 < 50\%$）<br>$A-aDO_2$（$FiO_2 > 50\%$） | ≥500 | 350～499 | 200～349 | | >70<br><200 | 61～70<br>…… | ……<br>…… | 55～60<br>…… | <55<br>…… | |
| 6. 动脉血 pH<br>血清 $HCO_3^+$（mmol/L）（无血气时用） | ≥7.7<br>……<br>≥52 | 7.6～7.69<br>……<br>41～51.9 | ……<br>…… | 7.5～7.59<br>……<br>32～40.9 | 7.33～7.49<br>……<br>23～31.9 | | 7.25～7.32<br>……<br>18～21.9 | 7.15～7.24<br>……<br>15～17.9 | <7.15<br>……<br><15 | |
| 7. 血清 $Na^+$（mmol/L） | ≥180 | 160～179 | 155～159 | 150～154 | 130～149 | | 120～129 | 111～119 | ≤110 | |
| 8. 血清 $K^+$（mmol/L） | ≥7 | 6～6.9 | | 5.5～5.9 | 3.5～5.4 | 3～3.4 | 2.5～2.9 | | <2.5 | |
| 9. 血清肌酐（mg/dL） | ≥3.5 | 2～3.4 | 1.5～1.9 | | 0.6～1.4 | | <0.6 | | | |
| 10. 红细胞压积（%） | ≥60 | | 50～59.9 | 46～49.9 | 30～45.9 | | 20～29.9 | | <20 | |
| 11. WBC（$\times 10^9$） | ≥40 | | 20～39.9 | 15～19.9 | 3～14.9 | | 1～2.9 | | <1 | |

D 积　分

APACHE Ⅱ总积分 =A+B+C+D

注：（1）数据采集应为患者入 ICU 或抢救开始后 24 小时内最差值。
（2）B 项中"不能手术"应理解为由于患者病情危重而不能接受手术治疗者。
（3）严重器官功能不全指：① 心，心功能Ⅳ级；② 肺，慢性缺氧、阻塞性或限制性通气障碍、运动耐力差；③ 肾，慢性透析者；④ 肝，肝硬化、门脉高压、上消化道出血史、肝昏迷、肝功能衰竭史。
（4）免疫损害：如接受放射治疗、化学治疗、长期或大量激素治疗，有白血病、淋巴瘤、艾滋病等。
（5）D 项中的血压值应为平均动脉压 =（收缩压 +2× 舒张压）/3，若有直接动脉压监测则记直接动脉压。
（6）呼吸频率应记录患者的自主呼吸频率。
（7）如果患者是急性肾功能衰竭，则血清肌酐一项分值应在原基础上加倍（×2）。
（8）血清肌酐的单位是 μmol/L 时，与 mg/dL 的对应值如下：

| mg/dL | 3.5 | 2～3.4 | 1.5～1.9 | 0.6～1.4 | 0.6 |
| --- | --- | --- | --- | --- | --- |
| μmol/L | 305 | 172～304 | 128～171 | 53～127 | 53 |

（三）感染评估与监测

常规监测NICU感染发病率、感染类型、常见病原体和耐药状况等。进行抗菌药物应用监测，发现异常情况，及时采取干预措施。常规监督各项感染控制措施的落实。早期识别感染暴发和实施有效的干预措施。

（四）昏迷的评估

NICU最常用的昏迷评估方法为格拉斯哥昏迷量表（Glasgow coma scale, GCS）（表2-7-2）。其评估内容包括运动反应、语言反应与睁眼反应，通过三方面的完成状况来判断患者的昏迷程度。总分为15分，分值越高，提示意识状态越好。13～14分为轻度障碍，9～12分为中度障碍，3～8分为重度障碍（昏迷状态）。

（五）镇静镇痛的评估

合理的镇静镇痛治疗能改善机械通气患者的舒适度和人机同步性，提高特殊疾病的诊断和治疗效果。

常作为评价NICU管理的评价指标。通过镇静程度的评估掌握患者的镇静状态，指导镇静药物的调整，实现最佳的镇静目标。目前NICU常用的镇静评估工具有Ramsay评分、Richmond烦躁-镇静评分（Richmond agitation sedation scale, RASS）（表2-7-3）等。RASS是目前评估ICU成年患者镇静深度最可靠的评估工具。RASS的评分范围为-5～+4分，最佳镇静目标为-2～0分，即浅镇静。

（六）深静脉血栓风险评估

近年来，深静脉血栓发病率呈逐年上升趋势，尤其NICU患者由于病情危重，长期卧床等危险因素，血栓发生率增高。血栓发生后往往给患者带来严重后果，已经成为患者术后猝死的重要原因之一。血栓发生率是NICU质量管理的重要指标之一。静脉血栓栓塞（venous thromboembolism, VTE）风险评估工具为患者

表2-7-2　格拉斯哥昏迷量表法（GCS）

| 睁眼反应 | 得分 | 语言反应 | 得分 | 运动反应 | 得分 |
|---|---|---|---|---|---|
| 自主睁眼 | 4 | 正常交谈 | 5 | 遵嘱运动 | 6 |
| 呼唤睁眼 | 3 | 回答错误 | 4 | 刺痛定位 | 5 |
| 刺痛睁眼 | 2 | 胡言乱语 | 3 | 刺痛躲避 | 4 |
| 刺痛无反应 | 1 | 只能发声 | 2 | 刺痛屈曲 | 3 |
| | | 不能发声 | 1 | 刺痛伸直 | 2 |
| | | | | 刺痛无反应 | 1 |

表2-7-3　Richmond烦躁-镇静评分

| 状态描述 | | 分数 |
|---|---|---|
| 有攻击性 | 有暴力行为 | +4 |
| 非常躁动 | 试着拔除呼吸管、鼻胃管或静脉点滴 | +3 |
| 躁动焦虑 | 身体激烈移动，无法配合呼吸机 | +2 |
| 不安焦虑 | 焦虑紧张，但身体只有轻微的移动 | +1 |
| 清醒平静 | 清醒自然状态 | 0 |
| 昏昏欲睡 | 没有完全清醒，唤醒后可维持清醒状态超过10秒 | -1 |
| 轻度镇静 | 没有完全清醒，唤醒后无法维持清醒状态超过10秒 | -2 |
| 中度镇静 | 对声音有反应 | -3 |
| 重度镇静 | 对身体刺激有反应 | -4 |
| 昏迷 | 对声音及身体刺激都没有反应 | -5 |

的VTE危险分层提供评估标准。针对不同危险分层采取相应预防措施，不仅能够降低VTE发生率，并且可减少资源浪费。目前，我国普遍使用的是VTE风险评估（Caprini模型）及预防方案。

（七）压疮风险评估

评估患者压疮风险是预防压疮的关键，也是评估NICU科室管理的重要指标。常采用评估工具对压疮发生的相关因素进行量化，筛选高危人群。目前ICU常用的压疮风险评估工具有：Braden量表、Cubbin和Jackson量表、Norton量表、Waterlow压疮危险因素评估表。其中Waterlow压疮危险因素评估表（表2-7-4）对危重症患者的压疮风险评估特异性最高，适用于危重症患者的压疮风险评估。当评分 > 10分，则说明患者存在压疮风险，应采取压疮预防措施。

表2-7-4　Waterlow压疮危险因素评估表

| 体重指数（BMI） | 分数 | 皮肤类型 | 分数 | 性别和年龄（岁） | 分数 | 营养状况评估工具 | | 分数 |
|---|---|---|---|---|---|---|---|---|
| 20～24.9 中等 | 0 | 健康 | 0 | 男 | 1 | A：近期体重下降 | B：体重下降评分 | |
| 25～29.9 高于中等 | 1 | 薄如纸 | 1 | 女 | 2 | 是：到B | 0.5～5 kg | 1 |
| ≥30 肥胖 | 2 | 干燥 | 1 | 14～49 | 1 | 否：到C | 5.1～10 kg | 2 |
| ≤20 低于中等 | 3 | 水肿 | 1 | 50～64 | 2 | 不确定：到C | 10.1～15 kg | 3 |
| | | 潮湿 | 2 | 65～74 | 3 | | > 15 kg | 4 |
| BMI = 体重（kg）/身高（m）² | | 颜色异常 | 2 | 75～80 | 4 | | 不确定 | 2 |
| | | 破溃 | 3 | > 81 | 5 | | | |
| | | | | | | 若评分2分则列C | | |
| | | | | | | C：患者进食少或食欲差 否=0 是=1 | | |

| 失禁 | 分数 | 运动能力 | 分数 | 特殊因素 | | | | | | | |
|---|---|---|---|---|---|---|---|---|---|---|---|
| 完全控制/导尿 | 0 | 完全 | 0 | 组织营养状况 | 分数 | 神经系统缺陷 | 分数 | 大手术或创伤 | 分数 | 药物 | 分数 |
| | | 躁动不安 | 1 | | | | | | | | |
| 小便失禁 | 1 | 冷漠的 | 2 | 恶病质 | 8 | 糖尿病 | 4～6 | 骨/脊柱手术 | 5 | 长期应用细胞毒性药物/大剂量服用类固醇、抗生素 | 4 |
| 大便失禁 | 2 | 限制的 | 3 | 多器官衰竭 | 8 | 运动/感觉异常 | 4～6 | 手术时间 > 2小时 | 5 | | |
| 大小便失禁 | 3 | 卧床 | 4 | 单器官衰竭 | 5 | 截瘫 | 4～6 | 手术时间 > 6小时 | 8 | | |
| | | 轮椅 | 5 | 外周血管病 | 5 | | | | | | |
| | | | | 贫血（Hb < 80g/L） | 2 | | | | | | |
| | | | | 吸烟 | 1 | | | | | | |

评分结果：
总分10～15分：危险
总分15～20分：高度危险
总分>20分：非常危险

### 三、NICU 的核心制度

合理的工作程序和计划有助于使NICU进入程序化的工作状态。以下仅列出NICU工作程序的主要种类和制订原则，各医院须根据自己的情况和工作习惯制订具体的内容。NICU必须建立健全各项规章制度，制订各类人员的工作职责，规范诊疗常规。除执行政府和医院临床医疗的各种制度外，应该制订以下符合NICU相关工作特征的制度，以保证NICU的工作质量。

（一）医疗质量控制制度

科室必须把医疗质量放在首位，把质量的管理纳入各项工作中。科室要建立健全质量保证体系，即建立科室质量管理组织，配备专（兼）职人员。科室质量管理组织要根据上级有关要求和自身医疗工作的实际，建立切实可行的质量管理方案。主要内容包括：① 制订质量管理目标、指标、计划、措施，进行效果评价；② 科室要加强对全体人员的质量管理教育，组织其参加质量管理教育；③ 质量管理工作应有文字记录,并包含医疗质量管理措施。

（二）临床诊疗及医疗护理操作常规

根据NICU的科室及工作重点制订详细的临床诊疗及医疗护理操作常规,并严格遵守。

（三）医护人员白班、夜班以及交接班工作内容和程序

（1）各科室由护士长安排护理人员24小时值班,值班人员应坚守工作岗位,有效履行职责。

（2）根据科室情况实行APN或AN排班,在此基础上实施弹性排班,根据各时段工作量变动情况合理调配本科室护理人员。

（3）各科室须设立一线、二线听班,在突遇护理工作量骤增,本班护理人员难以应对时,当班护士应及时向护士长汇报,护士长立即启动一线、二线听班,协助完成相应工作,保证护理质量,听班人员必须保证电话24小时畅通,一线听班在接到电话后30分钟内到位,二线听班1小时内到位。

（4）每班必须按时交接班,接班者应提前15分钟进入病区,在接班者未到之前,交班者不得离开岗位。

（5）值班者必须在交班前完成本班的各项工作,遇有特殊情况,必须做详细交代,与接班者共同做好交接后方可离去。各班必须写好交班记录,白班为夜班做好用物准备,如消毒敷料、试管、标本瓶、注射器、常备器械、被服等,以便于夜班工作。

（6）实行床边交接班,交接不清不得下班。交班中发现病情、治疗器械、物品交代不清,应立即查问。接班时发现问题,应由交班者负责。接班后如因交班不清,发生的问题或物品遗失,应由接班者负责。

（7）交班内容:① 患者总数、出入院、转科、转院、分娩、手术、死亡人数以及新入院、危重症患者、抢救患者、大手术后或有特殊检查处理、病情变化及思想情绪波动的患者;② 医嘱执行情况、各项护理记录、各种检查标本采集、各种处置完成情况及后续工作;③ 查看昏迷、瘫痪等危重患者皮肤情况,基础护理完成情况,各种导管固定和通畅情况;④ 备用、贵重、麻醉药品、精神药品、放射性药品、医疗用毒性药品及药品类易制毒化学品(毒麻、精神药品)及抢救药品的数量,器械、仪器的数量、功能状态等;⑤ 交接双方共同巡视病房是否达到清洁、整齐、安静的要求,查看各项工作的落实情况;⑥ 晨会集体交班由科主任主持,当日当班护理人员均应准时到会,认真听取夜班交班报告。交接内容及要求如下:夜班护士汇报患者情况,特殊及危重症患者要重点交接,汇报时应用医学术语,简明扼要、重点突出。

（8）护士长布置当日护理及其他重点工作,科主任或护士长传达各项会议精神。

（9）在保证交班质量的基础上,晨会交班应于15～30分钟内结束,小讲课日时间可适当延长,但不应影响正常护理工作。

（10）遇有下列情况时,不得进行交接班:遇紧急情况或抢救时,紧急情况或抢救结束后进行交接班,交班或接班人员任何一方因特殊情况不能参加交接班时。

（四）上级医师查房程序

主治医师负责NICU的医疗工作,每天查房1～2次。主任医师/副主任医师每周查房2次,负责解决复杂医疗问题。

（五）患者转入转出NICU制度

特别是新收治患者的处理程序。新收治患者时的各种工作量较大,加之对患者的病情尚未深入了解,工作中容易出现忙乱现象。合理地安排患者入ICU前的准备和入ICU后的医疗护理工作并使之程序化,对于准确判断和迅速稳定病情有重要意义。

（六）抗生素使用制度

为了避免滥用抗菌药物而延误诊断引起不良反应、双重感染、细菌耐药性及药物浪费,必须严格掌握抗菌药物的适应证及有关事宜,严格遵守抗生素使用制度。

（七）血液与血液制品使用制度

科室用血要严格执行《临床输血规范》,严格输血指征、适应证。强制执行输血前检查,严格输血操作,严格输血过程的观察。对输血进行质量管理和监控,定期对临床用血情况进行检查、考核和监督。

（八）抢救设备操作、管理制度

为了保证急诊抢救设备、设施的齐全,管理制度完善,责任到人,使之随时处于完好、备用状态,提高工作效率和医疗服务质量,现规定如下。

（1）抢救室的仪器设备管理责任到人,并有定期检查、登记、签名。

（2）医务人员必须经过培训才能使用各种仪器:操作者必须了解仪器性能及操作规程、注意事项,否则不可随便动用。保管人每周进行一次设施、器械的检查,护士每班当面清点交接,发现问题及时请维修工修理,发现遗失,当班护士应立即向科主任、护士长汇报。对陈旧、磨损的设施使用不便,必须报废的,护士长应向保障部申请报废、更新。

（3）建立仪器使用登记本,对贵重仪器使用后应有记载。当班人员负责使用后的清洁及维护,使该仪器

处于备用状态。

（4）操作前须检查仪器，使用后全部关闭仪器，键钮复原，套好机罩。

（5）仪器使用时必须有使用记录，运转有故障时，应及时修理。仪器使用后，护士必须及时清洗、浸泡、消毒管道和附件，晾干后经消毒处理后装配并试机，对主机必须用消毒溶液擦拭或熏蒸消毒处理。使用当中发现故障，及时汇报护士长或科主任，同时汇报器械维修工及保障部，并做好登记。

（6）每天交接班必须清点贵重仪器并签名。

（7）每种器械、设施定人、定期、定地点、定数量管理，保证各种仪器、材料性能良好，并建立仪器档案，内容包括：设备名称、型号、规格、设备序列号、生博家、设备编号使用部门、购买日期、设备专管人、设备维修专管人等。

（8）急诊抢救设备一律不外借，使用后要及时归还原处，清理补充，并保持清洁、整齐以免影响急诊抢救工作。

（9）由专人负责仪器的保养：各种仪器每半年检修一次，并有检修记录。

（九）医院内感染的监测制度

必须对患者的呼吸道、各种介入性途径以及ICU内环境进行定期的病原学监测，据以采取相应的预防和控制措施。基本要求如下。

（1）应建立由科主任、护士长与兼职感控人员等组成的医院感染管理小组，全面负责本科室医院感染管理工作。

（2）应制订并不断完善NICU医院感染管理相关规章制度，并落实于诊疗、护理工作实践中。

（3）应定期研究NICU感染预防与控制工作存在的问题和改进方案。医院感染管理专职人员应对NICU感染预防与控制措施落实情况进行督查，做好相关记录，并及时反馈检查结果。

（4）针对NICU医院感染特点建立人员岗位培训和继续教育制度，所有工作人员，包括医生、护士、进修人员、实习学生、护工、保洁人员等，应接受医院感染预防与控制相关知识和技能的培训。

（5）抗菌药物的应用和管理应遵循国家相关法规、文件及指导原则。医疗废物的处置应遵循《医疗废物管理条例》《医疗卫生机构医疗废物管理办法》和《医疗废物分类目录》的有关规定。医务人员应向患者家属宣讲医院感染预防和控制的相关规定。

（十）不良医疗事件防范与报告制度

（1）加强对医疗安全的管理，由医院医疗安全领导小组定期检查外，另以行政总值班查房及护士长查房等多种形式不定期检查，发现问题及时整改，以确保医疗安全。

（2）继续强化安全医疗意识，切实做到医疗安全工作人人有责。

（3）加强医护人员的医德教育和业务素质的培养，增强工作责任性，提高三级查房质量。

（4）严格实施医院急诊预案，做好首诊负责。开设绿色通道全力抢救危重症患者。

（5）发现可能为不良事件的医务人员须及时处理患者，并立即上报科室主任，科室主任认定为不良事件或可能不良事件，要尽快上报相关职能部门或总值班（夜间和节假日），及时填写《医疗不良事件报告表》。

（十一）疑难重症患者会诊制度

患者出现某个脏器复杂医疗问题时，应及时请有关专科医师会诊，以确保对其他系统疾病的治疗水平。多学科合作在NICU中应得到充分的强调。

（十二）医患沟通制度

（1）患者病情咨询地点：NICU科的探视间（只提供探视，不提供病情咨询）。

（2）咨询时间安排：每天下午3：30～下午4：30。

（3）咨询人员安排：患者进入NICU时，家属或亲友只可探视患者，不具备病情咨询资格。目的是保护患者的隐私，同时避免造成混乱及增加医护人员的工作负担。需要咨询病情，可以至医生办公室进行咨询，咨询对象为当天管床及查房的本科室医生。

（十三）突发事件的应急预案、人员紧急召集制度

为应对突发公共卫生事件、重大抢救或病区暂时性人力资源紧张的情况，保证护理工作的正常运转，制定本制度。

（1）当遇到重大抢救事件时，若本科室人员不能应急，依据专业相近的原则，及时从相关专业抽调人员参加抢救。

（2）当病区病员增加或其他原因导致暂时性人力资源紧张时，护士长及时上报科护士长，在大科内合理调配人员，大科内不能解决时再上报护理部，在全院范围内抽调人员完成科室的工作任务，保证护理质量。

（3）所抽调人员应具备一定的工作能力，能胜任目标科室工作。

（4）护理人员接到护士长或护理部的加班通知时，应克服困难，不得以任何理由推诿，并在30分钟内及时到达指定岗位。

（5）科室应有每位护士的有效联系方式，护士长、护士应随时保持通信畅通，尤其在夜间和节假日，保证

随叫随到。

（6）当发生突发公共卫生事件时，应根据医院统一部署，从全院的"突发公共卫生事件梯队"中及时抽调人员，并根据病员情况，及时增减人员。

（十四）仪器的管理制度

旨在保证NICU内的大量仪器处于良好的运转和备用状态，避免人为因素影响仪器的正常使用或造成仪器的损坏，使仪器的功能得到充分的发挥。

（十五）NICU医护人员业务学习制度

NICU医师每年至少参加1次省级或省级以上神经危重症相关继续医学教育培训项目的学习，不断加强知识更新。NICU护士必须经过严格的专业培训，熟练掌握神经重症护理基本理论和技能，经过专科考核合格后，才能独立上岗。

（十六）科研工作制度

NICU应有长期的研究计划和课题，并由专人负责和具体实施，以保证研究连续、可靠地进行。

（十七）教学工作制度

医师需要多学科的知识，加之学科进展非常快，所以应制订长期的共同学习、培训计划和定期考核制度，以保证知识的更新和能力的不断提高。

（十八）家属探视制度

由于患者的情况不稳定，须接受各种治疗及护理，且患者的抵抗力差，容易感染，故NICU内不设陪人，为预防感染，可采用视频探视制度。探视时间：下午3：30～下午4：30，每次探视时间不超过3分钟。有特殊情况请与当班医护人员联系，经允许后方可探视。进入病房探视须知：每次探视只允许两人进入，进入前洗手、穿上鞋套、穿隔离衣，探病期间不要触摸患者的伤口、各种管道及仪器，未经允许不要给患者送任何食品，保持病室清洁及安静，不要在室内吸烟，不要谈论有碍患者健康和治疗的事宜，NICU病室内不摆放鲜花，入室前请关闭手机，以免干扰仪器正常运转，凡探视人员损坏、丢失医院物品，应负责赔偿。患者的一切治疗护理由护理人员承担，任何患者均不得留陪护，做好病室医疗文件的保管工作。探视期间，责任护士及医生应保持床单位及床边桌等用物的清洁整齐，固定位置，未经护士长同意，不得随意搬动。

（曾　莉）

## 参考文献

［1］胡琼芳，陈洁，蔡圆圆，等.身体约束等级技术评估方案应用于ICU患者的效果分析［J］.浙江医学，2020，42（9）：981-984.

［2］李振香，吕红.身体约束不良影响及减少约束的策略［J］.中国护理管理，2014，（10）：1014-1016.

［3］潘世琴，王丽，王玉宇.危重症患者肌力评定方法的研究进展［J］.中国康复理论与实践，2019，25（9）：1052-1056.

［4］宋秀婵，徐红，萧佩多，等.约束决策轮及等级在重症监护室危重症意识障碍患者中的应用［J］.现代临床护理，2015，14（10）：33-36.

［5］吴在德.外科学［M］.北京：人民卫生出版社，2002：289.

［6］徐燕，石卫琳，郎黎薇，等.减少ICU患者身体约束的循证护理实践［J］.中华护理杂志，2019，54（1）：19-24.

［7］许妮娜，杨中善，詹昱新，等.神经外科身体约束管理的系统评价［J］.中国临床神经外科杂志，2020，25（2）：113-117.

［8］余明迪，张静萍，周谊霞.危重患者规范性身体约束评分量表的研制与信效度检验［J］.中国医药导报，2018，15（16）：158-161.

［9］CHEN X Y, LU L H, CAO L, et al. A survey of status and characteristics of physical restraints in ICU of neurosurgery department[J]. Mod Clin Nurs, 2019, 18(9): 22-26.

［10］ESKANDARI F, ABDULLAH K L, ZAINAL N Z, et al. Incidence rate and patterns of physical restraint use among adult patients in Malaysia[J]. Clin Nurs Res, 2018, 27(3): 278-295.

［11］GALLINAGH R, SLEVIN E, MCCORMACK B. Side rails as physical restraints in the care of older people: a management issue[J]. J Nurs Manag, 2002, 10 (5): 299-306.

［12］HAN Y, WEI L L. Research progress on the risk factors and prevention for unplanned extubations in the intensive care unit[J]. Chin J Nurs, 2015, 50(5): 598-602.

［13］HURLOCK-CHOROSTECKI C, KIELB C. Knot-So-Fast: a learning plan to minimize patient restraint in critical care[J]. Dynamics, 2006, 17(3): 12-18.

［14］SESSLER C N, GOSNELL M S, GRAP M J, et al. The Richmond Agitation-Sedation Scale: validity and reliability in adult intensive care unit patients[J]. Am J Respir Crit Care Med, 2002, 166(10): 1338-1344.

［15］ZHANG H J, HOU C Y, HUANG X Q, et al. Analysis of related influencing factors of physical restraint in ICU patients[J]. J Qilu Nurs, 2018, 24(22): 52-54.

# 第八章
# 神经重症监护病房的护理人员培训

## 一、培训对象

NICU工作的护理人员,包括:规培医生(半年一期,轮转两年)、NICU在职护理人员,根据落实卫健委关于护士分层培训、分层使用的文件精神,结合医院以及科室实际情况,将NICU在职护士分为:N0、N1、N2、N3四个能级。

## 二、培训目标

通过全面、系统、严格的临床护士规范化培养,使NICU护理人员在完成培训计划以后,能够系统掌握神经外科的专业基础理论、专业基础知识和专业基本技能,掌握神经外科常见疾病的护理常规(包括诊疗技术),能在上级护士的指导下承担疑难疾病的护理以及危重症患者的抢救配合工作,了解国内外护理进展,并具有一定的临床护理教学与科研能力。

主要包括以下五个核心能力。

1. 具有良好的职业道德和遵守伦理原则的能力 热爱祖国,遵守国家有关法律法规;热爱医学事业,弘扬人道主义的职业精神,恪守为人民健康服务的宗旨和救死扶伤的社会责任;树立"以患者为中心"的人性化职业理念;遵守医学伦理基本原则,尊重生命、平等仁爱、患者至上、真诚守信、精益审慎、廉洁公正。

2. 具有临床专业能力 具有疾病预防的观念,严谨的临床思维能力、解决临床实际问题的能力和医学科普传播能力,树立终身学习的理念。

3. 掌握临床护理专业知识 掌握神经外科及相关学科的临床护理基础理论、基本知识和基本技能;了解本学科进展。具备较强的自我学习能力和自我完善意识。

4. 具有一定的临床教学与科研能力 能够参与见习、实习护士的临床指导带教工作;具有创新思维和进取精神学习和初步掌握临床研究和临床应用性论文撰写能力;具备本学科及相关学科的外文文献资料阅读能力。

5. 具备良好的人际沟通能力与医疗团队协作能力 具备较高的医学人文素养和沟通技巧。

## 三、培训时间

1. 基础培训(新入职护士及规培护士) 包括基础理论知识及常见临床护理操作技术培训,培训时间为入科后2周~1个月。

2. 专科培训(全体人员) 包括神经外科专科知识、神经重症专业知识以及专科相关的技术培训,培训时间为1年。

3. 护理常规、各项制度(全体人员) 包括相关指南更新的护理常规,重新更新的各项制度,培训时间为更新后的1月内。

4. 法律法规(全体人员) 包括《护士条例》《侵权责任法》《医疗事故处理条例》,培训时间为半年1次。

5. 医院感染 包括《医院感染管理办法》《医疗废弃物管理条例》和护士职业防护相关知识,培训时间为半年1次。

## 四、培训方式、方法

1. 培训方式 培训采取理论知识培训和临床实践能力培训相结合的方式。

2. 培训方法 可采用课堂授课、小组讨论、临床查房、操作示教、情景模拟、个案护理、案件演练等培训方法。

## 五、培训内容

(一)基础理论知识培训

1. 法律法规规章 熟悉《护士条例》《侵权责任法》《医疗事故处理条例》《传染病防治法》《医院感染管理办法》《医疗废弃物管理条例》《医疗机构临床用血管理办法》等相关法律、法规、规章。

2. 规范标准　掌握《临床护理实践指南》《静脉输液技术规范》《护理分级》《临床输血操作技术规范》等规范标准。

3. 规章制度　掌握护理工作相关规章制度、NICU护理岗位职责及工作流程、NICU护理任务。

4. 护理文书　根据护理部及NICU护理文书要求，掌握护理文书书写规范并准确录入。

5. 沟通技巧　掌握沟通的基本原则、方式和技巧，与患者、家属、医生及其他医务人员之间的有效沟通。

6. 职业素养　熟悉医学伦理、医学人文、医德医风、护理职业精神、职业道德及职业礼仪等。

（二）常见临床护理操作技术培训

1. 基础操作　熟练口腔护理、静脉输液等27项基础护理操作，每位护士每年达到操作量。

2. 专科技术　掌握神经外科常用护理操作技术，如脑室外引流护理技术、呼吸机使用及操作、气道护理、冰毯机使用及操作、颅内压监测技术、肌力评估等。

（三）专业理论与实践能力培训

（1）掌握神经外科常见疾病（如颅脑损伤、颅脑肿瘤、脑血管疾病、脊柱病变、脊髓病变等）的原因、症状、体征、处理原则。

（2）掌握神经外科常见疾病的护理评估、病情观察、治疗要点、围手术期护理措施、手术后并发症的观察与处理、健康教育。

（3）掌握腰椎穿刺的配合与护理要点。

（4）掌握脑室引流的护理要点、格拉斯哥昏迷量表、瞳孔检查方法。

（5）熟悉神经外科常用药物（如抗癫痫药物、镇静镇痛药物、脱水药物、神经营养类药物、急救药物等）。

（6）熟悉神经外科常用化验、影像学检查（如血常规、血生化、脑脊液检查，CT、MRI检查等）。

（7）熟悉神经外科常见危急值患者的急救配合要点。

（8）熟悉颅内压监测的护理要点。

## 六、考核方式和内容

考核分为笔试考核、临床实践考核和个案护理考核，考核内容根据各能级需掌握的知识点不同进行区分。

1. 笔试考核

（1）考核时间：每月1次，如有更新及时考核。

（2）考核形式：对培训对象在接受相对应的相关理论培训后，由护士长出题进行笔试考核，利用网络进行网上考试，最后对考试结果进行汇总分析，有整改有落实。

（3）考试内容。

1）N0护士：神经外科NICU基础理论知识、护理质控题。

2）N1～N3护士：神经外科NICU护理基础理论、护理质控题、神经外科专科理论题。

（4）制度常规考核：根据更新培训时间对培训对象进行笔试考核。

2. 操作考核

（1）考核时间：每月1次，护士长不定期抽考。

（2）考核形式：随机抽考。

（3）考核内容。

1）N0护士：基础操作27项、神经外科NICU相关专科操作。

2）N1～N2护士：基础操作27项、神经外科NICU相关专科操作。

3）N3护士：神经外科NICU专科操作。

3. 个案护理考核

（1）考核时间：轮转护士半年1次，NICU在职护士每年1次。

（2）考核形式：案例汇报，OSCE考核。

（3）考试内容。

1）N0护士：准备神经外科NICU个案病例汇报。

2）N1～N3护士：OSCE考核。

4. 专项督查　不定期进行急救应急能力考核。

（李　娟）

# 参考文献

［1］　陈群.浅谈ICU护理人员的培训、配置和使用［J］.实用护理杂志,2003,19(15):61-62.

［2］　吴晓英,应文娟,黄海星,等.ICU护士层级培训体系的构建与实践［J］.现代临床护理,2019,18(4):56-61.

［3］　吴晓英,应文娟,黄海星,等.国内ICU护士层级培训的研究进展［J］.现代临床护理,2018,17(3):70-74.

# 第九章
# 神经危重症护理中的伦理及法律思考

生老病死是自然规律，"向死而生"是每个人都要面对的，不同的是它的时间与过程。随着医学的进步，更多的疾病得到有效的治疗，但当疾病发展到一定程度，死亡不可避免。处于终末期的患者，例如脑死亡、多脏器功能衰竭等，随着重症监护（intensive care unit，ICU）技术的进步，维持生命的技术越来越多，常常可以延长生命，但其质量往往无法保证。中国传统文化思想经过了长期的历史沉淀，对于死亡始终采取负面态度，甚至不可在言语中对死亡有所提及，亦有"百善孝为先"的道德观念，所以在我国，很多家属在个人或他人的影响下让家人"活着"，哪怕承受着巨大的痛苦或仅有极低的生存质量。对于医疗工作者而言，高级生命支持并不能解决所有问题，我们所信奉的救死扶伤，有时给患者带来的却是更深的痛苦。那么，我们应该追求生命的质量还是生存的时间？

## 一、ICU护理的医疗背景

随着科技的发展，医院ICU充满了各式各样的新设备，通过各种高科技手段与疾病抗争。并且取得了不小的成效，得以使一部分患者从中获益。20世纪60年代CPR出现，这种以胸外心脏按压的方式，治疗因麻醉出现的意外或急性冠脉综合征引起的心搏骤停，当时报道的存活率高达70%，带动了一系列的重症治疗技术。但是，在ICU接受CPR的患者最后仅15%～17%能够存活至出院。因此，医学界开始思考CPR是否应该用于每一位ICU濒死的患者。早在1965年，Dr. Talbott就表示：发明CPR的目的在于防止非预期的突发死亡，并不是使用在无望恢复的濒死患者身上。20世纪70年代早期，"不施行心肺复苏"（Do not resuscitation，DNR）的形式初见雏形，1974年美国医学会（American Medical Association，AMA）正式提出DNR，并明确记录在医疗文件上。美国加利福尼亚州在1976年首先通过"自然死法案"，提倡不使用高科技的生命支持手段来延缓生命末期患者的死亡进

程，波士顿地区Massachusetts General Hospital及Beth Israel Hospital陆续发表DNR政策声明，开始将DNR变成医院政策的一部分。1982年美国纽约州医学会发表DNR的指导原则，1987年纽约州成为全美第一个正式由法律监督执行DNR的城市。1990年，美国联邦政府制定"患者自决法案"（the patient self determination act，PSDA），授予患者参与医疗决策的权利，并鼓励使用书面DNR，同时规定医疗机构应主动在患者入住时以书面形式告知此项权利。

DNR的使用有效减少了医疗资源的浪费，更有利于医疗资源的合理分配，同时也为医务人员提供了临床工作指导，目前已被许多国家予以法律的许可。同时因为DNR的使用主要是针对不可治愈的终末期患者，允许医护人员在尊重其意愿的前提下，终止或撤除积极性治疗，它能为患者提供缓和的姑息照护，包括减轻或免除其痛苦、各种不适症状的缓解、支持性护理措施，使患者有尊严地渡过生命末期。另外，DNR的意义不仅在于强调不使用CPR、气管插管等复苏措施，甚至还包含撤除生命支持治疗（withdrawal of life-sustaining treatment，WLST），但是也强调在执行这些措施前与患者及家属明确讨论的重要性。2002年，比利时将安乐死写入法律，这又是一件具有里程碑意义的事件。医生会应患者要求，故意终止其生命，将主动权交予了患者本人。然而由于文化、宗教信仰等多种因素，大多国家并未将安乐死或DNR写入法律文件。

在国内，台湾地区在2000年6月7日制定了《安宁缓和医疗条例》，其第7条对于DNR有详细的规定；香港特区对于DNR的执行还有待于进一步立法讨论，虽然在2006年8月发表了《医疗上的代作决定及预设医疗指示报告书》，但在2009年展开的公众咨询所得结果显示，预设指示（advance directive，AD）作为个人决定，回应者一般不反对引入，但就立法推广AD中的DNR有关概念则未有明确共识，公众亦无明确表示支

持；在大陆地区，对DNR的研究尚处于探索性阶段，相关的研究目前大多集中在晚期癌症患者，而对于ICU生命末期患者DNR的探讨尚处于萌芽状态。但由于中国传统文化背景，导致DNR在台湾地区的使用仍然存在阻碍，遭遇了许多伦理法律的困境，部分ICU的临终患者仍更倾向于在家中死亡。

### 二、神经重症监护

灾难性颅脑损伤（devastating brain injury DBI）后早期准确预测往往存在挑战，同时神经损伤患者的决策者在考虑损伤严重程度、存活后可能的神经结局以及神经恶化和损伤致死的可能性时，通常会受到环境或个人偏好的影响。医学伦理学侧重的基础是深深植根于我们对人本身理解的原则。最近发表的神经危重症护理协会的建议涉及DBI的危重症护理管理，特别警告不要过度应用早期预测，以避免自我实现的虚无主义。另外，他们强烈建议至少在受伤后进行72小时的观察，在此期间，应该推迟WLST，并进行旨在恢复脑灌注的最大复苏努力，以获得将DBI转换为可挽救的损伤或争取保留器官捐献的选择权。在DBI患者中，必须仔细应用预测评分系统，并仔细考虑生活质量和那些可能无法恢复的患者的选择。

根据《韦氏医学词典》的理论，预后是"预测疾病进程的行为或艺术"。在急性颅脑损伤的神经危重症治疗中，预测是每个患者治疗的固有部分。治疗决策（包括医生提供的治疗决策和代理人选择的治疗决策）通常是基于患者是否被评估为有机会进行有意义的功能恢复，以及个人消耗（有时是经济条件）是否符合患者的意愿。因此，准确的预测是患者护理方法采取积极的还是更注重姑息治疗和临终关怀的关键。因此，许多研究者已经从患者群体中开发出结果预测模型，目的是为个体患者的决策提供信息。然而，近年来的研究指出了神经危重症预后预测模型的内在不确定性，并提出了一个"自我实现的预测"，即预期较低的患者没有得到积极治疗，预后会更差。其实，约一百年前的美国社会学家W. I. Thomas说过："如果人们把情况定义为真实的，那么他们的结果就是真实的。"比如在自发性脑出血（ICH）后的第一天内使用DNR是死亡率和不良预后的独立预测因素。患者的结果可能与医师是否基于个人的期望而积极对待患者相关联，这既使人感到振奋，也感到不安。因为当前神经重症监护中最突出的难题之一就是如何在准确评估早期预后和避免自我实现的预测之间进行权衡。然而对于标准化的预测模型或评分量表，也无法完全准确预测患者预后。例如有研究表明，在ICH后3个月的功能预后方面，临床医师的判断优于预测模型。由此将一个特定患者的预后定义为是一门艺术而不是一门科学，似乎是审慎的做法。临床分级量表是相对较好的指导，但是从任何模型中采用特定数值点来准确预测结果是不明智的，并且可能不准确。临床工作中往往可以认识到，在急性颅脑损伤中，目标应该是了解患者及其家人的期望，并以患者为中心与他们共同抵抗疾病。有了这种认识，才能将自我实现的预测、姑息治疗和生命终止问题进行交叉、融合与互补。

神经重症监护中护理是医学、社会科学和精神支持的总和，旨在减轻患者及其亲人在晚期的痛苦。对以患者为中心的结果重要性的认识，促进了代理人需求的满足，既出于道德目的，也有助于制订统一的诊疗计划。当我们提高了对生命终止的理解时，我们必须深刻意识到我们的偏见和假设同样可能会引导我们创造患者的现实，而不是参与改善现实。

### 三、总结

ICU患者的护理在国外已经初步成熟，ICU医生可以很好地运用伦理学原则指导临床医疗行为，也完成了大量临床研究。但由于各国地域、宗教、民族、经济、文化等方面的差异，对WLST的认识依然有很大差异。

我国危重症医学起步较晚，ICU挽救了大量危重症患者，但同时也发现越来越多生命终末期患者依靠昂贵的生命支持技术低质量地存活，消耗了大量医疗资源。同时在临床工作中尚无统一的伦理及法律指导，使得医护人员在决策和实施放弃治疗时顾虑重重，也使得临床医疗纠纷增多。对这些问题的解决，需要政府健全相关法律，多学科医学专家制定出科学、合理的生命终末期实施限制医疗的标准，并加强死亡教育，才能保证生命终末期患者能够选择有尊严、无痛苦地死亡，并且有助于医疗资源的合理分配。从而使WLST在实际操作过程中有章可循、有法可依。法律与伦理道德，存在着不可替代的互补性，丢弃其中任何一个都是不完整的。法律来源与道德，道德受法律匡扶，两者相互依存。死亡对于每一个人来说是不可避免的，但当死亡已经开始或不可逆转时，放弃治疗是对客观规律的尊重，对人生命尊严的尊重。

（卢　昊）

# 参考文献

[ 1 ] 李寿星.不施行心肺复苏术法——《纽约不施行心肺复苏术法》与台湾地区"安宁缓和医疗条例"的比较[J].金陵法律评论,2013（1）: 205−233.

[ 2 ] BREWER B C. Do not abandon, do not resuscitate: A patient advocacy position[J]. J Nursing law, 2008, 12(2): 78−84.

[ 3 ] BURNS J P, EDWARDS J, JOHNSON J, et al. Do−not-resuscitate order after 25 years[J]. Crit Care Med, 2003, 31(5): 1543−1550.

[ 4 ] GEURTS M, MACLEOD M R, VAN THIEL G J, et al. End-of-life decisions in patients with severe acute brain injury[J]. Lancet Neurol, 2014, 13: 515−524.

[ 5 ] HEMPHILL JC 3ᴿᴰ, NEWMAN J, ZHAO S, et al. Hospital usage of early do not resuscitate orders and outcome after intracerebral hemorrhage[J]. Stroke, 2004, 35: 1130−1134.

[ 6 ] HUANG C H, HU W Y, CHIU T Y, et al. The practicalities of terminally ill patients signing their own DNR orders-a study in Taiwan[J]. J Med Ethics, 2008, 34(5): 336−340.

[ 7 ] HWANG D Y, DELL C A, SPARKS M J, et al. Clinician judgment vs formal scales for predicting intracerebral hemorrhage outcomes[J]. Neurology, 2016, 86: 126−133.

[ 8 ] Implications of New York's do-not-resuscitate law[J]. N Engl J Med, 1990, 323(26): 1838−1839.

[ 9 ] JAING T H, TSAY P K, FANG E C, et al. "Do-not-resuscitate" orders in patients with cancer at a children's hospital in Taiwan[J]. J Med Ethics, 2007, 33(4): 194−196.

[ 10 ] JENSEN H I, AMMENTORP J, JOHANNESSEN H, et al. Challenges in end-of-life decisions in the intensive care unit: an ethical perspective[J]. J Bioeth Inq, 2013, 10(1): 93−101.

[ 11 ] LAWLER P G. The Do-Not-Attempt Resuscitation(DNAR) order: a lever to improve outcome and deliver preventative care[J]. Anaesthesia, 1999, 54(10): 923−925.

[ 12 ] LUCE J M. End-of-life decision making in the intensive care unit[J]. Am J Respir Crit Care Med, 2010, 182(1): 6−11.

[ 13 ] MERTON R K. The self-fulfilling prophecy[J]. Antioch Rev, 1948, 8: 193−210.

[ 14 ] MOSS A J, KOUWENHOVEN W B, JUDE J R, et al. Closed−chest cordiac massge 1960[J]. Ann Noninvasive Electrocardiol, 2001, 6(1): 78−80.

[ 15 ] SANDRONI C, GEOCADIN R G. Neurological prognostication after cardiac arrest[J]. Curr Opin Crit Care, 2015, 21: 209−214.

[ 16 ] SANDRONI C, NOLAN J, CAVALLARO F, et al.In-hospital cardiac arrest: incidence, prognosis and possible measures to improve survival[J]. Intensive Care Med, 2007, 33(2): 237−245.

[ 17 ] SOUTER M J, BLISSITT P A, BLOSSER S, et al. Recommendations for the critical care management of devastating brain injury: prognostication, psychosocia, and ethical management: a position statement for healthcare professionals from the neurocritical care society[J]. Neurocrit Care, 2015, 23: 4−13.

[ 18 ] VAN DEN BLOCK L, DESCHEPPER R, BILSEN J, et al. Euthanasia and other end of life decisions and care provided in final three months of life: nationwide retrospective study in Belgiuum [J]. BMJ, 2009, 339: 2772.

# 第三篇
# 神经危重症医学基础

# 第十章

# 脑血流生理与代谢

## 第一节　脑血流和脑血容量

人类的大脑被认为是独一无二的；它是将人类与其他动物区别开来的器官，因为它相对于人体的大小及其精巧的结构而被区别开来。颅骨构成的颅腔相对完好可以保护人脑，起着壁垒保护作用，最大限度避免机械力、热能及化学因素损害，神经危急救治的主要对象就是处理这些因素对人脑的损害，本章将讨论人脑的生理学变化。同时，大脑是嵌在缓冲液（脑脊液）中的，可以缓冲施加在它身上的机械力，颅腔也是代谢物转运的一个空间。

大脑是一个高耗能的器官，人体1/5的血液直接流入大脑，而大脑却只占人体重量的约1/50。为保证能量的持续供应，大脑的血流调节必须非常精细，主要通过两种机制来进行调节：

（1）大脑对不同层级的血管系统进行自动调节，自动调节功能完整可避免过度充血。

（2）血-脑屏障是一种微观屏障，既能防止脑肿胀，又能有效提取所需代谢底物。血液通过4条主要血管被泵入大脑：左、右颈内动脉和左、右椎动脉，这些动脉在分开供应大脑不同区域之前通过Willis环将它们连接起来是有利的。大部分血液供应至皮质，比较难理解的是——血液流出（直到今天科学家仍不能解释这一过程），因此对血液流出假说，本章就不再予以讨论。

从两个引流系统收集的静脉血大部分通过静脉窦离开大脑：

（1）皮质表面的浅表系统常流向最近的静脉窦（即上矢状窦或横窦）。这个系统通过表面的同名静脉（Troland和Labbe）相互连接。流向从中心向外围（离心）。

（2）深引流途径（始于皮质表面以下10～20 mm处的白质和基底神经节）向心性到达基底静脉和内部静脉，然后到达盖伦静脉和直窦。

关于脑脊液（cerebro-spinal fluid，CSF）如何流出中枢神经系统的争论仍在继续：研究者已经质疑关于Pacchionian颗粒重要性的初步报道，并提出了脑脊液引流的其他位置，即嗅额基底系统，在解剖学上称之为筛状板，另一方面，其他包括位于脊神经的蛛网膜绒毛，还有软膜毛细血管和脑表面等位置。

由于高代谢率和缺乏底物储存，大脑依赖于氧气和葡萄糖的持续供应，如果血流停止，大脑功能会在几秒钟内发生改变，几分钟内就会发生不可逆转的损伤。许多神经重症监护病房的急性卒中的患者，符合血管内手术的条件，需要溶栓取栓或其他促进侧支循环的措施来保持足够的脑血流。因此，理解血液供应、静脉引流和影响脑灌注的因素对神经危重症救治的实践至关重要。

## 第二节　脑血流动力学

### 一、CBF 和 CBV 之间的关系

成人清醒静息时整体脑血流（cerebral blood flow，CBF）约为800 mL/min或50 mL/（100 g·min）。大脑只占身体总质量的一小部分（2%～3%），却接收15%的心排血量。脑代谢率（cerebral metabolic rate，CMR）

在很大程度上决定了脑血流（CBF），被称为脑血流-代谢耦联。灰质的CMR和CBF是白质的4倍。神经元活动将增加CBF，如神经元功能增加或癫痫发作。相反，神经元活动的减少，如使用镇静、镇痛或麻醉药物，会降低CBF。

正常情况下，全脑平均脑血容量（cerebral blood volume，CBV）为3.77（1.05）mL/100 g，灰质为3.93（0.9）mL/100 g，白质为2.52（0.78）mL/100 g。CBF和CBV之间存在复杂的关系：CBF和CBV的变化可能是平行的，也可能是相反的，也可能是一个参数不变而另一个参数变化。例如，在自身调节功能完整的正常情况下，由于代偿性血管收缩，血压升高导致CBF不变，CBV降低。在自动调节受损的情况下，CBF和CBV出现平行变化。在急性卒中中，CBF下降，可导致远端血管扩张和CBV增加。

### 二、影响CBF的因素

（1）在合理范围内，全身血压的变化不会影响CBF，但可能会影响CBV。正常状况下，无论脑灌注压（cerebral perfusion pressure，CPP）怎么变化，大脑CBF是稳定的。这种的血流自动调节，可以缓冲全身血压的变化，维持适当的脑部供血，CPP范围通常在50～150 mmHg。自动调节的上限和下限可能因人而异，同样可能因同一个人在不同时间和不同情况下有所差异。在上述范围外，CBF随CPP线性变化。高ICP或严重的全身性低血压危及CPP可降低CBF，而高血压危象可增加CBF，慢性高血压患者相对低血压时更易发生脑缺血。

（2）大脑小动脉内径的变化表现为自动调节。CPP的降低导致血管扩张，CPP的增加导致血管收缩。因此，在自我调节范围内，CBF可能是恒定的，CBV却会变化。具体来说，当CPP在自身调节范围内增加时，脑血管收缩维持CBF不变，但这种血管收缩导致CBV降低。

自动调节的控制非常复杂，并依赖于几个相互关联的系统。血管直径受神经活动和多种中间化合物控制，包括一氧化氮、腺苷、钾离子和氢离子、内皮素和前列腺素。这些机制导致肌源性改变，其中CPP、代谢和酸碱状态的改变促进控制CBF的血管舒缩反应。

由于脑损伤、给药后以及严重的代谢紊乱，自动调节功能会受到损害。大脑的自我调节功能不是一种"全或无"的现象，它可以是完整的，部分受损的，或完全受损的，导致压力依赖性脑血流。自动调节失败的后果取决于疾病状态，包括低灌注反应或高灌注反应。低灌注可导致脑缺血。高灌注时CBF超过血管容量，表现为脑充血和血管源性脑水肿。

（3）动脉二氧化碳分压对CBF有重要影响，因为二氧化碳是一种有效的脑血管扩张剂。在健康的大脑中，CBF与$PaCO_2$在20～80 mmHg的二氧化碳呈线性关系。治疗性过度通气可用于治疗颅内高压，然而，这种效果是短暂的，只持续6～10小时。如果没有进行通气改变，尽管持续低碳酸血症，但仍伴有正常碳酸血症的CBF入颅。这种CBF的流入是由于碳酸氢盐浓度的改变使脑脊液的pH重新正常化。另外，快速停止过度通气可增加CBF和升高颅内压，在颅内压增高治疗中必须重视。

动脉血氧分压对CBF没有直接影响，直到动脉氧分压降低到小于50 mmHg，导致脑血管扩张。

如果血-脑屏障完整，全身酸中毒并不会改变CBF，因为氢离子不容易穿过血-脑屏障。在脑内发生乳酸酸中毒，如在脑缺血期间，氢离子会引起脑血管扩张。

（4）脑温度影响CMR和CBF，温度每降低1℃，CMR降低6%～7%，CBF也相应降低。体温过高会导致CMR和CBF增高。严重热疗（＞42℃）是有害的，导致CMR降低。在重度热疗中，脑血流-代谢耦联受损，尽管CMR降低，CBF仍继续增加。这种去耦联状态可加重血管充血，加重脑水肿。

（5）许多药物可以影响脑血流动力学，麻醉药物如异丙酚、巴比妥酸盐、依托咪酯、苯二氮䓬类和阿片类药物可导致CMR降低，会伴随CBF、CBV和ICP降低。在自主通气患者中，这些药物会抑制通气，导致高碳酸血症，导致CBF、CBV和潜在的ICP降低。右美托咪定也可降低CMR和CBF，但在临床相应剂量下对通气无明显影响，在自主呼吸患者中诱发高碳酸血症的可能性较小。氯胺酮会引起剂量依赖性的CBF增加，大脑的额颞区似乎比其他区域受影响更大，氯胺酮不会升高颅内压，可能是由于该药物对CBF和CBV的不同影响效果。

血管活性药物也会影响脑血流动力学。在低血压患者中，儿茶酚胺通过增加全身血压来增加CBF，但当儿茶酚胺作用于大脑血管上的肾上腺素能受体时，可引起血管收缩。脑血管扩张剂，如硝酸甘油和硝普钠，可增加CBV和ICP。

## 第三节 脑血流代谢对大脑的影响和后果

（一）缺氧的病理生理学

大多数急性颅内疾病是局部性的，与之不同的是，缺氧会导致全脑损伤。损伤程度在很大程度上反映了脑血流中断的持续时间。当脑血流量低于维持脑代谢所需的水平时，脑细胞就会出现缺血。大脑血流量的减少在整个大脑是一致的，对细胞的损害却不一致，因为神经元的脆弱性在不同的区域是不同的。大脑中最易受缺氧缺血性损伤的区域是海马体（尤其是CA1区）、基底神经节（尾状核和壳核）、小脑浦肯野细胞和新皮质。这些区域的脆弱性可以解释为兴奋性神经递质受体的存在或这些区域神经元的高代谢需求。

缺血性细胞死亡的两种主要方式是坏死和凋亡。死亡神经元表现出这两种途径的特征。缺氧缺血性颅脑损伤中神经元和胶质细胞损伤的另一机制是"兴奋性"颅脑损伤。兴奋性神经递质谷氨酸外排增加细胞内钙的浓度，通过激活分解酶和内切酶及产生自由活性氧引起损伤。随后，释放促炎细胞因子（如肿瘤坏死因子-α、白介素-1β和白介素-6）。

除了这些机制外，再灌注损伤可通过循环恢复后存在的大量微循环灌注缺陷，导致心搏骤停后进一步的颅脑损伤。随着血管内纤维蛋白形成和微血栓形成，可在这些再灌注区发生凝血，这一概念为重组组织型纤溶酶原激活剂在缺氧或缺氧条件下的实验研究奠定了基础。

关于缺氧对大脑影响的一个重要问题是，干预是否能改善颅脑损伤的程度，如果能，是否有最佳的时机。在心搏骤停时，对大脑的损伤是永久性的，还是有害的过程是可以改变的？神经保护引起了很多研究者的兴趣，但很多干预治疗在临床上都没有显示确效。许多人认为诱导低温是唯一有益的神经保护措施，在一项大型随机试验中，靶向常温（36℃）和靶向低温（33℃）治疗的患者之间的临床结局没有差异。

在心搏骤停后，昏迷往往持续数日，在重症监护室给予镇静剂和止痛剂的常见做法进一步延长昏迷时日。多数昏迷患者最终都预后不良，但确实有些患者意识清醒，接受康复，恢复了独立生活的能力。神经重症医师通常负责评估昏迷患者早期的预后指标，并试图确定哪些患者会有恢复的机会。

（二）大脑缺氧和缺血的后果

心搏骤停发生突然，通常无先兆症状。意识在几秒到几分钟内丧失，因为在完全的血流动力学崩溃过程中，脑血流不足。如果循环得到充分恢复，脑细胞可能是可以挽救的，时间是至关重要的，因为大脑氧储存在20秒内就会消失，而葡萄糖和三磷酸腺苷储存在5分钟内就会耗尽。缺氧一词描述的是完全缺乏氧气输送（例如，心搏骤停期间血流量完全停止）；缺血指的是在供氧减少但有一定程度的持续血流时可能发生的情况。缺氧损伤是由严重的低氧血症（如窒息）或呼吸停止引起的。

缺氧缺血性脑损伤最常见的原因是心搏骤停，往往是致命的；在紧急医疗服务处理的院外心搏骤停的患者中，几乎90%死亡。在存活到住院的患者中，住院死亡率正在下降，大量的幸存者因缺氧缺血性脑损伤而神经功能不良预后差。

（三）大脑急性代谢变化的后果

全身性疾病可对中枢神经系统（central nervous system，CNS）产生突然的、有时是严重的影响。器官衰竭和急性电解质紊乱可引起神经系统表现，通常伴有意识衰退。继发性损伤以脱髓鞘、脑水肿和缺氧缺血性脑损伤为特征。

1. 低钠血症 急性低钠血症（血清钠＜135 mmol/L）可由多种原因引起，包括中枢神经系统疾病。溶质的变化和伴随的渗透运动可诱发神经系统疾病，如精神错乱、癫痫和昏迷；死亡可能是由于突然的脑水肿。

对严重低钠血症的过度纠正，在1～2小时内，6 mL/kg，在水中添加5%葡萄糖（D5W）。可给予去氨加压素（每日2～4 μg，分剂量静脉注射）。对酒精性肝病或营养不良患者的纠正应特别谨慎，这些患者是脱髓鞘综合征的高危人群。在纠正低钠血症的同时，应该寻找潜在的原因。

纠正钠紊乱对扭转急性症状至关重要。然而，需要谨慎防止渗透性脱髓鞘综合征的发展，这可能因过快纠正低钠血症所致。渗透性脱髓鞘综合征于1959年首次被描述为酒精中毒患者脑桥上的一种疾病，自那以后，也被认为影响中枢神经系统的其他结构。有些患者恢复得很好，但也有些患者有严重的神经损伤。

在高蛋白血症或高脂血症患者中,实验室检查可能显示错误的低钠水平(假性低钠血症),这并不需要特殊的治疗,但必须认识到,以防止错误治疗引起的医源性并发症。

2. 急性渗透压的转变　细胞外室和细胞内室之间的渗透梯度变化可导致大量液体流动,严重时可致脑水肿。这种情况发生在糖尿病酮症酸中毒和高钠血症患者,特别是在溶质快速纠正期间。这种影响也可能发生在非酮症高渗状态的患者,但缺乏对这种情况的大量研究。其他相关症状可能是非特异性的,主要包括意识状态的改变。一个解释这些并发症机制的理论涉及自生渗透,这是在细胞外渗透压增加的条件下,当稳态需要维持时,神经元产生的渗透活性分子。然而,这些不可测量的分子通过迅速降低细胞外溶质的浓度来维持细胞体积;渗移可导致细胞内液体运动增加和随后的水肿。虽然这一理论尚未被证实是这一现象的唯一解释,但对高渗血症的理解是谨慎控制纠正高血糖和高钠状态的原则的基础。

3. 脓毒血症　脓毒血症导致全身的促炎状态,因为机体试图避开感染的原因。大量细胞因子和炎症介质的释放直接作用于大脑,影响血-脑屏障的完整性,伴有低灌注状态的患者所有组织的氧输送受损(休克),这会导致急性脑病,即脓毒血症相关脑病。

脓毒症相关脑病患者通常表现为非特异性症状,包括意识水平和内容的不同程度改变。脓毒症相关脑病是脓毒症患者死亡的独立预测因子,此外,幸存者日后认知障碍的风险也会增加。

评估脓毒症患者的急性改变应包括使用CT或MRI评估结构损伤、实验室检查评估代谢异常,考虑腰椎穿刺评估中枢神经系统感染。管理核心是控制潜在的感染源,患者可能需要对相关谵妄进行药物和非药物方法的干预。

4. 急性肝衰竭　急性肝功能障碍患者发生神经系统并发症的风险较高。无论是急性肝病还是慢性肝病,脑病都很常见,患者有各种神经体征和症状。肝性脑病的病理生理学是多因素的。流行的理论包括血-脑屏障的破坏和γ-氨基丁酸和苯二氮䓬途径的改变。

一个常见的治疗目标是维持正常的氨水平,因为氨降解能力在病变肝脏中受损,任何程度的门静脉分流都可以使血液从门静脉循环直接进入体循环,有效地绕过氨分解。大脑中的代偿机制是老年痴呆症Ⅱ型细胞的大小和数量的增加,这是能够降解氨的星形胶质细胞。当急性和严重时,这种疾病过程可能最终导致危及生命的脑水肿。

5. 急性肾损伤　肾脏损伤引起复杂的级联事件,可导致神经系统恶化。急性肾损伤中最显著的急性神经系统改变是脑病,常伴有多灶性肌阵挛和星形肌挛缩。这种脑病通常是由于尿素、其他毒素和药物的积累,通常会由肾脏排出。症状可能仅包括轻微的意识混乱,但在急性发作的重症病例中可能发展为昏迷或癫痫发作。

许多急性肾损伤患者可能有高血压或不稳定的血压,使他们易于发展后可逆性脑病综合征。常见症状包括头痛、皮质视觉障碍和癫痫发作。治疗方法包括短期的抗癫痫治疗、控制血压、降低或停用有害药物(通常是细胞毒性药物)。

在需要透析的患者中,可能会出现另一种现象,透析失衡综合征。这通常影响较年轻的患者(特别是儿童),并且最常发生在最初的透析疗程之后。它被认为是由于液体流动和随后的脑水肿的发展而沉淀的。症状可能是轻微的,伴有头痛和头晕,或有生命危险、癫痫或昏迷。

(陈一凡　高　亮)

# 参考文献

[ 1 ] ANGUS D C, VAN DER POLL T. Severe sepsis and septic shock[J]. N Engl J Med, 2013, 369(21): 2063.

[ 2 ] ATTWELL D, BUCHAN A M, CHARPAK S, et al. Glial and neuronal control of brain blood flow[J]. Nature, 2010, 468: 232–243.

[ 3 ] BORDONE M P, SALMAN M M, HALEY E T, et al. The energetic brain — a review from students to students[J]. J Neurochem, 2019, 151: 139.

[ 4 ] FUGATE J E, RABINSTEIN A A. Posterior reversible encephalopathy syndrome: clinical and radiological manifestations, pathophysiology, and outstanding questions[J]. Lancet Neurol,

2015, 14(9): 914–925.

[ 5 ] GRÜNE F, KLIMEK M. Cerebral blood flow and its autoregulation when will there be some light in the black box?[J]. Br J Anaesth, 2017, 119(6): 1077–1079.

[ 6 ] HLADKY S B, BARRAND M A. Mechanisms of fluid movement into, through and out of the brain: evaluation of the evidence[J]. Fluids Barriers CNS, 2014, 11: 1–32.

[ 7 ] IADECOLA C. The neurovascular unit coming of age: a journey through neurovascular coupling in health and disease[J]. Neuron, 2017, 96(1): 17–42.

［8］ MADHOK D Y, VITT J R, NGUYEN A T. Overview of neurovascular physiology[J]. Curr Neurol Neurosci Rep, 2018, 18(12): 99.

［9］ MEMON A, MCCULLOUGH L D. Cerebral circulation in men and women[J]. Adv Exp Med Biol, 2018, 1065: 279−290.

［10］ MOERMAN A, DE HERT S. Why and how to assess cerebral autoregulation?[J]. Best Pract Res Clin Anaesthesiol, 2019, 33: 211−220.

［11］ NAKADA T, KWEE I L. Fluid dynamics inside the brain barrier: current concepts of interstitial flow, glymphatic flow, and cerebrospinal fluid circulation in the brain[J]. Neuroscientist, 2019, 25: 155−166.

［12］ SCALES D C, GOLAN E, PINTO R, et al. Strategies for Post-Arrest Resuscitation Care Network. Improving appropriate neurologic prognostication after cardiac arrest: a stepped wedge cluster randomized controlled trial[J]. Am J Respir Crit Care Med, 2016, 194(9): 1083−1091.

［13］ SMITH M. Multimodality monitoring in adult traumatic brain injury: a narrative review[J]. Anaesthesiology, 2018, 128(2): 401−415.

［14］ TSETSOU S, NOVY J, PFEIFFER C, et al. Multimodal outcome prognostication after cardiac arrest and targeted temperature management: analysis at 36℃ [J]. Neurocrit Care, 2018, 28(1): 104−109.

［15］ WEISSENBORN K. Hepatic encephalopathy: definition, clinical grading and diagnostic principles[J]. Drugs, 2019, 79(Suppl 1): 5−9.

［16］ WIJMAN C A, MLYNASH M, CAULFIELD A F, et al. Prognostic value of brain diffusion-weighted imaging after cardiac arrest[J]. Ann Neurol, 2009, 65(4): 394−402.

［17］ ZHANG C, YU D. Suppressing immunotherapy by organ-specific tumor microenvironments: what is in the brain?[J]. Cell Biosci, 2019, 9: 82.

# 第十一章
# 脑水肿与颅内压

## 第一节　脑水肿

### 一、概述

脑水肿是临床环境中常见且具有挑战性的问题，也是急性颅脑损伤患者残疾和死亡的主要原因。其简单定义为脑含水量增加（正常脑含水量约为80%），并且大多是原发性颅脑损伤的结果。脑水肿是大脑的一种非特异性病理性肿胀，在任何类型的神经损伤后均可呈局灶性或弥漫性发展，其可继发于血-脑屏障破坏、局部炎症、血管改变或细胞代谢改变。导致脑水肿的神经损伤的病因多种多样，通常包括创伤性颅脑损伤（traumatic brain injury，TBI）、蛛网膜下腔出血（subarachnoid hemorrhage，SAH）、缺血性卒中、脑出血（intracerebral hemorrhage，ICH）、肿瘤（包括原发性和转移性）、炎症性疾病（脑膜炎、脑室炎、脑脓肿、脑炎）及毒性-代谢紊乱（低钠血症、暴发性肝性脑病）等。脑水肿被认为是ICP升高更常见的促成因素之一，而ICP升高已被确定为TBI、卒中及其他颅内病变患者不良预后的预测因素。脑水肿的识别和治疗是严重颅内病变管理的核心。脑水肿的测量是间接的，通常依赖于影像学检查中观察到的间接征象，如脑组织移位或结构变化，或通过颅内压（intracranial pressure，ICP）监测装置进行监测。

### 二、分类

传统将脑水肿分为细胞毒性、血管源性和间质性的分类过于简单化，因为它不能反映病理生理学和潜在分子机制的复杂性，但可简单地用作指导治疗。

（1）细胞毒性水肿是由于底物和能量（$Na^+$、$K^+$泵）衰竭导致的细胞成分（神经元、神经胶质和内皮细胞）肿胀所致，同时影响灰质和白质。这种水肿亚型是颅

脑损伤的最初伴随症状，通常被认为对任何已知的药物治疗方式耐药。

（2）血管源性水肿主要累及白质，通常见于TBI、肿瘤和炎症状态，是由于血管通透性增加和随后的血浆成分渗漏导致血-脑屏障（blood-brain barrier，BBB）破坏所致。类固醇治疗（特别是肿瘤相关水肿）和渗透疗法对这种水肿亚型均有一定疗效。

（3）表现为急性或慢性脑积水的间质水肿是脑脊液（cerebrospinal fluid，CSF）吸收受损的结果，由于静水压梯度升高导致跨室管膜CSF流量增加。该水肿亚型对类固醇治疗也无反应，其对渗透疗法的反应仍未得到讨论和证实。

### 三、预后

脑水肿可能会导致或不导致颅内压（ICP）升高。大多数导致颅内压升高的颅脑损伤病例通常始于局灶性脑水肿。与适用于颅腔穹窿生理学改变的Monro-Kellie学说一致，局灶性或全脑水肿的后果（伴或不伴ICP升高）可能是致死性的，包括局部或脑血流量（cerebral blood flow，CBF）受损引起的脑缺血和ICP梯度变化引起的颅内腔室变化等。

颅内腔室移位可能导致脑疝从而压迫重要的脑结构，并可能导致死亡。及时识别这些临床脑疝综合征，制订针对性的治疗措施，可以构成脑复苏的基础。

脑疝综合征

1. 大脑镰下疝或扣带回疝　当扣带回疝入大脑镰下，通常引起同侧大脑前动脉受压，导致对侧下肢轻瘫。

2. 中央小脑幕疝　一侧或双侧大脑半球向下移位，导致间脑和中脑通过小脑幕切迹受压，典型者为位

于中央的占位所致。表现为意识和眼球运动受损,ICP升高,出现双侧去皮质或去大脑强直。

3. 颞叶钩回疝 临床上所观察到的最常见的脑疝综合征的形式,可由位于侧面(大脑半球)的肿块(肿瘤和血肿)引起。颞叶内侧、钩回和海马经小脑幕切迹疝出,导致迷走神经、中脑和大脑后动脉受压。临床上患者可表现为意识水平低下,同侧瞳孔散大及对侧轻偏瘫,去大脑强直,中枢神经源性过度换气,ICP升高。

4. 枕骨大孔疝 小脑扁桃体通过枕骨大孔疝出,导致延髓受压,最常见的原因为颅后窝内大的占位性病变。临床上出现血压和心率的急剧变化、瞳孔缩小、共济失调呼吸、共轭凝视障碍和四肢轻瘫。

5. 颅外疝 由于颅骨存在穿透性损伤(例如枪伤或颅骨骨折)并伴有CSF和脑组织的损失。由于硬膜开放,ICP可能不会升高。

6. 上行性疝 在颅后窝存在占位性病变的情况下,放置脑室外引流管进行体外CSF引流后出现,不常见且通常是医源性的。CT扫描中脑呈"纺锤状"外观,小脑通过四叠体板池突出是其特征性表现。

必须强调存在脑疝综合征而不伴随广泛颅内压升高的重要性,尤其是当脑水肿呈局灶性分布时。

## 第二节 颅内压

### 一、基本解剖学和脑生理学

成人颅内容物包裹在坚硬的、不可膨胀的骨性颅骨内,内部容量较为固定,为1 400 ~ 1 700 mL。枕骨大孔直接与脊髓蛛网膜下腔相通,是颅盖的主要出口。在颅骨内,硬膜的皱襞分隔颅内容物,这样一个紧密排列的间隙(小脑幕切迹)作为颅中窝和颅后窝之间的通道。在生理条件下,颅内腔室主要由三个不可压缩的成分组成:① 脑实质,约占80%;② CSF,约占10%;③ 脑血容量(cerebral blood volume,CBV),约占10%。70%的血容量包含在脑静脉窦中,构成了低压、高容量的静脉系统。

颅内的总体容量基本不变,在病理情况下,随着颅内体积的增加(即肿瘤、出血或脑水肿),颅内的代偿机制在预防ICP变化或使ICP变化最小化的过程中发挥主要作用。最初,CSF从颅内腔室移位至脊髓膜囊。一旦这种代偿机制耗竭,CBV就会降低,主要是以牺牲其静脉成分为代价,但基底动脉的直径也会发生变化。最终,若最初的损伤继续进展,或如果前述的代偿机制未能控制ICP,脑疝随之发生。

脑实质、血液和脑脊液之间的这种互补关系在1783年提出,被称为"Monro-Kellie学说"。该学说可以简单地解释如下:颅骨是一个坚硬的刚性盒子,其中含有不可压缩的成分,颅内每个成分体积的增加将以牺牲其他成分为代价。颅内某一组分体积增加,或存在病理性组分(如占位性病变、脓肿、血肿等)时,往往伴随着其他组分移位或ICP增加,或两者同时发生。

### 二、颅内压增高原因

ICP增加的主要原因包括:颅内占位性病变(如肿瘤、血肿等)、脑水肿(如急性缺氧缺血性脑病、大面积脑梗死、重型颅脑损伤等)、CSF生成增加(如脉络丛乳头状瘤等)、CSF吸收减少(如细菌性脑膜炎后蛛网膜颗粒粘连)、梗阻性脑积水、静脉流出道梗阻(静脉窦血栓形成、颈内静脉受压等)。

## 第三节 脑水肿和颅内压的诊断和监测

确定脑水肿在危重症患者神经功能状态恶化中发挥决定性作用可能是具有挑战性的,因为这可能是原发性损伤或继发性损伤随时间推移出现进展从而伴发脑水肿共同发挥作用的结果。

以意识水平和新发或恶化的局灶性神经功能缺损

为重点的神经系统状态的连续和密切床边监测非常关键,通常需要入住重症监护病房。

连续的神经影像学检查(CT和MRI)在确认临床脑疝综合征、缺血性颅脑损伤和脑水肿加重(如脑沟消失和基底池闭塞等)方面特别有用,并且可以对水肿的类型（局灶性或全脑性，灰质或白质受累）进行简单定义。

颅内压监测是在难以连续确定神经功能状态的患者中需要用到的重要辅助工具，尤其是在药物镇静和神经肌肉麻痹的情况下。监测颅内压的目的是提高临床医生维持充分的脑灌注压和氧合的能力。可靠测定脑灌注压（CPP）的唯一方法是持续监测ICP和血压（BP）。ICP升高的诊断通常是基于临床结果，并通过影像学检查结果和患者的临床病史证实。由于ICP监测有发生严重并发症（如中枢神经系统感染和颅内出血）的风险，因此有理由将其限制在ICP升高风险高的患者中。闭合性颅脑损伤是ICP监测最常见和研究最透彻的适应证之一，目前ICP监测的大部分实践来自闭合性颅脑创伤患者的临床经验。脑外伤基金会指南建议，在格拉斯哥昏迷量表（GCS）评分 < 9分且CT扫描结果异常的TBI患者中进行ICP监测。GCS评分 < 9分且CT扫描结果正常的患者在存在以下情况中的两种时进行ICP监测：① 年龄 > 40岁；② 单侧或双侧去大脑或去皮质强直；③ 收缩压 < 90 mmHg。在其

他病因所致颅脑损伤模式（如缺血性卒中、ICH、脑肿瘤）中没有较公认的ICP监测指南，在这种情况下做出的ICP监测决策通常基于患者的临床神经功能状态和神经影像学检查结果。CT结果中存在占位性病变、中线移位或基底池消失时可能提示颅内压升高。值得注意的是，在初始CT上不存在以上异常征象的患者也可能存在颅内压升高。纳入美国4个主要颅脑损伤研究中心内接受治疗的753例患者的前瞻性研究发现，初始CT扫描未显示占位性病变、中线移位或脑池异常的患者在住院期间发生ICP升高的概率为10% ～ 15%。也有研究提示，高达1/3的初始CT扫描正常的患者在闭合性颅脑损伤后的前几天内出现CT异常。总之，这些发现表明，即使在初始CT正常的情况下，颅内压也可能升高，证明了在高风险患者中进行侵入性监测的重要性，以及在住院期间出现颅内压升高征象的患者中进行影像学随访的重要性。总体而言，侵入性ICP监测适用于以下患者：① 疑似存在ICP升高的风险；② 昏迷（GCS评分 < 8分）；③ 诊断为需要积极医疗干预的疾病。

## 第四节　脑水肿和颅内压升高的治疗

脑水肿（伴或不伴ICP升高）的治疗管理包括从一般措施到特定治疗干预措施的分级方法（表3-11-1）。

### 一、一般措施

这些措施的重点是限制可能伴有或不伴有ICP升高的脑水肿，其应用的首要目标是优化脑灌注、氧合和静脉引流，尽量减少脑代谢需求；避免可能扰乱脑和血管腔室之间离子或渗透压梯度的干预。

1. 头部和颈部位置　神经重症监护协会（neurocritical care society，NCS）在其2020年发表的神经危重症患者急性脑水肿治疗指南中推荐将床头抬高到30°（但不大于45°）作为降低ICP的有效辅助措施。有充分的证据表明，在正常未受伤患者以及颅脑损伤患者中，头部位置抬高可增加头部的静脉流出，从而降低ICP。这些观察结果使大多数临床医生在颅内顺应性差的患者中广泛地将床头抬高到30°。除此以外，还应减少颈部过度屈曲或旋转以及尽可能减少可能引起Valsalva反应的刺激（如气管内吸痰等）。然而，头部位置抬高在缺血性卒中患者中是一个需要注意的问题，因为它可能会影响到部分缺血性卒中患者缺血组

表3-11-1　脑水肿和颅内压升高的治疗管理

**一般措施**

- 优化头部位置（与水平线呈30° ～ 60°）
- 颈部位置（中线中立位）
- 维持$PaO_2$约100 mmHg，避免低氧血症
- 正常碳酸血症（维持$PaCO_2$35 ～ 45 mmHg），避免高碳酸血症
- 维持正常体温
- 维持正常血糖
- 维持CPP > 60 mmHg
- 足够的营养支持
- 在特定患者中预防癫痫发作

**特定措施**

- 过度通气（维持$PaCO_2$25 ～ 30 mmHg）
- 在特定患者（脑肿瘤）中使用皮质类固醇（地塞米松）
- 袢利尿剂（呋塞米）
- 渗透疗法（甘露醇与高渗盐水）
- 药物诱导昏迷（巴比妥类、丙泊酚）
- 镇痛、镇静和肌肉麻痹
- 低温
- 手术减压

注：CPP，脑灌注压。

织的灌注，考虑到头部抬高在降低ICP方面的疗效已被证实，大多数专家建议只要CPP能保持在适当水平就抬高患者头部。

2. 通气和氧合　根据脑生理学原理，缺氧和高碳酸血症是有效的脑血管扩张剂，应避免用于脑水肿患者。$PaCO_2$变化1 mmHg与脑血流量（CBF）变化3%相关。

（1）$PaCO_2$应维持在可支持受损脑组织具有足够局部CBF（regional CBF，rCBF）的水平，在没有ICP升高或临床脑疝综合征的情况下，大约维持在35 mmHg是可以被普遍接受的目标。

（2）建议避免低氧血症并维持$PaO_2$约100 mmHg。

（3）当ICP升高时，可使用机械通气将$PaCO_2$降至26～30 mmHg，可通过血管收缩和颅内血容量减少迅速降低ICP。NCS建议对ICP急性升高的患者可短暂性地过度通气。

3. 维持血管内容量和脑灌注　通过严格监测每日液体平衡、体重和血清电解质，使用等渗液体（0.9%盐水）始终维持血容量正常或轻度高血容量状态。

（1）脑外伤患者应维持CPP > 60 mmHg的推荐目标；当患者存在慢性高血压时，应注意避免其CPP < 50 mmHg。

（2）应避免体循环血压急剧上升和急剧下降，即应尽量减少血压的大幅度波动，特别注意避免低血压。尽管血压降低似乎会导致ICP降低，但事实并非如此。低血压可诱导反应性血管舒张和ICP升高，尤其是当伴有低氧血症时。

4. 癫痫预防　在存在急性脑损伤的情况下，癫痫发作是有害的。癫痫发作可能使颅内压升高复杂化并导致ICP升高。预防性抗惊厥药的使用在各种颅脑损伤模式中仍存在争议。虽然推荐在TBI患者中使用预防性抗惊厥药，但其在蛛网膜下腔出血（SAH）、ICH、缺血性卒中和脑肿瘤中的应用很大程度上取决于临床实践经验，针对个体患者而异。如果怀疑癫痫发作，应开始抗惊厥治疗。

5. 发热的处理　大量的实验和临床研究证实了发热对颅脑损伤后预后的有害影响，尽管发热对脑水肿的具体影响尚未阐明，但理论上可能是由于需氧量增加所引起的。脑内代谢需求增加导致脑血流量（CBF）增加。相反，降低代谢需求可通过减少CBF从而降低ICP。发热可以增加脑代谢，建议在ICP增高的患者中积极治疗发热。

（1）无论病因如何，都强烈建议脑水肿患者保持正常体温。

（2）对乙酰氨基酚（325～650 mg口服或直肠给药，每4～6小时1次）是最常用的药物，建议应用以避免体温升高。

（3）其他表面和血管内降温装置已被证明具有有效性。

6. 血糖控制　有关缺血性卒中、SAH和TBI患者的临床研究证据表明，高血糖与不良临床结局之间存在很强的相关性。高血糖还可加剧颅脑损伤和脑水肿。

7. 营养支持　所有急性颅脑损伤患者都必须迅速建立和维持营养支持。除非禁忌，否则首选肠内营养途径。应特别注意营养制剂的渗透性，以避免可能导致低渗性状态和加重脑水肿的自由水摄入。

## 二、特定措施

1. 控制性过度通气　针对脑水肿的最有效的治疗干预，尤其是当与ICP升高相关时。$PaCO_2$降低10 mmHg可导致rCBF成比例降低（进而导致颅内CBV降低），从而迅速降低ICP。

（1）过度通气会导致呼吸性碱中毒，从而缓冲损伤后的酸中毒。呼吸性碱中毒对脑小动脉的血管收缩作用仅持续10～20小时，超过此时间段血管扩张可能导致脑水肿加重和ICP反跳性升高。

（2）长期过度通气导致TBI患者的预后更差。

（3）在6～24小时内谨慎逆转过度通气，以避免继发于再平衡效应的脑充血和ICP反跳性升高。即过度通气对ICP的影响是短暂的，治疗性过度通气后，患者的呼吸频率应在数小时内逐渐降低至正常水平，以避免反跳作用。

另外，值得注意的是，当ICP升高并发脑水肿、颅内出血和肿瘤时，治疗性过度通气应被视为紧急干预。不应长期使用过度通气，无论ICP升高的原因如何。

2. 渗透疗法　渗透疗法最基本和最简单的目标是产生渗透压梯度，导致水从脑细胞外（可能还有细胞内）进入脉管系统，从而减少颅内容积，改善颅内顺应性。颅脑损伤相关性脑水肿的渗透治疗目标是维持正常血容量或轻度高血容量状态。作为一项基本原则，任何急性颅脑损伤患者均应始终避免低渗透压状态。对于颅内顺应性较差的急性颅脑损伤患者，传统上推荐的血清渗透压范围为300～320 mOsmol/L。血清渗透压值 > 320 mOsmol/L时可谨慎使用，无明显不良副作用。理想渗透梯度的特征包括其惰性、无毒性、从完整的血-脑屏障中排除且全身副作用极小。

（1）甘露醇和高渗盐水（hypertonic saline，HS）溶

液是研究最多的治疗ICP升高的药物。常规渗透剂甘露醇0.25~0.5 g/kg的剂量IV给药时,通常可降低ICP,在给药后20~40分钟观察到最大效应。可每6~8小时重复给药一次,并根据血清渗透压值监测直至推荐的目标值(约为320 mOsmol/L)。较高值导致肾小管损伤。然而,这一治疗目标是基于有限的证据制订的,如果患者容量未耗竭,则可设定更高的目标值。

在临床实践中,多种HS溶液制剂(2%、3%、7.5%、10%、23.4%)用于治疗伴或不伴颅内压(ICP)升高的脑水肿。

1)如果需要更积极和更快速的复苏,可以在选择的患者中谨慎输注250 mL HS。

2)根据中心静脉压或肺动脉楔压(如可用)的指导,维持等容液体状态。

3)使用HS的目标是将血清钠浓度升高至145~155 mmol/L(血清渗透压为300~320 mOsmol/L),但可谨慎设定较高的水平。血钠水平维持48~72小时,直至患者出现临床改善,或尽管达到血钠目标但仍缺乏缓解。

4)在停止治疗期间由于可能出现反跳性低钠血症进而导致脑水肿加重,因此应特别注意。在住院和停药期间,每4~6小时监测一次血清钠和钾。每日监测其他血清电解质(特别注意钙和镁)。

5)每天至少进行一次胸部X线检查,寻找充血性心力衰竭致肺水肿的证据,尤其是心血管储备功能较差的老年患者。

6)23.4%的HS IV推注(30 mL)已用于常规降ICP疗法效果不佳的颅内高压病例。如果需要降低ICP,可重复推注30 mL 23.4%的HS。

(2)基于神经重症监护协会(NCS)2020年新出的《神经危重症患者急性脑水肿治疗指南》中的推荐:

1)对于SAH患者,基于症状的高渗盐溶液推注给药是降低SAH患者ICP和脑水肿的有效方法,此外,高渗盐溶液推注给药也可能升高血清钠,改善脑pH,增加脑组织氧合。应使用基于症状的高渗钠溶液推注给药,而不是基于血钠目标进行给药以管理SAH患者的ICP升高或脑水肿。但是,由于现有研究证据不足,因此,无法给出改善SAH患者神经功能预后的特定给药策略。

2)对于TBI患者,在进行ICP升高或脑水肿的初始管理时,建议使用高渗盐溶液而非甘露醇。在无法接受高渗盐溶液治疗的TBI患者中,使用甘露醇是一种有效的替代方法。在院前环境中不建议使用高渗盐溶液用以专门改善TBI患者的神经系统功能结局。在院前环境中反对使用甘露醇用以改善TBI患者的神经系统功能结局。此外,值得注意的是,NCS指出,无论是高渗盐溶液,还是甘露醇,均不能预期改善TBI患者的神经系统功能结局。

3)对于AIS患者,在进行ICP升高或脑水肿的初始治疗时,建议使用甘露醇或高渗盐溶液。建议临床医生考虑在甘露醇效果不佳的AIS患者中给予高渗盐溶液以治疗ICP升高或脑水肿。由于甘露醇有产生副作用的潜在可能性,因此建议不要在AIS患者中预防性使用甘露醇。此外值得注意的是,没有足够的证据表明高渗盐溶液或甘露醇能用于改善AIS患者的神经系统功能结局。

4)对于ICH患者,建议使用高渗盐溶液而不是甘露醇用于治疗ICH患者的ICP升高或脑水肿。无论是基于症状的推注给药还是使用目标血钠浓度指导给药,高渗盐溶液给药策略均适用于管理ICH患者的ICP升高或脑水肿。

5)对于细菌性脑膜炎患者,没有足够的证据确定高渗盐溶液或甘露醇是否能够更有效地降低社区获得性细菌性脑膜炎患者的ICP升高或脑水肿。

6)对于肝性脑病患者,建议使用高渗盐溶液或甘露醇治疗ICP升高或脑水肿,没有足够的证据确定高渗盐溶液或降氨治疗是否可改善肝性脑病患者的神经系统功能结局。

(3)高渗疗法的安全性:甘露醇的安全性问题包括低血压、溶血、高钾血症、肾功能不全和肺水肿。NCS最新的神经危重症患者急性脑水肿治疗指南指出,由于高渗治疗具有发生AKI的风险,因此建议在接受甘露醇治疗的患者中密切监测肾功能指标。同时常规监测血清钠和氯浓度以评估与浓度升高相关的AKI风险,应该避免在高渗盐溶液治疗期间发生重度高钠血症和高氯血症,设定血清钠上限155~160 mmol/L和血清氯化物范围110~115 mmol/L可能是降低急性肾损伤风险的合理方法。此外,建议在甘露醇治疗期间使用渗透压间隙而非血清渗透压阈值来监测AKI的风险,虽然尚未有研究明确显示渗透压间隙可预测甘露醇治疗期间的AKI,但渗透压间隙似乎与甘露醇浓度相关性最好,而甘露醇浓度升高与肾毒性相关性最强。值得注意的是,截至目前,在评估急性肾损伤风险时,没有足够的证据推荐渗透压间隙的临界值。

临床经验表明HS的副作用优于甘露醇,但是HS治疗可能出现一些理论上值得注意的并发症,包括:CNS变化(脑病、嗜睡、癫痫发作、昏迷),髓鞘溶解,充血性心力衰竭、心源性昏迷、心律失常，肺水肿，电解质紊乱（低钾血症、低镁血症、低钙血症），代谢性疾病，高渗引起脑回缩引起桥静脉受牵拉致硬膜下血肿等。

3. 利尿剂　使用袢利尿剂（通常为呋塞米）治疗脑水肿仍存在争议，尤其是当单独使用时。呋塞米与甘露醇联合使用时可产生深度利尿作用，然后，这种效应也会加剧脱水和低钾血症，在临床实践中应予以关注。同时，这种治疗的持续时间及其对脑水肿的疗效仍未可知。如果使用，建议密切关注全身水合状态，因为发生严重容量不足的风险很大，这可能会影响到脑灌注压。快速升高血清钠的常用策略是 IV 推注呋塞米（10～20 mg）以增加游离水的排泄，并静脉推注 250 mL 2% 或 3%HS 进行替代。

4. 皮质类固醇　使用皮质类固醇的主要适应证是用于治疗脑肿瘤中常见的血管源性水肿，脑部放射治疗后和手术操作引起的牵拉损伤。在这种模式中，皮质类固醇发挥有益作用的确切机制还不清楚，皮质类固醇可以降低紧密连接的通透性，反过来稳定被破坏的血-脑屏障。皮质类固醇在脑外伤和卒中的治疗作用已经被广泛研究。在 TBI 中，皮质类固醇未能控制 ICP 升高或对预后无任何益处，甚至可能有害。在卒中方面，尽管皮质类固醇在动物模型中取得了一些积极的结果，但未能显示具有任何实质性的益处。

（1）糖皮质激素，特别是地塞米松，由于其盐皮质激素活性低，是首选药物。

（2）鉴于存在不良副作用（消化性溃疡、高血糖、伤口愈合受损、精神病和免疫抑制），除非绝对需要，否则建议慎用皮质类固醇治疗脑水肿。

NCS 最新指南意见：

（1）不推荐在 ICH 患者中使用皮质类固醇来改善其神经系统结局，因为皮质类固醇使用可能会增加死亡率和感染性并发症。

（2）推荐细菌性脑膜炎患者在抗生素首次给药前或给药时给予地塞米松（强烈推荐，中等质量证据）。用 10 mg 地塞米松静脉注射，每 6 小时一次，共 4 天，目的是减少社区获得性细菌性脑膜炎患者的神经系统后遗症（主要是听力丧失）（强烈推荐，中等质量证据）。若患者存在低体重或发生皮质类固醇不良反应的高风险，则以 0.15 mg/kg 的替代剂量静脉给予地塞米松，每 6 小时一次，持续 4 天。

（3）建议使用皮质类固醇降低结核性脑膜炎患者的死亡率（强烈推荐，中等质量证据）。由于既往文献中评估的药物和剂量不一致，因此无法对结核性脑膜炎患者的一种特定皮质类固醇或剂量提出建议。建议结核性脑膜炎患者应继续皮质类固醇治疗 2 周或 2 周以上（有条件推荐，证据质量较低）。

5. 药物诱导昏迷

（1）巴比妥类药物：数十年来的大量实验研究表明，巴比妥类药物具有神经保护作用，可通过降低脑代谢活性（与降低 rCBF 相关）降低升高的 ICP。巴比妥类药物在临床实践中的应用并非没有争议，因为实验研究尚未转化为临床范例。在 TBI 患者中，巴比妥类药物可有效降低 ICP，但未能改善临床结局。巴比妥类药物在包括占位性病变（肿瘤，ICH）和缺血性卒中在内的脑部疾病中应用的证据都是有限的。该类药物治疗应该根据 ICP、CPP 和是否存在不可接受的副作用来评估。

1）戊巴比妥是优于硫喷妥钠（短效，半衰期约 5 小时）或苯巴比妥（长效，半衰期 72～96 小时）的首选药物，因为其具有中等生理半衰期（15～48 小时）。

2）推荐方案包括负荷剂量的戊巴比妥静脉推注（3～10 mg/kg），然后持续静脉输注［0.5～3.0 mg/（kg·h），血清水平 3 mg/dL］，滴定至 ICP 持续降低或在连续 EEG 监测中达到"爆发抑制模式"。

3）巴比妥（戊巴比妥）昏迷应维持 48～72 小时，逐渐减量。

4）巴比妥类药物的一些不良反应限制了其临床应用，包括持续的血管抑制作用（低血压和 CPP 降低）、心肌抑制、免疫抑制导致感染风险增加和体温过低。

5）巴比妥类昏迷最重要的限制是不能跟踪临床神经功能状态的细微变化，这需要频繁和连续的神经影像学检查。

（2）丙泊酚：由于巴比妥类药物的潜在副作用和相对较长的半衰期，丙泊酚已成为一种有吸引力的替代药物，尤其是由于其半衰期超短。其能有效控制 TBI 患者的 ICP，还具有抗癫痫和降低脑代谢率的作用。

由于这些特性，丙泊酚的使用越来越普遍，低血压可能是其在临床环境中使用的限制因素。其他不良反应包括高甘油三酯血症和脂肪乳化溶剂引起的 $CO_2$ 生成增加。建议在使用时仔细监测血清甘油三酯。目前已经报道了丙泊酚以高剂量长期使用时发生致死的"丙泊酚输注综合征"病例，尤其是在儿童中更常见。

6. 镇痛、镇静和神经肌肉阻滞　疼痛和激越可加重脑水肿，使颅内压明显升高，脑灌注压明显下降。适当的镇痛镇静可以减少代谢需求、改善呼吸机非同步性、静脉充血及高血压和心动过速等交感神经反应,从而降低ICP。短效麻醉剂如吗啡(2～5 mg)和芬太尼(25～100 μg)静脉推注给药或芬太尼(25～200 μg/h)静脉输注连续滴定是镇痛的首选药物。必须特别注意气道保护,同时注意不要影响连续的床旁神经系统检查。

神经肌肉阻滞可用于控制ICP难治性升高。非去极化剂(泮库溴铵、维库溴铵、罗库溴铵)是首选药物,因为去极化神经肌肉阻滞药(如琥珀胆碱)可能会由于肌肉收缩而引起ICP升高(通常为一过性的)。其他需要考虑的因素还包括肝肾功能不全,因为这些因素可能显著延长这些药物的代谢和排泄。无法进行系列的神经系统功能检查时,可能需要进行频繁甚至是无根据的神经影像学检查。

7. 低温　越来越多的证据表明体温过高可加重颅脑损伤。然而,低温对脑水肿本身的特殊影响目前仍不十分清楚。而且,在实验室研究中证实的低温治疗的有益作用并没有在所有颅脑损伤模式中转化为对神经系统功能结局的有益作用。治疗性低体温治疗ICP增高一直是有争议的话题,目前不推荐将其作为任何临床环境下ICP升高的标准治疗方法。理论上,低温可以降低脑代谢,减少脑血流量和ICP。

(1)治疗性低体温有几种伴随的不良副作用,包括肺炎、血小板减少、严重凝血功能障碍、血流动力学不稳定(心律失常、低血压、心力衰竭)和胰腺炎等。

(2)2021年新发表的由江基尧教授牵头的多中心随机对照临床试验(LTH-1)结果表明,与常温组(37℃)相比,长期亚低温(34～35℃,持续5天)并没有改善ICP≥25 mmHg的重型TBI(sTBI)患者的神经系统功能结局,不过其也并不增加并发症的发生率。值得注意的是,在初始ICP≥30 mmHg的sTBI患者中,长期轻度低温治疗组的预后显著改善,这表明,对于初始ICP≥30 mmHg的sTBI患者来说,延长亚低温治疗可能是一种潜在的治疗选择。

(3)体温过低在TBI中的作用尚不明确,以前的临床试验也未证实其疗效。尽管如此,无论病因如何,达到并维持正常体温仍是颅脑损伤危重症患者的理想目标。

(4)目前在临床实践中使用了各种表面以及血管内冷却方法。然而,最佳的降温方法(局部与全身)、最佳的目标核心温度,以及适当的治疗时间目前尚不清楚。复温应在24小时内完成。鉴于在ICP升高患者中使用治疗性低体温的不确定性,目前,该治疗仅限于临床试验,或者对其他治疗方式无效的颅内压升高患者。

8. 手术减压　通过颅骨切除术进行手术减压是一种传统的疗法,作为可能伴有或不伴有ICP升高的恶性脑水肿的急救疗法。其去除了骨性颅骨的严格限制,增加了颅内容物的潜在体积,在ICP升高的患者中,单独的颅骨切除术降低了15%的颅内压,但是除了骨性颅骨外,打开硬膜可平均降低70%的颅内压。同时,去骨瓣减压术能改善脑组织的氧合作用。这种手术治疗适用于颅内存在占位效应的各种类型颅脑损伤,包括恶性缺血性卒中、TBI、ICH和脑炎。

(1)手术时机、患者年龄和神经影像学检查的重要发现是决策的重要决定因素。

(2)最近的研究,特别是针对恶性脑梗死的研究,强烈提示早期去骨瓣减压的年轻患者死亡率明显下降。然而,尽管最近的荟萃分析结果令人鼓舞,但关于长期功能结局的争议仍在继续。

(3)我们强烈建议在遇到少数神经状态较差、伴有严重脑损伤和神经影像学检查发现占位性病变的患者时进行早期神经外科会诊。

脑水肿是临床上多发的病症,是神经内科危重症患者和神经外科急性颅脑损伤患者残疾和死亡的主要原因。脑水肿的后果可能是灾难性的,包括局部或整体CBF受损导致的脑缺血和颅腔内ICP梯度导致的颅内脑疝,后者会导致重要脑结构受压等一系列严重后果。脑水肿的治疗需要一种及时、系统的方法,其首要目标是维持局部和整体CBF以满足脑的代谢需求,并防止脑缺血引起的继发性神经元损伤。在一些颅脑损伤病例中,应考虑早期手术减压。颅内高压的最佳治疗是解决ICP升高的直接原因,如清除血肿、切除肿瘤、在脑积水的情况下进行脑脊液分流或治疗潜在的代谢紊乱。无论何种原因,颅内高压均为医学急症,应尽快进行治疗。除确定性治疗外,还可采用措施紧急降低ICP。其中一些技术通常适用于所有疑似颅内高压患者,其他技术(尤其是糖皮质激素)仅适用于导致颅内高压的特定原因。

(李　磊)

# 参考文献

［ 1 ］ BERNSTEIN A. Treatment of brain edema[J]. Neurologist, 2006, 12: 59−73.

［ 2 ］ BHARDWAJ A, ULATOWSKI J A. Cerebral edema: hypertonic saline solutions[J]. Curr Treat Options Neurol, 1999, 1: 179−188.

［ 3 ］ BHARDWAJ A, ULATOWSKI J A. Hypertonic saline solutions in brain injury[J]. Curr Opin Crit Care, 2004, 10: 126−131.

［ 4 ］ BHARDWAJ A. Cerebral edema and intracranial hypertension[M]. Handbook of Neurocritical Care. Totowa, NJ: Humana Press, 2004: 63−72.

［ 5 ］ COOK A M, MORGAN JONES, et al. Guidelines for the Acute Treatment of Cerebral Edema in Neurocritical Care Patients[J]. Neurocrit Care, 2022, 32(3), 647−666.

［ 6 ］ DAVELLA D, BRAMBILLA G L, DELFINI R, et al. Guidelines for the treatment of adults with severe head trauma (part III). Criteria for surgical treatment[J]. J Neurosurg Sci, 2000, 44: 19.

［ 7 ］ HINSON H E, STEIN D, SHETH K N. Hypertonic saline and mannitol therapy in critical care neurology[J]. J Intensive Care Med, 2013, 28: 3.

［ 8 ］ JIYUAN H, FUNFENG F, YUE T, et al. Safety and efficacy of long-term mild hypothermia for severe traumatic brain injury with refractory intracranial hypertension (LTH−1): A multicenter randomized controlled trial[J]. E Clin Med, 2021, 32: 100732.

［ 9 ］ LEWANDOWSKI-BELFER J J, PATEL A V, DARRACOTT R M, et al. Safety and efficacy of repeated doses of 14.6 or 23.4% hypertonic saline for refractory intracranial hypertension[J]. Neurocrit Care, 2014, 20: 436.

［ 10 ］ MORTAZAVI M M, ROMEO A K, DEEP A, et al. Hypertonic saline for treating raised intracranial pressure: literature review with meta-analysis[J]. J Neurosurg, 2012, 116: 210.

［ 11 ］ PROCACCIO F, STOCCHETTI N, CITERIO G, et al. Guidelines for the treatment of adults with severe head trauma (part II). Criteria for medical treatment[J]. J Neurosurg Sci, 2000, 44: 11.

［ 12 ］ PROCACCIO F, STOCCHETTI N, CITERIO G, et al. Guidelines for the treatment of adults with severe head trauma (part I). Initial assessment; evaluation and pre-hospital treatment; current criteria for hospital admission; systemic and cerebral monitoring[J]. J Neurosurg Sci, 2000, 44: 1.

［ 13 ］ ROBERTS I, YATES D, SANDERCOCK P, et al. Effect of intravenous corticosteroids on death within 14 days in 10008 adults with clinically significant head injury (MRC CRASH trial): randomised placebo-controlled trial[J]. Lancet, 2004, 364: 1321.

# 第十二章
# 体温调控与低温治疗

虽然仍有争议，低温治疗（therapeutic hypothermia，TH），或所谓诱导性低体温（induced hypothermia，IH）的疗效已在心搏骤停复苏后的患者以及新生儿缺氧缺血性脑病中得到证实。近年来，相关的重症学会如美国重症医学学会（Society of Critical Care Medicine，SCCM）和欧洲重症医学学会（European Society of Intensive Care Medicine，ESICM）相对更加推崇目标化体温管理（targeted temperature management，TTM）的称谓。文献中TH、IH和TTM等几个术语之间在某种程度上可以互换，在本章节中均选用TH进行后续阐述。目前常规的处理方法是，在急性脑损伤后酌情将核心体温控制于32～36℃以实现脑保护的目的。其主要机制是核心体温每下降1℃，脑代谢率下降6%～7%，可保护处于代谢危机中的神经细胞及血-脑屏障。当然，脑温下降尚有降低颅内压、减轻神经兴奋性毒性、减轻氧化应激及神经炎症等作用。

## 第一节　体温调节

携带瞬时受体电位通道的神经元感知外界环境的温度变化，外周（如皮肤、内脏）和中枢的信号随后传入下丘脑体温调节中枢，生理情况下主要通过调节散热，如改变行为（如增减衣物、寻找遮蔽）和自主神经反应（动静脉直捷通路、寒战/出汗等）调控体温。正常体温波动于（37±0.5）℃。

动静脉直捷通路是一种重要的体温调节方式，其开放和关闭的阈值约为37℃，手掌及脚掌的动静脉直捷通路关闭可减少多达一半的散热量。在动静脉直捷通路关闭的阈值以下1℃左右，下丘脑调控脊髓前角运动神经元激活大小肌群以250 Hz的频率周期性活动，增加代谢率和产热（寒战初始可达到基础值的4倍，维持状态约为基础值的2倍）。但是大部分热量由四肢大肌群产生并散发到环境当中，而非留在机体核心。因此寒战不是一种经济的产热方式，而是保持体温的"最后手段"。体温低于35℃时患者寒战停止，进入体温随环境变化的类冷血动物状态。重型创伤性颅脑损伤的救治经验表明，如患者未达阈值即丧失寒战反应，提示严重脑损伤致体温调节能力受损，患者预后不良。

值得注意的是，发热和高体温都是核心体温高于38℃，但在生理学上的定义存在差别。前者是下丘脑体温调节中枢在内外源性致热源的作用下，体温调定点上调所致体温升高；后者则是体温调节功能失效所致的体温升高，提示预后不良。

## 第二节　降温方法

TH是人为将核心体温降至36℃以下，意图防止继发性神经损伤，同时防控寒战、感染等副作用的影响，分为诱导、维持和复温三个阶段。尽管有研究发现食道、膀胱或直肠的温度变化晚于大血管内，大血管内、食管、膀胱或直肠的温度监测均可较好地反映核心体温；而有条件的单位可以监测脑温，但鼓膜、口腔及腋下的温度同脑温的一致性较差。尽管对低温程度存在争议，相对经典的划分为：34～36℃为轻度（mild）

TH，32～34℃为中度（moderate）TH，30～32℃为深度（severe）TH，< 30℃为极度（profound）TH。

目前常用系统性降温的方法，即通过降低全身的温度实现脑温的降低，主要方法有如下两种物理性手段：① 体表降温：传统的冰袋、冰帽等方法总体效果欠佳；而基于黏附性凝胶垫的新型体表降温设备（图3-12-1A）效果同血管内降温类似，优于传统的冰毯机。② 血管内降温：诱导阶段可通过输注预冷的晶体液实现，快速（0.5～1小时）输注 30 mL/kg 的 4℃生理盐水或林格氏液一般可降低患者核心体温1.5℃左右。近年来多采用带有反馈调节系统的中心静脉内热交换导管进行体温的诱导及维持（图3-12-1B）。总体而言，血管内降温的速率和体温维持精度优于体表降温，但对 TTM试验数据的分析表明，两种降温方法在疗效和安全性方面不存在差异。笔者认为可参考NCS指南的推荐，有条件的单位使用血管内导管进行降温；如果没有条件使用血管内导管时，可以使用黏附性凝胶垫。选择性脑降温，如经鼻咽降温等尚处于临床验证阶段。

值得注意的是，对于不同疾病的患者，其最佳降温和复温速率尚不明确。快速诱导可减少寒战、低血压等不良反应，从而尽早达到目标温度实现脑保护的目的；快速复温可导致血管扩张和低血压、全身炎症反应、脑水肿和颅内压反跳，因此笔者建议在严密监测下缓慢复温。

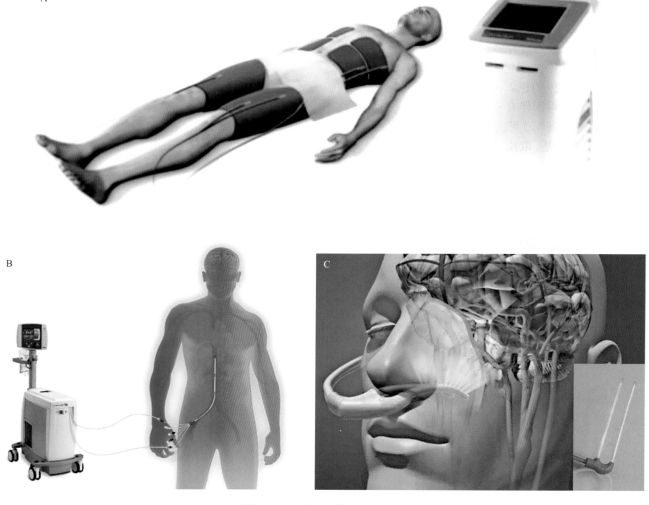

**图3-12-1 不同的降温手段示例**
A. 基于黏附性凝胶垫的体表降温系统；B. 经股静脉置入下腔静脉的热交换导管系统；C. 一种经鼻咽降温导管的示意图。

## 第三节　低温治疗的临床应用

### 一、心搏骤停后的脑复苏

心搏骤停是成人缺氧缺血性脑病的主要病因(详见相关章节)。目前,TH治疗是唯一明确降低此类患者死亡率并改善神经功能预后的治疗措施。2013年发表的TTM临床试验结果表明,对于院外心搏骤停患者,33℃和36℃的目标体温效果类似。最近几年的指南,如2015年的AHA和欧洲复苏协会(ERC)/ESICM指南,以及2017年的NCS指南,均推荐对恢复自主循环的院外心搏骤停患者进行目标为32～36℃的TH并持续至少24小时;对院内心搏骤停的患者而言证据相对缺乏,可借鉴院外心搏骤停患者中的经验进行TH。TH治疗在心搏骤停时在可电除颤心律(心室颤动和无脉性室速)的患者中有较高质量的证据支持;新近研究表明,对于伴有不可电除颤心律的心搏骤停患者,中度TH(33℃)可改善神经功能预后。最佳的目标体温仍不清楚,取决于医疗中心的救治条件和主诊医生的诊疗经验。一般认为,应快速诱导TH(如自主循环恢复后4～6小时内达到目标体温),维持24小时(偏离目标值 < 0.2～0.5℃)后缓慢复温(谨慎起见建议复温速率不超过0.3℃/小时),并应着力避免发热等体温不受控制的波动(图3-12-2)。如何依据患者的临床特征乃至遗传背景等情况制订个性化的TH方案(包括低温的深度和时程、诱导和维持低温的方法等)是目前诊治的难点和热点。但是,近年来有研究表明激进的低温治疗在高龄患者( > 65～75岁)中获益有限,甚至可能导致预后不良。而TTM-2试验纳入了1 850例院外心搏骤停患者,发现同正常体温(36.7～37.5℃)比较,TH(33～34℃)未显著降低6个月的死亡率和重度残疾比例,提示不宜对此类患者均采用中度TH进行救治。

### 二、创伤性颅脑损伤

Eurotherm3235试验表明,对于伤后出现持续性颅内压升高的患者(ICP > 20 mmHg,持续5分钟以上),使用轻到中度(32～35℃)的TH未能改善患者的远期神经功能结局。POLAR试验表明,对于重型TBI患者,34～35℃、长时程(5天)的预防性TH较正常体温(37℃)亦未显著改善6个月的神经功能结局。江基尧教授主持的LTH-1试验结论基本类似,即对GCS评分4～8、初始ICP达到或超过25 mmHg的重型TBI患者,34～35℃、5天的预防性TH未改善6个月的神经功能结局。但是,亚组分析表明,长时程预防性TH似乎对初始ICP超过30 mmHg的患者有一定治疗作用。总体而言,轻到中度TH(32～35℃)在降低ICP方面是有效的,但预防性应用未能改善重型TBI患者的长期神经功能结局。

2015年美国外科医师学会创伤性颅脑损伤管理

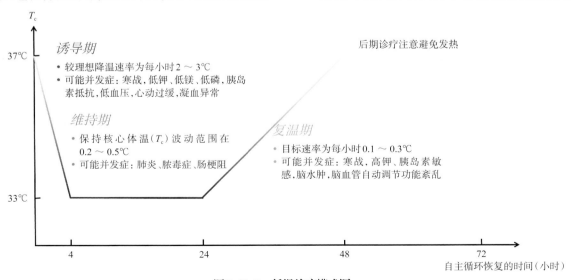

图3-12-2　**低温治疗模式图**

最佳实践指南不推荐常规使用低于36℃的TH治疗ICP升高，除非其他降颅内压治疗措施无效。近年来发表的NCS指南也仅建议对重型TBI患者使用较长时程TH进行颅内压控制。脑创伤基金会（BTF）第四版指南亦不推荐早期（2.5小时内）、短时程（创伤后48小时）采用预防性亚低温治疗来改善弥漫性创伤患者的预后。较低的核心温度会带来较多的副作用，尤其是低温会严重影响患者的凝血功能和血流动力学，同时增加了患者的感染风险。依据目前已有的证据，普遍认为TH适用于常规方法难以控制的颅内压升高患者（可参考RESCUEicp试验的定义，即对于颅腔完整的患者，ICP > 25 mmHg，持续超过1小时且常规治疗无效），在应用TH治疗前应动态评估获益和风险，根据患者病情进行目标体温的确定和调整，且不建议常规使用34 ～ 35℃以下的低体温。

### 三、急性缺血性卒中

目前尚缺乏证据支持对急性缺血性卒中患者常规进行TH治疗。2018年AHA指南不推荐在此类患者中常规使用TH，应仅在临床试验时使用（Ⅱb类）。近年来，有部分研究者开始尝试在机械取栓的过程中进行动脉内选择性降温，初步结果表明该技术是安全可行的，但其对远期神经功能的影响仍有待进一步研究。对于大面积脑梗死行去骨瓣减压术的患者，术后立即开始为期72小时、目标体温为33℃的TH未改善患者的神经功能预后且与增加的并发症发生率相关，因此该临床试验提前中止。

COOLIST试验是一项纳入22例患者的Ⅱ期临床试验，表明对于发生急性缺血性卒中的清醒患者早期开始为期24小时的TH（34 ～ 35℃）是可行的，但因患者入组缓慢和安全性问题（寒战及肺炎较为常见）而被提前终止。EuroHYP-1（NCT01833312）是一项正在进行的Ⅲ期临床试验，亦采用了一个类似心搏骤停复苏后的TH方案，将急性脑梗死患者的体温控制于34 ～ 35℃维持24小时，将为急性缺血性卒中的TH提供新证据。

### 四、其他神经危重症

HYBERNATUS试验表明，尽管32 ～ 34℃、持续24小时的TH未改善癫痫持续状态患者的远期神经功能，但可以显著减少癫痫的发生率（11% vs. 22%；比值比0.40）。2012年NCS惊厥性癫痫持续状态管理指南未对TH的使用提出具体建议，但提及TH可作为替代治疗，可保留用于对标准治疗无反应的难治性癫痫持续状态患者。2016年美国癫痫协会关于癫痫持续状态管理的指南未对TH在癫痫持续状态中的应用提出任何建议。这表明对于难治性癫痫持续状态的患者，评估获益及风险后可以在严密监测下尝试应用TH作为挽救性治疗方案。

2005年的IHAST试验表明，TH未改善WFNS Ⅰ～Ⅲ级aSAH患者的神经功能预后，近期的荟萃分析也没有发现足够证据支持在动脉瘤术中常规进行TH治疗。但是，目前的小样本观察性研究表明，谨慎的TH在减轻脑水肿、降低颅内压之外，可减少重症aSAH患者症状性血管痉挛和迟发性缺血的发生率。尽管尚缺乏高质量证据对TH的目标体温和时程作出推荐，对出现难治性颅内压升高或者有血管痉挛高危因素的重症aSAH患者，有条件的单位可在严密监护下应用TH。

低体温可以提高神经系统放电的阈值从而减少癫痫发作。而难治性癫痫持续状态患者多已应用大剂量麻醉药物，因此TH的低血压、心律失常等副作用将更加显著。在权衡利弊后，TH可用于此类患者的试验性治疗，32 ～ 35℃的体温目标、24 ～ 48小时的时程可能是相对合适的选择。

关于创伤性脊髓损伤、颅内感染（脑膜炎及脑膜脑炎）的TH处理仅限于病例系列和个案报道，目前尚无高质量证据进行推荐。脑出血（ICH）亦缺乏较大样本的高质量临床研究，目前NCS和AHA关于自发性ICH的救治指南不建议在ICH患者中预防性使用TH进行治疗。笔者认为可借鉴心搏骤停及创伤性颅脑损伤的相关经验进行处理，即用于治疗常规处理无效的难治性颅内压升高患者。

## 第四节　低温治疗的副作用

接受TH治疗患者的重症监护管理中极为重要的内容，主要是发现、预防和处理与诱导低温相关的不良反应和并发症。

### 一、寒战

寒战是TH相关的最常见不良反应，导致达到目标温度的速度减慢,氧和代谢需求增加,脑缺氧和继发性颅脑损伤恶化。在生理情况下,寒战是一种将核心温度维持在下丘脑设定的体温调定点的体温调节反应,在低于35.5℃的温度下发生。如前所述,寒战是机体对低体温的一种保护性反射,常见于TH。TH中寒战导致全身系统性(包括脑)耗能的异常增加及体温波动,有悖于脑保护的目标,需严密监护并及时处理(详见下一节)。

### 二、感染

低体温带来免疫抑制,维持低温所需的镇静药物可以抑制咳嗽反射。TH有增加肺炎及败血症发生率的风险。应严格进行感染防控,同时警惕降温系统中循环水温的异常上升。此外,目前尚无证据表明TH会影响血清炎症指标,如C反应蛋白和降钙素原在感染时升高。

### 三、凝血功能障碍

尽管目前的研究发现,无论是心搏骤停或者是经过rt-PA溶栓的卒中患者,使用32~26℃的TH均未明显增加出血性事件。但是,体温每下降1℃,凝血因子活性下降约10%,血小板等其他凝血系统的功能亦受到抑制。对于颅内情况尚不稳定的患者,使用TH须首先纠正凝血功能并严密随访。但NCS不建议常规监测促凝血功能和血小板功能或除标准治疗外的任何措施,以预防接受TH的患者发生出血或血栓形成。

### 四、心律失常

NCS推荐在TH治疗期间进行持续心电监测。窦性心动过缓最为常见,可导致心排血量减少及低血压,去甲肾上腺素是优选的血管活性药。但是窦性心动过缓并非TH的禁忌,有研究甚至发现心搏骤停患者在TH中出现该现象预后更佳。核心体温低于32℃使得心律失常的风险明显上升,因此临床一般不使用比该阈值更低的体温。

### 五、电解质、酸碱平衡紊乱及胰岛素抵抗

TH使外周血管收缩,因此肾脏等深部器官的血流量增加,中心静脉压的增加导致心房钠尿肽分泌增加及抗利尿激素分泌减少,最终导致所谓"冷利尿"现象,除水电解质平稳紊乱外尚可导致低血压。常见低钾血症、低磷血症及低镁血症(低温导致电解质向细胞内转移,亦可能同TH的冷利尿作用及一过性肾小管功能障碍有关)。胰岛素抵抗导致高血糖。与此相反,复温过程中可出现反跳性高钾血症,胰岛素敏感性的恢复可能导致低血糖。因此,低温治疗过程中应严密监测血流动力学及血糖、电解质等内环境指标。TH治疗期间将血钾维持在3.0~3.5 mmol/L并应用短效胰岛素将血糖控制在8~10 mmol/L可能是合理的。

低温条件下,二氧化碳的溶解度增加,$PaCO_2$降低而pH升高。是否需要依据体温校正血气结果目前仍无定论,各中心可依据自身诊疗经验和习惯按原始或校正后结果进行综合评判。

### 六、消化道

由于肠道也受到了缺血再灌注损伤,消化道蠕动等功能异常,而肠内营养可以保护肠道屏障防止菌群移位。TH并非肠内营养的禁忌,低温状态下10 mL/h的喂养是安全的。此外,核心体温每下降1℃,机体代谢率下降约8%。因此,如无相关禁忌,应进行肠内营养并应依据机体需求及消化道耐受情况酌情调整能量目标。

## 第五节　低温治疗中的寒战管理

### 一、寒战的识别和监测

目前的研究发现,体重过高或过低、年龄<65岁、心脏停搏时间较短(<20分钟)是寒战的危险因素。NCS建议使用床旁寒战评估量表(BSAS,表3-12-1)评估寒战,这是一个易于使用、经验证的4分量表,具有良好的评定者间可靠性。亦有研究者尝试应用体表肌电图等新方法进行客观监测。建议控制BSAS评分为0分(笔者认为应权衡利弊,升阶梯治疗副反应过大时允许接受BSAS评分1分)。

### 二、处理流程

可参考托马斯杰斐逊大学的寒战处理流程进行(表3-12-2)。其中对手/脚的反向复温可以减少寒冷

表3-12-1　床旁寒战评估量表

| 表　　现 | 评分 |
|---|---|
| 触诊患者咬肌、颈部或胸壁未及寒战 | 0 |
| 寒战只局限在颈部和(或)胸部 | 1 |
| 在颈部、胸部之外尚出现上肢的寒战 | 2 |
| 全身寒战(包括躯干及上下肢) | 3 |

的感觉传入,减轻寒战反应;丁螺环酮是一种抗焦虑药物,可轻度降低寒战的阈值,增强阿片类药物降低寒战阈值的作用;硫酸镁可以扩张外周血管,减少血管收缩反应;镇静药乃至肌松药则可直接抑制骨骼肌的活动。但是,须注意有关药物在TH时药物代谢动力学及药物效应动力学的变化,警惕药物蓄积,尤其是此类蓄积对患者神经系统体格检查结果的影响,避免过早撤除积极的治疗。

表3-12-2　托马斯杰斐逊大学寒战处理流程

| 治疗等级 | 镇　静 | 治　疗　措　施 | 剂　　　量 |
|---|---|---|---|
| 0线治疗 | 无 | 皮肤反向复温 | 手/脚保暖(手套/袜子或40℃暖风机) |
| 1线治疗 | 轻　度 | 对乙酰氨基酚<br>丁螺环酮<br>硫酸镁 | 650～1 000 mg,po,q6 h<br>30 mg,po,q8 h<br>0.5～1.0 g/h,IV(建议依据血镁水平调整) |
| 2线治疗 | 轻到中度 | 目标RASS评分0～3<br>右美托咪定<br>哌替啶<br>芬太尼<br>丙泊酚<br>咪达唑仑 | <br>0.2～1.5 μg/(kg·h),IV<br>25～50 mg,IV,q2～4 h<br>25～100 mg/h,IV<br>0.5～2 mg/h,IV<br>50～75 μg/(kg·h),IV |
| 3线治疗 | 深　度 | 在2线治疗的基础上加深镇静至RASS评分4～5<br>必要时使用肌松药 | 维库溴铵0.1 mg/(kg·h),IV |

注:RASS评分,Richmond烦燥-镇静评分。

# 第六节　神经危重症患者发热对机体的影响和处置

发热的经典定义是体温超过37.3℃,但须注意在免疫功能受到抑制的患者中更低于该体温可能也是发热。发热在神经系统疾病中非常常见,如缺血及出血性卒中、创伤性颅脑损伤、动脉瘤性蛛网膜下腔出血、心搏骤停等,与脑代谢需氧量增加、ICP升高和脑缺血恶化相关,并以层状级联传播,促进继发性神经损伤,同死亡率和致残率的增加相关。

发热影响患者预后的原因有两个方面:① 发热的原因,即感染、颅内出血的刺激等;② 发热的结果,即发热通过加重炎症反应的级联瀑布反应、增强神经兴奋性毒性、增加已处于危机状态的中枢神经系统的代谢需求等机制加剧继发性损伤。因此,近年来的神经危重症疾病管理指南均推荐积极控制发热,相对合理的阈值可能是核心体温超过37.5℃。

发热的处理亦可分为两部分:

1. 对因处理　排查可能的感染源,如疑诊或确诊感染进行相应的抗感染治疗等。引流血性脑脊液,停用可能导致发热的药物等。

2. 对症处理　① 药物治疗:机体的主要致热源为前列腺素E2(prostaglandin E2,PGE2),而环氧合酶(cyclooxygenase,COX)是花生四烯酸合成PGE2的限速酶。因此,COX抑制剂,如对乙酰氨基酚(国外尚有静脉制剂,常用剂量4 g/d)是目标性体温管理常用的基础药物,使用时应注意其常见的副作用——肝损害。布洛芬、吲哚美辛亦是临床常用的解热镇痛药物;但目前的研究并未发现布洛芬比对乙酰氨基酚的退热作用优越,而布洛芬的出血风险可能更高。不推荐常规使用糖皮质激素进行抗炎及降温。值得注意的是,如体温调节中枢功能存在异常,则治疗效果欠佳。② 物理降温:具体方法参见本章第二节。

(陈宋育)

# 参考文献

［ 1 ］ 邓现语,周林,陈宋育,等.重型颅脑损伤救治指南第四版［J］.中华神经外科创伤杂志,2017,2（5）: 1-96.

［ 2 ］ 齐猛,陈文劲,鲍月红,等.解读美国神经重症学会目标温度管理实施循证指南［J］.中华危重病急救医学,2018,30（6）: 518-523.

［ 3 ］ DANKIEWICZ J, CRONBERG T, LILJA G, et al. Hypothermia versus normothermia after out-of-hospital cardiac arrest[J]. N Engl J Med, 2021, 384(24): 2283−2294.

［ 4 ］ GEURTS M, PETERSSON J, BRIZZI M, et al. COOLIST (Cooling for ischemic stroke trial): a multicenter, open, randomized, phase II, clinical trial[J]. Stroke, 2017, 48(1): 219−221.

［ 5 ］ LEGRIEL S, LEMIALE V, SCHENCK M, et al. Hypothermia for neuroprotection in convulsive status epilepticus[J]. N Engl J Med, 2016, 375(25): 2457−2467.

［ 6 ］ LI L R, YOU C, CHAUDHARY B. Intraoperative mild hypothermia for postoperative neurological deficits in people with intracranial aneurysm[J]. Cochrane Database Syst Rev, 2016, 3: CD008445.

［ 7 ］ NEUGEBAUER H, SCHNEIDER H, BOSEL J, et al. Outcomes of hypothermia in addition to decompressive hemicraniectomy in treatment of malignant middle cerebral artery stroke: A Randomized Clinical Trial[J]. JAMA Neurol, 2019, 76(5): 571−579.

［ 8 ］ POLDERMAN K H, HEROLD I. Therapeutic hypothermia and controlled normothermia in the intensive care unit: practical considerations, side effects, and cooling methods[J]. Crit Care Med, 2009, 37(3): 1101−1120.

［ 9 ］ RINCON F. Targeted temperature management in brain injured patients[J]. Neurosurg Clin N Am, 2018, 29(2): 231−253.

［10］ SPAHN D R, BOUILLON B, CERNY V, et al. The European guideline on management of major bleeding and coagulopathy following trauma: fifth edition[J]. Crit Care, 2019, 23(1): 98.

［11］ WALLMULLER C, SPIEL A, STERZ F, et al. Age-dependent effect of targeted temperature management on outcome after cardiac arrest[J]. Eur J Clin Invest, 2018, 48(12): e13026.

# 第十三章
# 镇静、镇痛与肌松药

## 第一节 镇 静

在普通ICU中,机械通气患者推荐使用轻度镇静。大量随机对照临床试验结论表明,轻度镇静可为患者带来短期效益,包括缩短ICU住院天数以及机械通气时间。然而,在NICU中,对于颅脑损伤患者而言,镇静药的使用往往有着具体的适应证。此外,镇静药被认为会对临床神经功能评估造成干扰。因此,本文将对神经危重症患者使用镇静治疗的适应证、方案和镇静深度监测以及常用镇静药的药理学特性进行阐述。

### 一、NICU患者接受镇静治疗的指征

1. 控制颅内压(ICP) 是在NICU中使用持续镇静治疗最重要的适应证。颅内压增高是脑疝以及脑灌注紊乱发生的报警信号,而且颅内压增高的程度和持续时间与患者的不良预后密切相关。镇静可以通过多种机制来降低颅内压,首先,镇静可以抑制咳嗽或者其他形式的Valsalva动作。其次,减少患者的躁动不安。镇静治疗还可以易化为以ICP为导向的治疗措施,如通过机械通气控制$PaCO_2$降低颅内压。

2. 降低脑代谢($CMRO_2$) 脑血流量通常由$CMRO_2$调节,降低脑血流量可以减少脑血容量,使患者的颅内压处在比较平稳的压力容积曲线范围内。此外,当脑灌注处于临界状态时,降低脑代谢($CMRO_2$)可以恢复脑供需的不匹配。

3. 难治性癫痫持续状态的治疗 持续性镇静是难治性癫痫持续状态(RSE)的挽救性治疗手段,如果癫痫发作40分钟以上且一线或二线抗癫痫药物治疗无效时应考虑使用镇静药。对于这一适应证,一般在脑电图监护下,使用麻醉剂量的硫喷妥钠、咪达唑仑、戊巴比妥钠、丙泊酚等药物。

4. 目标性体温管理(TTM) TTM往往伴随肌肉战栗、患者不适以及脑代谢和ICP的升高。短效镇静药如丙泊酚、瑞芬太尼比长效药物咪达唑仑和芬太尼更受推荐。

5. 阵发性交感神经过度兴奋(PSH) PSH是重型颅脑损伤的患者罕见且棘手的综合征,其临床表现为阵发性心动过速、血压升高、呼吸急促、高热以及传入刺激所引起的痉挛。持续性镇静治疗被用来缓解PSH的交感神经兴奋症状,GABA激动剂如丙泊酚、咪达唑仑通常不被推荐,但阿片类药物以及$\alpha_2$受体激动剂如可乐定、右美托咪定可以作为NICU患者PSH发作时短期有效的治疗选择。

除上述适应证以外,NICU患者不论入院诊断如何,为避免对神经功能评估所带来的影响,镇静治疗的深度均应以轻度为主。总而言之,神经重症患者理想的镇静效果应达到以下特点:

(1)维持稳定脑灌注压,同时降低颅内压。
(2)维持脑血流动力学以及自主调节。
(3)降低脑氧代谢。
(4)抗惊厥作用。
(5)神经保护作用。
(6)有利于神经系统快速评估。

### 二、镇静深度的评估

当对具有特定适应证的NICU患者进行镇静治疗时,则应滴定至治疗目标,并进行适当监测。当治疗目标是ICP控制时进行ICP监测,当治疗癫痫发作时进行连续EEG监测,以及对TTM和PSH进行临床评分。以上监测在撤除镇静药物时尤其重要。

神经重症患者治疗过程中应滴定至轻度镇静,并使用临床量表设定治疗目标以评估镇静深度。过去几

年中，Richmond烦躁-镇静（RASS）评分的临床应用越来越多（表3-13-1）。脑电双频指数（bispectral index，BIS）是程序化脑电图参数，在临床麻醉中成功地用于对镇静和催眠的评估。BIS监护仪使用经过处理的EEG信号来量化镇静深度，在普通ICU中可用于深度镇静联合神经肌肉阻滞患者的镇静深度评估，或者在无法使用镇静量表时用于轻度镇静的评估。在创伤性颅脑损伤（TBI）中，BIS已被证明可作为预后因素。对神经重症患者应用BIS监测的研究发现，BIS监测值与临床评估镇静分级并非始终一致，产生这种结果的重要原因之一可能是肌肉活动所导致的人为干扰，使医师对患者觉醒程度的评估高于其实际水平。因此临床评分如RASS更多应用于平稳镇静，而BIS监测对于深度镇静指导意义更大。

表3-13-1　Richmond烦躁-镇静（RASS）评分

| 患 者 状 态 | 刺　　激 | 分　　数 |
|---|---|---|
| 激　越 | 无 | +4 |
| 很激动 | 无 | +3 |
| 激　动 | 无 | +2 |
| 不　安 | 无 | +1 |
| 清醒平静 | 无 | 0 |
| 昏　睡 | 无 | −1 |
| 轻度镇静 | 无 | −2 |
| 适度镇静 | 语　言 | −3 |
| 深度镇静 | 接触或语言 | −4 |
| 无反应 | 接触或语言 | −5 |

### 三、镇静方案的选择和神经唤醒测试

神经重症患者入住NICU时进行神经系统检查（neuro-examination）对于病情的评估至关重要，主要目标有：

（1）检查是否存在神经系统异常。

（2）定位诊断，确定可能存在病变的解剖学部位。

（3）评估疾病的进展。

镇静治疗会从许多方面干扰神经检查的准确性，这也是避免不必要的镇静治疗的原因，而且指南推荐需滴定至治疗目标，一旦适应证不存在应立即停用镇静药，并在停药期间进行充分监护。程序化镇静可使得疼痛控制更为充分，并减少了丙泊酚和咪达唑仑的

使用，减少普通ICU患者的住院时间，同时在进行神经唤醒试验（NWT）时可以更快清醒。在普通ICU中，NWT使用频率因原因不明的长时间意识不清而减少。另一方面，由于镇静药的使用存在神经功能恶化的风险，同时可通过检查得出的神经功能缺损的概率似乎较低，因此在镇静患者中进行NWT以控制ICP仍存在争议。在最近的5项研究中，NWT与神经监测参数恶化相关和（或）必须中断。总之，没有数据支持在重型颅脑损伤患者中使用NWT，而且在进行NWT时，应对患者适当监护。

### 四、NICU中常用镇静药物

目前在NICU中推荐使用的镇静药主要有苯二氮䓬类、丙泊酚以及α₂受体激动剂，且通常与阿片类药物合用，以减轻此类药物的副作用。

#### （一）苯二氮䓬类（BZD）

BZD可特异性结合GABA能神经元γ氨基丁酸A受体（GABAA）的特定结合位点，提高抑制性神经递质GABA与受体的亲和力，促进Cl⁻通道开放，不直接激动受体，而使GABA的中枢抑制效应增强。具有镇静、催眠作用及潜在的麻醉作用，但缺乏镇痛作用，可诱发顺行性遗忘。

BZD除具有镇静、抗焦虑作用外，还具有其他中枢神经系统优势，如抗惊厥、降低脑血流量、降低脑代谢率、不改变颅内压、中枢性肌松作用。其作用可被氟马西尼逆转，氟马西尼化学结构与苯二氮䓬类相似，作用于GABA受体上BZ结合位点，可阻断受体而无BZD样作用。

BZD持续泵注时需要气道保护。其不良反应包括：药物戒断症状；促发癫痫发作或癫痫持续状态；长期使用可诱导快速抗药反应、可逆性脑病；诱发激越和谵妄；使潮气量减少，呼吸频率增快；减弱对缺氧和高碳酸血症的反应。

1. 咪达唑仑　咪达唑仑是ICU中最常用的BZD，用于短期的镇静诱导，是急性和短期镇静的首选药物。其效力是地西泮的3～4倍，在所有BZD中半衰期最短，无明显的活性代谢产物。咪达唑仑具有高脂溶性，可快速穿过血-脑屏障，2～5分钟起效。用于维持成人重症患者镇静的处方剂量：2～5 mg/h［0.02～0.1 mg/（kg·h）］。

2. 劳拉西泮　劳拉西泮是镇静作用最强的BZD，其效力是地西泮的5～6倍。由于脂溶性较低，起效较慢，一般为5～10分钟，因此一般不用于诱导短时镇静。处方剂量为每2～4小时0.044 mg/kg，输注速

率可达10 mg/h。无活性代谢产物，因此无明显药物相互作用，但丙戊酸钠可抑制劳拉西泮代谢。劳拉西泮通常需溶于有机溶剂（丙二醇）中输注，以增加其在血浆中的溶解度。因此输注剂量过量可能导致丙二醇中毒。丙二醇在肝脏中转化为乳酸，具体毒性表现为乳酸酸中毒、谵妄、幻觉、低血压，严重者出现多器官功能衰竭。因此，接受高剂量劳拉西泮治疗超过24小时的患者若发生不明原因代谢性酸中毒，须考虑到该并发症的可能。

3. 地西泮　地西泮为长效亲脂性BZD，起效快，2 ~ 5分钟，处方剂量为每2 ~ 4小时0.1 ~ 0.2 mg/kg，由于存在强效活性代谢产物去甲基地西泮，导致地西泮半衰期较长，重复给药后可导致机体地西泮和代谢物蓄积，并进一步转化为奥沙西泮（$t_{1/2}$=10小时），因此限制了其在ICU中的使用（在ICU中通常需要具有快速逆转作用的可滴定短效药物）。

4. 苯二氮䓬类协同镇静方案　BZD可与其他药物协同使用，以降低不良反应及毒性作用，如氟哌啶醇和BZD联合用药。在这种情况下，较低剂量的BZD和氟哌啶醇可能分别降低呼吸驱动受损的风险和降低锥体外系症状的风险。再如：丙泊酚和BZD联合用药由于降低了丙泊酚的剂量，可能有更好的血流动力学稳定性。

（二）丙泊酚

丙泊酚作用机制为增强GABA递质传递，同时拮抗N-甲基-D-天冬氨酸（NMDA）受体。其GABA受体作用位点与BZD不同。丙泊酚具有镇静催眠作用，镇痛作用小，可诱导顺行性遗忘。ICU常用剂量为1 ~ 3 mg/(kg·h)。诱导剂量为2 mg/kg时可产生全身麻醉。由于其高亲脂性、广泛的组织再分布和肝外代谢特征，使丙泊酚具有超短效、起效时间短的特点。

停止持续输注后，从快速恢复清醒，反应状态发生在10 ~ 15分钟内，无戒断或耐受。丙泊酚对血流动力学的影响包括：降低心脏指数、平均动脉压（MAP）、全身血管阻力（SVR）、中心静脉压（CVP）、心排血量（CO）和心率（HR）。中枢神经系统效应包括：降低ICP、CMRO₂、脑灌注压（CPP）和脑血流量（CBF）。因此，CPP常需要升压药维持。然而，镇静剂量的丙泊酚很少观察到降压效应。丙泊酚的降颅压作用使其成为ICP升高患者的良好治疗选择。也可用于治疗癫痫持续状态。由于其半衰期短、可滴定且全身清除率快，因此在NICU，尤其是在机械通气患者中广泛应用。

其不良反应包括：

（1）围手术期丙泊酚输注相关的一系列异常运动：肌阵挛、癫痫样事件和癫痫发作。

（2）低剂量或在初始给药时可能具有促惊厥作用。

（3）低血压：常发生于低血容量患者，但与巴比妥类药物治疗相比，丙泊酚心血管稳定性更好。

（4）呼吸抑制。

（5）高甘油三酯血症和胰腺炎：丙泊酚在磷脂溶媒中以乳剂形式混合输注。

（6）可能发生感染和药物不相容：需要使用专用IV导管。

（7）外周注射疼痛：可改为中心入路或给药前给予利多卡因。

（8）强直-阵挛性癫痫发作：输注数天后突然停止可诱发。

（9）尿液、毛发和甲床变绿：较罕见。

（10）丙泊酚输注综合征（PRIS）：代谢性酸中毒、横纹肌溶解、肌酸激酶（CK）升高、肾衰竭、心肌衰竭、心律失常和高脂血症。发病机制可能为丙泊酚诱导的线粒体脂肪氧化阻断和具有致心律失常作用的游离脂肪酸蓄积。常发生于儿童患者，成人患者通常发生在头部损伤或其他颅脑损伤的情况下，包括癫痫持续状态。PRIS死亡率约为30%，应监测长期输注丙泊酚（> 72小时）的患者是否出现该综合征的体征，包括CK升高、高甘油三酯血症和肝脏损害特征。

（三）α₂受体激动剂

右美托咪定是高选择性α₂肾上腺素能激动剂，可降低交感神经活性。右美托咪定具有独特的特性，其镇静和镇痛作用而不像BZD和丙泊酚一样影响唤醒系统。应用该药物后患者的EEG模式与睡眠EEG相似。因此，患者可以深度镇静，但仍能很好地唤醒。右美托咪定无遗忘作用，不引起呼吸抑制，应用后ICP或CPP无临床显著变化，有助于神经功能检查，因此也是NICU的常用药物。推荐用于 < 24小时的短期镇静，常用处方：以0.1 μg/kg 静注负荷10分钟，然后每小时0.2 ~ 0.7 μg/kg；避免推注给药，以尽量减少低血压的发生。药物不良反应包括低血压和心动过缓、激越。多中心研究显示，右美托咪定不需要额外的镇静补充剂，然而由于缺乏遗忘特性和镇痛作用，可能需要苯二氮䓬类和麻醉药辅助治疗。与咪达唑仑相比，右美托咪定引起谵妄、低血压的风险较低，并可以缩短机械通气时间。

（四）巴比妥类

巴比妥类药物作用机制为与神经元GABA受体复合物上的特异性巴比妥受体相互作用，与BZD不同，巴比妥类是通过延长Cl⁻通道开放时间而增加Cl⁻内流,引起超极化。较高浓度时,则抑制钙依赖性动作电位,抑制钙依赖性递质释放,并且呈现拟GABA作用,即在无GABA时也能直接增加Cl⁻内流。巴比妥类药物通常不用于ICU患者的镇静,其在ICU的主要用途为治疗癫痫发作和难治性颅内压升高,常用药物有硫喷妥钠、苯巴比妥、戊巴比妥。

（五）其他镇静药物

1. 氟哌啶醇　氟哌啶醇为中枢突触后多巴胺拮抗剂,它没有镇痛或遗忘特性,不推荐作为镇静的一线药物。输注约300 mg/d可提供镇静作用,其较严重副作用为Q-T间期延长,潜在致死性尖端扭转型室性心动过速。因此,接受高剂量药物的患者应每日监测QTc。由于氟哌啶醇可降低癫痫发作阈值,因此在神经外科疾病或颅脑损伤患者中应慎用。

2. 依托咪酯　依托咪酯药理学活性成分为右旋异构体,通过刺激GABA受体产生镇静作用。副作用包括恶心、呕吐、血栓性静脉炎（丙二醇制剂）、全身性癫痫发作、肌阵挛、肾上腺抑制,眼内压升高。禁忌证为急性间歇性卟啉症、癫痫发作。由于依托咪酯可能与肾上腺抑制相关的死亡率增加有关,因此不再用于重症患者的长期镇静。另一方面,依托咪酯用于气管插管麻醉镇静存在争议。

**五、镇静方案建议**

（1）咪达唑仑或地西泮起效迅速,可应用于急性激越患者的快速镇静。然而,地西泮的半衰期更长,其作用时间可能更长。

（2）需要快速唤醒时（例如用于神经系统评估或拔管）,首选丙泊酚和右美托咪定。

（3）咪达唑仑仅推荐短期使用,因为当输注持续超过48～72小时时,咪达唑仑的蓄积会影响医生对拔管时机的判断。

（4）建议将镇静剂量滴定至规定终点,并逐渐减少泵注剂量或每日重新滴定,以尽可能减少对患者的长期镇静。

（5）输注丙泊酚两天后应监测甘油三酯浓度,营养支持处方中应包括脂质的总摄入量。

表3-13-2总结了不同镇静药物的优缺点。

表3-13-2　不同镇静药物的优缺点

| 药　物 | NICU 适应证 | 优　　点 | 缺　　点 |
|---|---|---|---|
| 丙泊酚 | 治疗颅内压增高的一线镇静药物;对抗癫痫药无效的癫痫持续状态的首选镇静药 | 特殊的药代动力学性质,长期镇静停药后,患者可快速恢复清醒;抗惊厥作用;ICP、$CMRO_2$、$CMR_{gluc}$和CBF 的剂量依赖性降低 | 血流动力学不稳定（MAP□CPP□）;丙泊酚输注综合征;缺乏镇痛作用;高甘油三酯血症 |
| 咪达唑仑 | 二线镇静药物,在其他镇静药物无效或已使用至最大剂量时加入;血流动力学不稳定患者的镇静 | 抗惊厥作用;遗忘效应;与丙泊酚相比,血流动力学更稳定 | 药物蓄积风险;增加ICU住院天数;增加机械通气时间;增加谵妄及创伤后应激障碍（PTSD）的发生概率;无镇痛作用 |
| 巴比妥 | 颅内压增高和难治性或超难治性癫痫持续状态的挽救性治疗 | 对ICP、$CMRO_2$、$CMR_{gluc}$和CBF 有较强的降低作用;脑电图爆发抑制 | 低血压（MAP□CPP□）;肾上腺功能不全;免疫抑制;肝肾毒性;半衰期长,不易苏醒 |
| 阿片类 | 镇痛;增加机械通气耐受性 | 对CPP及ICP影响轻微 | 没有降低颅内压的作用;药物蓄积风险（除瑞芬太尼）;瑞芬太尼易导致痛觉过敏;成瘾性 |
| 右美托咪定 | 无特定适应证,可用于停用其他镇静药物后出现躁动的患者 | 镇痛、镇静以及抗焦虑作用;短效且没有蓄积风险;呼吸抑制程度最轻;降低谵妄的发生概率 | 可能会导致血流动力学不稳定（低血压及心动过缓）;价格昂贵;单药使用无法达到深度镇静 |

续　表

| 药　物 | NICU 适应证 | 优　　点 | 缺　　点 |
|---|---|---|---|
| 氯胺酮 | 控制难治性或超难治性癫痫持续状态；<br>在急性颅脑损伤中的神经保护作用，抑制皮质扩散性去极化 | 镇痛和镇静作用；<br>对血流动力学几乎无影响；<br>难治性癫痫持续状态的治疗；<br>扩散性去极化的发生率降低；<br>快速起效；<br>无呼吸抑制 | 如果患者处于镇静和通气状态，可能对ICP无影响；<br>幻觉；<br>胆汁淤积；<br>尿道黏膜炎症 |
| 挥发性麻醉药 | 不清 | 快速起效；<br>扩散性去极化的发生率可能降低 | 脑血流量和容积增加；<br>长期认知缺损；<br>环境受累；<br>潜在的神经毒性 |

注：MAP，平均动脉压；CPP，脑灌注压；ICP，颅内压；CMR，脑代谢率；CBF，脑血流。

NICU患者的镇静治疗有着特定适应证，且超出一般ICU患者的适应证。选择合适的镇静药物靶向至特定的治疗目标，并监测药物的效果和副作用，才是NICU镇静治疗的关键。对于NICU患者而言，尚无特异性且有效的镇静镇痛方案，最常使用镇静药物的药理作用众所周知，但这些常用药物在颅脑损伤患者中的使用证据仍然不足，通常需要多种药物联用才能发挥最大的作用和最小的不良反应。

# 第二节　镇　痛

神经系统检查为临床医生评估患者中枢神经系统功能是否完整提供了一个窗口，为了能够优化急性神经系统疾病的治疗，应尽力避免使用所有可能掩盖阳性检查结果的干预治疗。一般而言，急性疼痛往往是神经功能恶化的症状，因此不建议对急性神经系统疾病患者进行镇痛治疗。阿片类药物是对急性疼痛进行管理的主要药物，然而却对神经系统疾病患者构成多种风险。NSAID在镇痛治疗中效果已被证实，但其血小板抑制作用使此类药品无法应用于神经外科患者和神经血管性疾病患者的镇痛。此外，对乙酰氨基酚作为疼痛管理的重要辅助药物，由于其存在肝脏毒性且累积剂量有限，仍不作为阿片类药物的替代品。因此，在神经ICU术后可能无法充分控制疼痛。开颅手术后，60%～84%的患者发生中重度疼痛。额部开颅术与较低的疼痛评分相关，而接受颅后窝手术的患者发生中度至重度疼痛和镇痛药使用率较高。涉及更大程度肌肉和组织损伤的手术与更高的重度疼痛发生率相关，包括颞下和枕下入路。然而，在以患者满意度为核心的现代医疗保健时代，镇痛治疗策略越来越受到重视。此外，疼痛会引起全身性应激反应和神经血管效应，从而延缓患者的康复。目前严重缺乏关于急性和慢性疼痛之间联系的研究，特别是在神经重症监护过程中的研究亟待补充。

## 一、疼痛评估

目前，基于患者反应的疼痛数字评定量表（NRS）是疼痛评估的金标准，不再建议根据生理参数（如心率、血压和呼吸率）对疼痛进行评级。在无法沟通的患者中，基于患者对疼痛的行为反应量表则是最佳评估方法。行为疼痛量表是一种基于肢体运动、面部表情和机械通气同步的量表。然而，颅脑损伤患者可能存在局灶性肌力异常，进而影响患者对疼痛的行为反应。

## 二、NICU 中常用镇痛药物

### （一）阿片类药物

阿片类药物通过调节中枢以及外周系统伤害感受器的信号传导来发挥镇痛作用。阿片类药物是对急性疼痛进行管理的主要药物，然而却对神经系统疾病患者构成多种风险。除了钝化疼痛，阿片类药物还可引起瞳孔缩小和镇静效应，这可能对患者神经功能的评判造成困扰。阿片类药物的镇静作用在老年患者中更明显，而且在肝肾功能异常的患者中会有所延长，阿片类药物所诱导的镇静可归因于其抗胆碱能作用。阿片类药物除了可以掩盖神经系统阳性体征外，还可引起呼吸抑制,除了引起脑血流量增加外,二氧化碳水平过高也会引起镇静,最终可能损害患者通气功能,形成恶性循环。大剂量使用时,对血容量不足的患者要注意可能出现由于交感神经张力下降所导致的血流动力学不稳定。

鉴于对阿片类药物安全性的担忧,完全忽视疼痛的临床管理模式已在NICU中有所体现。然而,需要神经重症监护的患者所患疾病多种多样,而且每种疾病都具有独特的疼痛特征。越来越多的证据表明,患者即使在开颅术后仍存在中度至重度疼痛,尤其是幕下手术。术后疼痛的管理是通过调节阿片类药物的剂量来实现的。NSAID在镇痛治疗中效果已被证实,但其血小板抑制作用使此类药品无法应用于神经外科患者和神经血管性疾病患者的镇痛。此外,对乙酰氨基酚作为疼痛管理的重要辅助药物,由于其存在肝脏毒性且累积剂量有限,仍不作为阿片类药物的替代品。

头痛和其他疼痛的管理仍然是神经重症界充满争议的话题,急性疼痛向慢性疼痛的转变可能不是单纯由手术引起,而是由药物治疗引起,主要基于阿片类药物,且通常始于NICU。因此,为了降低阿片类药物依赖性疼痛的风险,越来越多的人呼吁使用替代阿片类药物来管理术后疼痛。多模式镇痛策略的出现,如手术后加速康复方案,旨在通过联合使用不同类型的镇痛药使阿片类药物的总体负荷量最小化,这些联合用药方案在解决阿片类药物成瘾等问题方面被证明是有效的。

各阿片类药物作用特点如下:

1. 吗啡 吗啡可以促进组胺释放,进而扩张血管、收缩支气管。对于NICU患者而言由于副作用较大及作用时间相对较长,一般不推荐使用。

2. 芬太尼 与吗啡相比,作用时间短,镇痛效果明显,脂溶性较高,不引起组胺释放,可连续应用,一般较少引起血流动力学紊乱。

3. 舒芬太尼 舒芬太尼对镇静镇痛有很好的作用,与其他阿片类药物相比呼吸抑制更少,引起血流动力学紊乱的概率更低,半衰期更短,蓄积风险更小。相比于芬太尼,舒芬太尼更多应用于重症患者镇痛。由于其兼具镇静效果,不仅可与其他镇静药连用,也可单药使用。

**(二)非甾体抗炎药(NSAID)**

NSAID作用机制为降低环氧合酶的活性抑制前列腺素的生成。COX-2是一种主要在炎症过程中表达的亚型。除选择性COX-2抑制剂外,所有其他NSAID很少或没有选择性。NSAID主要作用是缓解疼痛,但也具有解热和抗炎作用。其主要优势是无呼吸抑制,但由于抗血小板作用导致的颅内或脊柱手术患者出血风险限制了其应用。常用药物有布洛芬、塞来昔布、罗非昔布等。

### 三、镇痛策略

在NICU,阿片类药物被推荐为控制非神经性疼痛的一线治疗选择。非阿片类药物应作为辅助治疗,以降低疼痛严重程度。加巴喷丁或卡马西平联合阿片类药物被认为是NICU中神经病理性疼痛的一线镇痛方案。开颅术后患者常在NICU接受重症监护,神经系统检查的必要性及非甾体抗炎药(NSAID)的出血风险限制了患者自控镇痛(PCA)的使用。开颅术后疼痛通常根据需要使用对乙酰氨基酚、羟考酮和静脉注射芬太尼。与按需推注方案相比,PCA方案对疼痛的控制更好,副作用无增加,血氧合指数无明显差异。然而,在安全剂量、频率和手术类型方面仍存在争议,如枕下开颅术患者的疼痛评分更高,可能需要更频繁的神经系统监测。因此,需要对此类患者的PCA进行更仔细的评价。在NICU中,不常规推荐局部麻醉药用于疼痛控制。然而,一些研究显示布比卡因可改善疼痛评估,减少吗啡需求,同时减少幕上开颅术后患者的胃肠道症状。

## 第三节 肌松药

神经肌肉阻滞剂(NMBA)在神经危重症患者的通气和治疗管理中的作用一直存在争议。2002年临床实践指南中提出的循证医学证据引发了对于NMBA所致并发症的临床关注,但后续随机试验和研究的新证据为NMBA在重症监护病房(ICU)的应用提供了更乐观的前景。此外,重症监护的发展,如标准化临床监护路径、尽量减少或中断镇静、增加监测手段、减少长期制动等治疗措施的改善,改善了现代ICU环境,从而使NMBA可安全使用。本文首先对常用NMBA的作用机制、副作用及药理学进行回顾和阐述。然后,阐述NMBA可用于以下适应证(气管插管、急性呼吸窘迫综合征、哮喘持续状态、颅内压和腹压升高以及心搏骤停后治疗性低体温)的基本原理,重点关注NMBA在呼吸衰竭患者肺保护性通气中的应用。最后,对肌松程度监测的重要性和对并发症(如骨骼肌无力时间延长)进行了评价。对于目前存在临床适应证的少量重症患者,在充分镇静镇痛的情况下,可以考虑使用NMBA(连续或推注给药),同时应给予合理监护。

### 一、常见NMBA的作用机制、副作用和药代动力学

NMBA通过阻断神经肌肉接头(NMJ)处神经冲动的传递而引起骨骼肌松弛。在NMJ,乙酰胆碱(ACh)从突触前运动神经末端释放,弥散穿过突触间隙,与突触后运动终板上的配体门控烟碱型乙酰胆碱受体(nAChR)结合。ACh的结合增加了突触后膜对离子的通透性,降低了跨膜电位。如果达到阈值电位,则动作电位在骨骼肌细胞表面传播,导致收缩。乙酰胆碱酯酶可迅速终止乙酰胆碱的作用。

(一)去极化NMBA

去极化NMBA结合并激活nAChR,而非去极化NMBA结合并竞争性拮抗AChR。在去极化类药物中,琥珀胆碱是唯一使用于临床的NMBA。琥珀胆碱起效快,作用持续时间极短,是辅助快速气管插管的理想选择,但不良反应限制了其在危重症患者管理中的应用。在亚急性或慢性上下运动神经元病变、肌病和肌肉创伤(即挤压伤、横纹肌溶解)、烧伤、制动、腹腔内感染和败血症中,琥珀胆碱的使用可能引起严重高钾血症,从而导致致死性心律失常。琥珀胆碱也可导致恶性高热。除高钾血症外,其他不良反应包括心律失常(通过突触后激活心肌mAChR)、肌痛、眼内压和颅内压升高以及咀嚼肌痉挛。

(二)非去极化NMBA

非去极化类NMBA是高度离子化的水溶性化合物,可竞争性拮抗nAChR,防止突触后去极化作用。非去极化NMBA又分为氨基甾体类化合物(如泮库溴铵、维库溴铵、罗库溴铵)和苄异喹啉类化合物(如阿曲库铵、顺阿曲库铵、米库氯铵)。ICU患者的药物选择取决于适应证和合并症(如肾功能衰竭、肝功能衰竭)。罗库溴铵通常作为琥珀胆碱的替代品用于ICU气管插管,因为其起效快,作用持续时间中等,且引起不良反应概率低。阿曲库铵或顺阿曲库铵可作为首选药物用于持续泵注,因为此类药物不通过肝肾代谢。

(三)用药注意事项

NMBA的药代动力学和药效学受合并使用的药物和患者合并的其他危重症(如器官功能障碍)的影响,继而影响肌松的持续时间或程度。例如,老年患者药物消除率可能降低,肝肾功能不全的患者有氨基甾体类NMBA蓄积的风险,代谢或电解质紊乱(如体温过低、低钾血症、呼吸性酸中毒)可能会加强神经肌肉阻滞的持续时间。特殊药物如抗癫痫药(如苯妥英钠、卡马西平)、雷尼替丁、咖啡因和茶碱可能导致机体对NMBA的耐药性。其他药物可能增强或延长NMBA的作用,包括抗生素(如氨基糖苷类、克林霉素、万古霉素)、心血管药物(如呋塞米、β受体阻滞剂、钙通道阻滞剂)、免疫抑制剂(如环孢菌素、糖皮质激素)、锂盐以及吸入和局部麻醉药。临床指南建议,对一种NMBA发生快速耐受的患者,如果需要,应尝试另一种药物。

(四)快速逆转肌松

在现代重症监护室中,与手术室不同,肌松的逆转并需要快速进行。通常停止给药后,随着肌松的代谢和消除,肌肉功能会逐渐恢复。如果需要快速逆转非去极化NMBA,抗胆碱酯酶剂(如新斯的明、吡啶斯的明)与M受体阻断剂(格隆溴铵、阿托品)合并使用,可逆转肌松,同时防止复发(即抗胆碱酯酶剂消除后,循环中残留的NMBA再次结合受体,导致非预期的再麻痹)。药物如新斯的明(0.03 ～ 0.07 mg/kg)和吡啶斯的明(0.1 ～ 0.4 mg/kg)与M受体阻断剂(如阿托品和格隆溴铵)联合给药,以防止由自主神经突触间隙的乙酰胆碱增加引起的副交感神经兴奋,而产生的包括心动过缓、缓慢性心律失常、支气管收缩和气道分泌物过多等临床反应。新型药物舒更葡糖(sugammadex)通过与血浆中的氨基甾体类NMBA形成紧密结合的复合物而发挥作用,在给予罗库溴铵后紧急插管失败的患者中舒更葡糖可发挥快速逆转作用。

### 二、临床应用

除了辅助气管插管外,临床指南推荐在成人ICU监护中使用NMBA作为管理机械通气、降低耗氧量、控制颅内压升高和治疗肌肉痉挛的辅助治疗。NMBA还可应用于腹压升高和心室颤动(VF)相关心搏骤停后的治疗性低体温的管理。加拿大重症医师协会调查显示,使用NMBA最常见的指征为气管插管、非常规模式通气(如高频振荡通气)、气道顺应性差和严重低氧血症。

(一)气管插管

与手术室的受控环境相比,危重患者的紧急气管插管具有更大的风险。虽然操作者的经验可降低这些风险,但低氧血症、血流动力学不稳定和困难插管等并发症的发生率超过25%。NMBA的使用可以降低这些

风险，并且与低氧血症和手术相关并发症的发生率较低以及插管条件改善（尝试次数较少）相关。由于起效时间和作用持续时间均较短，因此琥珀胆碱和罗库溴铵是最常用于插管的NMBA。最近的Cochrane综述发现琥珀胆碱（最小剂量1 mg/kg）在创造优良插管条件方面优于罗库溴铵（最小剂量0.6 mg/kg）。优良插管条件定义为：声带开放不能活动，患者对插管无反应。但与大剂量罗库溴铵（0.9 ～ 1.2 mg/kg）相比，两者所创造的插管条件无差异，因此，虽然琥珀胆碱作用持续时间较短，但鉴于危重症患者使用琥珀胆碱的广泛风险，临床医生可能更倾向于选择罗库溴铵。对氨基甾体类NMBA过敏是罗库溴铵唯一的绝对禁忌证，但其作用时间较长，对于预期有困难气道不能插管的患者需格外谨慎。使用舒更葡糖可以快速逆转罗库溴铵的作用，舒更葡糖可以与游离的氨基甾体类NMBA分子形成紧密结合的复合物，但临床医生对于这种药物相对不熟悉，其价格和可用性也限制了使用。

（二）颅内压升高

在颅内压（ICP）升高的情况下，NMBA有许多应用。其通过降低ICP（即$CO_2$消除、降低PEEP），减少代谢能耗，限制刺激动作（例如，气管抽吸、咳嗽、运动）、情绪激动和体位变化后ICP的激增，增强了机械通气的效果。对14例接受神经外科手术患者进行的一项RCT，检测了给予阿曲库铵和顺阿曲库铵患者的基线ICP、脑灌注压（CPP）和脑血流量（CBF）以及平均动脉压（MAP）的变化。推注阿曲库铵后ICP、CPP、CBF和MAP均降低。CPP和CBFV降低可能归因于组胺诱导的血管舒张效应而导致的继发性MAP降低。顺阿曲库铵可提供更好的血流动力学稳定性，即使在较高剂量下，ICP、CPP、CBF也未发生改变。一项回顾性研究显示，早期（入住ICU ＜ 14小时）连续（＞ 12小时）给予NMBA的患者死亡率较低，但该组的ICU住院时间较长，肺炎发生率较高，植物状态或重度残疾发生率较高。在该人群中使用NMBA的额外并发症包括掩盖癫痫发作活动以及干扰神经功能评估。尽管这些药物不适合在该患者人群中常规使用，但当深度镇静不足以预防ICP升高时，可考虑使用肌松药物。

三、肌松效果监测

NMBA的特殊作用可通过刺激周围神经引起相应肌肉的机械活动或"抽搐"来测定。TOF监测中，先后输送到外周神经的4个成串刺激（2 Hz）分别引起4个相应肌群抽搐。随着神经肌肉阻滞作用的增强，占据AChR的百分比也会增加，随后肌肉收缩幅度也会

减弱。第4个脉冲的波幅除以第1个脉冲的波幅可得到TOF比率，反映衰减大小。这些技术在ICU中很少应用，但是，在需要检测术后"残余麻醉"（定义为TOF比率 ＜ 0.9）时该方法便被经常应用。对于术后进入PACU或ICU的患者，残余麻醉（源于术中NMBA给药）的发生率为2% ～ 64%。这使他们处于发生危重呼吸系统事件的高风险中。在没有定量监测的情况下，出现某些体征（例如，持续抬头或抬腿、"正常"呼吸模式、持续握持）代表从神经肌肉阻滞中恢复，这时通常TOF比率 ＞ 0.9，可为医生提供充足的拔管指征。虽然重症医师在术后拔管时必须谨慎对待残余麻醉，但危重呼吸系统事件的发生率较低（＜ 1%），大多数患者似乎能耐受适度的残余麻醉而无不良后果，虽然临床上必须考虑到患者既存的呼吸系统或神经肌肉疾病。测量视觉和触觉的TOF刺激在ICU中更常应用，其中抽搐的消失与AChR被占用相对应。一项RCT发现，在需要连续NMBA给药的机械通气患者中，接受TOF监测（滴定至1/4次抽搐）的患者每小时和累计使用的NMBA较少，并且神经肌肉功能和自主通气恢复较快。2002年临床指南建议滴定至4次抽搐中只有1 ～ 2次，大致相当于80% ～ 90%受体占用率，然而一些临床医生更倾向于应用临床有效的最低剂量，而不太考虑TOF。鉴于一些因素可能导致TOF读数不准确（即外周水肿、电极放置不正确等），一些临床医生建议将临床表现和TOF监测结合。相反，一项前瞻性研究表明，TOF监测患者与临床监测患者（基于呼吸机不同步和气道峰压）之间的平均恢复时间、总麻醉时间或NMBA剂量（顺阿曲库铵）无差异。另一项前瞻性研究发现，在NMBA剂量（阿曲库铵）或临床恢复时间方面，临床观察或TOF监测之间无差异。鉴于这些观察结果，在ICU中进行TOF监测可能没有必要。

四、并发症

ICU获得性虚弱（ICU-acquired weakness）可由多种因素导致，包括危重病性神经肌病和失用性萎缩，使得患者在离开ICU和出院后长期存在持续无力症状。

许多NMBA相关并发症与制动有关。NMBA诱导麻醉可引起静脉内血液积聚和淤滞，从而增加静脉血栓栓塞的风险。一项研究发现NMBA的使用是DVT发生的最强预测因子，并鼓励采取减少静脉淤滞的措施（被动活动和弹力加压袜），以增加药物DVT预防的疗效。肌松会导致眼睑闭合受损和角膜反射丧失，导致角膜干燥、瘢痕、溃疡和感染的风险增加。一

项RCT发现,定期使用人工泪液比单独使用被动眼睑闭合对于降低角膜损伤更有效。皮肤破损、胃肠蠕动减慢、周围肌无力、膈肌萎缩和骨化性肌炎是制动的其他并发症,可以通过支持治疗、改变体位和卧床高度以及活动来解决。此外,NMBA是麻醉中过敏反应(IgE介导)的最常见原因,以琥珀胆碱(38%)和罗库溴铵(26%)最为常见,在大于60%的病例中可观察到NMBA之间的交叉反应性。

肌松期间的不良精神体验是使用NMBA的主要风险。这些风险强调了在肌松前和肌松期间提供充分镇静和镇痛的重要性,从而诱导并发性遗忘和镇痛作用的产生,进而降低创伤性回忆、负面经历的发生率。对患者意识的连续、定量监测,如脑电双频指数(BIS)的临床应用是不充分的,在ICU中应强调仔细观察和定性监测患者所出现的提示镇静或镇痛不足的临床症状和体征。

先前的临床指南主要是基于观察性研究而制定,引起了临床医生对NMBA应用于神经危重症患者监护的过度担忧。标准化的临床监护路径、尽量减少或中断镇静、增加监测技术以及减少制动方面的整体改善创造了一个更优良的ICU环境,从而允许NMBA可安全使用。尽管NMBA的适应证正在扩大,但气管内插管和辅助机械通气仍是呼吸衰竭患者的主要适应证。需要进一步研究如何优化急性呼吸衰竭患者的NMBA给药,以实现肺保护性通气。用药监测的重要性和NMBA给药持续时间的不确定性也是亟待解决的问题。此外,需要确定NMBA在ICU获得性虚弱中的可归因部分,以提高此类药物的安全性。目前,对于一些具有临床适应证的危重症患者,在充分镇静和镇痛的情况下,无论是持续(<48小时)还是临时给药,应用NMBA是安全有效的。

(崔大明)

# 参考文献

[ 1 ] AKCIL E F, DILMEN O K, VEHID H, et al. Which one is more effective for analgesia in infratentorial craniotomy? The scalp block or local anesthetic infiltration[J]. Clin Neurol Neurosurg, 2017, 154: 98−103.

[ 2 ] CARNEY N, TOTTEN A M, O'REILLY C, et al. Guidelines for the management of severe traumatic brain injury, fourth edition. Neurosurgery, 2017, 80: 6−15.

[ 3 ] DEBACKER J, HART N, FAN E. Neuromuscular blockade in the 21st century management of the critically ill patient[J]. Chest, 2016, 151(3): 697−706.

[ 4 ] DEVLIN J W, SKROBIK Y, GE'LINAS C, et al. Clinical practice guidelines for the prevention and management of pain, agitation/ sedation, delirium, immobility, and sleep disruption in adult patients in the ICU[J]. Crit Care Med, 2018, 46: e825−e873.

[ 5 ] LI Y, LU S, MA S C, et al. Effects of patient-controlled epidural analgesia and patient-controlled intravenous analgesia on analgesia in patients undergoing spinal fusion surgery[J]. Am J Ther, 2016, 23: e1806−e1812.

[ 6 ] MARKLUND N. The neurological wake-up test: a role in neurocritical care monitoring of traumatic brain injury patients?[J] .

Front Neurol, 2017, 8: 540.

[ 7 ] OPDENAKKER O, VANSTRAELEN A, SLOOVERE V D, et al. Sedatives in neurocritical care: an update on pharmacological agents and modes of sedation[J]. Curr Opin Crit Care, 2019, 25(2): 1.

[ 8 ] PUTHUCHEARY Z, RAWAL J, RATNAYAKE G, et al. Neuromuscular blockade and skeletal muscle weakness in critically ill patients: time to rethink the evidence?[J]. Am J Respir Crit Care Med, 2012, 185(9): 911−917.

[ 9 ] SHURTLEFF V, RADOSEVICH J J, PATANWALA A E. Comparison of ketamine- versus nonketamine-based sedation on delirium and coma in the intensive care unit[J]. J Intensive Care Med, 2018, 1−6.

[10] TRAN D T T, NEWTON E K, MOUNT V A H. Rocuronium versus succinylcholine for rapid sequence induction intubation[J]. Cochrane Database of Syst Rev, 2015, 10: CD002788.

[11] WARR J, THIBOUTOT Z, ROSE L, et al. Current therapeutic uses, pharmacology, and clinical considerations of neuromuscular blocking agents for critically ill adults[J]. Ann Pharmacother, 2011, 45(9): 1116−1126.

# 第十四章
# 神经药理学

人体的生命活动主要依赖于神经调节和体液调节,其中中枢神经系统(central nervous system,CNS)发挥主导作用。作用于CNS的药物,会经过不同的传递机制影响生理或病理过程,其中常见的包括经递质传导、与受体结合后传导、受体后传导等机制。近年来,分子生物学的巨大进步促进了人们对于CNS药理学认识的不断加深,具有代表性的包括:几乎所有CNS药物都是通过特异性受体,调节突触信息进而产生药理作用,仅少数药物作用于膜的非特异机制发挥药效(全身麻醉药物、酒精等)。神经重症领域的药物应用有其自身特点,往往须结合多种药物及多种给药方式,权衡治疗优先与药物间的相互作用,熟悉常见病症及其药物管理有助于提高神经重症患者的救治与预后。

本章将简要介绍神经重症相关的药理学知识,例如药代动力学、给药途径、神经重症常用药物及注意事项,以期为神经重症医师提供更好的学习与理解。

## 第一节　神经危重症医学中的药代动力学

在临床前研究到Ⅲ期临床试验的药物的研发阶段,为实现药物最大疗效,同时减少其副作用,常常需要考虑药代动力学,然而危重症患者很少被纳入临床试验,并且在临床结局研究中也很少有危重症患者。从药代动力学的角度,危重症患者机体对很多药物的代谢会发生改变,导致不同患者药物浓度差异也很大,由此产生多种无法预测的药理或毒理作用。例如,合并急性肾损伤的患者肾消除率减小,而接受肾脏替代治疗或体外膜氧合治疗时需重新评估肾消除率;体液复苏、水肿及肥胖相关的液体平衡变化可影响药物在体液中的分布,比如β内酰胺类、糖肽类以及氨基糖苷类等水溶性强的抗生素药物的分布。因此,药物的常规用法对于重症患者,尤其是神经重症患者,很多时候并不是最佳的,甚至可能会加重病情。

药代动力学,通常指药物经人体吸收、再分布、代谢及排出体外的过程,用于规定合适的药物选择和剂量选择,往往需要连续监测来观察治疗中和后续治疗效果。药物在脑脊液(cerebrospinal fluid,CSF)和脑细胞外液中的分布主要取决于下列因素:药物本身的分子量大小,脂溶性,血浆蛋白结合能力,以及主动转运机制。小分子化合物通过脂质转运机制往往有更好的CNS穿透力。大部分亲水性物质都会被血-脑屏障拦截。虽然到目前为止美国食品与药物管理委员会(FDA)还未通过任何脑室内注射(IVT)或鞘内注射(IT)抗菌药物使用的申请,但为了克服药物CNS穿透性问题,上述两种给药方式在特定情况下可以考虑使用。

在脑室内注射抗菌药物之后,药物会随着脑脊液灌流,通过蛛网膜颗粒吸收进入外周血,从而进入体循环。CSF清除率受到生理变化的影响,如置入脑室外引流装置和储液囊。鞘内注射包括直接通过腰椎穿刺或临时放置的腰椎导管直接注入腰大池。合理地选择包括脑室内和鞘内注射抗菌药物在内的给药方式是十分重要的。脑室内/鞘内注射抗菌药物的流程管理包括以下几点:① 回抽与给药量体积相等的脑脊液;② 将药物溶液注射入脑室或腰大池装置的近端端口;③ 将少量普通生理盐水溶液缓慢冲洗入引流装置。在1～2分钟内少量(<3 mL)滴注似乎是安全的,快速的给药可能会对脑组织造成损伤;④ 关闭脑室引流导管或腰池引流装置至少15分钟,以保证注射

的溶液在脑脊液中达到平衡；持续性颅内压增高，需要密切观察的患者可能不能耐受脑脊液引流装置的关闭。

药物代谢，是母药逐渐分解成有活性和无活性化合物的过程，常常受到神经系统损伤的影响。当药物代谢改变时适时地调整药物的剂量是很有必要的。例如，颅脑损伤患者肝脏代谢能力上升，这可能就需要我们在重症患者的管理中不时地增加药物的使用剂量，比如苯妥英钠。诱导酶类的主要抗癫痫药物（AED），

例如苯妥英钠，会刺激多种联用AED的代谢速率，包括丙戊酸钠、拉莫三嗪和托吡酯等，受影响的药物可能需要相应的增加使用剂量。丙戊酸钠是一种广谱的酶抑制剂，会抑制苯妥英钠的代谢，从而使苯妥英钠在血清中的浓度升高，继而增加苯妥英钠中毒的风险。类似的问题还有伤后肾消除率的改变等。根据药物的基础药代动力学，受伤后机体对药物代谢的改变，以及药物之间的相互影响，及时地调整治疗方案，可以最大程度地发挥药效以辅助治疗。

# 第二节　鞘内/脑室内给药的理论依据

CNS对药物治疗的需求主要有两个原因，首先目前暂时认为大脑是免疫豁免的部位，正常情况下脑实质或CSF中没有类似外周的白细胞；其次，血-脑屏障（BBB）大大降低了药物向CNS的弥散，治疗效果很大程度上受到BBB的限制。以至于在临床实践中CNS给药往往会采取鞘内或脑室内给药（IVT/IT给药），具有直接作用、局部药物浓度高、起效快和用药量小等特点，但与此伴随的不良反应也应受到高度的重视。有关两种方式的治疗，例如感染治疗，其治疗方案都是相似的，使得CNS感染的治疗方案异质性低于其他感染性疾病（如肺炎、腹部感染或及皮肤感染等）。其原因主要与CSF的生理学、血-脑屏障相关。

CSF是血浆的超滤液，具有保护脑细胞和清除废物的作用。成人CSF的产生速度为0.5 mL/min，2/3起源于脉络丛，1/3来自脑和脊髓的细胞外间隙。CSF每天可以完全置换5次。当CNS发生损伤或感染时，将对CSF的动力学产生三个方面影响：① 增加BBB通透性，这与血管损伤程度、局部炎症浸润的程度呈正比；② CSF生成与回流改变、流动性减弱，在单位时间内可造成颅内压增高；③ CSF梗阻，当局部发生堵塞，比如基底池的渗出物等，药物不能在CSF中均匀分布与代谢，所以其浓度和半衰期在CSF腔室内依赖于渗透和消除的平衡。BBB由蛛网膜脑血管内皮和脉络膜内皮组成，通过细胞间紧密连接形成一道屏障，由脂质层环绕。药物弥散进入CNS主要依赖于它们的跨BBB能力，与抗药物分子大小呈反比。药物的亲脂性是CNS渗透的另一个重要因素。高度（如喹诺酮类）或中等（如头孢噻肟）亲脂性药物的弥散性远高于亲水性药物（如青霉素）。决定CNS渗透能力的其他因素包括主动转运，蛋白结合率等。地塞米松是社区获

得性细菌性脑膜炎的辅助治疗措施，会显著降低较大亲水性分子（比如万古霉素）CNS弥散，但是地塞米松对较小的分子和亲脂性分子的影响是有限的。

有关IVT/IT给药的争议主要集中于药物浓度和剂量的把控与相关的不良反应，有研究提示在治疗新型隐球菌性脑膜炎，两性霉素B给药剂量在20～30 mg时，不良反应发生率可高达100%。另一方面，以多黏菌素为例，Nation等人研究提示虽然静脉给药能避免潜在的中枢毒性，但由于肾小管广泛的重吸收，也有高达60%的患者出现严重的肾毒性，因此就中枢感染而言，外周给药既不能保证有效性也无法回避副作用。目前有关IVT/IT药代动力学的研究甚少，Imberti的研究结果显示，多黏菌素E应用与IVT，当使用剂量超过5.22 mg/d，在给药间期，CSF内药物浓度持续大于2 mg/L，谷浓度波动于2.0～9.7 mg/L，但CSF清除率在患者之间却有较大的异质性（0.018～0.058 L/h）。另一项研究中，Ziaka等人通过对静脉给药、IVT、IVT联合静脉给药的对比发现，药物的CSF血浆浓度比在静脉组是0.07（可认为药物基本未进入中枢），IVT组为0.108，而IVT联合静脉组为0.42。临床前研究提示，在病理条件下（如感染），血-脑屏障的紧密连接受到破坏，加上炎症的浸润导致BBB通透性增加，这将有利于药物进入中枢。然而，这一现象在临床上却未能得到印证，Markantonis团队研究发现在脑膜炎患者中，CSF中多黏菌素药物浓度远不如推测，只有血清含量的5%～11%。而Antachopoulos等人的研究结果显示同样在脑膜炎患者中，CSF中多黏菌素浓度明显升高，为血清水平的34%～67%，但CSF中含量并未超过0.2 mg/L，这相较常见革兰阴性菌的最小抑菌浓度2 mg/L相去甚远，很

难达到治疗有效浓度。虽然IVT/IT目前缺乏详细的药代动力学和药效学数据，同时也未能获得FDA、CFDA等食品药品管理机构的批准，但其临床有效性还是受到认可，国内外指南中也均提到两种给药方式的可行性及具体方案，还需要大规模多中心的临床研究来进一步明确其临床有效性与安全性。

## 第三节　鞘内/脑室内给药常用药物的生化特性及注意事项

IVT/IT给药方式常作为CNS感染全身性治疗效果欠佳时的首选，具有直接作用、局部药物浓度高、起效快和用药量小等特点。虽然目前尚缺乏循证医学证据，但在临床应用中，为了克服药物CNS穿透性问题，仍可考虑使用。正因为现阶段缺乏相应指南推荐，各单位用法用量暂无统一标准。本节主要罗列出了IVT与IT两种中枢给药途径用于治疗CNS感染的常用药物的生化特性及注意事项。

### 一、多黏菌素

临床使用多黏菌素主要指多黏菌素B与多黏菌素E，前者本身即具有药物活性，后者常以无活性的前体药物甲磺酸黏菌素（CMS）使用，其机制为破坏细菌的外膜完整性，拥有快速的杀菌活性，与其他类抗生素具有协同作用。在神经重症监护病房，脑膜炎与脑室炎的患者往往需要多黏菌素的干预，其最常见的致病微生物为革兰阳性葡萄球菌属与MDR/XDR革兰阴性菌［鲍曼不动杆菌（CRAB）、铜绿假单胞菌（CRPA）、肺炎克雷伯菌（CRKP）］。目前尚无多黏菌素的CSF药代动力学参数，穿透BBB能力有限，研究报道的CSF中的药物浓度波动于5% ～ 67%。已有研究推荐静脉注射联合IVT的给药方式对于治疗CNS革兰阴性菌具有更大的潜力。有关具体的推荐用法与注意事项可参照2019最新版多黏菌素使用方法的国际共识指南。

（一）生化特性

对于黏菌素，推荐24小时稳态的血浆浓度-时间曲线面积（AUCss，24 h）需达到50 mg·h/L，或平均稳态血浆浓度（Css，avg）为2 mg/L。虽然这个目标血药浓度对于下呼吸道感染来说是次优的，但这已经被认为是可接受的最大的暴露剂量，大于该剂量将会增加急性肾功能衰竭（AKI）的发生率和严重程度。对于多黏菌素B，推荐目标浓度与黏菌素相同。然而，目前仍缺乏多黏菌素B（AUCss，24小时）的数据。新的证据表明，多黏菌素B的毒理效应与黏菌素不一样，多黏菌素B的AUCss，24 h在50 ～ 100 mg·h/L，即Css，avg等于2 ～ 4 mg/L也可以接受。推荐临床医师使用甲磺酸黏菌素（CMS）或多黏菌素B的肠外制剂。在侵袭性感染中，我们推荐常规优先选择多黏菌素B全身使用。推荐的理由是多黏菌素B在人类身上有更优的药代动力学特性和更低的肾毒性风险。在下尿路感染时治疗首选多黏菌素E，因为肾脏清除CMS后可使其在下尿路转化为部分有活性的黏菌素。间断透析（IHD）的患者要达到黏菌素目标血药浓度Css，avg为2 mg/L，其剂量使用调整如下：非透析日给予CMS为130 mg CBA/d（395万U/d）。在透析日行3 ～ 4小时透析时给予补充剂量40 mg CBA/d（120万U/d）或50 mg CBA/d（160万U/d）。在透析任务结束后，如果有可能的话，补充剂量和每日非透析维持剂量一起给药。建议在两次给药间隔期内尽可能晚开始透析，以便于使CMS和活性黏菌素丢失量达到最小。持续低效透析（SLED）的患者要达到黏菌素目标血药浓度Css，avg为2 mg/L，需每进行SLED 1小时，即在上述的基线治疗量上每小时再增加10%的CMS剂量。对于持续CRRT治疗的患者，要达到黏菌素目标血药浓度Css，avg为2 mg/L，每日维持剂量为440 mg CBA/d（133万U/d），即每12小时220 mg CBA（相当于665万U/q12 h）。

（二）推荐使用

基于患者体重（TBW），我们推荐多黏菌素B的负荷剂量为2.0 ～ 2.5 mg/kg（相当于20 000 ～ 25 000 U/kg），输注1小时以上。开始静脉使用CMS时，在0.5 ～ 1小时内输注负荷剂量300 mg CBA（约900万IU），并在12 ～ 24小时后给予第一次维持剂量。对于肾功能正常的患者，每日维持剂量为300 ～ 360 mg CBA（900 ～ 1 090万IU），分成两次输注（q12h），每次0.5 ～ 1小时内输注完毕，每日监测肾功能，根据肌酐清除率调整剂量（如表）。对于严重感染的患者，我们推荐每12小时给予多黏菌素B 1.25 ～ 1.5 mg/kg（相当于12 500 ～ 15 000 U/kg TBW），输注1小时以上。肾功能受损的患者无须调整多黏菌素B的每日维持剂量。肾功能受损接受肾脏替代治疗的患者无须调整多黏菌素B的负荷剂量或者每日维持剂量。对于CRE

的侵袭性感染,多黏菌素 B 或黏菌素需联合其他一种或以上的药物治疗(根据 MIC 值敏感性选择)。如果存在 CRE 感染,当第二种 MIC 显示敏感的药物不可获得时,我们推荐使用黏菌素或多黏菌素 B 联合第二个或第三个非敏感抗生素进行联合治疗。优先使用最靠近各自 MIC 敏感性折点且 MIC 值最低的非敏感药物。对于 CRAB、CRPA 的侵袭性感染,多黏菌素 B 或黏菌素需联合其他一种或以上的药物治疗(根据 MIC 值选择)。如果 CRPA 感染,当第二种 MIC 显示敏感的药物不可获得时,我们推荐使用黏菌素或多黏菌素 B 联合第二个或第三个非敏感抗生素进行联合治疗(如碳青霉烯类)。对于可疑或确定的 XDR 革兰阴性菌导致的 HAP/VAP 若需要多黏菌素静脉治疗,可考虑多黏菌素吸入治疗。多黏菌素的吸入治疗中,黏菌素或多黏菌素 B 都是适合的。脑室内注射(IVT)或者鞘内注射(IT)125 000 IU/d 的 CMS(4.1 mg CBA)或 5 mg/d(50 000 IU)的多黏菌素 B 联合静脉多黏菌素可用于 MDR 或 XDR 革兰阴性杆菌感染引起的脑室炎或脑膜炎。由于目前多黏菌素 B 经验较少,推荐 CMS 用于 IVT 或 IT。

（三）注意事项

如果具备条件可以使用治疗药物检测(TDM)或者适应性反馈控制设备(AFC)来指导 CMS 或者多黏菌素 B 的使用。接受黏菌素或多黏菌素 B 治疗的患者应尽可能避免同时使用其他具有肾毒性的药物。在可获得这两种药物的国家/地区,推荐优先使用多黏菌素 B 来减少黏菌素导致的 AKI 的发生率。通常不推荐常规使用抗氧化剂来减少多黏菌素相关的肾毒性。如果患者使用黏菌素导致了 AKI,那么每日维持剂量需根据表 3-14-2 进行剂量调整,维持目标血药浓度为 Css, avg 2 mg/L。当患者处于危及生命的感染、深部组织感染,以及感染的病原菌 MIC 大于 1 mg/L 时,无论黏菌素或多黏菌素 B 都无须根据肾功能调整剂量。如果病原菌的 MIC 或者感染的性质提示更低的血药浓度也合适时,可以考虑减少黏菌素的剂量。如果感染诊断不确定或者有其他肾毒性较低药物可以选择,那么我们建议有 AKI 的患者可以考虑停止多黏菌素治疗。

**二、万古霉素**

在中枢神经系统感染中,万古霉素和利奈唑胺作为治疗革兰阳性菌感染的一线用药。万古霉素属糖肽类抗生素,临床常用的还包括去甲万古霉素及替考拉宁。万古霉素通过抑制革兰阳性菌的细胞壁合成发挥

治疗阳性菌感染作用,特别是耐去甲氧西林金黄色葡萄球菌(MRSA)的感染。利奈唑胺属噁唑烷酮类抗菌药物,通过选择性地与 50S 核糖体结合,并抑制复杂蛋白质合成的起始阶段,阻止细菌的生长和繁殖。与万古霉素相比,利奈唑胺的优势是其口服生物利用度高,接近 100%,亦可透过血-脑屏障。

（一）生化特性

对于肾功能正常的成年患者,万古霉素常规推荐剂量是每天 2 g,每 12 小时 1 g,可按年龄、体重、病情严重程度适量增减。根据 2011 年美国感染病协会 MRSA 指南推荐,万古霉素给药剂量为每次 15～20 mg/kg(依据实际体重计算),每 8～12 小时给药 1 次,单次剂量不超过 2 g,日剂量一般不超过 4 g。高剂量给药时应监测肾功能和血药浓度。为降低相关不良反应(如红人综合征、低血压等),万古霉素的输注速率应维持在 10～15 mg/min(1 000 mg 输注时间应 > 1 小时)。如因输注过快或剂量过大出现红人综合征,或发生过敏反应时的风险较高,可延长输注时间至 2 小时,或采用负荷剂量前给予抗组胺药。肥胖患者因需要剂量更大,输注时间应维持在 2～3 小时。建议万古霉素血药谷浓度应保持在 10 mg/L 以上;对于 MRSA 引起的复杂感染及重症感染患者,建议将万古霉素血药谷浓度维持在 15～20 mg/L。首剂负荷量有助于万古霉素迅速达到理想的血药谷浓度,并有效治疗疾病,适用于重症感染(如血流感染、脑膜炎、重症肺炎及感染性心内膜炎等)患者。负荷剂量:25～30 mg/kg(依据实际体质量计算)。

（二）推荐使用

在中枢神经系统中,社区获得性脑膜炎的主要病原菌为肺炎链球菌、脑膜炎奈瑟菌和流感嗜血杆菌,其中肺炎链球菌包括青霉素中度耐药的肺炎链球菌(PISP)、青霉素耐药肺炎链球菌(PRSP)等。医院获得性脑膜炎,尤其是颅脑手术后有脑室引流、植入物,主要病原菌为凝固酶阴性葡萄球菌、金黄色葡萄球菌及其他肠杆菌属细菌。MRSA 脑膜炎推荐疗程至少 2 周。脑脓肿、硬膜下积脓和硬膜下脓肿、细菌性海绵窦炎或静脉窦栓塞等中枢神经系统感染推荐疗程 4～6 周,根据脑脊液常规、生物化学和病原学检测指标决定是否停药。中枢神经系统 MRSA 感染首选万古霉素。青霉素高度耐药的肺炎链球菌(MIC > 1 mg/L),可单用万古霉素或联合利福平。β 内酰胺类药物过敏或耐药的 B 组链球菌感染患者,以及氨苄西林耐药或青霉素过敏的肠球菌感染患者,可选用万古霉素。万古霉素常规剂量静脉给药,在血-脑屏障存在炎性反应,其脑脊液浓度为 6.4～11.1 mg/L 时,可达到有效的治疗

浓度。少数情况全身治疗效果不佳时可予万古霉素 5～20 mg，每日1次脑室给药。如单用效果不佳，可联合治疗。在常规治疗剂量无效的情况下，可以考虑连续、大剂量地静脉持续应用万古霉素，即初始剂量 15 mg/kg，之后以 50～60 mg/（kg·d）持续静脉滴注。

（三）注意事项

万古霉素在体内基本不代谢，给药剂量的90%以原形经肾脏清除。肾功能正常时万古霉素半衰期为4～6小时。儿童万古霉素半衰期为5～11小时，早产儿为4.3～21.6小时。肾功能减退者，万古霉素半衰期延长，无尿患者万古霉素平均半衰期为7.5小时，但有个别报道长达17.8～19.8小时。因此，肾功能减退患者在使用万古霉素前需评估肾功能，并根据肾功能调整给药剂量（表3-14-1）。肥胖、老年、透析患者应征求肾内科或感染科医师会诊意见进行调整。IDSA和美国医院药师学会建议对以下人群进行血药谷浓度监测：① 应用大剂量万古霉素来维持其血药谷浓度在15～20 mg/L，并且推荐疗程较长的患者；② 肾功能减退、高龄患者、新生儿等特殊群体；③ 联合使用其他耳、肾不良反应药物的患者。

表3-14-1　不同肾功能患者万古霉素给药剂量

| 肌酐清除率（mL/min） | 剂量（mg） | 间隔时间（小时） |
| --- | --- | --- |
| < 20 | 500 | 48 |
| 20 ～ | 500 | 24 |
| 30 ～ | 750 | 24 |
| 40 ～ | 500 | 12 |
| 55 ～ | 750 | 12 |
| 75 ～ | 1 000 | 12 |
| 90 ～ 110 | 1 250* | 12 |
| > 110 | 1 000* ～ 1 500* | 8 ～ 12 |

注：* 为最大允许剂量。应根据患者体重、感染类型、病情严重程度和临床治疗反应决定实际用量。

## 三、其他

中枢神经系统感染时其他常见IVT/IT用药还包括氨基糖苷类药物，如阿米卡星，庆大霉素等（表3-14-2）。另外，β内酰胺类药物虽然具有亲水性，是治疗CNS感染的重要抗生素，但必须认识到其增加癫痫发作的风险，不应用于CNS感染；β内酰胺酶抑制剂（卡拉维酸、舒巴坦和他唑巴坦）不适宜治疗CNS感染，因为脑膜炎患者，他们的CNS弥散低，CSF浓度也持续低于有效的阈值；杀菌、非溶菌类抗生素，如达托霉素和利福平，会降低细菌产物所致的神经损伤。CNS弥散好的药物包括喹诺酮类、利福平、恶唑烷酮类与甲硝唑；CNS弥散中等的药物包括β内酰胺类药物、阿昔洛韦/更昔洛韦、万古霉素、多西霉素，如果耐受可增大静脉剂量；CNS弥散低的药物包括达托霉素、多黏菌素、替加环素和氨基糖苷类，可考虑IVT/IT。不适合CNS感染的药物包括大环内酯类、棘白菌素类抗真菌药，不适合IVT/IT。最近几年发现一些可以协助药物进入CNS的新方法，比如腺病毒相关病毒介导基因传送，或抗体纳米载体治疗神经变性病。纳米载体包括脂肪载体、碳纳米管、金属载体、高分子材料和乳剂，但是他们大多数仅在体外进行了验证，还没有设计为转运抗感染药物以通过血-脑屏障。

表3-14-2　常见IVT/IT用药及剂量

| 抗 菌 药 | 脑室内每日剂量 |
| --- | --- |
| 庆大霉素 | 1 ～ 8 mg |
| 妥布霉素 | 5 ～ 20 mg |
| 阿米卡星 | 5 ～ 50 mg[a] |
| 奎奴普丁/达福普汀 | 2 ～ 5 mg |
| 两性霉素 | 0.1 ～ 0.5 mg[b] |

注：引自 Tunkel 等。[a] 脑室内常规剂量为每日30 mg；[b] 念珠菌属感染的剂量。

# 第四节　全身性抗生素

在CNS的感染中，虽然IVT/IT具有局部药物浓度高，起效快等特点，但全身性抗生素治疗仍然是该类疾病最常用的治疗方式。全身性用药联合局部用药，血药浓度与治疗效果往往更好，但仍需结合病情实施个性化诊治。本节内容为神经外科感染患者常用的全身性抗生素剂量、用法及目标菌的总结。

抗生素的过度使用是医疗工作中极为重要的问题，尤其在ICU，已导致了MDR病原体的多次暴发流行。NICU亦是各种MDR菌的滋生地，其中包括MRSA，耐万古霉素型肠球菌（VRE），产超广谱β内酰胺酶和产碳青霉烯酶的肺炎克雷伯菌和大肠埃希菌，耐喹诺酮类、耐氨基糖苷类、耐超广谱β内酰胺类的铜绿假单胞菌以及肠杆菌属，沙雷氏菌属，枸橼酸杆菌属。

为尽量减少神经重症感染患者不必要的抗菌药物使用，缓解抗生素治疗的压力，应注意以下原则，包括：① 在一开始对疑似感染的患者行抗生素治疗时要有合理的临床指征；② 必要时，使用单一的抗生素或者更窄谱的抗生素；③ 对疑似感染的患者开始使用抗生素之前，先行适当的诊断测试；④ 每日评估是否需要继续使用抗生素治疗；⑤ 一旦获得药物敏感性和微生物培养结果，立刻降阶梯抗生素治疗；⑥ 若诊断检测在48～72小时后结果为阴性，且患者未出现脓毒症的体征，则应当停止抗生素治疗；⑦ 限制术后24小时或单剂量的手术预防性抗生素的使用。一些NICU中常用的全身性抗生素及其推荐剂量总结如表3-14-3所示。

表3-14-3　NICU中常用的全身性抗生素及其推荐剂量

| 药　物 | 经 典 剂 量 | 敏感的细菌 |
| --- | --- | --- |
| 万古霉素 | 1 g/次，q12 h[a]，IV | 葡萄球菌、链球菌、肠球菌 |
| 利奈唑胺 | 600 mg/次，q12 h，IV 或 PO | 葡萄球菌、链球菌、肠球菌、耐万古霉素肠球菌（VRE） |
| 达托霉素[b] | 4 mg/(kg·d)，IV，针对皮肤和软组织感染；6 mg/(kg·d)，IV，针对菌血症 | 葡萄球菌、链球菌、肠球菌、耐万古霉素肠球菌（VRE） |
| 甲硝唑 | 500 mg/次，q6～12 h[c] | 厌氧菌和艰难梭菌 |
| 美罗培南 | 1 g/次，q8 h，IV（感染严重时） | 假单胞菌、肠道革兰阴性杆菌、葡萄球菌、厌氧菌、不动杆菌 |
| 亚胺培南 | 500 mg/次，q6 h，IV（感染严重时） | 假单胞菌、肠道革兰阴性杆菌、葡萄球菌、厌氧菌、不动杆菌 |
| 头孢吡肟 | 2 g/次，q8～12 h，IV（感染严重时） | 假单胞菌、肠道革兰阴性杆菌 |
| 环丙沙星 | 400 mg/次，q12 h，IV | 假单胞菌、肠道革兰阴性杆菌 |
| 哌拉西林/他唑巴坦 | 3.375 g/次，q6 h，IV；或4.5 g/次，q8 h，IV | 假单胞菌、肠道革兰阴性杆菌、肠球菌、厌氧菌 |
| 替加环素 | 首剂100 mg，IV，之后50 mg/次，q12 h，IV | 肠道革兰阴性杆菌、肠球菌（包括耐万古霉素）、葡萄球菌、链球菌、厌氧菌 |
| 多黏菌素 | 根据相应药物 | 假单胞菌、肠道革兰阴性杆菌、不动杆菌 |
| 氟康唑 | 400 mg/d，IV 或 po（全身性感染时） | 白念珠菌、热带念珠菌、近平滑念珠菌和大多数光滑念珠菌 |
| 棘白菌素类[d] | 根据相应药物[e] | 所有念珠菌属 |
| 两性霉素B | 0.5～1 mg/(kg·d)，IV | 大多数念珠菌属 |

注：[a] 对于艰难梭菌感染，起始剂量为125 mg/次，q6 h，PO；[b] 不用于肺炎的治疗；[c] 对于艰难梭菌感染，起始剂量为500 mg/次，q8 h，PO；[d] 目前可用的棘白菌素类药物有卡泊芬净、米卡芬净、阿尼芬净；[e] 卡泊芬净起始剂量为70 mg，随后50 mg/d；米卡芬净剂量为150 mg/d；阿尼芬净起始剂量为200 mg，随后100 mg/d。

# 第五节　全身性抗癫痫药物

## 一、一般用药

抗癫痫药物（anti-epileptic drugs，AED）多种多样，但各医疗单位的用法却不尽相同。对于大部分患者而言，在使用该类药物的时候，要注意药物之间相互作用，调整剂量或用药来避免药物带来的副作用（表3-14-4）。

表3-14-4　常用AED使用剂量及其副作用

| 药物名称 | 半衰期 | 起始剂量 | 平均剂量 | 血药浓度 | 主要副作用 |
|---|---|---|---|---|---|
| 卡马西平 | 22～55 h | 200 mg, bid | 分次剂量 400～1 600 mg | 6～12 μg/mL | 白细胞减少、复视、共济失调、Steven-Johnson综合征、SIADH、肝炎、粒细胞缺乏症、恶心、呕吐 |
| 加巴喷丁 | 2～7 h | 300 mg, tid | 分次剂量 900～3 600 mg | 不详 | 头晕、嗜睡、震颤、食欲增加 |
| 拉科酰胺 | 12～13 h | 50 mg, bid | 分次剂量 50～400 mg | 不详 | 头晕、眩晕、复视、皮疹、注意力不集中、食欲差 |
| 拉莫三嗪 | 24 h | 25 mg, qd | 25～400 mg | 不详 | 头晕、嗜睡、复视、皮疹、Steven-Johnson综合征、肌阵挛增加 |
| 左乙拉西坦 | 6～8 h | 250 mg, bid | 分次剂量 1 000～3 000 mg | 不详 | 嗜睡、肾衰、肾功能障碍、情绪失控、情绪低落 |
| 苯巴比妥 | 5 d | 0.5～1.3 mg/kg, tid | 60～180 mg | 15～30 μg/mL | 镇静、认知障碍、呼吸抑制、药物耐受、药物依赖、共济失调、巨幼红细胞性贫血 |
| 苯妥英钠 | ～24 h | 300～400 mg, qd | 300～500 mg | 10～20 μg/mL | 肝功能障碍、巨幼红细胞性贫血、小脑变性、Steven-Johnson综合征、牙龈增生、皮疹、认知功能下降、骨软化症、佝偻病 |
| 托吡酯 | 15～24 h | 25 mg, qd | 25～400 mg | 不详 | 体重下降、头晕、共济失调、肾结石、注意力不集中、少汗、体温升高 |
| 丙戊酸钠 | 8～20 h | 300 mg, tid | 600～2 000 mg | 50～100 μg/mL | 致畸、嗜睡、脱发、震颤、体重增加、血小板功能异常、胰腺炎、肝衰竭 |
| 唑尼沙胺 | 63～69 h | 25 mg, bid | 50～500 mg | 10～40 μg/mL | 体重下降、肾结石 |

注：SIADH，抗利尿激素分泌失调综合征。

对于新诊断的全面性癫痫，包括全身强直阵挛发作、失神发作和肌阵挛发作，丙戊酸钠作为一线首选的药物，此外还有托吡酯和拉莫三嗪。当丙戊酸钠治疗失败后，全身阵挛发作的可选药物为拉莫三嗪，托吡酯和左乙拉西坦。失神发作的首选与一线用药均为拉莫三嗪。肌阵挛发作首选药物为左乙拉西坦。而对于症状性部分性癫痫，初始药物首选为卡马西平和奥卡西平。一线药物为卡马西平、奥卡西平、拉莫三嗪、托吡酯和左乙拉西坦，而在部分继发全面性发作中，丙戊酸钠也为一线药物。卡马西平、奥卡西平和拉莫三嗪是其他药物治疗失败后的首选。拉莫三嗪是卡马西平或奥卡西平治疗失败后的首选。联合用药时，在全面性癫痫的治疗中，丙戊酸钠是联合治疗的首选药物。在部分性癫痫的治疗中，治疗症状性部分性癫痫的首选配伍如下：卡马西平（奥卡西平）+托吡酯、卡马西平（奥卡西平）+左乙拉西坦、卡马西平（奥卡西平）+丙戊酸钠、丙戊酸钠+拉莫三嗪、拉莫三嗪+卡马西平（奥卡西平）以及苯妥英钠+托吡酯。对于特殊人群，如健康育龄期妇女，全面性和部分性癫痫发作的首选用药为拉莫三嗪，左乙拉西坦；计划妊娠、哺乳者，全面性发作与继发性部分性发作首选药物为拉莫三嗪；老年

患者除癫痫外无其他系统疾病者首选为拉莫三嗪和奥卡西平，伴有其他系统疾病者首选为拉莫三嗪和左乙拉西坦；学龄期癫痫患者，全面性发作的首选用药是拉莫三嗪，部分性发作首选奥卡西平和拉莫三嗪。

在急诊室中，在确定发作类型后首选丙戊酸钠或左乙拉西坦，卒中后的癫痫发作患者（无其他系统疾病）首选拉莫三嗪或奥卡西平，伴有其他系统疾病的首选左乙拉西坦。伴抑郁的癫痫患者，全面性发作首选为丙戊酸钠与拉莫三嗪，继发性部分性发作首选拉莫三嗪、奥卡西平与卡马西平；伴有行为问题者，全面性发作的首选用药为丙戊酸钠与拉莫三嗪，继发性部分性发作的首选拉莫三嗪、奥卡西平与卡马西平；伴有肾衰竭且需透析治疗者，全面性发作的首选用药为丙戊酸钠，一线用药为丙戊酸钠、拉莫三嗪与左乙拉西坦，症状性部分性发作的首选与一线用药为拉莫三嗪，左乙拉西坦；伴有乙型病毒性肝炎的癫痫患者，无论肝功能是否正常，全面性发作的首选用药为托吡酯与左乙拉西坦，肝功能正常的继发性部分性癫痫患者，首选为奥卡西平，出现肝功能指标异常时，首选为托吡酯与左乙拉西坦；伴有其他肝病者，全面性发作与继发性部分性发作的首选药物均为托吡酯与左乙拉西坦；

伴有认知功能损害的儿童或老年癫痫患者,全面性发作的首选用药为拉莫三嗪,继发性部分性发作的首选为拉莫三嗪与奥卡西平,老年患者左乙拉西坦也可以作为首选用药。

## 二、神经外科用药

目前就神经外科而言,AED的预防性使用和治疗性使用有不同的依据与疗效,下面通过文献复习对神经外科不同疾病中使用AED的情况做简要概述(表3-14-5,表3-14-6)。

表3-14-5　预防性AED应用总结

| 疾　病 | 证据等级 | 推荐预防性应用AED |
|---|---|---|
| 创伤性颅脑损伤 | I | 推荐脑外伤后应用1周 |
| 脑肿瘤 | I | 不推荐 |
| 蛛网膜下腔出血 | III | 不推荐长期使用,若有危险因素如颞叶病变,可考虑立即使用 |
| 脑脓肿/颅内积脓 | V | 推荐 |

表3-14-6　治疗性AED应用总结

| 疾　病 | 证据等级 | 推荐治疗性应用AED |
|---|---|---|
| 创伤性颅脑损伤 | V | 推荐 |
| 脑肿瘤 | V | 推荐 |
| 蛛网膜下腔出血 | V | 推荐 |
| 脑脓肿/颅内积脓 | V | 推荐 |

（一）创伤性颅脑损伤

1. 预防性应用　TBI患者癫痫发生率多达30%,而癫痫的发作会使得体内代谢需求和兴奋毒性增加,导致继发性神经元缺失和胶质增生。虽然有相关循证医学I级证据支持颅脑损伤早期预防性使用AED,但预防性使用AED对迟发性癫痫发作并无显著的预防效果。目前,尽管尚未有研究探讨不同类型颅脑损伤后预防性使用AED的临床数据,但提倡对颅脑损伤患者预防性使用AED,如脑挫裂伤或急性硬膜下血肿伴皮质损伤者。单纯性硬膜外血肿而无隐匿性脑组织损伤者则不必预防性使用AED。

近期的前瞻性研究显示,苯妥英钠与左乙拉西坦对TBI后癫痫的治疗效果相近,并无显著差异。另外,GOS评分与DRS评分对TBI患者3个月和6个月的预后评估表明苯妥英钠与患者神经功能预后差具有相关性,因此鉴于苯妥英钠的副作用,临床中左乙拉西坦更为常用。

2. 治疗性应用　目前不同AED在TBI后癫痫患者中的比较仍然缺乏I级证据,因此在使用时应当考虑药物的耐受性与相互作用。丙戊酸钠、苯妥英钠与左乙拉西坦是TBI后最常用于治疗癫痫发作的药物。

（二）脑肿瘤

1. 预防性应用　20%～40%的脑肿瘤患者首发症状为癫痫发作,此外还有40%的患者在疾病过程中出现癫痫。发生癫痫可能与多种因素相关,包括肿瘤生长部位,其中以颞叶常见;病理类型,如神经胶质瘤,神经节细胞胶质瘤,少突胶质细胞瘤等,伴随较高的癫痫发病率。

脑肿瘤患者在围手术期通常需要预防性地使用AED。2011年,Komotar研究显示,幕上脑膜瘤患者预防性使用抗癫痫药物对患者术后早期或晚期发作并无益处。2015年Cochrane上一项RCT实验表明,目前尚无证据显示预防性使用抗癫痫药物对开颅术后癫痫的发生有效。因此,在脑肿瘤患者预防性使用AED时应该尽量降低药物相关的副作用。

2. 治疗性应用　由肿瘤引起的继发性癫痫,应当接受AED治疗,包括第二代非酶类药物,如拉莫三嗪和左乙拉西坦,丙戊酸钠常作为辅助性用药。左乙拉西坦可降低脑肿瘤继发癫痫患者50%的癫痫发作概率,推荐左乙拉西坦或丙戊酸钠单药治疗。欧洲癌症研究和治疗组织(EORTC)研究提示,丙戊酸钠使胶质母细胞瘤患者生存率提高了3个月。其作用机制可能是能抑制组蛋白脱乙酰酶活性,从而激活了肿瘤抑癌基因的活性。还有可能是左乙拉西坦或丙戊酸钠与替莫唑胺相互作用的结果,丙戊酸钠是酶抑制剂,可提高替莫唑胺药物的浓度,这对肿瘤的治疗存在一定增强效应。应用丙戊酸钠和化疗的患者应注意检测血常规,注意血小板减少。

关于术后停用AED时机的研究目前尚缺乏定论。全身性癫痫发作的患者停用AED的数据不适用于脑肿瘤引起的继发性癫痫。Das等的一项回顾性分析表明,脑膜瘤患者术后平均随访时间3.1年,停用AED后癫痫发病率为9.9%。对于存在术后癫痫发作危险因素时,应持续使用AED,如术前发作史、肿瘤复发、肿瘤不完全切除、颞叶病变等;而对低风险患者而言还需进一步的分类研究。

（三）蛛网膜下腔出血

1. *预防性应用*　蛛网膜下腔出血患者并发癫痫概率高达25%，主要发生在起病早期，通常是两周内。目前有关蛛网膜下腔出血患者预防性使用AED的研究结果表明，AED并不能有效预防癫痫的发生，因此不建议广泛地预防性应用AED。美国卒中协会指出，动脉瘤性蛛网膜下腔出血后可考预防性使用AED。癫痫反复发作的危险因素是癫痫病史、颅内血肿、脑梗死以及大脑中动脉瘤。

2. *治疗性应用*　目前尚缺乏Ⅰ级证据支持使用AED预防蛛网膜下出血引起的继发性癫痫。蛛网膜下腔出血后癫痫发作推荐采用常规抗癫痫治疗及应用AED。一般认为至少2年内无癫痫发作可考虑停药。

（四）脑脓肿和颅内积脓

1. *预防性应用*　脑脓肿与颅内积脓是常见的癫痫病灶，脑脓肿癫痫发病率高达33%。喹诺酮类药物，如环丙沙星可降低癫痫发作阈值，因此在使用时需要考虑AED与抗生素之间的相互作用。在脓肿的早期或晚期都有可能出现癫痫发作，最长潜伏期可至5年，因此推荐预防性AED至少持续1年。若无阳性脑电图结果与癫痫发作体征，可考虑停用AED。脑脓肿与颅内积脓应用AED的推荐证据为Ⅴ级。

2. *治疗性应用*　脑脓肿与颅内积脓引起的继发性癫痫，治疗性应用AED较为明确，与蛛网膜下腔出血一致，一般在2年内无癫痫发作后可考虑逐渐减量、停药。

### 三、妊娠期AED使用注意事项

妊娠期AED药物使用的主要顾虑为对胎儿的致畸作用，常表现为心脏，其次为唇腭裂、神经管缺陷、骨骼畸形和泌尿系统缺陷。丙戊酸钠与脊柱裂密切相关，相关机制可能是AED的直接神经毒性及AED诱导的叶酸缺乏。妊娠期妇女服用AED引起胎儿先天性缺陷的发生率为4%～6%。有关新型AED在妊娠期的研究，目前最多的为拉莫三嗪，一项国际研究表明，单药引起的致畸风险约为2.9%，与左乙拉西坦单药使用相近，系Ⅱ级循证医学证据。丙戊酸钠致畸风险高达10.7%，呈剂量依赖性，每日超过1 000 mg时致畸风险显著升高。英国和欧洲抗癫痫药物与妊娠登记中心（EURAP）研究表明，AED的剂量依赖性致畸作用确实存在，特别是丙戊酸钠在内的多药联合方案明显升高了胎儿畸形和认知障碍的发生风险（可提高至15%）。丙戊酸钠引起的认知障碍发生比例最高，拉莫三嗪、左乙拉西坦和卡马西平的风险最低。

# 第六节　神经保护类药物

神经保护类药物在神经重症领域的药物治疗中占有重要地位，在2018年中国急性缺血性卒中诊治指南中指出，急性缺血性卒中的治疗首先要改善脑血循环，进行血管再通，迅速复流以挽救缺血半暗带；其次要关注神经保护，减少再灌注损伤、抑制缺血级联反应以减轻神经功能缺损。神经保护类药物可减小脑梗死面积，无溶栓、抗凝治疗的出血风险，没有严格的时间限制等优势。中国医师协会神经外科医师分会与中国神经创伤专家委员会在2009年也发布了颅脑创伤患者脑保护药物治疗指南。目前，已在国内批准上市的神经保护类药物主要包括激素、钙离子拮抗剂（尼莫地平、桂哌齐特、氟桂利嗪、桂利嗪）、细胞膜稳定剂（神经节苷脂、脑苷肌肽）、自由基清除剂（依达拉奉）、谷氨酸释放抑制剂（丁苯酞），其余还包括类固醇激素、奥拉西坦、鼠神经生长因子、脑蛋白水解物等。本节总结了临床常用的神经保护药物。

### 一、主要作用机制

奥拉西坦，可促进磷脂酰胆碱和磷脂酰乙醇胺合成，提高大脑中ATP/ADP的比值，能量摄取增加，使大脑中蛋白质和核酸的合成增加。临床上用于脑损伤及其引起的神经功能缺失、记忆与智能障碍等症的治疗。依达拉奉，通过清除自由基，抑制脂质过氧化，从而抑制脑血管内皮细胞、神经细胞的氧化损伤。临床研究提示N-乙酰门冬氨酸（NAA）是神经细胞存活的特异性标志物，脑梗死时含量急剧减少。脑梗死急性期患者给予依达拉奉，可抑制梗死周围局部脑血流量的减少。临床上用于改善急性脑梗死所致的神经症状与功能障碍。神经节苷脂，可促进中枢神经系统损伤的功能恢复，对损伤后继发性神经退化有保护作用，可改善脑血流动力学参数以及伤后脑水肿，通过改善细胞膜酶的活性减轻神经细胞水肿。临床上用于治疗CNS血管性或外伤性损伤以及帕金森病。桂哌齐特，通过阻止血管平滑肌细胞内的钙超载,使血管平滑肌松弛,扩张脑血管、冠状动脉和外周血管,从而缓解血管痉挛、增加血流量,能增强腺苷和环磷酸腺苷的作用,降低氧耗;还能提高红细胞的柔韧性,降低血液的黏性,改善微循环。此外,桂哌齐特还可提高脑血流量,改善脑的代谢。临床上常用于心脑血管疾病及外周血管疾病,脑出血后遗症和脑外伤后遗症。丁苯酞,通过降低花生四烯酸含量,提高脑血管内皮细胞一氧化氮和前列环素的水平,抑制谷氨酸释放,提高抗氧化酶活性等起到神经保护作用。临床上用于急性缺血性卒中患者神经功能缺损的改善。

## 二、疗效与评价

### (一)激素

国内外多个临床医学中心曾开展类固醇激素治疗脑外伤患者,Robert等人开展的急性TBI患者接受大剂量激素(48小时总剂量21.2 g)治疗的前瞻性研究结果表明,激素治疗与安慰剂相比,前者死亡率更高,导致死亡的主要原因是感染和消化道出血,有关常规剂量激素的治疗也饱受争议,目前尚无定论。

### (二)钙离子拮抗剂

马来酸桂哌齐特最早于20世纪70年代在法国上市,但由于临床使用中缺乏足够的有效性证明,同时有造成粒细胞减少的风险,导致马来酸桂哌齐特在90年代陆续从法国、西班牙、意大利等欧洲国家撤市。2012年,CFDA药物审查中心曾就马来酸桂哌齐特及其注射液的安全性问题召开过专家咨询会,讨论结果认为存在潜在的粒细胞缺乏和白细胞减少风险。2016年由CFDA发布通知,要求国内生产马来酸桂哌齐特的所有厂家于2018年6月30日前完成马来酸桂哌齐特注射液上市后的临床研究,并提出补充申请上报总局。中国急性缺血性卒中诊治指南(2018)未提到桂哌齐特。糖尿病微循环障碍临床用药专家共识(2017)提出,桂哌齐特等钙通道阻滞剂可以改善微血管痉挛、纠正缺血,属于C级证据,证据级别偏低。同样属于钙离子拮抗剂的尼莫地平在TBI与外伤性蛛网膜下腔出血的研究中,与对照组相比,在改善患者预后的比较中未见明显差异。

### (三)谷氨酸释放抑制剂

丁苯酞是近年国内开发的Ⅰ类新药。几项评价急性脑梗死患者口服丁苯酞的多中心RCT试验结果显示,丁苯酞治疗组神经功能缺损和生活能力评分均较对照组显著改善,安全性好。一项双盲双模拟随机对照试验对丁苯酞注射液和其胶囊序贯治疗组与奥扎格雷和阿司匹林先后治疗组进行比较,结果提示丁苯酞组功能结局优于对照组,无严重不良反应。中国急性缺血性卒中诊治指南(2018)将丁苯酞作为Ⅱ级推荐,B级证据。

### (四)自由基清除剂

依达拉奉神经保护功能的循证医学证据较为充分。在日本开展的一项Ⅲ期临床试验表明,依达拉奉可以改善患者神经功能预后,此研究为多中心RCT临床试验,循证级别较高。中国急性缺血性卒中诊治指南(2018)指出,国内外几项随机双盲安慰剂对照试验提示依达拉奉能改善急性脑梗死的功能结局,还可以改善接受阿替普酶静脉溶栓患者早期的神经功能。但该指南同时认为依达拉奉的疗效与安全性尚需开展更多高质量临床试验进一步证实(Ⅰ级推荐,B级证据);依达拉奉在临床实践中应根据具体情况个体化使用(Ⅱ级推荐,B级证据)。欧洲正在开展Ⅱ期临床试验。

### (五)细胞膜稳定剂

2010年单唾液酸四己糖神经节苷脂的中国专家共识中提出单唾液酸四己糖神经节苷脂钠的适应证为急性脑、脊髓损伤,也用于卒中、缺氧缺血性脑病等导致的CNS损伤,属于C级证据,证据级别偏低。2011年发布的足月儿缺氧缺血性脑病循证治疗指南不建议神经节苷脂用于足月儿缺氧缺血性脑病。2017年发表的日本卒中治疗指南指出,单唾液酸神经节苷脂GM1未显示对急性期脑梗死有疗效(级别Ⅱ)。中国急性缺血性卒中诊治指南(2018)未提到神经节苷脂。

### (六)神经保护剂

虽然目前在国内临床上应用广泛,在急性脑梗死的治疗中占有重要位置,但其真实有效性尚缺乏高级别的循证医学证据,其疗效和安全性也待进一步验证。中国急性缺血性卒中诊治指南(2018)仅对神经保护剂做出如下推荐:神经保护剂的疗效与安全性尚需开展更多高质量临床试验进一步证实(Ⅰ级推荐,B级证据);依达拉奉在临床实践中应根据具体情况个体化使用(Ⅱ级推荐,B级证据);在临床工作中,依据随机对照试验结果,个体化应用丁苯酞(Ⅱ级推荐,B级证据)。在神经重症患者的诊治中,可参考本指南推荐,遵循已有循证依据、结合国内外指南及临床路径,加强安全,合理地使用神经保护类药物,以达到降低致死、致残率,提高患者生存质量的目的。

(王艺达)

# 参考文献

［1］中国医师协会神经外科医师分会, 中国神经创伤专家委员会. 中国颅脑创伤病人脑保护药物治疗指南［J］. 中华神经外科杂志, 2008, 24: 723−724.

［2］中华创伤杂志. 单唾液酸四己糖神经节苷脂钠盐注射液——治疗脑、脊髓损伤患者的专家共识［J］. 中华创伤杂志, 2010, 26: 6−8.

［3］中华医学会神经病学分会, 中华医学会神经病学分会脑血管病学组. 中国急性缺血性脑卒中诊治指南2018［J］. 中华神经科杂志, 2018, 9（9）: 9.

［4］AFSHARI F T, MICHAEL S, UGHRATDAR I, et al. A practical guide to the use of anti−epileptic drugs by neurosurgeons[J]. Br J Neurosurg, 2017, 31: 551−556.

［5］ANTACHOPOULOS C, KARVANEN M, IOSIFIDIS E, et al. Serum and cerebrospinal fluid levels of colistin in pediatric patients[J]. Antimicrob Agents Chemother, 2010, 54: 3985−3987.

［6］FRAIMOW H S, CONSTANTINE T. Antimicrobial resistance in the intensive care unit: mechanisms, epidemiology, and management of specific resistant pathogens[J]. Crit Care Clin, 2011, 27: 163−205.

［7］LIU C, BAYER A, COSGROVE S E, et al. Clinical practice guidelines by the infectious diseases society of america for the treatment of methicillin-resistant Staphylococcus aureus infections in adults and children: executive summary[J]. Clin Infect Dis, 2011, 52: 285−292.

［8］MAIRI Z, MARKANTONIS S L, MARIZOZA F, et al. Combined intravenous and intraventricular administration of colistin methanesulfonate in critically ill patients with central nervous system infection[J]. Antimicrob Agents Chemother, 2013, 57: 1938−1940.

［9］MARKANTONIS S L, MARKOU N, FOUSTERI M, et al. Penetration of colistin into cerebrospinal fluid[J]. Antimicrob Agents & Chemother, 2009, 53: 4907−4910.

［10］ROBERTS I, YATES D, SANDERCOCK P, et al. Effect of intravenous corticosteroids on death within 14 days in 10 008 adults with clinically significant head injury (MRC CRASH trial): Randomised placebo controlled trial[J]. Dkgest of the World Latest Medical Information, 2005, 364: 1321−1328.

［11］TATTEVIN P, SOLOMON T, BROUWER M C. Understanding central nervous system efficacy of antimicrobials[J]. Intensive Care Med, 2019, 45: 93−96.

［12］TSUJI B T, POGUE J M, ZAVASCKI A P, et al. International Consensus Guidelines for the Optimal Use of the Polymyxins: Endorsed by the American College of Clinical Pharmacy (ACCP), European Society of Clinical Microbiology and Infectious Diseases (ESCMID), Infectious Diseases Society of America (IDSA), International Society for Anti-infective Pharmacology (ISAP), Society of Critical Care Medicine (SCCM), and Society of Infectious Diseases Pharmacists (SIDP). Pharmacother, 2019, 39: 10−39.

# 第十五章
# 容量状态的评估、休克与液体复苏

## 第一节 中枢神经系统急症的水、电解质及酸碱平衡紊乱

水和电解质紊乱可显著影响神经危重症患者病程，特别是低钠血症及高钠血症。他们在神经危重症患者中很常见，且与病死率相关。本节将介绍诊断和纠正钠紊乱的方法，同时讨论了钾代谢紊乱的诊断和治疗。

### 一、水钠平衡

血钠浓度异常是神经危重症患者中最常见的潜在危险，水平衡是血钠浓度的主要决定因素，因此了解水平衡的调节机制至关重要。水占体重50% ～ 60%，不同年龄和性别略有差异。身体总含水量（TBW）主要分为两部分：细胞内液（2/3）和细胞外液（1/3）。细胞外液进一步分为血管内液（1/3）和组织间液（2/3）。体内总水量在细胞内液间隙和细胞外液间隙的分布由间隙内的渗透活性分子所决定，这些间隙之间处于渗透平衡状态，水在间隙之间移动以维持渗透压相等。

渗透压的定义为，对于两侧水溶液浓度不同的半透膜，为了阻止水从低浓度一侧渗透到高浓度一侧而在高浓度一侧施加的最小额外压强；在温度不变的情况下，溶液的渗透压与单位体积溶液中所含溶质的粒子数（分子数或离子数）成正比。决定血浆渗透压的主要溶质为$Na^+$、尿素氮和血糖。临床中常用以下公式计算血浆渗透压：

$$估测血浆渗透压 =（血钠 + 血钾）\times 2 + 葡萄糖 + 尿素氮$$

人体主要通过两种调节系统进行水钠平衡的调节：① 渗透压感受器与下丘脑 - 垂体轴；② 压力感受器联合血管加压素、激素、肾脏、血管系统等感受有效循环血量的变化。

### 二、钾代谢异常

体内近98%的钾分布在细胞内，$Na^+-K^+-ATP$酶及多种激素如胰岛素、儿茶酚胺，共同维持着细胞内钾代谢的平衡。细胞外钾离子浓度的正常范围是3.5 ～ 4.5 mmol/L。只有当钾离子浓度低于3.0 mmol/L（低钾血症），或者高于5.5 mmol/L（高钾血症）才会引发明显的临床问题。

（一）高钾血症

1. 病因（表3-15-1）

表3-15-1 常见的高钾血症的病因

- 假性高钾血症
- 钾摄入过多
- 饮食摄入
- 口服或者静脉补钾
- 细胞内液（intracellular fluid, ICF）钾离子转移至细胞外液（extracellular fluid, ECF）
- 剧烈运动
- 高血钾性周期性麻痹
- 高血糖症
- 甘露醇及高渗性盐水的使用
- 胰岛素分泌不足
- 代谢性酸中毒
- 横纹肌溶解症、肌肉的缺血再灌注损伤
- 使用琥珀胆碱类药物
- 肿瘤溶解综合征
- 排钾减少
- 急性肾损伤
- 慢性肾病
- 肾上腺激素（盐皮质激素）缺乏或不足
- 肝素的使用
- 非甾体抗炎药（nonsteroidal anti-inflammatory drugs, NSAID）的使用

续 表

- 肾小管对盐皮质激素的低反应性或耐受
- 慢性肾小管间质性疾病
- 高钾性远端肾小管酸中毒(renal tubular acidosis，RTA)
- 保钾利尿药，茶碱类
- 血管紧张素转换酶抑制药(ACE inhibitors，ACEI)，血管紧张素受体拮抗药(angiotensin receptor blockers，ARB)
- 钙依赖磷酸酶抑制药(如环孢素和他克莫司)
- 尿路梗阻

2. 临床表现　钾离子在建立跨膜电位中起重要作用，血清钾离子浓度升高可影响心脏膜电位和神经肌肉的传递，从而表现出心肌和骨骼肌的症状。高钾血症最主要的神经肌肉作用影响是肌无力和乏力，严重的高钾血症(> 8.0 mmol/L)会出现瘫痪，还可能导致呼吸肌功能障碍。

3 治疗　限制钾的摄入，尽可能停止使用损害泌尿系统排钾功能的药物。在出现上述心电图或其他神经肌肉组织改变时，可行以下处理。

(1)静脉注射 10 mL 10%的葡萄糖酸钙，如果心电图异常未纠正，可以在 5 分钟后再次注射。由于高血钙能诱发洋地黄中毒，故洋地黄类药物应慎用。如果必须使用洋地黄类药物，则葡萄糖酸钙应缓慢静脉注射，时间不得少于 20 分钟。

(2)将普通胰岛素(10 U)加入50% GS 50 mL中快速静脉注射能够使血糖不高患者的血钾下降0.5 ～ 1.0 mmol/L。

(二)低钾血症

1. 临床表现　轻度低钾(3.0 ～ 3.4 mmol/L)口服补钾即可(KCl 1.5 ～ 6.0 g/d)；中重度低钾或有症状者须静脉补钾。轻度低血钾一般无任何症状，中重度低血钾常见肌无力、软瘫、食欲不振、腹胀、恶心、心动过速及心室颤动、缺钾性肾病、肾浓缩功能障碍，短时间内重度缺钾可引起猝死，危及生命。

2. 治疗　通常优选氯化钾。低钾血症伴代谢性酸中毒者，优先选择碳酸氢钾，低钾血症伴低磷血症者优选磷酸钾。轻中度低钾血症者，通常给予口服治疗。口服补钾方便、安全，尤其是慢性低钾血症的患者。但口服补钾易刺激消化道，引起呕吐和腹泻等症状，不能采用口服治疗的患者需要静脉补钾。静脉补钾能迅速提高血钾水平，静脉补钾的速度不宜过快，一般以10 ～ 20 mmol/h为宜，注意监测尿量及心、肾功能。

### 三、低钠血症

1. 定义　低钠血症的定义为血清钠低于135 mmol/L，为临床最常见的水盐失衡类型，其发生率约占住院患者的30%，因其涉及临床学科较广而备受临床医生的关注。2014 年欧洲危重病学会(ESICM)、欧洲内分泌学会(ESE)和以欧洲最佳临床实践(European Renal Best Practice，ERBP)为代表的欧洲肾脏病协会和欧洲透析与移植协会(ERA-EDTA)共同制定了欧洲低钠血症临床诊疗指南。轻度(mild)低钠血症：血钠130 ～ 135 mmol/L；中度低钠血症：血钠125 ～ 129 mmol/L；重度低钠血症：血钠 < 125 mmol/L。低钠血症的诊断流程如图3-15-1所示。

2. 治疗(图 3-15-2)

(1)严重低钠血症患者(慢性或急性)第 1 小时的处理：推荐立即静脉输注3%高渗盐水150 mL，20分钟以上；20分钟后检查血钠浓度并在第2个20分钟重复静脉输注3%高渗盐水150 mL；建议重复以上治疗2次或直到血钠浓度增加5 mmol/L。应该在具有密切生化和临床监测的环境下对有严重症状的低钠血症患者进行治疗。

1小时后血钠升高5 mmol/L、症状改善的接续治疗：推荐停止输注高渗盐水，保持静脉通道通畅，输注0.9%盐水直到开始针对病因治疗。第1个24小时限制血钠升高超过10 mmol/L，随后每24小时血钠升高 < 8 mmol/L。直到血钠达到130 mmol/L。第6小时、12小时复查血钠，此后每日复查，直到血钠浓度稳定。

1小时后血钠升高5 mmol/L，但症状无改善：继续静脉输注3%高渗盐水，使血钠浓度每小时增加1 mmol/L。有下列之一者停止输注高渗盐水：症状改善，血钠升高幅度达10 mmol/L，血钠达到130 mmol/L。建议寻找低钠血症以外引起症状的原因。如继续3%高渗盐水输注，建议每隔4小时检测1次血钠。如果患者同时有低钾血症，纠正低钾血症则可能使血钠增加。血钠纠正幅度过快过大，可导致神经渗透性脱髓鞘。

(2)中重度低钠血症：立即单次输注3%盐水(或等量)150 mL，20分钟以上，目标为每24小时血钠升高5 mmol/L。限制第1个24小时血钠升高 < 10 mmol/L，之后每日血钠 < 8 mmol/L，直至血钠升至130 mmol/L。第1、6、12小时检测血钠。如果血钠上升而症状无改善，应寻找其他原因。

(3)SIADH：限制液体输入。

(4)低血容量低钠血症：输注0.9%盐水或晶体平衡液，0.5 ～ 1 mL/(kg·h)，以恢复细胞外液容量。对血流动力学不稳定患者进行生化和临床监测。血流动力学不稳定时，快速液体复苏比快速纠正低钠血症更重要。

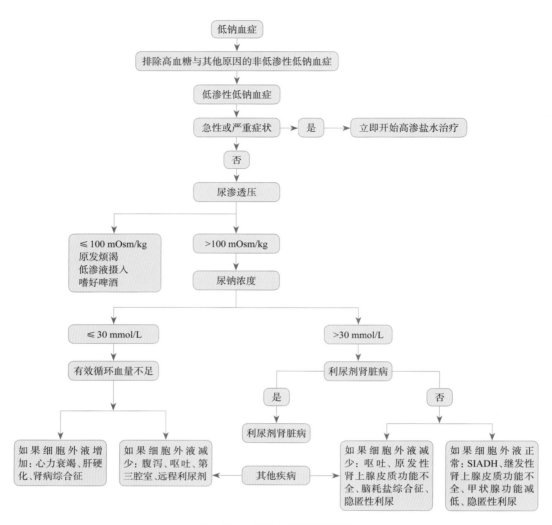

图 3-15-1　低钠血症诊断流程图

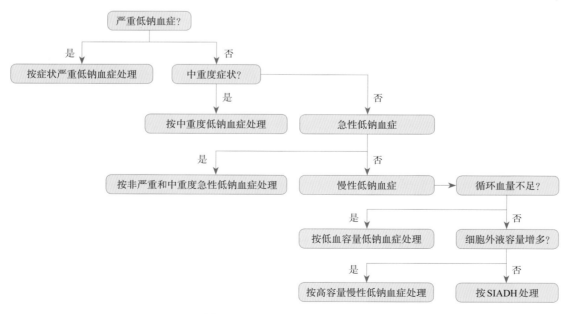

图 3-15-2　低钠血症治疗流程图

## 第二节　血气分析的解读

临床常说的血气分析指的是动脉血气,血气分析的临床意义主要体现在两方面,一是帮助判断缺氧、呼吸衰竭;二是帮助判断酸碱平衡失调。

血气分析的判读六步法如下。

1. 第一步:判定是否存在检查误差　根据Henderseon-Hasselbach公式($[H^+]=24\times PaCO_2/[HCO_3^-]$)评估血气数值的内在一致性。如果对比表3-15-2发现pH和$[H^+]$数值不一致,该血气结果可能是错误的,必须重新测定。

2. 第二步:是否存在碱血症或酸血症　pH < 7.35为酸血症,pH > 7.45碱血症。即使pH在正常范围(7.35 ~ 7.45),也可能存在酸中毒或碱中毒,需要核对$PaCO_2$、$[HCO_3^-]$和阴离子间隙。

3. 第三步:是否存在呼吸或代谢紊乱　pH改变的方向与$PaCO_2$改变方向的关系如何?

在原发呼吸障碍时,pH和$PaCO_2$改变方向相反;在原发代谢障碍时,pH和$PaCO_2$改变方向相同(表3-15-3)。

表3-15-2　评估血气数值对比表

| 项目 | 数　　值 | | | | | | | | | | | | | |
|---|---|---|---|---|---|---|---|---|---|---|---|---|---|---|
| pH | 7.0 | 7.05 | 7.10 | 7.15 | 7.20 | 7.25 | 7.30 | 7.35 | 7.40 | 7.45 | 7.50 | 7.55 | 7.60 | 7.65 |
| $[H^+]$ | 100 | 89 | 79 | 71 | 63 | 56 | 50 | 45 | 40 | 35 | 32 | 28 | 25 | 22 |

表3-15-3　原发呼吸与代谢障碍的表现

| 代谢障碍 | 原发呼吸 | pH 表现 | $PaCO_2$ 表现 |
|---|---|---|---|
| 酸中毒 | 呼吸性 | pH ↓ | $PaCO_2$ ↑ |
| 酸中毒 | 代谢性 | pH ↓ | $PaCO_2$ ↓ |
| 碱中毒 | 呼吸性 | pH ↑ | $PaCO_2$ ↓ |
| 碱中毒 | 代谢性 | pH ↑ | $PaCO_2$ ↑ |

表3-15-4　原发呼吸与代谢障碍的异常表现

| 异　　常 | 预期代偿反应 | 校正因子 |
|---|---|---|
| 代谢性酸中毒 | $PaCO_2=(1.5\times[HCO_3^-])+8$ | ±2 |
| 急性呼吸性酸中毒 | $[HCO_3^-]$升高$=24+(PaCO_2-40)/10$ | |
| 慢性呼吸性酸中毒(3 ~ 5天) | $[HCO_3^-]$升高$=24+(PaCO_2-40)/3$ | |
| 代谢性碱中毒 | $PaCO_2$升高$=21+0.7\times(\Delta[HCO_3^-])$ | ±1.5 |
| 急性呼吸性碱中毒 | $[HCO_3^-]$下降$=24-\Delta PaCO_2/5$ | |
| 慢性呼吸性碱中毒 | $[HCO_3^-]$下降$=24-\Delta PaCO_2/2$ | |

4. 第四步:分清原发、代偿　原发变化必然大于代偿变化,决定了pH的变化方向。pH改变的方向与$PaCO_2$改变方向的关系如表3-15-4所示。

5. 第五步:计算AG和ΔAG　AG的正常范围是8 ~ 16 mmol/L。如果AG升高,首先判断一下是否存在高AG代谢性酸中毒,然后评价AG升高与$[HCO_3^-]$的关系。

$\Delta AG=AG-12$,潜在$[HCO_3^-]=\Delta AG+$实测$[HCO_3^-]=[Na^+]-[Cl^-]-12$。

如果为非高AG代谢性酸中毒,潜在$[HCO_3^-]$的值应当介于22 ~ 26。

如果这一比值在正常值以外,则存在其他代谢紊乱:$[HCO_3^-] < 22$,并存阴离子间隙正常的(高氯)代谢性酸中毒;$[HCO_3^-] > 26$,并存代谢性碱中毒[注意:低蛋白血症患者血浆白蛋白浓度每下降10 g/L,阴离子间隙(正常值)下降约2.5 mmol/L]。

6. 第六步:判断血气分析结果是否与临床相符

# 第三节 临床评估末梢微循环

## 一、末梢微循环的临床评估

随着监测手段和检验方式的发展,临床医生能够更深入地理解循环衰竭的病理生理变化,但新技术的应用可能会让我们忽略最基本的体格检查。对于非要害器官如皮肤和肌肉,很难用新技术进行评估,因此无创监测末梢微循环逐渐引起大家的注意。在发展为休克时,观察末梢微循环的改变可以识别休克的不同时期,在休克的初期以代偿机制为主,此时神经体液因素诱导血管收缩,以牺牲末梢灌注来维持重要器官的灌注。血流的改变使得皮肤、肌肉和胃肠血管床这些组织在急性休克时对潜在组织低灌注高度敏感。随着休克的进展和正确的初始治疗后,末梢循环主动参与改善,组织灌注变得越来越不显著甚至完全消失。当患者进入稳定期,末梢循环的变化可能不再反应急性代偿机制。然而,即使全身血流动力学稳定后,末梢循环的异常仍可持续存在。而且,这种末梢循环改变的持续存在与预后差相关。

末梢循环可以通过触摸皮肤或测量毛细血管充盈时间等体格检查来评估,毛细血管充盈时间代表远端毛细血管床(如甲床)从被按压变苍白后到其恢复灌注的时间。这一概念最早于1981年由Champion等提出,当时作为国际创伤严重度评分(international trauma severity score)的一部分用于创伤患者快速且有序的心肺评估。后来有大量关于儿童的研究被发表,但这些结论不能直接应用于成人危重症患者。目前关于成人毛细血管充盈时间的研究仍非常少。成人正常毛细血管充盈时间范围仍受到争论,总体说来,目前研究显示危重症患者的毛细血管充盈时间极限值为 > 2秒,其特异性不足以鉴定心血管抑制的患者。许多研究显示,毛细血管充盈时间 > 5秒是区分经过血流动力学治疗后血流动力学稳定患者更严重器官功能不全和更高概率发生器官功能衰竭的指标。通过触摸肢端或测量体温梯度(指两个测量部位的温度差)来评估皮肤温度可以帮助医生识别毛细血管充盈时间。如果肢端温度低,预示毛细血管充盈时间延长,即皮肤微循环紊乱。相反,肢端温暖代表皮肤血流充分,预示正常的毛细血管充盈时间。

综上所述,末梢循环的临床评估结合传统的血流动力学参数来持续监测危重症患者有利于复苏。虽然休克复苏的机制尚未完全清楚,但非常明确的是持续末梢循环异常与患者预后差相关。需要更多的研究来确定哪些末梢血管床是最有效的观察部位,并进一步明确可以从这种干预中受益的患者人群。

## 二、严重脓毒症和感染性休克中氧摄取与灌注指标

维持组织正常的氧合状态,避免组织缺氧对于防止细胞损伤、器官衰竭和死亡是必不可少的。氧摄取和灌注指标可以量化疾病的严重程度,为临床干预提供信息,并预测患者的预后。根据明确的血流动力学表型来描述患者特征可以降低患者的异质性,并阐明患者的选择及相关临床预后试验的结果。

研究者在脓毒症早期的动物和人体模型中观察到循环功能不全导致的全身氧输送($DO_2$)及氧耗需求($VO_2$)的失衡。血容量减少、血管张力降低、心功能抑制以及代谢需求增加引起$DO_2$减少。因此,脓毒症早期表现为低血压、中心静脉血氧饱和度($ScvO_2$/$SvO_2$)降低、CVP和心脏指数降低,进而乳酸产生增加。

严重脓毒症或感染性休克的临床和血流动力学表型根据灌注指标(乳酸和$ScvO_2$)水平分为以下阶段。

1. 乳酸正常合并$ScvO_2$降低 早期的$DO_2$降低通常伴有$ScvO_2$降低。这种情况发生在A阶段之前,难以识别。往往为低血压引起,多数被早期液体治疗或其他增加$DO_2$和(或)降低$VO_2$的干预措施所逆转。

2. 乳酸升高合并$ScvO_2$降低(早期) 此阶段开始时生命体征往往正常,也被称作隐匿性或隐蔽性休克。在$DO_2$严重下降时,随后的全身氧摄取率(OER)增加或$ScvO_2$/$SvO_2$下降是维持$VO_2$的一种代偿机制。OER > 50%时开始出现无氧代谢并产生乳酸。在此阶段,乳酸浓度与$DO_2$和$ScvO_2$/$SvO_2$呈

负相关。此阶段中高达20%的患者会出现突发心肺器官衰竭（如心律失常、呼吸衰竭、显性休克以及心搏骤停）。隐匿性休克的早期检测可使死亡率降低至10%。

3. 乳酸正常合并ScvO₂正常（早期） 提示已进行了充分复苏（乳酸正常合并ScvO₂/SvO₂正常）。本组特征是对干预措施有反应，心排血量增加，氧摄取率正常。可能伴有血压正常或者全身低血管阻力，需给予低剂量的血管加压素治疗。在低血压或乳酸 > 4 mmol/L的基础上，6小时内纠正初始的低ScvO₂可使相应的死亡率从27.5%下降至15%。

4. 乳酸升高合并ScvO₂降低（晚期） 此阶段即使在DO₂增加的情况下，仍存在全身组织持续低氧。治疗的目标仍然是增加DO₂（增加氧含量、血红蛋白浓度或心排血量）或者降低VO₂。低ScvO₂、CVP增加及乳酸升高提示存在显著的心肌功能障碍。如果复苏的6小时内ScvO₂/SvO₂持续降低，死亡率可增至40%，而对于ICU患者，死亡率则为51%。ScvO₂是急性肺损伤发病47小时后预后的预测因素，将其纠正至正常可以使死亡率由38%降至23%。

5. 乳酸增高合并ScvO₂增加 本阶段患者乳酸增高（清除障碍）的同时ScvO₂增加，与高死亡率相关。治疗仍然是困难的，并且仍是研究热点。

总而言之，严重感染与感染性休克的血流动力学表型是氧摄取（ScvO₂）、灌注（乳酸）和血压之间多维度交互的表现，能够清楚地反映死亡率的变化。血流动力学表型特征能够提供客观的信息去对比复苏研究，以及解释研究结论。个体化的血流动力学特征可以减少异质性，提高严重脓毒症与感染性休克临床预后试验结果和结论的透明度。

### 三、乳酸与脓毒症

脓毒症中出现高乳酸血症和乳酸酸中毒的潜在病因，包括早期氧输送受损、脓毒症复苏不充分以及局部细胞组织缺氧。组织一般最大能摄取70%的氧供，但在脓毒症时，摄氧能力被减弱至50%或更低。静息状态下肾上腺素的升高、外源性儿茶酚胺的给予以及乳酸清除受损可促进乳酸血症生成。β受体激动剂如肾上腺素可以通过刺激肝脏糖原分解或糖酵解而继发升高血清乳酸水平（如升高的B型乳酸）。表面上，肾上腺素通过增加心排血量以及增加氧供（如减少A型乳酸）而抵消这一效应。

血清乳酸的升高是脓毒血症预后的重要指标。不管是什么原因引起乳酸升高，都说明组织器官处于血流动力学和（或）新陈代谢障碍状态。

升高的乳酸提示临床预后不良，但是应用乳酸清除作为复苏成功的标志却出现不同的结果。单纯乳酸浓度的变化不足以单一和确切地用于评估复苏的临床终点，必须与其他反应血流动力学稳定或成功的临床表现指标（参数）如尿量和意识等结合在一起。

高乳酸血症可能是机体对脓毒症的一种适应性反应。因此，治疗应该集中在感染源的控制，及时恰当的抗生素治疗是最重要的手段。除了这些干预，适度液体复苏使全身血流动力学参数迅速恢复是值得提倡的。如果乳酸水平持续升高，临床医生必须考虑到器官灌注受损（如肠道或肢体缺血）以及微循环障碍这些潜在的原因。为达到增加乳酸清除的目的，应避免使用过量β受体激动剂，纠正药物或静脉淤滞引起的肝损伤。在乳酸酸中毒时使用碳酸氢钠几乎没有意义。同样，肾替代治疗和给予二氯醋酸都可以治疗乳酸酸中毒，但不能明显改善生存率。

## 第四节　休克的心肺监测新进展

休克是由于氧输送和氧消耗不平衡导致的细胞缺氧状态。通常为组织灌注相对减少与循环衰竭引起，心排血量（CO）和全身血管阻力（SVR）的比例决定血压（BP）。任何原因导致的CO或SVR降低都会诱发休克。随着时代的发展，肺动脉导管之类的有创监测方法已不再受欢迎，较新形式的微创或无创监测（如脉冲轮廓分析和胸部生物电阻抗）显示出应用前景，但实际使用仍需进一步研究。休克患者的心肺监测仍然没有"理想"的监测或治疗标准。

### 一、休克的定义和流行病学

休克是氧输送和氧消耗不平衡导致的细胞缺氧状态，通常由组织灌注相对减少与循环衰竭引起。当组织利用氧障碍，如线粒体功能障碍；或氧输送能力不够，如一氧化碳中毒，都可能发生休克。根据不同的表现，休克可以分为有终末器官衰竭证据的失代偿性休克(例如精神状态改变、低血压或无尿)和隐匿性或代偿性休克(例如,乳酸性酸中毒、血压轻度降低)。

休克根据不同的病理生理分为四型:心源性、低血容量性、分布性、梗阻性。多种休克类型也可能同时存在。一项大型多中心随机临床试验(SOAP II试验)发现,循环衰竭中分布性休克最常见(64%),其次为低血容量性(16%),心源性(15%),阻塞性(2%)。不同类型休克的死亡率差别很大。

休克及其各种原因和类型可能同时存在或同时发生,了解其潜在的病理生理改变,对避免重要终末器官衰竭和死亡至关重要。监测休克的改善以及查明其他危险因素至关重要。

## 二、休克的监测

### (一)血压监测

可通过血压计在肢体静态时测量或通过动脉导管连续测量。由于器官系统会自动调节血流量,不能单纯通过测量血压来评价个体器官灌注情况,需要其他方式一起使用。一般来说,平均动脉压(MAP)小于65 mmHg被认为是病理的,研究表明MAP在该阈值以上无灌注不足或死亡的证据。

### (二)静脉氧饱和度监测

混合静脉血氧饱和度($MvO_2$或$SvO_2$)为肺动脉导管(PAC)测量的肺动脉远端血红蛋白饱和度百分比。$SvO_2$降低是心排血量减少的敏感标志。心源性休克时,外周血管系统中的血液运输时间延长,$SvO_2$下降。而在分布性休克中,因外周组织摄氧故障和微循环分流,$SvO_2$通常大于70%,非常高的值(> 90%)与更坏的预后相关。某些情况下脓毒症休克可发生心室动脉脱耦联伴心脏功能不全,导致$SvO_2$降低。

$SvO_2$的主要缺点是它只能通过放置PAC获得。中心静脉血氧饱和度($ScvO_2$)可以从中心静脉导管抽出的静脉血进行血气测量(最好在上肢),所以在临床中常作为$SvO_2$的替代。虽然监测$ScvO_2$可用于诊断休克的原因以及个体患者的趋势值,但把$SvO_2$正常化作为治疗目标不改善发病率或重症患者的死亡率。外周静脉血气对区分休克分型无效。

### (三)中心静脉压测量

中心静脉压(CVP)在成人仰卧位自主呼吸时正常范围为5 ~ 7 mmHg。脓毒症或低血容量性休克时CVP减少,而在梗阻性或心源性休克时升高。CVP可以通过临床评估颈静脉压或超声间接测量下腔静脉(IVC),也可以直接通过一个简单的压力计连接中心静脉导管测量。传感器应该与患者腋中线对齐,在左心房水平。CVP测量中要考虑正压通气时呼气末正压(PEEP)的影响,PEEP可以虚假提高CVP测量值。一项系统回顾证实,CVP和循环血量之间没有关联,CVP也不能预测液体反应性。有人认为应不再使用CVP指导液体管理。

### (四)超声心动图和超声

超声心动图可以诊断瓣膜疾病,急性冠脉综合征室壁运动的变化,肺栓塞的急性肺源性心脏病,心包积液与心包填塞,并捕获收缩功能的连续变化。已有指南指出重症患者适用床旁超声和超声心动图。但可能受到患者体型及操作员和解释者经验影响。

标准二维超声可以通过直接测量IVC实时评估IVP的动态变化。在休克患者中,IVC大小、塌陷(IVCc)和扩张(IVCd)可用于预测液体反应性。但受到诸多因素影响,其应用受到一定限制。

### (五)肺动脉导管

肺动脉导管也称为Swan-Ganz导管,当血流引导导管前进时,波形追踪显示导管位置同时压力提示在心脏或肺血管的特殊部分。测量数据包括CVP,右心房压力,右心室压力,肺动脉压力,肺动脉楔压(PAWP)等。

并发症包括导管感染,由于心肌的刺激引起的心律失常,以及肺动脉破裂。不良事件发生率一般约4%,有经验的中心为1%。

### (六)微创或无创心排血量监测设备

微创或无创心排血量监测装置指使用动脉压力曲线和脉冲轮廓分析来测定心排血量,目前市面上的产品有FloTrac监测装置;Edwards Lifesciences公司或NICOM胸部生物电阻抗。尚需要大型随机研究证实其有效性和准确性。

# 第五节 允许性低血压休克复苏适应人群

近年来,一些试验发现在氧合、进食、通气、输血、胰岛素应用以及创伤患者血流动力学支持等问题上,"允许性复苏目标"的干预能够使患者获益,对重症患者的治疗取决于纠正病理生理紊乱的思维受到挑战。

复苏过程中以正常血压为目标是休克管理的一个核心要素，但现在某些试验正在评估允许性低血压复苏的作用。这些试验的基础原理是适当的组织灌注可能不取决于"正常"的血压，基于各器官和患者亚群之间的血管自动调节能力不同，与患者亚群的年龄以及心血管合并症等因素相关。

### 传统的升压药使用

基于低血压未纠正可致命这样的前提，我们使用血管升压药物来提高血压并做出相应的调整。然而，升压药物的血管收缩作用可能是有害的，而临床医生通常低估这些风险。在减少输血受益的临床试验中，在动态监测过程时如果血红蛋白达到靶目标70 g/L后应引起警惕，停止继续输血。这种限制性输血受益的观点后继被多个试验证实，随之在全球性输血管理中推广，即确定患者降压的一个最低耐受性血压阈值/靶点，该目标血压既能保障低血压患者的器官灌注，又能使升压药的副作用最小化。本文讨论的是血管舒张性低血压，此类患者应用升压药（最常见的是去甲肾上腺素）的目的是减少血管张力降低导致的容量需求，并排除血容量耗竭（低血容量）或心力衰竭。

使用升压药物以达到血压正常是复苏不可缺少的一部分，而其内在的风险效益计算得出"滴定升压药物使平均动脉压（MAP）达到至少65 mmHg"的标准。这种"允许性低血压替代复苏"最普遍的安全问题主要集中在患有慢性高血压或急性肾损伤的患者。我们提供以下四个论点反对过早地解除允许性低血压，作为这些患者的获益策略。

（1）没有证据表明允许性低血压对慢性高血压患者有害。

重症患者急性严重低血压与不良预后明确相关，但不能因此而认为应将血管升压药的平均动脉压（MAP）标准化。同理，重症患者的贫血与死亡率相关，但输血纠正贫血并不能降低死亡率。这种不确定性也适用于慢性高血压患者，因为他们更容易发生升压药物引起的不良反应。首先，他们容易出现心脏舒张功能障碍，而大剂量升压药物（如去甲肾上腺素，不是血管加压素或去氧肾上腺素）的使用产生明显的正性肌力和变时作用，将进一步加重舒张功能障碍。而低血容量（如静脉淤滞、毛细血管渗漏、出血和使用利尿剂）可能加重舒张功能障碍。其次，自我调节右移曲线（器官血流量与平均动脉压）的证据可以追溯到严重高血压普遍流行的时代。1973年，Strandgaard等人报告慢性高血压志愿者静脉注射樟磺咪芬诱导血压急剧下降，此时脑血流量自动调节曲线出现右移表现。然而，这个研究的平均基线血压高于200/130 mmHg，而这种情况在当今没有普遍性。而且，该研究是来阐明用血管扩张剂紧急纠正未控制的高血压是有害的，而不是阐述低血压患者纠正至平均动脉压大于65 mmHg目标血压的安全性问题。最后，休克状态时低血压可能是器官高血流量灌注的一种适应性反应，血管收缩可能导致不利的结果。

（2）慢性高血压状态和血压控制信息在复苏的早期阶段不可靠且无法获得。

慢性高血压患者差异化的治疗源自医院医生获悉了患者的家中血压，并推测平均动脉压持续升高导致自动调节曲线右移。然而，复苏期间获取既往史有限，并且20%～30%的高血压患者不了解自己的病情，因此慢性高血压的信息也不可靠。相反，确诊为高血压的患者在家中可能不是高血压。即便右移的自动调节曲线与临床诊断相关，但是高血压的诊断可信度较低。

（3）强化升压治疗可能会增加急性肾小管坏死的风险和严重程度，而尿量升高并不意味着肾功能改善。

在健康受试者中，去甲肾上腺素持续减少肾灌注。在血管舒张性低血压时，去甲肾上腺素以及其他升压药物对肾灌注的影响尚不清楚，但即便是支持这样观点的专家也承认"在低血压患者中持续给予升压药物支持"依然存在较多争议。同时，该争议也不能消除对"尿量增加意味着肾功能改善"的误解。尿量暂时性增加或维持可能是小动脉血管持续收缩的结果，但此时肾脏不一定得到保护。在一项多巴胺试验中，发现尿量和临床相关的肾脏终点事件显然不相关；相反，尽管血管紧张素转换酶抑制剂早期降低肾小球滤过率，但其反而具有肾脏保护作用。

（4）器官特异性替代终点的受益不能否定其对整体不利的影响。

围手术期β受体阻滞剂降低心肌梗死的风险，但增加了死亡风险。一项大型非盲试验显示，允许性低血压导致更多高血压患者需要行肾脏替代治疗，但该研究行肾脏替代治疗指征未标准化，并且对死亡率也无影响。即使强化升压治疗可以预防或改善急性肾损伤，但其导致的医源性并发症可能超过这一作用。例如，观察性研究和试验提示，升压药的过度应用会增加ICU患者心房颤动的风险，而最近发现具有其他长期的不良影响。

综上所述，传统经典的认识很难转变。TRICC试验发表后，针对该实验结果（推广血红蛋白靶目标控制于70 g/L的输血管理）的执行存在很大阻力。最后，一些类似研究初始都是摇摆不定的,但最终都能获得明确的结论,如消化道出血和高风险手术等。相似的,当前关于升压治疗的临床实践并不能保障患者的安全性,因此进行限制升压药物应用的允许性低血压策略的临床试验非常必要。对于这个临床问题,待到更多试验完成时,相信最终会给出我们一个明确答案。

# 第六节　中心静脉压

中心静脉压(central venous pressure,CVP)指的是右心房和胸腔内大静脉的血压,可通过置入中心静脉导管直接测量。CVP曾长期作为反映心血管系统充盈压的经典指标广泛应用于临床,目前仍是指导重症患者液体复苏最常用的血流动力学变量。然而,近年来大量研究表明,CVP在评估患者前负荷及液体反应性方面似乎并不可靠,大多数临床指南亦不再推荐通过监测CVP用来指导液体复苏。

生理情况下,CVP大小非常接近于右心房压(right atrial pressure,RAP),因此其常被作为前负荷的替代指标,补液后CVP的变化亦曾被用于预测患者的容量反应性。CVP的大小取决于心脏射血能力和静脉回心血量之间的相互关系,既往临床上一般认为,CVP正常值为 $5 \sim 12$ cmH$_2$O,若CVP < 5 cmH$_2$O,则提示右心房充盈不足或血容量不足;若CVP > 15 cmH$_2$O,则提示心功能不全、静脉血管床过度收缩或肺循环阻力增高;若CVP超过20 cmH$_2$O时,则表示存在充血性心力衰竭。然而,近年来越来越多的证据表明,CVP的绝对值并不能真实反映患者血容量或前负荷,补液试验后CVP值的变化亦不能用于预测患者液体反应性。

对CVP的质疑集中在以下几个方面。

## 一、前负荷的评估

### (一)通过CVP评估前负荷的理论基础

根据Frank-Starling机制,心肌收缩力与肌节初长度明显相关。前负荷可使肌肉收缩前处于一定初长度,对于中空、近球形的心脏来说,心室肌的初长度决定于心室舒张末期血液充盈量,即心室舒张末期容积(end-diastolic ventricular volume,EDV)相当于心室的前负荷。CVP被用作监测前负荷,是因为压力和张力之间存在直接相关关系。

### (二)CVP反映前负荷价值有限

CVP是腔内压力,其大小受到心脏周围压力影响,而跨壁压(transmural pressure,PTM)直接代表扩张心腔的压力,更能准确反映前负荷。生理情况下,呼气末胸膜腔压力接近于零,CVP等同于PTM,而病理状态时(如大量心包积液,腹腔高压,正压通气等),胸膜腔压力增加,并传递至心腔,引起CVP升高。而PTM和前负荷下降。

另一方面,CVP与前负荷对应关系并不唯一。心室顺应性影响CVP与前负荷的对应关系,在不同病理状态下,心室顺应性的变化可使CVP与EDV对应关系发生变化。最后,CVP是右心室(RV)功能与静脉回流相互作用的结果,同一CVP值可能对应着多种不同的心脏功能和静脉回流状态。

## 二、预测液体反应性

液体反应性是对患者进行液体复苏的前提和基础。进行补液试验的唯一理由就是增加每搏输出量(stroke volume,SV);如果SV没有增加,液体治疗就没有达到目的,并且可能是有害的。通常来讲,液体反应性的存在需要同时满足两个条件:① 两个心室的功能均处于Frank-Starling曲线的上升支;② 液体输注增加张力性容量导致体循环平均充盈压(mean systematic pressure,MSP)的增加大于CVP的增加,从而增加静脉回流的压力梯度。

从理论上讲,在Frank-Starling曲线到达平台期之前,在一定范围内患者心排血量(cardiac output,CO)会随着CVP增加而增加。然而,由于不同人群不同状态下Frank-Starling曲线存在较大的个体差异,因而靠单一静态CVP值判断患者液体反应性价值有限。

综上所述,我们发现CVP在评估前负荷及液体反应性中可能确实价值有限,加之近年来较多血流动力学指标如脉压变异(pulse pressure variation,PPV),每搏输出量变异(stroke volume variation,SVV)及被动抬腿实验(passive leg rise,PLR)等对于患者液体反应性具有良好的判断价值并被指南推荐,我们有必要重新审视CVP监测的必要性及其潜在的临床价值。

那么,为什么还在使用CVP呢?首先CVP具有一定生理学意义,是静脉回流的决定因素,任何原因引起CVP增高都可能引起静脉回流减少。其次,CVP可能影响器官血液灌注。目前有观点认为，器官灌注压与平均动脉压（MAP）和CVP之间的压力梯度呈正比，CVP的异常增加可能导致微循环灌注阻力增加、组织水肿甚至脏器功能损伤。但两者之间是否为因果关系及其具体作用机制仍有待进一步研究证实。因此，可以考虑将CVP值作为重症患者液体复苏的安全性指标而非目标值，CVP持续升高应被视为预警指标，应早期查明原因并给予针对性的治疗。在此过程中，结合患者病情给予个体化的治疗/复苏策略是非常必要的。同时将CVP与CO的动态变化进行综合评估，或许能得到患者心功能及外周血管状态的参考信息。

## 第七节　白蛋白与生理盐水在重症监护病房液体复苏中的差异

在ICU中，常通过静脉补液治疗来维持或增加血容量，但不同的液体选择对患者预后所产生的影响仍无定论。尚无强有力的随机对照研究结果来验证液体选择对ICU患者生存率的影响。有荟萃分析指出，与晶体液相比，给予含白蛋白的液体治疗使患者死亡绝对风险增加6%。而另一篇文章指出运用含白蛋白的液体进行复苏不会增加死亡风险。面对这些矛盾的研究结果，临床医生对于液体复苏中液体选择陷入迷茫。

为了探索使用白蛋白或生理盐水对ICU患者进行液体复苏时对生存率有无影响，the SAFE研究小组于2004年进行了一项多中心、随机、双盲临床实验。该试验结果发表在新英格兰杂志上，试验通过比较白蛋白及生理盐水分别作为复苏液体时ICU患者的死亡率来比较二者在液体复苏中的有效性。研究组将入住ICU的患者随机分为两组，在随后的28天内给予生理盐水或4%的白蛋白进行液体复苏，主要结局判断指标为抽样后28天内的死亡。两组患者的基线特征相似。观察结果表明：两组之间新发单器官衰竭和多器官衰竭患者比例相似，两组间平均ICU住院日、平均住院天数、机械通气天数、或肾脏替代治疗天数均无显著差异。因而得出结论：ICU患者接受4%的白蛋白或者生理盐水在28天内的治疗效果及结局是相似的。

人血白蛋白溶液与血浆的浓度相似，实验数据显示浓度为4%～5%的白蛋白扩容作用大约等于输入的体积，20%白蛋白大约为输入体积的2倍。尽管20%白蛋白复苏具有小容量的优势，但是快速输注可能诱发肿胀，降低肾小球滤过率。但尚不明确是否会引起相应的临床改变。此外，20%白蛋白复苏对容量的需求、液体平衡、生理和生化反应等尚未被随机试验系统性评价。为明确ICU患者采用不同浓度白蛋白复苏效果，2018年11月澳大利亚发表了SWIPE随机临床试验。结果提示，与4%白蛋白相比，使用20%白蛋白作为复苏液能够减少早期液体正平衡，未增加不良作用。未来可能需要进一步行大型随机试验验证20%白蛋白作为复苏液的作用。

关于神经重症患者的液体复苏，欧洲危重病医学会（ESICM）在2016年发布了最新神经重症监护患者液体治疗共识，在共识中提出：① 推荐在神经重症患者中使用晶体液作为首选的维持液（强烈推荐）；② 推荐不要使用胶体、含糖的低渗溶液和其他低渗溶液，或白蛋白作为NIC患者的维持液（强烈推荐）；③ 推荐在急性缺血性卒中患者中不要使用大剂量（20%～25%）白蛋白（强烈推荐）；④ 建议使用晶体作为NIC低血压患者的一线复苏液（弱推荐）；⑤ 建议对于NIC低血压的患者不使用合成胶体作为复苏液（弱推荐）；⑥ 推荐对于NIC低血压患者不要使用含葡萄糖的低渗溶液和其他低渗溶液作为复苏液（强烈推荐）；⑦ 推荐对于NIC低血压患者不要用低剂量白蛋白（4%）作为复苏液（强烈推荐）；⑧ 建议对于NIC低血压患者不要使用高剂量白蛋白（20%或25%）作为复苏液（弱推荐）；⑨ 建议对于NIC低血压患者不要使用高渗盐水作为复苏液体（弱推荐）；⑩ 建议临床医生在NIC患者液体置换过程中注意目标血容量（弱推荐）；⑪ 推荐采用多模态方法，整合多个血流动力学变量的指导下，优化NIC患者的液体治疗（强烈推荐）；⑫ 推荐NIC患者考虑使用动脉血压和液体平衡作为NIC患者优化液体治疗的主要参考（强烈推荐）。由此可见，神经重症患者的液体复苏较其他ICU患者而言有其特殊性，关于NIC患者的液体治疗如液体的最佳成分和容量，控制颅内压的高渗性液体的选择及剂量仍然存在问题，且只有有限的高质量证据指导液体管理和确定生理域值以及监测液体治疗的终点。

# 第八节 容量状态和液体反应性

容量反应性是指输液后每搏输出量或者心排血量随之增长的能力,静脉液体复苏能够恢复血容量,改善每搏输出量。然而,一部分循环不稳定的患者在进行液体负荷输注后未能如愿地改善心排血量,过多的液体反而导致患者预后恶化。因此,寻找简单可靠的指标或者方法以准确地评估和预测容量反应性,避免盲目扩容治疗迫在眉睫。

## 一、容量状态的重要性和液体管理

临床中仅依赖于简单的体格检查以及心率、血压等生理指标,来决定是否予以补液治疗是不可靠的。在过去的几十年中,研究人员一直在寻求改进技术和工具来判定哪些不稳定患者具有容量反应性,以确定这些患者能否对补液做出应答以增加心排血量。

若患者前负荷位于Frank-Starling曲线的上升支,提示具有容量或液体反应性,通过静脉输液增加静脉容量可促进静脉回流,进而增加每搏输出量。但对于急诊或有潜在心血管疾病的患者,其心脏功能可能位于Frank-Starling曲线平台支。给予更多的液体不仅未能改善心排血量,反而使患者暴露于不必要的补液风险。

有数据显示大量液体复苏和充盈压的升高与急性肾损伤相关,最近一项有关创伤性低血容量患者的荟萃分析显示,限制性液体复苏策略的管理能够促进患者的存活。来自儿童的研究数据也支持"过量补液可能导致预后恶化"这样的观点。

总之,应用静脉输液时应考虑潜在获益和风险。而且,后继每次补液措施的决定将需要评估更强的适应证以及相关的风险。为危重患者提供最佳的复苏治疗,必须了解可利用的评估工具,以确定补液是否有利。

## 二、预测液体反应性的指标

最早发展为预计容量反应性的指标是静态压力和容量的测定,这些指标包括中心静脉压和肺动脉楔压(PAWP),以及通过超声心动图检查获得的相关指标。如前所述,这些静态指标代表患者前负荷在Frank-Starling曲线上的某一位点,不具备指示前负荷是否能沿曲线前行和优化心肌纤维重叠的能力。此外,Starling曲线的形状和斜率个体差异大,增加了其局限性。

由于静态指标存在明显的局限性,有研究建议应用机械通气时胸腔内压改变所诱导的前负荷指数变异,作为预测容量反应性的预计因素。由于需要机械通气,操作烦琐,使用较少。

近来常使用负荷试验预测液体反应性。被动抬腿试验(PLR)能从下肢动员约300 mL血液作为一种"自身输注"并瞬间增加静脉回流。该实验可逆,并且避免不必要的液体输注。

## 三、预测容量反应性的技术

1. 中心静脉压(CVP) 中心静脉压是临床常用的指导液体管理的参数。测量中心静脉压需要放置中心静脉导管,然而,近来一些强有力的证据表明CVP不能预测心排血量对液体输注的反应性。且有感染及机械损伤等相应并发症。

2. 肺动脉楔压(PAWP) 肺动脉导管可测量肺动脉楔压,同时利用热稀释法测量心排血量。由于多项研究表明PAWP无法改善患者预后,且置管有感染及机械损伤等相应并发症,近年来置管率明显下降。利用肺部超声可以无创评估PAWP,超声上未见弥散的B线征,提示PAWP小于18 mmHg。在复苏治疗中连续床旁肺部超声监测,有助于评估液体耐受性。

3. 每搏输出量变异(SVV) 每搏输出量变异(SVV)的原理与PPV类似,为呼吸周期中每搏输出量的变化值。连接动脉导管的监护仪可以分析脉压轮廓形状计算每搏输出量,SVV对容量反应性阳性阈值为12%。SVV也可以通过专用设备分析监测脉搏轮廓而获得。一项荟萃分析提示,相对于PPV,SVV预测准确性略差。SVV测量的限制因素与PPV类似,包括患者不能有自主呼吸或心律失常、机控潮气量需大于8 mL/kg等,以上因素限制了SVV在实际临床中的应用。

# 第九节  脓毒症中合理的液体治疗

液体复苏的目标是压力-容积和MCFP增加量超过CVP的增加量,即增加静脉回流的压力阶差。大多数严重脓毒症和脓毒症休克患者无液体反应性,通过液体复苏带来的血流动力学改变短暂且微小,而积极的液体复苏可能带来心脏充盈压升高,动脉扩张以及组织水肿等不良后果。因此,"积极液体复苏是严重脓毒症和脓毒症休克治疗基石"的理念需要重新认证。

拯救脓毒症运动(SSC)指南集束化治疗(bundle)更新于2018年。该更新强调,在诊断脓毒症的1小时内临床医生应该测量乳酸,留取血培养标本,应用广谱抗感染药物,开始30 mL/kg的晶体液复苏,并且在对液体复苏难以纠正的休克应用升压药物。该更新建议在急诊科、病房和ICU中广泛应用这个新的脓毒症1小时bundle从而减轻全球的脓毒症负担。虽然从患者角度来看,1小时的bundle是合理且受欢迎的,但支持该bundle中的某些推荐意见的证据质量很低。

## 一、液体超负荷带来的危害

在脓毒症中液体复苏可能有害的机制被认为主要有两种。第一种与快速补液对心血管功能的直接有害作用有关。第二种与液体超负荷对终末器官的影响有关。

目前已经证实,脓毒症患者的液体超负荷与水肿的发生和预后不良有关。液体超负荷对肾脏和其他器官的病理性影响已有文献作了详细阐述。液体超负荷可由初始或持续进行的大量液体复苏治疗造成,亦可由维持性输液治疗或由输注量递增造成。

因此,保守性液体治疗策略可能会改善患者预后。在FACTT试验中,1 000名急性肺损伤患者随机分为保守性液体治疗组和自由性液体治疗组,均使用明确的治疗方案治疗7天。保守性液体治疗组患者肺功能明显改善,机械通气和重症监护时间更短,而肺外器官衰竭发生率并没有增加。在最近发表的CLASSIC试验中,研究对象为成人ICU感染性休克患者,结果显示与标准治疗方案相比,限制性液体复苏方案减少了复苏液体用量,且预后指标均支持限制性液体复苏其明显益处。重要的是,与标准治疗组相比,限制性液体复苏第一个24小时内循环相关监测指标没有恶化的迹象。

## 二、血流动力学指导的保守的液体复苏策略

脓毒症休克患者的初期复苏,逻辑上应该包括至多500 mL晶体液体(林格氏液)快速输入,最大量约20 mL/kg。理想状态下,由液体反应性来指导液体复苏。生理盐水是"非生理"的溶液,应该避免使用,除非患者合并急性神经源性损害。生理盐水导致高氯性代谢性酸中毒,减少肾血流量,增加肾功能衰竭的风险。在脓毒症休克患者,与应用平衡盐溶液相比,应用生理盐水增加了死亡风险。与之类似,合成淀粉溶液增加肾功能衰竭风险,增加脓毒症患者的死亡风险,也应该避免应用。

经过初步的有限的液体治疗之后,对于仍然存在低血压(MAP < 65 mmHg)的患者,应该启动给予去甲肾上腺素(NE)。NE增加动脉张力,增加血压,增加器官血流。与动脉阻力血管相比,静脉容量血管对交感神经刺激更加敏感,因此低剂量的 $\alpha_1$ 受体激动剂导致静脉收缩强于动脉收缩。脓毒症患者,$\alpha_1$ 受体激动剂使脾脏和皮肤非压力容量池中血液流动,从而增加了静脉回流和心排血量。在脓毒症休克患者中,早期应用NE恢复了压力血容积,增加了MCFP、静脉回流以及心排血量。压力-容积增加是血液动员的结果,而不是短期扩容的结果。因此,与液体治疗不同,$\alpha_1$ 受体激动剂对于静脉回流的影响是持久的,且不会导致组织水肿。在早期应用NE中,未见到有关手指或肢体缺血的报道。我们早期应用NE的试验说明,似乎减少了最大的和总的缩血管药物的剂量。值得关注的是,NE通过功能完好的外周静脉导管给予可能是安全的,并非急需中心静脉导管置入,这一点曾被认为是早期应用NE的障碍。脓毒症的动物试验中,NE似乎优于肾上腺素和苯肾上腺素,被认为是恢复血流动力学稳定的一线药物治疗。与NE相比,多巴胺增加心律失常的风险,增加脓毒症患者的死亡风险,应该避免应用。

## 三、快速补液治疗尚需解决的问题

首先,目前对于什么是快速补液治疗,应该如何进行快速补液,以及临床医生对快速补液治疗的生理作用有什么预期,还没有一个被普遍接受的定义。

其次,重症患者中快速补液治疗的生理作用尚未得到充分研究。没有随机对照试验将快速补液疗法与血管升压剂等替代干预措施进行比较。此外,快速补液最有效的输注速度尚不得而知。

再者,快速补液的血流动力学反应通常是小而短暂的,而且该生理效应的临床意义并不明确。现有数据的系统回顾表明:快速补液后 MAP 即刻增加,均值为 7.8 mmHg,1 小时后降至接近基线水平,而尿量并无增加。

## 四、结论

液体复苏长期以来一直是感染性休克治疗的基石,尽管其对预后的影响缺乏循证基础。越来越多的文献表明,早期快速补液可能会造成危害。危害的潜在机制包括与血管扩张、心脏毒性、内皮细胞糖萼受损以及炎症反应相关的心血管衰竭。此外,由于液体输注导致的液体超负荷也可能是造成危害的原因之一。

# 第十节　脓毒症中的液体负平衡

脓毒症仍然是重症医学中的重要临床和科研问题。拯救脓毒症运动(SSC)指南集束化治疗最早由 River 提出,强调早期目标导向复苏流程。新指南只强调 3 小时内应给予 30 mL/kg 的液体,复苏是否充足是动态的决策过程,可以由乳酸浓度和其他血流动力学指标来决定是否进行二次复苏。治疗方案上的变动可能是因为,缺乏合理的监测可能会导致不恰当的过度输液,液体累积正平衡似乎与器官功能不全及死亡相关。

## 一、脓毒症中的容量超负荷

研究显示心脏手术、非心脏手术、肿瘤患者、急性肾损伤患者,由于累积液体正平衡导致的容量超负荷与不良预后相关。然而 SSC 早期提出的集束化治疗方案要求严格按照 3 小时和 6 小时复苏达标,因此在脓毒症患者中容量超负荷现象日渐增多。近来越来越多的证据表明脓毒症持续液体正平衡与死亡率升高相关。因此,脓毒症患者的液体复苏需根据血流动力学的反应性进行滴定直至灌注达标,而不是采取长时间的没有控制的液体输注方式。几个观察性研究报道了液体累积正平衡与死亡率增加相关。2006 年发表的欧洲 SOAP 研究得出结论:年龄和脓毒症休克发生后 72 小时内的累积液体平衡是预测 ICU 生存率最重要的因素,也就意味着液体平衡是他们的研究中唯一可变的危险因子。后来的 VASST 回顾性研究也证实在复苏早期(最初 12 小时)和 4 天后的累积液体正平衡与死亡率之间的关系。

## 二、脓毒症中液体超负荷与器官功能不全的病理生理学机制

液体超负荷与多种机制有关,最终导致终末器官功能不全,有研究认为与扩容后 CVP 的上升有关,也有研究指出:当脓毒症患者液体超负荷时,血管内静水压增加同时伴有血管通透性增加,会导致间质性水肿。最近又提出了内皮细胞糖萼理论,有人认为内皮细胞糖萼(由蛋白聚糖与附属于内皮细胞腔侧的唾液蛋白组成的复杂网络系统)与血浆蛋白相互作用以防止蛋白从内皮细胞间的裂隙漏出。糖萼的完整性对充分控制通过内皮细胞进行的液体交换是至关重要的。脓毒症时内皮细胞糖萼受损,从而导致血管通透性增加,促进液体外渗到组织间隙。

间质水肿不仅会影响肺功能,还会促进多种器官功能不全的发生,尤其是急性肾损伤,而后者又会导致进一步的液体潴留。

## 三、脓毒症中的液体负平衡

Vincent 和 De Backer 最近对休克状态的管理提出了一个概念模型,将休克的治疗分为四期:① 复苏期,目标是达到可接受的足以维持生命的最低血压水平;② 优化期,目标是增加心排血量达到机体的预期要求;③ 稳定期,目标是关注器官支持及避免并发症;④ 降阶期,该期患者应逐渐脱离 ICU 的干预措施。

在脓毒症休克的复苏期和优化期,为了预防器官功能进一步恶化,液体可能会入多于出。在此期为避免不必要的液体负荷,应根据血流动力学参数的动态变化滴定输液治疗。近期有研究指出,早期应用去甲肾上腺素(发生脓毒症休克 2 小时内)可缩短低血压持续时间并降低死亡率。在稳定期患者可能会出现少尿或其他器官系统功能障碍,关注重点为器官支持,因此扩容可能不会获益。目标是液体平衡或负平衡,必要时可使用利尿剂,经利尿剂治疗后,如少尿仍持续存在

且合并代谢并发症、肾功能恶化或失控的容量超负荷，这些情况下就需要开始机械清除治疗（例如透析、血液滤过等）来进行液体管理。在降阶期，医师应以液体负平衡为目标。

# 第十一节　升压药物在脓毒症休克中的应用

脓毒症是指因感染引起的宿主反应失调导致的危及生命的器官功能障碍。脓毒症休克定义为脓毒症合并严重的循环、细胞和代谢紊乱，其死亡风险较单纯脓毒症更高。对于感染或疑似感染的患者，当脓毒症相关序贯器官衰竭评分［sequential（sepsis-related）organ failure assessment, SOFA］较基线上升≥2分可诊断为脓毒症。脓毒症休克为在脓毒症的基础上，出现持续性低血压，在充分容量复苏后仍需血管活性药来维持平均动脉压（MAP）≥65 mmHg（1 mmHg=0.133 kPa）以及血乳酸浓度 > 2 mmol/L。

除了相对和绝对低血容量外，血管张力降低是脓毒症休克引起低血压的主要特征之一。血管张力降低的严重程度因人而异，因此何时启用去甲肾上腺素尚未定论。

## 一、血管活性药物的使用时机

一直以来，先补液后使用血管活性药物是脓毒症休克的复苏原则，在临床工作中，液体复苏与去甲肾上腺素应用是否存在先后顺序？等待容量负荷试验的结果甚至等待液体复苏后给予去甲肾上腺素是否合理？这些都是临床医生常面临的实际问题。从脓毒症休克的病理生理学机制来看，血管张力降低导致的低血压不能够完全通过液体复苏纠正。近来有文献报道，早期使用血管活性药物可以预防长时间的低血压；也有研究发现，尽早使用去甲肾上腺素与存活率上升相关。这一发现有三个潜在的原因：早期血管升压药可以通过更快地达到目标MAP（作为器官灌注压的主要成分）并通过优化组织灌注来预防器官功能障碍的发生或进展。其次，早期的血管升压药治疗可能是一种强化治疗的标志，这可能会改善预后。最后，早期使用血管升压药可减少补液量。

## 二、使用血管活性药物的最优目标血压

去甲肾上腺素是几乎所有医生用于实现平均动脉压（MAP）目标的一线血管升压药。目前脓毒症和脓毒症休克管理指南建议初始目标MAP为65 mmHg，然后滴定至患者个体的需求。已有的几项临床试验数据显示实际平均MAP范围是75 ～ 80 mmHg。例如，在SEPSISPAM试验中，低血压组的MAP为75 mmHg，而规定的目标范围为65 ～ 70 mmHg。在OVATION试验中，一半的MAP测量值高于目标范围。最近110家美国医院的回顾性分析显示，脓毒症患者的病死、急性肾损伤及心肌损伤风险在MAP阈值低于85 mmHg时逐渐增加。一个值得考虑的治疗策略是基于个体化的血压目标（即血管升压药冲击试验，vasopressor challenge），即在达到更高MAP后如果器官灌注没有明显改善，或出现心房颤动、心肌缺血等不良反应，就撤回到原有的药物剂量。前瞻性研究尚未证实这种实用策略的有效性，但已在最近完成的脓毒症休克患者早期复苏研究中进行了检测。

## 三、血管活性药物剂量

关于升压药，2016 拯救脓毒症（surviv）SSC指南中指出：① 升压药首选去甲肾上腺素（强推荐，中等证据质量）；② 建议可以加用血管加压素（最大剂量0.03 U/min）（弱推荐，中等证据质量）或者肾上腺素（弱推荐，低证据质量）以达到目标平均动脉压，或者加用血管加压素（最大剂量0.03 U/min）（弱推荐，中等证据质量）以降低去甲肾上腺素的使用剂量；③ 建议只有在特定患者群体中将多巴胺作为去甲肾上腺素的替代药物（如快速性心律失常低危/绝对和相对心动过缓的患者）（弱推荐，低证据质量）；④ 不推荐使用低剂量多巴胺用于肾脏保护（强推荐，高证据质量）；⑤ 在经过充分的液体负荷及使用血管活性药物之后，仍然存在持续的低灌注，我们建议使用多巴酚丁胺（弱推荐，低证据质量）；⑥ 如果条件允许，建议所有需要升压药治疗的患者，尽快进行动脉置管进行连续性血压监测（弱推荐，极低证据质量）。

（冀　涛）

# 参考文献

［1］ BILAL A J, RODRIGO C. Predicting fluid responsiveness: A review of literature and a guide for the clinician[J]. Am J Emerg Med, 2018, 36: 2093−2102.

［2］ COOKE K, SHARVILL R, SONDERGAARD S, et al. Volume responsiveness assessed by passive leg raising and a fluid challenge: a critical review focused on mean systemic filling pressure[J]. Anaesthesia, 2018, 73(3): 313−322.

［3］ DUBIN A, HENRIQUEZ E, HERNÁNDEZ G. Monitoring peripheral perfusion and microcirculation[J]. Curr Opin Crit Care, 2018, 24: 173 − 180.

［4］ EICK B G, DENKE N J. Resuscitative Strategies in the Trauma Patient: The Past, the Present, and the Future[J]. J Trauma Nurs, 2018, 25(4): 254−263.

［5］ FARROKH S, CHO S M, SUAREZ J I. Fluids and hyperosmolar agents in neurocritical care: an update[J]. Curr Opin Crit Care, 2019, 25: 105−109.

［6］ HAMZAOUI O, SCHEEREN T W L, TEBOUL J L. Norepinephrine in septic shock: when and how much?[J]. Curr Opin Crit Care, 2017, 23(4): 342−347.

［7］ HEIFETS B D, TANAKA P, BURBRIDGE M A, Fluid management concepts for severe neurological illness: an overview[J]. Curr Opin Anaesthesiol, 2018, 31(5): 526−531.

［8］ ODDO M, POOLE D, HELBOK R et al. Fluid therapy in neurointensive care patients: ESICM consensus and clinical practicerecommendations[J]. Intensive Care Med, 2018, 44(4): 449−463.

［9］ RASTEGAR A. Rational fluid therapy for sepsis and septic shock: what do recent studies tell us?[J]. Arch Iran Med, 2015, 18(5): 308−313.

［10］ RIVERS E P, YATACO A C, JAEHNE A K, et al. Oxygen extraction and perfusion markers in severe sepsis and septic shock: diagnostic, therapeutic and outcome implications[J]. Curr Opin Crit Care, 2015, 21(5): 381−387.

［11］ SAUGEL B, VINCENT J L. Cardiac output monitoring: how to choose the optimal method for the individual patient[J]. Curr Opin Crit Care, 2018, 24(3): 165−172.

［12］ SCHEEREN T W L, BAKKER J, DE BACKER D, et al. Current use of vasopressors in septic shock[J]. Ann Intensive Care, 2019, 9(1): 20.

［13］ SONDERGAARD S, PARKIN G, ANEMAN A. Central venous pressure: soon an outcome-associated matter[J]. Curr Opin Anaesthesiol, 2016, 29(2): 179−185.

# 第十六章
# 隆德概念

## 第一节 概 述

1992年，隆德概念（Lond concept）在瑞典麻醉学会隆德大会上被提出，用来治疗格拉斯哥昏迷量表（GCS）3～8分的重型颅脑创伤（sTBI）。该理念主要基于脑容量和大脑严重损伤部位的血流灌注调节的生理和病理生理学原理，即除了关注颅内压（ICP），优化受损严重部位缺血半暗带的灌注和氧供对改善患者预后同样重要。因此，隆德概念治疗颅脑创伤（TBI）主要包括两个目标：① 降低或防止ICP升高（ICP靶向目标）；② 改善病灶周围的脑灌注及氧合情况[脑灌注压（CPP）靶向目标]。而ICP升高的脑容量靶向性治疗，或者说以脑容量为导向的治疗主要可总结为：① 降低应激反应和脑能量代谢；② 降低毛细血管静水压；③ 维持胶体渗透压并调控液体平衡；④ 降低脑血容量。

隆德概念主要针对隐藏于症状背后的病理生理学机制，而非简单的对症治疗。经过实践证明，隆德概念对大脑以及心肺等其他脑外器官均有较好的保护作用。

隆德概念起初提出的治疗理念，与几年后提出的其他治疗指南大不相同。颅脑创伤基金会（BTF）指南、美国外科医生学会创伤救治提升项目（ACS TQIP）等其他的指南，主要基于对相关临床研究的荟萃分析和系统综述。这些巨大差异，使隆德概念在起初受到了其他指南倡导者的严厉批判，但通过近30年的临床实践和相关研究的发表，隆德概念得到了越来越多的认可。

隆德概念与其他指南的区别不仅在于治疗理念的组成不同，还在于开始治疗的时机不同。在其他指南中推荐降颅压治疗应在ICP高于20 mmHg（BTF的第4版sTBI救治指南改为22 mmHg）后开始。但隆德概念推荐，无论患者ICP如何，从入院之时即应开始采取治疗措施以预防或治疗ICP的升高。

尽管隆德概念和BTF指南的治疗理念大不相同，随着BTF指南的不断更新，部分推荐逐渐接近隆德概念。例如，CPP的推荐数值的变化，更严格使用升压药和甘露醇等。而也有部分推荐逐渐远离隆德概念。隆德概念和BTF各版本的对比如表3-16-1所示。

几项样本量有限的单中心研究结果显示，应用隆德概念治疗sTBI患者取得了良好的预后。近来两项随机对照研究比较了隆德概念治疗和以CPP为导向的

表3-16-1 颅脑创伤基金会（BTF）推荐中偏离或接近隆德概念的部分内容列表

| 项 目 | 隆 德 概 念 | BTF 1996 | BTF 2007/2016 |
|---|---|---|---|
| CPP | 50～70 mmHg | 高于70 mmHg | 50～70 mmHg |
| 渗透性治疗 | 避免使用 | 主要的降颅压措施 | 仍应用，但需更加谨慎 |
| 升压药 | 避免使用 | 允许大剂量使用维持CPP在70 mmHg以上 | 可以使用，但较前减少以避免ARDS |
| 主动降温 | 不推荐 | 可以使用 | 不推荐 |
| 应用白蛋白作为扩容剂 | 推荐 | 推荐 | 未做特别推荐 |

注：CPP，脑灌注压；ARDS，急性呼吸窘迫综合征。

的治疗,结果均显示前者可明显改善患者的预后。

如前所述,隆德概念主要基于生理和病理生理学原理,因此熟悉相关的背景理论对理解隆德概念至关重要。"nature knows best"是隆德概念理念的基础,因此,隆德概念推荐尽力使大多数血流动力学和通气参数回归生理范围,以及内环境如电解质、体温、营养的紊乱和应激状态等回归正常。本章将从生理和病理生理学机制方面,分析隆德概念各推荐的理论依据。

## 第二节　生理和病理生理学基础

虽然隆德概念不像其他颅脑创伤(TBI)指南建立在循证医学的基础之上,但越来越多的基础及临床研究已经逐渐证实其内容可以改善某些生理指标。下面将从生理和病理生理学基础开始,分析各条推荐内容的理论依据。

### 一、脑容量调节原理

大脑被封闭在坚硬的颅腔内,为了避免ICP的波动,脑容量必须维持在一个相对恒定的水平。因此,正常的大脑比人体其他器官的容量调节更为复杂。

除了大脑以外的其他所有器官的毛细血管,对较小的分子(如$Na^+$和$Cl^-$)均具有被动渗透性,在某种程度上也对较大的分子(如蛋白)具有渗透性。而正常大脑的毛细血管与此不同,他们只对水有被动渗透性,这也是完整血-脑屏障(BBB)的特征,而电解质和大分子无法以被动扩散的方式穿过完整的血-脑屏障。在大脑的受损部位,血-脑屏障被破坏,导致水和小分子溶质可以被动地通过,而大分子仍无法通过。因此,正常和受损大脑的毛细血管对蛋白和其他大分子的被动渗透性都非常低,该观点可被sTBI后脑脊液蛋白浓度仅有少量增加这一现象所支持(sTBI后的脑脊液蛋白浓度从$0 \sim 0.5$ g/L升为$0.5 \sim 2$ g/L,而血浆中的正常蛋白浓度为$60 \sim 70$ g/L)。

大脑Starling液体平衡的失衡,如动脉压增高引起毛细血管静水压增高或胶体渗透压降低,可导致滤出的发生。如果血-脑屏障完整,则仅有水被滤出,水进入组织间隙后引起组织间隙晶体渗透压(正常为$5\,500$ mmHg)降低,产生促进重吸收水的反向晶体渗透压力,导致水的滤出短时间内即可停止。因此,完整的血-脑屏障对脑容量维持在相对恒定的水平至关重要。

反观大脑中血-脑屏障受损的部位,Starling液体平衡的失衡会导致水和电解质这些与组织间隙大致相同的成分滤出至组织间隙,这对组织间隙的渗透压没有或仅有轻度的稀释作用,促进重吸收水的反向晶体

渗透压力非常有限。因此,滤出过程持续进行而导致血管源性水肿,直至最终被持续增高的ICP对抗而停止。综上所述,血管源性水肿仅在Starling液体平衡失衡,同时血-脑屏障对小分子溶质(如$Na^+$和$Cl^-$)被动渗透性增加时发生。

由于TBI后脑血管自动调节能力受损,大脑流入端动脉压增加会导致毛细血管静水压增加,实际增加值最高可达$4 \sim 5$ mmHg,最终导致Starling液体平衡的失衡。看似矛盾的是,通常由血管源性水肿引起的ICP增高幅度,比前述的跨毛细血管静水压的初始增加幅度大得多。这一所谓的"矛盾现象"将在"密闭颅腔对颅脑血流动力学的影响"部分做详细解释。

TBI后释放的各种增加通透性的促炎因子很可能与血-脑屏障的破坏有关。血-脑屏障的破坏对血管源性细胞外水肿的发展至关重要,而细胞毒性脑水肿的本质是细胞内水肿,主要由缺氧或细胞因子、自由基等各种毒性物质导致的细胞膜破坏引起。但到目前为止,所有关于毒性物质拮抗剂的研究均未证实存在改善预后的作用。

缺氧在TBI后继发性脑损害中也发挥着重要的作用。隆德概念认为,在严重缺氧的脑损伤区域,改善灌注和氧合将对减轻该部位的细胞毒性水肿起到积极的作用。缺氧引起的细胞破坏和裂解可导致间质渗透压增高,继而引起跨毛细血管滤过增加,最终导致脑水肿加重。因此,血管源性和细胞毒性水肿均主要发生在大脑受损最严重的部位。

### 二、密闭颅腔对颅脑血流动力学的影响

脑部重要的血流动力学特征是其被封闭在坚硬的颅骨之中。正常ICP一般在$8 \sim 11$ mmHg,脑脊液产生和吸收的平衡使ICP平稳的维持在这一水平,这与身体其余部位的组织压力平稳的维持在$-2 \sim 0$ mmHg类似。脑是全身唯一一个明显正组织压力的器官,而且,ICP的正压对维持大脑正常的功能至关重要。

在人体直立的状态下,硬膜外的静脉压力($P_v$)接

近0甚至负值,这意味着硬膜下与硬膜外的静脉之间存在明显的压力下降,这一压力下降被称为瀑布现象。早在1928年就有实验证实,这一压力下降使静脉在离开硬膜之前一小段距离内发生塌陷,这一塌陷产生了硬膜下静脉流出的血管阻力($R_{out}$)。由于在$R_{out}$之前的静脉压力($P_{out}$)与ICP的变化呈明显的正相关,因此,由被动塌陷产生的阻力($R_{out}$)直接与压力差值($ICP-P_V$)有关。

被硬壳包裹的器官存在静脉塌陷,及该现象对血流动力学的影响已在一项实验里得到证实。该实验中正常灌注的猫骨骼肌被封闭在密闭的体积描记仪中,压力变化与脑组织被封闭在刚性的颅骨内类似,实验结果适合于任何被封闭在刚性硬壳内的器官。当硬壳外静脉压力$P_V$低于20 mmHg的组织压力($P_{tissue}$)时,出口处压力$P_{orifice}$、组织容量(Vol)和器官血流维持不变;而当$P_V$高于$P_{tissue}$时,静脉塌陷的保护作用消失,$P_V$的增加会导致$P_{orifice}$增加,继而毛细血管静水压($P_c$)和组织容量增加($\Delta Vol$),同时,血流量(Q)因为灌注压降低而减少。另外,$P_c$随着$P_{tissue}$的增加而增加,$P_{tissue}$在20 mmHg时$P_c$约为34 mmHg,而正常$P_{tissue}$骨骼肌的$P_c$仅为15 mmHg。在颅外$P_V$低于ICP时,静脉的被动塌陷可保护大脑免受$P_V$变化的影响。

以下两项非直接的证据,也强烈支持硬膜下静脉被动塌陷的存在及其对血流动力学的影响。第一,如果没有$R_{out}$保护脑组织免受$P_V$变化的影响,当人体由平卧位变为直立位时,颅内静脉血容量(70%～80%的颅内血容量分布在静脉端)将显著减少并引起相应的血流动力学影响,反之亦然。另外,由平卧位变为直立位时,颅外静脉塌陷可能也对脑组织免受$P_V$变化的影响起到一定的保护作用。第二,计算CPP时是用动脉压($P_A$)减去ICP,而非像其他器官一样用$P_A$减去$P_V$,这用存在可变的被动硬膜下流出阻力($R_{out}$)理论足以解释这个问题。因此,CPP是$P_A$减去$R_{out}$上游血管的压力$P_{out}$,而后者等同于ICP,这也意味着,如果接受$CPP=P_A-ICP$,也就接受了被动硬膜下流出阻力($R_{out}$)的存在。而如果$P_V$高于ICP,缺了静脉塌陷的保护,CPP应该用$P_A-P_V$来计算。

如在前面"脑容量调节原理"部分所述,血管源性水肿引起的ICP增高幅度远高于Starling液体平衡原理中的毛细血管静水压增高和血浆胶体渗透压降低引起的ICP增高幅度。之前已经描述的这一看似矛盾的问题,下面将作出解释。

在血-脑屏障被破坏的受损脑组织,跨毛细血管静水压和胶体渗透压失衡将会导致滤过发生和缓慢的ICP升高。同时,$ICP-P_V$增高导致$R_{out}$增高,继而导致$P_{out}$增高,而后者可逆向传导至毛细血管引起$P_c$升高。$P_c$升高会进一步导致滤过增加和ICP升高的恶性循环,直至最后在一个高的ICP水平上达到稳定状态。由于在小静脉位置损失了20%的压力,仅有80%的压力逆向传导至毛细血管。这意味着,在最后达到稳定状态时,血管源性水肿引起的ICP最高增加幅度,将是最初失衡时跨毛细血管静水压($P_c$)和跨毛细血管胶体渗透压($P_{onc}$)变化幅度的8倍之多。这一机制解释了血管源性水肿引起的ICP增高幅度远高于起初$P_c$的升高和$P_{onc}$的降低。因此,通过控制血压等方法降低$P_c$,降低血管源性脑水肿的ICP幅度最多可达最初$P_c$降低幅度的8倍。这一生理学现象,为应用降压药物来治疗ICP增高提供了理论依据(详见"血压"部分)。

可变被动硬膜下静脉塌陷这一理论可对一些临床问题进行解释。例如,头位抬高引起颅外静脉压力($P_V$)降低,导致$R_{out}$相应增加,阻止$P_V$降低压力逆行传导至颅内。因此,头位抬高时不会导致颅内静脉流出的增加,即颅内静脉血容量不会减少。头位抬高引起的瞬间ICP下降可以解释为,头位抬高后脑动脉端压力下降,引起颅内动脉端血容量被动减少,最终导致ICP的下降。

呼气末正压(PEEP)被认为存在增加静脉压力和ICP的风险,因此其他指南并未将PEEP作为推荐的治疗措施。由前述的生理学理论可以推断PEEP不存在以上风险,因为常规水平的PEEP引起的颅外静脉压$P_V$增加一般不会逆行传导至颅内。Caricato等的研究也验证了以上观点,该研究结果发现,PEEP增加中心静脉压力和颈内静脉压力,但不影响ICP。因此,隆德概念推荐常规应用PEEP(通常6～8 mmHg)进行肺保护,预防肺不张和急性呼吸窘迫综合征(ARDS)。PEEP一般应设置为低于ICP的压力,以保留硬膜下流出阻力($R_{out}$)的保护作用。截至目前,已经有多个临床研究支持应用PEEP治疗TBI患者。

正常大脑免受动脉压变化的影响,主要通过肌源性和代谢控制系统来实现,这种现象称为自动调节。肌源性控制系统较为脆弱,因此TBI后脑血流自动调节功能常严重受损。脑损伤严重的区域血流量非常低并且缺乏这种自动调节,这一局部现象对整个大脑的自动调节功能产生了负面影响。在损伤较轻部位的脑血管自动调节功能受损,主要是肌源性反应受损导致的脑血管扩张,该情况对预后的影响较小。

综上所述,正常脑组织通过脑血流自动调节免受动脉压变化的影响,该保护作用常在TBI后受损。正常和TBI后受损的脑组织均可通过可变的硬膜下静脉流出阻力（$R_{out}$）的保护作用，免受颅外静脉压力（$P_v$）变化的影响。

### 三、血压和CPP

TBI后高血压一般是由高肾上腺素能状态导致。而如果sTBI后血压降低且没有其他部位的出血，大部分则由低血容量引起。在其他指南里推荐TBI后维持较高水平CPP，目的是将血液"挤过"水肿的脑组织，这一推荐遭到了动物实验和临床试验结果的质疑。

隆德概念从始至终一直不主张高于正常CPP的做法，主要依据是脑组织的脑容量调节机制受损和升压药的副作用。隆德概念的主要推荐方案就是，应用降压药降低动脉压、毛细血管静水压和肾上腺素能应激。推荐只应用不引起脑血管扩张的降压药，因为脑血管扩张可导致毛细血管静水压升高，以及颅内血容量和ICP升高。如果已经形成了明显脑水肿和ICP增高，降压治疗可以减轻脑组织水肿，但这一过程将非常缓慢，可能在降压治疗后数小时或1天后才能出现ICP下降的征象。因此隆德概念推荐，无论当时ICP如何，在患者入院后应立即采取以上降低ICP的方案来预防ICP的升高。

隆德概念中，最初应用的降压药物是$\beta_1$受体阻滞剂和$\alpha_2$受体激动剂。如果效果不佳，可以补充血管紧张素Ⅱ受体拮抗剂。患者通常应取枕平卧位。但是，如果降压药效果难以达到CPP的目标水平，隆德概念可以接受适度的头位抬高（15°～20°）。在计算头位抬高后的CPP时，必须计算头部和心脏之间增加的垂直距离。

在1992年隆德概念被提出时，降低血压的治疗方法受到了强烈的质疑，因为其与当时普遍推荐的应用升压药物将CPP维持在至少70 mmHg的做法完全相反。有研究证实，与维持较高的CPP（常应用升压药）相比，维持相对较低的CPP可改善患者的预后，由此，BTF指南的推荐也在2007年做出改变，将CPP的目标值由维持在70 mmHg以上，改为与隆德概念一致的50～70 mmHg。Elf等的研究推荐，如果经过优化的液体治疗，CPP在50～60 mmHg的水平同样可以接受。儿童推荐的CPP较成人更低。值得注意的是，根据隆德概念治疗时，大部分TBI患者虽经降压治疗，CPP仍维持在60～70 mmHg，但略低一些的CPP也是可以接受的。

昏迷的TBI患者可接受比清醒的健康人更低的CPP，特别是在没有使用缩血管药物的情况下。与直立位相比，患者仰卧时血压降低15～20 mmHg即可达到同样的脑灌注，而在隆德概念推荐的镇静状态下，血压可以更低。基于以上考虑，对于无低血容量、应激和应用升压药物的sTBI患者，可以将CPP维持在60～65 mmHg甚至更低。

值得注意的是，单独评价CPP不能反映脑循环状态，因为后者还与血容量状态、是否应用升压药和是否存在高肾上腺素能应激密切相关。因此，仅对血容量正常、未应用升压药和无肾上腺素能应激的患者，可以接受55～65 mmHg这样低范围的CPP。多数CPP目标研究中，仅将CPP作为研究因素，但未提供血容量和是否使用升压药等信息，甚至在2016年第四版BTF指南引用的文献中也存在这样的问题。该版指南中，将2007年推荐的CPP 50～70 mmHg的范围改为最低60～70 mmHg。

如上所述，β受体阻滞剂是隆德概念中重要的降压药，但最初遭到了CPP目标靶向指南拥护者的严厉批判。直到三项临床试验和一项动物实验证实sTBI后应用β受体阻滞剂对脑组织有保护作用且提高生存率后，批判才逐渐停止。此外，对TBI患者，应用β受体阻滞剂对心血管系统有保护作用，且对脑血流动力学无明显的影响。隆德概念仍是目前唯一推荐β受体阻滞剂的TBI指南。

TBI后可因交感神经兴奋和儿茶酚胺释放，使患者处于高肾上腺素能状态。在普通重症监护病房中$\alpha_2$受体激动剂作为镇静剂应用越来越普遍，且此类药物可缓解脑损伤后的高肾上腺素能状态。但除隆德概念之外，其余指南均未建议将$\alpha_2$受体激动剂作为TBI患者的常规药物。$\alpha_2$受体激动剂具有抗交感和镇静作用，可有效降低交感神经兴奋导致的血压升高；同时，此类药物还可降低血浆儿茶酚胺浓度并改善不完全性缺血，并且对TBI后局部脑血流动力学无直接影响。

既往大多数针对$\alpha_2$受体激动剂作用的研究都选择了$\alpha_2$选择性较低的可乐定，其$\alpha_2:\alpha_1=200:1$。新型的$\alpha_2$受体激动剂右美托咪定对$\alpha_2$受体的选择性更高，$\alpha_2:\alpha_1=1\,620:1$，基本避免了$\alpha_1$受体激动引起的血管收缩效应，隆德概念对其推荐剂量为0.5～1.5 μg/（kg·h）。值得注意的是，应避免应用明显超过隆德概念推荐水平的剂量，因为右美托咪定仍可产生不利的血管收缩作用。

如果TBI患者在应用$\beta_1$受体阻滞剂和$\alpha_2$受体激动剂后仍存在血压升高，可考虑应用血管紧张素Ⅱ受体拮抗剂。该类药物可降低血压，但对脑循环的影响有限,同时其还可以减轻血管紧张素Ⅱ引起的炎症并降低血管通透性,发挥有利的作用。但是,依据笔者的文献回顾,目前尚无临床研究专门分析该药物对sTBI患者的作用。

### 四、半暗带的血流灌注原理

脑神经细胞是全身对缺氧最敏感的细胞。sTBI患者存在不同程度的颅内血液循环障碍,多数患者存在一个或多个严重的缺氧挫伤区域,无论如何治疗,此区域的细胞均可能无法存活。但在此区域外的半暗带,脑细胞存在缺氧但尚未死亡,经过积极治疗后可能存活。在半暗带区域之外发生严重缺氧和细胞死亡的可能性非常小。因而可以推论,半暗带区域氧供损伤程度是决定预后的关键,而改善半暗带氧供的治疗措施可以改善患者的预后。

半暗带区域的氧供取决于血红蛋白浓度和该区域的血流量。血流量与局部血管阻力和灌注压有关。在一些指南中,推荐应用缩血管药物升高血压,继而升高灌注压,来达到保证损伤脑组织灌注的目的。毫无疑问,半暗带受损严重部位以外的脑组织的血流灌注取决于灌注压力,但在半暗带区域却并非如此。

血管阻力和血管半径的关系符合Hagen-Poiseuille定律,即阻力=常数/血管半径。这种非线性的四次方关系表明,血管收缩药物的收缩效应取决于初始半径。

对正常或损伤轻微的部位来说,血管的半径正常,缩血管药物可能会减少局部血流量,甚至当缩血管药物引起血压增高时,局部血流量有可能增加。但在损伤严重的半暗带区域却大不相同,此区域的血管半径已经明显减小,即使缩血管药物引起血压增高,但药物引起的血管半径进一步减小会造成血管阻力明显增大,继而导致局部脑血流量显著减少。

半暗带部位的血管很可能存在肌源性反应和自动调节功能的丧失,但其仍然可能对$\alpha_1$受体激动有反应而导致血管收缩。这些$\alpha_1$受体的激动可能来自血容量不足引起压力感受器反射激活而释放的儿茶酚胺,或输注的外源性儿茶酚胺。同时,血管收缩药物可导致血容量降低(详见"血容量"部分),如未及时纠正,可刺激压力感受器而导致儿茶酚胺进一步释放的恶性循环。有研究表明,sTBI患者体内高儿茶酚胺水平(内源性或外源输注性)与预后不良密切相关。

如前所述,应用血管升压药可导致半暗带区域血流量减少,同样在损伤略轻的部位也可能存在类似情况。Brassard等的相关研究结果显示,输注0.1 μg/(kg·min)或更大剂量的去甲肾上腺素可对脑组织氧合产生负面

影响。同时,由于去甲肾上腺素可提高CPP而导致脑水肿加重。另外,去甲肾上腺素作为促炎因子还存在增加通透性的作用,可能导致ARDS的发生。

根据隆德概念的推荐,维持适当的CPP水平,同时给予最佳的液体疗法时(详见"血容量"部分),可使血管升压药的使用量显著减少。除非伴发心力衰竭、全身炎症反应综合征(SIRS)等需要将血压维持在适当水平的情况外,应避免使用缩血管药物。

在血容量充足和未使用缩血管药物的情况下,根据隆德概念的推荐应用降压药治疗时,血液循环受损的风险很小。这一观点在一项临床微透析研究中得到验证。该研究将微透析导管放置于TBI患者的缺血半暗带部位,根据隆德概念的推荐,将CPP降至50 mmHg的水平并未导致脑组织缺氧恶化。另一项针对sTBI和ICP增高患者的临床微透析研究发现,根据隆德概念的推荐进行治疗,半暗带部位的乳酸/丙酮酸比和甘油浓度从升高的水平逐渐趋于正常化。这些微透析数据表明,尽管根据隆德概念进行降压治疗引起CPP的降低,但半暗带的氧合得到了改善,这种结果事实上得益于隆德概念推荐的避免低血容量、避免使用缩血管药物和抗应激治疗。

从1997年开始,隆德概念推荐应用低剂量的前列环素来改善缺血半暗带区域的微循环,推荐剂量为$0.7 \sim 1.2$ ng/(kg·min)。前列环素是由血管内皮细胞分泌的内源性物质,存在抑制血小板、白细胞聚集和黏附于血管壁的作用,从而改善微循环。前列环素可能有增加出血的风险,但仅见于比推荐剂量更大的使用剂量。另外,前列环素还可降低血管的通透性。两项动物研究的结果显示,推荐剂量的前列环素可以缩小挫伤脑组织的体积并改善皮质脑灌注,为以上推荐提供了支持性证据。亦有两项针对sTBI患者的临床微透析研究显示,前列环素可改善半暗带区域的氧合和血流灌注。但是,前列环素对sTBI患者的效用还需要更多的临床研究来进一步评估。

### 五、血容量、低血容量预防、扩容治疗、红细胞输注

#### (一)血容量

TBI后的脑组织最初遭受机械性原发损伤,随后遭受继发性损伤,后者在急性期的关键机制之一是大量细胞因子释放引起的炎症反应,导致血-脑屏障破坏及脑细胞损伤。从损伤脑组织中释放的炎性物质可导致SIRS,继而引起全身性的液体和蛋白质经毛细血管渗漏增加,并最终导致低血容量,即所谓"毛细血管渗

漏综合征"。这可以解释为何部分TBI患者，即使在没有全身性出血的情况下，伤后短期内常会出现血流动力学不稳定的情况。

一项猫的sTBI模型实验结果显示，即使没有合并颅脑以外的出血，sTBI也会导致快速的血容量下降。此实验中，猫在遭受液压冲击损伤（FPI）后3小时血容量减少15%。然而，在血容量下降的同时，动脉压反而升高，因此血压可能不是评价sTBI后低血容量的可靠指标。

在另一项针对麻醉状态下猪的实验发现，中等血容量不足对正常猪没有不良影响，但在脑损伤后会造成脑循环受损。出现该现象的原因是，低血容量通过压力感受器反射引起$\alpha_1$受体激活，最终导致了脑循环的受损。Hagen-Poiseulle定律（详见"半暗带的血流灌注"部分）可以解释脑损伤后的缺血半暗带区域对肾上腺素能血管收缩药物敏感性增加的原因。以上动物实验数据均支持了隆德概念中的假设，即避免血容量过低对于改善脑损伤患者的预后至关重要。

（二）低血容量预防

如果TBI患者合并颅脑以外部位的出血，应立即进行止血并输注红细胞和血浆补充血容量。如果未合并颅脑以外部位的出血，TBI患者也可能因为跨毛细血管渗漏而出现低血容量，此时可通过输注血浆扩容剂或采取对抗跨毛细血管渗漏的措施来纠正低血容量。下面将讨论对抗跨毛细血管渗漏的措施和各种血浆扩容剂的生理学机制。

目前，可用双孔道理论来解释跨毛细血管液体交换的机制。根据该机制，整个毛细血管网的被膜上都存在小孔道，这些小孔道只允许小分子物质通过；同时也存在少量较大的孔道，可以允许如蛋白质等较大的分子通过，这种大孔道只存在于毛细血管网的末端和小静脉中。

小孔道中，符合Starling定律的静水压和胶体渗透压共同控制液体的进出。但大孔道的液体交换机制则不同，蛋白可自由渗透进入大孔道，导致大孔道位置的跨毛细血管胶体渗透压接近零，此时静水压力才是控制跨毛细血管液体交换的唯一驱动力，蛋白质随着液体流动通过对流方式转运。

根据以上理论，毛细血管静水压增高时，会导致经过毛细血管大、小孔道的液体和电解质流失增多，同时蛋白通过大孔道丢失增加，进而加重低血容量。这一假说已经在大鼠SIRS模型实验中得到证实，即应用去甲肾上腺素提高动脉压可显著增加血容量的丢失。输注去甲肾上腺素引起的动脉压升高和毛细血管后小静

脉收缩，导致了毛细血管静水压增高；同时去甲肾上腺素还会引起毛细血管通透性增加，共同导致了血容量的丢失。

（三）扩容治疗

合理的扩容治疗对预防sTBI患者发生低血容量至关重要。sTBI患者即使不合并颅脑以外部位的出血，也可能在伤后短时间内出现低血容量。目前，仅有等张晶体液（例如生理盐水或林格氏液）和白蛋白被隆德概念推荐作为sTBI患者的扩容剂。对于贫血患者，输注红细胞亦可有效增加血容量。

晶体液是效率较差的扩容剂，输注后仅有20%～30%甚至更少留在血管内，剩余70%～80%均在输注后20分钟内进入组织间隙，导致全身组织水肿。因此，如果仅应用晶体液作为扩容剂，预防低血容量所需的液体量将会非常大。同时，对于血-脑屏障受破坏的脑组织，输注晶体液，特别是低渗溶液后会被动分布于局部组织间隙中，导致脑水肿和ICP增高。尽管如此，输注适量的晶体液对于维持正常的体液平衡和尿液产生非常重要。生理盐水是sTBI患者最常用的晶体液，也可选用乳酸林格氏液。值得注意的是，大量使用生理盐水可能导致高氯代谢性酸中毒，因此可酌情选用更加平衡的晶体溶液。

白蛋白与晶体液联合应用，长期以来一直是TBI患者标准的扩容剂。白蛋白除具有提高血浆胶体渗透压、减轻脑组织水肿的作用外，还可以有效扩充容量，预防低血容量进而改善缺血半暗带的微循环。然而，sTBI后可能的跨毛细血管蛋白渗漏，导致白蛋白的扩容效果有所下降。蛋白漏出的比例被称为经毛细血管逃逸率，正常为每小时血浆总量的5%～6%，但在外伤或全身炎症时，逃逸率可增加至少一倍。漏出的白蛋白可经淋巴系统转运回循环系统，但当白蛋白漏出增加或淋巴系统功能受损，白蛋白漏出量超过淋巴系统重吸收能力时，就会导致血浆蛋白水平降低和间质内蛋白集聚。此时，积极的间歇性气压泵治疗等物理方法在预防血栓形成的同时，尚有助于增强四肢淋巴系统的重吸收能力。

目前已有大量有关sTBI患者应用白蛋白的研究，结果发现，外伤后第1天白蛋白水平的显著下降是不良预后的危险因素。与生理盐水相比，sTBI后应用白蛋白可明显减轻脑组织水肿，并具有改善全身微循环、器官功能、血流动力学和减轻炎症反应的作用。

但是，澳大利亚和新西兰的SAFE-TBI随机对照研究发现，sTBI患者应用白蛋白比应用生理盐水预后更差。本研究对上述结果的解释是，4%的白蛋白

具有升高 ICP 的作用，但该研究的结果存在很大的争议。首先，该结论是通过选取 7 000 名危重症患者中的 321 名患者，通过亚组分析得出的，存在白蛋白与生理盐水组患者基线情况不一致的可能。其次，也是该研究受到广泛批评的问题，是研究中应用渗透压为 255 ～ 260 mOsm/L 的低渗白蛋白（正常血浆渗透压 390 ～ 300 mOsm/L）。众所周知，由于低渗溶液存在加重脑水肿的风险而禁用于 sTBI 患者，因此该 SAFE-TBI 研究中，白蛋白可能并不是危险因素，低渗溶液才是导致白蛋白组 sTBI 患者预后不良的原因。

（四）红细胞输注

红细胞占正常人血容量的 40% 左右，这意味着，在血红蛋白浓度降低时，需要大量的扩容剂替代血红蛋白以维持血容量。红细胞可以有效减少血浆的渗漏，因此对于血红蛋白浓度严重减低的患者，维持正常的血容量非常困难。

多个研究表明，输注红细胞可有效改善脑组织的氧供。由于缺血半暗带的存在，sTBI 患者对贫血和低血容量的影响更加敏感，因此与普通 ICU 患者相比，sTBI 患者更容易在输血中获益。对于贫血的 sTBI 患者，输血的作用主要包括：改善缺血半暗带的氧供，减少细胞毒性脑水肿和维持血容量。因此，早期的隆德概念推荐通过输注去白悬浮红细胞，将 sTBI 患者的血红蛋白维持于 110 g/L 以上。

尽管已有较多相关的临床研究，且其中有研究表明输血可改善氧供且 90 g/L 以下的贫血是预后不良的危险因素。但是，输注红细胞对 sTBI 患者预后的影响目前仍存在较大的争议，尚缺乏输血改善 sTBI 预后的强有力证据。同时，输注的红细胞毕竟来自其他个体，可能存在未知的不良成分，使其存在潜在的风险。因此，鉴于既往隆德概念推荐的较宽松的红细胞输注指征缺乏令人信服的科学支持，目前 sTBI 患者的输血指征已经较前严格。隆德概念目前推荐的血红蛋白目标值为 105 ～ 110 g/L，仍建议输注去白悬浮红细胞。

基于以上生理学原理，我们可以应用以下方法减少跨毛细血管渗出和降低扩容剂的需求量：① 应用降压药避免动脉压过高；② 避免应用升压药；③ 应用白蛋白作为扩容剂，推荐 20% 的白蛋白；④ 避免低血红蛋白；⑤ 慢速输注白蛋白；⑥ 应用物理方法，如间歇性气压泵、早期物理康复等增加淋巴系统的回吸收能力。

## 六、机械通气

隆德概念推荐所有 sTBI 患者应用机械通气，使用容量控制通气模式有利于减小动脉二氧化碳分压（$PaCO_2$）的波动。隆德概念的目标是回归生理，因此推荐动脉 $PaCO_2$ 维持于 35 ～ 39 mmHg。通气不足可导致二氧化碳潴留，引起脑血容量增加、脑充血和 ICP 增高，而过度通气会导致脑血管收缩和脑组织缺氧，尤其是对于半暗带区域后果更为明显。因此，通气不足和过度通气均应尽力避免。

应调节呼吸机的吸氧浓度，使动脉氧分压（$PaO_2$）维持于 90 ～ 105 mmHg 的正常范围，以利于优化半暗带区域的氧供。应避免 $PaO_2$ 过高，因其可导致高氧性脑血管收缩和高氧性肺损伤。

隆德概念不推荐使用大剂量巴比妥类药物和去甲肾上腺素的使用，因为这些药物可引起肺功能不全和发热。推荐使用 PEEP 预防肺不张，推荐设置为 6 ～ 8 cmH₂O，且 PEEP 对颅脑一般是安全的。隆德概念推荐在 ICP 可控的情况下，应用肺复张和雾化吸入等方法来预防肺不张和协助排出气道分泌物。

## 七、主动降温和发热

主动降温在 1945 年首次被用于治疗 sTBI 患者。在最近的几十年内，针对低温对 sTBI 患者预后的作用已进行了多个临床研究，但结果不尽相同，仅部分研究证实了低温的神经保护作用。尽管如此，隆德概念中一直未推荐针对 sTBI 患者应用主动降温的方法进行脑保护，主要基于以下病理生理学的考量。

对于心搏骤停等病因导致的脑缺氧患者，主动降温存在神经保护作用并可改善预后，但对 TBI 患者却不同。在严重损伤的脑组织和周围的半暗带区域，常存在血液循环障碍和缺氧，这使得该部位脑组织对高肾上腺素能应激更加敏感。这些应激不仅来自 TBI 本身，还源于主动的低温治疗。主动降温使患者体温低于自身的生理体温调定点，这种差异会产生明显的肾上腺素能应激并叠加于 TBI 诱发的应激。这种肾上腺素能应激旨在将体温恢复为大脑体温调定点，导致寒战、交感神经兴奋和儿茶酚胺释放。因此低温引起的应激可进一步损害半暗带的血液循环导致缺氧加重。另外，低温还可能导致凝血功能障碍、血流动力学不稳定、电解质紊乱、肺部感染等并发症。

高热对 TBI 患者是有害的，这一观点已经得到公认。然而，在应用隆德概念治疗 sTBI 患者时很少出现高热状况，主要原因包括：应用 PEEP 预防肺不张和肺炎，避免应用血管收缩药物和大剂量苯巴比妥，改高能量肠外营养为患者耐受性较好的低能量肠内营养等。对乙酰氨基酚可通过影响体温调节中枢起到降温作用,虽然其降温作用相对较弱(降低约0.5℃),但隆德概念仍推荐使用。

虽然隆德概念不推荐应用主动降温的方法来治疗sTBI患者,但存在持续高热( > 39.5 ~ 40℃)时应积极治疗,此时可考虑应用长时程的主动降温或经静脉团注类固醇激素(例如甲强龙0.25 ~ 0.5 g)。

### 八、渗透性治疗

渗透疗法,尤其是甘露醇的使用,自20世纪60年代以来在全世界广泛应用于治疗ICP升高,目前仍被多数sTBI指南推荐使用。在最近的20年,高渗盐水成为另一个可供选择的渗透性治疗药物。

渗透性治疗可有效降低ICP,但甘露醇存在肾功能不全、电解质紊乱和停止输注后ICP反弹等副作用。血-脑屏障破坏后,输注甘露醇会导致其在脑组织局部集聚,停止输注甘露醇后,血浆中甘露醇浓度降低而脑组织局部甘露醇集聚,渗透压差导致水从血管内向脑组织的转移,引起脑水肿加重。

隆德概念认为,渗透疗法缺乏科学和生理学依据并且存在多种副作用,因此除在院前急救和手术室转运等紧急情况之外,不推荐使用渗透疗法。从1992年提出至今,隆德概念一直不推荐渗透疗法。而且,随着其他诸如降压治疗和镇静治疗等其他可有效降低ICP的措施的应用,隆德概念对渗透疗法的需求更加被弱化。

### 九、去骨瓣减压和其他外科方法

(一)去骨瓣减压

隆德概念中推荐,对于其他措施无法控制的ICP增高,可采取去骨瓣减压手术快速降低ICP。但值得注意的是,去骨瓣减压术后ICP的下降,会导致跨毛细血管静水压增高,进而导致毛细血管渗出增加以及脑组织血管源性水肿的加重。因此必须采取措施来预防去骨瓣减压的这一副作用。

从颅脑血流动力学方面阻止血管源性脑水肿的发展,可以减少去骨瓣减压术后的脑水肿。根据隆德概念,在去骨瓣减压术后应将CPP控制到相对低的水平(可以应用降压药物降低动脉血压),进而降低跨毛细血管静水压,结合应用白蛋白,可减轻去骨瓣减压术后的脑水肿。因此,对ICP增高的患者,在采取上述措施的基础之上,去骨瓣减压可以控制ICP、防治脑疝并提高生存率。

(二)其他外科方法

在血-脑屏障被破坏的情况下,清除血肿等有占位效应的损伤灶和脑脊液外引流等外科手术均可增高跨毛细血管静水压,存在脑水肿加重的潜在风险。因此在此类手术的术后,同样需要从脑血流动力学方面阻止血管源性脑水肿的发展。

隆德概念中推荐,清除存在占位效应的颅内血肿和浅表挫伤可有效降低ICP并改善预后。手术的作用不仅在于清除占位效应降低了ICP,还在于其有效减少了血肿和挫伤组织释放的毒素。

脑室体外引流可在短时间内降低ICP,但亦经常存在潜在的风险。当脑脊液被释放后,ICP的降低导致跨毛细血管静水压的增高,脑组织水肿加重导致被引流出的脑脊液体积最终被水肿的脑组织取代,有脑室塌陷的风险。间断脑脊液引流,将引流高度设定在初始ICP水平低一点的水平(例如2 ~ 4 mmHg),然后在数天时间内起到缓慢降低ICP的作用,这些方法均可有效预防脑水肿加重和脑室塌陷的风险。脑室体外引流亦被第四版BTF指南所推荐,但引流水平未被特别的关注。同时,脑脊液引流引起脑水肿加重和脑室塌陷的风险,亦可能是目前仍无研究证实脑室外引流可以改善预后的原因。

### 十、营养

隆德概念中推荐肠内营养和低热卡营养,即轻微高于镇静状态时所需的基础能量代谢需求[成人15 ~ 20 kcal/(kg·d),儿童略多],以防止过度营养带来的发热等副作用。

在1992年隆德概念提出之前,对重症患者一般推荐高热量营养支持,每24小时提供3 000 kcal来满足危重患者的能量代谢。为了达到这一能量供给目标,一般应用大量的含有脂肪、氨基酸和糖的肠外营养制剂。然而,sTBI患者一般处于镇静状态下,肾上腺皮质功能受抑制,且一般应用机械通气。因此,此类患者接近基础能量代谢,仅为1 200 ~ 1 300 kcal/d或者更少。人们也逐渐认识到,危重患者不仅无法利用过度的营养支持,反而出现发热等情况,而将营养方案由以肠外营养为主的高热卡营养支持改为以肠内营养为主的低热卡营养支持后,发热情况随之明显减少。

隆德概念提出后,一直推荐从第2天开始向成人sTBI患者提供15 ~ 20 kcal/(kg·d)的初始能量。在低热卡营养支持策略中,大部分热卡可以通过肠内营养供给,如有必要,可辅以静脉应用5%的葡萄糖电解质溶液,而后可根据情况缓慢加量,避免营养不良和营养过度。血糖应保持在6.0 ~ 8.5 mmol/L,避免过高或过低,必要时应用胰岛素控制血糖。

### 十一、镇痛、镇静

抗应激治疗是隆德概念的重要组成部分。TBI患者，甚至处于昏迷状态的患者均可存在严重的应激，继而导致血压和ICP的增高。气管内吸痰操作、唤醒试验、室内噪声或报警音、镇静不足均可导致额外的应激反应。隆德概念推荐应用降压药（例如β受体阻滞剂、$\alpha_2$受体激动剂和血管紧张素Ⅱ受体拮抗剂等）和避免应用儿茶酚胺类药物来减轻TBI患者的肾上腺皮质应激反应，还可以通过应用镇痛镇静药物（例如咪达唑仑和芬太尼等）和避免唤醒试验来减轻应激。

镇痛镇静程度过深可能导致肺部、胃肠道等出现并发症，因此镇痛镇静深度不应过深，以可有效的控制应激为宜，无明显应激反应的TBI患者不应过分积极的镇静。在ICP得到有效控制的情况下，可以考虑逐渐减小镇静深度，并将镇静药物更换为丙泊酚等短效的药物。镇静深度的目标是避免出现应激的临床征象，例如可引起ICP增高的不适当躁动或呛咳等。有专门的研究显示，在隆德概念进行抗应激治疗的过程中，癫痫发作比较罕见，因此隆德概念中未推荐预防性抗惊厥治疗。隆德概念中，未推荐应用脑电双频指数（BIS）或持续脑电图监测（cEEG）等手段监测镇静深度。

在隆德概念提出之前，对于sTBI患者常应用大剂量的苯巴比妥，但此类患者常合并严重的肺炎、ARDS和高热，这可能与大量苯巴比妥可引起气道自我清洁能力降低有关，停用药物后并发症可得到明显改善。目前尚无研究表明苯巴比妥疗法可改善TBI患者的预后。因此，隆德概念中，苯巴比妥仅用于控制危及生命的ICP增高时的额外镇静治疗，且一般低剂量应用[$< 2 \sim 3$ mg/(kg·h)]，最多应用2天。

## 第三节　隆德概念的核心临床推荐

除了静脉收缩药物二氢麦角胺，目前隆德概念的治疗理念与1992年提出时相比未见太大变化。隆德概念起初应用二氢麦角胺收缩颅内静脉，用来治疗危及生命的顽固性ICP增高，但其存在收缩外周血管的严重潜在副作用，目前已被隆德概念剔除。

目前隆德概念在sTBI治疗中的推荐总结如下。

1. 血容量维持　必须维持正常血容量，通过输注红细胞（去白悬浮红细胞）维持血浆中血红蛋白在$105 \sim 110$ g/L，输注白蛋白维持血浆白蛋白至少在32 g/L以上，同时维持血浆胶体渗透压在正常范围。推荐尽可能使用20%的高渗白蛋白制剂作为扩容剂，尽量避免应用升压药，积极间歇性气压泵治疗，在预防血栓形成的同时，增强四肢淋巴系统的回吸收能力。

2. CPP管理　维持灌注压在$50 \sim 70$ mmHg，大部分TBI患者虽经降压治疗，CPP仍维持在$60 \sim 70$ mmHg，但更低一些的CPP也是可以接受的。降压药物可考虑$\beta_1$受体阻滞剂、$\alpha_2$受体激动剂和血管紧张素Ⅱ受体拮抗剂。如果降压药治疗效果难以达到降低CPP的目标水平，可适度的头位抬高（$15° \sim 20°$），此时计算CPP时，必须计算头部和心脏之间增加的垂直距离。以上措施应在血容量正常、未应用升压药和无严重应激反应的前提下进行。

3. 机械通气　维持$PaCO_2$ $35 \sim 39$ mmHg，$PaO_2$ $90 \sim 105$ mmHg，PEEP设置为$6 \sim 8$ $cmH_2O$，控制ICP的情况下间断给予肺复张，同时应用雾化吸入等方法来预防肺不张和分泌物潴留。

4. 高渗疗法　除在院前急救和手术室转运等紧急情况下应用渗透疗法紧急降低ICP外，不推荐使用高渗疗法。

5. 温度管理　维持体温在正常范围，不推荐主动降温。持续高热（$> 38.5℃$）时可给予对乙酰氨基酚。但体温持续高于$39.5 \sim 40℃$时应积极治疗，可考虑长时程的主动降温或适当使用类固醇激素。

6. 外科操作　存在占位效应的颅内血肿和浅表挫伤可予以手术清除，置入ICP监测装置。脑室体外引流应间断引流脑脊液，将引流高度设定在较初始ICP略低的水平，避免脑室塌陷。对于其他措施无法控制的ICP增高，可采取去骨瓣减压手术。以上方法均应从脑血流动力学方面合理控制CPP，阻止血管源性脑水肿的发展。

7. 营养支持　推荐从第2天开始低能量营养[成人$15 \sim 20$ kcal/(kg·d)，儿童略多]，尽可能采用肠内营养。必要时辅以含有5%葡萄糖的电解质溶液，控制血糖在正常水平（$6.0 \sim 8.5$ mmol/L），必要时给予胰岛素，避免低钠血症。

8. 镇静治疗　联合应用镇痛镇静药物（咪达唑仑，芬太尼）、降压药（例如$\beta_1$受体阻滞剂、$\alpha_2$受体激动

剂和血管紧张素Ⅱ受体拮抗剂等）、避免唤醒试验等方法，有效镇痛镇静和减轻应激反应。苯巴比妥仅用于

控制危及生命的ICP增高时的额外镇静治疗，且一般低剂量应用［＜2～3 mg/(kg·h)］，最多应用2天。

## 第四节　隆德概念的局限性

BTF等其他颅脑损伤救治指南的制定和修改基于循证医学，引用大量的临床和基础研究。而隆德概念主要基于生理和病理生理学原理，这也使其存在一定的局限性，主要体现在以下几个方面。

1. 缺乏大规模高质量的临床研究　内容的制定和部分内容的修改缺乏循证医学证据。例如从1992年隆德概念制定时维持血红蛋白为140 g/L以上，到2017年推荐的105～110 g/L，该修改缺乏循证医学依据。

2. 临床监测手段存在局限性　微透析在根据隆德概念进行治疗的过程中起到重要作用，但临床应用并不具有普遍性，而目前临床上逐渐推广的经颅多普勒超声（TCD）、脑电图、脑组织氧、脑温等多模态监测提供了丰富的信息来指导临床治疗，但这些监测手段未得到隆德概念的推荐。

3. 标准化治疗方案的局限性　隆德概念提出了标准化的治疗方案，然而在不同患者间或同一患者不同治疗时期，病理生理的异质性决定了标准化治疗的局限性。例如压力反应指数（PRx）等脑血管压力自动调节功能监测可提供最优CPP的推荐，在不同患者之间和同一患者不同治疗时期最优CPP均可存在较大的差异。因此，笔者认为应根据患者的具体情况动态制定个体化的CPP目标值，而非固定的CPP范围。

4. 个别推荐的片面性　隆德概念中的个别推荐可能存在片面性。例如，因主动降温存在寒战、交感神经兴奋和儿茶酚胺释放等加重脑损伤的风险，因此隆德概念拒绝应用主动降温，而非采取相应措施避免在主动降温实施过程中出现以上风险。因此，该推荐存在一定的片面性。

因此，在参照隆德概念治疗sTBI患者时，应充分认识到其优势和局限性，综合判断以便达到更加精准的临床治疗。

（张泽立　黄齐兵）

# 参考文献

［1］ANDERSSON E, RACKAUSKAITE D, SVANBORG E, et al. A prospective outcome study observing patients with severe traumatic brain injury over 10-15 years[J]. Acta Anaesthesiol Scand, 2017, 61(5): 502-512.

［2］BENTZER P, GRÄNDE PO. Isolated brain trauma in cats triggers rapid onset of hypovolemia[J]. Neurocrit Care, 2017, 26: 450-456.

［3］BRAGGE P, SYNNOT A, MAAS A I, et al. A state-of-the-science overview of randomized controlled trials evaluating acute management of moderate-to-severe traumatic brain injury[J]. J Neurotrauma, 2016, 13: 1461-1478.

［4］CAPLAN H W, COX C S. Resuscitation strategies for traumatic brain injury[J]. Current Surgery Reports, 2019, 7: 14.

［5］CARNEY N, TOTTEN A M, O'REILLY C, et al. Guidelines for the management of severe traumatic brain injury, Fourth edition[J]. Neurosurgery, 2017, 80(1): 6-15.

［6］GRÄNDE P O. New haemodynamic aspects on treatment of posttraumatic brain oedema[J]. Swedish Soc Anaesth Intensive Care, 1992, 6: 41-46.

［7］PER-OLOF GRÄNDE. Critical evaluation of the Lund Concept for treatment of severe traumatic head injury, 25 years after its introduction[J]. Front Neurol, 2017, 8: 315.

［8］PETER, BRAGGE, ANNELIESE, et al. A state-of-the-science overview of randomized controlled trials evaluating acute management of moderate-to-severe traumatic brain injury[J]. J Neurotrauma, 2016, 33(16): 1461-1478.

［9］WEIQIANG C, JIANGTAO S, GUOYI P, et al. Early stage alterations of catecholamine and andrenocorticotropic hormone levels in posttraumatic acute brain swelling[J]. Brain Res Bull, 2017, 130: 47-52.

# 第十七章
# 重症监护病房患者神经功能评估

临床检查是评估导致患者入住重症监护病房（ICU）的原发性神经系统疾病病因的基础，也是检测其他危重疾病并发神经系统功能障碍的基石。详细的神经功能评估可能有助于识别之前未发现和诊断的神经系统疾病，如呼吸机脱机失败患者的重症肌无力，或发生谵妄的患者既往即存在认知功能下降。ICU中神经系统疾病的诊断可指导进行治疗干预；同时，神经系统功能障碍的识别还将有助于预测预后以及确定康复的需求和类型。神经重症医师需要知道如何确定神经功能障碍的性质和严重程度，如何进行神经系统疾病的鉴别诊断，以及如何制订进一步的神经功能检查和治疗计划。针对危重症患者神经功能评估的建议，2014年欧洲危重病学会（ESICM）神经重症监护小组召集了一个由重症监护医师、神经重症监护医师、麻醉医师和神经科医师组成的专家小组，为危重症患者的神经功能评估做出了部分推荐。

与ICU中危重症患者临床神经功能评估相关的9个关键问题如下。

（1）ICU中临床神经功能评估的基本组成包括哪些？

（2）哪一类危重症患者需要进行神经系统功能评估？

（3）应该如何管理镇静治疗从而促进神经系统功能评估？

（4）危重症患者昏迷时应该如何进行神经功能评估？

（5）如何在危重症患者中评估谵妄？

（6）对于未经过初步神经系统诊断而入院的患者，哪些临床标准提示患者应进一步行磁共振成像检查？

（7）如何评估患者的ICU获得性肌无力？

（8）提示患者应该进行神经传导检查和肌电图检查的临床标准是什么？

（9）神经系统体征的预后价值是什么？

为解决以上关键问题，2014年ESICM神经重症监护小组成员归纳整理了现有的临床研究数据，给出了相应的推荐。ESICM神经重症监护小组将临床研究数据的质量和最终建议的强度分为高质量、中等质量、低质量或极低质量，推荐强度分为强或弱。其中一些推荐并不是基于已发表的证据，而是基于所有专家公认的临床监护治疗标准的基础所制定的，这些被指定为"最佳实践建议"。所有建议均由小组内所有成员审查和同意。在存在分歧的情况下，对推荐意见进行修改以便得到一致接受。

## 一、ICU中临床神经功能评估的基本组成包括哪些

神经功能障碍在ICU中普遍存在，无论是作为原发性神经损伤还是全身器官衰竭的表现。神经系统体征可提示疾病的严重程度，并可独立预测结局。意识水平改变、谵妄、激越、焦虑、疼痛、镇静、神经肌肉阻滞、低体温、插管/机械通气和四肢手术或创伤性损伤均可混淆ICU中患者的神经功能评估。尽管如此，神经功能评估在ICU是可行的，并且具有重要的诊断和预后意义。

神经功能评估的结构是由意识水平所决定的。

（1）在有意识的患者中，临床医生应评估认知功能（定向、语言、注意力、记忆力）、脑神经、运动和感觉功能、反射和协调能力。有必要进行系列检查以识别症状改变的趋势和恶化的证据。镇静中断后应使用经过验证的工具对谵妄和昏迷进行评分，详情见下文。肌力应使用经过验证的医学研究委员会（MRC）量表进行检测。

（2）在昏迷患者中，神经功能评估考虑了觉醒水平、脑干功能、运动反应和呼吸模式。通常用于此目的的数字量表是格拉斯哥昏迷量表（GCS）或全面无反应性（FOUR）量表。在创伤性昏迷和缺氧后昏迷的患者中，脑干功能评估是至关重要的：瞳孔反应性的缺失和异常的运动反应在预测预后方面作用显著，而角

膜反应的缺失提示缺氧后昏迷,患者预后不良。

推荐

（1）神经系统体征的解释必须考虑镇静、神经肌肉阻滞、疼痛、谵妄、焦虑、代谢和生理紊乱以及损伤和插管引起的身体限制的混杂因素（证据等级低,最佳实践建议）。

（2）应根据神经功能障碍的性质和严重程度确定神经功能评估的频率。神经功能评估至少应在入住ICU时进行,每日一次（中等质量证据,最佳实践建议）。

（3）应使用经验证的量表评估昏迷、谵妄和肌力（分别为GCS或FOUR,CAM-ICU或ICDSC,MRC）（中等质量证据,强烈推荐）。

### 二、哪一类危重症患者需要进行神经系统功能评估

神经功能障碍在重症患者中极为常见,包括意识改变、谵妄、癫痫发作和肌无力等。80%以上的机械通气患者在ICU可能出现谵妄。在1/3需要机械通气治疗的患者中,意识抑制是延长通气的主要因素,在另外40%的患者中是重要因素。神经系统并发症增加了住院时间和死亡率。有神经系统并发症的患者的死亡率为55%,而无并发症的患者的死亡率为29%。危重疾病与神经心理功能的长期显著下降相关。

推荐

所有重症患者均应常规接受神经系统功能评估（中等质量证据,最佳实践建议）。

### 三、应该如何管理镇静治疗从而促进神经系统功能评估

在ICU,常规中断持续镇静（ICS）与机械通气时间缩短和ICU总住院时间缩短相关,并且有助于进展性神经功能恶化的预防和早期治疗。ICS的策略可能允许随着时间的推移向下滴定镇静药物的输注速率,尽量减少镇静药物的蓄积。在一项试验中,配对镇静中断和自主呼吸试验与1年死亡率降低相关。每日ICS和神经系统功能评估的策略已被证明是对患者有益的,但更为频繁地进行评估是否对患者有益仍然需要进行进一步的研究。

ICS可能对颅内顺应性降低的患者产生不良反应,导致ICP和CPP发生不良变化。应将这些患者以及疑似颅内顺应性低的无ICP监测的患者从ICS方案中排除,并应结合神经放射学评估等其他神经监测方法中获取有用信息。最近的证据表明,即使维持镇静,对脑干反应进行评估也是可行的,特定反应的丧失可

预测死亡率和精神状态的改变。

推荐

（1）建议机械通气患者每日中断或减少镇静强度,以增强神经系统功能评估并改善短期和长期结局（中等质量证据,强烈推荐）。

（2）不建议颅内压升高患者中断镇静（中等质量证据,强烈推荐）。

### 四、危重症患者昏迷时应该如何进行神经功能评估

在对昏迷患者进行检查时,应该评估患者对分级刺激的最佳反应,从言语刺激开始,逐渐进展为伤害性刺激、脑干反射、运动反应和呼吸模式。伤害性刺激可引起局部运动、退缩、姿势反射或无反应。脑干反射检查包括瞳孔反应性、自发眼位和运动、前庭眼反射、角膜反射、咳嗽和咽反射的评估。

有多种量表可以评估患者的意识水平,其中GCS仍然是使用最为广泛的。其主要局限性是在机械通气患者中无法评估患者的言语反应,不直接考虑脑干检查。最近,FOUR评分被设计并验证可用于机械通气患者的评估。它评估眼睛反应、运动反应、脑干反射和呼吸模式,并已在一系列临床环境和不同国家进行了测试。使用FOUR评分可以进一步区分GCS最低的患者。值得注意的是,很少有研究证据表明FOUR评分比GCS具有更大的评定者间可靠性或更佳的预后价值。

推荐

（1）对昏迷患者的检查应包括分级刺激、脑干功能评估、运动反应和呼吸模式（中等质量证据,最佳实践建议）。

（2）应使用经过验证的客观量表（如GCS或FOUR评分）对昏迷患者进行评估（中等质量证据,强烈推荐）。

### 五、如何在危重症患者中评估谵妄

谵妄是一种与注意力不集中、病程波动和基础疾病或生理代谢失衡相关的脑功能病理性改变。谵妄与住院死亡率和住院时间独立相关,造成了巨大的公共卫生负担。谵妄还会增加出院后死亡、功能性残疾、认知障碍和痴呆的发生率。在老年人、大手术后和ICU中,谵妄的风险特别高。高达80%的机械通气患者出现谵妄,谵妄与住院期间和住院后较高的死亡风险独立相关。

谵妄在ICU患者中常被低估且治疗不甚充分。精

神障碍诊断与统计手册（DSM）中对谵妄的定义被广泛接受，然而，镇静和气管内插管阻碍了DSM在ICU当中的实施。重症监护病房内意识模糊评估方法（CAM-ICU）所评估的4个项目（精神状态急性改变或波动、注意力不集中、意识水平改变和思维紊乱）中有2个项目需要患者的积极参与。重症监护谵妄筛查量表（ICDSC）包括对共8项内容的评估（意识水平、注意力不集中、定向障碍、幻觉/妄想/精神病、精神运动性激越或迟滞、言语或情绪不适当、睡眠/觉醒障碍和症状波动），并且均不需要患者的直接合作。CAM-ICU和ICDSC筛查的可行性已在不同的ICU环境和许多国家得到了证实。与诊断的金标准（DSM）相比，这两种量表的有效性和可靠性是混杂的，其相对准确性也是如此。对无意识患者进行谵妄筛查是不可行的，而对镇静患者进行谵妄筛查的价值仍有待进一步研究。

推荐

（1）所有未昏迷的重症患者均应进行常规筛查检查是否存在谵妄（高质量证据，强烈推荐）。

（2）应该使用在ICU中经过验证的量表对谵妄进行评估，例如CAM-ICU或ICDSC（中等质量证据，强烈推荐）。

（3）谵妄筛查应按计划的时间间隔重复进行，以增加诊断的敏感性并监测对干预措施的反应（低质量证据，强烈推荐）。

### 六、对于未经过初步神经系统诊断而入院的患者，哪些临床标准提示患者应进一步行磁共振成像检查

计算机断层扫描（CT）可能显示脑梗死、颅内出血或脑水肿，通常是临床不稳定或局部资源有限导致无法进行磁共振成像（MRI）检查的患者的首次神经影像学检查。CT与CT血管造影（CTA）相结合可用于诊断颅内动脉瘤，血管痉挛、动脉闭塞、狭窄或夹层和脑静脉血栓形成，同时CT还可与CT灌注结合以评估局部脑血流异常。

脑MRI对早期脑梗死的敏感性更高，在识别颅后窝病变方面大大优于CT。脑MRI可能对缺氧缺血性脑病或脓毒症脑病患者有预后价值。影像学表现并不是孤立的诊断，因此，只有在临床病史和神经功能评估定义了相当高的颅脑损伤先验概率后，才建议行神经影像学检查。

推荐

1. 计算机断层扫描（CT）　是评估局灶性神经功能缺损或不明原因意识水平下降患者的合理初始影像学检查，尤其是当需要持续器官支持和（或）局部资源限制使得MRI检查在逻辑上存在困难时（高质量证据，最佳实践建议）。

2. 在以下情况下建议使用脑磁共振成像

（1）发生急性神经功能缺损或CT扫描无法解释的精神状态急性变化的患者（高质量证据，强烈推荐）。

（2）在难治性癫痫持续状态患者中，由于同时使用神经抑制剂而无法进行临床评估时（高质量证据，最佳实践建议）。

（3）怀疑颅内脂肪栓塞、渗透性髓鞘溶解或可逆性后部脑病综合征的患者（高质量证据，最佳实践建议）。

（4）缺血缺氧性损伤或长期低血糖后未恢复的患者（高质量证据，最佳实践建议）。

（5）与精神状态改变、局灶性神经系统体征和（或）脑干反射异常相关的败血症患者（低质量证据，最佳实践建议）。

### 七、如何评估患者的ICU获得性肌无力

ICU获得性肌无力（ICUAW）是一种全身对称性肢体和呼吸肌力量减弱并逐渐发展为危重症的并发症。使用医学研究委员会或清醒协作患者的握力测力计进行肌力手动测试。危重病性多发性神经病（CIP）和肌病（CIM）是ICUAW最常见的原因。ICUAW应根据临床病史和神经功能评估进行鉴别。鉴别诊断包括并发症，如电解质异常、横纹肌溶解、神经压迫或卡压、癫痫持续状态、手术或使用药物，以及既往存在的神经肌肉疾病，特别是在急性发作性疾病病例中（吉兰-巴雷综合征、重症肌无力、肉毒杆菌中毒、低钾性周期性麻痹以及各种中毒等）。

存在以下情况时可排除ICUAW：临床体征提示中枢神经系统疾病（即Babinski征、腱反射增强、痉挛、广泛肌束震颤和局灶性神经系统体征）；面部肌肉受累（即眼睑下垂，眼外肌无力伴复视，面神经麻痹伴患者表情改变，言语、咀嚼或吞咽困难）；肌无力分布不对称（即单瘫或轻偏瘫）；肌无力进展形式提示特异性诊断可能，例如，模式为上行性（吉兰-巴雷综合征）或下行性（肉毒杆菌中毒）；肌肉无力呈波动性，短暂运动后加重提示肌肉易疲劳和神经肌肉传递缺陷（重症肌无力）或运动后改善提示突触前神经肌肉缺陷（Lambert-Eaton综合征）；有相关异常如皮疹或腹痛指向皮肌炎、血管炎、卟啉病或糖尿病；有自主神经异常体征（瞳孔散大且对光反应差提示肉毒毒素中毒，GBS中可见心律失常或血压波动）；怀疑存在药理学副作用（如长期给予神经肌肉阻滞剂、类固醇或癌症化疗后）。

推荐

（1）建议使用MRC或握力测力计对ICUAW进行评估（低质量证据，中等推荐）。

（2）伴有肌无力的重症患者应通过仔细的临床病史和神经功能评估从而寻找合理的病因（中等质量证据，最佳实践建议）。

### 八、提示患者应该进行神经传导检查和肌电图检查的临床标准是什么

神经传导检查（NCS）包括测量感觉神经（SNAP）和运动神经（CMAP）的传导速度和动作电位波幅。感觉-运动轴索神经病（如CIP）的SNAP和CMAP波幅降低，而神经传导速度正常。相反，在脱髓鞘性多发性神经病中，速度降低，而振幅正常。在重复性肌肉刺激中，对运动神经施加一系列短暂的刺激，记录连续反应幅度。在神经肌肉传递障碍中显示出递减反应，如重症肌无力或使用神经肌肉阻滞剂时。

ICUAW是在临床上确立的。然而，其临床评估存在局限性，尤其是在疾病快速进展导致急性呼吸衰竭的情况下。有些疾病可接受特定的治疗，例如，在吉兰-巴雷综合征中使用免疫球蛋白或血浆置换进行治疗，在术后炎症性神经病变中使用类固醇，在肉毒毒素中毒中使用抗毒素治疗，或在蜱麻痹中迅速清除蜱。神经传导检查、重复神经刺激和肌电图在区分急性轴突性神经病与脱髓鞘性神经病、神经肌肉传递改变或急性肌病方面有价值。

推荐

当无法根据病史和临床特征实现ICUAW与其他原因导致的神经肌肉无力之间的鉴别诊断时，使用NCS和EMG（中等质量证据，最佳实践建议）。

### 九、神经系统体征的预后价值是什么

临床检查是神经损伤后预后评估的基石。在创伤性颅脑损伤（TBI）中，GCS和瞳孔对光反射具有预后提示意义。心搏骤停（CA）后，瞳孔对光反射消失、角膜反射消失、运动反应异常和存在肌阵挛性癫痫持续状态等与未接受低温治疗的患者的神经系统功能预后密切相关。在接受低温治疗的CA患者中，假阳性率显著，尤其是运动反应缺失或异常。临床神经功能评估在非神经系统危重症中也具有预后提示意义，GCS权重增加可提高APACHE Ⅱ和APACHE Ⅲ的预后表现。FOUR评分在一系列疾病中具有预后价值。脑干反应受损、言语反应缺失或对疼痛无反应显著增加了昏迷危重症患者死亡或严重残疾的风险。在镇静患者

中记录到咳嗽或眼反射消失时，可预测死亡率和镇静后谵妄。最后，谵妄可独立预测重症患者的死亡率和神经心理损害的长期风险。

推荐

（1）NE被推荐用于评估TBI和CA后的预后（高质量证据，强烈推荐）。

（2）CA后昏迷患者的神经功能评估应该包括：瞳孔反射、角膜反射和运动反应（高质量证据，强烈推荐）。

综上，入住重症监护病房（ICU）的重症患者可能表现出原发性或继发性神经系统疾病的体征和症状。精神状态改变、激越、疼痛、镇静、神经肌肉阻滞、低体温、代谢紊乱、插管/机械通气和四肢手术或创伤性损伤等因素可能使ICU神经功能评估结果的解释变得复杂。然而，危重症患者的部分神经系统体征已被确定为预测预后的指标和疾病严重程度的标志物。对重症患者进行适当的神经功能评估仍然是治疗、诊断和预后的中心方面。入住ICU的每例重症患者均应接受适当的神经系统功能评估。每项神经系统功能评估均应评估意识、认知、脑干和运动功能。意识水平可用于指导后续检查。镇静对神经系统功能评估结果解释的混杂效应应该通过中断镇静的方式进行管理，除非中断镇静的风险超过最小化混杂因素可能带来的获益（如在颅内顺应性降低的患者中）。神经系统功能评估应先于各项检查进行，并可用于指导后续检查或神经影像学检查。神经系统功能评估的某些方面在高度选择性的患者人群中具有预后指导意义，应有助于指导制订治疗目标。

神经系统功能评估的一般方法总结如下。

1. 病史　从患者、患者家属及朋友或目击者处获得病史是非常重要的。需要调查清楚现病史、事件的时间顺序、既往病史、既往用药或过敏史等。

2. 一般检查　在神经系统功能检查之前，首先必须进行一般检查和生命体征评估。

3. 意识水平　根据意识水平不同进行相应评估。

（1）清醒患者：继续进行传统的神经系统功能检查，包括认知、脑神经、运动和感觉功能，反射和协调。使检查适应潜在的神经过程。系列检查可了解改善或恶化的潜在趋势。

（2）镇静患者：评估中断镇静的可行性。中断镇静后使用经验证的量表对谵妄、昏迷和肌肉强度进行评分。

（3）昏迷患者：评估觉醒水平、脑干功能、运动反应和呼吸模式。可以通过经验性的评分系统实现，主要是格拉斯哥昏迷量表（GCS）或全面无反应性量表

（FOUR）。

4. 基线神经系统功能评估　每一位入住ICU的患者都应接受基线神经系统功能评估，随后至少每天进行系列检查。可以根据不同重症患者的个体情况不同决定神经系统功能检查的频率。

（林　祺）

# 参考文献

［1］ SHARSHAR T, CITERIO G, ANDREWS P J D, et al. Neurological examination of critically ill patients: a pragmatic approach. Report of an ESICM expert panel[J]. Intensive Care Med, 2014, 40, 484–495.

［2］ SHARSHAR T, PORCHER R, SIAMI S, et al. Brainstem responses can predict death and delirium in sedated patients in intensive care unit[J]. Crit Care Med, 2011, 39 (8): 1960–1967.

［3］ SHEHABI Y, CHAN L, KADIMAN S, et al. Sedation depth and long-term mortality in mechanically ventilated critically ill adults: a prospective longitudinal multicentre cohort study[J]. Intensive Care Med, 2013, 39(5): 910–918.

［4］ WIJDICKS E F M. Recognizing brain injury[M]. Oxford (UK): Oxford University Press, 2014: 150. (Core principles of acute neurology series).

# 第四篇
# 神经危重症监护

# 第十八章
# 颅内压与脑灌注压的监测

## 第一节 颅内压监测

### 一、颅内压概述

#### （一）颅内压

颅腔与脑组织、脑脊液和血液是形成颅内压的物质基础。颅腔是一个不能扩张的相对闭合性骨腔。在正常情况下，成年人的颅腔容积为 1 400 ~ 1 500 mL。其中脑体积在 1 150 ~ 1 350 cm³。颅内血容量变动较大，占颅腔容积的2% ~ 11%。脑脊液量约占颅腔容积的10%，约150 mL，其中1/3于颅腔内，2/3在脊髓蛛网膜下腔中。颅腔内容物对颅腔壁硬膜施加一定的压力，称之为颅内压（intracranial pressure，ICP）。通常以侧脑室或小脑延髓池穿刺时，用测压管或压力表测出读数来表示。一般情况下，该压力与侧卧位时腰椎穿刺测得的脑脊液（CSF）压力接近，故临床常以侧卧位腰穿压力代表颅内压。正常情况下，侧卧位时成人的颅内压为0.67 ~ 1.96 kPa，相当于70 ~ 200 mmH₂O；儿童为0.4 ~ 1.0 kPa，相当40 ~ 100 mmH₂O。

#### （二）Monro-Kellie学说

因为颅腔的体积恒定，因此颅内容物包括脑组织、脑脊液、血液三者，总体积保持恒定。如果其中一项体积增加，须由另两项体积的缩减来代偿，此即颅腔空间的代偿功能。这种灵敏的生理功能，由精细的调节机制来保证。当某一种成分的体积增加，或有占位性病变时（颅内血肿），血液和脑脊液可以转移其部分容积到颅外发生一定的代偿效应，维持ICP的相对稳定。但当代偿机制耗竭时，随着颅内体积的增加，ICP将会迅速升高，从而产生一系列的病理生理效应。与Monro-Kellie学说相联系（图4-18-1），顺应性反映了颅内容物如何代偿容积的变化。脑顺应性代

表ICP随着容积变化而变化的趋势，并可以用压力-容积曲线来表示。当顺应性下降时（例如压力-容积曲线的右端），对于单位体积的容量变化，压力变化的程度增加，一旦顺应性耗竭，很小的容积变化也会导致ICP迅速上升，甚至脑疝。除此之外，因为脑血流量（CBF）与脑灌注压（CPP）密切相关［脑灌注压=平均动脉压（MAP）-颅内压］。因此，随着ICP增加，MAP可以通过增加心排血量而增加，以维持稳定的CPP。但当ICP的增高超过MAP的代偿能力时，CPP将受到损害并且可能随后出现脑缺血，故而将ICP维持在其生理范围内是至关重要的。Monro-Kellie学说是指导我们认识颅内压生理、监测和治疗的一个重要基本原则。

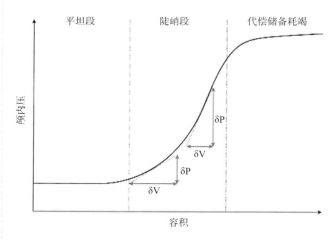

图4-18-1　Monro-Kellie曲线

ICP与颅腔内容物之间并非线性关系。在平坦段，当颅内容物容积增加时，ICP的升高并不明显，代偿机制（颅内血容量和脑脊液容量降低）尚能发挥作用。当颅腔内容物体积进一步增加，超过一定阈值后，代偿机制逐渐耗竭。这时即使小幅度的颅内容积增加，也导致ICP快速地升高，表现为陡峭阶段。

## 二、颅内压监测

颅内压监测是采用传感器和监护仪动态测定颅内压的一种方法。自从1951年Gillaume和1960年Lundberg先后将颅内压监测技术应用于神经外科临床以来，现已被广大临床工作者所接受，并不断完善与发展。目前已被认为是直接诊断颅内压升高最迅速、客观和准确的方法，也是观察颅脑疾病患者病情变化、判断手术时机、指导临床用药和评估预后的重要手段之一。在很多重症神经系统疾病（如TBI、重症脑血管病、颅内感染、静脉窦血栓、颅脑肿瘤、肝昏迷）多伴有不同程度的颅内压升高。因此，颅内压监测技术已广泛应用于神经外科、神经内科、儿科及其他内科等颅内压升高性疾病的诊断和治疗中。

### （一）颅内压监测的方法

根据监测方法和原理的不同，颅内压监测可分为有创颅内压监测和无创颅内压监测两种。

1. 有创颅内压监测　通过根据颅内压传感器放置的位置的不同，可将颅内压监测分为脑室内、硬膜下、蛛网膜下腔、硬膜外和脑实质内测压等（图4-18-2）。根据压力监测的原理，可分为基于液压原理或可植入的微型传感器。脑室内的探头经常借助脑室引流管实施，优点在于可通过引流CSF在监测的同时起到降低ICP的治疗目的。植入式微传感器进行测量，例如应变计传感器，气动传感器和光纤传感器。在应变仪器中，ICP的变化引起膜片弯曲，引起电阻变化，从而计算ICP。气动传感器在探头的远端具有球囊，其施加在球囊上的压力等于周围组织的压力（即ICP）。在光纤传感器中，ICP变化会在传感器的顶端移动一

个可移动的镜子，改变沿光缆反射回来的光的强度。大多数微型传感器探头尖端均在脑实质内放置，但这些也可放置在脑室内，蛛网膜下腔，硬膜下或硬膜外腔室中。

一项2021年发表于Lancet Neurology的国际多中心前瞻性队列研究结果提示，在成人患者中，与不使用ICP监测相比，急性颅脑损伤危重症患者使用有创ICP监测可获得6个月内更高的生存率及更好的神经功能转归。但是，Delaplain研究团队结果提示，在儿童患者中，对重型颅脑外伤（GCS < 8）使用有创颅内压监测（包括脑室内及脑实质内监测）是病死率升高的独立危险因素。近年来，有创颅内压监测更多选择脑室内监测与脑实质内监测，硬膜外、蛛网膜下腔监测的使用逐渐减少，即便如此，目前尚没有临床研究表明某种监测技术在改善预后方面优于其他技术。最常用的ICP监测装置设备包括Integra公司的Camino、Vetrix，Godman公司的Godman，Microsensor，Raumedic公司的ICP及多参数探头，以及Spiegelberg公司的ICP及脑顺应性监测装置。

（1）脑室内监测法：脑室内监测法是最早使用的方法，由Guillaume和Janny等在1951年首先介绍使用，随后由Lundberg和其同事发展并广泛应用于临床。通常将脑室引流管插入到非优势半球侧的脑室前角内。脑室内导管另一端连接着一个外部的液压耦合器，是颅内压监测的金标准。这一测压方法操作简便，测压准确，既可持续监测颅内压，又能做脑室引流，还可作为脑室内给药的途径，具有诊断和治疗的双重作用。其不足之处是，若处理不当，可能发生颅内感染。此外，当颅内占位性病变巨大或者脑水肿明显时，脑

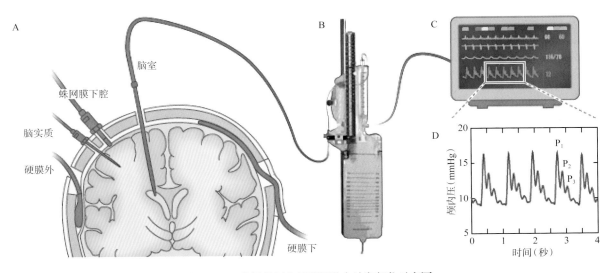

图4-18-2　常用的颅内压监测的方法和部位示意图

室常被压迫消失或者变形移位,脑室穿刺的难度大大增加。传统的脑室内导管的外部转换器只允许间歇性的颅内压监测,因为只有在引流关闭的情况下才能测量颅内压。现在,也有些导管设计有内部的转换器,如Spiegelberg探头XL和Raumedic-Neurovent,可在脑室外引流的同时连续测压。

(2)脑实质内监测法:脑实质内测压基于置入和操作方便,应用越发广泛。尽管在脑实质中需要根据大脑的局部区域病变选择其他部位放置,但在常规实践中,微传感器的最常见放置位置是右额叶皮层实质,通过额部颅骨钻孔将探头插入脑实质2~3 cm,通过头端转换器感受压力,在如今大多数情况下使用的探头是压电式的,也就是说通过机械所致半导体电阻的改变或者光电及机械性膜变形转换成光信号,并由光纤进一步传导,随后转换为电信号。

微型换能器表现出与脑室内装置的相关性。与脑室外引流(external ventricular drainage,EVD)相比,它们具有易于处理的优点,并且读数不受患者位置的影响,无须液压耦合系统,放置所需的手术操作简单,出血及感染的并发症的风险相对较小。而且,压力波形衰减和测量伪像的发生率比诸如EVD的流体耦合设备要小。与脑室内压力测定相比,脑实质内测压感染风险小,但美中不足的是价格昂贵。脑室内监测方法与脑实质监测的方法各具优势和缺点(表4-18-1)。通常认为,脑实质探头多用于脑室内探头置入困难或失败,或临床医生判断不需要同时引流CSF的情况。

需注意的是,在局部损伤中,监测设备最好放置在损伤或变性的脑实质附近区域,因为与脑室内导管不同,当幕上压力梯度存在的时候,实质内装置可以反映局部"区域"的压力。尤其是当实质内监测设备放置在占位性病变对侧的大脑半球时,即使已经存在脑疝,也可能低估颅内压的数值。

2. 无创颅内压监测 由于有创的颅内压监测存在损伤感染和出血的风险,因此发展无创颅内压监测的方法具有重要临床意义。在某些特定情况,例如在无法及时获得侵入性干预、在野外或没有神经外科医生的情况下,非侵入性监测方法可用于筛查ICP升高的患者。理论上,无创的颅内压监测方法更符合临床的逻辑,更具有实用价值。最近基于软件的神经成像技术和新的诊断工具和方法的出现促进了各种无创检测方法的发展,并且具备了一定临床应用的潜力。理想情况下,无创ICP监测的方法应在医院中随时可用、价格便宜、简单方便、具有相当的准确性,而且几乎没有禁忌证和限制,以便它可以在所有患者人群中使用。因此,研究者们对无创ICP监测器进行了各种尝试。

(1)视神经鞘直径(ONSD):通过测量视神经鞘的直径来反映颅内压是基于视神经和包绕视神经的视神经鞘之间的蛛网膜下腔是颅内蛛网膜下腔的直接延续。ICP升高可通过蛛网膜下腔的CSF传导,引起视神经鞘扩张,故通过ONSD的测量,可以作为观察颅内压及预测神经功能异常的颅内顺应性的实时窗口,此法可通过经眼超声、CT或MRI进行检查和测量。一些研究已经证明有创监测ICP和超声ONSD测量之间的相关性,整体灵敏度和特异性分别为0.90和0.85。最

表4-18-1　脑室内及脑实质内颅内压监测的优势和缺陷

| 脑室内监测 | 脑实质内监测 |
| --- | --- |
| 优势 | 优势 |
| 参考标准(金标准) | 易于植入 |
| 可治疗性引流脑脊液 | 无须机械减震也可准确测量脉冲波形 |
| 可重新归零 | |
| 价格便宜 | |
| 缺陷 | 缺陷 |
| 容易堵塞 | 只有移除才可能重新调零,存在发生测量偏倚可能 |
| 容易断裂 | 容易出现技术故障(导管破裂、脱出等) |
| 当引流开放时无法准确测量ICP | 与MRI不能兼容 |
| 可能引起颅内感染 | 价格昂贵 |
| 脑组织必须被穿透 | |
| 当脑室移位、压缩或闭塞时难以植入 | |
| 过度引流引起相关并发症 | |
| 由于管道的机械性能或气体的渗入可造成ICP波形受到抑制 | |

注:ICP,颅内压。

近的一项前瞻性研究证实了相似的敏感性和特异性,并建议将直径5.6 mm作为诊断ICP增高的最佳临界值。但这种技术不能应用于患者合并面部创伤或与其他会影响ONSD的疾病(如格雷夫斯病,结节病)。此外,有学者认为当ICP出现急剧波动时,ONSD的特异性会相应降低。虽然存在一定的局限性,但临床上已将ONSD的测量视为可预测颅内压升高的床旁有用方法,并且在神经麻醉和神经重症监护领域进行了大量研究,确定了ONSD在颅内压升高的管理中具有实际用途。

(2)经颅多普勒超声(TCD):在神经重症管理中,经颅多普勒超声(TCD)应用广泛,最常用于监测蛛网膜下腔出血相关的血管痉挛时CBF的变化。TCD作为监测ICP的工具最早是由Klingelhöfer等人描述的。其理论基础是利用了TCD获得的流速来预测颅内顺应性。有很多研究证实,利用TCD测量衍生数据建立的模型显示出与侵入性测量ICP测量数据有明确的相关性,尤其是在颅内压明显增高(ICP > 20)时。Wakerley等人则更进一步开发使用了利用搏动指数(PI)的ICP的预测:当PI ≥ 1.26时提示ICP ≥ 20 cmH_2O。虽然计算机建模继续使得基于TCD的ICP估计更准确,但该技术在其广泛应用于临床中尚有很多局限性。首先,TCD容易受到观察者主观因素的影响;其次,虽然它具有作为筛查工具的潜力,但对于需要连续监测的患者来说还是不够的;再次,部分患者中,由于颅骨限制了超声波的传导,使得TCD结果难以解读。加上大量基于TCD的研究得出了模棱两可的结果,TCD在ICP监测的临床价值备受质疑。因此,尽管TCD最初显示出良好的应用前景,但其作为无创ICP监测的常规手段还有争议。基于TCD的CBF和自动调节评估比基于TCD对ICP估计更成功,因此该技术很快就作为神经重症实践中的重要的监测手段而非用作ICP监测的传感器。

(3)基于成像的方法:ICP升高会造成一些相关解剖位置的改变,可以使用CT和MRI进行检测。例如,严重占位性病变可造成脑室受压和中线移位。类似地,脑室扩张造成脑积水,脑水肿导致灰质和白质界线消失。CT和MRI通常用于诊断目的,可提供有关ICP的定性信息。然而,目前的证据表明,即使在ICP升高的情况下,CT仍能保持正常,因而CT并不是一个非常敏感的ICP评价工具。MRI-ICP是一种新方法,将MRI技术的进步与神经生理基础相结合来预测ICP,是基于测量颅内容积和压力的搏动性差异,以预测平均ICP。MRI也已用于评估视神经并测量球后3 mm的视神经鞘直径。但是,基于MRI的技术尚存在明显

缺陷,在特定时间范围内仅能提供图像信息参考。而且,基于MRI的技术要求严重影响了该检查的便利性。因此,目前这些方法还不能独立地、可靠地作为ICP升高的筛查手段。

(4)瞳孔测量:Marshall等人早在1983年便明确了椭圆形瞳孔表明ICP增高,提示即将发生脑疝,但他们没有指出与瞳孔变化相关的ICP数值。随着技术进步,Taylor等人进行了另一项使用瞳孔测量仪的新颖研究。结果表明,瞳孔收缩速度对高ICP敏感,双侧瞳孔大小相差超过0.5 mm的患者与颅内压升高(ICP > 20 mmHg)有关。最近,Chen等引入了神经系统瞳孔指数的概念,该方法采用一种算法来预测具有瞳孔反应性的ICP。尽管他们最终证明ICP和瞳孔反应性之间存在负性相关,但与实际ICP值没有直接关系。因此,目前的证据表明,瞳孔测量仪可以预测和筛查颅内顺应功能障碍的患者,但作为ICP监测的常规手段目前尚不成熟。

(5)遥测传感器:临床上,有少数患者需要长期ICP监测,如脑室-腹腔(VP)分流后出现分流功能障碍的患者,以及对慢性颅内高压症患者进行长期的ICP监测和评估。传统颅内压监测装置的感染风险使得这些患者无法进行长期经颅监测。因此,有不少研究将植入式遥测传感器作为一种可能的解决方案。目前,已有几种装置进入商用。它们由皮下安置的外部单元和一个通过颅骨内的小钻孔进入颅内的元件组成。在这个系统中,可将由ICP变化产生的电路电阻变化被记录在微芯片上,通过外部设备调取信息供临床参考使用。此法给利用传感器衍生的ICP信息来指导慢性分流患者压力阀的调整带来了帮助。

(6)其他方法:鉴于颅内压监测技术在临床上的重要性,神经病学领域及工程技术领域探索了很多无创颅内压监测可能的途径和方法。York等已证明颅内压升高与视觉诱发反应的N2波潜伏期变化之间存在良好的关系。近红外光谱法(NIRS)可检测脑血流量,脑血容量,脑组织氧合和ICP的变化。Chen等建立了脑电功率谱分析的某些组成部分,可用于ICP预测。另外,还有畸变产物耳声发射(distortion product otoacoustic emissions, DPOAE)、颅骨弹性、静脉眼压测定法、耳鼓膜位移、前囟压力测定等都可能作为无创性颅内压监测的手段,但均需进一步研究明确其应用价值,无创ICP测量方法的探索仍然任重而道远。

(二)颅内压监测的指征

ICP监测已被用作各种导致神经系统损伤的病理状态的重要诊断和治疗手段。鉴于颅内压增高具有导

致脑组织移位和脑血流减少等危害,通过持续ICP监测,可以早期发现ICP增高并予以恰当的治疗。同时,也为进一步手术方案的实施提供决策性证据(分流术、去骨瓣减压术、血肿清除术等),从而避免外科处理的延误,以及盲目的预防性治疗或不必要的经验性治疗。由于每种针对颅内压增高的治疗都有潜在的副作用,因此理论上,对具有ICP增高危险的患者需要进行ICP监测,尤其是对于有意识障碍的患者,因为此时仅靠临床神经系统症状、体征或CT表现常难准确判断。ICP监测是神经内外科重症,包括颅脑外伤、重症脑出血、大面积脑梗死、复杂颅脑肿瘤手术等各种影响颅内压的疾病实现精细治疗所需的最重要、最基本的前提之一。

对重型颅脑损伤,美国颅脑创伤基金会(BTF)建议颅内压监测的指征为:复苏后GCS 3～8分并有颅脑CT扫描异常。颅脑CT扫描异常是指颅内提示有血肿、挫裂伤、脑肿胀、脑疝或基底池受压;重型颅脑外伤患者CT正常但在入院时有以下3个条件中的两个也应行颅内压监测:① 年龄大于40岁;② 单侧或双侧的去脑或去皮质状态;③ 收缩压＜90 mmHg。BTF指南建议在TBI患者中使用ICP监测以减少住院和术后2周的致残、致死率(Ⅱ B级证据)。其他如重症蛛网膜下腔出血(WFNS Ⅲ～Ⅳ级的患者)、广泛脑缺血(如恶性大脑中动脉梗塞)、风险较大的手术后(如体积较大的占位性病变)或位于脑脊液通道附近的占位性病变切除后、正常压力脑积水或分流无效时均有报道应用ICP监测指导诊断和治疗。但目前还缺乏足够的证据来制定普遍适用ICP监测的指南。当前临床实践中ICP监测的指征通常因治疗机构和医师而异。

(三)颅内压监测的数据分析

1. 颅内压增高的数值分析 尽管颅内压监测技术在临床已经广泛应用,但目前尚无高级别证据能确定开始启动治疗的颅内压阈值,实际上,同一个阈值是否能够应用于所有的患者,或者应用于同一个患者的不同阶段也是个值得讨论的话题。此前最常使用的阈值为20 mmHg,这是建立在一般生理学资料以及众多临床治疗经验的基础上的。Lundberg的早期工作通过腰椎穿刺测得的脑脊髓压力的正常上限即为20 mmHg。众多临床研究表明,ICP升高(＞20 mmHg)与死亡率上升相关。2007年第3版BTF指南建议TBI患者的ICP应低于20 mmHg,但缺乏高质量的证据支持。基于近些年最新的证据,第4版BTF指南已经将启动ICP治疗的临界阈值修订为22 mmHg。尽管证据质量仍然偏低,但总的来说,这已经是迄今为止最佳的ICP治疗证据,可以相对安全、有效地降低死亡率。

ICP监测的意义绝不仅仅在于提供一个监测的数值。临床中也常遇见有些患者ICP接近"正常值"但仍可能会出现脑疝,而另一些超出"临界"ICP阈值的神经功能状态却良好。一方面,ICP监测和任何其他神经监护一样,不应该作为驱动管理和临床决策的唯一依据,而应考虑到患者个体因素。另一方面,数值背后的颅内压的变化趋势、波形分析及衍生的数值,如有脑血管压力反应指数(PRx)和脑-脊髓代偿储备(RAP)等具有同样重要的意义。

2. 颅内压监测的波形 升高的ICP不仅会增加ICP的平均值,还会影响ICP波形的特性。ICP波形的特征可以早于数值升高出现。利用诸如Odin监测系统、ICM+、Sensometrics和ICU Pilot系统等软件,可以在神经重症监护环境中显示和记录ICP波形。ICP波形由三部分组成:① 与呼吸周期相关的呼吸波形(0.1～0.3 Hz);② 与动脉周期相关的脉冲压力波形(AMP);③ 低频率的血管波形(如LundbergA和B波)。

(1)AMP:颅内压的脉压波形主要有P1、P2和P3三个波(图4-18-3)。P1波,又称收缩波,是由收缩期的脉搏产生的。P2波,也称潮汐波,被认为是脑实质反射的动脉脉冲波,可反映脑顺应性。P3波代表了主动脉瓣关闭而形成的重搏波。其中P1波和P2波的临床意义更大。当脑顺应性代偿失调时,P2的波幅增加,通常会在ICP升高之前出现。最终P2波将等于或超过P1波,提示顺应性减弱或消失(图4-18-4)。此外,一个ICP波形异常而ICP值正常的患者,相对于ICP波形及数值均正常者,需要更加警惕,并及时给予相应的治疗。

(2)血管波形:增加的ICP还可以产生由Lundberg所提出的A、B和C型波的特征性波形,根据波形的变

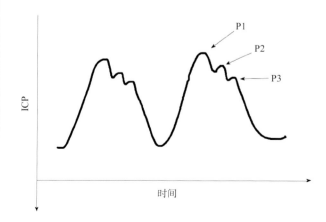

图4-18-3 **正常颅内压的波形,显示依次出现的3个波,P1波、P2波及P3波**

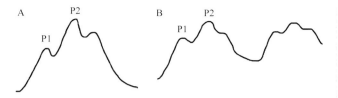

图4-18-4　当脑顺应性代偿失调时，P2的波幅增加，P2波将等于或超过P1波，波形变圆钝

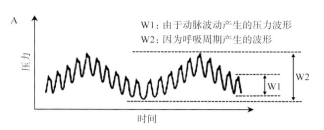

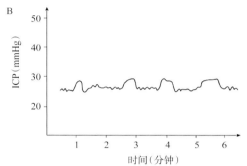

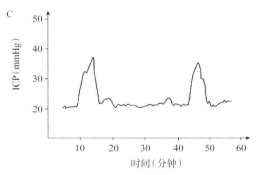

图4-18-5　ICP血管波形
A. C型波；B. B型波；C. A型波的波形。

化了解颅内压增高的程度（图4-18-5）。C型波正常或接近正常压力波形，压力曲线较平坦，存在与呼吸、心跳相一致的小的起伏。呼吸运动时胸腔内压力影响上腔静脉回流，导致静脉压力变化，脑血流量发生变化，颅内压也随着波动，波幅为5～10 mmHg。由于心脏的搏动引起静脉扩张，因而颅内压也随着心跳波动，波幅为2～4 mmHg。B型波（节律振荡波）是指在正常压力波的背景下出现短时骤升又骤降的尖波，B型波一般持续时间较短，ICP可波动于20～50 mmHg，具有节律性。B型波频繁出现，提示颅内压中度或者重度增加，脑组织的顺应性下降，是渐进式、脑代偿功能下降的重要信号。A型波是颅内压增高特有的病理波形，是上升幅度最高的波，颅内压可波动于50～100 mmHg，持续5～20分钟后可下降到原水平或者更低，可间隔数分钟至数小时不等反复出现，也可间隔相同时间反复出现。A型波表示ICP升高到CBF受损的状态，是一个自动调节曲线恶化的警告标志。此时ICP持续增加导致CPP降低，直至进入A型波进一步升高和脑缺血加重的恶性循环。它的出现一般提示高度的脑缺血和即将出现的脑疝，脑功能发生不可逆的损害。

虽然ICP波形的定性评估是当前临床实践的一部分，但目前尚未得到广泛应用。需要有很好的计算工具来定量分析这些连续数据流。目前已有一些机器学习和深度学习算法，做了些有益的尝试。BrainIT小组进行的一项多中心研究表明，基于机器学习的模型能够在使用前四个小时经过ICP和MAP数据组合，之后可提前30分钟预测ICP升高，从而支持这种连续监测数据的方法。

（3）ICP监测的衍生数据：目前，电子化监测和数据处理的发展在已可满足对颅内压监测及调整过程的相互关系进行在线、实时的分析。这也促成了ICP监测数值后的衍生指标发展。主要有脑血管压力反应指数（PRx）和脑-脊髓代偿储备（RAP）。这些指数有助于对颅内容物的代偿储备以及对脑血管自我调节储备的深入理解，确定患者特定时间在压力-容积曲线的位置，特别是测量颅内顺应性和跟踪代偿储备的情况，有助于根据这些做出主动的治疗调整，而不是仅仅依据ICP的平均值的被动治疗。

RAP系数也被提出作为代偿储备的指标。它是AMP振幅之间和平均ICP之间的相关系数，可通过计算连续40段每6小时的平均AMP和平均CSFP相关系数得到。理论上，压力-容积曲线可表明CBV和ICP之间的相关性。理想情况下，缺乏CBV和ICP之间变化的同步提示RAP值为0，表明具有良好的代偿储备，具有完整的自动调节能力。在ICP呈指数升高时，轻度增高的ICP对应的RAP值趋近于+1，这表示补偿储备功能的下降。当ICP进一步增加，由于CBF紊乱和脑微血管障碍，造成AMP减少，导致RAP成为负值。零或甚至负值的RAP值表明自动调节被耗尽，在这时，高原波开始显现。一个次优的RAP值与颅脑损伤后死亡率的增加相关。

脑血管压力反应指数PRx是MAP和ICP之间的线性相关系数，在4分钟内连续监测记录均匀时间点上的ICP和MAP值,计算其相关系数,便得到PRx。PRx值在$-1 \sim +1$。正值PRx表示脑的自动调节能力受损,而负值的PRx反映正常的自身调节能力。脑血管反应性正常时,动脉压的升高引起脑血管在$5 \sim 15$秒内收缩,随之脑血流量及颅内压下降,反之亦然。当RAP指数较高(+1),或者PRx较高时($> 0.3$),表明颅内容物的代偿储备已近极限,这时即使颅内体积发生极小的改变也将造成颅内压的迅速升高。目前已有方法可以基于PRx计算患者特异的ICP阈值以及最佳CPP。有研究表明,使用自我调节加权的ICP阈值,比$20 \sim 25$ mm Hg的固定ICP阈值范围具有更强的预测死亡率的能力。尽管目前已确认异常的RAP及PRx数值和较差的预后相关,但这些指数目前仍主要应用于科研环境,随着研究的深入,必将会在临床诊疗中发挥越来越重要的作用。

目前ICP管理指南主要使用平均ICP作为主要域值来指导治疗。实际上,挖掘ICP数值后的动态参数,如ICP波形、脑顺应性、代偿储备功能及反应性指标等参数,可以提供更多患者个体化的信息,优化ICP监测的应用。例如在重型颅脑损伤患者中,初始患者ICP并不高,但随着脑水肿、脑出血的加重,导致脑顺应性逐渐下降,ICP呈上升趋势,波形也将产生相应变化。而当颅内代偿机制耗竭时,微小的颅内容积变化也会导致ICP剧烈变化。因此,一个ICP波形异常而ICP值正常的患者,相对于ICP波形及数值均正常者,需要更加警惕,并给予恰当的治疗。

(四)颅内压监测的实施

1. 脑室型颅内压监测探头的放置 根据情况选择探头的放置位置,临床上常用的脑室内监测部位有以下几种。

(1)侧脑室额角穿刺置入法:通常选择Kocher点(冠状缝前1 cm、中线旁开2.5 cm),根据脑室大小、中线的移位微调穿刺方向,置入$5 \sim 6$ cm。

(2)Paine点置入法:蝶骨嵴残端(标准翼点入路必须切除蝶骨嵴达眶上裂)内侧眶板上2.5 cm,侧裂静脉前2.5 cm,两线相交必须成$90°$,交点即为Paine点穿刺点,垂直刺入皮质约5 cm深度可至侧脑室额角。或利用改良的穿刺方法:翼点入路颅骨切开硬膜后,以距眶外侧顶2.5 cm、距外侧裂4.5 cm处为改良穿刺点。垂直于脑表面,穿刺深度$5 \sim 6$ cm,可减少穿刺时损伤尾状核头的概率。

(3)颞角置入法:通常术中颞角开放后置入。

(4)枕角置入法:在Frazier点钻孔,即枕外隆突上方$6 \sim 7$ cm,中线旁开$3 \sim 4$ cm,穿刺方向对着同侧

眉弓中点上2 cm处,$5 \sim 6$ cm可达侧脑室枕角。常用于俯卧位或者侧卧位手术需要做ICP监测时。

(5)在部分邻近侧脑室病变(血肿、肿瘤),在血肿清除(病灶切除)后侧脑室打通情况下可以将导管头端留置腔内进行ICP监测。

2. 脑实质内颅内压监测探头的放置 脑实质颅内压监测设备同样是经颅骨钻孔置入的。当损伤或病变区域非常广泛时,通常将监测装置植入额叶的非主要区域。然而,在局部损伤中,监测设备最好放置在损伤或变性的脑实质附近区域,相对于脑室内导管监测,实质内的监测更多的是反映局部区域的压力。当脑脊液通路由于水肿或者脑疝阻断时,小脑幕上下压力差可达8 mmHg,甚至更高。同样,在单侧占位病变时,半球间压力差可达$2 \sim 4$ mmHg。当实质内监测设备放置在占位性病变对侧的大脑半球时,即使已经存在脑疝,ICP读数也可能是正常区间。Sahuquillo等人应用实质内光纤监测设备也发现局部脑损伤的患者的半球间压力梯度可以超过10 mmHg。这一梯度可以对脑灌注压的计算产生超过5 mmHg的偏差,从而可能影响到治疗的结果。部分情况下,可以将探头置于硬膜下。硬膜下监测探头适合去骨瓣情况下,避免直接放于骨窗内,建议骨窗缘骨板下至少进入$2 \sim 4$ cm。在解读硬膜下监测的颅内压数据时,需要考虑到头位对颅内压监测数值带来的影响。

3. 颅内压监测的潜在并发症 ICP监测最常见的并发症就是和导管相关的出血及感染。相对于脑实质内的监测,脑室内监测导管的植入引起出血及感染的发生概率更大。

(1)颅内出血:颅内压监测装置植入后发生出血性并发症的发生率取决于患者的凝血功能状态、选择何种装置,穿刺的技术等。在穿刺置管前及引流过程中需动态评估患者凝血功能和血小板的情况,及时纠正出凝血功能异常。但实际工作中,鉴于颅内压监测探头植入手术过程相对简单,创伤相对较小,临床上对术前的相关凝血指标并不需要调整到完全正常。一般认为,置管时保证INR $\leq 1.2$,保留引流管过程中保证INR $\leq 1.4$。在大多数情况下,血小板大于$80 \times 10^9$/L即可接受脑室内导管植入的手术。如果在应用实质内监测设备时,要求则可以更低。在引流及监测过程中,除了规范护理和观察引流管情况、及时动态行颅脑CT监测患者病情变化。

虽然缺乏高质量的流行病学数据,但据文献报道施行了脑室内颅内压监测的患者总体出血率为$2\% \sim 7\%$,其中仅极少数需要外科手术干预。

（2）感染：感染是颅内压监测不能回避的问题，也颇有争议。比起实质内监测，脑室内导管更容易出现细菌感染。脑室内监测导管在植入5天后发生医源性导管相关性脑室炎和脑膜炎的概率约在5%，而且随着监测时间的延长，感染的概率将随之增加。感染可能是因为植入导管手术时的直接污染，也可能是因为监测过程中的逆行性的细菌定植。感染的危险因素包括：并发的其他系统性感染、监测时间过长、脑室内出血或蛛网膜下腔出血的存在、开放性颅骨骨折（合并或不合并脑脊液漏）、导管冲洗，以及穿刺部位的脑脊液漏。虽然预防或处理感染的最佳手段仍不明确，但通过采取关闭引流系统、设计较长的皮下隧道、缩短脑室内导管的植入时间（即不需要时立刻移除）、尽量避免冲洗导管、避免其他部位可能出现脑脊液漏等手段有助于减少感染的概率。用银离子或者抗生素浸润的导管可能能够减少导管相关性脑脊液感染的发生率。标准治疗程序尤其是成套方案的应用也可以帮助降低感染率。减少非必要的脑脊液采样，也可以降低脑室炎的发生率。持续的预防性抗生素使用似乎并不必要，

但预计带管时间较长或出现引流欠通畅、脑室内积血等情况，应早期预防性给予广谱抗菌药物。抗菌药物的选择可参照各医院的细菌流行病学资料。当合并系统性感染或者开放性颅骨骨折时，应该考虑使用实质内颅内压监测。

## 三、总结

数十年来，ICP监测依然是包括TBI在内的多种神经系统重症治疗的基石，有助于降低病死率。虽然仍未获高级别证据支持，但ICP监测已将自身确立为一种模式，可用于预测神经损伤患者的预后并指导治疗。颅内压监测的应用具有充分的生理学原理支持，但如何利用ICP监测指定最优化的个性化的治疗策略，仍然有很大的改进空间。在准确性、可靠性和治疗选择方面，脑室内导管系统仍然是金标准。技术和软件的最新发展意味着ICP的非侵入性技术变得越来越重要，但在ICP监测的非侵入性模式变得更加流行并且成为侵入性技术的广泛替代方案之前，还有很长的路要走。

# 第二节　脑灌注压监测

## 一、脑灌注压概述

按照定义，脑灌注压（cerebral perfusion pressure，CPP）指驱动血液流向脑血管床的压力梯度，可由MAP与ICP的差值计算得到。在一定的灌注压范围内，脑血管可通过自身调节将脑血流量维持在一个相对恒定的水平，这是脑血流的重要调节机制。在脑灌注压的生理范围内，自身调节机制可帮助避免因灌注压降低而造成的脑缺血发生，也可避免由于灌注压升高导致充血而造成的毛细血管损伤和水肿。

多年来，各种研究的总体共识已将CPP的下限定义为60 mmHg和低于50 mmHg的任何临界值，在这一临界阈值以下，由于CBF的显著损害，倾向于发生脑组织缺血。反之，CPP大于160 mmHg是导致自动调节丢失的临界点，这通常是由于此时动脉压力克服了脑动脉床的代偿性血管壁平滑肌收缩。脑血管自动调节功能的丧失导致CBF以线性方式直接与动脉压力相关。

## 二、脑灌注压监测

一些研究提示，尽管ICP > 20 mmHg，但认真积

极地管理脑灌注压同样也能获得较好预后，因此进一步提出了CPP导向的治疗策略。在监测时，需要对ICP和MAP同时进行监测，这也就要求监测二者的传感器位于同一水平（耳屏），以避免高估了CPP的真实水平。但实际上，不同的神经重症中心所使用的监测方法各异，使得研究成果转化为临床应用的实践很困难。BTF指南根据回顾性研究证据得出：CPP低于60 mmHg将导致不良的临床结局。典型的情况下，为维持CBF，可通过增高MAP和优化ICP以达到该阈值。长期以来，CPP被视作CBF的替代指标，因为CBF=CPP/CVR（脑血管阻力）。脑血流自身调节的实质是脑灌注压变化时脑血管阻力的调节。CPP、CVR和脑血流任何一个变量的变化均可诱发自身调节。当自身调节有效发挥作用时，CPP降低可诱发脑血管阻力降低，而CPP升高时，血管阻力成比例增高，故维持脑血流量在相对恒定的水平。急性颅脑损伤常导致包括CVR在内的脑血管自动调节能力的丧失，这种效应可在TBI后2周时出现。因为低血压事件所致脑组织缺血，导致中枢神经系统失去了对血压内在的调节作用，或者反过来，因为MAP增高导致的颅内压增高，均

可使患者面临高风险的继发性颅脑损伤。最近的研究提示，目前对急性脑外伤患者，CPP > 60 mmHg的目标可能过于简单化，因为有研究证实，在优化的CPP和ICP范围内（分别大于60 mmHg和小于20 mmHg），仍可发现脑缺血的存在。这就促使了更多的优化CPP和自动调节能力监测的研究。

对重症颅脑损伤患者，精细维持CPP应主要针对那些脑血流自身调节功能失常的患者。目前可能提供脑血流自身调节功能评价的途径有两条：应用ICP监测波形分析和反应性指数；通过脑代谢间接监测评估脑血流情况。

脑血管反应能力的受损和脑顺应性的丧失可导致因为MAP的波动所致的ICP变化，这可通过脑血管压力反应指数（PRx）来反映。它是MAP与ICP之间低频波动的泊松相关系数，简单来说，一个正值PRx表明压力和MAP呈正向线性相关，表明自动调节能力的严重受损，这和预后不良相关，特别是伤后48小时内。负值PRx则表明脑血管自动调节能力完善。目前，该领域正进行积极的研究工作，期望能通过PRx来确定优化的CPP（CPPopt）。理想的最佳CPP应是位于静态自动调节曲线的中点，在临床实践中，持续的测量自动调节功能可获得一些PRx，将其与CPP二维构图可得到U型曲线，PRx最低点相应的CPP，就是自动调节功能最强时的CPP。

将脑组织氧分压监测和CPP结合分析，也可以得到脑氧反应指数，也是脑血管自身调节功能的新指标。与肺动脉采集的混合动脉血氧饱和度监测的机理相同，颈静脉球氧饱和度通过监测颈静脉球血中未被利用的氧，提示脑氧供给和消耗之间的平衡信息，可间接地反映半球的脑血流情况。因此，专业的神经重症中心将CPP和PRx与脑氧和微透析方法联合应用，作为了解患者个体化状态的监测工作。

在未来，希望能实现将CPPopt整合到多模态监测中，以使患者能避免因为被动的血压变化给本已自主调节能力受损的大脑带来损害。CPPopt就是要根据患者的最近的实时信息确定CPP的狭窄范围，并反映出患者是否具有良好的脑血管反应能力的状态（最低的PRx）。在一系列的回顾性研究中，已经发现CPP接近CPPopt时能改善临床结局，当CPP低于CPPopt时，有证据显示死亡率会更高。另外，也能观察到当CPP高于CPPopt时，虽然生存率提高，但是功能结果更差。所以，基于自动调节能力的CPP目标优化方案的出现能使急性颅脑损伤患者中的异质性特点变得相对简化，并能促进新的个体化神经保护治疗策略的产生。

（曾　涛）

# 参考文献

[ 1 ] 张玉琪.脑室-腹腔分流术的技术要点[J].中华神经外科杂志,2008,24（4）.

[ 2 ] 中华医学会神经外科学分会, 中国神经外科重症管理协作组.神经外科脑脊液外引流中国专家共识（2018版）[J].中华医学杂志,2018,2018（2）: 1646-1649.

[ 3 ] ABLA A A, ZABRAMSKI J M, JAHNKE H K, et al. Comparison of two antibiotic-impregnated ventricular catheters: a prospective sequential series trial[J]. Neurosurgery, 2011, 68(2): 437-442.

[ 4 ] ADAMS H, DONNELLY J, CZOSNYKA M, et al. Temporal profile of intracranial pressure and cerebrovascular reactivity in severe traumatic brain injury and association with fatal outcome: An observational study[J]. PLoS Med, 2017, 14(7): e1002353.

[ 5 ] ALPERIN N, MAZDA M, LICHTOR T, et al. From Cerebrospinal Fluid Pulsation to Noninvasive Intracranial Compliance and Pressure Measured by MRI Flow Studies[J]. Current Medical Imaging Reviews, 2(1): 117-129.

[ 6 ] ALPERIN N J, LEE S H, LOTH F, et al. MR-Intracranial pressure (ICP): a method to measure intracranial elastance and pressure noninvasively by means of MR imaging: baboon and human study[J]. Radiology, 2000, 217(3): 877-885.

[ 7 ] ANTES S, TSCHAN C A, HECKELMANN M, et al. Telemetric Intracranial Pressure Monitoring with the Raumedic Neurovent P-tel[J]. World Neurosurg, 2016, 91: 133-148.

[ 8 ] BARBER J M, PRINGLE C J, RAFFALLI-EBEZANT H, et al. Telemetric intra-cranial pressure monitoring: clinical and financial considerations[J]. Br J Neurosurg, 2017, 31(3): 300-306.

[ 9 ] BAUER D F, RAZDAN S N, BARTOLUCCI A A, et al. Meta-analysis of hemorrhagic complications from ventriculostomy placement by neurosurgeons[J]. Neurosurgery, 2011, 69(2): 255-260.

[ 10 ] BEHFAR M H, ABADA E, SYDANHEIMO L, et al. Inductive passive sensor for intraparenchymal and intraventricular monitoring of intracranial pressure[J]. Conf Proc IEEE Eng Med Biol Soc, 2016, 2016: 1950-1954.

[ 11 ] BELLNER J, ROMNER B, REINSTRUP P, et al. Transcranial Doppler sonography pulsatility index (PI) reflects intracranial pressure (ICP)[J]. Surg Neurol, 2004, 62(1): 45-51.

[ 12 ] BERSHAD E M, URFY M Z, PECHACEK A, et al. Intracranial pressure modulates distortion product otoacoustic emissions: a proof-of-principle study[J]. Neurosurgery, 2014, 75(4): 445-454.

[ 13 ] BHATIA A, GUPTA A K. Neuromonitoring in the intensive care unit. I. Intracranial pressure and cerebral blood flow monitoring[J]. Intensive Care Med, 2007, 33(7): 1263-1271.

[ 14 ] BINZ D D, TOUSSAINT L G, Friedman J A. Hemorrhagic complications of ventriculostomy placement: a meta-analysis[J].

Neurocrit Care, 2009, 10(2): 253−256.

［15］ BOUZAT P, ODDO M, PAYEN J F. Transcranial Doppler after traumatic brain injury: is there a role?[J]. Curr Opin Crit Care, 2014, 20(2): 153−160.

［16］ BRAIN TRAUMA F, AMERICAN ASSOCIATION OF NEUROLOGICAL S, CONGRESS OF NEUROLOGICAL S, et al. Guidelines for the management of severe traumatic brain injury. VI. Indications for intracranial pressure monitoring[J]. J Neurotrauma, 2007, 24 (Suppl 1): 37−44.

［17］ CABELLA B, VILELA G H F, MASCARENHAS S, et al. Validation of a new noninvasive intracranial pressure monitoring method by direct comparison with an invasive technique. (eds) Intracranial pressure and brain monitoring XV[M]. Springer Cham, 2012.

［18］ CALVIELLO L, DONNELLY J, CARDIM D, et al. Compensatory-Reserve-Weighted Intracranial Pressure and Its Association with Outcome After Traumatic Brain Injury[J]. Neurocrit Care, 2018, 28(2): 212−220.

［19］ CARDIM D, ROBBA C, DONNELLY J, et al. Prospective Study on Noninvasive Assessment of Intracranial Pressure in Traumatic Brain-Injured Patients: Comparison of Four Methods[J]. J Neurotrauma, 2016, 33(8): 792−802.

［20］ CARNEY N, TOTTEN A M, O'REILLY C, et al. Guidelines for the Management of Severe Traumatic Brain Injury, Fourth Edition[J]. Neurosurgery, 2017, 80(1): 6−15.

［21］ CHEN H, WANG J, MAO S, et al. A new method of intracranial pressure monitoring by EEG power spectrum analysis[J]. Can J Neurol Sci, 2012, 39(4): 483−487.

［22］ CHEN J W, GOMBART Z J, ROGERS S, et al. Pupillary reactivity as an early indicator of increased intracranial pressure: The introduction of the Neurological Pupil index[J]. Surg Neurol Int, 2011, 2: 82.

［23］ CHEN J W, VAKIL-GILANI K, WILLIAMSON K L, et al. Infrared pupillometry, the Neurological Pupil index and unilateral pupillary dilation after traumatic brain injury: implications for treatment paradigms[J]. Springerplus, 2014, 3: 548.

［24］ CLAASSEN J, CARHUAPOMA J R, KREITER K T, et al. Global cerebral edema after subarachnoid hemorrhage: frequency, predictors, and impact on outcome[J]. Stroke, 2002, 33(5): 1225−1232.

［25］ CREMER O L. Does ICP monitoring make a difference in neurocritical care?[J]. Eur J Anaesthesiol Suppl, 2008, 42: 87−93.

［26］ CZOSNYKA M, PICKARD J D. Monitoring and interpretation of intracranial pressure[J]. J Neurol Neurosurg Psychiatry, 2004, 75(6): 813−821.

［27］ CZOSNYKA M. Monitoring and interpretation of intracranial pressure[J]. J Neurol Neurosurg Psychiatry, 2004, 75(6): 813−821.

［28］ DASIC D, HANNA S J, BOJANIC S, et al. External ventricular drain infection: the effect of a strict protocol on infection rates and a review of the literature[J]. Br J Neurosurg, 2006, 20(5): 296−300.

［29］ DEPPE C, KUMMER P, GURKOV R, et al. Influence of the individual DPOAE growth behavior on DPOAE level variations caused by conductive hearing loss and elevated intracranial pressure[J]. Ear Hear, 2013, 34(1): 122−131.

［30］ DUBOURG J, JAVOUHEY E, GEERAERTS T, et al. Ultrasonography of optic nerve sheath diameter for detection of raised intracranial pressure: a systematic review and meta-analysis[J]. Intensive Care Med, 2011, 37(7): 1059−1068.

［31］ FICHTNER J, GURESIR E, SEIFERT V, et al. Efficacy of silver-bearing external ventricular drainage catheters: a retrospective analysis[J]. J Neurosurg, 2010, 112(4): 840−846.

［32］ FIGAJI A A, ZWANE E, FIEGGEN A G, et al. Transcranial Doppler pulsatility index is not a reliable indicator of intracranial pressure in children with severe traumatic brain injury[J]. Surg Neurol, 2009, 72(4): 389−394.

［33］ FIRSCHING R, MULLER C, PAULI S U, et al. Noninvasive assessment of intracranial pressure with venous ophthalmodynamometry. Clinical article[J]. J Neurosurg, 2011, 115(2): 371−374.

［34］ FIRSCHING R, SCHUTZE M, MOTSCHMANN M, et al. Venous opthalmodynamometry: a noninvasive method for assessment of intracranial pressure[J]. J Neurosurg, 2000, 93(1): 33−36.

［35］ FOUNTAS K N, KAPSALAKI E Z, MACHINIS T G, et al. Clinical implications of quantitative infrared pupillometry in neurosurgical patients[J]. Neurocrit Care, 2006, 5(1): 55−60.

［36］ FREIMANN F B, SCHULZ M, HABERL H, et al. Feasibility of telemetric ICP-guided valve adjustments for complex shunt therapy[J]. Childs Nerv Syst, 2014, 30(4): 689−697.

［37］ FURNO F, MORLEY K S, WONG B, et al. Silver nanoparticles and polymeric medical devices: a new approach to prevention of infection?[J]. J Antimicrob Chemother, 2004, 54(6): 1019−1024.

［38］ GARDNER P A, ENGH J, ATTEBERRY D, et al. Hemorrhage rates after external ventricular drain placement[J]. J Neurosurg, 2009, 110(5): 1021−1025.

［39］ GEERAERTS T, NEWCOMBE V F, COLES J P, et al. Use of T2-weighted magnetic resonance imaging of the optic nerve sheath to detect raised intracranial pressure[J]. Crit Care, 2008, 12(5): R114.

［40］ GHOSH A, ELWELL C, SMITH M. Review article: cerebral near-infrared spectroscopy in adults: a work in progress[J]. Anesth Analg, 2012, 115(6): 1373−1383.

［41］ GUIZA F, DEPREITERE B, PIPER I, et al. Early Detection of Increased Intracranial Pressure Episodes in Traumatic Brain Injury: External Validation in an Adult and in a Pediatric Cohort[J]. Crit Care Med, 2017, 45(3): e316−e320.

［42］ GUIZA F, DEPREITERE B, PIPER I, et al. Novel methods to predict increased intracranial pressure during intensive care and long-term neurologic outcome after traumatic brain injury: development and validation in a multicenter dataset[J]. Crit Care Med, 2013, 41(2): 554−564.

［43］ HALL A, O'KANE R. The best marker for guiding the clinical management of patients with raised intracranial pressure-the RAP index or the mean pulse amplitude?[J]. Acta Neurochir (Wien), 2016, 158(10): 1997−2009.

［44］ HANSEN H C, HELMKE K. The subarachnoid space surrounding the optic nerves. An ultrasound study of the optic nerve sheath[J]. Surg Radiol Anat, 1996, 18(4): 323−328.

［45］ HARROP J S, SHARAN A D, RATLIFF J, et al. Impact of a standardized protocol and antibiotic-impregnated catheters on ventriculostomy infection rates in cerebrovascular patients[J]. Neurosurgery, 2010, 67(1): 187−191.

［46］ HAYREH S S. Pathogenesis of oedema of the optic disc (papilloedema). a preliminary report[J]. Br J Ophthalmol, 1964, 48: 522−543.

［47］ HELDT T, ZOERLE T, TEICHMANN D, et al. Intracranial Pressure and Intracranial Elastance Monitoring in Neurocritical Care[J]. Annu Rev Biomed Eng, 2019, 21: 523−549.

［48］ HOEFNAGEL D, DAMMERS R, TER LAAK-POORT M P, et al. Risk factors for infections related to external ventricular drainage[J]. Acta Neurochir (Wien), 2008, 150(3): 209−214.

[ 49 ] HORBAR J D, YEAGER S, PHILIP A G, et al. Effect of application force on noninvasive measurements of intracranial pressure[J]. Pediatrics, 1980, 66(3): 455−457.

[ 50 ] JEON J P, LEE S U, KIM S E, et al. Correlation of optic nerve sheath diameter with directly measured intracranial pressure in Korean adults using bedside ultrasonography[J]. PLoS One, 2017, 12(9): e0183170.

[ 51 ] KAMAT P, KUNDE S, VOS M, et al. Invasive intracranial pressure monitoring is a useful adjunct in the management of severe hepatic encephalopathy associated with pediatric acute liver failure[J]. Pediatr Crit Care Med, 2012, 13(1): 33−38.

[ 52 ] KILLER H E, LAENG H R, FLAMMER J, et al. Architecture of arachnoid trabeculae, pillars, and septa in the subarachnoid space of the human optic nerve: anatomy and clinical considerations[J]. Br J Ophthalmol, 2003, 87(6): 777−781.

[ 53 ] KIM S E, HONG E P, KIM H C, et al. Ultrasonographic optic nerve sheath diameter to detect increased intracranial pressure in adults: a meta-analysis[J]. Acta Radiol, 2019, 60(2): 221−229.

[ 54 ] KIMBERLY H H, NOBLE V E. Using MRI of the optic nerve sheath to detect elevated intracranial pressure[J]. Crit Care, 2008, 12(5): 181.

[ 55 ] KIRKPATRICK P J, SMIELEWSKI P, CZOSNYKA M, et al. Near-infrared spectroscopy use in patients with head injury[J]. J Neurosurg, 1995, 83(6): 963−970.

[ 56 ] KLINGELHOFER J, CONRAD B, BENECKE R, et al. Evaluation of intracranial pressure from transcranial Doppler studies in cerebral disease[J]. J Neurol, 1988, 235(3): 159−162.

[ 57 ] KLINGELHOFER J, CONRAD B, BENECKE R, et al. Intracranial flow patterns at increasing intracranial pressure[J]. Klin Wochenschr, 1987, 65(12): 542−545.

[ 58 ] KRISTIANSSON H, NISSBORG E, BARTEK, JR. J, et al. Measuring elevated intracranial pressure through noninvasive methods: a review of the literature[J]. J Neurosurg Anesthesiol, 2013, 25(4): 372−385.

[ 59 ] LAZARIDIS C, DESANTIS S M, SMIELEWSKI P, et al. Patient-specific thresholds of intracranial pressure in severe traumatic brain injury[J]. J Neurosurg, 2014, 120(4): 893−900.

[ 60 ] LOZIER A P, SCIACCA R R, ROMAGNOLI M F, et al. Ventriculostomy-related infections: a critical review of the literature[J]. Neurosurgery, 2002, 51(1): 170−181.

[ 61 ] MAISSAN I M, DIRVEN P J, HAITSMA I K, et al. Ultrasonographic measured optic nerve sheath diameter as an accurate and quick monitor for changes in intracranial pressure[J]. J Neurosurg, 2015, 123(3): 743−747.

[ 62 ] MARSHALL L F, BARBA D, TOOLE B M, et al. The oval pupil: clinical significance and relationship to intracranial hypertension[J]. J Neurosurg, 1983, 58(4): 566−568.

[ 63 ] MARY A, VASUDHA S. Intracranial pressure monitoring[J]. J Neuroanaesth Crit Care, 02(03): 193−203.

[ 64 ] MELHEM S, SHUTTER L, KAYNAR A. A trial of intracranial pressure monitoring in traumatic brain injury[J]. Crit Care, 2014, 18(1): 302.

[ 65 ] N RIVA D E, BUDOHOSKI K P, SMIELEWSKI P, et, al. Transcranial Doppler pulsatility index: what it is and what it isn't[J]. Neurocrit Care, 2012, 17(1): 58−66.

[ 66 ] NEEDHAM E, MCFADYEN C, NEWCOMBE V, et al. Cerebral perfusion pressure targets individualized to pressure-reactivity index in moderate to severe traumatic brain injury: a systematic review[J]. J Neurotrauma, 2017, 34(5): 963−970.

[ 67 ] ODETOLA F O, CLARK S J, LAMARAND K E, et al. Intracranial pressure monitoring in childhood meningitis with coma: a national survey of neurosurgeons in the United States[J]. Pediatr Crit Care Med, 2011, 12(6): e350−356.

[ 68 ] PADAYACHY L C, FIGAJI A A, BULLOCK M R. Intracranial pressure monitoring for traumatic brain injury in the modern era[J]. Childs Nerv Syst, 2010, 26(4): 441−452.

[ 69 ] PAPPU S, LERMA J, KHRAISHI T. Brain CT to Assess Intracranial Pressure in Patients with Traumatic Brain Injury[J]. J Neuroimaging, 2016, 26(1): 37−40.

[ 70 ] PARK J, HAMM I S. Revision of Paine's technique for intraoperative ventricular puncture[J]. Surg Neurol, 2008, 70(5): 503−508.

[ 71 ] PIPER I, CITERIO G, CHAMBERS I, et al. The BrainIT group: concept and core dataset definition[J]. Acta Neurochir (Wien), 2003, 145(8): 615−628.

[ 72 ] RABOEL P H, BARTEK, JR. J, ANDRESEN M, et al. Intracranial Pressure Monitoring: Invasive versus Non-Invasive Methods-A Review[J]. Crit Care Res Pract, 2012, 2012: 950393.

[ 73 ] ROBBA C, SANTORI G, CZOSNYKA M, et al. Optic nerve sheath diameter measured sonographically as non-invasive estimator of intracranial pressure: a systematic review and meta-analysis[J]. Intensive Care Med, 2018, 44(8): 1284−1294.

[ 74 ] SAMUEL M, BURGE D M, MARCHBANKS R J. Tympanic membrane displacement testing in regular assessment of intracranial pressure in eight children with shunted hydrocephalus[J]. J Neurosurg, 1998, 88(6): 983−995.

[ 75 ] SCHMIDT B, KLINGELHOFER J, SCHWARZE J J, et al. Noninvasive prediction of intracranial pressure curves using transcranial Doppler ultrasonography and blood pressure curves[J]. Stroke, 1997, 28(12): 2465−2472.

[ 76 ] SMITH M. Monitoring intracranial pressure in traumatic brain injury[J]. Anesth Analg, 2008, 106(1): 240−248.

[ 77 ] STETTIN E, PAULAT K, SCHULZ C, et al. Noninvasive intracranial pressure measurement using infrasonic emissions from the tympanic membrane[J]. J Clin Monit Comput, 2011, 25(3): 203−210.

[ 78 ] TAYLOR W R, CHEN J W, MELTZER H, et al. Quantitative pupillometry, a new technology: normative data and preliminary observations in patients with acute head injury. Technical note[J]. J Neurosurg, 2003, 98(1): 205−213.

[ 79 ] TERJE S. Management of severe traumatic brain injury[M]. Springer-Verlag Berlin Heidelberg, 2012.

[ 80 ] VILELA G H, CABELLA B, MASCARENHAS S, et al. Validation of a New Minimally Invasive Intracranial Pressure Monitoring Method by Direct Comparison with an Invasive Technique[J]. Acta Neurochir Suppl, 2016, 122: 97−100.

[ 81 ] VOSS S E, ADEGOKE M F, HORTON N J, et al. Posture systematically alters ear-canal reflectance and DPOAE properties[J]. Hear Res, 2010, 263(1−2): 43−51.

[ 82 ] WAKERLEY B R, KUSUMA Y, YEO L L, et al. Usefulness of transcranial Doppler-derived cerebral hemodynamic parameters in the noninvasive assessment of intracranial pressure[J]. J Neuroimaging, 2015, 25(1): 111−116.

[ 83 ] WIEGAND C, RICHARDS P. Measurement of intracranial pressure in children: a critical review of current methods[J]. Dev Med Child Neurol, 2007, 49(12): 935−941.

[ 84 ] YORK D, LEGAN M, BENNER S, et al. Further studies with a noninvasive method of intracranial pressure estimation[J]. Neurosurgery, 1984, 14(4): 456−461.

# 第十九章
# 脑氧监测

## 第一节 脑组织氧监测

### 一、概述

脑是机体氧代谢最旺盛的器官之一,脑的重量虽然只占体重的2%,但耗氧量却占全身供氧量的20%。脑的氧代谢在全脑代谢乃至全身代谢中都具有特殊重要作用,维持正常的脑氧代谢是保证脑功能正常的首要环节。由于大脑对缺氧的耐受能力差,脑缺氧是导致继发性脑损伤的核心病理生理机制。因此,对神经危重症患者,脑组织氧含量是一个值得特别关注的生理指标。生理情况下,通过血流代谢耦联(flow-metabolism coupling)以及压力-流量调节(pressure-flow regulation)机制,使CBF和脑氧代谢率(CMRO$_2$)之间维持平衡,即CBF/CMRO$_2$之比在15~20,氧供与氧耗保持动态平衡。而在神经危重症患者中,则因各种原因导致病理性氧耗增加,或因各种原因导致氧供减少,从而有可能导致脑缺血、缺氧,导致或加重继发性脑损害。由于脑氧代谢指标反映的是脑血液供应与脑代谢所需之间的匹配关系,能够更准确地反映脑循环状态,因此从维持脑氧供需平衡角度监测脑氧合,及时、动态、定量地了解脑组织氧代谢状况来指导继发性脑损害的预防和治疗十分重要。

传统上,多依赖临床表现、ICP和CPP监测来指导脑复苏患者的治疗。但是,ICP及CPP监测并不能反映脑组织氧的供需平衡状态。已有众多观察性研究报告证实,脑氧浓度的变化是相对独立于ICP及脑血流动力学之外的。ICP正常时,脑循环也不一定正常;CPP正常或升高时,脑循环灌注也不一定正常。CBF的测定也只是一个单纯的血流动力学参数,不能反映脑代谢状况。再如脑外因素,如重度贫血、动脉血氧饱和度较低时,虽然ICP、CPP和CBF可能都正常,但脑组织的缺氧依然存在。因此,对脑组织氧代谢的监测是很有必要的。

目前,临床上有数种直接或间接、有创或无创的监测方法可以用于评估患者的脑氧代谢状况,其中包括直接脑组织氧监测(PbtO$_2$)、颈静脉氧饱和度(SjvO$_2$)监测、经颅近红外线频谱法(NIRS)局部脑氧饱和度测定、脑氧代谢率测定等(图4-19-1)。本节主要介绍直接脑组织氧分压监测技术。

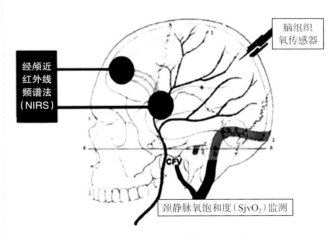

图4-19-1　常用的脑氧监测方法

### 二、脑组织氧监测实施

1. **脑组织氧的定义** 脑组织氧指在脑间质空间中氧分压,反映了用于氧化能量反应的氧的储备。文献中,有许多缩写都曾用于描述脑氧,如:PbrO$_2$,PbtO$_2$,PtiO$_2$,以及BTO$_2$。2007年7月在加利福尼亚州旧金山召开的第十三届颅内压及脑监测国际论坛会议上,专家共识建议应用PbtO$_2$作为标准缩写。

2. **直接PbtO$_2$监测的技术原理** 直接PbtO$_2$监测

是在NICU中最常用的评价脑氧合的技术,也是目前脑氧代谢监测最直接、最可靠的有创监测方法。$PbtO_2$测量主要有两种技术原理:① 利用惰性金属的电化学特性来进行测量(图4-19-2),以Licox系统(Integra Neuroscience)为代表,目前使用最多;② 利用磷光猝灭原理,也就是通过光导体对光适应性照射后,物质相关的氧依赖性磷光衰减的原理。技术核心是光学荧光技术。Neurotrend(Neurotrend Codman, USA)装置是此项技术的代表。此种方法的准确性以及稳定性不及Licox系统,目前已少用。

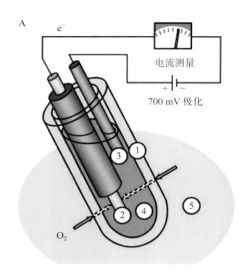
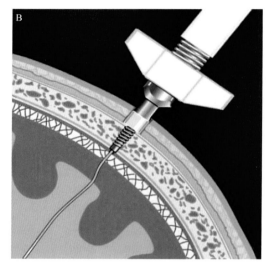

**图4-19-2　极谱氧化探头的示意图**
A. 数字标注的部分依次为:① 聚乙烯弥散膜;② 极谱金阴极;③ 极谱银阳极;④ 充满了电解液的电池;⑤ 脑组织;B. 经颅骨钻孔将Licox探头置入脑组织中。探头的放置类似于脑实质ICP探头的放置,并且经常经过同一个钻孔置入。

本章节以Licox系统为例进行介绍。它利用的是Clark原理,探头包括一层覆盖了电解液的膜以及两个金属探头,氧可以通过膜进行扩散并由于电化学反应在电极的阴极衰减。局部氧分压越高,通过膜进行扩散的氧就越多。参考电极与测量电极之间的电压变化与在阴极减少的氧分子数量呈正比。该原理不仅是个耗氧的过程,而且也是温度依赖的,需要依据患者体温进行校正。所以新的Licox PMO系统有一个单独的温度探头,可经三腔螺栓放置在$PbtO_2$探头旁边。$PbtO_2$受很多因素影响,不仅仅随CBF变化而变化,还受动脉血氧分压($PaO_2$)变化影响。因此,$PbtO_2$并不是缺血的监测,而更像是局部氧供和细胞氧消耗平衡的标志。

### 三、$PbtO_2$监测的病理生理学基础

传统的监测手段主要聚焦于ICP的监测和控制。有大量的文献揭示ICP的增高,包括短暂性增高的事件和死亡率的关系。但ICP和生存患者的治疗结果的关系仍不明确,尽管ICP的控制治疗对部分患者有益,但在大样本的临床研究中,结果仍然不明确。部分原因源于这些临床研究的设计、中心间的差异和预后评估的差异。另外,目前的治疗仍然是针对某项监测的异常值(阈值)的反应性纠正治疗,更多的是针对现象而非针对内在的机理的治疗。因此,对急性颅脑损伤患者的治疗更多的是针对个别的参数(如ICP和CPP),这对患者的治疗而言可能过于简化。将来的治疗应该基于更多的信息以实现优化的目标化治疗和个体化治疗。

已经有一系列的临床证据表明,在诸多监测手段中,$PbtO_2$监测对ICP监测是个比较理想的补充。因此,适合应用于NICU的部分患者。首先,在脑微透析的研究中发现,$PbtO_2$的降低和细胞功能异常的标志物有关。因此,$PbtO_2$监测对存在脑缺血或者继发性颅脑损伤可能的患者是有帮助的;其次,在挫伤周围组织发现了独立于CPP的乳酸/丙酮酸水平的持续升高(意味着能量代谢的异常);再者,代谢水平的改变会在ICP增高之前出现;另外,使用静脉氧监测或者$PbtO_2$监测发现,在儿童或成年患者,尽管ICP和CPP都正常,也能发现脑细胞缺氧,而且这很常见;最后,PET研究表明TBI后的细胞缺氧更多为氧弥散功能的障碍而非灌注的不足。综合以上证据,$PbtO_2$的监测可以为急性颅脑损伤后的病理生理学改变提供独特的、早期

的有益信息，可以作为其他检测手段的有效的补充。

### 四、脑氧监测的临床应用

#### （一）PbtO₂监测的适应证

从1993年开始，PbtO₂监测在欧洲的临床工作中开始应用，2001年Licox系统被FDA批准临床使用，PbtO₂监测最初主要用于sTBI患者重症监护病房的管理，现已广泛用于ICU重症患者床旁监测和重大手术的围手术期麻醉管理。理论上，众多需要防止继发性颅脑损伤或强化脑功能保护的重症患者都需要脑氧监测来指导和优化治疗措施的实施。在NICU，PbtO₂监测目前普遍被用于sTBI及高级别SAH的患者。实际上，用于颅内出血性及缺血性卒中、脑肿瘤、脑水肿、重症颅内感染等疾病也常有报道。与ICP监测现状相仿，对PbtO₂监测的应用尚缺乏Ⅰ级证据的支持。目前的证据水平较低，多来自回顾性病例对照研究以及观察性研究。基于这些研究，对TBI患者，PbtO₂监测指征可参照ICP监测的指征，主要推荐用于GCS≤8分、异常颅脑CT、多发创伤、血流动力学不稳定的患者。对SAH患者，PbtO₂监测主要推荐用于GCS<9分且存在迟发性脑缺血高风险的患者。PbtO₂监测还可以用于恶性大脑中动脉栓塞且面临重度脑水肿的患者。

#### （二）PbtO₂监测的实施

和脑实质内ICP监测及脑微透析技术一样，PbtO₂也是局部的监测。通常该监测是和其他监测，如ICP和脑温，一起放置在多腔的螺栓内，而螺栓则需要经颅骨钻孔放置。这项操作可以在NICU床旁进行。对ICP探头或者PbtO₂置入手术要求INR小于1.4，血小板计数高于$100×10^9$/L。PbtO₂探头的直径约为0.5 mm，测定部分长度为5 mm，PbtO₂所反映的是探头周围约$15 mm^2$面积的脑组织中从血管内到组织中的氧弥散情况。所以，PbtO₂的监测数值和探头的位置及探头周围的组织状况有非常密切的关系。多数医疗中心将探头放置在病理改变更严重的一侧半球未受损的白质内。在弥漫性颅脑损伤的患者中，PbtO₂监测导管常置于右侧额叶脑白质内，对于局灶性颅脑损伤的患者，导管可置于损伤处与正常脑组织边缘。对于SAH患者，监测导管可放在最可能出现血管痉挛的分布区。探头位置需要行CT检查确定。因为探头置于病损区、缺血半暗带或者正常组织区域，监测的结果会有明显差异。在靠近挫伤等病损区时，PbtO₂常较低。或者邻近其他病理组织（如硬膜下血肿）时，即使是在CPP增高的情况下获取的监测数值也是较低的。当探头放

置在"外观正常"的额叶皮质下白质时，有证据揭示PbtO₂和SjvO₂之间很好的关联关系，表明这种局部监测也可以提供全脑氧合情况的信息。而在病变区域，PbtO₂和SjvO₂的相关性是缺失的，此时的脑组织氧的参数反映的仅是局部脑氧的状况。目前的治疗标准都建立在探头位于CT表现正常脑白质的基础之上。

放置PbtO₂探头之后（图4-19-3），探头的位置需要CT证实，以了解探头的位置和探头周围组织的情况。在读取数值前，需要30～60分钟的稳定期。之后可由氧负荷试验来评价氧分压探头的功能和反应性或者去评估"氧"反应性，特别是在30～60分钟的稳定期后探头读数异常的情况下。氧负荷试验中，可将FiO₂由基础水平升高至100%并持续约5分钟。若探头工作正常，典型情况下，溶解于血浆中的氧应该增加数倍，PbtO₂平均应上升3倍。如此，可以除外探头置入时的损伤或者探头周边局部组织的异常，如存在少量的血肿等。当探头位于低灌注区时，反应将变弱。有些中心在日常的监测中，常规每日进行氧负荷实验，了解探头是否保持正常的工作状态。

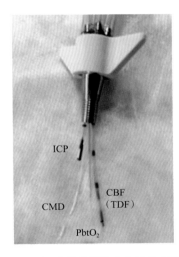

**图4-19-3　显示经多腔的螺栓内放置的多种检测探头**
ICP，颅内压；CMD，脑微透析；CBF，脑血流量。

有关监测的时长并没有明确的推荐。对于颅脑损伤的患者，如果除了因机械通气需要使用镇静剂之外而无其他特殊干预，ICP仍保持正常的24小时后，可考虑撤除监测。对于sTBI患者，平均的监测时间为4～5天。对蛛网膜下腔出血的患者，血管痉挛风险存续的时间里，推荐保留脑氧监测。监测探头置入后的常规CT是必须的。有些患者，也可行CTP。例如，当PbtO₂读数一直偏低而且氧反应性差，或这片脑组织本身就处在低灌注区域，对探头周围的脑组

织的情况异常的了解就很有必要。对这些患者而言，开始治疗的阈值就比通常情况下阈值的水平要降低。

（三）脑组织氧监测数值的解读

$PbtO_2$是一个复杂的动态变量，表示脑氧供与氧耗及组织氧扩散梯度间的相互作用。颅内和系统性因素均会影响$PbtO_2$，系统性因素主要有$PaO_2$、$PaCO_2$、$FiO_2$、Hb水平及心肺功能状态；颅内因素主要有CPP和ICP、脑血管自动调节水平、脑组织氧分压扩散梯度、探针周围微血管的组成等。缺氧阈值对NICU的重症患者十分重要，低于此值则考虑不可逆性神经元的损伤。当然，该阈值会受许多其他因素影响，如测定深度、探头型号和测定时间长短等。

就Licox系统而言，高于$20 \sim 35$ mmHg即认为是正常水平。这是基于动物实验以及清醒的功能神经外科手术患者（如脑深部电刺激）及选择性神经外科手术中的发现。从细胞水平来说，线粒体正常功能的维持至少需要1.5 mmHg的氧分压，对应的脑白质$PbtO_2$为$15 \sim 20$ mmHg。与采用7T的MRI和荧光猝灭技术观察的水平相仿。临床实践中，尚未能界定$PbtO_2$的治疗临界值。但基于一系列临床观察，在颅脑外伤、SAH、大面积脑梗死以及其他存在继发性颅脑损伤可能性的患者，脑组织氧分压小于20 mmHg时可能需要启动治疗，小于15 mmHg提示脑缺血缺氧。$PbtO_2$低于10 mmHg提示严重脑缺氧，$PbtO_2$为0 mmHg，持续大于30分钟提示对氧负荷试验无反应，考虑为脑死亡。脑缺氧过程（$PbtO_2 < 15$ mmHg）的持续时间和缺氧程度，以及任何$PbtO_2 < 5$ mmHg，都与TBI预后不良相关。实际上，对TBI患者的观察性研究发现，$PbtO_2 < 10$ mmHg与死亡率和不良转归发生率的明显上升有关。鉴于此，多数意见认为，$PbtO_2$低于20 mmHg或15 mmHg应启动积极治疗。2007年BTF颅脑指南推荐$PbtO_2 < 15$ mmHg作为"缺血"的临界值。第四版的指南中，根据相关的研究，虽然认为监测到缺氧与不良预后有关，但不能将基于$PbtO_2$的治疗方法与患者预后相联系。因此，认为尚没有足够的证据支持对TBI患者进行$PbtO_2$监测的推荐。

脑氧反应性也是一个重要的指标。按其定义，是指动脉血氧分压（$PaO_2$）改变时，$PbtO_2$的变化程度。临床实践中，可通过逐步增加呼吸机呼入空气氧浓度时，$PbtO_2$的变化程度来反映。在TBI、SAH及卒中患者，受损的脑组织氧压力反应性往往提示较差的预后。Soehle等人还确定了$PbtO_2$自主调节的概念，其定义为

与CPP变化无关的脑维持$PbtO_2$的能力。这将有利于我们确定一个合适的个体化CPP目标。Lang等人的研究表明，稳定的脑血流自主调节能力（脑血流速度/CPP变化）与脑组织氧反应性（$PbtO_2$变化率/CPP的变化）之间有显著的相关性。因此，CBF的调节与氧的提升有密切相关性，这些研究发现启示我们，在进行$PbtO_2$监测时可以通过调整$PaO_2$或CPP以优化CPP的管理。在急性脑缺血患者，受损的CPP-脑组织氧反应指数能够预测大脑中动脉栓塞后的恶性脑水肿。

（四）$PbtO_2$监测的NICU应用

$PbtO_2$监测最好和其他的监测手段联用（如ICP监测），和其他检测手段一样，从$PbtO_2$监测所获得的信息需要综合临床检查、其他监测及CT检查的结果进行解读。广义而言，颅脑损伤后病理生理改变的过程很复杂，而且不同的病理生理过程可能同时或序贯发生。因此，联合使用$PbtO_2$及ICP或其他的监测可以提高对损伤后复杂病理生理过程的认知，帮助ICU医生制订目标化、个体化的治疗方案。相应的观察性的研究提示，$PbtO_2$监测可以指导有潜在不良影响的治疗手段的实施，并判断这些治疗措施的反应性。包括：① CPP；② 诱导性的高血压；③ 渗透性治疗中高渗盐水的使用；④ 去骨瓣减压手术；⑤ 过度通气；⑥ 常压型高氧治疗，尽管在复苏治疗中还有争议；⑦ 输血，尤其是脑血管功能储备损伤受损的患者，在受损时输血而不是到达某个阈值才输血；⑧ 液体的平衡；⑨ 滴定式镇静治疗，包括使用异丙酚或者巴比妥类药物进行爆发抑制或控制颅压时；⑩ 诱导性正常体温治疗；⑪ 控制性通气；⑫ 护理患者时确定最合适的体位。还有，$PbtO_2$监测的信息能帮助发现有转运风险的患者。在SAH的患者，$PbtO_2$监测能帮助发现迟发性脑缺血（DCI），评估治疗DCI措施，包括DSA的腔内血管成形或者药物的血管成形术。此外，在SAH的研究中发现，尼莫地平或动脉内使用罂粟碱有时出乎意料地对$PbtO_2$有不利影响。

（五）$PbtO_2$监测下的脑氧管理

对$PbtO_2$与治疗结局的观察性研究促成了基于$PbtO_2$的管理策略。对重型颅脑外伤者，在部分研究联合使用$PbtO_2$和ICP监测时，可以取得比单独使用ICP指导治疗更好的结果。最近NIH/NIDS（美国国立卫生研究院/美国国家神经系统疾病和卒中研究所）资助了脑组织氧监测在创伤性颅脑损伤（Boost-Ⅱ）中的试验，已经初步证实，基于多模式ICP和$PbtO_2$监测的sTBI患者管理方案与单纯ICP监测相比，减少了脑

组织缺氧,从临床结果看,表现出了死亡率降低,结果更有利的趋势。该研究确定了基于$PbtO_2$指导治疗模式的安全性和可行性。计划的BOOST-Ⅲ研究将进一步评估对sTBI患者基于ICP及$PbtO_2$多模式、目标导向管理方案对神经系统结果的影响,最近结果是阴性的。

氧输送到大脑是由CBF和动脉血氧含量决定的,因此,诸多因素可以对其产生影响。很多生理性因素提示,即便细胞间$PO_2$的很小的变化就可以产生很多的生物学效应。首先,唯有溶解于血浆中的氧气可以在血管和组织间交换,氧具亲脂性,能通过血管内皮细胞(这样可以通过弥散作用通过内皮);第二,即便是持续缺血的情况下,氧气的表观弥散系数仍保持稳定;第三,细胞线粒体的压力梯度小。与此对应,Zhou等发现,在实验性外伤后,给予常压的高氧治疗能恢复线粒体的ATP水平。

已经反复强调,$PbtO_2$监测所获的信息,需要综合其他资料(如临床检查、CT影像发现、ICP、CPP、肺的功能状态和血红蛋白水平)等进行综合解读。$PbtO_2$监测可以针对患者特定的病理生理环节进行治疗。在某些情况下,$PbtO_2$可以作为新的治疗目标,使得治疗不仅仅依赖于经验。例如$PbtO_2$的资料可以避免其他治疗手段的不利影响(如过度通气)或避免不必要的或者过度治疗。随着经验的累积及认识的深入,基于对患者生理学基础上的$PbtO_2$的管理策略正在逐步被阐明。普通的治疗措施,如改变患者的头位,通气的管理,短暂地提高吸入氧浓度,强化CPP,输血和镇静,就能纠正70%以上的$PbtO_2$水平的下降。对这些治疗有反应的患者更容易有比较好的治疗结局。这些治疗措施最好是能针对病因个体化使用,而非逐步线性升级的标准化使用(表4-19-1)。

### (六)脑组织氧监测的并发症

Licox系统是相对安全的,并发症极罕见,总体上设备相关性颅脑损伤的发生率<2%,发生率与脑实质内ICP探头置入的结果类似,低于脑室外引流操作所致的脑挫伤。出血是实施监测最常见的并发症,脑实质内监测出血的发生率低于1%。大部分出血仅在CT复查时发现,并无重要的临床意义。颅内感染极为少见。技术性并发症(置入后位置异常、工作状态异常)发生率约10%。随时间延长所致的探头周围的神经胶质化可能会影响数据的读取。但是许多研究提示少许的位置移动后测量数值仍可保持准确。需注意的是,患者进行MRI检查时应该建议移除该监测设备。

表4-19-1 脑氧受损时的治疗措施

| 经常使用的治疗手段 | 相对少用的手段 |
| --- | --- |
| – 调整呼吸机参数增加$PaO_2$<br>增加$FiO_2$(如50%~60%)<br>增加PEEP<br>– 短暂的高氧治疗<br>100% $FiO_2$<br>增加CPP<br>– 快速补充胶体液<br>去氧肾上腺素<br>多巴胺<br>– 药物镇静和镇痛<br>丙泊酚<br>劳拉西泮<br>芬太尼,吗啡<br>– 头位<br>避免扭曲<br>特定位置<br>– 控制ICP<br>镇静,甘露醇<br>静脉推注利多卡因<br>– 确保体温<br><38℃ | – 脑室造瘘持续或间断引流<br>CSF<br>– 输血<br>– 神经肌肉阻滞药<br>泮库溴铵<br>维库溴铵<br>– 调整通气频率<br>增加以降低$PaCO_2$(ICP)<br>降低以增加$EtCO_2$,$PaCO_2$<br>– 肺灌洗和吸引<br>– 硫喷妥钠<br>– 去骨瓣减压(或其他手术)<br>– 拉贝洛尔,尼卡地平 |

注:$PaO_2$,动脉血氧分压;$FiO_2$,吸入氧浓度;PEEP,呼气末正压;CPP,脑灌注压;ICP,颅内压;CSF,脑脊液;$PaCO_2$,动脉血二氧化碳分压;$EtCO_2$,呼气末二氧化碳分压。

### 五、总结

当存在继发性颅脑损伤可能时,$PbtO_2$对个体化的治疗方案的调整是很有帮助的。首先,脑缺氧是很常见的,而且可以在ICP和CPP正常时就发生。其次,$PbtO_2$与脑灌注相关的指标,如MAP、CPP有关,也和全身指标,如温度、血红蛋白水平及血压$CO_2$分压水平之间存在很强的关联。这有助于临床医师了解并根据患者的病理生理和自主调节状态,制订出符合个体化需求的最佳的生理学(如最优CPP或血红蛋白)目标,更重要的是,$PbtO_2$数据能有助于评价不同治疗手段的效果和影响(包括副作用),有助于决定神经危重症患者整套管理策略中的阶梯性,集束化治疗中各种手段的权重、层级和决策,如镇静和镇痛治疗、输血、渗透性治疗、辅助性过度通气、人工诱导的低体温和去骨瓣减压等。即便如此,脑$PbtO_2$监测仍是局部的监测,其结果需结合其他手段,包括临床评估、影像学检查,并综合ICP及脑微透析等监测手段来正确地理解和应用。作为目前颅内多模态监测技术体系中的重要方法,$PbtO_2$监测有助于对神经危重症患者实现细胞功能层面的评估,实现患者治疗的目标化、个体化。未来的研究方向是继续探索以$PbtO_2$为目标导向的治疗是否可以改善神经危重症患者的预后。

# 第二节　近红外光谱脑氧监测

## 一、概述

近红外光谱（near-infrared spectroscopy，NIRS）是一种非侵入性的光学技术，Jobsis 在 1977 年第一次介绍了在人脑中使用近红外光谱（NIRS）技术，其基本原理是 680～1 000 nm 波长的光能够穿透人体组织并被氧合血红蛋白、去氧血红蛋白及细胞色素氧化酶的色基吸收。因此，所检测到的反射光水平的变化，能够代表前述含有色基物质的浓度变化。但自从首次描述以来的 30 多年间，它的临床应用一直受到限制。自 1980 年 NIRS 应用之初以来，主要应用于新生儿，因为新生儿的颅骨较薄、头颅体积较小，光可以透照入颅。此外，也是因为不太可能在新生儿中进行有创性的颅内监测。基于此，NIRS 技术在成人颅内监测的临床应用有一定的障碍。现在已经有许多新的技术和计算方法用来解决这些问题，而且 NIRS 也被广泛应用于非脑组织和功能性脑成像中。本节主要介绍 NIRS 的原理、应用、局限性及未来的发展趋势。

## 二、近红外光谱的原理

虽然对 NIRS 临床使用的物理原理的全面回顾超出了本文的范畴，但理解这些原理对临床医生能解释 NIRS 数据和掌控这些已经商用的设备的使用是至关重要的。

近红外光谱（700～950 nm）中的光可以穿过生物组织，因为组织对该波长范围内的光相对透明。其次，几种称为生色团的生物分子在 NIR 中有不同的吸收光谱。从临床的角度来看，氧合血红蛋白（O₂Hb）和去氧血红蛋白（HHb）是最常被检测到的生色团，尽管细胞色素 C 氧化酶（CCO）在临床上可能更重要，实际上它也是 Jöbsis 最初研究的目标。光通常由发光二极管在特定波长产生，并且由硅光电二极管检测。光检测的替代方法包括老式设备中的光电倍增管，以及现代宽带系统中类似于数码相机中使用的电荷耦合设备。发射和检测设备通常被称为光电。许多系统包含 2 个或更多通道，允许同时监视多个感兴趣的组织区域。理想情况下，光源和探测器之间光衰减的唯一原因是光被生色团吸收，给定波长的光的衰减由 Beer-Lambert 定律描述。这一定律表明，衰减与 3 个变量成正比：生色团浓度、光源与探测器之间的光传播距离和生色团的吸收系数，它描述了生色团在给定波长的吸收特性。在这种假设的情况下，利用生色团测得光衰减程度，结合光源-探测器分离和相关吸收系数的知识，可以准确地计算生色团浓度（图 4-19-4）。

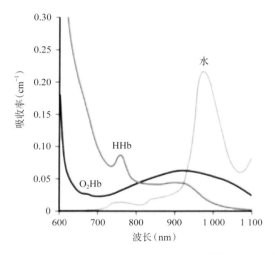

图 4-19-4　**氧合血红蛋白（OxyHb）、去氧血红蛋白（HHb）和水的吸收光谱**

然而，生物组织的情况要复杂得多。虽然生色团浓度仍然与光吸收直接相关，但在近红外中，光散射是大多数生物组织衰减的主要因素，包括成人头部在内。首先，并非所有发射的光都到达探测器，其中一些光因散射而远离探测器，导致散射损失。其次，到达探测器的一些光经多次散射，因此传播的距离比实际的光源-探测器的距离大得多。这意味着检测到的光路长度明显大于光源-探测器间隔。在成人头部，散射会使近红外光衰减到不能穿过整个头部的程度；因此，必须使用反射光谱法，其中光源和探测器放置在头部的相邻区域。

所有的近红外光谱技术都依赖于光衰减的测量，即吸收和散射造成的光总损失。通过直接测量光散射或考虑其影响，可以使用几种方法从光衰减测量中得出生理相关信号。使用修正的 Beer-Lambert 定律的微分光谱（differential spectroscopy）是活体近红外光谱最简单的形式，尽管现在很少用于成人临床实践。该技术假设光散射在测量期间保持恒定,并且测量到的衰减变化仅由吸收变化引起。因此,只能测量从任意基准点开始的生色团浓度的变化。测量变化的规模取决于差分路径长度因子的应用,该因子将单个光子传播的实际平均距离与光源–探测器的实际距离联系起来,必须事先定义该因子。多距离光谱法(multidistance spectroscopy),也称为空间分辨光谱法(SRS),是商业脑氧仪中常用的一种技术。使用紧密间隔的探测器阵列来测量作为光源–探测器分离的函数的光衰减,并且通过将这些测量与对光散射的波长依赖性的估计相结合,可以推导出按比例计算的绝对血红蛋白浓度,即 $O_2Hb$ 和 HHb 的相对比例,由此可以计算组织氧饱和度(TOS)。

$$TOS = \frac{[O_2Hb]}{[O_2Hb]+[HHb]}$$

注:公式中 $O_2Hb$ 为氧合血红蛋白浓度,HHb 为去氧血红蛋白浓度。

频率分辨(或域)光谱法(frequency-resolved spectroscopy)调制已知射频的光强度并直接测量相移和光衰减程度。光传输模型计算吸收和散射的绝对值,可以用来近似模拟生色团的绝对浓度。时间分辨光谱法(time-resolved spectroscopy)使用由激光器(与发光二极管相反)光源发射的超短脉冲光,通常持续时间为几皮秒。构建检测到的光子数量及其到达探测器的时间的直方图。这被称为时间点扩展函数,并借助光传输模型来解释,计算吸收和散射的绝对值,从而计算绝对生色团浓度。生色团浓度的精确推导与所选择的光的波长密切相关,每个目标的生色团在1个波长的光吸收必须是已知的。商业设备中通常选择对血红蛋白敏感的近红外光的波长。因此,商业设备通

常使用700 ～ 850 nm的波长,其中 $O_2Hb$ 和 HHb 的吸收光谱被最大限度地分开,并且与水(980 nm)的吸收光谱的重叠最小。早期的商业近红外光谱系统使用2个波长,将它们的使用限制为测量的2个生色团,即 $O_2Hb$ 和 HHb。通过添加更多的波长用来提高精度,并且可以通过使用额外的光源来实现发射不连续波长的光,或者通过使用宽带光谱系统来实现,该系统利用在近红外范围内发射连续光谱的"白色"光源。在测量CCO时,多波长的使用特别重要(图4-19-5)。

### 三、NIRS 的算法和术语

所有的NIRS方法都需要一种算法来将光衰减的测量变化转换为生理数据,如氧气、血红蛋白浓度和组织氧饱和度的变化。算法公式很复杂,不同算法引起的差异性意味着,不同制造商生产的基于近红外光谱的脑血氧仪测量的脑组织氧饱和度($SctO_2$)存在差异,使得它们之间的数据比较存在问题。

根据修正的Beer-Lambert定律得出的血红蛋白浓度的变化通常报告为以mmol单位表示的 $O_2Hb$ 和 HHb 的变化。导出的血红蛋白指数,如总血红蛋白浓度($O_2Hb$ 和 HHb 之和)和血红蛋白浓度差异($O_2Hb$ 和 HHb 之差)也可以计算出来。总血红蛋白浓度通常被认为是脑血容量的替代指标,血红蛋白浓度差则被视作脑血流量的替代指标。不同制造商为其设备创造了和 $SctO_2$ 类似的指标。例如,INVOS系列为局部脑饱和度($rSO_2$),NIRO系列为组织氧合指数,FORE-SIGHT设备(CAS-Medical Systems,Brandford,CT)为 $SctO_2$。近红外脑氧仪不依赖于动脉血流,而是测量动脉、毛细血管和静脉的加权平均值,与视野内的相对颅内容积成比例。商用脑氧仪假定静脉与动脉血容量的固定比例为70：30或75：25,具体取决于制造商,

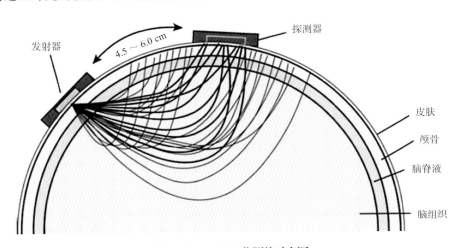

图4-19-5　NIRS 监测的示意图

并且所有仪器都忽略很小的毛细血管容积（约2%）。脑氧仪可以提供脑氧供需平衡的实时信息。总血红蛋白指数是由一些SRS设备得出的总血红蛋白浓度的归一化测量。CCO是线粒体电子传递链中的最终电子受体，负责超过95%的氧代谢。它的氧化状态也反映了大脑能量供需的平衡，由近红外光谱（NIRS）测量的CCO已被证实是细胞能量状态的一种衡量标准。虽然CCO在临床环境下是潜在的细胞代谢状态的生物标志物，但使用NIRS测量CCO的挑战是巨大的。因为它在组织中的浓度比$O_2Hb$和HHb低得多，并且吸收光谱与这些生色团的吸收光谱重叠。然而，为测量成人CCO而优化的多波长近红外光谱设备目前已成功地用于测量成人CCO氧化状态的变化。

## 四、近红外光谱仪设备

第一代临床监测仪使用连续波近红外光谱（NIRS）和修正的Beer-Lambert定律，仅提供参考任意基线的$O_2Hb$和HHb浓度变化。INVOS 3100（Somantics，Troy，MI）是第一台获得美国食品和药物管理局（FDA）批准的脑血氧仪，由于它提供了$SctO_2$的绝对测量，因此激发了人们对NIRS的临床兴趣。现阶段，临床上使用的大多数脑氧仪是由Somantics（由爱尔兰都柏林Covidien公司销售）制造。INVOS脑氧监测仪（Somantics，Troy，MI）和Hamamatsu 100、200、300型（Hamamatsu Photonics KK，Hamamatsu，Japan）是比较受欢迎的商业性脑氧监测仪器。此外，多探头仪器（例如INVOS 5100）被用于新生儿或儿童重症监护病房（ICU）中，用以监测局部脑氧合（$rSO_2C$）、内脏组织氧合（$rSO_2S$）和肾脏组织氧合（$rSO_2R$）。因此本综述中报告的许多临床数据都是使用各种INVOS设备产生的。许多其他脑氧仪也可从多个制造商处购得。还有其他的制造商也开发出他们的NIRS设备，并在所在的局部地区应用。还有一些制造商现在正在将近红外光谱（NIRS）和其他技术结合到具有多模式功能的设备中。例如，CERIX（ORNIM Medical Ltd.，以色列）使用单一的非侵入性探头和提供一种结合了近红外光和超声波的脑氧仪和血流监测仪的专利技术（UTLight™，ORNIM Medical Ltd.）。针对特定适应证进行优化，并提供更复杂数据集，可能为未来的NIRS临床应用提供更多的信息。然而，临床近红外设备仍然没有标准化，每家公司都在继续开发不同的光学探针和算法。因此，当对文献上使用不同仪器发表的结果进行比较时，必须注意到因为不同体积组织的数据来源，使得不同仪器所提供的评估脑组织氧合状态的价值不同。

## 五、近红外光谱技术的临床应用

尽管NIRS首次描述以来，人们一直有兴趣使用该技术来检测脑缺氧/缺血，但该技术在研究环境中的相对广泛使用却一直没有得到临床应用的匹配。造成这种情况的原因很多，包括该技术固有的局限性、实际测量内容的模糊性、算法的缺陷、难以将为研究设计的仪器转换到床边，对于临床决策来说数据的重复性和特异性不够。因此，在评估近红外光谱临床应用的证据时，有四个问题是重要的：① 预测脑缺氧/缺血的NIRS阈值的性质和价值是什么？② 与现有的评估脑缺氧/缺血的方法相比，近红外光谱（NIRS）有什么优势吗？③ 近红外光谱测量对脑缺氧/缺血并发症的发生有预测价值吗？④ NIRS指导的治疗策略是否会影响结果？这些考虑因素将为以下对NIRS临床使用的循证审查提供信息。为清楚起见，$SctO_2$及其对应指标的变化将以两种方式引用：以百分比减少，或以基线的百分比减少。因此，$SctO_2$从50%的基准值下降到40%表示为减少10%，或减少到基线值的80%。

颈动脉内膜切除术（CEA）主要用于预防动脉粥样硬化性颈动脉狭窄患者的栓塞/缺血性卒中，然而矛盾的是，CEA本身由于栓子或颈动脉夹闭相关的缺血而导致卒中的风险超过2%。维持充足的脑灌注和防止脑缺氧缺血性损伤的策略包括颈动脉内分流、诱发性高血压和补充氧气。但因为这些都有不同程度的风险，所以最好将它们的使用限制在有严重缺氧缺血证明的患者身上。

目前已经有几种方法被用来评估夹闭期间脑氧供应的充分性，并为分流位置的决定提供关键信息。当在局部麻醉下进行CEA时，精神状态的改变是最好的即将发生的缺血的监测和分流的指征。然而，当需要全身麻醉时，可以使用脑电图、经颅多普勒超声（TCD）、躯体感觉诱发电位（SEPS）和颈动脉残端压力等替代措施来判断脑缺血。近红外光谱（NIRS），尤其是脑氧仪使用SRS，与其他方式相比，它具有简单的优势，其在CEA期间的适用性一直是系统性回顾分析的热点。2000年，Samra等人发表了NIRS与已建立的临床神经学检查"金标准"之间的第一次比较。回顾性分析94例局部麻醉下CEA患者中，10例有神经症状的脑缺血患者较无神经体征的患者$rSO_2$值较术前明显下降（63.2% ± 8.4% 比 51.0% ± 11.6% 和 65.8% ± 8.5% 比 61.0% ± 9.3%，$P=0.000\ 2$）。使用回归分析，作者认为$rsO_2$较基线降低20%可提供最佳的灵敏度-特异度平衡,灵敏度和特异度分别为80%和82.2%。然而,随后对594名在全身麻醉下接受CEA的患者进行了研究,使用接收器操作特性分析确定了比基线下降11.7%作为术后神经功能障碍的最佳预测因子。在48名在局部麻醉下接受CEA的患者中,Moritz等人表明,根据神经学检查的变化,$rsO_2$的绝对阈值59%对临床缺血的敏感性为100%,特异性为47%。Al-Rawi和Kirkpatrick进行了一项很好的研究,试图对全身麻醉下颈动脉手术期间NIRS定义的颈动脉夹闭时相关脑缺血进行量化。使用NIRO-300设备,显示组织氧合指数降低<13%的患者没有出现脑电图缺血的证据,特异性为93%。局部麻醉和全身麻醉对脑血管有不同的影响,因此将局部麻醉期间确定的缺血"阈值"应用于全身麻醉下进行的手术似乎是不谨慎的,反之亦然。

综上所述,尽管在CEA手术中,用于识别严重的脑缺血,NIRS并没有被证明优于其他监测方法。但大量证据表明具有广泛的等效性,尽管对于NIRS得出的识别严重脑缺血的确切阈值存在不确定性。然而,NIRS的相对易用性、不依赖操作员以及时间分辨率使其成为一个有吸引力的选择。展望未来,在CEA期间,使用NIRS来指导系统生理学的操作以最小化脑缺氧缺血的风险,NIRS可能被证明优于其他方式。

在急性颅脑损伤中,脑细胞缺氧缺血是导致继发性损伤的多种病理生理过程的重要组成部分。由于脑氧合、血流动力学和代谢变量的监测是指导治疗干预的有吸引力的目标,NIRS的合理应用是在急性颅脑损伤后,此时继发性缺血性损伤是常见的,并与不良结果相关。然而,关于近红外光谱在这一领域作用的研究有限。在成人神经危重症护理人群中的调查仅仅是观察性的,并强调了在此背景下研究NIRS衍生变量的两个关键困难:① 在血流动力学和代谢功能严重紊乱的受损脑组织缺血阈值的定义;② 缺乏用于比较NIRS衍生测量的黄金标准。诸如颅内血肿、脑水肿和蛛网膜下腔出血等因素的存在提出了进一步的挑战,因为它们可能会使NIRS算法所依据的一些假设失效。

一项对18名创伤性颅脑损伤(TBI)患者进行的小型观察性研究发现,$rsO_2$值<60%(用INVOS血氧仪测量)的时间延长与死亡率、颅内压升高和脑灌注压受损之间存在关联。最近的一项研究比较了22名患者在严重颅脑损伤后16小时内脑组织氧分压($PbtO_2$)和$rsO_2$的关系。$rsO_2$<60%对"严重"脑缺氧($PbtO_2$<12 mmHg)的预测较为准确,但在检测"中度"缺氧

($PbtO_2$,12 ~ 15 mm Hg)方面较差,灵敏度和特异度分别为73%和86%,62%和49%。所以作者认为,$rsO_2$不足以替代$PbtO_2$用于常规的脑氧合监测。虽然这是合理的,但它没有考虑到这两种技术监测的不同生理变量和脑区。

NIRS监测动脉瘤性蛛网膜下腔出血(SAH)后脑血管痉挛期间的皮质变化近来引起了人们的兴趣。在一项对32名接受弹簧圈栓塞的患者的研究中,使用INVOS血氧仪测量的$rsO_2$的下降率为3.5%/分钟,发生血管痉挛的患者下降幅度比没有发生的患者要大。Yokose等人使用时间分辨光谱学(TRS-20,Hamamatsu Photonics)证明,在14名高分级蛛网膜下腔出血患者中,预测血管痉挛的敏感度和特异度分别为100%和85.7%,皮质氧饱和度下降3.9% ~ 6.4%是鉴别缺血的最佳阈值。在这项研究中,通过使用CT引导来定位近红外光学元件,确保了随时间重复的近红外光谱测量的可靠性。这种新的方法允许在连续的几天内一致地测量相同的皮质面积。将时间分辨设备引入临床环境,为床边多个生色团浓度的绝对值测量带来了前景。

CCO浓度的测定可提供有关代谢衰竭的额外信息,并有助于确定脑损伤后的缺血阈值。使用定制带宽的光谱系统,Tisdall等人发现CCO浓度的变化与健康志愿者的脑氧输送指标相关,随后在一项针对8名TBI患者的先导性研究中显示,在常压高氧条件下,CCO浓度增加。但缺乏比较CCO浓度的黄金标准仍然是其解释的障碍。然而,脑血流动力学和新陈代谢数学模型的发展允许对生理变量进行计算机推导,这些变量可以与测量信号进行比较,从而便于解释。

脑血管自我调节功能受损使大脑更容易受到缺血性损伤,从而与颅脑损伤后的不良预后有关。NIRS最近已被用来监测各种临床环境中的脑血管反应性,虽然监测和管理自动调节的治疗价值尚不清楚,但这已成为一个深入研究的领域。在一项对40名重型颅脑损伤患者的研究中,Zweifel等人发现,基于非侵入性NIRS血红蛋白容量的脑血管反应性测量、动脉压和PRx之间存在统计上的显著相关性。PRx是一种从侵袭性颅内压和动脉压衍生的压力反应指数。在27例重度蛛网膜下腔出血患者中,同一组还证明了氧基NIRS衍生的脑血管反应性测量与Mx之间的相关性。Mx是一种根据大脑中动脉血流速度得出的经颅多普勒超声(TCD)指数。尽管目前临床应用的证据尚不足,NIRS衍生的脑血管自动调节措施可能能够指导包括脑灌注压在内的脑血流动力学的优化。

NIRS与其他常规用于评估脑血管反应性的变量，如颅内压和血流速度之间的复杂和非线性关系，使得应用更复杂的分析技术是必要的。例如，基于波形的技术有助于解释复杂的时变信号，因为它们同时将分析集中到时域和频域内感兴趣的特定特征，从而产生其他方法无法获得的脑血管反应性的定性和定量证据。通过这种方式，近红外光谱（NIRS）可能提供一种敏感的监测大脑自动调节的手段，很容易转化为临床实践。此外，这项技术的非侵入性使其可以应用于广泛的临床神经科学场景，包括重症监护病房之外的场景。

### 六、NIRS监测的局限性

将NIRS监测的结果用于临床决策制订前，应当考虑到它的局限性。

（1）NIRS监测的主要局限性是容易受到颅外因素的影响。头皮和颅骨组织的差异性，能影响近红外光经颅的传导，并可能引起显著的个体化差异。

（2）NIRS监测的是不确定脑区域内动脉、毛细血管及静脉混杂的脑氧饱和度。所监测区域的白质和灰质的体积，也是不确定的因素。

（3）现代的NIRS仪器与MRI不兼容，限制了该监测技术在潜在的MRI验证研究中的应用。

（4）目前商用的NIRS设备通常被设计为放置在前额上，并且与其他区域监测技术一样，不可能检测到远隔区域的变化。虽然NIRS可能有助于监测整体性脑血流的变化，有助于预警继发性脑损害的发生，但它不能解决局部脑血流异常的问题。

（5）一些早期研究显示，颅内压的增高可能限制NIRS监测的可靠性。

（6）计算脑氧饱和度的精确量化方法还有待确立，正常值的范围也还需要确切定义。区域$SctO_2$存在广泛的个体内和个体间基线变异性。"正常"范围为60% ～ 75%，绝对基线值的变异系数约为10%。这意味着最好将脑氧仪用作趋势监测，对于提出的脑缺血缺氧的绝对阈值应谨慎对待。

### 七、总结

尽管NIRS作为一种非侵入性颅内监测手段很具有潜力，但迄今为止还未广泛应用。目前缺乏证据支持它在脑损伤中的使用能发挥关键作用，这也许与灌注的区域差异相关。脑组织中氧合血红蛋白的水平可能在脑损伤的过程中被改变，进行主动干预的阈值尚未得到很好的验证。颅内病变，如硬膜下出血和水肿，也可能干扰NIRS装置的光传输路径，混淆真实的氧合参数。患者颅骨的厚度也可能影响测量结果。颅内变异的动静脉系统也可使结果变得难以解释。虽然仪器越来越复杂，但这些创新尚未转化为临床实践。与其他神经监测技术相比，NIRS有许多优点：它便携、使用方便、非侵入性，能够同时在多个感兴趣的区域进行测量，并具有高时间分辨率。目前NIRS技术已经得到快速的发展。也开发出许多用于CBF、局部成像和功能反应监测的仪器。NIRS技术整合到多模态监测之中，有望在监测局部脑氧合、血流动力学和新陈代谢、指导治疗性脑保护策略方面发挥更大的作用。但是，在将NIRS作为成人脑组织的常规监测技术之前，NIRS技术的很多方面还需要进一步的完善。在不同疾患中，NIRS的有效性和可靠性，还需要进一步的研究去证实。

## 第三节　颈静脉血氧饱和度

### 一、概述

将脑内静脉血的氧合作为神经监测手段已有近50年历史。颈静脉氧饱和度（jugular venous oxygen saturation，$SjvO_2$）监测提供了间接的监测脑组织氧耗的评估，可提供大脑半球整体血流动力学和代谢的信息，可用于评估脑组织氧供与氧耗及氧供与脑灌注间的平衡，现已广泛用于神经外科、心血管外科围手术期麻醉管理，以及需要密切监测脑血流和脑氧供需平衡的神经危重症患者，包括颅脑创伤、蛛网膜下腔出血、自发性脑出血、缺血性卒中、心搏骤停等，指导维持脑灌注压及治疗，避免继发性脑损害的发生，是临床诊治神经损伤患者的重要监测工具。

### 二、颈静脉解剖

脑静脉回流形成了6个主要的静脉窦（上矢状窦、下矢状窦、枕窦、左右横窦和直窦）。脑组织回流的静脉血，大多数最终通过左、右乙状窦，向下至颅后窝，跨过颞骨岩部，在颈静脉孔区后方汇入左、右颈内静脉。尽管颈静脉球的静脉血来自双侧大脑半球的静脉回流（70% 来自同侧，30% 来自对侧），但在大部分人中具有优势侧的回流，通常是右侧。88% 的患者两侧静脉窦到颈静脉球的回流有差异，而且静脉血在颈静脉球内的混合并非是均匀的。颈内静脉在颈静脉孔区略微扩张，称为颈静脉球，并向下穿过颈动脉鞘形成头臂静脉。大脑、小脑半球和脑干回流的静脉血，最终主要通过颈静脉球进入颈内静脉，因此颈静脉氧饱和度（SjvO$_2$）是脑组织氧供和氧耗平衡的体现。

### 三、穿刺和置管

颈静脉球可以用穿刺针直接穿刺，穿刺点定位在乳突的前下各 1 cm，还可以通过类似中心静脉压监测的静脉导管，通过颈静脉逆行至颈静脉球。穿刺点与经颈静脉中心静脉置管的穿刺点大致相似，但是与中心静脉置管的方向相反，穿刺针、导丝和导管的置入方向均指向头端。为避免损伤颈静脉球，Seldinger 的导丝头端呈 J 形，并仅超出穿刺针 2 ～ 3 cm，置入导管直至感觉到阻力，导管头端即到达颈静脉球，长度约为 15 cm。然后，将导管抽回 0.5 ～ 1.0 cm，避免挤压静脉球的顶端，减少血管损伤的风险。此外，还可以将血氧监测导管置入相当于测量穿刺点到乳突的距离（接近颈静脉球的水平），或直至感觉到阻力。

SjvO$_2$ 监测的相对禁忌证包括颈椎损伤、穿刺点周围感染、气管切开或有凝血疾病。值得注意的是，体位有时有助于经颈内静脉的置管，如在颅内压升高的患者或颈椎损伤的患者采用 Trendelenberg 体位。另外，约 10% 的患者可能存在颈内静脉缺如、闭塞或者罕见的异常。因此，有临床医生建议在中性位置采用超声或经颅多普勒探头帮助定位颈内静脉。在双侧均有损伤的患者，监测的导管通常置于优势回流侧，多数为右侧。在局灶性损伤，对监测导管于损伤侧还是优势回流侧尚有争议。Stochetti 等注意到，双侧颈静脉球 SjvO$_2$ 有差异的病例相当高，约 47%。通过 CT 测量颈静脉孔的直径，通过超声测量颈静脉球的直径均有助于确定优势侧的回流。如同时有 ICP 监测，可以通过先后暂时性压迫阻断左、右侧颈内静脉，观察 ICP 的相应变化来确定优势侧静脉回流。如果压迫主侧颈内静脉使得静脉回流受阻，则 ICP 的增高更明显，从而确定 SjvO$_2$ 监测最佳的一侧。如果压迫左、右侧颈内静脉，ICP 的增加并无明显差异，则选择在颅脑 CT 上颅脑损伤严重侧的颈静脉球插管监测；对于弥漫性颅脑损伤患者，则选择右侧监测。SjvO$_2$ 监测的并发症并不常见，多数和穿刺置管相关。并发症包括误穿颈内动脉、气胸、神经损伤、感染和血栓等。

### 四、SjvO$_2$ 监测的实施

经导管取样处应用肝素盐水（1 U/mL）以 2 ～ 4 mL/h 的速率持续冲洗，以保持导管的通畅。因颈静脉球静脉血受颅外静脉血混入影响，需关注采取血液样本的速度，抽血速度过快（> 2 mL/min），将影响 SjvO$_2$ 值的准确性。近年来采用类似在肺动脉内测量混合静脉血氧饱和度光纤导管进行的反射式血氧计测量方法可以进行连续的静脉血氧监测。通过光纤血氧饱和度导管，可获得间歇或持续的血液样本，进行 SjvO$_2$ 的测定。

光纤导管的血氧饱和度测定方法是基于氧合血红蛋白独有的吸收光谱。SjvO$_2$ 监测有两种光纤导管可用：① Oximetrix（雅培，北芝加哥，美国）；② Edslab Ⅱ 型（百特医疗用品公司，加利福尼亚州，美国）。Edslab Ⅱ 型有两个二极管，使用两种波长的光进行反射式分光光度计测定。与之不同，Abbott 的 Oximetrix 系统有三个发光二极管，使用三种波长的光线。这些二极管以 1 毫秒的间隔发出红光和近红外光，被经颈内静脉球回流的静脉血吸收、反射和折射。从血红蛋白反射的光，由光电传感器监测到，计算出平均为之前 5 秒的血红蛋白的氧饱和度，然后将其每秒更新 1 次。Edslab U 形光纤导管插入后，需要根据被监测患者的血红蛋白浓度进行校正，因此如果患者的血红蛋白浓度不稳定（例如快速、大量的失血时），会影响监测的准确性。使用 Oximetrix 导管，可在插管前（体外）或在插管后（体内）进行校正。体内校正更为精确，很少有漂移。可以通过间隔 12 小时的校正，来减少调零值漂移的影响。但是迄今为止，还没有此类状态下两种光纤导管进行比较的临床监测数据。

采用颈静脉球插管监测时，必须给予监测管理，因为导管位置不当可能引起颅外静脉血的混入或导管位置变动后监测数值假象的发生。以生理盐水缓慢并持续灌注导管，可减少导管贴壁相关数值假象的发生率。镇静药物的给药速度（如丙泊酚）也同样会影响监测的数值。此外，很多逆行的颈内静脉插管都需要不断地重新校正，以确保监测值的准确性。此外较长时间监测，需要注意感染和血栓形成发生。

### 五、SjvO$_2$ 监测的病理和生理

SjvO$_2$ 是间接的监测脑组织氧耗的评估手段。简单地说，如果需求超出了供给，脑组织会从血液中利用更多的氧，导致颈静脉球氧饱和度的降低。如果 CBF 下降到某一个点，即便从血液中增加氧的利用也不能

满足代偿CBF的减少，会导致氧的利用下降，脑组织转向无氧代谢，乳酸的产生增加。当脑氧供应超出了需求，颈静脉球的氧饱和度增加。

脑氧的输送（oxygen delivery，$DO_2$）可通过以下方程表示：$DO_2 = CBF \times CaO_2$（$CaO_2$，arterial oxygen content，动脉血氧含量）。脑氧消耗（cerebral metabolic rate of oxygen consumption，$CMRO_2$）可通过以下方程式来表示：$CMRO_2 = CBF \times (CaO_2 - CjvO_2)$；动脉血和颈静脉球的静脉血的氧分压差可用术语$CaO_2 - CjvO_2$或$AjvDO_2$来表示。因此，以上方程可以表述为：$AjvDO_2 = CMRO_2/CBF$。正常情况下，$AjvDO_2$水平稳定在 $4 \sim 8$ mL $O_2$/100 mL血液，如果$AjvDO_2 < 4$ mL $O_2$/100 mL血液，可以认为脑氧的供应超过了需求（如脑充血）。如$AjvDO_2 > 8$ mL $O_2$/100 mL血液，就意味着氧的需求超过了供应（如缺血）。如果$CMRO_2$在CBF没有增加的前提下增加，意味着脑组织从血液中摄取了更多的氧气，使得脑组织流出的静脉血的氧饱和度下降（$AjvDO_2$增加）。$SjvO_2$正常情况下比全身的混合静脉血氧饱和度要低，为 $55\% \sim 75\%$。如果血红蛋白水平稳定，动脉血氧饱和度正常在100%，溶于血浆中的氧含量是生理状态的。$SjvO_2$是可以恰当地反映$AjvDO_2$的。因为$SjvO_2$是半球水平的监测，因此，对缺血而言，$SjvO_2$监测的特异性高，但灵敏度不高。

### 六、$SjvO_2$监测数据的解读

$SjvO_2$的正常值为 $55\% \sim 75\%$。简单地说，如能排除其他干扰因素的影响，$SjvO_2 < 55\%$表明脑氧供不足，例如脑缺血时的低灌注，而$SjvO_2 > 75\%$则表示脑相对充血。

很多因素可以影响$CMRO_2$和氧输送之间的关系。CBF可以因头部外伤、血栓栓塞、颅内压升高、低血压、过度通气或血管痉挛等受到影响。如果$CMRO_2$保持恒定，在这些因素的作用下，$SjvO_2$将下降。动脉血氧降低和$CMRO_2$增加（如热病、抽搐）也可导致$SjvO_2$降低。如$SjvO_2$增高，正确的解读需先确认导管头端在颈静脉球。$CMRO_2$减少（如低温、镇静）、CBF增加、病理性动静脉交通、脑死亡均可以导致$SjvO_2$增高。在明确了导致$SjvO_2$降低的原因后，可根据其病理生理基础做相应治疗措施的调整。

### 七、$SjvO_2$监测的临床应用

1. 颅脑损伤和蛛网膜下腔出血 $SjvO_2$有助于TBI患者的预后判断。研究证实，有脑静脉血氧饱和度下降发作（$SjvO_2 < 50\%$持续超过15分钟）者的死亡率要高于无发作者。在颅脑创伤患者中的研究发现，$SjvO_2$监测显示氧饱和度下降者，与预后不良有明显的相关性。例如Robertson等在颅脑创伤患者中的研究发现，无静脉血氧饱和度降低者的死亡率为21%，而有静脉血氧饱和度下降一次发作者死亡率为37%，多次发作者的死亡率为69%。虽然$SjvO_2$的降低和$AjvDO_2$关联的范围较大，但是脑缺血发生后可导致脑代谢的降低，因此$AjvDO_2$的降低也和预后不良相关联。将这些监测数据整合后，则对发现和处置$SjvO_2$下降有潜在的益处。

$SjvO_2$监测有助于早期诊断因为颅内或者全身性因素导致的缺血。另外，$SjvO_2$的监测有助于优化诸如过度通气等治疗干预手段的实施。指导液体治疗和氧疗，优化脑灌注压，发现脑动静脉瘘。和经颅多普勒超声一起应用时，$SjvO_2$有助于鉴别充血和血管痉挛。在经颅多普勒检查发现血流速度增加时，如果$SjvO_2$增加，可能是充血，正常或降低则提示脑血管痉挛的可能性更大。

$SjvO_2$用于指导TBI患者治疗手段的优化。以过度通气为例，诱导性过度通气是脑外伤常用的治疗手段，过度通气后低碳酸血症可引起脑血管的收缩，从而减少脑血流，降低颅内压，短时的过度换气有可能挽救部分患者的生命。但在TBI患者并不推荐常规使用过度通气。过度的脑血管收缩可引起脑缺血，而且过度通气使得氧血红蛋白解离曲线左移，并使血红蛋白释放至脑组织的氧气减少。因此在没有脑氧合监测的前提下，过度通气不应被用以降低颅内压。在过度通气期间，可以暂时性给予高氧治疗以改善脑氧的供给。在这种情况下，借助$SjvO_2$的监测可以识别因低二氧化碳血症导致的缺血反应，从而进行相应的通气状态的调整，可以达到最佳脑氧合状态。

实施巴比妥诱导的脑代谢抑制也是颅内压阶梯控制手段的一种。Cruz证实，有头部外伤的患者在使用苯巴比妥后出现$SjvO_2$的下降，可能的原因是苯巴比妥诱导血管收缩的效应使得脑血管阻力增加，并导致脑缺血。

2. 神经外科手术 Matta等研究了在神经外科手术中$SjvO_2$监测的潜在应用价值。研究显示术中留置了$SjvO_2$监测导管，可以发现频繁的$SjvO_2$饱和度的降低，颈内静脉氧饱和度下降的发生率约为50%，而严重氧饱和度降低（定义为$SjvO_2 < 45\%$）的发生率约为17%。如果没有$SjvO_2$的监测，这种低氧状态可能就被忽视了。在颅内动脉瘤的手术中，$SjvO_2$监测可以用来

避免低灌注的最低血压。

已有若干SjvO$_2$监测用于颈动脉内膜切除术（CEA）中监测脑缺血发生潜在价值的研究。在CEA中，血管阻断后监测脑缺血的发生非常关键。Crossman等对37例接受CEA唤醒手术者进行了SjvO$_2$监测，研究氧饱和度下降和神经功能缺失相关性。结果显示SjvO$_2$监测值变化者中，25%的患者与出现明显脑缺血临床表现。Moritz等对48例接受CEA唤醒手术者的研究结果也显示，术中发生SjvO$_2$下降与术后神经功能缺失表现有关。

### 八、SjvO$_2$监测技术的局限性

限制SjvO$_2$监测推广关键因素就是从脑氧监测导管测得的值和经颈静脉采样分析的血氧饱和度间的相关性较差。最初血氧监测导管设计用来监测新生儿脐动脉的血气。当用于没有动脉波动的静脉内时，反向的血流和静脉管壁容易对监测导管产生影响，从而对建立实时血氧和通过血气分析获得的氧饱和度的相关性有一定的限制。

另外一个限制性因素就是颅外血流的干扰。如果静脉血样是在颈静脉球2 cm内，采血速度在2 mL/min以内，颈外血流的干扰（约3%）可以忽略不计。另据观察，当CBF下降时，颈外血流对SjvO$_2$读数的干扰增加。还有一个技术的问题就是当导管漂移，基部接触血管壁时也影响SjvO$_2$的读数。基于以上因素，推荐所有的脑氧监测导管根据血气分析的对照进行校准。

应该强调，SjvO$_2$测量的是整个半球的脑组织的氧合，对局灶性脑缺血并不特别敏感。因此，对于一个局灶性缺血性事件，假阴性的可能性取决于缺血的面积和周边脑组织对缺血区域平均效应的"掩盖"作用。另外，对于选择何侧进行穿刺置管的推荐并不明确。因为约70%的脑静脉血流经同侧颈静脉回流，有临床医生建议在损伤的同侧静脉进行置管。但在大部分的弥漫性颅脑损伤的患者，绝大多数的临床医生选择右侧进行监测，因为通常情况下，右侧为优势侧。也有人建议在所有的情况下均选择优势侧进行监测。目前仍需要进一步研究来指导究竟选择哪一侧进行监测。

### 九、小结

尽管SjvO$_2$监测还有很多局限性，但目前还没有比它更好的、相对低廉的床旁连续评估脑氧合的手段。SjvO$_2$可用于指导患者治疗，例如滴定过度通气以治疗ICP升高，还可以用于发现术中缺血，如脑动脉瘤、颈动脉内膜切除术等，但SjvO$_2$监测影响的治疗决策对神经功能结局的长远影响目前尚未获证实。目前，还没有监测脑氧合的金标准。SjvO$_2$的数据需要结合其他监测项目的结果来解读，如临床检验、影像学检查等，有助于发现早期易被忽视的脑缺血性改变。SjvO$_2$监测，是对大脑半球的整体监测方法，对脑局部缺血的监测敏感性低，最好和其他脑功能监测方法联合应用。局部脑氧合状态，可以通过NIRS或直接脑氧监测（见相关章节）。把这些监测技术耦合入神经危重症患者多模态监测中，才可能通过早期给予干预治疗来改善神经损伤患者的预后。

## 第四节　脑温监测

### 一、概述

目前针对神经危重症患者的有创监测中，测量脑温（即脑实质温度）的目的主要有：① 实时监测继发性损伤高危区域的实际温度，为治疗提供参考依据，并可以间接反映局部的灌注、电活动、炎症反应等情况；② 评估脑组织自身的热调节能力是否完好，如正常情况下脑温的下降慢于核心体温，而升温快于核心体温。脑温监测的次要目的是协助校正脑组织氧含量（Licox system®，Neurovent®）或脑血流量（Hemedex®）。

常用于监测的Licox PMO探头既可监测脑组织氧分压，同时也可监测脑温，但其测量值往往会偏低

0.5 ～ 0.8℃，在高热状态下该差值可能更大，因此当以该探头测量的脑温作为体温管理依据时，需要额外注意该误差。既往研究发现，颅脑创伤患者的脑温甚至可高于核心温度超过2℃，但多数偏差在1℃左右。在心搏骤停复苏后患者的目标性体温治疗过程中，Coppler等发现脑温平均高于核心温度0.34℃，7%的测量值增高超过1℃。Schiefecker等在一项对自发性脑出血患者的研究中发现，出现播散性去极化的区域脑温上升，但核心体温并无改变。Harold团队有关脑温与颅脑外伤临床预后的研究提示，入院时自发性低脑温（脑温＜36℃）往往伴随损伤区域谷氨酸水平、乳酸水平的增高，其临床预后更差。另一项来自Diringer

团队的研究结果表明,颅脑外伤患者伴高脑温(脑温 > 38℃)与平均住院周期的延长及病死率的增高显著相关。江基尧团队的多中心临床研究提示,过高或过低的脑温(在伤后24小时内 > 39℃或 < 37℃)和较大幅度的脑温变化(24小时内相差1℃以上)往往会出现在入院GCS更低的患者中;与37 ~ 39℃的脑温相比,若不进行体温控制,这部分患者的6个月GOSE评分更低;另外,直肠温度与脑温的相关性较高(变异系数:0.737 8,$P < 0.05$),可用作估算脑温;脑温监测在神经重症监护病房的应用经验因机构的不同具有很大差异性,目前尚无统一策略。

## 二、应用时机与策略

一项四国参与的共识会议对脑温监测的临床应用展开了两大方面的讨论,在ICU中,究竟应该直接检测脑温还是继续使用核心体温?应当将治疗性体温控制作为常规治疗还是高级治疗?

有研究表明,治疗性体温控制(亚低温治疗)的神经保护作用受多因素影响,其中主要因素包括脑组织缺血的严重程度、缺血时间、亚低温的深度及持续时间。若从凝血角度考虑,亚低温似乎是病死病残的重要危险因素。例如,蛛网膜下腔出血后脑室内的游离血液会引起高热和脑血管痉挛,而经验性亚低温(32 ~ 33℃)会抑制凝血功能。谷胱甘肽和钙离子是神经毒性的重要因素,但同时也是维持正常脑功能、神经修复、突触形成的重要驱动因子。NO既可以增加血流量促进组织愈合,又可和通过诱导型NO合酶形成氧自由基而加重炎症反应。这些生化现象提示亚低温治疗可能也存在"双刃剑"效应,目前推测治疗性体温治疗早期可能有保护作用,若持续时间过长,可能有损伤作用。

和轻中型颅脑外伤相比,重型颅脑外伤在伤后早期更容易出现高热,虽然Rossi研究并未证明脑温升高与ICP升高的相关性,但在与非发热患者相比,高热期ICP显著升高,其机制可能与CBF增高有关,而不是增加脑代谢。在体温超过40℃时,引起体温调节中枢受损的中枢性高热和神经源性高热可能与脑水肿有关,进而造成ICP的增高,其发热的程度与病死率相关。最后,有

关TBI患者的脑温和预后相关的研究结果各异,目前尚未达成统一意见。最新的BTF指南中并没有提及伤后发热干预的体温阈值,也没有进一步讨论发热后的系统管理。在临床工作中,更多医生倾向把患者的体温维持在正常范围,而另一些医生则认为亚低温治疗是很有必要的。两项大型的系统性分析研究表明对于TBI患者,治疗性亚低温管理并无显著获益。另一项江基尧团队最新的国内多中心研究结果提示轻度亚低温(35℃)、长时程(5天)治疗能显著提高重型TBI恶性颅内压升高(ICP ≥ 30 mmHg)患者的生存率和生存质量,但并不能显著改善所有重型TBI患者的预后,另外长时程轻度亚低温治疗不增加严重并发症的发生率。还有研究结果提示,在重型TBI患者中,近一半的患者在入院的前5天中出现脑温增高( > 37.5℃),发热患者接受治疗性体温管理,最终,与持续发热的患者相比,无发热者的30天死亡率更高,脑温亚组分析结果提示脑温在36 ~ 38.5℃的患者30天死亡率最低。

## 三、总结

综上,脑温升高仅仅是症状,其背后的病因可能是急性的炎症响应、感染或神经源性发热,此外混杂因素还包括血压、血糖、容量及镇静,单纯依靠核心温度或脑温来指导TBI治疗还缺乏更全面的临床证据,但对于缺血性卒中患者,常规的体温控制可能与更好的预后相关。2014年NCS及ESICM的神经危重症多模态监测指南基于低质量证据,认为核心体温同脑温关联性较好,如非因其他监测的需要,推荐仅监测核心体温,而非常规监测脑温。因此,除外特殊情况,如难治性颅内压升高考虑启动低温治疗,否则应依照指南推荐不常规进行有创脑温监测。尽管理想的脑温目标仍不明确,但是新近研究提示对于有条件的单位,在神经危重症患者的多模态有创监测中纳入脑温监测可能有助于患者的脑保护。脑温的无创监测方法有磁共振成像、微波辐射测量法等。目前此类研究仅限于病例系列或个案报道,其在神经危重症患者的临床应用尚待进一步研究。

(曾 涛)

## 参考文献

[ 1 ] 陈绍洋,熊利泽,曾祥龙.麻醉和手术中脑氧供需平衡研究进展[J].解放军医学杂志,2002,27(2):187-188.

[ 2 ] 刘强,韩如泉.脑氧饱和度监测方法及其应用进展[J].国际麻醉学与复苏杂志,2018,(3);234-238.

[ 3 ] BAILEY R L, QUATTRONE F, CURTIN C, et al. The Safety of Multimodality Monitoring Using a Triple-Lumen Bolt in Severe Acute Brain Injury[J]. World Neurosurg, 2019, 130: e62-e67.

[ 4 ] BAKER W, BALU R, H E L, et al. Continuous non-invasive optical

monitoring of cerebral blood flow and oxidative metabolism after acute brain injury [J]. J Cereb Blood Flow Metab, 2019, 39: 1469–1485.

[ 5 ] COPPLER P J, MARILL K A, OKONKWO D O, et al. Concordance of Brain and Core Temperature in Comatose Patients After Cardiac Arrest[J]. Ther Hypothermia Temp Manag, 2016, 6(4): 194–197.

[ 6 ] FLETCHER J J, BERGMAN K, BLOSTEIN P A, et al. Fluid balance, complications, and brain tissue oxygen tension monitoring following severe traumatic brain injury [J]. Neurocrit Care, 2010, 13(1): 47–56.

[ 7 ] FOREMAN B, NGWENYA L B, STODDARD E, et al. Safety and reliability of bedside, single burr hole technique for intracranial multimodality monitoring in severe traumatic brain injury[J]. Neurocrit Care, 2018, 29(3): 469–480.

[ 8 ] GHOSH A, ELWELL C, SMITH M. Cerebral near-infrared spectroscopy in adults: a work in progress [J]. Anesth Analg, 2012, 115(6): 1373–1383.

[ 9 ] HERINGLAKE M, GARBERS C, KÄBLER J H, et al. Preoperative cerebral oxygen saturation and clinical outcomes in cardiac surgery [J]. Anesthesiology, 2011, 114(1): 58.

[ 10 ] HUI J, et al. Safety and efficacy of long-term mild hypothermia for severe traumatic brain injury with refractory intracranial hypertension (LTH–1): A multicenter randomized controlled trial[J]. E Clin Med, 2021, 32: 100732.

[ 11 ] ITO H, IBARAKI M, KANNO I, et al. Changes in the arterial fraction of human cerebral blood volume during hypercapnia and hypocapnia measured by positron emission tomography [J]. J Cereb Blood Flow Metab, 25(7): 852–857.

[ 12 ] JAEGER M, SCHUHMANN M U, SOEHLE M, et al. Continuous assessment of cerebrovascular autoregulation after traumatic brain injury using brain tissue oxygen pressure reactivity [J]. Crit Care Med, 34(6): 1783–1788.

[ 13 ] JAEGER M, SCHUHMANN M U, SOEHLE M, et al. Continuous monitoring of cerebrovascular autoregulation after subarachnoid hemorrhage by brain tissue oxygen pressure reactivity and its relation to delayed cerebral infarction [J]. Stroke, 2007, 38(3): 981–986.

[ 14 ] JOHNSTON A, STEINER L, CHATFIELD D, et al. Effect of cerebral perfusion pressure augmentation with dopamine and norepinephrine on global and focal brain oxygenation after traumatic brain injury [J]. Intensive Care Med, 30(5): 791–797.

[ 15 ] Le Roux P, Menon D K, Citerio G, et al. The International Multidisciplinary Consensus Conference on Multimodality Monitoring in Neurocritical Care: a list of recommendations and additional conclusions: a statement for healthcare professionals from the Neurocritical Care Society and the European Society of Intensive Care Medicine[J]. Neurocrit Care, 2014, 21 (Suppl 2): 282–296.

[ 16 ] LONGHI L, PAGAN F, VALERIANI V, et al. Monitoring brain tissue oxygen tension in brain-injured patients reveals hypoxic episodes in normal-appearing and in peri-focal tissue [J]. Interisive Care Med, 2007, 33(12): 2136–2142.

[ 17 ] MALONEY-WILENSKY E, ROUX P L. The physiology behind direct brain oxygen monitors and practical aspects of their use [J]. Childs Nerv Syst, 2010, 26(4): 419–430.

[ 18 ] MANWARING M L, DURHAM C A, MCNALLY M M, et al. Correlation of cerebral oximetry with internal carotid artery stump pressures in carotid endarterectomy [J]. Vascul Endovascul Surg, 44(4): 252–256.

[ 19 ] MILLE T, TACHIMIRI M E, KLERSY C, et al. Near infrared spectroscopy monitoring during carotid endarterectomy: which threshold value is critical? [J]. European Journal of Vascular and Endo Vascular Surgery, 2004, 27(6): 646–650.

[ 20 ] MORITZ S, KASPRZAK P, ARLT M, et al. Accuracy of cerebral monitoring in detecting cerebral ischemia during carotid endarterectomy: a comparison of transcranial Doppler sonography, near-infrared spectroscopy, stump pressure, and somatosensory evoked potentials [J]. Anesthesiology, 2007, 107(4): 563–569.

[ 21 ] MORITZ S, KASPRZAK P, WOERTGEN C, et al. The accuracy of jugular bulb venous monitoring in detecting cerebral ischemia in awake patients undergoing carotid endarterectomy [J]. J Neurosurg Anesthesiol, 2008, 20(1): 8–14.

[ 22 ] MOSS E, DEARDEN N M, BERRIDGE J C. Effects of changes in mean arterial pressure on Sj(O2) during cerebral aneurysm surgery [J]. Br J Anaesth, 1995, 75(5): 527–530.

[ 23 ] NEWMAN M F, MATHEW J P, GROCOTT H P, et al. Central nervous system injury associated with cardiac surgery [J]. Lancet, 2006, 368(9536): 694–703.

[ 24 ] OBRIG H, STEINBRINK J. Non-invasive optical imaging of stroke [J]. Philos Trans A Math Phys Eng Sci, 2011, 369(1955): 4470–4494.

[ 25 ] ODDO M, LEVINE J M, FRANGOS S, et al. Effect of mannitol and hypertonic saline on cerebral oxygenation in patients with severe traumatic brain injury and refractory intracranial hypertension [J]. J Neurol Neurosurg Psychiatry, 2009, 80(8): 916.

[ 26 ] ODDO M, LEVINE J M, MACKENZIE L, et al. Brain hypoxia is associated with short-term outcome after severe traumatic brain injury independent of intracranial hypertension and low cerebral perfusion pressure [J]. Neurosurgery, 2011, 69(5): 1037–1045.

[ 27 ] ODDO M, MILBY A, CHEN I, et al. Hemoglobin Concentration and Cerebral Metabolism in Patients With Aneurysmal Subarachnoid Hemorrhage [J]. Stroke, 2009, 40(4): 1275–1281.

[ 28 ] ODDO M, ROUX P. What are the etiology, pathogenesis, and pathophysiology of elevated intracranial pressure? [J]. Evid-Based Pract Crit Care, 2010: 399–405.

[ 29 ] OKADA E, DELPY D T. Near-infrared light propagation in an adult head model. Ⅱ. Effect of superficial tissue thickness on the sensitivity of the near-infrared spectroscopy signal [J]. Appl Opt, 2003, 42(16): 2915–2922.

[ 30 ] PASCUAL J L, GEORGOFF P, MALONEY-WILENSKY E, et al. Reduced brain tissue oxygen in traumatic brain injury: are most commonly used interventions successful? [J]. J Trauma, 2011, 70(3): 535–546.

[ 31 ] PENNEKAMP C W A, BOTS M L, KAPPELLE L J, et al. The value of near-infrared spectroscopy measured cerebral oximetry during carotid endarterectomy in perioperative stroke prevention. a review [J]. Eur J Vase Endovasc Surg, 2009, 38(5): 539–545.

[ 32 ] PENNINGS F A, SCHUURMAN P R, VAN DEN MUNCKHOF P, et al. Brain tissue oxygen pressure monitoring in awake patients during functional neurosurgery: the assessment of normal values [J]. J Neurotrauma, 2008, 25(10): 1173–1177.

[ 33 ] PONCE L L, SHIBU P, JOVANY C, et al. Position of probe determines prognostic information of brain tissue PO2 in severe traumatic brain injury [J]. Neurosurgery, 2012, 6: 6.

[ 34 ] RAMAKRISHNA R, STIEFEL M, UDOETUK J, et al. Brain oxygen tension and outcome in patients with aneurysmal subarachnoid hemorrhage [J]. J Neurosurg 2008, 109(6): 1075–1082.

[ 35 ] RICHTER O-M H, LUDWIG B. Cytochrome C oxidase—

structure, function, and physiology of a redox-driven molecular machine [J]. Rev Physiol Biochem Pharmacol, 2003, 147: 47-74.

[ 36 ] ROBERTSON C S, NARAYAN R K, GOKASLAN Z L, et al. Cerebral arteriovenous oxygen difference as an estimate of cerebral blood flow in comatose patients [J]. J Neurosurg, 1989, 70(2): 222-230.

[ 37 ] ROH D, PARK S. Brain multimodality monitoring: updated perspectives [J]. Curr Neurol Neurosci Rep, 2016, 16(6): 56.

[ 38 ] ROHLWINK U K, EUGENE Z, GRAHAM F A, et al. The relationship between intracranial pressure and brain oxygenation in children with severe traumatic brain injury [J]. Neurosurgery, 2011, 5: 5.

[ 39 ] Rosenthal G, Manley G, Morabito D, et al. The new Licox combined brain tissue oxygen and brain temperature monitor: assessment of in vitro accuracy and clinical experience in severe traumatic brain injury[J]. Neurosurgery, 2008, 63: 1159-1165.

[ 40 ] ROUX P D L, ODDO M. Parenchymal brain oxygen monitoring in the neurocritical care unit [J]. Neurosurg Clin N Am, 2013, 24(3): 427-439.

[ 41 ] S Tsutsui, T Nanba, Y Yoshioka, et al. Preoperative brain temperature imaging on proton magnetic resonance spectroscopy predicts hemispheric ischemia during carotid endarterectomy for unilateral carotid stenosis with inadequate collateral blood flow[J]. Neurol Res, 2018, 40(8): 617-623.

[ 42 ] SAMRA S K, DY E A, WELCH K, et al. Evaluation of a cerebral oximeter as a monitor of cerebral ischemia during carotid endarterectomy [J]. Anesthesiology, 2000, 93(4): 964-970.

[ 43 ] SCHEUFLER K M, LEHNERT A, ROHRBORN H-J, et al. Individual value of brain tissue oxygen pressure, microvascular oxygen saturation, cytochrome redox level, and energy metabolites in detecting critically reduced cerebral energy state during acute changes in global cerebral perfusion [J]. J Neurosurg Anesthesiol, 2004, 16(3): 210-219.

[ 44 ] SCHEUFLER K M, RHRBORN H-J, ZENTNER J. Does tissue oxygen-tension reliably reflect cerebral oxygen delivery and consumption? [J]. Anesth Analg, 2002, 95(4): 1042-1048.

[ 45 ] SCHIEFECKER A J, KOFLER M, GAASCH M, et al. Brain temperature but not core temperature increases during spreading depolarizations in patients with spontaneous intracerebral hemorrhage[J]. J Cereb Blood Flow Metab, 2018, 38(3): 549-558.

[ 46 ] SELNES O A, GOTTESMAN R F, GREGA M A, et al. Cognitive and neurologic outcomes after coronary-artery bypass surgery [J]. N Engl J Med, 2012, 366(3): 250-257.

[ 47 ] SHAFI S, DIAZ-ARRASTIA R, MADDEN C, et al. Intracranial Pressure Monitoring in Brain-Injured Patients is Associated With Worsening of Survival [J]. J Trauma Acute Care Surg, 2008, 64(2): 335.

[ 48 ] SMITH M J, STIEFEL M F, MAGGE S, et al. Packed red blood cell transfusion increases local cerebral oxygenation [J]. Crit Care Med, 2005, 33(5): 1104-1108.

[ 49 ] SMITH M. Shedding light on the adult brain: a review of the clinical applications of near-infrared spectroscopy [J]. Philos Trans Math Phys Eng Sci, 2011, 369(1955): 4452-4469.

[ 50 ] SOEHLE M, JAEGER M, MEIXENSBERGER J. Online assessment of brain tissue oxygen autoregulation in traumatic brain injury and subarachnoid hemorrhage [J]. Neurol Res, 2003, 25(4): 411-417.

[ 51 ] STAUFFER P R, SNOW B W, RODRIGUES D B, et al. Non-invasive measurement of brain temperature with microwave radiometry: demonstration in a head phantom and clinical case[J].

Neuroradiol J, 2014, 27(1): 3-12.

[ 52 ] STEIN D M, HU P F, BRENNER M, et al. Brief episodes of intracranial hypertension and cerebral hypoperfusion are associated with poor functional outcome after severe traumatic brain injury [J]. J Trauma Acute Care Surg, 2011, 71(2): 364-374.

[ 53 ] STEIN S C, GEORGOFF P, MEGHAN S, et al. Relationship of aggressive monitoring and treatment to improved outcomes in severe traumatic brain injury [J]. J Neurosurg, 2009, 112(5): 1105-1112.

[ 54 ] STEINER L A, CZOSNYKA M, PIECHNIK S K, et al. Continuous monitoring of cerebrovascular pressure reactivity allows determination of optimal cerebral perfusion pressure in patients with traumatic brain injury [J]. Crit Care Med, 2002, 30(4): 733-738.

[ 55 ] STEWART C, HAITSMA I, ZADOR Z, et al. The new Licox combined brain tissue oxygen and brain temperature monitor: assessment of in vitro accuracy and clinical experience in severe traumatic brain injury [J]. Neurosurgery, 2008, 63(6): 1164-1165.

[ 56 ] STIEFEL M F, HEUER G G, ABRAHAMS J M, et al. The effect of nimodipine on cerebral oxygenation in patients with poor-grade subarachnoid hemorrhage [J]. J Neurosurg, 2004, 101(4): 594-599.

[ 57 ] STIEFEL M F, HEUER G G, SMITH M J, et al. Cerebral oxygenation following decompressive hemicraniectomy for the treatment of refractory intracranial hypertension [J]. J Neurosurg, 2004, 101(2): 241-247.

[ 58 ] STIEFEL M F, SPIOTTA A M, UDOETUK J D, et al. Intra-arterial papaverine used to treat cerebral vasospasm reduces brain oxygen [J]. Neurocrit Care, 2006, 4(2): 113-118.

[ 59 ] STIEFEL M F, UDOETUK J D, SPIOTTA A M, et al. Conventional neurocritical care and cerebral oxygenation after traumatic brain injury [J]. J Neurosurg, 2006, 105(4): 568-575.

[ 60 ] SUAREZ J I. Magnesium sulfate administration in subarachnoid hemorrhage [J]. Neurocrit Care, 2011, 15(2): 302-307.

[ 61 ] THORAT J D, WANG E C, LEE K K, et al. Barbiturate therapy for patients with refractory intracranial hypertension following severe traumatic brain injury: Its effects on tissue oxygenation, brain temperature and autoregulation [J]. Journal of Clinical Neuroscience, 2008, 15(2): 148.

[ 62 ] TISDALL M M, SMITH M. Multimodal monitoring in traumatic brain injury: current status and future directions [J]. Br J Anaesth, 2007, 99(1): 61-67.

[ 63 ] TISDALL M M, TACHTSIDIS I, LEUNG T S, et al. Increase in cerebral aerobic metabolism by normobaric hyperoxia after traumatic brain injury [J]. J Neurosurg, 2008, 109(3): 424-432.

[ 64 ] TISDALL M M, TACHTSIDIS I, LEUNG T S, et al. Near-infrared spectroscopic quantification of changes in the concentration of oxidized cytochrome c oxidase in the healthy human brain during hypoxemia [J]. J Biomed Opt, 2007, 12(2): 024002.

[ 65 ] TOLIAS C M, REINERT M, SEILER R, et al. Normobaric hyperoxia—induced improvement in cerebral metabolism and reduction in intracranial pressure in patients with severe head injury: a prospective historical cohort—matched study [J]. J Neurosurg, 2004, 101(3): 435-444.

[ 66 ] VIK A, NAG T R, FREDRIKSLI O A, et al. Relationship of "dose" of intracranial hypertension to outcome in severe traumatic brain injury [J]. J Neurosurg, 2008, 109(4): 678-684.

[ 67 ] VOHRA H A, MODI A, OHRI S K. Does use of intra-operative cerebral regional oxygen saturation monitoring during cardiac surgery lead to improved clinical outcomes? [J]. Interact Cardiovasc Thorac Surg, 2009, 9(2): 318-322.

［68］WABNITZ H, MOELLER M, LIEBERT A, et al. Time-resolved near-infrared spectroscopy and imaging of the adult human brain [J]. Adv Exp Med Biol, 2010, 662: 143.

［69］WATSON N F, DODRILL C, FARRELL D, et al. Determination of language dominance with near-infrared spectroscopy: comparison with the intracarotid amobarbital procedure [J]. Seizure, 2004, 13(6): 399-402.

［70］WEINER G M, LACEY M R, MACKENZIE L, et al. Decompressive craniectomy for elevated intracranial pressure and its effect on the cumulative ischemic burden and therapeutic intensity levels after severe traumatic brain injury [J]. Neurosurgery, 2010, 66(6): 1111-1119.

［71］YOKOSE N, SAKATANI K, MURATA Y, et al. Bedside monitoring of cerebral blood oxygenation and hemodynamics after aneurysmal subarachnoid hemorrhage by quantitative time-resolved near-infrared spectroscopy [J]. World Neurosurg, 2010, 73(5): 508-513.

［72］ZELLER J B M, HERRMANN M J, EHLIS A-C, et al. Altered parietal brain oxygenation in Alzheimer's Disease as assessed with near-infrared spectroscopy [J]. Am J Geriatr Psychiatry, 2010, 18(5): 433-441.

［73］ZHANG Y. Effects of brain temperature on the outcome of patients with traumatic brain injury: a prospective observational study. J Neurotruma, 2019, 36(7): 1168-1174.

［74］ZHOU Z, DAUGHERTY W P, SUN D, et al. Protection of mitochondrial function and improvement in cognitive recovery in rats treated with hyperbaric oxygen following lateral fluid-percussion injury [J]. J Neurosurg, 2007, 106(4): 687-694.

［75］ZWEIFEL C, CASTELLANI G, CZOSNYKA M, et al. Noninvasive monitoring of cerebrovascular reactivity with near infrared spectroscopy in head-injured patients [J]. J Neurotrauma, 2010, 27(11): 1951-1958.

# 第二十章
# 脑微透析

## 一、概述

微透析(microdialysis)技术是一种连续监测脑代谢的方法,通过灌流取样和透析技术,从生物活体内进行动态微量生化分析。以透析原理作为基础,通过对插入生物体内的微透析探头在非平衡条件下进行灌流,物质沿浓度梯度逆向扩散,使被分析的物质透过膜扩散进入透析管内,并被透析管内连续流动的灌流液不断带出,从而达到活体组织取样的目的。它具有活体连续取样、动态观察、定量分析、采样量小、组织损伤轻等特点。可在麻醉或清醒的生物体上使用,特别适合于深部组织和重要器官的活体生化研究。微透析技术最大的优点是可在基本上不干扰体内正常生命过程的情况下进行在体、实时和在线取样,特别适用于研究生命过程的动态变化。此外,微透析技术的独到之处是可以单独取得细胞外液,可对体内神经递质的释放量进行动态监测,具有重要的生物学意义。因此,微透析技术一经出现,便成为神经生理学和神经化学的重要研究工具之一。

随着技术的进步,微透析技术从长期广泛用于动物实验缺血的研究中已探索出了临床运用途径。1990年第一次报道微透析技术应用于人类脑组织。随着后来MD导管的商业化,床旁分析仪(CMA600,CMAMD,卡罗林斯卡,瑞典)的问世,脑微透析(cerebral microdialysis,CMD)监测的使用越来越多,并在1992年首次作为神经危重症患者的神经生化监测工具。应用于人脑CMD设备的安全标准是基于1995年的欧盟医疗器械准则,在2002被美国FDA批准用于临床。此后,CMA600床旁分析仪(CMA Microdialysis)的出现显著地推动了CMD的临床应用。最新型的设备—ISCUS(Dipylon Medical)于2008年底上市,采用了酶试剂和比色法,可在床旁监测葡萄糖、乳酸、丙酮酸、甘油、谷氨酸等的水平。监测结果以趋势曲线显示在分析仪上,通过软件(如ICU pilot)可以与其他监测相整合。

CMD作为神经重症监护病房的多模态监测技术之一,有着广泛的应用前景。过去我们通过监测颈静脉血氧饱和度、PbtO$_2$了解脑代谢情况,该方法只能提供单一数据且无法准确反映颅脑损伤、脑出血周围脑组织的代谢情况。而这些区域的脑组织代谢情况对大脑的继发损伤有着至关重要的作用。CMD通过连续靶向监测脑组织中的代谢产物(葡萄糖、乳酸、丙酮酸等)、神经兴奋性递质(谷氨酸盐)、细胞膜降解产物(甘油),通过监测脑组织中这些生化的改变,可以识别即将发生或早期的继发性损害,并及时进行神经保护措施。因此,CMD对于指导颅脑损伤后的个体化治疗具有重大的意义。

CMD最多应用于TBI和SAH患者,而且当与其他监测手段(如ICP监测、脑组织氧监测、电生理等)同时使用时,将有助于增进对损伤的脑组织中复杂的生化和病理生理进程的理解。由于CMD监测的是细胞水平的变化,其改变常常在症状改变(例如ICP增高)之前,因此应用CMD监测可以拓宽治疗窗,甚至可在ICP和CPP尚正常时,捕捉到脑功能受损的证据。目前在市场上,全世界已有众多临床机构很好地将CMD技术结合到神经危重症患者的多模态监测中。

## 二、脑微透析的原理

微透析利用的是小分子物质通过半透膜弥散的原理,将微透析导管插入脑组织中,模拟毛细血管的功能,利用它收集细胞外液中的小分子物质进行监测和分析。水溶性物质可在浓度差的驱动下穿过半透膜进行弥散。由于透析液沿膜流动,并以恒速收集,保持了膜两侧的物质浓度差,脑细胞外液中的高浓度分子可以通过半透膜进入透析液被收集并进行分析。理论上,任何可以穿过透析膜的小分子物质都可以取样分析。

CMD装置主要包括微透析导管、微透析泵、等渗透析液、微透析分析仪。微透析导管是由两个同心管构成,尖端探针是半透膜。透析管内外溶质由于存在浓度差,脑代谢产物、谷氨酸盐等小分子溶质顺浓度差进入外管道,随等渗透析液由内管道流入分析仪(图4-20-1,图4-20-2)。

当灌注液经微透析泵以0.3 μL/min的速率泵入时,该速率使得透析液中的乳酸、丙酮酸、葡萄糖和谷氨酸浓度约为组织间液的70%,并兼顾了透析液通量和可接受的回收率之间的平衡,可满足每60分钟进行采样分析的需要。如果降低泵注速率,可得到接近100%的回收率,并测量出脑细胞外液中某一物质的实际浓度。鉴于微透析的技术原理,透析管内透析膜的孔径限制了可以通过的采样分子量大小的临界值。目前有两种导管可用:① CMA70脑微透析导管具有较低的阈值,为20 kDa;② CMA71导管则具有100 kDa的阈值,可以用来监测更大分子量的生化标志物。

### 三、脑微透析技术的联合应用

由于CMD反映的是特定区域的细胞外组织间液的代谢,是局部的代谢水平,并不能代表全脑的代谢,加上导管在脑内的位置可以影响监测的结果,因此,CMD可联合多腔导管与脑组织氧合、颅内压监测探头经颅骨钻孔一同置入,最大程度上发挥评估作用。有研究使用了四通道多参数经颅螺钉置入脑实质内的压力监测装置,可同时容纳微透析探头、多参数探头(监测$O_2$、$CO_2$,pH和脑温),并留有一腔供必要时穿刺脑室使用。常规情况下,导管置于非优势半球额部皮质下2 cm,靠近脑白质区域。有明确的病灶时,通常选择在病灶周围和对侧未损伤的区域放置,方便对照。需要强调的是,导管不宜置于挫伤的区域。目前商用的CMD有可在CT上显影的金属头端,有助于判断导管位置。

### 四、CMD监测标志物的生理及病理学基础

在正常情况下,葡萄糖是脑组织利用的唯一能量来源,因为只有葡萄糖能以足够的效率通过血-脑屏障。一旦葡萄糖进入了神经细胞胞浆,即被转化为丙酮酸,进而在线粒体内进入三羧酸循环。在葡萄糖有氧代谢时,净产生36个ATP,葡萄糖最终转换为二氧化碳和水。在葡萄糖无氧代谢时,葡萄糖转化为丙酮酸,每个葡萄糖分子仅产生2个ATP,部分丙酮酸转化为乳酸。除了消耗更多的葡萄糖而产出更少量的ATP,无氧代谢途径也降低了组织间隙葡萄糖的浓度。

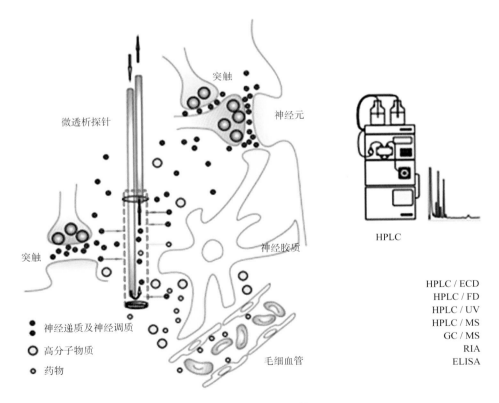

图4-20-1 **透析管的图解**

微透析导管由内外两个同心管构成,尖端探针是半透膜。在导管的内管,泵入的溶液流向外套管,与导管周围的组织间液依靠浓度梯度进行交换,采集流出的透析液,通过高效液相等方法进行进一步生物化学分析。

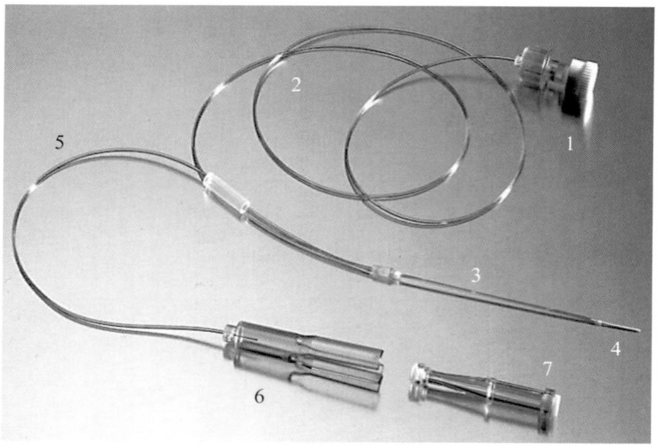

图 4-20-2　临床用途的微透析导管的组件（CMA Microdialysis, Soina, Sweden）
1：泵连接器；2：输入软管；3：微透析管；4：微透析膜；5：输出软管；6：微量试管固定器；7：收集微透析液的微量试管。

通过 CMD 技术测得的葡萄糖浓度取决于局部葡萄糖的利用率和葡萄糖供给之间的关系。在 TBI 和 SAH 患者的研究中发现，不良预后和脑组织的葡萄糖浓度水平降低相关。脑组织葡萄糖浓度降低可能的解释为消耗增加（糖酵解）和因为血管痉挛或颅内压增高使得脑血流量下降导致的葡萄糖供给水平的下降。

透析液中的分析物浓度依赖于灌注液和组织间液之间的平衡，受很多因素的影响，包括半透膜面积、流速和周围组织间液的弥散情况。但这些因素通常不影响乳酸和丙酮酸的比值（LPR）。LPR 被用作无氧代谢更精确的标志物，因此是细胞能量代谢失常的可靠标志物，是大脑损伤后被广泛监测的微透析变量。在脑缺血患者中，间质 CMD 葡萄糖浓度可能降至低水平或无法检测到，并且脑乳酸浓度会升高，这是细胞氧化还原状态的特征性变化。即每个葡萄糖分子产生丙酮酸的氧化还原状态，而丙酮酸又被转化为乳酸，同时仅产生 2 个 ATP 分子。随后观察到高浓度的乳酸和随之而来的高乳酸/丙酮酸比。LPR 1 型与缺血、缺氧或线粒体氧化磷酸化失败导致的无氧代谢转变有关。在可逆性缺血中，LPR 在 CBF 恢复的 60～90 分钟内恢复正常，这使累积的乳酸可以有氧分解，并防止组织损伤。危急情况下，大脑能够再使用乳酸来产生能量，从而节省葡萄糖。

LPR 是脑缺血的非特异性指标。在没有缺氧的急性颅脑损伤中，糖酵解丙酮酸的产生减少会导致（或"非缺血性"）LPR 2 型的升高。研究表明，即使没有局部缺血，急性颅脑损伤也会引起持续数天的代谢危机。一些研究还表明，葡萄糖代谢的减少或增加，可能均与丙酮酸的产生降低有关，尚未观察到与 LPR 1 型

相关的乳酸水平增高。葡萄糖代谢的降低可能是由于利用了葡萄糖以外的其他能源进行氧化代谢。实验证据表明，在某些情况下，乳酸和丙酮酸可以作为大脑的替代氧化底物。增加的葡萄糖代谢可能是由葡萄糖与磷酸戊糖途径（PPP）的分流增加引起的。创伤后大脑可能经常发生非缺血性代谢（LPR 2 型升高），该代谢将葡萄糖转移至 PPP 以进行大分子修复和抗氧化应激，导致丙酮酸的不足并产生 LPR 2 型升高。PPP 以 NADPH 的形式产生还原当量，通过其对谷胱甘肽的作用，对清除自由基非常重要，并在中和氧自由基方面起保护作用。一些研究表明，关键的抗氧化酶谷胱甘肽过氧化物酶的水平早在受伤后 3 小时升高，并在伤后 7 天达到峰值，这表明自由基应激的时间延长。使用混合的原代脑皮质细胞培养物进行的体外研究表明，在存在 $H_2O_2$ 的情况下，PPP 利用葡萄糖百分比以剂量依赖性方式从 0.25% 增加到最大值 22%。在正常的新陈代谢过程中，该途径占葡萄糖利用的 2%～5%，但在 TBI 后可能超过 8%～12%。PPP 还产生核糖，这对 DNA 修复和复制以及 mRNA 和蛋白质合成很重要。

丙酮酸还原的另一个原因可能是丙酮酸脱氢酶复合物（PDHC）、酶 Krebs 循环或电子传输链下游的干扰酶系统。已知 PDHC 系统在酶促反应中是脆弱的，特别是对于氧化应激。丙酮酸可能进入 Krebs 循环，并在各个步骤转化为中间产物，从而退出循环。脑组织中乳酸和丙酮酸水平高但 LPR 不高，可以用缺血后的恢复阶段发生的脑代谢增加来解释。

谷氨酸是大脑中主要的兴奋性氨基酸。谷氨酸衍生自葡萄糖，是正常条件下神经元氧化代谢的替代指标。星形胶质细胞的摄取通过将释放的谷氨酸转化为谷氨酰胺来使大脑间质保持较低的谷氨酸水平，而谷氨酰胺又被神经元转化为谷氨酸。由于此循环需要能量，因此能量代谢受损可能会导致组织间隙谷氨酰胺/谷氨酸盐比率降低。有研究在 TBI 和 SAH 中观察到谷氨酸盐介导的离子通道向脑细胞内注入过多的钙来介导这种释放。因此，谷氨酸被认为是脑缺血的早期标志物。

甘油是酶降解细胞膜甘油三酯的最终产物，它的存在表明细胞结构完整性的丧失。甘油也被认为是一个可靠的指标，表明组织缺血已经发展到细胞损伤的阶段。CMD 甘油在能量代谢衰竭期间增长相对缓慢，并在正常化后保持一段时间的升高。

急性颅脑损伤患者病情通常由继发性损伤加重。原发损伤激活了由代谢、免疫、生化和炎症改变等组成的一系列级联反应，这些改变使得脑组织对于全身的病理生理损害更敏感，造成不可逆的细胞损害或死亡。

这些病理过程包括钙超载，自由基产物增加，兴奋性氨基酸（excitatory amino acids，EAA）神经毒性释放，细胞代谢的衰竭，过程中很多物质可能成为CMD监测的标志物。目前常用的神经重症监护相关的重要标志物包括以下几类（表4-20-1）：能量代谢的底物（葡萄糖），脑组织糖代谢的产物（乳酸、丙酮酸）；细胞膜降解产物（甘油）和新分型的神经递质（谷氨酸盐、5-HT、γ氨基丁酸等）。

表4-20-1　CMD评估参数

| 微透析分析物 | 作　用 |
| --- | --- |
| 葡萄糖 | 低/高血糖，评估糖代谢 |
| 乳酸、丙酮酸、LPR | 评估有氧/无氧代谢 |
| 尿素 | 评估局部脑血流情况 |
| 腺苷、肌苷、次黄嘌呤 | 评估无氧代谢中的能量代谢 |
| 甘油 | 评估细胞损伤（膜退变） |
| 谷氨酸、γ氨基丁酸、天门冬氨酸 | 评估细胞溶解、离子紊乱水平 |
| 干扰素α、β、内皮素-1 | 评估炎症和血-脑屏障损伤标志 |
| N-乙酰天门冬氨酸 | 评估神经元凋亡 |
| 亚硝酸盐、尿酸、乙二酸、叶黄酸 | 评估NO代谢和氧自由基活性 |
| 5-HT、去甲肾上腺素 | 评估儿茶酚胺水平 |

注：LPR，乳酸和丙酮酸的比值；5-HT，5-羟色胺；NO，一氧化氮。

### 五、CMD 的临床应用

该技术应用理论上适合所有类型的患者，但临床主要侧重于伴有意识障碍的重型颅脑损伤患者、高级别SAH患者或插管镇静镇痛的患者，其应用CMD主要目的包括明确缺血性脑损伤的定性分析、对比治疗效果、评估疾病进展及预后。其中，预防和早期发现神经细胞的损伤是指导治疗的重要组成部分。

1. 乳酸、丙酮酸、LPR　在缺血性事件中，LPR > 30和Glu < 0.8 mmol/L为CMD的警戒水平。CMD中定义的脑缺血的指标为LPR > 40且Glu < 0.2 mmol/L。在持续性缺血中，LRP可以超过40，并可维持在80～120的高位。LPR在即将发生脑死亡的患者中，可以高达500～1 000。在正常和挫伤周围的脑组织应用CMD的研究中发现，在ICP > 20 mmHg的患者，LPR的水平更高，尤其是ICP超过30 mmHg，变化尤为显著。一些研究还发现，挫伤周围脑组织的LPR随着CPP的下降而增高，LPR > 25可以在89%的TBI患者预测颅内压升高。

有一项重要的研究表明LPR的变化在颅内压升高前即可发生，挫伤灶周围组织的LPR和CPP显著相关。低水平氧分压和高LPR在伴有颅内压升高和低灌注压的高级别的SAH患者中更容易观察到LPR的增高。

2. 葡萄糖　乳酸/葡萄糖比值可视作糖酵解增加的指征。有研究发现，在受伤后的最初50小时里，该比值在预后良好和预后不良的患者中均显著下降，但之后在预后不良的患者中可以观察到该比值的增高。在TBI患者中，代谢状态的恶化（包括氧化还原状态）和CMD中的低葡萄糖浓度均可由贫血性低氧引起。高级别的SAH患者在血红蛋白90 g/L的水平时，脑氧降低和细胞能量代谢障碍的发生概率显著增加，这意味着在这些患者中脑代谢障碍的风险显著增高。

脑内的CMD葡萄糖浓度在胰岛素治疗时也会降低，即便此时血糖未受明显影响。根据对TBI和SAH的观察，强化胰岛素治疗可以导致CMD葡萄糖浓度的降低，细胞乏氧的标志物水平增高到接近脑缺血的水平。因此，在重型颅脑损伤的患者中，严格的血糖控制可能增加脑能量代谢危机和细胞外葡萄糖浓度的降低，从而增高不良预后的发生概率。对这类患者，胰岛素的使用应该谨慎。上述现象在中枢神经系统感染的患者中同样可以观察到。例如，脑膜炎有关的葡萄糖耗竭会限制能量的供应。在SAH患者，当脑脊液的生化分析未能证实脑膜炎的发生时，如果CMD的葡萄糖水平降低1 mmol/L，细菌性脑膜炎诊断的敏感性和特异性分别为69%和80%。

3. 兴奋性氨基酸　在TBI患者中，兴奋性氨基酸，尤其是谷氨酸的水平可增高到基线水平的500%～700%。在外伤后的急性期，钙离子的细胞内流动诱发了神经细胞的去极化，随后组织间隙的谷氨酸水平增高，同时无氧糖酵解活动增加，增高了乳酸的产生，氧化代谢受到抑制。有报道称，当细胞的能量代谢受损时，低浓度的谷氨酸就可以诱发神经毒性。另有研究发现，患者的糖酵解水平增加和CMD低葡萄糖水平与谷氨酸水平增高密切相关。

CPP的短暂降低可伴有谷氨酸水平的增高，表明神经细胞对CPP的改变敏感，即对缺血敏感。在一些病例中，谷氨酸水平可在CPP下降之前增高，也可能在更高的CPP阈值水平到来前增高，并可导致细胞的肿胀和颅内压升高。在对TBI患者的研究中发现，在顽固性颅内压升高行减压手术的患者中，持续的CMD高谷氨酸水平、LPR和乳酸水平和预后不良有关。在预后良好的患者中，减压术后CMD的谷氨酸盐水平呈现了大幅度下降。在SAH，脑水肿是患者死亡和预后不良的独立危险因素,这可能和谷氨酸介导的细胞毒性有关。谷氨酸盐是血管痉挛最早的标志物,其后才是乳酸、LPR和甘油。约83%的迟发性脑缺血性神经功能缺损的患者中,这些代谢改变可在出现症状性血管痉挛之前通过监测发现。有研究者发现,SAH患者在亚低温治疗中谷氨酸盐水平下降,提示了潜在的神经保护作用。

4. 甘油 有研究提示当LPR > 25和甘油水平 > 100 mmol/L时,发生颅内压升高的可能性增高。在另一项223例TBI患者的前瞻性队列研究中,在伤后的72小时内,CMD监测到不良转归的患者平均甘油水平显著增高。此外,一项16例行去骨瓣减压手术的重型TBI患者的研究未能发现预后良好和不良患者间CMD水平的差异,两组患者均在术后呈现出明显的甘油水平的降低。因此,甘油水平可能并不适用于评判预后。血-脑屏障破坏时也可见甘油水平升高,为了帮助鉴别受损的血-脑屏障效应与真正的颅内恶性事件,我们可以借助腹部皮下脂肪组织中的微透析导管所测量的全身甘油浓度作为对照进行比较。

5. 炎症相关蛋白 炎症反应在TBI及SAH的病理生理过程中发挥了重要的作用。基质金属蛋白酶家族(MMP)与脑的继发性损害过程有关。在重型颅脑损伤后,MMP-8和MMP-9在透析液中水平升高,可以导致血-脑屏障的破坏、脑水肿和炎性细胞浸润。高MMP-8水平和颅内压升高与不良结局有关。外伤后48小时,MMP-8水平下降,MMP-3达到峰值,随后MMP-7水平逐步增高。因此,MMP-3和MMP-7可能在神经细胞损伤后的修复中发挥一定的作用。Tau蛋白也是预后不良的标志物。在挫伤组织周围,以10 000 pg/mL作为临界值,预测临床预后不良具有70%的敏感性和80%的特异性。此外,脑组织间液中Tau蛋白水平增高和NF-1水平支持弥漫性轴索损伤的诊断。异前列腺素F2α(8-iso-prostaglandinF2α,简称8-isoPGF2α)是细胞膜上酯化的花生四烯酸被自由基催化后裂解所形成的前列腺素衍生物,是目前公认

评价脂质过氧化的标志物。从损伤组织周围的取样分析表明,该物质水平增高,并和甘油和谷氨酸的浓度有相关性。泛素羧基末端hidrolyse-L1(UCH-L1)和神经胶质原纤维酸性蛋白质(GFAP)被认为是胶质细胞和神经元细胞损伤的标志物,这些蛋白可以反映损伤的严重性。细胞因子,特别是IL-1β和TNF,在炎症反应中也发挥了重要的作用。IL-1β和神经细胞的降解变性及不良神经功能结局有关。TNF和迟发性的神经元变性及通过特定的生化途径可导致神经元细胞的凋亡。与其相反,IL-10在TBI后可以发挥神经保护的作用。

## 六、CMD的局限性

微透析技术是项复杂的监测技术,主要包括以下局限性:① 微透析提供的信息不是实时的信息,反映的是探头放置的局部的神经化学信息;② CMD提供的浓度信息是组织间的浓度,而非细胞间的浓度;③ 微透析技术高度依赖搜集分析样本的技术;④ 可分析的目标物质很多,结果解释较困难;⑤ 分析时需要考虑探头的长度、半透膜的特性、导管内液体的特性、灌流速率和物质在细胞外液的流动速率等;⑥ 插入微透析导管时可损伤一小部分细胞,导致局部的炎性反应。因为炎性反应以及细胞间释放的物质,样本的采集往往需要推迟1 ~ 2小时。

## 七、总结

CMD极大地提高了对TBI及SAH患者脑能量代谢动态过程的理解,能为低氧及缺血的发生提供早期的预警,同其他监测手段的联用,CMD可以降低重型TBI患者的死亡率,也可为继发性损伤的预防治疗(包括渗透性治疗、亚低温、控制通气、手术等)提供指导,并能评价这些干预手段的有效性。但目前还没有证据表明可以有效改善神经功能结局。对于CMD在神经危重症患者管理中的价值还需要更多的后续研究。

(曾 涛)

# 参考文献

[ 1 ] ANDERZHANOVA E, WOTJAK C T. Brain microdialysis and its applications in experimental neurochemistry[J]. Cell Tissue Res, 2013, 354(1): 27-39.

[ 2 ] ANDRADE A F, PAIVA W S, PRUDENTE M, et al. Intensive care management in brain contusion with microdialysis technique [J]. Arquivos de neuro-psiquiatria, 2012, 70(8): 640-641.

[ 3 ] BARTNIK B L, SUTTON R L, FUKUSHIMA M, et al. Upregulation of pentose phosphate pathway and preservation of tricarboxylic acid cycle flux after experimental brain injury [J]. J Neurotrauma, 2005, 22(10): 1052-1065.

[ 4 ] BELLANDER B M, CANTAIS E, ENBLAD P, et al. Consensus meeting on microdialysis in neurointensive care [J]. Intensive Care

Med, 2004, 30(12): 2166−2169.

[ 5 ] BEN-YOSEPH O, BOXER P A, ROSS B D. Assessment of the role of the glutathione and pentose phosphate pathways in the protection of primary cerebrocortical cultures from oxidative stress [J]. J Neurochem, 1996, 66(6): 2329−2337.

[ 6 ] BERGSNEIDER M, HOVDA D A, SHALMON E, et al. Cerebral hyperglycolysis following severe traumatic brain injury in humans: a positron emission tomography study [J]. J Neurosurgery, 1997, 86(2): 241−251.

[ 7 ] BOR-SENG-SHU E, DE LIMA OLIVEIRA M, TEIXEIRA M J. Traumatic brain injury and metabolism [J]. J Neurosurgery, 2010, 112(6): 1351−1353.

[ 8 ] BOR-SENG-SHU E, FIGUEIREDO E G, FONOFF E T, et al. Decompressive craniectomy and head injury: brain morphometry, ICP, cerebral hemodynamics, cerebral microvascular reactivity, and neurochemistry [J]. Neurosurgical Review, 2013, 36(3): 361−370.

[ 9 ] BOURAS T I, GATZONIS S S, GEORGAKOULIAS N, et al. Neuro-inflammatory sequelae of minimal trauma in the non-traumatized human brain. A microdialysis study [J]. J Neurotrauma, 2021, 38(8): 1137−1150.

[ 10 ] CLAUSEN F, MARKLUND N, LEWEN A, et al. Interstitial F(2)-isoprostane 8-iso-PGF(2alpha) as a biomarker of oxidative stress after severe human traumatic brain injury [J]. J Neurotrauma, 2012, 29(5): 766−775.

[ 11 ] CLAUSEN T, ALVES O L, REINERT M, et al. Association between elevated brain tissue glycerol levels and poor outcome following severe traumatic brain injury [J]. J Neurosurgery, 2005, 103(2): 233−238.

[ 12 ] DE FAZIO M, RAMMO R, O'PHELAN K, et al. Alterations in cerebral oxidative metabolism following traumatic brain injury [J]. Neurocrit Care, 2011, 14(1): 91−96.

[ 13 ] DUSICK J R, GLENN T C, LEE W N, et al. Increased pentose phosphate pathway flux after clinical traumatic brain injury: a glucose labeling study in humans [J]. J Cerebral Blood Flow Metab, 2007, 27(9): 1593−1602.

[ 14 ] GOODMAN J C, ROBERTSON C S. Microdialysis: is it ready for prime time? [J]. Curr Opin Crit Care, 2009, 15(2): 110−117.

[ 15 ] HANGGI D. Participants in the international multi-disciplinary consensus conference on the critical care management of subarachnoid. Monitoring and detection of vasospasm II: EEG and invasive monitoring [J]. Neurocritical Care, 2011, 15(2): 318−323.

[ 16 ] HELMY A, ANTONIADES C A, GUILFOYLE M R, et al. Principal component analysis of the cytokine and chemokine response to human traumatic brain injury [J]. PLoS One, 2012, 7(6): e39677.

[ 17 ] HILLERED L, ENBLAD P. Nonischemic energy metabolic crisis in acute brain injury [J]. Crit Care Med, 2008, 36(10): 2952−2953.

[ 18 ] HILLERED L, PERSSON L, NILSSON P, et al. Continuous monitoring of cerebral metabolism in traumatic brain injury: a focus on cerebral microdialysis [J]. Curr Opin Crit Care, 2006, 12(2): 112−118.

[ 19 ] HILLERED L, PERSSON L, PONTEN U, et al. Neurometabolic monitoring of the ischaemic human brain using microdialysis [J]. Acta Neurochirurgica, 1990, 102(3−4): 91−97.

[ 20 ] HO C L, WANG C M, LEE K K, et al. Cerebral oxygenation, vascular reactivity, and neurochemistry following decompressive craniectomy for severe traumatic brain injury [J]. J Neurosurgery, 2008, 108(5): 943−949.

[ 21 ] HUTCHINSON P J, O'CONNELL M T, NORTJE J, et al. Cerebral microdialysis methodology — evaluation of 20 kDa and 100 kDa catheters [J]. Physiol Meas, 2005, 26(4): 423−428.

[ 22 ] JOHNSON U, NILSSON P, RONNE-ENGSTROM E, et al. Favorable outcome in traumatic brain injury patients with impaired cerebral pressure autoregulation when treated at low cerebral perfusion pressure levels [J]. Neurosurgery, 2011, 68(3): 714−721.

[ 23 ] KLAUS S, HERINGLAKE M, BAHLMANN L. Bench-to-bedside review: microdialysis in intensive care medicine [J]. Crit Care, 2004, 8(5): 363−368.

[ 24 ] LING G S, NEAL C J. Maintaining cerebral perfusion pressure is a worthy clinical goal [J]. Neurocrit Care, 2005, 2(1): 75−81.

[ 25 ] MAGNONI S, ESPARZA T J, CONTE V, et al. Tau elevations in the brain extracellular space correlate with reduced amyloid-beta levels and predict adverse clinical outcomes after severe traumatic brain injury [J]. Brain, 2012, 135(Pt 4): 1268−1280.

[ 26 ] MARCOUX J, MCARTHUR D A, MILLER C, et al. Persistent metabolic crisis as measured by elevated cerebral microdialysis lactate-pyruvate ratio predicts chronic frontal lobe brain atrophy after traumatic brain injury [J]. Crit Care Medicine, 2008, 36(10): 2871−2877.

[ 27 ] MENDELOWITSCH A. Microdialysis: intraoperative and posttraumatic applications in neurosurgery [J]. Methods, 2001, 23(1): 73−81.

[ 28 ] NAREDI S, OLIVECRONA M, LINDGREN C, et al. An outcome study of severe traumatic head injury using the "Lund therapy" with low-dose prostacyclin [J]. Acta Anaesthesiol Scandinavica, 2001, 45(4): 402−406.

[ 29 ] NELSON D W, THORNQUIST B, MACCALLUM R M, et al. Analyses of cerebral microdialysis in patients with traumatic brain injury: relations to intracranial pressure, cerebral perfusion pressure and catheter placement [J]. BMC Med, 2011, 9: 21.

[ 30 ] NORDSTROM C H. Cerebral energy metabolism and microdialysis in neurocritical care [J]. Child's Nerv Syst, 2010, 26(4): 465−472.

[ 31 ] ODDO M, MILBY A, CHEN I, et al. Hemoglobin concentration and cerebral metabolism in patients with aneurysmal subarachnoid hemorrhage [J]. Stroke, 2009, 40(4): 1275−1281.

[ 32 ] ODDO M, SCHMIDT J M, CARRERA E, et al. Impact of tight glycemic control on cerebral glucose metabolism after severe brain injury: a microdialysis study [J]. Crit Care Med, 2008, 36(12): 3233−3238.

[ 33 ] PEERDEMAN S M, GIRBES A R, VANDERTOP W P. Cerebral microdialysis as a new tool for neurometabolic monitoring [J]. Intensive Care Med, 2000, 26(6): 662−669.

[ 34 ] PERSSON L, HILLERED L. Chemical monitoring of neurosurgical intensive care patients using intracerebral microdialysis [J]. J Neurosurgery, 1992, 76(1): 72−80.

[ 35 ] ROBERTS D J, JENNE C N, LEGER C, et al. A prospective evaluation of the temporal matrix metalloproteinase response after severe traumatic brain injury in humans [J]. J Neurotrauma, 2013, 30(20): 1717−1726.

[ 36 ] ROOYACKERS O, THORELL A, NYGREN J, et al. Microdialysis methods for measuring human metabolism [J]. Curr Opinion Clin Nutrit Metab Care, 2004, 7(5): 515−521.

[ 37 ] SARRAFZADEH A S, SAKOWITZ O W, KIENING K L, et al. Bedside microdialysis: a tool to monitor cerebral metabolism in subarachnoid hemorrhage patients? [J]. Crit Care Med, 2002, 30(5): 1062−1070.

[ 38 ] SCHLENK F, GRAETZ D, NAGEL A, et al. Insulin-related decrease in cerebral glucose despite normoglycemia in aneurysmal

subarachnoid hemorrhage [J]. Crit Care, 2008, 12(1): R9.

[39] SOUSTIEL J F, GLENN T C, SHIK V, et al. Monitoring of cerebral blood flow and metabolism in traumatic brain injury [J]. J Neurotrauma, 2005, 22(9): 955-965.

[40] STAHL N, MELLERGARD P, HALLSTROM A, et al. Intracerebral microdialysis and bedside biochemical analysis in patients with fatal traumatic brain lesions [J]. Acta Anaesthesiologica Scandinavica, 2001, 45(8): 977-985.

[41] TIMOFEEV I, CZOSNYKA M, CARPENTER K L, et al. Interaction between brain chemistry and physiology after traumatic brain injury: impact of autoregulation and microdialysis catheter location [J]. J Neurotrauma, 2011, 28(6): 849-860.

[42] TISDALL M M, SMITH M. Cerebral microdialysis: research technique or clinical tool [J]. Br J Anaesth, 2006, 97(1): 18-25.

[43] VESPA P M, MCARTHUR D, O'PHELAN K, et al. Persistently low extracellular glucose correlates with poor outcome 6 months after human traumatic brain injury despite a lack of increased lactate: a microdialysis study [J]. J Cerebr Blood Flow Metab, 2003, 23(7): 865-877.

[44] VESPA P, BERGSNEIDER M, HATTORI N, et al. Metabolic crisis without brain ischemia is common after traumatic brain injury: a combined microdialysis and positron emission tomography study [J]. J Cerebr Blood Flow Metab, 2005, 25(6): 763-774.

[45] VESPA P, BOONYAPUTTHIKUL R, MCARTHUR D L, et al. Intensive insulin therapy reduces microdialysis glucose values without altering glucose utilization or improving the lactate/pyruvate ratio after traumatic brain injury [J]. Crit Care Med, 2006, 34(3): 850-856.

[46] VESPA P, PRINS M, RONNE-ENGSTROM E, et al. Increase in extracellular glutamate caused by reduced cerebral perfusion pressure and seizures after human traumatic brain injury: a microdialysis study [J]. J Neurosurgery, 1998, 89(6): 971-982.

[47] WESTERMAIER T, JAUSS A, ERISKAT J, et al. The temporal profile of cerebral blood flow and tissue metabolites indicates sustained metabolic depression after experimental subarachnoid hemorrhage in rats [J]. Neurosurgery, 2011, 68(1): 223-229.

[48] YAN E B, HELLEWELL S C, BELLANDER B M, et al. Post-traumatic hypoxia exacerbates neurological deficit, neuroinflammation and cerebral metabolism in rats with diffuse traumatic brain injury [J]. J Neuroinflammation, 2011, 8: 147.

[49] ZETTERLING M, HILLERED L, ENBLAD P, et al. Relation between brain interstitial and systemic glucose concentrations after subarachnoid hemorrhage [J]. J Neurosurgery, 2011, 115(1): 66-74.

# 第二十一章
# 神经放射学

## 第一节　神经危重症患者的检查方法和注意事项

计算机断层扫描（computed tomography，CT）具有扫描时间短、操作简单的特点，对评估神经危重症患者颅内出血、大面积脑梗死、脑疝形成、颅底骨折情况等有极高价值，可以作为首选检查方法。对于一些神经危重症患者需要评估颅内血管、脑血流灌注情况时需要应用增强检查方法，如CT动脉造影（computed tomography angiography，CTA）、CT静脉造影（computed tomography venography，CTV）及CT灌注成像（computed tomography perfusion，CTP）等。CTA是静脉注入造影剂后的一种血管成像方法，该技术密度分辨率与空间分辨率的结合较好，可以直接显示颅内大血管的改变，对显示颅内血管栓塞、动脉瘤、肿瘤供血动脉及周围血管有较高价值。常见的CTA图像后处理方式有容积重建（volume rendering，VR）、最大密度投影（maximum intensity projection，MIP）和多平面重建（multiplanar reconstruction，MPR）。这些技术各有优劣，一般以VR获得空间全景象，MIP适宜观察较细小的病变，MPR可以从不同方位和角度显示较大的血管。CTV是一种注射造影剂后静脉成像技术，对发现颅内静脉闭塞、静脉窦血栓有一定价值，但是该技术的诊断准确率受扫描时间、体循环时间、扫描方式等因素的影响，故CTV最佳的扫描时间节点多难以掌握。CTP技术是通过平均通过时间（mean transit time，MTT）、脑血流量（cerebral blood flow，CBF）、脑血容量（cerebral blood volume，CBV）等参数，客观反映局部组织的血流动力学及病理生理改变，对发现缺血半暗带（ischemic penumbra，IP）有很高价值。然而CT具有辐射，多次检查会对人体组织、器官造成不必要损害，因此对于频繁需要CT复查的重症患者尽量采用低剂量扫描方案，检查时尽可能遮盖患者甲状腺及性腺等重要部位。对于儿童及妊娠期妇女应尽量首先使用磁共振成像（magnetic resonance imaging，MRI）检查，减少CT的使用或者延长CT的复查间隔时间。

磁共振成像（magnetic resonance imaging，MRI）跟CT成像相比，具有无电离辐射损伤、软组织分辨率高、可多序列/多方向成像等优点，对发现早期急性大面积脑梗死、脑出血、外伤所致弥漫性轴索损伤等情况明显优于CT。其中MRI检查技术里面的弥散加权成像（diffusion weighted imaging，DWI）和磁敏感加权成像（susceptibility weighted imaging，SWI）对显示早期急性脑梗死、脑出血具有很高的研究价值。颅内血管检查方法包括磁共振血管成像（magnetic resonance angiography，MRA）、磁共振静脉成像（magnetic resonance venography，MRV）。MRA是一种可以注射造影剂或者不注射造影剂的血管成像技术，其中临床颅脑常规应用较多的是不注射造影剂的方法，即时间飞跃法（time of flight，TOF）血管成像技术，该技术对发现颅内动脉瘤、评价血管栓塞有一定价值。与CT相比优势在于无须注射造影剂，尤其适用于对碘造影剂过敏或者肾功能较差的患者。MRV有助于发现颅内静脉闭塞以及动静脉畸形，对发现静脉窦血栓有很大价值。磁共振灌注成像（magnetic resonance perfusion，MRP）的常用方法包括动态增强技术（dynamic contrast enhanced，DCE）、动脉自旋标记（arterial spin labeling，ASL）、体素内不相干运动成像技术（intra voxel incoherent motion，IVIM）等，可以无创性评价脑组织血流灌注状态。与CT相比，MRI扫描时间较长，最快的颅脑检查至少需要5分钟左右。一般神经危重症患者伴有昏迷、昏睡、意识不清或者躁动状态，在这种情况下很难配合完成MRI检查。医生需要对患者体内是否有植入金属异物,以及植入物的磁共振相容性(美国食品药品监督管理局FDA定义为MR safe/compatible)有相应了解。只有在确定患者是相对稳定、可以耐受检查的情况下才可以安排做MRI检查。对于需要第一时间抢救的患者,应尽量减少搬动,尽快完成最便捷的检查,不可轻易进行MRI检查。

对于陪同检查的医护人员,即便是进行CT等较为便捷的外出检查,也要注意危重症患者的ABC(气道、呼吸和循环)以及相关管路的安全,规划最为便捷的路线并同家属做好解释沟通工作。例如,注意进行血压和指脉氧监测,是否需要携带呼吸辅助气囊、氧气瓶和相关抢救药物,离开病房前和返回病房后需确认气管插管、脑室外引流管、静脉置管(尤其是需要升压、镇静等药物维持的患者)、导尿管等是否妥善固定,保持通畅或暂时夹闭。转运的准备工作,可以参考护理专家编制的转运核查单(图4-21-1)进行。

# 第二节　急性缺血性卒中

## 一、概述

急性缺血性卒中,又称为脑梗死,是指脑血液循环紊乱,继之以脑组织缺血、缺氧,导致其软化、坏死,最后发生相应的神经功能障碍综合征,持续至少24小时。重症脑梗死是病情最严重、预后最差的一种类型,发病重、进展快,单纯保守治疗的病死率可高达60%～80%。

## 二、重症脑梗死的临床定义

目前对于重症脑梗死的临床定义及标准有很多,最常用的是美国国立卫生研究院卒中量表(National Institute of Health Stroke Scale,NIHSS),通常因为研究目的不同,量表界值也各不相同,较为常用的并且得到共识的临界值为NIHSS≥15分。根据重症脑梗死优化诊治方案及流程建议草案将NIHSS评分≥15分且大脑半球梗死≤8分,小脑梗死≤9分的定义为重症脑梗死。

## 三、大面积脑梗死

大面积脑梗死的发生与血管闭塞的部位、脑组织本身的敏感性以及脑组织对局部缺血的耐受性有关。整个大脑中动脉区域的栓塞主要是由于大脑中动脉或颈内动脉的栓塞(通常被认为是T型或L型栓塞)引起的。

### (一)病因分析

大多数患者都有心脏病、糖尿病、高血压等病史。这些因素可导致血管壁受损,血液成分和血流动力学的改变,尤其是由心房颤动引起的心脏附壁栓子的形成。一旦有大栓子脱落,进入脑动脉栓塞大血管主干,即可导致大面积脑梗死的发生。

### (二)分型

关于大面积脑梗死的分类标准,国内外学者提出了不同的见解,Adams分类法将脑梗死灶的面积大于3 cm$^2$、累及脑解剖部位两支及以上的大血管主干供血区域定义为大面积脑梗死。然而郭德辉等将脑梗死灶直径大于4.6 cm$^2$并累及两个脑解剖部位以上定义为大面积脑梗死。2000年全国卒中分型分期治疗建议草案又将大面积脑梗死定义为超过一个脑叶、脑梗死灶面积大于5 cm$^2$。

2019年重症脑梗死优化诊治方案及流程建议草案根据不同的发病时间及梗死灶范围对大面积脑梗死做出详细的定义(表4-21-1)。

### (三)影像评估

对于临床怀疑急性卒中的患者,影像检查分为三种模式,第一种就是CT模式,这种模式几乎适用所有患者,也是临床较为常用的一种检查方式。因为CT扫描时间短,可以进行快速"一站式"检查,快速鉴别脑出血及缺血性卒中,另外对缺血性卒中的梗死范围、责任血管评定及获得脑血流灌注信息都有很大的价值。第二种是MRI模式,特别是其评定超急性期及急性期脑梗死更优于CT。其弊端是扫描时间相对较长,对患者配合度要求较高,不适合烦躁等配合度差的患者。最后一种是CT/MRI混合模式,一般为经CT平扫快速排除脑出血后进一步行MRI相关检查。

1. 梗死灶评估　大面积脑梗死急性期CT平扫征象包括大脑中动脉高密度征、豆状核模糊征、岛带征及脑实质密度减低、脑灰质及脑白质界限模糊、脑沟变浅、脑回肿胀等,但是在实际工作中,往往较多的早期患者CT平扫征象并不是非常明确,临床医生必须根据患者实际情况,进行DWI扫描。因为DWI对急性脑梗死具有高敏感性,病灶区域可显示DWI高信号、表观

| 风 险 因 素 | | | 干 预 措 施 | | 风 险 因 素 | | | 干 预 措 施 | |
|---|---|---|---|---|---|---|---|---|---|
| 神经系统 | 脊椎损伤 | ☐ | 确定搬运人员的数量、资质 | ☐ | 呼吸系统 | 机械通气 | ☐ | 转运呼吸机性能测试 | ☐ |
| | | | 规范使用转运板搬运 | ☐ | | | | 在转运前2小时内进行10分钟转运呼吸机试用试验 | ☐ |
| | 颈椎不稳定骨折 | ☐ | 使用颈托 | ☐ | | | | 确认所携带呼吸球囊性能 | ☐ |
| | | | 专人站在头端进行头部固定 | ☐ | | | | 原呼吸机参数使用呼气末正压通气的患者,呼吸球囊加用呼气末正压通气阀 | ☐ |
| | 躁动 | ☐ | 外出CT或MRI检查的患者平卧位10分钟后评估患者的反应 | ☐ | | 吸氧浓度 > 50% | | 当患者保持平卧位10分时,评估患者氧合情况,若氧分压 < 60 mmHg或者氧饱和度 < 90%时汇报医生 | ☐ |
| | | | 确认使用镇静剂时血流动力学稳定、呼吸平稳 | ☐ | | pH < 7.30 | ☐ | 汇报医生 | ☐ |
| | | | 使用约束 | ☐ | | 氧饱和度不稳定 | | 汇报医生 | ☐ |
| | 镇静 | ☐ | 与医生确定转运途中按照目标值进行镇静剂的调整 | ☐ | | 压力支持 > 20 cmH2O | | 汇报医生 | ☐ |
| | 颅内压监测 | ☐ | 评估患者在处于平卧位10分钟时,是否颅内压 > 20 cmH$_2$O(1 cm H$_2$O = 0.098 kPa) | ☐ | | BIPAP呼吸机 | ☐ | 转运前2小时进行15 ~ 20分钟面罩吸氧试验,观察患者对面罩吸氧的耐受性 | ☐ |
| | | | 携带脱水剂 | ☐ | | | | 使用转运BIPAP呼吸机 | ☐ |
| | 脑室或腰大池引流 | ☐ | 由医生决定在平卧位时是否保持引流开放及允许的最大引流量 | ☐ | | 胸管引流持续气体溢出 | | 确保胸管引流通畅(禁止夹闭) | ☐ |
| 循环系统 | 胸痛未缓解 | ☐ | 携带需要的药物 | ☐ | | | | 确认氧合稳定 | ☐ |
| | 血流动力学不稳定 | ☐ | 汇报医生 | ☐ | 消化系统 | 恶心/呕吐 | | 核查胃管的位置 | ☐ |
| | 活动性出血 | ☐ | 汇报医生 | ☐ | | | | 如有鼻饲,停止鼻饲接胃肠减压 | ☐ |
| | 临时起搏器 | ☐ | 确认起搏器性能 | ☐ | | | | 汇报医生 | ☐ |
| | | ☐ | 导线保护到位 | ☐ | 内环境 | 血钾异常 | | 汇报医生 | ☐ |
| | 血管活性药物 | ☐ | 由医生确定血流动力学参数的限制范围 | ☐ | | 血糖异常 | | 汇报医生 | ☐ |
| | | ☐ | 由医生确定药物允许的最大剂量 | ☐ | 其他 | 使用造影剂 | | 确保静脉通路通畅,至少使用22号耐高压留置针(尽量选择肘前静脉),或耐高压PICC | ☐ |
| | | ☐ | 保证运输过程中携带足够的药物 | ☐ | | | | 血管造影的患者,使用18号耐高压留置针(尽量选择肘前静脉),或耐高压PICC管 | ☐ |
| | 恶性心律失常 | ☐ | 汇报医生 | ☐ | | | | 确认有无造影剂过敏史 | ☐ |
| | 带有肺动脉导管 | ☐ | 汇报医生 | ☐ | | | | 确认肾功能 | ☐ |
| | | | | | | 隔离 | ☐ | 通知接收科室采取隔离措施 | ☐ |

| 转 运 前 核 查 | | | | 转 运 前 核 查 | | |
|---|---|---|---|---|---|---|
| 身份核查 | 确认身份信息 | ☐ | 药品 | 根据医嘱准备药品 | | ☐ |
| | 核查腕带 | ☐ | 管路 | 气道通路妥善固定,通畅 | | ☐ |
| 病情 | 风险因素的评估和干预 | ☐ | | 静脉通路妥善固定,通畅,液体量足够 | | ☐ |
| 沟通 | 转运前会诊落实 | ☐ | | 引流管妥善固定,通畅 | | ☐ |
| | 患者及家属知情同意 | ☐ | | 脑室引流管夹闭 | | ☐ |
| | 通知接收科室 | ☐ | 陪送人员 | 护士 | | ☐ |
| 设备 | 呼吸机功能正常,电量充足 | ☐ | | 医生 | | ☐ |
| | 注射泵功能正常,电量充足 | ☐ | | 呼吸治疗师 | | ☐ |
| | 监护仪功能正常,电量充足 | ☐ | | 工勤人员 | | ☐ |
| | 转运吸引器功能正常,电量充足 | ☐ | 路线 | 路线清晰,电梯可用 | | ☐ |
| | 病历资料 | ☐ | | | | |

图 4-21-1　以风险评估和干预为特征的危重患者转运核查单

表4-21-1 大脑半球大面积梗死定义

| 时 间 | 范 围 | |
| --- | --- | --- |
| | CT平扫 | MRI-DWI |
| 6小时内 | 大于1/3大脑中动脉供血区 | 梗死体积大于80 mL |
| 14小时内 | — | 梗死体积大于145 mL |
| 6小时～7天 | 大于1/2大脑中动脉供血区 | — |

弥散系数（apparent diffusion coefficient，ADC）信号相对减低，提示梗死组织内水分子弥散受限（图4-21-2）。

2. 梗死范围评估　根据脑血管病影像规范化应用中国指南,脑梗死低密度区域或者DWI高信号区大于1/3脑血管供血区则提示大面积脑梗死。另外可以通过ASPECTS评分（Alberta Stroke Program Early CT Score，ASPECTS）将脑血管供血区以赋分的形式进行评定（表4-21-2）。

3. 责任血管评估　影像学评估常规方法主要有CTA和MRA。CTA成像速度快,通过软件后处理图像及原始数据能够准确定位病变血管,评估其狭窄程度、是否为钙化斑块以及对后续介入治疗制订方案。TOF-MRA作为一种无须造影剂的成像方法,可以减少造影剂的肾毒性损伤及CT的电离辐射损害。但该

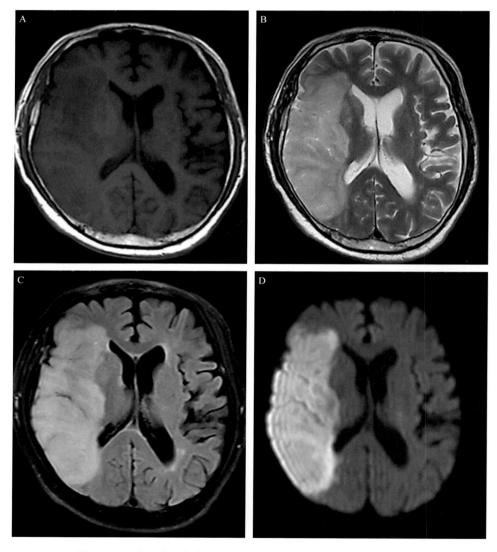

图4-21-2　右侧大脑半球大面积急性脑梗死MRI平扫图像（同一患者）
A. T1加权成像（T1 weighted image，T1WI）示右侧大脑半球大片状低信号、脑组织肿胀；B. T2WI示右侧大脑半球片状高信号、脑沟变浅；C. 液体抑制反转恢复序列（fluid attenuated inversion recovery，FLAIR）示右侧大脑半球信号增高；D. DWI示右侧大脑半球明显高信号。

表4-21-2　ASPECTS评分量表

| 前　循　环 | | | | 后　循　环 | |
| --- | --- | --- | --- | --- | --- |
| 皮质下结构区域 | 得分 | 大脑中动脉供血区皮质区域 | 得分 | 区域 | 得分 |
| （1）尾状核（C） | 1 | （4）大脑中动脉前皮质区（M1） | 1 | （1）脑桥任何部位 | 2 |
| （2）豆状核（L） | 1 | （5）岛叶皮质（I） | 1 | （2）中脑任何部位 | 2 |
| | | （6）大脑中动脉岛叶外侧皮质区（M2） | 1 | （3）左侧小脑 | 1 |
| | | （7）大脑中动脉后皮质区（M3） | 1 | （4）右侧小脑 | 1 |
| （3）内囊（IC） | 1 | （8）M1上方的大脑中动脉皮质（M4） | 1 | （5）左侧丘脑 | 1 |
| | | （9）M2上方的大脑中动脉皮质（M5） | 1 | （6）右侧丘脑 | 1 |
| | | （10）M3上方的大脑中动脉皮质（M6） | 1 | （7）左侧大脑后动脉供血区 | 1 |
| | | | | （8）右侧大脑后动脉供血区 | 1 |

| 前循环ASPECTS评分=10-所有区域总分（早期缺血改变每累及一个区域减1分）<br>最低分0；最高分10；得分越高，预后越好<br>前10项评分总分为10分。0分提示弥漫性缺血累及整个大脑中动脉 | 后循环ASPECTS评分（pc-ASPECTS）总分10分<br>pc-ASPECTS评分建议采用CTA原片或DWI<br>评估更加准确 |
| --- | --- |

技术也存在相关缺点，如扫描时间相对CT较长、不适合配合不佳患者、颈根部水平易产生伪影及过度评估（重建后的图像容易夸大狭窄和栓塞的严重程度）等。除了上述常规检查外，还有一些特殊检查可以更好地鉴别颅内血管狭窄病因、评定狭窄程度及斑块性质，并且对临床干预方案起到指导性价值，如磁共振黑血技术（black blood magnetic resonance imaging，BB-MRI）、高分辨MR血管壁成像（high resolution magnetic resonance vascular wall imaging，HR-MR VWI）。

4. 组织窗评估　临床最常用的方法为CT灌注成像（CT perfusion imaging，CTP），即造影剂在静脉中迅速团注过程中，多期连续的CT扫描并获取相应的时间-密度曲线，并利用后处理软件分析获得各灌注参数值，如血容量（CBV）、达峰时间（TTP）、平均通过时间（MTT）等。CT脑灌注成像的目的在于确定梗死灶是否存在缺血半暗带，帮助临床评估患者，明确治疗策略。结合相关文献总结对梗死区缺血半暗带评定标准如下：① 低灌注区为Tmax（对比剂可以到达所有组织的时间，代表脑组织储存血液功能达到最大值的时间，同TTP不同）大于6秒或相对于对侧相应区正常脑实质MTT大于145%；② 核心梗死区为CBV低于2 mL/100 g或相对于对侧相应区域正常脑实质CBF低于30%。对于低灌注区域较广泛并且核心梗死区与低灌注区不匹配范围大的患者（图4-21-3）来说病变区存在缺血但未完全梗死的脑实质，这种患者适用于及时的溶栓或动脉内取栓等治疗。除此之外，磁共振灌注成像（MR perfusion imaging，PWI）也可用于组织窗的评估，目前常用的方法为PWI结合DWI，目的也是识别存在核心梗死区（DWI）与低灌注区（PWI）不匹配的患者。另外，FLAIR与DWI不匹配也可以预测和评估急性脑血管病。有研究表明，当DWI显示为高信号，但相对应区域T2-FLAIR信号不高或显示不明确时提示患者发病时间在4.5小时以内。若缺血区在FLAIR成像上见到迂曲类似血管样的信号增高影，称作为FLAIR血管高信号征（FLAIR vascular hyperintensity，FVH），一般认为该征象提示缺血区存在一定的侧支代偿，如软膜支的缓慢逆向血流；有学者认为FLAIR高信号范围大于相应DWI高信号区域提示核心梗死区与低灌注区不匹配，结合FVH征象表明尚有可挽救的缺血半暗带提示临床应快速进行溶栓或取栓治疗。另有多项研究发现ASL与DSC-PWI对于脑灌注异常的相关研究结果有较高的一致性。

5. 侧支循环评估　评估方法主要为CTA，根据国内相关指南分为单时相及多时相评估策略，其中单时相运用较广泛，多时相可作为补充进一步评价侧支。评分标准主要用于单侧大脑中动脉栓塞，较常用血管后处理的MIP评估图像。评定策略为2～5分四个等级（表4-21-3），即指定某一个缺血区域或将缺血区域作为一个整体当作对比区，依据软膜支对比剂充盈状态相对于对侧分为前述四个不同等级。另外MRI也可以对侧支评估起重要作用，Zaharchuk等发现ASL可以通过检测低灌注区的动脉通过伪影（arterial

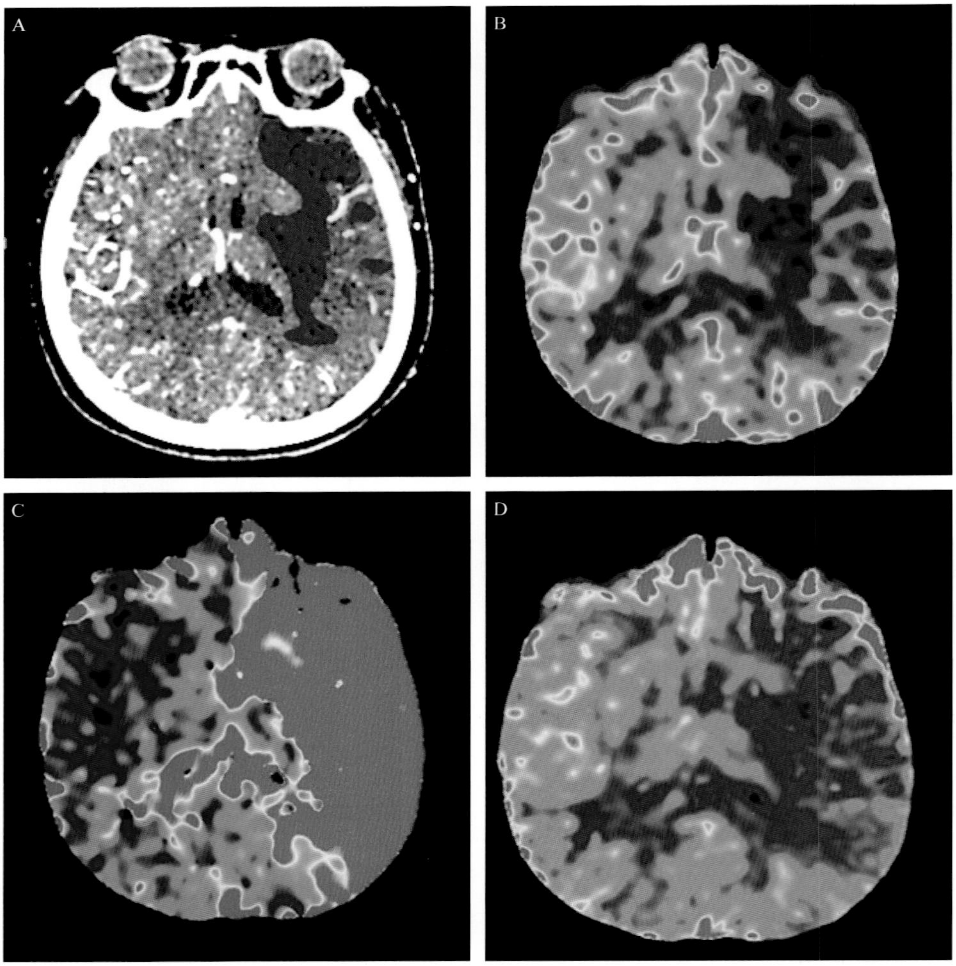

**图4-21-3　67岁女性，左侧大脑半球大面积急性脑梗死CT灌注成像**

A. 左侧大脑半球急性脑梗死（红色：核心梗死区，黄色：缺血半暗带）；B. CBV 示左侧大脑半球血容量较健侧减低；C. TTP 示左侧大脑半球达峰时间较健侧延长；D. MTT 示左侧大脑半球血流平均通过时间较健侧减慢。

transit artifact，ATA）来对侧支循环进行评估。SWI可根据软膜侧支血管及与梗死面积的比例，来确定软膜侧支血管的显示分级：梗死区域被侧支血管全覆盖为2级；部分梗死区域被侧支血管全覆盖为1级；无侧支血管显示为0级。

（四）大面积脑梗死预后评估及建议

（1）急性期溶栓、取栓后患者建议相应影像学检查评估血管再通情况并排除溶栓后脑出血，根据患者自身情况选择检查方法，如患者情况稳定可行MRI检查。

（2）急性保守对症、未经溶栓等有创治疗者，建议常规于治疗后1个月复查并行影像学评估。

**四、出血性脑梗死**

出血性脑梗死（hemorrhage infraction，HI）是一种常见的脑梗死类型。它是由脑梗死期间缺血区域的血流恢复和再灌注引起的继发性出血，故又称脑梗死后出血。

（一）病因分析

出血性脑梗死病因有很多，有研究表明大面积脑梗死及抗凝溶栓治疗后发生脑出血的概率大大提高，同时心房颤动、高血糖、溶栓治疗及大面积脑梗死是出血性脑梗死的独立危险因素。相对少见的病因是脑疝，例如颞叶沟回疝压迫大脑后动脉后也可出现出血性脑梗死。

（二）出血性脑梗死影像特点

CT及MRI检查对于出血性脑梗死的评估都具有重要的意义。CT检查扫描速度快，对较大血肿显像较为敏感，因此发病后的检查颅脑CT平扫应排在第一位。

1. CT影像学特点

（1）CT平扫一般表现为脑梗死灶内出血点片状的高密度影，与常见的血肿相比较为浅淡、模糊，出血较

表4-21-3　单时相CTA评分量表

| 等　级 | 分　值 | | | | |
| --- | --- | --- | --- | --- | --- |
| | 0分 | 1分 | 2分 | 3分 | 4分 |
| 2分 | — | 栓塞区血管充盈/对侧小于50% | 栓塞区血管充盈/对侧大于50% | — | — |
| 3分 | — | 近脑表面可见侧支充盈 | 外侧裂区见侧支充盈 | 栓塞血管远端可见侧支充盈 | — |
| 4分 | 无侧支 | 栓塞区血管充盈/对侧0～50%（含50%） | 栓塞区血管充盈/对侧50%～100% | 栓塞区血管全部充盈 | — |
| 5分 | 无侧支 | 栓塞区血管充盈少于对侧 | 栓塞区血管充盈等于对侧 | 栓塞区血管充盈多于对侧 | 栓塞区血管充盈显著多于对侧 |

少时可能会被梗死灶掩盖。但有学者提出，如脑梗死区域可疑少量出血，可以测定CT值来鉴别，CT值大于12.5 HU提示出血，而小于12.5 HU时表明出血的可能性不大。

（2）增强扫描后，脑梗死区可出现脑回、团片及斑片状的强化，根据张云平等研究，CT表现可分为三种类型：① 中心型：出血灶位于梗死中心；② 边缘型：梗死灶边缘出血；③ 混合型：梗死灶内血肿分布不均匀。

2. MRI影像学特点　能根据血肿信号的不同特征来评定血肿所处阶段。脑梗死灶内出血超急性期（＜24小时）的信号的表现为T1低信号、T2高信号，急性期（1～3天）表现为T1低信号、T2低信号；亚急性期早期（4～7天）表现为T1高信号、T2低信号；亚急性晚期（7～14天）及慢性期（＞14天）表现为T1高信号、T2高信号，此时在T2像上可见到血肿边缘的含铁血黄素沉积，显示为线样低信号（图4-21-4，表4-21-4）。

另外需要注意的是，在急性脑梗死溶栓治疗后还会出现造影剂外渗，往往需要和梗死后脑出血相互鉴别。MRI可以鉴别两者，但是通常患者病情较重，无法长时间进行MRI检查。所以大多数情况下两者鉴别只能依靠CT检查，根据指南，一般是通过发生部位、CT值及短期复查。一般来说，造影剂外渗更加容易发生在脑皮质区，测定CT值大于100 HU往往提示造影剂外渗，而且造影剂可在48小时内吸收。

## 五、后循环脑梗死

后循环在临床上也称为椎基底动脉系统，它为脑干、小脑、枕叶和丘脑提供足够的血液，并且与生命中心和脑脊液循环路径密切相关。因此，一旦发生脑梗死，病情可能迅速恶化。

后循环脑梗死影像评估　后循环脑梗死由于部位特殊病灶较小、邻近骨质结构较多伪影较重，对于急性脑梗死病灶除枕叶外CT平扫检出率较低。但是MRI检查对于责任病灶确定有着重要参考价值，急性梗死灶在DWI显示高信号、ADC低信号，呈现明显弥散受限。CTP及PWI能够对梗死区血流灌注情况及临床治疗、预后起着关键作用。为了避免电离辐射及造影剂肾毒性，越来越多的学者尝试使用ASL技术进行PWI，例如赵宗波等认为高rCBF是疾病进展的保护因素。另外，CTA、MRA对责任血管的评定较为直观，能够准确地显示颈总、颈内外动脉、椎动脉及颅内大动脉病变区的狭窄、栓塞情况。CTA通过后处理软件，用VR、MIP等技术重建图像，更好地评估狭窄区域狭窄程度及

表4-21-4　血肿的早期MRI信号演变

| 阶　段 | 时　间 | 血肿的成分 | T1 | T2 |
| --- | --- | --- | --- | --- |
| 超急性期 | ＜24小时 | 细胞内，氧合血红蛋白 | 低信号（黑） | 高信号（白） |
| 急性期 | 1~3天 | 细胞内，去氧血红蛋白 | 低信号（黑） | 低信号（黑） |
| 亚急性早期 | 3~7天 | 细胞内，正铁血红蛋白 | 高信号（白） | 低信号（黑） |
| 亚急性晚期 | 7~14天 | 细胞外，正铁血红蛋白 | 高信号（白） | 高信号（白） |

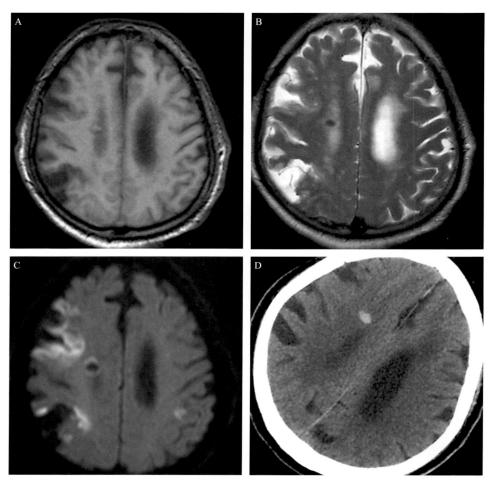

**图4-21-4　82岁男性，急性脑梗死溶栓后出血MRI**
A. T1WI示右侧脑室体旁见结节样高信号；B. T2WI示右侧脑室体旁病灶信号减低；C. DWI示右侧额叶及双侧顶叶皮质下见斑片样高信号；D. CT平扫示右侧脑室体旁结节样高信号灶。

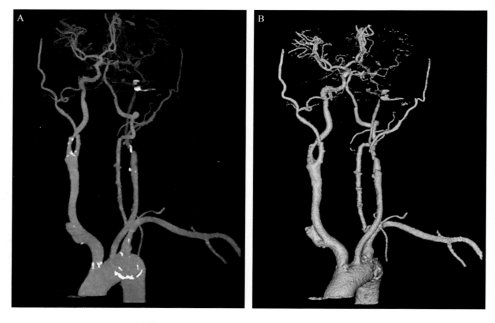

**图4-21-5　74岁男性，右侧椎动脉全程栓塞**
A. MIP示右侧椎动脉未见明确显示，颈动脉、主动脉弓多发钙化斑块；B. VR示右侧椎动脉栓塞。

管壁上是否存在钙化斑块（图4-21-5）。尽管不适用于急性期的危重患者，高分辨BB-MRI、HR-MR VWI能够更好地弥补CTA显示中的不足之处，特别是对于斑块的定性及定量分析，较清晰地观察斑块纤维帽形态、检测斑块内出血等。关于后循环脑梗死早期预后也可以通过CT评分（posterior circulation acute stroke program early CT score，pc-ASPECTS）来评定。

## 六、总结

近年来，缺血性脑梗死存在高发病率和死亡率，其复杂的病理过程及其相关机制一直是人们关注和研究的焦点。研究提示，有针对性地进行早期影像学检查并对符合指征的患者进行溶栓和（或）取栓等方法积极干预，能有效改善患者的预后和生活质量，促进患者的早期康复。

# 第三节　创伤性颅脑损伤

创伤性颅脑损伤（traumatic brain injury，TBI）是因头部受到直接或间接暴力而引起颅脑组织的损伤，在全身损伤中占10%～15%。TBI最常见并发症之一为出血性损伤。TBI逐渐成为发达国家年轻人死亡和残疾的主要原因。临床上运用格拉斯哥昏迷量表（Glasgow coma score，GCS）及影像学综合评估TBI，并对严重程度分级。

影像学检查已广泛应用于TBI的诊断和预后评估。CT作为脑外伤首选检查，有快速、有效等特点。CT不仅可以明确TBI的具体部位以及损伤的范围，而且能够判断是否存在继发性颅内血肿，观察病变的发展及转归，但其在诊断等密度、位于颅底或颅顶、脑干及体积较小的病变尚有一定难度。因危重患者难以采用MRI，此类患者常直接行CT检查；若怀疑合并颈椎骨折等损伤时，行影像学检查之前应颈托固定。

## 一、颅骨骨折

颅骨骨折（fracture of skull）是由直接或间接暴力作用引起，占闭合性TBI的15%～20%；颅骨骨折可能同时并发脑膜、脑、颅内血管和脑神经损伤。按颅骨骨折范围和部位，可分为颅底骨折与颅盖骨折。按骨折形态分为：线形骨折、凹陷骨折、粉碎性骨折、洞形（穿入）骨折。按骨折与外界是否相通分为开放性与闭合性骨折。其中颅底骨折虽不与外界直接沟通，但如伴有硬膜破损引起脑脊液漏和（或）颅内积气，一般视为内开放性骨折。

颅盖骨折按形态可分为线形骨折和凹陷骨折两种。婴幼儿颅骨骨质软，着力部位可产生看不到骨折线的乒乓球样凹陷。凹陷骨折因骨片陷入颅内，使局部脑组织受压或产生挫裂伤，临床上可出现相应病灶的症状和局限性癫痫。凹陷骨折若刺破静脉窦可以导致硬膜外血肿以及相应的临床表现。

颅底骨折大多数由颅盖骨折延伸而来，少数可由头部挤压伤或着力部位位于颅底水平引起。颅底骨折大多数是线性骨折，按其发生部位分为颅前窝、颅中窝、颅后窝骨折。临床表现主要有：耳、鼻出血，脑脊液漏；脑神经损伤相应的神经症状及体征；皮下或黏膜下瘀血斑。

（一）影像学检查

颅骨X线摄影诊断价值有限，已经逐渐被CT取代。颅脑CT薄层扫描的层厚一般为1 mm，通过三维重建可更好地显示骨折的部位及范围，为临床诊疗提供参考。

（二）诊断与鉴别诊断

CT可以精确地显示颅骨骨折的范围并同时获取脑实质的影像（图4-21-6）。有时候颅骨骨折需要与颅缝、血管沟等鉴别。颅缝在CT上有一定的走行方向并且不合并皮下软组织肿胀，颅骨骨折的位置、走行与着力点及方向有关，并且多合并皮下软组织肿胀。血管沟仅见于颅骨内板，而骨折线没有这种特点。需要注意若骨折线通过血管沟及硬膜静脉窦时，必要时需行无创或有创血管造影评估血管。

## 二、脑挫裂伤

脑挫裂伤（contusion and laceration of brain）是外力造成的原发性脑器质性损伤，既可发生于着力部位也可发生于对冲部位，包括脑挫伤和脑裂伤两种。脑挫伤（contusion of brain）指外伤引起的脑内小出血灶、脑水肿，而软膜完整。脑裂伤（laceration of brain）则是脑及软膜血管断裂。

（一）影像学表现

CT的影像特点与脑挫裂伤程度和病情进展相关。CT多表现为散在的斑片状混杂密度影，部分病例合并

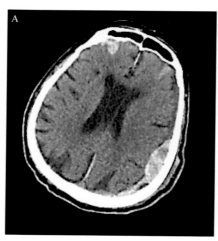

图4-21-6　枕骨骨折

CT平扫（骨窗）显示右侧枕骨骨折伴皮下血肿（箭头所示）。

脑水肿，表现为病灶周围低密度环；部分病例合并蛛网膜下腔出血，表现为脑沟、脑池密度增高。脑挫裂伤范围越大，病灶占位效应越明显，表现为中线结构向健侧移位，患侧侧脑室呈受压改变，严重可引起脑疝。脑挫裂伤同时可合并皮下血肿（图4-21-7）、颅骨骨折及积气。

MRI病灶信号强度与脑水肿、出血和病情进展相关。

### （二）诊断与鉴别诊断

CT平扫早期多表现为脑内高低混杂密度灶及占位征象，后期病灶液化吸收成为软化灶，表现为液性低密度病灶。MRI上多呈T1低信号、T2高信号，早期合并占位征象，后期合并萎缩软化征象。CT与MRI均能反映本病的病理演变。CT对于脑内非出血性小病变显示欠佳，但对颅骨的变化比较敏感。MRI可以用来随访病灶变化。

### 三、颅内血肿

颅脑损伤后可引起颅内继发性出血，形成占位效应并导致颅内压升高，称颅内血肿（intracranial hematoma）。发生率约占颅脑损伤的10%。按血肿部位不同，可分为硬膜外血肿、硬膜下血肿和脑内血肿等。按病程不同，可分为急性、亚急性和慢性血肿。可单发、多发、单侧或多侧。

#### （一）硬膜外血肿（extradural hematoma，EDH）

血液积聚在颅骨与硬膜外层（称为骨内膜层）之间，通常伴有头部外伤史，多伴颅骨骨折。可分为颅内静脉性硬膜外血肿和脊髓硬膜外血肿。

CT和MRI均可诊断硬膜外血肿。多为单侧，约95%；多发生于幕上，约95%，其中颞顶部（60%）、额部（20%）、顶枕部（20%），发生于颅后窝较少（5%）。

1. 临床与病理　多见于有头部外伤史的年轻患者，通常伴有颅骨骨折，多为加速性损伤，伴或不伴昏迷，在中间清醒期可以恢复正常意识，可有持续的剧烈头痛，数小时后逐渐昏迷。

出血的来源多为撕裂的脑膜动脉，以脑膜中动脉多见（75%），约75%伴颅骨骨折。头痛是由于扩大的出血使硬膜从颅骨上剥离。硬膜外血肿也可由静脉窦损伤形成，通常伴有相关骨折的静脉窦撕裂。可发生于颞、额顶和颞顶部，发生于颅后窝的损伤少见。因硬膜与颅骨粘连紧密，故硬膜外血肿范围多局限，典型呈双凸透镜形，病灶的占位效应可引起脑疝。

硬膜外血肿位于颅骨内和硬膜（即骨膜）之间。因此，硬膜外血肿的范围通常受到颅缝的限制。静脉

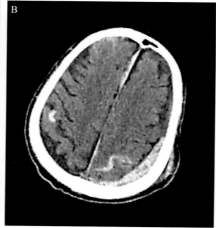

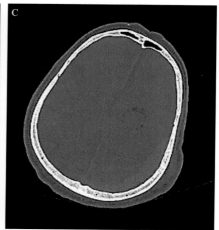

图4-21-7　右侧额叶挫裂伤

CT平扫（A、B.脑窗；C.骨窗）显示右侧额叶挫裂伤伴左侧顶部硬膜下血肿、大脑镰旁血肿、蛛网膜下腔出血、左侧顶部皮下血肿。

窦位于硬膜的壁层和脏层之间，在没有颅缝的地方硬膜外血肿可以横跨并压迫静脉窦。硬膜外血肿跨颅缝并非罕见。发生在儿童的硬膜外血肿跨颅缝比例可高达11%。颅骨骨折线穿过颅缝的硬膜外血肿常因静脉性硬膜外血肿而跨越中线，压迫上矢状窦。

较大的血肿及时清除，如其他损伤较轻则预后一般较好。无占位效应的较小血肿可保守治疗，有时可导致硬膜钙化。晚期并发症通常与受伤的脑膜血管有关，包括：假性动脉瘤、动静脉瘘等。

2. 影像学特征　CT平扫表现为双凸形（或梭形）高密度影，边界清，密度多较均匀（图4-21-8），不均匀可能与血清渗出、脑脊液或气体破入有关。血肿较少超过颅缝，但如果骨折累及颅缝，血肿可跨越颅缝。可见占位效应，严重者可致中线移位、大脑镰下疝、钩回疝形成。

MRI可清楚地显示移位的硬膜，在T1WI和T2WI上表现为低信号，有助于与硬膜下血肿区分（图4-21-9）。

对于静脉窦起源的硬膜外血肿，有条件时应行静脉造影显示静脉窦移位或闭塞的情况。

3. 诊断与鉴别诊断　血肿较大时很少误诊，血肿较小特别是伴有实质损伤时（如脑挫伤、创伤性蛛网膜下出血合并硬膜下血肿）诊断比较困难。硬膜下血肿：可跨颅缝，常为弧形或新月形。脑膜瘤：无外伤史，可为高密度，增强明显强化。

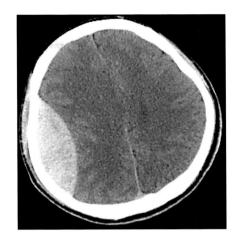

图4-21-8　**右侧顶部急性硬膜外血肿**
CT平扫（脑窗）显示右侧顶部颅骨内板下梭形高密度影，边缘光整，中线结构左偏。

（二）硬膜下血肿（subdural hemorrhage, SDH）
血肿积聚在硬膜和蛛网膜之间的潜在间隙，血肿可发生在任何年龄，根据出血量多少和时间长短，预后差异很大。根据病程，可分为急性、亚急性和慢性硬膜下血肿三类。

1. 临床与病理　急性硬膜下血肿通常伴有头部外伤史，多为皮质小动脉、静脉或大脑向上矢状窦汇入的桥静脉撕裂出血而形成。血肿好发于额颞部，居于硬膜与蛛网膜之间，张力较低而血肿范围较广，呈新月形或半月形。

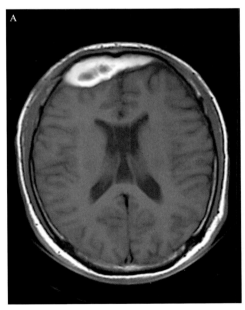

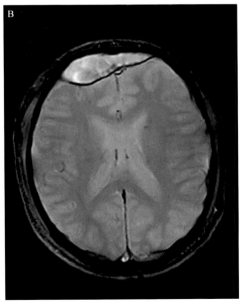

图4-21-9　**双侧额部亚急性硬膜外血肿**
MRI平扫示双侧额部颅骨内板下梭形异常信号影，T1WI（A）呈高低混杂信号，T2WI（B）呈不均匀高信号。

急性硬膜下血肿症状重变化迅速,多呈持续性昏迷并进行性加重。颅内压增高症状明显,脑疝较早形成,生命体征变化明显。亚急性硬膜下血肿类似,但症状出现略晚。

慢性硬膜下血肿多有轻微外伤病史,进展较快者可于3周后出现颅内压增高症状,呈慢性病程。老年人亚急性或慢性硬膜下血肿的临床表现不典型,而且通常没有或无法回忆头部外伤史,临床需提高警惕。

此类患者需同自发性急性硬膜下血肿鉴别,后者通常伴有凝血障碍(如抗凝药物的应用、血小板减少)或结构异常(如硬膜动静脉瘘)。

2. 影像学特征　成人硬膜下血肿约85%为单侧,而婴儿中75% ~ 85%是双侧。常见部位为额顶部凸面和颅中窝。大脑半球间、旁的孤立性硬膜下血肿在儿童中更为常见,同时在非意外性外伤的患者中也很常见。

(1)CT:绝大多数患者CT即可诊断,CT表现随血肿时期和成分不同而表现不一。

超急性期:多数情况下在超急性期(1小时左右)无异常表现,相对于邻近皮质呈等密度,由于血凝块、血清和未凝血的混合而呈漩涡状。尤其在受伤严重的年轻患者,常有脑组织肿胀。

急性期:典型表现为新月形均匀高密度影(图4-21-10A),可在受累的大脑半球扩散。血凝块收缩时,密度通常大于50 ~ 60 HU,此时相对于皮质呈高密度。40%硬膜下血肿呈高低混杂密度,低密度为蛛网膜破裂导致的脑脊液渗出或血块凝固时血清渗出。急性硬膜下血肿很少与邻近皮质密度相似,当血红蛋白浓度下降到80 ~ 100 g/L以下或凝血异常等情况下会发生这种情况。凝血功能障碍的患者也会表现出因红细胞沉积形成液–液平面。对于血红蛋白和血小板水平较低的患者,例如镰状细胞贫血,即使在急性期也可能表现为低密度。

亚急性期:随着血块凝固和蛋白质的降解,血肿密度降低(图4-21-10B),在3 ~ 21天内(通常为10 ~ 14天),密度将降至35 ~ 40 HU,并与邻近皮质密度相等,这时鉴别起来比较困难。以下间接征象有助于鉴别:① 充满脑脊液的脑沟没有到达头颅,而是逐渐消失在硬膜下。② 占位效应:脑沟模糊乃至消失,中线移位。③ 皮质明显增厚。

慢性期(大于3周):表现为低或低密度,可与脑脊液密度相等,类似硬膜下积液(图4-21-10C)。新月形变成双凸状,少数血肿周边可能出现钙化。但已经存在的慢性硬膜下血肿再次发生急性出血,典型表现为低密度影中可见高密度影形成。

(2)MRI:血肿的表现与血肿期龄有关(表4-21-4),图4-21-11示一个较典型的亚急性硬膜下血肿。

3. 诊断与鉴别诊断　根据各期硬膜下血肿的CT及MRI表现一般易于诊断,需要与以下疾病鉴别。

(1)婴儿期脑萎缩或良性蛛网膜下腔增大所致的扩张的蛛网膜下腔:表现类似,无明显占位效应,血管在其中穿行而不是向脑实质推移。增强CT可根据血管影和血肿的包膜来鉴别诊断。

(2)硬膜下积脓:平扫时表现类似,临床表现不同,通常有发热和其他感染征象,增强后可见边缘强化。

(3)硬膜外血肿:血肿较小时很难鉴别,多受颅缝限制,常伴有骨折。

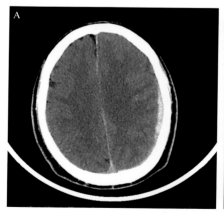
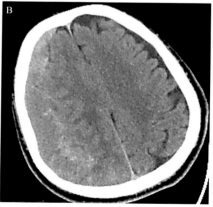
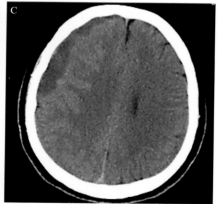

图4-21-10　不同时期硬膜下血肿

CT平扫(均为脑窗)示:A. 左侧顶部急性硬膜下血肿,左侧顶部颅骨内板下见新月形均匀高密度影,边界清;B. 右侧额顶枕部亚急性硬膜下血肿,右侧额顶枕部颅骨内板下见新月形等、高混杂密度影,右侧大脑半球受压,中线结构略左偏;C. 右侧额顶部慢性硬膜下血肿,右侧额顶部颅骨内板下见新月形低密度影,内见少许分隔影。

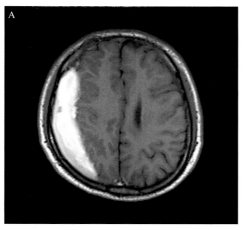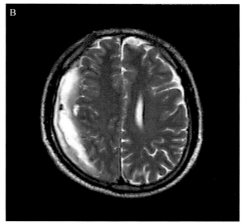

图4-21-11　右侧顶部亚急性硬膜下血肿

MRI平扫示右侧顶部颅骨内板下新月形异常信号影，T1WI（A）呈高信号，T2WI（B）呈不均匀高低混杂信号，中线结构略左偏。

（4）硬膜下积液：CT上与慢性硬膜下血肿难以鉴别。

## 四、弥漫性轴索损伤（diffuse axonal injury，DAI）

是一种严重的创伤性颅脑损伤，单独靠影像学诊断比较困难，病变较小时CT难以发现，但可能是严重神经损伤的表现。MRI诊断优于CT，特征性表现是在灰白质交界区、胼胝体甚至脑干出现小的异常信号影。

（一）临床与病理

多发生在有脑外伤病史的中青年人，CT表现轻而临床症状重，严重者可持续昏迷。弥漫性轴索损伤通常来自旋转加速度（最常见为减速伤）所致脑内剪切伤。由于灰白质的比重略有不同，速度变化引起的剪切伤易对灰白质交界处的轴突造成损伤。多数情况下造成细胞损伤和水肿，只有严重病例会出现轴突完全撕裂。

（二）影像学特征

表现为多发病灶并具有特征性分布：通常位于灰白质交界区、胼胝体，严重情况下可位于脑干。

1. CT　颅脑外伤患者通常首先进行CT平扫，但CT对细微的弥漫性轴索损伤并不敏感，因此一些CT表现正常的患者可能有明显的原因不明的神经损伤症状。

影像表现取决于是否有明显出血灶，出血呈高密度，大小不等（图4-21-12 A、B红色箭头）；非出血性改变呈低密度，在最初几天随着周围水肿发展表现更加明显，也可能表现为明显的脑肿胀。CT对非出血性病变敏感性不高，仅能检测到19%的病变，而MRI T2WI

的检测率为92%。当表现为范围较大的出血病变时CT敏感性较高。

2. MRI　MRI是对可疑弥漫性轴索损伤患者的首选检查方法，尤其在CT表现为正常时。MRI序列里面尤其是SWI或GRE序列，对顺磁性的血液异常敏感，对灰白质交界处、胼胝体或脑干处的微小病灶检出率更高（图4-21-12 C、D红色箭头）。如病变为非出血病变，T2WI可表现为散在、分布不均的点片状异常高信号影，T1W呈等或低信号。急性期出血病灶呈T2WI低信号，T1WI等信号或高信号改变，周围可见水肿带。亚急性和慢性期信号强度随时间各异。

3. 弥漫性轴索损伤分级　弥漫性轴索损伤的分级根据损伤的解剖分布进行组织学描述，并与预后相关。最早由Adams于1989年提出，并将弥漫性轴索损伤（DAI）分为三个等级，结合影像学进展分述如下。

（1）Ⅰ级：累及灰白质交界处。最常见于额叶旁矢状面区，脑室周围的颞叶。较少见于顶叶、枕叶、内外囊、小脑。在常规影像上表现不明显。

（2）Ⅱ级：除Ⅰ级部位外，还累及到胼胝体。最常见于胼胝体压部和体部，但随着损伤程度的加重，病情会相应加重。可在SWI序列上发现明显病灶。

（3）Ⅲ级：除Ⅰ级和Ⅱ级位置外，还累及脑干。最常见于中脑喙部，小脑上脚、内侧丘脑和皮质脊髓束。

（三）诊断与鉴别诊断

外伤患者当症状与影像表现不相符时提示DAI的可能。DAI病灶需与脑皮质挫伤相鉴别：后者通常位于脑表面，涉及脑皮质（而不是灰白质交界区），通常与脑实质外出血（蛛网膜下腔和硬膜下）的数量有关。

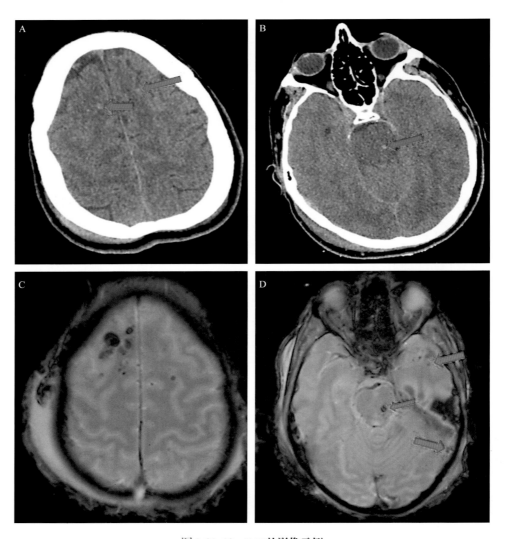

**图4-21-12　DAI的影像示例**

A、B. CT平扫脑窗；C、D. GRE扫描。A、C提示灰白质交界区的皮质下出血，B、D主要提示脑桥微出血灶［引自 Hannallah J, Elaini T, Wickstrom K, Hooten R, Habib M. Medical image of the week: diffuse axonal injury. Southwest J Pulm Crit Care, 2015, 11(6): 264−265］。

# 第四节　自发性脑出血

　　自发性脑出血（spontaneous intracerebral hemorrhage, sICH）指脑内自发性、非创伤性血管破裂所导致的脑出血，包括高血压性脑出血、动脉瘤破裂出血、脑血管畸形出血等。占所有卒中的10%～15%，仅次于缺血性卒中。2010年，一项多国家多中心的研究（世界各地21个国家36项研究）表明，ICH发病率约为24.6/10万人年，发病1个月内的病死率高达40%。

　　sICH可分为原发性和继发性：① 原发性主要由脑小血管慢性病变引起，血管壁脂肪玻璃样变性（主要由慢性高血压引起）和脑淀粉样变性最常见；② 继发性主要由脑血管畸形、动脉瘤、凝血功能障碍、颅内肿瘤引起。儿童及青壮年以脑血管畸形出血多见，中年人以动脉瘤破裂出血多见，老年人以高血压脑出血多见。出血可发生在脑实质内或脑室内，也可同时累及。sICH多突发起病，病情危重，临床表现常难以与缺血性脑血管病相鉴别，诊断主要依靠影像学检查，CT及MRI可以明确诊断，而CT在急性脑出血的诊断中尤为重要。CT还可以对自发性脑出血进行定量诊断，同时CT上的一些细微征象还可以预测脑出血是否会扩大，对于治疗方案确定及预后判断都有帮助。

脑出血量在对患者的治疗及预后判断中扮演着非常重要的角色，CT计算脑出血量的方法有多种，比如经典CT测量方法、1/2ABC公式法（多田法）、2/3Sh公式法。目前最常用的是1/2ABC简化公式（简化多田法），被广泛证明能快速、方便地计算大多数形态脑出血的量。

1/2ABC简化公式（简化多田法）：V=A（血肿最大层面的最长径）×B（同层面上与最长径垂直的最宽径）×C（血肿的高度，层面数×层厚）×1/2。

目前认为当幕上出血≥30 mL，脑桥出血≥5 mL，丘脑或小脑出血≥15 mL可定义为大量ICH。当大量ICH伴有明显占位效应、脑室内积血、脑积水时，可作为患者预后不良的影像学判断指标。

近年来国内外的学者对于CT判断脑出血是否会扩大进行了大量的研究，提出了一些重要的细微征象，比如CTA出现"点征"，或CT平扫出现混合密度征（heterogeneous density）、混杂密度征（blend sign）、血肿内低密度（hypodensities）、黑洞征（black hole sign）、漩涡征（swirl sign）、液平（fluid level）、血肿边缘不规则（irregular shape）、岛征（island sign）、卫星征（satellite sign）等。混合密度征是指横断位最大切面上至少有3个低密度灶（图4-21-13A）。混杂密度征是指血肿内存在高低密度区，密度差＞18 HU，且边界清楚，低密度成分不包含在高密度成分中（图4-21-13B）。血肿内低密度是指任何形状、大小和密度的血肿内低密度区域，必须严格在血肿内。黑洞征是指血肿内密度差＞28 HU的低密度区域，且与血肿的外表面没关系（图4-21-13C）。液平是指血肿内存在高低密度分层（图4-21-13D）。岛征是指至少3个与主血肿不相连的散在小血肿或至少4个与主血肿相连的小血肿（图4-21-13E）。漩涡征是指圆形、条纹状或不规则的相对于脑实质等或低密度区，不需要严格在血肿内（图4-21-13F）。血肿边缘不规则是指横断位最大切面上2个或更多局灶性血肿边缘不规则，可与血肿边缘相连或分

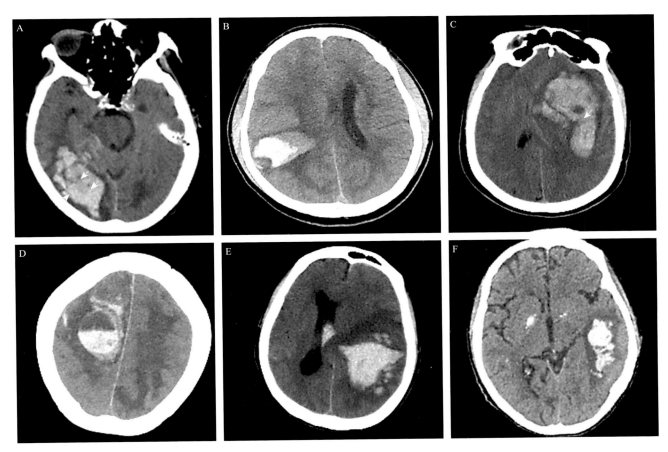

**图4-21-13　CT平扫（均为脑窗）预测脑出血扩大征象**
A.血肿边缘不规则及混合密度征（白色箭头）；B.混杂密度征；C.黑洞征（白色箭头）；D.液平；E.岛征；F.漩涡征及卫星征。

离（图4-21-13A）。卫星征是指一个小血肿（直径 < 10 mm），至少在一个层面上与主血肿分开，并与主血肿分隔1～20 mm（图4-21-13F）。

## 一、高血压脑出血

自发性脑出血最常见的就是高血压脑出血，是由高血压小动脉硬化的血管破裂引起。无明显性别差异，多见于中老年人，其病死率占脑血管病首位。

（一）临床与病理

主要临床表现为高血压患者突发起病，常由情绪激动、过度劳累或其他因素引起血压剧烈升高后，突发剧烈头痛头晕、恶心、呕吐、一侧肢体无力、意识障碍等，好发于大脑深部，如基底节区、丘脑、小脑和中脑。

（二）影像学表现

早期CT可明确诊断，脑血肿在MRI上的表现复杂多样，不同时期的脑血肿在MRI上有不同的信号改变，因此MRI还能判定出血时间。

1. CT

（1）超急性期及急性期：脑内类圆形或不规则高密度灶，CT值在50～80 HU，灶周水肿并有占位效应。

（2）亚急性期：血肿密度逐渐减低，从血肿周边开始吸收，灶周水肿由明显到逐渐减轻。

（3）慢性期：小病灶出现类圆形或裂隙样低密度灶，大病灶形成低密度软化灶。

（4）其他改变：主要有血肿破入脑室或进入蛛网膜下腔，出现脑室或脑沟、脑池、脑裂内高密度影；部分患者还会出现脑积水，主要由血肿压迫室间孔、中脑导水管、第四脑室或血块阻塞脑脊液通路引起。

2. MRI 脑血肿在MRI上的表现复杂多样，不同时期的脑血肿在MRI上有不同的信号改变，因此MRI还能判定出血时间。

（1）超急性期：血肿内红细胞完整，主要为细胞内的氧合血红蛋白，表现为T1WI等信号，T2WI轻度高信号。

（2）急性期：主要为红细胞内的去氧血红蛋白，表现为T1WI等信号、轻度低信号，T2WI低信号，伴灶周水肿（图4-21-14）。

（3）亚急性期：亚急性早期，主要为红细胞内的去氧血红蛋白转变为正铁血红蛋白，且由周边向中央逐渐发展，表现为T1WI上从周边向中央逐渐升高为高信号，T2WI低信号。而后红细胞逐渐溶解，出现红细胞外的正铁血红蛋白，表现为T1WI高信号，T2WI高信号（图4-21-15）。

（4）慢性期：血肿由细胞外的正铁血红蛋白和周围含铁血黄素组成，表现为T1WI及T2WI周围低信号含铁血黄素环，中央高信号（图4-21-16A～C）；而后中央逐渐液化囊变，形成中央T1WI低信号及T2WI高信号的软化灶（图4-21-16E～F），周围环绕低信号环；如若血肿完全吸收则形成斑点状T1WI及T2WI低信号影。

SWI对脑内的小静脉及出血的显示比CT及T1WI/T2WI MRI更敏感，SWI可以显示脑内1～5 mm的微出血灶（图4-21-16C）。

（三）诊断与鉴别诊断

高血压患者因各种原因导致血压升高而致颅内血管破裂，多为突发起病，CT可确诊脑出血，好发于基底节区，临床诊断并不困难。

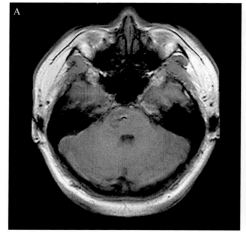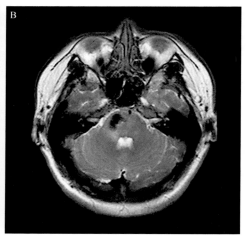

**图4-21-14 急性期脑出血的MRI表现**
A. 脑桥右侧T1WI等、低信号影；B. T2WI低信号影，灶周出现水肿。

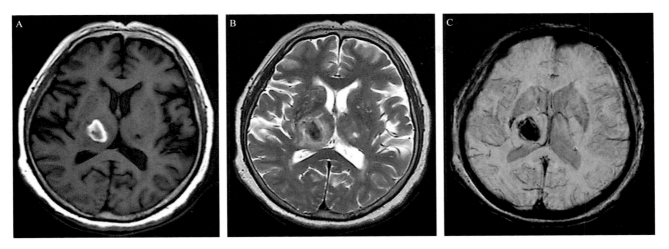

图4-21-15　**亚急性早期的MRI表现**
A.右侧丘脑T1WI周围高信号、中央低信号；B.T2WI周围低信号，灶周水肿；C.SWI低信号影。

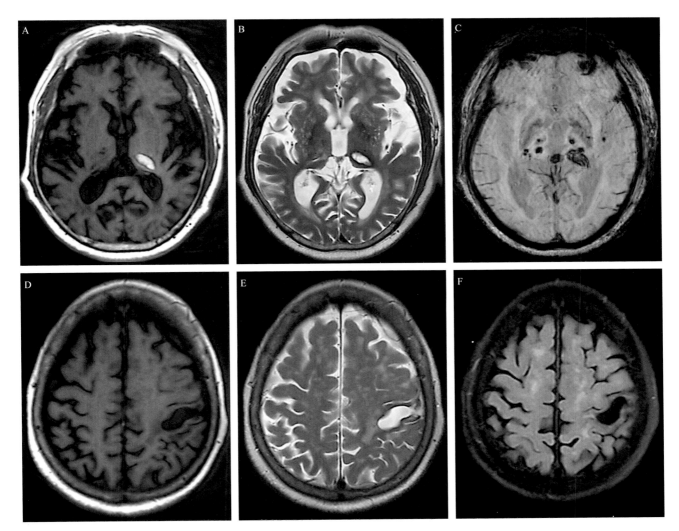

图4-21-16　**慢性期的MRI表现**
A～C.左侧丘脑T1WI及T2WI周围环形低信号含铁血黄素环，中央高信号，SWI低信号，另SWI示双侧基底节区多发低信号微出血灶，T1WI
及T2WI均未显示；D～F.左侧顶叶脑出血后软化灶形成，T1WI低信号，T2WI高信号、周围低信号环，FLAIR低信号。

主要与其他原因引起的脑出血相鉴别,比如外伤、脑血管畸形破裂等。根据其临床特点,比如发病年龄、有无外伤史、有无高血压病史、出血部位、MRI及颅内血管检查有无脑血管畸形等可鉴别。

### 二、脑血管畸形

脑血管畸形(cerebral vascular malformation)是指脑血管先天性发育异常。主要有四种类型:动静脉畸形(arteriovenous malformation,AVM)、海绵状血管瘤(cavernous hemangioma)、颅内静脉畸形(cerebral venous malformation,CVM)和毛细血管扩张症(capillary telangiectasia)。毛细血管扩张症因其诊断主要靠病理,以下不做阐述。

(一)动静脉畸形

AVM是常见的脑血管畸形,是先天的、非家族性的疾病,人群发病率为1/100 000～1/10 000,男性略多于女性,但是性别对AVM是否破裂没有影响。可发生于中枢神经系统的任何部位,好发于幕上(约85%),绝大多数单发(约98%),多发者见于Rendau-Osier-Weber综合征和Wyburn-Mason综合征等。通常AVM首次出现破裂出血的年龄在20～40岁。

1. 临床与病理 AVM主要由供血动脉、异常血管巢、引流静脉三个部分组成。病变中的畸形血管粗细不均,有的明显扩张,壁薄,容易破裂出血,邻近脑组织萎缩。有些部位还可以有脑水肿、梗死、出血和钙化。

AVM最常见的临床表现为自发性脑出血(42%～72%)的症状,其他常见症状包括头痛、癫痫、颅内压增高、精神症状和进行性神经功能障碍等,部分AVM可以无症状。

2. 影像学表现 AVM主要的影像学检查方法有CT、CTA、MRI、MRA、数字减影血管造影(DSA)。

(1)X线:DSA是诊断AVM的金标准。主要表现为供血动脉,粗细不等、迂曲的血管团,以及早期显现的引流静脉。有一部分AVM在DSA检查上也不能显现,称为隐匿性AVM。

(2)CT:平扫CT表现为混杂密度灶,内可见点状或线状血管影、高密度钙化灶、低密度软化灶,周围脑实质可有萎缩改变。当病灶出血时周围脑实质水肿,伴有占位效应。增强CT可见点状、迂曲条状强化灶,部分可见畸形血管团。

(3)MRI:AVM的供血动脉及异常血管团在T1WI及T2WI上表现为低或无信号的流空血管影;引流静脉因血流缓慢,表现为T1WI低信号及T2WI高信号。

(4)CTA及MRA:可显示AVM的供血动脉、异常血管巢和引流静脉(图4-21-17)。

3. 诊断与鉴别诊断 DSA是诊断AVM的金标准,CTA及MRA的典型表现不难诊断AVM,MRI及CT可以更好显示病灶内的成分,比如钙化、有无出血,以及病灶周围脑实质的情况。

(二)海绵状血管瘤

海绵状血管瘤较少见,好发于幕上,可单发可多发。

1. 临床与病理 海绵状血管瘤由扩张的血窦组成,几乎所有病灶都有瘤内出血。临床可无症状,也可有头痛、癫痫等症状。

2. 影像学表现 主要靠CT和MRI诊断。

(1)CT:脑内类圆形高密度灶,密度多数不均匀,部分病灶钙化,甚至可全部钙化。合并出血时,病灶明

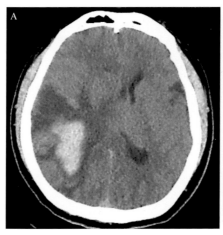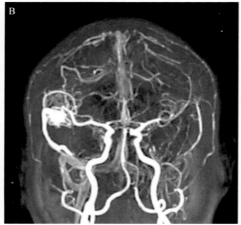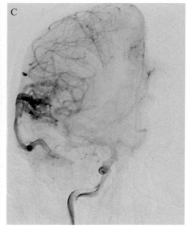

图4-21-17 **右侧颞枕叶AVM**

A. CT平扫示右侧顶颞枕叶类圆形高密度出血灶;B. 该患者的MRA增强检查显示右侧颞枕叶排列紊乱的异常血管团和迂曲的引流静脉;C. DSA显示由散在毛细血管供血、异常血管团、粗大引流静脉,回流入右横窦。

显增大，出现灶周水肿及占位效应。增强后因病灶内血栓形成和钙化程度不同，强化程度也不同，可轻度至明显强化。

（2）MRI：病灶在MRI信号混杂，周围有含铁血黄素环，呈典型的"爆米花"征。SWI对海绵状血管瘤的诊断更敏感，呈低信号改变（图4-21-18）。

3. 诊断与鉴别诊断　CT、MRI诊断海绵状血管瘤不难，特别是SWI可以发现脑内的小病灶。

（三）颅内静脉畸形

CVM主要包括发育性静脉畸形（developmental venous anomaly，DVA）和大脑大静脉畸形（vein of Galen aneurysmal malformation）。以往因DVA通常无症状，也没有先进的影像学检查方法，DVA被认为

是极少见的脑血管畸形；近些年得益于MRI的使用，DVA被认为是多见的脑血管畸形，其发病率可能高达2.6%。大部分DVA位于幕上额叶，当位于幕下时，多见于小脑半球，8%～33%DVA合并海绵状血管畸形（图4-21-18D）。大脑大静脉畸形（Galen静脉瘤）是一种罕见的脑血管畸形，约占颅内血管畸形的1%，好发于儿童，约占儿科脑血管畸形的30%，致残率、病死率高。

1. 临床与病理

（1）DVA：被认为是在胚胎发生或发育过程中受干扰形成的，表现为静脉引流变异，髓质静脉通过集合静脉引流到软膜静脉、硬膜静脉窦或室管膜下静脉，大部分引流至深静脉系统。临床常无症状，少部分患者

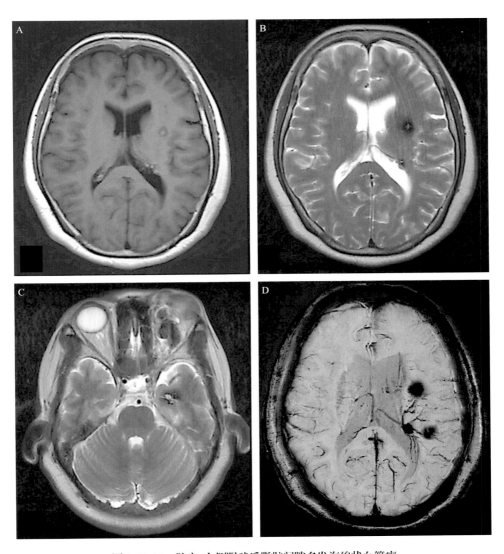

**图4-21-18　脑内、左侧眼球后脂肪间隙多发海绵状血管瘤**
A～C. 左侧基底节区、左侧眼球后脂肪间隙多发类圆形T1WI、T2WI中央高信号，周围环形低信号影，呈典型的"爆米花"征；D. 左侧基底节区多发类圆形SWI低信号影，其中一病灶周围伴"海蛇头状"的发育性静脉畸形（红色箭头）。

有神经症状（6%）、出血症状（6%）、癫痫（4%）和脑梗死症状（1%）等。

（2）Galen静脉瘤：是在胚胎早期（第6～11周）形成的动-静脉短路，通常认为是胚胎时期的脉络膜动脉-正中前动脉（Galen静脉的前身）之间的短路，大量血液进入Galen静脉，造成静脉瘤样扩张，因颅内静脉高压和扩张的Galen静脉压迫第三脑室形成脑积水。病理上可分为两型，一是动静脉瘘型，即一支或多支动脉与大脑大静脉系统的深静脉之间直接交通；二是AVM型，即AVM经大脑大静脉引流。绝大多数新生儿伴有充血性心力衰竭，婴幼儿常见症状有脑大畸形和脑积水，儿童常见症状有发育迟缓、脑积水等，这些患儿还可见头部血管杂音、局限性神经症状、癫痫和颅内出血等所致的症状。

2. 影像学表现　主要的影像学检查方法有CT、MRI、DSA。

（1）X线：DVA在DSA检查时，静脉期可见畸形静脉引流至浅静脉、深静脉及静脉窦，呈典型的"海蛇头状"或"水母状"表现。

Galen静脉瘤：DSA检查是诊断Galen静脉瘤的金标准。DSA检查可见球形扩张的病灶，同时可见扩张的动脉与Galen静脉之间的短路。

（2）CT：DVA可无异常表现，也可变现为类圆形或线条状高密度影，增强后明显强化。

Galen静脉瘤：CT平扫的典型表现为四叠体池内类圆形或三角形稍高密度影，可有边缘钙化，有时也可显示粗大的供血动脉。常伴有脑积水。增强后病灶明显均匀强化，可见显示增粗的供血动脉及引流静脉。充血性心力衰竭新生儿的CTA由于造影剂剂量小，且造影剂通过循环的速度快，在技术上具有挑战性。

（3）MRI：DVA在MRI平扫上呈星芒状、放射状流空血管影，增强后明显强化，30%DVA可伴有邻近脑实质萎缩或白质信号异常。SWI对DVA的诊断更有帮助。

Galen静脉瘤：MRI表现为四叠体池内类圆形或三角形不均质的异常信号，血流快者表现为流空效应，血流慢者表现为T1WI等低信号、T2WI稍高信号，附壁血栓表现为T1WI、T2WI均高信号。MRA可显示供血动脉、扩张的大脑大静脉和引流的静脉窦。

3. 诊断与鉴别诊断　DVA的诊断主要靠MRI的特征性表现，SWI对DVA的诊断更有帮助，CT的诊断价值有限。

Galen静脉瘤的影像学表现较为典型，根据其发病部位、形态、增强后强化方式及脑积水表现，不难诊断，尤其MRA检查可更好地显示血管解剖。

### 三、颅内动脉瘤

颅内动脉瘤（intracranial aneurysm）即颅内动脉的局限性异常扩张，发病率为1%～2%。任何年龄均可发生，20岁以下和70岁以上相对少见，女性比男性多见（约3：1），而80%～85%的自发性蛛网膜下腔出血由动脉瘤破裂引起。20%患者表现为多发。20%动脉瘤或自发性蛛网膜下腔出血具有家族性。

1. 临床与病理　动脉瘤好发于William环的近端动脉分叉处。成人动脉瘤85%好发于前部的颈内动脉系统，常见部位有颈内动脉分叉处、前交通动脉与大脑前动脉连接处、大脑中动脉分支处、眼动脉起始处。起自椎-基底动脉系统的动脉瘤，常见部位有基底动脉的顶端、基底动脉分出小脑上动脉处、基底动脉分出小脑下动脉前支处、椎动脉分出小脑后下动脉处。儿童动脉瘤与成人不同，好发于后部椎-基底动脉系统（40%～45%），且男性更多见（男女比例2：1）。绝大多数动脉瘤以蒂（瘤颈）与动脉相连。镜下动脉瘤壁薄，且弹力纤维多数破裂，故容易破裂，较大的动脉瘤壁内可出现玻璃样变并常合并钙化、附壁血栓。

临床上，动脉瘤未破裂时常无症状，部分伴有头痛、癫痫、神经压迫或因附壁血栓形成的脑缺血症状。当破裂时出现蛛网膜下腔出血、脑出血症状。

2. 影像学表现

（1）X线：DSA是诊断动脉瘤的金标准。典型表现为动脉一侧出现囊状突出。

（2）CT：无血栓者表现为颅内边界清楚的类圆形等或稍高密度灶，均匀强化；部分血栓者表现为不均匀的等或稍高密度灶，增强后血栓不强化，残余瘤腔强化；完全血栓者，呈等密度灶，多伴钙化，增强后无强化。CTA表现典型者为与载瘤动脉相连的突出囊状影。

（3）MRI：动脉瘤在MRI上表现与血流的速度、钙化、血栓等有关。通常表现为T1WI及T2WI无信号或低信号的流空影。大的动脉瘤因血流不一，血流快者表现为流空效应，血流慢者表现为T1WI等低信号、T2WI稍高信号。动脉瘤内血栓形成者T1WI及T2WI呈混杂信号。MRA表现类似CTA。

3. 诊断与鉴别诊断　通过MRA及CTA诊断动

脉瘤不难,CTA的敏感性及特异性更高(图4-21-19)。位于颅后窝动脉瘤需与脑膜瘤、听神经瘤等鉴别;位于鞍旁者需与垂体瘤、脑膜瘤、颅咽管瘤等鉴别。

### 四、蛛网膜下腔出血

蛛网膜下腔出血(subarachnoid hemorrhage,SAH)可分为自发性和外伤性,以下主要阐述自发性SAH。自发性SAH约占卒中的5%,但其致残率与致死率高。80%~85%自发性SAH由动脉瘤破裂引起,其他病因还有高血压动脉硬化和AVM等。女性多见,可发生于任何年龄,好发于50~60岁。典型的临床表现主要为剧烈头痛、脑膜刺激征、血性脑脊液。

SAH可以导致全身各个系统的损伤。动脉瘤破裂引起的自发性SAH最常见,其导致的脑组织损伤

分成两个时期。早期的脑损伤主要是SAH引起的短暂的全脑缺血和毒性效应,以及SAH直接损伤脑组织。1/3的SAH在发病后3~14天内还会引起迟发的脑损伤,主要是由于脑组织的迟发性缺血引起的神经元退变。除了脑损伤,SAH还可引起呼吸系统损伤、循环系统损伤、内环境紊乱及全身炎症反应综合征等。

影像学表现比较典型,CT可直接诊断,直接征象表现为脑沟、脑裂、脑池内高密度影,间接征象为脑积水、脑水肿、脑内血肿、脑疝等。对于急性SAH,MRI不如CT敏感,MRI表现因出血的时期不同而不同,24小时内的SAH表现为较脑脊液T1WI稍高信号T2WI稍低信号,亚急性期T1WI高信号,慢性期T2WI可因含铁血黄素沉积表现为低信号。

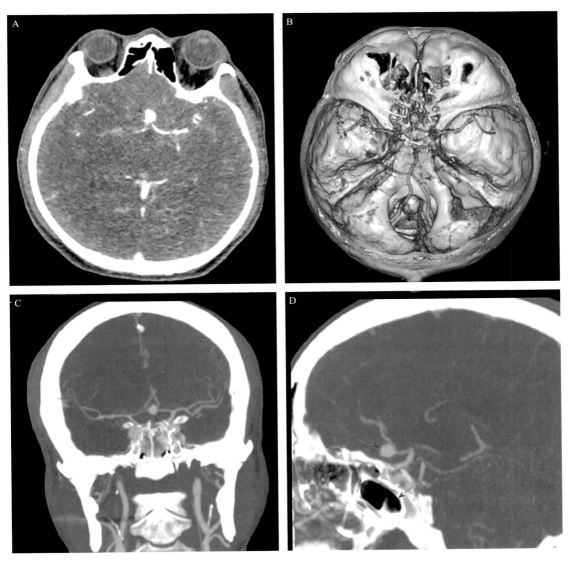

图4-21-19 前交通动脉瘤CTA,前交通动脉囊状突出影(红色箭头)

# 第五节 中枢神经系统感染

无论是在免疫力低下还是正常的人群中，中枢神经系统（CNS）感染都具有较高的发病率和死亡率，尤其是在诊断延误或未经治疗的情况下。颅内感染可累及脑实质（例如脑炎、脓肿、结节、结核瘤）或周围的脑膜和脑脊液（CSF）间隙（例如脑膜炎，硬膜外或硬膜下脓肿）。CNS感染的并发症包括脑积水、脑脓肿或血管并发症（栓塞、出血、血管炎和霉菌性动脉瘤）。

## 一、免疫功能正常者的CNS感染

### （一）脑膜炎

脑膜炎的CT成像通常表现正常，CT通常用于排除其他颅内异常，评估脑膜炎的潜在并发症，并作为腰椎穿刺前的常规筛查。MRI在FLAIR序列和（或）DWI中显示最佳，继发血管炎者可见脑实质缺血。由于血管壁通透性增加或血-脑屏障受损，CT和MRI增强扫描显示软膜强化（图4-21-20）。仅在50%的患者中可见到脑膜炎特征性的脑膜强化。增强FLAIR或T1延迟显像对软膜病变敏感性更高。细菌性和病毒性脑膜炎通常表现为细条状强化，而真菌性和结核性脑膜炎（tuberculous meningitis，TBM）则表现为厚的、块状或结节状改变。

### （二）脑膜炎并发症

（1）脑积水：脑积水是脑膜炎最常见的并发症。大多数脑膜炎患者会出现轻度和一过性脑积水。最

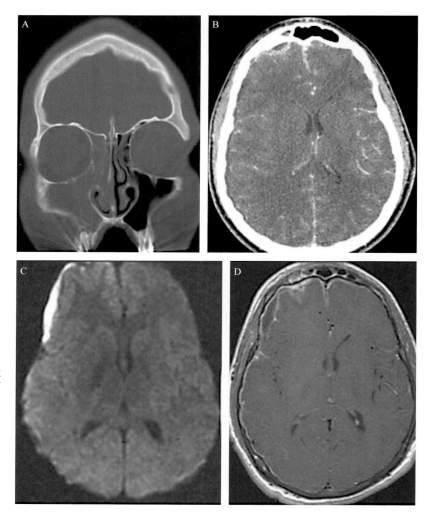

图4-21-20　**鼻窦炎并发右额叶脑炎、局灶性脑膜炎以及右侧硬膜外和硬膜下积脓**

A. 冠状位CT平扫，显示右鼻前庭、上颌窦和额窦浑浊；B. 轴位CT增强扫描显示右额窦混浊，伴有小的脑实质外双凸聚集物，厚壁强化，以及右额叶新月形轴外低密度聚集物；C. 轴位DWI显示右侧硬膜下聚集物弥散受限，表明存在脓液；D. 轴位T1增强图像显示右额部脑膜伴脑实质异常强化，为局灶性脑膜炎和脑炎。

敏感的指标是CT或MRI上侧脑室和第三脑室颞角扩张。

（2）脑神经受累：脑膜炎患者也可伴有脑神经功能受损。最常受累的神经是第八对脑神经（前庭蜗神经），听力受损占细菌性脑膜炎所有主要后遗症的33.9%。影像学检查可无特异发现或显示骨迷路炎的征象。

（3）脑血管并发症：脑血管并发症在脑膜炎中很常见。血管痉挛、血管炎和血栓形成可能是炎症引起的高凝状态与内皮细胞功能障碍共同作用的结果。

（4）脑室炎：脑室炎可发生于重症脑膜炎的患者，在感染扩散至基底池或脓肿破入脑室系统时发生。MRI表现为脑室壁T2加权高信号，伴有脑室扩张。脑室壁可附着碎片，通常表现为弥散受限。

（5）脑静脉窦血栓形成：脑静脉窦血栓形成是一种罕见但严重且可致命的并发症，可累及皮质静脉或静脉窦。表现为CT上低密度和MRI T1加权高信号，CT或MR静脉造影上表现为充盈缺损（图4-21-21）。静脉淤滞易致出血，因此梯度回波或敏感加权序列也有助于检测和识别。

（三）脑脓肿

脑脓肿的最常见部位包括额叶和颞叶，通常在灰白质交界处。约有90%的孤立性脓肿起源于颅周感染，例如鼻窦炎、乳突炎和中耳炎。多灶性脑脓肿通常是由细菌性心内膜炎等血源性扩散所致。

CT平扫早期可能仅显示异常高密度伴占位效应。CT增强显示成熟的脑脓肿通常会出现均匀的环形强化。在MRI上（图4-21-22），脑脓肿的中心液化区域在T1上为低、等信号，而在T2加权成像上显示高信

号，周围环形强化。边缘通常在T1上显示等信号或稍高信号且T2和磁化加权成像（SWI）上低信号，与肉芽组织和胶原纤维包膜一致。强化边缘的特征如较厚、不规则和结节状都表明肿瘤或真菌感染。

脑脓肿周围通常还有广泛的水肿，表现为T2/FLAIR高信号。DWI显示由于黏度增加，脓肿信号高而出现特征性弥散受限，而其他环状强化病变（如肿瘤）通常在DWI上表现为低信号。

（四）颅内硬膜外脓肿和硬膜下积脓

硬膜下和（或）硬膜外积脓可能因抗生素在硬膜下和硬膜外治疗浓度不足导致，也可能是鼻窦炎、乳突炎、开颅术后感染或创伤后轴外血肿感染的结果，需要及时积极地外科治疗。在CT上，硬膜外积脓表现为凸透镜状，硬膜下积脓表现为新月形。CT上的积脓密度略高于CSF，并在T1加权像上为相对高信号。此外，DWI显示弥散受限，可能有助于区分感染和非感染。邻近硬脑膜增厚伴强化。

（五）脑囊虫病

脑囊虫病（neurocysticercosis，NCC）是CNS最常见的寄生虫病，患者的症状常见为癫痫（78.8%）、头痛（37.9%）、局灶性神经功能缺损（16.0%）或颅内压增高（11.7%）。NCC在脑实质可分为五个阶段：非囊性期、囊泡期、胶样囊泡期、颗粒结节期和钙化结节期。

（1）非囊性期NCC是幼虫侵袭的最早形式，无临床表现，在CT和MRI上偶然发现局灶性水肿区，可能与增强后结节强化有关。

（2）囊泡期包囊发育成熟，也可以成簇出现，这些包囊高达50%含有2～4 mm的壁结节即头节，为NCC的病理特征（图4-21-23）。

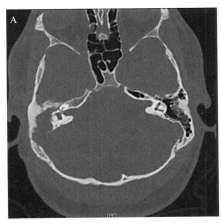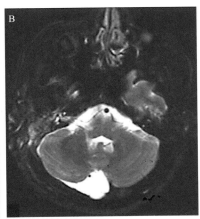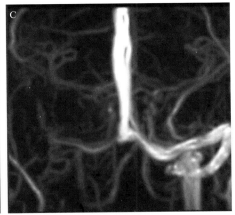

**图4-21-21 中耳乳突炎合并横窦和乙状窦血栓形成**

A. 轴位CT平扫显示右侧乳突气房受侵混浊，右侧乙状窦开裂；轴位T2（B）和T1（C）显示右侧乳突气房浑浊积液，异常强化延伸至右侧乙状窦。冠状面三维（3D）最大强度投影（MIP）静脉造影右侧横窦和乙状窦不显示。

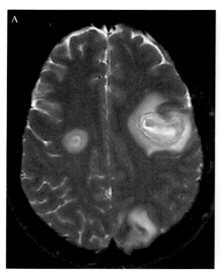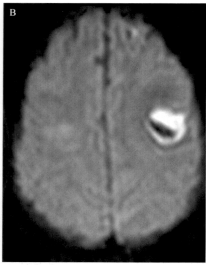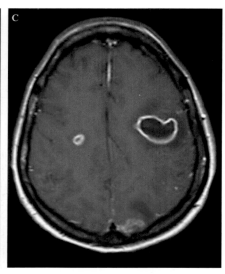

**图4-21-22　感染性心内膜炎合并金黄色葡萄球菌败血症患者脑实质脓肿**

轴位T2（A）、弥散加权图像（B）和T1增强（C）显示左额叶环形强化病变、弥散受限和T2特征性外周低信号包膜。周围有血管源性水肿。右侧半卵圆中心和左侧顶叶也可见较小的病变（部分可见）。

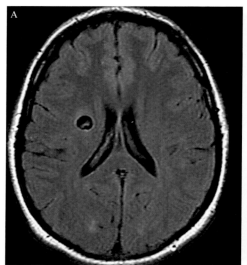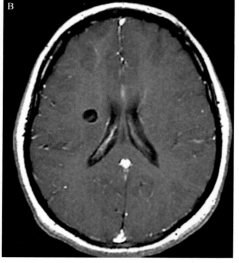

**图4-21-23　轴位T2 FLAIR（A）和T1增强（B）显示右侧放射冠内明显的囊性病变**

CSF强化，外周强化非常微弱。囊内异常强化，代表头节（囊内点状征）。上述为神经囊尾蚴病的典型表现（囊泡期）。

（3）在胶样囊泡期，幼虫死亡并在囊肿周围引起明显的炎症反应。这是症状最明显的一期，其特点是病灶周围明显水肿和形成较厚的强化包囊。

（4）在颗粒结节期，囊继续退化并形成肉芽肿。在这个阶段，病灶变小，包膜变厚，周围水肿的范围比胶样囊泡期晚期小（图4-21-24）。

（5）最后一个阶段是钙化结节期。在这个阶段，囊肿完全消退并钙化，在CT上表现为高密度结节，在MRI上出现空洞信号（图4-21-25）。

（六）单纯疱疹病毒性脑炎

由单纯疱疹病毒1型（HSV-1）引起的单纯疱疹性脑炎是散发性（非流行性）脑炎的最常见病因。成人疱疹性脑炎大多数是由潜伏在三叉神经节中的HSV-1重新激活引起的。重新激活后，HSV-1会逆行感染软膜和大脑。典型症状包括神志不清、发热和头痛。

在疾病早期，CT表现通常正常。如有异常，CT表现为颞叶、岛叶和眶额区密度减低，可出现占位效应和不均匀强化，尤其是在第1周后出现。MRI灵敏

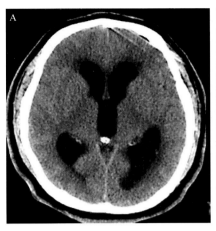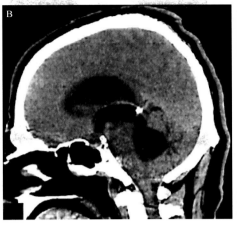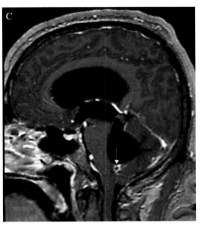

图4-21-24　**中年脑囊虫病患者，表现为头痛**

轴位（A）和矢状位（B）CT扫描显示全脑室脑积水。矢状位T1加权图像增强（C）显示在Magendie孔（白色箭头）的边缘强化病灶引起脑室系统扩张。结果提示脑囊虫病（经血清学检验证实）。

性和特异性更高。典型表现为颞叶、岛叶和额叶下部FLAIR和T2加权成像为高信号（图4-21-26）。DWI表现为细胞毒性水肿，弥散受限。也可同时存在血管源性水肿。通常在疾病早期无强化，在疾病后期出现各种强化方式。晚期可有出血，在CT上表现为高密度，在MRI上表现为T1高信号和梯度回波或SWI上出现花斑伪影。

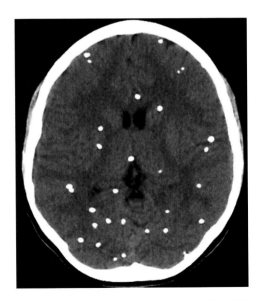

图4-21-25　**轴位CT平扫在另一名头痛患者中显示多发性钙化病变**

结果提示脑囊虫病（钙化结节期）。

## 二、免疫功能低下者的CNS感染

### （一）人类免疫缺陷病毒相关感染

人类免疫缺陷病毒（HIV）在初始感染后早期进入大脑，通过感染巨噬细胞和中枢神经系统的其他细胞造成神经元损伤。HIV感染的中枢神经系统并发症可能是由病毒直接感染［无菌性脑膜炎，HIV相关的神经认知障碍（HANDs）］、机会性感染［弓形虫病、巨细胞病毒（CMV）、真菌感染、结核病（TB）、进行性多灶性白质脑病（PML）］或肿瘤（淋巴瘤）。

### （二）弓形虫病

弓形虫病在有免疫能力的宿主体内通常为症状性感染，但在免疫功能低下的患者中可重新激活。弓形虫病是获得性免疫缺陷综合征（AIDS）患者中最常见的机会性中枢神经系统感染。通常表现为多发，病灶从数毫米到几厘米不等，好发于基底节，丘脑，皮髓质交界处和颅后窝（图4-21-27）。病变通常表现为中央缺血性坏死区（CT上低密度，MRI上呈T1低信号和T2高信号），周围有大量微生物的无血管区（增强后环形或结节状强化）。病变周围常有血管性水肿，并伴有占位效应。MRI上病变的变化模式被称为"同心或偏心靶征"。治疗后病灶可发生钙化。

### （三）巨细胞病毒（CMV）感染

巨细胞病毒感染发生在重度免疫抑制（CD4计数低于$50/mm^3$的艾滋病或器官移植）的患者。巨细胞病毒可感染各级神经系统，但最常影响免疫力低下成人患者的视网膜和神经根，导致视网膜炎和多发性神经根炎。它也可导致室管膜或室管膜下区损伤，引起脑膜脑炎、脑室炎和室管膜炎。在CMV脑炎中，白质中通常只有非特异性的T2/FLAIR高信号，主要分布在脑室周围（图4-21-28）。通常没有占位效应或强化。室管膜或室周强化常见于室管膜炎。

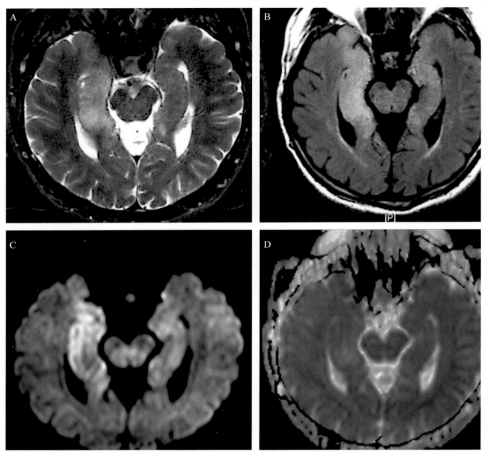

图4-21-26 **单纯疱疹病毒（HSV）性脑炎**
69岁男性，出现发热和精神状态改变。轴位T2（A）、FLAIR（B）和弥散加权图像（C）、ADC图（D），显示右侧颞叶内侧T2/FLAIR信号强度增加，右侧较左侧显著，弥散加权图像表现为高信号［通过腰椎穿刺阳性显示淋巴细胞型和HSV聚合酶链反应（PCR）阳性确诊］。

（四）进行性多灶性白质脑病（PML）

PML是重度免疫功能低下患者中John Cunningham病毒重新激活引起的脱髓鞘疾病。PML患者表现出多种神经系统症状，但视神经和脊髓不受累。PML的影像学表现为双侧但不对称的脑室周围和皮质下白质病变，皮质下U纤维受累，好发于额顶枕区（图4-21-29）。疾病晚期可累及基底神经节、丘脑、脑干和小脑灰质。几乎没有占位效应或强化。在前缘外围还可以看到弥散受限的斑点区。

（五）隐球菌性脑膜炎

隐球菌性脑膜炎是中枢神经系统的主要真菌感染，是HIV感染患者的第三大主要神经系统并发症。隐球菌性脑膜炎、隐球菌瘤和胶状假性囊肿是免疫功能低下患者中枢神经系统隐球菌病的主要表现。MRI（图4-21-30）表现可单一可多变，例如脑积水、软膜/硬膜强化、血管周围间隙扩张、粟粒状结节、丛状炎（通过血行播散）和假瘤（隐球菌瘤），可单独或与其他表现同时发生。

（六）结核

结核可累及脑实质（软膜下或室管膜下感染灶）、脑膜或邻近骨，具有多种临床和影像学表现。中枢神经系统感染常由肺部感染血源性播散而来，较少继发于邻近骨感染播散（结核性中耳乳突炎）。结核性脑膜炎（TBM）和颅内结核是结核病最常见的神经影像学表现。当结核杆菌从软膜下或室管膜下释放到蛛网膜下腔内，然后在基底池（鞍上池和脚间窝）、大脑基底表面，侧裂池、桥前池形成致密的胶状渗出物时，就会发生TBM（图4-21-31）。TBM的影像学检查结果包括软膜结节状增厚和基底池强化、脑积水以及脑血管受累栓塞。可发生脑神经受累，最常见的是动眼神经麻痹。

当结核杆菌在脑实质内生长而未破入蛛网膜下腔时，就会发生结核瘤。可为单个或多个病灶，并可与结核性脑膜炎共存。结核表现为结节性病变，并在MRI上显示出各种信号强度，取决于成熟阶段以及中

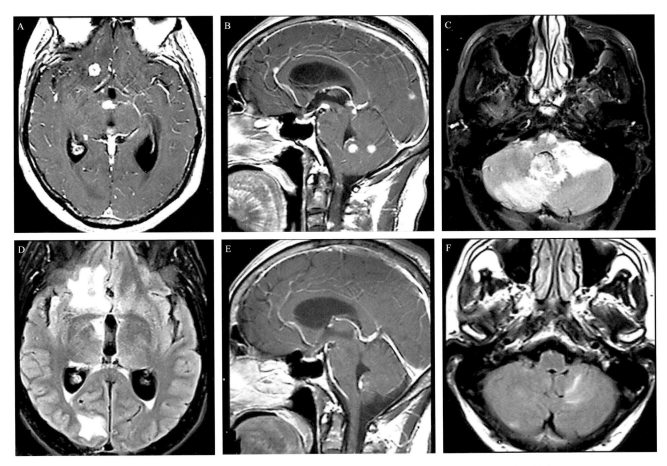

**图4-21-27 48岁男性,感染HIV,未接受高效抗反转录病毒治疗(HAART),CD4细胞计数为44**
轴位(A)和矢状位(B)T1增强图像显示,在额枕叶下方、小脑、颈脊髓和下丘脑的灰质交界处有多个结节性强化病变。轴位FLAIR图像(C、D)显示明显的血管源性水肿。矢状位T1增强(E)和轴位FLAIR(F)在弓形虫脑炎治疗12天后显示明显改善,水肿、占位效应和强化减轻。

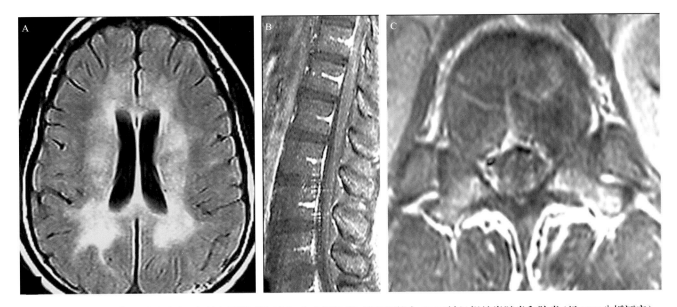

**图4-21-28 21岁免疫缺陷患者,表现为双侧下肢无力、大小便失禁,其表现符合CMV神经根性脊髓炎和脑炎(经CSF分析证实)**
轴位FLAIR(A)显示双侧室周白质融合性高信号。胸腰椎区矢状位(B)及轴位(C)T1增强图像显示马尾/软膜强化。

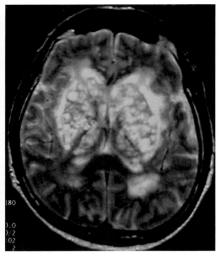

图4-21-29　获得性免疫缺陷综合征（AIDS）患者，CD4细胞计数低于50

轴位T2加权像显示融合的T2信号异常，主要累及放射冠白质和内外囊，提示进行性多灶性白质脑病。

图4-21-30　轴位T2加权像显示双侧血管周围间隙扩张形成假性囊肿，与隐球菌感染背景下双侧基底神经节血管源性水肿相关

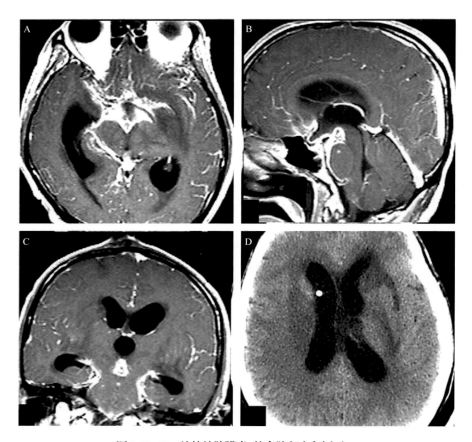

图4-21-31　结核性脑膜炎，伴有脑积水和梗死

46岁男性，表现出精神状态改变和体重减轻。轴位（A）、矢状位（B）和冠状位（C）的T1增强图像显示基底池，桥前池和侧裂池与脑积水相关的软膜明显增厚强化。轴位CT（D）显示与梗死相符的左基底神经节低密度。可见脑室引流。

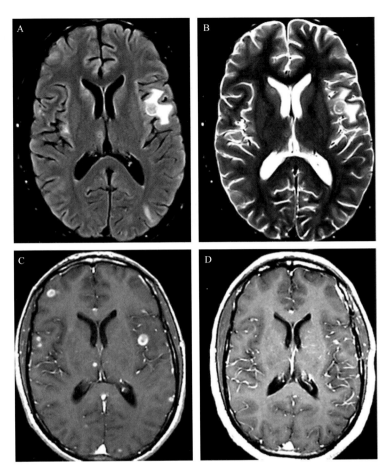

**图4-21-32 结核性脑膜炎,结节性病变**
轴位FLAIR(A)、T2(B)和T1增强(C)显示多个结节性强化病变,表现为T2等
低信号,边缘T2高信号,周围血管源性水肿。抗结核治疗后的轴位T1增强(D)
显示结节性病变体积明显缩小,强化减弱。

心是否呈干酪样(图4-21-32)。非干酪样结核瘤通常表现为T2高信号和T1等或稍低信号,结节或环状强化。干酪样结核瘤的外观取决于是液体还是固体干酪样。液体干酪样结核在T2上表现出较高的信号,在T1上表现为低信号;固体干酪样结核在T2上表现为低信号,在T1上表现为高信号,周围环状强化。结核瘤周围也可发生血管源性水肿。

(任 帅 初曙光)

# 参考文献

[1] 毕会芹,陈丽丽,袁丽,等.335例急性脑梗死患者出血转化的危险因素探讨[J].重庆医学,2017,46(32):4540-4543.

[2] 常琳,常悦悦,余传庆,等.脑微出血与短暂性脑缺血发作后脑卒中发生的相关性研究[J].中华神经医学杂志,2018,17(8):808-812.

[3] 郭德辉,李少文.多脑叶梗塞27例临床与CT分析[J].中国神经精神疾病杂志,1994(4):238-239.

[4] 国家卫生健康委员会脑卒中防治工程委员会神经影像专业委员会,中华医学会放射学分会神经学组.脑血管病影像规范化应用中国指南[J].中华放射学杂志,2019,53(11):916-940.

[5] 黄如训,郭玉璞.2000年广州全国脑血管病专题研讨会脑卒中的分型分期治疗(建议草案)[J].中国神经精神疾病杂志,2001,1:73-75.

[6] 李星亮,杨笑一,张玉强,等.测定CT值变化对少量渗血出血性脑梗死的诊断价值[J].河北医药,2016,38(15):2273-2276.

[7] 刘学英,黄丽华,邹翼霜,等.转运核查单的编制及在院内危重患者转运中的应用[J].中华护理杂志2016,51(12):1469-1473.

[8] 秦兴国,王斌.出血性脑梗死发生的临床相关因素[J].中国社区医师,2016,32(24):25-26.

［9］吴思缈,吴波,郭富强,等.重症脑梗死优化诊治方案及流程建议草案［J］.华西医学,2019,34（10）:1096-1108.

［10］张云平,李梅,赵邦,等.出血性脑梗死的CT及MRI影像学分析［J］.广东医学,2016,37（z1）:116-117.

［11］赵宗波,贾传海,刘晖.动脉自旋标记磁共振灌注技术结合磁共振血管成像预测后循环脑梗死患者病情进展中的应用［J］.诊断学理论与实践,2019,18（4）:412-417.

［12］中华医学会神经病学分会神经重症协作组,中国医师协会神经内科医师分会神经重症专委会.大脑半球大面积梗死监护与治疗中国专家共识［J］.中华医学杂志,2017,97（9）:645-652.

［13］钟育红,丁素兵,张婷.一体化急救护理对急性缺血性脑卒中患者静脉溶栓效果及预后的影响［J］.中国现代药物应用,2018,12（15）:172-173.

［14］ABU HAMDEH S, MARKLUND N, LANNSJO M, et al. Extended anatomical grading in diffuse axonal injury using MRI: hemorrhagic lesions in the substantia nigra and mesencephalic tegmentum indicate poor long-term outcome[J]. J Neurotrauma, 2017, 34(2): 341-352.

［15］ADAMS H, BENDIXEN BH, et al. Classification of subtype of acute ischemic stroke[J]. Stroke, 1993, 24(1).

［16］ALBERS G W, MARKS M P, KEMP S, et al. Thrombectomy for stroke at 6 to 16 hours with selection by perfusion imaging[J]. N Engl J Med, 2018, 378(8): 708.

［17］ARRIBAS J R, STORCH G A, CLIFFORD D B, et al. Cytomegalovirus encephalitis[J]. Ann Int Med, 1996, 125(7): 577-587.

［18］BARBER P. Validity and reliability of a quantitative computed tomography score in predicting outcome of hyperacute stroke before thrombolytic therapy. ASPECTS Study Group. Alberta Stroke Programme Early CT Score[J]. Lancet, 2000, 355(9216): 1670-1674.

［19］BE N, KIM K, BISHAI W, et al. Pathogenesis of Central Nervous System Tuberculosis[J]. Curr Mol Med, 2009, 9(2): 94-99.

［20］BERGER J R. Progressive multifocal leukoencephalopathy[J]. Handbook of clinical neurology, 2014, 123: 357-376.

［21］BOUSSER M G, FERRO J M. Cerebral venous thrombosis: an update[J]. Lancet Neurology, 2007, 6(2): 162-170.

［22］BOWEN L N, SMITH B, REICH D, et al. HIV-associated opportunistic CNS infections: pathophysiology, diagnosis and treatment[J]. Nat Rev Neur, 2016, 12(11): 662-674.

［23］BROWN R D, JR., BRODERICK J P. Unruptured intracranial aneurysms: epidemiology, natural history, management options, and familial screening[J]. Lancet Neurol, 2014, 13(4): 393-404.

［24］BUCKLE C, CASTILLO M. Use of diffusion-weighted imaging to evaluate the initial response of progressive multifocal leukoencephalopathy to highly active antiretroviral therapy: early experience[J]. Am J Neuroradiol, 2010, 31(6): 1031-1035.

［25］BURRILL J, WILLIAMS C J, BAIN G, et al. Tuberculosis: a radiologic review[J]. Radiographics, 2007, 27(5): 1255.

［26］CHIN J H. Tuberculous meningitis: Diagnostic and therapeutic challenges[J]. Neurology, 2014, 4(3): 199-205.

［27］CLIFFORD D B, ANCES B M. HIV-associated neurocognitive disorder[J]. Lancet Infect Dis, 2013, 13(11): 976-986.

［28］EL SAHLY H M, TEETER L D, PAN X, et al. Mortality associated with central nervous system tuberculosis[J]. J Infect, 2007, 55(6): 502-509.

［29］FILIZ P, KADRIYE K Y, GONUL S. Tuberculous meningitis in adults: a review of 160 cases[J]. Scientific World Journal, 2012, 169028.

［30］GALANAUD D, HAIK S, LINGURARU M G, et al. Combined diffusion imaging and MR spectroscopy in the diagnosis of human prion diseases[J]. Am J Neuroradiol, 2010, 31(7): 1311-1318.

［31］GARG R K, MALHOTRA H S, JAIN A. Neuroimaging in tuberculous meningitis[J]. Neurology India, 2016, 64(2): 219-227.

［32］GEAN A D, FISCHBEIN N J, PURCELL D D, et al. Benign anterior temporal epidural hematoma: indolent lesion with a characteristic CT imaging appearance after blunt head trauma[J]. Radiology, 2010, 257(1): 212-218.

［33］Global and regional risk of disabling sequelae from bacterial meningitis: a systematic review and meta-analysis[J]. Lancet Infect Dis, 2010, 10(5): 328.

［34］GOPALAN V, RENNIE A, ROBERTSON F, et al. Presentation, course, and outcome of postneonatal presentations of vein of Galen malformation: a large, single-institution case series[J]. Dev Med Child Neurol, 2018, 60(4): 424-429.

［35］GROSS B A, JANKOWITZ B T, FRIEDLANDER R M. Cerebral intraparenchymal hemorrhage: a review[J]. JAMA, 2019, 321(13): 1295-1303.

［36］GUPTA R, TRIVEDI R, SAKSENA S. Magnetic resonance imaging in central nervous system tuberculosis[J]. Indian J Radiol Imaging, 2009, 19(4): 256.

［37］GÖTZ THOMALLA, SIMONSEN C Z, BOUTITIE F, et al. MRI-guided thrombolysis for stroke with unknown time of onset[J]. N Engl J Med, 2018, 379(7): 611-622.

［38］HAZIOT M E J, BARBOSA JUNIOR S P, VIDAL, JOSÉ E, et al. Neuroimaging of HIV-associated neurocognitive disorders[J]. Demen Neuropsychol, 2015, 9(4): 380-384.

［39］HOFMEIJER J, KAPPELLE L J, ALGRA A, et al. Surgical decompression for space-occupying cerebral infarction (the hemicraniectomy after middle cerebral artery infarction with life-threatening edema trial [HAMLET]): a multicentre, open, randomised trial[J]. Lancet Neurology, 2009, 8(4): 326-333.

［40］HOLLAND N. Cytomegalovirus encephalitis in acquired immunodeficiency syndrome (AIDS)[J]. Neurology, 1994, 44.

［41］HUGHES D C, RAGHAVAN A, MORDEKAR S R, et al. Role of imaging in the diagnosis of acute bacterial meningitis and its complications[J]. Postgrad Med J, 2010, 86(1018): 478-485.

［42］HURST R W, JUDKINS A, BOLGER W, et al. Mycotic aneurysm and cerebral infarction resulting from fungal sinusitis: imaging and pathologic correlation[J]. Am J Neuroradiol, 2001, 22(5): 858-863.

［43］HÉLÈNE CARABIN, NDIMUBANZI P C, BUDKE C M, et al. Clinical manifestations associated with neurocysticercosis: a systematic review[J]. PLoS Neglected Tropical Diseases, 2011, 5(5): e1152.

［44］IRIE F, LE BROCQUE R, KENARDY J, et al. Epidemiology of traumatic epidural hematoma in young age[J]. J Trauma, 2011, 71(4): 847-853.

［45］JEFFREY IF, PHILIP S, KRISTEN W, et al. Hemicraniectomy and durotomy upon deterioration from infarction-related swelling trial: randomized pilot clinical trial[J]. Stroke, 2014, 45(3): 781-787.

［46］JESSICA L.WHITE, KEVIN N.SHETH. Neurocritical Care for the Advanced Practice Clinician[M]. Springer Cham, 2017.

［47］JING L Z, ALEXANDER L B, ZHENG S. Imaging spectrum of neurocysticercosis[J]. Radiology of infectious diseases, 2015, 1(2): 94-102.

［48］JOSÉ E. H. PITTELLA. Neurocysticercosis[J]. Brain Pathol, 1997,

7(1): 681−693.

[49] JÜTTLER, ERIC, UNTERBERG A, WOITZIK J, et al. Hemicraniectomy in older patients with extensive middle-cerebral-artery stroke[J]. N Engl J Med, 2014, 370(12): 1091−1100.

[50] KASTRUP O, WANKE I, MASCHKE M. Neuroimaging of infections[J]. Neuro Rx, 2005, 2(2): 324−332.

[51] KHATIBI KASRA, NOUR MAY, TATESHIMA SATOSHI, et al. Posterior circulation thrombectomy-pc-ASPECT Score applied to preintervention magnetic resonance imaging can accurately predict functional outcome.[J].World Neurosurg, 2019, 129: e566−e571.

[52] KIMBERLY W T, SHETH K N. Approach to severe hemispheric stroke[J]. Neurology, 2011, 76(7, Suppl 2): S50−S56.

[53] KIMURA-HAYAMA E T, HIGUERA, JESÚS A, CORONA-CEDILLO R, et al. Neurocysticercosis: radiologic-pathologic correlation[J]. Radio Graphics, 2010, 30(6): 1705−1719.

[54] KLEIN M, KOEDEL U, PFEFFERKORN T, et al. Arterial cerebrovascular complications in 94 adults with acute bacterial meningitis[J]. Crit Care, 2011, 15(6): R281.

[55] KOLSON D. Neurologic complications of HIV infection in the era of antiretroviral therapy[J]. Topics Antiviral Med, 2017, 25(3): 97−101.

[56] KOVALEVICH J, LANGFORD D. Neuronal toxicity in HIV CNS disease[J]. Future Virology, 2012, 7(7): 687−698.

[57] KUMAR G G S, MAHADEVAN A, GURUPRASAD A S, et al. Eccentric target sign in cerebral toxoplasmosis: Neuropathological correlate to the imaging feature[J]. J Magn Reson Imaging, 2010, 31(6): 1469−1472.

[58] KYOUNG L E, JA L E, SUNGWON K, et al. Importance of contrast-enhanced fluid-attenuated inversion recovery magnetic resonance imaging in various intracranial pathologic conditions[J]. Korean J Radiology, 2016, 17(1): 127.

[59] LAI P H, HO J T, CHEN W L, et al. Brain abscess and necrotic brain tumor: discrimination with proton MR spectroscopy and diffusion-weighted imaging[J]. Am J Neuroradiol, 2002, 23(8): 1369−1377.

[60] LANSBERG M G, STRAKA M, KEMP S, et al. MRI profile and response to endovascular reperfusion after stroke (DEFUSE 2): a prospective cohort study[J]. Lancet Neurology, 2012, 11(10): 860−867.

[61] LEAL D S B, MARI O M, AMARAL M J V D, et al. Magnetic resonance imaging findings in central nervous system cryptococcosis: comparison between immunocompetent and immunocompromised patients[J]. Radiol Brasileira, 2017, 50(6): 359−365.

[62] LEGRAND L, TISSERAND M, TURC G, et al. Fluid-Attenuated Inversion Recovery Vascular Hyperintensities−Diffusion-Weighted Imaging Mismatch Identifies Acute Stroke Patients Most Likely to Benefit From Recanalization[J]. Stroke, 2016, 115: 010999.

[63] LETOURNEAU-GUILLON L, WADA R, KUCHARCZYK W. Imaging of prion diseases[J]. J Magn Reson Imaging, 2012, 35(5): 998−1012.

[64] MACDONALD R L, SCHWEIZER T A. Spontaneous subarachnoid haemorrhage[J]. Lancet, 2017, 389(10069): 655−666.

[65] MAHADEVAN A, RAMALINGAIAH A H, PARTHASARATHY S, et al. Neuropathological correlate of the "concentric target sign" in MRI of HIV-associated cerebral toxoplasmosis[J]. J Magn Reson Imaging, 2013, 38(2): 488−495.

[66] MARGERIEMELLON C D, TURC G, TISSERAND M, et al. Can DWI-ASPECTS substitute for lesion volume in acute stroke?[J].

Stroke, 2013, 44(12): 3565−3567.

[67] MASCHKE M, KASTRUP O, DIENER H C. CNS manifestations of cytomegalovirus infections[J]. CNS Drugs, 2002, 16(5): 303−315.

[68] MOEN K G, SKANDSEN T, FOLVIK M, et al. A longitudinal MRI study of traumatic axonal injury in patients with moderate and severe traumatic brain injury[J]. J Neurol Neurosurg Psychiatry, 2012, 83(12): 1193−1200.

[69] MOROTTI A, BOULOUIS G, DOWLATSHAHI D, et al. Standards for detecting, interpreting, and reporting noncontrast computed tomographic Markers of Intracerebral Hemorrhage Expansion[J]. Ann Neurol, 2019, 86(4): 480−492.

[70] MOSCOTE-SALAZAR L R, ALVIS-MIRANDA H, CASTELLAR-LEONES S M, et al. Brain abscess: current management[J]. J Neurosci Rural Pract, 2013, 4(5): 67.

[71] MUZUMDAR D, JHAWAR S, GOEL A. Brain abscess: an overview[J]. Int J Surg, 2011, 9(2): 136−144.

[72] NABAVIZADEH S A, MAMOURIAN A C, VOSSOUGH A, et al. The many faces of cerebral developmental venous anomaly and its mimicks: spectrum of imaging findings[J]. J Neuro Imaging, 2016, 26(5): 463−472.

[73] NIIBO T, OHTA H, YONENAGA K, et al. Arterial spin-labeled perfusion imaging to predict mismatch in acute ischemic stroke[J]. Stroke, 2013, 44(9): 2601−2603.

[74] PATEL S K, GOZAL Y M, KRUEGER B M, et al. Routine surveillance imaging following mild traumatic brain injury with intracranial hemorrhage may not be necessary[J]. J Pediatr Surg, 2018, 53(10): 2048−2054.

[75] PENG Q, ZHAO J, WANG P, et al. Expressions of plasma cystatin C, D-dimer and hypersensitive C-reactive protein in patients with intracranial progressive hemorrhagic injury after craniocerebral injury, and their clinical significance[J]. Arq Neuropsiquiatr, 2019, 77(6): 381−386.

[76] PFISTER H W. Spectrum of complications during bacterial meningitis in adults[J]. JAMA Neurology, 1993, 50(6): 575.

[77] PUETZ V, KHOMENKO A, HILL M D, et al. Extent of hypoattenuation on CT angiography source images in basilar artery occlusion: prognostic value in the basilar artery international cooperation study[J]. Stroke, 2011, 42(12): 3454−3459.

[78] ROCK R B, OLIN M, BAKER C A, et al. Central nervous system tuberculosis: pathogenesis and clinical aspects.[J]. Clin Microbiol Rev, 2008, 21(2): 243−261.

[79] SALIOU G, VRAKA I, TEGLAS J P, et al. Pseudofeeders on fetal magnetic resonance imaging predict outcome in vein of Galen malformations[J]. Ann Neurol, 2017, 81(2): 278−286.

[80] SARBU N, SHIH R Y, JONES R V, et al. White matter diseases with radiologic-pathologic correlation[J]. Radio Graphics, 2016, 36(5): 1426−1447.

[81] SARRIA E S, FRASCHERI V L, SIURANA M S, et al. [Imaging findings in neurocysticercosis].[J]. Radiología, 2013, 55(2): 130.

[82] SENOCAK E, KADER KARLI O UZ, BURÇE OZGEN, et al. Imaging features of CNS involvement in AIDS[J]. Diagn Interv Radiol, 2010, 16(3): 193−200.

[83] SHIH R Y, KOELLER K. Bacterial, fungal, and parasitic infections of the central nervous system: radiologic-pathologic correlation and historical perspectives: From the Radiologic Pathology Archives[J]. Radio Graphics, 2015, 35(4): 140317.

[84] SINCLAIR A G, SCOFFINGS D J. Imaging of the post-operative cranium1[J]. Radio Graphics, 2010, 30(2): 461−482.

［85］ SMIRNIOTOPOULOS J G, MURPHY F M, RUSHING E J, et al. Patterns of contrast enhancement in the brain and meninges1[J]. Radio Graphics, 2007, 27(2): 525-551.

［86］ SMITH A B, SMIRNIOTOPOULOS J G, RUSHING E J. Central nervous system infections associated with human immunodeficiency virus infection: radiologic-pathologic correlation1[J]. Radio Graphics, 2008, 28(7): 2033-2058.

［87］ SMITH J S, CHANG E F, ROSENTHAL G, et al. The role of early follow-up computed tomography imaging in the management of traumatic brain injury patients with intracranial hemorrhage[J]. J Trauma, 2007, 63(1): 75-82.

［88］ SOLOMON R A, CONNOLLY E S, Jr. Arteriovenous malformations of the brain[J]. N Engl J Med, 2017, 376(19): 1859-1866.

［89］ TAI M L S, VISWANATHAN S, RAHMAT K, et al. Cerebral infarction pattern in tuberculous meningitis[J]. Sci Rep, 2016, 6: 38802.

［90］ TEI H, UCHIYAMA S, USUI T, et al. Posterior circulation ASPECTS on diffusion-weighted MRI can be a powerful marker for predicting functional outcome[J]. J Neurology, 2010, 257(5): 767-773.

［91］ TOH C H, WEI K C, CHANG C N, et al. Differentiation of pyogenic brain abscesses from necrotic glioblastomas with use of susceptibility-weighted imaging[J]. Am J Neuroradiol, 2012, 33(8): 1534-1538.

［92］ TYLER K L. Herpes simplex virus infections of the central nervous system: encephalitis and meningitis, including Mollaret's[J]. Herpes, 2004, 11 (Suppl 2): 57-64.

［93］ VILLANUEVA-MEYER J E, CHA S. From shades of gray to microbiologic imaging: a historical review of brain abscess imaging[J]. Radiographics, 2015, 35(5): 1555-1562.

［94］ WANG D J, ALGER J R, QIAO J X, et al. The value of arterial spin-labeled perfusion imaging in acute ischemic stroke[J]. Stroke, 2012, 43(4): 1018-1024.

［95］ WEINGARTEN K, ZIMMERMAN R, BECKER R, et al. Subdural and epidural empyemas: MR imaging[J]. Am J Roentgenol, 1989, 152(3): 615-621.

［96］ WU SIMIAO, YUAN RUOZHEN, XIONG YAO, et al. Clinical features, management and outcomes of severe ischaemic stroke in tertiary hospitals in China: protocol for a prospective multicentre registry-based observational study[J]. BMJ Open, 2018, 8: e024900.

［97］ YANAGAWA Y, SAKAMOTO T, TAKASU A, et al. Relationship between maximum intracranial pressure and traumatic lesions detected by T2-weighted imaging in diffuse axonal injury[J]. J Trauma, 2009, 66(1): 162-165.

［98］ ZAHARCHUK, G. Arterial spin-labeled perfusion imaging in acute ischemic stroke[J]. Stroke, 2014, 45(4): 1202-1207.

# 第二十二章
# 神经危重症的超声应用

## 一、概述

经颅多普勒超声（TCD）是一种测量脑血流速度的技术，是对CBF的间接估计，有助于评估脑的自动调节，也可用于显示颅内动脉血管。TCD扫描运用了多普勒效应，即用在移动的红细胞上入射和反射的超声波之间的频移，来测量血管内的流速（flow velocity，FV）。血液的流速可以从以下公式导出：

$$\Delta F = (2 \times F_0 \times v \times \cos\theta)/c$$

其中 $\Delta F$ 是频移，$F_0$ 是超声波传输频率，v是血流速度，θ是超声波探头对血流轴线的入射角度，c是声速（软组织中为 1 150 m/s）。

该技术包括使用固定在头皮上的低频（$\leq 2$ mHz）换能器进行连续脑血流速度的记录。多普勒效应是一种原理，即具有已知频率（来自探头）的声波撞击运动物体（红细胞），导致反射波发生频率变化，其频率变化与反射器（红细胞）的速度成正比。已知频率和反射波频率之间的差别是多普勒频移。反射波可以是更高或更低的频率，称为正或负偏移。

## 二、临床应用范围

TCD的临床应用主要包括：① 评估颅内血液循环的功能，如屏气实验后的血管反应性检测，脑灌注压的估计；② 在病理过程中监测脑血流动力学，如SAH、脑外伤、继发性颅内压增高后的脑血管痉挛监测；③ 脑血管病的评估，如血管腔狭窄、再灌注治疗的响应、自发性血管栓塞的检测、动静脉畸形的血流动力学反应等；④ 评估系统性疾病对脑血流动力学的影响、评估镰状细胞贫血以确定卒中的风险、脑死亡中脑循环停止的评估等。常用的评估颅内和颅外段脑血管循环的视窗包括：① 颞声窗，可监测大脑中动脉、大脑前动脉、颈动脉远端、后交通动脉；② 眶声窗，可监测眼动脉、颈内动脉虹吸部、大脑前动脉同侧；③ 椎间孔声窗，可监测椎动脉远端、基底动脉；④ 下颌下声窗，可监测颈内动脉的远端部分（图4-22-1）。

## 三、疾病评估应用特点

TCD可以使用两种采集方式进行。第一种是经颅彩色多普勒超声（TCCS），可以显示所需血管的二维彩色编码图像，随后使用多普勒效应探针测量血流速度。第二种方法是传统的TCD，仅使用多普勒效应探头功能，需要临床医生的经验来识别血管。TCCS被认为优于TCD，然而，在急性蛛网膜下腔出血（SAH）的背景下，其检测血管痉挛的准确性没有显著差异。

TCD是一种安全、无创、易操作的技术，但它高度依赖操作者。探头通常置于颞声窗或枕声窗上。颞声窗是侧颅骨最薄的区域，枕声窗是一个解剖孔。然而，许多患者，特别是高龄和女性患者，其声窗不足限制了其使用。TCCS可应用于各种环境，包括院外、急诊室、手术室、重症监护病房。最常用的神经系统疾病是SAH，外伤性颅脑损伤，以及缺血性和出血性卒中。然而，TCCS也被用于神经环境之外的疾病，如镰状细胞贫血，或用于心血管围手术期的脑血流动力学评估。在这些应用中，TCCS可用于检测大脑血管闭塞，脑血管反应性评估，心脏右向左分流，脑灌注和颅内无创评估压力、视神经鞘直径、中线移位、脑积水及异物存在。最后，TCD在确定全脑循环停止方面具有较高的准确性，并已被用作辅助检查，以支持脑死亡的临床诊断。但在2021年欧洲重症超声技能专家共识中，考虑到脑死亡患者的特殊性，尚未达成统一意见，将TCD/TCCS用于识别可能的脑循环骤停的推荐等级列为无推荐。TCCS的其他应用包括颈动脉内膜切除术中侧支血流和栓塞的评估，严重狭窄或栓塞侧支循环的程度，卵圆孔未闭/自发性栓塞的评估，动静脉畸形的评估和供血动脉和血流模式的研究，非心脏右向左分流的评估，Willis环动脉严重狭窄的评估，椎动脉夹层的评价。

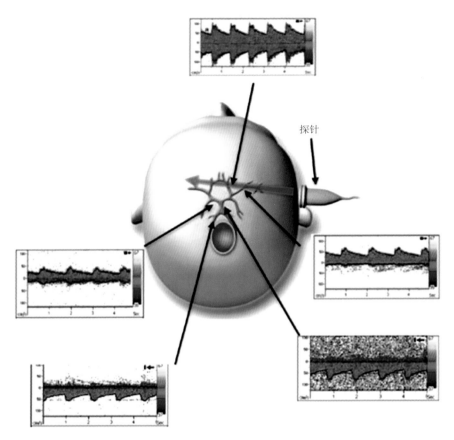

探针

图4-22-1　TCD探头常用观察窗

（一）脑血管痉挛（VSP）评估

脑血管痉挛继发于蛛网膜下腔出血（SAH），包括动脉瘤破裂以及脑外伤，高峰期为出血后的3～14天，严重可导致终身残疾或死亡。TCD检测脑血管痉挛，可在神经功能障碍前及早评估、干预。SAH后的VSP基于病变部位的脑血流灌注减弱，导致神经功能损伤，严重时导致残障或死亡。尽管DSA是诊断VSP的金标准，但TCD作为一项廉价、无创、便于重复操作的检查，被广泛应用于重症监护。TCD是识别血管痉挛高危患者的关键辅助检查，对大脑中动脉（图4-22-2）和基底动脉痉挛的识别具有很高的特异性和敏感性，其主要参数和血流动力学参数如后述（表4-22-1，

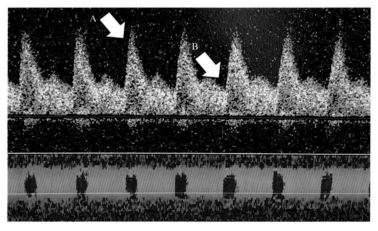

图4-22-2　大脑中动脉痉挛
A.收缩期速率的光谱波形；B.舒张期速率的光谱波形。

表4-22-1　常见动脉的主要TCD参数

| 动　脉 | 视　窗 | 深度（mm） | 流　向 | 平均流速（cm/s） |
|---|---|---|---|---|
| ICA颅外段 | 下颌下窗 | 45～50 | 逆　行 | 21～39 |
| MCA | 颞　窗 | 30～65 | 顺　行 | 43～67 |
| ACA | 颞　窗 | 60～75 | 逆　行 | 39～61 |
| PCA（P1） | 颞　窗 | 60～70 | 顺　行 | 29～49 |
| PCA（P2） | 颞　窗 | 60～70 | 逆　行 | 30～50 |
| BA | 椎间孔窗 | 80～120 | 逆　行 | 31～51 |
| VA | 椎间孔窗 | 60～75 | 逆　行 | 28～48 |
| OA | 椎间孔窗 | 45～55 | 顺　行 | 16～26 |
| ICA虹吸段 | 眶　窗 | 65～80 | 双　向 | 30～52 |

注：ICA，颈内动脉；MCA，大脑中动脉；ACA，大脑前动脉；PCA，大脑后动脉；BA，基底动脉；VA，椎动脉；OA，眼动脉。

表4-22-2）。研究提示TCD对大脑中动脉的显示相较于其他血管有更高的敏感性和特异性，而使用TCCS显示出了比TCD更高的敏感性。监测窗通常为血管痉挛高峰期，但对于部分患者而言，可能需要在出血后48小时内或2周后仍需要动态监测，同时，需要考虑到血管活性药物和血管内治疗的影响。常见的血管痉挛参数见表4-22-3。

表4-22-2　血流动力学参数

| 参　数 | 计算公式 |
|---|---|
| 平均流速（MV） | $MV=SV+(DV\times2)/3$ |
| 搏动指数（PI） | $PI=SV-DV/MV$ |
| 阻力指数（RI） | $RI=SV-DV/SV$ |
| Lindegaard指数（LI） | $LI=MCA\ MV/ICA_{颅外段}\ MV$ |
| Soustiel指数（SI） | $SI=BA\ MV/VA\ MV$ |

注：SV，收缩压；DV，舒张压。

## （二）颅内压升高评估

颅内压升高是颅脑损伤最严重的并发症之一，需要及早地诊断及密切地监测。颅内压升高的主要监测包括颅内压（ICP）和脑血流（CPP）。目前ICP监测的金标准是经脑室内导管（EVD）进行的有创监测，存在感染、出血、堵管等风险，其他诸如脑实质内、硬膜下等探头监测ICP同样具有相应的风险。当存在有创监测禁忌证时，无创颅内压评估（nICP）可作为首选。目前临床使

表4-22-3　血管痉挛的TCD诊断标准

| 痉挛程度（MCA） | MV（cm/s） | LI |
|---|---|---|
| 轻　度 | 120～130 | 3～3.9 |
| 中　度 | 131～180 | 4～6 |
| 重　度 | >180 | ≥6 |
| 痉挛程度（BA） | MV（cm/s） | SI |
| 轻　度 | 70～85 | 2～2.49 |
| 中　度 | >85 | 2.5～2.99 |
| 重　度 | >85 | ≥3 |

用的nICP评估手段包括TCD、鼓膜位移测量、视神经鞘直径测量（ONSD）、颅脑MRI/CT、视神经乳头水肿等。

在诸多研究中，TCD评估ICP的原理包括通过评估脑血流速度形态反应的颅内压变化（PI），TCCS下观察所得大脑中线移位的图像，虽然不能准确对ICP进行定量评估，但其简单无创的操作可作为临床定性评估的补充。通常PI在CPP小于70 mmHg时开始发生变化，当脑血管自身调节能力失调时，TCD可以提示增高的ICP与脑循环高动力相关，此时血压的增高可能会导致颅内高压的恶化。TCD也可通过挤压刺激颈内静脉来评估颅内顺应性，正常情况下通过挤压可造成脑血流量的轻微增加，从而引起ICP的增高，而当颅内顺应性降低时，挤压可造成PI的升高，降低平均脑血流流速。

（三）脑死亡评估

在多数国家，脑死亡被定义为所有脑功能活动完全停止。考虑到便携、无创、可重复等特点，TCD是目前脑死亡确认评估标准之一，是基于脑死亡后脑血管反应性的丧失、脑循环的关闭，其诊断标准包括在相应血管处可观察到特殊血流形态，如振荡波，脑死亡血流指数（direction of flowing index，DFI）＜0.8，收缩早期尖小收缩波伴整个舒张期无血流信号等。

有研究报道，TCD诊断脑死亡的敏感性＞95%，特异性为100%。TCD可显示出颅内动脉系统和椎-基底动脉系统的双向脑血流缺失。假阴性结果可能会出现在去骨瓣减压术、脑脊液分流术、严重脑萎缩的患者中。在上述类型的患者中，脑循环关闭与颅内压最大程度增高的相关性很难建立，此时电生理检测方法往往更具诊断优势。

（王明圣）

## 参考文献

［1］ D'ANDREA A, CONTE M, CAVALLARO M, et al. Transcranial doppler ultrasonography: from methodology to major clinical applications[J]. World J Cardiol, 2016, 8(7): 383−400.

［2］ HADANI M, BRUK B, RAM Z, et al. Application of transcranial doppler ultrasonography for the diagnosis of brain death[J]. Intensive Care Med, 1999, 25(8): 822−828.

［3］ KALANURIA A, NYQUIST P A, ARMONDA R A, et al. Use of Transcranial Doppler (TCD) ultrasound in the neurocritical care unit[J]. Neurosurg Clin N Am, 2013, 24(3): 441−456.

［4］ MARINONI M, GINANNESCHI A, FORLEO F, et al. Technical limits in transcranial Doppler recording: inadequate acoustic windows[J]. Ultrasound Med Biol, 1997, 23: 1275−1277.

［5］ NAQVI J, YAP K H, AHMAD G, et al.Transcranial Doppler ultrasound: a review of the physical principles and major applications in critical care[J]. Int J Vasc Med, 2013, 2013: 629378.

［6］ OLATUNI R B, OGBOLE G I, ATALABI O M, et al. Role of transcranial colour-coded duplex sonography in stroke management — review article[J]. West Afr J Ultrasound, 2015, 16(1): 33042.

［7］ PABLO BLANCO, MICHAEL BLAIVAS. Applications of transcranial color-coded sonography in the emergency department[J]. J Ultrasound Med, 2017, 36: 1251−1266.

［8］ RASULO F A, BERTUETTI R. Transcranial doppler and optic nerve sonography[J]. J Cardiothorac Vasc Anesth, 2019, 33: S38−S52.

［9］ ROBBA C, ALBERTO GOF F I A, CITERIO G, et al. Brain ultrasonography: methodology, basic and advanced principles and clinical applications. A narrative review[J]. Intensive Care Med, 2019, 45: 913−927.

［10］ SINGH V, MCCARTNERY J P, HEMPHILL J C. Transcrania doppler ultrasonography in the neurologic intensive care unit[J]. Neurol India, 2011, 49(Suppl 1): S81−S89.

# 第二十三章
# 脑电图及诱发电位监测

## 第一节　脑电图监测

### 一、概述

脑电图（electroencephalography，EEG）通过测量电极之间电活动差异之和来记录大脑皮质点活动的总和，通常电极被安置在至少16个头皮标准位点上，记录电位差。其中，EEG的基本波形包括α波（9～10 Hz，枕叶，主要在清醒时的安静闭目状态下出现）、β波（20～25 Hz，额前及中央区前，在清醒或潜睡状态下出现）、δ波（2～2.5 Hz，额前和中央区，在清醒时不出现，在深度睡眠、昏迷或中毒状态下出现）、θ波（5～6 Hz，中央区，不在清醒时出现，成人在困倦时广泛出现）。典型的癫痫样放电异常波形分为棘波和尖波，棘波是持续时间为20～70毫秒（ms）的尖峰波，而尖波持续时间更长，可持续70～200 ms。在神经重症监护病房通过EEG监测可达到判断癫痫发作、判定颅脑损伤程度、指导脑保护治疗和预测临床转归的目的。EEG具良好的时间分辨率和空间分辨率，能够实时动态监测，并易于床旁操作，能够协助鉴别癫痫性与非癫痫性发作，尤其是能够发现非惊厥性痫性发作；能够敏感地发现脑功能变化，并据此在临床征象变化之前做出好转或恶化的判断；能够早期预测昏迷患者的预后，并据此提供医疗决策依据；能够准确地反馈治疗信息，并据此调整治疗方案。在NICU中EEG最常用于监测癫痫活动。颅脑损伤患者非惊厥性癫痫的发生率为4%～30%，当出现非惊厥发作时，患者死亡率增加。一项对110名神经危重症患者持续监测EEG的研究发现，50%～61%的癫痫发作在记录的第1小时被检测到，80%～95%在24小时内被检测到。而在昏迷患者中，只有80%在最初24小时内有癫痫发作；到

48小时，87%的昏迷患者出现癫痫发作，而非昏迷患者为98%。EEG被认为比临床查体更敏感，尤其在镇静患者和使用神经肌肉阻滞剂的患者中。传统的头皮EEG有其局限性，如信噪比低、空间分辨率差、电极与头皮接触不理想以及电气设备的干扰等。

### 二、昏迷患者脑电图监测的意义

预测重症昏迷患者的临床结局具有重要意义，尤其在昏迷患者急性期，仅通过临床检查评估患者的预后非常困难，如何为临床医师和患者家庭提供准确的判断依据至关重要。神经电生理学检查可以提供神经传导束完整性的证据，在这种情况下，EEG和诱发电位（EP）进行神经生理评估可能可以提供重要线索。在临床评估团队中（其中包括神经内科医生、神经外科医生、神经放射科医生、神经重症医生共同判断神经预后），越来越多的神经电生理学家参与神经预后的评估，其中的关键问题主要包括以下几点：选择记录方法的类型，ICU进行脑电图记录的最佳方法，监测的时机，对监测结果如何解释及其局限性。

1. EEG电极放置要求　国际临床神经电生理联盟对EEG的记录提出了要求，目前推荐使用盘状电极，但可以考虑使用皮下针状电极，前提是需要做好消毒及预防措施，避免针刺损伤的风险。患者头皮准备充分后，电极应按照国际10-20标准放置（图4-23-1）。一般情况下，在第一次记录时尽量使用19个头皮电极和2个额外的心电图电极。在数据采集困难或者需要进一步记录的情况下，可以减少电极的数量，至少9个头皮电极（包括Cz）加上心电图记录。

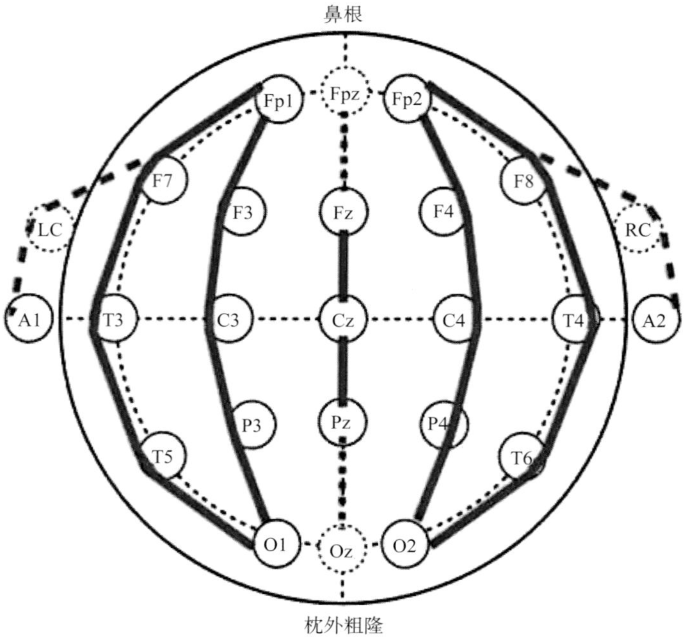

图4-23-1　脑电图电极安置位点
Fp：前额叶；F：额叶；C：中央沟；T：颞叶；P：顶叶；O：枕叶；A：耳；单号
代表左侧；双号代表右侧；Z代表中线。

在长期连续监测脑电图的情况下，应尽量减少电极的数量。标准检查至少需要20分钟的脑电图记录。外部刺激必须至少包括听觉刺激（在左右耳附近喊叫或拍手）、面部和四肢的疼痛刺激。当动作（脊柱反射或姿势）干扰脑电图记录时，可在肌松药辅助下验证对伤害性刺激的反应性。

2. EEG记录时机　开始EEG记录的时间至关重要。在大多数研究中，EEG至少在心搏骤停后几小时和第1周内进行（多数在心搏骤停后24小时）。部分研究者认为，在初始72小时内重复或连续的EEG监测对于评估危重患者脑电信号的恢复是必要的。研究认为昏迷的病因也很关键，目前研究大多涉及缺氧缺血性昏迷。建议至少进行2次脑电图检查（第一次在颅脑损伤后24小时，第二次在48～72小时）或连续EEG检查，以正确评估昏迷患者的预后。

3. 监测结果与解释　目前已经存在很多EEG量表对昏迷患者进行评估。Synek量表已广泛应用于缺氧缺血性昏迷，并识别出5种不同程度的EEG异常：① 1级：主导α波形和一些分散的θ波形；② 2级：主导θ波形，但具有反应性；③ 3级：优势广泛的δ波或低幅、弥漫、无反应的不规则δ波；④ 4级：爆发抑制、癫痫性放电、低波幅无反应活性、α昏迷或θ昏迷；⑤ 5级：等电位状态。其中，1、2级预后良好，3级预后不确定，4、5级预后不良。然而，除等电位状态外，没有任何EEG模式对预后不良或死亡具有100%的敏感性和特异性。大量文献报道了EEG对心搏骤停或创伤性颅脑损伤后神经预后的价值。部分研究者推荐使用EEG和EP来准确预测昏迷的结果，因为这两种技术结果可能存在差异。

目前EEG判断昏迷患者预后主要依据两方面：背景脑电活动（EBA）和脑电反应性。EBA表现为静息状态自发记录的EEG。需要注意的是，EBA可能受到刺激（如疼痛）、镇静药作用或体温过低的影响。由于急性期的治疗需要，在深度药物镇静或降低体温的情况下评估EBA是一项困难的任务，可能需要进一步的脑电图检查。在最近的文献综述中，EBA根据EEG的结果分为六种不同的模式：等电位状态低波幅、爆发抑制状态、癫痫样放电（包括癫痫持续状态和全身周期性放电）、频率低于8 Hz的持续活动（扩散性慢脑电图）、频率高于8 Hz的持续活动（正常脑电图）。其中，频率高于或低于8 Hz的持续活动被认为可能与预后良好相关。相反，等电位状态、低电压和爆发抑制是预后不良因素，在大多数研究中与严重残疾或死亡等不良结局相关。在缺氧缺血性脑病患者中的三相波脑电图模式，其预后价值仍不确定。电极刺激诱发脑电波模式（stimulus-induced节律）、周期性放电（SIRPID）可能与不良结局相关，但有时在神经功能良好的患者中也可出现SIRPID。"α昏迷"是一种罕见的脑电模式，既往研究认为其与心肺复苏后不良预后相关，但其重要性在昏迷中仍被广泛讨论，甚至在某些脑病中与良好预后相关。目前存在两种类型的缺氧后α昏迷：完全型与不完全型，前者为EEG活动单调、连续、正面分布、无反应；后者为EEG非单调和部分反应性脑电图α节律。完全型α昏迷患者预后较差，而不完全型则神经功能恢复较好。脑损伤后最初几天的EEG变化至关重要。

EEG反应性是另一个需要考虑的重要脑电图特征。在EEG记录过程中，在听觉刺激或疼痛刺激下EEG无反应与不良预后相关，但是在最初的24小时内，缺乏反应性并不一定提示预后不良，比如在亚低温治疗的情况下。相反，在心肺复苏后早期存在EEG反应性与良好预后相关，但是也存在最初反应性良好但结局不良的案例。因此，应对外界刺激因素进行同质化，确立统一存在EEG反应的标准。目前越来越多的自动化变量分析软件可以在日常工作中帮助神经生理学家解读脑电图情况。

## 三、定量脑电图监测（quantitative EEG，qEEG）

通过数字记录与软件辅助的数据分析相结合，可以定量脑电活动和识别脑电活动的类型和模式的细微变化。EEG模式可以提供潜在有价值的诊断线索，例如，广泛性的重复慢波与蛛网膜下腔出血后的血管痉挛的发生高度相关。目前最常用的qEEG测量方法是"频谱分析"，由一段时间内EEG的频率组成。相关性测量是指将两个通道之间的脑电频率相互关联，以评估潜在的大脑活动和两个大脑区域之间波形的时间超前或滞后。有回顾性研究发现，高容量中心培训的医师与低容量中心培训的医师对EEG解读的一致性仅为47%，其中最常见的不一致出现在对慢波和三相波的解读。qEEG有助于将EEG转换成特点的格式来揭示相关脑电信息。qEEG需要训练有素的神经生理学家来进行测试，不正确的电极放置、未识别的伪像、不正确的频带滤波、受损的精神状态、缺乏有效对照及选定特定的测试周期都会干扰结果的解读。

# 第二节　诱发电位

## 一、概述

在神经危重症患者中，由于病情的特殊性，对昏迷患者的预后评估是极其重要的一个环节，需要可靠的标准来帮助临床医师制订医疗决策，过去临床医师主要通过临床观察来判断，缺乏可靠的标准。随着神经电生理技术的发展，脑电图（EEG）和诱发电位（EP）已经越来越多地应用于NICU。在神经危重症监护中，最常用的两种诱发电位（evoked potentials，EP）是躯体感觉诱发电位（somatosensory-evoked potentials，SSEP）和脑干听觉诱发电位（brainstem auditory evoked potentials，BAEP）。它们作为无创、经济的预测性工具得到了一定的应用，例如心肺复苏（cardiopulmonary resuscitation，CPR）后，颅脑外伤（traumatic brain injury，TBI）后，以及确认脑死亡。

## 二、躯体感觉诱发电位（somatosensory-evoked potentials，SSEP）

SSEP是记录短暂电刺激对周围感觉神经的反应。在重症患者中逐步被用来评估感觉神经传导通路。几

项荟萃分析强有力的证据表明，N20的缺失（皮质反应丧失）在预测神经功能不良结局或死亡方面具有重要价值。对于缺氧性昏迷患者的预后评估特异性接近100%，这在美国神经病学学会中对缺氧缺血性脑病预后评估建议中为B级证据。

正中神经SSEP是ICU中最常用的SSEP，因为正中神经（感觉和运动混合神经）受到刺激可以提供强有力的反应。在缺氧第1周内，早期双侧皮质SSEP反应的缺失是对缺氧患者不良预后或死亡的一个强有力预测指标。根据缺氧缺血性脑病的病理生理过程，皮质SSEP反应缺失比大多数临床参数在预测不良预后中更有用。如果在特定条件下进行，正中神经SSEP在缺血缺氧性昏迷患者中对不良预后的阳性预测值接近100%。但是，这种预测价值在其他昏迷病因中较低，在儿童患者中可能也较低。

（一）刺激和记录参数

建议使用双极电刺激器，刺激近端神经在腕部，其中阴极位于近端。刺激部位可根据手腕的可及性进行调整：在因静脉注射部位而无法接近的情况下，可在肘部进行刺激。刺激是一个方波电流，脉冲宽度短

（200 s），以低频（2 ～ 3 Hz）传输，强度设置在可以触发远端抽搐的运动阈值，如果患者使用肌松药治疗，则大约为20 mA。两侧应使用相同的强度。对于正中神经SSEP记录，建议以每分钟0.5 ～ 20 V的电压显示，总记录时间窗为50 ms（每分钟5 ms）。带通应设置小于3 Hz的高通滤波器和大于2 000 Hz的低通滤波器。建议叠加500次试验，并至少重复两次进行平均，以提高SSEP响应的可重复性。

皮下针电极是ICU环境中最适合记录SSEP的电极。它们提供最低的阻抗和背景噪声，信号质量最好。接地电极必须位于刺激电极和记录电极之间。为了记录正中神经SSEP的四个主要成分（N9、N13、P14和N20，见下文），建议使用至少有四个通道的EP设备，而第五个通道可以用来减去两个半球皮质记录中的N18成分。当可用的EP设备只有两个通道时，建议使用一个通道记录外周反应，另一个通道记录N20组分（通过双顶拼接从N18组分中分离出来，刺激对侧的活动电极相对于同侧的参比电极刺激）甚至是与刺激相对应的顶叶电极。然而，需要强调的是，与四通道相比，两通道的SSEP结果解读更具挑战性。

（二）记录SSEP时间

在短暂性心搏骤停的情况下，最早可在昏迷后24小时记录到SSEP。然而，专家建议在进行SSEP记录之前，等待48小时并停止至少6小时的麻醉药治疗。一些缺氧后昏迷的患者在数小时后有非常早的N20反应消失，并在几小时后复现，这说明记录太早有假阴性结果的风险，特别是在亚低温治疗的背景下。在TBI的情况下，SSEP的预后价值是完全不同的，因为最初N20反应的消失对非觉醒的风险没有100%的特异性。在这种情况下，N20反应可在创伤后10天内再次出现。在最初没有脑干损害的皮质SSEP消失的情况下，连续记录有助于增加确定不良预后的可信性。

在昏迷的最初24小时内，SSEP的记录还可用于其他病因。有研究评估了在ICU入院后24小时内预测各种病因的获得性颅脑损伤昏迷患者脑死亡的特异性，这项研究的主要结果是，在早期记录中（在昏迷开始后72小时内），严重的SSEP改变（双侧SSEP缺失或单侧SSEPs缺失与另一半球的病理性皮质反应相关）能够预测78%的不同病因（不包括心搏骤停）的急性颅脑损伤昏迷患者向脑死亡的演变。

（三）反应分析与解释

对腕部正中神经的电刺激作出反应，通过从参考电极的信号中减去在活动电极处记录的信号来获得SSEP。不同的反应由其极性（N表示阴性，P表示阳

性）和正常受试者的平均潜伏期来定义。在重症监护病房使用的主要SSEP成分是N9、N13、P14和N20。这些反应的解剖学起源如下。

（1）N9：在锁骨上窝Erb点记录的近侧外周反应（由胸锁乳突肌锁骨后缘和锁骨上的2 ～ 3 cm形成的角度），提供关于正中神经和臂丛的传导时间信息。

（2）N13：在第7颈椎棘突，对应于颈脊髓背角的节段性突触后活动。

（3）P14：起源于颈髓交界处和脑干下部，主要反映延髓丘脑神经元的活动。P14成分后接N18电位，起源于皮质下（丘脑）。

（4）N20：表示刺激对侧顶叶初级躯体感觉皮质中最早的神经活动。N20正常波形是由正相电位和负相电位组成，先负后正。当兴奋传递到顶树突上部，进入皮质浅层时，皮质表面的电位发生逆转，便形成了N20的正相电位。

有几个因素会影响SSEP的记录及结果的解读。SSEP的结果解读很大程度上取决于昏迷的病因，因此病史采集至关重要。周围神经病变或外伤性脊髓损伤患者的周围神经损伤或脊髓功能障碍可导致皮质SSEP反应的缺失，这不应归因于皮质损伤。应收集并考虑任何可能导致对SSEP结果误解的既往病史或神经系统疾病病史信息，以及脑成像数据（MRI或CT），以了解可能损害传导束上行的任何病变。

影响SSEP记录的主要非神经因素包括代谢紊乱、低血压、体温和药物。亲脂性药物干扰神经元细胞膜，如异丙酚和硫喷妥钠可影响皮质下传导，延迟SSEP潜伏期和延长中枢传导时间。低温可导致SSEP皮质反应幅度的抑制作用和延长传导时间，因此当体温低于35℃，则不应记录SSEP。此外，仅干扰大脑受体的药物，如阿片类药物、苯二氮䓬类药物及肌松药，对皮质下传导时间、SSEP潜伏期和振幅没有影响。目前文献中没有关于ICU患者SSEP异常的标准化分级共识，只是建议使用在每个实验室的健康对照组中获得的平均值+2.5标准差（或+3标准差）潜伏期（或峰间潜伏期）值来定义正常上限。

在昏迷患者中，应根据昏迷的病因考虑SSEP异常的意义。现已证实双侧SSEP的皮质N20组分的消失与觉醒机会低相关，在缺氧后昏迷中具有非常高的特异性，其阳性预测值接近100%。在创伤后昏迷中，90%的患者颈部N13反应和双侧皮质N20反应的消失向植物状态或死亡发展。在外伤后的颅脑损伤中，Amantani等人证明N20消失对昏迷开始后7天不良结局（严重的神经系统损害或死亡）的特异性很高，但对

1年后的不良结局特异性较低。相反,N20反应的存在预示着良好的预后。

### 三、脑干听觉诱发电位(brainstem auditory evoked potentials,BAEP)

文献证据表明,尽管在昏迷患者中听觉EP的改变与预后不良有关,但在ICU中听觉EP对预测昏迷预后的作用低于正中神经SSEP。EP评估听觉束和脑干结构的完整性,虽有助于预测觉醒,但本身还不足以预测临床转归。在脑干听觉诱发电位(BAEP)中,有必要区分短潜伏期、中潜伏期(MLAEP)和长潜伏期对听觉刺激的反应。

#### (一)刺激和记录参数

BAEP是起源于听觉神经和脑干听觉通路的远场反应,从延髓的耳蜗核复合体到中脑的下丘。BAEP由单耳点击刺激引起,由刺激开始后10 ms内发生的若干反应组成。对于听觉刺激,我们建议使用耳塞产生100秒交替极性的非过滤点击,以消除微音电位。强度必须设置在80~90 dBHL,并在整个检查过程中保持稳定。我们建议对侧耳使用骨传导掩蔽噪声,强度设置在60~70 dBHL。听觉刺激频率可达14~19 Hz。然而,当用双倍时基同时记录BAEP和MLAEP时,频率应降低到7~10 Hz以节省时间。

在ICU中,BAEP优先采用皮下针电极记录,活动电极置于刺激的同侧耳垂或乳突,参考电极置于顶角(Cz)。建议使用双通道记录,因为第四和第五波的振幅通常更显著。接地电极可置于肩膀或前额上方。

必须将带通设置在100~1 500 Hz,并且至少需要两次1 500~2 000 Hz刺激的试验,以确保每个峰值的再现性。建议采用每分钟0.2 V的信号放大,总记录时间窗为10 ms(每分钟1 ms)。

#### (二)记录BAEP时间

没有具体的建议,但BAEP通常在昏迷24小时后记录。

#### (三)反应分析与解释

构成BAEP的每个波具有不同的发生机制:① 波Ⅰ:听觉神经的远端部分;② 波Ⅱ:听神经的近端部分或位于脑干延髓上部的耳蜗核复合体,与刺激侧同侧;③ 波Ⅲ:脑桥被盖区尾侧同侧至刺激侧的耳蜗核或上橄榄复合体;④ 波Ⅳ:上橄榄复合体(外侧丘系)刺激侧的对侧;⑤ 波Ⅴ:中脑下丘,刺激侧对侧。BAEP解释基于:① 波Ⅰ、波Ⅲ和波Ⅴ的存在或不存在;② 根据标准实验室数据,波Ⅰ~Ⅲ和波Ⅲ~Ⅴ峰间间隔的值;③ 波Ⅰ/波Ⅴ振幅之比,如果大于2,则视为异常。

此外,BAEP结果的解释还需要考虑环境参数。首先,低温可导致峰间潜伏期增加,尤其是在34℃以下。BAEP受到麻醉药的少量影响,包括其振幅。相反,挥发性或静脉麻醉药,如卤代麻醉药、丙泊酚、硫喷妥钠或戊巴比妥钠,稍微增加潜伏期(波Ⅴ)和峰间潜伏期(波Ⅰ~波Ⅴ)。阿片类和非去极化神经肌肉阻滞剂(NMBA)对BAEP无影响。

在ICU环境中,BAEP的结果判定需要评估耳蜗和听神经的完整性。缺氧和创伤性颅脑损伤均可诱发耳蜗或听神经损伤。耳蜗特别容易受到缺氧的影响,听觉神经也可因缺血机制而被破坏或暂时失去功能。外伤性颅脑损伤时,听神经可因移位性骨折而受损,导致BAEP缺失。

因此,通过BAEP记录评估脑干功能需要至少出现一个正确的波Ⅰ,从而不会被损伤前的感觉功能障碍所误导。脑干功能障碍可导致波Ⅲ和波Ⅴ峰缺失或延迟,波Ⅲ~波Ⅴ和波Ⅰ~波Ⅴ峰间延长或波Ⅰ/波Ⅴ振幅比降低(<0.5)。

缺氧后昏迷时,除了脑死亡外,BAEP通常是保留的,没有预后价值。这是由占主导地位的皮质参与缺氧缺血性脑病。相反,在创伤性颅脑损伤中,BAEP的保存是一个很好的预后指标,波Ⅰ以外的所有波的消失都与不良预后相关。最后,仅限于波Ⅴ(延迟或缺失)的异常是不明确的,并且可以在几天或几周后自发恢复。随着时间的推移,脑水肿是导致功能变异的另一个重要原因,仅从一次BAEP记录中很难得出有力的结论,临床上需要反复检查验证。关于颅内压,它的值增加但不影响脑干听觉诱发电位,但脑干听觉诱发电位随颅内压升高可预测不良预后。

### 四、中潜伏期听觉诱发电位(MLAEP)

#### (一)刺激和记录参数

MLAEP是起源于内侧膝状体到初级听觉皮质的听觉通路。MLAEP由单耳点击刺激引起,由刺激开始后100 ms内发生的若干反应组成。除刺激频率不应超过10 Hz外,耳朵插入和点击参数与BAEP相同。

在ICU中,MLAEP被优先记录,使用皮下针电极和双通道记录来评估大脑半球的不对称性,主动电极放置在初级听觉皮质(F3和F4)和共同的参考电极放置在同侧乳突或耳垂。接地电极可置于肩膀或前额上方。如果可能,建议同时记录BAEP和MLAEP,使用四通道和两个不同的时基(BAEP为10~15 ms,

MLAEP 为 100 ms）。

高通滤波器须设置为 5 ~ 10 Hz，低通滤波器须设置为 1 500 ~ 1 600 Hz。至少需要进行 1 500 ~ 2 000 次叠加刺激，并进行两次试验，以确保反应的重复性。信号放大显示建议每分钟 0.2 V，总记录时间窗为 100 ms。耳廓后肌肉收缩伪影可在刺激开始后 10 ~ 14 ms 出现，可干扰 MLAEP 分析。在这种情况下，可能需要对患者进行治疗。

（二）记录 MLAEP 时间

对于 MLAEP 记录的时间没有具体的建议，但这通常是在 SSEP 和 BAEP 记录之外进行的，至少在昏迷开始后 24 小时。

（三）反应分析与解释

MLAEPS 由具有最大振幅的两个波组成：Na 和 Pa、Na 负性的起源有争论，但可能是丘脑，而 Pa 正性来自初级听觉皮质。MLAEP 解释基于：Na 和 Pa 组分的存在和再现性，Pa 延迟和峰间 Na-Pa 振幅测量。半球间振幅不对称必须保持在 30% 以下。

苯二氮䓬类或其他麻醉药对 MLAEP 的影响显著，后者对突触传递的影响大于对轴突传导的影响。Na-Pa 振幅在挥发性和静脉麻醉药（卤代麻醉药、氧化亚氮、丙泊酚、硫喷妥钠、戊巴比妥钠、氯胺酮）中显著降低（达 60% 的减少），并具有剂量相关效应。这些药物还可使 MLAEP 潜伏期适度增加（10% ~ 20%）。类阿片和非去极化神经肌肉阻断剂对 MLAEP 振幅和潜伏期没有或只有轻微的改变。

解释 MLAEP 的皮质需要耳蜗、听神经和脑干听觉通路的正常功能，即正常的 BAEP。因此，BAEP 必须在 MLAEP 之前或同时记录。很少有研究评价 MLAEP 在 ICU 患者中的预后价值，在缺氧后昏迷中，MLAEP 的消失与不良预后相关，但正常的 MLAEP 不能保证良好的结局。与单独进行的 SSEP 相比，增加 MLAEP 记录可以改善严重缺血性颅脑损伤患者的预后预测。不建议单独记录 MLAEP 来评估昏迷后的苏醒。事实上，由于在 ICU 环境中难以获得良好的 MLAEP 记录，在考虑不使用 MLAEP（保留 SSEP）来估计昏迷患者的临床预后时应谨慎。

**五、视觉诱发电位（VEP）**

视觉诱发电位（VEP）包括视网膜刺激后枕叶皮质记录的平均脑电活动。视觉诱发电位评估从视网膜到初级视觉皮质的视觉通路。VEP 在周围神经或颈脊髓损伤导致正中神经缺失的情况下特别有用。VEP 记录还可以评估枕叶皮质，这是对躯体感觉和听觉皮质评估的补充。

（一）刺激和记录参数

VEP 可以通过图形反转或闪光刺激获得。由于实际原因（不能在屏幕上看到肿瘤分离物），ICU 患者通常只进行闪光 VEP。闪光 VEP 是响应约 30 cd/m$^2$ 的亮度和约 1 Hz 的频率传递的视觉刺激而记录的。这些刺激包括在光线不好的房间内频闪闪光，或者更常见的是安装在护目镜上的红光发光二极管（LED），即使在闭眼的患者中也能提供可靠的刺激。

记录电极根据国际 10-20 系统，采用以下四通道放置：1 通道放置在受刺激眼的外眦处记录眼电图，2 和 3 通道放置在 O1 和 O2 处记录枕部皮质反应，4 通道放置在 Cz 处记录峰值Ⅶ。在所有通道中，都使用了一个通用的链接接于耳廓。接地可以放在乳突或对侧耳垂或头皮上。应检查电极阻抗，并保持在 5 Ω 以下。

60 ~ 100 次扫描通常足以获得可靠的响应。分析的时间段设置在刺激开始后 200 ~ 500 ms。带通频率限制在 1 ~ 100 Hz。

（二）记录 VEP 时间

现有文献中没有数据可供推荐，对比 SSEP 和 AEP，VEP 通常在昏迷开始后至少记录 24 小时。

（三）反应分析与解释

与特定依赖黄斑视锥向枕叶皮质的视觉投射的模式反转 VEP 相反，闪光 VEP 依赖视锥细胞和视杆细胞，因此用于评估广泛的皮质投射（直接投射到枕皮质或通过丘脑中继间接投射）。闪光 VEP 不能提供黄斑通路的任何可靠的评估，当发现视觉通路的局灶性病变时，应谨慎解释。另一方面，由于大脑半球活动区的范围很大，如果排除了双侧视神经损伤，视网膜活动保持的闪光 VEPs 的完全消失往往表明大脑皮质的广泛破坏。值得注意的是，由于闪光 VEP 的频率成分与 EEG 的频率成分重叠，在非连续性 EEG 活动（如爆发抑制、癫痫样放电、药物效应）的情况下，闪光 VEP 很难分析并显示出一定的可靠性。

闪光 VEP 由一系列正负波（N1、P1、N2、P2、N3、P3）组成，其主要成分为负性反应，通常命名为：峰值Ⅰ（50 ms 潜伏期，视网膜起源）、峰值Ⅲ（75 ~ 95 ms 潜伏期，枕皮质起源）、峰值Ⅶ（顶点成分）和放电后的节律性（与 EEG 活动密切相关）。测量主要 VEP 峰的潜伏期和波幅。峰值Ⅰ（视网膜起源）是极为耐药的，它的持续性为明显改变的 VEP 提供了记录的质量控制。随着疾病程度的增加，峰值Ⅶ逐渐消失，随后潜伏期增加，峰值Ⅲ逐渐消失，峰值Ⅲ是最可靠的反应。VEP 峰值Ⅲ在保留峰值Ⅰ的情况下完全消失，可提供脑死亡时皮质活动完全丧失的证据，因为视网膜血管（峰值Ⅰ的存在）依赖于颅外血液循环。

事实上，闪光VEP对脑病的敏感性降低了其预测康复机会的实用性，而保留的闪光VEP由于其高灵敏度，为预测预后提供了有用的信息。有研究评价了多模式EP在不同病因昏迷预后中的作用：排除心搏骤停后第1天记录的EP后，保留VEP（峰值Ⅲ为正常潜伏期或延迟潜伏期小于120 ms）和正常正中神经SSEP（N20组分）预后良好，与其他EP模式相反。只有峰值Ⅲ潜伏期增加（平均潜伏期：125 ms）与预后不良相关，并可能提示更严重的皮质功能障碍。然而，峰值Ⅲ潜伏期与意识程度无关。相反，正常峰值Ⅲ潜伏期（平均潜伏期：105 ms）与良好的预后相关。

在创伤后昏迷中，VEP、AEP和SSEP联合应用有助于颅脑损伤的定位。事实上，VEP依赖中脑前端的发生器，因此闪光VEP（与EEG一起）可以提供颅脑损伤患者大脑皮质功能的唯一电生理证据，中脑或脑桥损伤可中断听觉和躯体感觉通路。

## 六、长潜伏期诱发电位

各种病因（如创伤、缺氧、脑血管病、代谢等）的严重颅脑损伤可导致急性昏迷的临床状态，表现为不可唤醒和无反应性，在几天或几周内，最终会出现"清醒"的临床症状，主要表现为自发性睁眼。然而，如果缺乏与周围环境相互作用的迹象，则称为植物状态（VS），这表明只有由大脑控制的植物功能得以保留。当出现自主（定向或适应性）活动的迹象时，则被称作微小意识状态（MCS）。

在昏迷的急性期，即使由临床医学专家进行临床评估，也难以对预后做出准确的预测。EEG和SSEP早期成分的直观分析仅预示缺氧后昏迷的不良预后。脑电的明确反应性具有积极的预测价值，但在直观分析中对这一方面的评价往往是困难的，相关的生物标志物对于预测预后可能有帮助。

事件相关电位（ERP）可以为昏迷后的康复提供预后信息。ERP是一种无创、廉价、时间分辨率高的探测方法，可在同一患者身上反复记录。它们在可以在床边进行，适合在ICU中使用。与早期的外源性EP相比，长潜伏期的EP对应信息处理的更复杂的阶段（包括注意过程、记忆等），早期的外源性EP是对感觉刺激的系统性诱导，主要对应刺激的物理特征的整合。它们通常只在受试者进行认知任务时才被记录，无论刺激方式是什么（视觉、听觉、躯体感觉）。由于这些原因，它们以前被称为认知或内源性电位。

长潜伏期（晚期）的ERP比短潜伏期（早期）的EP更难获得，尤其是在昏迷患者中。它们高度依赖唤醒状态，对镇静药敏感。记录它们的最佳时机和条件很难确定，须排除镇静药物干扰，并考虑肌松药的影响，以增加信噪比。

## 七、失匹配负波（MMN）

MMN是一种听觉事件相关电位的重要成分，是大脑前额及中央分布的负波成分，是提供听觉刺激显著性的指标。它反映了神经系统在背景噪声中检测新刺激的能力。在听觉模式中，它至少包含两个部分：颞上部分，可能与知觉前改变检测有关；额叶部分，可能与听觉改变引起的非自主注意转换有关。异常刺激发生频率越高，MMN波幅越小。

### （一）刺激和记录参数

对于昏迷患者的临床应用，MMN反应通常由两种刺激序列组成。频繁重复的声音（称为标准）与一种不同类型的声音（称为异常）混合在一起。所有声音（标准和异常）通常为30～100 ms长，上升和下降时间短（5～10 ms）。考虑到标准和异常刺激可能有两种不同的模式，即根据刺激持续时间或频率的变化诱发MMN，建议采用以下刺激参数：时长变化，标准80 dBHL，800 Hz，升降时间1 ms，时长75 ms；异常80 dBHL，800 Hz，升降时间1 ms，时长35 ms；频率变化，标准500 Hz，异常1 000 Hz。

推荐5个刺激序列（如果第一个序列不可重复，则最多8个），包括172个标准刺激和28个异常刺激。过多的重复会导致习惯化和反应幅度的降低。在异常刺激之后的标准刺激必须从平均值中剔除。强烈建议采用交叉设计，以避免与刺激物之间物理差异相关的早期差异。

记录电极按国际10-20系统放置：Fz、Cz、Pz、左右乳突相连，所有这些电极均以鼻为参照物，在左右眼角和上眼睑分别用眼电图（EOG）电极检测水平和垂直眼伪影。放大器灵敏度设定为±200 V，分析时间为600 ms，从刺激开始前100 ms到刺激开始后500 ms不等。所有皮质衍生物的带通频率限值在0.1～30 Hz之间，EOG的带通频率限值在1～100 Hz。

### （二）反应分析与解释

MMN最好在对应异常和标准刺激获得的平均反应的轨迹上检测。N1组分潜伏期的初始差异可能是由于标准组和异常组之间的物理刺激差异或概率差异。交叉设计使用一个给定的刺激作为异常刺激的一半记录，然后作为一个标准刺激的另一半记录可以帮助防止这种混淆。真正的MMN通常在刺激开始后 150～250 ms 达到峰值，不管患者的注意力方向如何，MMN 都会被激发出来。MMN 的解释仍然比早期皮质 SSEP（N20）或 MLAEP（Na-Pa）成分的解释更困难。对于后者，不同实验室已经建立了标准的潜伏期和振幅值，而 MMN 的解释只有在确定了明确的 N100 响应后才有可能。根据 MMN 的显著性、形态学和潜伏期，对晚期皮质 ERP 的解释主要局限于对 MMN 存在与否的简单直观分析。考虑到记录是在 ICU 的噪声环境中进行的，这种异常痕迹总是比标准痕迹关联更多的伪影，这种差异不仅代表皮层信号的差异，也代表背景噪声的差异。

MMN 的存在预示着意识的恢复，具有良好的特异性（90%～100%）。在昏迷状态下，MMN 的整体阳性预测值接近 90%，在 3、4 级昏迷时可达 100%。相反，其敏感性较低，在不同的研究中为 32%～90%。MMN 的存在排除了永久性植物状态，但不排除包括 MCS 在内的严重残疾。

## 八、结论

神经生理学检查对昏迷急性期的预后评估至关重要，也有助于在亚急性或慢性状态下发现意识信号或意识的改变。然而，为了获得可靠的信息，神经生理学家应该密切关注记录的质量和时间，作出准确的分析，并在考虑到每项测试的局限性的情况下给出一个整体解释，目前仍需进一步的临床试验验证。

（曹响元　钱洲棋）

# 参考文献

[ 1 ] AMANTINI A. Prediction of 'awakening' and outcome in prolonged acute coma from severe traumatic brain injury: evidence for validity of short latency SEPs[J]. Clin Neurophysiol, 2005, 116(1): 229-235.

[ 2 ] ANDRÉ-OBADIA N, MARTINEGAVARET J, et al. Recommendations for the use of electroencephalography and evoked potentials in comatose patients[J]. Clin Neurophysiol, 2018, 48: 143-169.

[ 3 ] AZABOU E. Neurophysiological assessment of brain dysfunction in critically ill patients: an update[J]. Neurolog Sci, 2017, 38(5): 715-726.

[ 4 ] BAARS J H, J P VON KLITZING, Easily applicable SEP-monitoring of the N20 wave in the intensive care unit[J]. Clin Neurophysiol, 2017, 47(1): 31-34.

[ 5 ] CARTER B G, W BUTT, Review of the use of somatosensory evoked potentials in the prediction of outcome after severe brain injury[J]. Crit Care Med, 2001, 29(1): 178-186.

[ 6 ] CASTRO M, et al. Boosting cognition with music in patients with disorders of consciousness[J]. Neurorehabilit Neural Rep, 2015, 29(8): 734-742.

[ 7 ] CHENNU S, ANNEN J, WANNEZ S, et al. Brain networks predict metabolism, diagnosis and prognosis at the bedside in disorders of consciousness[J]. Brain, 2017, 140: 2120-2132.

[ 8 ] CLAASSEN J, HANSEN H C. Early recovery after closed traumatic head injury: somatosensory evoked potentials and clinical findings[J]. Crit Care Med, 2001, 29(3): 494-502.

[ 9 ] CRACCO R Q, CRACCO J B. Somatosensory evoked potential in man: far field potentials[J]. Electroencephalography Clin Neurophysiol, 1976, 41(5): 460-466.

[ 10 ] CRUCCU G, et al. Recommendations for the clinical use of somatosensory-evoked potentials[J]. Clin Neurophysiol, 2008, 119(8): 1705-1719.

[ 11 ] DALTROZZO J, et al. Predicting coma and other low responsive patients outcome using event-related brain potentials: a meta-analysis[J]. Clin Neurophysiol, 2007, 118(3): 606-614.

[ 12 ] DESMEDT J E, CHERON G. Non-cephalic reference recording of early somatosensory potentials to finger stimulation in adult or aging normal man: differentiation of widespread N18 and contralateral N20 from the prerolandic P22 and N30 components[J]. Electroencephalography Clin Neurophysiol, 1981, 52(6): 553-570.

[ 13 ] FISCHER C, DAILLER F, MORLET D. Novelty P3 elicited by the subject's own name in comatose patients[J]. Clin Neurophysiol, 2008, 119(10): 2224-2230.

[ 14 ] FISCHER C, et al. Early and middle latency auditory evoked potentials and somatosensory evoked potentials in the vital and functional prognosis of severe brain injuries in intensive care[J]. Agressologie, 1988, 29(5): 359-363.

[ 15 ] FISCHER C, et al. Improved prediction of awakening or nonawakening from severe anoxic coma using tree-based classification analysis[J]. Crit Care Med, 2006, 34(5): 1520-1524.

[ 16 ] FISCHER C, et al. Mismatch negativity and late auditory evoked potentials in comatose patients[J]. Clin Neurophysiol, 1999, 110(9): 1601-1610.

[ 17 ] FISCHER C, et al. Predictive value of sensory and cognitive evoked potentials for awakening from coma[J]. Neurology, 2004, 63(4): 669-673.

[ 18 ] FISCHER C, LUAUTE J, MORLET D. Event-related potentials (MMN and novelty P3) in permanent vegetative or minimally conscious states[J]. Clin Neurophysiol, 2010, 121(7): 1032-1042.

[ 19 ] FOSSI S, AMANTINI A, GRIPPO A, et al. Anoxic-ischemic alpha coma: prognostic significance of the incomplete variant[J]. Neurol Sci, 2004, 24: 397-400.

[ 20 ] FREYE E. Cerebral monitoring in the operating room and the intensive care unit — an introductory for the clinician and a guide for the novice wanting to open a window to the brain. Part II: Sensory-evoked potentials (SSEP, AEP, VEP)[J]. J Clin Monitoring Computing, 2005, 19(1-2): 77-168.

[ 21 ] FRIEDMAN D, CLAASSEN J, HIRSCH L J. Continuous electroencephalogram monitoring in the intensive care unit[J]. Anesth Analg, 2009, 109(2): 506-523.

[ 22 ] GARCÍA-LARREA L, et al. The combined monitoring of brain

stem auditory evoked potentials and intracranial pressure in coma. A study of 57 patients[J]. J Neurol Neurosurg Psychiatr, 1992, 55(9): 792−798.

[ 23 ] GIACINO J T, KALMAR K, WHYTE J. The JFK Coma Recovery Scale-Revised: measurement characteristics and diagnostic utility[J]. Arch Physical Med Rehab, 2004, 85(12): 2020−2029.

[ 24 ] GUERIT J M. Clinical neurophysiology in neonatology[J]. Clin Neurophysiol, 2013, 43(5−6): 265−266.

[ 25 ] GUÉRIT J M, AMANTINI A, AMODIO P, et al. Consensus on the use of neurophysiological tests in the intensive care unit (ICU): electroencephalogram (EEG), evoked potentials (EP) and electroneuromyography (ENMG)[J]. Neurophysiol Clin, 2009, 39: 71−83.

[ 26 ] GUÉRIT J M, et al. The prognostic value of three-modality evoked potentials (TMEPs) in anoxic and traumatic comas[J]. Clin Neurophysiol, 1993, 23(2−3): 209−226.

[ 27 ] GUÉRIT J M. Neuromonitoring in the operating room: why, when, and how to monitor?[J]. Electroencephalography Clin Neurophysiol, 1998, 106(1): 1−21.

[ 28 ] GUÉRIT J M. Neurophysiological testing in neurocritical care[J]. Current Opin Crit Care, 2010, 16(2): 98−104.

[ 29 ] GUÉRIT J M. The usefulness of EEG, exogenous evoked potentials, and cognitive evoked potentials in the acute stage of post-anoxic and post-traumatic coma[J]. Acta neurologica Belgica, 2000, 100(4): 229−236.

[ 30 ] HARVEY D, BUTLER J, GROVES J, et al. Management of perceived devastating brain injury after hospital admission: a consensus statement from stakeholder professional organizations[J]. Br J Anaesth, 2018, 120: 138−145.

[ 31 ] HEINZ U E, ROLLNIK J D. Outcome and prognosis of hypoxic brain damage patients undergoing neurological early rehabilitation[J]. BMC Res Notes, 2015, 8: 243.

[ 32 ] HOFMEIJER J, TJEPKEMA-CLOOSTERMANS M C, VAN PUTTEN MJAM. Burst-suppression with identical bursts: a distinct EEG pat- tern with poor outcome in postanoxic coma[J]. Clin Neurophysiol, 2014, 125: 947−954.

[ 33 ] HOLECKOVA I, et al. Brain responses to a subject's own name uttered by a familiar voice[J]. Brain Res, 2006, 1082(1): 142−152.

[ 34 ] IANOF J, ANGHINAH R. Traumatic brain injury: an EEG point of view[J]. Dement Neuropsychol, 2017, 11(1): 3−5.

[ 35 ] KANE N M, et al. Event-related potentials — neurophysiological tools for predicting emergence and early outcome from traumatic coma[J]. Intensive Care Med, 1996, 22(1): 39−46.

[ 36 ] KAPLAN P W, GENOUD D, HO T W, et al. Etiology, neurologic correlations and prognosis in alpha coma[J]. Clin Neurophysiol, 1999, 110: 205−213.

[ 37 ] KOENIG M A, KAPLAN P W. Clinical Applications for EPs in the ICU[J]. J Clin Neurophysiol, 2015, 32(6): 472−480.

[ 38 ] LANG M, et al. Effects of hypothermia on median nerve somatosensory evoked potentials during spontaneous circulation[J]. J Neurosurg Anesthesiol, 2002, 14(2): 141−145.

[ 39 ] LAUREYS S, PERRIN F, BRÉDART S. Self-consciousness in non-communicative patients[J]. Consciousness Cognit, 2007, 16(3): 722−745.

[ 40 ] LEITHNER C, et al. Does hypothermia influence the predictive value of bilateral absent N20 after cardiac arrest?[J]. Neurology, 2010, 74(12): 965−969.

[ 41 ] LEW H L. Prognostic value of evoked and event-related

potentials in moderate to severe brain injury[J]. J Head Trauma Rehab, 2006, 21(4): 350−360.

[ 42 ] LOGI F, et al. The prognostic value of evoked responses from primary somatosensory and auditory cortex in comatose patients[J]. Clin Neurophysiol, 2003, 114(9): 1615−1627.

[ 43 ] LUAUTÉ J, et al. Late auditory and event-related potentials can be useful to predict good functional outcome after coma[J]. Archives Physic Med Rehab, 2005, 86(5): 917−923.

[ 44 ] MADLER C, et al. Sensory information processing during general anaesthesia: effect of isoflurane on auditory evoked neuronal oscillations[J]. Br J Anaesth, 1991, 66(1): 81−87.

[ 45 ] MANNINEN P H, LAM A M, NICHOLAS J F. The effects of isoflurane and isoflurane-nitrous oxide anesthesia on brainstem auditory evoked potentials in humans[J]. Anesth Analg, 1985, 64(1): 43−47.

[ 46 ] MAUGUIÈRE F, et al. Aspects of early somatosensory and auditory evoked potentials in neurologic comas and brain death[J]. Revue d'electroencephalographie et de neurophysiologie clinique, 1982, 12(3): 280−285.

[ 47 ] MORLET D, et al. Dynamics of MLAEP changes in midazolam-induced sedation[J]. Electroencephalography Clin Neurophysiol, 1997, 104(5): 437−446.

[ 48 ] NACCACHE L, et al. Auditory mismatch negativity is a good predictor of awakening in comatose patients: a fast and reliable procedure[J]. Clin Neurophysiol, 2005, 116(4): 988−989.

[ 49 ] NÄÄTÄNEN R, et al. Mismatch negativity (MMN) as an index of cognitive dysfunction[J]. Brain topography, 2014, 27(4): 451−466.

[ 50 ] ODDO M, ROSSETTI A O. Early multimodal outcome prediction after cardiac arrest in patients treated with hypothermia[J]. Crit Care Med, 2014, 42: 1340−1347.

[ 51 ] PERRIN F, et al. Brain response to one's own name in vegetative state, minimally conscious state, and locked-in syndrome[J]. Archiv Neurology, 2006, 63(4): 562−569.

[ 52 ] PICTON T W, et al. Human auditory evoked potentials. I. Evaluation of components[J]. Electroencephalography Clin Neurophysiol, 1974, 36(2): 179−190.

[ 53 ] ROBINSON L R, et al. Predictive value of somatosensory evoked potentials for awakening from coma[J]. Crit Care Med, 2003, 31(3): 960−967.

[ 54 ] ROH D, PARK S. Brain multimodality monitoring: updated perspectives[J]. Curr Neurol Neurosci Rep, 2016, 16(6): 56.

[ 55 ] ROSSETTI A O, et al. Automated auditory mismatch negativity paradigm improves coma prognostic accuracy after cardiac arrest and therapeutic hypothermia[J]. J Clin Neurophysiol, 2014, 31(4): 356−361.

[ 56 ] ROSSETTI A O, ODDO M, LOGROSCINO G, et al. Prognostication after cardiac arrest and hypothermia: a prospective study[J]. Ann Neurol, 2010, 67: 301−307.

[ 57 ] ROSSETTI A O, TOVAR QUIROGA D F, JUAN E, et al. Electroencephalography predicts poor and good outcomes after cardiac arrest: a two-center study[J]. Crit Care Med, 2017, 45: 674−682.

[ 58 ] ROTHSTEIN T L. Recovery from near death following cerebral anoxia: A case report demonstrating superiority of median somatosensory evoked potentials over EEG in predicting a favorable outcome after cardiopulmonary resuscitation[J]. Resuscitation, 2004, 60(3): 335−341.

[ 59 ] SANDRONI C, CARIOU A, CAVALLARO F, et al. Prognostication in comatose survivors of cardiac arrest: an advisory

statement from the European Resuscitation Council and the European Society of Intensive Care Medicine[J]. Resuscitation, 2014, 85: 1779−1789.

[60] SCARPINO M, et al. Predictive patterns of sensory evoked potentials in comatose brain injured patients evolving to brain death[J]. Clin Neurophysiol, 2017, 47(1): 19−29.

[61] SCHWENDER D, et al. Effects of benzodiazepines on mid-latency auditory evoked potentials[J]. Can J Anaesth, 1993, 40(12): 1148−1154.

[62] SCHWENDER D, et al. Effects of increasing doses of alfentanil, fentanyl and morphine on mid-latency auditory evoked potentials[J]. Br J Anaesth, 1993, 71(5): 622−628.

[63] SCHWENDER D, et al. Mid-latency auditory evoked potentials in humans during anesthesia with S (+) ketamine — a double-blind, randomized comparison with racemic ketamine[J]. Anesth Analg, 1994, 78(2): 267−274.

[64] SCHWENDER D, et al. Midlatency auditory evoked potentials and purposeful movements after thiopentone bolus injection[J]. Anaesthesia, 1994, 49(2): 99−104.

[65] SCHWENDER D, et al. Midlatency auditory evoked potentials predict movements during anesthesia with isoflurane or propofol. Anesthesia and analgesia, 1997, 85(1): 164−173.

[66] SEECK M, KOESSLER L, BAST T, et al. The standardized EEG electrode array of the IFCN[J]. Clin Neurophysiol, 2017, 128(10): 2070−2077.

[67] SIVARAJU A, GILMORE E J, WIRA C R, et al. Prognostication of post-cardiac arrest coma: early clinical and electroencephalographic predictors of outcome[J]. Intensive Care Med, 2015, 41: 1264−1272.

[68] SOHMER H, et al. The depression of the auditory nerve-brain-stem evoked response in hypoxaemia — mechanism and site of effect[J]. Electroencephalography Clin Neurophysiol, 1986, 64(4): 334−338.

[69] STONE J L, et al. Brainstem auditory evoked potentials — a review and modified studies in healthy subjects[J]. J Clin Neurophysiol, 2009, 26(3): 167−175.

[70] SYNEK V M. Prognostically important EEG coma patterns in diffuse anoxic and traumatic encephalopathies in adults[J]. J Clin Neurophysiol, 1988, 5: 161−174.

[71] TASNEEM N, SAMANIEGO E A, PIEPER C, et al. Brain multimodality monitoring: a new tool in neurocritical care of comatose patients[J]. Crit Care Res Prac, 2017, 2017: 6097265.

[72] THORNTON C, et al. Enflurane anaesthesia causes graded changes in the brainstem and early cortical auditory evoked response in man[J]. Br J Anaesth, 1983, 55(6): 479−486.

[73] TSUBOKAWA T, et al. Assessment of brainstem damage by the auditory brainstem response in acute severe head injury[J]. J Neurology Neurosurg Psychiatry, 1980, 43(11): 1005−1011.

[74] VAN STRATEN A F, FESLER J R, HAKIMI R, et al. SIRPIDs: prevalence and outcome in critically ill patients[J]. J Clin Neurophysiol, 2014, 31: 418−421.

[75] WIJDICKS E F M, HIJDRA A, YOUNG G B, BASSETTI C L, et al. Quality standards subcommittee of the American Academy of Neurology. Practice parameter: prediction of outcome in comatose survivors after cardiopulmonary resuscitation (an evidence-based review): report of the Quality Standards Sub-committee of the American Academy of Neurology[J]. Neurology, 2006, 67: 203−210.

[76] WIJDICKS E F M. Brain death worldwide: accepted fact but no global consensus in diagnostic criteria[J]. Neurology, 2002, 58(1): 20−25.

[77] YAMADA T. The anatomic and physiologic bases of median nerve somatosensory evoked potentials[J]. Neurologic Clinics, 1988, 6(4): 705−733.

[78] YOUNG G B. Evoked-response testing for prognosis in anoxic-ischemic encephalopathy: a cool approach[J]. Crit Care Med, 2005, 33(8): 1868−1869.

[79] ZANDBERGEN E G J, et al. Prediction of poor outcome within the first 3 days of postanoxic coma[J]. Neurology, 2006, 66(1): 62−68.

[80] ZANDBERGEN E G, et al. Systematic review of early prediction of poor outcome in anoxic-ischaemic coma[J]. Lancet, 1998, 352(9143): 1808−1812.

[81] ZHANG Y, WANG M, SU Y Y. The role of middle latency evoked potentials in early prediction of favorable outcomes among patients with severe ischemic brain injuries[J]. J Neurolog Sci, 2014, 345(1−2): 112−117.

# 第五篇
# 神经危重症患者的脏器支持

# 第二十四章
# 神经危重症相关的呼吸系统问题

## 第一节 静脉血栓栓塞

静脉血栓栓塞(venous thromboembolism,VTE)包括深静脉血栓(deep venous thrombosis,DVT)和肺栓塞(pulmonary embolism,PE),是神经外科危重症患者中常见的并发症和致死原因,其中DVT在神经外科危重症患者中的总体发生率约为15%,若不给予预防措施,发生率可高达34%。神经外科收治的患者,尤其是重症患者,因瘫痪、昏迷等原因,卧床、住院时间延长,发生VTE的风险明显高于其他病种。与此同时,颅内肿瘤、中枢及外周神经系统感染性疾病以及卒中均会造成血管内皮细胞相关通路的激活,进而促进血栓形成。目前,由于缺乏大型RCT研究,对于VTE的预防措施尚未达成一致意见,现有研究证据支持机械预防和药物预防,然而,VTE的药物预防所带来的出血风险增高也应引起主管医生的重视。

DVT和PE在神经外科危重症患者中的研究并不多,分析并确定其中的高发亚群具有重要意义。例如,多项研究指出脊髓损伤患者是神经危重症患者中更容易发生VTE的人群。此节将针对VTE,特别是致死率更高的PE,讨论神经系统疾病患者中VTE的易患人群,并对其特点和诊治进行集中讨论。

### 一、缺血性卒中

缺血性卒中是全球致死、致残最常见的原因之一,而PE在缺血性卒中患者中的发病率为2%～3%,随着近年来缺血性卒中患者收治率的提高,PE的发病率有可能会进一步上升。由于缺血性卒中患者通常伴有需抗凝治疗的疾病史,例如心房颤动、心力衰竭、已知的VTE、肿瘤所致高凝状态等。据报道,缺血性卒中患者发病后未接受VTE预防治疗者,DVT的发生率高达75%,而PE的发生率高达20%。已有多篇荟萃分析探讨了VTE预防措施的效果,包括普通肝素(UFH)、低分子肝素(LMWH)、加压弹力袜(CS)和间歇充气加压装置(IPC)。综合而言,现有研究支持使用UFH或LMWH预防VTE的发生,而联合机械预防可能有一定的协同作用。但需引起主管医生注意的是,使用机械预防,包括CS和IPC,可能会有2%～5%的患者出现皮肤损伤。另外一个风险是在已形成DVT的患者,使用CS和IPC可能会造成血栓脱落,引发严重并发症。而CLOTS研究显示,在卒中患者发病后的前3天使用IPC可将VTE的发生率降低3.6%。对于药物预防,PREVAIL研究表明,在缺血性脑梗死患者的VTE预防中,依诺肝素(LMWH的一种)优于UFH,不仅因为其临床效果更佳,而且其每日一次的给药频率便于日常操作。此外,有研究表明接受LMWH和UFH预防治疗的缺血性脑梗死患者出现严重出血并发症的可能性较低。

在行择期颅脑手术的患者中,使用药物进行VTE预防是安全的,但药物预防在接受去骨瓣减压术的大脑中动脉栓塞患者中的安全性仍然未知。然而考虑到这部分患者中,有36%的患者发生DVT风险,25%的患者需要放置下腔静脉滤器,故推荐这部分患者进行VTE的药物和机械预防。对于接受神经介入治疗的患者,因术中会使用肝素和rTPA,虽然暂时没有大样本的临床研究支持,但仍建议在给药或手术后24小时再启动VTE预防措施。

建议:

(1)合适时,应在急性缺血性脑梗死患者中立即开始VTE药物预防(强烈推荐和高质量证据)。

(2)对于行动受限的缺血性脑梗死患者,应优先使用LMWH并联合IPC(强烈推荐和高质量证据)。

（3）因证据不足，关于使用CS进行VTE预防暂无建议，但其安全性暂时是得到认可的。

（4）在接受去骨瓣减压或神经介入治疗的脑梗死患者中，可以在术后立即启动UFH/LMWH联合或不联合IPC的VTE预防方案，但若患者于术中输注了rTPA，VTE预防应延迟24小时启动（弱建议和低质量证据）。

## 二、颅内出血

与缺血性脑梗死患者相比，颅内出血（intracranial hemorrhage，下面简称ICH）患者出现VTE的风险更高，这可能是因为这部分患者瘫痪和需重症监护的时间更长，需要机械通气的可能性也更高。与急性缺血性脑梗死患者相比，ICH患者VTE的发生率高4倍。因顾虑出血加重而减少抗凝药物的使用会进一步增加这部分患者发生VTE的风险。因此，尽管存在进一步出血可能，也应在ICH患者中尽早启动VTE的药物预防。在多项回顾性研究中，ICH患者出现有症状的DVT的可能性约为1%～2%，但在FAST研究中这一并发症的发生率为5%。在两项前瞻性研究中，静脉超声检查对DVT的检出率约为20%～40%。而PE在ICH人群中的发生率为0.5%～2%，一旦发生，死亡率高达50%。

对于机械预防，在一项前瞻性研究中，研究者将ICH患者随机分配至单独使用CS组和联合使用CS与IPC组。通过静脉超声检查发现，联合使用CS与IPC组在10天内发生无症状DVT的概率明显低于单独使用CS组。CLOTS3研究同样表明IPC预防VTE的有效性。然而，之前的CLOTS1研究则指出，单独使用CS不仅不能预防VTE，还会造成皮肤损伤。

对于药物预防，一项前瞻性研究探讨了在ICH患者中，启动肝素预防的时间不同对VTE发生率的影响。研究表明，早期（发病后第2天）的低剂量肝素可以显著降低PE的发生率，且不增加出血风险。另一项在ICH患者发病后第2天使用LMWH或CS进行VTE预防的研究中，两组患者在72小时、7天和21天均未观察到血肿进一步扩大。值得关注的是，LMWH组较CS组并未出现更多的其他全身出血性并发症，而VTE的发病率在组间也没有统计学差异，说明在ICH患者中使用LMWH和CS预防VTE是安全的。一项纳入较多病例数的荟萃分析表明，在出血性脑梗死的患者中，早期抗凝可显著减少PE的发生，而且基本不会造成血肿的进一步扩大。同时还有研究比较了依诺肝素和普通肝素在脑静脉血栓患者中对颅内血肿的影响，发现

两者间亦无差异。

建议：

（1）在ICH患者入院时，即刻开始使用IPC联合或不联合CS进行VTE预防（强烈推荐和高质量证据）。

（2）颅内血肿稳定及无进行性凝血功能障碍的ICH患者应在48小时开始使用预防剂量的普通肝素或LMWH进行VTE预防（弱推荐，低质量证据）。

（3）在已使用药物预防VTE的患者中联合使用IPC进行VTE预防（弱推荐，低质量证据）。

## 三、蛛网膜下腔出血

DVT是动脉瘤蛛网膜下腔出血（aneurysm subarachnoid hemorrhage，下面简称aSAH）的常见并发症，发生率为10%～25%，且随着死亡率和致残率的升高而升高。一项在aSAH患者中使用超声筛查DVT的前瞻性研究共纳入了198例aSAH患者，发现DVT共有42例，发病率为21%，其中69%的DVT在动脉瘤破裂后的第3～14天发现，而破裂5天后DVT高发时间窗是第5～9天。另一项目前纳入病例数最多的研究指出，VTE、DVT和PE在aSAH患者中的发生率分别为4.4%、3.5%和1.2%，而且VTE在动脉瘤夹闭和栓塞的患者中的发生率相似。进一步探讨发现，并发VTE的aSAH患者的平均住院时间和总住院费用几乎是平均水平的2倍。

鼓励aSAH患者尽早活动是安全可行的，有助于减少VTE的发生率。在一项纳入各类神经外科疾病患者的研究中，ICD与安慰剂相比可以有效地预防VTE，而且IPC对药物预防有协同作用。虽然使用UFH可降低DVT的发生率，但没有大型的RCT研究探讨安全剂量（10 000 IU）与高剂量（15 000 IU）之间的区别。虽然目前认为高剂量UFH会有更高的颅内出血风险，但尚无切实的证据。与UFH相比，LMWH的使用会增加颅内出血和其他非颅内出血的倾向。但考虑到aSAH患者并发VTE的高致死率和高致残率，使用低剂量LMWH的获益可能比其风险更值得主管医生考虑。

建议：

（1）应在所有aSAH患者中使用UFH进行VTE预防（强烈推荐，高质量证据），除了即将进行手术处理的动脉瘤破裂患者（强烈推荐，低质量证据）。

（2）aSAH患者入院后应立即启动IPC进行VTE预防（强烈推荐，中等质量证据）。

（3）动脉瘤夹闭或栓塞的患者，在术后至少24小时后，开始使用UFH进行VTE预防（强烈推荐，中等质

量证据)。

### 四、创伤性颅脑损伤

关于如何在因创伤性颅脑损伤(traumatic brain injury,下面简称TBI)所致颅内出血的危重患者中进行适当的VTE预防,学术界仍存在较大争议。最近一项在欧洲和以色列的60多家医院进行的研究指出,因缺乏高质量证据的支持,各中心之间TBI患者接受的VTE预防措施存在显著差异。总体而言,主管医生必须在进行性出血和血栓形成之间寻找平衡。在一项关注TBI患者红细胞生成素水平的分析中,尽管进行机械和药物预防,VTE在接受重症监护的TBI患者中的发生率高达20%;同时大约1/3患者在TBI后出现凝血功能障碍,包括了高凝状态和出血倾向。TBI还是独立于药物预防因素外的DVT相关因素。

第四版美国脑外伤基金会严重创伤性颅脑损伤管理指南基于现有低质量的证据对DVT的预防提出了Ⅲ级建议。尽管TBI患者中VTE的发生率很高,但并没有相关RCT研究探讨早期与延迟药物预防对VTE发生率和患者预后的影响。在一项纳入多发伤患者的多中心前瞻性研究中,延迟启动VTE预防(TBI发生后第4天或更迟)与早期启动VTE预防(TBI发生后48小时内)相比,患者并发DVT的风险增加3倍。考虑到出血风险,有研究指出,TBI患者若是在受伤后6小时内就诊,损伤程度较小而且伤后24小时CT检查显示病情稳定,启动VTE药物预防风险是较低的。该指南还建议LMWH或普通肝素可以和机械预防同时应用,但有可能会使原有颅内出血进一步扩大。

建议:

(1)在TBI后24小时内或开颅手术后24小时内启动IPC和VTE预防(弱推荐,低证据质量)。

(2)在伴有颅内出血的TBI患者入院后24 ～ 48小时内启动LMWH或普通肝素预防VTE,而行开颅手术后的患者应在术后24小时内启动LMWH或UFH(弱推荐,低质量证据)。

(3)在TBI患者中使用IPC等机械设备进行VTE预防(弱推荐,低质量证据)。

### 五、颅内肿瘤

现有研究表明,高级别胶质瘤(high grade glioma,下面简称HGG)患者(WHO Ⅲ／Ⅳ级)发生VTE的风险增加。在HGG患者中,即便接受LMWH进行VTE预防,仍有大约1/5的患者术后出现有症状的VTE。另一项荟萃分析指出,在术后6周内,恶性胶质瘤患者的

DVT发生率在3% ～ 60%。已有研究证明,在HGG患者中使用LMWH可以有效地降低VTE的发生率,在术后使用LMWH进行VTE预防的话,VTE的发生率仅有10%,但停药后VTE的发生率又会快速上升,这意味着使用LMWH进行VTE预防是有效的,但治疗时长过短会影响效果。另一项研究探讨了使用预防剂量的LMWH(每天40 mg)或标准剂量UFH(每天10 000 U)联合ICP在脑肿瘤患者中预防术后VTE事件的有效性,结果显示,术后9天内未发现无症状的VTE并发症,同时有少量的无症状VTE事件(9.3%)。但在这两项探讨LMWH/UFH的研究并未提及患者颅内出血的发生率。

ECOG临床Ⅱ期研究探讨了达肝素钠对胶质母细胞瘤患者VTE并发症的影响,发现达肝素钠每天5 000 U的剂量可有效地降低VTE发生率。在这项研究中,使用达肝素钠的患者均未出现VTE事件,而且没有患者出现3或4级出血事件或血小板减少并发症,说明了达肝素钠的有效性与安全性。在另外两项探讨达肝素钠和亭扎肝素钠的研究中,颅脑肿瘤患者于术后4周内开始接受持续12个月的药物预防措施。两项研究的结果均显示患者VTE的发生率明显降低,但颅内出血的概率增加。另一方面,回顾性分析表明,依诺肝素可降低术后VTE的发病率,脑膜瘤术后48小时内接受其治疗并不增加患者术后颅内出血的发生率。然而,由于研究设计方案和样品因素,他们无法证明VTE减少的统计学意义。

建议:

颅内肿瘤患者入院时,若大出血风险低、出血性转化可能小,建议启动LMWH/UFH进行VTE 预防(强烈推荐,中等质量证据)。

### 六、脊髓损伤

脊髓损伤(spinal cord injury,SCI)患者由于神经系统对肌肉、血管的调控异常,导致VTE仍是其最主要的并发症之一,其发病率较一般人群高3倍。此外,即便进行足够的VTE预防,DVT和PE的发生率仍高居不下,且复发率也较高。急性脊髓损伤患者若不进行VTE预防,DVT的发生率高达50% ～ 80%。虽然VTE的发生率在受伤后的一段时间内最高,并且随时间的推移而减少,但在SCI发生后的几个月中,患者仍然有并发VTE的风险。

在SCI患者中单独应用CS预防VTE的效果尚不清楚。一项联合使用CS、IPC与那屈肝素的研究显示,联合预防组的DVT发生率仅为2%,且在受伤后72小

时内启动此预防策略的患者无一发生PE,而受伤8天后入院且未接受机械预防的患者,DVT的发生率为26%。另外两项研究表明,使用机械预防联合LMWH药物预防安全、有效地降低了SCI患者中VTE的发生率。

SCI常与严重外伤或下肢损伤、骨折有关,这一定程度上制约了在疾病的急性阶段启动VTE机械或药物预防。因此有学者建议在SCI患者中预防性置入下腔静脉(inferior vena cava,IVC)滤器。虽然曾有一项研究指出在SCI患者中预防性置入IVC滤器可以安全有效地预防PE的发生,但最新的一项回顾性研究表明,在急性SCI患者中预防性置入IVC滤器不仅不能预防VTE,还可能会增加DVT的发生率,但这项研究未对PE的发生率进行探讨。

多项研究表明,在SCI持续状态的患者中,使用UFH和LMWH均可有效地降低DVT的发生率。一项回顾性队列研究发现,在急性创伤性脊髓损伤的患者中,VTE的发生率(7.78%)和患者接受的预防药物类型(低剂量UFH或达肝素钠)之间没有明显相关性,同时也说明了根据患者病情调整剂量使用UFH所带来的效率(效果与成本之比)高于固定剂量使用依诺肝素。

美国胸科医师协会抗血栓指南建议在SCI患者中应启动UFH/LMWH联合IPC进行VTE预防,但持续时间尚无定论。

建议:

(1)在SCI发生后72小时内尽快启动VTE预防(强烈推荐,高质量证据)。

(2)避免单用机械措施进行VTE预防(弱推荐,低质量证据)。

(3)若SCI患者伴随出血,在出血得到控制后立即启动LMWH或调整剂量的UFH进行VTE预防(强烈推荐,中等质量证据)。

(4)如果无法使用LMWH或UFH进行VTE预防,则建议启动IPC进行VTE预防(弱推荐,低质量证据)。

### 七、神经肌肉疾病

收入重症监护病房进一步治疗的神经肌肉疾病[如吉兰-巴雷综合征(GBS)、肌萎缩性侧索硬化症(ALS)和重症肌无力(MG)等]患者存在多个并发VTE的高危因素,包括败血症、瘫痪和呼吸衰竭等。在GBS的患者中,VTE的发生率为2%～8%。因此,虽然目前暂时没有针对神经肌肉疾病患者进行的RCT研究,主管医生仍需要重视神经肌肉疾病患者的VTE预防。现有研究多是从住院的危重症患者、脊髓损伤患者中提取相关的数据。一项回顾性研究纳入了73名GBS患者,其中在50人中启动了抗凝预防治疗,持续使用至患者可以独立行走时。在入院便有严重运动障碍的患者中,即便启动LMWH药物预防,DVT的发生率仍高达7%,而且其中几乎一半的患者出现了肺部栓子。最近的一项荟萃分析纳入了8项临床试验,共8 605例患者的数据,评价的结局包括有症状的DVT、PE、PE相关死亡、大出血、肝素诱发血小板减少等。基于此分析,研究者建议在没有胃肠道出血的危重症患者中使用LMWH或低剂量的UFH预防有症状的DVT和致死性PE,但预防组与非预防组在PE、DVT、大出血发生率或死亡率上并没有显著差异。

ARTEMIS试验分析了磺达肝癸钠在60岁或以上的老年急性住院患者中预防VTE的疗效和安全性,发现相较于对照组,磺达肝癸钠组的VTE相对风险为46.7%(95%$CI$:7.7%～69.3%),而大出血的发生率和对照组相似。PROTECT试验发现在危重症患者中,达肝素钠预防近端DVT的效果并没有明显优于UFH。但达肝素钠组的PE发生率(1.3%)明显低于UFH组的(2.3%),而两组间大出血发生率或死亡率并没有显著差异。

建议:

(1)在神经肌肉疾病患者中,预防剂量(bid或tid)的LMWH或是磺达肝癸钠是VTE预防的首选方法(强烈推荐,中等质量证据)。

(2)在出血风险较高的患者中,可用IPC代替药物预防(强烈推荐,中等质量证据)。

(3)建议在神经肌肉疾病患者中联合使用机械(主要是IPC)和药物预防VTE(与IPC结合)(弱推荐,低质量证据)。

(4)在药物预防或IPC均不可使用的患者中,可使用CS预防VTE(弱推荐,低质量证据)。

(5)适当延长预防VTE的时间,至少应维持患者整个急性期,或维持到患者能够恢复活动(弱推荐,极低质量证据)。

### 八、其他

VTE预防在神经外科术后患者的护理中至关重要。这一人群因为所接受的手术不同,个体之间差异大,这也解释了为什么VTE在神经外科患者中的发生率会在0～18%如此大的范围内波动。其中,手术时间长、涉及多节段的脊柱手术术后患者并发DVT的风险最高,约为14%。而普通的择期脊柱手术术后患者并发DVT的风险明显更低，即便没有使用药物预防，DVT的发生率也仅仅为2%。

在胶质瘤患者中，有症状的VTE的发生率非常高，特别是在神经外科住院的2个月内，总发生率为7.5%，而在高级别胶质瘤患者中，VTE发生率更是高达28%。

关于接受神经介入手术患者VTE预防的研究并不多，而且绝大部分患者在手术期间便已经接受抗凝治疗，很可能影响了术后VTE的发生率。一项回顾性研究表明，接受神经介入手术的患者术后并发VTE的概率为4%，而最近一项关于急性大血管栓塞患者术后管理的指南则推荐主管医生在取栓后行VTE预防。

已有多个研究分析了接受神经外科手术治疗的患者进行VTE预防的疗效和风险。一项大型研究纳入了2002—2010年间收治入院的蛛网膜下腔出血、颅内出血或动脉瘤夹闭栓塞的患者，发现VTE与心肺并发症（OR 2.8）、感染并发症（OR 2.8）、脑室引流术（OR 1.8）及脑血管痉挛（OR 1.3）有关。总体而言，目前认为在接受神经外科手术治疗的患者中使用LWMH和

ICP是安全有效的，而颅内出血的风险有限。一项在神经外科围手术期患者中使用低剂量UFH的研究表明，每天2次皮下注射5 000 U的UFH，到手术前停用，术后恢复使用直到患者可下地活动，这种预防治疗方案是安全有效的。一项目前最大的前瞻性研究评估了颅内手术患者进行血栓预防后出血的风险，结果显示，术后早期使用（24小时内）那屈肝素是安全有效的。在2 823例患者中，进行那屈肝素后术后出血的发生率仅为1.5%，但另有研究表明，若术中使用LMWH预防VTE会增加颅内出血的风险。在一项小样本、前瞻性、随机双盲的研究中，研究者从手术前2小时开始在脑肿瘤患者中使用小剂量（5 000 U）的肝素进行VTE预防，一直持续到患者可自主活动或持续至术后第7天，结果显示这个预防治疗方案是安全有效的。另外，应用IPC联合LMWH或UFH的预防治疗方案也已被证明在择期开颅手术和复杂脊柱手术中均是安全和有效的。同时，研究也发现，无论患者接受了何种抗凝或抗血小板治疗，脑室外引流置管、颅内压探头置入都不会增加颅内出血的风险。

# 第二节　急性呼吸窘迫综合征

急性呼吸窘迫综合征（ARDS）有多个不同版本的定义，过去常用的是美洲欧洲共识会议（AECC）版本，目前最常用的是柏林标准版本。ARDS的柏林标准版本于2012年出版，并得到了欧洲重症监护医学协会（ESICM）、美国胸科学会（ATS）和重症监护医学学会（SCCM）的认可。在柏林标准中，ARDS指的是在1周内起病，出现新的或恶化的呼吸道症状，并在CXR或CT影像上出现不能完全由心力衰竭或容量过负荷解释的双肺模糊影。根据PEEP ≥ 5 cmH$_2$O时氧合指数（PaO$_2$/FiO$_2$）的情况可以将ARDS进一步分为三类：轻度（200 mmHg < PaO$_2$/FiO$_2$ ≤ 300 mmHg）、中度（100 mmHg < PaO$_2$/FiO$_2$ ≤ 200 mmHg）、重度（PaO$_2$/FiO$_2$ ≤ 100 mmHg）。柏林标准明显区别于之前定义的地方在于它提出胸部CT可用于代替CXR，并认为在心力衰竭的情况下仍可诊断ARDS，同时还在分类标准中考虑了最小PEEP值的存在（≥ 5 cmH$_2$O）。柏林定义简化了ARDS定义，删除了原有的急性肺损伤分类，以轻度、中度和重度的分类方法取而代之。不同分类之间的死亡率和治疗方案存在明显差异，因此，正确的ARDS分类对患者的治疗方案选择、预后判断十分重要。

## 一、病理生理学基础

ARDS的病理过程分为渗出、增生和纤维化3个阶段，各个阶段之间常重叠存在。渗出期常出现在明确诱因后的1 ～ 7天内，其诱因可能是对肺泡上皮的直接损伤（肺炎），或间接损伤（如胰腺炎）。此阶段的特点是由免疫细胞介导的对肺泡毛细血管内皮细胞以及上皮细胞的损伤，造成肺泡屏障的破坏和富含蛋白质的透明膜的形成。肺泡微环境中的M1型巨噬细胞可以分泌趋化的细胞因子（IL-1、IL-6、IL-8和IL-10），TNF-α和脂质介质，募集中性粒细胞至微环境中，并激活肺泡上皮细胞和效应T细胞，造成持续的炎症和组织损伤。由此产生的炎症渗出物会直接影响Ⅱ型肺泡细胞，导致肺泡的表面活性物质失活和肺泡功能受损。这一系列的损伤以及肺顺应性的下降会导致肺内气体交换不足，加重已有的通气灌注不匹配情况。在接下来的7 ～ 21天，ARDS进入增生期，机体开始修复渗出期造成的损伤。此阶段中，M1型巨噬细胞开始向M2型巨噬细胞转化，清除渗出期中产生的细胞碎片，这同

时也促使Ⅱ型肺泡细胞向Ⅰ型肺泡细胞转化,促进了纤维基质骨架、表面活性物质的合成和分泌。随着肺泡上皮的修复,细胞间的分子通道和紧密连接重新建立,有助于进一步消除已有的细胞内水肿。ARDS最后的纤维期并不是在所有患者中都会发生的。在此阶段,肺内广泛的肺泡导管和间质纤维化形成,可以在患者身上观察到肺气肿样的变化。肺血管的破坏和肺组织纤维化导致肺高压形成。此阶段与ARDS患者死亡率密切相关,此阶段的患者可能需要长期机械通气支持。

## 二、治疗方案

ARDS的治疗方案首要是识别、治疗原发病,并在确保足够的气体交换的同时尽量减少机械通气引起的肺部损伤,即肺保护性机械通气。非侵入性机械通气通常不用于ARDS患者,因为呼吸衰竭、插管的概率高,且可能会造成一系列因延迟气管插管所致的并发症。一项荟萃分析显示,接受非侵入性机械通气的ARDS患者后期需插管的概率高达86%,死亡率15% ～ 71%。

### (一)机械通气

ARDS网络工作组(ARDSnet)是由美国国家心肺血液研究所(NHLBI)和美国国家卫生研究院(NIH)发起,由12个临床中心组成,跨度20年,纳入5 527名患者的网络式工作小组。这个联盟的成立是为了加速ARDS治疗研究的进展,包括评估液体、他汀类药物、激素和营养支持在ARDS患者中的应用,其最具影响力的研究成果之一是于2000年发布的ARMA研究结果,发现在ARDS患者中采取小潮气量机械通气,而非传统潮气量机械通气,可带来更好的患者预后。ARMA研究纳入了因急性肺部损伤或ARDS而接受机械通气的患者,将患者随机分为两组,接受不同参数的机械通气方案:12 mL/kg(理想体重)的高潮气量通气同时平台压低于50 cmH$_2$O或6 mL/kg(理想体重)的小潮气量通气同时平台压低于30 cmH$_2$O。由于小潮气量通气组的死亡率明显低于高潮气量通气组(31% ∶ 38.8%),因此该研究提前结束了。研究者推测,高潮气量通气可能导致肺水肿进一步的恶化,加重血管内皮细胞和肺泡上皮细胞的损伤,促进了肺泡细胞微环境中的炎症反应。虽然本研究中高潮气量组的通气参数明显高于日常所用参数,但这项研究表明了小潮气量机械通气可明显降低ARDS患者的死亡率。但对于哪种机械通气模式最适合ARDS患者仍存在争议。一项纳入了3项随机对照研究,共1 089名ARDS患者的Cochrane综述分析发现,没有证据可以表明压

力控制或体积控制的机械通气模式更有优势。

### (二)呼气末正压通气(PEEP)

ARDS的患者进行机械通气的理想PEEP值也存在争议,并且可能因人而异。虽然较高的PEEP值可以最大限度地减少肺内无效腔并促进肺泡复张,但会导致静脉回流降低,循环不稳定。然而,随着PEEP下降,肺不张的情况会恶化。因此,目前建议接受机械通气的ARDS患者的PEEP值最小不应小于5 cmH$_2$O,最大限度地减少因肺泡的反复打开和关闭引起的创伤。一项荟萃分析显示,中重度ARDS患者的死亡率随着PEEP值的降低而增加。考虑到患者之间的差异,可以通过多种方法来确定最佳的PEEP,最常用的是基于FiO$_2$的滴定方法。LOVS研究将接受常规水平PEEP机械通气的患者与接受高水平PEEP机械通气的患者进行了比较,结果显示两组间的全因死亡率或气压伤发生率无显著差异,但较高的PEEP通气策略确实可以改善部分次要结局。ARDSnet提供了低PEEP通气和高PEEP通气两种策略,用于在不同患者身上行机械通气后达到目标值:动脉血氧分压55 ～ 80 mmHg或氧饱和度88% ～ 95%。确认PEEP最佳值的另一种方法基于ExPress试验,逐步增加PEEP的同时,保持恒定的潮气量和吸气平台压(28 cmH$_2$O和30 cmH$_2$O)。对ALVEOLI、ExPress和LOVS试验进行亚组荟萃分析表明,对于PaO$_2$/FiO$_2$ < 200的患者来说,高PEEP值机械通气可以显著提高生存率。但2017年发表的ART试验却提出了不同的观点。该试验招募了PaO$_2$/FiO$_2$ < 200的患者,并比较了低PEEP通气策略和逐步升高PEEP通气策略对患者预后的影响,结果显示采用后者通气策略的患者死亡率更高。

### (三)俯卧位通气

PROSEVA试验是一项纳入了474例严重ARDS患者(PaO$_2$/FiO$_2$ < 150 mmHg,FiO$_2$ > 0.6)的多中心RCT试验,其结果表明与仰卧位相比,俯卧位组(每天至少连续俯卧16小时)的患者的28天死亡率明显低于仰卧位组(16% ∶ 32%)。研究者推测,将患者置于俯卧位可降低胸膜压力,并使背侧到腹侧的肺部通气分布更加均匀,从而避免呼吸机相关肺损伤并改善通气灌注匹配。俯卧位的绝对禁忌证包括但不限于:妊娠、脊柱不稳、颅内压增高、休克、腹部烧伤和胸腔置管。血流动力学不稳定(MAP < 65 mmHg)可被视为相对禁忌证。尽管俯卧位在重症监护病房中较为常见,但在实施过程中仍然存在不少挑战。俯卧位通气可能会导致意外的气管插管脱出,在俯卧位刚开始时氧合指数可能会出现瞬间的降低,尤其是翻转的过

程中。这通常是一过性现象,并不意味着俯卧位通气的失败。另外,俯卧位可显著降低胸壁的顺应性,这可能是因为胸壁的肋骨和膈肌成分的顺应性降低所致的。

### (四)神经肌肉阻滞

机械通气过程中出现的自主呼吸,特别是对严重的ARDS患者,可能会造成不良结局。例如,人机不同步可导致跨肺压明显升高,增加发生呼吸机相关肺损伤的风险。在出现人机对抗的患者中使用神经肌肉阻滞剂可以明显改善人机同步性,并降低呼吸肌的氧耗。ACURASYS试验探究了神经肌肉阻滞剂顺式阿曲库铵在机械通气的ARDS患者中的作用,发现与安慰剂相比,顺阿曲库铵组的死亡率显著降低,ICU住院天数明显减少。该试验还显示,使用顺阿曲库铵治疗的患者气压伤和气胸的发生率较低,而ICU获得性肌无力无明显增加。但目前重症医学会仍未在最新的ARDS指南中提及神经肌肉阻滞剂的使用。

### (五)激素

研究者们对皮质类固醇激素是否可减轻ARDS过程中的炎症反应充满了兴趣并进行了多项研究,但现有结果显示并没有明确证据支持在ARDS患者中使用类固醇激素。Meduri曾发现在ARDS的早期阶段,使用甲基泼尼松龙可以降低死亡率。但是,随后的多项研究都未能证实类固醇激素在ARDS中的保护作用。ARDSnet在ARDS患者中进行的类固醇研究显示,在ARDS症状出现超过14天后开始使用类固醇激素,患者的死亡率增加。

### (六)补液

FACTT试验观察了限制性或开放性补液方案对ARDS患者的影响。尽管这项研究显示两组患者间的60天死亡率没有差异,但是接受限制性补液患者的机械通气时间和ICU住院天数明显减少。同时,本研究还探究了中心静脉压和肺毛细血管楔压(PCWP)对液体复苏的指导作用。与已有研究的结果一致,FACTT的结果表明使用PCWP指导液体复苏并不能改善ARDS患者的预后。

### (七)体外膜氧合(ECMO)

体外膜氧合(ECMO)通过在体外进行血液氧合并去除二氧化碳为肺组织提供支持功能,可改善ARDS所致的严重呼吸衰竭患者的临床预后。CESAR试验评估了ECMO在ARDS患者中的疗效和经济效益。研究结果表明,与接受常规呼吸机管理的患者相比,转移至ECMO中心的患者的6个月生存率更高(63%:47%),但接受ECMO治疗的患者与接受呼吸机治疗的患者之间的生存率无明显差异。目前,仍无指南建议在ARDS患者中使用ECMO。

### (八)营养支持

营养支持在任何的危重症患者管理中都起着至关重要的作用。除了支持机体正常功能所需,肠内营养还可刺激肠道蠕动、降低细菌易位感染的风险。由ARDSnet组进行的EDEN试验比较了在ARDS患者开始治疗的前6天进行滋养型营养和完全肠内营养对患者预后的差异,6天后所有患者均接受完全肠内营养(滋养型营养的速率为20 kcal/h,而完全肠内营养的速率为80 kcal/h)。结果表明,两组之间呼吸机天数、60天死亡率和感染率均没有明显差异。但值得注意的是,完全肠内营养组胃肠道不耐受的发生率较高,患者容易出现呕吐和胃潴留。参加EDEN试验的患者同时也参加了OMEGA试验,以研究ω-3脂肪酸在ARDS患者中的作用。但因治疗组死亡率明显高于对照组(26.6%:16.3%),该试验提前终止。

### 三、总结

急性呼吸窘迫综合征是一个复杂的疾病过程,尽管医疗技术和治疗手段一直在进步,但ARDS相关的死亡率仍然很高。此外,早期识别ARDS患者仍然十分困难。ARDS治疗的重点仍然是治疗原发疾病、基础支持和小潮气量机械通气的支持性治疗方案。尽管进行了大量研究,但鲜有研究发现能改善预后的干预措施。因此,在临床管理ARDS患者时,主管医生应当根据每个患者的病情随时调整治疗方案,在遵循病理生理过程的基础上对患者进行个性化治疗。

## 第三节 神经源性肺水肿

急性神经系统疾病期间出现的继发性肺部损伤若无法完全由心血管或肺部原发因素解释,则称为神经源性肺水肿(NPE)。但是,基础心肺功能疾病或神经源性心脏功能障碍均可能造成NPE的误诊。根据ARDS的柏林标准版本定义,NPE可以被认为是ARDS的一种形式,但需要注意的是两者之间的病理生理学过程并不相同。NPE在多种神经系统疾病中均有描述，包括蛛网膜下腔出血（SAH）、颅内出血（ICH）、脑外伤、卒中、急性脑积水、癫痫发作和癫痫持续状态等。

### 一、病理生理学基础

目前NPE的确切发生机制尚不清楚，尽管其临床和放射学特征与ARDS相似，但两者的病理生理学过程却明显不同。目前被大部分研究团队认可的NPE的机制是中枢神经系统损伤引起的血管外肺组织自由水增加和氧合障碍，而且不能用心脏功能障碍完全解释。交感神经的兴奋放电，尤其是α肾上腺素能受体介导的兴奋，被认为是NPE的主要起因。在NPE动物模型中星状神经节切断术可阻止肺水肿的进展，而双侧副交感神经切断术并无明显效果，说明交感神经系统在NPE中发挥了更重要的作用。同时，如果对肺部进行去神经支配处理，也可预防NPE的进一步进展。已有多种机制假说尝试解释NPE的进展，其中包括血流动力学理论和非血流动力学依赖性的肺通透性增加理论。血流动力学理论认为循环系统中儿茶酚胺类物质的突然增加导致全身和肺部血管的收缩，导致肺血容量明显增加，从而导致肺部静水压力的增加，伴随血管内皮细胞的损伤，最终造成肺毛细血管通透性增加和肺泡内渗液、渗血。在NPE动物模型中，可以观察到血管内压力的升高以及继发于血管内高压力的肺毛细血管损伤，证明了血流动力学理论的可靠性。然而，在正常的全身血管压力下，也可以观察到受ICP升高而出现的肺毛细血管通透性增加，在ICP升高的同时还能观察到大量交感神经放电的现象，提示神经调控在NPE发生进展中的作用。另外，因颅脑损伤而释放的细胞因子也会导致肺毛细血管通透性增加。

### 二、临床表现

NPE患者的临床表现主要是氧合不良导致的一系列症状，包括呼吸困难、呼吸急促、心动过速、发绀、粉红色泡沫样痰以及肺部听诊时的爆裂音。检查检验中会发现低氧（低$PaO_2$和$PaO_2/FiO_2 < 200$ mmHg），CXR可见明显的双侧弥漫性肺泡浸润。目前研究描述了两种不同的NPE临床形式：一种是在神经损伤出现后几分钟至几小时内发生发展的早期形式（大多数情况下在30～60分钟），另一种是在神经损伤出现后12～24小时内发生的延迟形式。NPE症状通常会在发病后48～72小时内消退。

心源性肺水肿不仅是NPR最重要的鉴别诊断之一，而且也可能会与NPE同时出现。在中枢神经系统疾病患者中，吸入性肺炎也是很常见的，需与NPE鉴别，同时还必须排除其他急性呼吸衰竭的常见原因，如输血相关性肺部损伤、败血症等。此外，在机械通气的患者中，若要诊断NPE必须排除气道阻塞后肺水肿、呼吸机相关性肺炎和肺损伤。

### 三、预后影响因素

NPE患者的预后分析数据并不多，而且主要是来自SAH的相关研究。有研究指出，动脉瘤性蛛网膜下腔出血患者中出现的肺功能障碍与患者预后不良相关。SAH患者的肺水肿常与高级别SAH、高死亡率、高肌钙蛋白水平相关。一项探索SAH患者中肺部浸润与预后相关性的研究指出，只有在发病3天之后出现的肺部浸润与患者预后不良相关，而大部分NPE患者中出现的早期肺部浸润并不会影响死亡率。根据现有研究结果，NPE的死亡率较高，甚至可超过50%，若是暴发型的NPE其死亡率可高达60%～100%。但NPE的高死亡率可能是受原发神经系统疾病影响所致，而与呼吸衰竭无关，因此，确切的NPE相关死亡率尚未清楚。

### 四、治疗方案

NPE并没有最佳的治疗方案，目前建议的治疗方案主要包括两个方面：首先是降低ICP以减少交感神经相关性肺损伤，其次是针对肺水肿进行的支持治疗。支持治疗重点在于容量管理，包括血管活性药物和利尿药的使用以及输液控制。临床上面临的困境是脑复苏可能需要适当的容量支持，但为了控制NPE的进展，可能需要限制有效容量。因此，需要借助多种手段监测容量及肺水肿的实时进展。床边超声是评估患者呼吸状况的有效、非侵入性技术，通过经胸肺部超声评分可以评估患者肺水肿严重程度，同时也可以指导患者的容量管理。另一个可以指导容量管理的监测技术是经肺热稀释技术。通过中心静脉导管和带有热敏探头的动脉导管，检测注入中心静脉内冷溶液的温度变化，可以推算出心排血量、血管外肺水指数等血流动力学参数，让主管医生更好地区别是因血管内静水压增高所导致的NPE，还是因为肺毛细血管渗透性增加而造成的NPE。

机械通气也是支持治疗的重要一环，因为颅脑损伤和急性肺损伤对于机械通气的二氧化碳控制目标不同，在进行保护性肺通气的同时又要避免低氧血症和高碳酸血症。PaCO$_2$ 在脑血流量的调节中起到主要作用，其紊乱会导致颅脑损伤患者的治疗反应性欠佳。虽然小潮气量通气（LTW）是 ARDS 治疗时推荐的标准治疗方案。但因为 LTW 在 NPE 中的作用尚不清楚，所以目前最常使用的机械通气方案是把 PaCO$_2$ 维持在正常水平（35 ～ 40 mmHg）。为了改善 ICP，可以通过短暂的过度通气把 PaCO$_2$ 维持在 32 ～ 34 mmHg 的水平，但这不应该作为一个持续的干预措施。

一部分案例报道和实验性研究探讨了一些不常用的治疗方案。如：已有报道指出，对于 ICH 合并 NPE 且高血浆儿茶酚胺水平的患者，静脉注射酚妥拉明可以有效改善临床症状。另有研究发现酚妥拉明具有良好的血流动力学控制效应，而且可以预防血管内静水压力对肺组织的损伤，但不能完全预防非静水压力所致的肺毛细血管渗透性增加。还有研究发现，在蛛网膜下腔出血模型中使用干扰素-β 可显著减轻肺部炎症。近期的研究表明，在 SAH 相关的 NPE 模型中应用 P2X7 选择性抑制剂亮蓝 G 可以抑制肺毛细血管损伤，对神经源性肺水肿有潜在的治疗作用。

### 五、总结

神经外科医生，尤其是神经重症监护病房的医生，应清楚认识到 NPE 是神经系统疾病患者中并不罕见的并发症。虽然其临床症状、影像学检查与其他原因所致的急性肺损伤类似，但它有着自己独特的病理生理学过程，与中枢交感神经系统的过度兴奋、激活有关。治疗上主要是支持治疗，在改善神经系统功能的同时促进肺功能的恢复。

# 第四节　肺挫伤

肺挫伤是很常见的肺部损伤，大部分为钝性暴力导致的肺实质和血管损伤，不伴有肺组织结构的破坏，但可能会导致肺实质内广泛渗血和广泛的组织破坏、通气面积减少，严重时甚至可能造成 ARDS。一项纳入 4 397 名外伤患者的研究显示，4.5% 的胸部钝性暴力伤患者会发生 ARDS。任何因严重钝性胸外伤的入院患者都应考虑有肺挫伤的可能。若查体时发现明显的胸壁外伤，尤其是同时伴有肋骨骨折或连枷胸，主管医生更应警惕是否存在肺挫伤的可能。

### 一、病因学

钝性或穿透性胸外伤均可能造成肺挫伤。钝性胸外伤占急诊入院患者的 17% 以上，20% ～ 22% 的患者在受伤的 24 小时内出现肺实质损伤、水肿，肺泡血肿以及肺部生理功能受损。大部分钝性胸外伤是因为身体突然减速，胸部与物体碰撞所致，其中 70% 的肺挫伤患者是因交通事故入院。此外，高处坠落、爆炸冲击或运动损伤均可能造成肺挫伤。最近一项研究调查了城市中胸部外伤的情况。在 1 490 名外伤幸存者中，大多数是钝性损伤，其中 55% 出现软组织损伤，35% 出现肋骨骨折，18% 出现皮下气肿，18% 出现血胸、气胸征象，还有 3% 的患者出现了连枷胸。另一项研究调查了 127 例无肋骨骨折的钝性胸部损伤，发现其中 2% 的患者有肺裂伤。此外，在临床中经常发现受伤严重程度不同的患者，也可出现情况类似的肺组织损伤，说明肺挫伤可能与炎症因子以及炎症反应相关。

### 二、病理生理学基础

广义上，肺挫伤是因外力压缩肺组织造成的肺部损伤，目前提出了 3 种损伤机制：惯性效应、撕裂效应和爆裂效应。

（1）惯性效应：因密度不同的组织惯性效应不同，较轻的肺泡组织因肺门的剪切力而受损。

（2）撕裂效应：压力传导至不同介质的过渡界面时，如肺泡壁，造成了肺组织的撕裂伤。

（3）爆裂效应：受伤造成的冲击波压缩肺内气体，而当气体迅速膨胀到其原始体积时，气道压力突然升高，气道内出现微爆裂造成肺组织损伤。

在肺挫伤中，肺泡和毛细血管因不同机制受损后，血液和组织间液渗透至肺泡、肺组织中，使受伤区域出现水肿，并在几个小时后扩展至周围区域。肺泡内炎症相关蛋白的聚集和炎症反应的出现导致肺通气、换气功能的进一步受损。表面活性物质的减少最终导致了肺泡的塌陷。即便患者仅有单侧胸部受伤，但由此产生的炎症反应会在未受伤一侧引发炎症反应。在严重的情况下，甚至可能造成 ARDS。

胸壁的活动度是影响肺挫伤能量冲击程度的重要因素。儿童良好的肋骨活动可以在无肋骨骨折的情况下传递冲击能量,而成年人因为肋骨架构更为稳定,可以吸收更多的冲击能量。儿童骨折患者伴有肺挫伤的概率为62%,成人骨折患者伴发肺挫伤概率为80%。老年人更容易出现骨折而不是肺挫伤。

### 三、临床表现

肺挫伤的临床症状可以轻重不一。轻度肺挫伤的患者无明显临床症状,而在严重肺挫伤的情况下,气体交换受阻造成动脉氧分压降低、组织缺氧,导致患者呼吸困难、呼吸急促和心动过速。肺挫伤的临床症状并不典型,而且往往发展缓慢。体格检查可能发现受伤区域疼痛明显,肋骨骨折,皮下血肿、气肿和呼吸音低弱等情况,并观察到呼吸困难、咳嗽等症状。支气管黏液溢出和咯血并不是肺挫伤的典型症状,但也可能出现在严重的肺挫伤中。在受伤后的一段时间内,症状和体征可能会进行性地发展、加重。严重的肺挫伤在受伤后几小时便出现症状,甚至会导致死亡,而肺挫伤较轻的患者病情逐渐恶化,典型的临床表现在受伤的24～48小时后出现。

### 四、治疗方案

肺挫伤的预防具有关键的作用。现代汽车工业的发展、不断改良的防护装备均将防护的重点放在了躯干的保护上,以减少内脏器官受伤的风险。然而,即便汽车的防护性能和防护装备日新月异,但在高能碰撞以后,肺部的冲击伤也是无法完全避免或预防的,而且这些损伤在初诊时还不一定能被发现。

因诊断困难和早期非特异性的临床表现,肺挫伤患者在早期就诊时常会接受过度或不足的治疗方案。根据目前的治疗经验,一般来说大部分肺挫伤的症状会在3～7天内逐渐缓解、消失,较少出现并发症。早期肺挫伤治疗为支持性治疗,目标是保证患者氧合满足机体所需,避免出现呼吸功能不全,缓解患者疼痛,促进排痰,并预防坠积性肺炎等并发症的发生。在明显的肺挫伤症状出现前,若患者无机械通气指征,在受伤后的一段时间内(通常是5天)通过非侵入性通气即可让患者安稳度过,但这需要完整的生命监测系统、定期动脉血气分析以及必要时影像学复查,而常用的一些实验室检查只能间接地反映出肺挫伤的病情。在肺挫伤患者中给氧以及正压通气的目的均是为了让血液充分氧合。在血流动力学稳定的患者,使用非侵入性正压通气(NIPPV)可以在保证患者氧合的情况下避免插管。选择合适的呼气末正压(PEEP)是呼吸支持的重点之一,目的是在维持正常的生理通

气/灌注比的同时避免气压伤。但目前对于肺挫伤患者的最佳PEEP值还没有达成共识,应根据个体的不同选择最佳PEEP值。即便如此,患者仍可能出现ARDS,并且需要气管插管。在肺挫伤患者中进行机械通气时,通气策略是肺保护性通气,即小潮气量通气(6～8 mL/kg理想体重),以减少肺泡的过度扩张和结构性损伤。

早期治疗的第二个重点是静脉补液。一方面,需要维持血流动力学稳定,另一方面,又需要避免液体过负荷,因为血管内静水压力升高会加重肺水肿,从而加重气体交换不足。现有研究建议通过监测肺动脉压力调整补液量,其正常范围为15～30 mmHg。适当应用呋塞米可以降低肺血管阻力和肺毛细管内压力,同时还可以通过其利尿效应控制血压。疼痛管理也同样重要,患者可能会因为胸痛屏气而导致通气不足,而其他类型的疼痛则可能导致过度通气,都会影响肺部的正常功能。一些研究表明,他汀类药物可能可以改善肺挫伤患者肺泡内皮细胞的功能,而阿司匹林则有可能减少肺部微血栓的形成,从而有助于减少ARDS的发病率,但这些研究结果都未能提供临床相关性的直接证据。

主管医生还需要关注肺挫伤的相关并发症,包括肺气肿、血胸等。因为小面积肺气肿可以自行吸收,出现这种情况只要密切观察病情可能就已经足够了。然而,如果气胸已经引起了患者气体交换的受限,或者患者正在接受正压机械通气,则必须行胸腔穿刺置管。目前尚无研究表明有治疗手段可以促进肺挫伤患者的康复。

### 五、总结

肺挫伤会增加创伤患者的死亡率以及并发症的发生率。因为在早期就诊时,患者不典型的症状以及非特异性的影像学结果可能无法反映肺挫伤的病情,所以首诊医生可以根据患者受伤的原因及经过确定高度怀疑肺挫伤的患者。需要注意的是,大部分患者的影像学表现往往比实际的临床症状更严重,容易有误导性。在多发伤患者中,识别、诊断、治疗肺挫伤是治疗的关键环节,因为肺挫伤不仅可能造成有效通气减少,导致组织缺氧,还可以引发肺实质内的炎症反应,最终可能导致致命的多器官衰竭。目前并没有确切及针对性的肺挫伤治疗方案,仍以对症支持治疗为主,然而呼吸治疗技术和方法的进步无疑是改善肺挫伤患者预后的重要因素。

# 第五节　慢性阻塞性肺疾病急性加重

慢性阻塞性肺疾病（COPD）是目前世界上第五大死亡原因，预计其发病率和死亡率在未来几十年内还将继续上升。GOLD指南将COPD定义为一种渐进性的疾病状态，与肺部组织对有害颗粒或气体的异常炎症反应相关，其特点是不完全可逆的气流受限。COPD急性加重是指COPD患者急性发作，病情从日常稳定的状态持续恶化、加重至需要改变常规用药方案，与COPD患者的预后不良密切相关。在重症监护的情形下，感染、误吸、气管插管和药物（如β受体阻滞剂可诱发支气管痉挛，而镇静药可能会降低呼吸兴奋性，造成高碳酸血症）等因素均可能造成COPD急性加重。

## 一、临床表现

需根据患者的临床表现，包括临床症状、影像学检查结果和实验室检查结果，对COPD恶化的严重程度进行评估。

### （一）临床症状

主要关注的是患者呼吸窘迫的一系列证据，包括呼吸时呼吸辅助肌的参与、无法进行完整的交流、清晰可及的喘息声、发绀以及意识下降，这些均是严重呼吸窘迫的征兆，需要立即进行干预。

### （二）动脉血气测定

在不吸氧的状态下，当$PaO_2 < 60 \text{ mmHg}$和（或）$SaO_2 < 90\%$，伴有或不伴有$PaCO_2 > 50 \text{ mmHg}$时，提示患者出现低氧性呼吸衰竭；当呼吸衰竭进一步进展，即$PaO_2 < 50 \text{ mmHg}$，$PaCO_2 > 70 \text{ mmHg}$，$pH < 7.30$提示患者出现了危及生命的呼吸衰竭且伴有呼吸性酸中毒，需要立即进行干预并密切监测患者生命体征。

### （三）胸片

通过完善胸片可以发现肺炎等并发症，并与其他有相似症状的疾病进行鉴别诊断。

### （四）心电图（EKG）

在怀疑COPD急性加重的患者中行EKG可以早期发现心肌缺血、右心室肥大和心律不齐等情况，并指导主管医生调整治疗方案。例如，重度COPD患者中会出现多发性房性心动过速（至少三种不同的、基线完整的P波，持续存在且心律 > 100次/分），需采取与普通室上性心动过速不同的治疗方法。

### （五）其他实验室检查

如果患者对最初的抗生素治疗无反应，则行痰液的革兰染色实验、细菌培养和药敏实验。定期复查血电解质水平并维持水电解质稳定，这对于维持正常呼吸肌功能和纠正心律不齐具有重要意义。

## 二、治疗方案

### （一）控制性氧疗

在COPD急性加重期间，应进行控制性氧疗，以维持足够的氧合水平（$PaO_2 > 60 \text{ mmHg}$或$SaO_2 > 90\%$）。但在伴有慢性呼吸衰竭的患者给氧过多会导致$PaCO_2$明显升高和pH降低，从而可能导致ICP的升高。因此，给氧的目标通常是将$SaO_2$维持在$90\% \sim 92\%$，并在给氧30分钟后复查动脉血气，以确保在氧合充足的同时，不会造成$CO_2$潴留以及呼吸性酸中毒。

### （二）支气管扩张药物

短效吸入性$\beta_2$受体激动剂（如沙丁胺醇、柳丁胺醇等）通常是治疗COPD急性加重的首选用药。如果使用后患者症状无明显改善，可考虑联用抗胆碱药（如异丙托溴铵）。对于严重的急性发作患者，可以考虑添加甲基黄嘌呤药物（如茶碱，氨茶碱等）。由于此类药物对心血管和胃肠道的副作用，通常不建议使用，因此若选择使用此类药物需要密切监测血清茶碱水平，目标治疗水平通常为$10 \sim 20 \text{ μg/mL}$。主管医生应特别注意某些药物之间的相互作用，尤其是与大环内酯类药物、喹诺酮类药物、丙泊酚和胺碘酮合用时，可能会在无意中将茶碱水平提升到毒性范围。低于$20 \text{ μg/mL}$的水平可能会造成轻微的副作用，例如震颤、失眠、易怒和胃肠道不适等。当茶碱水平进一步升高，会造成更严重的副作用，包括呕吐、心律不齐、低血压和癫痫发作等。相对来说，老年患者更容易出现茶碱相关副作用。

### （三）糖皮质激素

建议在COPD急性加重的患者中使用口服或静脉糖皮质激素制剂，但确切的剂量尚不清楚。常用的方案是在初次诊断时，静脉注射$100 \sim 125 \text{ mg}$甲基强的松龙,然后每6小时服用约一半效力的口服制剂,当患者症状得到一定的改善后过渡为口服泼尼松30 ～ 40 mg,并逐渐减少服用剂量,共维持10 ～ 14天。研究表明,激素治疗维持超过2周并不会改善疗效,但却会增加副作用的发生率。高血糖是激素治疗的主要副作用。

### (四)抗生素

COPD急性加重的患者若出现了典型的感染征象,并伴有咳浓痰症状,应启动抗生素治疗。对于入院前或入院不久后即出现的肺部感染患者,应选择可以覆盖肺炎链球菌、流感嗜血杆菌和莫拉菌等常见致病菌的抗生素,而对于住院时间更长的患者,则应该考虑医院获得性致病菌的可能。

### (五)非侵入性间歇性正压通气(NIPPV)

已有证据显示NIPPV可减少严重COPD急性加重患者的气管插管率,并可能降低死亡率。NIPPV可明显减轻患者呼吸困难的严重程度并缩短其住院时间。

但是,NIPPV并不适合所有患者,如呼吸抑制、上呼吸道阻塞、循环不稳定等便是NIPPV的禁忌证。若使用NIPPV 2小时内患者症状未出现明显改善,应考虑进行插管和机械通气。

### (六)气管插管和机械通气

急性呼吸衰竭的患者在接受NIPPV 2小时后无反应,以及进行了积极的药物治疗但仍处于严重酸碱紊乱或神志异常状态的患者,均需要考虑进行气管插管和机械通气。最常使用的通气模式是辅助控制通气和压力支持通气。需要注意的是,由于气流受限和肺顺应性的增加,COPD患者的内源性PEEP可能较正常人高,导致呼气相的延长,可能因此造成循环不稳定和气压伤。为避免这一并发症,应将总的指令分钟通气量限制在正常值以上,以补偿肺内无效腔的增加。此外,吸气时间与呼气时间之比必须保持在允许足够的呼气时间的水平(如1 : 3),并可以通过限制呼吸频率和潮气量来调节呼气时间。

# 第六节 体外呼吸支持

合并成人呼吸窘迫综合征(ARDS)和外伤的患者对临床医生来说是一个巨大的挑战,特别是伴有重型颅脑损伤(TBI)的患者。现有指南推荐的ARDS通气策略(包括允许性的高碳酸血症、高PEEP值、俯卧位通气)在TBI中通常都是相对禁忌证,因此体外呼吸支持在ARDS患者,特别是难治性ARDS患者中的应用日渐得到了更多的关注。体外呼吸支持,即体外膜氧合呼吸技术(ECMO),是通过半透膜技术实现体外气体交换,是难治性呼吸、循环衰竭患者维持氧合的重要支持手段。在最初的对照试验中,ECMO组的死亡率很高,主要是因为患者因ECMO过程中抗凝出现了严重的出血并发症,由此导致其在TBI患者中的应用饱受争议。然而,随着技术和设备的更新换代,目前ECMO的并发症已明显减少,患者的预后也得到了明显的改善。CESAR试验表明,将病情严重但有可逆希望的成年呼吸衰竭患者转移至ECMO中心进行后续治疗,可显著降低死亡率且患者均无严重残疾出现。在一项评估ECMO在ARDS中疗效的前瞻性研究中,Enger等人发现ARDS患者的总体生存率为61%,而接受ECMO治疗的ARDS创伤患者的总生存率为75%。在另一项研究中,接受ECMO治疗的ARDS创伤患者的总生存率高达94%。

然而,目前尚不确定ECMO的适应证,以及在急性呼吸衰竭的哪个阶段开始ECMO治疗最为合适。体外生命支持组织(ELSO)认为,ECMO的适应证是在采取了最大限度的常规治疗措施后,病情仍较严重但具有潜在可逆性的严重呼吸衰竭的患者,即$PaO_2/FiO_2 < 80$,$PaCO_2 > 80$ mmHg或吸气末平台压大于30 $cmH_2O$的患者。为避免管道内形成血块,在动静脉置管前会给患者使用大剂量肝素(50 ～ 100 U/kg)进行抗凝,然后再通过定期肝素化以让患者的活化凝血时间保持在180 ～ 200秒或凝血酶原时间保持在40 ～ 50秒。因此,ECMO期间的主要并发症是出血,发生率在17% ～ 21.3%。尽管离心泵技术及肝素涂层管道回路的出现已大大减少了出血的发生率,但目前认为颅内或活动性出血仍然是ECMO的相对禁忌证。此外,还有一些研究提出了无肝素ECMO的使用,认为该方法不仅有效且并发症发生率低。Arlt等探究了严重外伤和失血性休克患者使用无肝素ECMO的有效性及安全性。尽管在ECMO进行之前和进行期间患者可能大量输血及输注凝血因子,研究者们均未观察到血栓栓塞事件或管道内血凝块形成,患者的存活率达60%,表明无肝素ECMO在严重创伤伴发凝血功能障碍的患者中可能有积极作用。

无泵驱动体外膜氧合技术主要用于在ARDS伴发

重型颅脑损伤患者中改善氧合情况并控制高碳酸血症。使用无泵驱动体外膜氧合技术需要的抗凝剂量较低，但是该技术的主要局限性在于不能完全逆转氧合较差的情况，以及在血流动力学不稳定的情况下使用受限。最近的一项回顾性研究指出，在严重外伤所致的肺损伤患者，应用无泵或泵驱动的体外呼吸支持均是安全有效的，但目前仍认为ECMO是难治性ARDS的标准治疗方法。

根据ELSO指南，ECMO应该在接受机械通气的7天之内开始，以防止高PEEP和高$FiO_2$通气引起的医源性肺损伤。最近一项回顾性研究也证实，尽早启动ECMO可以改善ARDS人群的生存率，但同时也应密切关注ECMO的并发症。因此，ECMO应在具有专业团队和设备的医疗中心进行。除了出血外，ECMO相关的常见并发症可以分为以下2类：① 与ECMO管道回路直接相关（氧气供应器故障、血块形成、管道堵塞等）；② 与ECMO回路不直接相关（出血、溶血和感染等）。Brodie等人的研究表明，ECMO最常见的并发症是感染和出血。在既往报道中，一名接受无肝素ECMO治疗的患者出现了下腔静脉血栓，另一例则是出现了氧合器内反复凝血，但这些病例均未出现心脏或肺部血栓栓塞及相关并发症。因此，无肝素ECMO或在进行肝素化ECMO时将ACT值控制在150秒以下可能是一个安全有效的治疗方案。

# 第七节 机械通气相关专题

## 一、呼吸机相关肺损伤

在过去的几十年里，随着呼吸机的广泛应用，人们日渐意识到机械通气既可以治疗肺部损伤的患者，也可以导致肺损伤，称之为呼吸机诱发的肺损伤。其发生机制目前认为有如下几种：① 高容量通气造成局部肺组织过度扩张，导致肺泡破裂，漏气和严重气压伤（例如气胸，纵隔积气和皮下气肿）；② 低容量通气时反复打开和关闭气道和肺单元，影响肺泡表面活性剂的功能以及造成局部缺氧，引起上皮细胞脱落、透明膜形成和肺水肿，被称为肺不张性损伤；③ 扩张肺泡的物理力可直接或间接引起各种细胞内炎症介质释放，可直接损伤肺组织，称之为生物创伤。在肺泡毛细血管通透性增加的情况下，比如ARDS患者，炎症介质、细菌和脂多糖移位至全身体循环中，可能会导致患者多器官功能不全甚至死亡。

呼吸机所致肺损伤的重要性导致提供机械通气的基本理念发生了明显变化。以前，机械通气的目标是在维持气体交换的同时最大限度地减少呼吸功，现在还需要最大限度地减少呼吸机引起的肺损伤。这意味着设置呼吸机参数时通常需要进行权衡。例如，是使用较小的潮气量让动脉血二氧化碳的分压增加，尽管有相关风险；还是使用较大的潮气量使二氧化碳水平维持正常，但可能会增加肺部受伤的风险？尽管以前的答案可能是增加潮气量，但目前的理念已经转向使用较小的潮气量来更加注重保护肺脏。

目前正在采用多种策略来尽量减少危重症患者呼吸机相关肺损伤的风险。"肺保护性通气策略"使用较小的潮气量来避免气压伤，适当使用PEEP预防肺不张，并用最小的吸入氧浓度来维持可接受的血氧饱和度，可以降低死亡率和炎性标志物的表达。

## 二、脱机诱发的心功能不全

据估计，接受机械通气的危重症患者中有30% ～ 40%发生了脱机失败。脱机失败的原因很多，包括呼吸肌无力，由于感染、气道分泌物、未控制的脓毒症或镇静药物积聚导致的呼吸做功过多等。与以往不同的是，目前体液超负荷和左心衰竭也被认为是脱机失败的重要原因。

一项纳入了15例脱机困难的COPD患者研究发现，不能耐受自主呼吸诱发试验（SBT）的患者与跨壁肺动脉楔压（PAWP）显著升高有关，平均从8 mmHg上升到25 mmHg。提示这些患者在SBT过程中发生了急性心源性肺水肿。重新进行机械通气，并使用呋塞米利尿后，再行SBT过程中PAWP显著下降（9 mmHg vs 25 mmHg），从而顺利脱机。Dres等人的研究结果显示，脱机诱发的肺水肿患者血管外肺水增加14%以上。尽管以上研究结果不能最终确定脱机引起的左心室功能不全的主要机制，但它促进了有关潜在机制的讨论。脱机不成功的五个重要后果是胸腔内压力显著降低、肾上腺素系统激活、低氧血症、高碳酸血症和呼吸功增加，这些因素与循环系统相互作用可能导致左心室舒张末期容积急剧增加和心源性肺水肿，特别是对于已存在心肺功能障碍的患者，例如冠心病、左心室疾病、COPD等。

### 三、NICU中肥胖患者的机械通气

肥胖已成为全世界关注的健康问题。在过去的十年中，美国肥胖成年人的患病率显著上升至35%。减肥手术和与减肥手术有关的并发症越来越常见。肥胖患者的肺不张发生率增加，因为胸壁重量和腹部脂肪对肺顺应性具有负面影响，导致功能残余量（FRC）和动脉氧合减少。仰卧位进一步加重这些肺不张，并在全身麻醉和机械通气后进一步恶化。在机械通气期间以及从机械通气脱离后，肺不张会导致低氧血症。更重要的是，与非肥胖患者肺不张能完全消失相比，肥胖患者拔管后肺不张仍然存在，导致肺部感染。此外，肥胖患者经常出现合并症，例如阻塞性睡眠呼吸暂停综合征或肥胖低通气综合征。肥胖是阻塞性睡眠呼吸暂停综合征的主要危险因素（阻塞性睡眠呼吸暂停综合征的受试者中有30%～70%肥胖）。呼吸道护理的许多并发症与阻塞性睡眠呼吸暂停综合征直接相关，如困难气道管理，包括困难面罩通气，困难插管和上呼吸道阻塞。反复出现快速眼动（REM）睡眠，通气不足或阻塞性睡眠呼吸暂停并伴有长期呼吸暂停和呼吸不足，会继发呼吸动力下降，并伴有白天高碳酸血症，从而导致肥胖通气不足综合征。肥胖低通气综合征的定义为：肥胖［体重指数（BMI）≥30 kg/m$^2$］，白天高碳酸血症（PaCO$_2$ > 45 mmHg）和睡眠过程中呼吸紊乱

（排除可能导致肺泡通气不足的疾病）的组合。

然而，尽管肥胖会导致多种疾病，并有比普通人群更高的全因死亡率，但荟萃分析显示，重症监护病房（ICU）中患者的肥胖与死亡率却呈负相关。在ICU中，"肥胖悖论"现象最近变得尤为明显。尤其是，膈肌功能负荷较强的肥胖患者的急性呼吸窘迫综合征（ARDS）与非肥胖患者相比，具有较低的死亡风险。

肥胖患者可因原发性急性呼吸衰竭，"慢性病急性发作"的呼吸衰竭并伴有潜在疾病（例如，肥胖低通气综合征）或围手术期而接受重症监护。ICU临床医生面临的主要挑战是考虑肥胖患者的肺病理生理特点（表5-24-1），以优化气道管理、无创或有创机械通气。

（一）生理学

氧合随着体重的增加而减少，这主要是因为肥胖患者的氧消耗和呼吸功增加。静止时，肥胖患者的耗氧量比非肥胖患者高1.5倍。肥胖患者由于消耗更多的氧气和增加的呼吸功而产生过量的二氧化碳（CO$_2$），尤其是存在相关的肥胖低通气综合征时，包括呼吸驱动力降低。在一些研究中，病态肥胖患者的自发呼吸频率为每分钟15～21次（BMI > 40kg/m$^2$），而非肥胖患者则为10～12。而且，由于腹部和内脏脂肪组织沉积的增加，腹部压力增加。与非肥胖者相比，其胸部容量减少，膈肌被动地向头端推动。此外，肥胖患者的肺和胸顺应性降低，FRC减少，呼吸功增加，气道阻力增加，但在肺体积正常化后却不会增加，主要变

表5-24-1　**肥胖患者的病理生理学特点**

| 项　目 | 病理生理学特点 |
| --- | --- |
| 肺　容　量 | 依赖性肺区的肺不张<br>功能残气量（FRC）降低<br>腹内压增加<br>膈肌被动向头端推移<br>胸腔和肺顺应性降低 |
| 气　道 | 阻力增加（肺容量正常化后却为正常）<br>呼吸功增加<br>面罩通气困难的危险因素增加（年龄 > 55岁，打鼾，胡须，牙齿缺失，阻塞性睡眠呼吸暂停综合征，相关的先天性疾病）和插管困难（MACOCHA评分：Mallampati Ⅲ或Ⅳ，阻塞性睡眠呼吸暂停综合征，张口受限，头颈活动受限，昏迷，低氧血症，操作员未经培训，与先天性疾病有关） |
| 通气控制 | 肥胖低通气综合征时对高碳酸血症和低氧血症的通气反应性降低<br>呼吸频率增加 |
| 肺　循　环 | 如果伴有心脏功能障碍时毛细血管后肺动脉高压，如果使用毒素时毛细血管前肺动脉高压（厌食剂） |
| 血气交换 | 氧消耗增加<br>二氧化碳产生增加 |
| 合　并　症 | 阻塞性睡眠呼吸暂停综合征<br>肥胖低通气综合征 |

化仍然是FRC降低,导致通气后肥胖患者的肺不张发生率高于非肥胖患者。因此,如前所述,肥胖是阻塞性睡眠呼吸暂停综合征的主要危险因素。

(二)无创呼吸管理

无创通气(NIV)可避免患有急性呼吸衰竭的肥胖患者进行插管,而不会在必要时延迟插管。

在高碳酸血症性肥胖患者中,较高的呼气末正压(PEEP)可用于更长的时间,以将高碳酸血症水平降低至50 mmHg以下。在急性高碳酸血症性呼吸衰竭的情况下,NIV对肥胖低通气综合征患者与慢性阻塞性肺疾病(COPD)患者一样有效。

高流量鼻导管吸氧(HFNC)对肥胖患者可能特别有效。HNFC允许持续增湿和加热的氧气通过鼻导管输送,并带有可调比例的吸入氧气浓度($FiO_2$)。使用100% $FiO_2$时,流量可以达到60 L/分钟。当患者闭口呼吸时,使用此设备可获得中等水平的PEEP。在低氧血症的情况下,可以在NIV期间进行HNFC。

优化患者体位可以增强需要机械通气患者的呼吸功能。在健康自主呼吸的肥胖受试者中,仰卧位时肺顺应性显著降低。因此,如果出现呼吸衰竭,应选坐姿。

(三)气道管理

1. 面罩预加氧　面罩预加氧后,肥胖患者的非低氧性呼吸暂停时间减少(麻醉诱导后呼吸暂停的时间,患者去氧饱和度降低)。使用经典的袋式面罩通气作为预加氧方法,插管过程中的氧饱和度降低平均在3分钟内发生,严重肥胖者有时不到1分钟。与基线值相比,在仰卧位麻醉诱导后,呼气末容积减少了69%。快速去氧饱和的主要原因是FRC降低。

2. 无创通气　在预加氧期间使用10 $cmH_2O$的PEEP可以减少肺不张,改善氧合作用和延长无低氧血症的呼吸暂停时间。使用NIV预充氧5分钟,并结合压力支持(PS)和PEEP,可以更快地达到呼出的氧气($FeO_2$)> 90%。在另一项研究中,与传统的面罩预充氧相比,使用NIV可以减少肺部容积的减少并改善氧合。因此,持续的气道正压通气(CPAP)或NIV是参考的预充氧方法。

肥胖患者的预充氧还可以考虑使用高流量鼻导管充氧HFNC,包括呼吸暂停充氧,从而在呼吸暂停期间可以输送氧气。在快速序列诱导(RSI)的情况下,这一点尤其重要,肥胖患者在移除NIV面罩与将气管导管充分插入气管之间没有接受氧气治疗。

3. 定位　预充氧过程中的坐姿可能会降低体位性的流量限制和空气滞留,限制肺不张并增加插管过程中的去氧饱和度时间。

4. 气管插管　肥胖和阻塞性睡眠呼吸暂停综合征,以及两者的结合,是插管困难和面罩通气困难的危险因素。年龄 > 55岁,BMI > 26 $kg/m^2$、打鼾、胡须和牙齿不足是面罩通气困难的独立危险因素。这些因素大多数与肥胖直接相关。同样,肥胖的阻塞性睡眠呼吸暂停综合征患者的气管插管难度更大,发生率15% ~ 20%(而普通人群为2% ~ 5%),并且与阻塞性睡眠呼吸暂停综合征的严重程度相关。最近的一项研究报道,肥胖患者插管困难的发生率增加。此外,在这项研究中,Mallampati评分升高、张口受限、头颈活动度降低、阻塞性睡眠呼吸暂停综合征的存在、昏迷和严重低氧血症(MACOCHA评分中包括的危险因素)与肥胖患者的插管困难有关。在病态肥胖患者中,每次插管都应被认为是困难的,并按照困难插管的方案进行充分的准备。可视喉镜在肥胖患者中尤为重要,当存在其他困难插管的危险因素时,应特别强调其使用。

5. 拔管　肥胖患者特别容易出现拔管后喘鸣。这些患者应系统地进行气囊泄漏试验,如果怀疑有喉头水肿,在没有禁忌证的情况下可以在拔管前至少4小时使用静脉注射类固醇方案预防喘鸣。

(四)保护性机械通气

1. 潮气量　在有肺部疾病(如ARDS)的患者中,低潮气量(6 mL/kg)通气的益处已得到广泛证明。自2010年以来,对围手术期保护性通气的研究更加充分。在腹部手术的背景下,多中心、随机、双盲研究IMPROVE比较了一种称为"保护性通气"的"最佳"通气策略[潮气量为6 ~ 8 mL/kg理想体重(IBW),PEEP 6 ~ 8 $cmH_2O$],每30分钟进行一次系统性肺复张操作,并采取一种称为"非保护性通气"的"传统"策略(潮气量10 ~ 12 mL/kg IBW,无PEEP或募集演习)。纳入的患者术后肺部并发症风险中等。BMI > 40 $kg/m^2$的患者被排除在外,主要终点是一个综合标准,包括由对围手术期呼吸机设置不知情的观察者诊断出的肺部并发症(肺部感染或需要通气)和(或)肺外并发症(脓毒症,脓毒症休克,死亡)的发生。保护性通气使总体并发症发生率从27.5%降低到10.5%,住院时间缩短了2天。在欧洲的PROVHILO随机研究中,包括腹部手术后有发生肺部并发症风险的患者,比较了两种通气策略。所有患者均接受8 mL/kg IBW的潮气量,并随机分为两组:一组没有肺复张操作的低PEEP(≤ 2 $cmH_2O$)和一组有肺复张操作的高PEEP(12 $cmH_2O$)。两组的主要终点没有显著差异,主要终点是术后5天的肺部并发症。PEEP较高的组有更多的血流动力学衰竭病例。这两项大型随机研究是相辅相成的：第一项研究表明保护性通气有助于减少术后肺部和肺外并发症，而第二项研究则警告所有使用过高PEEP的患者具有血流动力学危险，特别当PEEP水平过高与低潮气量无关时。

对于肥胖患者，特别是有肺不张风险的患者，可以应用相同的规则。尽管有这些建议，最近的一项研究表明，肥胖患者在围手术期通气时仍然存在潮气量过高的情况。与非肥胖患者一样，肥胖患者的最佳潮气量为6～8 mL/kg IBW，并使用PEEP以避免因肺泡闭合（失用）而导致肺不张。潮气量设置必须以患者的身高为准，而不是以患者的体重为准。要记住，最简单的IBW计算公式如下：IBM（kg）=身高（cm）-100（男性），IBM=身高（cm）-110（女性）。

2. 呼气末正压　考虑到患者FRC降低，肥胖患者比非肥胖患者对肺不张和PEEP缺乏更为敏感。在专门针对肥胖患者的几项研究中，使用PEEP（改善顺应性和降低吸气阻力）显著改善呼吸力学和肺复张，以及气体交换。此外，PEEP有助于防止由于FRC减少而引起的肺泡失用（肺泡关闭），但是一旦它们塌陷就不能打开。因此，从机械通气开始到整个通气期间，最好采用PEEP为10 cmH$_2$O而潮气量为6～8 mL/kg IBW。但是有必要保持警惕并始终评估高PEEP对血流动力学的影响，即对心脏流量的影响而导致氧合减少的风险以及静脉回流受阻而导致的低血压。在存在自动PEEP的情况下，PEEP的应用将取决于呼气过程中呼吸道是否塌陷从而限制呼气流量的情况。如果存在此现象，则应使用内源性PEEP的2/3作为外部PEEP水平。

肥胖患者的最佳PEEP水平和滴定PEEP的最佳方法仍然未知。一些肥胖患者可能比其他患者受益于更高的PEEP水平。考虑到平台压与经胸和经肺泡压力有关，测量经膈肌压力似乎对于确定最大压力并最小化肺泡损害至关重要。

3. 肺复张　要在肺泡塌陷后将其打开，应使用肺复张动作，暂时增加跨肺压力。这些操作对肥胖患者的影响已显示可改善动脉氧合和提高肺容量。

肥胖患者尚未确定最佳的复张策略。麻醉诱导后必须重新进行复张才能完全重新打开肺部，并且必须使用PEEP来防止肺部逐渐闭合而导致肺不张。保护性通气期间PEEP的最佳水平仍有待确定，但许多生理研究表明，PEEP的水平至少为5 cmH$_2$O，尤其是在肥胖患者中。打开肺泡所需的压力水平似乎比非肥胖患者要高，这主要是因为经胸压力升高。关于要推荐的

复张策略仍然存在疑问。参考方法是呼气时暂停40秒，PEEP值为40 cmH$_2$O，但存在许多替代方法，包括恒定潮气量并逐渐增加PEEP直至20 cmH$_2$O，保持平台压力在35 cmH$_2$O范围内，或逐渐增加潮气量。这些肺复张操作只有在血流动力学具有良好的耐受性时才能执行。肺复张操作的理想频率尚未确定。

4. 驱动压力　驱动压力是吸气平台压力和呼气末压力之间的差。驱动压力的概念假定了顺应性比IBW能更好地量化肺的功能性大小。这个概念解释了为什么呼吸机诱发的肺损伤，循环应变和生存率与潮气量比驱动压力有更好的相关性。已发现较低的驱动压力与ICU患者的生存期增加有关。在机械通气期间，尤其是在肥胖患者中，通气应设置为使驱动压力最小。

5. 呼吸频率　关于呼吸频率的设定，肥胖患者由于氧气消耗和呼吸功增加，会产生过量的CO$_2$，特别是存在肥胖低通气综合征且呼吸驱动力降低的情况下。在四项研究中，病态肥胖患者的自发呼吸频率为每分钟15～21次（BMI＞40kg/m$^2$），而非肥胖患者则为10～12。因此，应该调整机械通气的设置，提高呼吸频率。

6. 通气模式　肥胖患者使用哪种呼吸机模式更好？压力模式在气道中提供恒定的压力，当吹入压力设定为小于30 cmH$_2$O时降低了气压伤的风险。如果气道阻力增加（支气管痉挛，管道阻塞）或呼吸系统顺应性下降（肥胖、肺不张、选择性插管、手术气腹、气胸等），潮气量减少，肺泡通气不足可能导致高碳酸血症性酸中毒。因此，在使用压力模式时，需仔细检查潮气量，分钟通气量和二氧化碳分压水平。容量模式的使用带来了传递所需潮气量吹气压力增加的风险（气压伤的风险），因此在吸气结束时检查肺泡压力即平台压力很重要。

一些团队建议在肥胖患者中采用压力控制模式，因为减速的气流量允许气流在肺泡中更好地分配。但是，比较两种通气模式的研究得出相互矛盾的数据，不一致之处可以通过不同的纳入标准和研究方法的局限性来解释。在实践中，必须知道每种模式的优点和不便之处，并使用医生偏爱的通气模式。

## 四、PEEP 对颅内压及脑血流动力学的影响

重型急性颅脑损伤的患者经常出现急性呼吸窘迫综合征（ARDS）。尽管ARDS在这一人群中发病率很高，但尚未阐明什么是最佳通气策略。虽然针对ARDS患者的肺保护通气已经进行了广泛的研究，并

且显示出可以降低发病率和死亡率,但尚不清楚这些策略是否有益于急性颅脑损伤患者。由于担心采用呼气末正压(PEEP)和低潮气量的肺保护策略可能会对颅内压(ICP)和脑灌注压(CPP)产生不利影响,因此,在缺乏指导信息的情况下,临床医生通常会采用较大的潮气量和降低的PEEP水平来减轻这种影响。

PEEP在ARDS的通气管理中起着至关重要的作用,因为它通过促进液体从肺泡到间隙的运动,募集小气道和萎陷的肺泡以及增加功能性残余容量来改善氧合作用。与较低的PEEP水平相比,较高的PEEP水平可显著降低无急性颅脑损伤的ARDS患者的死亡率。Cooper等人的研究显示10 cmH$_2$O的PEEP会轻微增加ICP,对于重度TBI患者在临床上是安全的。Lou等人的研究显示在接受去骨瓣减压切除术的患者中,当PEEP从5 cmH$_2$O增加到15 cmH$_2$O时,ICP从15 mmHg略微增加到18 mmHg,MAP从93 mmHg降低到90 mmHg,CPP从78 mmHg轻度降低。研究表明,高PEEP的使用会影响脑外生理变量,例如胸内压力和心排血量,而不是直接影响ICP,从而导致CVP和ICP升高,以及MAP和CPP降低。此外,PEEP对低肺顺应性患者的脑和全身血流动力学无明显影响。ARDS患者的肺顺应性降低已被证实。因此,在对脑部和全身血流动力学进行密切监测的情况下,PEEP可以安全地应用于重型颅脑损伤后ARDS的管理中,并滴定至最佳水平。

### 五、无肺损伤患者的机械通气

容量损伤引起的肺损伤与急性呼吸窘迫综合征(ARDS)的其他原因难以区分。这些概念的临床相关性现在已被很好地描述,在急性呼吸窘迫综合征患者中使用低潮气量是管理的基石。然而,在动物模型中,以前正常肺产生肺损伤所需的肺容积很大,通常接近总肺容量(TLC),而潮气量限制与无肺损伤患者机械通气支持的相关性常常受到质疑。然而,在过去十年积累的证据表明,当患者长期在认为可以接受的潮气量下进行通气时,可能发生容量创伤。关于无肺损伤患者机械通气支持的建议,必须考虑患者的潜在疾病或损伤。

1. 潮气量 近十年来,气管插管和全身麻醉患者的MV常用潮气量为10 mL/kg或以上。20世纪60年代和70年代的研究支持采用高潮气量通气(10 mL/kg预测体重及以上),在全身麻醉患者机械通气支持过程中出现的低氧血症、气道关闭和功能残气量减少可以通过使用大量潮气量(15 mL/kg)或使用PEEP得以

减少。这些概念随后更广泛地应用于重症监护病房(ICU)机械通气的危重症患者。一旦发现限制ARDS患者的潮气量可以降低死亡率,可以推测对于大多数需要机械通气支持的患者,较小的潮气量可能更加合适。Gajic等人在一项观察性研究中,对332例(内科和外科混合)在通气开始时没有ARDS的患者进行研究,发现急性呼吸窘迫综合征的发病率为24%,并且其发病率与使用超过6 mL/kg预测体重的潮气量之间存在很强的联系(比值比为1.3,每1 mL > 6 mL/kg;$P < 0.01$)。在随机试验中,150名患者(内科和外科混合)分别予以传统潮气量10 mL/kg理想体重和低潮气量6 mL/kg理想体重,在机械通气支持开始时没有ARDS的患者,治疗后期传统潮气量组13.5%的患者发生ARDS,而低潮气量组只有2.6%($P=0.01$)。因此,考虑到较小的潮气量对ARDS发生的影响,在无肺损伤患者中,将潮气量定为6 mL/kg理想体重是合理的。

2. 机械通气模式 容量控制通气模式是机械通气开始时最常用的模式,但在过去的十年中压力控制方式已越来越多地使用。压力控制模式通常在吸气开始时使用较高的流速,因此不太容易产生患者与呼吸机不同步,这是由于在有力的吸气努力下自发呼吸时流速不足引起的。然而,压力控制模式可能会产生过多的潮气量,因为在自然通气的努力下,由于胸膜压力的降低而增加了跨胸膜压力。因此,在使用容量控制通气模式可以纠正通过增加流量需要的患者,压力控制模式需要仔细监测潮气量,并相应地调整吸气压力。理解容量控制和压力控制模式的局限性,以及所使用的呼吸机特性,可以较好地缓解这些问题。到目前为止,几乎没有证据表明一种特定的通气方式在肺损伤倾向性方面优于另一种。

3. 呼气末正压 低水平的PEEP(5 ～ 8 cmH$_2$O)常用于接受机械通气支持的患者。这很大程度上是麻醉实践中遗留下来的,因为很少有临床研究真正研究这一点。在一个小系列研究中,低水平PEEP被发现可减少呼吸机相关肺炎的发生率和通气支持期间低氧血症的发生。尽管证据不足,但常规使用5 cmH$_2$O PEEP是合理的。

4. 血气分析目标化 虽然高碳酸血症会导致呼吸性酸中毒,增加呼吸动力,但在没有颅内异常、肺动脉高压、心肌功能障碍或右心室功能障碍的情况下,中度高碳酸血症通常耐受良好。潮气量为6 mL/kg时,即使在肺和气体交换相对正常的患者中也可导致轻度高碳酸血症。但这种高碳酸血症通常在严重肺损伤的患者中更成问题,导致其生理性空腔增加,而在正常或

轻度高碳酸血症时维持肺泡通气是一个合理的策略。

高浓度氧吸入对肺有害。健康的志愿者在暴露于 $FiO_2 > 0.75$ 的情况下 24 小时会感到胸部不适和咳嗽。氧中毒的表现包括上皮-内皮屏障功能的破坏、血管通透性的增加和肺部炎症的增加。然而，导致这些变化所需的氧浓度和暴露时间是高度可变的。因为血红蛋白在 $PaO_2 > 70$ mmHg 时几乎是完全饱和的，氧气输送不会造成明显损伤。因此，维护 $PaO_2$ 接近 70 mmHg 或氧饱和度大于 92% 的最低吸入氧浓度适用于大多数患者。

### 六、PEEP 对颅内压和血流动力学的影响

在急性肺损伤患者，使用 PEEP 有利于防止肺泡塌陷，减少肺泡内渗出，改善氧合，是肺保护性通气的重要组成部分。然而，使用 PEEP 是否存在对血流动力学和颅内参数产生影响，限制了 PEEP 在急性颅脑损伤患者中的使用。越来越多的研究探讨了 PEEP 对颅内压和血流动力学的影响。

PEEP 的使用增加了跨胸膜压力，导致全身静脉回流减少，降低了动脉血压，从而存在降低脑灌注压的风险。Caricato 等人的研究表明，对于肺顺应性正常的患者，PEEP 从 0 上升到 12 cmH$_2$O 时，患者的中心静脉压力、颈静脉压力显著升高，平均动脉压显著下降，脑灌注压显著下降；而对于肺顺应性减少的患者，PEEP 对上述血流动力学参数及 CPP 变化不明显。但上述两种情况下，PEEP 对 ICP 和脑顺应性均无显著影响。Boone 等人回顾性分析了 341 例重型颅脑损伤患者使用 PEEP 对 ICP 和 CPP 的影响，结果显示每 1 cmH$_2$O PEEP 的升高，会导致 0.31 mmHg ICP 升高和 0.85 mmHg CPP 的降低，表明 PEEP 可以安全地使用于急性颅脑损伤患者，而不会产生临床显著的颅内参数变化。Solodov 等人的研究也表明，小于 15 cmH$_2$O 的 PEEP 不会对血压、心率、颅内压和脑灌注压等参数产生影响。Pulitano 等人的研究发现小于 8 cmH$_2$O 的 PEEP 对小儿脑肿瘤患者的血压、颅内压和脑灌注压等参数产生影响。以上研究结果提示 PEEP 对血流动力学和颅内压的影响与 PEEP 的大小和肺顺应性有关，PEEP 越大、肺顺应性越好，其影响越大，反之亦然。另外，值得注意的是患者本身血流动力学的状态（有效循环血量、心功能状态等）以及颅腔内稳态（颅内压，颅腔顺应性，脑血管自我调节能力等）可能也是 PEEP 对其造成影响的重要方面。

## 第八节 脑肺交互作用

急性肺损伤（ALI）发生在 20% ~ 25% 的孤立性颅脑损伤患者中，并与较差的神经预后相关。重症监护病房（ICU）的急性肺损伤患者常常出现神经心理变化，急性呼吸窘迫综合征（ARDS）患者亦如此。这意味着大脑和肺之间可能存在密切的相互作用。

颅脑损伤患者发生急性肺损伤通常采用"双重打击"模型解释。颅脑损伤后，即"第一次打击"，出现儿茶酚胺风暴和炎症反应。炎症反应可导致中性粒细胞和活化的巨噬细胞向肺泡腔迁移，对 II 型肺细胞造成超微结构损伤，而儿茶酚胺释放导致肺血管的静水压力和毛细血管通透性增加。随后，正常肺成为一个启动肺，非常容易受到进一步的伤害刺激，即"第二次打击"，包括感染、输血或不适当的呼吸机设置，如潮气量大，呼气末正压（PEEP）不足等。潜在的有害通气导致启动肺的应激和扭曲，并导致肺泡炎症、中性粒细胞的聚集和细胞因子的产生，最终出现急性肺损伤。发生急性肺损伤的潜在危险因素包括最初异常的大脑 CT 结果，较低的 GCS，低 $PaO_2/FiO_2$ 比值，以及血管活性药物的使用。

在机械通气过程中，位于肺内的机械感受器或化学感受器的刺激产生的信息通过体液、神经或细胞途径到达中枢神经系统。神经认知功能障碍的危险因素包括 ICU 住院时间、机械通气时间、镇静或镇痛药物的使用、细胞因子水平升高、低氧血症、低血压和高血糖。

颅脑损伤患者需要保护性机械通气，以减少肺损伤，改善脑血流，减少肺损伤与脑损伤的相互作用。我们必须考虑氧合、潮气量、$PaCO_2$、PEEP 等因素以正确处理急性颅脑损伤患者的机械通气。低氧血症不仅会降低脑供氧，还会导致脑血管扩张和颅内压升高。超过 20% 的严重创伤性颅脑损伤患者出现低氧血症，导致继发性颅脑损伤，应予以避免。大潮气量可引起肺部和全身炎症，小潮气量可增加 $PaCO_2$ 和 ICP。急性肺损伤患者接受容许性高碳酸血症的保护性机械通气，而颅脑损伤患者需要严格控制 $PaO_2$ 和 $PaCO_2$。一种方法不能适用于所有的情况，故应该个体化治疗，决定具体治疗优先级。颅脑损伤患者进行机械通气时，PEEP

具有两面性。PEEP可降低动脉压和脑血流量,阻碍静脉回流,从而增加ICP,同时有助于塌陷肺泡的复张,改善氧合。为了减少对静脉回流的干扰,PEEP设置应低于ICP。应监测PEEP以确定其是否引起肺复张或过度扩张。此外,可考虑抬高患者头部,密切监测其血流动力学、呼吸和颅内参数,这对使用机械通气的颅脑损伤患者是有帮助的。在ARDS患者中,俯卧位可改善患者氧合和减少呼吸机诱导的肺损伤(VILI),但不能降低死亡率。在颅脑损伤患者中,俯卧位对颅内压的影响仍存在争议。当低氧血症作为主要问题时,俯卧位可用于严重的ARDS和创伤性颅脑损伤患者。高频通气可减少VILI和气压伤,对颅内压影响最小。值得注意的是,应经常监测$PaCO_2$,它可用于传统通气模式失败的ICP升高的ARDS患者。体外膜氧合是治疗ARDS常用的方法,但它具有导致脑出血的潜在风险。综上所述,ARDS和急性颅脑损伤这两个病变过程均与炎症反应有关。保护性机械通气可以同时提供安全的氧合和维持脑内环境的平衡。临床医师必须了解有关颅脑损伤呼吸机管理的临床问题。

(王 柯)

# 参考文献

[ 1 ] BOSARGE P L, RAFF L A, MCGWIN G J R, et al. Early initiation of extracorporeal membrane oxygenation improves survival in adult trauma patients with severe adult respiratory distress syndrome[J], Surgery, 2016, 81: 236−243.

[ 2 ] CHACKO B, PETER J V, THARYAN P, et al. Pressure-controlled versus volume-controlled ventilation for acute respiratory failure due to acute lung injury (ALI) or acute respiratory distress syndrome (ARDS)[J], Cochrane Database Syst Rev, 2015, 1: CD008807.

[ 3 ] DAVISON D L, TEREK M, CHAWLA L S, Neurogenic pulmonary edema[J], Crit Care, 2012, 16: 212.

[ 4 ] FAN E, DEL SORBO L, GOLIGHER E C, et al. American Thoracic Society, M. Society of Critical Care, An Official American Thoracic Society/European Society of Intensive Care Medicine/Society of Critical Care Medicine Clinical Practice Guideline: mechanical ventilation in adult patients with acute respiratory distress syndrome[J]. Am J Respir Crit Care Med, 2017, 195: 1253−1263.

[ 5 ] FERGUSON N D, FAN E. Camporota L, et al, The Berlin definition of ARDS: an expanded rationale, justification, and supplementary material[J]. Intensive Care Med, 2012, 38: 1573−1582.

[ 6 ] INAMASU J, SUGIMOTO K, YAMADA Y, et al. The role of catecholamines in the pathogenesis of neurogenic pulmonary edema associated with subarachnoid hemorrhage[J]. Acta Neurochir (Wien), 2012, 154(12): 2179−2184.

[ 7 ] JORDAN C O, AYLWARD S C, Intracranial hypertension: a current review[J]. Curr Opin Pediatr, 2018, 30: 764−774.

[ 8 ] LOPEZ-AGUILAR J, FERNANDEZ-GONZALO M S, TURON M, et al. Lung-brain interaction in the mechanically ventilated patient[J]. Med Intensiva, 2013, 37(7): 485−492.

[ 9 ] PAUL N, CYNTHIA B, DRAGA J, et al. Prophylaxis of Venous Thrombosis in Neurocritical Care Patients: An Evidence-Based Guideline: A Statement for Healthcare Professionals from the Neurocritical Care Society[J]. Neurocrit Care, 2016, 24(1): 47−60.

[10] PEPIN J L, TIMSIT J F, TAMISIER R, et al. Prevention and care of respiratory failure in obese patients[J]. Lancet Respir Med, 2016, 4(5): 407−418.

[11] PERREN A, BROCHARD L. Managing the apparent and hidden difficulties of weaning from mechanical ventilation[J]. Intensive Care Med, 2013, 39(11): 1885−1895.

[12] PULITANO S, MANCINO A, PIETRINI D, et al. Effects of positive end expiratory pressure (PEEP) on intracranial and cerebral perfusion pressure in pediatric neurosurgical patients[J]. J Neurosurg Anesthesiol, 2013, 25(3): 330−334.

[13] RINCON F, GHOSH S, DEY S, et al. Impact of acute lung injury and acute respiratory distress syndrome after traumatic brain injury in the United States[J]. Neurosurgery, 2012, 71(4): 795−803.

[14] SCHMIDT M, HODGSON C, COMBES A, Extracorporeal gas exchange for acute respiratory failure in adult patients: a systematic review[J]. Crit Care, 2015, 19: 99.

[15] SHARM M U, GANJOO P, SINGH D, et al. Perioperative complications in endovascular neurosurgery: Anesthesiologist's perspective[J]. Asian J Neurosurg, 2017: 6−12.

[16] WALKEY A J, DEL SORBO L, HODGSON C L, et al. Higher PEEP versus lower PEEP strategies for patients with acute respiratory distress syndrome. a systematic review and meta-analysis[J]. Ann Am Thorac Soc, 2017, 14: 297−303.

第二十五章

# 神经危重症相关的循环系统问题

神经系统与心血管系统的联系已有数十年的文献记载，19世纪末就有学者描述了库欣反射（颅内压升高引起的心动过缓、血压升高及呼吸节律紊乱）。随着对脑-心交互作用了解的逐步深入，对这两个系统之间相关性的认识也越来越多。因此，出现了专注于脑心交互作用的专业，称为神经心脏病学。该领域研究脑-心病理生理交互作用，主要关注于：心脏对大脑的影响，大脑对心脏的影响和脑心综合征。

神经系统损伤后的心脏并发症有较高的发病率，如出现心脏并发症，死亡率也相应升高，其中较常见的心脏并发症包括低血压、心源性休克、心力衰竭、心律不齐、心电图（ECG）变化、心脏损伤标志物的释放以及节段性室壁运动异常（RWMA）。幸运的是，这些心脏并发症的临床表现通常是可逆的，单纯由于心脏问题导致死亡的概率相对较低，但不为零，其治疗的重点是一般支持治疗和颅脑损伤原发病的治疗。在神经重症监护病房（NICU）中，许多循环系统紊乱的出现通常与急性中枢神经系统损伤部位有关，提示神经系统与心血管系统之间存在极其复杂的相互作用，神经系统的功能障碍可能导致心血管系统功能的改变。在NICU中，经常出现的循环紊乱有高血压急症、急性冠脉综合征、心力衰竭、脓毒症心肌病、心律失常等情况，以上情况在综合ICU也经常出现；在神经重症监护病房中，神经重症医学及相关专业的医生在制订这些患者诊疗策略的过程中，必须考虑到循环紊乱对神经系统的影响。

## 第一节 高血压急症

高血压是指在未使用降压药物的情况下，收缩压（SBP）≥ 140 mmHg 和（或）舒张压（DBP）≥ 90 mmHg。高血压急症指短时间内血压严重升高［通常收缩压（SBP）> 180 mmHg 和（或）舒张压（DBP）> 120 mmHg］，伴进行性靶器官损害。不伴有急性靶器官损伤的血压升高，称为高血压亚急症。高血压急症的靶器官损害主要表现为高血压脑病、急性卒中（缺血性、出血性）、急性冠脉综合征、急性左心衰竭、主动脉夹层、子痫前期和子痫等。

### 一、高血压急症的发病机制

高血压与神经体液因素、血管弹性、心排血量、血液黏度、血管直径以及组织灌注压力和血管阻力有关。神经系统与血压之间存在密切关系，外界刺激源诱发血压升高依赖交感神经系统（sympathetic nervous system, SNS）作用。相关研究表明，SNS能诱发并维

持长期高血压状态，在神经损伤后的高血压中也起到重要作用。血压受孤束核、延髓头端腹外侧和延髓头端腹内侧区控制。当动脉血压升高时，静脉窦及主动脉弓的压力感受器产生传入冲动，经窦神经和主动脉神经进入延髓孤束核，通过相应的神经通路使延髓头端腹外侧的血管运动神经元活性减弱。当这些神经元活性减弱时，会导致高血压。当血压升高达到临界水平（通常约为180/120 mmHg）时，血管肌源性反应会增加血管阻力，引起血管收缩。相对的外周低灌注引起血管活性激素的增加，例如血管紧张素Ⅱ、去甲肾上腺素、内皮素和抗利尿激素，最终导致外周血管阻力增加，形成恶性循环。血压升高会引起内皮损伤，导致血小板和纤维蛋白沉积，进一步损害灌注并导致肌内膜增生，液体外渗和组织低灌注。如果不及时给予治疗，将导致永久性靶器官损害甚至死亡。高血压急症损害的靶器官主要是大脑、心脏、大动脉和

肾脏。正常情况下,成人大脑的脑血流量(CBF)为50 mL/(100 g·min)。脑血流量由脑灌注压(CPP)和脑血管阻力(CVR)之间的关系调节:CBF=CPP/CVR。CPP是平均动脉血压(MAP)和颅内压(ICP)之差。如果ICP增加,MAP也必须增加以维持CPP和CBF。脑血管自动调节功能如存在,可在广泛的CPP范围(−50 ~ 150 mmHg)内保持恒定的血流量。通常,由于CVR的补偿性变化,CPP的变化对CBF的影响很小。CPP的增加产生血管收缩,而CPP的减少产生血管舒张,从而使CBF保持恒定。慢性高血压患者中,大脑小动脉硬化,并失去了在较低压力下有效扩张的能力,这导致自动调节能力下降。当血压超过脑调节的上线,会导致脑血管过度扩张、血-脑屏障受损、脑水肿甚至脑出血。当血压相对过低,CPP下降导致CBF下降,当CBF低于20 mL/(100 g·min)时,脑灌注不足,从而导致脑组织损伤。因此血压的微小变化可能会使得神经危重症患者出现局部脑灌注不足或脑水肿。严格控制血压对减轻脑组织损害至关重要。

### 二、高血压急症的临床表现与评估

高血压急症与高血压亚急症的主要特点是靶器官损害或将要发生靶器官损害,其临床表现因靶器官不同而不同,但均为短时间内血压继续升高伴头晕、头痛、神志改变、恶心呕吐、视物模糊等靶器官急性损伤的临床表现。临床评估应包括完整的病史,其中包括:疼痛评估(包括疼痛部位、疼痛程度、疼痛持续时间以及是否伴有放射痛等);是否存在神志改变等高血压脑病临床表现;有无药物使用史、吸毒史等;既往有无慢性高血压病史及药物控制情况、药物依从性等。体格检查应包括重复血压测量,眼底镜检查明确是否存在视网膜出血或视乳头水肿;神经系统体格检查以评估是否存在卒中;心脏和肺部检查,以评估是否存在与急性冠脉综合征、心功能不全(下肢肿胀,颈静脉怒张,心脏杂音等)相符的阳性体征;如体格检查没有发现阳性体征,则可能需要进行影像学检查以进一步评估。心电图检查能提示心脏受累的迹象。实验室检查应包括血细胞分析、肝肾功能、心脏功能等以评估是否存在脏器功能不全,血乳酸水平提示可能存在灌注不足。育龄期妇女可能需要进一步完善妊娠试验以排除临床未明确的妊娠引起的先兆子痫。

### 三、高血压急症的治疗原则

高血压急症的治疗原则是循序对患者进行初步评估后,确定是否存在靶器官损伤或即将出现靶器官损

伤,根据病情选择适当治疗。如果血压升高并伴有靶器官损伤,则必须立即使用静脉内药物治疗,因为它们的作用时间短并易于滴定,同时要给予心电监护及血压检测,避免血压过度降低。在大多数情况下,在第一个小时内平均动脉血压降低最多10% ~ 15%,在最初2小时内降低25%,特殊情况下可超过25%,如主动脉夹层,子痫或嗜铬细胞瘤危象等。静脉内药物阻断血管收缩和灌注不足的恶性循环,血压控制稳定,可逐步过渡至口服药物。降压药的具体选择应基于靶器官损伤的类型,结合药物药代动力学及患者合并症来选择。目前,尚无对不同降压药治疗高血压急症的发病率或死亡率进行综合评估的大型、随机、对照试验。缺乏高质量的证据与试验规模小,缺乏长期随访以及未报告结果有关。神经危重症患者脑灌注与血压密切相关,伴急性神经系统症状的高血压急症治疗方法不同。

1. 急性缺血性卒中 是最常见的卒中类型,约70%缺血性卒中患者伴有急性血压升高。有研究发现,对疑似卒中患者早期进行降压治疗未改善功能结局。由于发病后48或72小时内启动或重新启动降压治疗的获益尚不明确,美国心脏协会/美国卒中协会(AHA/ASA)推荐对收缩压≥220 mmHg或舒张压≥120 mmHg,未接受静脉溶栓及血管内治疗并且无须紧急降压处理的严重合并症的患者,可在最初24小时内将血压降低15%。对合并有严重心功能不全、主动脉夹层、高血压脑病的患者,可给予降压治疗,并严密观察血压变化。对有静脉溶栓适应证或计划实施机械取栓但血压升高的患者应当谨慎降压,使溶栓前收缩压 < 185 mmHg,舒张压 < 110 mmHg。可选用拉贝洛尔、尼卡地平等静脉药物,建议使用微量输液泵给予降血压药,避免使用引起血压急剧下降的药物。β受体阻滞剂可使脑血流量降低,急性期不宜使用。

2. 出血性卒中 AHA/ASA 2015指南建议,对于收缩压在150 ~ 220 mmHg和无急性降压治疗禁忌证的脑出血患者,急性期收缩压降至140 mmHg是安全的,且能有效改善功能结局。收缩压 > 220 mmHg的脑出血患者,连续静脉用药强化降血压和频繁血压监测。应根据患者高血压病史长短、基础血压值、颅内压情况及入院时的血压情况个体化决定降压目标。为防止过度降压导致脑灌注压不足,可在入院高血压基础上每日降压15% ~ 20%,这种分布阶梯式的降压方法可供参考。此时可选乌拉地尔、拉贝洛尔、尼卡地平和依那普利。动脉瘤性蛛网膜下腔出血(aSAH)患者高血压的最佳治疗尚不明确。对于动脉瘤未处理妥当的急性动脉瘤性SAH患者,目标血压尚未确定。

美国卒中协会2012年的指南建议,应将收缩压降至160 mmHg以下。创伤性颅脑损伤(TBI)是一类高度异质性的疾病,血压的控制参见相关章节。如果必须控制血压,由于硝普钠或硝酸甘油等血管舒张药可能会增加脑血容量进而增加颅内压,此类存在颅内出血的患者应予以避免使用。

3. 高血压脑病 高血压脑病是指当血压突然升高超过脑血流自动调节的阈值(中心动脉压大于140 mmHg)时,脑血流出现高灌注,毛细血管压力过高,渗透性增强,导致脑水肿和颅内压升高,甚至脑疝的形成,引起的一系列脑循环功能障碍的临床表现。高血压脑病是排他性诊断,高血压脑病的症状和体征(如头痛、意识模糊、恶心、呕吐)通常在血压降低后缓解。怀疑高血压脑病的患者,治疗1小时内应当将患者血压降低10% ~ 20%。此后应逐步缓慢降低血压,24小时内血压下降不宜超过25%。高血压脑病常用的药物包括氯维地平、尼卡地平和硝普钠等。

#### 四、高血压急症的随访

相较于其他慢性高血压,高血压急症患者更常存在高血压的继发性病因。对于高血压急症患者,除应评估常见的高血压继发性因素,也应评估是否存在继发性高血压的罕见因素。加强患者宣教与科普、高血压慢性药物管理可减少因高血压急症住院的风险。定期门诊随访改善高血压急症患者预后。很大一部分没有进行随访的患者将会因高血压急症复发而再次就诊。

# 第二节　急性冠脉综合征

美国心脏协会/美国卒中协会(AHA/ASA)的随访研究提示,急性冠脉综合征(acute coronary syndrome, ACS)在神经重症监护病房较常见,是神经系统疾病发病后几周或几个月内死亡的常见原因。手术和神经血管介入治疗过程中可能会加重原有心脏疾患,这也是心脏合并症在神经重症监护病房经常出现的原因。在监护病房中,由于意识障碍等原因,患者多无法主诉心前区疼痛,增加了诊断ACS的困难。对有心脏基础疾病的患者及有严重缺血如失血性休克的患者应密切监护,心电监护及血清学检查应成为治疗过程的一部分。神经危重症患者在接受开颅手术后可能再次发生心肌损伤,这类患者应在心电监护的基础上酌情进行常规的十二导联心电图和血清心肌酶学检查等,以便及时发现。由于脑血管疾病和动脉粥样硬化性疾病具有相似的危险因素,并不能轻易区别出神经源性和心源性病因。对这一类患者,心电图改变既可以是慢性或急性心脏病的表现,又可能是缺血性、出血性或外伤性颅脑事件的结果。神经重症医学的监测必须包括常规十二导联心电图,持续性心律失常和ST段分析使得我们可以早期发现心律失常和心肌缺血,并推荐结合敏感性最高的Ⅱ和V5导联对缺血和心律失常进行监护及诊断。

胸痛不适可能是ACS患者的最常见症状,这些患者分为不稳定型心绞痛(unstable angina UA)或非ST段抬高型心肌梗死(non-ST elevation myocardial infarction, NSTEMI)。虽然胸痛不是诊断ACS的必要表现,但有无胸痛影响对ACS可能性的判断。典型的心肌缺血性胸痛是胸骨后区域胸闷或压迫感,疼痛向左臂或下颌放射。相关症状包括呼吸急促、出汗、虚弱和焦虑等。应注意在NICU中的重症患者可能不存在这些典型症状,应评估病情加重和缓解因素,从而区分症状是心源性或非心源性。

#### 一、神经危重症患者ACS的发病机制

##### (一)脑心轴

脑心轴包括大脑中的多个相互连接的区域,这个高度调节的网络在交感神经系统和副交感神经系统之间保持着良好的平衡。该网络对于了解重症神经系统疾病患者中发生心脏事件的病理生理有着至关重要的作用,其中,下丘脑和岛叶的特定部位被认为是自主神经流出的起源。在整个网络中,岛叶皮质起着核心作用,来自心脏的信息通过丘脑中继传入岛叶后部,来自高级皮质中枢的信息在岛叶前部腹内侧整合。岛叶皮质受损可以引发心律失常及心肌酶升高。大脑中动脉的急性缺血性卒中如继发岛叶皮质损伤,易出现心血管事件乃至心源性猝死。一些下丘脑的核团(如背内侧核、室旁核)是自主神经系统重要的中继站,高级皮质中枢的信息通过它们的联系纤维以及孤束核、导水管周围灰质、臂旁区、延髓头侧腹外侧部和迷走神经背核传递至脑干。孤束核接收传入神经元传入的血流动力学信息,传出抑制性或兴奋性冲动至延髓头端腹外侧部和迷走神经背核,它们再分别反馈性地增加交感

神经和副交感神经冲动的发放，从而影响心脏节律、心肌功能和血管紧张性，维持心血管系统正常功能。自主传出神经主要起源于下丘脑（下丘脑外侧区域以及室旁核和背侧神经束），下丘脑外侧区受到刺激引起心动过速和ST段压低，而下丘脑前部受到刺激引起心动过缓。此外，有证据表明下丘脑刺激后可引起心电图改变和心肌坏死。

### （二）神经性心脏损害和儿茶酚胺激增

目前有证据表明儿茶酚胺的激增在神经性心肌损伤的病理生理学中起着重要作用。组织病理学上儿茶酚胺诱导的心肌坏死称为肌细胞溶解（肌纤维变性）或因再灌注引起的收缩带坏死。脑损伤可影响心脏结构，特点是在数分钟内快速发展为心内膜下的微小梗死及早期钙化，形成收缩带（肌纤维变性或肌溶解）。这些改变可能是由于儿茶酚胺水平升高所致，输注外源性儿茶酚胺以及刺激延髓背侧和下丘脑可在显微镜下观察到同样的改变。肌溶解集中在以单核细胞浸润为主的神经末端，其病理改变与冠心病致心肌缺血中所见的凝固性坏死不同，后者表现为血管分布区域的延迟性心肌坏死，以中性粒细胞浸润为主。这种坏死被认为是一种早期的、特异性的心脏损害，与急性心肌梗死的标志——凝固性坏死有明显区别。在肌细胞溶解过程中，细胞以收缩带的过度收缩状态死亡，单核细胞浸润和迅速钙化。相反，在凝固性坏死中没有收缩带，钙化发生较晚，且主要以多核细胞浸润为主。儿茶酚胺水平在aSAH等中枢神经系统病变发生后数分钟内升高，并与肌钙蛋白和肌酸激酶血清水平升高有关。再灌注损伤后肌纤维变性的机制是在缺氧一段时间后大量的钙突然涌入心肌细胞，导致收缩带形成和随后细胞凋亡。

### （三）神经内分泌异常

急性颅脑功能损伤时除了儿茶酚胺对心血管系统产生影响外，还有许多其他血管活性物质对心血管系统产生影响，如神经肽Y、内皮素、血管紧张素Ⅱ、心房钠尿肽、血栓素$A_2$、内源性阿片肽等。神经肽Y有强大的缩血管作用，可增强内源性缩血管物质的活性，作为神经递质与儿茶酚胺、乙酰胆碱等相互作用，例如中枢神经功能紊乱，通过突触前受体抑制副交感神经末梢释放乙酰胆碱，或持续抑制窦房结、房室结和心肌细胞对迷走神经刺激的反应。急性颅脑损伤后神经肽Y增高不仅加剧了脑组织缺血缺氧，还通过外周血管调节机制改变了心脏功能。颅脑损伤后血管紧张素Ⅱ水平升高，血管紧张素Ⅱ的生物学效益是收缩冠状动脉，引起心肌缺血，或激活交感神经末梢释放儿茶酚胺，引起

继发性心肌损害。急性颅脑损伤可引起内皮素水平增高，内皮素是最强的血管收缩因子，且作用持久，同时还能增强内源性缩血管物质活性，内皮素通过强烈的缩血管作用加重心肌缺血，通过抑制心肌乳酸转运和能量代谢导致心肌损伤。

传统意义上的ACS是指冠状动脉粥样硬化斑块破裂，暴露了内皮下胶原，导致血小板活化和凝血级联反应血栓形成。完全闭塞的患者通常表现为ST段抬高型心肌梗死（ST-segment elevation myocardial infarction，STEMI），冠状动脉部分阻塞的患者通常缺乏ST段抬高，但可能有其他提示缺血的变化，如ST段压低、T波倒置等。目前，神经危重症患者发生ACS的发病机制尚未完全明确。主要发病机制可能是上述的交感神经兴奋导致的儿茶酚胺风暴，其中下丘脑以及岛叶附近区域损伤引起的交感神经过度激活是可能的主要机制。有研究发现神经重症合并ACS患者发病初期，血浆儿茶酚胺水平是普通急性心肌梗死患者的 2～3 倍。因此认为，交感神经亢进在本病发病过程中发挥关键作用，提示儿茶酚胺大量释放是导致该病的关键因素，其机制可能是儿茶酚胺介导的心肌顿抑或心肌细胞损伤。Ueyama等提供了儿茶酚胺心肌毒性的间接证据，其研究发现病变定位常倾向于多灶性心内膜下，并且易发生早期钙化，与心肌梗死中凝固性坏死不同。近年来多见中枢神经系统疾病，如aSAH、癫痫、缺血性卒中等继发ACS的报道，其机制同样涉及心脏自主神经功能紊乱以及儿茶酚胺介导的心脏损伤。心肌活检可见广泛的微血管内皮细胞凋亡，可能是导致心肌血流灌注延迟的重要原因。

## 二、不同神经系统疾病并发心脏损害的临床表现及治疗

1. 卒中　卒中后出现的脑心综合征是最常见的脑心轴疾病，可增加卒中急性期的病死率。超过90%的缺血性卒中患者在长时程心电监护下可见心电图改变，包括ST段改变、Q-T间期延长、高大的倒置T波和明显U波、室性早搏及心率变异性减低。卒中，尤其是岛叶卒中，常常出现心动过缓、传导阻滞，也可出现心动过速（可以是室上性心动过速、心房扑动或心房颤动，也可是心室起源的室性心动过速、心室颤动或尖端扭转型室性心动过速）。心房颤动是卒中后最常见的心律失常，发病率可高达1/5。出血性卒中也常伴有类似缺血性卒中的心电图改变，目前还没有足够证据说明出血部位和心律失常的关系。卒中对心脏的影响涉

及心脏功能和结构的改变,部分患者可以无症状,实验室检查常见肌钙蛋白和B型钠尿肽升高,尤其在有心电图改变的患者中更加多见。尚有研究表明,心肌酶升高与缺血性卒中死亡率增加有关。与冠心病发生的心肌梗死不同,神经系统损伤后血清肌钙蛋白水平升高较慢,峰值也较低。一项前瞻性研究结果显示,与非ST段抬高型心肌梗死患者比较,肌钙蛋白水平相同的缺血性卒中患者较少出现冠状动脉本身的病变,其中一半患者冠状动脉造影阴性。

2. 蛛网膜下腔出血　此类患者常合并心血管病变,多出现在发病后数天内,尤其是重症蛛网膜下腔出血的女性患者。蛛网膜下腔出血伴发的心血管系统损害常常是可逆的,在发病后数天到数周可恢复正常。心电图改变与缺血性卒中和自发性脑出血相似,但更为常见,这可能与蛛网膜下腔出血患者病情较重且临床上监测更严密有关。Q-T间期延长是最常见的心电图改变,急性期和血管痉挛期均可出现。Q-T间期延长可诱发致死性室性心律失常,如尖端扭转型室性心动过速。伴有心动过速和ST段改变的患者临床预后较差;约1/3的患者可出现心肌损伤,心肌酶和B型钠尿肽升高。

3. 癫痫　癫痫发作时常常可见心率(律)改变,超过80%的癫痫患者可伴有心动过速,而约20%的癫痫患者可见阵发性心动过缓,甚至可出现心搏停止。此外,发作间期可出现传导阻滞、心肌缺血改变以及心率变异性减低。以上心率(律)改变通常是无症状的,但有可能发展为致死性心律失常,这可能与临床上难治性癫痫患者的猝死有关。此外,癫痫患者也可出现应激性心肌病,亦可增加猝死风险。

4. 创伤性颅脑损伤(TBI)伴发心脏损害　表现和相同部位的其他颅脑损伤所致的心脏病变相似,包括心电图改变(Q-T间期延长和T波倒置)和应激性心肌病,尤其是损伤到心血管功能调节区域。另一方面,在严重的创伤性颅脑损伤患者,阵发性交感神经功能亢进更常见,提示预后较差。

5. 其他神经系统变性病　如帕金森病、路易体痴呆和多系统萎缩,常伴有心脏改变。最常见的心脏功能障碍是直立性低血压。最常见的心电图改变是Q-T间期延长,Q-T间期延长被认为与心源性猝死有关。血管性痴呆和阿尔茨海默病也可出现自主神经功能障碍,而出现直立性低血压。

### 三、心源性急性冠脉综合征

1. ST段抬高型心肌梗死(STEMI)　STEMI的心肌受损面积广泛并为透壁性坏死,临床表现为突然出现的胸骨后或心前区持续的疼痛,经休息及口服硝酸甘油不能缓解,伴有急性循环衰竭、严重心律失常甚至猝死。STEMI最早的ECG改变是出现超急性期高耸T波,此后受累心肌区域电活动的导联上出现J点抬高,ST段保持凹形;一段时间后,ST段抬高更加明显,且更凸起或弓背向上;ST段最终可能与T波无法区分;QRS-T波群可能类似于单相动作电位。ESC/ACCF/AHA/WHF的心肌梗死定义联合委员会制定了STEMI诊断的具体ECG标准。

(1)两个解剖学相邻导联新发J点ST段抬高,诊断临界标准:除V2 ~ V3导联外的其他所有导联J点ST段抬高 ≥ 0.1 mV。

(2)V2 ~ V3导联采用如下标准: ≥ 40岁的男性,抬高 ≥ 2 mm; < 40岁的男性,抬高 ≥ 2.5 mm;任何年龄段的女性,抬高 ≥ 1.5 mm。

新出现ST段抬高,虽然符合急性心肌梗死,但也可出现于心肌炎、急性心包炎、陈旧性心肌梗死以及早期复极变异的患者。

神经危重症患者的STEMI是因神经系统疾病住院后发生的。此类患者与急诊的STEMI患者相比基线特征不同,并且结局更差。在此类住院患者中,医护人员识别出缺血性事件发作至首次进行心电图的时间明显更长。在神经重症监护病房住院后发生STEMI患者在90分钟内接受治疗的比例更少,监护病房发生STEMI最初的常见原因包括手术、呼吸衰竭及血流动力学不稳定。监护病房发生STEMI的患者实施冠状动脉造影和PCI者较少,且住院时间显著延长,并且直接出院回家的可能性较小,即使梗死面积相近,发生STEMI的患者存活至出院的比例也明显更低,与急诊科就诊患者相比1年死亡率更高。

2. 非ST段抬高型心肌梗死(NSTEMI)和不稳定型心绞痛(UA)　非ST段抬高型ACS表现为ST段压低和(或)T波倒置,而无ST段抬高和病理性Q波。这类ST-T异常可能在许多导联上广泛存在;但更常出现于检测缺血心肌区域的导联上。ESC/ACCF/AHA/WHF的心肌梗死第4版通用定义联合委员会制定了NSTEMI的具体ECG诊断标准:在两个相邻导联上新出现水平型或下斜型ST段压低 ≥ 0.5 mm,和(或)两个相邻导联上T波倒置 > 1 mm伴突出的R波或R/S > 1。

UA和NSTEMI的主要区别在于缺血是否严重到引起心肌损伤,使心肌释放心肌损伤标志物至可检测水平,存在ACS的症状但生物标志物未升高的为UA。

心电图提示缺血改变,如ST段压低、一过性ST段抬高或新发T波倒置。由于在发病后的长达12小时都可能无法检测出生物标志物升高,UA和NSTEM在初始评估时通常无法鉴别。ST段和(或)T波改变在NSTEMI中通常持续存在,如果出现在UA中多为一过性。根据患者发病时的特征,对UA进一步分类为新发心绞痛、静息型心绞痛、心肌梗死(MI)后早期心绞痛和血运重建后心绞痛。新发心绞痛的自然病程部分取决于引起胸痛所需的劳累程度。仅在重体力活动后新发心绞痛的患者预后与慢性稳定型心绞痛患者相似。而小强度活动后或静息状态下出现的新发心绞痛,尤其是症状持续时间较长时,若不干预,预后较差。在最初的 Braunwald UA 分型中,"新发"是指出现时间小于2个月;静息型心绞痛,尤其是症状时间长和(或)伴有一过性ST段改变大于 0.05 mV 时,患者风险高;早期梗死后心绞痛定义为急性MI发生后48小时内出现的胸痛,通常与复合病变和(或)持续冠状动脉内血栓有关,并与更为严重的冠状动脉疾病相关。胸痛反复发作提示梗死区域仍有存活心肌,或是另一区域心肌存在梗死风险。如果不进行干预,急性MI后立即发生的心绞痛存在高风险。如果患者存在复发性缺血,无论药物治疗无效或有效,30日再梗死率更高,6个月再梗死率也较高。PCI或冠状动脉旁路移植术(coronary artery bypass graft, CABG)后发生心绞痛的原因包括:手术、远期PCI术后再狭窄(植入支架,尤其是药物洗脱支架后的再狭窄比单纯行血管成形术少)、桥血管狭窄(多见于隐静脉桥)、心脏自身疾病进展。围手术期心绞痛指在支架植入后48小时内发生的缺血性胸痛通常由手术事件引起,例如血管突然闭塞、一过性冠状动脉痉挛、侧支闭塞,或动脉粥样硬化或血栓碎片引起远端栓塞。一些无症状患者出现心肌酶升高,提示小面积梗死;晚期心绞痛(PCI或CABG后30日以上)与PCI后再狭窄、CABG后桥血管狭窄或心脏自身病变进展有关。通常表现为劳累性心绞痛复发且进行性加重。这类患者的风险升高,应立即进行负荷试验。由于可同时记录缺血位点和缺血范围,负荷核素心肌灌注显像或超声心动图优于运动负荷心电图检测。

*3. 心源性ACS的治疗*　ACS患者应进行持续心脏监护、供氧和建立静脉通路。在评估是否适合行纤溶或直接PCI的同时,应开始缓解缺血性疼痛、稳定血流动力学状态并减少缺血的治疗。其他常规院内措施包括抗焦虑药、连续心电图和血压监测。诊断ACS后,早期处理需要同时做到缓解缺血性疼痛、评估血流

动力学状态并纠正异常、采用直接PCI或纤溶开始再灌注治疗、抗血栓治疗,以预防再次血栓形成或急性支架内血栓形成、β受体阻滞剂治疗,以及预防复发性缺血和危及生命的室性心律失常等目标。随后再使用可改善远期预后的各类药物,如抗血小板治疗以降低复发性冠状动脉血栓形成的风险,或采用PCI时进行抗血小板治疗以降低冠状动脉支架内血栓形成的风险,使用ACEI预防左心室重构,他汀类治疗以及有左心室血栓或慢性心房颤动时给予抗凝治疗预防栓塞。动脉血氧饱和度 < 90%、有呼吸窘迫(包括心力衰竭患者)或其他缺氧高危特征的患者应吸氧,迅速恢复心肌血流对最大限度地挽救心肌和降低死亡率至关重要,必须尽快决定是采用纤溶还是直接PCI实现再灌注,所有接受直接PCI的患者应在诊断时予抗凝和抗血小板治疗预处理。与纤溶相比,高质量PCI生存率更高,颅内出血和复发性心肌梗死发生率也更低,对所有可及时接受直接PCI的ACS患者,由熟练该手术操作的医务人员施行直接PCI,对于症状发作12小时内、无法接受直接PCI的患者,无禁忌证患者使用纤溶治疗,STEMI患者较少进行冠状动脉旁路移植术,紧急CABG的主要适应证是纤溶或PCI失败,或有血流动力学重要影响的机械并发症。

药物治疗包括抗血小板治疗、抗凝治疗、硝酸盐类。对于所有ACS患者,不论治疗策略如何,均应尽早给予负荷量。负荷量为无包衣阿司匹林 162 ～ 325 mg;第1片药应嚼碎或压碎口服以迅速达到较高的血药水平,维持剂量为75 ～ 81 mg/d;对于选择氯吡格雷的患者,推荐负荷量为600 mg,而非300 mg,随后使用75 mg/d进行维持治疗。对所有患者,只要没有心力衰竭、心源性休克、心动过缓、心脏传导阻滞或反应性气道疾病,一般都给予口服β受体阻滞剂,所有患者应尽早开始他汀类强化治疗,同时应维持血清钾浓度高于4.0 mmol/L,血清镁浓度高于2.0 mmol/L。

## 四、抗血小板治疗的相关问题

抗血小板治疗是缺血性卒中和冠状动脉疾病一级和二级预防的基石。对于ACS及其接受经皮冠状动脉介入治疗(percutaneous coronary intervention, PCI)的患者,双联抗血小板治疗能够显著降低早期和长期不良心血管事件的发生率,但接受抗血小板治疗的同时也不同程度地增加了出血风险。尤其对于一些高龄、肾功能不全、糖尿病、接受口服抗凝药物治疗或有卒中史的患者,因为这些疾病本身既是缺血的风险因

素,同样也是出血的危险因素。这类存在出血和缺血双重高危因素的患者更容易出现不良反应和抗血小板药物相关的出血并发症等情况。因此,在这类人群中,通过适当的抗血小板治疗以平衡血栓形成和出血的风险是至关重要的。近年的研究提示,血栓弹力图(TEG)等新型凝血功能检测可协助评判抗血小板药物对血小板功能的抑制作用,但对临床实践的指导仍缺乏多中心前瞻性数据的支持。

目前,已经有多种出血和缺血风险评分系统,如AHA/ASA和ESC最新指南推荐使用DAPT和PRECISE-DAPT评分系统帮助更好地决策,且这两种评分可以用在不同时期作为相互补充。DAPT风险评分分值<2者,长期双抗治疗的出血风险可能超过缺血获益;分值≥2者,长期双抗治疗的缺血获益可能超过出血风险。PRECISE-DAPT评分也是一种新型风险评分系统,可预测12个月院外出血风险,并指导医师确定双抗血小板的疗程。该评分分值≥25为高出血风险,建议短期双抗血小板(3～6个月),分值<25建议标准或长期双抗血小板。

在高收入国家,高达1/3的自发性脑出血患者发生脑出血时正在服用抗凝药物。这部分患者通常也面临缺血性血管事件风险,因此,临床通常面临是否重新开启抗凝治疗的问题。一项长期(数月到数年)观察性研究的荟萃分析结果显示,对于这类患者,颅内出血事件发生后重启抗血小板治疗相比未重启抗血小板治疗,能降低栓塞性血管事件发生率,且不显著增加颅内出血(如蛛网膜下腔出血、脑实质出血或硬膜下出血)复发风险。但是否启动及何时启动抗血小板治疗仍存在争议。笔者建议权衡利弊,同相关科室会诊协商后决定。

在英国122家医院进行的一项前瞻性、随机、盲法终点、平行对照试验的脑出血患者停止或重启抗凝治疗研究随访时,脑出血后重启抗血小板治疗,整体上不增加出血性卒中复发风险。启动抗血小板治疗似乎可降低非致死性心肌梗死、非致死性卒中(缺血性、出血性或不明原因)或血管性死亡的发生率。

# 第三节　心力衰竭

心力衰竭是多种原因导致心脏结构或功能的异常改变,使心室收缩或舒张功能发生障碍,从而引起的一组复杂临床综合征,主要表现为呼吸困难、乏力和体液潴留等。临床上神经系统疾病常合并心力衰竭,它通常致命且需要紧急治疗,积极妥当的处理能显著改善患者的预后及减少神经系统并发症。越来越多研究证据表明,颅脑损伤与心功能不全之间存在因果关系,在心功能衰竭与脑功能障碍之间存在复杂的双向交互作用。心功能受损影响脑结构和功能,神经信号可对心血管产生连续性的影响。这些交互作用会导致心力衰竭患者出现临床症状及并发症,如卒中、自主神经功能受损、睡眠呼吸暂停、认知障碍或抑郁等。此外,心神经反馈信号能促进心力衰竭的恶化和进一步发展。各种原因的颅脑损伤(缺血性卒中、脑出血、蛛网膜下腔出血、创伤性颅脑损伤、脑肿瘤等)可导致心功能不全,即使在没有危险因素和既往心脏病的情况下,缺血性卒中也可导致心功能障碍。颅脑损伤后急性期出现的心功能不全通常会在接下来的几周内随着神经功能的改善而消失,原因可能是神经源性心肌顿抑。临床上心力衰竭需与神经源性肺水肿相鉴别。

## 一、心力衰竭的分类、病理生理及与神经的关系

### (一)心力衰竭的分类

根据左心室射血分数可分为射血分数降低的心力衰竭、射血分数保留的心力衰竭和射血分数中间值的心力衰竭(表5-25-1)。根据心力衰竭发生的时间、速度可分为慢性心力衰竭和急性心力衰竭。根据心力衰竭累的部位可分为左心衰竭和右心衰竭。根据是否存在淤血(分为"湿"和"干")和外周组织低灌注情况(分为"暖"和"冷")的临床表现,可将急性心力衰竭患者分为4型:"干暖"、"干冷"、"湿暖"和"湿冷",其中"湿暖"型最常见。

### (二)急性心力衰竭的病理生理机制

急性心力衰竭的主要病因是左心室充盈压和左心房压力快速急剧增加,肺静脉压及左心房压增加可致肺毛细血管压升高,继而引起液体漏出,漏入肺间质和肺泡腔的液体中蛋白含量较低,这些液体跨过肺毛细血管内皮进入肺间质和肺泡腔,从而造成肺弥散量下降、缺氧及呼吸急促。正常微血管会有少量低蛋白液体持续滤过。心源性肺水肿时,经毛细血管滤过的液

表5-25-1　　心力衰竭诊断标准

| 诊断标准 | 射血分数下降的心力衰竭（HFrEF） | 射血分数处于中间范围的心力衰竭（HFmrEF） | 射血分数保留的心力衰竭（HFpEF） |
|---|---|---|---|
| 1 | 症状和（或）体征 | 症状和（或）体征 | 症状和（或）体征 |
| 2 | LVEF < 40% | LVEF 40% ～ 50% | LVEF ≥ 50% |
| 3 | — | 利尿钠肽升高；并符合以下条件至少1条：左心室肥厚和（或）左心房肥大；心室舒张功能异常 | 利尿钠肽升高；并符合以下条件至少1条：左心室肥厚和（或）左心房肥大；心室舒张功能异常 |

注：LVEF，左室射血分数。

体增加通常归因于肺毛细血管压力升高，但毛细血管壁的通透性也可能受到影响。肾素-血管紧张素系统和交感神经系统的激活，可致心动过速和全身血管阻力（systemic vascular resistance, SVR）增加，心动过速会缩短舒张期，损害左心室充盈能力。SVR升高伴或不伴左心室腔增大会增加左心室后负荷（室壁压力），继而增加心肌需氧量。这些改变可致左心室舒张末期压力进一步升高及肺水肿进一步形成；如果肺水肿引起缺氧，心肌功能可能进一步恶化。尽管心源性肺水肿的原因通常是肺毛细血管压力升高所致低蛋白液体漏出，但实验性研究表明，肺毛细血管压剧烈升高可致肺毛细血管壁通透性增加，最终造成毛细血管内皮和（或）肺泡上皮层的气-血屏障发生应力衰竭。肺毛细血管应力衰竭表现为高渗透性水肿和（或）肺泡出血。在肺毛细血管压力突然剧烈增加的速发型肺水肿患者中，部分患者可能出现肺毛细血管应力衰竭。肺毛细血管压力上升至某一程度时，肺内液体积聚速率与淋巴管清除多余液体的功能性容量相关，该容量在不同患者中有差异，且随疾病持续时间而异。随着肺毛细血管压力急剧升高，肺淋巴管不能迅速增加液体清除速率，因此在肺毛细血管压力增至约18 mmHg时发生肺水肿。不同的是，慢性心力衰竭患者的肺毛细血管楔压持续升高，淋巴管容量已经增加，仅在肺毛细血管压力达到明显更高值时才会发生肺水肿。

（三）心力衰竭与神经系统的关系

心力衰竭发生时交感神经兴奋，患者血液中去甲肾上腺素（NE）水平升高，可使心肌应激性增强而有促心律失常的作用，因此心力衰竭患者往往会发生恶性室性心律失常而导致心源性猝死。心血管功能受到体内各种神经体液素的调节，中枢神经激素系统的激活与心血管中枢活动增强密切相关，并可以明显改变外周交感神经的活动。持续的交感神经系统（SNS）活动增强是心力衰竭发生发展的重要原因。因此降低交感神经兴奋性成为心力衰竭治疗研究的焦点之一。交感神经是植物性神经的一部分，由中枢部、交感干、神经节、神经和神经丛组成。交感神经和迷走神经共同支配着心脏，但是交感神经的分布相较于迷走神经更丰富。SNS过度激活在心力衰竭的发生发展中起着重要的作用，并且与心力衰竭患者病情恶化密切相关。在心力衰竭发生的早期，SNS的激活对心功能的代偿和维持是有利的。但是，血流动力学和神经-体液调节的紊乱伴随着心力衰竭的发展开始出现，如SNS兴奋性持续增高，醛固酮、血管紧张素Ⅱ等体液因子增多，最终导致水钠潴留、心肌重构和失代偿性心力衰竭。心力衰竭时心房感受器和动脉压力感受器反射性地引起交感神经兴奋性增强，肾上腺髓质和交感神经末梢释放大量肾上腺素和NE进入血液，血浆儿茶酚胺水平明显升高。过多的儿茶酚胺通过加快心率、改变心脏的节律性进而增加心脏负荷，并能通过下调β肾上腺素受体数目、上调β抑制蛋白和β肾上腺素受体激酶等发挥直接的心脏毒性作用，使心功能进一步恶化；恶化的心功能与交感神经系统激活形成恶性循环，最终导致患者死亡。此外，心力衰竭患者心脏交感神经重构可引起心肌电生理的异质性，导致心律失常、猝死的发生。因此，对心力衰竭与SNS之间联系的探索对心力衰竭患者的治疗具有重要意义。

**二、病因和诱因**

急性心力衰竭可以在既往没有心功能异常者首次发病，也可以是慢性心力衰竭的急性失代偿。对于急性心力衰竭患者应积极寻找病因和诱因。在老年人以冠心病、高血压、老年退行性心瓣膜病常见，而年轻人以扩张性心肌病、先天性心脏病较常见，也可以是爆发性心肌炎、心律失常、糖尿病、肾功能不全、贫血等原因所致的急性心力衰竭。诱因常见血压升高、感染（尤其是肺部感染)、心肌缺血(如急性心肌梗死)、心律失常(如心房颤动发作)、情绪剧烈波动和药物的改变等。

### 三、临床表现及辅助检查

1. 早期出现原因不明的乏力或运动耐力明显降低,心率增加15~20次/分 这些表现可能是左心功能降低的最早期征兆。继续发展可出现劳力性呼吸困难、夜间阵发性呼吸困难、睡觉需用枕头抬高头部等,查体可发现左心室增大、闻及舒张早期或中期奔马律、肺动脉第二心音六进、两肺尤其肺底部有细湿性啰音,还可有干性啰音和哮鸣音,提示已有左心功能障碍。

2. 肺淤血、肺水肿 主要表现为呼吸频率快,频咳,伴大量白色或粉红色泡沫样痰。患者不能平卧,两肺有哮鸣音,中下肺野可闻及细湿啰音,患者常保持端坐位并较为烦躁,咯出大量粉红色泡沫样痰,口唇发绀,大汗淋漓,呼吸频率可达30~40次/分。另外心源性肺水肿需与神经源性肺水肿相鉴别,后者一般在重型颅脑损伤后数分钟到数小时内发病,例如在SAH或创伤性颅脑损伤后,也有发作更迅速(立即)和迟发(数小时到数日)的病例报道。神经源性肺水肿通常在数日内缓解。呼吸困难是最常见的症状,部分患者会有轻度咯血,体格检查一般见呼吸频率加快、心动过速和肺底啰音。胸片一般示心脏大小正常,双肺浸润影,但也有单侧阴影的情况。

3. 心源性休克 急性心力衰竭严重患者除肺水肿表现外还可出现持续性低血压,患者面色苍白、皮肤湿冷、外周发绀可致皮肤紫色条纹、尿量减少。部分患者由于心排血量急剧下降,还可出现神志恍惚、意识模糊甚至昏迷。

4. 急性右心衰竭 主要表现为低心排血量综合征,右心循环负荷增加,可有颈静脉充盈、肝脏肿大、低血压等。

5. 心电图 所有心衰以及怀疑心力衰竭患者均应行心电图检查,明确心律、心率、QRS形态、QRS宽度。

6. 胸片或胸部CT检查 对疑似、急性、新发的心力衰竭患者应行胸片或胸部CT检查,以识别并排除肺部疾病或其他引起呼吸困难的疾病,提供肺淤血、肺水肿和心脏增大的信息,但X线胸片正常并不能除外心力衰竭。胸部CT有助于判断肺部疾病及面积大的肺栓塞或主动脉夹层。

7. 生物标志物心房钠尿肽(B型钠尿肽,BNP)或(N末端B型钠尿肽,NT-proBNP)测定 心房钠尿肽检测推荐用于心力衰竭筛查、诊断和鉴别诊断、病情严重程度及预后评估。BNP对于排除心力衰竭有着很

高的阴性预测价值。BNP < 100 ng/L、NT-proBNP < 300 ng/L时通常可排除急性心力衰竭。诊断急性心力衰竭时NT-proBNP水平应根据年龄和肾功能进行分层:50以下的患者NT-proBNP水平大于450 ng/L,50岁以上大于900 ng/L,75岁以上应大于1 800 ng/L,肾功能不全(肾小球滤过率 < 60 mL/min)时应大于1 200 ng/L。脑啡肽酶抑制剂使BNP降解减少,而NT-proBNP不受影响。推荐心力衰竭患者入院时行心脏肌钙蛋白cTn检测,用于急性心力衰竭患者的病因诊断(如急性心肌梗死)和预后评估。

8. 其他实验室检查 血常规、电解质、血糖、肝功能、肾功能、血气分析、超敏C反应蛋白、甲状腺功能为心力衰竭患者的初始常规检查。

9. 经胸超声心动图 它是评估心脏结构和功能的首选方法,可提供心室容量、左右心室收缩和舒张功能、室壁厚度、瓣膜功能和肺动脉高压的信息。左室射血分数(LVEF)可反映左心室收缩功能,推荐改良双平面Simpson法。超声心动图是目前临床上唯一可判断舒张功能不全的成像技术,但单一参数不足以准确评估,建议多参数综合评估。以HfpEF为例,其主要的心脏结构异常包括左心房容积指数 > 34 mL/m$^2$,左心室质量指数 ≥ 115 g/m$^2$(男性)或95 g/m$^2$(女性);主要的心脏舒张功能异常指标包括E/E' ≥ 13、E'平均值(室间隔和游离壁)≤ 9 cm/s;其他间接指标包括纵向应变或三尖瓣反流速度。

10. 有创血流动力学监测 对于有条件的单位,应用脉搏指数连续心排血量监测(PiCCO)等手段对心功能和容量情况进行评估。

11. 其他检查 在涉及与冠状动脉相关的病变,如不稳定型心绞痛或心肌梗死,冠脉造影(CTA或直接行DSA)是非常重要的。

### 四、急性心力衰竭的治疗

(一)急性心力衰竭的治疗原则

急性心力衰竭的治疗原则为减轻心脏前后负荷、改善心脏收缩和舒张功能,积极治疗诱因和病因。

(二)一般处理

1. 调整体位 静息时呼吸困难明显者,应半卧位或端坐位,双腿下垂以减少回心血量,降低心脏前负荷。

2. 吸氧 无低氧血症的患者不应常规吸氧。当SpO$_2$ < 90%或动脉血氧分压(PaO$_2$) < 60 mmHg时应给予氧疗使患者SpO$_2$ ≥ 95%(伴COPD者SpO$_2$ > 90%)。

（1）鼻导管吸氧：低氧流量（1～2 L/min）开始，若无$CO_2$潴留，可采用高流量给氧（6～8 L/min）。

（2）面罩吸氧：适用于伴呼吸性碱中毒的患者。值得注意的是，神经重症患者的氧疗目标可适当放宽，以满足"缺血半暗带"等处于代谢危机但尚可挽救的脑组织需求。

3. 镇静　阿片类药物如吗啡可缓解焦虑和呼吸困难，急性肺水肿患者可谨慎使用。应密切观察疗效和呼吸抑制等不良反应。伴明显和持续低血压、休克、意识障碍、COPD等患者禁止使用。苯二氮䓬类药物可能是较为安全的抗焦虑和镇静药。

4. 根据急性心力衰竭临床分型确定治疗方案，同时病因治疗

（1）"干暖"：最轻的状态，机体容量状态和外周组织灌注尚可，只要调整口服药物。

（2）"干冷"：机体处于低血容量状态、出现外周组织低灌注，此时可适当扩容，如低灌注仍无法纠正可给予正性肌力药物。

（3）"湿暖"：分为血管型和心脏型两种，前者由液体血管内再分布引起，高血压为主要表现，首选血管扩张药，其次为利尿剂；后者由液体潴留引起，淤血为主要表现，首选利尿剂，其次为血管扩张药，如利尿剂抵抗可行超滤治疗。

（4）"湿冷"：最危重的状态，提示机体容量负荷重且外周组织灌注差，如收缩压≥90 mmHg，则给予血管扩张药、利尿剂，若治疗效果欠佳可考虑使用正性肌力药物；如收缩压<90 mmHg，则首选正性肌力药物，若无效可考虑使用血管收缩药，低灌注纠正后再使用利尿剂。对治疗无反应的患者，可行机械循环支持治疗。

（三）容量管理

肺淤血、体循环淤血及水肿明显者应严格限制饮水量和静脉输液速度。无明显低血容量因素（如大出血、严重脱水、大汗淋漓等）者，每天摄入液体量一般宜在1 500 mL以内，不要超过2 000 mL。保持每天出入量负平衡约500 mL，严重肺水肿者水负平衡为1 000～2 000 mL/d，甚至可达3 000～5 000 mL/d，以减少水钠潴留。缓解症状3～5天后，如肺淤血、水肿明显消退，应减少水负平衡量，逐渐过渡到出入量大体平衡。在负平衡下应注意防止发生低血容量、低钾血症和低钠血症等。如无高渗治疗的需求，可限制钠摄入<2 g/d。

（四）药物治疗

1. 利尿剂　有液体潴留证据的急性心力衰竭患者均应使用利尿剂。首选静脉袢利尿剂，如呋塞米、托拉塞米、布美他尼，应及早应用。既往没有接受过利尿剂治疗的患者，宜先静脉注射呋塞米20～40 mg（或等剂量其他袢利尿剂）。如果平时使用袢利尿剂治疗，最初静脉剂量应等于或超过长期每日所用剂量。需监测患者症状、尿量、肾功能和电解质。有低灌注表现的患者应在纠正后再使用利尿剂。

利尿剂反应不佳或抵抗的处理。

（1）增加袢利尿剂剂量。

（2）静脉推注联合持续静脉滴注：静脉持续和多次应用可避免因为袢利尿剂浓度下降引起的水钠重吸收。

（3）2种及以上利尿剂联合使用，如在袢利尿剂基础上加噻嗪类利尿剂，也可加用血管加压素V2受体拮抗剂。

（4）应用增加肾血流的药物，如小剂量多巴胺或重组人钠尿肽，理论上可改善利尿效果和肾功能、提高肾灌注，但临床获益尚不明确。

（5）纠正低血压、低氧血症、代谢性酸中毒、低钠血症、低蛋白血症、感染等，尤其注意纠正低血容量。

（6）必要时行超滤治疗。

2. 血管扩张药　收缩压是评估患者是否适宜应用此类药物的重要指标。收缩压>90 mmHg的患者可使用，尤其适用于伴有高血压的急性心力衰竭患者；收缩压<90 mmHg或症状性低血压患者禁止使用。有明显二尖瓣或主动脉瓣狭窄的患者应慎用。HFpEF患者因对容量更加敏感，使用血管扩张药应谨慎。应用过程中需密切监测血压，根据血压情况调整合适的维持剂量。

（1）硝酸酯类药物：适用于急性心力衰竭合并高血压、冠心病心肌缺血、二尖瓣反流的患者。紧急时亦可选择舌下含服硝酸甘油。硝酸酯类药物持续应用可能发生耐药。① 硝酸甘油：静脉滴注起始剂量为5～10 μg/min，每5～10分钟递增5～10 μg/min，最大剂量为100～200 μg/min。② 硝酸异山梨酯静脉滴注剂量5～10 mg/h，亦可舌下含服2.5 mg/次。③ 硝普钠：适用于严重心力衰竭、后负荷增加以及伴肺淤血或肺水肿的患者，特别是高血压危象、急性主动脉瓣反流、急性二尖瓣反流和急性室间隔穿孔合并急性心力衰竭等需快速减轻后负荷的疾病。硝普钠使用不应超72小时，停药应逐渐减量，并加用口服血管扩张药，以避免反跳现象。对于神经重症患者，特别是合并颅内压升高的患者，此类药物可导致静脉扩张影响血液回流，应避免硝酸酯类药物的静脉大剂量应用。

（2）重组人钠尿肽：重组人钠尿肽通过扩张静脉和动脉（包括冠状动脉），降低前、后负荷；同时具有一定的促进钠排泄、利尿及抑制肾素-血管紧张素-醛固酮系统和交感神经系统的作用。该药对于急性心力衰竭患者安全，可明显改善患者血流动力学和呼吸困难的相关症状。

（3）乌拉地尔：为α受体阻滞剂，可有效降低血管阻力，增加心排血量，可用于高血压合并急性心力衰竭、主动脉夹层合并急性心力衰竭的患者。

3. 正性肌力药物　适用于低血压（收缩压 < 90 mmHg）或组织器官低灌注的患者。短期静脉应用正性肌力药物可增加心排血量，升高血压，缓解组织低灌注，维持重要脏器的功能。

（1）洋地黄类药物：可轻度增加心排血量、降低左心室充盈压和改善症状。主要适应证是心房颤动伴快速心室率（> 110次/分）的急性心力衰竭患者。使用剂量为西地兰0.2 ～ 0.4 mg缓慢静脉注射，2 ～ 4小时后可再用0.2 mg。急性心肌梗死后24小时内应尽量避免使用。

（2）多巴胺：药理作用取决于使用的剂量。小剂量 < 3 μg/（kg·min）可激活多巴胺受体，降低外周血管阻力，增加肾脏、冠状动脉和脑血流；中等剂量3 ～ 10 μg/（kg·min）可刺激β受体，直接或间接增加心肌收缩力和心排血量；> 10 μg/（kg·min）则主要作用于α受体，使血管收缩和外周血管阻力增加，有利于维持伴低血压患者的收缩压，但有引起心肌缺血和心律失常的危险。此药应用个体差异较大，一般从小剂量起始，逐渐增加剂量，短期应用。

（3）多巴酚丁胺：主要通过兴奋β₁受体产生剂量依赖性正性肌力和正性变时作用，并反射性降低交感神经张力而减少血管阻力。而小剂量2 ～ 4 μg/（kg·min）时有轻度扩血管作用，后负荷下降而使心排血量增加；大剂量则引起血管收缩。该药短期应用可以缓解症状，但并无临床症状证据表明对降低病死率有益。使用时需注意监测血压，常见不良反应有心律失常、心动过速、偶可因加重心肌缺血而出现胸痛。正在应用β受体阻滞剂的患者不推荐应用多巴酚丁胺和多巴胺。

（4）磷酸二酯酶抑制剂：主要药物有米力农、氨力农。通过抑制环磷酸腺苷（cAMP）降解，升高细胞内cAMP浓度，增强心肌收缩力，同时有直接扩张血管的作用，可增加每搏输出量和心排血量，并降低肺动脉压、肺毛细血管楔压（PCWP）、全身和肺血管阻力，短期应用可缓解症状。

（5）左西孟旦：一种钙增敏剂，与心肌肌钙蛋白C结合产生正性肌力作用，不影响心室舒张，具有扩张血管的作用，并轻度抑制磷酸二酯酶。左西孟旦正性肌力作用独立于β肾上腺素能刺激，因此可用于正接受β受体阻滞剂治疗的患者。

4. 改善预后的药物　慢性HFrEF患者出现失代偿和心力衰竭恶化，如无血流动力学不稳定或禁忌证，可继续原有的优化药物治疗方案，包括β受体阻滞剂、ACEI/ARB/血管紧张素受体和脑啡肽酶抑制剂（ARNI）、醛固酮受体拮抗剂，可根据病情适当调整用量。但血流动力学不稳定（收缩压 < 85 mmHg，心率 < 50次/分），血钾 > 5.5 mmol/L或严重肾功能不全时应停用。β受体阻滞剂在急性心力衰竭患者中可继续使用，但并发心源性休克时应停用。对于新发心力衰竭患者，在血流动力学稳定后，应给予改善心力衰竭预后的药物。

5. 去除诱因和控制病因　包括控制高血压、治疗各种心律失常、改善心肌缺血、控制感染及纠正贫血等。

（五）非药物治疗

1. 主动脉内球囊反搏（IABP）　IABP是一种有效改善心肌灌注、降低心肌耗氧量并增加心排血量的治疗手段。适应证：① 急性心肌梗死或严重心肌缺血并发心源性休克，且不能由药物纠正；② 伴血流动力学障碍的严重冠心病（如急性心肌梗死伴机械并发症）；③ 心肌缺血或急性重症心肌炎伴顽固性肺水肿；④ 作为左心室辅助装置（LVAD）或心脏移植前的过渡治疗。禁忌证：① 存在严重的外周血管疾病；② 主动脉瘤；③ 主动脉瓣关闭不全；④ 活动性出血或其他抗凝禁忌证；⑤ 严重血小板缺乏。

2. 机械通气　无创呼吸机辅助通气：有呼吸窘迫者（呼吸频率 > 25次/分，SpO₂ < 90%）应尽快给予无创通气。可采用持续气道正压通气和双水平气道正压通气两种模式。无创通气不仅可减轻症状，而且可降低气管插管的概率。无创正压通气可使血压下降，使用时应监测血压，低血压患者需谨慎使用。

气管插管和人工机械通气：经典的指征是呼吸衰竭导致低氧血症（PaO₂ < 60 mmHg）、PaCO₂ > 50 mmHg和酸中毒（pH < 7.35），经无创通气治疗不能改善者。对于神经危重症患者，特别是合并意识障碍者，应提前启动有创机械通气治疗，维持脑灌注和氧合。

3. 肾脏替代治疗　高容量负荷如肺水肿或严重外周水肿，且存在利尿剂抵抗的患者可考虑超滤治疗。难治性容量负荷过重合并以下情况时可考虑肾脏替代治疗：① 液体复苏后仍然少尿；② 血钾 > 6.5 mmol/L；③ pH < 7.2；④ 血尿素氮 > 25 mmol/L，血肌酐 > 300 mmol/L。肾脏替代治疗可能造成与体外循环相关的不良反应，如生物不相容、出血、凝血、血管通路相关并发症、感染、机械相关并发症等。应避免造成新的内环境紊乱。

4. 机械循环辅助装置　对于药物治疗无效的急性心力衰竭或心源性休克患者，可短期（数天至数周）应用机械循环辅助治疗，包括经皮心室辅助装置、体外膜氧合装置（ECMO）。其中 ECMO 可作为急重症心力衰竭或心源性休克的过渡治疗，以便进一步评估是否需要接受心脏移植或长期机械循环辅助治疗。

5. 心脏移植　心脏移植是终末期心衰的有效治疗方法，主要适用于严重心功能损害而无其他治疗方法的重度心衰患者。

6. 急性右心衰竭的处理　右心衰竭是指任何原因导致的以右心室收缩或舒张功能障碍为主，不足以提供机体所需心排血量时出现的临床综合征。其病因包括伴有右心室受累的原发性心肌病、右心室心肌缺血和梗死、各种引起右心室容量负荷增加的疾病（先天性心脏病、瓣膜性心脏病）以及压力负荷增加的疾病（左心疾病在内的各种原因引起的肺动脉高压、肺动脉瓣狭窄）。右心衰竭的处理病因和潜在基础疾病不同而异，原则上维持血流动力学状态的稳定，主要是优化右心室的前、后负荷。急性肺动脉栓塞应考虑重组组织型纤溶酶原激活剂（阿替普酶，rt-PA）或尿激酶溶栓及抗凝治疗，必要时行急诊介入或外科手术。特

发性肺动脉高压应考虑前列环素、内皮素-1 受体拮抗剂、磷酸二酯酶抑制剂、一氧化氮吸入等针对降低肺动脉压及扩血管治疗；急性右心室心肌梗死应考虑急诊介入或 rt-PA、尿激酶溶栓治疗。先天性心脏病、瓣膜性心脏病应考虑在心力衰竭症状改善后进一步外科手术治疗。治疗中最关键的是容量管理，在治疗初期应确定患者的容量状态，如患者容量状态不明或存在血流动力学不稳定或肾功能恶化，可采用有创血流动力学监测以帮助确定和维持合适的前负荷。对于血压低且怀疑低血容量者，应适当补液增加右心室前负荷、增加心排血量，但应避免 CVP > 12 ～ 15 mmHg。如补液后右心房压升高而心排血量不增加时，应停止补液。如患者存在容量过负荷时，应使用利尿剂，使尿量维持在 3 ～ 5 L/d。如存在利尿剂抵抗相关的高容量负荷，可考虑血液滤过和超滤治疗。优化右心室后负荷，因肺动脉压力突然升高诱发的急性右心衰竭，可以雾化吸入选择性的肺血管扩张剂（一氧化氮、前列环素类似物）。非选择性的肺血管扩张剂尽管对降低肺动脉压力及肺阻力有一定作用，但其降低体循环阻力的效果往往大于肺循环，可导致体循环低血压，冠状动脉灌注减少，加重心肌缺血、缺氧，使血流动力学状态不稳定，故应慎重使用。

7. 其他治疗　可应用正性肌力药物如左西孟旦、多巴酚丁胺或多巴胺、米力农或氨力农、西地兰等；对于已应用正性肌力药物和补液等积极治疗而收缩压仍不能维持在 90 mmHg 以上的心源性休克者，可考虑应用去甲肾上腺素静脉滴注 0.2 ～ 1.0 μg/(kg·min)。

# 第四节　脓毒症心肌病

脓毒症是指机体对感染的失调反应导致的危及生命的器官功能不全，进一步发展可导致脓毒症休克。超过 40% 的脓毒症患者存在心功能障碍，合并心功能障碍患者病死率达到 70%。1984 年 Parker 等首次提出脓毒症心肌病的概念。脓毒症心肌病是脓毒症引起的心肌固有收缩和舒张功能异常，是一种可逆的功能性改变，主要表现为心室扩张、心肌顺应性减低、对液体复苏和儿茶酚胺刺激的反应性下降等。脓毒症心肌病尚无确切的诊断标准。大多数临床研究以脓毒症患者心排血量下降或左室射血分数下降（LVEF < 50%）作为诊断标准，但并不严谨。很多心脏功能指标如心排血量（CO）和每搏输出量，包括 LVEF 都受前、后负荷

的影响。明确诊断至少应包括两点：① 存在心肌内在收缩力下降；② 除外冠状动脉阻塞的证据。有文献认为脓毒症心肌病的主要特点有：① 左心室扩张，伴有正常或偏低的充盈压；② 左心室射血分数下降（LVEF < 50%）；③ 一般在 7 ～ 10 天心功能恢复正常。

## 一、脓毒症心肌病的发病机制

### （一）模式识别受体的作用

模式识别受体（如 Toll 样受体，TLR）可在宿主中识别微生物或病原体的存在。Toll 样受体在免疫细胞和其他细胞（包括心肌细胞）中表达，并与不同的致病相关分子模式（如脂多糖）相互作用，导致 NF-κB 激

活,随后形成促炎细胞因子,最后导致心肌功能障碍。健康志愿者在应用内毒素后,左室射血分数降低及左心室舒张末期容积增加,这些现象表明内毒素是脓毒症心功能障碍的关键驱动因素,而这些反应的启动与Toll样受体4(TLR4)激活有关。除了内毒素外,病原微生物的细胞壁成分进一步释放,并被模式识别受体识别,导致心肌细胞炎症和功能障碍。

### (二)损伤相关的分子模式

损伤相关的分子模式是细胞损伤或被应激反应等激活后释放的多种具有免疫调节活性的内源性分子,能够激活固有免疫细胞,引起免疫应答。目前研究表明组蛋白和高迁移率组蛋白B1(HMGB1)可能与脓毒症心功能障碍相关。细胞外组蛋白可引起心肌细胞$Ca^{2+}$明显升高,氧化还原系统和细胞内钙离子稳态失衡,线粒体膜电位减低,ATP生产障碍,从而导致心功能降低。有研究表明HMGB1通过与TLR4的结合以及相关的细胞内活性氧(ROS)水平升高引起的。此外,HMGB1通过与TLR4和ROS介导从肌浆网释放钙,这导致肌浆网中钙含量降低,从而导致心肌收缩力降低。

### (三)线粒体功能障碍

线粒体功能障碍已成为目前脓毒症心功能障碍机制的研究热点。线粒体生物合成能够促进线粒体结构和功能修复,这是脓毒症心功能障碍的一种代偿机制。脓毒症动物模型显示心肌细胞出现线粒体嵴破坏、基质肿胀、囊泡形成、膜完整性减低、电子密度下降等结构异常。这提示线粒体功能障碍是脓毒症心肌抑制的潜在机制。脓毒症线粒体功能障碍表现为ATP生产减少、线粒体膜电位下降、氧化磷酸化复合物活性降低、线粒体易损性升高等。但关于脓毒症心功能障碍的线粒体机制尚不明确,有待进一步研究证实。

### (四)心肌抑制因子

在过去的几十年中,Parrillo等已经证明体外培养的大鼠心肌细胞暴露于脓毒症患者的血清中可以减少心肌细胞缩短的程度,且这种可逆性抑制是由循环中心肌抑制因子引起的。肿瘤坏死因子-α(TNF-α)与感染性休克相关的心肌功能障碍有关。Vincent等研究显示TNF-α抗体能够改善脓毒症休克患者的左心功能。但Landesberg等研究发现炎症因子IL-1β、IL-6、IL-8、IL-10、IL-18、TNF-α与严重脓毒症或脓毒症休克患者心肌收缩和舒张功能无明显相关。固有免疫相关炎症介质与脓毒症心功能障碍的发病机制中的作用有待进一步研究。

### (五)一氧化氮(NO)

一氧化氮合酶(NOS)通过氧化L-精氨酸产生NO,形成L-瓜氨酸。一氧化氮可直接或间接对心功能产生影响。有研究表明,诱导型NO合酶(iNOS)在感染性休克时,iNOS活性增加,而心功能下降,且iNOS的存在是感染性休克时心脏收缩和舒张功能减弱的原因之一。iNOS表达增加可能在脓毒症相关的心功能障碍中起关键作用。

## 二、脓毒症心肌病的临床特征

心室造影发现,脓毒症休克患者早期出现心室扩张和LVEF下降,意味着心功能不全作为多器官功能衰竭的一部分,在脓毒症休克的早期就已经发生,且与患者的预后密切相关。除左心室收缩功能外,脓毒症患者的左心室舒张功能和右心室同样受累。应用床旁超声心动图评估左心室舒张期末压发现,左心室舒张功能不全可单独存在,并早于收缩功能不全。研究发现脓毒症心肌病可导致右心室收缩功能障碍及右心室扩张。有研究表明严重脓毒症和脓毒症休克患者的心功能障碍发生率为64%,其中左心室收缩功能障碍发生率为27%,左心室舒张功能障碍发生率为37%,右心室收缩功能障碍发生率为31%。

## 三、脓毒症心功能障碍的常用评估方法

### (一)侵入性方法

Swan-Ganz导管可获得心排血量(CO)、心脏指数(CI)、每搏输出量(SV)、每搏变异度(SVR)、混合静脉血氧饱和度($SVO_2$)等参数,通过低心排血量和高的心脏充盈压反映心功能不全。存在的缺陷有:① 对脓毒症心肌病的发现延迟;② 无法监测心脏的舒张功能;③ 有创性,相关并发症多,技术要求高。

PiCCO由于可获得连续、动态的血流动力学信息,而且由于其微创、简便等特点从而得到临床上的广泛应用。可获得参数CO、全心舒张末期容量、血管外肺水、SV、SVR、$SVO_2$等参数。PiCCO的参数——心功能指数(CFI)可评估心功能,CFI和心脏超声获得的LVEF具有很好的相关性。但使用CFI来评估心功能的方法亦存在一定的缺陷,因其受到心脏前负荷和后负荷的影响比较大,而且无法很好地评估心室的舒张功能和右心功能,而在心肌抑制评估中受到一定的限制。

### (二)非侵入性方法

超声心动图是目前评估脓毒症心肌病的"金标准"。其优势是无创,可以监测左、右心室的舒张功能。但缺陷是与操作者的技术有关,不能提供连续的血流动力学变化,而且测量LVEF受左心室前负荷和后负

荷的影响。对左心室收缩功能的评估主要使用组织多普勒成像技术，而二尖瓣环收缩期最大的运动速度（Sm）< 8 cm/s 或左室射血分数 < 50%时认为存在左心室收缩功能障碍。而对于左心室舒张功能的评估，常用二尖瓣瓣口舒张早期血流峰值流速（E），二尖瓣侧壁瓣环处舒张早期峰值速度（E′）表示，其中 E/E′ > 15 或者 E′ < 8 cm/s 提示左心室舒张功能障碍。同时评估右心室收缩功能的指标包括右心室舒张期射血分数（RVEF），三尖瓣环收缩期位移（TAPSE）和三尖瓣环收缩期峰值速度。

二维斑点追踪超声心动图是定量分析心功能的一种新方法，无角度依赖性、不受周围心肌的牵拉和心脏整体运动干扰，在评价左心室整体和局部收缩功能及协调性方面优于超声心动图。常用参数左心室长轴收缩期峰值应变（GLS），代表左心室整体收缩功能，不依赖于心脏前负荷及后负荷。GLS 正常为负值，GLS 负值越大提示心肌收缩功能越好。在脓毒症 LVEF 下降前 GLS 常出现异常，可早期识别脓毒症心肌病。有研究及荟萃分析表明 GLS 能预测脓毒症及脓毒症休克患者的 28 天死亡率，而 LVEF 不能预测。

（三）生物标志物

由于脓毒症可导致心肌损伤及肌钙蛋白升高，但肌钙蛋白升高并不能作为脓毒症心肌病的诊断标准，仅可作为诊断的提示点。脓毒症肌钙蛋白升高的原因可能有多种机制参与，例如：脓毒症导致微循环功能障碍、心肌细胞缺血和再灌注损伤、细菌内毒素等在诱发脓毒症的同时直接对心肌细胞产生毒性作用，炎性介质对心肌的损伤等。有研究表明肌钙蛋白 T 是脓毒症及脓毒症休克患者短期及长期预后的预测因素。

脓毒症患者心房钠尿肽（BNP）及 N 末端 B 型钠尿肽前体（NT-proBNP）常升高。脓毒症休克患者 BNP 升高，且与 LVEF 下降密切相关，并可作为预后预测指标。但 BNP 的影响因素较多，如慢性心力衰竭、肾功能不全、肺动脉高压及中枢神经系统疾病均可导致其升高。因此，单纯的 BNP 升高不能作为脓毒症心肌病的诊断依据。

**四、脓毒症心功能障碍的治疗**

脓毒症心功能障碍没有特异性治疗方法，治疗原则包括感染源的控制、液体复苏、心肌保护治疗、血管活性药物、正性肌力药物、机械辅助治疗等。

（一）液体复苏

脓毒症早期液体复苏是恢复低血容量的基础。当重症感染、感染性休克患者存在相对或绝对容量不足时，快速有效的液体复苏可以起到良好的效果。然而，最近几项临床试验及 meta 分析结果表明，目标导向的液体复苏没能降低脓毒症休克患者死亡率。对于脓毒症心肌病患者液体复苏效果是有限的，单纯液体复苏并不能恢复左心室功能，相反过度的液体负荷对机体也是有害的。脓毒症心肌病使用何种液体进行复苏一直存在争议。Hogue 等研究不同类型液体复苏（白蛋白、高渗生理盐水、普通生理盐水）对心肌病脓毒症小鼠的影响，最后发现白蛋白和高渗生理盐水对小鼠心脏具有保护作用。迄今为止，使用哪种液体复苏有利于脓毒症心肌病仍需要进一步研究。

（二）升压药

当进行充分的液体复苏，仍不能达到 EGDT 目标时就需加血管活性药物以使平均动脉压（MAP）达到 65 mmHg。2016 年"拯救脓毒症运动"推荐去甲肾上腺素作为脓毒症休克的一线药物，而多巴胺可作为去甲肾上腺素的替代药物（心动过速低风险患者或者心动过缓患者）。肾上腺素可作为去甲肾上腺素的补充或替代。

（三）正性肌力药

1. 多巴酚丁胺　　当患者充分液体复苏且使用了升压药但仍存在持续低灌注的情况下，推荐使用 $\beta_1$ 受体激动剂多巴酚丁胺。在最近的三项随机临床试验（ProCESS、ProMISe 和 ARISE 试验）中，多巴酚丁胺在 EGDT 组中的使用比例高于常规治疗组，但两组之间的预后并没有差异。一项倾向评分分析表明多巴酚丁胺的使用与脓毒症休克患者的死亡率较高有关。因此多巴酚丁胺在脓毒症患者中获益并不明确，甚至可能是有害的。

2. 左西孟旦　　左西孟旦是 $Ca^{2+}$ 增敏剂，作用方式不依赖肾上腺素受体。动物试验研究表明左西孟旦不仅可改善心脏收缩功能，而且能改善心脏舒张功能。研究表明左西孟旦能改善脓毒症合并 ARDS 患者的右心功能。前瞻性随机对照研究发现，感染性心肌病患者在多巴酚丁胺效果不佳的情况下，使用左西孟旦可以增加心排血量和左室射血分数，降低肺动脉楔压，降低血乳酸水平，改善全身和局部的组织灌注。与多巴酚丁胺相比，在严重的心功能衰竭患者中，左西孟旦可以明显降低血中炎症介质水平，降低血 BNP 水平，改善血流动力学状态。然而，还需要更多、更大规模的研究证实其在脓毒症心肌病中的作用。

3. β受体阻滞剂　　β肾上腺素受体高度激活是脓毒症心肌病发病的重要因素，而由心动过速引起的心肌耗氧量增加是脓毒症心肌病患者控制心率的理论基础。因此，使用β受体阻滞剂可能获益。有研究表明艾司洛尔可降低脓毒症患者住院期间死亡率。但使用β受体阻滞剂可能降低心肌收缩力，因此β受体阻滞剂在脓毒症心肌病治疗中的使用仍存在争议，仍未写进脓毒症治疗指南中。需要进一步的RCT研究证实β受体阻滞剂在脓毒症心肌病中的作用。

#### 4. 机械辅助治疗

（1）主动脉内球囊反搏（IABP）：作为一种心脏辅助装置，已被美国食品和药品管理局批准用于脓毒症休克的辅助治疗。动物试验表明IABP能改善严重脓毒症休克的生存率及降低血管活性药物使用。而国内研究表明IABP能显著改善血流动力学指标，缩短ICU住院时间，降低患者死亡率。

（2）体外膜氧合（ECMO）：当感染性休克导致严重心肌抑制时，V-A ECMO可以作为过渡血流动力学支持手段降低病死率。有研究表明，ECMO不仅能改善脓毒症心肌病的生存率，而且能改善脓毒症分布性休克的生存率。而台湾的研究表明ECMO治疗难治性脓毒症休克的成功率只有15%，且年龄大于60岁可能是禁忌证。因此，关于IABP或ECMO应用于脓毒症心肌病的治疗仍需要更多更大规模的研究。

综上，脓毒症心肌病发生率高，多在脓毒症休克的早期发生，表现为左、右心室的可逆性改变。脓毒症心肌病目前缺乏确切的诊断标准。超声心动图是诊断脓毒症心肌病最常用的方法，斑点追踪超声心动图能早期发现"亚临床"心功能障碍，具有较高的临床应用价值。脓毒症心肌病的治疗目前缺乏特异性的方法逆转脓毒症心功能障碍，仍以控制感染及血流动力学支持为主。深入研究脓毒症心肌病的发病机制、探索新的治疗方法任重而道远。

# 第五节　心律失常

各种颅内疾患（急性颅脑损伤、急性脑血管病、颅内炎症及其他引起颅内压升高的疾病）引起的继发性心血管功能障碍，临床以心电图异常和心律失常最为常见，其次是心肌损伤，发病72小时内最为明显，其持续时间视原发病因的不同而异，心律失常多在2～7天内恢复。脑部病变好转而心电图持续异常时，需考虑其他因素所致。一过性、非心源性疾病（生理和心理应激、代谢性或者自主神经紊乱、高碳酸血症、低氧血症、缺血、贫血等）也可以导致严重的心律失常。因此，寻找神经危重症患者并发心律失常的危险因素，保证血电解质如钾和镁的正常，合理治疗心脏并发症，避免或在监护下谨慎使用延长Q-T间期的药物（如三环类抗抑郁药），对促进病情的恢复及改善预后有重要临床意义。其治疗主要针对病因治疗，急性期主要是正确的支持治疗及对症处理，早期重要脏器功能严密监护、功能支持及营养支持等，保证足够的脑灌注及控制继发性颅脑损伤。在治疗原发病同时，控制惊厥，改善心肌缺血缺氧尤为重要，对于严重病例应及早开始持续气道正压给氧。大多数心律失常随着病情好转而消失，一般不需要使用抗心律失常药物。对于新发心房颤动、室上性或室性心动过速必须及时选择使用特异性抗心律失常药物或技术性措施，如心脏起搏器、消融术、心脏转复或者除颤、埋藏式心脏复律除颤器（ICD）置入。

## 一、发病机制

### （一）生理学

心脏自主神经系统分为外源性心脏自主神经系统和内源性心脏自主神经系统。外源性心脏自主神经系统是由来自大脑神经核团内的胞体、迷走神经、脊旁神经节链和分布至心脏的节后神经元轴突构成。内源性心脏自主神经系统是由多个心脏表面的神经节丛和相互连接的神经和（或）神经元所构成。近年来急性颅脑损伤与心率变异性临床研究证实了自主神经功能失衡在脑源性心血管功能障碍中的重要作用。

### （二）病理学

**1. 动物研究表明心脏改变与中枢某个部位的受损有关**　刺激右侧大脑皮质或左侧迷走神经分布区域可引起快速型心律失常和血管收缩，这些区域的神经影响心脏房室交界和心脏传导系统。而刺激左侧大脑皮质或右侧迷走神经分布区，常引起缓慢型心律失常，因为这些区域的神经影响窦房结。脑干病变多发生心房颤动、房性早搏，甚至心室颤动。

**2. 心律失常的因素影响**

（1）内分泌因素：各种急性颅脑病变时脑内血液循环障碍，进而使自主神经功能紊乱，过度刺激了丘脑-垂体-肾上腺髓质系统的兴奋性，引起肾上腺素和儿茶酚胺分泌异常增多，引起心脏血管的痉挛和心肌氧供需失衡,继发心肌自律性改变、传导系统改变和异位起搏点增加。此外,急性颅脑病变还可引起血浆内皮素、氧自由基、神经肽Y、血管紧张素Ⅱ、内源性阿片肽、血栓素A$_2$升高,引起各种心律失常与心肌酶异常。

(2)高颅内压因素:急性颅脑病变时大多数出现脑内水肿、颅内压升高,进而造成脑干等相关中枢受损。

(3)体液因素:血流动力学改变(外周循环阻力、血容量、血氧饱和度等)和电解质、酸碱紊乱等也可诱发心律失常。

### 二、临床表现

在急性颅脑损伤的患者中,没有心脏病的患者也常发生心律失常,心电图异常的比例高达90%。心律失常(如心房颤动、房室传导阻滞、室性心律或室性快速性心律失常)比较少见,比例大约是25%。常见的心电图异常类型是Q-T间期延长、ST段改变和T波倒置。脑源性心律失常常呈多样性:窦性心动过缓、心动过速、房性心律失常(房性早搏、心房颤动、室上性心动过速);室性心律失常(室性早搏、室性心动过速、心室颤动);传导阻滞、P-R间期缩短、交界性心律或房室传导阻滞。一些神经系统疾病如蛛网膜下腔出血,有28%的患者发生心律失常,主要以心房颤动为主;而Q-T间期延长(>470 ms)和心率下降被发现是进展为室性心律失常的独立危险因素。卒中发生的最初几天内,有研究发现有37.5%的患者发生以心房颤动为主的心律失常,而Q-T间期延长与住院死亡率相关。院外心肺复苏的患者进行低温治疗时容易出现心律失常,但研究表明进行低温治疗伴发心房颤动的患者与其他心肺复苏的患者预后相似,而心动过缓同更低的死亡率和良好的神经功能预后有关。

### 三、鉴别诊断

心电图改变需要与原有的心脏疾病心电图异常作鉴别,如结合心肌酶谱、心脏超声,特别关注冠脉造影检查有异常的患者。如有别于原来心脏疾病的心电图改变,应考虑与本次颅脑病变有关。神经重症患者出现心动过缓可能有颅内压增高的危险。因为颅内压增高可诱发库欣现象(心动过缓、高血压、呼吸抑制),但需要注意的是,临床上颅内压增高也常常出现心动过速。

### 四、处理原则

颅脑损伤后呼吸节律发生紊乱、意识障碍、咳嗽反射减弱,分泌物潴留,肺部感染及创伤后产生的ARDS使肺部氧交换障碍等产生低氧血症,同样易产生心律失常。颅脑损伤后脑对心脏调节作用减弱,也产生继发性心脏损伤,它与神经体液调节作用的紊乱、颅内压升高、血流动力学的不稳定共同形成了脑心综合征的基础。因此,基础治疗是维护内环境稳定,保持呼吸道通畅,防止低氧血症,减轻脑水肿,改善脑循环、营养脑神经。心律失常是否处理及如何处理则完全依据心律失常的原因、类型及程度而定。

（一）慢速型心律失常

慢速型心律失常是指心率<60次/分,病变部位在窦房结、窦房传导束、房室结或者心室传导纤维。常见原因是心肌缺血,使用β受体阻滞剂、钙拮抗剂、洋地黄、抗心律失常药或者抗抑郁药。此外甲状腺功能减退、电解质紊乱、低体温、低氧血症以及颅内压升高也能导致慢速型心律失常。急性中枢系统疾病可以引起血管迷走神经反应,造成心率、血压下降。当心率<40次/分或不足以保证收缩压超过90 mmHg,或逐渐进展为心力衰竭出现临床症状或持续性心肌缺血时,慢速型心律失常需要给予治疗。根据欧洲急救委员会指南,提高心率的药物首选抗胆碱类,如阿托品0.5～3 mg,其次选择拟交感神经药物如肾上腺素（2～10 μg）或异丙肾上腺素（50～500 μg）,脊髓损伤时可以使用茶碱（100～200 mg）。阿托品剂量低于0.5 mg时可能出现相反作用,引起进行性心率逐渐减慢。阿托品在紧急情况下有助逆转心动过缓,但是在严重的持续性心动过缓时,可能需要短时间的临时心脏起搏。在急性冠脉综合征时不宜使用拟交感神经药物,因为可能引起或者加重心律失常。根据欧洲心脏病学会的指南,心房颤动所致的慢性心室率可以给予茶碱首剂0.25～0.5 mg/kg,然后持续应用。某些阿托品抵抗的情况下,可以暂时性使用经皮或静脉的起搏器。冲动在心脏传导系统任何部位的传导均可发生减慢或阻滞,发生于心房与心室之间的,称为房室传导阻滞（AVB）。Ⅰ度AVB无血流动力学相关性,因而不需要治疗,当外界因素引起兴奋传导障碍时,则有时可能过渡到Ⅱ度AVB,此时要给予纠正,如给予钙拮抗剂。Ⅱ度AVB能引起血流动力学不稳定,导致动脉灌注压下降。出现心动过缓时可以使用β受体兴奋剂以提高心率,如果有血流动力学不稳定或有症状的心脏停搏,通常需安装心脏起搏器。Ⅲ度AVB时,心房冲动均不能传导至心室,心房与心室活动互不相关,于是出现心室异位心律,阻滞的位点决定患者的预后,且自主心率通常<40次/分,需安装心脏起搏器治疗。

（二）快速型心律失常

1. 心动过速的一般性处理 窦房结节律超过

100次/分为窦性心动过速,大多是对疼痛、紧张、低血压、充血性心力衰竭或儿茶酚胺过度分泌的生理反应,通常不作为原发性心律失常进行治疗,只需找出并去除诱因。当出现快速型心律失常所导致血流动力学不稳定的症状如意识障碍、胸痛、收缩压 < 90 mmHg或者出现心脏失代偿表现时,根据欧洲急救委员会指南需要进行同步化心脏电转复治疗。根据不同病因,指南所推荐使用的除颤能量选择也不同。心房颤动是转复使用双向波形120 ~ 150 J或者单向波形200 ~(300)~ 500 J,心房扑动或者阵发性室上性心动过速转复推荐使用双向波形70 ~ 120 J或者单向波形100 J。当转复失败时,立即给予胺碘酮300 mg,必要时可以再次行同步化电击复律。血流动力学还稳定时,必须通过12导联心电图进行心律准确分析,并根据快速型心律失常的起源,采取相应的治疗。窦性心动过速几乎不需要药物干预,此时去除生理和心理应激因素或者对症治疗,平衡血容量是最重要的。原因消除后,仍出现心动过速并伴有规则的心室复合波时,首选兴奋迷走神经的动作(Valsalva动作或者单侧颈动脉窦按摩),药物治疗时可以选用腺苷静脉注射6 ~ 12 mg。腺苷半衰期非常短,治疗阵发性室上性心动过速很有效。

2. 心房颤动　当出现不规则心动过速伴有细长心室复合波时,需考虑为心房颤动。心房颤动是最常见的心律失常之一,超过60岁人群中约4%出现过持续性或者阵发性心律失常。原因可能是心脏瓣膜功能不全、冠心病、心包炎、心肌病或者代谢功能障碍。在神经危重症患者中,疼痛、感染、静脉容量过负荷和中枢神经受损(如蛛网膜下腔出血)是最常见的原因。治疗目标是及时终止心律失常,并重新建立窦性心律,或者在慢性心房颤动时进行心率调控。急性心房颤动伴有血流动力学不稳定时必须立即进行同步化电转复治疗,48小时时间窗内不必使用抗凝治疗,可以尝试药物复律,即使用胺碘酮300 mg持续维持。长

时间存在心房颤动行电复律前或复律后必须抗凝,并通过经食道心脏超声来排除心房血栓的可能。慢性心房颤动伴有快速传导时需要药物来控制心率,可以使用β受体阻滞剂、洋地黄类制剂或者钙拮抗剂来减慢房室传导。钙拮抗剂的缺点主要在于减慢心率的药物剂量容易导致低血压,某些钙拮抗剂可能增加颅内压。地高辛起效慢(需几小时),而且不是总有效,但不会引起低血压,对神经系统疾病的患者可能有益。心房颤动伴预激综合征的患者应避免使用房室结阻滞剂(腺苷、维拉帕米、β受体阻滞剂和地高辛),因为阻断房室结会促进激动沿旁路下传,有时会增加旁路传导的速度,还可能导致血流动力学不稳定。

3. 室性心律失常　快速型心律失常伴有宽大心室复合波(QRS复合波 > 0.12秒),且心率为100 ~ 280次/分时,可分为规则性和不规则性心动过速,可导致血流动力学的不稳定,心功能不稳定甚至心源性休克。造成这种心律失常的病因60% ~ 70%情况下都是已存在冠心病或者心肌病。其他的基础病理生理机制还包括急性左心房瓣膜功能不全、低氧血症、高碳酸血症、低钾血症和低镁血症。对于起源不明伴有宽大心室复合波的规则性心动过速或者确定的血流动力学稳定的室性心动过速可以给予胺碘酮,首剂300 mg(1小时内缓慢静脉注射),然后持续滴注(24小时900 mg)。不规则的室性心动过速有进展到心室颤动的危险,在血流不稳定时,最安全的治疗方法就是同步电复律(双向波形120 ~ 150 J或者单向波形200 J),血流动力学稳定后药物治疗前推荐请专科会诊。有一种室性心律失常的特殊情况就是尖端扭转型心律失常,可由蛛网膜下腔出血和脑创伤引起,停止所有能引起Q-T间期延长的药物,可以选择给予高剂量镁剂(2 g在10分钟以上静推),不论实际血清镁水平,同时积极纠正低钾、低钙。异丙肾上腺素也可能有益,这类患者常常需要临时起搏器来增加心室率。

# 第六节　脑心交互作用

神经心脏病学是一门新兴学科,其主要目的是揭示脑与心脏之间的相互影响,即神经系统损伤对心血管系统的影响以及心血管系统对神经系统的影响。虽然脑与心脏交互作用已被广泛研究,但目前对两者相互影响的机制还不清楚。为此,本节内容总结近年来

国内外关于脑心交互作用的研究进展情况,以探讨脑与心脏交互作用的可能机制。

## 一、大脑与心血管系统的联系

大脑皮质和皮质下脑区通过自主神经(交感和副

交感神经)系统构成的复杂神经网络可对心血管系统进行调控,这些神经结构复杂,主要涉及大脑皮质(扣带回、前额叶皮质、岛叶)、皮质下前脑结构(杏仁核、海马、下丘脑)和脑干结构(导水管周围灰质、臂旁区、延髓头端腹外侧区)、高级皮质中枢(眶额、扣带回背侧皮质)、脊髓中间外侧柱等。其中,脑干和下丘脑室旁核被认为是对心血管系统调控的主要神经核,两者形成的神经回路在调节心交感神经的节前神经元兴奋性中发挥重要作用。在整个网络中,岛叶皮质似乎起着核心作用,来自心脏的信息通过丘脑中继传入岛叶后部,在岛叶头部腹内侧整合来自高级皮质中枢的信息。岛叶皮质受损可以引发心律失常,心肌酶升高。杏仁核,尤其中央部分,接收来自前额和眶额区域的抑制信号,与下丘脑和脑干核团相连,共同参与支配心脏功能,参与调解情绪刺激,尤其是负面情绪。一些下丘脑的核团(如背内侧核、室旁核)是自主神经系统重要的中继站,高级皮质中枢的信息通过它们的联系纤维以及孤束核、导水管周围灰质、臂旁区、延髓头侧腹外侧部和迷走神经背核传递至脑干。孤束核接收传入神经元传入的血流动力学信息,传出抑制性或兴奋性冲动至延髓头端腹外侧部和迷走神经背核,它们再分别反馈性地增加交感神经和副交感神经冲动的发放,从而影响心脏节律、心肌功能和血管紧张性,维持心血管系统正常功能。因此神经系统病变常常并发心脏损害,而心血管疾病亦反过来影响神经系统功能。

## 二、心血管疾病可导致神经系统功能障碍

心血管疾病通过引起脑组织缺氧影响自主神经张力,从解剖学来讲,血管是连接心脏和脑的媒介。心力衰竭可以降低双侧大脑中动脉脑血流速度。与正常人比较,心力衰竭晚期患者脑血流量下降19%。因此,心力衰竭引起的脑血流量降低可能导致脑组织缺氧。心排血量减低可以直接导致脑血流量下降,继而引起神经元能量代谢障碍,激发瀑布级联反应,出现酸中毒及氧化应激增加。脑干心血管中枢对缺氧高度敏感,脑干缺氧会促使脑干星形胶质细胞释放ATP和乳酸,引起神经元兴奋性增加,增高交感神经张力,升高血压。心血管疾病通过调节脑肾素-血管紧张素系统(RAS)影响自主神经张力。该系统主要由血管紧张素原(angiotensinogen, AGT)、肾素、肾素(前体)受体(pro-reninreceptor, PRR)、血管紧张素转换酶(angiotensin-converting enzyme, ACE)、ACE2、血管紧张素(angiotensin, Ang)Ⅰ、Ⅱ及其受体等组成。脑PRR水平升高,引起下丘脑室旁核AngⅡ水平升高,

血压升高和心跳加快。脑AngⅡ水平升高,引发神经炎症反应和增加交感神经张力,加快心血管疾病病情恶化。

## 三、神经系统功能障碍并发的心脏损害

1. **心电图的改变** 人类早已了解神经系统对心脏的影响,但是近几十年才对他们之间的关系进行了更为详细的研究,早期急性神经系统疾病对心脏的影响集中在心电图改变的研究上。Edwin Byer等人报告了5例患者的ECG显示大的直立T波和Q-T间期延长,这些患者中有2例患有高血压脑病,1例患有脑干梗死并伴有神经源性肺水肿,1例患有脑出血,1例患有产后缺血性卒中,其中1位患者除210/110 mmHg的血压外无其他病史。根据对狗的左心室心内膜表面进行冷却或加热的实验结果,Edwin Byer和同事得出的结论是,这些ECG变化是由心内膜下缺血引起的。1953年,Harold Levine观察到一名69岁的女性患者,入院时呈昏迷状态,她的入院心电图显示了在前胸前导联中深深倒置的T波,两天后的心电图显示ST段抬高,T波倒置较少,提示心肌梗死,但尸检时只发现脑动脉瘤破裂,没有发现心肌梗死或心包炎的迹象。据此Levine认为,心电图不正常的原因是迷走神经刺激。Fulton认为,迷走神经主要分布在脑皮质的13区内,刺激Brodmann区域可以引起缓慢性心律失常,George Burch及其同事报告了17名患有脑血管意外的患者,ECG异常的基本特征是:① 所有患者的Q-T间期均较长;② 所有患者的T波通常是高尖或倒转的;③ 17位患者中有11位出现了U波。因此人们总结了神经系统疾病的三种心电图表现:T波高尖、Q-T间期延长及U波出现。George Burch等人在文章中首先使用了"脑T波"的概念(图5-25-1)。Cropp和Manning报告了29例蛛网膜下腔出血患者心电图异常的详细信息。这些患者中有22人存活。死者中有2人没有进行尸检,有5例尸检证实了脑动脉瘤破裂。在这5例患者中有3例心脏未见异常。因此作者推测,在神经系统疾病中看到的心电图变化并不代表缺血性心脏病,而只是自主神经调节异常的一种表现,可能是由于脑皮质13区自主神经异常所致。神经系统疾病并发的心电活动改变通常是短暂的,典型的心电图改变常见,且更明显见于严重颅脑损伤的24小时内,在发病数天后消失。神经系统疾病患者出现心电图改变,可以是良性的,也可能是恶性的。其机制可能为神经系统损伤后交感神经

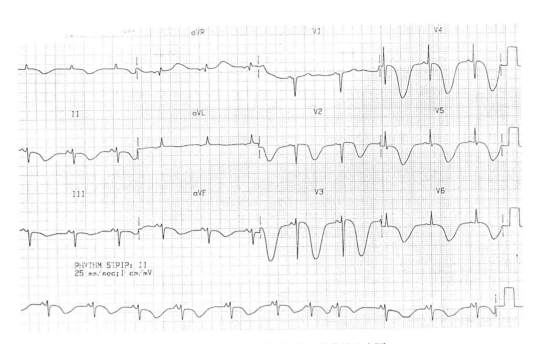

图 5-25-1　一例蛛网膜下腔出血患者的心电图

可见广泛存在的深大、倒置 T 波（即所谓脑性 T 波）；该患者的 Q-T 间期亦明显延长（约 600 ms）（引自：https://litfl.com/raised-intracranial-pressure-ecg-library/）。

兴奋，引起钙内流，儿茶酚胺水平升高，继而损伤心内膜下传导系统，影响心脏自律性、不应期和复极化。

尽管大多数心电图改变是良性，且不需要治疗。但是，积极预防和持续监测对于恶性心律失常和传导阻滞的早期治疗是十分必要的。应避免电解质紊乱（尤其是低钾血症和低镁血症），慎用可引起或加重 Q-T 间期延长的药物，例如抗精神病药物。

2. 心肌损伤　由神经刺激引起的心脏功能障碍的概念可以追溯到 Ivan Pavlov，当时已有明确的证据表明，神经系统疾病可导致心脏损害。在急性神经系统损伤阶段，特别是发生蛛网膜下腔出血时，标志心肌细胞损伤的心肌酶经常升高，心肌肌钙蛋白比肌酸激酶更敏感。病理学研究显示，细胞的损伤涉及肌纤维的退变，病理学称之为"收缩带坏死"。心肌坏死是由儿茶酚胺毒性引起的，并且通过神经连接直接释放到心肌的儿茶酚胺的毒性要比通过血流到达心肌的儿茶酚胺多得多，尽管这两种途径可能是叠加的。Melville 等通过刺激猫的下丘脑产生了心电图改变和心肌坏死。在下丘脑前部刺激下，发生副交感反应，主要为心动过缓。下丘脑外侧刺激引起心动过速和 ST 段改变。在强烈的双侧和反复侧向刺激下，持续发生不可逆的心电图变化。尸检提示的心脏病理改变的特征是胞浆嗜酸性粒细胞增多，肌纤维变性溶解和出血，冠状动脉正常，无阻塞。尽管 Melville 将此病变称为"梗塞"，该病变现在称为肌纤维变性或收缩带坏死。颅脑损伤

以及心理应激可影响心脏结构，特点是在数分钟内快速发展为心内膜下的微小梗死，早期钙化，形成收缩带（肌纤维变性或肌溶解）。这些改变可能是由于儿茶酚胺水平升高所致，输注外源性儿茶酚胺以及刺激延髓背侧和下丘脑可在显微镜下观察到同样的改变。肌溶解集中在单核细胞浸润为主的神经末端，其病理改变与冠心病致心肌缺血中所见的凝固性坏死不同，后者表现为血管分布区域的延迟性心肌坏死，以中性粒细胞浸润为主。

3. 自主神经病变　传统观点认为，交感神经张力增加可直接作用于心脏以及肾脏，引起儿茶酚胺分泌增加和水钠潴留，间接影响心血管系统功能。近年来研究发现，自主神经可能是脑与心脏相互联络的"桥梁"，促使心血管疾病的发展。自主神经张力改变在高血压和心力衰竭中普遍存在，交感神经张力增高会促使血压升高、心室重构、心功能不全和病死率增加。心血管疾病可以通过影响主动脉弓和颈动脉窦压力感受器的活性，以及刺激外周化学感受器，引起传入神经活性和中枢调控机制的改变，导致自主神经张力改变。但自主神经张力改变的具体中枢机制，至今仍不清楚。近年来研究发现，心血管疾病引起的自主神经张力改变与脑组织缺氧和脑 RAS 激活有关。自主神经系统结构和功能异常与严重的心血管病变有关，可增加心源性猝死的风险。自主神经功能衰竭可以出现在一些脑部疾病中，也可出现在影响自主神经功

能的全身性疾病中,患者可能无症状,或表现为头晕、跌倒,甚至因直立性低血压引起晕厥。一些患者可以出现体位性心动过速而不伴有血压的明显下降(体位性心动过速综合征)。与自主神经功能衰竭有关的中枢神经系统疾病包括岛叶卒中、脊髓病变、神经退行性疾病(如帕金森病和多系统萎缩)。阵发性交感神经功能亢进可以由原发性自主神经系统病变引起,亦可以继发于中枢神经系统疾病或全身性疾病。阵发性交感神经功能亢进常见于严重颅脑损伤的急性期。与阵发性交感神经功能亢进有关的典型脑部疾病包括蛛网膜下腔出血,局灶性和广泛性脑缺血,严重的创伤性颅脑损伤。阵发性交感神经功能亢进的临床表现为呼吸急促、高血压、发热、大汗、寒战和瞳孔散大。

4. 应激性心肌病　蛛网膜下腔出血、创伤性颅脑损伤、卒中、癫痫、抑郁和心理创伤可并发应激性心肌病,又称为Takotsubo心肌病或"心碎(broken-heart)综合征"。应激性心肌病是获得性急性心力衰竭的一种特殊形式,急性期表现为胸痛、呼吸困难和晕厥,伴心电图改变(如ST段改变和Q-T间期延长;图5-25-2)和实验室证据(如肌钙蛋白和B型钠尿肽升高)。这些表现与急性冠脉综合征相似,可能会造成误诊并延误治疗,需要通过冠脉造影进行鉴别,有时这2种情况会同时存在。应激性心肌病最典型和最常见的超声心动图改变可见心脏成"章鱼篓"形态(图5-25-3),为左心室心尖部球样扩张改变,这是由于心尖部心肌

细胞对儿茶酚胺的高度敏感性所致。应激性心肌病患者LVEF下降比急性冠脉综合征患者更常见。应激性心肌病的病理生理学机制尚不明确,但有人认为严重神经系统疾病引起儿茶酚胺水平激增,可能导致冠状动脉痉挛,心脏微血管功能障碍。应激性心肌病患者可能并发心源性休克、恶性心律失常,甚至死亡。此外,因为心源性休克或心律失常可致脑灌注下降,或因附壁血栓脱落致心源性栓塞,可能出现二次颅脑损伤。其治疗目前仍以经验性的对症支持治疗为主,即参照急性心力衰竭的处理,在患者可耐受的情况下应用β受体阻滞剂及ACEI/ARB类药物可能有效。对于有左心室附壁血栓的患者应进行抗血小板治疗。

5. 心源性猝死　心源性猝死常发生于有冠心病史的患者,但是既往无心脏病史的神经系统疾病患者也会发生心源性猝死。脑出血、蛛网膜下腔出血、岛叶梗死和癫痫等均可引起致死性心律失常或大面积心肌坏死和心肌梗死,导致心源性猝死。另外,强烈的情感刺激和应激反应亦可以导致心源性猝死。

综上所述,心脑存在紧密的相互作用,一个系统的病变往往会并发另一系统的损害,且产生的临床表现多种多样,可以是良性的、轻微的、可逆的,也可以是严重的、不可逆的,甚至危及生命。不管是原发病还是合并症都会给彼此的治疗带来一定的困难,影响患者预后。因此,提高临床意识,加强对脑心交互作用的认识十分重要。

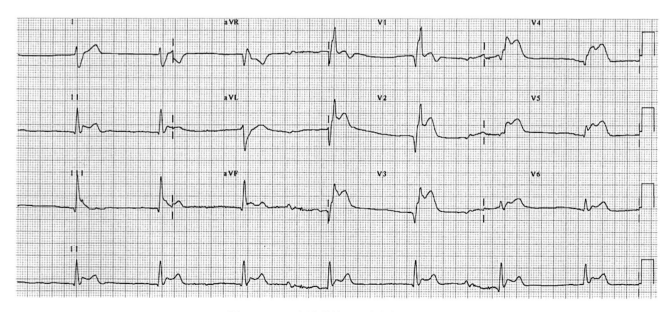

**图5-25-2　一例应激性心肌病患者的心电图**
可见前壁及下壁导联ST段抬高(引自:https://litfl.com/takotsubo-cardiomyopathy-ecg-library/)。

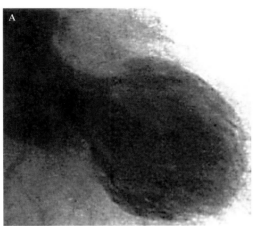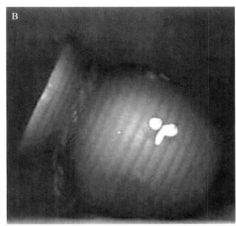

图5-25-3　应激性心肌病的典型造影表现

A、B. 左心室心尖部球样扩张改变（即所谓"章鱼篓"）（引自：https：//litfl.com/takotsubo-cardiomyopathy-ecg-library/）。

（朱　献　王瑞兰）

# 参考文献

［1］EHRMAN R R, SULLIVAN A N, FAVOT M J, et al. Pathophysiology, echocardiographic evaluation, biomarker findings, and prognostic implications of septic cardiomyopathy: a review of the literature[J]. Crit Care, 2018, 22: 112.

［2］FLOREA V G, COHN J N. The autonomic nervous system and heart failure[J]. Circ Res, 2014, 114: 1815−1826.

［3］GRASSI G, MARK A, ESLER M. The sympathetic nervous system alterations in human hypertension[J]. Circ Res, 2015, 116: 976−990.

［4］PALMA J A, BENARROCH E E. Neural control of the heart: recent concepts and clinical correlations[J]. Neurology, 2014, 83: 261−271.

［5］PELLICCIA F, KASKI J C, CREA F, et al. Pathophysiology of Takotsubo Syndrome[J]. Circulation, 2017, 135: 2426−2441.

［6］PENN M S, SWAMINATH D. Novel role of bone marrow stem cells in systemic disease[J]. Circ Res, 2015, 117: 119−120.

［7］POWERS W J, RABINSTEIN A A, ACKERSON T, et al. Guidelines for the early management of patients with acute ischemic stroke: 2019 update to the 2018 guidelines for the early management of acute ischemic stroke: a guideline for healthcare professionals from the American Heart Association/American Stroke Association Stroke[J]. Stroke, 2019, 50(12): e344−e418.

［8］TAHSILI-FAHADAN P, GEOCADIN R G. Heart-brain axis: effects of neurologic injury on cardiovascular function[J]. Circ Res, 2017, 120: 559−572.

［9］TEMPLIN C, GHADRI J R, DIEKMANN J, et al. Clinical features and outcomes of Takotsubo (Stress) cardiomyopathy[J]. N Eng J Med, 2015, 373: 929−938.

［10］YU Y, XUE B, WEI S, et al. Activation of central PPARγ attenuates angiotensin II-induced hypertension[J]. Hypertension, 2015, 66: 403−411.

# 第二十六章
# 神经危重症相关的内分泌系统问题

## 第一节 糖代谢失调

急性颅脑损伤后的全身应激反应常引起血糖的异常急剧升高。现已证实：缺血性卒中、脑出血、蛛网膜下腔出血（SAH）、创伤性颅脑损伤（TBI）和缺氧缺血性脑病与高血糖息息相关。急性神经损伤造成交感神经激活、全身炎症反应和肝脏合成葡萄糖增多，从而导致血糖升高。即便是非糖尿病患者，急性神经损伤后糖代谢也会出现不同程度的异常。缺血性卒中患者血糖水平与脑梗死体积和脑水肿相关。最近的研究表明，口服格列苯脲可以降低大面积卒中患者发生恶性脑水肿的概率。在接受溶栓治疗的卒中患者中，严重的高血糖可导致颅内出血和预后不良。

尽管高血糖与死亡率增加、预后和伤口愈合不良有关，但神经危重症患者的血糖控制在怎样的水平仍有待阐明。目前还不清楚高血糖是否是独立评估神经损伤的指标。近期的一个荟萃分析（囊括16项临床研究）比较了严格血糖控制（目标血糖 < 140 mg/dL）和常规血糖控制（目标血糖 < 144 ~ 300 mg/dL）的临床治疗效果。严格的胰岛素治疗可使低血糖发生率增加3倍，但并不会增加死亡率。与常规的血糖控制（葡萄糖 > 200 mg/dL）相比，严格血糖控制的患者神经功能预后不良的发生率较低。

葡萄糖是中枢神经系统的主要代谢物和能量来源，低血糖也可能对神经危重症患者带来伤害。明显的低血糖如果不能及时地诊断和治疗，可导致脑能量代谢衰竭、昏迷、癫痫发作和不可逆的神经元损伤。急性颅脑损伤者可能出现中枢神经系统葡萄糖的运输障碍，从而造成血糖和脑葡萄糖浓度的相对分离。因此，即使急性颅脑损伤患者血清血糖正常，也可能出现严重的脑葡萄糖耗竭和脑代谢衰竭。脑微透析检测脑葡萄糖、乳酸和丙酮酸水平的研究中发现，低血糖常与神经重症监护患者的颅内低血糖和代谢衰竭相关。

因此，神经重症监护室中严格的血糖控制与脑乳酸/丙酮酸比值升高有关，这与能量代谢衰竭向无氧代谢的转化过程一致。乳酸与丙酮酸比值高于40与急性颅脑损伤患者的神经功能不良和死亡风险增加有关。神经危重症患者的脑和血浆中血糖比值仅为0.12，正常值为0.4，这表明葡萄糖进入中枢神经系统的转运过程受损。脑和血浆中血糖比值低于0.12与乳酸/丙酮酸比值升高（表明脑能量代谢紊乱）和住院死亡率相关。

尽管目前尚未制定出专门针对神经危重症患者的血糖控制指南，但神经危重症护理学会在2014年公布了国际多学科监测会议上的共识。共识中指出：推荐对神经危重症患者进行频繁的血糖监测，但并未推荐血糖的治疗目标。由于缺乏明确的临床证据，常用的血糖的治疗目标为 < 180 mg/dL，同时避免低血糖的发生。在神经危重症管理中使用脑微透析监测仪可以进一步个体化调控血糖水平，以保持适当的脑葡萄糖浓度、乳酸丙酮酸含量和脑/血浆血糖比值。

以下是神经危重症患者管理的实用指南：

所有患者在最初的24 ~ 48小时内或直到他们能够通过进食、肠内喂养达到热量目标，应每4 ~ 6小时进行一次标准化血糖测量。

对于在最初24 ~ 48小时内发生任何高血糖或低血糖的患者，应在危重治疗期间继续进行标准化血糖测量。

使用皮下或静脉输注胰岛素的方法控制血糖 < 180 mg/dL。

当患者血糖值稳定后，患者应转换为长效和短效胰岛素的组合治疗。例如，如果患者每小时接受4单位胰岛素，则总胰岛素需求为每天96单位。约75%的胰岛素（70单位）应按计划给予患者，约70%预定剂量的胰岛素（50单位）应作为长效胰岛素给予，例如，每12小时注射甘精胰岛素25单位或每天注射50单位。约30%预定剂量的胰岛素（20单位）应为短效胰岛素，

例如，注射每天三次，每次7单位的胰岛素。

应在餐前、夜间或每4～6小时安排一次血糖监测，以制订一份合理的胰岛素治疗方案。当从胰岛素输注转换为皮下注射胰岛素时，必须注意第一次注射长效胰岛素、停止胰岛素输注、第一次测量血糖的时间。

# 第二节　肾上腺皮质功能不全与嗜铬细胞瘤

神经危重症疾病常会引起患者严重的应激反应。下丘脑-垂体-肾上腺（HPA）轴，在应激反应中发挥极其重要的作用。在神经危重症患者中，应激反应通过激发多种神经和炎症信号通路直接或间接激活下丘脑室旁核，从而刺激促肾上腺皮质激素释放激素和精氨酸加压素的合成和分泌。随后，垂体门静脉循环将促肾上腺皮质激素释放激素和精氨酸加压素从下丘脑输送到垂体前叶，继而触发促肾上腺皮质激素细胞向全身循环释放促肾上腺皮质激素。

当进入肾上腺皮质束状带，促肾上腺皮质激素可刺激皮质醇的生成和释放。最后，皮质醇通过与糖皮质激素受体结合，对几乎每种类型的细胞产生系统性影响。皮质醇除了调节炎症、心血管功能和代谢外，还通过与下丘脑和垂体中的糖皮质激素受体结合来调节自身的分泌，通过此负反馈调节抑制促肾上腺皮质激素的分泌。

中枢系统激活的皮质醇持续增高状态被认为是人类应激反应的基石。

目前认为危重症患者循环中皮质醇水平升高数倍是皮质醇产生增加6～10倍的结果，这是由促肾上腺皮质激素释放激素、精氨酸加压素和促肾上腺皮质激素合成增加共同作用的结果。然而，在过去几年的研究中发现，危重症患者高皮质醇水平与高促肾上腺皮质激素血浆浓度并不总是同时发生。这种所谓的促肾上腺皮质激素-皮质醇水平的分离最近得到了进一步的研究，这项研究的结果可能会对危重症患者肾上腺皮质应激反应的治疗模式发生改变。

## 一、危重症患者的应激反应

人体对心理问题、身体劳损、组织损伤或感染的反应包括全身皮质醇的增加，这表现在血浆总皮质醇和游离（非蛋白结合）皮质醇浓度的增加。在危重症患者中，创伤性应激反应或感染的严重程度与皮质醇升高程度呈正相关。考虑到皮质醇对新陈代谢、心血管

和免疫都有所影响，因此，危重症患者皮质醇的升高可能在进化上是有益的，是战斗或逃跑时所必需的应激反应。

皮质醇通过抑制合成代谢和刺激分解代谢确保在应激反应中提供足够的能量支持。此外，皮质醇通过激活盐皮质激素受体导致液体潴留，并通过对儿茶酚胺的作用增强心血管平滑肌细胞，从而增强心肌收缩力和血压。此外，皮质醇调节先天免疫和炎症。皮质醇具有免疫刺激、免疫抑制或抗炎的作用，这些作用遵循剂量-反应曲线。因此，低浓度的皮质醇会产生免疫刺激作用，而高浓度的皮质醇会产生免疫抑制作用。即使在没有炎症的情况下，基础水平的皮质醇也可以通过增加细胞因子受体、模式识别受体和补体因子的表达对细胞造成伤害。这些蛋白质是非特异性免疫成分，能够快速检测病原体相关的分子模式和损伤相关的分子模式，并有助于在组织损伤或感染时诱导炎症反应。如果在炎症条件下遇到较高浓度的皮质醇，免疫反应将受到抑制。这种反应主要通过模式识别受体和Fc受体的表达减少和细胞因子信号的减少来完成。在危重症患者中，皮质醇利用率增加可避免休克和器官衰竭、对抗感染和修复组织损伤（这些都有助于康复），这被认为是至关重要的。有趣的是，循环中高浓度和低浓度的皮质醇都与危重症患者的不良结局有关，这表明平衡的、适当的、剂量依赖性的皮质醇反应对危重症患者预后的重要性。

## 二、下丘脑-垂体-肾上腺轴的损伤

下丘脑-垂体-肾上腺轴的结构损伤是导致危重疾病的重要原因。下丘脑和垂体疾病可导致严重的肾上腺功能不全。虽然在普通人群中这并不常见，一旦发生可直接威胁患者的生命。由肾上腺结构损伤引起的原发性肾上腺功能不全（称为艾迪生病），在西方人中的患病率为0.03%～0.05%。各种慢性炎症或神经系统疾病需长期服用皮质类固醇是诱发下丘脑-垂体-肾

上腺轴抑制的最常见病因，其发病率在1%～3%。所有下丘脑-垂体-肾上腺轴抑制的患者都需要立即开始皮质醇替代治疗，以减少危重症患者的死亡率。

还有少数危重症患者会因为入院时的其他因素损伤而出现下丘脑、垂体或肾上腺皮质的结构损伤。败血症相关的真菌感染、结核性脑膜炎球菌或链球菌性Waterhouse-Friderichsen综合征，可直接损害肾上腺皮质。Waterhouse-Friderichsen综合征引起的肾上腺出血及梗死的确切机制尚不完全清楚。其他ICU相关的原发性和继发性肾上腺功能不全的原因包括手术、放疗和外伤。创伤性颅脑损伤引起的激素功能障碍占总数的20%～30%，其中涉及生长激素、促性腺激素和下丘脑-垂体-肾上腺轴。促肾上腺皮质激素缺乏引起中枢性肾上腺功能不全，也见于急性中枢神经系统感染，如细菌性脑膜炎或结核性脑膜炎。此外，产后的席汉综合征，失血过多也可引起垂体的缺血和坏死。虽然这些情况很少见，但可能导致严重的垂体功能减退和应激反应受损。

### 三、危重症患者药物诱导的下丘脑-垂体-肾上腺轴的损伤

危重症患者需要重要器官支持，提供这种支持的主要策略之一是广泛的药物制剂的使用，包括抗生素、抗真菌药、肌醇类药物、麻醉药和止痛药。然而，这些药物存在许多副作用。在20世纪80年代，因为依托咪酯具有良好的血流动力学特性，因此其作为镇静剂的使用呈指数增长。此后，研究报告称，使用依托咪酯镇静的患者血浆皮质醇水平降低，并且死亡率增加，这与依托咪酯是11β羟化酶（类固醇生成的关键酶）的有效抑制剂有关。抗真菌药物也是肾上腺皮质激素生成抑制剂。特别是酮康唑可以抑制11β羟化酶，其机制与依托咪酯相似，但不如依托咪酯作用强。现已证实了几种对下丘脑-垂体-肾上腺轴起到抑制作用的ICU常用药物，还有更罕见的是下丘脑-垂体-肾上腺轴的刺激物。例如，2017年的一项多变量关联研究发现，阿片类药物和异丙酚与血浆低皮质醇浓度相关。

### 四、肾上腺相对功能不全

下丘脑-垂体-肾上腺轴的功能障碍可能出现在感染性休克等重症患者中。"肾上腺皮质相对功能不全"一词是用来描述肾上腺皮质虽产生大量的皮质醇，但并不能满足重症患者的需求。与绝对肾上腺功能不全相比，即使血浆皮质醇水平很高，也存在肾上腺相对功能不全的可能。2000年，一项研究认为，肾上腺相对功

能衰竭可以通过促肾上腺皮质激素刺激试验来诊断，即250 μg促肾上腺皮质激素不能使血浆总皮质醇升高9 μg/dL。此外，据推测：肾上腺相对功能不全的患者受益于糖皮质激素200 mg的治疗。事实上，200 mg氢化可的松相当于皮质醇生成率增加了6～10倍，人们错误地认为这会导致危重症患者皮质醇过高。如果肾上腺皮质相对功能不全患者的肾上腺皮质已经最大活化，但皮质醇生成量的增加仍不足以满足危重症患者的需要，这就需要促肾上腺皮质激素进一步升高。然而，如前所述，大多数危重症患者，包括感染性休克患者，血浆促肾上腺皮质激素水平较低。

有趣的是，2008年，肾上腺相对功能不全一词被重症相关性肾上腺皮质功能不全所取代。其中一个主要原因是在危重疾病中，下丘脑-垂体-肾上腺轴的损伤可能存在于下丘脑-垂体-肾上腺轴的任何节段，包括下丘脑、垂体和肾上腺皮质。此外，还有学者认为，在脓毒症和炎症反应中，糖皮质激素受体α的下调和糖皮质激素受体β的上调可引起下丘脑-垂体-肾上腺轴的功能不足。或者，糖皮质激素受体表达的调节也可能是一种适应组织特异性的表现，但这一假说还有待进一步研究。此外，糖皮质激素抵抗对重症患者的影响仍然存在争议。一些研究者认为，糖皮质激素抵抗是使用高剂量氢化可的松治疗危重症患者的依据，而其他研究组则认为这是反对使用这种治疗的论据。事实上，当没有活化糖皮质激素受体时，大剂量的氢化可的松可能不起作用，并可能进一步抑制糖皮质激素受体的表达。此外，在ICU患者的活检标本中发现，氢化可的松治疗可进一步抑制肝脏糖皮质激素受体的表达，从而进一步抑制肝糖皮质激素受体并加重肝脏损伤和全身炎症。

### 五、氢化可的松治疗

2002年的一项随机对照试验，首次验证了氢化可的松对脓毒症休克患者和重症相关的肾上腺皮质功能不全的患者治疗有效。研究人员给予干预组患者每日200 mg静脉注射氢化可的松和50 μg口服氟氢可的松。由同一名主要研究者进行的两项随机对照试验表明，干预组患者的死亡率有所降低；而其他两项规模更大的试验结果显示，氢化可的松并不能降低死亡率。只有2002年的第一次随机对照试验显示，皮质醇水平较低的患者可以从静脉注射250 μg促肾上腺皮质激素中受益，而皮质醇水平较高的患者则可能受到伤害。然而，随后的研究都无法证实这一结论。

在200 mg氢化可的松中添加氟氢可的松可以解

释试验的结果差异。然而,这一假设似乎不太可能,因为在 200 mg 氢化可的松后,所有的盐皮质激素受体都预期被占据了。另一个可能的解释是依托咪酯的使用,其使用在不同的研究中有所不同。此外,对氢化可的松治疗反应的变化也可以解释为先天免疫系统预处理能力的不同,这可能在患者之间存在差异。大剂量氢化可的松可能对免疫能力强的患者起到免疫抑制作用,而不是那些已经表现出先天免疫抑制的患者。然而,这一点并未在危重症儿童中得到证实。尽管争议不断,临床实践指南仍然建议感染性休克患者每天服用 200 ～ 400 mg 氢化可的松。指南还建议使用促肾上腺皮质激素刺激试验,对血浆总皮质醇浓度增量升高 < 9 μg/dL 或随机血浆总皮质醇浓度低于 10 μg/dL 的患者进行重症相关性肾上腺皮质功能不全的诊断,尽管其证据质量较低。

2018 年的研究表明,促肾上腺皮质激素刺激试验的结果在危重症的情况下可能是不准确的,因为这种情况下促肾上腺皮质激素刺激试验的结果存在缺陷,在危重症患者中皮质醇分布容量均匀增加。事实上,注射 100 mg 氢化可的松后,与健康人相比,危重症患者的皮质醇容量分布增加了 40%。这种皮质醇分布量的增加预期会降低血浆总皮质醇对促肾上腺皮质激素反应的增量。然而,肾上腺皮质对促肾上腺皮质激素反应性释放的皮质醇量可能很正常,甚至很高,但在更大的分布容量中被稀释。2018 年的一项研究表明,大多数危重症患者对促肾上腺皮质激素试验的反应是皮质醇总量增加和皮质醇结合蛋白水平降低的结果,而游离皮质醇对促肾上腺皮质激素的反应是正常的,有时甚至高于正常水平。因此,促肾上腺皮质激素刺激试验不能提供肾上腺皮质完整性或功能储备的可靠信息。

# 第三节　垂体危象

垂体危象即垂体卒中,是一种严重但少见的垂体病变。大多数情况下,患者表现为出血性垂体腺瘤,尽管垂体瘤梗死也可以表现为垂体的缺血样坏死。少数患者为鞍内囊肿样病变,主要是 Rathke 囊肿,可以破裂引起垂体炎症和卒中症状。垂体卒中在普通人群中的发病率为 0.2% ～ 0.6%,垂体腺瘤患者的发病率为 2% ～ 12%。临床症状可分为三大类:视觉的影响、内分泌和头痛。

## 一、急性期

### (一)临床表现

垂体卒中患者典型的三种症状是严重的突发性头痛,急性垂体功能减退和视力丧失或视力障碍。急性期症状是指在 24 ～ 72 小时内出现的症状。当这些急性症状出现时,应进行垂体 MRI 的检查。如果在影像学上发现急性出血,就可以得出垂体卒中的诊断。没有这些症状的出血性垂体瘤不应归类为垂体卒中。垂体卒中主要是临床诊断,仅依靠影像学进行辅助诊断。

对于任何疑似垂体卒中的患者,除了垂体磁共振成像外,还应进行彻底的神经系统检查,以及包括所有垂体激素在内的综合实验室分析。神经系统检查应包括彻底的脑神经评估,重点是脑神经 Ⅱ～Ⅵ。

眼底检查应在急性期进行,重点是鉴别视乳头水肿或视神经萎缩。住院患者还应进行视野评估和光学

相干断层成像。然而,不应该延迟治疗来完善检查,尤其是明确存在视力丧失等临床表现的情况下。

### (二)治疗

患者的术前处理应包括必要机体复苏和在垂体功能减退的情况下的激素替代治疗。应紧急处理下丘脑-垂体-肾上腺轴。鉴于氢化可的松与皮质醇在生理上的相似性,氢化可的松是首选的甾体类药物,应提前给予应激剂量,围手术期给予超生理维持剂量。手术后且症状恢复,可以逐渐减少到生理剂量。

对于泛垂体功能减退症患者,在甲状腺激素替代治疗前必须先行皮质醇替代治疗。如果过早地行甲状腺激素替代治疗,患者的代谢率可能会增加,而下丘脑-垂体-肾上腺轴的功能将无法维持。因此,在皮质醇替代治疗开始 24 小时后,方可开始甲状腺激素替代治疗。

垂体卒中患者常伴有低钠血症。最常见的诊断是抗利尿激素分泌异常综合征。此类患者抗利尿激素分泌异常综合征的病因是急性低皮质醇血症和甲状腺功能减退。因此,纠正这些激素缺乏将有助于纠正低钠血症。纠正低钠血症是有临床意义的,尤其是低血钠浓度(< 125 mmol/L)或患者有症状时(恶心、呕吐、精神状态改变)。低钠血症应缓慢纠正(0.5 mmol/h 或 12 mmol/d)以避免颅内渗透压的变化导致中枢脑桥髓鞘溶解或脑桥外髓鞘溶解,这两种情况都可能导致严

重的永久性的神经功能缺失。

患者生命体征稳定且无明显的手术禁忌证（例如：没有严重的心肺疾病），应立即手术切除出血的垂体瘤。手术时机（是立即进行还是等到早上）取决于视力下降程度和神经系统查体。任何在症状出现后24～72小时内出现急性发作性视力丧失（无论是视力下降还是视野缺损）的患者都应紧急行手术治疗。在没有视力丧失的情况下出现新的复视症状的患者应考虑进行紧急手术。只有头痛或垂体功能减退症的患者可以进行对症治疗，直到可以安排由专门的垂体手术团队进行手术。如果催乳素水平（>200 mg/L）提示患者可能存在催乳素瘤，且患者没有急性和（或）严重的视力丧失，那么卡麦角林可作为一线治疗药物。

通常垂体卒中手术后视力（视力或视野的改善）和动眼神经麻痹症状恢复良好。术后74%～94%的视力、视野缺损可得到改善，尽管完全的视力恢复概率较低。动眼神经麻痹症状恢复概率在68%～100%。然而，垂体卒中手术后激素的恢复概率不如视力的恢复概率。这主要是因为大多数患者存在不同程度的垂体功能障碍（64%～88%）。垂体功能改善的概率为12%～23%。有报道称，垂体卒中手术后激素替代治疗的比例仅为14.7%。

手术治疗（无论是显微镜下还是内镜下）尚未被证实对垂体卒中后的总体预后有影响。理想情况下，患者应该接受专业垂体手术团队进行治疗。然而，在急性情况下，应尝试手术减压和清除血肿，如有必要，行肿瘤切除术。

术后管理应包括监测血清钠水平，以评估抗利尿激素分泌异常综合征和尿崩症。出院前应持续使用氢化可的松和左旋甲状腺素治疗而后渐减少至生理剂

量。应在出院前评估颅底的修复情况。

### 二、亚急性期

#### （一）临床表现

鉴于临床情况的复杂性，患者临床表现可能不出现在急性期（症状出现后24～72小时内）。这可能是由于对症状缺乏认识、缺乏医疗资源或无法进入三级医疗中心、症状轻微或症状持续时间短。症状典型的患者可能在入院前一周突发头痛，用抗炎药治疗后部分缓解。患者可能不会发现视力丧失，但在神经科检查中可发现。实验室检查可能发现部分垂体功能减退。影像学可显示急性出血或梗死，但也可显示亚急性症状，如液-液平面或高T2信号。

#### （二）垂体卒中治疗

显然，主要治疗目标仍然是促进患者的复苏，氢化可的松替换治疗下丘脑-垂体-肾上腺轴功能不足。考虑到卒中的病理生理可能导致肿瘤梗死，大部分患者可能不需要手术切除，可谨慎地保守治疗。然而，有相当一部分患者肿瘤不仅存活，而且有进一步卒中的风险。因此，应综合考虑患者的情况，并根据患者的意见和目标，作出手术或保守治疗的决定。

可能有更高风险导致不良预后的合并症包括大出血、长期抗凝或凝血功能障碍、严重视力丧失（双颞叶重度偏盲）和侵袭性肿瘤。有趣的是，垂体功能障碍、头痛和动眼神经功能障碍往往会随着时间的推移而通过保守治疗得到解决。如果推荐手术治疗，手术的目标与急性情况下有所不同。考虑到这些患者已度过急性期，手术切除应由专业的垂体手术团队进行。如果选择保守治疗，建议对患者进行密切监测，包括垂体磁共振成像、视野检查和内分泌功能检查。

# 第四节 尿崩症

神经源性尿崩症是由于下丘脑生成抗利尿激素减少，或由于储存抗利尿激素的垂体后叶受损所致。抗利尿激素的减少导致无法浓缩尿液，从而产生大量稀释的尿液。在危重症患者中，这会导致血容量迅速减少。诊断尿崩症需要测量血清钠和尿比重，并评估整体容积状态。血清钠升高（>145 mmol/L），尿比重降低（<1.005）。在神经危重症患者中，由于使用甘露醇等混淆因素，很难辨别准确的容积状态。建议使用多种容积评估方法，包括液体平衡、中心静脉压或心脏充

盈压、临床评估和体重。高尿量通常发生在尿崩症患者中，尽管低尿量可能发生在复苏不充分的患者。

神经危重症患者的尿崩症可能是暂时或永久的。接受神经外科手术的患者，尤其是行垂体切除或操作的患者，即使在手术前没有出现尿崩症，术后也可能出现。在一些研究中，90%成人颅咽管瘤切除术后出现尿崩症。尿崩症也常见于严重脑创伤患者或进展为脑死亡的患者。

治疗尿崩症的主要途径是补充足够的水分。在重

症监护病房中,水分常通过静脉或肠内补液完成。去氨加压素是抗利尿激素的一种合成形式,静脉注射或皮下注射有助于减缓极端利尿引起的液体流失。治疗中一个常见的错误是过度依赖去氨加压素来减缓尿量增多,而不补充足够的水分。这种错误可能导致循环衰竭,因为患有尿崩症的神经危重症患者往往会迅速发展为低血容量休克。皮下注射的去氨加压素可能会被不稳定地吸收,所以剂量必须根据患者的具体情况而定。在大多数情况下,每天需要给药两到三次。多尿是患者钠升高的一个指标,除充足的补液外,可能还需要使用去氨加压素。患有或有发展为尿崩症高风险的患者应检查一系列血清钠水平,严格监测液体摄入和输出,并在有多尿的情况下检查尿比重。在门诊治疗中,鼻内滴注去氨加压素主要用于多尿的控制,因为患者存在完整的口渴机制将允许他们的身体补偿所需的水分。在重症监护病房,尿量被密切地监控,其目的是模拟完整的口渴机制,使患者补充所需的水分。

尿崩症的并发症包括治疗尿崩症引起的血清钠的变化。重要的是经常检查血钠水平,以避免矫枉过正,通常血钠的目标浓度为135 ~ 145 mmol/L。如果神经危重症患者容量不足,随后出现低血压,低脑灌注可导致脑缺血和更糟糕的结局。

## 第五节　抗利尿激素分泌异常综合征和脑性盐耗综合征

抗利尿激素分泌异常综合征是神经重症监护病房患者低钠血症最常见的原因。其病理生理为过多的抗利尿激素从垂体后叶释放,导致细胞外水过多,进而引起从低血容量到轻度高血容量的状态。需要注意的是,抗利尿激素分泌异常综合征不是由于钠的缺乏,而是由于过量的水分潴留。血清钠和容量状态的评估对抗利尿激素分泌异常综合征的诊断至关重要。抗利尿激素分泌异常综合征在脑创伤和细菌性脑膜炎中很常见。

抗利尿激素分泌异常综合征的治疗基础是限制水的摄入。在需要更快纠正血钠的情况下,治疗包括静脉注射加压素-2受体拮抗剂,该药可促进自由水的排泄,而不会造成电解质损失,并提高血清钠。可以直接口服盐片来纠正低钠血症,此治疗方式可能会引起恶心等症状,并且只能适度增加血清钠浓度。如果患者表现为严重低钠血症而需要高渗盐水输注,应密切监测连续的血钠浓度,以避免过快纠正血钠。通常采用中心静脉缓慢静脉输注3%的高渗盐水来纠正严重的低钠血症。

癫痫发作和脑水肿加重是抗利尿激素分泌异常综合征引起低钠血症的两个主要并发症。如果血清钠纠正得太快,尤其是在慢性低钠血症患者中,由于渗透性的改变,可能发生脑桥和脑桥外的渗透性脱髓鞘。如果血清钠浓度急剧下降,或者益处大于潜在风险(如癫痫持续状态或脑水肿),则需要快速纠正。否则,24小时内的血钠纠正速率应为10 ~ 12 mmol/L。

脑性盐耗综合征以低血容量和低钠血症为特征。在确定抗利尿激素分泌异常综合征和脑性盐耗综合征之间的差异时,容积状态的评估至关重要。脑性盐耗综合征最常见于需重症监护的动脉瘤性蛛网膜下腔出血患者,但脑性盐耗综合征在脑创伤、细菌性脑膜炎和其他疾病中的发生率较低。

脑性盐耗综合征的治疗重点是用等渗或高渗盐水溶液补充容量损失。随着积极的液体置换,血钠应恢复正常。频繁地监测血钠是很重要的。有时,液体的流失可能非常严重,患者需要严格的补液方案,每小时测量准确的尿量,然后在接下来的一小时内用生理盐水输注。这一过程需要大量的工作,需要严格监测摄入和输出,特别是在蛛网膜下腔出血患者中,他们可能清醒并且能够口服补液。除了液体平衡外,获得每日体重和中心静脉压力的变化趋势对于确定患者何时需要更多容量有重要意义。

在动脉瘤性蛛网膜下腔出血患者发生脑血管痉挛时,脑性盐耗综合征的液体流失可进一步导致脑低灌注,从而引起缺血性卒中。脑性盐耗综合征的蛛网膜下腔出血的患者会出现低血容量,大大增加了血管痉挛和脑缺血的风险。

(于　鹏)

# 参考文献

［ 1 ］ ALI A. Afferent and efferent pupillary defect with a right cranial nerve sixth palsy (the Parkinson sign) as the presenting symptom of pituitary apoplexy[J]. J Neuroophthalmol, 2022, 42(4): e586–e587.

［ 2 ］ CHOUDHURY S.The use of prednisolone versus dual-release hydrocortisone in the treatment of hypoadrenalism[J]. Endocr Connect, 2021, 10(2): 66–76.

［ 3 ］ FENG G L. Risk factors and predictive model of adrenocortical insufficiency in patients with traumatic brain injury[J]. World J Emerg Med, 2021, 12(3): 179–184.

［ 4 ］ HAMADA Y, TANAKA K. Syndrome of inappropriate secretion of antidiuretic hormone after endoscopic procedure[J]. Am J Med, 2021, 134(5): e326.

［ 5 ］ OPREA A.Novel insights into glucocorticoid replacement therapy for pediatric and adult adrenal insufficiency[J]. Ther Adv Endocrinol Metab, 2019, 10: 2042018818821294.

［ 6 ］ PEETERS B. Adrenocortical function during prolonged critical illness and beyond: a prospective observational study[J]. Intensive Care Med, 2018, 44(10): 1720–1729.

［ 7 ］ QURESHI A I. Effect of moderate and severe persistent hyperglycemia on outcomes in patients with intracerebral hemorrhage[J]. Stroke, 2021: 121034928.

［ 8 ］ TÉBLICK A. Adrenal function and dysfunction in critically ill patients[J]. Nat Rev Endocrinol, 2019, 15(7): 417–427.

［ 9 ］ VAN DEN BERGHE G. Adrenal function/dysfunction in critically ill patients: a concise narrative review of recent novel insights[J]. J Anesth, 2021, 35(6): 903–910.

# 第二十七章
# 神经危重症相关的肾脏问题

## 第一节　急性肾损伤

急性肾损伤（acute kidney injury，AKI）具有高发病率、高死亡率和高治疗费用的特点，是重症患者最常见、最严重的并发症之一。如果伴随着其他器官的功能障碍，与之相关的死亡率会更高。在这种情况下，死亡率可高达60%～80%。

### 一、神经危重症患者并发急性肾损伤的流行病学

神经重症患者的非神经系统并发症是临床结果恶化的独立预测因素。既往相关研究着眼于罹患急性缺血性卒中（acute ischemic stroke，AIS）、颅脑损伤（TBI）、脑出血（ICH），或蛛网膜下腔出血（SAH）的患者。

不同研究小组报告的AKI发生率一般为11.6%，发生率因具体病种而异：TBI中AKI发生率约为9.2%，AIS中发生率为14.5%～20.9%，ICH中发生率为19%，SAH中发生率为12%～23.1%。AKI可导致与其严重程度直接相关的死亡率增加5倍，功能恢复差，并增加出院时中至重度残疾的可能性。其中，神经危重症和非神经危重症患者发生急性肾损害最常见的危险因素之一是慢性肾脏疾病的存在。

### 二、神经危重症患者AKI的病理生理学

#### （一）大脑-肾脏交互作用

大脑和肾脏共享一个复杂的交感环路，以维持体内平衡。因此，AKI可以在大脑中产生解剖、功能和生物化学变化，如神经递质和细胞因子浓度的变化、酸碱稳态和药物代谢可以导致直接和间接的损伤。与此同时，中枢神经系统释放的冲动可加重肾脏相关症状，引起肾素分泌，增加肾小管钠吸收，降低肾血流量。

#### （二）炎症

AKI动物模型的实验证据已经建立了关于炎症的

脑肾轴的模型。脑内高水平的炎症因子、星形胶质细胞和小胶质细胞，以及解剖和功能损伤，增加了血-脑屏障（BBB）的通透性。AKI增加促炎性细胞因子并降低其清除率，从而增加炎症反应。这表明，AKI以及其他器官系统的状态，如败血症或肝衰竭，导致血-脑屏障改变，促进水和溶质的流入。

大脑也能触发肾脏的炎症状态。来自脑死亡肾脏捐献者的证据表明，肾脏炎症有所加重，并发现T淋巴细胞和巨噬细胞浸润。肾脏灌流后，可观察到粒细胞集落刺激因子、白介素-6、白介素-9和单核细胞趋化蛋白-1的释放。

#### （三）神经递质的变化

当血-脑屏障通透性发生改变时，神经递质的转运也受到影响。动物实验表明，AKI干扰了$Na^+$非依赖性阳离子氨基酸转运体（CAT1/SLC7A1），该转运体调节l-精氨酸，从而影响体内牛磺酸、丙氨酸、甘氨酸和肌酸的水平。这会导致中枢神经系统以及其他被严格控制以维持脑组织低浓度的氨基酸，比如谷氨酸、甘氨酸和γ氨基丁酸累积和（或）损耗。由AKI产生的代谢性酸中毒在改变神经递质稳态和星形胶质细胞与神经元之间的神经递质交通中起作用。细胞酸化后，通过谷氨酸脱氢酶增加谷氨酸的氧化脱氨作用，产生过量的氨，从而改变神经递质的循环。

#### （四）血流失调

脑和肾有一种血管自动调节机制，即使血压变化也能保持血流不变。两个器官的血管床之间存在血流动力学平行性，以确保两者充分的灌注和水钠平衡。这种脑血管和肾脏的调节在神经危重症患者中被改变。神经系统疾病患者的脑自动调节与肾滤过性增加有关，脑自动调节功能的丧失可能导致肾自动调节功

能的改变，产生肾功能下降并增加 AKI 的易感性。肾脏超滤是神经外科危重症患者的常见现象，这种现象与药代动力学有关。一些作者报道肾脏在神经损伤后更快地消除左乙拉西坦，导致癫痫治疗或预防剂量不足的风险。然而肾脏滤过率增加的具体机制尚不清楚。

### 三、神经危重症患者的肾脏替代治疗

尽管肾脏替代疗法（RRT）在神经重症患者治疗中有无可争议的好处，因为药物毒性、代谢性酸中毒、水钠平衡失调可能对神经危重症患者造成危害。

间歇和连续 RRT 均可降低死亡率和（或）透析依赖。血液净化的机制和速度是这两种治疗方法的主要差异。在间歇治疗的情况下，通过扩散清除尿毒症溶质的目标是在短时间内实现的。

因为缺乏有效的治疗，这种情况往往影响脑肾交互作用。神经功能缺陷包括新发脑水肿或已有的脑水肿、脑疝，进而导致神经功能障碍或死亡。因此，神经危重症患者在计划 RRT 时应特别慎重。我们的治疗目标必须是通过维持及控制正常的脑血流量（CBF）、脑灌注压（CPP）、颅内压（ICP）来预防继发性损害。和间歇血液透析（IHD）相比，连续肾脏替代疗法（CRRT）已被证明能更好地维持平均血压、心排血量和氧供。它提供了一个更好的血流动力学曲线，因而带来更好的 CPP 和 CBF 控制，使得患者拥有更良好的神经功能预后。

所有患者在 IHD 治疗后均观察到大脑白质和灰质密度的显著变化，但 CRRT 治疗后未观察到这些变化。此外，经颅多普勒超声显示，IHD 还可导致循环血容量减少和 CBF 降低。此外，低血压是 IHD 较 CRRT 更常见的并发症，IHD 期间绝对脑组织氧张力水平较低。

IHD 的问题之一是快速清除血液中尿素、钠和其他渗透物，但由于颅内清除速度较慢，在两部分之间产生了渗透梯度，最终引起水分扩散进入大脑，治疗期间 ICP 显著增加。故与 CRRT 不同，IHD 治疗可使患者的临床情况恶化与脑水肿。因此，CRRT 应该是这些患者的第一选择。

然而，如果只有 IHD 可用，渗透压的最初下降应通过较慢的透析液和血液流速、较小的透析器表面积、较高的透析液钠浓度以及每日治疗以减少血清尿素氮的变化来缓解。这些因素必须独立于所使用的技术类型加以考虑，应定期监测患者的血浆渗透压、血钠和尿素氮（BUN）水平。

### 四、肾脏替代治疗中的低磷血症

CRRT 过程中需要考虑的另一个关键因素是低磷血症的发生率，据报道约 80% 接受 CRRT 的患者存在低磷血症。低磷血症使红细胞中的 2,3-二磷酸甘油酸减少，增加了血红蛋白对氧的亲和力，并导致胞内三磷酸腺苷的降低。CRRT 引起的这种紊乱可以导致脑组织缺氧改变。因此，当它存在时，可在透析溶液中补充 $1.2 \sim 2$ mmol/L 的。无论导致开始 RRT 的原因是什么，肾脏科医生必须非常谨慎，以发现水肿、透析液成分和血浆渗透压的变化。他们不仅须考虑血钠和血尿素氮，还要考虑神经重症团队设定的目标。

### 五、总结与展望

急性肾损伤是神经重症患者的常见并发症，其发病机制有 TBI、SAH、卒中等。它在这些患者中的存在与更糟糕的临床预后有关，直接影响发病率、死亡率和功能依赖性。尽管大多数事件背后的机制仍不确定，神经危重症患者的 AKI 是一系列事件的结果。然而，特殊的医疗处理和行之有效的治疗方法，对这些患者的生理性脑肾交互作用和损伤暴露的直接改变有重要意义。每种神经危重症在病理上都有发生 AKI 的特定风险。了解这些风险是必要的，以在我们的日常临床实践尽量减少其发生率。此外，了解在这些患者中与 RRT 相关的并发症对于在保持治疗目标的同时预防并发症是非常重要的。

# 第二节  慢性肾功能损伤

神经重症医学侧重于急性颅脑损伤，以及慢性和急性内科疾病的神经系统并发症的治疗。与肾功能正常的患者相比，CKD 患者更有可能住院，需要加强护理。CKD 还引起许多生理变化，增加患神经系统疾病的风险，并使神经系统疾病患者入院期间和出院后很长时间内的治疗和预后复杂化。考虑到这些脑肾相互作用，了解 CKD 与急性神经损伤的相互作用以优化对这些复杂患者的护理对于治疗颅脑损伤患者的医护人员来说非常重要。

## 一、慢性肾功能损伤和缺血性卒中

卒中是进入神经ICU的一个常见原因,因为接受tPA和(或)机械性血栓切除术的患者通常在术后需要进行严密监护。CKD可能会使溶栓药物治疗急性卒中的风险-效益评估复杂化,因为肾脏疾病一直与缺血性卒中后溶栓相关出血风险增加有关。

CKD和卒中之间的联系性质仍然不清楚,一些人认为这种重叠是由于共同的危险因素,如高血压和糖尿病,而另一些人的研究数据支持独立于传统危险因素的新关联。例如,慢性肾病和卒中之间的关联机制可能是血管功能障碍、氧化应激、血栓因子和尿毒症,这些改变导致内皮细胞功能障碍恶化和动脉粥样硬化增加。

## 二、出血事件和CKD

除了缺血性卒中,慢性肾病患者还有更高的颅内出血风险,一项对113 059名ICH患者的研究表明,约1/3的患者有慢性肾病。此外,尿素氮超过150 mg/dL的尿毒症患者有更高的硬膜下血肿和TBI的风险,如出现凝血功能障碍则更为严重。与肾功能正常的患者相比,出现颅内出血的中重度CKD患者血肿体积更大并且脑室内出血风险更大。出血部位也更可能是脑叶,而不是基底节深部、脑干或小脑,高血压出血更常见。CKD患者除了出血性卒中外,还增加了主要出血事件的风险,包括消化道出血、眼出血等。根据GFR下降的程度和白蛋白/肌酸比值(ACR),大出血的累积发病率可以比对照组增加20倍,且风险随着GFR下降增加。一项研究表明,通过阻断对血小板聚集和交联至关重要的多通路,干扰血小板与血管壁的相互作用,增加一氧化氮的产生,影响CKD患者血小板功能。血液透析程序和抗凝剂的使用可以增加出血的风险。此外,CKD中常见的贫血加重了凝血功能异常,因为减少的红细胞比容导致更多的血小板轴向流动,较少流向血管壁,降低了血小板交联和聚集的机会。

## 三、脑病

脑病也常见于慢性肾病和终末期肾病的重症患者。急性颅脑损伤与CKD患者常见的代谢性脑病有协同作用。尿毒症脑病患者有更高的风险患上由尿毒症、维生素缺乏症、癫痫发作和药物中毒引起的精神病,程度可由轻度认知障碍到昏迷。发病可能隐匿,后来进展为更突出的神经症状,包括昏迷、谵妄和癫痫。症状不一定总是与尿毒症程度相关,因为GFR和BUN变化的速率也影响神经功能障碍的程度。尿毒症脑病的机制尚不完全清楚,但可能与神经递质失衡、新激发和细胞内钙的变化有关。另外,慢性肾病患者经常营养不良,尿毒症患者胆囊收缩素和胰蛋白酶水平升高,这两者都会抑制食欲并加重营养不良。在CKD中最常被讨论的维生素缺乏症是维生素D缺乏,其次才是维生素$B_1$(硫胺素)、维生素$B_6$和维生素C缺乏。特别是硫胺素缺乏可能是导致NICU患者出现不明原因脑病的重要原因,从而导致韦尼克脑病(WE)。在伴有神经急症的昏迷患者中,常见的病变部位为中脑顶盖和神经核团,其次是中脑导水管周围区、乳头体和皮质下白质。硫胺素是葡萄糖代谢的一个重要辅助因子,因此代谢需求增加,例如危重症,会进一步消耗前临界水平患者体内的硫胺素储备。

慢性肾脏病患者的癫痫发作是常见的,并导致脑病进展。对于CKD患者来说,为了排除临床上可能不明显的非痉挛性发作,需要进行脑电图检查,以排除非痉挛性发作的癫痫持续状态。抗癫痫药物应持续给药,并密切监测肾功能。最后,镇静也可能是ICU中原因不明脑病的一个原因。CKD患者需要调整多种药物的剂量,其中包括许多常用的抗生素,缺乏对肾功能波动的关注会大大增加药物副作用发生的风险。重要的是,神经重症监护病房常用的镇静药物,如咪达唑仑,其清除率下降的方式与肾功能下降的方式相同,其半衰期根据GFR可增加1～2倍。

## 四、感染

与肾功能正常的患者相比,住进神经重症监护病房的肾病患者发生感染性并发症的风险更高。例如慢性肾脏病患者的肺炎和败血症发病率比同龄对照组高34倍,在终末期肾病患者中20%的死亡是由感染引起的。这是由于先天性和后天性免疫系统的功能受到损害,杀菌功能降低,补体异常活化,T淋巴细胞活性受损,B淋巴细胞减少,抗原提呈细胞功能改变所导致的。此外,一旦感染,CKD患者可能具有较高的多重耐药菌检出率,在NICU患者决定使用经验性抗生素时应考虑到这一点。

# 第三节　电解质紊乱

神经危重症患者通常有水电解质失衡的倾向，包括血钠异常、血钾异常、钙磷代谢异常等，其中血钠失衡与病情转归显著相关。因此本节着重讨论神经重症背景下血钠失衡的诊断和治疗。

## 一、血钠代谢失衡

血钠过高或过低是水平衡紊乱的表现。由于钠离子是细胞外液的主要溶质，血钠浓度的变化通常与细胞外液渗透压有关。渗透压的改变可以通过水跨细胞膜的渗透作用来影响细胞体积的改变，低渗导致细胞肿胀，高渗引起细胞皱缩。颅内空间局限，细胞体积变化对脑组织会产生重要影响。血钠浓度的变化一般非常小，其调控机制取决于以下因素：精氨酸加压素（AVP）的调节，肾脏通过尿液浓缩对循环的AVP进行应答调节，口渴反应，水分补充。

人体对水分摄取的正常反应是排出大量的稀释性尿液。其生理机制如下：下丘脑渗透压调节器的组成细胞感受到血浆低渗透压。之后这些下丘脑核团相应减少去氨加压素的合成，使得垂体后叶减少AVP的释放，外周循环AVP浓度降低导致对肾小管上皮细胞2型加压素受体（V2受体）刺激减少。这又导致水通道开放减少，从而形成了更多的不透水导管，从而可以排出尿液。

相反，血浆渗透压过高会导致较高的循环AVP浓度，并成比例地增加集合管的透水性和浓缩尿液的排泄。当血浆渗透压上升超过290 mOsm/kg到达295 mOsm/kg时，下丘脑渴觉中枢将激活，此时正常人将会一直喝水直到血浆渗透压恢复正常。

除了血浆渗透压以外，低动脉压及低有效动脉容量将强力刺激AVP降低。水的重吸收是维持血容量的重要机制，因此这种压力感受器介导的机制优先于任何渗透压效应所致的AVP释放。因而即使循环渗透压不高，血液浓缩或者低血压的机体仍会有更高的外周AVP浓度及浓缩尿的排出。

## 二、低钠血症

神经外科手术患者中显著低钠血症发生率为14%，SAH患者发生率超过20%。低渗性低钠血症是最常见的低钠血症类型，最重要的临床症状是渗透压差导致脑水肿产生。需要注意的是，不是所有的低钠血症都是由低钠引起的，低钠血症可以出现于各种水平的血浆渗透压状况下。

等渗性低钠血症通常是实验室人为出现的，发生在显著高甘油三酯血症或副蛋白血症的检测中进行钠检测的预稀释过程时。此状态下低钠血症本身没有特定的临床意义。

高渗性低钠血症由细胞外液中有渗透压作用的其他非钠物质作用产生的（如糖、甘露醇或甘油）。非钠溶质的渗透压使细胞内液水重新分布到细胞外间隙，从而导致了细胞外钠稀释及低钠血症。这种由高渗透压及细胞脱水导致细胞体积减少引起的低钠血症是真性低钠血症，区别于大脑肿胀所致低钠血症。

低渗性低钠血症是目前最常见的低钠血症类型，常因肾脏无法排除去电解质的水，无法与摄入的水维持平衡而出现低钠血症。该类型的低钠血症具有临床意义。

低钠血症的诊断始于血浆渗透压（$P_{osm}$）的评估。可以通过血浆溶质计算渗透压，估算的 $P_{osm}=(2×P_{Na+})+P_{gluc}/18+BUN/2.8$，$P_{gluc}$（血浆葡萄糖浓度）及BUN（血尿素氮浓度）单位均为mg/dL。如果血浆中有未测量到的渗透性溶质，比如甘露醇或者甘油，应当直接测量血浆渗透压。

因纯水（无电解质的水）过多所致的低钠血症血容量正常，因为这些过多的水分不在整个身体的空间中。全身1/3的水分位于细胞外，仅1/12的水在血管内。血容量正常性低钠血症并有浓缩尿的范例是抗利尿激素分泌失调综合征（SIADH）。SIADH是目前神经外科疾病中发生低钠血症的最常见原因，特征性表现为渗透性或者血流动力性所致外周循环中AVP升高。有SIADH的低钠血症患者通过无意识状态（汗液或呼吸）、胃肠道及肾途径发展到水摄入超过水排出的状态。人体对细胞外低渗状态常见反应是最大限度地稀释尿（尿的渗透压 < 100 mOsm/kg），尿液只要不适当地浓缩（如 > 100 mOsm/kg）即可能诊断SIADH。由于即使在AVP抑制状态下，甲状腺功能减退及糖皮质激素不足也可能破坏尿稀释，SIADH患者需要进行甲状腺及肾上腺皮质功能检测后才能诊断。

一旦SIADH患者确诊，需要找出它的原因：这是因为SAH的患者发现SIADH并不意味着SAH是发病原因，可能有其他疾病是发病原因，主要的病因有颅内异常、胸内异常、肿瘤、药物及特发性原因。

### （一）低容量性低钠血症

低钠血症时通过稀释系统的肾单位的液体及减少压力感受器刺激的AVP分泌来减轻尿液稀释的损害程度。因此，容量不足的患者无法正常排出水分，即使在适度饮水时也可能发生低钠血症。

容量减少的原因一般容易确定，当原因不明确时，尿钠浓度有助于鉴别是肾脏或者肾外因素导致的溶质丢失。肾性丢失常表现为钠丢失（比如利尿剂使用后），肾外丢失（消化道、皮肤或出血）常伴随着钠重吸收（尿钠浓度 < 10 mmol/L）。特殊情况可发生于利尿治疗的恢复阶段，此时肾脏重新获得了应对容量丢失的能力并伴有呕吐，尿钠排出被尿重碳酸盐增多伴随的呕吐诱导的代谢性碱中毒平衡。在这种情况下，尿氯浓度将会非常低，这是细胞外容量消耗的最佳指标。

在这种情况下的肾性盐消耗常被称为脑性耗盐综合征（CSW），这可能与某些颅内疾病的患者出现低容量性低钠血症有关。可能的机制是肾脏不能充分地重吸收钠从而导致容量的丢失。此时的低钠血症的机制跟其他低血容量状态相似。目前肾性失钠公认的机制包括受损的中枢钠因子的过度释放（如脑利尿钠肽）。由于低钠血症的患者可能存在中枢神经系统疾病，CSW很难与SIADH区别，首先，两者都有高尿钠。其次，并且特别令人烦恼的是，诊断为CSW的患者有低尿酸血症，与此相反的是大部分低血容量患者有高尿酸血症。低尿酸血症被认为可以反映近端小管溶质重吸收的破坏情况。这个看似简单的判断实际上是比较复杂及充满错误的。确实，CSW有争议的原因是一些研究者认为在有中枢神经疾病的患者中，它是低钠血症发生的最常见的原因，而其他人对此持有怀疑态度。

与利尿剂治疗有关的低钠血症是多方面的。在造成容量消耗范围内的利尿剂可以通过上述谈论过的机制来引起低钠血症。噻嗪类利尿剂与急性重度症状性低钠血症相关性大，特别是在个体小的老年女性中，在没有明显容量缺失的症状下，经常发生的急发性低钠血症的原因仍然是未确定的，虽然轻微的容量消耗、低钾血症、渴感增加及肾小管水通道上调等已被观察到。

### （二）高容量性低钠血症

高容量性低钠血症常见于无法正常排出钠的患者中，这些患者一般有严重的肾衰竭或是处于病理性水肿状态（如充血性心力衰竭、肝硬化或肾病综合征）。

低钠血症在病理性水肿状态时普遍存在，特别是充血性心力衰竭及肝硬化患者中。这类患者的激素水平反映了患者血容量的消耗，即使他们的血管内绝对容量增加了。因此，这些失衡被称作"有效循环血量的丢失"。由于这些可以感知的血容量丢失，肾脏稀释能力下降的原因与低容量性低钠血症的原因类似。

## 三、低钠血症的治疗

研究表明SAH的低钠血症患者可能因为脑水肿加重从而增加脑梗死的概率。此外，低钠血症患者癫痫发生率增加。因此症状性低钠血症的治疗应当不管发病的原因，直接增加细胞外液张力从而将水移出细胞，从而改善脑水肿。

严重的症状性低张性低钠血症必须用高渗（3%）盐水（钠浓度513 mmol/L）治疗。关于治疗严重的症状性低钠血症成年患者，近期的专家共识推荐3%的浓钠100 mL在10分钟以上输注完毕，必要时重复两次。这预计可以立即升高$P_{Na}+4 \sim 6$ mmol/L并足以逆转脑水肿。事实上这是第一天治疗的必须方案。高渗盐水可能纠正患者血容量的缺乏并允许水分排出，而之前压力感受器介导的AVP分泌阻止了水分排出。基于此，在输注高张氯化钠溶液后应当监测快速的"自动调整"，所以应当每4 ~ 6小时监测血钠一次。对于应当逐步提升血钠的慢性低钠患者，可以通过以下公式计算3%浓钠的剂量：

$$每日3\%浓钠量（L）= P_{Na^+} \times TBW/513$$

其中TBW（L）为总体水，$P_{Na^+}$为目标改变值（mmol/L）。

考尼伐坦可以作为中度症状性低钠血症的替代治疗药物，但是缺乏循证医学证据。在美国的适应证是等容量性或者高容量性低钠血症，可以在大多数患者中增加无电解质水的排出。

重度低钠血症患者需要谨慎评估血钠的纠正速度。过快纠正将会因细胞脱水导致渗透性脱髓鞘综合征，尤其是在那些病情持续3天以上的慢性低钠血症患者。渗透性脱髓鞘综合征常伴随一些神经损伤，甚至包括以下不可逆转的损伤，比如吞咽困难，发音困难，共济失调甚至昏迷等。渗透性脱髓鞘病变其他的危险因素包括低血钾、营养不良、酒精中毒、高龄等。

鉴于重度低钠血症及其纠正过程中的潜在严重后果，纠正低钠速度一直是研究重点。近期的专家指南推荐第一个24小时补钠根据渗透性脱髓鞘综合征风险分为如下层次：渗透性脱髓鞘综合征高风险的患者中，血钠24小时内仅升高4～6 mmol/L，中度风险患者为4～8 mmol/L，低度风险患者为8～12 mmol/L。第二天升高的目标值不应超过第一天，且第一个48小时内上升不应超过18 mmol/L。

## 四、高钠血症

高钠血症在重症患者常见，并且发生率随着ICU滞留而增加。排水多于摄入的患者中将会出现持续的高钠血症，即使水分丢失巨大，水分摄入可以阻止高钠血症的发展。因此高钠血症常发生于有以下缺陷的患者，渴感丧失者，摄水不能者，无法表达需水者（如婴儿及有神经疾病者）。在神经ICU中，重度高钠血症可能是死亡的独立预测因素。

因纯水的丢失、低钠液体的丢失、或高钠液体的增加，最终发展成等容量、低容量和高容量性高钠血症。厘清高钠血症的原因十分重要，有助于诊断和治疗。

### （一）等容量性高钠血症

等容量性高钠血症最常见原因是纯水的丢失。这是因为失水是全身性按比例丢失的，只有1/12的丢失水分来自血管内。血钠浓度的预计改变可以通过以下公式计算，即初始体内总水量×初始血钠浓度/最终体内水量。纯水可能通过皮肤、气道（所谓的不显性失水）或尿路丢失。

不发热且正常呼吸道及内环境稳态的个体，每天的不显性失水约为10 mL/kg。热的环境、发热或快速呼吸则可以使失水量加倍。值得注意的是使用呼吸机及湿润气体则会避免呼吸道失水的情况。

尿中丢失大量的稀释的无电解质水的情况属于典型的尿崩症表现。判断尿崩症是中枢性还是神经源性主要看AVP释放功能障碍源自垂体后部还是肾脏对循环中AVP的反应。发生于创伤或颅内术后的CDI多为自限性，一般持续3～5天。典型的临床过程表现为三阶段综合征，可能发生于颅脑损伤或垂体手术后。

（1）初始阶段，垂体后叶突然停止分泌AVP并伴有多尿。

（2）大约一周后有一个抗利尿激素分泌期，特征为尿中钠浓度及水的保有量逐步倾向于低钠血症表现，持续2～14天。

（3）AVP储存消耗后持续的CDI症状。

不考虑病因的话，这两种CDI群体中清醒的患者血钠常在正常范围内，这是因为他们水摄入量与肾脏水排出量相匹配。他们只有在水缺乏的情况下出现高钠血症。

### （二）低容量性高钠血症

失水失钠且水的丢失多于钠将会导致高钠血症及容量缺失，表现为直立性低血压、持续性低血压或心动过速，以及器官低灌注表现。低容量性高钠血症中的一个常见原因是胃肠道液体的丢失。大多数胃肠液的电解质浓度低于血浆中的浓度，大便中钠加钾的浓度大体在110～120 mmol/L；胃液中电解质浓度甚至更低，总阳离子浓度大约40～50 mmol/L。不管是渗透性溶质还是药物诱导的多尿合并电解质浓度的降低（低于血中浓度），将导致容量浓缩及高钠血症。在炎热环境中剧烈运动所致含钠汗液的丢失会导致低容量性低钠血症。如果低容量性高钠血症患者的病史及查体未见明显液体丢失情况，则尿氯浓度 < 10 mmol/L考虑肾外电解质丢失（皮肤或胃肠道）。

### （三）高容量性高钠血症

高容量性高钠血症相对少见并常发生于无法自由进水的患者予以高渗盐水的情况下，表现为细胞外液增多。在婴儿中，这种综合征常因用盐代替水这种错误的饮食模式产生；在成人中，可能是为了催吐而摄入一定浓度的盐溶液所致。

在住院患者中高容量性高钠血症的发生常因血管内予以未稀释的碳酸氢钠、3%氯化钠溶液或者23.5%氯化钠溶液所致。在神经外科患者中，常见原因为应用高渗盐水以降低颅内压或者减少可能的感染。

## 五、高钠血症的治疗

基于上述认识，诊断高钠血症并无困难。初步诊断成立后需进一步鉴别肾内及肾外水丢失。如果怀疑肾脏对AVP的抵抗作用（NDI），可以通过观察外源性AVP对尿渗透压（$U_{osm}$）的作用鉴别。标准流程包括每隔30分钟给予5 U水溶加压素或者4 μg去氨加压素（DDAVP）皮下注射，持续2小时。NDI患者的$U_{osm}$很少增加（< 10%改变），而中枢性DI患者的$U_{osm}$则有很明显改变。

后续的治疗主要有两个目标，减少或还原正在丢失的水和修复目前出现的水缺乏。

如果是中枢性尿液浓缩引起的水分流失，可以考虑使用抗利尿激素减少正在丢失的水分。紧急情况下，左旋精氨酸加压素可以经皮或血管内途径应用。后一种途径可能会导致高血压及冠状动脉痉挛，所以应用时应当注意在这种情况下加压素的优势是半衰期短，有时间窗可用于反复评估是否需要继续应用激素替代治疗。去氨加压素是人工合成的加压素，没有血管收缩作用并能因此避免高血压及心肌缺血的风险。

一旦确认有水分正在丢失，可以用下面公式计算目前缺失的水分（L）。

$$缺失的水分=TBW\left[1-(140/目前的\,P_{Na^+})\right]$$

TBW是总体水，女性为0.5×去脂体重，男性为0.6×去脂体重。该公式可以预测同时失钠及失水的患者中水分的缺失倾向。

补水率应与高钠血症的进展成比例进行。因此，如果高钠血症仅出现数小时，则可以快速纠正，持续超过1天或者时间不明的高钠血症患者需要缓慢纠正以防脑水肿的出现。在这种情况下，第一个24小时纠正一半的缺水量，剩余的在24～48小时内纠正。

推荐经口补水，比如蒸馏水。如果无法经口进水，则可使用5%葡萄糖补液。0.45%的盐水也可以作为备选药物，前提是保证只有一半的液体为无电解质水并且避免钠过载引起不必要的容量扩增。

当高钠血症患者有明确的容量不足表现时，应当从静脉内补充正常生理盐水且不需要考虑高钠血症的等级，这符合重症监护的原则，首先确保循环血量的充足。有高容量性高钠血症患者需要在纠正水缺乏之前先降低细胞外及血容量，如无法达到这点会加重容量的过负荷。肾功能正常的患者可以通过利尿剂调节，袢利尿剂可以引起等渗尿的排出，此时尿中电解质浓度大概是血中浓度的一半。使用纯水替代尿量将会同时纠正高容量及高钠血症。此外，由于需要考虑其他液体及电解质补充与丢失过程中出现预测计算公式的不准确性，所以在纠正高钠血症期间需要每隔4～6小时监测一次血电解质，否则将会因过快纠正增加脑水肿的风险。

## 第四节　酸碱平衡

酸碱平衡通常是通过呼吸和肾脏机制在体内得到非常精准的调节使动脉血维持pH=7.40±0.02。在pH=7.36±0.02的条件下，混合静脉血的酸性仅略高于静脉血，这是因为静脉血中存在大量的二氧化碳（$CO_2$），在碳酸酐酶的作用下，二氧化碳与碳酸（$H_2CO_3$）处于平衡状态。碳酸氢根离子（$HCO_3^-$）是血液中的主要缓冲剂，保护身体免受pH突变的影响，尤其是通过各种常见的新陈代谢途径突然产生的酸负荷。

人体通过呼吸途径（肺部不同程度的二氧化碳通气）和肾脏途径（尿液中不同程度的$HCO_3^-$恢复和尿液中$H^+$的分泌）调节酸碱平衡，任何偏离正常值的特征如呼吸和代谢（或肾脏）成分，分别由二氧化碳分压（$pCO_2$）和$HCO_3^-$浓度决定。呼吸对生理性pH紊乱的反应通常非常迅速（几秒到几分钟），但能力有限，而肾脏反应需要几小时到几天，但会持续到pH恢复正常。因此，酸碱失调的定义主要是动脉血pH的偏离，低于正常pH为酸中毒，高于正常pH为碱中毒。其他参数可能是生理反应或者对原发性疾病的代偿。这些参数中最常用的是阴离子间隙，它的定义是主要正离子浓度（$Na^+$和$K^+$）和主要负离子浓度（$Cl^-$和$HCO_3^-$）之和的差。

### 一、诊断

任何补偿机制永远不会超过正常的pH。重要的是要认识到，患者可能存在一个以上的原发性疾病。通常，首先评估呼吸参数或二氧化碳浓度。发现二氧化碳水平升高（>40 mmHg）意味着存在呼吸性酸中毒，而二氧化碳水平低于正常水平则意味着呼吸性碱中毒。当呼吸参数的变化方向与pH偏离正常值相反时，呼吸变化通常是导致紊乱的主要原因。另一方面，在呼吸代偿（不是原发性紊乱）作用下，呼吸参数与pH的变化方向相同。同样，当存在代谢性碱中毒时，代谢参数或$HCO_3^-$浓度从正常值（>30 mmol/L）升高，而发现低于正常值（<23 mmol/L）意味着存在代谢性酸中毒。$HCO_3^-$的变化同样定义为与pH变化方向相同的紊乱的主要原因，与pH变化方向相反的代偿性变化。

应当指出，在使用上述现有血液化学参数诊断酸碱失调时，并不能确定患者到达该点所经过的路径。区分急性呼吸性酸中毒和慢性状态很大程度上取决于是否通过肾脏的作用调整了$HCO_3^-$水平。因此，患有慢性呼吸性酸中毒的患者在稳定时通常得到完全补偿，但由于肺功能恶化可能发展为急性呼吸性酸中毒，同时仍然显示出与慢性呼吸性酸中毒一致的血液参数。更复杂的酸碱紊乱可能需要定量计算$pCO_2$和$HCO_3^-$对pH的影响，利用这些参数之间已经确立的化学关系，这些参数可以在许多教科书中找到，对酸碱紊乱进行了更广泛的处理。酸碱扰动的主要类别在下文简要叙述。

## 二、代谢性酸中毒

代谢性酸中毒分为两大类：阴离子间隙代谢性酸中毒和非阴离子间隙代谢性酸中毒（亦称高氯性代谢性酸中毒）。阴离子间隙代谢性酸中毒过程要么是非生理性酸的积累，要么是血液中正常有机酸成分异常升高，其中酸性阴离子中有大量无法测量的阴离子。这种类型的常见情况可以进一步分为酮症酸中毒（糖尿病、饥饿、乙醇或遗传性代谢异常）、缺氧引起的乳酸酸中毒（输血功能低下、肺功能低下、超无氧阈运动、癫痫发作或严重贫血）、无缺氧的乳酸酸中毒（肝脏代谢低下、糖尿病、肾衰竭、各种药物或遗传性代谢异常）、尿毒症、毒性阴离子（乙烯、甲醛、丙二醇、乙二醇酯或氨基水杨酸）或横纹肌溶解。根据定义，非阴离子间隙代谢性酸中毒是一种由经肾损失或更常见的经胃肠损失引起的纯$HCO_3^-$缺乏。肾脏机制包括各种形式的遗传性肾小管缺陷，统称为肾小管性酸中毒，但也包括药物（如乙酰唑胺，保钾利尿剂，血管紧张素I转化酶抑制剂和各种毒剂）、激素（如甲状旁腺功能亢进，维生素D紊乱、盐皮质激素缺乏或抵抗）、毒素（甲苯，重金属，锂和其他）。经胃肠道损失包括腹泻、输尿管乙状结肠吻合术、胰腺引流和服用消胆胺。

代谢性酸中毒的治疗应该尽最大可能纠正潜在的问题。引起阴离子间隙代谢性酸中毒的常见原因是摄入或生理机能改变，如糖尿病或缺氧，这些都必须解决以纠正酸中毒。一般来说，通过正常的生理反应纠正潜在的疾病，酸中毒会自发改善，但严重的酸中毒（pH < 7.2，特别是pH < 7.0）应用$HCO_3^-$补液治疗。这种补液可以通过改善心脏收缩力和对血压的反应来挽救生命。

大量注入$HCO_3^-$（通常大于200 mmol）可能导致容量超负荷和（或）低钾血症（由于钾重新分配到细胞内，并纠正酸中毒）。在不紧急的情况下，应该缓慢给予$HCO_3^-$置换剂，以避免上述情况的发生。严重病例可能需要透析来清除毒素（无论是来自尿毒症或进食）或平衡血液中的$HCO_3^-$水平而无容量扩张。另一方面，大多数非阴离子间隙代谢性酸中毒患者要么存在遗传性疾病（如肾小管性酸中毒），要么存在其他慢性疾病。这些疾病通常需要连续补充$HCO_3^-$和其他矿物质成分，以限制偏离正常的血液参数。这些替代物的缺失，即使是几天也会导致严重的酸中毒和其他矿物质紊乱。

## 三、代谢性碱中毒

代谢性碱中毒通常分为两大类：与容量耗竭（氯化物反应）相关和与正常或扩大容量（氯化物耐受性）相关。持续呕吐和长时间的鼻胃抽吸是容量耗竭相关的氯化物反应性代谢性碱中毒最常见的两个原因。长时间的利尿剂使用，特别是袢利尿剂和噻嗪类利尿剂，是另一个常见的原因（称为收缩性碱中毒）。长时间机械通气也可能导致患者氯化物耗竭及碱中毒，见于囊性纤维化等慢性高碳酸血症患者。典型的氯化物反应性代谢性碱中毒，尿氯含量 < 10 mmol/L，而耐氯型尿氯含量 > 20 mmol/L。

氯化物耐受性代谢性碱中毒通常是由醛固酮过量引起的，比如在肾素-血管紧张素系统紊乱中发现的醛固酮过量，或者在水肿形成状态（肝脏疾病、肾病综合征或心力衰竭，这种状态下尽管肾脏相对容积扩大，醛固酮因肾脏灌注不足而分泌）。氯化物耐受性代谢性碱中毒也发现于肾小管先天性运输缺陷患者（巴特综合征和吉特尔曼综合征），通常与低钾血症有关。

氯离子反应性代谢性碱中毒的治疗通常可以通过大量注入生理盐水成功完成，尽管对于慢性肺部疾病患者也可能需要氯化钾替换。阻断胃酸生成、组胺H2抑制剂或质子泵抑制剂可以纠正长期鼻胃抽吸或呕吐导致的代谢性碱中毒。乙酰唑胺，一种碳酸酐酶抑制剂，可以用来阻断近端小管的$HCO_3^-$再摄取，从而纠正氯化物耐受性代谢性碱中毒。螺内酯或依普利酮可用于适当阻断患者的过度醛固酮刺激。以精氨酸盐、铵盐酸盐甚至盐酸的形式给药少见，以纠正有强烈症状的患者中的碱中毒，这些患者的症状有两种，一种是缺乏氧气输送到组织（由于血红蛋白的$O_2$亲和力增加和通气减少），另一种是神经肌肉过度刺激（表现为抽搐、手足搐搦或癫痫）。透析也可用于严重病例的治疗，特别是肾衰竭患者。

## 四、呼吸性酸中毒

呼吸性酸中毒的主要原因是机械性肺部通气受限。慢性阻塞性肺疾病（COPD）最常见，但广泛肺部浸润（肺炎或肺水肿）或大量胸腔积液也会限制肺泡，导致二氧化碳潴留。大面积肺栓塞患者可能存在通气和灌注不匹配，多处肋骨骨折也可能伴有膈肌麻痹或连枷胸的无效通气。肥胖代表了通气的另一种机械性限制。通气不足是许多神经肌肉疾病的常见表现，是药物（麻醉药物）作用或脑干损伤的结果。

急性呼吸性酸中毒的治疗更为紧急，而慢性病变患者通常能够耐受。治疗的重点是恢复足够的通气，这可能需要插管和机械通气。在COPD患者中，呼吸道阻力必须尽可能降低，且避免过量的氧气置换，因为在许多COPD患者中,呼吸驱动更多地依赖于缺氧而非高二氧化碳。一个合理的氧气补充目标是在重度COPD患者血氧压60 mmHg,以避免呼吸驱动抑制。纳洛酮逆转麻醉抑制是适当的,使用呼吸兴奋剂(如氨茶碱或多沙普仑)可能有助于中枢药物和阻塞性原因引起的通气不足。通常情况下,对于那些需要低通气量以减少肺损伤的患者,应保留碳酸氢盐替代物以纠正呼吸性酸中毒。

### 五、呼吸性碱中毒

虽然这是一种常见的疾病,但呼吸性碱中毒很少对患者的护理产生严重影响,并且几乎不需要逆转过度换气的治疗方法。事实上,神经外科患者可有目的地在术后进行过度通气,以利用脑血流量的生理性减少和随之而来的脑脊液压力下降。

呼吸性碱中毒的三个主要原因是缺氧、肺部疾病和中枢神经系统紊乱。缺氧通过中枢(直接刺激颈动脉体氧受体)和外周(通过在外周组织中形成乳酸的间接刺激,然后刺激颈动脉化学受体)机制增强呼吸

驱动。许多肺功能紊乱最终通过缺氧机制触发过度通气,但有些似乎是由其他因素引起的,即使在缺氧的情况下也会持续存在。其中,中枢神经系统紊乱是最常见的原因之一。焦虑发作通常与过度通气有关,但许多脑内损伤也可引发过度通气。水杨酸盐、茶碱和孕激素是众所周知的导致过度通气的药物。机械通气过度是革兰阴性菌败血症的早期症状,也可发生在肝昏迷时,可能是由于氨和胺的积累所致。恐慌、虚弱、濒死感是呼吸性碱中毒的常见表现,同时伴有神经肌肉刺激性(如上文所述代谢性碱中毒)和感觉异常。

治疗应解决缺氧(包括贫血)的任何潜在原因,并在适当的情况下停用违规药物。对于焦虑的患者来说,安慰和从一个小纸袋呼吸空气通常就足以恢复正常的呼吸状态,纠正感觉异常和与通气过度有关的濒死感。呼吸空气中pCO2含量的增加对肝病无帮助。β肾上腺素受体抑制剂在严重情况下有可用,同时也可以用于焦虑症的特殊治疗。乙酰唑胺可以用于严重的难治性病例,诱发补偿性代谢性酸中毒。

## 第五节  神经重症的肺-肾交互作用

越来越多的证据表明,肺-肾脏交互作用既涉及急性肾损伤相关的急性肺损伤(acute kidney injury-associated acute lung injury, AKI-ALI),也涉及急性呼吸衰竭的肾脏后果。荟萃分析表明,急性呼吸窘迫综合征(acute respiratory distress syndrome, ARDS)和机械通气(mechanical ventilation, MV)均使AKI风险增加了3倍。但是该荟萃分析中纳入的大多数研究都是针对特定人群的观察性研究,并且对AKI的定义相差很大,此外MV相关的AKI发生时间通常是未知的。不过,另外一项大型研究显示MV和ARDS都与随后发生的AKI无关。相反,已经有研究证实AKI会增加烧伤患者的ARDS风险。尽管这些研究表明MV或ARDS与AKI之间存在独立的联系,但可能没有因果关系。

### 一、呼吸衰竭时的肾脏

#### (一)正压通气和心肾交互作用

正压通气可能会改变静脉回流、心脏后负荷,并降低心排血量以及肾血流量、肾小球滤过率(GFR)以及渗透压和水清除率。呼气末正压(PEEP)和潮气量参与心排血量的变化。正压通气也被证明可以激活交感

神经系统和肾素-血管紧张素系统,抑制心房钠尿肽的释放,而抗利尿激素的作用似乎有限。最后,缺氧和ARDS均增加了右心室的负荷并促进了右心衰竭的发展。在这种情况下,肾功能会受到静脉充血和肾灌注压减少的影响。一些临床数据表明,静脉压升高会改变肾功能并引起肾脏损害。中心静脉压的升高与败血症和ARDS中AKI的风险增加有关。

#### (二)PaCO2和PaO2水平变化

PaCO2和PaO2水平的变化会影响肾脏灌注以及钠和水的清除。低氧血症对肾功能的影响在几十年前就已明确,当中包含多种作用机制。首先,低氧通气的反应包括每分通气量增加,呼吸性碱中毒,相应的碳酸氢钠排出。另外,增加的每分通气量可能导致吸入性负压增大,这本身可能会带来利尿作用。但是,肾脏对低氧血症的反应部分独立于这种现象,因为在神经肌肉阻滞的动物中也观察到了这种反应。此外,除低氧通气反应外,还涉及一些体液因素,包括肾素-血管紧张素-醛固酮系统的活性降低,心房钠尿肽的作用以及内皮素的影响。

除了低氧血症的利尿作用外,低氧血症和高碳酸血症均与肾抵抗力增加相关,即使是中度低氧血症的重症患者。

## （三）炎症反应

在重症患者中，生物性损伤和全身炎症反应与远隔器官功能障碍和肾损伤有关。多项研究表明，ARDS不仅会影响肺部，还会通过全身炎症反应和免疫反应导致进一步的全身性炎症和器官功能障碍。

## （四）AKI的肾脏反馈和肺部反应

肾脏损伤可导致远隔的肺损伤。有趣的是，动物研究表明，与做双侧肾切除术的对照组相比，肾脏缺血再灌注会导致实验组更高的肺泡内出血和白细胞浸润率，从而增加毛细血管通透性，增加支气管肺泡灌洗液中的蛋白质水平以及转录变化。少尿可导致容量过负荷进而影响肺功能。

## 二、展望

尽管有证据表明MV、肺损伤与肾功能之间存在临床和生理的相互作用，但仍有些问题有待厘清。现有数据强调了AKI对肺和心脏的远隔影响，并提示在这种情况下多器官损伤的恶性循环可能会促进或诱发远处器官功能障碍。呼吸机参数或高驱动压力对肾功能的影响仍未得到很好的研究。与中度低氧血症相关的肾脏生理变化的长期后果尚不清楚。类似地，在生理学研究中，俯卧位与腹腔内压力升高相关，随后可导致肾灌注减少，但长期作用尚不了解。尽管进行了广泛研究，使用低潮气量或高PEEP设置对随后的肾功能影响的具体数据仍然有限。为了充分了解肺肾相互作用的后果，在即将进行的针对MV、ARDS或肾脏损伤的试验中，应对这些相互作用的直接或替代标记进行进一步研究。另外，应当提倡将肾脏与远端器官的交互作用视为一种特定的综合征，包括但不限于心肾综合征，以提高临床认识并推进该领域的高质量临床研究。

（裘慧佳）

# 参考文献

[1] AN S, LUO H, WANG J, et al. An acute kidney injury prediction nomogram based on neurosurgical intensive care unit profiles[J]. Ann Transl Med, 2020, 8(5): 194.

[2] ANDRES-HERNANDO A, DURSUN B, ALTMANN C, et al. Cytokine production increases and cytokine clearance decreases in mice with bilateral nepherectomy[J]. Nephrol Dial Transpl, 2012, 27: 4327−4339.

[3] BAHAROGLU M I, CORDONNIER C, AL-SHAHI SALMAN R, et al. Platelet transfusion versus standard care after acute stroke due to spontaneous cerebral haemorrhage associated with antiplatelet therapy (PATCH): a randomised, open-label, phase 3 trial[J]. Lancet, 2016, 387(10038): 2605−2613.

[4] BUTTNER S, STADLER A, MAYER C, et al. Incidence, risk factors, and out- come of acute kidney injury in neurocritical care[J]. J Intensive Care Med, 2020, 35(4): 338−346.

[5] CARR S J, WANG X, OLAVARRIA V V, et al. Influence of renal impairment on outcome for thrombolysis-treated acute ischemic stroke: ENCHANTED (enhanced control of hypertension and thrombolysis stroke study) post hoc analysis[J]. Stroke, 2017, 48(9): 2605−2609.

[6] KDIGO WORK GROUP. KDIGO clinical practice guideline for acute kidney injury[J]. Kidney Int Suppl, 2012, 2: 1−138.

[7] KUMAR A, CAGE A, DHAR R. Dialysis-induced worsening of cerebral edema in intracranial hemorrhage: a case series and clinical perspective[J]. Neurocrit Care, 2015, 22 (2): 283−287.

[8] LIU M S, LIAO Y, LI G Q. Glomerular filtration rate is associatedwith hemorrhagic transformation in acute ischemic stroke patients without thrombolytic therapy[J]. Chin Med J, 2018, 131(14): 1639−1644.

[9] MURRAY P T, MEHTA R L, SHAW A, et al. Potential use of biomarkers in acute kidney injury: report and summary of recommendations from the 10th Acute Dialysis Quality Initiative consensus conference[J]. Kidney Int, 2014, 85(3): 513−521.

[10] NIEMI M A, STOFF J S. COUNTERPOINT: should continuous venovenous hemofiltration always be the preferred mode of renal replacement therapy for the patient with acute brain injury? No[J]. Chest, 2017, 152 (6): 1111−1114.

[11] NONGUNCH A, PANORCHAN K, DAVENPORT A. Brain-kidney crosstalk[J]. Crit Care, 2014, 18: 225.

[12] OSGOOD M, COMPTON R, CARANDANG R, et al. Rapid unexpected brain herniation in association with renal replacement therapy in acute brain injury: caution in the neurocritical care unit[J]. Neurocrit Care, 2015, 22(2): 176−183.

[13] OVBIAGELE B, SCHWAMM L H, SMITH E E, et al. Hospitalized hemorrhagic stroke patients with renal insufficiency: clinical characteristics, care patterns, and outcomes[J]. J Stroke Cerebrovas Dis, 2014, 23(9): 2265−2273.

[14] POLINDER-BOS H A, GARCÍA D V, KUIPERS J, et al. Hemodialysis induces an acute decline in cerebral blood flow in elderly patients[J]. J Am Soc Nephrol, 2018, 29(4): 1317−1325.

[15] TITOFF V, MOURY H N, TITOFF I B, et al. Seizures, antiepileptic drugs, and CKD [J]. Am J Kidney Dis, 2019, 73(1): 90−101.

[16] TOYODA K, NINOMIYA T. Stroke and cerebrovascular diseases in patients with chronic kidney disease[J]. Lancet Neurol, 2014, 13(8): 823−833.

[17] ZHAO Q, YAN T, CHOPP M, et al. Brain-kidney interaction: renal dysfunction following ischemic stroke[J]. J Cereb Blood Flow Metab, 2020, 40(2): 246−262.

# 第二十八章
# 神经危重症医学相关的消化系统问题

## 第一节　应激性溃疡

### 一、前言

应激性溃疡又称为 Cushing 溃疡（库欣溃疡），是神经重症患者的潜在并发症，一般在发病以后 24 小时以内即可发生胃黏膜损伤，伤后 3 天内超过 90% 的重症患者可在内镜检查中发现上消化道病变。因 1% ～ 17% 的应激性溃疡可引起严重的消化道出血，1% 可发生穿孔，危及生命，一旦发生出血或穿孔可使死亡率升高至 50% 以上，是 ICU 患者的常见死亡原因。因此，应激性溃疡的重要性受到重视，在神经重症患者的治疗中针对应激性溃疡的治疗十分广泛。本章将针对神经危重症患者应激性溃疡的发生机制、临床表现、诊断、治疗、预防等方面展开讨论。

### 二、发生机制

应激性溃疡的病理生理很复杂，在神经重症疾病的应激状态下，胃黏膜微循环障碍，导致黏膜缺血、缺氧，细胞线粒体功能受损，加之受到胃酸、胃蛋白酶的侵蚀，形成浅表性、无症状性胃炎，可进一步进展为应激性溃疡，甚至胃肠道出血。

### 三、临床表现

（一）腹痛

意识尚清楚的患者可反映剑突下或腹部疼痛、不适，以进食前、午后疼痛加剧，可致食欲下降、营养不良。

（二）出血

出血是神经重症患者发生应激性溃疡的最常见表现。多间断发生，可能与病灶愈合、新病灶产生交替相关。出血可表现为：① 呕血，呈鲜红色或呕吐物隐血检查阳性，神经危重症患者胃肠减压引流出的胃液可

呈咖啡色；② 黑便，血红蛋白在肠道内降解后产生正铁血红蛋白等产物使粪便呈现黑色柏油样外观，出血较少的患者可于粪便隐血检查中得到阳性结果提示；③ 血容量不足，严重的急慢性贫血可引起患者血容量不足，表现为头晕、乏力、心悸、气短甚至休克。

（三）消化道穿孔

严重的应激性溃疡可引发消化道穿孔，表现为明显的腹膜刺激征，腹肌紧张，呈现板状腹，压痛、反跳痛，甚至休克。

### 四、诊断

遭受颅脑损伤或重大颅脑手术的患者，术后出现了应激性溃疡的表现，应想到该病，条件允许的情况下尽早行内镜检查可明确诊断。内镜检查不但是应激性溃疡诊断的金标准，还是一种有效的干预治疗手段。

### 五、治疗

应激性溃疡的治疗目前主要使用抗酸药，通过减少胃内 $H^+$，升高 pH 而发挥作用。临床上最常用的为质子泵抑制剂，如奥美拉唑、泮托拉唑等，其次为 H2 受体拮抗剂，如雷尼替丁，法莫替丁，现在临床使用远不如质子泵抑制剂广泛。对于严重出血致血容量不足的患者应在重症监护前提下积极补液、输血，纠正休克，维持循环稳定，必要时可应用内镜下注射或结扎止血。

### 六、预防

应激性溃疡的预防性治疗在 ICU 重症监护患者中得到了广泛的应用，也曾获得国际性推荐。主要的预防性药物为质子泵抑制剂或 H2 受体拮抗剂。文献

报道,在1999年之前发表的研究中,未接受预防性治疗的患者中发生临床上明显的胃肠道出血的概率在2%～6%。然而,2001年以来发表的研究提到,无论有无预防措施,其发生率降低为0.1%～4%,这主要得益于更好的重症监护条件及早期肠内营养观念的普及。加之越来越多的研究证实应用抗酸药预防应激性溃疡可增加传染性并发症的发生,尤其是增加院内获得性肺炎及梭状芽孢杆菌感染的发生率,传统的ICU患者广泛应用抗酸药预防应激性溃疡的观念受到越来越多学者的质疑。

针对神经危重症患者,葡萄牙重症监护学会给出的应激性溃疡预防指南中推荐:① GCS ≤ 8分的颅脑损伤患者、脊髓损伤推荐预防性使用抗酸药;② 更推荐使用质子泵抑制剂而不是H2受体拮抗剂;③ 在存在梭状芽孢杆菌感染的患者中推荐使用H2受体拮抗剂;④ 在应激因素已去除或已接受肠内营养的患者中,建议尽早停止使用抗酸药;⑤ 同时合并消化性溃疡、胃食管反流等消化道疾病的患者推荐使用抗酸药。

丹麦重症监护医学学会认为,与安慰剂相比,尚无确凿证据表明应激性溃疡预防治疗与死亡率、消化道出血或肺炎的发生率有明显关系。因此,并不推荐成人重症患者常规使用抗酸药预防应激性溃疡的发生,在需要使用的患者中,优先推荐质子泵抑制剂。然而在2016版拯救脓毒症运动指南中依然明确推荐使用抗酸药预防应激性溃疡。

值得期待的是,目前有数个大型、国际性、多中心、随机、双盲临床三期RCT研究正在进行,它们即将得出更可靠的证据论证抗酸药预防应激性溃疡的利与弊、抗酸药使用与消化道出血发生率的关系、质子泵抑制剂与H2受体拮抗剂的有效性对比等问题。

## 第二节　胃肠道功能紊乱

胃肠道功能紊乱,又称为胃肠道功能障碍,是多器官功能障碍综合征(MODS)的重要组成部分,是指继发于创伤、烧伤、大手术、休克等重症疾病而引起的胃肠道病理改变,主要表现为胃肠道黏膜功能障碍、消化吸收功能障碍等,具体症状包括恶心、呕吐、胃潴留、腹胀、腹泻、便秘、应激性溃疡、胆囊炎、肠源性感染等。在神经重症患者中尤其常见,严重影响着患者的预后,因此胃肠道功能紊乱问题得到学者广泛关注与研究,改善与维护正常胃肠道功能成为神经重症医师的努力方向。本章将从流行病学、肠脑轴、常见病症的诊断和治疗等方面展开论述。

### 一、流行病学

胃肠道功能紊乱的流行病学资料相对贫乏,一项法国的大型多中心研究提示,502名ICU患者中,有386(76.9%)人不能进食,有60(11.9%)人发生了胃食管反流,有116(23.1%)人有胃潴留表现,腹胀的患者高达306(60.9%)人,各有156(31.1%)和154(30.7%)人出现了腹痛和腹泻症状,有68(13.5%)人有便秘的症状,95(18.9%)人肠鸣音减弱,13(2.6%)人甚至出现肠鸣音消失。针对神经危重症患者胃肠道功能紊乱的流行病学资料尚缺乏,而该组病症在NICU患者中同样广泛,疾病的表现形式及发生率也有相应的变化,期待国内及国际更多流行病学资料的出现。

### 二、恶心与呕吐

引起剧烈恶心和呕吐的原因很多,在ICU中最常见的有肠梗阻,药物副作用,中枢神经系统疾病,全身性疾病,感染和胃排空延迟等。由于大多数情况下恶心与呕吐是自限性的,因此治疗的重点首先是支持治疗,包括治疗引起呕吐的原发病,纠正容量不足和电解质失衡。发生肠梗阻时需要进行鼻胃管减压。在查找导致恶心和呕吐的原因时应禁食或只允许食用温和的食物,例如清淡的或者是饼干。常用的止吐药包括如下几种。

(1)多巴胺拮抗剂:此类药物发挥作用主要是通过其多巴胺能阻滞及镇静作用,代表药物如甲哌氯丙嗪,异丙嗪,甲氧氯普胺。

(2)抗组胺药/抗胆碱药:如苯海拉明,茶苯海明,氯苯甲嗪。

(3)5-羟色胺-3受体拮抗剂:如昂丹司琼,对于化疗引起的呕吐效果显著。

(4)中枢神经系统镇静剂:如安定,适用于心理方面问题引起的呕吐。

### 三、胃潴留

神经重症患者常需要给予胃肠内营养,意识不清者常发生胃潴留。胃潴留单次超过200 mL时可称为大量胃潴留,需要引起重症医生的注意,加强监护,胃潴留不超过500 mL原则上不建议停止胃内营养,超过500 mL时有研究推荐使用幽门后营养,但易引起小肠扩张。欧洲重症学会认为当24小时胃潴留大于1 000 mL时提示胃排空异常。在治疗方面,当发生严重胃潴留时推荐使用促进消化道动力的药,如甲氧氯普胺等,尽量避免使用全消化道促动力药物,如必利类。

### 四、腹泻

#### (一)定义

腹泻是指排便次数的增加及排便量的改变。其病因包括病毒、寄生虫、细菌(大肠埃希菌、志贺菌、沙门菌、弯曲杆菌、艰难梭菌)等病原微生物感染、炎症、吸收不良、渗透性、分泌性、肠动力相关等。

#### (二)诊断

腹泻的诊断应首先对患者个人史做仔细评估,尤其注意旅行、饮食习惯、药物服用史(尤其是抗生素)、近期胃肠管喂养情况、近期住院史、不良接触史和艾滋病史等。体格检查中,一般情况、重要体征、体位和腹部检查可以提供重要的线索。如果患者存在脱水、发热、黏液便、脓液便、血便、腹痛或患者最近使用过抗生素,以下检查可能帮助寻找病因:① 粪便白细胞、隐血和艰难梭菌毒素检测可帮助区分炎性与非炎性腹泻;② 粪便查到寄生虫或者虫卵常常提示非炎性腹泻;③ 粪便培养可帮助确诊炎性腹泻;④ 粪便渗透压测量值与正常值差值大于70 mOsmol时提示渗透性腹泻,如肠内喂养;⑤ 内镜检查可能帮助诊断炎性肠病或显微镜结肠炎。

#### (三)治疗

腹泻的治疗重点在于调节、维持水、电解质平衡。对于近期服用抗生素或者高度怀疑伪膜性肠炎的患者可经验性使用甲硝唑治疗;如果患者水、电解质指标尚在可接受范围内,一般不建议停止肠内营养;常用的止泻药包括阿片类药物(如洛哌丁胺),抗胆碱药(如复方苯乙哌啶)和水杨酸铋剂;在胆汁酸相关的腹泻中,胆甾胺可能有用;如果是激素介导的分泌性腹泻,如神经内分泌肿瘤,奥曲肽治疗可能有效。

### 五、胃肠道出血

胃肠道出血主要指消化道肠腔内各种原因导致的出血。在本章应激性溃疡章节已有提及,内镜检查常可确诊。急性食管胃底静脉曲张需要12小时内紧急处理。常用的治疗方法有肾上腺素、组织硬化剂注射、热凝固、血管夹等,小肠镜近些年应用更加广泛。

### 六、麻痹性肠梗阻

麻痹性肠梗阻在神经外科重症患者中非常常见,是指肠蠕动功能变弱,动力不足,粪便排出体外不能或减少。可表现为肠鸣音减弱或消失,3天以上停止排便。此病的诊断需要排除各种原因所致的机械性肠梗阻。

本病的治疗主要包括通便、促进胃肠动力治疗。基于病因出发,需处理导致麻痹性肠梗阻的原因,如低钾血症等,此外需详细询问患者的服药情况,对于可能存在抑制胃肠动力的副作用的药物,如镇静药、儿茶酚胺类、罂粟碱应尽可能停用或减量。

## 第三节　腹内高压及腹腔间室综合征

腹内高压(intra-abdominal pressure,IAP)是指6小时内超过两次随机腹腔测压≥12 mmHg。腹内压正常值<5 mmHg,当发生腹部病变时,腹内压力会随之增高,ICU患者腹内压普遍高于5 mmHg,开腹手术患者腹内压可达到10～15 mmHg,而急腹症腹肌紧张患者腹内压可达25～40 mmHg。神经外科重症患者发生消化系统并发症时往往会带来腹内高压,腹内高压一般分为4级(表5-28-1)。

在神经外科手术中,体位对ICP的影响是显而易见的。不合适的体位可能在颅后窝手术或俯卧位手术时增加脑水肿。不当的体位也会使腹内压升高,后者会导致胸腔内压力升高,进而导致颈静脉压增加,静脉

**表5-28-1　腹内高压分级**

| 分　级 | 腹　内　压 |
| --- | --- |
| 1级 | 12～15 mmHg |
| 2级 | 16～20 mmHg |
| 3级 | 21～25 mmHg |
| 4级 | > 25 mmHg |

和脑脊液的回流减少。术中采取适当的胸椎、腰椎支撑可有利于降低腹内压,此方法也适用于ICU的患者。

腹腔间室综合征(abdominal compartment syndrome,

ACS）是在腹腔高压基础上，腹腔内压力持续增高，多次测压超过 20 mmHg，并出现心血管、胃肠、肺、肾、脑等多器官系统的功能障碍。可表现为高度腹胀、腹痛、心悸、气短、少尿或无尿、恶心呕吐等，出现血压降低、腹壁膨隆、腹肌紧张、肠鸣音减弱等体征。

ACS 具有复杂的病理生理学，包括压迫血管和腹腔内脏。压迫血管会减少肠和肾脏的动脉灌注和静脉回流。由于肠道的直接压迫，也会发生器官的功能障碍。这些器官在长时间高压状态下会发生衰竭，并发生血栓形成、肠壁水肿，从而导致肠道细菌移位和进一步的液体积聚，从而进一步增加腹内压。在细胞层面上，氧气输送受损，这会导致缺血和无氧代谢。组胺和5-羟色胺等血管活性物质可增加内皮通透性，毛细血管渗漏也可引起间质和细胞水肿，损伤组织氧合。

原发性腹内高压的治疗首先应关注内环境，及时液体复苏及平衡电解质治疗，给予胃肠减压以减轻胃肠道压力，适当的镇痛也可缓解腹内高压。若出现严重腹腔积液，可考虑行腹腔穿刺分次放液。当发生ACS 时，由于已出现其他脏器损害，因此外科手术治疗被认为是最确切的手段，保守治疗无效时外科手术减压往往是挽救患者生命的重要措施，开腹手术时根据实际情况可以采取预防性减压措施，甚至可以考虑一期不关腹，使用人工腹膜予以覆盖，避免关腹后 ACS 再次发生及加剧。

# 第四节　重症急性胰腺炎

急性胰腺炎是胰腺的炎症，它有时与全身炎症反应有关，后者可损害其他器官或系统的功能。炎症可能自行消退，也可能发展为胰腺或周围脂肪组织坏死。80% 的急性胰腺炎为轻度的，往往在数天内可以康复，但有 20% 的胰腺炎为重症胰腺炎，需要长时间的住院、重症监护，面临着 15%～20% 的死亡风险。

## 一、病因

胰腺炎最常见的病因是酒精和胆结石。不太常见的原因包括药物（噻嗪类利尿剂，呋塞米，磺胺类药物，雌激素，硫唑嘌呤，抗反转录病毒药物），代谢问题（高脂血症，高钙血症），创伤，阻塞和感染等。

## 二、诊断

（1）临床表现：恶心、呕吐，中上腹部腹痛并向后放射（向前倾斜可缓解）和发热等。

（2）体格检查：触诊上中腹部压痛，肠蠕动减退，肠鸣音减弱（无动力性肠梗阻很常见）；如果严重的话可能发生低血压和休克。

（3）实验室检查：淀粉酶、脂肪酶升高，血细胞比容升高，白细胞、尿素氮/肌酐、葡萄糖（表明胰腺合成功能障碍）、C 反应蛋白升高，低钙等。

（4）诊断检查：腹部 CT 胰腺强化具有诊断意义，但在多达 28% 的轻症病例中可能是正常的。除非患者临床症状恶化，否则 CT 检查并不是必要的。

## 三、治疗

（1）支持治疗：早期积极的液体复苏和电解质平衡治疗是必须的。

（2）镇痛：推荐使用地美洛尔或与其他止痛药合用，防止 Oddi 括约肌收缩。

（3）禁食：如果患者出现难治性恶心、呕吐，应予以胃肠减压。

（4）抗生素：如果患者临床症状恶化或治疗数天无改善、持续高热时应使用抗生素治疗。

（5）有创治疗：包括 CT 引导下脓肿引流，细针穿刺抽吸坏死组织，经内镜逆行胆胰管造影（适合胆道结石梗阻引起的胰腺炎）。

# 第五节　急性肝衰竭

## 一、前言

急性肝衰竭（ALF）是一种动态的临床疾病，表现为突然发作的肝脏凝血功能异常，以及由于肝细胞功能的快速恶化而引起的肝细胞损伤的生化指标紊乱，可通过不同的病因来定义 ALF 表型，这些病因包括药物诱导,代谢和遗传,传染性,免疫介导,血流动力学和肿瘤损伤。但是高达50%的患者无法确定诊断。ALF最常发生在没有肝病史的年轻患者中,这在临床治疗中提出了独特的挑战。在发展中国家,其根本病因主要是病毒,在许多国家,乙型和戊型肝炎病毒感染被认为是主要原因。恰当的治疗方式主要依赖重症护理及支持治疗,在肝移植治疗推广之前,ALF患者死亡率居高不下。肝移植大大降低了患者死亡率,但是有限的肝源制约了肝移植的推广。

## 二、临床表现

ALF的最初表现主要是从非特异性的症状起始的,如从厌食、疲劳、恶心、呕吐和腹痛到严重的低血压、败血症、癫痫发作和肝性脑病。ALF的临床进程遵循多器官功能衰竭的进展过程。肝细胞功能丧失导致肝细胞坏死以及释放导致严重全身性炎症的毒素和细胞因子,免疫力下降导致继发性细菌感染。直接肝细胞坏死会导致代谢功能迅速严重丧失,导致糖异生减少,乳酸和氨的清除以及合成能力下降,在临床上表现为低血糖,高乳酸血症,高氨血症和凝血功能异常。细胞因子、炎性介质释放引发全身炎症反应,导致多种临床表现,包括循环功能障碍,胰腺炎,免疫抑制,骨髓抑制,急性肺损伤和急性呼吸窘迫综合征等多器官功能障碍表现。

凝血功能障碍是ALF的标志性临床表现,因为除了血管性血友病因子(vWF)和Ⅷ因子,大部分凝血因子都是在肝脏中合成的,许多因子的半衰期只有数个小时。ALF中凝血异常指标的主要机制是凝血因子Ⅱ、Ⅴ、Ⅶ、Ⅸ和Ⅹ的产生减少。此外,血管内凝血和纤维蛋白溶解会消耗血小板和凝血因子,加剧凝血功能异常。

ALF导致循环障碍,最初是由于摄入不足和体液丢失量增加导致血容量不足。随着肝细胞坏死和细胞因子释放,一种全身炎症状态开始,其特征是血管扩张和类似于脓毒症休克的心排血量增加。反过来会导致重要器官灌注不足,加剧多器官衰竭。同样,急性肾功能衰竭和肝肾综合征也是ALF的重要并发症,主要是ALF血流动力学改变的结果。最初的肾损伤是肾前性的,继发于血容量不足,但由于正在进行的肾小管缺血,急性肾小管坏死迅速发展。此外,直接肾脏毒性也是肾损伤的病因,如对乙酰氨基酚中毒,鹅膏菌中毒或对甲氧苄氨嘧啶/磺胺甲噁唑的特异反应。50%的ALF患者可能发生明显的肾功能不全,多见于老年人和对乙酰氨基酚引起的肝毒性患者。

低血糖和电解质紊乱仍然是ALF很重要的并发症。导致ALF低血糖的主要机制包括糖异生受损和功能异常的肝细胞摄取胰岛素的减少。外周循环中胰岛素水平的增加会导致严重的低血糖。电解质异常包括低钠血症、低钾血症、低磷血症,酸碱失衡也是常见的。低钠血症通常由血容量过多引起。中央神经系统引起的过度换气促进呼吸性碱中毒,进而导致肾脏交换氢离子为钾,导致低钾血症。幸运的是,这些电解质异常很少导致心律不齐。

肝性脑病是ALF主要的神经系统表现,对于诊断ALF很有必要。肝性脑病包括各种严重程度不同的临床表现,从嗜睡、智力低下、认知障碍、混乱和欣快至深度昏迷。肝性脑病的分类基于症状的严重程度,范围从1级到4级。1级被定义为行为异常,带有欣快感,焦虑感和注意力下降;2级则有定向力障碍,嗜睡或扑翼样震颤;3级表现为明显的定向力障碍,语无伦次和嗜睡;4级定义为昏迷或对语言、疼痛刺激无反应。ALF的严重程度与肝性脑病等级相对应,较高肝性脑病分级的患者预后较差。尽管尚未完全清楚肝性脑病的发病机理,但炎症介质和循环系统神经毒素,例如氨是重要的机制。

ALF引起的血流动力学不稳定和全身性低血压进一步加重肝性脑病。脑水肿见于75%～80%的ALF患者和4级肝性脑病患者。这种水肿可能会危及生命,因为它可能发展为颅内高压,所引起的死亡占ALF死亡率的20%～25%。库欣现象能提示颅内压升高的发生。如未及时处理,可能会发展为肌肉高渗,去大脑强直,瞳孔反射丧失,最终导致呼吸衰竭。必须高度警惕颅内高压的发生,因为它可能在ALF的其他临床体征之前发生,并可能在任何干预治疗之前导致脑疝。

## 三、治疗

肝性脑病的治疗目标包括:预防脑病的发作,减慢严重脑病的进程,使脑水肿和自发性脑出血的发生率减至最小。控制循环中血氨浓度及脑代谢。乳果糖是急性肝性脑病普遍认可的药物,最初的口服剂量为45 mL,随后每小时重复剂量直到患者排便。对于误吸风险大的患者,可选择乳果糖灌肠。慢性肝病常用的治疗药物可能不适合治疗ALF,如新霉素,利福昔明,尤其是其他不可吸收的抗生素。肝性脑病患者应插管,镇静,床头抬高至少30°,并努力减少可能导致ICP增加的因素,可使用丙戊酸钠等药物预防癫痫发生。颅内出血的患者需要更严格地维持合理的ICP及CPP,必要时需要外科手术介入。使用甘露醇、浓钠等渗透性治疗可有效降低ICP，血管活性药物、扩血管药物可以调节CPP。

凝血功能障碍仍然是ALF重要的并发症。在没有出血的情况下，并不推荐常规通过输注血浆来升高INR或纠正ALF患者的血小板减少，也不推荐新鲜冰冻血浆或凝血酶原复合物来纠正凝血因子不足。但美国肝病联盟推荐补充维生素K。如果患者有临床上明显的出血或需要进行具有高出血风险的侵入性手术例如放置ICP探头，则应予以纠正，优先推荐使用输注血浆。如果INR明显偏高，或者患者需要大量血浆，可以使用Ⅶ因子。血小板减少，临床上有明显出血的，低于$50 \times 10^9/L$，应接受血小板输注。在没有出血的情况下，不建议血小板输注。对于需要侵入性治疗的患者中，是否需要输血小板取决于血小板减少程度和出血风险的高低。出血风险较低的患者可将指标降低至$30 \times 10^9/L$。ALF患者出现凝血功能障碍，应考虑到胃肠道出血，患者应接受质子泵抑制剂、硫糖铝或H2受体阻滞剂的预防治疗，以防止应激性溃疡出血。

感染使许多ALF病例复杂化，导致发病率和死亡率升高，因为感染会使脑病恶化并可能阻止肝移植。在重症ALF患者，特别是那些患有严重肝性脑病患者，应该使用广谱抗生素，最常用的是第三代头孢菌素和万古霉素。革兰阳性球菌，包括葡萄球菌和链球菌在内的细菌，以及肠道革兰阴性菌，是ALF患者中最常见的细菌。真菌感染也经常有文献报道，最常见的是念珠菌病，何时开始使用氟康唑主要取决于ALF重症监护医疗小组。对于急诊医生要做的是尽早获取患者微生物培养结果，并经验性使用抗生素，同时覆盖真菌。

急性肾功能衰竭严重降低ALF患者的预后。治疗肾功能不全首先要明确病因。肾前性衰竭可以通过维持血流动力学稳定，纠正血容量不足并根据需要使用升压药来治疗。此外，临床医生应避免使用所有肾毒性药物，包括抗生素，如氨基糖苷类和非甾体消炎药。肝肾综合征继发的急性肾衰竭通常只有在肝功能恢复或肝移植的情况下才能改善。有临床指征的情况下应尽早开始透析。在需要肾脏替代疗法的患者中，连续而不是间歇的形式比较可取，因为它可以实现更高的代谢和血流动力学稳定。此外，肾脏替代疗法可用于治疗难治性高氨血症以及其他生化或酸碱失调。任何电解质异常以及低血糖均应及时治疗，经常需要连续输注葡萄糖。密切的监测血糖至关重要，因为肝性脑病通常掩盖低血糖症状。

ALF患者发生循环障碍的特点是全身血管阻力降低而心排血量升高，类似于脓毒症休克。适当的治疗包括液体复苏和利用有创血流动力学监测指导血管升压药的使用。此外，ALF患者常见肾上腺功能不全。因此，尽管进行了足够的液体复苏，并且使用了升压药，仍然存在持续性低血压的患者需要考虑这一点。推荐使用类固醇对肾上腺功能不全进行经验性治疗，尤其是在临床怀疑很高的情况下。对于血管升压药依赖的脓毒症休克患者，通常推荐皮质类固醇疗法包括氢化可的松200～300 mg/天，分四次服用，持续一周后逐渐减量。

肝移植。尽管采取了最积极的医疗措施，许多ALF患者的病情还是恶化到了肝移植是维持生存的唯一选择的地步。对于ALF患者，应尽早决定该患者是否适合进行肝移植，因此需要咨询移植服务。如果患者是候选人，建议尽早转到移植中心，并开始由移植团队评估肝移植的可行性。

（刘英亮）

# 参考文献

[ 1 ] BALAKUMAR V, MURUGAN R, SILEANU F E, et al. Both positive and negative fluid balance may be associated with reduced long-term survival in the critically ill[J]. Crit Care Med, 2017, 45: e749–e757.

[ 2 ] BERNAL W, MURPHY N, BROWN S, et al. A multicentre randomized controlled trial of moderate hypothermia to prevent intracranial hypertension in acute liver failure[J]. J Hepatol, 2016, 65(2): 273–279.

[ 3 ] COOK D, GUYATT G. Prophylaxis against Upper Gastrointestinal Bleeding in Hospitalized Patients[J]. N Engl J Med, 2018, 378(26): 2506–2516.

[ 4 ] KIRKPATRICK A W, ROBERTS D J, DE WAELE J, et al. Pediatric Guidelines Sub-Committee for the World Society of the Abdominal Compartment Syndrome: Intra-abdominal hypertension and the abdominal compartment syndrome: Updated consensus definitions and clinical practice guidelines from the World Society of the Abdominal Compartment Syndrome[J]. Intensive Care Med, 2013, 39: 1190–1206.

[ 5 ] MALBRAIN M L, CHIUMELLO D, CESANA B M, et al. WAKE-Up! Investigators: A systematic review and individual patient data meta-analysis on intra- abdominal hypertension in critically ill patients: The wake-up project. World initiative on Abdominal Hypertension Epidemiology, a Unifying Project (WAKE-Up!)[J]. Minerva Anestesiol, 2014, 80: 293–306.

[ 6 ] MALBRAIN M L, MARIK P E, WITTERS I, et al. Fluid overload, de-resuscitation, and outcomes in critically ill or injured patients:

A systematic review with suggestions for clinical practice[J]. Anaesthesiol Intensive Ther, 2014, 46: 361−380.

[ 7 ] MALONEY P R, MALLORY G W, ATKINSON J L, et al. Intracranial pressure monitoring in acute liver failure: institutional case series[J]. Neurocrit Care, 2016, 25(1): 86−93.

[ 8 ] MALUSO P, OLSON J, SARANI B. Abdominal compartment hypertension and abdominal compartment syndrome[J]. Crit Care Clin, 2016, 32: 213−222.

[ 9 ] MCCLAVE S A, TAYLOR B E, MARTINDALE R G, et al. Guidelines for the provision and assessment of nutrition support therapy in the adult critically ill patient: Society of Critical Care Medicine (SCCM) and American Society for Parenteral and Enteral Nutrition (A.S.P.E.N.)[J]. J Parenter Enteral Nutr, 2016, 40(2): 159−211.

[ 10 ] MURPHY P B, PARRY N G, SELA N, et al. Intra-abdominal hypertension is more common than previously thought: A prospective study in a mixed medical-surgical ICU[J]. Crit Care Med, 2018, 46: 958−964.

[ 11 ] PATEL D M, CONNOR M J J R. Intra-abdominal hypertension and abdominal compartment syndrome: An underappreciated cause of acute kidney injury[J]. Adv Chronic Kidney Dis, 2016, 23: 160−166.

[ 12 ] REINTAM BLASER A, PARM P, KITUS R, et al. Risk factors for intra- abdominal hypertension in mechanically ventilated patients[J]. Acta Anaesthesiol Scand, 2011, 55: 607−614.

[ 13 ] REINTAM BLASER A, REGLI A, DE KEULENAER B, et al. Incidence, risk factors, and outcomes of intra-abdominal hypertension in critically ill patients — a prospective multicenter study (IROI study) [J]. Chest, 2018, 153: 238−250.

[ 14 ] REINTAM BLASER A, STARKOPF J, ALHAZZANI W, et al. Early enteral nutrition in critically ill patients: ESICM clinical practice guidelines[J]. Intensive Care Med, 2017, 43(3): 380−398.

[ 15 ] REINTAM BLASER A, STARKOPF J, MOONEN P J, et al. Perioperative gastrointestinal problems in the ICU[J]. Anaesthesiol Intensive Ther, 2018, 50(1): 59−71.

[ 16 ] SILVERSIDES J A, FITZGERALD E, MANICKAVASAGAM U S, et al. Role of active deresuscitation after resuscitation (RADAR) investigators: deresuscitation of patients with iatrogenicuid overload is associated with reduced mortality in critical illness[J]. Crit Care Med, 2018, 46: 1600−1607.

[ 17 ] TOEWS I, GEORGE A T, PETER J V, et al. Interventions for preventing upper gastrointestinal bleeding in people admitted to intensive care units[J]. Cochrane Database Syst Rev, 2018, 6: CD008687.

# 第二十九章
# 神经危重症相关的血液系统问题

## 第一节　正常凝血机制

20世纪60年代,Davie,Ratnoff和Macfarlane最早描述了"瀑布"和"级联"的理论,概述了凝血级联的基本原理,从而建立了血液凝固(凝血)的概念。凝血是指血液由流动的液体状态变为不能流动的凝胶状态的过程,其实质是血浆中的可溶性纤维蛋白原转变为不可溶的纤维蛋白。作为生理性止血的重要环节,是机体重要的保护机制。

### 一、凝血因子

大多数凝血因子是被称为酶原的蛋白水解酶的前体,它们以非活化的形式存在于血浆与组织之中,在出血时被激活,直接参与血液凝固的过程。依据该因子的发现顺序用罗马数字进行编号,目前已命名的凝血因子有 I～XIII(简称 F I～F XIII,其中 F VI 是血清中活化的 F V,已不再被认为是一个独立的凝血因子),激活的凝血因子通常在该因子的罗马数字后加字母"a"来表示。除此之外,还有血管性血友病因子、前激肽释放酶、高分子量激肽原等(表5-29-1)。

在这些凝血因子中,除了 F III,IV 和 VIII 之外,其余凝血因子均由肝脏产生,除了 F IV 之外均为蛋白质。这些蛋白质经过翻译后修饰,参与到凝血级联反应之中。

表5-29-1　**凝血因子名称及功能**

| 编　号 | 名　　称 | 功　　能 | 血浆半衰期(小时) | 相关遗传性疾病 |
|---|---|---|---|---|
| I | 纤维蛋白原 | 形成纤维蛋白,参与血小板聚集 | 90 | 先天性纤维蛋白原缺乏症,家族性肾淀粉样变 |
| II | 凝血酶原 | F II a激活 F I、F V、F VII、F VIII、F XI、F XIII,蛋白C和血小板 | 65 | 高血栓形成倾向 |
| III | 组织因子 | 作为 F VII a 的辅因子,是生理性凝血反应过程的启动物 | — | — |
| IV | 钙离子($Ca^{2+}$) | 辅因子,是凝血因子与磷脂结合的必要条件 | — | — |
| V | 前加速素易变因子 | 辅因子,加速 F X a 对凝血酶原的激活 | 15 | 活化的蛋白C抵抗 |
| VII | 前转变素稳定因子 | 激活 F IX 和 F X | 5 | 先天性 F VII 缺乏症 |
| VIII | 抗血友病因子A | 辅因子,加速 F IX a 对 F X 的激活 | 10 | 血友病A |
| IX | 抗血友病因子B/血浆凝血活酶 | F IX a 与 F VIII a形成内源途径 F X 酶复合物激活 F X | 25 | 血友病B |
| X | Stuart-Prower因子 | 与 F V a结合形成凝血酶原复合物激活 F II | 40 | 先天性 F X 缺乏症 |

续　表

| 编　号 | 名　　称 | 功　　能 | 血浆半衰期（小时） | 相关遗传性疾病 |
|---|---|---|---|---|
| XI | 血浆凝血活酶前体 | 激活F IX | 45 | 血友病C |
| XII | Hageman因子 | 激活F XI、F VII和前激肽释放酶 | — | 遗传性III型血管性水肿 |
| XIII | 纤维蛋白稳定因子 | 形成交联纤维蛋白 | 200 | 先天性F XIII a/b缺乏症 |
| — | 前激肽释放酶 | 激活F XII；剪切HMWK | 35 | 前激肽释放酶缺乏症 |
| — | 高分子量激肽原（HMWK） | 辅因子，支持F XII、F XI和前激肽释放酶互相激活 | 150 | 激肽原缺乏症 |
| — | 血管性血友病因子（vWf） | 与F VIII结合，介导血小板黏附 | 12 | 血管性血友病 |
| — | 抗凝血酶III | 抑制F II a，F X a和其他蛋白酶 | 72 | 抗凝血酶III缺乏症 |
| — | 肝素辅因子 II | 抑制F II a，肝素和硫酸皮质素的辅助因子 | 60 | 肝素辅因子 II 缺乏症 |
| — | 蛋白质C | 灭活F V a，F VIII a | 0.4 | 蛋白质C缺乏症 |
| — | 蛋白质S | 激活蛋白质C的辅因子 | | 蛋白质S缺乏症 |

## 二、凝血过程

凝血的过程可分为三个基本步骤：凝血酶原复合物的形成、凝血酶被激活以及纤维蛋白生成。

凝血酶原复合物可通过外源性凝血途径（又称为组织因子途径）或内源性凝血途径（又称为接触激活途径）形成。以往认为凝血反应级联的两个途径同等重要，近来研究发现，凝血反应的主要途径是外源性途径。两者在F X的激活后进入共同途径，即后两个步骤：凝血酶激活和纤维蛋白生成。

（一）外源性凝血途径

外源性凝血途径是血浆介导止血反应的第一步，其最主要的作用就是启动凝血因子的级联反应，是凝血级联中最重要的组成部分。组织受损后，F VII离开血液循环进入组织，与表达组织因子（tissue factor，TF）的细胞接触（如基质成纤维细胞和白细胞），与$Ca^{2+}$一起形成活化的F VII a-组织因子复合物。F VII a-组织因子复合物参与两个重要的过程。

（1）激活F X生成F X a：在此过程中，组织因子充当F VII和F VII a的受体，使F VII a-组织因子复合物锚定在损伤部位，同时又作为辅因子，增强F VII a激活F X的效力。

（2）激活F IX生成F IX a：F IX a与F VIII a结合激活F X，完成了外源凝血途径和内源凝血途径的相互联系；同时也可以正反馈激活F VII a，扩大级联反应，循环往复。F VII a在凝血酶、F XI a、F XII和F X a的辅助

下，也可以自身激活。外源性凝血途径抑制剂（TFPI）可抑制F VII a-组织因子复合物对F X的激活。产生的F X a及其辅因子F V a形成的凝血酶原复合物激活凝血酶原（F II），生成凝血酶（F II a）。

（二）内源性凝血途径

参与内源性凝血途径的凝血因子全部来自血液，其激活由血管内皮细胞损伤导致：首先高分子量激肽原（HMWK）、F XII和前激肽释放酶在胶原蛋白上形成初级复合物，激活前激肽释放酶转化为激肽释放酶，F XII激活为F XII a。F XII a的主要功能是激活F XI生成F XI a，从而激活内源性凝血途径。F XI a在$Ca^{2+}$的存在下可以激活F IX生成F IX a，F IX a与F VIII a在活化的血小板提供的膜磷脂表面结合形成复合物，进一步将F X激活为F X a，F VIII a在此过程中作为辅因子，加速了反应的进程。

在F XII、HMWK和前激肽释放酶严重缺乏的情况下，患者并不会出现出凝血障碍，说明内源性凝血途径在血液凝固过程中起次要作用。同时研究发现，这种接触激活系统似乎更多地参与了炎症反应和固有免疫的过程中。尽管如此，对内源性凝血途径进行干扰仍可以在不增加出血风险的情况下预防血栓形成。

（三）共同途径

F X a及其辅因子F V a，与组织、血小板磷脂以及$Ca^{2+}$形成的凝血酶原复合物，将凝血酶原转化为凝血酶。凝血酶进一步将循环中的纤维蛋白原（F I）裂解为不溶性纤维蛋白（F I a），同时还激活因子XIII，后

者以共价交联与血小板血栓中的纤维蛋白聚合物结合,形成不溶于水的交联纤维蛋白多聚体凝块,即稳定的血栓,完成止血的过程。凝血酶在血栓调节蛋白存在的条件下还能激活FⅧ和FⅤ以及其抑制剂蛋白质C。

除了有内源及外源性途径激活之外,在血小板血栓形成的初期,活化的血小板也可以产生凝血酶,产生的凝血酶反过来又促进了更多的血小板活化(图5-29-1)。

### 三、生理性凝血机制

内源性凝血途径虽然不与外源性凝血途径平行,但其在放大阶段对凝血反应开始后的维持和巩固发挥了重要的作用。血液凝固的主要过程总结如下。

1. 启动 体内组织和器官损伤后TF表达,与FⅦa结合,激活FⅨ和FⅩ。FⅦa-组织因子复合物激活因子Ⅸ的过程连接了内源、外源性途径。接着FⅩa激活FⅡ,形成凝血酶。该反应产生的凝血酶活性并不强,可以被TF通路抑制剂有效终止。

2. 放大 由于产生的凝血酶的数量不够,因此存在大量的正反馈回路来激活足够的凝血酶与血小板结合。在启动期产生的凝血酶进一步激活FⅥ和FⅧ,它们作为凝血酶原复合物的辅因子,分别通过FⅩa和FⅨa促进FⅡ和FⅩa的激活。

3. 播散 血小板表面积累的相关酶复合物不断

地激活更多的凝血酶与血小板。这确保了凝血酶和纤维蛋白的连续生成,形成稳定的、足够大的血栓。

4. 稳定 凝血酶的产生激活了FⅩⅢ(纤维蛋白稳定因子),该因子以共价连接纤维蛋白聚合物,增强了血小板血栓中纤维蛋白的稳定性。此外,凝血酶还可以激活凝血酶激活的纤溶抑制物(TAFI),抑制纤溶的发生。

### 四、生理性凝血的负性调控

正常机体在凝血系统被激活的同时,抗凝系统和纤溶系统也被激活,通过凝血、抗凝和纤溶系统以及血小板和血管壁之间复杂的相互作用,可以在体内维持这种血栓和出血的平衡,将血栓局限于损伤部位,避免血栓的扩散,以保持全身血液的流动状态。

人体内自然存在的主要抗凝机制包括以下几个方面。

#### (一)抗凝血酶

抗凝血酶(AT)是凝血酶的主要抑制剂。作为一种丝氨酸蛋白酶抑制剂,AT可以结合并灭活:凝血酶、FⅨa、FⅩa、FⅪa和FⅫa。肝素可以增强AT的活性,但是血浆中肝素浓度较低,对AT的体内活化并没有显著贡献。在体内,AT主要通过与内皮细胞表面的硫酸乙酰肝素的结合来增强抗凝功能。激活的AT以1:1的比例结合凝血因子后被网状内皮细胞清除。

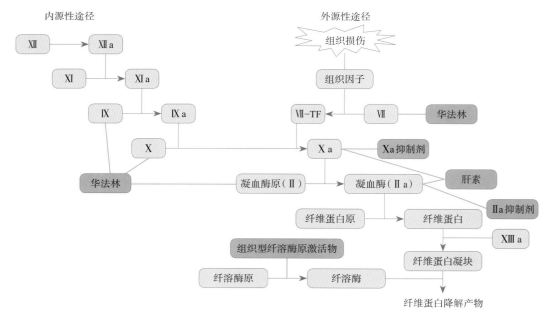

**图5-29-1 凝血、抗凝和溶栓过程示意图**

Ⅹa抑制剂(inhibitors),常用的有利伐沙班、阿哌沙班等;肝素(包括普通肝素及低分子肝素);Ⅱa抑制剂,常用的有达比加群。tPA,组织型纤溶酶原激活物,将纤溶酶原(plasminogen)转化为纤溶酶(plasmin),促进纤维蛋白的分解。

（二）组织因子途径抑制物

组织因子途径抑制物（TFPI）是一种由内皮细胞产生的多肽，通过抑制F Ⅶa-组织因子复合物来抑制外源性凝血途径。它还可以抑制TF介导的F Ⅶ和F Ⅹ的过度激活。

（三）蛋白质C

蛋白质C是主要的生理抗凝剂，它是一种维生素K依赖性丝氨酸蛋白酶。当凝血酶离开损伤部位，与正常血管内皮细胞表面凝血调节蛋白结合后，将蛋白质C活化为活化的蛋白质C（APC），APC、蛋白质S和作为辅助因子的磷脂一起灭活F Ⅴa和F Ⅷa。蛋白质C系统主要包括蛋白质C、蛋白质S、凝血酶调节蛋白和蛋白质C的抑制物。蛋白质C、蛋白质S的缺乏或功能不良均可以增加血栓形成的风险。

（四）蛋白质Z依赖性蛋白酶抑制剂

蛋白质Z依赖性蛋白酶抑制剂（ZPI）由肝脏产生，ZPI可以降解F Ⅺ，并且在蛋白质Z的辅助下可以降解F Ⅹ。

# 第二节　获得性凝血功能障碍

在正常的生理状态下，凝血和出血之间总是保持着相对的平衡，当出现任何病理情况时，都会使这种平衡向出血或血栓形成的方向倾斜。临床上，将凝血功能障碍分为先天性凝血功能障碍和获得性凝血功能障碍，本节主要介绍获得性凝血功能障碍。

## 一、出血性疾病

凝血因子生成障碍或消耗增多可导致机体的凝血功能障碍，产生出血的倾向。

（一）凝血因子生成障碍

1. 维生素K缺乏　维生素K是在食物和膳食补充剂中发现的一组结构相似的脂溶性维生素。维生素K参与某些特定的蛋白质中谷氨酸γ位置的羧化作用，在维生素K的辅助下才能合成某些必需的蛋白质。其中，维生素K在F Ⅱ、Ⅶ、Ⅸ、Ⅹ的翻译后修饰中具有重要的作用。没有维生素K，凝血功能会严重受损，导致严重的出血，上述因子也被称为是维生素K依赖性凝血因子。

维生素K的主要来源是饮食，其在参与光合作用的绿叶蔬菜中含量最高，动物肠道细菌同样可以合成维生素K。维生素K主要在回肠吸收，胆汁酸盐有助于维生素K的吸收。当摄入不足、胆道疾病或使用维生素K拮抗剂时，可引起维生素K的缺乏。实验室表现主要有凝血酶原时间（PT）、活化部分凝血活酶时间（APTT）延长，而凝血酶时间（TT）正常，以及维生素K依赖的凝血因子活性降低。维生素K缺乏症应依据临床症状的严重性给予维生素K的补充，可选择口服或静脉给药两种方式。

2. 肝功能障碍　大多数凝血因子在肝脏中合成，严重的肝脏疾病会导致凝血功能障碍。由于肝脏也参与活化的凝血因子和纤溶产物的清除，因此，肝脏疾病也可以导致DIC。由肝脏疾病引起的凝血功能障碍的处理除针对原发病进行治疗外，应基于实验室的凝血功能检查，进行对应的补充，如补充维生素$K_1$、新鲜冰冻血浆等。

（二）凝血因子消耗增多

消耗性凝血病通常又被称为弥散性血管内凝血（DIC），它不是一个独立的疾病，而是一个综合征。在某些致病因子如感染、肿瘤、妇科疾病、创伤及手术等的作用下，大量的促凝物质进入血液，激活凝血酶和血小板，在微循环内纤维蛋白沉积和血小板聚集，形成广泛的微血栓，凝血因子和血小板大量的消耗，引起继发性的纤溶亢进，出现以止、凝血功能障碍为特征的病理生理过程。临床表现主要为出血、休克、器官功能障碍和微血管病性溶血性贫血。

DIC的诊断不仅需要实验室检查，还需要病史的支持。国际血栓形成和止血学会（ISTH）给出了诊断积分算法（表5-29-2）。

表5-29-2　弥散性血管内凝血（DIC）积分诊断系统

| 标　　　准 | 得　分 |
| --- | --- |
| 风险评估 | |
| 存在与典型DIC发病相关的原发病 | 2 |
| 不存在与典型DIC发病相关的原发病 | 不适用 |
| 凝血参数 | |
| 血小板（×10⁹/L） | |
| > 100 | 0 |

续　表

| 标　　　　准 | 得　　分 |
|---|---|
| 50 ～ 100 | 1 |
| < 50 | 2 |
| 纤维蛋白降解产物 | |
| 无升高 | 0 |
| 中度升高（ > 正常值上限 ） | 2 |
| 显著升高（ > 正常值上限5倍） | 3 |
| 凝血酶原时间延长 | |
| < 3秒 | 0 |
| 3 ～ 6秒 | 1 |
| > 6秒 | 2 |
| 纤维蛋白原浓度（g/L） | |
| > 1.0 | 0 |
| < 1.0 | 1 |

注：结果判定若积分≥5，符合典型DIC诊断；若积分 < 5，提示非典型DIC，重复积分1 ～ 2天。

在诊断DIC的过程中，是否存在基础疾病极为重要，特征性病史，是与其他凝血功能障碍鉴别的要点，肝脏疾病有时可与DIC呈现相同的实验室检查结果。PT的延长、血小板计数的减少反映了凝血级联的消耗和合成受损，纤维蛋白降解产物D-二聚体水平的升高，反映了循环中纤维蛋白存在强烈的降解，继发性的纤溶亢进。纤维蛋白原是急性期的反应物，在某些条件下（如炎症反应），纤维蛋白原的水平可能并不降低，甚至升高，然而，较低的水平更符合DIC的消耗过程。

DIC的治疗应以治疗原发病为中心，积极的治疗原发病可预防和去除DIC的病因，是防治DIC的根本措施。如感染引起的DIC，应积极给予合适足量的抗生素，并尽快明确感染的部位和病原微生物。欧洲创伤后大出血和凝血病处理指南推荐，预期大出血的患者应行支持性的止血治疗，在初始治疗时，应根据需要输注新鲜冰冻血浆。新鲜冰冻血浆和红细胞的输注比例至少为1∶2，纤维蛋白原水平低的可考虑输注纤维蛋白原浓缩物和红细胞。当临床上患者出现血栓栓塞为主的表现时，可考虑阻断凝血因子和血小板的激活。肝素对于急性DIC的疗效仍不确定，尤其对感染引起的DIC患者，由于存在出血的风险，这种方案的使用仍需慎重。重组人活化蛋白质C（drotrecogin alfa）曾被推荐用于严重脓毒症所致的DIC患者，但已被证明没有益处，并于2011年退出市场。重组因子Ⅶ曾被建议作为产科或其他原因导致的严重出血患者治疗的"最后手段"，但其临床证据依然不足。

## 二、血栓形成性疾病

获得性血栓形成性疾病又称为"获得性易栓症"，是指易于发生血栓的一种状态。

（一）发病原因

易栓症本身不是一种独立的疾病，但可与某种特定的生理或疾病状态有关，如吸烟、肥胖、妊娠状态、恶性肿瘤、术后制动、女性使用口服避孕药等。某些凝血因子（如FⅤ、FⅦ、FⅧ、FⅨ、纤维蛋白原、vWF）的血浆浓度随着年龄的增长而逐渐升高，从而增加血栓形成的风险。老年人心脑血管事件高发的原因可能是由于血浆纤维蛋白原水平升高，而纤维蛋白原通过糖蛋白Ⅱb/Ⅲa受体增强血小板的桥接，并可以直接增加血液的黏滞度。

在维生素K缺乏症、长期华法林治疗、肝硬化和败血症的患者中，可出现蛋白质C系统的功能障碍，主要表现为蛋白质C和S的缺乏，增加了血栓形成的风险。大量观察性研究表明，重症患者的活化蛋白质C水平降低可能与死亡率升高直接相关。

在妊娠期，由于妊娠子宫阻塞下腔静脉以及凝血因子、纤维蛋白原和vWF浓度增加，蛋白质S的活性下降以及蛋白质C的抵抗，增加了血液的黏滞度。此外，纤溶系统障碍的存在，使产妇更易于血栓栓塞。

在围手术期或外伤的患者中，长时间的制动使血液瘀滞，导致局部缺氧。缺氧使得TF暴露，激活凝血级联，从而引发血栓形成。此外，在术后最初几个小时中，血液内TF、组织型纤溶酶原激活物（tPA）和vWF浓度升高，促进了静脉血栓形成。静脉穿刺同样引起血管壁损伤，尤其是下肢，更容易因为制动导致血液瘀滞，从而增加血栓形成的风险，因此，最好避免在下肢进行静脉穿刺。

恶性肿瘤特别是转移性恶性肿瘤，是公认易栓症的危险因素。肿瘤细胞可以激活凝血系统或自身分泌促凝物质。此外，如使用中央静脉导管进行化疗，也可进一步增加血栓形成的风险。

肾病综合征同样容易诱发血栓形成，尤其是在严重的肾病综合征（血浆白蛋白水平低于25 g/L）或膜性肾病的患者，血栓形成的风险更高。炎性肠病（溃疡性结肠炎和克罗恩病），尤其是在疾病活跃时血栓形成概率较高。

（二）诊断

易栓症作为一种易于发生血栓的病理状态，在最终血栓形成前，常常难于诊断。在怀疑易栓症时，应进行全面的实验室凝血功能检查，检查广泛程度取决于临床判断和初步评估中发现的异常。易栓症的诊断重点是血栓栓塞性疾病的诊断。如深静脉血栓（DVT）、肺栓塞（PE）等疾病的诊断。Dimer及TEG指标有助于诊断。

（三）治疗

获得性易栓症没有具体的针对疗法，应积极治疗原发疾病、纠正危险因素。一旦发生血栓栓塞性疾病，应及早开展抗栓治疗。系统性的抗栓治疗主要包括抗凝治疗、溶栓治疗和抗血小板治疗。

1. 抗凝治疗　通过抗凝药物降低血液凝固性，延长凝血时间，阻止血栓的延伸和扩大。通过影响凝血级联中的相关步骤来抑制凝血反应，传统的药物包括华法林、肝素已被广泛地应用于临床。自2000年以来多种抗凝药物陆续进入临床，这些药物统称为直接口服抗凝药物（DOAC）、新型口服抗凝药物（NOAC）或者非维生素K拮抗剂类口服抗凝药物，这些药物包括直接凝血酶抑制剂（达比加群）和F X a抑制剂（利伐沙班、阿哌沙班、贝曲沙班和伊多沙班）。直接口服抗凝药物以其较好的临床效果和较轻的副作用逐步被临床医生所接受。

对于原因不明、反复发作或有血栓形成高危因素的患者，最重要的是决定长期抗凝药物的使用。例如华法林，有报道称华法林的使用导致每年发生重大出血的风险超过3%，而其中11%的患者因此死亡，所以，应谨慎权衡其风险，严格把握适应证。

2. 溶栓治疗　也称为纤维蛋白溶解治疗，利用促纤溶的药物提高或加强机体的纤维蛋白溶解活性，溶解已形成的血栓，重新开通阻塞血管。用于ST抬高型心肌梗死，卒中和肺栓塞等相关疾病。常用的药物有链激酶、尿激酶、重组组织型纤溶酶原激活物（rt-PA）。溶栓的主要并发症是出血，出血是少见但严重的并发症，但溶栓并没有绝对的禁忌证。在处理动脉栓塞的过程中，溶栓在再灌注治疗中扮演了重要的角色。

3. 抗血小板治疗　血小板在初期止血和血栓形成中起着重要的作用，在动脉血栓形成的过程中作用更为突出。因此，针对血小板的治疗是抗栓治疗中的重要组成部分。抗血小板的药物可以干扰血小板的活化来降低血小板的聚集，抑制血栓形成，被广泛地用于血栓性心脑血管疾病的一级和二级预防。常用的抗血小板药物类别主要有环氧化酶抑制剂（阿司匹林、三氟醋铆酸）、二磷酸腺苷受体抑制剂（坎格雷洛、氯吡格雷、普拉格雷、替卡格雷、噻氯匹定）、磷酸二酯酶抑制剂（西洛他唑）、糖蛋白 II b/ III a 受体抑制剂（阿昔单抗、依替巴肽、替罗非班）和腺苷再摄取抑制剂（双嘧达莫）。

# 第三节　静脉血栓栓塞的防治

静脉血栓栓塞（VTE）主要包括深静脉血栓（DVT）和肺栓塞（PE）。在美国，每年约有多达90万人患有VTE，导致超过10万人死亡，其中1/3的患者在确诊后的30天内死亡。在重症患者的治疗中，是公认的、可预防的致死和致残原因之一。DVT是深静脉内形成的血凝块，最常见的发生部位在下肢，但也可以发生在身体其他部位。下肢DVT的常见症状主要为患处红肿热痛，下肢不对称肿胀以及浅静脉曲张，同时，大约一半的病例没有症状，称为"寂静型"DVT。下肢DVT最严重的并发症为血栓脱落进入肺部动脉形成的PE，以及血栓后综合征。肠系膜静脉的血栓可有类似于急腹症的临床表现，常继发于普外科相关疾病及围手术期。

对于神经危重症患者来说，由于昏迷和（或）瘫痪导致长时间卧床，以及神经系统疾病引起凝血系统的异常激活，导致VTE的发生风险显著升高。

## 一、下肢深静脉血栓

Virchow三联征很好地解释了DVT的产生：静脉系统淤滞，血液高凝状态和血管内膜的损伤或激活。其他的相关原因包括免疫系统成分的激活、血液中微粒的状态、血氧含量以及血小板激活，各种危险因素促成了DVT的发生。

（一）DVT的危险因素

获得性危险因素包括：① 高龄和肥胖，血液成分的改变增加了凝血的倾向；② 感染，人免疫缺陷病毒、肺炎和尿路感染等增加静脉血栓形成的风险；③ 大手术和创伤，组织因子从组织中进入血液循环，引发凝血级联反应；④ 癌症，可以在静脉内和周围生长，导致静脉淤滞，还可以刺激组织因子水平升高；⑤ 妊娠，导致血液高凝状态,且在生产过程中能够释放促凝物质入血;⑥ 口服避孕药和激素替代治疗,可以改变血液中的凝血相关蛋白水平、抑制纤溶系统,增加凝血风险;⑦ 留置中心静脉导管。

关于DVT风险的评估常用的有Wells评分(表5-29-3)和Caprini评分(表5-29-4)。

表5-29-3　Wells评分

| 标　　　准 | 得　分 |
| --- | --- |
| 癌症活动期(最近6个月内接受治疗或姑息治疗) | 1 |
| 偏瘫,轻瘫或近期下肢固定不动 | 1 |
| 近期卧床≥3天,或在过去12周内行大手术 | 1 |
| 沿深静脉系统走行有局部压痛 | 1 |
| 整个下肢肿胀 | 1 |
| 小腿周径≥对侧小腿3 cm(胫骨粗隆下10 cm测量) | 1 |
| 患侧腿浅表静脉浮肿 | 1 |
| 患侧出现凹陷性水肿 | 1 |
| 既往有DVT病史 | 1 |
| 可做出非DVT的其他诊断(如肌肉损伤、慢性水肿、浅静脉炎、血栓后综合征等) | −2 |

注:DVT,深静脉血栓。

研究表明,Wells评分在2分以上的患者发生DVT的概率为28%,评分低于2分的患者发生DVT的概率为6%。

(二) DVT的预防

较高的发生率和潜在的并发症威胁均提示了DVT预防的重要性,不恰当的预防通常导致DVT的发生。预防措施主要包括药物预防、机械性预防和预防性使用下腔静脉滤器。

常用的预防药物有普通肝素(UFH)、低分子肝素(LMWH)、DOAC和阿司匹林。美国血液学会(ASH)和东部创伤外科学会(EAST)均推荐皮下注射LMWH来预防DVT。由于LMWH由肾脏代谢,如果患者存在肾功能障碍(肌酐清除率 < 30 mL/min),可使用UFH替代LMWH。2014年Cochrane回顾分析发现,肝素的使用降低了DVT的风险,但同时增大了出血的可能性,因此Cochrane建议需要权衡风险和收益。对于神经危重症患者而言,何时开始药物预防仍是一个有争议的话题。颅脑损伤(TBI)患者是静脉血栓栓塞的高危人群,发生率为25%。一项对3 647名重度TBI患者的回顾性研究发现,72小时内使用药物预防VTE能够显著减少PE和DVT的发生率,同时没有增加死亡风险、新发颅内血肿或颅内血肿扩张、神经外科干预率。与之相似,脊髓损伤患者72小时内注射LMWH是安全有效的。DOAC作为预防性药物的使用,研究多在

表5-29-4　Caprini评分

| 评　分 | 危 险 因 素 | | |
| --- | --- | --- | --- |
| | 病　　史 | 实验室检查 | 手　　术 |
| 1分/项 | 年龄41～60岁 | — | 计划小手术 |
| | 肥胖(BMI > 25) | | |
| | 异常妊娠 | | |
| | 妊娠期或产后(1个月) | | |
| | 口服避孕药或激素替代治疗 | | |
| | 卧床的内科患者 | | |
| | 炎症性肠病史 | | |
| | 下肢水肿 | | |
| | 静脉曲张 | | |
| | 严重的肺部疾病,含肺炎(1个月内) | | |
| | 肺功能异常如COPD | | |
| | 急性心肌梗死 | | |

| 评 分 | 危 险 因 素 | | |
|---|---|---|---|
| | 病 史 | 实验室检查 | 手 术 |
| 1分/项 | 充血性心力衰竭<br>败血症(1个月内)<br>大手术(1个月内) | — | |
| 2分/项 | 年龄61～74岁<br>石膏固定<br>需要卧床 > 72小时<br>恶性肿瘤 | — | 中心静脉置管<br>腹腔镜手术( > 45分钟)<br>大手术( > 45分钟)<br>关节镜手术 |
| 3分/项 | 年龄 > 75岁<br>深静脉血栓/肺栓塞病史<br>血栓家族史<br>肝素引起的血小板减少<br>未列出的先天或后天血栓形成 | 抗心磷脂抗体阳性<br>凝血酶原 G20210A 基因阳性<br>因子 V Leiden 基因阳性<br>狼疮抗凝物阳性<br>血清同型半胱氨酸升高 | — |
| 5分/项 | 卒中(1个月内)<br>急性脊髓损伤(瘫痪)(1个月内) | — | 选择性下肢关节置换术<br>髋关节,骨盆或下肢骨折<br>多发性创伤(1个月内) |
| 总分 | | | |
| 合计评分 | | | |

注:结果判定积分在0～1分为低危;2分为中危;3～4分为高危;5～7分为极高危。

骨科术后制动的患者中进行,尚未扩展至其他患者群体。

对于较高出血风险的患者,机械性预防是一种替代的预防方式。与间歇充气加压装置(IPC)相比,分级加压弹性长袜可能导致患者下肢的压迫伤,尤其是对于周围血管病的患者。因此,当选择使用机械性预防时,应优先使用IPC。

预防性下腔静脉滤器通常用于无法接受药物预防的VTE高危患者。然而下腔静脉滤器的使用仍然存在争议,一项多中心随机对照实验认为创伤严重程度评分(ISS)大于15分的患者早期置入下腔静脉滤器没有益处。如果使用下腔静脉滤器,应注意随访并及时取出。

2011年美国医师学会(ACP)发布临床实践指南,基于中等质量证据提出了三点强烈建议:① 在开始预防之前,应评估住院患者的血栓栓塞和出血风险;② 如果认为潜在的获益大于危害,则应使用肝素或相关药物预防血栓;③ 不建议使用分级加压弹性长袜。ACP还提请注意在缺乏指征的情况下,普遍采用预防措施会增加药物并发症的风险。

2019年欧洲创伤后大出血和凝血病处理指南建议:① 对不能活动并且有出血风险的患者使用IPC进行早期机械性血栓预防(1C级);② 建议在出血控制后24小时内至患者可以活动前给予药物联合IPC进行血栓预防(1B级);③ 不建议使用分级加压弹性长袜进行血栓预防(1C级);④ 不建议常规使用下腔静脉滤器进行血栓预防(1C级)。

(三)DVT的诊断

实验室检查主要是针对D-二聚体,作为纤维蛋白降解产物,在血栓溶解或其他可能的情况下其含量升高。而由于D-二聚体较低的特异性,使其只适合作为一种排除诊断,如果D-二聚体含量正常,则可排除那些中低DVT风险患者DVT的诊断。美国胸科医师学会（ACCP）建议，在低风险的情况下，对疑似首发的下肢DVT患者，采用中高灵敏度的D-二聚体水平检测或对近端静脉进行加压超声检查来诊断DVT，这种建议优于全腿的超声检查。英国国家卫生与临床优化研究所（NICE）则建议在近端静脉超声之前进行D-二聚体检测。

静脉的影像学检查同样可用于DVT的诊断，最常见的是近端加压超声或全腿超声。这两种技术都有缺点：单次的近端扫描可能会错过远端DVT，而全腿扫描可能会导致远端DVT过度治疗。超声检查对下肢近端DVT的敏感性为97%但特异性仅有71%左右。有报道提示超声筛查无症状DVT的比例为0.9%，但有2.6%的患者出现症状性PE，提示超声阴性不能完全除外VTE的可能。DVT诊断的金标准是静脉造影，使用造影剂注入患肢的周围静脉并进行X线检查，显示静脉是否通畅。由于其成本高、有侵入性、设备等其他条件的限制，很少在临床使用。

### （四）DVT的治疗

抗凝是防治DVT的标准方法，它可以防止进一步的凝结，但不能直接作用于现有的血凝块。权衡风险与收益对确定抗凝持续时间很重要，通常三个月是标准治疗时间。对于腿部急性血栓的患者，ACCP建议在同一天使用非口服抗凝剂（如低分子肝素，磺达肝癸钠或普通肝素）和维生素K拮抗剂（VKA），至少持续5天。一般采用至少三个月的VKA来维持国际标准化比率（INR）在2.0 ～ 3.0，以2.5为治疗目标。随着治疗时间的延长，服用VKA的收益会下降，并且随着年龄的增长，出血的风险也会增加。对于急性、孤立的、血栓延长风险较低的远端DVT患者而言，可以在诊断后约1周影像学检查随访（通常为超声检查），如果血栓没有延长，ACCP不建议继续抗凝治疗。这可以降低高风险的患者出血的概率，但如果患者出血风险较低，可持续进行抗凝治疗。

下腔静脉滤器（IVC）被认为可降低PE的风险，但其有效性和安全性尚不明确。通常仅在某些情况下才建议使用。考虑到IVC滤器的潜在风险，如置入部位栓塞及IVC堵塞，ACCP指南不推荐IVC滤器用于VTE的初级预防。NICE建议在急性DVT或PE的患者，在不能接受抗凝治疗的情况下使用腔静脉过滤器，并且在可以安全地开始抗凝治疗时应移除滤器。尽管IVC滤器本身与DVT的长期风险相关，但使用IVC滤器并不是延长抗凝治疗的理由。

溶栓治疗是通过静脉内或导管直接送至病变局部给与链激酶、尿激酶或rt-PA，其作用是促进血栓分解。这可以使血栓后综合征的风险降低1/3，并且可降低腿部溃疡的风险，但与出血风险的增加相关。ACCP建议使用抗凝治疗而不是溶栓治疗。NICE建议在出现症状少于两周、一般情况良好、预期寿命较长且出血风险低的患者考虑溶栓治疗。

机械取栓也可以治疗静脉血栓，尽管ACCP认为仅在以下情况适用机械取栓：髂动脉DVT，症状＜7天，功能状态良好，预期寿命≥1年，并且有专业的设施和技术支持。但单独的抗凝治疗还是优于机械取栓（图5-29-2）。

### 二、肺栓塞

PE是下肢DVT最严重的并发症。在欧洲，每年约有43万人罹患PE。在美国，每年有30万～ 60万人发病，并且导致5万～ 20万人死亡。性别对发病率的影响不大，随着年龄的增长，发病率逐渐增加。

#### （一）PE的危险因素

PE的危险因素与DVT基本相同，大约有90%的肺动脉栓子来自下肢近端DVT或髂静脉血栓。DVT和PE统称为静脉血栓栓塞。

肺栓塞排除标准（PERC）可帮助评估疑诊肺栓塞的患者。与Wells评分不同，PERC标准旨在排除低风险患者PE的可能，处于低风险类别且没有如下症状的患者不必进一步进行PE检查：① 血氧饱和度低，$SaO_2$ ＜95%；② 单侧下肢肿胀；③ 咯血；④ 既往DVT或PE病史；⑤ 近期手术或创伤史；⑥ 年龄＞50岁；⑦ 使用激素；⑧ 心动过速。PERC标准的灵敏度为97.4%，特异性为21.9%，假阴性率为1.0%。PERC标准的存在可以减少患者进一步检查对身体的损伤和经济上的浪费。

#### （二）PE的诊断

需注意PE的临床表现错综复杂，可从无明显症状到猝死，取决于栓子大小、数目、部位、多个栓子的递次栓塞间隔时间及基础情况如心肺储备功能。实验室检查同DVT一样，D-二聚体具有很高的敏感性，但是特异性较低，可以作为一项很好的排除PE诊断的标准。当怀疑是PE，整体的凝血功能评估也是必要的，包括全血细胞计数、PT、APTT、TT。同时肺栓塞也有可能导致肌钙水平的升高。

欧洲心脏病学会建议，在D-二聚体等其他相关检测拿到中等或强烈支持PE诊断的证据后，再对患者行PE的影像学检查。肺血管造影（CTPA）是一线的诊断推荐。CTPA可以通过无创的方式进行PE的诊断和鉴

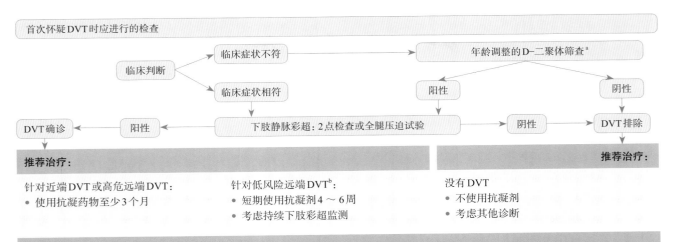

[图5-29-2] **DVT诊疗流程图**

该诊治流程虽然尚未在临床试验中得到验证,但代表了DVT诊断和治疗基于循证的综合方法。

a 年龄调整的D-二聚体阈值,对于年龄 > 50岁的疑似静脉血栓栓塞患者,计算方法为患者年龄乘以 10 ng/mL。

b 低危患者:年龄 < 50岁,无癌症或静脉血栓栓塞病史,正在接受避孕药或激素替代治疗,手术或制动后已经可以自由活动。

别诊断。肺通气血流扫描可以显示肺内有通气功能却没有血流灌注的区域,虽然由于CTPA的存在,它的临床运用较少,对于不能耐受造影剂或者妊娠期患者来说,这项技术具有一定的优势。其他如胸部X线检查、下肢彩超、心电图以及超声心动图等可以对上述的检查手段给予很好的补充。

（三）PE的预防

对于PE高危因素的患者应进行PE的预防,具体措施同DVT的预防。

（四）PE的治疗

一般治疗主要包括严密监测、绝对卧床、适当镇静、镇痛,给予呼吸和循环功能的对症支持治疗。

抗凝治疗目前仍然是PE治疗的主体部分。对于血流动力学稳定的、无其他禁忌证,高度怀疑或确诊的PE患者,应立即开始抗凝治疗。维生素K拮抗剂华法林是抗凝治疗的基石,维生素K拮抗剂需要根据INR调整给药剂量。在PE中,通常认为理想的INR是在2.0 ～ 3.0,如果在华法林治疗下PE复发,则INR控制窗应增加到2.5 ～ 3.5（禁忌证除外）或更改抗凝药物。由于维生素K拮抗剂起效较慢,因此初始的

注射用肝素治疗同样重要。就肝素注射治疗而言,Cochrane 系统评价认为,与普通肝素相比,LMWH可以减少肺栓塞患者出血的概率,并且减少了血栓的复发和栓子的大小。新型口服抗凝剂利伐沙班、阿哌沙班、达比加群和依多沙班在临床上的使用也越来越多。抗凝治疗通常持续3 ～ 6个月,如果之前有DVT或PE的病史,或相关危险因素低,则推荐长期服用。

大块的PE会引起血流动力学不稳定（如休克、低血压）,这时应启动溶栓治疗。临床指南建议,对于这类患者,在没有禁忌证的情况下,药物溶栓是最佳的治疗方法,对于那些患有PE的心搏骤停的患者,也同样建议使用。导管定向溶栓术（CDT）对于大块的肺栓塞治疗安全有效。通过股静脉穿刺,在透视的帮助下进入肺血管,在血栓位置释放溶栓药物。CDT可以提高药物的局部浓度,降低全身并发症的风险,在拥有该项技术的医疗中心,CDT可作为一线治疗手段。另外,基于超声引导的导管定向溶栓技术也同样具有潜力。对于次大块的PE患者,是否使用溶栓治疗仍存在争议。

下腔静脉滤器（IVC）的置入同样存在争议，仅在抗凝药使用禁忌，或者尽管进行抗凝治疗，但仍然存在新发PE这两种情况下建议使用。虽然在理论上IVC的使用可以预防PE，但仍缺乏临床证据的支持。

# 第四节　伴有抗血栓药物使用的颅内出血患者凝血功能的逆转

在所有卒中亚型中，颅内出血（ICH）约占15%，其预后最差，1年内的死亡率高达50%，超过2/3的患者虽然存活，但遗留严重的残疾。随着人口老龄化，心房颤动、缺血性心脑血管疾病等发病率越来越高，加之新型抗血栓药物的上市，使用抗血栓药物的患者群体在不断扩大。但当这些患者出现ICH时，出血的体积更大，脑室内出血（IVH）更加频繁，更重要的是血肿进展（HE）的发生率更高，这些都是影响疾病预后的重要危险因素，引起死亡率的增加或功能预后不良。因此，在ICH发生后，应积极、具体地处理和逆转抗血栓药物的状态，改善患者预后。抗血栓药物包括抗凝药物、抗血小板药物和溶栓药物。

## 一、抗凝药物的逆转（图5-29-3）

### （一）维生素K依赖的口服抗凝剂

在维生素K拮抗剂（VKA）相关ICH中，HE的发生率超过1/3，尽管国际标准化比值（INR）水平没有高于治疗范围，如果抗凝状态不逆转，超过24小时仍可有HE的发生。维生素K依赖的口服抗凝剂（VKA）有华法林等多种药物，机制为抑制维生素K环氧化物还原酶，限制合成凝血因子Ⅱ、Ⅶ、Ⅸ、Ⅹ和抗凝蛋白质C和S而发挥抗凝作用。作为目前心房颤动患者治疗的主要药物，华法林的应用使自发性脑实质出血的风险增加1倍，同全体脑实质出血的12%～14%有关。脑实质出血是90%VKA相关死亡的原因，较未应用抗血栓药物的患者神经功能预后差而死亡率高。

2015年美国神经重症协会（NCS）/重症医学学会（SCCM）的专家组推荐。

（1）当存在或怀疑颅内出血时，推荐停用VKA（良好临床实践声明）。

（2）在以下情况下，不推荐紧急逆转VKA的抗凝效应（推荐强度：强；证据质量：中）：① 高度怀疑或确诊颅内出血的原因是脑静脉血栓形成时，不建议逆转VKA的抗凝作用（推荐强度：视情况而定；证据质量：非常低）；② 对于伴发症状性或危及生命的血栓形成、缺血、肝素诱发的血小板减少症或DIC的颅内出血患者，推荐评估逆转VKA抗凝作用的利弊（良好临床实践声明）。

（3）在VKA相关颅内出血发生后，推荐应用维生素K以确保INR的持续性逆转，建议尽快应用维生素K或同其他逆转药物联用（推荐强度：强；证据质量：中）。① 建议维生素K单剂10 mg IV；应根据后续INR水平进行后续治疗（良好临床实践声明）；② 应用逆转药物后的24～48小时复查INR≥1.4时，建议再次给予维生素K 10 mg（良好临床实践声明）。

（4）对于VKA相关颅内出血且INR≥1.4的患者，推荐应用3或4因子凝血酶原复合物（PCC）而非新鲜冰冻血浆（FFP）进行救治（推荐强度：强；证据质量：中）。① 较应用3因子PCC，建议优先应用4因子PCC（推荐强度：视情况而定；证据质量：低）；② 初始逆转时建议单独使用PCC（3或4因子），而非联用FFP或重组凝血因子Ⅶ（rFⅦa）（推荐强度：视情况而定；证据质量：低）；③ 建议根据患者体重、入院INR和PCC种类确定PCC剂量（推荐强度：强；证据质量：中）；④ 建议在应用PCC后早期（15～60分钟）复查INR，并在随后24～48小时内持续（每6～8小时）进行INR复查，应依据后续INR的水平考虑再次应用PCC纠正（良好临床实践声明）；⑤ 在应用首剂PCC后的第一个24～48小时复查INR仍≥1.4时，建议进一步使用FFP进行纠正（推荐强度：视情况而定；证据质量：低）。

（5）不应使用rFⅦa逆转VKA抗凝效应（推荐强度：强；证据质量：低）。

（6）如果无法获得PCC或有PCC使用的禁忌证，替代治疗优于不治疗（推荐强度：强；证据质量：中）。根据患者的具体情况选择可用的疗法（良好临床实践声明）。① 联用FFP和维生素K优于不治疗（推荐强度：强；证据质量：中）；② 建议予FFP 10～15 mL/kg IV，同时予单剂维生素K 10 mg IV（推荐强度：视情况而定；证据质量：低）。

2016年，Lancet Neurology公布的INCH临床实验的研究结果同样支持了对于亟须手术或侵入性手术需要VKA逆转的患者，4因子PCC优于血浆，用于快速INR逆转和有效止血。2019年欧洲创伤后大出血和凝血病处理指南建议在创伤出血患者中，紧急逆转维生素K依赖性口服抗凝药，同时早期使用PCC和静脉注射5mg维生素K1（1A级）。

（二）直接口服抗凝药——ＦＸａ抑制剂

ＦＸａ抑制剂，常用的有阿哌沙班、依多沙班、利伐沙班，其机制是抑制凝血因子Ｘａ介导的凝血酶原转化为凝血酶。这些药物目前都被推荐为心房颤动患者卒中的一级或二级预防。通过TT、PT或者APTT可粗略的估计残留，ＦＸａ活性检测可以特定地检测ＦＸａ抑制剂的残留。

NCS/SCCM专家组推荐：

（1）当存在或怀疑颅内出血时，推荐停用ＦＸａ抑制剂（良好临床实践声明）。

（2）推荐获取服用最后一剂ＦＸａ抑制剂的时间和可能的药物相互作用信息，以协助评估暴露于抗凝作用的情况（良好临床实践声明）。

（3）建议主要依据出血（大出血或颅内出血）而非实验室检查来指导口服ＦＸａ抑制剂的药物逆转（推荐强度：视情况而定；证据质量：低）。

（4）对于已插管的颅内出血患者，如果消化道置管和（或）误吸风险低，在摄入口服ＦＸａ直接抑制剂后2小时内建议应用活性炭（50g）进行救治（推荐强度：视情况而定；证据质量：非常低）。

（5）如果在药物暴露后3～5个半衰期内或肝衰竭情况下发生颅内出血，则建议应用4因子PCC（50 U/kg）或活化的PCC（aPCC，50 U/kg）进行救治（推荐强度：视情况而定；证据质量：低）。

（6）建议应用4因子PCC或活化PCC，而非rFⅦa，因前者相关不良血栓事件的发生风险较小（推荐强度：视情况而定；证据质量：低）。

2016年NEJM多中心、前瞻性、单组研究评估了67例在使用ＦＸａ抑制剂后18小时内发生急性大出血的患者，在（4.8±1.8）小时注射安德塞奈治疗，服用ＦＸａ抑制剂合并急性大出血的患者中，初始剂量和随后2小时的安德塞奈输注大大降低了抗ＦＸａ活性，有效止血率为79%。2019年NEJM的另一篇多中心、前瞻单组研究使用ＦＸａ抑制剂（阿哌沙班、依多沙班、利伐沙班和依诺肝素）患者，在最后一次服药后18小时内发生出血使用安德塞奈治疗效果的研究。研究终点是抗ＦＸａ活性变化，以及输注结束后12小时止血效果良好患者。结果显示阿哌沙班和利伐沙班抗ＦＸａ活性降低90%以上，依诺肝素治疗的患者输注4、8和12小时后，75%的患者抗ＦＸａ活性降低。在输注结束后12小时，82%（95%CI：77%～87%）的患者达到

预先确定的良好止血效果。2019的国际卒中大会报道了该研究的一个亚组分析：在71例符合疗效分析条件的ICH患者中，HE发生率为22%（n=16/71），基本与VKA-ICH接受逆转药物治疗的预后相似。

虽然，特异性的逆转药物在临床上展现了比较好的治疗效果，但2019年欧洲创伤后大出血和凝血病处理指南并未推荐特异性的逆转药物，并给出如下建议：

（1）建议在使用或怀疑使用直接ＦＸａ抑制剂药物如阿哌沙班、依多沙班或利伐沙班的患者中检测其相应的血药水平（2C级）。

（2）建议针对特定药物进行抗ＦＸａ活性检测，如果无法进行检测，建议寻求血液学专家帮助（2C级）。

（3）如果出血危及生命，建议在获得特定的逆转药前静脉注射氨甲环酸（TXA）（15 mg/kg或1 g），并考虑使用PCC（25～50 U/kg）（2C级）。

目前仍没有明确的证据显示直接口服抗凝药的逆转药物可以显著改善直接口服抗凝药相关脑出血患者的HE概率。并且特异性逆转药物的有效性仍需进一步研究，因其难以获得且价格高昂，同样不得不被临床医生所考虑。

（三）直接凝血酶抑制剂

目前临床常用的凝血酶直接抑制剂主要有达比加群、比伐卢定、地西卢定、阿加曲班和来匹卢定，作用机制为直接抑制凝血酶（其中达比加群为竞争性抑制剂），包括凝血酶介导的血小板活化和聚集。RE-LY试验的研究结果表明，达比加群220或300 mg每天，可以导致每年0.2%～0.3%的颅内出血概率，其中46%为脑实质内的出血。稀释的TT（dilute thrombin time dTT），蛇毒凝固时间（ecarin clotting time ECT）可以实现达比加群抗凝效果的定量。

1. NCS/SCCM专家组推荐

（1）当存在或怀疑颅内出血时，推荐停用直接凝血酶抑制剂（良好临床实践声明）。

（2）推荐取最后摄入直接凝血酶抑制剂的剂量及时间、肾功能、可能的药物相互作用等信息，以协助评估暴露于抗凝作用的程度（良好临床实践声明）。

（3）建议主要依据出血（大出血或颅内出血）而非实验室检查来指导口服ＦＸａ抑制剂的药物逆转（推荐强度：视情况而定；证据质量：低）。

（4）我们建议对经肠道插管的颅内出血患者和（或）口服DTI后2小时内出现吸入性低风险的患者使用活性炭（50g）（有条件的推荐；证据质量：非常低）。

（5）以下情况下，对于应用达比加群的颅内出血患者，推荐应用依达赛珠单抗（5 g，分2次IV）进行

救治:① 在应用达比加群后的3～5个半衰期内,且没有肾衰竭的证据(推荐强度:强;证据质量:中);② 肾功能不全导致药物持续暴露超过正常的3～5个半衰期(推荐强度:强;证据质量:中)。

(6)在以下情况下,如果无法获得依达赛珠单抗,或颅内出血与凝血酶直接抑制剂(但不是达比加群)相关,则建议应用aPCC(50 U/kg)或4因子PCC(50 U/kg)救治凝血酶直接抑制剂相关的颅内出血:① 在应用达比加群后的3～5个半衰期内,且没有肾衰竭的证据(推荐强度:视情况而定;证据质量:低)。② 肾功能不全导致药物持续暴露时间超过正常的3～5个半衰期(推荐强度:视情况而定;证据质量:低)。

(7)对于伴有肾功能不全或达比加群过量的达比加群相关颅内出血患者,在不能获得依达赛珠单抗的情况下,建议进行血液透析(推荐强度:视情况而定;证据质量:低)。

(8)对于已经接受依达赛珠单抗、PCC或aPCC治疗,且存在临床严重出血证据的达比加群相关颅内出血患者,建议再次予依达赛珠单抗和(或)血液透析(推荐强度:视情况而定;证据质量:低)。

(9)不应应用rFⅦa或FFP救治直接凝血酶抑制剂相关的颅内出血(推荐强度:强;证据质量:低)。

**2. 2019年欧洲创伤后大出血和凝血病处理指南建议**

(1)在接受达比加群治疗或怀疑接受达比加群治疗的患者中检测达比加群血浆水平(2C级)。

(2)建议对不能检测达比加群血浆水平的患者进行标准凝血酶时间测量,以便定性估计达比加群是否使用(2C级)。

(3)如果接受达比加群治疗的患者出现危及生命的出血,建议使用依达赛珠单抗(5 g静脉注射)治疗(1B级),建议静脉注射TXA(15 mg/kg或1 g)治疗(2C级)。

**(四)非口服抗凝药**

非口服抗凝药目前临床上常用的主要有普通肝素、低分子肝素(LWMH)和磺达肝癸钠。其机制主要为通过抗凝血酶来抑制游离的FⅩa和FⅡa。针对这三种抗凝药物的逆转,NCS/SCCM专家组分别给出了不同的推荐意见。

**1. 针对普通肝素的逆转**

(1)当存在或怀疑颅内出血时,推荐停止肝素输注(良好临床实践声明)。

(2)对于输注全量肝素时发生颅内出血的患者,推荐尽快逆转抗凝效应(良好临床实践声明)。

(3)不推荐常规逆转皮下注射肝素的抗凝效应

(良好临床实践声明)。如果活化部分凝血活酶时间(APTT)显著延长,则建议考虑预防性逆转皮下注射肝素的抗凝作用(良好临床实践声明)。

(4)对于颅内出血患者,推荐应用硫酸鱼精蛋白逆转肝素的抗凝作用(推荐强度:强;证据质量:中)。① 推荐根据之前2～3小时内输注的肝素剂量确定鱼精蛋白剂量(推荐强度:强;证据质量:高);② 之前2～3小时内每输注100 IU肝素,应用1 mg鱼精蛋白剂量(最大单次剂量:50 mg)(推荐强度:强;证据质量:中);③ 如果APTT仍升高,则建议再次给予鱼精蛋白,剂量为鱼精蛋白0.5 mg对应100 IU普通肝素,剂量相应增加(推荐强度:视情况而定;证据质量:低)。

在静脉血栓栓塞的预防中,LWMH较普通肝素降低死亡率(RR:0.76,95%*CI*:0.59～0.98)。目前临床较为常用的是克赛(依诺肝素)、速碧林(那屈肝素)。目前,暂无明确证据表明预防剂量的LWMH可以增加出血的风险。

**2. 针对LWMH的逆转**

(1)当确认或怀疑颅内出血时,推荐停用LMWH(良好临床实践声明)。

(2)接受治疗剂量LMWH的患者伴发颅内出血时,推荐逆转LMWH的抗凝作用(推荐强度:强;证据质量:中)。

(3)推荐在以下情况下,用约10分钟的时间缓慢静脉注射鱼精蛋白:① 依诺肝素:若8小时内曾应用依诺肝素,每应用1 mg依诺肝素应用1 mg鱼精蛋白(最大单次剂量50 mg);若8～12小时内曾应用依诺肝素,每应用1 mg依诺肝素应用0.5 mg鱼精蛋白;3～5半衰期后,很可能无须应用鱼精蛋白(推荐强度:强;证据质量:中);② 达肝素钠、那屈肝素和亭扎肝素:在3～5个半衰期内,每应用100单位抗FⅩa的LMWH,则应应用1 mg鱼精蛋白(最大剂量:50 mg)(推荐强度:强;证据质量:中);③ 如果危及生命的出血持续,或患者有肾功能不全,则建议再次应用鱼精蛋白,即每应用100单位抗FⅩa的LMWH或依诺肝素1 mg,应用鱼精蛋白0.5 mg(推荐强度:视情况而定;证据质量:非常低)。

(4)如果存在鱼精蛋白注射禁忌证,推荐考虑rFⅦa(90 μg/kg)(推荐强度:视情况而定;证据质量:非常低)。

(5)推荐预防性剂量使用LMWH的颅内出血患者不要逆转LMWH的抗凝作用(良好临床实践声明)。

(6)不推荐用鱼精蛋白逆转达肝素钠(推荐强度:视情况而定;证据质量:低)。

（7）推荐在颅内出血的情况下用rFⅦa（90 μg/kg单次静脉注射）逆转达肝素钠（推荐强度：视情况而定；证据质量：非常低）。

（8）不推荐使用FFP，PCC或aPCC来逆转LMWH的抗凝效应（推荐强度：视情况而定；证据质量：低）。

3. 针对戊多糖类的磺达肝癸钠的逆转

（1）当存在或怀疑颅内出血时，推荐停用戊多糖（良好临床实践声明）。

（2）对于因接受全量戊多糖治疗的患者伴发颅内出血，推荐逆转戊多糖的抗凝效应（良好临床实践声明）：① 建议使用aPCC（20 IU/kg）逆转戊多糖的抗凝作用（推荐强度：视情况而定；证据质量：低）；② 如果有aPCC禁忌证，或无法获得aPCC，则建议应用rFⅦa（90 μg/kg）（推荐强度：视情况而定；证据质量：低）；③ 不推荐使用鱼精蛋白逆转戊多糖的抗凝效应（推荐强度：强；证据质量：低）。

（3）对于因预防静脉血栓栓塞接受戊多糖的患者伴发颅内出血，不建议逆转抗凝作用，除非有证据表明存在药物的体内累积或清除受限（良好临床实践声明）。

## 二、抗血小板药物的逆转

目前临床最常用的抗血小板药物是环氧酶抑制剂阿司匹林、ADP受体抑制剂氯吡格雷以及糖蛋白Ⅱb/Ⅲa受体拮抗剂如替罗非班等。关于此类药物是否影响颅内出血的发生率、血肿扩张及死亡率不同的研究报道各异，尚无定论。

可逆性的抗血小板药物在3～5个半衰期后血小板功能即恢复，如双嘧达莫、西洛他唑、替罗非班，而不可逆性的抗血小板药物如阿司匹林、氯吡格雷，只有新的血小板生成入血后方能重新恢复功能。

1. 针对抗血小板药物作用的逆转NCS/SCCM推荐

（1）当存在或怀疑颅内出血时，推荐停用抗血小板药物（良好临床实践声明）。

（2）对于无须行神经外科手术的抗血小板药物相关颅内出血患者，不推荐输注血小板，无须考虑血小板抑制剂类型、血小板功能检测结果、出血量或神经系统查体结果（推荐强度：视情况而定；证据质量：低）。

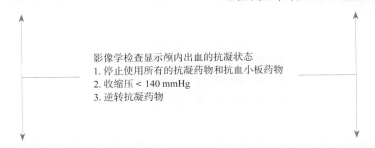

**直接凝血酶抑制剂（达比加群）的逆转**
- 若最后一剂达比加群≤2小时，使用一剂口服活性炭；若最后一剂达比加群＞2小时，使用依达赛珠单抗5 g静脉注射
- 若没有依达赛珠单抗，使用4F-PCC 50 U/kg，或肾衰患者使用透析治疗
- 比伐卢定和阿加曲班：没有已知的逆转药物，但是它们的半衰期＜1小时

**华法林的逆转**
- 维生素K+4F-PCC
  1. INR 2-4: 25 U/kg
  2. INR 4-6: 35 U/kg
  3. INR＞6: 50 U/kg
  4. 最大剂量5 000 IU
- 在使用4F-PCC的1、6、24小时复查PT及INR
  1. 如果在1小时，INR＜1.5，加用4F-PCC或2-4IUFFP
  2. 如果在6小时，INR＞1.5，静脉注射维生素K10 mg

**影像学检查显示颅内出血的抗凝状态**
1. 停止使用所有的抗凝药物和抗血小板药物
2. 收缩压＜140 mmHg
3. 逆转抗凝药物

**直接FXa抑制剂（瑞伐沙班、阿哌沙班、依度沙班、贝曲沙班）的逆转**
- 若最后一剂瑞伐沙班≤2～8小时，阿哌沙班≤6小时，依度沙班≤2小时，使用一剂口服活性炭
- 除此之外使用Andexanet α；
  1. 最后一剂抗凝药物≥8小时：400 mg团注，480 mg静滴
  2. 最后一剂抗凝药物＜8小时：800 mg团注，960 mg静滴
- 若没有Andexanet α，使用4F-PCC 50 U/kg
- 不能通过透析清除

**普通肝素的逆转**
- 25-50 mg固定剂量的硫酸鱼精蛋白，输注速度＜20 mg/min，总剂量＜50 mg 10分钟内输完

**低分子肝素逆转（依诺肝素、达肝素、那屈肝素、亭扎肝素）**
- 优先选择Andexanet α
- 如果没有Andexanet α，使用硫酸鱼精蛋白
  1. 依诺肝素，最后一剂≤8小时，1 mg ∶ 1 mg输注鱼精蛋白；最后一剂＞8小时，0.5 mg ∶ 1 mg输注鱼精蛋白
  2. 其他低分子肝素，使用1 mg ∶ 100抗FXa IU鱼精蛋白
- 磺达肝癸钠使用Andexanet α，鱼精蛋白无效

图5-29-3　**特定抗凝药物的逆转**

FFP：新鲜冰冻血浆；4F-PCC：Ⅳ因子凝血酶原复合物；ICH，脑出血；INR：国际标准化比值；IU：国际单位；IV：静脉注射；LMWH：低分子肝素；PCC：凝血酶原复合物。

（3）对于计划行神经外科手术的阿司匹林或ADP抑制剂相关颅内出血患者，建议输注血小板（推荐强度：视情况而定；证据质量：中）：① 如果有可能，建议在血小板输注前进行血小板功能检测（推荐强度：强；证据质量：中）；② 当不能进行血小板功能检测时，经验性输注血小板可能是合理的（推荐强度：视情况而定；证据质量：低）；③ 若既往实验室检查提示血小板功能正常或有抗血小板药物抵抗的病史，不推荐进行血小板输注（推荐强度：强；证据质量：中）。

（4）对于非甾体抗炎药（NSAID）或糖蛋白（GP）Ⅱb/Ⅲa受体抑制剂（如替罗非班）相关的颅内出血患者，即使患者需接受神经外科手术亦不推荐进行血小板输注（推荐强度：视情况而定；证据质量：非常低）。

（5）对于拟行血小板输注者，建议输注初始剂量为1单位的单采血小板（来自单一献血者）；如有可能，在重复输注血小板前进行血小板功能检测，且仅对血小板功能测试结果仍异常和（或）持续出血的患者再次输注血小板（推荐强度：视情况而定；证据质量：中）。

（6）对于阿司匹林/COX-1抑制剂或ADP受体抑制剂相关的颅内出血患者，建议考虑使用单剂（0.4 μg/kg）去氨加压素（DDAVP）；对于合适的患者（如拟行神经外科手术者），可在输注血小板外辅以DDAVP（推荐强度：视情况而定；证据质量：低）。

2. 欧洲创伤后大出血和凝血病处理指南建议

（1）对于服用抗血小板药物伴有持续出血的患者，如存在血小板功能障碍，建议输注血小板（2C）。

（2）对于服用抗血小板药物伴有颅内出血且需要手术的患者，建议输注血小板（2B）。

（3）对于服用抗血小板药物伴有颅内出血但不需要手术的患者，不推荐输注血小板（2B）。

（4）对于服用抗血小板药物或血管性血友病患者，推荐考虑使用DDAVP（0.3 μg/kg）（2C）。

### 三、溶栓药物的逆转

溶栓药物主要分为两类：纤维蛋白非选择性纤溶酶原激活剂和纤维蛋白选择性纤溶酶原激活剂。纤维蛋白非选择性纤溶酶原激活剂主要包括尿激酶和链激酶，作用的机制为同时降解纤维蛋白原和纤维蛋白，除了溶栓作用外可能促进出血。纤维蛋白选择性纤溶酶原激活剂包括重组组织型纤溶酶原激活剂、瑞替普酶和替奈普酶，在纤维蛋白（而非纤维蛋白原）存在时对纤溶酶原的转化效率更高。

溶栓药物使用最为严重的并发症是颅内出血，缺血性卒中患者静脉应用溶栓药物阿替普酶后，有症状性脑实质内出血的发生率为2%～7%，缺血性卒中溶栓后的颅内出血严重影响了患者预后，出血继续增加者可达40%，3个月后的死亡率为9%～61%，大剂量应用纤溶酶原激活剂导致血清纤维蛋白原降低的风险显著升高，而纤维蛋白原降解强烈预测缺血性卒中溶栓后出现脑实质出血。溶栓药物尚可通过纤溶酶介导对血小板糖蛋白（GP）Ⅲa和GPⅡb的切割发挥抗血小板作用，但一般12小时血小板功能即可恢复。相对而言，由于其他原因应用纤溶药物时颅内出血的发生率仅为0.4%～0.9%。因此，在溶栓过程中发现颅内出血应及时处置。

NCS/SCCM专家组推荐如下。

（1）当确认或怀疑颅内出血时，建议停用溶栓药物（良好临床实践声明）。

（2）对于溶栓相关的症状性颅内出血患者（此前24小时内接受过溶栓药物治疗），建议应用冷沉淀（初始剂量10 IU）（推荐强度：视情况而定；证据质量：低）。

（3）如果有冷沉淀使用禁忌或不能及时获得冷沉淀，则建议用抗纤溶药物（氨甲环酸10～15 mg/kg，IV 20分钟或 ε 氨基己酸4～5 g，IV）替代冷沉淀（推荐强度：视情况而定；证据质量：非常低）。

（4）应用逆转药物后建议检测纤维蛋白原水平；如果纤维蛋白原＜150 mg/dL，建议追加冷沉淀（推荐强度：视情况而定；证据质量：非常低）。

（5）目前尚不清楚血小板输注是否有效，所以不能给出相应推荐。

对于病情复杂的患者，如伴发凝血病、血小板减少症、DIC、多发伤，或者伴发缺血性或血栓形成性疾病的患者，建议进行多学科讨论，分析利弊，制订优化的治疗方案。随着研究的不断深入，临床新证据的不断加入，针对颅内出血患者抗血栓药物逆转的治疗必将愈发完善。

# 第五节　血小板减少症的评估与治疗

血小板减少症是一种以血液中异常低水平的血小板为特征的疾病。血小板正常值在（100～300）×10⁹/L

左右,通常超出或者低于正常值并不意味着疾病的发生,但当血小板计数 < 50×10⁹/L 时,即存在皮肤和黏膜出血的危险性;当计数 < 20×10⁹/L 时,有自发性出血的高度危险性;当计数 < 10×10⁹/L 时则有极高度危险性。多达50%的重症监护病房患者在住院期间可能出现血小板减少,而5%～20%的患者会出现严重的血小板减少症(< 50×10⁹/L),带来严重的出血风险,影响患者的预后。

内皮系统清除并反馈给血小板的生成调节。但是,在危重症患者中,这些机制可能会失效,从而导致血小板产生、聚集、清除之间的平衡受到干扰。血小板计数降低与危重症患者死亡风险增加密切相关。

危重症患者血小板减少的常见机制包括:① 假性血小板减少;② 血液稀释;③ 血小板消耗;④ 血小板生成减少;⑤ 血小板隔离;⑥ 免疫介导的血小板破坏。对于危重症患者来说病因往往是多因素、相互影响、与原发疾病相关的。例如,败血症中的血小板减少是由于产生减少以及消耗和破坏增加所致。明确病因是成功诊治的关键(表5-29-5)。

## 一、病因及诊断

血小板由骨髓产生,在肝和脾中聚集,最终由网状

表5-29-5　危重症患者血小板减少症的常见病因及诊断

| 机制及病因 | 诊　　断 |
| --- | --- |
| • 假性血小板减少 | |
| 使用EDTA抗凝管对使用GPⅡb/Ⅲa受体抑制剂的患者采血 | 血小板计数减少、无出血症状;使用GPⅡbⅢa受体拮抗剂治疗;反复多次血小板计数,更换抗凝剂,仔细检查血涂片中血小板分布情况以明确诊断 |
| • 血液稀释 | |
| 输注液体或血浆 | 由于失血过多而大量输注液体、浓缩红细胞或血浆 |
| • 血小板消耗过多 | |
| 失血 | 出血、贫血病史,凝血常规改变 |
| 严重钝器伤 | 病史、体征、影像学检查 |
| DIC | 休克、感染、产科并发症或其他典型的潜在病因;凝血功能改变;纤维蛋白降解产物增加;外周血涂片发现有核红细胞 |
| 败血症 | 发热,符合败血症诊断标准,血培养阳性,凝血功能改变 |
| 体外循环 | 结合病史器官衰竭需要体外循环(例如血液滤过、体外膜氧合、心脏辅助装置) |
| • 血小板隔离 | |
| 肝脾肿大 | 病史,存在典型合并症(例如门脉高压、脾功能亢进、骨髓纤维化),凝血功能改变,影像学检查 |
| • 血小板生成减少 | |
| 中毒 | 酒精或药物滥用史;毒理学检查 |
| 病毒感染 | 病毒感染诊断(例如HIV、HCV、EBV、CMV等) |
| 骨髓病变 | 骨髓检查(白血病、肿瘤等),外周血涂片发现有核红细胞、泪滴状红细胞 |
| 辐射 | 辐射病史、放射治疗病史 |
| 化疗药物 | 化学治疗病史 |
| • 血小板破坏 | |
| 免疫性血小板减少症 | 检测抗血小板抗体,继发性ITP的合并症(例如,SLE,丙型肝炎,CLL) |
| 药物引起的免疫性血小板减少症 | 药物服用史,急性血小板计数下降,可低至< 20×10⁹/L;停止药物使用后血小板计数增加、可通过检测药物依赖性抗体确诊 |

续 表

| 机制及病因 | 诊 断 |
| --- | --- |
| 肝素诱导的血小板减少症 | 肝素治疗史(5～14天)血小板计数下降50%,通常最低可达$(20～80)×10^9$/L |
| 血栓性微血管病变(TTP、HUS、HELLP综合征) | 直接Coombs试验阴性的溶血、血涂片红细胞破碎、血小板计数最低可达$(10～30)×10^9$/L,神经系统(TTP)或肾脏(HUS)的血栓栓塞性病变、妊娠(HELLP综合征)、乳酸脱氢酶升高 |
| 输血后紫癜 | 输血史、妊娠史,血小板计数最低可$<10×10^9$/L,出血症状,抗HPA-1a抗体升高 |
| 同种免疫性血小板减少症 | 输血后血小板计数突然下降,血浆通常来自多胎供血者(被动地传递血小板同种抗体) |

注:DIC,弥散性血管内凝血;ITP,特发性血小板减少性紫癜;SLE,系统性红斑狼疮;CLL,慢性淋巴细胞白血病;TTP,血栓性血小板减少性紫癜;HUS,溶血性尿毒综合征。

血小板减少症的实验室检查包括全血细胞计数、肝功能、肾功能、维生素$B_{12}$、叶酸、红细胞沉降率和外周血涂片等。进一步检查通常建议进行骨髓活检,将血小板减少的原因与外周血小板破坏的情况区分开。骨髓活检可以确定巨核细胞的数量、大小和成熟度。明确是否存在血小板生成障碍,同时排除恶性疾病。

## 二、治疗

治疗应依据疾病的严重程度和病因进行,治疗的重点是消除血小板减少症的诱发因素,包括停止怀疑可引起该疾病的药物或治疗潜在的败血症等,病因的针对性治疗往往可以纠正血小板计数。严重的血小板减少会增加出血风险,及时输注血小板可减少该情况的发生。若血小板计数下降伴随着微血管损伤的征象时,应考虑及时的抗血栓治疗。皮质类固醇、碳酸锂或叶酸锂可用于增加血小板生成,而对于危重症患者来说,血小板输注的时机和指征更为重要。

治疗性血小板输注的指征通常是WHO出血分级大于等于2级的出血。重症监护病房的患者血小板减少症通常伴随着血小板功能障碍,这种障碍通常由药物、败血症、医源性操作导致。因此与血小板计数相比,出血症状是更应该考虑的血小板输注指征。2017年英国血液学标准委员会《血小板输注指南》指出,在出现下列出血情况时应予患者血小板输注治疗,使其血小板计数维持在下述阈值:① 非严重的出血,患者的血小板计数需维持在$>30×10^9$/L(2C);② 严重出血,患者的血小板计数需维持在$>50×10^9$/L(1C);③ 致命性出血(如多发性创伤、脑外伤和自发性颅内出血等),患者的血小板计数需维持在$>100×10^9$/L(2C)。对于获得性血小板功能异常的患者来说,指南推荐:① 未停用抗血小板药物前,不应进行有创操作、手术和血小板输注(2C);② 服用抗血小板药物(阿司匹林、P2Y12拮抗剂和GPⅡb/Ⅲa受体抑制剂)的患者发生出血,如有必要,应停用或换用抗凝药物(如低分子肝素)作桥接治疗(2C),当风险和受益评估结果支持,在权衡利弊之后,可使用氨甲环酸中和抗血小板药物的作用(1B);③ 在获得性血小板功能异常或血小板计数$<10×10^9$/L的患者发生严重出血时,应输注血小板(2C);④ 对于服用抗血小板药物的患者,若需要预防性输注血小板,则需要先停服抗血小板药物;必要时可在停用抗血小板药后,再用抗凝药物起桥接替代作用。

由于前瞻性随机对照实验的缺乏,预防性的血小板输注的收益并不确定,没有数据表明预防性血小板输注可以改善重症监护病房患者的出血风险或死亡率。对于需要行有创操作或者手术的患者,《血小板输注指南》对一些操作进行了血小板阈值的推荐:① 骨髓活检(1B)、经外周静脉行中心静脉置管(2C)、撤除中心静脉导管(2C)及白内障手术(2C)等,不需要常规预防性血小板输注,但应局部加压止血(1C);② B超引导下经皮行中心静脉插管:$>20×10^9$/L(1B);③ 腰椎穿刺:$≥40×10^9$/L(2C);④ 插入或拔除硬膜外导管:$≥80×10^9$/L(2C);⑤ 大手术:$>50×10^9$/L(1C);⑥ 神经外科或眼科手术:$>100×10^9$/L(1C);⑦ 经皮肝脏活检:$>50×10^9$/L(2B),当血小板低于该阈值,考虑经颈静脉肝脏活检;⑧ 肾脏活检,需要首先纠正出血危险因素(1B),急诊肾活检应先予患者DDAVP或雌激素(2B)。肾功能衰竭患者应避免输注血小板(1B)。

## 三、肝素诱导的血小板减少症

肝素诱导的血小板减少症(heparin-induced thrombocytopenia,HIT)可由普通肝素或低分子肝素引起,是一种药物导致的副反应,相比而言,低分子肝素导致HIT的概率低于普通肝素。据报道,重症患者HIT的发病率可达0.2%～5%。

HIT的病理生理学过程十分复杂,远不止血小板的激活,是一个复杂的免疫过程,简述如下。

(1)抗原形成:肝素与血小板因子4结合,形成血小板因子4-肝素(PF4/H)复合体。

(2)抗体合成:抗原诱导免疫细胞产生IgG抗体。

(3)血小板激活:抗原抗体复合物在血小板表面形成,导致血小板脱颗粒,促进血小板聚集,进一步增加抗原抗体复合物的生成,释放的促凝微颗粒加速凝血酶的生成。

(4)血小板外其他细胞的动员:单核细胞、内皮细胞、中性粒细胞被动员,参与到HIT的血栓前状态。

(5)最终导致高凝状态,出现血栓并发症。

通常HIT的发病时间在使用肝素后的5～10天,主要表现为血小板计数小于$150×10^9$/L,或者比肝素使用前下降50%。尽管使用肝素抗凝,仍有超过50%的患者发生血栓形成,其中静脉血栓比动脉血栓更常见(发生率4∶1),可伴有出血并发症。HIT的临床诊断可以使用4T评分系统(表5-29-6)。

实验室检查的常用方法是血小板激活实验,如血清素释放试验(SRA)和肝素诱导血小板聚集试验(HIPA),这两种方法是HIT诊断的金标准。然而,这些检测技术要求高、耗时,并且在许多医院无法进行。因此目前仅推荐在临床中、高度怀疑HIT的患者中应用。PF4/H复合体的抗体检测是一个广泛使用的、快速的替代检查,具有较高的敏感度(接近100%),特异度却较低,易出现假阳性。

如果4T评分系统诊断为中、高可能,应:① 立即停止肝素使用;② 换用非肝素类抗凝剂。阿加曲班是一种直接凝血酶抑制剂,目前是美国唯一批准用于治疗HIT的药物。此外,比伐芦定、达肝素钠、磺达肝癸钠等也可以用于HIT的治疗,DOAC的使用仍缺乏高质量的数据支持。

血浆置换治疗(TPE)在HIT患者中使用的报道仍然较少,仅存的一些病例报道中指出为了清除血浆内的抗体,TPE的确切时机以及次数难以确定。因此,若使

**表5-29-6 肝素诱导的血小板减少症的4T评分系统**

| 标 准 | 得分 |
|---|---|
| • 血小板减少程度 | |
| 相对减少超过50%,或绝对值下降 > $20×10^9$/L | 2 |
| 相对减少介于30%～50%,或绝对值下降($10～19$)×$10^9$/L | 1 |
| 相对减少低于30%,或绝对值下降 < $10×10^9$/L | 0 |
| • 肝素治疗和血小板减少之间的时间差 | |
| 5～10天,或在过去的30天内接触肝素,发病时间≤1天 | 2 |
| > 10天,或在过去的30～100天内接触肝素,发病时间≤1天 | 1 |
| ≤1天,但无肝素接触史 | 0 |
| • 血栓形成 | |
| 确定 | 2 |
| 疑诊 | 1 |
| 无 | 0 |
| • 其他致血小板减少的原因 | |
| 无 | 2 |
| 疑诊 | 1 |
| 确定 | 0 |

注:将所有得分相加,总分6～8分:高度可能;4～5分,中度可能;0～3分:低度可能。

用TPE治疗,需要持续的血浆抗体监测。目前,TPE通常在以下三种情况使用:① 围手术期;② 存在大出血、需要使用肝素抗凝;③ 难治性HIT。静脉注射免疫球蛋白(IVIG)也在近期的研究中重新被提及。研究表明,IVIG并不显著增加静脉血栓的风险,并且其在难治性HIT和自身免疫性HIT(aHIT)临床救治中展现出了良好的效果,期待进一步大规模的临床试验验证。

# 第六节 危重症患者输血

输血是将血液或血制品注入患者静脉系统,以替代血液中丢失成分,恢复正常携氧功能,维持有效循环血量,止血以及抗感染能力等的一种疗法。早期的输血以全血输注为主,现代输血以成分输血为主,成分输血可以节约血源,效果显著,同时还避免了输注不需要成分可能带来的不良反应和并发症,已成为目前主要的输血手段,常用的成分输血包括红细胞、粒细胞、血小板、血浆或凝血因子等。

## 一、红细胞输注

红细胞输血可以治疗失血,挽救生命。血红蛋白(Hb)浓度是单位体积(L)血液内所含血红蛋白的量,可由于静脉输液引起的血液稀释而下降;同时,在大出血患者中,由于液体复苏不足而错误地升高。对于无活动性出血的患者应考虑输注单个治疗量的红细胞,在输注每个单位的红细胞前后测量Hb,按需给予进一步治疗。对于大出血(24小时内失血超过血容量;3小时内丢失血容量的50%;成人失血超过150 mL/min;失血导致收缩压低于90 mmHg;成人心率超过110次/分)的患者应快速识别、紧急输血、纠正病因、持续监测相关指标,直至出血停止,指标稳定。床边Hb测量有助于病情的快速判断,但仍应以实验室检验作为金标准。

启动红细胞输注的阈值仍存在争议,相比而言,更为严格的血红蛋白输注阈值并没有改善重症患者的生存率和生存质量,进一步的阈值确定需要设计更为严格的临床研究。2016年,美国血库协会(AABB)和大不列颠爱尔兰麻醉学会(AAGBI)均建议:限制性的红细胞输注要求为Hb < 70 g/L时开始输血,输注目标70 ~ 90 g/L;对于骨科手术和心脏手术,以及患有心血管疾病的患者存在不确定性,Hb < 80 g/L的输血阈值可能更为适合,输注目标80 ~ 100 g/L。

贫血在重症监护病房中十分普遍。除了疾病引起的失血和频繁的外周血实验室监测之外,血液稀释和红细胞生成受损可能是重要的因素。尽管实验室检查结果显示组织缺氧,如血乳酸浓度升高,但当Hb > 70 g/L时,除非存在心脏病,现有的证据仍不建议通过输注红细胞来增加组织氧合。

在神经外科的手术过程中,洗涤、回收式自体输血也比较常用,尤其是颅内血管性病变、脑膜瘤等。2019年中国输血学会临床输血专业委员会的自体输血专家共识指出,对于符合以下条件的患者,可以进行回收式自体输血:① 预计可回收血液大于1 000 mL的手术患者(儿童适当放宽);② 知情同意;③ 具备适应证。禁忌证:① 超过4小时的开放性创伤或超过6小时的非开放性创伤;② 被污染的、感染伤口的血液;③ 患者全身状况不良,肝、肾功能不全,有菌血症或败血症;④ 恶性肿瘤患者肿瘤细胞已污染血液。术中使用吸引器将自体血吸出,洗涤后保存,依据患者病情决定回输的时机(室温保存6小时,冷藏保存不超过24小时)。

## 二、血制品的应用

对于血液系统的恶性肿瘤来说,输血的阈值应咨询相关的血液科医生。对于免疫缺陷的患者应接受辐照的血液成分,以防止输血相关的移植物抗宿主病。

### (一)新鲜冰冻血浆

新鲜的冰冻血浆(FFP)在清除了全部的白细胞后,迅速冷冻至−25℃以下,以保持凝血因子的稳定性。在过去的几年中,FFP的使用显著增加。FFP包含可溶性的凝血因子,包括不稳定F V和F Ⅷ,以及纤维蛋白原。FFP输注应与患者血型相同,若血型未知,则首选AB型FFP,因为它不包含抗A或抗B抗体。

AAGBI指南应用建议:① 大出血时需补充凝血因子;② DIC;③ 活动性出血INR > 1.5;④ 凝血功能检测暂缺且需直接对抗华法林导致的出血时;⑤ 血小板减少性紫癜行血浆置换治疗;⑥ 单种凝血因子缺乏。

### (二)冷沉淀

冷沉淀也是一种去白细胞的浓缩血浆制品,包含浓缩的F Ⅷ,vWF因子,纤维蛋白原,F ⅩⅢ和纤连蛋白,是FFP进一步加工的产品。

AAGBI指南应用建议:① 由于大量出血和大量输血引起的低纤维蛋白血症。临床显著出血的患者,应将纤维蛋白原水平维持在 > 1.5 g/L,活动性出血患者应将纤维蛋白原维持在 > 2 g/L;② 合并肝肾功能衰竭的出血患者;③ 溶栓治疗后的出血;④ DIC合并纤维蛋白原 < 1.0 g/L;⑤ 晚期肝病,需要维持纤维蛋白原水平 > 1.0 g/L。

### (三)血小板

血小板可来自全血也可以由捐献者直接血小板采集而得。在最近几年中,血小板的使用有所增加。尤其是在肿瘤患者中,在无出血的情况下,除非其血小板计数 < 10×10⁹/L,化学治疗引起的血小板减少症患者不应输注血小板。输注血小板传播细菌感染的风险比其他血液制品风险高,常温保存导致血小板更容易被污染。血小板输注不必考虑血型。

AAGBI指南应用建议:① 预防和治疗由于血小板减少或血小板功能缺陷引起的出血;② 活动性出血患者,维持血小板计数 > 75×10⁹/L;③ 若无活动性出血,血小板输注指征:血小板计数 < 10×10⁹/L;血小板计数低至(10 ~ 20)×10⁹/L伴败血症或其他危险因素;接受手术或有创操作的患者,血小板计数 < 50×10⁹/L;椎管内麻醉时,血小板计数 < 50×10⁹/L。

2017年英国血液学标准委员会《血小板输注指南》见本章第五节。

### (四)特殊血液成分制品

1. 凝血酶原复合物浓缩物 凝血酶原复合物浓缩物为4因子复合浓缩物,包含F Ⅱ、Ⅶ、Ⅸ和Ⅹ,以及蛋白质S、C和肝素。它可以快速、高浓度地提供这4种凝血因子。在治疗特定凝血因子缺乏症和华法林的紧急逆转中起到关键作用。

2. 纤维蛋白原浓缩物　在欧洲广泛用于治疗外科手术或创伤引起的出血。

3. 重组FⅦa　用于特定凝血因子Ⅶa缺乏。在其余情况下，重组FⅦa的使用可能会增加血栓形成的风险，不建议常规使用。

（五）大量输血方案

患者出现严重的失血时，可进一步进展为难治性出血，这是由于：① 凝血因子、血小板和纤维蛋白原的稀释；② 液体输注引起的体温下降；③ 低血钙引起的凝血障碍；④ 酸中毒。此时，大量输血方案（MTP）是必要的。MTP是指按照预先制订的血液成分方案（通常为血浆：血小板：红细胞=1：1：1）输注血液制品，并且早期应用止血药物，治疗大出血。

MTP的启动并没有确切的指标，通常是基于临床判断，如：① 生命体征是否稳定；② 出血速度；③ 出血的持续情况；④ 是否存在失血性休克。需要注意的是，出血后血红蛋白水平需要数小时才能下降，因此，血红蛋白水平在决定是否需要MTP方面作用不大。此外，低血压通常是出血的晚期表现。血压进行性下降和需要使用升压药应及时考虑MTP。

重组FⅦa通常用于凝血因子Ⅶa缺乏的患者，如血友病、体内存在凝血因子Ⅷ及Ⅸ抗体的患者，也可用于旁路支架术后、创伤及产科出血。然而，如上所述，此药有增加血栓栓塞的风险，并且半衰期较短，因此，在MTP方案中的止血药物通常使用氨甲环酸（TXA）。作为人工合成的赖氨酸类似物，TXA通过竞争性抑制纤溶酶、纤溶酶原与纤维蛋白结合，从而强烈地抑制了由纤溶酶所致的纤维蛋白分解，从而达到止血的目的。据报道，TXA可使早期创伤性出血的患者获益。在神经外科的患者中，TXA是一种很有前途的止血药物，目前主要用于创伤性颅脑损伤和脊柱手术中，在颅内动脉瘤破裂导致蛛网膜下腔出血的患者中，TXA的使用可以显著降低再出血的风险，然而关于其对降低死亡率的影响还没有足够的证据。虽然TXA的使用可以减少出血量和输血需求，但中-高剂量的TXA可能与患者的神经系统并发症（如癫痫、短暂性脑缺血发作、谵妄）有关。因此，使用剂量的确定是TXA使用亟待解决的问题。

## 三、止血、复苏的目标导向诊治方法

由损伤控制外科（DCS）向损伤控制复苏（DCR）的转变强调了，在创伤早期实施DCS的同时，积极采取措施来纠正凝血功能障碍。因此，及时识别和监测凝血功能十分重要。

血栓弹力图（TEG）和旋转血栓弹力测量（ROTEM）是目前应用最广泛的评估凝血功能的分析方法，也是治疗效果的重要评估指标。这两种方法原理和检测指标是相似的，用来反映血栓形成和降解的阶段。相关检测参数如下：① 凝血反应时间，在TEG中为反应时间（R），在ROTEM中为凝血时间（CT）；② 包括纤维蛋白原的血凝块形成速度，在两种方法中均为α角；③ 最大凝血块强度，在TEG中为最大振幅（MA），在ROTEM中为最大凝血硬度（MCF）；④ 纤溶指标，在TEG中为LY30，在ROTEM中为LI30；⑤ 其他参数，TEG中的K时间是凝血块从2 mm到20 mm的间隔时间，EPL是指预测在MA值确定后30分钟内，血凝块将要溶解的百分比。ROTEM中的A10是在10分钟时估计的凝血块硬度，CFT为凝块从2 mm到20 mm的间隔时间，ML指最大的溶解振幅（图5-29-4）。

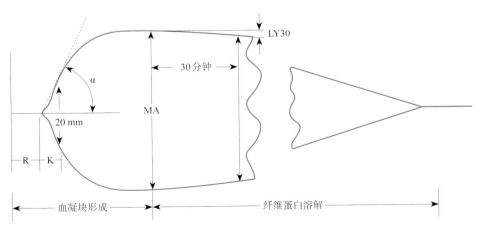

图5-29-4　**TEG图的判读**

一项来自美国、目标驱动的、面临大量输血风险患者的诊疗方法示例（图5-29-5）。首先输注平衡的血液制品，重点是逆转出血性休克。许多机构使用血浆、血小板和红细胞，比例为1：1：1，有些中心使用血浆和红细胞的比例为1：2。最近，一些中心使用低滴度O型阳性全血。不管最初使用的比例如何，经验性输注氯化钙，直到休克逆转后才输注晶体。输注红细胞以维持血红蛋白 > 10 g/dL。快速进行TEG检测，根据测量结果，参考临床研究得出的阈值指导接下来血液制品和氨甲环酸（TXA）

的输注。如果患者在第一个小时内输注 > 4 U红细胞，并且无法进行TEG检查，则给予输注冷沉淀和血小板。

一些欧洲国家使用的诊治方法示例（图5-29-6）。在有大量输血风险的患者中，首先使用等渗晶体和血管升压药物，并以1：2的比例补充纤维蛋白原和红细胞或血浆和红细胞。所有患者均给予TXA，根据实验室检测结果进行钙离子纠正。输注红细胞以维持血红蛋白 > 7 g/dL。随后，基于ROTEM或常规凝血检测结果为目标导向，输注血液制品。

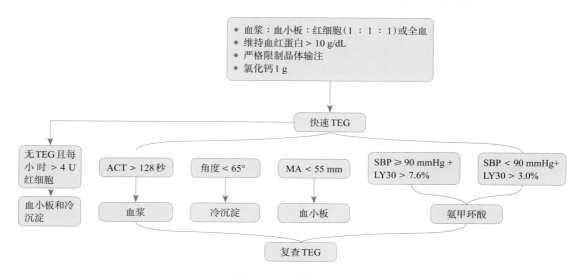

图5-29-5　诊疗示例1

ACT：活化凝血时间；SBP：收缩压；MA：最大振幅；LY30：TEG检查中MA后30分钟曲线下面积减小的百分比。

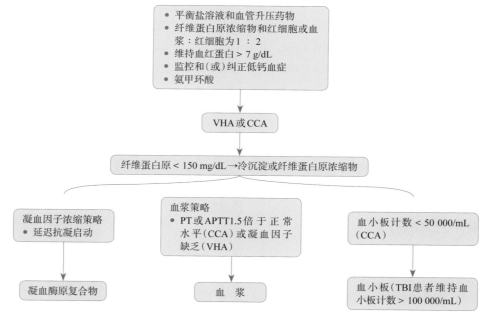

图5-29-6　诊疗示例2

APTT：活化部分凝血活酶时间；CCA：常规凝血功能；PT：凝血酶原时间；RB：红细胞；VHA：黏弹性止血试验。

# 第七节　脓毒症患者的抗凝治疗

脓毒症是指因感染引起的宿主反应失调，导致危及生命的器官功能障碍。全身感染诱发了凝血酶产生过多、抗凝和纤溶功能障碍，导致了血液的高凝，进而随着纤维蛋白的沉积，最终导致DIC的发生，由DIC带来的广泛微血管血栓形成引发了多器官功能障碍。凝血功能的紊乱与炎症反应互相促进，共同影响着脓毒症的发生和发展。

## 一、脓毒症导致的凝血障碍

研究报道，在ICU中29%的脓毒症患者存在脓毒症导致的凝血功能障碍（SIC）。显性DIC是指止血功能的失代偿期，强调了"系统性血管内凝血"和"消耗性凝血病"。从诊断标准可以看出，SIC和显性DIC的实验室诊断是相似的，并且SIC诊断的敏感性是DIC的两倍（图5-29-7）。

在出现血小板减少的患者中需要警惕SIC或DIC存在的可能，其具体的诊断步骤如下：第一步，使用SIC评分系统进行评估，判断是否存在SIC；第二步，如果存在SIC，要进一步评估是否存在显性DIC。如果既不存在SIC也不存在DIC，应考虑血栓性微血管病（TMA）等情况。在第一步中，要检查是否存在微血管病性溶血性贫血［MAHA，表现为红细胞碎裂，乳酸脱氢酶升高，胆红素升高，血红蛋白降低（< 10 g/dL），结合珠蛋白耗尽］，如果存在MAHA，应考虑血栓性血小板减少性紫癜（TTP）、产志贺毒素大肠埃希菌（STEC）诱导的溶血性尿毒症综合征（HUS）、非典型溶血性尿毒症综合征（aHUS）和继发性TMA。如果排除MAHA，还应考虑其他情况，如肝素诱导血小板减少症（HIT）和特发性血小板减少性紫癜（ITP）（图5-29-8）。

感染引发的免疫性血栓形成对于患者来说是一把"双刃剑"，一方面推动了脓毒症患者病情的发展，另一方面凝血系统同时激活了固有免疫防御机制，这对于患者来说同样是必不可少的。血栓的形成可以限制入侵微生物的进一步传播，阻碍微生物在血管内的移动。纤维蛋白、纤维蛋白原和纤维蛋白降解产物可以招募和激活巨噬细胞，激活细胞免疫应答，还可以促进抗菌肽的释放，增加局部抗菌肽的浓度促进病原体的清除。这种先天免疫和凝血系统之间的协同作用能够消灭入

**脓毒症导致的凝血障碍和国际血栓与止血委员会显性DIC评分系统**

| 项　目 | 评分 | SIC | 显性DIC |
|---|---|---|---|
| 血小板计数（×10⁹/L） | 2 | < 100 | < 50 |
| | 1 | ≥ 100, < 150 | ≥ 50, < 100 |
| FDP或D-二聚体 | 3 | — | 显著增高 |
| | 2 | — | 中等程度增高 |
| | 1 | — | |
| 凝血酶原时间-INR | 2 | > 1.4 | ≥ 6秒 |
| | 1 | > 1.2, ≤ 1.4 | ≥ 3, < 6秒 |
| 纤维蛋白原（g/L） | 1 | — | < 1 |
| 合计SOFA评分 | ≥ 2 | 2 | — |
| | 1 | 1 | — |

SIC诊断标准为4分或以上且SOFA得分与凝血指标得分之和超过2分。SOFA得分为呼吸性SOFA、心血管性SOFA、肝性SOFA、肾性SOFA四个项目得分的总和。显性DIC诊断标准为5分或以上。DIC：弥散性血管内凝血；FDP：纤维蛋白原/纤维蛋白降解产物；INR：国际标准化比值；SIC：脓毒症导致的凝血障碍；SOFA：脓毒症相关性器官功能衰竭评分。

**图5-29-7　脓毒症导致的凝血障碍和国际血栓与止血委员会显性DIC评分系统**

侵的微生物。因此，对于脓毒症的患者，对凝血功能干预的决策至关重要。

## 二、脓毒症导致的凝血功能障碍的抗凝治疗

对于重症监护病房的脓毒症、脓毒症休克患者应给予某种形式的抗凝手段，以降低VTE的风险。这种预防手段通常是低剂量、全身使用的普通肝素或低分子肝素，然而肝素使用的收益目前仍不清楚，但展现出较好的前景。2016年拯救脓毒症运动指南指出，对于脓毒症或脓毒症休克患者，不建议使用抗凝血酶治疗，若需进行VTE预防，应给予普通肝素或低分子肝素。有文献报道，肝素的使用可以改善脓毒症患者的生存率，另有文献报道，早期的肝素治疗可以显著抑制

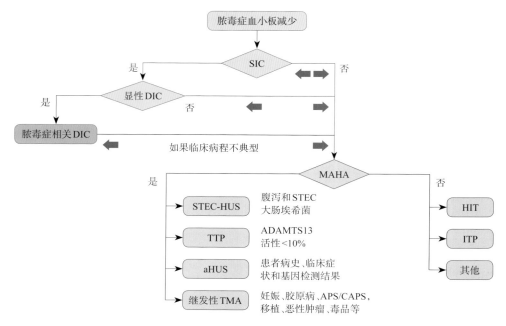

图5-29-8　**脓毒症继发SIC或DIC诊断流程图**

SIC：脓毒症导致的凝血障碍；DIC：弥散性血管内凝血；MAHA：微血管病性溶血性贫血；STEC-HUS：产志贺毒素大肠埃希菌诱导的溶血性尿毒症综合征；TTP：血栓性血小板减少性紫癜；aHUS：非典型溶血性尿毒症综合征；TMA：血栓性微血管病；HIT：肝素诱导血小板减少症；ITP：特发性血小板减少性紫癜；APS：抗磷脂综合征；CAPS：严重的APS。

血小板的减少，D-二聚体和血乳酸的增加，改善组织灌注，降低活动性出血风险。在肝素使用的同时，间歇充气加压装置的配合能够帮助更好地行VTE预防。如果出现肝素诱导血小板减少症，则可使用直接口服抗凝药物进行替代。目前关于直接口服抗凝药对脓毒血症患者抗凝治疗的安全性和有效性的临床证据仍然不足。

　　肝素除了抗凝作用之外，在体内还发挥了免疫调节的作用，包括抗炎作用、抗补体激活以及对多种蛋白酶的调节。动物实验的研究发现，肝素可以减轻内毒素血症小鼠的炎症反应、抑制炎症介质的产生，改善凝血功能，提高生存率。免疫调节活性包括血小板活化调节、白细胞募集、脂多糖刺激的细胞因子释放、黏附分子的表达以及血管生成等。并且，肝素还可以抑制特定的中性粒细胞功能，如体外的趋化性、超氧化物的产生，以及减少嗜酸性粒细胞迁移能力、降低血管通透性等。肝素还可以结合组蛋白，减轻循环组蛋白的毒性。对于脓毒血症来说，中性粒细胞和内皮细胞之间的黏附是中性粒细胞从血液循环进入组织的重要步骤，越来越多的证据表明肝素可以干扰这一步骤的进行。因此，SIC患者应考虑使用治疗剂量的低分子肝素，以避免向DIC的发展。

　　抗凝血酶Ⅲ是一种具有抗炎特性的抗凝血酶，早期认为抗凝血酶Ⅲ可以改善脓毒症患者的DIC评分和病死率。然而2018年中国脓毒症休克的急诊治疗指南在抗凝治疗的推荐中，明确指出不推荐使用抗凝血酶治疗脓毒症和脓毒症休克（强推荐，中等质量证据）。2016年Cochrane的一篇系统综述研究了抗凝血酶Ⅲ在重症患者中的作用，结果显示没有足够的证据支持抗凝血酶Ⅲ可以改善脓毒症和DIC患者的生存率，并且增加了出血的风险。

　　几乎所有的脓毒症患者都存在或多或少的实验室凝血指标异常，但是否应对所有的脓毒症、脓毒症休克患者进行抗凝治疗，仍有学者提出不同的意见。反对者认为首先，支持VTE预防的证据主要是基于一般重症监护病房的患者，而不是针对脓毒症患者的特定研究。其次，脓毒症患者由于凝血因子和血小板的大量消耗，出血的风险大大升高。几项较大规模的3期临床对照试验显示，对脓毒症患者采用系统的抗凝治疗可使得严重出血并发症发生率达到1.0%～6.3%，并且这几项临床试验均排除了高出血风险的患者，因此，实际的严重出血并发症发生率可能更高。再者，抗凝治疗可能损害患者的抵抗力，增加患者的院内感染发生率。先天免疫系统和凝血系统相互协同，保护宿主免受微生物的感染。而抗凝治疗的实施，有可能增加患者感染的风险。

　　虽然仍存在争议，但目前相关的指南均建议对脓毒症、脓毒症休克患者进行抗凝治疗。对于此类患者

的抗凝治疗收益仍需进一步大型的临床随机对照试验来证实，个体化抗凝治疗或许能够给患者带来更大的

获益。

（宋　煜）

# 参考文献

[ 1 ] CARSON J L, GUYATT G H, HEDDLE N M, et al. Clinical practice guidelines from the AABB: red blood cell transfusion thresholds and storage[J]. JAMA, 2016, 316(19): 2025−2035.

[ 2 ] CHOPARD R, ALBERTSEN I E, PIAZZA G. Diagnosis and treatment of lower extremity venous thromboembolism: a review[J]. JAMA, 2020, 324(17): 1765−1776.

[ 3 ] ESTCOURT L J, BIRCHALL J, ALLARD S, et al. Guidelines for the use of platelet transfusions.[J]. Brit J of Haematol, 2017, 176(3): 365−394.

[ 4 ] FRONTERA J A, LEWIN J J, RABINSTEIN A A, et al. Guideline for reversal of antithrombotics in intracranial hemorrhage: a statement for healthcare professionals from the Neurocritical Care Society and Society of Critical Care Medicine.[J]. Neurocrit Care, 2016, 24(1): 6−46.

[ 5 ] KURAMATSU J B, SEMBILL J A, HUTTNER H B, et al. Reversal of oral anticoagulation in patients with acute intracerebral hemorrhage[J]. Critical Care, 2019, 23(1): 1−9.

[ 6 ] LAZZARO M A, MALHOTRA K, MOHAMMAD Y M. The role of antithrombotics in secondary stroke prevention[J]. Semin Neurol,

2010, 30(5): 492−500.

[ 7 ] LEVI M, SIVAPALARATNAM S. Disseminated intravascular coagulation: an update on pathogenesis and diagnosis[J]. Expert Rev Hematol, 2018, 11(8): 663−672.

[ 8 ] MOORE E E, MOORE H B, KORNBLITH LZ, et al. Trauma-induced coagulopathy[J]. Nat Rev Dis Primers, 2021, 7(1): 30.

[ 9 ] SAURO K M, SOO A, KRAMER A H, et al. Venous thromboembolism prophylaxis in neurocritical care patients: are current practices, best practices?[J]. Neurocrit Care, 2019, 30(2): 355−363.

[ 10 ] SWEIDAN A J, SINGH N K, CONOVALOFF J L, et al. Coagulopathy reversal in intracerebral haemorrhage[J]. Stroke Vasc Neurol, 2020, 5(1): 29−33.

[ 11 ] THACHIL J, WARKENTIN T E. How do we approach thrombocytopenia in critically ill patients[J]. Brit J of Haematol, 2017, 177(1): 27−38.

[ 12 ] VIARASILPA T, PANYAVACHIRAPORN N, JORDAN J, et al. Venous thromboembolism in neurocritical care patients [J]. J Int Care Med, 2020, 35(11): 1226−1234.

# 第三十章
# 神经危重症患者相关的营养支持

神经重症患者普遍存在进食障碍及机体能量高消耗状态，此时如营养管理不佳则会显著增加患者发生不良临床结局的风险，包括感染风险增加、机械通气时间延长、住院和重症监护病房（ICU）住院时间延长及死亡率增加等。在急性神经系统损伤后，危重症患者可能会出现交感神经兴奋及高代谢和高分解代谢状态，导致营养需求显著增加。如创伤性颅脑损伤患者在损伤发生后会出现能量消耗显著增加（约增加200%）、负氮平衡长期持续（持续长达4周）、水钠潴留、血糖控制不佳及免疫功能障碍等现象。因此，早期营养支持治疗对缓解重症疾病状况下的高分解代谢和炎症级联反应非常重要，可以降低神经重症患者的致残率和死亡率。考虑到急性神经系统损伤会改变人体的营养代谢状况，根据损伤部位和程度的不同，营养需求及管理方案应适当调整。在制订营养方案之前，必须考虑患者的既往病史和营养状况。神经危重症患者普遍存在进食功能障碍，在决定营养方式前应对其吞咽功能进行判断；尽管优先选择经口进食，若吞咽功能受损无法自主经口进食，则选择肠内或肠外营养支持途径。营养支持治疗的主要目标包括保障患者的能量需求、减少营养管理相关并发症和改善患者预后。

## 第一节　病理生理与代谢

中枢神经系统是新陈代谢、饥饿和口渴、咀嚼和吞咽功能以及内环境稳态（如血糖和电解质）的调控中心。颅脑损伤后，这些调控机制通常会发生改变。急性期以交感神经系统的激活和炎症反应为特征。在此期间，人体释放某些激素（促肾上腺皮质激素释放激素、生长激素、皮质醇、胰高血糖素和儿茶酚胺）和细胞因子［肿瘤坏死因子-α、白介素-1（IL-1）、IL-2、IL-6和IL-8］。这种炎症反应的特征是：分解代谢加强、蛋白质水解、血糖升高、脂质过氧化和电解质异常。

### 一、血糖

高血糖症在中枢神经系统损伤后很常见，与不良神经功能预后相关。高血糖症的原因包括：应激反应、炎症、使用皮质类固醇、糖尿病史（DM）、胰岛素敏感性降低，以及受伤后乳酸清除引起糖异生增加等。严格的血糖控制有益于降低感染率和一系列致命的神经性疾病，但也与一些负面结果有关。有研究表明，颅脑损伤后进行强化胰岛素治疗（IIT）不会

降低死亡风险或改善长期神经功能。NICE-SUGAR（normoglycemia in intensive care evaluation and surviving using glucose algorithm regulation）试验指出，使用IIT方案的患者低血糖发生率更高，且并不能改善24个月后的GCS。另有一项观察性研究发现，严格控制血糖会增加死亡风险，原因可能是脑细胞外葡萄糖利用率降低和脑能量危机增加。Vespa等人的一项单中心研究纳入13名TBI患者，发现严格血糖控制（80～110 mg/dL）可导致整体葡萄糖摄取增加和脑代谢障碍加重。导致代谢障碍加剧的机制尚不清楚，TBI后可能需要轻度高血糖来输送更多的葡萄糖。在一项类似的研究中，Oddo等人评估了严格的血糖控制（80～120 mg/dL）在一组混合性颅脑损伤患者中的影响。以微透析的葡萄糖/丙酮酸比值作为衡量标准，Oddo等人发现严格控制血糖与脑细胞外葡萄糖利用减少和脑能量危机增加有关，也与院内死亡率的增加有关。尽管理想血糖目标仍存在争议，但建议维持在140～180 mg/dL，并避免低于100 mg/dL。

## 二、脂质

人类大脑的60%由脂质组成。颅脑损伤会引起氧化应激，从而改变脂质利用。脂质过氧化引起细胞膜改变：通透性增加、活性降低和流动性改变。膳食中的 ω-3 脂肪酸包括二十二碳六烯酸（DHA）和二十碳五烯酸（EPA），是神经细胞膜的前体。DHA是哺乳动物大脑皮质的主要结构成分，构成一半的神经元膜磷脂。有关研究提示，DHA和EPA在减轻炎症、促进 ω-3 衍生的抗炎介质，以及下调NF-κB和中性粒细胞清除中起着重要作用。

## 三、营养免疫

中枢神经系统损伤后的营养免疫是一种很有前景的营养干预措施。营养免疫是研究"营养物质（包括主要营养物质、维生素、矿物质和微量元素）对炎症、白细胞反应、抗体形成以及对疾病抵抗力的作用"。这里重点介绍谷氨酰胺和精氨酸的作用。

1. 谷氨酰胺　分解代谢状态迅速耗尽谷氨酰胺储备，导致谷氨酰胺在严重疾病期间成为条件性必需氨基酸。谷氨酰胺与肠上皮细胞功能和免疫功能有关。一项针对TBI患者的小样本研究，将含谷氨酰胺和益生菌的肠内营养（EN）配方与标准EN配方进行比较，结果表明感染率降低且重症监护病房（ICU）停留时间缩短。但是，较大样本研究未能证明补充谷氨酰胺的临床益处。在接受谷氨酰胺补充的多器官功能衰竭患者中，观察到院内死亡率和6个月死亡率显著增加。谷氨酰胺可通过星形胶质细胞和其他脑细胞转化为谷氨酸。谷氨酸盐是一种兴奋性神经递质，与TBI后的继发性损伤和细胞毒性水肿有关。因此，对于TBI后常规使用谷氨酰胺补充剂目前没有高级别推荐。

2. 精氨酸　L-精氨酸可转化为一氧化氮（NO）进而增强免疫力，促进中性粒细胞的产生并增强其反应性。同时，NO会增加脑灌注，这对缺血性卒中或TBI患者有益。但是，NO也可能是过氧亚硝酸盐产生的催化剂，这可能导致急性伤害后神经系统受到伤害。一项荟萃分析表明，补充精氨酸的EN相对于标准EN配方并未表现出更多的临床获益。

目前，美国肠外肠内营养学会（ASPEN）建议为TBI患者使用含精氨酸的免疫调节性EN配方或在标准EN配方中添加EPA/DHA。2015年《加拿大临床实践指南》不建议在严重疾病期间常规使用添加有精氨酸/鱼油和谷氨酰胺的EN。

# 第二节　营养评估

## 一、需要营养干预的人群

据2018年ESPEN指南报道，预计ICU住院时长超过48小时的重症患者都存在发生营养不良的风险。营养不良与患者不良预后显著相关，为改善患者临床结局，建议在所有神经重症患者中进行营养状况评估。目前广泛应用的营养评估方法包括：营养风险筛查2002（NRS 2002）评分和重症患者营养风险（NUTRIC）评分。其中NUTRIC评分（表5-30-1）在神经外科中的应用更为广泛。当NUTRIC评分≥5分或NRS 2002评分≥3分时，患者存在营养不良的风险较高，建议营养支持治疗（表5-30-2）。

## 二、神经危重症患者营养需求评估

神经重症患者在病程的不同时期对能量的需求变化较大，影响代谢的因素众多，包括体温、肌张力、机械通气、用药、镇静镇痛状态等。同时，多数神经重症患

表5-30-1　NUTRIC评分

| 指　标 | 范　围 | 分　数 |
|---|---|---|
| 年龄（岁） | < 50 | 0 |
| | 50 ～ 74 | 1 |
| | ≥ 75 | 2 |
| APACHE Ⅱ评分 | < 15 | 0 |
| | 15 ～ 19 | 1 |
| | 20 ～ 27 | 2 |
| | ≥ 28 | 3 |
| SOFA评分 | < 6 | 0 |
| | 6 ～ 9 | 1 |
| | ≥ 10 | 2 |

续 表

| 指　标 | 范　围 | 分　数 |
|---|---|---|
| 引发功能不全器官数 | 0～1 | 0 |
| | ≥2 | 1 |
| 入ICU前住院时间（天） | 0～1 | 0 |
| | >1 | 1 |
| 总分 | | |

注：总分≥5分，即评定存在营养风险，应接受营养支持；<5分患者应在住院期间随病情变化定期评估。

者具有高代谢及高消耗的特点，早期营养支持及能量达标的程度对患者预后会产生显著影响。建议在神经重症患者的营养支持治疗中，实行量出为入的方式设定能量支持目标。有条件的机构采用间接能量测定方法（如"代谢车"）判断患者能量需求量及蛋白供给量，从而达到个体化营养支持治疗的目标。对不具备间接能量测定条件的机构，可采用经验估算法，根据患者疾病状态及ASPEN指南推荐的公式确定能量需求量。

此外，值得注意的是，因为多数神经重症患者神经损伤后的高分解代谢状态与显著的蛋白水解和肌肉丢失相关，导致机体对蛋白质的需求增加，因此，高蛋白质摄入对抵抗高代谢状态而言是必须的。在进行肠内营养支持治疗时，需要考虑补充蛋白质。目前已有的各项临床指南建议可在急性期将蛋白质目标设定为1～2 g/（kg·d）（使用实际体重计算），如DGEM指南推荐的1～1.2 g/（kg·d）、ESPEN指南建议的1.3 g/（kg·d）和ASPEN指南推荐的1.2～2 g/（kg·d）。根据患者所处临床状况和接受治疗的不同，根据理想体重计算的蛋白质需求也有所不同。在卒中、急性肾损伤和肝衰竭患者中，蛋白质需要量为1.2～2 g/（kg·d）；在接受血液透析的患者中，蛋白质需要量为1.2～1.5 g/（kg·d）；在TBI患者中，蛋白质需要量为1.5～2.5 g/（kg·d）；在

表5-30-2　NRS 2002评分

| 疾 病 状 态 | 分数 | 评分 |
|---|---|---|
| 骨盆骨折，或慢性病患者合并以下疾病：肝硬化、慢性阻塞性肺疾病、长期血液透析、糖尿病、肿瘤 | 1 | |
| 腹部重大手术、卒中、重症肺炎、血液系统肿瘤 | 2 | |
| 颅脑损伤、骨髓抑制、加护病患（APACHE >10分） | 3 | |
| 小计 | | |

| 营养状况指标（单选） | 分数 | 评分 |
|---|---|---|
| 正常营养状态 | 0 | |
| 3个月内体重减轻 >5%，或最近1周进食量（与需要量相比）减少20%～50% | 1 | |
| 2个月内体重减轻 >5%，或BMI 18.5～20.5，或最近1周进食量（与需要量相比）减少50%～75% | 2 | |
| 1个月内体重减轻 >5%（或3个月内体重减轻 >15%），或BMI <18.5（或血清白蛋白 <35g/L），或最近1周进食量（与需要量相比）减少70%～100% | 3 | |
| 小计 | | |
| 年龄 >70 岁 | 1 | |
| 营养风险总分 | | |
| ≥3 分 | 有营养不良风险，需要营养支持治疗 | |
| <3 分 | 如果接受重大手术，则每周重新评估营养状况 | |

接受CRRT治疗的患者中，蛋白质需要量为2～2.5 g/（kg·d）。推荐在重症状态未得到改善的急性期采取逐步递增的方式增加蛋白供给水平。

## 第三节　营养支持治疗方式及治疗时机的选择

神经重症患者普遍存在不同程度的胃肠道功能障碍，胃肠耐受性较差，原因如下：在脑肠轴调节反应中，早期中枢神经系统损伤的应激反应传导至肠道引起肠道黏膜缺血再灌注损伤及自主神经损伤，导致肠道消化功能受损、吸收功能减弱等继发性胃肠道功能障碍的发生；加上抗生素、镇静镇痛药物应用等其他因素的影响，出现肠道菌群失调、肠道微生态改变。

## 一、肠内营养

肠内营养指通过胃肠道提供代机体代谢所需营养物质及其他各种营养素的营养支持方式,可以维持胃肠道功能和结构的完整性,刺激胃肠道蠕动及营养物质的吸收;同时,模拟正常生理进食的特性可以缓解乃至避免肠道菌群失调,并有利于预防与肠外营养相关的感染性和代谢性疾病的发生。在神经危重症患者中,肠内营养支持治疗的目的包括以下两点:① 补充能量及蛋白质;② 保护胃肠道屏障功能、减少肠道菌群移位,进而促进胃肠道功能恢复。肠内营养在维护肠黏膜屏障功能和肠道免疫作用方面具有更多优势,因此在神经重症患者中,推荐采用早期肠内营养支持治疗。根据美国肠外肠内营养学会(ASPEN)指南推荐,对于不能自主进食的重症患者,在发病24 ~ 48小时内给予早期肠内营养支持治疗。2018年欧洲重症营养指南(ESPEN)也建议,对于不能自主进食的危重症患者,在排除肠内营养禁忌证后,于48小时内给予早期肠内营养。对于充分复苏、血流动力学状态相对稳定、已纠正严重代谢紊乱的患者,经过营养评估后可尽早进行适宜的肠内营养支持。

在进行肠内营养时,建议选择持续肠内喂养方式而非间断喂养方式。尽管持续喂养是一种不符合生理特点的喂养方式,对合成代谢没有作用并且与代谢相关并发症相关,持续喂养也与较少的胃肠道或呼吸道并发症相关,并且能够更早地达到营养支持目标。间断喂养是一种更符合生理特点的喂养方式,可促进蛋白质合成,有利于危重症患者早期康复。值得注意的是,间断喂养会增加高胃内残留量(GRV)、腹泻和误吸发生的风险。欧洲肠外肠内营养学会(ESPEN)新指南建议使用持续喂养,而非间断喂养。美国肠外肠内营养学会(ASPEN)指南也建议:对于高危患者和对间断喂养方式不耐受的患者中,应采用持续喂养方式给予肠内营养。

如何选择肠内营养配方?肠内营养配方的选择应根据患者疾病特征及胃肠道功能状态进行选择。如对胃肠道功能正常患者,首选富含膳食纤维的整蛋白标准配方;对于糖尿病患者,选择糖尿病配方;对高脂血症或血脂增高患者,选择单不饱和脂肪酸配方;对高分解、高代谢状态的患者,选择高蛋白配方;对液体摄入量有限制的患者,可选用高能量密度配方;对消化或吸收功能障碍的患者,可采用短肽配方,短肽配方能有效维护肠屏障功能,具有更好的肠道耐受性;为预防及减少腹泻等胃肠道功能障碍,可在肠内营养配方中补充可溶性膳食纤维等其他营养素成分。

在肠内营养支持治疗期间,减少胃肠道功能障碍的发生可以明显改善患者预后。既往研究证实,使用含膳食纤维的肠内营养配方预防ICU及术后患者肠内营养相关性腹泻是有效的。此外,2010 ESICM专家工作组指南、2016年ACG指南、2016年ASPEN指南及2018年中国重症患者早期肠内营养临床实践专家共识等国内外指南也推荐:使用含有可溶性膳食纤维的肠内营养配方能够显著降低重症患者发生包括腹泻在内的胃肠道功能障碍的发生,最终改善重症患者的营养状况及临床结局;但对于持续性腹泻、可疑吸收不良、肠缺血或纤维耐受不佳的患者应谨慎,在严重肠道缺血或严重胃肠动力障碍的高危患者中应避免使用含可溶性与不可溶性纤维的配方。可溶性膳食纤维的作用主要是利用肠道益生菌酵解产生短链脂肪酸从而促进肠道益生菌的生长繁殖,改善肠道微生态,进而改善机体免疫功能及介导免疫炎症反应下调。不可溶性膳食纤维不能被大肠内微生物所酵解,具有预防便秘作用,而神经危重症患者广泛存在胃肠道动力障碍,因此不可溶性膳食纤维的使用具有一定的限制。

## 二、肠外营养(PN)

对于存在肠内营养禁忌证且具有高营养不良风险的患者,早期相对积极的肠外营养优于无任何营养治疗。因此,当患者存在肠内营养禁忌证时,建议患者在入住ICU后3 ~ 7天内尽早启动全肠外营养,1周内先给予低热量全肠外营养(TPN)[ ≤ 20 kcal/(kg·d)或目标能量需求的80%],再逐步过渡至足量肠外营养。对于急性神经损伤后第4天肠内营养仍无法摄入目标能量60%的患者,应于第5天开始给予支持性肠外营养(SPN),即肠内营养不足时,部分营养素由静脉途径来补充的混合营养支持治疗方式,目的是为满足目标能量需要。同时,对于入住ICU第1周内不能耐受足量肠内营养的患者,也可根据患者疾病状况不同个体化评估启动肠外营养的风险和获益,考虑启动支持性肠外营养。

肠外营养可以通过外周静脉或中心静脉提供。经外周静脉给予肠外营养是轻度至中度营养不良患者的短期营养方案,或用于中心静脉通路不可用的患者。由于外周静脉的耐受性有限,经外周静脉给予肠外营养的使用通常限于2周以内。经外周静脉给予肠外营养中的大量营养素及能量传递受到周围静脉最大耐受渗透压(900 mOsm/L)的限制。经外周静脉给予肠外营养还要求良好的外周静脉通路以及耐受大容量液体

(2.5～3 L/d)的能力。中心静脉能够承受更高的渗透压负荷(1 300～1 800 mOsm/L)。因此,选择中心静脉给予肠外营养能够以较小的体积满足总的营养素及能量需求,是严重营养不良患者更好的解决方案。经中心静脉给予肠外营养适合长期使用,但需要不断评估肝肾功能等。

### 三、营养支持治疗过程中的注意点

在进行肠内或肠外营养支持治疗时,建议葡萄糖(肠外营养)或碳水化合物(肠内营养)的补充量不超过5 mg/(kg·min)。给予肠外营养时,建议减少碳水化合物的用量以减少碳水化合物的负荷和胰岛素抵抗,并用静脉内脂肪乳剂(ILE)替代,肠外营养途径应常规包含静脉脂肪乳制剂。静脉脂质补充量(包含非营养性脂质成分)不应超过1.5 g/(kg·d),并且需根据患者的个体耐受情况调节;给予肠内营养前,需仔细评估肠内营养配方(EF)中的构成成分,因为患者对其的反应可能影响患者的恢复。

## 第四节　影响营养支持治疗效果的因素

多种因素会影响神经危重症患者的营养状态,包括摄入不足、代谢状态改变、胃肠道功能障碍及肠道菌群失调等。其中,包括腹泻在内的胃肠道功能障碍与肠道菌群失调互为因果、恶性循环,显著影响患者的营养支持效果。据报道,ICU肠内营养支持期间腹泻的发生率为48.6%～95%,20%～40%的患者因严重腹泻而被迫中断肠内营养支持。考虑到早期营养支持策略不合理及不充分会显著导致患者营养状况受损,出现体重下降、微量营养素缺乏、血糖及血脂异常、消化吸收障碍及免疫受损,最终影响患者预后,增加不良临床结局发生率。因此,在进行肠内营养支持治疗过程中,应注意监测及评估患者胃肠道功能状态并采取措施减少胃肠道功能障碍的发生,如调整喂养方式(喂养类型、喂养速度、温度等),注重肠内营养配方选择等。

## 第五节　并发症

在接受肠内营养的重症患者中,腹泻是最常见的胃肠道相关并发症,可能与配方本身直接相关,也可能不直接相关。腹泻的主要原因包括药物治疗、继发于诊断或手术的吸收不良以及艰难梭菌感染。抗生素相关性腹泻主要继发于肠道菌群的破坏。此外,许多含有山梨糖醇的药物可通过山梨糖醇的通便作用引起腹泻。在进行肠内营养支持治疗过程中应动态监测患者胃肠道功能,综合考虑可能导致胃肠道功能障碍的原因。适当使用含有可溶性膳食纤维的肠内营养配方,可能降低危重症患者发生包括腹泻在内的胃肠道功能障碍。

再喂养综合征是营养不良患者接受营养支持治疗时,出现的致命性的细胞内液和电解质转移,是由于摄入糖以后胰岛素分泌引起的。可导致低磷血症、低镁血症和低钾血症。如果不能及时补充上述电解质,可能导致呼吸功能不全、心律不齐、溶血、精神障碍甚至死亡。值得注意的是,口服、肠内或肠外营养均可引起再喂养综合征。高危因素包括饮食失调、酗酒、癌症恶病质、控制不佳的糖尿病、吸收不良性疾病(例如克罗恩病、短肠综合征)、进食不足(吞咽困难、痴呆等)以及长期禁食(>7天)。如果再喂养综合征风险高,喂养开始时补充硫胺素至关重要,缺少硫胺素会增加Wernicke-Korsakoff综合征的风险。

## 第六节　总结

神经危重症患者的营养支持有其特殊性,在营养支持过程中,应该根据疾病状态、机体代谢状态及营养需求的不同制订个体化的营养支持治疗方案,必须采取措施防止医源性营养不良和再喂养综合征。由于脑肠轴的存在,在急性神经系统损伤后容易发生胃肠功能紊乱及肠道菌群失调,而肠道内菌群改变及肠道菌群移位等将导致机体受到二次打击。因此,在制订肠内营养支持治疗方案时,要采取措施(如早期启动肠内营养、选择适宜的肠内营养配方、在肠内营养配方中添加可溶性膳食纤维作为补充等)保护胃肠道屏障功能、减少肠道菌群移位,进而促进胃肠道功能恢复,最终改善患者结局。

(鲁华山　李立宏)

# 参考文献

［1］ ABDELMALIK P A, DEMPSEY S, ZIAI W. Nutritional and bioenergetic considerations in critically ill patients with acute neurological injury[J]. Neurocrit Care, 2017, 27(2): 276−286.

［2］ CHAPPLE L A, CHAPMAN M J, LANGE K, et al. Nutrition support practices in critically ill head-injured patients: a global perspective[J]. Crit Care, 2016, 20: 6.

［3］ CORKINS M R, GUENTER P, DIMARIA-GHALILI R A, et al. Malnutrition diagnoses in hospitalized patients: United States, 2010[J]. J Parenter Enteral Nutr, 2014, 38(2): 186−195.

［4］ ELKE G, HARTL W H, KREYMANN K G, et al. Clinical nutrition in critical care medicine — guideline of the German Society for nutritional medicine (DGEM) [J]. Clin Nutr, 2019, 33: 220−275.

［5］ MCCLAVE S A, TAYLOR B E, MARTINDALE R G, et al. Guidelines for the provision and assessment of nutrition support therapy in the adult critically ill patient: Society of Critical Care Medicine (SCCM) and American Society for Parenteral and Enteral Nutrition (A.S.P.E.N.)[J]. J Parenter Enteral Nutr, 2016, 40(2): 159−211.

［6］ MCCLAVE SA, DIBAISE JK, MULLIN GE, et al. ACG clinical guideline: nutrition therapy in the adult hospitalized patient[J]. Am J Gastroenterol, 2016, 111(3): 315−334.

［7］ SINGER P, BLASER A R, BERGER M M, et al. ESPEN guideline on clinical nutrition in the intensive care unit[J]. Clin Nutr, 2019, 38(1): 48−79.

［8］ TATUCU-BABET O A, RIDLEY E J, TIERNEY A C. Prevalence of underprescription or overprescription of energy needs in critically ill mechanically ventilated adults as determined by indirect calorimetry: a systematic literature review[J]. J Parenter Enteral Nutr, 2016, 40(2): 212−225.

# 第六篇
# 常见神经危重症

# 第三十一章
# 缺血性卒中

## 第一节 概 述

缺血性卒中,即缺血性脑血管意外,是脑组织因血流灌注减低或中断而导致的短暂性或永久性神经功能障碍。其严重程度往往取决于受累脑组织的神经支配功能以及灌注代偿的程度。在卒中发展伊始,症状常最为严重,而对于症状出现波动或缓慢进展则多数源于早先存在的血管严重狭窄引起的血流灌注变化。

缺血性卒中按传统 TOAST 分型可将其病因分为五大亚型,即腔隙性卒中、大动脉粥样硬化性卒中、心源性脑栓塞、隐源性以及无法确定原因的卒中。这一分型系统来自 1993 年的"类肝素药物治疗缺血性卒中试验",并沿用至今。其中大动脉闭塞引起的缺血性卒中一般包括动脉粥样硬化性卒中及心源性脑栓塞,约占所有缺血性卒中的 40%。

据世界卫生组织统计,目前卒中已成为全球所有疾病中第二位死因,每年约有 1 500 万人罹患卒中,其中大部分为缺血性卒中。而在 20 ～ 64 岁中青年人群中,约有 720 万缺血性卒中病例,其中男性较女性更易发生缺血性卒中(133/100 000 vs. 99/100 000)。

在脑血流中断后的数分钟内,神经元细胞逐渐耗尽原有能量。而在脑血流量降低至一定程度[25 mL/(min·100 g)]时,一系列复杂的循环和代谢反应开始启动,称之为缺血性级联反应,此时神经元无法继续维持有氧呼吸,进而转换到无氧代谢,产生大量的乳酸和谷氨酸,改变组织的 pH,使得细胞无法产生足够供给细胞去极化过程的三磷酸腺苷(ATP),细胞内外电解质平衡发生破坏,从而导致细胞无法继续正常生理活动。缺血区域的神经元细胞死亡形成所谓缺血核心区,其周边血流减少的脑组织区域则称为缺血半暗带,这一区域脑组织在缺血早期依赖侧支循环代偿仍可保持一定生理活性,但随着缺血后局部水肿进展,侧支循环所提供的脑血流逐步下降,如脑血流无法及时恢复,这一缺血半暗带则可进一步发展形成脑梗死,因此卒中发生早期可通过静脉溶栓(组织型纤溶酶原激活剂或静脉使用阿替普酶)或机械取栓恢复其血供从而挽救这一部分脑组织的生理功能。

缺血性卒中不仅可引起严重神经功能缺损,同时也可因严重脑水肿、脑疝或脑干生命中枢缺血梗死等原因导致循环、呼吸衰竭或外周其他脏器严重并发症而危及生命,被称为"严重"卒中。后者通常被定义为:NIHSS(美国国立卫生研究院卒中量表) > 15 分,mRS 评分 4 ～ 5 分,生命体征恶化,引起相关颅内并发症,出现占位效应,颅内压升高,以及存在脑干受累的影像学依据。这一情况通常需要神经重症监护病房积极干预。

## 第二节 病情评估

对缺血性卒中的病情评估包括临床评估和影像学评估。前者应当由急救人员及急诊室人员实施,包括快速获取患者的发病情况及初步既往病史。通过这类早期评估可获得患者 NIHSS 基线评分以及初步了解患者有无接受静脉溶栓的各类禁忌证,如全身活动性出血史、抗凝治疗情况等。在患者进入急诊室后,除继续完善临床病史及体格检查评估外,应当尽快完善包括非增强颅脑CT(non-contrast head CT,NCHCT)在内的必要影像学检查以及血常规、电解质、血糖、肾功能等生化检查。通过NCHCT检查可以快速排除颅内出血,为缺血性卒中的临床诊断提供佐证,不仅如此,通过CT扫描还可获得其他有益信息,如高度提示血栓形成的颅内大动脉(如大脑中动脉、基底动脉等)"高密度征"以及获得ASPECTS评分等。利用该评分,将MCA区域划分为10个区域,每个区域如出现水肿、低密度灶、皮髓质界限消失等缺血表现则扣除1分。ASPECTS评分与NIHSS评分呈负相关,并与长期功能预后、死亡、症状性出血等相关。

尽管对依据上述检查手段高度怀疑颅内大血管栓塞的大部分缺血性卒中患者可直接进行血管内治疗或静脉溶栓桥接治疗,但在一些无法确定时间窗或病变部位以及怀疑"假性卒中"(stroke mimics)等情况下,按照目前指南要求仍建议依据4 "P"(parenchyma、pipes、perfusion、penumbra)方法来进一步明确诊断及判断有无血管内治疗指征。

CT血管成像(CT angiography,CTA)在快速鉴别动脉狭窄、栓塞和夹层等方面广泛使用。通过CTA检查可以显示颅内外血管病变,并指导血管内介入治疗。而CT灌注(CT perfusion,CTP)可以与CTA同时获得,但需要额外的后处理。CTP是鉴别脑梗死和缺血半暗带最快速的方法。在AIS中,脑血流平均转运时间(MTT)延长(动脉流入与静脉流出的时间差),脑血流量减少(由于血管栓塞),脑血容量减少(由于侧支代偿衰竭)。而在缺血半暗带,由于存在一定的侧支代偿,导致尽管MTT和CBV下降,但能保持或增加CBF,存在不匹配现象。据报道,不匹配的病变较完全性匹配性梗死有更好的3个月的改良分级评分(mRS评分0～2)(OR 13.8,$P < 0.001$)。

MRI比CT对AIS更特异、更敏感,但受限于操作时间及普及性。常用的MRI序列有:T1加权(含钆造影和不含钆造影)、T2加权、液体抑制反转恢复(FLAIR)和T2加权梯度回波(用于鉴别急性出血)。另一个附加序列是弥散加权成像(DWI),它可识别细胞毒性水肿所导致的细胞间水扩散受限。而表观弥散系数(ADC)序列与DWI呈相关关系,DWI高信号和ADC低信号代表急性缺血。此外,MR还可以提供与CTA和CTP类似用途的血管成像以及灌注图像。

数字减影血管造影(digital subtracted angiography,DSA)则是急性缺血性卒中颅内大血管栓塞诊断的金标准以及神经介入治疗的主要工具。通过DSA可明确颅内大动脉栓塞的部位、程度、血栓负荷量以及颅内动脉狭窄的鉴别等。同时,通过DSA检查还可判断缺血部位周围的侧支循环代偿情况,最常用的如为动脉溶栓所设计的ASITN/SIR分级系统,它通过造影所见缺血侧周围侧支血流灌注范围以及速度从而将侧支循环代偿程度共分为0～Ⅳ级。该分级系统与ASPECTS无创评分均与临床预后有良好的相关性。

# 第三节　静脉溶栓治疗

90年代早期的NINDS试验证实,静脉使用重组组织型纤溶酶原激活剂(rtPA)在卒中发生后3小时内进行溶栓治疗,90天的预后良好比例明显增加(OR 1.9,95% $CI$ 1.2～1.9),从而成为静脉溶栓的里程碑,这一治疗方式随即通过了FDA批准。而ECASS Ⅲ期研究发现将溶栓时间窗从3小时延长至4.5小时时,90天的预后良好比例仍高于安慰剂组(52.4% vs. 45.2%,95% $CI$ 1.02～1.76),而死亡率则无增加(排除标准扩大)。汇总分析研究证实,距发病3～4.5小时内采用静脉溶栓可有效提高临床预后,但进一步将时间窗延长至6小时则无明显改善。IST Ⅲ期研究同样发现,延长时间至6小时后静脉溶栓对于患者6个月的远期预后并无改善,且发生症状性颅内出血或死亡率显著提升。这些研究均证实,缺血性卒中发生后尽快行静脉rtPA溶栓可显著改善患者的临床预后,即"时间就是大脑"的概念。目前多项关于急性缺血性卒中治疗的指南也均将4.5小时作为一般静脉溶栓的时间节点。

但静脉溶栓存在较多相对或绝对禁忌证,包括既往史、临床及实验室检查、放射学检查因素。这些因素多数基于最初的NINDS排除标准、ECASS Ⅲ期试验的扩展排除标准以及心血管文献。但直到目前,许多禁忌证尚未经过严格的验证。

# 第四节　机械取栓治疗

2014—2015年，包括MR CLEAN、EXTEND-IA、ESCAPE、REVASCAT、SWIFT PRIME在内的五项大型随机对照研究结果相继发表，证实采用机械取栓方式恢复前循环栓塞大血管的血流可显著提高早期及远期预后。其中MR CLEAN研究是首先发布的关于急性缺血性卒中行血管内治疗的多中心临床随机对照研究，其结果显示大脑动脉栓塞患者接受血管内介入治疗的患者在术后90天的临床良好预后（mRS评分0～2分）方面得到显著改善（修正OR 1.67，95% CI 1.21～2.30），而在死亡率及不良反应发生率方面治疗组与对照组则无明显差别（P=0.31）。据此，2015年AHA/ASA将2013版急性缺血性卒中早期治疗指南作出调整，推荐符合指征（卒中前mRS评分0～1分，颈内动脉或大脑中动脉近端症状相关性闭塞，年龄>18岁，NIHSS评分>6分，可在症状开始后6小时内开始穿刺及治疗）的急性前循环大血管栓塞缺血患者进行血管内取栓治疗。然而，对于距离发病时间超过6小时的AIS是否可从血管内再灌注治疗中获益仍在不断探索。2017年，DAWN研究通过患者的临床症状与影像不匹配（Mismatch）的情况来筛选患者，结果显示，部分患者在症状出现6～24小时接受血管内治疗，仍然可有获益。而2018年的DEFUSE3研究则探索将机械取栓时间窗扩展至6～16小时，入组标准较前一研究更加宽泛，同时治疗方面可采用任何FDA批准的取栓装置，并发现与单纯药物治疗相比，符合入选标准的机械取栓组90天神经功能预后明显改善（绝对差值28%），尽管症状性颅内出血发生率略升高，但并不显著。总体死亡率机械取栓组稍低，血管再通率取栓组显著高于药物治疗组。因此，2018年指南根据上述研究结果推荐对于符合DAWN研究或DEFUSE3研究入组标准的急性缺血性卒中患者可采用机械取栓治疗。

# 第五节　缺血性卒中的监护

在静脉或血管内治疗后，应当让患者进入卒中中心或神经重症监护病房。约25%的患者在卒中后的24～48小时内出现神经功能恶化。监护治疗这些患者的目标应当是预防后续的并发症，密切观察潜在的出血或水肿，为必要的神经外科干预做好准备，并为复发性卒中提供治疗，并开始康复以改善功能预后。患者精神状态的改变、卒中症状的恶化或新的神经功能缺损出现可能预示着最令人担忧的卒中并发症之一即颅内压升高的发生。导致后者的两个主要原因是出血和水肿。颅内压升高表现为头痛、恶心、呕吐、视乳头水肿，并可能进展为嗜睡、脑疝和昏迷。一旦患者处于昏迷状态，颅内高压的快速进展可导致瞳孔扩大、异常屈肌或伸肌姿势、库欣三联征（脉压增大的高血压、心动过缓和呼吸不规律），最终发展为心肺衰竭。应当立即采取的措施包括监测气道、呼吸和循环，施行气管内插管以保护气道防止呼吸暂停。在患者病情稳定下来并接受适当的监护后，应进行NCHCT来评估病因（出血或恶性水肿）和影像学变化程度（是否存在脑积水、中线移位、出血增加和脑疝等）。

# 第六节　溶栓、取栓后的监护

对接受静脉溶栓或机械取栓治疗后的患者护理除上述生命体征及神经功能变化的监护外，还包括血压、血糖、体温等诸多方面。

## 一、血压监护

AHA/ASA指南规定，如果排除其他医学禁忌证，对不符合静脉溶栓的患者可在卒中发生后24小时内维持允许性高血压（220/110 mmHg）。而对接受了静脉溶栓的患者，目标血压应低于180/105 mmHg。静脉溶栓术后24小时内血压变化范围在141～150 mmHg与预后良好存在相关性。多项研究表明，患者在接受血管内介入治疗后，将收缩压维持在140～160 mmHg是适当的。

### 二、血糖监护

约40%缺血性卒中患者会出现高血糖表现。血糖升高是患者预后不良以及死亡率增加的独立预测因素。一项大型回顾性研究显示，在接受静脉溶栓的患者中，如血糖水平为 > 140 mg/dL 或糖化血红蛋白 > 6.5%，症状性颅内出血发生率、住院死亡率和住院时间均明显增加。在接受动脉内溶栓和（或）机械取栓的急性缺血性患者中，高血糖也与不良预后相关。目前 AHA/ASA 指南推荐，急性缺血性卒中后48小时内血糖控制在140～180 mg/dL，同时注意避免低血糖发作。而实现这种目标血糖控制的最佳治疗模式有望在正在进行的SHINE研究（stroke hyperglycemia insulin network effort）中得到阐明。

### 三、体温监护

大约一半的卒中患者的核心体温高于37℃，而发热与AIS预后不良的结果相关。目标温度管理（targeted temperature management，TTM）是通过药理学、体表或侵入性的方法来实现的。降低核心体温的主要药理学治疗是通过非甾体抗炎药，体表降温措施则包括冰袋或冰毯等，而侵袭性降温可以通过静脉或动脉的血管内导管来实现。研究表明，对于缺血性卒中后48小时内开始的大面积MCA梗死，采用轻度低温治疗（33～34℃）较体温维持正常的患者预后更佳，而两者死亡率却无显著差异。缺血性卒中降温试验（COOLIST）显示，对于清醒的NIHSS≥6分的急性缺血性卒中患者，体温降至35.0℃，具备良好的耐受性。另外两项正在进行的评估靶向体温控制对卒中患者疗效及安全性的Ⅲ期临床试验分别是EuroHYP-1和ICTuS-2/3研究。

## 第七节　恶性缺血性卒中

大脑半球大面积缺血可引起脑水肿，导致神经功能迅速退化。最严重的累及整个大脑中动脉的情况称为恶性大脑中动脉梗死（malignant MCA infarction，MMI），并可合并邻近的大脑前动脉（ACA）和（或）大脑后动脉（PCA）区梗死。这种类型的卒中往往伴有明显的脑组织重症，甚至严重到压迫重要神经结构并危及生命。患者最初表现为严重的偏瘫，或伴有失语症或视受累半球的凝视表现，并在最初几天内表现出十分典型的症状恶化，如意识水平下降和瞳孔不等，反映受累半球的肿胀。尽管采取了最大限度的保守性危重症处理措施，但由于梗死区大面积肿胀仍可导致脑干移位、颅内压升高，从而使得MMI的死亡率在70%～80%。迄今为止，预防或减少脑水肿的药物选择十分有限，经典的渗透性疗法并不足以改善MMI的临床结局。

严重脑水肿引起颅内压升高的治疗选择从易于实施的床边措施到侵入性手术。患者的头应该抬高到30°～45°。实施气管插管并过度通气可降低$PaCO_2$，引起脑血管收缩，从而降低ICP（但以牺牲脑血流为代价），过度通气治疗不利于患者远期预后，因此仅可短暂使用。

临床上两种最常用的减轻脑水肿的药物是甘露醇和高渗盐水。甘露醇作为一种渗透利尿剂，可增加血清渗透压梯度，减轻脑水肿。同时它还具有血流变作用，从而降低血液黏滞度。甘露醇不需要中央静脉通路给药，但可导致利尿及电解质紊乱。高渗盐水也具有渗透作用，但会增加血容量。高渗盐水可以23.4%浓度负荷给药或以3%浓度连续给药。前者需要使用中心静脉通路，接受高渗盐水治疗的患者应监是否出现高钠血症（ > 160 mmol/dL）。慢性或亚急性低钠血症患者易因血钠快速纠正而导致脑桥中央髓鞘溶解，尽管这种并发症非常罕见。对于脑水肿恶化的患者，采用渗透疗法是合理的。此外，糖皮质激素总体上没有显示出任何益处（一些研究甚至显示出危害），也不推荐使用。

积极干预治疗恶性脑梗死继发的严重脑水肿措施是去骨瓣减压术（decompressive hemicraniectomy，DHC），其目的是防止脑干严重受压。缺血性卒中行DHC的适应证：① 年龄18～60岁；② 临床病损提示 MCA 区域梗死且 NIHSS 评分≥16；③ NIHSS 意识水平（1a项）评分下降≥1；④ 颅脑CT提示MCA

区域≥50%梗死,伴或不伴同侧大脑前/后动脉区梗死,或脑MRI弥散加权成像显示梗死体积 > 145 cm³;⑤从出现症状到手术减压时间间隔 < 48小时。DHC干预的禁忌证包括:① 卒中前mRS评分≥2;② 瞳孔散大、固定;③ 对侧缺血或其他可能影响预后的脑损害;④ 梗死灶转化为占位性血肿;预期寿命 < 3年;⑤ 其他可能影响预后的严重疾病,已知的凝血障碍或全身出血性疾病,或其他麻醉用药禁忌。对于MMI,特别是未达到手术指征的患者,医生应当与患者监护人员充分讨论这种积极措施挽救生命的可能,以及不一定在功能上有所改善的可能性。同时需要指出,枕下小脑切除减压术应当适用于那些尽管有药物治疗但病情恶化的小脑梗死患者。

现主张早期(发病24小时内)对存在大面积脑梗死灶的患者进行手术减压,以免发生脑疝。有临床证据表明,在出现脑疝和继发性颅脑损伤之前进行早期减压手术可能是对预后更有益的。此外,在缺乏中脑损伤影像学证据的情况下,对单发小脑幕切迹疝进行积极的手术治疗,可能会对远期预后有好处。

然而,关于根据从症状出现到治疗的时间来选择患者进行手术减压的实用性的数据是有限和相互矛盾的。手术时间分别为 < 24 小时、24 ~ 48 小时和 48 ~ 96 小时。在对已有的三项随机对照试验汇总数据的亚组分析中,早期(发病后 < 24 小时, $n=45$)或晚期(24 ~ 48 小时, $n=38$)接受减压手术的患者之间没有结果差异。HAMLET试验对卒中发作后96小时内开展的DHC进行了评估,结果显示对于48小时后接受手术的患者($n=25$),任何结果指标均无益处。

已有数个随机对照试验比较DHC和最大限度的非手术治疗效果、最合适的患者群体和DHC干预的合理时间节点。2021年7项随机对照试验的荟萃分析发现,DHC组1年内预后显著高于非手术治疗组(37% vs 15%,相对危险度2.95,99% $CI$ 1.55 ~ 5.60)。此外,DHC组1年生存率显著高于非手术治疗组(71% vs 29%,调整后相对危险度0.16,95% $CI$ 0.10 ~ 0.24),无严重残疾患者的生存率也较高(mRS 3分)。但DHC组中出现中度残疾(mRS 4分)和重度残疾(mRS 5分)的患者数高于非手术组。根据年龄( < 60岁、 > 60岁)、性别、失语症、NIH卒中量表基线评分、随机化时间( < 24小时、24 ~ 48小时、 > 48小时)和血管区域的梗死范围,减压手术的益处在不同亚组中是一致的。在60岁以上的患者中,预后良好的患者比例在不同研究之间存在显著差异,为0 ~ 66%,因此老年患者获益的证据仍然不确定。同样,发病超过48小时接受DHC治疗的患者太少,无法得出关于延迟治疗的可靠结论。

尽管去骨瓣减压术是恶性脑梗死继发的严重脑水肿最为积极的干预措施,但不可否认的是DHC治疗后可能出现包括脑积水、皮瓣凹陷、感染、癫痫发作和脑疝等并发症。一项荟萃分析结果显示,卒中后癫痫持续状态(status epilepticus, SE)的发生率为6.90‰(95% $CI$:5.58 ~ 8.22)。非惊厥癫痫持续状态(non-convulsive status epilepticus, NCSE)发生率为33.85‰(95% $CI$:13.77 ~ 53.94),NCSE在卒中后更为常见,临床上需要更为注意。高血压和糖尿病是SE发病的保护因素,而酗酒和肾脏疾病是SE发病的危险因素。

(张 翔)

# 参考文献

[ 1 ] AHMED N, WAHLGREN N, BRAININ M, et al. Relationship of blood pressure, antihypertensive therapy, and outcome in ischemic stroke treated with intravenous thrombolysis: retrospective analysis from Safe Implementation of Thrombolysis in Stroke-International Stroke Thrombolysis Register (SITS-ISTR)[J]. Stroke, 2009, 40(7): 2442-2449.

[ 2 ] ALEXANDER P, HEELS-ANSDELL D, SIEMIENIUK R, et al. Hemicraniectomy versus medical treatment with large MCA infarct: a review and meta-analysis[J]. BMJ Open, 2016, 6(11): e014390.

[ 3 ] BACK L, NAGARAJA V, KAPUR A, et al. Role of decompressive hemicraniectomy in extensive middle cerebral artery strokes: a meta-analysis of randomised trials[J]. Intern Med J, 2015, 45(7): 711-717.

[ 4 ] BERKHEMER O A, FRANSEN P S S, BEUMER D, et al. A randomized trial of intraarterial treatment for acute ischemic stroke[J]. N Engl J Med, 2015, 372(1): 11-20.

[ 5 ] BIVARD A, LEVI C, KRISHNAMURTHY V, et al. Perfusion computed tomography to assist decision making for stroke thrombolysis[J]. Brain, 2015, 138(Pt 7): 1919-1931.

[ 6 ] BRUNO A, DURKALSKI V L, HALL C E, et al. The Stroke Hyperglycemia Insulin Network Effort (SHINE) trial protocol: a randomized, blinded, efficacy trial of standard vs. intensive hyperglycemia management in acute stroke[J]. Int J Stroke, 2014, 9(2): 246-251.

[ 7 ] BÖSEL J. Blood pressure control for acute severe ischemic and hemorrhagic stroke[J]. Curr Opin Crit Care, 2017, 23(2): 81-86.

[ 8 ] CHEN J, LIU L, ZHANG H, et al. Endovascular Hypothermia in Acute Ischemic Stroke: Pilot Study of Selective Intra-Arterial Cold Saline Infusion[J]. Stroke, 2016, 47(7): 1933-1935.

[ 9 ] GBD 2015 DALYS AND HALE COLLABORATORS. Global, regional, and national disability-adjusted life-years (DALYs) for 315 diseases and injuries and healthy life expectancy (HALE), 1990-

2015: a systematic analysis for the global burden of disease study 2015[J]. Lancet, 2016, 388(10053): 1603−1658.

［10］ GEURTS M, PETERSSON J, BRIZZI M, et al. COOLIST (cooling for ischemic stroke trial): a multicenter, open, randomized, phase Ⅱ, clinical trial[J]. Stroke, 2017, 48(1): 219−221.

［11］ HOFMEIJER J, KAPPELLE L J, ALGRA A, et al. Surgical decompression for space-occupying cerebral infarction (the hemicraniectomy after middle cerebral artery infarction with life-threatening edema trial [HAMLET]): a multicentre, open, randomised trial[J]. Lancet Neurol, 2009, 8(4): 326−333.

［12］ JÜTTLER E, SCHWAB S, SCHMIEDEK P, et al. Decompressive surgery for the treatment of malignant infarction of the middle cerebral artery (DESTINY): a randomized, controlled trial[J]. Stroke, 2007, 38(9): 2518−2525.

［13］ KRISHNAMURTHI R V, DEVEBER G, FEIGIN V L, et al. Stroke prevalence, mortality and disability-adjusted life years in children and youth aged 0−19 years: data from the global and regional burden of stroke 2013[J]. Neuroepidemiology, 2015, 45(3): 177−189.

［14］ OSEI E, DEN HERTOG H M, BERKHEMER O A, et al. Increased admission and fasting glucose are associated with unfavorable short-term outcome after intra-arterial treatment of ischemic stroke in the MR CLEAN pretrial cohort[J]. J Neurol Sci, 2016, 371: 1−5.

［15］ POWERS W J, RABINSTEIN A A, ACKERSON T, et al. Guidelines for the early management of patients with acute ischemic stroke: 2019 update to the 2018 guidelines for the early management of acute ischemic stroke: a guideline for healthcare professionals from the American Heart Association/American Stroke Association[J]. Stroke, 2019, 50(12): e344−e418.

［16］ QURESHI A I, GEOCADIN R G, SUAREZ J I, et al. Long-term outcome after medical reversal of transtentorial herniation in patients with supratentorial mass lesions[J]. Crit Care Med, 2000, 28(5): 1556−1564.

［17］ REININK H, JÜTTLER E, HACKE W, et al. Surgical decompression for space-occupying hemispheric infarction: a systematic review and individual patient meta-analysis of randomized clinical trials[J]. JAMA Neurol, 2021, 78(2): 208−216.

［18］ REZNEK M A, MURRAY E, YOUNGREN M N, et al. Door-to-imaging time for acute stroke patients is adversely affected by emergency department crowding[J]. Stroke, 2017, 48(1): 49−54.

［19］ SU Y, FAN L, ZHANG Y, et al. Improved neurological outcome with mild hypothermia in surviving patients with massive cerebral hemispheric infarction[J]. Stroke, 2016, 47(2): 457−463.

［20］ WANG H, CHEN D, TAN G, et al. Incidence rate and risk factors of status epilepticus after stroke[J]. Seizure, 2021, 91: 491−498.

# 第三十二章
# 自发性脑出血

## 第一节　简介和院前处理

### 一、自发性脑出血简介

自发性脑出血（spontaneous intracerebral hemorrhage，sICH）主要包括高血压脑出血（hypertensive intracerebral hemorrhage，HICH）及脑淀粉样血管病（cerebral amyloid angiopathy，CAA）。高血压脑出血是由脑内动脉、静脉或毛细血管破裂引起脑实质内的一种自发性脑血管病，具有高血压特性，故称高血压脑出血。该病是国内神经内、外科医师都非常熟悉的常见疾病。在亚洲国家，脑出血占卒中患者的20%～30%；而欧美国家脑出血仅占卒中患者的5%～15%，其病因多以动脉瘤、动静脉畸形、血管硬化、淀粉样变等多见，由高血压导致的脑出血并不多见。我国尽管尚未有大规模流行病学资料，但脑出血患者多有高血压病史，该比例可高达70%～80%，故临床上一直沿用高血压脑出血的称谓。高血压脑出血是一种高发病率、高致残率和高致死率的脑血管疾病，起病急骤、病情凶险、死亡率高，是危害人类健康常见的严重疾病，也是急性脑血管病中最严重的一种，为目前中老年人致死性疾病之一。有关资料表明，该病发病后1个月内病死率高达30%～50%，脑出血后6个月仍有80%左右的患者遗留不同程度的残疾，而超过30%遗留严重的神经功能障碍，从而给个人、家庭和社会造成了沉重的负担。

高血压常导致脑底的小动脉发生病理性变化，突出的表现是这些小动脉的管壁发生玻璃样或纤维样变性和局灶性出血、缺血和坏死，削弱了血管壁的强度，使受累血管出现局限性扩张，并可形成微小动脉瘤。高血压脑出血即是在这样的病理基础上，患者因情绪激动、过度脑力与体力劳动或其他因素引起血压急剧升高，导致已病变的脑血管破裂出血所致。其中以豆纹动脉破裂最为多见，其他依次为丘脑穿通动脉、丘脑膝状动脉和脉络膜后内动脉等。因此，高血压脑出血有其特定的好发部位，据大宗病例统计，55%在壳核（外囊）区，15%在脑叶皮质下白质内，10%在丘脑，10%在脑桥，10%在小脑半球，而发生于延髓或中脑者相对少见。有时血肿扩大可破入脑室内，但一般不会穿破大脑皮质引起蛛网膜下腔出血。病理方面，血肿造成周围脑组织受压、缺血、栓塞、坏死，同时伴以严重脑水肿，最后导致颅内压升高，甚至脑疝。

高血压脑出血一般可依据临床表现作出诊断。发病年龄多在中年以上，既往常有高血压病史，寒冷季节发病较多。发病突然，患者出现不同程度头痛、呕吐、偏瘫及意识障碍。为确定出血的部位和血肿大小，需进行特殊检查。CT扫描的广泛应用，使脑出血的诊断更准确、安全和简便。CT检查能清楚显示出血部位、血肿大小、出血扩展方向及脑水肿范围，给治疗方法的选择提供了重要依据。磁共振成像也能在短时间内作出准确的诊断，但检查耗时较长，多不适用于病情重、情况可能随时恶化的急性期患者。

脑淀粉样血管病是淀粉样物质沉积在脑内血管壁导致脑血管功能障碍的一种疾病，也称嗜刚果红性血管病。CAA可以是家族性的也可以是散发性的。由于病理确诊较为困难，其确切的发病率和患病率资料迄今尚不肯定。其临床特点是血管破裂而致反复和多灶的自发性颅内出血，是老年人的一种卒中类型。20世纪初即出现相关的病例报道，但直到最近几十年，CAA才被认为是自发性颅内出血，特别是脑叶出血的原因之一。直到20世纪70年代，脑出血和CAA的关系才得到重视。有临床观察报告，CAA所致的脑出血占所有脑出血的34%。CAA所致的脑出血占尸检脑出血的11%～15%。

在早先的报告中，CAA患者多合并Alzheimer病（AD）的病理改变，其特征表现是在大脑中发现淀粉样斑块。但现在已经证实，CAA可不伴痴呆，脑实质中可以没有淀粉样斑块或任何其他AD的特征。不伴出血的CAA甚至可能是老年人脑组织的常见现象。

CAA的病理特点为：淀粉样物质沉积在脑皮质、软膜和小脑的小、中型动脉血管壁中外层的外侧部。在稍大动脉中呈毛刷样，在较小动脉中呈串珠状，典型的病变分布呈块状和节段状，严重受损的血管节段与基本未受损的血管节段交替存在，大脑枕、额、颞叶血管最易受累。病变血管可形成微动脉瘤、血管壁同心性裂开、慢性血管周围炎或跨血管壁的炎症和纤维素样坏死。出血的典型部位是大脑半球灰白质交界区域，故脑叶出血多见，血肿可破入蛛网膜下腔。出血常为多发，少数为单发，可为点状、粟粒状、片状或纺锤状。

CAA病因尚不清楚，有研究认为与遗传、感染、免疫有关。与CAA有关的危险因素可能为高龄、APOE基因多态性（$\varepsilon 2$或$\varepsilon 4$）、AD等。与发生脑出血有关的危险因素可能为颅内出血家族史、饮酒、缺血性卒中史及血清低胆固醇等。当脑组织发生退行性变和炎性浸润时，小动脉与毛细血管的通透性发生改变，促使血清中的淀粉样物质沉积在脑的血管壁上，导致CAA。受累血管的淀粉样物质常常浸润血管的中膜和外膜，可形成微动脉瘤，造成血管壁破裂引起脑出血。CAA的血管淀粉样物质与AD斑块淀粉样物质的主要成分均为$\beta$淀粉样蛋白（A$\beta$），A$\beta$由淀粉样前体蛋白（APP）水解而成，可能与淀粉样物质在血管和斑块中聚集有关。在无症状个体的大脑皮质血管中也发现A$\beta$，其比例随年龄增长而升高：60～69岁年龄组中占5%～10%，70～79岁年龄组约占25%，80～89岁年龄组约占40%，超过90岁年龄组约占50%。A$\beta$也沉积于软膜、脑皮质、皮质下白质，但不沉积于脑外组织。所以，CAA并非全身性系统性淀粉样变的一部分。有学者认为淀粉样物质沉积在脑血管引起CAA，沉积在脑组织引起AD。CAA与AD的关系尚待进一步研究。

自发性脑出血的治疗，目前尚无明确的规范。治疗主要集中在内科治疗和手术治疗。这两种治疗方法应根据病情结合影像资料进行适当选择。理论上对于占位效应明显的颅内压升高的患者，手术治疗既可直接解除血肿占位效应，又可清除血肿代谢、介导等作用释放的各种化学性损害因子，应是合理的治疗手段。但迄今为止，已有的随机对照试验并没有提供手术治疗显著优于内科治疗的证据。

自发性脑出血虽为多发病、常见病，但目前从命名、发病机理、诊断、治疗、基础和临床研究等各个方面，都还有很多问题尚无定论，亟须深入研究和探讨，以期提高自发性脑出血的救治成功率，降低其死亡率和致残率。

## 二、院前处理

目前国内仍缺乏成熟的自发性脑出血应急处理体系和早期干预机制，真正意义上的卒中救治绿色通道建立及诊治流程在县市级医院多不完善，导致相当部分患者不能获得早期诊治，使死亡率和致残率居高不下。目前学界普遍认为，应整合现有资源，建设高效的自发性脑出血急救体系和综合诊治单元，形成该类专病诊疗技术的创新团队，建立新型的、以专病为导向的多学科融合救治体系。通过自发性脑出血绿色通道、临床路径和卒中单元的建设、完善和应用，在急诊设立自发性脑出血急诊处理单元并配备专病医师，建设以急诊处理单元-放射科-神经内科、外科-手术室高效运作的院内分层诊治绿色通道，形成院内以急诊医学、神经外科、神经内科、神经介入、神经影像、卒中病房和神经重症病房（NICU）无缝连接的急诊处理体系。达到自发性脑出血的早诊早治，降低致死率、致残率，降低医疗费用，提高患者生存和生活质量。

## 三、脑出血诊断流程

在发病现场进行急救时，首先观察患者的生命体征（记录脉搏、呼吸、血压）及意识状况、瞳孔变化。应用急救设备维持患者生命体征，迅速建立静脉通道。如患者呼吸道不通畅，应立即清理气道分泌物；如呼吸频率异常，血氧饱和度迅速下降，可现场气管插管、球囊或呼吸机辅助呼吸；如患者血压过高或过低，可用升压或降压药将血压维持在基本正常范围内；如患者发病时发生外伤，应注意检查有无骨折、开放性损伤及闭合性脏器出血，根据情况给予简易处理。经紧急现场处理后，立即转送患者至距离最近且有资质的医疗机构。转运途中应注意将患者始终保持头侧位，减少颠簸。到达急诊科，应立即进行进一步诊疗，急诊抢救过程中应高度强调ABC（气道、呼吸和循环）管理的重要性。

急性自发性脑出血诊断流程应包括如下步骤

第一步，是否为脑血管意外？

第二步，是否为脑出血？进行颅脑CT或MRI检查明确诊断。

第三步，病情严重程度？根据GCS或NIHSS量表判断。

第四步，病因分型？结合病史、实验室、脑病变和血管病变等检查确定病因。

## 四、脑出血病情评估

脑出血临床症状常表现为突发的局灶性神经功能缺损症状,多在活动状态时急性起病,常伴有恶心、呕吐、头痛、血压升高及不同程度意识障碍。脑出血早期进展迅速,容易出现神经功能恶化,及时诊断和病情评估至关重要。

依据2019中国脑出血诊治指南,病史采集过程应重点询问患者或目击者卒中发生的时间、症状、当时患者的活动情况、年龄及下述情况:是否有外伤史、高血压病史、卒中病史、糖尿病史、冠心病史及吸烟饮酒史、用药史(是否服用阿司匹林、氯吡格雷、华法林等抗凝药),有无药物滥用(如可卡因等),是否存在凝血功能障碍或其他诱发出血的内科疾病(如肝病等)。

卒中量表可帮助量化神经功能缺损的严重程度、判断预后和选择各种治疗措施。常用的量表有:格拉斯哥昏迷量表(GCS)、NIHSS量表;由GCS评分、年龄、血肿体积、血肿是否来自幕下、是否破入脑室等项目构成的ICH评分量表(表6-32-1)也可以作为一种脑出血分级方法的参考。

## 五、影像学检查

根据病史及临床特点,一般不难作出临床诊断。影像学检查是脑出血诊断重要的环节,主要的辅助检查:颅脑CT、MRI和脑血管造影等。CT及MRI能够精确了解出血的部位、出血量、波及范围、有无脑室穿破以及血肿周围脑组织情况。只要患者可以耐受,不能确定预后不良的,还应该做影像学检查进一步查找病因。

(一)脑病变检查

1. CT 可以迅速清楚地显示出血部位、血肿量、占位效应、是否破入脑室或蛛网膜下腔及周围脑组织受损的情况,使用广泛,是疑似卒中患者首选的影像学检查方法。根据CT数据近似计算血肿体积(详见第四篇第二十一章)。

2. 多模式CT 包括灌注CT(CTP)和增强CT,临床较少单独使用。CTP能够反映脑出血后脑组织的血流动力学变化,可了解血肿周边血流灌注情况。增强CT扫描发现造影剂外溢到血肿内是提示患者血肿扩大风险高的重要证据。

3. MRI 脑出血在MRI上表现非常复杂,根据血肿的时间长短而有所不同,在发现慢性出血及血管畸形方面优于CT。但MRI耗时较长,一般不作为首选影像学检查。

表6-32-1 ICH评分量表

| 项 目 | 分 值 |
|---|---|
| • GCS | |
| 3～4 | 2 |
| 5～12 | 1 |
| 13～15 | 0 |
| • 血肿量 | |
| ≥30 mL | 1 |
| <30 mL | 0 |
| • 血肿破入脑室 | |
| 是 | 1 |
| 否 | 0 |
| • 血肿源自幕下 | |
| 是 | 1 |
| 否 | 0 |
| • 患者年龄 | |
| ≥80岁 | 1 |
| <80岁 | 0 |
| • 总分 | 0～6 |

4. 多模式MRI 包括弥散加权成像(DWI)、灌注加权成像(PWI)、液体抑制反转恢复(FLAIR)和梯度回波(GRE)等,它们能为脑出血诊断提供更多附加信息。磁敏感加权成像(SWI)对早期脑出血及微出血十分敏感。

(二)血管病变检查

血管病变检查有助于了解脑出血病因,指导选择治疗方案。常用检查包括CTA、MRA、CTV、MRV、DSA等。

1. CT及MRI血管成像 是快速、无创性评价颅内外血管的可靠方法,可用于筛查可能存在的脑血管畸形或动脉瘤,但阴性结果不能完全排除病变的存在。因该检查相对简便、快捷,假阴性率较低,笔者单位对年龄40～50岁或没有明确高血压病史的脑出血患者,在病情允许的情况下常规进行CTA筛查。CTA的特定征象,如"斑点征"(spot sign)是早期血肿扩大的预测因素。如果血肿伴不成比例的大面积水肿、位置符合静脉引流区域,或颅内静脉窦内异常信号高度提示静脉血栓形成,应考虑行MRV或CTV。

2. 全脑血管造影(DSA) 能清晰地显示脑血管各级分支,可以明确有无动脉瘤、AVM及其位置、大小、形态及分布,畸形血管的供血动脉及引流静脉,了解血流动力学改变,为血管内栓塞治疗或外科手术治疗提供可靠的定性定位诊断,是当前血管病变检查的重要方法。

### 六、实验室检查

对疑似脑出血患者都应进行常规的实验室检查排除相关系统疾病,协助查找病因。患者即使暂无手术指征,亦应完成基础的术前检查,包括血常规、血生化、凝血功能、心电图及胸部X线检查等。部分患者还可选择完成毒理学筛查、动脉血气分析等。

笔者注:气道和通气管理、凝血障碍的逆转等相关急诊处理请参见相关章节,本章不再赘述。

## 第二节　血压控制

大量研究显示,入院时高血压与脑出血预后较差相关。急性脑出血患者常常出现血压明显升高,且血压升高的幅度通常超过缺血性卒中患者,这与神经功能恶化、血肿扩大、残疾、死亡等风险增加相关。急性脑出血抗高血压研究(ATACH、ATACH-2)和急性脑出血积极降压治疗研究(INTERACT、INTERACT2)四个研究为ICH患者早期降压提供了重要依据。急性脑出血的强化降压2期试验(INTERACT2)研究显示,收缩压的变异性也是脑出血患者预后的预测因子。因此,脑出血后应尽早快速降压,尽快达到目标值,但不宜在短时间内将血压降得过低(后续研究发现,急性期收缩压长时间低于110 mmHg是急性肾损伤的独立危险因素,可能抵消减少血肿扩大的获益)。关于降压目标,近来发表的急性脑出血强化降压实验(INTERACT、INTERACT2)、急性脑出血降压治疗试验(ATACH)、脑出血急性降低动脉压试验(ADAPT)脑出血紧急风险因素评估和改善的卒中急性管理研究(SAMURAI)等临床试验为早期强化降压(在发病后6小时内将收缩压降至140 mmHg以下,并维持至少24小时)提供了证据。其中,INTERACT2研究证实了早期强化降压的安全性,提示早期强化降压改善预后的作用优于既往180 mmHg的降压目标。该研究被欧洲卒中组织(ESO)自发性脑出血管理指南(2014版)纳入作为主要证据,推荐"急性脑出血发病后6小时内强化降压(1小时内收缩压低于140 mmHg)是安全的,且可能优于180 mmHg目标值"。美国心脏协会/美国卒中协会(AHA/ASA)指南亦基于前述研究修改了血压管理的目标值。我国对降压目标值参考AHA/ASA 2015版指南,并结合中国实际情况建议。

(1)收缩压在150～220 mmHg和无急性降压治疗禁忌证的脑出血患者,急性期收缩压降至140 mmHg是安全的(Ⅰ类,A级证据),且能有效改善功能结局(Ⅱa类,B级证据)。

(2)收缩压>220 mmHg的脑出血患者,连续静脉用药强化降低血压和频繁血压监测是合理的(Ⅱb类,C级证据)。但在临床实践中应根据患者高血压病史的长短、基础血压值、颅内压情况及入院时的血压情况个体化决定降压目标。

(3)为了防止过度降压导致脑灌注压不足,可在入院时高血压基础上每日降压15%～20%,这种分布阶梯式的降压方法可供参考。脑出血急性期推荐静脉给予快速降压药物,可选择乌拉地尔、拉贝洛尔、盐酸艾司洛尔、尼卡地平、依那普利等。

躁动是脑出血患者外周血压和颅内压升高以及影响降压治疗效果的重要因素。应积极寻找躁动原因,及时给予处理。在确保呼吸道通畅、二氧化碳分压可控的前提下,可适当给予镇静治疗,有助于降压达标。

## 第三节　血糖控制

自发性脑出血后应激性高血糖发生率高达30%以上,血糖显著升高致死及致残是此类患者预后不良的重要危险因素,增加住院时间及住院费用。根据2019年中国脑出血血糖管理指导规范:高血糖可增加脑出血血肿周围水肿和细胞死亡,并导致不良预后。观察性临床研究也表明,入院时高血糖是脑出血患者不良预后的独立危险因素。同时,最近的研究也注意到低血糖可导致脑缺血损伤及脑水肿,严重时导致不可逆损害。所以自发性脑出血后血糖须密切监测,尽早发现其异常,及时纠正。

脑出血后持续高血糖增加了患者的病死率及致残率,其可能机制是:持续不降的高血糖导致乳酸性酸中毒,加重大脑继发性损伤。出血打击后大脑能量需求增加,脑氧代谢率加速,脑供氧与脑耗氧出现不平衡,局部脑组织存在缺血、缺氧,出现脑细胞葡萄糖有氧代谢减慢,无氧糖酵解加速,而在高血糖状态下,这种改变更为明显。大量乳酸堆积造成大脑酸中毒,血管的通透性增加,血-脑屏障破坏,脑损伤及脑水肿加重。因此,在脑出血患者的救治中应早期控制血糖水平,减轻高血糖对大脑的继发性损害。

胰岛素是治疗高血糖特效而必需的药物,目的在于尽快恢复机体的正常代谢,抑制脂肪分解、酮体合成、糖原分解,促进周围组织对葡萄糖的利用。胰岛素能通过降低血糖浓度,并降低脑组织细胞膜对葡萄糖的摄取率,减少脑细胞内糖贮存,消除产生乳酸之底物,从根本上纠正细胞内酸中毒。

血糖控制推荐意见:血糖值可控制在7.8～10.0 mmol/L。应加强血糖监测并相应处理:① 血糖超过10 mmol/L时可给予胰岛素治疗;② 血糖低于3.3 mmol/L时,可给予10%～20%葡萄糖口服或注射治疗。目标是达到正常血糖水平。

## 第四节　体温管理

自发性脑出血患者出血后发热已成为初步评估卒中预后的临床因素之一。有文献指出,自发性脑出血患者发病后72小时内80%以上的患者出现体温升高>38℃。统计分析发现,这种发热为脑出血不良结局的独立危险因素。该病发热可能与红细胞溶解吸收、颅内血肿刺激、感染等原因有关。脑出血患者早期也可以出现中枢性发热,特别是在大量脑出血、丘脑出血或脑干出血者中出现。

体温与脑出血预后相关的机制仍不清楚,现有几种解释,举例如下:① 神经递质学说,兴奋性神经递质如谷氨酸、甘氨酸增多同体温升高有关。② 自由基学说,低体温减少自由基的产生,高体温时自由基产生增多,从而导致后期的神经元死亡。③ 血-脑屏障学说,引起的血-脑屏障破坏是导致卒中进展的一个可能机制。④ 代谢学说,体温对脑内代谢有明显的影响,高体温增加脑代谢率,加重乳酸酸中毒,从而加速了神经元的死亡。

自发性脑出血患者体温与脑出血院内病死率有关,是影响脑出血结局的独立危险因素。因此,体温管理是脑出血治疗过程中的重要环节。目前临床上降低体温措施包括治疗感染、物理降温等。

## 第五节　癫痫处理

脑出血后癫痫发作在脑出血患者中发病率可以达到7%左右,脑出血后癫痫的发生同时会增加自发性脑出血患者不良预后和死亡事件的发生。自发性脑出血尤其是脑叶出血更易引起癫痫性发作。依据有关资料,出血后2周内的发生率为2.7%～17%。自发性脑出血后急性期癫痫发作的机制可能与急性脑出血后脑组织细胞代谢及功能障碍,从而引起神经元电活动和递质传递紊乱有关。有研究表明,脑出血癫痫患者的致痫灶在缺血组织周围较为常见,其癫痫发作可能是由于血肿及周围水肿压迫了周围脑组织,引起了继发性脑血管痉挛及脑缺血。在脑出血患者中,由于急性期血肿及继发水肿的影响,周围组织会出现不同程度的缺血缺氧改变,从而引起组织细胞内谷氨酸盐等兴奋性神经递质合成分泌增加,导致局部代谢紊乱并增加细胞膜的兴奋性。与此同时,脑内一些抑制性神经递质如γ氨基丁酸等发生变化,失去正常的抑制作用,继而引起癫痫发作。

目前研究显示脑出血患者预防性应用抗癫痫药物治疗不能降低癫痫性发作的发生率,且可能增加致死或致残风险。但脑出血后若出现临床癫痫性发作或脑电图提示癫痫性发作伴有认知行为改变,均需给予抗癫痫药物治疗。早发癫痫性发作(<7天)由脑出血所致的组织损伤所致,应给予3～6个月抗癫痫药物治疗。对于晚发痫性发作(>7天),可用CAVE(cortical involvement-皮质受累、age-年龄、volume-血肿体积、early seizure-早期癫痫发作)评分评价发生可能性(表6-32-2),晚发癫痫性发作的抗癫痫药物治疗原则与其他癫痫患者相同。2019中国脑出血诊治指南认为:① 不推荐预防性应用抗癫痫药物(Ⅱ级推荐,B级证据);② 有临床癫痫性发作者应进行抗癫痫药物治疗(Ⅰ级推荐,A级证据);③ 疑为癫痫性发作者应考虑持续脑电图监测(Ⅱ级推荐,B级证据);如检测到癫痫样放电,应给予抗癫痫药物治疗(Ⅰ级推荐,C级证据)。

表6-32-2　脑出血癫痫风险CAVE评分

| 危险因素 | 分值 |
| --- | --- |
| 年龄<65岁 | 1 |
| 皮质受累 | 1 |
| 出血体积(>10 mL) | 1 |
| 出血早发性癫痫发作(7天内) | 1 |

# 第六节　外科治疗

自发性脑出血治疗的传统理论以应用内科保守治疗为主,但疗效不甚满意,其病死率、致残率较高。临床医生一直在探索通过外科手术清除血肿治疗自发性脑出血,但近年发表的几项大型临床随机对照试验[如外科治疗脑出血(surgical treatment for intracerebral hemorrhage,STICH)的Ⅰ、Ⅱ期研究,微创手术结合纤溶药物清除脑内血肿(minimally invasive surgery with thrombolysis in intracerebral haemorrhage evacuation,MISTIE)的Ⅰ、Ⅱ、Ⅲ期研究]均表明两者间无显著差异。自发性脑出血后脑损伤导致严重的神经功能障碍,被认为是脑循环和脑代谢障碍致神经细胞死亡所致,而急性期致残和死亡的主要原因为血肿的占位压迫及血肿代谢产物对脑组织的损害。外科治疗目的要清除脑内血肿,减少血肿对周围脑组织的压迫,改善局部血液循环,减轻继发性脑水肿,降低颅内压。但由于外科手术方法各家评论不一,影响了手术治疗自发性脑出血疗效的进一步评价。随着CT在临床上的广泛应用,已使自发性脑出血治疗的诊断变得迅速、准确;而显微外科、立体定向等技术的发展提升了手术精确性并大大减少对脑组织的创伤,并且使自发性脑出血治疗的手术适应证不断拓宽。笔者认为,出血量较大的情况已趋向于手术治疗,有关研究亦提示手术治疗可能更为优越。然而,国内外报道自发性脑出血手术治疗死亡率差异很大,多数学者认为这可能与术前病例选择(包括出血部位、出血量、术前意识状况等)及手术时机、手术方法的选择相关。

回顾历史,自发性脑出血的外科治疗最早始于1903年:Cushing报道了大脑开颅清除血肿的手术治疗方法,但早期手术效果并不理想。1932年Bagley提出自发性脑出血手术效果和出血部位密切相关,深部

出血患者预后不佳。20世纪70年代随着CT的问世和手术方式的改进,神经外科医生重新重视自发性脑出血外科治疗的可行性,并取得了很大进展。随后陆续出现了小骨窗血肿清除术、立体定向血肿穿刺术和内镜血肿清除术等外科治疗方法,并在手术器械等方面做了进一步改进。1989年Backlund等报道了立体定向技术抽吸脑内血肿,1989年Auer等应用神经内窥镜清除脑内血肿获得成功。近年来我国基层医院广泛开展微创穿刺技术,也逐渐积累了丰富的经验。临床实践表明,脑出血后如能及时有效清除血肿、减少脑组织继发性损伤,手术治疗与保守治疗比较可明显降低致残程度和病死率,提高自发性脑出血患者预后生存质量。

## 一、手术适应证

自发性脑出血手术的目的主要在于清除血肿、缓解颅内压、减轻血肿周围脑组织受压,改善脑血流循环,减轻继发性脑水肿,改善脑缺血缺氧,使受压的神经元有恢复的可能性,防止和减轻出血后一系列继发性病理生理改变,打破危及生命的恶性循环,保护脑神经功能、挽救生命及争取最大程度神经功能恢复,降低病死率和致残率。但对于自发性脑出血的适应证目前尚无统一意见。

1. 美国神经外科医师手册(2001版)对于ICH的手术治疗适应证

(1)血肿引起明显的占位效应甚至迅速导致脑疝。

(2)血肿压迫、颅内压增高等引起局灶性神经功能障碍。

(3)血肿量10～30 mL适合手术,30 mL以上手术预后较差,85 mL以上手术存活率近乎零。

（4）非优势半球皮质下、外囊以及未出现脑干症状的小脑血肿。

（5）年龄小于50岁的手术预后优于50～75岁患者。

（6）早期手术，发病到治疗时间间隔大于24小时的患者预后差。

2. 目前国内一般原则

（1）意识障碍：神志清醒者多不需要手术，发病后意识障碍轻微其后缓慢加深，以及来院时意识中度障碍者，应积极进行手术。

（2）出血部位：浅部出血要优先考虑手术，如皮质下、壳核及小脑出血；对于急性丘脑及脑干出血，由于位置较深，结构重要，手术成功率较低，总体预后差，因此选择手术应该谨慎。壳核及脑叶出血且出血量在30～80 mL者，手术治疗效果较好；出血量80 mL以上、出血破入脑室及有中线结构移位者多预后不良；小脑出血由于出血靠近脑干，而且在出现不可逆转的恶化之前多无明显先兆，因此出血量大于20 mL者手术可能是唯一有效的治疗手段。丘脑脑干出血的手术疗效目前尚在探索之中，现有的临床资料表明手术能够减低丘脑脑干出血的死亡率和致残率。丘脑脑干出血病死率最高，壳核出血病死率居中，脑叶出血病死率最低。

（3）出血量：通常大脑半球出血量＞30 mL，小脑出血＞10 mL即有手术指征；但是应该根据患者的具体情况而定，如患者的年龄，脑萎缩情况等。

（4）病情的演变：出血后病情进展迅猛，短时间内即陷入深昏迷，多不考虑手术。

（5）其他：年龄及一般状态，高龄患者并不影响手术，但是术后的并发症影响手术的预后，应加以考虑。发病后血压超过200/120 mmHg，既往有心脏、肺、肾等严重疾病及凝血功能障碍者，多不适于手术治疗。在上述诸多因素中，被公认的最重要的因素是术前患者的意识状态。患者有无意识障碍或者意识障碍程度的深浅，可以直接反映神经功能受损情况，直接关系到患者手术效果。

对于临床医生来说，在自发性脑出血术前应该详细向患者家属说明病情、手术必要性及手术风险，告知可能发生的后遗症及能够达到的生存质量，使得家属能够充分理解手术的预后。

## 二、手术时机

随着高血压脑出血的发生发展、病理生理机制的研究进一步深入，手术时机的选择也由经验积累逐渐上升为理论研究。自发性脑出血手术时间分为超早期（6～7小时以内）、早期（发病后1～2天）和延期（3天及以后）手术，优选的时机至今尚未有统一认识。1977年，Kaneko等提出高血压性脑出血超早期手术，即在出血发生后7小时内进行的观点。而基础研究表明，脑出血一般在30分钟形成血肿，6～7小时血肿周围脑组织由于血液凝固产生的凝血酶、血清蛋白的毒性作用及局部微血管痉挛渗漏而出现水肿。脑组织坏死随时间增长而加重，故在7小时内超早期手术理论上可以最大程度预防脑水肿及脑疝，减轻血肿压迫以及对脑组织的继发损害，而延期手术会带来不良后果。而Kazui等通过204例高血压脑出血的CT影像资料分析认为，发病后3小时内血肿继续扩大的患者占30%，6小时后降为17%，24小时后为极少见。因此高血压脑出血的血肿变化大多发生在起病后3～6小时以内，而在发病6小时后进行手术，其安全系数增高。国内一组266例自发性脑出血关于手术时机的研究表明：＜7小时、7～24小时及＞24小时手术的近、远期疗效、病死率及生活质量均无显著差异，但7小时以内手术组颅内再出血风险率高于另外两组；发病后7～24小时手术，疗效较好，术后再出血发生率低，是最佳手术治疗窗。尽管有学者认为早期手术止血困难，容易发生再出血，而亚急性期手术的再出血风险明显降低，而且此期血肿开始部分自溶液化、易被尿激酶溶解，容易引流。但是，不能否认早期手术的重要性，尤其是对于血肿量大且出现脑疝的患者。

在实际临床工作中，早期手术治疗的患者，脑组织肿胀较轻，清除血肿后能够明显缓解脑肿胀。从病理方面看，脑出血发病20～30分钟颅内血肿形成，大约3小时以内血肿周围水肿尚未形成，6～7小时后血肿周围出血水肿，紧靠血肿的脑组织坏死，出现不可逆损害，12～24小时即可出现中到重度水肿。这表明在出血后早期清除血肿解除脑受压因素，使得脑组织未发生严重水肿，同时早期手术可以加速意识恢复，减少脑出血造成的颅内压增高，以及继发性脑疝形成和脑干受压、中线移位产生继发性脑干机能及丘脑下部受损。随着研究的深入，多数学者主张早期或超早期手术，清除血肿进而解除血肿压迫，打破出血后血细胞分解、脑组织水肿等一系列继发改变所致的恶性循环，降低死亡率和致残率，提高生存质量。近来的研究发现，自脑出血发病到随后的几天甚至几周内都可能存在着脑出血及周围水肿增加的变化过程，因此出血量增加、血肿扩大、病情恶化、预后不良成为一系列紧密相关的变化过程。手术后死亡率与意识状况、出血部位、中线移位程度、出血量、并发症密切相关，笔者认为发病后

7～24小时内，是最佳手术治疗时间窗，其手术疗效较好，术后颅内再出血风险以及全身其他系统并发症发生率较低；延期手术（出血24小时后）虽因血肿自溶较易清除，但血肿周围脑组织已出现变性、坏死等病理改变，脑水肿范围也明显扩大，术后神经功能恢复相对较差。

### 三、手术方法

手术操作对脑组织也是一种损害，因此手术方式是影响自发性脑出血患者预后的重要因素。

自发性脑出血手术治疗的成败，关键是能否达到充分减压，清除血肿及止血是否彻底和是否对脑组织造成新的损伤。过去神经外科医师在肉眼下清除血肿，对于血肿深在、照明不够良好者，须扩大皮质切口并充分牵开，以达到深部的显露及照明。即使如此有时也不能充分地显示深部术野，导致血肿清除不够彻底而止血不够充分，术后患者恢复不够理想，死亡率与致残率较高。近年来，在显微镜和（或）神经内镜下清除血肿，既能达到充分减压，又能在直视下彻底止血，同时又使脑组织达到最大限度的保护，这对减低死亡率和致残率、降低并发症发生率、提高生存质量有积极作用。

目前自发性脑出血手术治疗方法主要有以下几个方面。

1. 去骨瓣开颅血肿清除术　去骨瓣开颅血肿清除术为传统的手术方法，其优点是可以直视下彻底清除血肿及液化的坏死脑组织，而且止血可靠、减压充分，可迅速解除对脑组织的压迫，使患者比较安全地度过手术恢复期。有研究认为，位于皮质重要功能区的血肿，只可采取减压手术。这种术式不仅可以降低颅内压，还可改善血流动力学和脑组织代谢。手术入路主要包括经颞叶入路、经额颞区入路和经外侧裂入路血肿清除几种方式。该术式的缺点是自发性脑出血患者常合并其他多脏器损害，又多为老年人，对手术耐受能力差；而手术需全身麻醉，手术时间长、创伤较大，对脑组织可能过度牵拉，脑组织术后水肿反应重，恢复时间长，手术死亡率较高，而且部分去骨瓣减压患者康复后需行颅骨修补手术。随着显微镜及神经内镜的运用，此术式死亡率及致残率明显下降。此手术多用于出血量大，中线移位严重，病情重且昏迷程度深及脑疝患者。小脑出血患者多主张采用此术式。

2. 小骨窗血肿清除术　随着显微外科的发展，术中可辅以手术显微镜、神经内镜，提供良好的照明及放大功能，能更好地止血和清除血肿，减少创伤。目前，

比较常用的手术入路主要有经外侧裂入路和经皮质入路。手术切口一般选择颞部或根据CT确定血肿在头颅表面投影位置和钻孔部位，骨窗范围以3～4 cm左右为宜，采用显微镜下清除血肿。主要优点是能提供良好的照明，可尽量避开脑重要功能区和血管，使脑组织达到最大限度的保护，提高了手术安全性，同时避免了传统开颅手术创伤大的缺点。但该术式对显微手术要求较高，不易在基层医院广泛开展，术野过于狭窄和术中止血困难，难以完全吸除深部血肿，不易控制深部及血肿腔侧壁出血，不适合中线明显移位、血肿较大患者。国内一项多中心单盲研究显示小骨窗血肿清除术预后优于传统去骨瓣开颅血肿清除，可以降低手术病死率与致残率。

3. 立体定向下钻孔血肿引流术　随着立体定向及CT引导定位的发展，采用了钻孔血肿引流术，将穿刺针或吸引管精确置于血肿腔内，行血肿直接吸除、血肿破碎吸除、血肿腔内注入尿激酶或rt-PA溶解引流等。穿刺吸除血肿的方法适用于各个部位的血肿，特别是对深部血肿如丘脑出血、破入脑室的出血等。该方法简单易行，对患者损伤相对较小；手术往往在局部麻醉下即可进行，较为简单、方便，可迅速吸出其液体部分，缓解占位效应，并可应用纤溶药物溶解引流脑内残余血肿。其缺点也比较明显，即无法直视下止血，可能误伤皮质血管造成出血，对大血肿处理较困难，而且不宜一次迅速排除大部分血肿，减压效果有时不满意。总体而言，该手术适用于有严重其他疾病、不能耐受全身麻醉手术的患者，以及显微神经外科条件有限的基层单位。

4. 神经内镜血肿清除术　利用立体定向技术的准确性和内镜手术微侵袭性，神经内镜技术的应用和成熟为自发性脑出血的微创手术提供了更多的选择。立体定向下钻孔，将神经内镜（neuroendoscope）导入血肿腔，通过反复冲洗抽吸清除血肿，并可通过特制的双极电凝等手段进行止血，术后亦可置管引流。该术式比较适用于以下部位的血肿：① 壳核的中小型血肿；② 位置比较深的血肿，如丘脑部位；③ 脑室内的血肿；④ 不能耐受长时间全身麻醉的高危患者。其优点是避免了因去骨瓣所致的脑组织移位，术前CT可使血肿定位更精确，减少血肿的遗漏。直视下完成手术操作，能有效止血，避免了手术操作的盲目性和不必要的损伤。手术相对操作简单，定位精确，脑损伤相对较轻。与穿刺血肿引流术相比，患者神经功能恢复可能更好、更快。但该方法也存在一定的局限，例如：① 内镜可视范围有限，"鱼眼效应"等造成所观察到的图像

不能代表真实的位置和大小,易造成错觉;②手术空间小,视野狭窄,难以观察血肿全貌而致血肿清除不彻底,血凝块易使视野模糊而影响可见度和手术操作;③内镜操作通道多只能通过一种手术器械,不易控制较大出血等。神经内镜在临床的广泛应用,已逐渐成为安全可靠的清除自发性脑出血脑内血肿的重要工具。但目前有关的临床随机对照研究很少,对其在自发性脑出血中应用的效果有待进一步的临床研究来证实。

5. 神经导航辅助微创手术  近年来,神经导航技术已被广泛用于神经外科手术,是微创神经外科发展的重要里程碑。有研究报道神经导航辅助显微镜下微创治疗高血压壳核出血,其住院时间显著短于常规手术组,而且术后患者的生存质量明显好于常规手术组。对于出血量 < 40 mL 的壳核出血者,早期导航引导下的微创治疗有助于提高患者的生存率和生存质量。与传统的立体定向技术相比,先进的神经导航技术不需要安置头架,减少手术时间,并且避免患者在安装立体定向头架后、定位扫描时头部屈曲而引起的呼吸困难、血压升高等危险因素。此外,神经导航技术将不可视靶点变为可视靶点,操作简便,血肿定位准确,可以最大限度地减轻手术损伤。

### 四、影响手术效果的因素

(1)意识水平:意识水平可直接反映病情程度,术前意识越差,疗效越差。

(2)出血部位:出血部位对预后的影响较大,脑干出血的病死率很高;深部出血,如丘脑出血手术效果较差;脑叶出血手术效果相对较好。

(3)出血量:出血量的多少与颅内压,血肿周围脑组织的继发性损害程度等密切相关。出血量愈多,预后愈差,但还需结合出血部位进行分析。

(4)术前血压:术前血压 ≥ 200/120 mmHg,并且难以控制的患者,手术效果差。

(5)其他因素:有无全身性疾病、是否合并严重并发症如消化道出血等,对能否手术及手术疗效有明显影响。患者年龄被认为不能作单一因素进行考虑,但对年龄较大者,仍须结合其合并症和并发症进行分析,慎重选择治疗方案。

(6)手术者的经验及手术技巧:高血压脑出血一般多在丘脑、内囊、基底节等重要部位,任何轻微损伤都可导致严重后果,故应始终坚持微创手术理念。

术中重点应注意几点:① 避免过度牵拉。最好使用小号脑压板轻轻分开脑组织即可;② 进入血肿腔后,小心轻吸,慎勿误吸任何正常及水肿组织,更不能对周围水肿组织进行切除或烧灼;③ 深部操作时尽量少使用电凝,确有活动性出血时,最好在显微操作下将出血血管从组织中吸出后准备烧灼或以明胶海绵压迫止血。

总之,脑压板对深部结构的过度牵拉压迫、电凝对正常组织的干扰、吸引器对血肿周围组织的过多和盲目吸引,是影响手术质量的三大主要原因,值得注意和重视。

需要指出的是,高血压脑出血患者往往年龄较大,高血压病程较长,常伴有不同程度的其他系统疾病,出血发病多急骤、病情较重加之手术创伤等致全身应激反应多较严重,常会出现各种严重并发症,可导致病情加重甚至死亡。故是否手术治疗,应对上述多因素进行综合评估,制订综合性的围手术期诊疗方案。在有条件的单位,病情复杂、情况危重的患者应由专门的神经重症监护病房(NICU)收治并强化管理。

(李 浩)

## 参考文献

[ 1 ] ABULHASAN Y B, TEITELBAUM J, AL-RAMADHANI K, et al. Functional outcomes and mortality in patients with intracerebral hemorrhage after intensive medical and surgical support[J]. Neurology, 2023, 100(19): e1985–e1995.

[ 2 ] ANGRIMAN F, TIRUPAKUZHI VIJAYARAGHAVAN B K, DRAGOI L, et al. Antiepileptic drugs to prevent seizures after spontaneous intracerebral hemorrhage[J]. Stroke, 2019, 50(5): 1095–1099.

[ 3 ] BOWRY R, PARKER S A, BRATINA P, et al. Hemorrhage enlargement is more frequent in the first 2 hours: a prehospital mobile stroke unit study[J]. Stroke, 2022, 53(7): 2352–2360.

[ 4 ] CHEN C J, DING D, IRONSIDE N, et al. Predictors of surgical intervention in patients with spontaneous intracerebral hemorrhage[J]. World Neurosurg, 2019, 123: e700–e708.

[ 5 ] CLITEUR M P, SONDAG L, CUNNINGHAM L, et al. The association between perihaematomal oedema and functional outcome after spontaneous intracerebral haemorrhage: A systematic review and meta-analysis[J]. Eur Stroke J, 2023, 8(2): 423–433.

[ 6 ] DALLAGIACOMA S, ROBBA C, GRAZIANO F, et al. Intracranial pressure monitoring in patients with spontaneous intracerebral hemorrhage: insights from the SYNAPSE-ICU study[J]. Neurology, 2022, 99(2): e98–e108.

[ 7 ] DIVANI A A, LIU X, DI NAPOLI M, et al. Blood pressure variability predicts poor in-hospital outcome in spontaneous intracerebral hemorrhage[J]. Stroke, 2019, 50(8): 2023–2029.

[ 8 ] GIL-GARCIA C A, FLORES-ALVAREZ E, CEBRIAN-GARCIA R, et al. Essential topics about the imaging diagnosis and treatment of hemorrhagic stroke: a comprehensive review of the 2022 AHA guidelines[J]. Curr Probl Cardiol, 2022, 47(11): 101328.

[ 9 ] HANLEY D F, THOMPSON R E, ROSENBLUM M, et al. Efficacy and safety of minimally invasive surgery with thrombolysis in intracerebral haemorrhage evacuation (MISTIE III): a randomised, controlled, open-label, blinded endpoint phase 3 trial[J]. Lancet, 2019, 393(10175): 1021−1032.

[ 10 ] HEMPHILL J C, GREENBERG S M, ANDERSON C S, et al. Guidelines for the management of spontaneous intracerebral hemorrhage: a guideline for healthcare professionals from the American Heart Association/American Stroke Association[J]. Stroke, 2015, 46(7): 2032−2060.

[ 11 ] JAKOBSSON J, REDEBRANDT H N, TOBIESON L, et al. Long-term functional outcome and quality of life after surgical evacuation of spontaneous supratentorial intracerebral hemorrhage: results from a Swedish Nationwide Cohort[J]. World Neurosurg, 2023, 170: e351−e363.

[ 12 ] LEASURE A C, QURESHI A I, MURTHY S B, et al. Association of intensive blood pressure reduction with risk of hematoma expansion in patients with deep intracerebral hemorrhage[J]. JAMA Neurol, 2019, 76(8): 949−955.

[ 13 ] MA L, HU X, SONG L, et al. The third intensive care bundle with blood pressure reduction in acute cerebral haemorrhage trial (INTERACT3): an international, stepped wedge cluster randomised controlled trial[J]. Lancet, 2023, 402(10395): 27−40.

[ 14 ] MARK D G, HUANG J, SONNE D C, et al. Mortality following diagnosis of nontraumatic intracerebral hemorrhage within an integrated "hub-and-spoke" neuroscience care model: is spoke presentation noninferior to hub presentation?[J]. Neurocrit Care, 2023, 38(3): 761−770.

[ 15 ] MOUSSA W M M, KHEDR W. Decompressive craniectomy and expansive duraplasty with evacuation of hypertensive intracerebral hematoma, a randomized controlled trial[J]. Neurosurg Rev, 2017, 40(1): 115−127.

[ 16 ] NOUNAKA Y, TAHARA S, SASAKI K, et al. Usefulness of 4K-resolution indocyanine green endoscope for the removal of spontaneous intracerebral hematomas[J]. Neurol Med Chir (Tokyo), 2023, 63(1): 37−41.

[ 17 ] RENDEVSKI V, ALEKSOVSKI B, MIHAJLOVSKA RENDEVSKA A, et al. Inflammatory and oxidative stress markers in intracerebral hemorrhage: Relevance as prognostic markers for quantification of the edema volume[J]. Brain Pathol, 2023, 33(2): e13106.

[ 18 ] RENNERT R C, TRINGALE K, STEINBERG J A, et al. Surgical management of spontaneous intracerebral hemorrhage: insights from randomized controlled trials[J]. Neurosurg Rev, 2020, 43(3): 999−1006.

[ 19 ] SAXENA A, ANDERSON C S, WANG X, et al. Prognostic significance of hyperglycemia in acute intracerebral hemorrhage: the INTERACT2 Study[J]. Stroke, 2016, 47(3): 682−688.

[ 20 ] SEMBILL J A, KURAMATSU J B, GERNER S T, et al. Hematoma enlargement characteristics in deep versus lobar intracerebral hemorrhage[J]. Ann Clin Transl Neurol, 2020, 7(3): 363−374.

[ 21 ] TURTON E W, ENDER J. Role of 3D Echocardiography in cardiac surgery: strengths and limitations[J]. Curr Anesthesiol Rep, 2017, 7(3): 291−298.

[ 22 ] WU X, LIU H, ZHANG R, et al. Prognostic significance of perihematomal edema in basal ganglia hemorrhage after minimally invasive endoscopic evacuation[J]. J Neurosurg, 2023: 1−8.

# 第三十三章
# 蛛网膜下腔出血

## 第一节 流行病学

出血性卒中约占所有引起临床症状卒中的20%，其中蛛网膜下腔出血（aneurysmal subarachnoid hemorrhage，SAH）约占出血性卒中的一半。大多数（85%）的SAH由颅内动脉瘤引起，其他原因还包括外伤、动静脉畸形（arteriovenous malformations，AVM）或瘘管、淀粉样血管病、脑底异常血管网病、血管炎、出血倾向及抗凝治疗并发症、非法药物使用（特别是可卡因和苯丙胺）等。动脉瘤性蛛网膜下腔出血（aneurysmal subarachnoid hemorrhage，aSAH）全球粗发病率为7.9/100 000，除日本以外亚洲地区报告的发病率较低。aSAH的危险因素可分为动脉瘤发生和形成的危险因素、动脉瘤增大及形态改变的危险因素和动脉瘤破裂的危险因素，常见有吸烟、酗酒、高血压、女性雌激素缺乏和男性总胆固醇水平升高等。囊状动脉瘤破裂是大多数aSAH的发病原因，囊状动脉瘤是后天获得性病变，部分也与先天血管发育缺陷（如常染色体显性多囊肾病、Ehlers-Danlos综合征）有关。

SAH患者病死率较高，发病后24小时、48小时、7天和28天病死率分别为37%、60%、75%和41.7%；可能表现为猝死，高达22%的患者在送达医院前死亡，而存活下来的患者中，有相当大比例的患者留下中等程度以上的残疾，最终只有50%左右的患者能完全康复并回到工作岗位。分析这类患者预后差的原因，及时发现和处理细微的病情变化，将aSAH患者纳入监护病房，由神经重症专科医师进行管理非常有必要。

## 第二节 临床表现和诊断

突发剧烈头痛是SAH患者的典型表现，通常被描述为"一生中最严重的头痛"或霹雳性头痛（thunderclap headache，TCH）。部分患者报告数天到数周前发生前哨头痛。aSAH最常发生于轻度活动、休息或睡眠期间，但症状通常出现在体力消耗活动或情绪应激时。常见相关症状包括短暂意识丧失、呕吐、颈部疼痛僵硬，出血几小时后血液分解产物引起无菌性脑膜炎，有的患者还可发现累及瞳孔的动眼神经麻痹。少数患者起病症状较重，意识水平下降甚至昏迷，提示预后不良。

典型头痛主诉必须怀疑SAH并立即开始评估。对于初始神经症状不典型的患者，应注意排查以免漏诊。SAH诊断首选检查手段是颅脑CT薄层平扫，如果CT阴性，应进一步行腰椎穿刺（lumbar puncture，LP）。如患者头痛发作2周以上，应额外进行CTA、MRA或DSA以明确诊断。由于脑脊液（cerebrospinal fluid，CSF）的生理代谢及流动，SAH的诊断检查具有时间依赖的敏感性。如果在发病6小时内进行颅脑CT检查，并由经验丰富的放射科医师阅片，SAH检出率几乎为100%，这个数值在24小时内降到92%，而在发病5天后下降到58%。影响CT敏感度的次要因素包括低出血量和显著贫血（如血红蛋白 < 10 g/dL）。仅有有限的数据支持使用MRI代替CT检查SAH。MRI FLAIR和T2加权在亚急性期（出血后4～14天）对

SAH敏感度很高,但极少作为拟诊SAH的首选检查。

典型的SAH腰穿表现为压力增高、RBC增多及脑脊液黄变。CSF黄色上清液提示血液已经在CSF中存在至少2小时,而在SAH后的12小时内,100%的患者会出现脑脊液黄变,持续2周或更长时间。有医生主张在颅脑CT阴性的情况下使用CTA而非腰椎穿刺以诊断aSAH。美国头痛协会(American Headache Society,AHS)在对美国急诊医师学会(American College of Emergency Physicians,ACEP)2019年7月发布的急诊科急性非创伤性头痛诊断和治疗指南评论中指出,目前尚缺乏直接比较CT及LP与CT及CTA的数据。

尽管其他原因引起"霹雳性头痛"的情形较少,仍须注意与脑静脉血栓形成、颈动脉夹层、急性高血压危象等鉴别。

一旦确诊SAH,必须通过血管造影明确出血来源。DSA是检查颅内动脉瘤的金标准,尤其是3D旋转扫描可清晰显示动脉瘤的位置、大小、形态等。DSA的另一优势是一经明确,即可实施介入栓塞治疗。如果没有条件即刻行DSA检查,应行CTA扫描。CTA具有快速、方便的优点,在病情恶化、需要紧急开颅行血肿清除的患者中尤其重要。

## 第三节　动脉瘤性蛛网膜下腔出血初步处理

aSAH患者一经确诊应立即转入设有专门的神经重症监护病房并具经验丰富工作人员的高容量医疗中心(每年收治的动脉瘤破裂患者超过35例,同时具备开颅夹闭和介入栓塞能力,有神经血管外科医生、血管内科专家和神经重症医学专家组成的团队),并尽快地完成动脉瘤处理,然后送神经重症监护病房行后续治疗。实践证明这种多学科合作模式能使更多的患者获益,可以降低死亡率并改善结局。

首诊SAH患者时,应重点关注患者的气道和血流动力学状况。当患者病情危重,气道安全受到威胁时,应在插管后行CT扫描。如果患者血压很高,面临动脉瘤再破裂的危险,则需尽快把血压降下来,通常收缩压不应高于160 mmHg,但同时要避免低血压。建议选择短效降压药静脉途径给予,拉贝洛尔(5 ~ 20 mg)、肼屈嗪(5 ~ 20 mg)、尼卡地平(5 ~ 10 mg/h)有助于控制顽固性高血压。应避免使用硝普钠或硝酸甘油等血管扩张剂,以免因脑血流量增加而导致ICP升高。注意持续监测血流动力学,积极治疗神经系统和全身并发症。其他紧急措施包括卧床休息、镇痛、静脉血栓预防等。根据2015年美国神经重症监护学会(Neurocritical Care Society,NCS)和美国重症医学会(Society of Critical Care Medicine,SCCM)的指南,对于所有急性 SAH,建议停用所有抗血栓药物,逆转抗凝治疗,直到动脉瘤通过手术夹闭或血管内栓塞治疗。

2020年的一篇综述复习了aSAH机械通气治疗的相关文献,认为:① 高氧血症没有引起进一步脑损伤的有力证据,ICP监测下的允许性高碳酸血症可能减少DCI和改善预后,但其安全性和有效性需要进一步研究;② 较高PEEP会降低平均动脉压(mean arterial pressure,MAP)、升高ICP,在aSAH早期没有颅内压升高或血肿占位影响时可能是安全的,但在DCI高峰期应优先考虑带有脑室外引流(external ventricular drain,EVD)的颅内压监测,以滴定氧合、通气及脑灌注之间的平衡;③ 俯卧位增加了ICP,但显著改善了氧合,因此颅内压稳定、没有脑水肿或占位效应、伴ARDS的aSAH患者可考虑采取俯卧位;④ 较高PEEP同时使用米力农等促离子药物的aSAH患者宜监测$PbtO_2$;⑤ 自主触发模式如气道压力释放通气(airway pressure release ventilation,APRV)可避免不同步、降低镇静需求,可作为一种替代的通气模式。然而,在稍后发表的急性脑损伤患者的机械通气,欧洲重症监护医学协会的建议共识中,关于俯卧位通气及高碳酸血症并没有推荐意见。

SAH严重程度和神经功能缺损程度是神经并发症和预后的重要预测指标,尽管临床分级评估可能在病情最低点对神经功能结果的预测性更强,在患者发病初步稳定后,应尽快对SAH严重程度进行分级。

临床实践中使用了许多分级系统来标准化SAH患者的临床分类。Hunt-Hess分级系统以及世界神经外科联合会(World Federation of Neurological Surgeons,WFNS)提出的分级系统是目前使用最广泛的。分级越高,意味着病情越重,良好预后的可能越小。WFNS量表的评价指标更为客观,优于旧版的Hunt-Hess量表。其次1980年提出的Fisher量表和2001年提出的改良Fisher量表(也称Claassen分级系统)等也可用于临床患者的分类评估,但使用较少。

**1. Hunt-Hess 分级**

(1)Ⅰ级:无症状或轻微头痛及轻度颈强直。

(2)Ⅱ级:中至重度头痛,颈强直,除有颅神经麻痹外,无其他神经功能缺失。

(3)Ⅲ级:嗜睡,意识模糊,或轻微的灶性神经功能缺失。

(4)Ⅳ级:木僵,中或重度偏侧不全麻痹,可能有早期的去大脑强直及自主神经系统功能障碍。

(5)Ⅴ级:深昏迷,去大脑强直,濒死状态。

如果存在严重的全身性疾病(如高血压、糖尿病、严重的动脉粥样硬化、慢性肺部疾病)或动脉造影显示有严重的血管痉挛要加一级。

**2. WFNS 分级**

(1)Ⅰ级:GCS 15分,无神经功能障碍,偏瘫和(或)失语。

(2)Ⅱ级:GCS 13～14分,无神经功能障碍,偏瘫和(或)失语。

(3)Ⅲ级:GCS 13～14分,有神经功能障碍,偏瘫和(或)失语。

(4)Ⅳ级:GCS 8～12分,有或无神经功能障碍,偏瘫和(或)失语。

(5)Ⅴ级:GCS 3～7分,有或无神经功能障碍,偏瘫和(或)失语。

# 第四节　动脉瘤治疗

SAH治疗的最重要目标,是早期手术夹闭或血管内栓塞修复无保护的动脉瘤,以防止再出血。手术应尽早进行,最好在24小时内进行;一些中心报告的动脉瘤修复的中位时间为入院后7小时。动脉瘤处理方法包括开颅手术夹闭和介入栓塞。

对于动脉瘤分级良好的SAH患者(Hunt-Hess分级Ⅰ～Ⅲ级),动脉瘤早期修复(24～72小时内)是一种普遍接受的治疗方法,绝大多数患者疗效较好。70%～90%的患者神经功能恢复良好,死亡率为1.7%～8%。国际蛛网膜下腔出血动脉瘤试验(international subarachnoid aneurysm trial, ISAT)表明,如果颅内动脉瘤同时适合开颅夹闭和介入治疗,建议优先介入治疗,因为无论是短期(1年)还是长期(10年)随访,介入治疗均显示了更少的并发症和更好的神经功能恢复。然而一项系统综述和荟萃分析(包括ISAT以及其他较小的随机试验和观察性研究)发现,虽然随访1年结果显示接受介入治疗的患者预后更佳,但是对于术前分级较差的患者而言,治疗方式的选择似乎对结果没有显著影响。对于临床分级较差(Hunt-Hess分级Ⅳ级和Ⅴ级)的患者,最佳治疗时机和方式选择尚不确定。这些患者整体预后很差(尤其是GCS < 4分或老年患者),治疗决定需要与家庭成员进行具体协商。有研究显示对于此类患者,由于脑水肿和破裂动脉瘤周围血块增加了手术难度,早期手术可能会增加缺血性并发症的风险。但另一项大型(2 106例)回顾性研究发现,虽然延迟手术可能减少迟发性脑缺血并发症,但与不良结局的显著增加相关。无论选择何种方式,应尽可能完全闭塞动脉瘤。

血管内介入治疗主要包括动脉瘤栓塞术和血流导向装置(flow diverter, FD)置入术两类。前者包括单纯弹簧圈动脉瘤栓塞术、支架辅助栓塞术、球囊辅助栓塞术和新型水凝胶材料栓塞术等。新型材料和FD装置相较于传统动脉瘤栓塞术的安全性和有效性,尚需更有循证医学价值的前瞻性RCT证实。倾向于推荐夹闭术的因素包括年龄较轻、合并有占位效应的血肿、动脉瘤相关因素(大脑中动脉及胼周动脉瘤、瘤颈宽、动脉瘤体直接发出血管分支、动脉瘤和血管形态不适于血管内弹簧圈栓塞术)。

SAH后是否应用止血药物存在争议,现有研究提示使用抗纤溶药物有利有弊。aSAH后不应常规使用抗纤维蛋白溶解药治疗(如氨甲环酸、氨基己酸)。2013年对10个试验(共1 904名患者)的荟萃分析得出结论,抗纤溶药治疗降低了再出血的风险(OR 0.65, 95% $CI$ 0.44～0.97),但并未降低不良预后的风险。然而,在这个分析中试验之间异质性很大。在随后一项955例患者的试验中,早期使用氨甲环酸(中位时间185分钟)并没有降低再出血率、带来更好的功能结果或改善死亡率。只有在动脉瘤无法治疗或必须延迟治疗的情况下,患者可能需要抗纤溶药物(氨甲环酸或氨基己酸)治疗以稳定动脉瘤破口处脆弱的血栓,但要避免延迟(发病后超过48小时)或延长(大于3天)使用抗纤溶药,因为动脉瘤破裂24小时后,再出血的风险已显著下降,延迟或延长使用不会带来好处,反而可能增加血栓栓塞的风险。而根据中国蛛网膜下腔出血诊治指南2019的推荐,对于需要推迟闭塞的动脉瘤,再出血风险较大且没有禁忌证的患者,短期内(<72小时)使用氨甲环酸或氨基己酸以降低动脉瘤的再出血是合理的;对于原因不明的SAH、拒绝手术的患者,可以使用氨甲环酸或氨基己酸等药物,但须密切注意,预防深静脉血栓形成。

# 第五节　并发症及治疗

aSAH早期并发症发生率高,且对总体死亡率有很大影响。SAH患者存在血流动力学不稳定和神经系统功能恶化的风险。一项研究显示35%的SAH患者在入院后24小时内神经功能恶化,并与并发症发生及不良预后有关。

## 一、早期并发症

### (一)再出血

aSAH患者存在早期再出血的巨大风险,在最初24小时内发生再出血的概率为4%～14%,其中风险最大的时间是最初2～12小时。再出血的发生往往预示着更高的死亡率及更加严重的神经功能障碍,与再出血相关的死亡率高达70%。此外,再出血的发生还与以下因素有关:① 处理动脉瘤的等待时间较长;② 出血的严重程度(意识丧失、入院时神经功能状态差、需要脑室外引流等提示严重出血);③ 脑内或脑室内积血;④ 持续性收缩压升高;⑤ 大动脉瘤;⑥ 急性脑积水。大多数再出血发生在蛛网膜下腔,但也可能发生在脑实质内、脑室内或硬膜下。再出血的诊断通常基于急性神经精神状态恶化伴有颅脑X线或CT示新的出血灶。腰椎穿刺很难评估是否发生再出血,因为初次出血造成的脑脊液黄变可以持续2周或更长时间。尽快处理动脉瘤是防止其再次出血的最佳策略。因此,有再出血的患者应急诊行动脉瘤治疗。

至于血压应该控制在什么水平,尚不清楚,但保持在收缩压<160 mmHg和平均动脉压>90 mmHg是比较合理的目标。在急性期,推荐短效降压药持续静脉泵入或间断推注,可获得平稳的血压控制。在静脉泵药的同时行动脉穿刺有创血压监测能更好地控制血压,但需要强调的是决不能因为血压控制良好而推迟动脉瘤的处理。另外,在颅内压升高的患者,血压控制需要在出血风险和脑灌注之间进行平衡。

### (二)颅内压升高和脑积水

多种因素可能引起aSAH患者ICP升高,包括血肿、急性脑积水、出血和(或)缺血后反应性充血以及脑远端小动脉血管扩张。在一项纳入234例行ICP监测SAH患者的研究中,54%的患者住院期间发生了ICP升高,在临床分级较好(Hunt-Hess分级Ⅰ～Ⅲ)的患者中这一比例为49%。

20%～30%的aSAH可伴发急性脑积水,多在发病后最初几分钟到数小时内出现,也可能发生在发病后几天内或更长时间。aSAH后的脑积水可能是血液凝固阻塞CSF流动或蛛网膜对CSF吸收减少引起的。前者为急性期并发症,后者往往出现在aSAH发病后2周或更晚。临床主要上表现为恶心、呕吐、意识水平下降等颅内压升高症状。年龄偏大、后循环动脉瘤、使用抗纤溶制剂及GCS评分较低是aSAH后脑积水风险增加的相关因素。

急性脑积水的患者中约30%能在24小时内自发缓解,而在没有自发改善的患者中,再出血和脑梗死的发生率增加,死亡率升高。因此,对于意识水平恶化的aSAH患者,应立即行颅脑CT平扫,如发现脑室系统扩大,急性脑积水发生,则需要急诊行脑室外引流。对于交通性脑积水患者也可以选用腰椎穿刺,但梗阻性脑积水或脑实质内血肿的患者禁行腰椎穿刺。首选EVD的具体实施仍有一定争议。对于神经系统病情稳定的患者,一些专家建议在动脉瘤处理后或EVD放置后的48小时内停用EVD,而另一些认为aSAH发作后第一周或更长时间内应避免停用EVD。EVD置入(特别是持续引流3天以上)可能并发感染,如脑室炎、脑膜炎,还可能引起导管内出血(约占8%)。

对于颅压升高的患者,应维持血浆渗透压在300～320 mOsm/kg,还可使用渗透性利尿剂如甘露醇、高渗盐水、甘油果糖等治疗。在脑内血肿和(或)存在严重脑水肿的情况下,可采用去骨瓣减压。大约有20%的患者会发生慢性脑积水,需要实施永久性的分流手术。

### (三)癫痫

在aSAH患者,尤其是中动脉瘤破裂伴脑内血肿时,急性癫痫或癫痫样发作并不少见,占6%～18%。急性期癫痫会增加动脉瘤再次破裂的风险,因此对存在癫痫发作风险的患者或表现为发作性癫痫的患者短期(1周)内给予抗癫痫药物治疗是合理的。推荐使用副作用较少的药物,如左乙拉西坦。应避免使用苯妥英钠,它可能与aSAH患者认知结局恶化有关。抗癫痫治疗通常在aSAH急性发作后持续数月,但还没有严格的指南意见。虽然急性癫痫发作是发展为癫痫的危险因素,但大多数aSAH患者不需要长期服用抗癫痫药物。

aSAH后出现全身痉挛性癫痫持续状态较罕见,但非惊厥性癫痫持续状态(nonconvulsive status epilepticus,NCSE)和亚临床癫痫在重症SAH患者中常见,是不良预后的重要原因,而药物治疗效果不理想。对于昏迷患者,可通过连续脑电图(continuous electroencephalography,cEEG)监测来了解是否存在NCSE。

（四）神经源性应激性心肌病变综合征

在aSAH患者发病早期,心脏应激反应很常见,临床严重程度不一,既有包括QT延长、ST异常等EKG改变,也有明显心律不齐、心肌酶水平升高,乃至心肌射血分数降低、心源性休克等。神经源性应激性心肌病变(neurogenic stressed myocardium,NSM)的发生与位于延髓和下丘脑的自主神经中枢网络损伤、交感系统异常激活和随之而来的儿茶酚胺大量释放有关。儿茶酚胺大量释放后,引起心肌细胞收缩、ATP大量消耗和细胞死亡。NSM的典型表现有ST改变、心壁运动异常和相对较低的肌钙蛋白水平。肌钙蛋白水平的高低可用于鉴别急性冠脉综合征,在急性冠脉综合征,肌钙蛋白水平明显升高。在NSM,典型的局部心壁运动异常主要会累及左心室,尤其是心尖部,从而出现心肌气球样改变,这和应激诱导的Takotsubo综合征类似。在一些罕见病例,即使心超检查仍不能排除急性冠脉综合征,心脏灌注扫描有助于判断是否是跨壁心肌缺血。研究表明,NSM和血管痉挛、迟发性脑缺血(delayed cerebral ischemia,DCI)和不良预后密切相关,分析原因认为,NSM意味着严重的早期脑损伤。对于NSM,需要强调的是,千万不要当作冠脉综合征过度干预,对心功能不全导致血压降低的患者只需要采取适当的药物支持(比如采用加强心肌收缩的药物,而不是血管收缩的药物),因为尸体解剖发现这些患者有心内膜下点状出血、收缩带坏死和围绕交感神经末梢的心肌细胞死亡,但没有心肌梗死。这些患者经过积极治疗,心功能可在数周内完全恢复,而相应症状完全消失。

（五）神经源性肺水肿(neurogenic pulmonary edema,NPE)

和其他神经创伤性疾病一样,aSAH也会导致与心功能不全无关的突发性肺水肿,其临床特点包括:①快速(数分钟到数小时)发生的缺氧性呼吸衰竭;②胸片检查可见双侧肺水肿。NPE的发生机制推测与NSM类似,aSAH导致的急性颅内压升高和脑损伤触发了位于延髓和下丘脑的特定"开关"。NPE虽来势汹汹,但多在48～72小时内缓解或消失。如果呼吸衰竭持续时间较长,则要怀疑是否存在非神经源性的病因,比如ARDS、误吸、肺炎或心源性肺水肿。NPE的治疗主要是低潮气量、PEEP的肺保护通气策略,需要和ICP增高平衡处理,因为高PEEP和低潮气量所致的二氧化碳蓄积可能影响ICP。

## 二、后期并发症

血管痉挛和迟发性脑缺血

迟发性脑缺血是SAH的常见并发症,是SAH后影响患者死亡率的重要因素。大约30%的aSAH患者会发生DCI,通常在动脉瘤破裂后4～14天之间出现。DCI定义:出现局灶性神经功能损害(如偏瘫、失语、失用、偏盲或忽视)或GCS下降≥2分持续至少1小时,在aSHA初期不明显,且经临床评估、影像学和实验室检查后不能归因于本次aSHA以外的原因。对于分级较低的患者(如已为木僵或昏迷状态),可能无法在临床上有效识别其DCI。

目前认为SAH后DCI的最常见原因是血管痉挛。症状的严重程度取决于受影响的动脉和侧支循环的程度。血管痉挛通常在出血后第3天开始,在第7～8天达到高峰,而血管痉挛可以发生得更早。血管痉挛可能是由蛛网膜下腔血液溶解过程中产生的痉挛物质引起的。血管痉挛的危险因素包括出血的严重程度及其与脑内主要血管的接近程度,CT可以帮助预测血管痉挛发生的可能性。其他可能增加血管痉挛风险的因素包括年龄＜50岁和高血糖。临床分级较差(如Hunt-Hess分级Ⅳ～Ⅴ级,或GCS＜14分)与血管痉挛风险增加有关。目前尚不清楚动脉瘤治疗方式(手术夹闭或血管内栓塞)是否影响血管痉挛的风险,现有研究结果并不一致。几项观察性的研究数据显示,动脉瘤栓塞术可能降低血管痉挛的风险,而另一项研究表明,手术夹闭和介入栓塞治疗引起血管痉挛的风险相当,还有研究认为动脉瘤栓塞治疗可能引起更严重的血管痉挛。

其他可能导致DCI的机制包括皮质扩散去极化(spreading depolarizations,SD)、脑中小血管痉挛、微血栓形成和炎症反应等。DCI在年轻、吸烟、WFNS和Fisher评分高的患者中更为常见。早期脑损伤、广泛脑水肿、NPE和NSM等都与DCI的发生相关。还有实验证据表明,早期脑损伤开始于动脉瘤破裂时,由脑灌注不足引发,导致神经胶质活化、内皮功能障碍、弥漫性神经炎症和随后的缺血。

DCI属于临床诊断,因此对aSAH患者需要经常检查神经功能。大多数医生会每小时检查一次,但对于风险较低的患者,不需要这么频繁,可以每2～4小时检查一次。虽然DSA检查是诊断血管痉挛的金标准,但因为有创,所以不适合用于病情监测。TCD可测定颅内大血管的血流速度,无创、简便,因此可用于发现血管痉挛并大致判断血管痉挛严重程度。通过流速判断血管痉挛在大脑中动脉在临床上已经比较成熟,如果平均流速(mean flow velocities,MFV)> 200 cm/s,则提示血管痉挛,如果MFV < 120 cm/s,则基本排除血管痉挛。为了排除心排血量增加对MFV的影响,有学者提出了Lindegaard比值,计算方法为大脑中动脉的MFV除以颈外动脉的MFV,由于颈外动脉的MFV不受血管痉挛的影响,因此,如果Lindegaard比值 > 3,则提示血管痉挛。对于经验丰富的TCD操作人员,通过测量MFV能很准确地判断是否存在血管痉挛。令人遗憾的是,临床上TCD的价值尚未获得充分挖掘。有学者尝试通过CTA和CTP来了解血管痉挛和脑组织缺血情况,但考虑到大剂量造影剂的使用和放射性的暴露,最终摒弃。对于重症aSAH患者,由于本身存在意识障碍等神经功能缺损,临床判断是否发生DCI是相当困难的,包括持续EEG、ICP、动脉压监测的多模式监测手段有助于及时发现DCI。早期的研究表明,EEG中α/δ比值可以预测DCI,通过颅压反应指数(通过动脉压和颅内压数值获得的相关系数)能了解脑动脉自动调节是否受损并预测预后。上述监测方法还需要研究进一步验证。

血管痉挛的积极治疗需在动脉瘤已被外科夹闭或血管内栓塞治疗后进行。针对DCI的药物治疗尽管在不少动物实验中获得了令人鼓舞的结果,但临床试验中真正有效的极少。国内外大多数指南均推荐使用尼莫地平治疗(60 mg qid po或1～3 mg/h iv)以减少DCI引起的不良预后,但使用尼莫地平后患者血管造影并未显示明确的血管扩张,其改善预后的机制尚不清楚。Rho-激酶抑制剂法舒地尔(fasudil)也有同样的效果。镁离子、他汀类药物、内皮素受体拮抗剂clazosentan等一些备受期待的神经保护剂并没有在临床RCT研究中显示出治疗效应。

虽然有效循环血量不足的患者易发生DCI和脑梗死,但预防性的高容量治疗并不能改善预后,相反会增加心肺并发症的风险,所以最好的策略是正常容量治疗,即密切监测出入量,维持出入量平衡。目前,还没有单一的检查手段可以准确判断体内循环血量状态,因此建议采取多种手段,包括出记录出入量、每日体重测量、各种有创/无创的监测,比如肺锲压(pulmonary edge pressure)测定、经肺温度稀释法测定全身舒张末期容量、前负荷的超声心动图测量。染料和同位素稀释测量法,如果可行,能可靠地评估有效循环血量,从而更好地针对复杂患者实施正常容量治疗。既往治疗DCI主要使用诱导性血压升高(hypertension)、高血容量(hypervolemia)和血液稀释(hyperdilution)的3-H方案,但随后的研究表明,3-H中只有诱导性血压升高能有效地增加脑组织血流,高血容量可能是有害的,所以现在已不再提3-H治疗。诱导性血压升高治疗目的是提高平均动脉压(mean arterial pressure,MAP),增加脑灌注。大多数临床医生采用血管活性药物逐步提升平均动脉压(MAP),直至临床症状改善,或将MAP提升至120～130 mmHg。治疗包括用苯肾上腺素、去甲肾上腺素、多巴胺等升压药诱导血压升高,用晶体或胶体溶液维持血容量。目前还没有哪一种血管活性药物证明更有优势。关于诱导性血压升高治疗方案的RCT研究(HIMALAIA)因入组病例速度太慢,研究被迫中止,从已完成的研究来看,诱导性血压升高虽然增加了脑组织血流,但没有使患者获益。尽管如此,在没有获得明确的研究结论的情况下,诱导性血压升高仍然是应对DCI的最佳药物治疗方案。

开展诱导性血压升高治疗的患者需要监测并发症,如肺水肿、脑水肿或容量超负荷。在诱导性血压升高后,如患者的症状未能迅速改善,应急诊行DSA检查,如发现大血管痉挛,可实施动脉超选药物灌注或球囊扩张的血管成形术,以改善脑灌注。可用于动脉灌注的药物包括尼卡地平、维拉帕米、米力农等血管扩张剂。无论是药物还是球囊扩张,痉挛的纠正往往是短效的,迄今也无大规模的RCT研究证明能改善患者预后。由于目前没有更好的办法,因此在药物治疗无效的情况下,可考虑介入血管成形术。

aSAH患者在ICU治疗的时长没有统一标准,应根据具体病情而定。许多中心的做法是在患者度过血管痉挛高危期(14天左右),行DSA复查明确动脉瘤已成功处理,没有新发现的动脉瘤,没有严重血管痉挛后方从监护病房转普通病房。也有学者建议,如果患者发生DCI风险较低(年龄 > 65岁,WFNS 1～3级,Fisher 1～2级),TCD、CTP检查均没有血管痉挛、脑缺血的证据,可最快在5～7天后转出监护病房。

### 三、其他并发症

高达30%的SAH患者发生低钠血症,这可能是由下丘脑损伤介导的。水钠潴留导致蛛网膜下腔出血后低钠血症的原因可能是由于抗利尿激素分泌失调综合征(syndrome of inappropriate secretion of antidiuretic hormone,SIADH)或脑性耗盐综合征(cerebral salt wasting,CSW)。

两者虽均表现为低钠血症、低血渗透压和高尿渗透压,但存在本质的区别:SIADH患者通常维持正常或高循环血量,而CSW患者则伴随低循环血量。然而,在常规接受静脉补液的情况下,两者的鉴别并不容易,而且更复杂的是,两种综合征可存在于同一患者,从而加剧盐和水的排出,但丢失的盐更多。限制补液是SIADH患者的首选方案,但如果用于CSW患者则加剧有效循环血量不足、血管痉挛和DCI。因此,对aSAH患者,不要轻易采取限制补液的方案。血管加压素受体抑制剂常用于治疗慢性SIADH,同样也会导致低血容量,因此建议aSAH患者不轻易使用,如果要用,必须在严密监测血容量的情况下使用。高渗生理盐水对CSW患者可补充、纠正血容量不足,提升血钠水平;对SIADH患者可发挥渗透性利尿,同时纠正低钠血症的目的,因此在两种情况下均可以安全地使用。氟氢可的松有保留水钠的作用,对CSW患者应有效,可在CSW发生前预防性使用。此外,2020年NCS更新的神经危重症患者急性脑水肿治疗指南认为,虽然证据质量很低,但文献一致表明,基于临床症状决定的高渗盐水给药剂量比钠靶向剂量更适合SAH患者的ICP及脑水肿管理。

在aSAH患者中,贫血的发生并不少见,一项研究显示18%的患者在住院期间发生贫血。贫血是SAH预后不良的一个重要原因,而较高的血红蛋白水平则可以减少脑梗死的发生,改善预后。贫血发生的原因有炎症抑制促红细胞生成素、检查反复抽血和过多补液导致血液稀释等。贫血会加重脑损伤,影响预后,但输血能否使患者获益目前尚不清楚,因为输血本身也会带来并发症。一些专家建议输血标准在8～10 g/dL,一项随机试验发现较高的输血标准(11.5 g/dL vs 10 g/dL)似乎也是安全的。然而,在对SAH患者的观察性研究中,红细胞输注与不良预后独立相关,特别是对于没有DCI的患者。因此有必要开展规模更大的RCT以确定SAH患者最佳的输血策略。

许多研究结果表明,高血糖与SAH后的不良预后相关。一项研究发现,积极控制血糖似乎可以改善神经系统功能。然而这项研究的有效性值得商榷。目前还没有明确的可用于干预的血糖指标。2012年美国卒中协会的指南建议应谨慎控制血糖,严格避免低血糖。中国蛛网膜下腔出血诊治指南2019建议控制空腹血糖在正常值到10 mmol/L。

传染性和非传染性发热是SAH的常见并发症,特别是在神经系统分级较高的患者中发生较多,一般预后较差。对于发热的患者应监测体温,排除感染。可以用退热药和降温毯治疗,但缺乏高质量循证医学依据。一项非随机研究发现,在SAH后发热患者使用物理降温可以改善其预后。此外,中国蛛网膜下腔出血诊治指南2019认为,对于发热的SAH患者,亚低温(33℃)治疗存在争议。

## 第六节　血栓预防与早期活动

许多aSAH患者长期处于卧床少动、高炎症反应状态,因此属于深静脉血栓的高危人群。物理预防措施,如间歇充气加压装置(intermittent pneumatic compression,IPC)应作为常规,穿弹力袜不再被推荐。如果动脉瘤已成功处理好,即使患者保留脑室外引流状态,亦可大胆地使用化学抗凝药物预防。

早期活动对aSAH患者的益处是显而易见的,它有助于缩短辅助通气时间,减少谵妄状态的发生,加速功能恢复。另一方面,肢体活动也会带来一些风险,比如动脉瘤再次破裂、减少脑血流量、加重血管痉挛相关的脑缺血等。由于过分强调了肢体活动的不利之处,

长期以来医护人员总是让患者长期处于卧床、制动状态。其实,在动脉瘤没有处理前,卧床、制动是合理的,而动脉瘤一旦处理好,应该鼓励、帮助患者尽早活动,尤其是H-H级别高的患者更能从中获益。此外,在患者病情稳定前,即使处于昏迷状态或在ICU中,也应注意使患者保持良好的肢体位置,预防各种并发症(肺部感染、压疮、深静脉血栓形成)。对于病情相对稳定但仍危重的患者,有条件应及早开展被动的肢体活动及物理因子治疗。当然,如果患者已发生严重血管痉挛,则要避免站立活动,因为这会进一步减少脑血流,增加脑缺血风险。

## 第七节　预　后

aSAH治疗的预后受到其潜在脑损伤、随后的并发症以及神经外科相关风险的影响。

SAH早期死亡率较高。2017年的一项人群研究中，大约18%的SAH患者在到达医院接受评估之前就突然死亡。在活着到达医院的患者中出现早期死亡大部分是由aSAH的常见并发症引起的，包括初始出血、再出血、血管痉挛和迟发性脑缺血、脑积水、颅内压升高、癫痫发作和心脏并发症。随着诊断准确性的提高和神经危重症护理治疗的进步，aSAH患者死亡率正在逐步降低。aSAH幸存者的死亡率高于普通人群。在ISAT的研究中，血管内治疗组的死亡风险低于手术组。aSAH幸存者发生非致命性血管事件（如卒中、心肌梗死）的风险也有所增加（RR=1.5）。

一些研究表明SAH幸存者记忆和神经认知损害的发生率较高。一项神经心理学研究前瞻性评估了873名SAH幸存者。对手术治疗的SAH患者进行详细的神经心理学测试，即使在神经系统恢复良好的患者中，也普遍表现出认知缺陷。这些神经心理学损害往往是永久性的。引起SAH的动脉瘤位置似乎对认知结果没有影响，但血管痉挛、DCI和其他并发症的发生被证实会影响认知结果。在ISAT的后续研究中，血管内栓塞术后的生活质量高于外科夹闭术后。

抑郁、焦虑和睡眠障碍也很常见，并导致患者生活质量下降，但这些症状易于控制。SAH后晚期癫痫的发生率尚不清楚。在ISAT中，612例患者中有25（4%）在12个月的评估中被诊断为癫痫，与手术夹闭相比，血管内栓塞治疗的患者癫痫的发生率较低。SAH后发生急性癫痫的患者比没有发生的患者更有可能发展为癫痫。

SAH可能会出现嗅觉缺失。研究表明，动脉瘤夹闭术的患者比血管内栓塞的患者更容易（1/3 vs 1/6）出现这种并发症，并且接受血管内治疗的患者更有可能从中康复。

aSAH存活的患者复发SAH的风险较小，但复发风险持续的时间较长，即使责任动脉瘤的血管内栓塞或手术治疗成功，也有可能复发SAH。复发性SAH可能是由于治疗后的动脉瘤复发，多发动脉瘤患者先前存在的动脉瘤破裂以及新的动脉瘤形成所致。

SAH患者的一级亲属与一般人群相比，发生SAH的风险增加了2～5倍。因此对患者的一级亲属进行颅内动脉瘤筛查是合理的，特别是当有两个或两个以上的一级亲属有过颅内动脉瘤破裂病史时。

（张全斌）

# 参考文献

[ 1 ] ABULHASAN Y B, ALABDULRAHEEM N, SIMONEAU G, et al. Mortality after spontaneous subarachnoid hemorrhage: causality and validation of a prediction model[J]. World Neurosurg, 2018, 112: e799–e811.

[ 2 ] AL-KHINDI T, MACDONALD R L, SCHWEIZER T A. Cognitive and functional outcome after aneurysmal subarachnoid hemorrhage[J]. Stroke, 2010, 41(8): e519–e536.

[ 3 ] BADJATIA N, FERNANDEZ L, SCHMIDT J M, et al. Impact of induced normothermia on outcome after subarachnoid hemorrhage: a case-control study[J]. Neurosurgery, 2010, 66(4): 696–700; discussion 700–701.

[ 4 ] BATEMAN R M, SHARPE M D, JAGGER J E, et al. 36th International Symposium on Intensive Care and Emergency Medicine: Brussels, Belgium. 15–18 March 2016[J]. Crit Care, 2016, 20(Suppl 2): 94.

[ 5 ] BRILSTRA E H, RINKEL G J, ALGRA A, et al. Rebleeding, secondary ischemia, and timing of operation in patients with subarachnoid hemorrhage[J]. Neurology, 2000, 55(11): 1656–1660.

[ 6 ] BULLINGER M, AZOUVI P, BROOKS N, et al. Quality of life in patients with traumatic brain injury-basic issues, assessment and recommendations[J]. Restor Neurol Neurosci, 2002, 20(3–4): 111–124.

[ 7 ] CHALET F X, BRIASOULIS O, MANALASTAS E J, et al. Clinical burden of angiographic vasospasm and its complications after aneurysmal subarachnoid hemorrhage: a systematic review[J]. Neurol Ther, 2023, 12(2): 371–390.

[ 8 ] CHUNG D Y, LESLIE-MAZWI T M, PATEL A B, et al. Management of external ventricular drains after subarachnoid hemorrhage: a multi-institutional survey[J]. Neurocrit Care, 2017, 26(3): 356–361.

[ 9 ] CLAASSEN J, PARK S. Spontaneous subarachnoid haemorrhage[J]. Lancet, 2022, 400(10355): 846–862.

[10] DORHOUT MEES S M, MOLYNEUX A J, KERR R S, et al. Timing of aneurysm treatment after subarachnoid hemorrhage: relationship with delayed cerebral ischemia and poor outcome[J]. Stroke, 2012, 43(8): 2126–2129.

［11］ DORHOUT MEES S M, VAN DEN BERGH W M, ALGRA A, et al. Antiplatelet therapy for aneurysmal subarachnoid haemorrhage[J]. Cochrane Database Syst Rev, 2007, 2007(4): CD006184.

［12］ FERRO J M, BOUSSER M G, CANHÃO P, et al. European Stroke Organization guideline for the diagnosis and treatment of cerebral venous thrombosis — endorsed by the European Academy of Neurology[J]. Eur Stroke J, 2017, 2(3): 195−221.

［13］ FESMIRE F M, BRADY W J, HAHN S, et al. Clinical policy: indications for reperfusion therapy in emergency department patients with suspected acute myocardial infarction. American College of Emergency Physicians Clinical Policies Subcommittee (Writing Committee) on reperfusion therapy in emergency department patients with suspected acute myocardial infarction[J]. Ann Emerg Med, 2006, 48(4): 358−383.

［14］ FESTIC E, RABINSTEIN A A, FREEMAN W D, et al. Blood transfusion is an important predictor of hospital mortality among patients with aneurysmal subarachnoid hemorrhage[J]. Neurocrit Care, 2013, 18(2): 209−215.

［15］ FRANCOEUR C L, MAYER S A. Management of delayed cerebral ischemia after subarachnoid hemorrhage[J]. Crit Care, 2016, 20(1): 277.

［16］ FRONTERA J A, FERNANDEZ A, CLAASSEN J, et al. Hyperglycemia after SAH: predictors, associated complications, and impact on outcome[J]. Stroke, 2006, 37(1): 199−203.

［17］ GAASTRA B, CARMICHAEL H, GALEA I, et al. Long-term fatigue following aneurysmal subarachnoid haemorrhage and the impact on employment[J]. Eur J Neurol, 2022, 29(12): 3564−3570.

［18］ GAIST D, VAETH M, TSIROPOULOS I, et al. Risk of subarachnoid haemorrhage in first degree relatives of patients with subarachnoid haemorrhage: follow up study based on national registries in Denmark[J]. BMJ, 2000, 320(7228): 141−145.

［19］ GALEA I, BANDYOPADHYAY S, BULTERS D, et al. Haptoglobin treatment for aneurysmal subarachnoid hemorrhage: review and expert consensus on clinical translation[J]. Stroke, 2023, 54(7): 1930−1942.

［20］ GROSS B A, ROSALIND LAI P M, FRERICHS K U, et al. Treatment modality and vasospasm after aneurysmal subarachnoid hemorrhage[J]. World Neurosurg, 2014, 82(6): e725−e730.

［21］ GUENEGO A, FAHED R, ROUCHAUD A, et al. Diagnosis and endovascular management of vasospasm after aneurysmal subarachnoid hemorrhage — survey of real-life practices[J]. J Neurointerv Surg, 2023: 020544.

［22］ HACKETT M L, ANDERSON C S. Health outcomes 1 year after subarachnoid hemorrhage: An international population-based study. The Australian Cooperative Research on Subarachnoid Hemorrhage Study Group[J]. Neurology, 2000, 55(5): 658−662.

［23］ HAN H, CHEN Y, LI R, et al. The value of early CT perfusion parameters for predicting delayed cerebral ischemia after aneurysmal subarachnoid hemorrhage: a systematic review and meta-analysis[J]. Neurosurg Rev, 2022, 45(4): 2517−2531.

［24］ HELBOK R, KURTZ P, VIBBERT M, et al. Early neurological deterioration after subarachnoid haemorrhage: risk factors and impact on outcome[J]. J Neurol Neurosurg Psychiatry, 2013, 84(3): 266−270.

［25］ HOH B L, KO N U, AMIN-HANJANI S, et al. 2023 Guideline for the management of patients with aneurysmal subarachnoid hemorrhage: a guideline from the American Heart Association/American Stroke Association[J]. Stroke, 2023, 54(7): e314−e370.

［26］ HUA X, GRAY A, WOLSTENHOLME J, et al. Survival,

dependency, and health-related quality of life in patients with ruptured intracranial aneurysm: 10-year follow-up of the United Kingdom Cohort of the International Subarachnoid Aneurysm Trial[J]. Neurosurgery, 2021, 88(2): 252−260.

［27］ JONES J, SAYRE J, CHANG R, et al. Cerebral vasospasm patterns following aneurysmal subarachnoid hemorrhage: an angiographic study comparing coils with clips[J]. J Neurointerv Surg, 2015, 7(11): 803−807.

［28］ KIM S T, BAEK J W, JIN S C, et al. Coil embolization in patients with recurrent cerebral aneurysms who previously underwent surgical clipping[J]. Am J Neuroradiol, 2019, 40(1): 116−121.

［29］ KUMAR M A, LEVINE J, FAERBER J, et al. The effects of red blood cell transfusion on functional outcome after aneurysmal subarachnoid hemorrhage[J]. World Neurosurg, 2017, 108: 807−816.

［30］ LINDGREN A, VERGOUWEN M D, VAN DER SCHAAF I, et al. Endovascular coiling versus neurosurgical clipping for people with aneurysmal subarachnoid haemorrhage[J]. Cochrane Database Syst Rev, 2018, 8(8): CD003085.

［31］ MOLYNEUX A J, BIRKS J, CLARKE A, et al. The durability of endovascular coiling versus neurosurgical clipping of ruptured cerebral aneurysms: 18 year follow-up of the UK cohort of the International Subarachnoid Aneurysm Trial (ISAT)[J]. Lancet, 2015, 385(9969): 691−697.

［32］ MOLYNEUX A J, KERR R S C, BIRKS J, et al. Risk of recurrent subarachnoid haemorrhage, death, or dependence and standardised mortality ratios after clipping or coiling of an intracranial aneurysm in the International Subarachnoid Aneurysm Trial (ISAT): long-term follow-up[J]. Lancet Neurol, 2009, 8(5): 427−433.

［33］ NAIDECH A M, KREITER K T, JANJUA N, et al. Phenytoin exposure is associated with functional and cognitive disability after subarachnoid hemorrhage[J]. Stroke, 2005, 36(3): 583−587.

［34］ NEIFERT S N, MARTINI M L, HARDIGAN T, et al. trends in incidence and mortality by hospital teaching status and location in aneurysmal subarachnoid hemorrhage[J]. World Neurosurg, 2020, 142: e253−e259.

［35］ NYQUIST P, JICHICI D, BAUTISTA C, et al. Prophylaxis of venous thrombosis in neurocritical care patients: an executive summary of evidence-based guidelines: a statement for healthcare professionals From the Neurocritical Care Society and Society of Critical Care Medicine[J]. Crit Care Med, 2017, 45(3): 476−479.

［36］ OKA F, HOFFMANN U, LEE J H, et al. Requisite ischemia for spreading depolarization occurrence after subarachnoid hemorrhage in rodents[J]. J Cereb Blood Flow Metab, 2017, 37(5): 1829−1840.

［37］ POST R, GERMANS M R, TJERKSTRA M A, et al. Ultra-early tranexamic acid after subarachnoid haemorrhage (ULTRA): a randomised controlled trial[J]. Lancet, 2021, 397(10269): 112−118.

［38］ RASS V, BOGOSSIAN E G, IANOSI B A, et al. The effect of the volemic and cardiac status on brain oxygenation in patients with subarachnoid hemorrhage: a bi-center cohort study[J]. Ann Intensive Care, 2021, 11(1): 176.

［39］ SCHATLO B, FUNG C, STIENEN M N, et al. Incidence and outcome of aneurysmal subarachnoid hemorrhage: the swiss study on subarachnoid hemorrhage (Swiss SOS)[J]. Stroke, 2021, 52(1): 344−347.

［40］ SINGHAL A B, TOPCUOGLU M A, DORER D J, et al. SSRI and statin use increases the risk for vasospasm after subarachnoid hemorrhage[J]. Neurology, 2005, 64(6): 1008−1013.

［41］ SINGHAL A B, TOPCUOGLU M A. Glucocorticoid-associated

worsening in reversible cerebral vasoconstriction syndrome[J]. Neurology, 2017, 88(3): 228−236.

[ 42 ] TU W J, WANG L D, SPECIAL WRITING GROUP OF CHINA STROKE SURVEILLANCE REPORT. China stroke surveillance report 2021[J]. Mil Med Res, 2023, 10(1): 33.

[ 43 ] WONG G K C, LAM S, NGAI K, et al. Evaluation of cognitive impairment by the Montreal cognitive assessment in patients with aneurysmal subarachnoid haemorrhage: prevalence, risk factors and correlations with 3 month outcomes[J]. J Neurol Neurosurg Psychiatry, 2012, 83(11): 1112−1117.

# 第三十四章
# 癫痫与癫痫持续状态

## 第一节　简　介

### 一、概述

癫痫持续状态（status epilepticus, SE）的年发病率为（10～40）/10万，有研究认为SE是仅次于卒中的第二常见的神经系统急症，其总体死亡率可能在15%左右。其中，23%～43%的SE患者进展为难治性癫痫持续状态（refractory status epilepticus, RSE）。SE可分为惊厥性癫痫持续状态（convulsive status epilepticus, CSE）和非惊厥性癫痫持续状态（non-convulsive status epilepticus, NCSE），前者是最常见、最严重的一种形式。高达20%的CSE患者可能在重症监护病房（ICU）住院期间死亡，难治性CSE死亡率甚至可达到40%。高龄、癫痫发作时间较长、SE的病因是脑损伤、伴有意识障碍和难治性CSE已被确定为不良预后的独立危险因素。因此，我们需要熟悉癫痫持续状态类型的定义和分类，认识其病理生理学和相关并发症，熟悉基于有关指南和共识的诊疗方案，并对脑电图监测有一定了解。

### 二、常用概念

（1）癫痫持续状态（SE）：5分钟或更长时间的持续发作［临床和（或）脑电图］或复发性发作，但在两次发作之间没有恢复到基线水平。

（2）难治性癫痫持续状态（RSE）：定义为对一线抗癫痫治疗（苯二氮䓬类药物）和二线（经典）抗癫痫治疗（如丙戊酸钠、苯妥英钠/磷苯妥英钠、苯巴比妥或左乙拉西坦）无效的持续性癫痫发作。

（3）超级难治性癫痫持续状态（super refractory status epilepticus, SRSE）：定义为麻醉药治疗超过24小时仍然持续或复发的SE，包括在减药或停用麻醉药

过程中。

（4）非惊厥性癫痫持续状态（non-convulsive status epilepticus, NCSE）：定义为脑电图（EEG）上所见的癫痫活动，但无全身惊厥性发作的临床表现。

### 三、病理生理

癫痫的发生和持续的机制涉及神经元的过度兴奋，目前认为这主要由谷氨酸介导，诱导N-甲基-D-天冬氨酸（NMDA）受体的过度兴奋和高表达，超过了γ氨基丁酸（GABA）系统介导的神经抑制能力。癫痫持续时间超过5分钟，癫痫发作后几乎不会自发停止。大量的实验和临床数据表明，SE的特点是容易对抗癫痫药物产生耐药性；神经兴奋性毒性、神经炎症等一系列病理生理变化最终导致神经元损伤。其中，神经兴奋性毒性理论认为SE导致NMDA受体的激活，从而使神经元胞浆钙离子内流和线粒体功能出现障碍，导致细胞形态改变以及自由基的释放，最后神经元坏死。神经炎症理论以星形胶质细胞活化和小胶质细胞增殖相结合的局部炎症现象为特征。这种神经胶质增生和激活是神经元死亡导致炎性细胞因子（如肿瘤坏死因子TNF-α、白介素IL-6）大量产生的结果。因此，炎症导致异常回路的形成，异常回路促使癫痫发作持续的超兴奋性和超同步性。发生癫痫的阈值因人而异，目前认为降低癫痫发作阈值的因素主要有遗传因素、感染、毒素影响、结构性病损等，而升高该阈值的主要因素有抗癫痫药物、酮症、低体温等。

最后SE的系统性并发症也会导致神经元损伤。SE导致新陈代谢需求增加直至机体出现失代偿，从而加速神经元丢失。因此，低氧血症、低血糖、高热、代谢性酸中毒，与颅内压升高和脑水肿相关的脑血流量自

我调节能力丧失,以及继发于内源性肾上腺素能不足的低血压将导致脑低氧血症,从而加重神经元损伤。目前研究认为60分钟是SE后神经元损伤出现的时间节点。因此,临床医生应考虑上述所有潜在并发症,并争取在30～60分钟内有效控制SE。

### 四、临床分类

根据2015年国际抗癫痫联盟(ILAE)对癫痫持续状态的分类,目前将其分为具有明显运动症状的SE和无明显运动症状的SE(也称为非惊厥性SE即NCSE)。SE的临床症状可能很轻微甚至没有症状,导致临床识别SE变得困难,在此过程中EEG的作用非常重要。

伴有明显运动症状的SE是最容易识别的形式。根据患者出现的异常运动类型,分为强直阵挛SE(即CSE)、肌阵挛SE、局灶运动SE等。当癫痫发作不受控制时,癫痫持续状态可转为微小发作,即处于昏迷状态伴有离散的运动症状,甚至抽搐发作完全消失而仅有脑电图的持续痫样放电,我们称之为"伴有昏迷的NCSE"。伴有昏迷的NCSE占SE的14%～20%,多数是因为未经治疗或治疗不充分的CSE的进展而来,其特点是在昏迷状态时伴有微小的运动表现,仅限于远端肢体(拇指或大脚趾)和面部(眼睑分支),或单纯眼部水平方向震颤。甚至有部分患者表现为完全无临床抽搐发作,仅有脑电图上的癫痫样放电。

## 第二节  诊断与鉴别

### 一、阳性诊断

具有明显运动症状的SE的诊断通常不需要EEG,但特定情况下的肌阵挛发作(例如药物中毒、缺氧后癫痫持续状态)需要EEG来区分SE与脑病。EEG确认在所有形式的NCSE中都是必需的。萨尔茨堡(Salzburg)脑电图标准可能有助于诊断NCSE。该标准认为,在癫痫样放电 > 2.5周期/秒的情况下确定存在NCSE。如果癫痫样放电≤ 2.5周期/秒,但伴随典型的脑电图表现的时空演变或伴随着微小的临床发作,在应用抗癫痫药后脑电图和临床改善,也认为存在NCSE。如果癫痫样放电≤ 2.5周期/秒,并且应用抗癫痫药物后没有脑电图和临床改善,则认为可能存在NCSE。

### 二、鉴别诊断

CSE可能与各种异常运动活动表现相混淆,如手足抽搐、抗精神病药物恶性综合征、寒战、药物诱发肌阵挛、去大脑强直、偏身抽搐和手足徐动症等。NCSE也需要特别关注同精神障碍的鉴别,包括严重的抑郁症、精神感觉障碍。心因性非癫痫状态(假性SE)是ICU患者中另一种重要的SE鉴别诊断。在没有癫痫样放电的脑部病变基础情况下,应认识到患者可能在模仿SE的运动或行为表现。假性SE患者也有可能与先前的精神创伤如性虐待相关。鉴别假性SE和SE的最佳特征是睁眼和闭眼,因为癫痫发作时患者一般睁眼,而在大多数假性SE中处于闭眼状态。

临床误判也可能与脑电图监测有关,包括EEG技术相关的伪影(如胸部刺激、呼吸机回路中振荡的冷凝水、血液超滤的影响)。此外,脑电图模式的误读多数发生于NCSE中,主要涉及周期性放电或伪周期性阵发性活动,需要与脑病进行鉴别。只有脑电背景、临床表现和脑电图治疗反应性相符合时,才认为这些阵发性模式与癫痫样放电有关。

## 第三节  检测与治疗

### 一、病因学检测

SE患者的病因调查应与诊治同步进行。临床医生应进行全面的体格检查和病史采集,并对可疑病因进行诊断测试。在有癫痫病史的患者中,停用抗癫痫药物是导致SE最常见的原因。对于初次SE患者,其常见病因为急性和既往卒中、急性代谢紊乱、药物毒性、酒精相关问题、中枢神经系统感染和肿瘤。神经影像学检查(包括CT或MRI)应在患者入院后立即进行,以便处理需要神经外科干预的出血等病变。血液学检查应包括血糖、肝肾功能、电解质、血气等,以排除血糖异常(低血糖或高血糖)及代谢紊乱(如低血钙、低钠血症、高尿毒症、低镁血症、低氧血症、一氧化碳中毒、高碳酸血症)。如果病因不明,需考虑寻找相对罕见的代谢紊乱(卟啉症、甲状腺功能障碍等)。对药物毒性的原因可以查找常见有毒物质(比如可卡因、苯丙胺、三环类或5-羟色胺类抗抑郁药)或医源性因素(抗生素过量等)。需注意,可逆性脑血管收缩综合征(reversible cerebral vasoconstriction syndrome,RCVS)也可能是SE的病因,多数情况下与高血压脑病有关。如果出现发热或脑膜刺激征需考虑颅内感染,如无禁忌应进行腰椎穿刺等进一步检查。在免疫功能低下的患者,脑脊液化验应更系统,需要包括腰穿压力、葡萄糖、蛋白质、细胞计数、涂片以及病原学检测(包括墨汁染色、抗酸染色、隐球菌抗原、病毒PCR等)。血液标本通常用于进一步检测,以识别可疑的微生物(血液培养、曲霉菌抗原、隐球菌抗原、病毒PCR、人类免疫缺陷病毒血清学)。其他病原学检测包括呼吸道中生长缓慢的微生物的检测,对结核杆菌的痰液检测以及尿培养。如果怀疑有肿瘤脑膜转移,可重复进行腰椎穿刺或腰大池引流以提高脱落细胞学的阳性率。在不确定病因的病例中,我们应该寻找自身免疫性疾病,包括可能存在的副肿瘤综合征。尽管经过详细评估,最终大约20%的SE患者病因仍不清楚。

## 二、脑电图监测

尽管全身性惊厥性癫痫持续状态(GCSE)不需要脑电图的临床诊断,但是GCSE后非痉挛性癫痫发作(NCS)和非痉挛性癫痫持续状态(NCSE)是NICU内常见的(发生率分别在48%和14%左右)SE类型。由于临床症状经常缺失,EEG对于诊断正在进行的NCSE是必要的。因此,对于GCSE患者,在服用癫痫药物后60分钟内神经功能没有恢复到基线水平须立即行EEG监测。对于RSE患者,需要持续脑电图监测(cEEG)指导治疗,目的在于及时终止脑电图显示的癫痫发作。研究表明,尽管部分RSE最初对静脉药物治疗有反应,但许多患者演变为NCSE,需要cEEG方可发现。持续视频脑电图监测有助于解释复杂的脑电图异常,但其相对于标准EEG的有效性尚未得到证实。目前推荐对RSE患者紧急(60分钟内)开始EEG监测。

对EEG使用的限制主要是基于设备管理和连续脑电图记录的可及性以及远程医疗解决方案,应尽可能克服这些困难。使用连续脑电图监测将改善癫痫持续状态患者的管理和监测。在缺乏这种技术的情况下,应系统地执行常规EEG,并在必要时至少每天重复进行。

## 三、治疗

ICU对SE患者的处理应结合一般性对症诊疗措施和抗癫痫药物治疗。应同时进行病因学筛查,以查明和纠正SE本身的原因(图6-34-1)。

### (一)一般处理

血流动力学稳定性应得到保证,以确保脑灌注。RSE患者通常需要血管活性药物,因为部分抗癫痫药物如苯二氮䓬类会引起低血压和心脏抑制。同时应对意识不清的患者气道保护,建立人工气道。在这些患者中,如果存在高钾血症,可以使用快速诱导将依托咪酯、氯胺酮、丙泊酚或硫喷妥钠与琥珀胆碱或罗库溴铵联合使用。应当特别注意的是,癫痫发作可能会被使用的神经肌肉阻滞药物暂时掩盖。如有低血糖,应予以纠正。在怀疑维生素B1缺乏的情况下也应服用100 mg的硫胺素。应及时纠正体温过高、呼吸性酸中毒等代谢障碍。患者应定期评估吸入性肺炎和各种损伤(如头部外伤、肩关节脱位)。注意,吸入性肺炎等并发疾患可使最初的意识障碍复杂化。

### (二)抗癫痫策略(四线治疗)

考虑到SE的类型和治疗反应性,抗癫痫药物应以"阶梯式"升级的方式,最终目标是在SE发作后30～60分钟内明确临床情况和脑电活动。常用抗癫痫药物的剂量和清除(表6-34-1)。

1. 一线治疗:紧急初始治疗 静脉注射劳拉西泮和肌肉或静脉注射咪达唑仑是治疗广泛性惊厥的首选药物。另外,也可静脉注射氯硝西泮或地西泮。如果癫痫持续没有终止,可在5～10分钟后再次注射。需要注意的是,氯硝西泮和地西泮可通过直肠内途径给药,咪达唑仑可经鼻/颊黏膜途径给药,对院前急救等难以建立静脉通路的成年患者可能是合适的初始治疗药物。近来的研究表明,尽管一线治疗应用的苯二氮䓬类药物可导致呼吸抑制,但未应用足量药物早期终止SE会带来治疗过程的延长,可能使患者的预后更差。

2. 二线治疗:紧急控制治疗 有几种经典的抗癫痫药物可用于SE患者的二线治疗,但药物的有效性目前仍存在争议。因此,应该根据抗癫痫活性、禁忌证和预期的副作用来指导选择。对于入院前曾接受过抗癫痫治疗的癫痫患者,在开始使用另一种药物之前,最好静脉注射该种抗癫痫药物。对于初发SE患者,传统

观察期
(0～5分钟)

生命体征监测
鼻导管或面罩吸氧
静脉通路建立
血糖、血常规、血液生化、动脉血气分析
血、尿药物浓度或毒物筛查

第一阶段
(5～20分钟)
初始治疗

**有静脉通路**
静脉注射地西泮：常规剂量5～10 mg,如有必要可以重复10 mg(最大速度5 mg/min)
**无静脉通路**
肌内注射咪达唑仑：常规剂量10 mg

第二阶段
(20～40分钟)
二线治疗

**如发作未能终止,启动第二阶段静脉治疗**
丙戊酸钠：15～45 mg/kg[<6 mg/(kg·min)]团注,给药时间5分钟
苯巴比妥钠：15～20 mg/kg(50～100 mg/min)
苯妥英钠：18 mg/kg(<50 mg/min)
左乙拉西坦：1 000～3 000 mg

第三阶段
(40～60分钟)
三线治疗

**转入ICU,气管插管/机械通气,持续脑电监测,静脉给药终止RSE**
丙泊酚：2 mg/kg负荷静注,可追加1～2 mg/kg直至发作控制,然后1～10 mg/(kg·h)维持(注意：持续应用可能导致丙泊酚输注综合征)
咪达唑仑：0.2 mg/kg负荷量静注,后续持续静脉泵注[0.05～0.40 mg/(kg·h)]

超级难治性
癫痫持续状态

**选择以下手段(可联合)**
静脉用氯胺酮
电休克
低温
生酮饮食

图6-34-1 **终止全面性惊厥性癫痫持续状态(GCSE)的推荐流程**
引自：成人全面性惊厥性癫痫持续状态治疗中国专家共识(2018)。

表6-34-1 **在ICU用于SE治疗的抗癫痫药物：剂量、半衰期和清除部位**

| 药　物 | 静脉负荷剂量 | 最大输注速率 | 维持时间（可口服或静脉使用） | $T_{1/2}$ | 清　除 |
|---|---|---|---|---|---|
| 地西泮 | 0.15～0.25 mg/kg | 5 mg/min | — | 24～57小时 | 肝脏 |
| 劳拉西泮 | 0.05～0.1 mg/kg | 2 mg/min | — | 8～25小时 | 肝脏 |
| 咪达唑仑 | 0.1～0.3 mg/kg | 4 mg/min | 0.08～0.4 mg/(kg·h) | 1.5～4小时 | 肝脏 |
| 氯硝西泮 | 1 mg(重复×4) | 2 mg/min | 10 mg/d | 20～40小时 | 肝脏 |
| 苯妥英钠 | 15～20 mg/kg | 50 mg/min | 4～5 mg/(kg·d) | 12～48小时 | 肝脏 |
| 磷苯妥英钠 | 15～20 mg苯妥英钠等效剂量(PE)/kg | 150 mg PE/min | 4～5 mg PE/(kg·d) | 10～15分钟 | 肝脏,红细胞 |
| 利多卡因 | 1.5～2 mg/kg | 50 mg/min | 3～4 mg/(kg·h) | 1.8小时 | 肝脏 |
| 拉莫三嗪 | 100 mg | 1～2 mg/min | 50～400 mg/d | 13小时 | 肾脏 |

续　表

| 药　物 | 静脉负荷剂量 | 最大输注速率 | 维持时间（可口服或静脉使用） | $T_{1/2}$ | 清　除 |
|---|---|---|---|---|---|
| 左乙拉西坦 | 1 500 mg（最高剂量 3 g） | 15 分钟内输注 | 1 ～ 3 g/d | 7 小时 | 肾脏 |
| 丙戊酸钠 | 10 ～ 25 mg/kg | 1.5 ～ 3 mg/(kg·min) | 15 ～ 50 mg/(kg·d) | 7 ～ 18 小时 | 肝脏 |
| 硫喷妥钠 | 2 ～ 4 mg/kg | 250 mg/min | 3 ～ 5 mg/(kg·h) | 14 ～ 34 小时 | 肝脏 |
| 戊巴比妥 | 6 ～ 12 mg/kg | 50 mg/min | 0.5 ～ 2 mg/(kg·h) | 20 小时 | 肝脏 |
| 苯巴比妥钠（鲁米那） | 1 520 mg/kg | 100 mg/min | 1 ～ 4 mg/(kg·d) | 75 ～ 120 小时 | 肝脏,肾脏（25%） |
| 丙泊酚 | 1 ～ 2 mg/kg | 5 分钟 | 初始5 ～ 10 mg/(kg·h),逐渐减至1 ～ 3 mg/(kg·h) | 0.5 ～ 1 小时 | 肝脏 |
| 异氟烷 | 吸入浓度0.8% ～ 2% | — | 应用麻醉机 | 滴定至脑电爆发抑制 | 肺 |

注：引自 P. N. Varelas, J. Claassen (eds.), Seizures in Critical Care, Current Clinical Neurology, Springer Nature。

观点认为苯妥英钠/磷苯妥英钠是首选药物,但在合并心血管病患者中慎用。丙戊酸钠是另一种治疗选择,在原发性全身性癫痫发作时可作为首选,但在妊娠期和肝损伤时禁用;另外应监测患者是否有肝性脑病的证据,特别是在用药后意识仍然异常时。苯巴比妥钠可能导致血流动力学不稳定和中枢或呼吸抑制。左乙拉西坦可作为替代药物,但在肾功能不全患者中需要降低药物剂量。目前的研究表明,对于 SE 患者的二线治疗,足量的丙戊酸钠（40 mg/kg）、左乙拉西坦（60 mg/kg）和磷苯妥英钠（20 mg/kg 等效剂量）终止发作效率类似;但丙戊酸钠和左乙拉西坦的严重副作用发生率较低而静脉制剂应用方便,可能是优选的药物。

3. 三线治疗：难治性癫痫持续状态　有几种麻醉药可用于治疗 RSE,包括异丙酚、咪达唑仑或硫喷妥钠/戊巴比妥钠,但具体药物选择尚无依据。硫喷妥钠/戊巴比妥的药代动力学和药效学特性表明,这些药物很有可能蓄积,不应作为首选。但是在没有持续的脑电图监测时,戊巴比妥钠和硫喷妥钠可能更容易管理。

在脑电图监测下,应根据发作抑制模式或癫痫抑制模式的目标,给予选定麻醉药的负荷剂量。部分学者认为在抑制爆发模式的情况下,抑制5 ～ 10秒可能就足够了。一旦达标后需要连续输注,以确保在12 ～ 24小时内抑制癫痫发作。如果癫痫复发或者爆发-抑制的模式消失,需要增大输注剂量,必要时给予临时推注。最后,根据相关的药代动力学和药效学特性,麻醉药的治疗-停用模式也有所不同。因此,推荐

每3小时异丙酚减少20%,但咪达唑仑则应每3小时减少50%。鉴于它们的半衰期较长,硫喷妥钠/戊巴比妥钠可以直接停药。在特殊的 RSE 情况下,应考虑缓慢的麻醉药撤离。最为重要的是,一种或两种长效抗癫痫药应与麻醉药同时使用,并在麻醉后继续使用。但是,目前的研究仍无法确定何种情况开始下撤麻醉药不会导致 SE 复发。

4. 四线治疗：超级难治性癫痫持续状态　SRSE的控制需要将麻醉、抗癫痫药物和辅助治疗的使用相结合。如果再次复发,麻醉可延长24小时至5 ～ 7天。抗癫痫药物的治疗应与麻醉药同时使用,没有明显 GABA 效应的药物可能是首选。高剂量的抗癫痫药物不应超过三种,不建议频繁改变药物方案。RCSE可能需要辅助治疗。在这些情况下,可考虑氯胺酮、吸入性麻醉药如异氟醚和地氟醚,以及轻度治疗性低温（32 ～ 35℃）等方案。免疫治疗可用于可疑的免疫介导的癫痫持续状态。尽管缺乏高质量证据,近期研究提示生酮饮食（需注意代谢性酸中毒、高脂血症和低血糖等并发症）、迷走神经刺激术等外科干预,以及新型抗癫痫药物如α氨基羟甲基唑丙酸（AMPA）受体拮抗剂吡仑帕奈（perampanel）可能是相对有效的 SRSE治疗选项。

（三）根据SE类型确定治疗目标和处理模式

CSE 患者的治疗目标是停止临床癫痫发作并防止其发展为伴有昏迷的 NCSE。在伴有或不伴有昏迷的 NCSE 中,治疗目标是解决脑电的癫痫样发作,同时

使患者的临床状态恢复正常。目前认为RSE患者的即时治疗目标是控制癫痫发作或迅速达到爆发抑制模式。CSE和复杂部分性SE与神经元损伤、高死亡率相关。类似地，NCSE伴昏迷容易出现耐药，导致死亡率升高，提示RSE应采用积极的治疗策略。

对于RSE应定义为使用两种二线药物治疗失败。最后，失神SE（也是NCSE的一种）和无意识障碍的局灶运动性SE多可以在单独使用苯二氮䓬类药物后得到控制，只有在多种药物治疗无效的情况下才被定义为RSE。

但是，必须注意SRSE的致死和致残部分来自其强化治疗带来的并发症，但如何权衡抗癫痫治疗升级的利弊存在广泛争议。国外部分学者认为，对于局灶性SE、SRSE，癫痫负荷低于每小时20%、出现严重治疗相关并发症（如心肺功能衰竭、急性肾损伤、消化道功能障碍）等情况，过于激进的治疗可能弊大于利。

# 第四节　系统并发症

## 一、概述

SE是一种发病率和死亡率高的神经系统急症，需要神经重症监护和全身并发症的治疗。其中，GCSE是一种常见的危及生命的形式，其年发病率在（6～41）/10万，其死亡率为3%～40%。虽然目前认为抗癫痫药物、潜在病因和全身并发症是GCSE预后的关键，对影响GCSE预后的主要因素缺乏高质量研究，目前文献多侧重于抗癫痫药物治疗，而不是何为最佳的SE多模态神经重症监护。需警惕GCSE等SE可能导致患者颅内压升高，部分患者甚至丧失脑血管自动调节能力，导致颅内压随脑灌注压线性改变。下面将以GCSE为例，对成人SE患者颅外并发症及其直接的临床影响进行阐述。

## 二、呼吸衰竭和缺氧

呼吸衰竭是SE患者的主要并发症，发生率约为80%，并且已被证明是导致患者死亡的独立危险因子。因为持续的全身抽搐和使用苯二氮䓬类、麻醉药可能会改变生理性呼吸活动，从而导致呼吸功能的恶化。但是癫痫发作期间，由于保护性气道反射受损而引起的误吸会带来后续的呼吸道感染。有证据显示，呼吸道症状更有可能与未经治疗的癫痫发作有关，因为接受苯二氮䓬类治疗的患者呼吸抑制的比例低于接受安慰剂治疗组。呼吸衰竭需要立即气管插管和机械通气，因为随着持续的癫痫发作和剧烈的肌肉收缩，氧需求进一步增加导致经常发生全身性缺氧。

缺氧阻碍大脑新陈代谢，通常在GCSE发作后30～60分钟内导致神经元损伤。缺氧迅速减少脑内的能量供应分子三磷酸腺苷（ATP），导致神经元钠-钾泵和钙泵的功能衰竭，细胞膜完整性丧失，兴奋性毒性递质如谷氨酸进一步释放，以及胶质细胞对兴奋性毒性递质的再摄取受损。突触间隙中增加的谷氨酸浓度过高刺激N-甲基-D-天冬氨酸（NMDA）受体，进一步通过第二信使促进细胞钙流失，并不可逆地损害线粒体。

SE的另一种呼吸道并发症是神经源性肺水肿。在没有机械通气维持气道压的情况下，癫痫发作期间肺淋巴流量加倍、肺血管压力增加可能是导致神经源性肺水肿发生的主要原因。发作期神经源性肺水肿出现的进一步证据来自最近的一项临床研究。24例患者中有11例在GCSE后胸片异常，其中7例患者有肺水肿的迹象。在多变量分析中，影像学异常与平均发作持续时间的增加正相关。虽然在SE发作过程中也可能出现神经源性肺水肿，目前尚缺乏有力证据。

## 三、酸碱平衡失调

目前多项研究报告了SE患者的酸碱失衡。无明显呼吸或代谢紊乱的机械通气患者的动脉血气提示出现全身性酸中毒，对二氧化碳浓度的分析揭示了同时存在呼吸性和代谢性酸中毒。虽然不能确定酸中毒的确切原因，但它提供了一个机制假设，其中呼吸衰竭和痉挛性肌肉活动释放的乳酸可能是酸中毒的重要来源。其他因素包括药物作用（比如来自水杨酸盐、阿司匹林、乙二醇、甲醇、戊巴比妥钠或丙泊酚中毒）或发病前存在代谢性疾病，如糖尿病酮症酸中毒、尿毒症酸中毒、严重的贫血、缺乏氧气运输或脱水。需要注意的是，SE期间出现代谢性酸中毒可能与丙二醇毒性有关，因为在很多用于治疗SE的药物（劳拉西泮、苯巴妥钠和戊巴比妥钠）中丙二醇用作溶剂。

## 四、血糖水平的变化

既往研究认为，高血糖导致GCSE患者预后不良。

GCSE动物模型提示，血糖水平升高是儿茶酚胺大量释放的结果，但因发病后期胰岛素分泌增加血糖会下降到低于正常水平。部分学者推荐SE患者常规每6小时监测血糖，严格控制8～10 mmol/L的血糖范围，避免过高或过低。

### 五、感染与炎症反应

约23%的重症SE患者被诊断存在感染，其中大多数是呼吸道感染。感染导致死亡率增加、重症护理时间延长和RSE，为死亡、预后不良的独立预测因子，其中大多数来自呼吸道（71%）和泌尿道。RSE中麻醉药诱导昏迷增加了感染的发生率（从11%增加到43%）。呼吸道感染的发生率高可能与NCSE的发生率高相关，并且在意识改变的患者中可能未识别癫痫发作的时间较长，导致误吸的风险增加。

在SE感染的患者中，急性炎症的实验室标志物，如血清C反应蛋白（CRP）和白蛋白水平以及中性粒细胞明显高于未感染的患者，强调感染进一步增加了SE的全身炎症反应综合征（SIRS）。但是需要注意SE期间感染诊断的不确定性增加了不必要的抗生素使用，尤其需要注意青霉素类、第四代头孢菌素、碳青霉烯类和喹诺酮类药物可能会加重癫痫发作和SE，因此可能会产生严重后果。

总之，癫痫相关的炎症既可由感染性并发症引起，也可由涉及神经元、邻近小胶质细胞和内皮细胞的复杂交互机制引起。癫痫发作和非感染引起的SIRS之间的关系表现为循环免疫细胞的增加、细胞因子水平的变化（如IL-6和TNF-α）、CRP的变化以及SE期间血-脑屏障的破坏而没有感染的证据。这些细胞因子的生理功能尚包括诱导或维持神经发生、神经突起生长和脑发育过程中的突触形成等。因此，它们在大脑发育过程中的过度释放可以改变神经元活动，可能进一步加重癫痫。

### 六、体温失调

导致高热的核心体温升高多发生于GCSE患者中，通常由于长时间肌肉痉挛所致。但是，仍需考虑脑炎作为SE诱因等患者合并感染的可能。尽管随着运动症状的终止体温多逐渐下降，对于体温达到或超过40℃的患者必须进行积极的物理降温。因为高热可能导致神经损伤，在大鼠模型中存在高热的大鼠比常温组的海马损伤更严重。

### 七、心律失常及心功能损害

在SE的不同阶段可能会出现几种心脏和血流动力学效应，而应激性心肌病（定义为从SE发作初始到发作后48小时内左室射血分数下降20%）可能影响56%的SE患者。该病患者年龄较大，与没有应激性心肌病的患者相比，他们需要更频繁地使用多巴酚丁胺，显示出更高的平均乳酸水平，从而突出了心脏受累对SE病程的临床影响。因此，应积极筛查患SE患者中的应激性心肌病。在早期阶段，由儿茶酚胺释放驱动的心率和平均动脉压上升导致外周血管阻力增加。这可能导致心排血量减少和心律失常。部分患者心功能受损和心排血量减少可能与长期癫痫发作引起的缺氧和酸中毒的重合有关。

在一项关于不同RSE类型患者心脏并发症负担的研究中，63%的SE患者有心脏损伤标志物的升高。心电图可显示ST段抬高（11%），ST段压低（6%）和T波倒置（37%）。91%的患者在SE期间发生心律失常，包括窦性心动过速、窦性心动过缓、心房颤动/扑动、室性心动过速、心室颤动和房室传导阻滞等。除了与GCSE直接相关的心脏损伤外，治疗相关的血流动力学变化可能会恶化心功能和血流动力学。此外，治疗难治性GCSE患者使用的麻醉药，尤其是苯巴比妥钠和戊巴比妥钠，具有明显的降压作用。在使用异丙酚治疗数天的患者中，心力衰竭可能伴随着肝毒性、代谢性酸中毒和横纹肌溶解（即异丙酚输注综合征）。丙泊酚输注综合征的重要危险因素是高剂量[ > 5 mg/（kg·h）]和长时间镇静（> 2天）。对不同队列的成年SE患者的研究引起了人们对麻醉药不良反应的关注，因为麻醉药的使用与血管加压药的使用显著增加以及发病率和死亡率的增加有关，应严密监测并及时处理。

### 八、肾功能障碍

横纹肌溶解是GCSE患者常见的并发症。肌细胞完整性的破坏导致血液中肌红蛋白的增加，随后导致肌红蛋白尿，导致肾功能衰竭。横纹肌溶解可能是由于长期间异丙酚输注的不良影响，与代谢性酸中毒、肾功能和心脏衰竭一同出现（即异丙酚输注综合征）。尽管神经重症监护的进展和神经肌肉阻滞剂的使用可能降低横纹肌溶解的发生率，但这种严重的并发症可能与高热有关。除了肌红蛋白对肾功能影响外，随着心排血量下降和低血压的发生，代谢和血流动力学变化也可能导致肾小管坏死。此类患者应常规监测肌红蛋白尿及血肌酐水平。

### 九、物理创伤

严重的全身抽搐可能会导致机体损害。其中最常见的头部损伤,占癫痫相关身体损伤的50%。在对癫痫患者进行的长期视频脑电图监测研究中发现,10%的患者出现与癫痫相关的跌倒和骨折。

其他包括由剧烈肌肉收缩引起的骨折、肩关节后脱位和股骨骨折;还有需要警惕义齿等异物的吸入导致气道梗阻和损伤。创伤的预测因素包括癫痫发作的严重程度和持续时间。提高对骨折的认识在GCSE患者中至关重要,因为它们会导致患者的康复进程受阻。

### 十、胃肠功能障碍

SE患者的胃肠道并发症(主要是肠梗阻和急性肠道缺血)主要与大剂量苯巴比妥钠、硫喷妥钠或吸入性麻醉药的使用相关,但是急性肠道缺血亦可能出现于未用巴比妥类治疗的RSE患者中,因此SE本身可能参与了其发生和发展。急性胰腺损伤可能的病理生理学机制是SE期间十二指肠内压升高可能导致十二指肠内容物倒流到胰管中,促进细胞损伤。

### 十一、结论

早期、严格的SE病因筛查和治疗是必不可少的,但应加强对全身和神经系统并发症的认识和管理。最近的SE管理指南建议反复评估、保护气道和管理呼吸,以避免呼吸系统急性并发症。在未插管的患者中,通过抬高上半身及头部侧转,可以将吸入的风险降到最低。因此SE的诊治应该集中于抗癫痫药物使用、病因处理、全身并发症、物理损害等。提高认识、系统和标准化的临床评估、全面的神经重症监护和诊治,是改善患者预后的关键。

## 第五节　预　后

### 一、概述

SE处理需要迅速开始对症和抗癫痫治疗,并进行广泛和彻底的病因学调查。伴有昏迷的NCSE和其他类型的NCSE很难识别,其诊断必须依赖脑电图监测。近年来多种治疗的进展使得根据SE的类型、严重程度而提出不同的治疗策略成为可能。在所有情况下,有条件的单位应对SE患者进行连续脑电图监测。

### 二、SE预后的评分系统简述

目前常用评估癫痫持续状态(SE)预后的量表主要有:癫痫持续状态严重程度评分(STESS,表6-34-2),癫痫持续状态中基于流行病学的死亡率评分(EMSE)等。首次发表的SE预后评分STESS是一份简单实用的量表,用于评估患者入院时的预后,并被广泛用于预测结果和对患者进行分层,一般认为评分0～2分的患者预后良好。另一种基于大型流行病学研究开发的量表EMSE在评估个体风险和研究中的患者进行分层时更容易适应世界各地的不同地区,但该评分较为复杂,不便于临床常规应用。

表6-34-2　癫痫持续状态严重程度评分(STESS)

| 项　　　目 | 分　数 |
| --- | --- |
| • 意识 | |
| 清醒、嗜睡、意识模糊 | 0 |
| 昏迷、昏睡 | 1 |
| • 发作类型 | |
| 单纯部分性或复杂部分性癫痫持续状态 | 0 |
| 全面惊厥性癫痫持续状态 | 1 |
| 非惊厥性癫痫持续状态伴昏迷 | 2 |
| • 年龄 | |
| < 65 岁 | 0 |
| ≥ 65 岁 | 2 |
| • 既往癫痫病史 | |
| 有 | 0 |
| 无 | 1 |
| 总分 | 0 ～ 6 |

（曹响元）

# 参考文献

［1］ BROPHY G M, BELL R, CLAASSEN J, et al. Guidelines for the evaluation and management of status epilepticus[J]. Neurocrit Care, 2012, 17(1): 3–23.

［2］ CHEN J W, NAYLOR D E, WASTERLAIN C G. Advances in the pathophysiology of status epilepticus[J]. Acta Neurol Scand Suppl, 2007, 186: 7–15.

［3］ CLAASSEN J, HIRSCH L J, EMERSON R G, et al. Treatment of refractory status epilepticus with pentobarbital, propofol, or midazolam: a systematic review[J]. Epilepsia, 2002, 43(2): 146–153.

［4］ CLAASSEN J, TACCONE F S, HORN P, et al. Recommendations on the use of EEG monitoring in critically ill patients: consensus statement from the neurointensive care section of the ESICM[J]. Intensive Care Med, 2013, 39(8): 1337–1351.

［5］ DRISLANE F W. Presentation, evaluation, and treatment of nonconvulsive status epilepticus[J]. Epilepsy Behav, 2000, 1(5): 301–314.

［6］ ENGRAND N, CRESPEL A. Pathophysiologic basis of status epilepticus[J]. Rev Neurol, 2009, 165(4): 315–319.

［7］ ERIKSSON K, METSARANTA P, HUHTALA H, et al. Treatment delay and the risk of prolonged status epilepticus[J]. Neurology, 2005, 65(8): 1316–1318.

［8］ HERMAN S T, ABEND N S, BLECK T P, et al. Consensus statement on continuous EEG in critically ill adults and children, part Ⅱ: personnel, technical specifications, and clini-cal practice[J]. J Clin Neurophysiol, 2015, 32(2): 96–108.

［9］ HINGRAY C, EL-HAGE W, DUNCAN R, et al. Access to diagnostic and therapeutic facilities for psychogenic nonepileptic seizures: an international survey by the ILAE PNES task force–2nd revision[J]. Epilepsia, 2018, 59(1): 201–203.

［10］ HOCKER S, PRASAD A, RABINSTEIN A A. Cardiac injury in refractory status epilepticus[J]. Epilepsia, 2013, 54: 518–522.

［11］ IYER V N, HOEL R, RABINSTEIN A A. Propofol infusion syndrome in patients with refractory status epilepticus: an 11-year clinical experience[J]. Crit Care Med, 2009, 37: 3024–3030.

［12］ JIRSCH J, HIRSCH L J. Nonconvulsive seizures: developing a rational approach to the diagnosis and management in the critically ill population[J]. Clin Neurophysiol, 2007, 118(8): 1660–1670.

［13］ KENNEDY J D, HARDIN K A, PARIKH P, et al. Pulmonary edema following generalized tonic clonic seizures is directly associated with seizure duration[J]. Seizure, 2015, 27: 19–24.

［14］ LEITINGER M, TRINKA E, GARDELLA E, et al. Diagnostic accuracy of the Salzburg EEG criteria for non-convulsive status epilepticus: a retrospective study[J]. Lancet Neurol, 2016, 15(10): 1054–1062.

［15］ MARCHI N A, NOVY J, FAOUZI M, et al. Status epilepticus: impact of therapeutic coma on outcome[J]. Crit Care Med, 2015, 43: 1003–1009.

［16］ MEIERKORD H, BOON P, ENGELSEN B, et al. EFNS guideline on the management of status epilepticus in adults[J]. Eur J Neurol, 2010, 17(3): 348–355.

［17］ MEIERKORD H, HOLTKAMP M. Non-convulsive status epilepticus in adults: clinical forms and treatment[J]. Lancet Neurol, 2007, 6(4): 329–339.

［18］ MEYFROIDT G, KEENAN D M, WANG X, et al. Dynamic characteristics of blood glucose time series during the course of critical illness: effects of intensive insulin therapy and relative

association with mortality[J]. Crit Care Med, 2010, 38(4): 1021–1029.

［19］ NELIGAN A, RAJAKULENDRAN S, WALKER M C. Advances in the management of generalized convulsive status epilepticus: what have we learned? [J]. Brain, 2021, 144(5): 1336–1341.

［20］ RATHAKRISHNAN R, SIDIK N P, HUAK C Y, et al. Generalised convulsive status epilepticus in Singapore: clinical outcomes and potential prognostic markers[J]. Seizure, 2009, 18: 202–205.

［21］ RHEIMS S, RYVLIN P. Patients' safety in the epilepsy monitoring unit: time for revising practices[J]. Curr Opin Neurol, 2014, 27: 213–218.

［22］ RIZEK P, IKEDA KM, MELE T, et al. Bowel ischemia in refractory status epilepticus: report of two cases and review of the literature[J]. Neurocrit Care, 2016, 24: 128–131.

［23］ ROSSETTI A O, ALVAREZ V. Update on the management of status epilepticus[J]. Curr Opin Neurol, 2021, 34(2): 172–181.

［24］ ROSSETTI A O, HURWITZ S, LOGROSCINO G, BROMFIELD EB. Prognosis of status epilepticus: role of aetiology, age, and consciousness impairment at presentation[J]. J Neurol Neurosurg Psychiatry, 2006, 77(5): 611–615.

［25］ ROSSETTI A O, LOWENSTEIN D H. Management of refractory status epilepticus in adults: still more questions than answers[J]. Lancet Neurol, 2011, 10(10): 922–930.

［26］ SEMMLACK S, TSCHUDIN-SUTTER S, WIDMER A F, et al. Independent impact of infections on the course and outcome of status epilepticus: a 10-year cohort study[J]. J Neurol, 2016, 263: 1303–1313.

［27］ SHORVON S, FERLISI M. The treatment of super-refractory status epilepticus: a critical review of available therapies and a clinical treatment protocol[J]. Brain J Neurol, 2011, 134(Pt 10): 2802–2810.

［28］ SHORVON S. Super-refractory status epilepticus: an approach to therapy in this difficult clinical situation[J]. Epilepsia, 2011, 52(Suppl 8): 53–56.

［29］ SUCHOMELOVA L, LOPEZ-MERAZ M L, NIQUET J, et al. Hyperthermia aggravates status epilepticus-induced epileptogenesis and neuronal loss in immature rats[J]. Neuroscience, 2015, 305: 209–224.

［30］ SUTTER R, DITTRICH T, SEMMLACK S, et al. Acute systemic complications of convulsive status epilepticus — a systematic review[J]. Crit Care Med, 2018, 46(1): 138–145.

［31］ SUTTER R, KAPLAN P W, RUEGG S. Outcome predictors for status epilepticus — what really counts[J]. Nat Rev Neurol, 2013, 9(9): 525–534.

［32］ SUTTER R, MARSCH S, FUHR P, et al. Mortality and recovery from refractory status epilepticus in the intensive care unit: a 7-year observational study[J]. Epilepsia, 2013, 54: 502–511.

［33］ SUTTER R, RÜEGG S, TSCHUDIN-SUTTER S. Seizures as adverse events of antibiotic drugs: a systematic review[J]. Neurology, 2015, 85: 1332–1341.

［34］ SUTTER R, TSCHUDIN-SUTTER S, GRIZE L, et al. Associations between infections and clinical outcome parameters in status epilepticus: a retrospective 5-year cohort study[J]. Epilepsia, 2012, 53: 1489–1497.

［35］ TRINKA E, COCK H, HESDORFFER D, et al. A definition and classi-fication of status epilepticus--report of the ILAE task force on classification of status epilepticus[J]. Epilepsia, 2015, 56(10): 1515–1523.

# 第三十五章
# 中枢神经系统感染性疾病

## 第一节 简 介

中枢神经系统感染(central nervous system，CNS)，包括侵犯脑(小脑和大脑)、脊髓、视神经等部位以及包绕这些组织器官的被膜的感染。CNS感染为临床急症，诊治延误将导致死亡率明显增加并引起严重并发症，影响患者预后。一般情况下，中枢神经系统感染包括脑膜炎、脑炎和脑脓肿，硬膜下和硬膜外脓肿。而需要植入辅助设备的手术(如分流术、脑室切开术和引流管外置术等)和先天性畸形手术(如脊柱裂和脊柱窦道等)，因提供了病原体定植或聚集的场所而成为感染的危险因素。引起CNS感染的病原体种类很多，包括细菌、分枝杆菌、酵母菌、真菌、病毒、螺旋体(如神经梅毒)和寄生虫(如脑型疟和类圆线虫病)。不同原因引起的CNS感染缺乏临床特异性，很难通过临床症状鉴别。

## 第二节 脑炎与脑脓肿

### 一、流行病学

脑脓肿是指脑实质局限性化脓性感染，随着脑炎逐步局限于某一个区域而产生，包含微生物(如细菌和真菌)及其周围的炎症和水肿。普通人群脑脓肿的发生率每年估计在(0.3 ~ 1.3)/100 000，而在儿童和年龄大于60岁的老年人中，这一比例明显升高，其中男、女之比为(1.5 ~ 3)∶1。

### 二、易感因素与感染途径

易感因素与脑脓肿的部位和致病菌谱有关，主要包括肺部病变(感染、动静脉瘘等)、发绀型先天性心脏病、细菌性心内膜炎、穿透性颅脑损伤、慢性鼻窦炎或中耳炎、AIDS、免疫抑制药物治疗史。

脑脓肿大多数继发于颅外感染，少数因开放性颅脑损伤或开颅术后所致，在10% ~ 60%的脑脓肿病例中无法确定其感染的来源。颅内感染根据感染来源可分为以下几种。

#### (一)血源性扩散

多因脓毒血症或远处感染灶经血行扩散到颅内形成，占全部脑脓肿病例的20% ~ 35%。通过血源扩散所致的脑脓肿在10% ~ 50%的病例中为多发脓肿。而所有血源扩散的脑脓肿中，有25%的病例找不到原发灶。该类型感染中，胸部感染是最常见的感染源，如肺脓肿、支气管扩张和脓胸；肺动静脉瘘，细菌性心内膜炎、牙周脓肿、胃肠道感染等均可成为感染源。在儿童，发绀型先天性心脏病(特别是法洛四联症)出现感染等发生脑脓肿的风险为4% ~ 7%。有脓栓的患者在发生脑梗死或缺血区域中形成脑脓肿的概率会增加。

#### (二)邻近扩散

主要来自邻近的化脓性病灶的脑脓肿，慢性中耳炎是常见原因，成人发病率大约每年1/10 000，占全部脑脓肿的25% ~ 50%。其他邻近组织感染如化脓性鼻窦炎、筛窦和额窦炎、蝶窦炎等引起的颅内脓肿等也较为常见。牙源性感染常累及额叶，大多数病例在过去4周内接受过牙科手术。

（三）颅脑损伤或神经外科术后感染

颅脑损伤导致的脑脓肿占2.5%～10%。主要原因与异物或碎骨片进入脑实质有关，颅底骨折发生后的脑脊液漏也与外伤后脑脓肿有关。因颅脑手术后感染引起的脑脓肿占0.06%～0.2%，特别是经气房的手术最易导致感染。

### 三、致病微生物

脑脓肿的细菌谱极其广泛，依据感染源和危险因素的不同而异。金黄色葡萄球菌占脑脓肿致病菌的25%，常见于外伤、心内膜炎和神经外科手术操作后。对于免疫抑制的患者，奴卡菌是常见的颅内脓肿的细菌，曲霉菌属是其常见的真菌菌属。在25%的脑脓肿患者中，其脓液培养为无菌。

### 四、临床表现

通常情况下，脑脓肿的临床表现主要是颅内的占位效应，表现为亚急性起病，头痛和局部的神经系统受累。仅有50%的患者出现典型的三联征如局灶神经系统症状、发热和头痛（颈项强直并非脑脓肿的典型症状）。脑脓肿的临床症状多是颅内压升高所致，如头痛、恶心、呕吐、嗜睡。30%～50%的患者可出现癫痫和偏瘫。

病菌侵入颅内形成脑脓肿是一个连续的过程，为便于临床说明，根据脑脓肿的动物模型将其分为4个阶段，一般从早期脑炎到晚期脓肿起至少需要2周。具体分期如下。

（1）第一阶段：早期脑炎期（1～3天），感染和炎症早期，病灶与周围脑组织分界不清，神经源性中毒性改变，血管周围炎性细胞浸润。

（2）第二阶段：晚期脑炎期（4～9天），出现网状基质（胶原蛋白前体）和坏死中心。脑水肿在此期达到高峰。

（3）第三阶段：早期脓肿期（10～13天），形成新生血管，出现坏死中心，网状结构环绕（脑室一侧网状结构发展欠佳）。

（4）第四阶段：晚期脓肿期（14天以上），形成胶原囊壁，出现坏死中心，脓壁周围神经胶质细胞增生。

### 五、诊断和鉴别诊断

（一）实验室检查

常规实验室检查在诊断脑脓肿方面并无特殊价值。40%的患者外周血白细胞计数正常；60%的患者

红细胞沉降率加快，多数患者CRP增高，部分患者可能在正常范围。

腰椎穿刺脑脊液培养阳性率不高，为6%～22%，且腰椎穿刺还有发生小脑幕切迹疝的危险，特别是占位效应明显时。因此，脑脓肿时应尽量避免腰椎穿刺。

（二）影像学诊断

脑脓肿的最佳诊断是影像学诊断，MRI比CT更为敏感，可以提供脓肿的大小和位置信息，更直观地看到脓肿周围水肿的进展情况和占位效应（如中线移位、脑积水和脑疝）。脑脓肿典型的CT表现为边界清楚或不清楚的低密度灶，静脉注射造影剂后，呈环状强化，脓肿的中央密度始终不变。在MRI T1加权成像中，脑脓肿呈现出高信号图像，造影剂注入后脑脓肿周围会形成环形强化影像。MRI T2加权成像中，脓肿的中心坏死区域呈高信号的表现，周围环绕边界清晰的低信号包裹，再向外是呈低信号的脑水肿区域。

### 六、治疗

脑脓肿需内外科联合治疗。满足以下条件，单用药物治疗可能成功：① 脑炎期（形成囊壁之前）开始用药，尽管许多病例终将形成脓肿囊壁；② 小病灶，单用抗生素可治愈的脓肿直径为0.8～2.5 cm，超过3 cm治疗成功率大大降低；③ 症状小于2周（脑炎期相关症状）；④ 治疗第1周内患者症状有明显进展。

内科治疗条件：① 难以耐受手术；② 多发脓肿灶，尤其是小脓肿灶；③ 伴随着脑炎或室管膜炎。

抗生素的选择基于两个方面：脑脓肿的致病菌的细菌谱和抗生素穿透血-脑屏障及脑脓肿腔的能力。当病原菌未明时，尤其怀疑金黄色葡萄球菌时可使用万古霉素（15 mg/kg，q8～12 h）+第三代头孢菌素+甲硝唑（500 mg，q6～8 h），而后根据药敏试验调整用药。抗生素静脉使用时间多为6～8周。

外科手术指征：① CT或MRI显示病变有明显的占位效应；② 有明显颅内压升高；③ 诊断困难，真菌性脓肿、多发脓肿，或邻近脑室。

目前外科治疗主要为穿刺抽吸、外科切除、外引流和腔内直接注射抗生素：① 穿刺抽吸：为外科治疗的主要方法，尤其适合于多发或深部病灶；② 外科切除：可防止复发、缩短抗生素治疗时间；③ 外引流：争议较大，不常用；④ 脓内直接注射抗生素：可作为曲霉菌脓肿治疗的最后手段。

## 第三节　脑膜炎

脑膜炎病情危重，进展迅速，即使对于既往体健的儿童或成年人，也会构成生命威胁。临床上常见的为细菌性脑膜炎、病毒性脑膜炎及真菌性脑膜炎。

### 一、流行病学和致病微生物

细菌性脑膜炎常见的致病菌为肺炎链球菌（47%）、脑膜炎奈瑟菌（25%）、B组链球菌（12%）、单核细胞性李斯特菌（8%）和流感嗜血杆菌（7%），其他类型细菌（1%）。

病毒性脑膜炎常见的病毒为肠病毒（最常见的为柯萨奇病毒、艾柯病毒和脊髓灰质炎病毒）和虫媒病毒，较为少见病毒有单纯疱疹病毒、腮腺炎病毒、水痘-带状疱疹病毒、人类免疫缺陷病毒等。目前对这些病毒并无明确的统计学数据。

真菌性脑膜炎最常见的真菌由隐球菌属和双态性真菌（组织胞浆菌、球孢子菌属和芽生菌属），免疫缺陷患者还常见曲霉菌属、念珠菌属和毛霉菌属。

中耳炎、鼻窦炎、嗜酒、肝硬化、肺炎链球菌肺炎、免疫抑制、颅脑外伤、脑室外引流、糖尿病、早产、围产期发热等均是脑膜炎发生的危险因素。

### 二、临床表现

脑膜炎的典型症状是发热、头痛、颈项强直、畏光、发热、恶心和呕吐，伴不同程度的意识改变。脑膜炎临床表现和病原明显相关。如细菌性脑膜炎中，患者出现癫痫或局灶性神经功能障碍，而病毒性脑膜炎的神经系统病变和意识改变不具有特征性，但是病毒性脑膜炎患者会出现肌痛、腹痛、腹泻等症状。真菌性脑膜炎与细菌性脑膜炎的表现较为相似，无特异性临床表现。

### 三、诊断

#### （一）实验室检查

细菌性脑膜炎可伴有血白细胞和中性粒细胞比率明显增加，但是化脓性脑膜炎患者血白细胞和中性粒细胞比率在正常范围。病毒性脑膜炎会出现血白细胞轻度增加，中性粒细胞比率不变或减少，淋巴细胞增多。真菌性脑膜炎外周血检查缺乏特异性。

腰椎穿刺脑脊液检查是鉴别脑膜炎类型的主要方法，脑脊液中C反应蛋白浓度大于100 ug/mL可区分细菌性脑膜炎和病毒性脑膜炎。脑膜炎脑脊液的特点如下。

（1）细菌性脑膜炎：颅内压常升高，脑脊液呈浑浊或絮状，有核细胞数增加，约（200～20 000）/mm³，中性粒细胞 > 90%，脑膜炎球菌感染可能正常，蛋白 > 100 mg/mL，糖 < 40 mg/dL（2.22 mmol/L），革兰染色、抗原检测可阳性。

（2）病毒性脑膜炎：颅内压正常，脑脊液外观正常，有核细胞数轻度增加，不超过350/mm³，蛋白 < 100 mg/mL，糖正常，革兰染色、抗原检测阴性。

（3）真菌性脑膜炎：颅内压常升高，脑脊液呈浑浊或絮状，有核细胞数轻度增加，约（30～300）/mm³，蛋白100～900 mg/mL，糖 < 40 mg/dL（2.22 mmol/L），隐球菌可见墨汁染色阳性。

#### （二）影像学检查

影像学检查主要用于判断是否存在颅内占位效应和颅内压升高，以明确腰椎穿刺是否存在脑疝风险，同时用以判断是否存在颅内其他病变，如脑梗死、血管炎、脑水肿等。

### 四、治疗

细菌性脑膜炎疑似诊断或确诊诊断一旦成立，应立刻开始抗生素治疗。如果临床症状提示颅内压增高、出现视乳头水肿或局灶神经系统体征，应立即开始经验性抗生素治疗，并在给药前留取血标本作为基础指标（如白细胞计数、血糖），同时行头部影像学检查。如果病原体明确，抗生素的选择需要根据患者的年龄、易感因素和可能的细菌下根据经验进行。

细菌性脑膜炎（无病原体证据）的初始抗生素治疗如下。

（1）早产和小于1个月：可能致病菌包括B组链球菌、大肠埃希菌、李斯特菌属，经验性治疗方案（静脉注射）为氨苄西林100 mg/kg q6 h+头孢噻肟50 mg/kg q6 h。

（2）1个月～50岁：可能致病菌包括肺炎链球菌、脑膜炎奈瑟菌、流感嗜血杆菌、李斯特菌属，成人经验性治疗方案（静脉注射）为头孢曲松2 g q12 h或头孢噻肟 2 g q4 ～ 6 h+万古霉素 15 mg/kg q6 ～ 8 h，儿童经验性治疗方案（静脉注射）为头孢曲松 100 mg/（kg·d）q12 h 或头孢噻肟 200 ～ 300 mg/（kg·d）q6 h+万古霉素 60 mg/（kg·d）q6 h。

（3）＞ 50 岁：可能致病菌包括肺炎链球菌、脑膜炎奈瑟菌、流感嗜血杆菌、李斯特菌属，经验性治疗方案（静脉注射）为氨苄西林 2 g q4 h+头孢曲松 2 g q12 h 或头孢噻肟 2 g q6 h+万古霉素 15 mg/（kg·d）q8 ～ 12 h。

（4）外伤性颅骨骨折：可能致病菌包括肺炎链球菌、脑膜炎奈瑟菌、B 组链球菌，经验性治疗方案（静脉注射）为万古霉素 15 mg/kg q8 ～ 12 h+头孢曲松 2 g q12 h。

（5）贯通伤：可能致病菌包括金黄色葡萄球菌、凝固酶阴性的葡萄球菌、肠杆菌、假单胞菌属，经验性治疗方案（静脉注射）为万古霉素 15 mg/kg q8 ～ 12 h+头孢吡肟 2 g q8 h。

（6）分流相关性脑膜炎：可能致病菌包括金黄色葡萄球菌、凝固酶阴性的葡萄球菌、肠杆菌、假单胞菌属，经验性治疗方案（静脉注射）为万古霉素 15 mg/kg q8 ～ 12 h+头孢吡肟 2 g q8 h。

对于病毒性脑膜炎，目前尚无治疗肠病毒和虫媒病毒的特效药物或血清学措施。一般来讲，肠病毒感染引起的病毒性脑膜炎临床症状轻微，多数不需要住院治疗，只有当患者伴有细菌性脑膜炎或者需要排除时才会收住入院进一步明确诊断和治疗。肠病毒脑膜炎一般无须抗病毒治疗，会在 7 ～ 10 天之内自愈。而对于单纯疱疹病毒（HSV）和水痘-带状疱疹病毒（VZV）建议静脉使用阿昔洛韦。

中枢神经系统感染常为免疫受损的患者，表现出播散性真菌血症或败血症合并多器官衰竭，因此，在抗真菌治疗时，应对患者进行相应的支持措施，包括重症监护治疗。抗真菌药物推荐的治疗方案为两性霉素 B 0.7 mg/kg 静脉滴注每天 1 次，加上氟康唑 100 mg/kg 分 4 次口服。对临床上存在颅内压升高症状，如意识障碍、视物模糊、视乳头水肿等患者，应避免腰椎穿刺。关于 CNS 感染患者的颅内压升高，无证据表明皮质醇、乙酰唑胺和甘露醇有效。

# 第四节　硬膜下与硬膜外积脓

硬膜下积脓是在硬膜下间隙形成的化脓性感染，与脑实质内脓肿的区别在于，周围由一层纤维蛋白和胶原形成的囊包裹，且抗生素难以进入脓肿腔内。硬膜下积脓可合并脑脓肿、皮质静脉栓塞（有静脉性梗死的风险）或局灶性脑炎。

硬膜外积脓是在硬膜和颅骨之间潜在空间中产生的化脓性感染过程。

## 一、流行病学

硬膜下积脓占颅内感染的 15%，男性较女性多发，男女之比为 3：1。其中 70% ～ 80% 在凸面，10% ～ 20% 在镰旁。治疗不规范或未经治疗的硬膜下积脓死亡率 80%。

硬膜外积脓占颅内感染的 2%，发病年龄主要在 12 ～ 16 岁，与硬膜下积脓相比，硬膜外积脓的病程通常较为缓慢。

硬膜下积脓最常见病因为局部感染直接扩散，包括鼻窦炎、耳炎（常为慢性中耳炎）、外科术后（神经外科或耳鼻喉科）、创伤、脑膜炎、先天性心脏病以及不明因素的感染。感染可向颅腔内通过无瓣膜的板障静脉扩散，常合并血栓性静脉炎。

硬膜外积脓与硬膜下积脓类似，由局部感染直接扩散，其中临床上常见副鼻窦炎、中耳炎、颅骨骨髓炎、创伤、神经外科术后感染直接蔓延到硬膜外间隙而成。

鼻窦炎引起的硬膜下积脓多为需氧和厌氧链球菌，创伤或神经外科术后多为葡萄球菌和革兰阴性菌，其中 40% 脓肿培养阴性。硬膜外积脓最常见的致病菌为金黄色葡萄球菌和肠杆菌。

## 二、临床表现

硬膜下积脓症状主要由占位效应、脑组织的炎性改变、脑膜炎、脑静脉或静脉窦血栓性静脉炎所致，其中发热、头痛、假性脑膜炎、偏瘫、精神症状、癫痫等较为常见，恶心呕吐、言语障碍、视乳头水肿等也有文献报道。

硬膜外积脓的临床症状与硬膜下积脓类似，临床主要表现为发热、头痛、颈项强直、眼眶周围肿胀，10% 的患者出现癫痫。炎症可经硬脑膜静脉窦扩散至硬膜下和脑内，产生化脓性脑膜炎、硬膜下脓肿、脑脓肿或化脓性血栓性静脉窦炎等。

### 三、诊断

1. 影像学检查

（1）硬膜下积脓：CT呈低密度新月形，凸透镜状的脑外病灶，内膜增强，脑室变形、基底池消失。MRI T1WI低信号，T2WI高信号。

（2）硬膜外积脓：CT平扫提示脓肿为低密度影，包绕脓肿的硬膜增厚呈略高密度影，脓肿出骨板破坏变薄，注射造影剂后可见包绕脓肿的硬膜明显增厚，均匀强化。MRI T1WI低信号，T2WI高信号。

2. 腰椎穿刺　有脑疝的风险，只有在硬膜下积脓来自脑膜炎时脑脊液才可能找到病原菌。如不是来自脑膜炎，则脑脊液呈无菌性：脑脊液细胞增多（白细胞 $150 \sim 600/mm^3$，主要为多形核白细胞），糖正常，压力增高，蛋白常增高（$75 \sim 150$ mg/dL）。

### 四、治疗

硬膜下积脓属于神经外科急症，需要紧急手术清除脓肿。在病程早期，脓液较稀，可以钻孔引流，晚期由于有脓肿分隔腔的出现，需要开颅手术。其抗生素的选择与脑脓肿相似。须常规用药预防癫痫。

硬膜外积脓以脓肿清除为主，抗生素在术前就开始应用，选用能覆盖厌氧菌的抗生素，治疗时间一般为6周，如果伴有骨髓炎，时间可调整至 $6 \sim 8$ 周。

# 第五节　分流与引流相关性感染

脑室外引流（extraventricular drain，EVD）是神经外科危重症患者常用的基本措施之一，常见的应用指征包括脑积水、颅内压升高、颅内出血和鞘内用药。分流术则是治疗脑积水的外科手段之一，临床上主要为脑室腹腔分流术和脊髓蛛网膜腹腔分流术。脑室外引流最常见的并发症是感染，文献报道其发病率在 $9.5\% \sim 27\%$，分流感染的发病率文献报道为 $5\% \sim 14\%$。

脑室外引流感染因素包括导管留置时间超过11天、过于频繁的脑脊液取样、脑室内出血、神经外科术后、引流部位脑脊液漏、冲洗或调整引流装置。其常见的致病为凝固酶阴性葡萄球菌、金黄色葡萄球菌、铜绿假单胞菌、不动杆菌属、克雷伯杆菌属和大肠埃希菌。

目前被证实的分流感染的危险因素有手术时长和患者年龄。其致病菌主要为表皮葡萄球菌、金黄色葡萄球菌、大肠埃希菌和溶血性链球菌。

### 一、临床症状

脑室外引流感染后出现的症状不典型，可能与颅内出血或脑积水出现的症状相似，主要症状为意识水平变化、发热、脑膜炎体征。

分流感染的症状根据文献报道，有发热、恶心、呕吐、嗜睡等非特异性临床表现，可有分流功能异常、沿分流管分布的红斑和压痛，脑室腹腔分流管远端感染可有类似急腹症表现。

### 二、诊断

分流感染的诊断主要依靠病史询问及分流管的穿刺检查，革兰阴性杆菌感染者的脑脊液蛋白高、糖降低，并且分类计数结果中中性粒细胞占大多数。

脑室分流感染的诊断：外周血白细胞计数 $> 15 \times 10^9/L$ 提示感染；脑脊液糖/血糖比值 $< 0.2$，脑脊液白细胞数 $> 1\,000 \times 10^6/L$ 或总体细胞数增高。

### 三、治疗

1. 分流管感染　单用抗生素治疗存在较多弊端，如治疗时间过长，感染的脑脊液进入腹腔出现包括腹膜炎、败血症等风险，因此建议在疾病终末期、不能麻醉、裂隙脑室难以穿刺等患者使用。多数情况下，在抗生素使用初期，取出分流管，接外引流装置。将脑脊液及导管取样培养，一旦脑脊液无菌3天，将脑室外引流改成分流（如果未行脑室外引流，仍然建议换用新的分流管）。继续应用抗生素 $10 \sim 14$ 天。

2. 脑室外引流感染　如果脑室外引流疑似诊断或确定诊断成立，首先将导管移除，开始经验性使用抗生素。一般抗生素为万古霉素联合头孢他啶，如有青霉素过敏史，则可使用万古霉素联合美罗培南，根据培养结果或药敏试验结果（如果可行的话）调整用药。根据经验，金黄色葡萄球菌和表皮葡萄球菌，治疗2周；革兰染色阴性者，治疗3周。

（陈复美）

# 参考文献

[ 1 ] BROUWER M C, COUTINHO J M, VAN DE BEEK D. Clinical characteristics and outcome of brain abscess: systematic review and meta-analysis[J]. Neurology, 2014, 82(9): 806−813.

[ 2 ] CHEN M, CHEN C, YANG Q, et al. Candida meningitis in neurosurgical patients: a single-institute study of nine cases over 7 years[J]. Epidemiol Infect, 2020, 148: e148.

[ 3 ] EVANS T J, JAWAD S, KALYAL N, et al. Retrospective review of the epidemiology, microbiology, management and outcomes of intra-cranial abscesses at a neurosurgical tertiary referral centre, 2018−2020[J]. Ann Clin Microbiol Antimicrob, 2022, 21(1): 58.

[ 4 ] FIELD N C, CUSTOZZO A J, HARLAND T A, et al. Drainage, irrigation, and fibrinolytic therapy (DRIFT) for adult intraventricular hemorrhage associated with primary hypertensive hemorrhages using IRRAflow self-irrigating catheter: a report of three cases and prior historical controls[J]. World Neurosurg, 2023, 177: 137−142.

[ 5 ] GILDEN D, COHRS R J, MAHALINGAM R, et al. Varicella zoster virus vasculopathies: diverse clinical manifestations, laboratory features, pathogenesis, and treatment[J]. Lancet Neurol, 2009, 8(8): 731−740.

[ 6 ] HOEFNAGEL D, VOLOVICI V, DOS SANTOS RUBIO E J, et al. Impact of an external ventricular shunt (EVD) handling protocol on secondary meningitis rates: a historical cohort study with propensity score matching[J]. BMC Neurol, 2023, 23(1): 36.

[ 7 ] HONDA H, WARREN D K. Central nervous system infections: meningitis and brain abscess[J]. Infect Dis Clin North Am, 2009, 23(3): 609−623.

[ 8 ] HSIEH D Y, LAI Y R, LIEN C Y, et al. Sex-based differences in bacterial meningitis in adults: epidemiology, clinical features, and therapeutic outcomes[J]. J Infect Public Health, 2021, 14(9): 1218−1225.

[ 9 ] JAIJAKUL S, ARIAS C A, HOSSAIN M, et al. Toscana meningoencephalitis: a comparison to other viral central nervous system infections[J]. J Clin Virol, 2012, 55(3): 204−208.

[ 10 ] JAKOBSEN A, SKOV M T, LARSEN L, et al. Herpes simplex virus 2 meningitis in adults: a prospective, nationwide, population-based cohort study[J]. Clin Infect Dis, 2022, 75(5): 753−760.

[ 11 ] JOFFE A R. Lumbar puncture and brain herniation in acute bacterial meningitis: a review[J]. J Intensive Care Med, 2007, 22(4): 194−207.

[ 12 ] KUMTA N, ROBERTS J A, LIPMAN J, et al. Antibiotic distribution into cerebrospinal fluid: can dosing safely account for drug and disease factors in the treatment of ventriculostomy-associated infections?[J]. Clin Pharmacokinet, 2018, 57(4): 439−454.

[ 13 ] LI L M, TIMOFEEV I, CZOSNYKA M, et al. Review article: the surgical approach to the management of increased intracranial pressure after traumatic brain injury[J]. Anesth Analg, 2010, 111(3): 736−748.

[ 14 ] OMLAND L H, BODILSEN J, TETENS M M, et al. Risk of psychiatric disorders, use of psychiatric hospitals, and receipt of psychiatric medication in patients with brain abscess in denmark[J]. Clin Infect Dis, 2023, 76(2): 315−322.

[ 15 ] SCHUHMANN M U, OSTROWSKI K R, DRAPER E J, et al. The value of C-reactive protein in the management of shunt infections[J]. J Neurosurg, 2005, 103(3 Suppl): 223−230.

[ 16 ] SY M C C, ESPIRITU A I, PASCUAL J L R. Global frequency and clinical features of stroke in patients with tuberculous meningitis: a systematic review[J]. JAMA Netw Open, 2022, 5(9): e2229282.

[ 17 ] WALEK K W, LEARY O P, SASTRY R, et al. Risk factors and outcomes associated with external ventricular drain infections[J]. Infect Control Hosp Epidemiol, 2022, 43(12): 1859−1866.

# 第三十六章
# 颅脑损伤

## 第一节 简 介

### 一、历史简溯

以第二次世界大战为标志,颅脑损伤或创伤性颅脑损伤(traumatic brain injury,TBI)的救治经历了巨大的飞跃。"二战"之前的长久历史时期,神经外科先辈们在颅脑损伤领域的探索,奠定了神经损伤诊断学、放射影像学、神经损伤病理生理学和颅脑创伤治疗学的重要基础。起始于战争的颅脑损伤外科和重症监护治疗,在神经外科、重症医学、放射科、麻醉科、生物工程等众多领域专家的共同努力下,逐步发展成为现代神经外科、创伤外科和ICU诊疗的重要组成部分。

自第一次世界大战时期的Harvey Cushing等神经外科先驱,将先进理念和实践引入神经创伤专业领域,通过早期积极的一期清创、硬膜和头皮的严密缝合等手术操作将颅脑枪弹伤(missile injury)的死亡率从54%降至28%。第二次世界大战前,葡萄牙的Egas Moniz医生发明脑血管造影术,而脑血管结构的移位可作为推断血肿定位和扩展的诊断技术,神经放射学这一重要神经科学分支也在此基础上蓬勃发展。但直到第二次世界大战后的1970年,CT这一革命性的诊断技术的出现和普及,才使得颅脑损伤的标准化早期诊治成为可能。第二次世界大战期间,军事和政治的原因,战伤的救治更加有组织性、规范化,例如:医疗器械的标准化,输血、麻醉和抗生素的专业管理,Hugh Cairns甚至建立了战场机动神经外科救护单元以便及时提供神经创伤专业救治。由于语言的局限性,大量以英语形式积累的病例资料在英语语言区(主要是英国和美国)广泛交流,也就促成了Journal of Neurosurgery这一著名神经外科杂志的诞生。战争中,接近50%的重症伤者死亡,即使存活,这些士兵还需要长期照护才能回归正常生活。Howard Kessler等医生据此推动伤后的康复治疗,并得到社会的广泛接受。尽管两次世界大战期间神经创伤救治取得了长足进步,但是大量处于昏迷状态的颅脑损伤者仍然因为高热、肺部感染等原因在医院内不治而亡。战后的1958年,英国Maciver在Lancet发文,提出了包括液体平衡、气管切开、镇静和肠内肠外营养等综合措施,其中常规颅脑钻孔排除脑表面血肿的措施,开创性地将死亡率从Newcastle总医院历史上的70%～77%降至38%。随着二战后交通机械化的极速发展,交通事故导致、伴发颅脑损伤的发病率同步飞速增长,这也催生了现代意义的损伤救治医学,综合人工呼吸支持、颅内压(ICP)监测和控制ICP治疗等方面的神经重症监护治疗发展至今。

人们对ICP的认识也经历了较长的历史过程。18世纪后期就建立的Monro-Kellie定律(可简述为在封闭的硬质颅腔内,脑组织、血液及脑脊液三者的总体积恒定,压力取决于三者体积的此消彼长),阐述了颅脑损伤患者颅内压升高的产生机制。1901年库欣三联征(心动过缓、血压升高和呼吸不规则)阐明了高颅压导致脑干受压的临床表现。虽然1891年Quinke通过腰椎穿刺第一次测量了脑脊液压力,但直到1927年Adson和Lillie才通过脑室外引流管(EVD)实现了ICP的测量。20世纪60年代,瑞典的Lundburg医生首次报道了颅脑损伤患者的持续颅内压监测。与此同时,神经麻醉学取得了新的发展:术中脑水肿的控制如机械通气、渗透药物使用、二氧化碳分压对于脑血管扩张和收缩的影响,亚低温的临床应用等;美国和英国则分别建立神经麻醉专业学会,推动这些措施的临床科研和应用。自然而然地,这些术中神经麻醉的措施从术中延伸到术后的神经科患者的管理,也就演变为神经重症患者的重要治疗措施,并且在重症监护室进一步验证这些措施对于颅内压的影响。20世纪50～60年代,欧美的大医院都建立起重症监护病房(ICU),而梅奥诊所、麻省总医院均建立了神经内科、神经外科和麻醉科医生通力合作的神经专科重症监护病房。1972年,Donald Becker通过气脑造影、脑血管造影和后期少数的CT扫描,早期发现颅内血肿等改变,并结合ICP监测、镇静、体温控制、机械通气等措施,成功将重型颅脑损伤患者死亡率从60%降至30%。该研究表明重型颅脑创伤患者的预后并非无法从根本上得到改善,具有里程碑式的意义。对有关文献的系统回顾发现,重型颅脑损伤的死亡率从1970年到1990年显著降低,可能同ICP监护等ICU强化诊疗有关。1983年,Alan Ropper和Sean Kennedy出版了第一本神经危重症教科书,1993年重症医学协会建立神经重症区块。2002年,美国神经重症协会在旧金山组建。

此外,神经科医生在救治复杂的颅脑损伤患者时,需要统一和可比性的量化评价体系。以Brian Jennet为代表的神经外科团队在苏格兰的格拉斯哥神经科学研究所,于1974年建立了格拉斯哥昏迷量表(GCS,表6-36-1)并成为全球标准化的颅脑损伤评分系统。一年后,格拉斯哥预后量表(GOS)应运而生。对颅脑损伤病情严重程度和预后的标准化评估,为后续国际广泛的合作,和标准数据库的建立奠定了基础。1979年美国建立创伤昏迷数据库,用于分析诸如颅内压、CT和预后等的数据,用于评估和筛选更佳的治疗措施。近年较有影响力的国际数据库是欧洲的CENTER-TBI研究。

## 二、定义和流行病学

颅脑损伤的定义是外力导致的脑功能改变或颅内病灶,因此神经功能的准确评估必须排除酒精或药物中毒、低血压/休克、缺氧等全身性因素的影响。尽管缺乏足够的流行病学资料,有关专家估计颅脑损伤仍是全球范围内主要的致死和致残原因,每年影响约6 900万人。依照GCS,颅脑损伤分为轻型(13～15)、中型(9～12)和重型(3～8)。尽管重型颅脑损伤可能仅占所有颅脑损伤患者的4%～5%,但此类患者病情危重,多需要专门的重症监护治疗且住院时间较长,带来严重的医疗、家庭和社会负担。但是,经过积极的神经重症监护治疗、系统的神经康复治疗,70%～80%的中-重型颅脑损伤患者可达到生活自理或更好的神经功能恢复。尽管颅脑损伤的救治已有显

表6-36-1　**格拉斯哥昏迷量表**

| 项　目 | 反　应 | 评　分 |
|---|---|---|
| 睁眼(eye,E) | 无反应 | 1 |
| | 刺痛睁眼 | 2 |
| | 呼唤睁眼 | 3 |
| | 自发睁眼 | 4 |
| 语言(Verbal,V)* | 无反应 | 1 |
| | 仅发声 | 2 |
| | 只言片语 | 3 |
| | 胡言乱语,对答不切题 | 4 |
| | 对答切题 | 5 |
| 运动(motor,M) | 无反应 | 1 |
| | 伸直(去大脑强直) | 2 |
| | 屈曲(去皮质强直) | 3 |
| | 肢体回缩 | 4 |
| | 刺痛定位 | 5 |
| | 遵嘱动作 | 6 |

注:* 如因气管插管或气管切开而无法发声,则以"T"(tube)表示。

著进展,有研究表明在2005年,约1%的美国人口受到该损伤所致远期残疾的影响。

## 三、颅脑损伤分类

颅脑损伤的分类一般是基于损伤机制、致伤因素、病理解剖、症状体征和预后,进行整体分类。依据颅骨和硬膜的完整性,可分为闭合性(closed)损伤和开放性(open)损伤[亦称为穿透性(penetrating)损伤]。较为简单直观的分类就是解剖学分类,总体分为局部损伤和弥漫性损伤,本节中局部损伤包括硬膜外血肿、硬膜下血肿、脑挫裂伤;弥漫性损伤主要包括弥漫性轴索损伤。局部损伤的特殊类型,本节中详细阐述颅底骨折,合并脑脊液漏和颅神经损伤;TBI后特殊的血管损伤将独立阐述,为颅颈血管损伤(CCF、创伤性动脉瘤等)。

## 四、一般性处理

从患者到达急诊室开始,就应依照创伤高级生命支持(ATLS)和颅脑损伤基金会(BTF)第四版重型颅脑损伤指南的有关要求,避免低血压、低氧,优选生理盐水进行复苏并纠正凝血功能异常,并进行CT扫描评估颅内外损伤情况等。如推荐的收缩压维持目标是≥100mmHg(高龄或有高血压病史的患者≥110mmHg),保证脑灌注压成人60～70 mmHg,儿童40～65 mmHg;氧饱和度>90%～93%,$PaO_2$维持

> 60 mmHg,PaCO$_2$维持 35 ～ 45 mmHg。

尽管 BTF 第四版指南仅推荐对重型颅脑损伤患者依据 ICP 监测提供的信息以降低此类患者伤后 2 周的死亡率。多项研究表明 ICP > 22 mmHg 同预后不良有关,可能是合理的干预阈值。依据 BTF 第三版指南,符合下列条件的重型颅脑损伤患者有颅内压升高的高风险,应进行 ICP 监测。

(1)颅脑 CT 扫描异常,存在占位效应如血肿、挫裂伤、脑肿胀、脑疝或基底池受压。

(2)CT 正常但在入院时有以下三个条件中的两个也应行颅内压监测:① 年龄大于 40 岁;② 单侧或双侧去大脑或去皮质状态;③ 收缩压低于 90 mmHg。

依据 2011 中国颅脑损伤颅内压监测专家共识及笔者经验,轻-中型颅脑损伤在存在下列情况,如占位效应显著的双额脑挫裂伤、因镇静镇痛或创伤性休克等原因影响意识情况的观察评估而颅内存在出血或水肿进展风险时亦应考虑 ICP 监测。

尽管脑室型探头仍是 ICP 监测的"金标准",必要时可引流脑脊液控制颅内压;但是,脑实质型探头同样能提供准确的 ICP 数值。近期有荟萃分析提示,两者效果类似而脑实质型的感染等并发症更少。笔者认为后者可能适用于脑室明显移位、裂隙脑室等穿刺困难的情况,凝血功能障碍,感染高危,或预计颅内高压将长期持续的病例(此时可另外留置脑室外引流管)。

创伤后癫痫的发生率在重型颅脑损伤中可高达 30%。BTF 指南建议在伤后 7 天应用苯妥英钠进行短时程预防。近期的研究发现对于预防创伤后早期癫痫,左乙拉西坦的效果类似而安全性更优,在可获得静脉制剂的情况下可能应优选左乙拉西坦。在小样本研究中,丙戊酸钠对早期癫痫的预防作用不劣于前述两种药物。具体的气道管理、机械通气、液体复苏和凝血功能障碍纠正、血栓栓塞预防、体温控制、营养支持、多模态监护和 ICP 控制等内容详见相关章节。

# 第二节　硬膜外血肿

硬膜外血肿(EDH)是颅脑损伤常见的一种颅内出血,由于年龄、合并症和凝血功能的差异,预后迥异。血肿来源可以是硬膜中动脉,也可以来源颅骨骨折造成的静脉窦或静脉的出血。重型 TBI 中,EDH 发生率在 14% ～ 35%。典型者可有"中间清醒期",即在伤后短时间的意识障碍后恢复清醒,后因为血肿增加,症状加重,出现意识再次下降,乃至偏瘫和一侧瞳孔散大。

EDH 手术指征根据 BTF 和中国颅脑损伤救治指南,如下:① EDH 体积大于 30 mL,无论 GCS 评分均需要手术;② GCS ≤ 8 分而瞳孔不等大。尽管有明确的手术指征作为治疗参考,但是持续的 CT 随访和密切的神经功能查体仍然十分重要。

### 预后

单纯性 EDH 预后较好,时间就是大脑(time is brain)原则非常重要,在脑组织严重受压前死亡率很低。

即使单纯性 EDH 患者已经在术前出现脑疝后期症状,仍然值得尝试积极手术清除血肿和去骨瓣减压,术后配合神经重症监护治疗,部分患者仍可以有较好的预后。

# 第三节　硬膜下血肿和脑挫裂伤

硬膜下血肿(SDH)也是重型 TBI 的常见表现,发生率可高达 20%,是重型颅脑损伤各亚型血肿中预后最差的一种(图 6-36-1)。根据出血时间,分为急性(小于 3 天)、亚急性(4 ～ 20 天)和慢性(≥ 21天)。注意外伤性 SDH 需同自发性 SDH 进行鉴别,如是否有抗凝治疗等原因导致的凝血功能障碍,或硬膜

动脉瘤瘘等血管性病因导致的出血。小儿的非事故引发 SDH 更是需要全面仔细调查,以排除虐待儿童的可能。出血来源主要有以下三个:① 桥静脉破裂;② 动脉出血;③ 脑组织细小血管或脑挫伤灶出血。桥静脉出血是指位于硬膜下横跨自脑表面至矢状窦等静脉窦的静脉,在减速伤(在从一定高度坠落头部

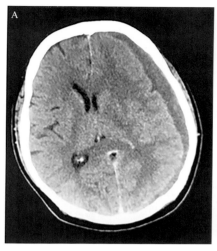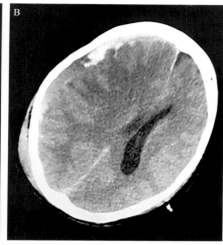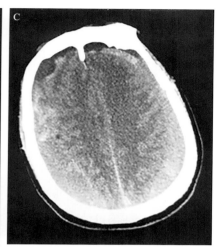

图6-36-1　**硬膜下血肿的类型**
A、B. 单侧硬膜下血肿；C. 低颅压合并双侧慢性-亚急性SDH。

撞击地面或拳击损伤，头部受到一定的旋转加速度从而引发损伤）时剪切力损伤静脉所致。从脑结构看，脑组织对于侧方向冲击造成的移位较小，前后方向冲击造成的移位更大。临床也发现硬膜下血肿枕叶少见，也间接证实在顶叶、中央区和额叶剪切力最大。注意，矢状窦和侧裂静脉引流静脉撕裂常伴有弥漫性轴索损伤（DAI）。注意颞极、额极的挫伤出血常会突破蛛网膜，流入硬膜下伴发SDH，如不及时清除血肿会造成脑组织水肿，最终形成文献中的"burst lobe"。脑挫裂伤是对脑挫伤和裂伤的总称，在中-重型TBI中发生率为20%～30%。脑挫裂伤多出现在受暴力直接作用及对冲的位置，后者常见于额颞叶的前部和底部。脑组织变形及受到剪切力也可导致深部的挫裂伤。

### 治疗

　　SDH的手术指征是：EDH厚度 > 1 cm，或中线移位 > 5 mm，无论GCS评分均需要手术。GCS ≤ 8或下降 ≥ 2分，以及伴发瞳孔不等大的SDH亦应考虑积极手术治疗。由于SDH常伴发脑挫伤，在此一并叙述脑挫伤的手术指征。幕上脑挫伤血肿体积超过 50 mL应积极手术；颞叶血肿超过 20 mL合并显著中线移位（如 > 5 mm）或环池受压时亦应考虑积极手术。幕下脑挫伤血肿体积则更为严格，包括脑干、四脑室和（或）环池受压，或出现梗阻性脑积水。可选的手术方式包括血肿清除和（或）去骨瓣减压。

## 第四节　弥漫性轴索损伤

　　弥漫性轴索损伤（DAI）在创伤上认为是意识长时间丧失（超过6小时）但CT未见明显病灶。近来的研究认为命名为创伤性轴索损伤（TAI）更为合适，即TBI后出现多处、散在且体积小的出血或非出血性病灶，伴脑水肿且主要位于脑白质内。典型病灶分布于皮质下白质区域、胼胝体、小脑脚，甚至可累及脑干上部。DAI的发生存在特殊机制，常见于交通事故等较为剧烈的损伤，多数伤者有头部剧烈转动的过程，就如脑组织剪切伤。由于CT仅能发现较大的血肿，多发伤及重型TBI等危重症患者常无法在急性期乃至亚急性期完成MRI检查，故临床表现为意识障碍重而CT表现轻，结合患者的致伤机制需考虑DAI的可能。DAI的治疗要点为防治继发性颅脑损伤，即应参考有关指南积极进行监测和脑保护。

## 第五节　颅底骨折：脑脊液漏和脑神经损伤

颅脑损伤中，外力剧烈并且伴随某些局部受力容易造成颅底骨折，前颅底、中颅底和后颅底都可以发生线性骨折。颅底骨折可见于4%～30%的头部创伤患者，其中可能有接近1/3的患者伴发脑脊液漏。尽管从口鼻耳中流出淡血性或清亮液体是脑脊液漏的临床特征，对于诊断困难的病例可考虑检测其糖含量（脑脊液的糖含量正常为血糖的1/2到2/3左右）和$\beta_2$转铁蛋白。

前颅底骨折占所有颅骨骨折的21%，在头部外伤患者的发生率约4%。典型者可出现"熊猫眼"征象，和（或）伴有嗅神经、视神经损伤，而海绵窦内的动眼神经、外展神经、滑车神经较少累及。除非较为严重的前颅底眶尖损伤，甚至出现海绵窦综合征或眶尖综合征，才会有眼球运动严重受累如眼球固定等表现。前颅底骨折最常见的颅神经损伤是嗅神经损伤，因为嗅神经在前颅底移动幅度大，受到减速伤时，前后位移剧烈可能造成嗅神经撕裂。因为嗅觉是双侧的，可以被健侧代偿，通常患者没有主观感觉，进一步检查才发现。据统计，在额部受力的TBI患者，20%～30%伴有不同程度的颅底骨折，其中10%～20%因颅底骨折造成视神经受损。大多数视神经损伤是较为轻微的，其中约有10%的视神经损伤出现失明、仅有光感或局限性视野缺损。临床上可以通过视觉诱发电位证实损伤的存在。颅底骨结构菲薄，外伤可以造成广泛的颅底骨折，甚至撕裂硬脑膜，脑脊液可以循筛板或直接经碎裂的骨折和骨折缝流入鼻腔造成脑脊液漏。脑脊液漏的量多少不定，持续大量的脑脊液漏可以出现明显的低颅压综合征表现；少量的脑脊液漏，随着急性期脑肿胀，漏口可能会暂时性闭合。前颅底骨折脑脊液漏可以通过CT薄层扫描，三维重建明确骨折以及缺损的具体位置，了解有无血管损伤的可能。磁共振T2（近期研究提示T2成像对显示颅底脑脊液漏更优）冠状位扫描，可以鉴别脑脊液漏的存在与否，脑脊液漏处可以看到高信号的脑脊液经过连续性破坏的前颅底进入鼻腔。脑脊液漏量少，影像学不能够明确，必要时可以通过荧光造影检查确定鼻腔是否有被荧光染料标记的脑脊液流出。

中颅底骨折常常伴有脑脊液漏，如果鼓膜完整，也可以通过咽鼓管流至鼻腔，而误判为脑脊液鼻漏。中颅底骨折典型者有Battles征（乳突皮下淤血）。由于岩骨内有耳蜗、半规管和面神经、耳蜗神经走行，可能出现听力下降、面瘫和平衡障碍表现。影像学检查CT和磁共振可以清晰地显示局部骨折，急性期可以伴随乳突气房炎症。其中须注意累及听软骨囊的骨折，因为此类患者的脑脊液漏、面瘫、听觉障碍、并发颅内损伤的概率均显著升高。

后颅底骨折主要指枕骨骨折，大多是线性骨折，少量为凹陷粉碎性骨折。少数患者骨折线可以累及颈静脉孔和后组颅神经，需警惕前者导致颈内静脉损伤并继发颅内静脉窦血栓栓塞的可能。由于后颅骨质外有强健的颈部肌肉，脑脊液渗出至局部肌肉中，一般不会有明显的液体流出至皮下组织。

### 治疗

脑脊液漏多数经保守治疗可自愈。主要的处理有卧床休息和轻度头高位（20°～30°），避免可能增加颅内压的动作如咳嗽、擤鼻和便秘等，必要时可行腰大池引流。其中，脑脊液耳漏的自愈比例较鼻漏更高。脑脊液漏可在颅脑损伤急性期同颅内血肿清除和（或）颅颌面骨折手术一并完成。而合并额窦前后壁骨折移位或脑脊液漏导致的大量气颅（超过10 mL）均需要限期手术修补漏口。保守治疗10～14天未愈或脑脊液漏复发、脑组织疝出、骨折断端移位明显和（或）内嵌有软组织等均为手术治疗的适应证。有研究表明，对于范围>1～2 cm的前颅底缺损，如位于中线、骨折线累及蝶骨平台和蝶窦较难自愈，常需手术干预。开颅带蒂软组织瓣修补或经鼻窦自体脂肪或鼻腔黏膜修补都是推荐的方法。如果漏口单一，定位明确，经鼻内窥镜手术损伤小，效果和开颅手术一致且可能最大限度保护嗅神经，是合理的选择。如果漏口大，多处漏口、额窦、筛窦甚至鞍内都有漏口，则经颅手术探查，并取自体带蒂骨膜瓣或阔筋膜修补是较为可靠的方法。由于内镜手术可以清晰地直视漏口，减少手术创伤如避免脑压板的损伤，并可能降低围手术期切口和颅内感染的概率。故有鼻内镜手术条件和经验的单位似乎应优先采用该方法修补前颅底脑脊液漏。

对于合并颅内感染者,需要先敏感抗生素控制感染,或感染有所好转后及时修补。脑脊液漏的急性期是否需要常规全身性应用抗生素,目前仍有争议。如Cochrane系统回顾和美国感染病学会(IDSA)2017指南均不支持在此类患者中常规全身性应用抗生素。但在临床工作中,多数患者急性期合并吸入性肺炎,仍在抗生素治疗中,临床中会兼顾肺部和颅内的抗生素给药。一旦在抗生素给药期间,并且在监护室治疗期间,出现脑脊液浑浊、高热等典型的颅内感染征象,往往提示有颅内逆行感染,需要早期发现和积极救治。

颅底骨折的颅神经损伤,如果患者病情轻,没有激素治疗的禁忌证,可以予强的松治疗,强的松合并甘露醇是文献报道较多的方案。视神经损伤,早期强的松治疗,剂量从60～80 mg q8～12 h,也有30～40 mg/kg每天2～3次的冲击治疗。报道都是少量病例组的报道,没有循证医学证据,强的松治疗后观察24～48小时,治疗后经临床和电生理评判无效,仍只有局限光感或无光感,可以考虑手术视神经管减压。微创开颅硬膜外入路视神经管减压或内窥镜经鼻视神经管减压。就目前视神经管减压的文献综合,局限性光感或残存视力,手术减压效果较好。无光感者,手术减压30%～40%的患者可以恢复部分视力,眼前指数者一般不建议手术。手术前,注意排除颈动脉等血管损伤可能。面神经损伤,特别是损伤后进行性加重的面神经功能障碍,电生理证实损伤严重,结合CT和MRI中颅底骨折累及面神经管,可以早期做手术面神经管减压。中颅底骨折脑脊液漏一般量不大,经过保守治疗或腰大池脑脊液引流后,基本都能自愈。也有缺损较大,经1个月以上的保守治疗仍存在脑脊液漏甚至多次颅内感染者,可以行带蒂软组织瓣脑脊液漏修补。后颅底骨折明确粉碎或凹陷的,急性期进行手术修复,并且清除小脑血肿。后组颅神经损伤,患者上呼吸道梗阻的早期行气管切开,经空肠造瘘早期肠内营养,经后期康复神经功能恢复后,再考虑封闭气管切开。

目前临床仍偶有非火器性颅脑开放伤。应通过早期、彻底地手术清创,清除坏死失活的脑组织、颅内异物及血肿,通过硬膜和头皮的缝合变开放性为闭合性损伤。必要时应多学科会诊,行CTA评估异物同血管的关系,通过合理的入路选择和精细的手术操作尽量避免手术造成脑组织的进一步损伤或大出血。留取创面分泌物进行细菌学鉴定,围手术期合理应用抗生素,防治颅内感染。须注意癫痫的预防。

## 第六节 钝性颅颈血管损伤

钝性颅颈血管损伤(blunt cerebrovascular injury,BCVI)并不常见,近期文献表明其在创伤患者中的发生率可能在1.2%～2.99%。BCVI分为颅内和颅外血管损伤,颅外血管损伤常常伴有颈部软组织的挫伤或颈椎的骨折,损伤后可致内膜撕脱或内膜破损并继发血栓形成,阻塞大脑的血流供应,可造成广泛的缺血性脑梗死。以椎动脉损伤为例,常见无法用外伤解释的小脑半球和脑干的梗死,严重者可导致突发的意识障碍甚至突然心搏呼吸骤停。早期了解致伤过程,详细分析损伤机制和外伤过程很重要,可参考Denver标准(表6-36-2)进行钝性颅颈血管损伤的筛查。BCVI往往出现在高处坠落伤,或较大冲击力的车辆对撞,或高速骑行过程中的抛甩加撞击伤。在现场急救时,应该强调此类患者颈椎的固定和保护。到院急诊筛查需要行颈部和颅脑CTA排除脑血管损伤可能。一旦发现无法用外伤解释的新发颅内梗死,而且进行性加重,就需要排除此血管损伤可能。

如无禁忌(如间隔24小时的随访CT提示颅内出血稳定)应采用单药抗血小板治疗,阿司匹林81或100 mg qd可能是合理的;但有学者认为普通肝素(aPTT目标范围40～50秒)可以使用鱼精蛋白逆转,更适用于颅脑损伤患者。一般建议对于没有新发症状的BCVI患者在伤后7～10天复查CTA,如病灶未愈合则应持续抗凝治疗3～6月或待新发症状出现再次复查。如出现血管破裂伴活动性出血、完全闭塞、动静脉瘘和假性动脉瘤形成等严重损伤(Denver分级Ⅲ～Ⅴ级),或血栓形成导致新发梗死,应权衡利弊后及时行血管内介入或开放手术治疗。颈内动脉的损伤常见于颅颌面损伤患者。根据LeFort分型,Ⅱ和Ⅲ型的损伤可合并眼眶内侧和海绵窦鞍区的损伤。由于颈内动脉海绵窦段被纤维韧带紧密固定在骨质深部,骨折移位会造成局部颈内动脉壁的撕裂,破口在海绵窦

表6-36-2　颅颈部血管损伤的Denver标准

| 症 状 和 体 征 | 高能损伤伴以下任一危险因素 |
| --- | --- |
| 动脉性出血（颈、鼻或口腔） | LeFort Ⅱ或Ⅲ型骨折* |
| 颈部淤伤（年龄＜50岁） | 累及颈动脉管的颅底骨折 |
| 颈部血肿进展 | C1～C3：半脱位、累及颈椎锥体或横突孔的骨折 |
| 局灶性神经功能缺损：短暂性脑缺血发作、偏瘫、后循环症状、霍纳综合征 | 弥漫性轴索损伤且GCS＜6 |
| CT或MRI发现梗死 | 因绞首等原因导致的缺氧性损伤 |
| 不符合颅脑CT表现的神经功能缺损 | 安全带或衣领的勒伤伴局部疼痛、肿胀或神志改变 |

注：* 上颌骨Le Fort Ⅱ型骨折：又称上颌骨中位骨折、锥型骨折或颧弓下骨折，骨折发生在上颌骨的中薄弱线，从鼻额缝向两侧横过鼻梁，沿眶内侧壁向下到眶底，然后通过颧上颌缝向后至蝶骨翼突。损伤累及鼻腔、眼眶、上颌窦，甚至波及筛窦形成前颅底骨折，临床可有脑脊液鼻漏。上颌骨Le Fort Ⅲ型骨折：又称为上颌骨高位骨折或颧弓上骨折，骨折发生在上颌骨的上薄弱线，从鼻额缝向两侧横过鼻梁、眶部，再经过颧额缝向后到翼突，形成颅面分离，常波及颅底。

内就会出现海绵窦静脉压力高（可导致眼球运动障碍如展神经麻痹），相关回流区域静脉充血，头痛、球结膜水肿、眼球突出等表现。典型者可伴有搏动性突眼，眼球和额部听诊可闻及和心率一致的杂音。如果颈内动脉撕裂在海绵窦以上，严重者可致颅内较大血肿；如果出血和血栓形成反复进行，坚固的血栓会在破裂口周围形成假性包膜覆盖破裂口暂时阻止出血，即形成假性动脉瘤。一经发现，需要进行数字减影血管造影（DSA）明确血管损伤的定位和性质，积极治疗。须注意也有患者出现大量鼻衄时，才发现颈内动脉损伤，出血量大者可能出血大于2 000 mL并导致失血性休克。

## 治疗

DSA明确损伤定位和性质是筛查的关键。如果患者突发大量鼻衄，可先进行前鼻腔和后鼻腔填塞，输血维持血压稳定后，尽快行DSA检查。明确病灶为假性动脉瘤还是颈内动脉海绵窦瘘，进行弹簧圈栓塞、球囊或液体栓塞剂填塞，也可采用覆膜支架。但如果颅内假性动脉瘤破裂出血量多，可直接手术修补破损的血管壁，清除血肿。及时发现和及时治疗，对于BCVI是根本改善预后的关键，DSA明确诊断并行血管内治疗减少创伤是目前主要的治疗手段。

（金　毅）

# 参考文献

[ 1 ] AGARWALLA P K, DUNN G P, LAWS E R. An historical context of modern principles in the management of intracranial injury from projectiles[J]. Neurosurg Focus, 2010, 28(5): E23.

[ 2 ] BAUCHER G, TROUDE L, PAULY V, et al. Predictive factors of poor prognosis after surgical management of traumatic acute subdural hematomas: a single-center series[J]. World Neurosurg, 2019, 126: e944-e952.

[ 3 ] BECKMANN E C. CT scanning the early days[J]. Br J Radiol, 2006, 79(937): 5-8.

[ 4 ] BULLOCK M R, CHESNUT R, GHAJAR J, et al. Surgical management of posterior fossa mass lesions[J]. Neurosurgery, 2006, 58(3 Suppl): S47-S55.

[ 5 ] CHESNUT R M, AGUILERA S, BUKI A, et al. Perceived utility of intracranial pressure monitoring in traumatic brain injury: a Seattle International Brain Injury Consensus Conference consensus-based analysis and recommendations[J]. Neurosurgery, 2023, 93(2): 399-408.

[ 6 ] DEWAN M C, RATTANI A, GUPTA S, et al. Estimating the global incidence of traumatic brain injury[J]. J Neurosurg, 2018, 130(4): 1080-1097.

[ 7 ] DREIZIN D, SAKAI O, CHAMP K, et al. CT of skull base fractures: classification systems, complications, and management[J]. Radiographics, 2021, 41(3): 762-782.

[ 8 ] FONDA J R, CROWE M L, LEVIN L K, et al. Network analysis of mild traumatic brain injury, persistent neurobehavioral and psychiatric symptoms, and functional disability among recent-era United States veterans[J]. J Trauma Stress, 2022, 35(5): 1546-1558.

[ 9 ] FREY L C. Epidemiology of posttraumatic epilepsy: a critical review[J]. Epilepsia, 2003, 44(s10): 11-17.

[ 10 ] GAO L, WU X, HU J, et al. Intensive management and prognosis of 127 cases with traumatic bilateral frontal contusions[J]. World Neurosurg, 2013, 80(6): 879-888.

[ 11 ] KIM J J, GEAN A D. Imaging for the diagnosis and management of traumatic brain injury[J]. Neurotherapeutics, 2011, 8(1): 39-53.

［12］ LU J, ROE C, SIGURDARDOTTIR S, et al. Trajectory of functional independent measurements during first five years after moderate and severe traumatic brain injury[J]. J Neurotrauma, 2018, 35(14): 1596−1603.

［13］ MAAS A I R, MENON D K, STEYERBERG E W, et al. Collaborative European Neuro Trauma effectiveness research in traumatic brain injury (CENTER-TBI): a prospective longitudinal observational study[J]. Neurosurgery, 2015, 76(1): 67−80.

［14］ MENON D K, SCHWAB K, WRIGHT D W, et al. Position statement: definition of traumatic brain injury[J]. Arch Phys Med Rehabil, 2010, 91(11): 1637−1640.

［15］ NAGPAL P, POLICENI B A, BATHLA G, et al. Blunt cerebrovascular injuries: advances in screening, imaging, and management trends[J]. AJNR Am J Neuroradiol, 2017, 39(3): 406−414.

［16］ RATILAL B O, COSTA J, PAPPAMIKAIL L, et al. Antibiotic prophylaxis for preventing meningitis in patients with basilar skull fractures[J]. Cochrane Database Syst Rev, 2015, 4: CD004884.

［17］ SCOFFINGS D J. Imaging of acquired skull base cerebrospinal fluid leaks[J]. Neuroimaging Clin N Am, 2021, 31(4): 509−522.

［18］ SINGH P. Missile injuries of the brain: results of less aggressive surgery[J]. Neurol India, 2003, 51(2): 215−219.

［19］ STEIN S C, GEORGOFF P, MEGHAN S, et al. 150 years of treating severe traumatic brain injury: a systematic review of progress in mortality[J]. J Neurotrauma, 2010, 27(7): 1343−1353.

［20］ STONE J L, PATEL V, BAILES J E. Sir Hugh Cairns and World War Ⅱ British advances in head injury management, diffuse brain injury, and concussion: an Oxford tale[J]. J Neurosurg, 2016, 125(5): 1301−1314.

［21］ TEASDALE G, MAAS A, LECKY F, et al. The Glasgow Coma Scale at 40 years: standing the test of time[J]. Lancet Neurol, 2014, 13(8): 844−854.

［22］ THOMPSON K, POHLMANN-EDEN B, CAMPBELL L A, et al. Pharmacological treatments for preventing epilepsy following traumatic head injury[J]. Cochrane Database Syst Rev, 2015, 2015(8): CD009900.

［23］ TUNKEL A R, HASBUN R, BHIMRAJ A, et al. 2017 infectious diseases society of America's clinical practice guidelines for healthcare-associated ventriculitis and meningitis[J]. Clin Infect Dis, 2017, 64(6): e34−e65.

［24］ UMANA G E, PUCCI R, PALMISCIANO P, et al. Cerebrospinal fluid leaks after anterior skull base trauma: a systematic review of the literature[J]. World Neurosurg, 2022, 157: 193−206.

［25］ VOLOVICI V, HUIJBEN J A, ERCOLE A, et al. Ventricular drainage catheters versus intracranial parenchymal catheters for intracranial pressure monitoring-based management of traumatic brain injury: a systematic review and meta-analysis[J]. J Neurotrauma, 2019, 36(7): 988−995.

［26］ WILSON C D, BURKS J D, RODGERS R B, et al. Early and late posttraumatic epilepsy in the setting of traumatic brain injury: a meta-analysis and review of antiepileptic management[J]. World Neurosurg, 2018, 110: e901−e906.

［27］ ZALOSHNJA E, MILLER T, LANGLOIS J A, et al. Prevalence of long-term disability from traumatic brain injury in the civilian population of the United States, 2005[J]. J Head Trauma Rehabil, 2008, 23(6): 394−400.

# 第三十七章
# 脊髓损伤

## 第一节　流行病学

创伤性脊髓损伤（spinal cord injury，SCI）的发病率因各个地区或国家的具体情况、年代等因素不同而有所差异。早期创伤相关死亡绝大多数归因于失血性休克和呼吸衰竭，但是包括脊髓损伤在内的神经损伤仍是创伤相关残疾和死亡的常见原因。调查显示，创伤性脊髓损伤的患者多为年轻男性，发生率比同年龄的女性高出20倍。颈椎是最常受累的节段，而且颈椎损伤的相关脊髓损伤发病率和死亡率最高。过去的几十年中，由于人口老龄化等原因，老年人创伤性脊髓损伤发生率有所增加。与年轻人群相比，老年男性与女性的脊髓损伤发生率没有明显差异。由于合并基础疾病如颈椎病和椎管狭窄等，使得病情更为严重。颈髓依然是最常受累的节段。而胸腰段脊柱骨折合并脊髓损伤的比例为20%～30%。老年人创伤性脊髓损伤的总体发生率显著低于年轻人，但由于高龄和内科合并症的存在导致总体死亡率较高。交通事故、暴力伤等高能量损伤是导致青年人创伤性脊髓损伤的主要原因，而老年人创伤性脊髓损伤主要由跌倒等低能量损伤引起。

在过去的半个世纪里，随着脊柱手术技术及器械的发展，脊髓损伤的手术等治疗有了长足的进步，而机动车辆正确使用安全带和气囊、创伤急救医学和重症医学的发展等使得脊髓损伤患者在院前、急诊和ICU的非手术治疗有了实质性的改善。

先进的紧急医疗应答系统使患者在事故现场得到了更快速的复苏和分诊。怀疑有脊髓损伤的患者能够被及时转运至适当的治疗中心，并由专业团队进行评估及后续治疗。对于明确存在脊髓压迫的患者，一般认为应早期（72小时内）手术减压并进行适当的复位和固定，恢复脊柱稳定性。现在许多医疗中心都有专

门的ICU，包括专门为急性创伤性脊髓损伤患者而设计的ICU。这些ICU配备了接受过专业培训的重症监护医生、神经外科医生和神经科医生，并可以随时得到脊柱外科会诊支持。本章是神经重症医学对急性创伤性脊髓损伤患者当代诊疗的概述（表6-37-1）。

表6-37-1　**急性创伤性脊髓损伤（脊髓损伤）患者的十个关键治疗步骤**

| |
| --- |
| 1. 抢救复苏、现场固定 |
| 2. 快速转运至最近的医疗机构 |
| 3. ABC复苏方案，MAP控制（85 mmHg） |
| 4. 禁用类固醇激素 |
| 5. 影像学检查 |
| 6. 脊椎复位 |
| 7. 固定 |
| 8. 维持MAP灌注参数 |
| 9. MRI评估脊髓损伤程度 |
| 10. 早期手术减压固定 |

注：ABC，气道（airway）、呼吸（breathing）和循环（circulation）；MAP，平均动脉压。

对于各种创伤患者，尤其是怀疑有创伤性脊髓损伤的患者，应从受伤现场即开始进行早期评估和保护。早期处理包括初始复苏、快速分诊和必要的脊柱固定。有关统计发现高达25%的患者发生初始损伤后未能得到正确处理和救治，以致后期出现不可恢复的神经功能损伤。脊柱固定旨在防止不稳定椎体出现反常运动

以致脊髓或神经根进一步受压,并尽可能减少最终的神经功能缺损。

对于疑似创伤性脊髓损伤患者,第一反应者应迅速将患者从事故现场安全脱离、建立基本生命支持并快速评估有无脊髓损伤可能。Ⅰ类证据支持训练有素的急救医疗服务(EMS)人员根据现场体格检查结果来确定是否需要固定。

经过专业培训的EMS人员可识别有脊髓损伤可能的患者,并进行妥善固定。EMS参考表描述了脊柱固定标准(San Mateo County,1991)。训练有素的EMS(表6-37-2)和明确的脊髓损伤急救指南可使患者送至急诊时的初始神经功能状态达到改善。

表6-37-2　EMS颈椎固定标准

| 1. 无脊柱疼痛或压痛 |
| --- |
| 2. 无严重多发伤 |
| 3. 无严重头面部创伤 |
| 4. 无肢体神经功能缺损 |
| 5. 无意识丧失 |
| 6. 无精神状态改变 |
| 7. 无已知或疑似中毒 |
| 8. 无其他严重损伤 |

# 第二节　固定与复位

## 一、脊柱固定

脊柱固定并非百利而无一害。即使正确固定也可能会增加清醒创伤患者的疼痛。一些头颈部联合损伤患者可能难以得到妥善固定。适当的脊柱固定需要时间,可能会耽搁转运。

既往文献报告了与脊柱固定相关的潜在发病率(和死亡率)。固定时间过长可能导致压疮。脊柱和躯体约束可能限制呼吸功能,并与较高的吸入性肺炎发生率相关。成人和儿童的呼吸指数(包括肺活量)都会因脊柱固定而有所降低。

硬颈托的使用可能导致颅内压(ICP)升高。Davies等研究认为,正确安装颈托的情况下,颅内压平均升高4.5 mmHg。Kolb等随后发现佩戴不同种类刚性颈托时,患者颅内压的升高程度没有太大差异,同时也对这种升高程度的临床意义提出了质疑。此外,伴有合并症如强直性脊柱炎等的患者发生脊柱固定相关疾病的风险非常高。

贯通性颈部创伤患者应用颈椎外固定器械可导致风险增加。Haut等的报告称,对于贯通性颈部创伤患者,接受颈椎固定的死亡率是未接受固定的患者的2倍。有人认为,对这类患者进行固定所需的时间可能会延迟复苏,并发症发生率和死亡率也会增加。绝大多数贯通性颈部损伤不会引起脊柱不稳定,因此,不建议对有明显贯通性颈部创伤的患者进行常规颈椎固定。

## 二、颈椎闭合复位

各种外力因素可能引起脊柱骨折并导致脊髓损伤。轴向负荷、屈曲、伸展和牵拉是导致颈椎和椎管受损的最常见作用力。外力的屈曲和牵拉组合可能产生骨折合并脱位。这类损伤可能破坏一侧或双侧小关节,导致关节脱位或者半脱位,骨性结构破坏导致椎管直径缩小,使得脊髓受压及损伤。骨折脱位损伤所导致的脊髓损伤率较高,因此需要早期闭合复位。闭合复位旨在恢复椎管正常骨性结构,从而减轻脊髓受压。建议在初始影像学分析时,及时明确是否存在脊柱脱位并进行早期复位。

1893年Walton首次报道了颈椎骨折脱位损伤的闭合复位。Crutchfield首次使用颅颈牵引进行颈椎骨折脱位的复位。此后,众多脊柱外科医生评价了利用手法复位、Gardner-Wells钳牵引等方法对清醒患者行闭合复位的疗效和安全性。尽管存在神经功能恶化可能,目前的研究提示,如果做出正确诊断并严格关注术中X线,颈椎牵引和MUA麻醉下行手法复位都是安全的。

关于闭合复位的一个争论领域是患者何时进行MRI检查。尽管闭合复位相关神经功能缺损的发生率非常低,但出于了解所有相关病变的目的,一些外科医生主张获得复位前MRI。他们认为椎间盘的破裂可能加重脊髓压迫,从而加重神经功能缺损。理论上,复位前MRI可确定是否存在明显的椎间盘突出或压迫性硬膜外血肿。然而，获得复位前 MRI 需要将颈椎不稳定的患者转移到 MRI 室，随后通过闭合牵引获得脊髓减压。一些研究人员评估了清醒、合作的急性颈椎骨折-脱位损伤患者中预先进行 MRI 检查的效果，其中椎间盘损伤或突出的发生率为 46% ～ 100%。然而，尽管椎间盘病变发生率高，成功闭合复位后没有患者出现明显的神经功能缺损。因此，在清醒、配合的患者中，复位前 MRI 似乎没有任何受益，而且延迟闭合骨折复位反而导致较差的神经系统结局。相反，昏迷患者缺乏可靠的神经系统检查，可能会增加与闭合性复位相关的并发症可能性。在这种情况下，反而建议进行复位前 MRI。与闭合性复位不同，在初次尝试闭合复位失败的患者中，骨折-脱位损伤的切开复位与椎间盘相关的神经功能恶化存在关联，因此在这种情况下也建议进行术前 MRI。此外，难复性损伤患者是否存在椎间盘病变可能会导致手术计划的改变，具体来说，其影响行背侧或腹侧切开复位内固定和锥体融合的决策。

# 第三节　管理与治疗

## 一、呼吸管理

急性脊髓损伤导致严重的心肺功能障碍的发生率较高，通气不足、低血压、心律失常以及其他并发症在高位损伤（一般定义为 C1 ～ C5）患者中较为常见，须常规进行心电、血压及氧饱和度监测。根据损伤自然史，急性创伤性脊髓损伤的患者具有合并气道并发症的高风险，进而导致低氧、低血压、神经功能恶化甚至死亡。高位颈髓损伤的患者合并严重气道损伤的风险尤其高，因此需要紧急的气道管理策略。即刻气道管理包括建立适当的人工气道，允许患者在继发于神经损伤的呼吸功能障碍的情况下获得充分的通气和氧合，但是，不同的插管方式在不稳定颈椎损伤患者中的安全性还有待进一步研究。美国外科医师协会发布的关于急性创伤性脊髓损伤的救治指南指出，经口气管插管同时配合手动内嵌式颈椎固定术是建立人工气道的一种安全有效的方法。同时，较为先进的仪器，如可视喉镜、纤支镜等在有条件时可以配合使用。Grande 等报告了在 Maryland Shock Trauma 研究中超过 3 000 例创伤患者经口插管的安全性和有效性。尽管发现这些患者中约 1% 患有颈椎骨折，但是在标准喉镜检查和经口气管插管后没有出现神经功能恶化。此外他们指出，经鼻插管可能导致缺氧发生率增加，在颅底和面部骨折的情况下颅内损伤的机会增加，而同时也要警惕气管插管错位或插管过程中的损伤。

多项研究表明，急性脊髓损伤患者肺功能在伤后数小时内受损并不严重，而随着患者肺不张的加重，高碳酸血症出现的概率越高，尤其是 C4 水平以上节段损伤，这些患者更加需要机械通气的支持。如果辅助通气失败，气管切开应该尽早进行，以防止患者出现神经功能的恶化。Leelapattana 等报道，接近 75% 的颈髓损伤患者需要气管插管，而这当中又有 67% 的患者接受了气管切开，并将持续的氧合指数 < 300 作为气管切开的预测指标。同时其他研究发现，受伤以后早期气管切开（7 天以内）与较短的 ICU 住院时间相关。此外，Babu 等通过回顾性分析接受前路颈椎手术患者的数据发现，气管切开时间越晚，并发症发生概率越高。

虽然目前还没有关于急性创伤性脊髓损伤患者气管切开术实施时机的前瞻性随机试验，但专家共识认为，对于可能需要延长插管时间的 SCI 患者（例如，严重的颈部损伤或严重的胸部肺脏损伤），要尽早实施气管切开（伤后 7 天以内）。即使是最近接受过颈椎前路手术的患者，也需要接受严格无菌的气管切开术。

## 二、血流动力学管理

脊髓损伤后由于多种因素，包括多系统创伤和神经源性休克引起的容量损失，低血压和心动过缓通常伴随发生。虽然目前还没有前瞻性研究评估低血压对脊髓损伤的影响，但血流动力学不稳定被认为是造成继发性神经损伤的原因之一。目前对于脊髓损伤患者的血压管理目标为：避免收缩压小于 90 mmHg，维持平均动脉压在 85 mmHg 以上（除非明确脊髓损伤已不可逆，一般建议维持 3 ～ 7 天）。容量不足患者首选晶体液扩容，对于平均动脉压小于 85 mmHg 的患者，血管收缩药如去甲肾上腺素、肾上腺素、多巴胺等均被推荐使用。伴有心动过缓患者，多巴胺可能是最佳选择。Casha 和 Christie 对于急性创伤性脊髓损伤患者血流动力学管理进行了一项系统性回顾，发现早期平均动脉压达标的患者在长期神经功能方面有更大的改善。

创伤性脊髓损伤患者由于自主神经系统受损，可出现顽固性心律失常,以心动过缓最为常见,相较于血压管理而言,目前缺少对于交感性心动过缓治疗的研究。2011年进行的一项对106名颈髓损伤患者的回顾性分析发现,其中14%患者发生了心动过缓,其中47%患者接受了心脏起搏器植入术。在接受此类干预的患者中,血流动力学不稳定、心动过缓的发生以及阿托品干预的发生率显著降低。

Squair等进行的一项研究表明,脑脊液压力(CSFP)、平均动脉压和脊髓灌注压(SCPP=MAP−CSFP)的相对风险转换点与神经功能改善呈线性相关,并指导确定关键血流动力学目标范围。研究人员通过腰椎穿刺置管以测量CSF压力(CSFP),对上述三个血流动力学变量的研究,获得急性创伤性脊髓损伤患者中与最佳神经功能改善相关的血流动力学条件。研究共纳入92例急性脊髓损伤患者入组该多中心前瞻性观察性临床试验。对伤后第1周患者的平均动脉压(MAP)和脑脊液压力(CSFP)进行检测,并在基线和伤后6个月评估神经功能。结果发现,临床干预相对于目标范围的依从性与改善的神经系统结局呈线性正相关。坚持SCPP目标而不是MAP目标是改善神经功能恢复的最佳指标,SCPP目标值为60 ～ 65 mmHg时,患者神经功能恢复令人满意。

### 三、药物治疗

神经保护策略的目标是减少急性神经损伤后发生的原发性损伤和最小化继发性损伤级联反应。关于急性脊髓损伤的神经保护已有相当多的基础和临床研究。虽然在随机对照试验中研究了许多药物,但甲泼尼龙(MP)接受了最严格的审查。关于MP治疗急性脊髓损伤患者的NASCIS Ⅱ试验,在初始方案中所列

出的预先计划在试验终点方面实际上是阴性的。在事后分析中发现了任意8小时时间窗内接受MP治疗可使患者,但在最初随机化的291例患者中仅纳入了66例MP治疗的患者,且仅使用了右侧身体运动评分。由于患者失访、报告的获益不一致(运动、感觉、两者均有或均无)和缺乏临床相关的功能结局,数据存在相当大的遗漏。从统计学上讲,如果总体结果为阴性,且8小时内亚群出现了轻微的正向效应,那么在此8小时窗口期之外接受MP治疗的患者一定出现了轻微的负向效应。对NASCIS Ⅱ和Ⅲ中报告的发病率和死亡率数据的检查得出了这样的结果:MP治疗组的肺炎、脓毒症、呼吸衰竭和死亡率均较高。由于NASCIS Ⅱ的阳性结果仅在事后分析中,NASCIS Ⅰ和Ⅲ的阴性结果,以及治疗组中死亡率增加的趋势,因此不建议在急性SCI患者的治疗中使用高剂量MP。总而言之,此前尽管声称从NASCIS Ⅱ事后分析中显示使用MP可使获益,但绝大多数已发表的证据不支持在SCI后救治中使用MP。事实上,每项研究均报告了MP治疗组中并发症增加(和在某些情况下的死亡率上升)的趋势。由于这些原因,AANS和CNS指南不推荐使用MP治疗急性SCI。该Ⅰ级建议与创伤性颅脑损伤的结果相似,在显著头部损伤后皮质类固醇随机化研究中,发现接受皮质类固醇治疗的患者死亡率较高。

### 四、其他处理

由于SCI患者是静脉血栓栓塞(VTE)的高危人群。目前国外主流观点是机械性预防下肢深静脉血栓(DVT)的基础上,早期启动预防性肝素抗凝治疗(如伤后24小时以内)。同时请康复科医生会诊,早期进行康复评估治疗,争取神经功能的最大恢复。

## 第四节　相关指南

目前较为经典的指南是美国神经外科医师协会(AANS)与美国神经外科医师学会(CNS)联合制定的急性颈椎和SCI管理指南。最初于2002年发表,2013年3月发布的最新指南对SCI患者救治相关的各类问题提供了超过100条建议。基于对现有文献的全面综述,他们提供了19条Ⅰ级和16条额外的Ⅱ级建议(表6-37-3)。

表6-37-3　脊髓损伤(SCI)患者管理的Ⅰ级和Ⅱ级建议

| 推　　　荐 | 推荐等级 |
| --- | --- |
| • 分诊和院前 | |
| 建议所有已知或疑似SCI的创伤患者进行脊柱制动 | Ⅱ |

续　表

| 推　　　荐 | 推荐等级 |
|---|---|
| 建议EMS人员对现场创伤患者进行分诊 | Ⅱ |
| 不建议对通过筛选标准的清醒患者进行制动 | Ⅱ |
| • 脊髓损伤患者的临床管理 | |
| 建议采用美国脊髓损伤协会标准进行神经系统评估 | Ⅱ |
| 脊髓独立性评估Ⅱ是首选的功能结局评估指标 | Ⅰ |
| 国际脊髓损伤基本疼痛数据集是评估疼痛的首选指标 | Ⅰ |
| • 影像学检查 | |
| 清醒、无症状、无颈部疼痛、无神经功能缺损、无中毒或牵张性损伤的患者不需要颈椎成像或制动 | Ⅰ |
| 应使用高质量CT,对有症状的清醒患者进行初步评价,如果CT不可用,三视图颈椎X线可以代替 | Ⅰ |
| 昏迷或不可评价的患者应使用高质量CT或三视图颈椎X线(如果CT不可用)进行初步评价 | Ⅰ |
| • 药物治疗 | |
| 不推荐使用甲泼尼龙治疗脊髓损伤 | Ⅰ |
| 不推荐使用GM-1神经节苷脂治疗SCI | Ⅰ |
| 血管损伤评估 | Ⅰ |
| 建议使用CTA进行血管损伤筛查 | Ⅰ |

（王承斌　刘葛君）

# 参考文献

[ 1 ] FERNÁNDEZ M, BALDASSARRO V A, CAPIROSSI R, et al. Possible strategies to optimize a biomarker discovery approach to correlate with neurological outcome in patients with spinal cord injury: a pilot study[J]. J Neurotrauma, 2020, 37(3): 431-440.

[ 2 ] GOMES-OSMAN J, CORTES M, GUEST J, et al. A systematic review of experimental strategies aimed at improving motor function after acute and chronic spinal cord injury[J]. J Neurotrauma, 2016, 33(5): 425-438.

[ 3 ] JAZAYERI S B, MAROUFI S F, MOHAMMADI E, et al. Incidence of traumatic spinal cord injury worldwide: A systematic review, data integration, and update[J]. World Neurosurg X, 2023, 18: 100171.

[ 4 ] KELLY E M, FLEMING A M, LENART E K, et al. Delayed tracheostomy after cervical fixation is not associated with improved outcomes: a trauma quality improvement program analysis[J]. Am Surg, 2023, 89(7): 3064-3071.

[ 5 ] LAZARIDIS C, FOREMAN B. Management strategies based on multi-modality neuromonitoring in severe traumatic brain injury[J]. Neurotherapeutics, 2023, 20(6): 1457-1471.

[ 6 ] LONG P P, SUN D W, ZHANG Z F. Risk factors for tracheostomy after traumatic cervical spinal cord injury: a 10-year study of 456 patients[J]. Orthop Surg, 2022, 14(1): 10-17.

[ 7 ] SUN D, LIU K, JIAN Y, et al. Tracheostomy in traumatic cervical spinal cord injury: early versus late tracheostomy[J]. Clin Neurol Neurosurg, 2023, 224: 107577.

[ 8 ] VENKATASUBRAMANIAN C, LOPEZ G A, O'PHELAN K H, et al. Emergency neurological life support: fourth edition, updates in the approach to early management of a neurological emergency[J]. Neurocrit Care, 2020, 32(2): 636-640.

# 第三十八章
# 累及中枢神经系统的多发伤

狭义的创伤（即外科学教材的经典定义）是指机械性致伤因素作用于人体所造成的组织结构完整性的破坏或功能障碍，而广义上讲，物理、化学、心理等因素对人体造成的伤害也可称为创伤。创伤多发生于青壮年及儿童，1～44岁人群的创伤发病率最高，创伤对社会的危害和劳动力的损失居世界各类疾病的首位，是当今世界各国普遍面临和亟须解决的重大公共卫生问题。创伤专业化救治问题正在被不断探索，包括各种创伤救治模式的提出，急诊理念、急救设备的更新，早期评估的规范，院内重症治疗的进步，使创伤救治率不断提高。

多发伤是指单一致伤因素作用下造成2个以上解剖部位［根据简明损伤分级标准（abbreviated injury scale，AIS）所指的9个部位］同时或相继损伤，且至少有一处危及生命或肢体。损伤严重度评分（injury severity score，ISS）≥16分为严重多发伤（severe multiple injury，SMI），是导致成人死亡的首位原因。创伤性休克、窒息、恶性颅内压升高是致死的极其重要的关键因素。重症多发伤的伤情不是简单的叠加，而是多器官损伤相互加重，病理生理反应相互影响，临床症状相互掩盖，病情危重紧急。速度是重症多发伤救治的灵魂，创伤后及时快速正确处理往往比伤情更影响生存率。高级创伤生命支持（advanced trauma life support，ATLS）被视为创伤患者救治的黄金标准。按照CRASH PLAN（C为心脏/循环、R为呼吸、A为腹部、S为脊柱、H为头部、P为骨盆、L为肢体、A为动脉、N为神经的英文首字母）快速检诊，不求全面但求重点突出，濒死患者复苏第一，检查第二。即遵循"ABC"原则，以抗休克和改善缺氧为重点，保持气道通畅，充分氧气供应，维持循环稳定，阻止大出血。维持生命体征后进行进一步影像学检查。早期准确评估严重创伤患者的死亡风险对于改善患者预后至关重要，ISS与院内死亡率显著相关。正确掌握多发伤的处理顺序，遵循"先救命，再治伤，最后恢复功能"的原则，利用胸腹腔穿刺或创伤超声重点评估（focused assessment with sonography for trauma，FAST）快速排查胸腹部隐匿性损伤。时间是成功治疗多发伤患者的关键因素，对于危重症患者争取迅速至高级别的创伤中心，经验丰富、配合默契的多学科团队可灵活应用杂交手术室（支持外科手术治疗和血管介入治疗同步进行）等先进手段进行抢救。

重型颅脑损伤也常被认为是多发伤患者早期死亡的重要原因，有文献表明多发伤死亡患者中有63.5%是由重型颅脑损伤引起，居全身各处创伤之首。累及中枢神经系统损伤的多发伤发病率日趋上升，大约1/3的TBI病例伴有严重的胸部、腹部或肢体等颅脑损伤，伤情更加复杂，致死、致残率更高，救治难度极高，是临床工作中面临的巨大挑战，努力提高此类患者的救治率是目前创伤救治领域的热点与核心。本章重点对累及中枢神经系统的各部位损伤进行分类概述。

## 第一节　合并胸部损伤

重型颅脑损伤合并重症胸部损伤是颅脑合并伤中最为常见的一种。有资料表明，颅脑损伤合并胸部伤的发生率可高达42%～60%。重症患者的病理生理变化相互影响、症状相互掩盖、治疗相互矛盾、涉及多学科合作，伤情大多复杂，救治难度大，死亡率高。熟悉其临床特点，快速制订正确的诊疗方案并及时进行干预和调整，是提高抢救成功率的关键。

重型颅脑损伤合并胸部伤除具有严重多发伤急、重、危等共同点外，还具有以下特点。

（1）对呼吸、循环的直接和相互影响。胸部外伤直接影响心肺等靶器官,直接影响呼吸、循环两大系统。大量血气胸、张力性气胸、开放性气胸、连枷胸以及心包压塞,可严重影响心脏的血流动力学。心脏血流动力学改变及心源性休克又加重呼吸困难,导致缺氧的发生。缺血缺氧导致继发颅脑损伤,加上原发颅脑损伤,使交感神经过度兴奋,产生大量的儿茶酚胺,使肺血流动力学改变,肺静脉压力增高,肺毛细血管通透性增加,淋巴液回流障碍。肺泡表面活性物质减少以及白细胞异常反应的破坏,引起反常的肺损伤,这是头胸损伤的恶性循环,是致死致残的主要原因。对于可疑存在穿透性心脏损伤的患者,需警惕心包压塞的可能性。

(2)中枢性与周围性呼吸功能不全叠加。呼吸中枢的直接损伤或脑疝晚期的继发损伤可导致中枢性呼吸功能不全,引起呼吸频率、节律改变以及呼吸深浅幅度的改变,甚至呼吸停止。其次颅脑损伤可使患者咳嗽、咳痰能力下降,吞咽功能障碍,口鼻腔、呼吸道分泌物不能顺利排出。颅底骨折、口鼻腔出血及呕吐物的误吸引起的上呼吸道梗阻。胸部外伤如合并连枷胸、大量血气胸、肺挫裂伤等严重影响呼吸功能。中枢性的呼吸抑制、呼吸道梗阻及肺部损伤极易造成患者早期出现低氧血症,而低氧血症与重型颅脑损伤导致的死亡和残疾密切相关。

(3)意识障碍与休克并存。重型颅脑损伤导致意识障碍,易掩盖胸腹部病情(高能损伤及穿透性损伤均可致膈肌破裂),造成胸腹部内脏出血的漏诊。内脏出血导致休克也会引起意识障碍,因此单纯通过意识障碍的程度来判断颅脑损伤的伤情是片面的,此时患者的昏迷往往是颅脑损伤和休克的叠加,给早期颅脑损伤情况判断带来困难。颅脑损伤除儿童外,本身较少引起休克,因此不能轻易地把休克原因归于脑疝晚期及脑干功能衰竭,应在颅脑外寻找出血部位,及时止血。胸腹腔穿刺及床边B超检查对发现胸腹腔内脏出血非常重要。

(4)颅内压升高与低血压并重。颅内压升高和低血压是头胸腹部多发损伤患者的主要病理生理改变。颅高压后的Cushing现象(库欣现象)可引起血压升高,掩盖休克代偿期的轻度血压下降,当诊断休克明确时已进入休克的失代偿期,失去抢救休克的最好时机。同样,因胸腹部伤造成的低血压引起脑供血不足,使脑组织缺血缺氧,颅内压进一步升高,造成脑细胞不可逆性损伤。这些相互作用,对脑复苏及休克复苏均极为不利。必须动态观察颅内压变化,ICP动态监测能够追踪患者颅内伤情进展,及时准确地提供诊断必要信息,靶向管理颅内各项指标,为个体化、精准化救治提供依据,避免反复多次的CT检查导致病情延误。

(5)抗休克与脱水降颅压的矛盾。重型颅脑损伤合并胸部损伤患者往往合并颅内压升高和休克低血压表现,存在着抗休克与脱水降颅压的矛盾。当脱水药使用和低血压相矛盾时,应尽量保持血压稳定而减少脱水药的使用。早期大量扩容纠正休克,会抑制免疫反应、引起液体外渗、加重脑组织及肺组织水肿,限制性液体复苏策略已引起关注。对于合并颅内压升高的休克患者,建议使用高渗盐溶液、20%人血白蛋白治疗,以扩充血容量,维持血管内高渗状态,减轻脑水肿、降低颅内压。抢救重型颅脑外伤合并胸部损伤休克患者,既要纠正休克状态,又要降低颅内压,减轻或预防肺水肿,预防脑缺血缺氧,将三者有序地统一。

针对重型颅脑损伤合并胸部伤的特点,其早期救治策略需注意以下几个方面。

(1)保持呼吸道通畅,必要时予机械通气,维持呼吸功能的稳定,保证大脑及身体其他重要器官充分的氧供,是重型颅脑损伤合并全身多发伤抢救成功的关键。对存在中枢性呼吸障碍、有呕吐误吸、颅底骨折严重、严重颌面伤后口鼻流血、多发肋骨骨折肺挫伤的患者,血氧饱和度不能有效维持者,应果断进行气管插管或气管切开并进行机械通气辅助治疗。对于胸壁损伤患者,可能因明显的疼痛、胸壁力学改变导致换气不足、感染和呼吸衰竭。尽早优化镇痛对于患者体验和降低肺部并发症风险均至关重要。对连枷胸应行胸壁软化区加压包扎、牵引或行胸廓固定术。对大量血气胸需立即行胸腔闭式引流,对进行性血胸则剖胸探查。气管支气管损伤是最不常见的损伤之一,因其非特异性的体征和症状,难以及时诊断,约有81%的气道损伤患者由于张力性气胸而立即或在到达急诊室之前死亡。对于气道损伤患者应立即保护气道,支气管镜检查是诊断气道损伤的金标准。

(2)积极抗休克,处理内出血,纠正凝血功能,稳定循环功能。严重的颅外损伤引起的低血压和凝血功能障碍是TBI继发性损伤的重要因素。当血压降至脑血管自身调节下限时,脑血流量失去自身调节作用,此时休克对脑损害往往超过颅内压升高的危害,故积极、早期抗休克非常重要。内脏出血休克液体复苏分秒必争,与紧急手术同时进行,不可指望血压稳定后再手术而错失救命良机。对于进行性血胸、腹腔出血患者,在纠正休克及凝血功能紊乱的同时,应立即行开胸、开腹手术治疗,只有积极手术控制胸腹内大出血,才能稳定循环功能。

（3）防治颅内压升高、抢救脑疝。任何导致脑组织缺血缺氧的因素，均会进一步加重颅内高压。保证呼吸循环功能的充分稳定，是防治颅内压升高的基础。当呼吸功能稳定，休克纠正后，对脑挫裂伤、急性脑肿胀、脑干损伤等采用颅内压增高的阶段化治疗，维持脑灌注压（CPP），改善脑的氧供需平衡，防治脑水肿和颅内压升高，减轻或避免脑组织损伤，恢复脑细胞功能。

（4）严格选择手术适应证及手术时机，合理安排手术先后顺序。按照手术危急程度将手术分为抢救性手术、急诊手术、稳定后手术。抢救性手术主要为心脏大血管损伤出血，伤情凶险，院前死亡率高达80%，须在现场立刻施行开胸止血。对于颅内血肿达到手术指征，保守治疗后ICP ≥ 25 mmHg、CPP ≤ 65 mmHg，脑疝或开放性颅脑损伤者，需急诊行标准大骨瓣减压、颅内血肿清除或开放性颅脑损伤闭合整复术，以解除脑干受压，防止脑干继发性不可逆性损害，防治颅内感染。对于开放性胸外伤、张力性气胸、中等量以上的血气胸者，需急诊行胸部伤口关闭、胸腔闭式引流、肺破裂修补、肺叶切除、胸内血管结扎、膈疝修补等手术。在手术过程中严格遵循"损害控制外科"原则，可先行颅骨快速钻孔减压，之后进一步行标准去骨瓣术减压、清除颅内血肿和坏死脑组织，笔者科室行ICP监测下的控制性减压取得良好临床效果。对于脑疝合并胸内有明显活动性出血者，应边积极抗休克，边同时行颅胸联合手术。对于开颅手术指征欠明确的患者，遵中国颅脑创伤颅内压监测专家共识，积极开展ICP监测技术，动态监测颅内压，指导进一步的治疗方案。连枷胸肋骨固定手术、单纯凹陷性颅骨骨折的整复手术等可在抢救性手术及内环境相对稳定之后进行。

## 第二节　合并腹部损伤

腹部损伤发生率占各种损伤的0.4% ～ 1.8%，腹部损伤的严重程度、是否损伤到内脏、何种内脏损伤在很大程度上取决于暴力程度、速度、着力部位和作用方向等因素。由于伤情的不同，腹部损伤的临床表现也有很大差异，从无明显症状、体征到出现重度休克，甚至处于濒死状态。腹部损伤的病理变化主要是腹腔内出血和腹膜炎。

重型颅脑损伤合并腹部损伤也是严重多发伤的一种常见类型，占全身多发伤的10% ～ 16%。在日本，Yanagawa等学者研究发现，重度创伤性颅脑损伤患者比中度创伤性颅脑损伤患者更容易发生腹部损伤。潜在的腹部损伤可能被忽略，因为无意识的急危重症患者无法描述自己的腹部症状，因此，医生在治疗严重创伤性颅脑损伤时应注意此类并发症的可能性。腹腔实质脏器的破裂大出血可导致严重休克，复苏时的大量输血输液可导致内环境紊乱，易出现"致死三联征"（低体温、代谢性酸中毒和凝血功能障碍），而某些空腔脏器破裂可导致严重感染等并发症，甚至出现多器官功能障碍综合征。颅脑损伤合并腹部损伤病情变化快、临床表现复杂，症状相互掩盖，病死率可高达70%，是严重多发伤救治中的难点。因此，熟悉重型颅脑损伤合并腹部外伤的临床特点，及时快速地判断患者的伤情，采取恰当的治疗措施，同时做好并发症防治的准备，是降低重型颅脑损伤合并腹部损伤的关键。

重型颅脑损伤合并腹部损伤的临床特点与颅脑损伤合并胸部损伤基本类同，包括失血性休克昏迷和中枢神经损伤导致昏迷的鉴别，颅内压升高与低血压的相互影响，补液与脱水降颅压的矛盾。主要强调损伤机制的判断、临床症状的鉴别，在临床严密观察和实验室检查（血尿常规等）的基础上，重视床旁超声检查及床旁腹腔穿刺的重要性，ICP动态监测的必要性。

针对重型颅脑损伤合并腹部损伤的特点，其早期救治策略须注意以下几个方面：维持呼吸功能稳定，积极抗休克，处理腹内伤，防治颅内压升高、抢救脑疝，把握手术时机，确定手术方式，合理安排手术顺序。

伤后1小时之内的时间是创伤急救的"黄金时间"。缩短早期抢救时间，及早确定手术方式，合理安排手术顺序，加强围手术期的全面监测和综合防治，是降低颅脑损伤合并腹部损伤死亡率的关键。为急危重症患者开通绿色通道，争取抢救时间，提高急危重症患者的抢救成功率，累及中枢神经系统的腹部损伤患者常有多个部位需要手术处理。一旦发现危重情况如窒息、大出血、心搏骤停，必须立即抢救，以免耽误抢救时机。对于损伤严重处于生理极限的患者，需要采取损伤控制外科的策略。手术顺序应按受损器官的重要性和损伤的严重程度决定。对以腹部为主的多发伤，颅脑损伤无急诊手术指征，一般主张先处理腹部损伤，再动态观察颅脑损伤变化，最后处理其他损伤。腹部损伤并发颅脑损伤，存在颅内压升高有急诊手术指征者，如何决定手术治疗顺序须视腹部损伤性质而定。腹部损伤如为实质脏器破裂出血等危及生命时，须同时进行腹部和颅脑手术。腹部损伤如为空腔脏器破裂者，可先行开颅手术，然后再处理腹部损伤。须再次强调的是对于重型颅脑损伤合并腹部损伤的患者，在处理腹部损伤时，最好动态监测颅内压，以便及时掌握患者颅内病情变化。

## 第三节　合并四肢长骨和骨盆损伤

　　四肢和骨盆损伤在全身创伤中最为常见，尤其以下肢骨折最为常见，本书主要概述出血相对较多的肱骨、尺桡骨、股骨及胫腓骨骨折。因骨盆骨折常见于高能量损伤导致的多发伤，病情较为复杂，可伴随大量出血及盆腔重要脏器损伤等，在此一并叙述。

　　肱骨干骨折指肱骨外科颈下2 cm至肱骨髁上2 cm之间的骨折，在青壮年多见，占骨折的1%～1.5%，常见的损伤因素包括车祸、坠落伤等直接或间接暴力，伤后临床表现为上臂疼痛、畸形及功能受损，骨折类型多为横形或粉碎性骨折。一般根据患者病史、症状、体征、X线检查，诊断较易。发生如下情况则应手术治疗：① 因断端软组织嵌插，不能手法复位的闭合性骨折；② 6小时以内开放性肱骨骨折，患肢经彻底清创，感染可能小的伤者；③ 肱骨干粉碎骨折；④ 肱骨干骨折合并有神经、血管、肌腱损伤，需要手术探查的患者。以上情况发生时需要行手术治疗，以恢复患者肢体的功能，降低致残率，减少各类骨折并发症的发生。

　　尺桡骨骨折是临床上最多见的损伤之一，占全身骨折的6.18%，损伤因素包括直接暴力、间接暴力、扭转暴力等，运动损失极为多见，青少年多发。前臂的最大功能是其通过旋转运动保证手部灵活功能的发挥，因此，前臂骨折后最大限度地恢复其旋转功能是关键。尺桡骨骨折诊断较易，少部分稳定的简单骨折可使用单纯手法复位结合石膏或者夹板外固定，但对于手法复位失败、受伤时间短、伤口污染轻微的开放性骨折、伴随有神经血管损伤的骨折、同侧肢体有多发骨折，应采取切开复位内固定手术治疗。

　　股骨干骨折是指大粗隆下2 cm至股骨髁上2 cm间的股骨骨折，约占全身骨折的3%，因直接暴力、间接暴力损伤所致，多发生于青壮年。对于多发伤合并股骨干骨折意识障碍的患者，需警惕下肢深静脉血栓及脂肪栓塞综合征的发生。有文献报道车祸后出现了股骨骨折的患者入院时颅脑CT正常，入院后出现皮下出血、呼吸窘迫和神经功能障碍的三联征，大脑的MRI扫描显示脑内多个扩散受限的点状病变，证实了脂肪栓塞综合征（fat embolism syndrome，FES）的诊断，提示颅脑损伤本身并非是患者意识恶化的最可能原因。另外，股骨干周围肌肉、脂肪组织发达，血运丰富，神经分布广泛。因此，创伤的损害极大，局部出血较多，股骨干骨折出血量可超过800～1 500 mL，神经损伤严重，引发的应激反应强烈，伤者多发生休克代偿期、休克失代偿期的表现，需要动态监测患者的生命体征，并积极纠正血容量不足及时常伴发的酸中毒等问题，改善微循环，并适当镇痛镇静减轻应激反应。减少因休克或应激导致脑灌注不足、脑氧耗增加、颅内压升高。较为稳定的股骨干骨折、小儿股骨干骨折可保守治疗，主要以牵引，手法复位外固定为主。对于非手术疗法失败，同一侧肢体或其他部位有多处骨折，存在神经血管损伤者，老年人的骨折，陈旧性骨折不愈合或有功能障碍的畸形愈合，无污染或污染轻微的开放性骨折则需手术治疗。

　　胫腓骨骨折是全身最常见的管状骨骨折，占13.7%，开放性损伤及治疗后并发症也较多，胫骨中下段骨折不连接发生率较高，另外由于胫骨区域的解剖特点，血液循环模式固定，血管走行的位置固定，筋膜间隙多而固定，胫骨下1/3以下无肌肉附着，血液循环相对薄弱，在高能量暴力损伤的作用下，损伤血管常见，易导致骨筋膜室综合征的发生，导致肌肉、脂肪、皮肤甚至整个肢体的坏死，处理此处骨折极为棘手。开放性胫腓骨骨折治疗棘手，感染率极高，达33.33%，骨不连者达45.1%，二期翻修手术率达27.45%。因此，治疗此类骨折的关键是解决小腿软组织肿胀的问题。软组织问题解决了，骨折各类并发症的发生率也会显著降低。

　　骨盆骨折是发生率仅次于四肢骨骨折及脊柱骨折的骨折类型，占全身骨折发病率的0.3%～6%，在多发伤中占12.1%～37.3%，年发生率为（20～35.2）/10万。骨盆骨折损伤机制主要为直接或间接高能量暴力。近年来，随着人民生活的改善，全国人均拥有车辆的比例大幅提升，骨盆骨折病例中主要致伤原因是交通事故,占25%～84.5%。其损伤后往往伴随着内部脏器、血管及神经的损伤,因此,休克发生率高达19%～50%,病死率5%～20%,开放性骨盆骨折的病死率高达30%～50%。就损伤程度而言,严重的骨盆骨折合并膀胱损伤率为6%～11%,合并尿道损伤为4%～14%,女性生殖道达13.6%～17%,男性生殖器达2.2%～6.5%,其中33%～56%是外生殖器损伤,直肠损伤达1.2%～3.4%,骨盆神经损伤10%～15%,血管损伤达2.4%～20%,出血量多在500 mL以上。出血量>2 000 mL的患者,多为严重的损伤,AIS达5分或ISS>20,见于严重的交通事故、压砸及高坠伤等,尤其高速公路的交通事故常见。

根据病史、体检初步评估,确定进一步检查,如胸腔穿刺、腹腔穿刺、B超及CT检查。有学者研究表明,在入院CT扫描中对后腹膜血肿进行半定量评估可以预测输血需求、使用何种止血方法以及重度骨盆骨折患者的不良预后。因此,深入了解病史,确定伤型,是车祸撞击或挤压等,进一步确定相关危险因素。如有骨盆区皮损及伤口,骨盆局部肿胀及皮下出血,骨盆挤压、分离试验、伸膝屈髋试验阳性,双下肢畸形等。如存在两侧脐-髂前上棘间距不等、髂后上棘患侧后凸、骨盆整体畸形等应高度警惕骨盆骨折及合并损害带来的危险。上述评估及判断不仅仅是为了确定是否有骨折发生,而且是为了明确是否伴随盆腔脏器、神经、血管的损伤,是否会因骨折危及生命,导致功能障碍,是否需要紧急实施抢救措施及手术。对于以下情况,如外伤后发生腹胀,并有腹膜刺激征;有休克代偿期或者休克失代偿期的症状、体征;腹穿阴性或仅有少许血性液抽出;动态化验血红蛋白不稳定或持续性下降;排尿困难、无尿、少尿或血性尿;直肠指检阳性发现;女性伤者阴道有血性液或血液流出等应高度怀疑盆腔脏器、血管或神经损伤,应早期、快速、安全地实施相关动态检查或抢救措施。大多数指南都建议对血流动力学不稳定的骨盆骨折在固定骨盆的同时进行盆腔填塞和(或)血管栓塞术。

骨盆骨折手术方式较多,主要根据伤者损伤情况来制订方案,但由于严重骨盆骨折伤者损伤部位较多,治疗难度较大,技术要求较高,目前距离圆满解决此类严重问题尚任重道远。有学者研究表明,骨盆骨折患者的死亡率与多发损伤的部位、年龄、颅脑损伤的程度、血流动力学及休克密切相关。在治疗方式上的研究,目前骨盆骨折的治疗有从外固定向内固定的趋势,研究结论表明,在某些情况下使用外固定器固定不稳定骨折并伴有血流动力学不稳定的复杂骨盆损伤,仍

然是多发伤患者的成功治疗方法。

综上所述,在多发伤伤者中,如累及四肢骨的损伤也同样会加剧全身多发伤的病情,在管状长骨损伤中,肱骨骨折可导致局部出血量达100～800 mL,如合并血管损伤出血量会更大;前臂骨折一般出血在50～400 mL;股骨干骨折出血量一般在300～2 000 mL;胫腓骨骨折出血量达100～1 000 mL;骨盆骨折的出血量极大,一般失血量达500～5 000 mL(图6-38-1)。因此,此类骨折可能会严重影响患者的生命。在严重多发伤患者的救治中也应遵循损伤控制理论,在治疗中危及患者生命的器官、脏器及部位先治疗,而相对较为稳定的损伤仅进行患者可耐受并有效的控制,后期再实施决定性手术等有创的治疗及操作,分阶段有计划地实施整体治疗方案,可能更有利于患者的生命维护、感染的控制、病情的缓解及生命的延续。有学者报道,尤其在儿童、老年多发伤的患者中,更应体现损伤控制治疗措施,将会使此类人群更受益。同样,也有专家研究提示,在不同的部位损伤的人群中,使用损伤控制理论实施分步治疗、分阶段治疗、分期治疗,会使严重颅脑损伤合并多发四肢长骨骨折的患者受益,即此类危重的多发伤患者成活率更高、并发症更少、预后更好。

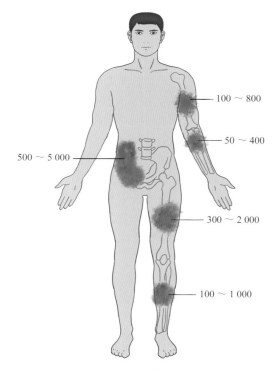

图6-38-1　各部位骨折的失血量(mL)

(刘葛君　姚洁民)

# 参考文献

[ 1 ] BLACK S R, SATHY A K, JO C, et al. Improved survival after pelvic fracture: 13-year experience at a single trauma center using a multidisciplinary institutional protocol[J]. J Orthop Trauma, 2016, 30(1): 22−28.

[ 2 ] BROTFAIN E, KLEIN Y, TOLEDANO R, et al. Minute-to-minute urine flow rate variability: a retrospective survey of its ability to provide early warning of acute hypotension in critically ill multiple trauma patients[J]. Eur J Trauma Emerg Surg, 2020, 46(5): 1175−1181.

[ 3 ] BUNYA N, HARADA K, KURODA Y, et al. The effectiveness of hybrid treatment for sever multiple trauma: a case of multiple trauma for damage control laparotomy and thoracic endovascular repair[J]. Int J Emerg Med, 2017, 10(1): 18.

[ 4 ] CHARBIT J, RAMIN S, HERMIDA M, et al. A simple CT score to quantify pelvic and retroperitoneal hematoma associated with pelvic fractures predicts transfusion needs, pelvic hemostatic procedures, and outcome[J]. Emerg Radiol, 2020, 27(2): 173−184.

[ 5 ] CRAWFORD A M, YANG S, HU P, et al. Concomitant chest trauma and traumatic brain injury, biomarkers correlate with worse outcomes[J]. J Trauma Acute Care Surg, 2019, 87(1S Suppl 1): S146−S151.

[ 6 ] DÍAZ C, CARVAJAL D F, MORALES E I, et al. Right main bronchus rupture associated with blunt chest trauma: a case report[J]. Int J Emerg Med, 2019, 12(1): 39.

[ 7 ] EVANS C, POKU B, PEARCE R, et al. Characterising the outcomes, impacts and implementation challenges of advanced clinical practice roles in the UK: a scoping review[J]. BMJ Open, 2021, 11(8): e048171.

[ 8 ] FERREIRA R O M, PASQUALOTTO E, VIANA P, et al. Surgical versus non-surgical treatment of flail chest: a meta-analysis of randomized controlled trials[J]. Eur J Trauma Emerg Surg, 2023.

[ 9 ] FUJIWARA G, MURAKAMI M, ISHII W, et al. Effectiveness of Administration of fibrinogen concentrate as prevention of hypofibrinogenemia in patients with traumatic brain injury with a higher risk for severe hyperfibrinolysis: single center before-and-after study[J]. Neurocrit Care, 2023, 38(3): 640−649.

[ 10 ] FUKUSHIMA K, KAMBE M, ARAMAKI Y, et al. Evaluation of injury threshold from the number of rib fracture for predicting pulmonary injuries in blunt chest trauma[J]. Heliyon, 2023, 9(4): e15278.

[ 11 ] GEERAERTS T, VELLY L, ABDENN OUR L, et al. Management of severe traumatic brain injury (first 24 hours)[J]. Anaesth Crit Care Pain Med, 2018, 37(2): 171−186.

[ 12 ] GIUFFRIDA M, PERRONE G, ABU-ZIDAN F, et al. Management of complicated diaphragmatic hernia in the acute setting: a WSES position paper[J]. World J Emerg Surg, 2023, 18(1): 43.

[ 13 ] JIANG B, LIANG S, PENG Z R, et al. Transport and public health in China: the road to a healthy future[J]. Lancet, 2017, 390(10104): 1781−1791.

[ 14 ] KOHYAMA K, ISHIHARA T, TSUBOI Y, et al. Intermediate outcomes of orbital wall reconstruction using different alloplastic materials: which is ideal?[J]. Plast Reconstr Surg, 2022, 150(4): 865−875.

[ 15 ] LIU C, XIE J, XIAO X, et al. Clinical predictors of prognosis in patients with traumatic brain injury combined with extracranial trauma[J]. Int J Med Sci, 2021, 18(7): 1639−1647.

[ 16 ] MARTÍNEZ F, ALEGRET N, CAROL F, et al. Pelvic fracture in the patient with multiple injuries: factors and lesions associated with mortality[J]. Emergencias, 2018, 30(2): 91−97.

[ 17 ] METTING Z, RÖDIGER L A, REGTIEN J G, et al. Delayed coma in head injury: consider cerebral fat embolism[J]. Clin Neurol Neurosurg, 2009, 111(7): 597−600.

[ 18 ] PARK H O, CHOI J Y, JANG I S, et al. Assessment of the initial risk factors for mortality among patients with severe trauma on Admission to the emergency Department[J]. Korean J Thorac Cardiovasc Surg, 2019, 52(6): 400−408.

[ 19 ] SAHUQUILLO J, DENNIS J A. Decompressive craniectomy for the treatment of high intracranial pressure in closed traumatic brain injury[J]. Cochrane Database Syst Rev, 2019, 12(12): CD003983.

[ 20 ] SEO Y, WHANG K, PYEN J, et al. Missed skeletal trauma detected by whole body bone scan in patients with traumatic brain injury[J]. J Korean Neurosurg Soc, 2020, 63(5): 649−656.

[ 21 ] SIDDIQUI H K, AIJAZ A, KHAN F R. Association between type of fixation and a length of stay amongst maxillofacial fracture patients: a retrospective charts review[J]. J Pak Med Assoc, 2022, 72(10): 2077−2079.

[ 22 ] SRIBNICK E A, POPOVICH P G, HALL M W. Central nervous system injury-induced immune suppression[J]. Neurosurg Focus, 2022, 52(2): E10.

[ 23 ] SUTO Y, NAGATA K, AHMED S M, et al. Cerebral edema and neurological recovery after traumatic brain injury are worsened if accompanied by a concomitant long bone fracture[J]. J Neurotrauma, 2019, 36(4): 609−618.

# 第三十九章
# 急性脑积水

## 第一节 概 述

### 一、脑积水定义

由于脑脊液分泌增多、和（或）吸收障碍、和（或）循环障碍,引起脑脊液循环动力学的异常改变,使得脑脊液在脑室系统内和（或）颅内蛛网膜下腔异常积聚,使其一部分或全部异常扩大者称为脑积水。单纯脑室扩大者称为脑内积水,单纯颅内蛛网膜下腔扩大者称为脑外积水。脑积水不是单一的疾病改变,而是诸多病理原因引起的脑脊液循环障碍。

脑脊液（cerebral spinal fluid, CSF）是充满于脑室系统、蛛网膜下隙和脊髓中央管的无色透明液体,属于无功能细胞外液。正常情况下,脑脊液内含无机离子、葡萄糖和少量蛋白,细胞很少,主要为单核细胞和淋巴细胞,其功能相当于外周组织中的淋巴液,对中枢神经系统起缓冲、保护、营养、运输代谢产物以及维持正常颅内压的作用。脑脊液总量在成人约150 mL,产生的速率为0.3 mL/min,日分泌量为在400～500 mL。它处于不断地产生、循环和回流的平衡状态。

### 二、脑积水分类及病因

（一）脑积水的分类

1. 按照病理类型

（1）梗阻性脑积水:梗阻性脑积水又称非交通性脑积水或称脑室内型梗阻性脑积水,是指病变位于脑室系统内或附近,阻塞脑室系统脑脊液循环而形成,即第四脑室出口以上部位发生阻塞造成的脑积水,是脑积水中最为常见的一种。

（2）交通性脑积水:是由于脑室外脑脊液循环通路受阻或吸收障碍所致的脑积水,也有因脑脊液产生过多而导致的脑积水。

2. 按照时限进展 先天性和后天性脑积水,急性脑积水、慢性脑积水,进行性脑积水和静止性脑积水。

3. 按照影像学 单纯性脑积水、继发性脑积水和代偿性脑积水。

4. 按照病因 创伤性脑积水、耳源性脑积水、感染性脑积水、出血性脑积水等。

5. 按病理生理 高压力性脑积水、正常压力性脑积水等。

（二）脑积水的原因

脑积水是由脑脊液循环障碍（通道阻塞）,脑脊液吸收障碍,脑脊液分泌过多,脑实质萎缩等原因造成的,是神经外科常见疾病。常见的原因有颅内炎症、脑血管畸形、脑外伤、各种内源性或外源性神经毒素、缺氧、水和电解质紊乱、酸中毒、肝肾功能衰竭等都可通过不同机制造成了脑脊液生理紊乱。脑脊液的生理紊乱导致了脑实质内从脑室到脑实质外（extra-axial）蛛网膜下腔的压力梯度,出现脑室系统的扩大,并压缩脑实质和蛛网膜下腔,从而产生神经功能障碍。

脑积水分为先天性和后天性两类。在胚胎发育期间,炎症、维生素缺乏、甲状腺功能亢进或低下以及其他有害因素影响下使胚胎发育过程中出现紊乱,如正中孔和侧孔缺损、大脑导水管内的室管膜层生长过度、透明隔退化掩盖室间孔,从而出现先天性脑积水,此时往往还伴随各种发育缺陷,如胼胝体缺如、小脑发育不全等。后天性（继续性）脑积水是由于脑脊液通路或孔隙被出血、肿瘤、寄生虫、炎症性瘢痕粘连、血管畸形等压迫阻塞所致。根据脑脊液循环障碍情况可分成以下几种类型。

1. 脑脊液循环通路受阻

（1）先天发育异常:可能与父母接触了某些化学

放射物质、孕早期发热、服用某些药物、胎位异常、羊水过多等有关。较多见的畸形有脊柱裂、中脑导水管狭窄等。脑脊液循环受阻于蛛网膜下腔及蛛网膜颗粒，如先天性脑池发育不良、先天性蛛网膜颗粒缺失、蛛网膜颗粒闭塞等。

（2）出血（高血压性、自发性蛛网膜下腔出血、外伤性）：血液进入蛛网膜下腔和脑室内，阻塞中脑导水管、室间孔、基底池，甚至是整个脑室系统和蛛网膜下腔，影响脑脊液循环，导致脑脊液循环通路的梗阻。不伴有脑室扩大的脑出血也能够因为中线移位引起的室间孔水平梗阻和侧脑室截流而发生脑积水。小脑出血能够引起第四脑室流出道的变形和阻塞，进而引发急性脑积水。如果破入第四脑室导致其出血性扩张，死亡率较高。脑水肿、颅内血肿、脑疝、脑膨出可压迫脑池和脑表面的蛛网膜下腔影响脑脊液循环与吸收。另外，出血引起的纤维增生、蛛网膜下腔粘连导致脑脊液循环受阻，从而出现脑脊液内累积效应而发生脑积水。

（3）感染：如化脓性脑膜炎、结核性脑膜炎、脑室炎等，由于增生的纤维组织阻塞了脑脊液的循环孔道，多见于第四脑室孔及脑底部的蛛网膜下腔粘连而发生脑积水。

（4）颅内占位性病变：颅内肿瘤较常见，可阻塞脑脊液循环通路的任何一部分，相对多见于第四脑室附近。

（5）脑脊液循环可受阻于静脉回流，如静脉压力增高等。

*2. 脑脊液异常*

（1）脑脊液分泌过多：先天性脑积水的病因学说较多，较为公认的学说则为侧脑室脉络丛增生，分泌旺盛，引起脑室脉络丛分泌脑脊液功能紊乱，从而发生脑积水。当然，脉络丛乳头状瘤等病理情况也会导致脑脊液分泌过多。

（2）脑脊液成分改变：渗透梯度的形成离不开大分子物质的累积，适当地清除脑室内的大分子物质是维持脑室渗透压、脑室容积的机制之一。基于脑组织的渗透性，当脑室中存在某些溶质时会形成脑室的浓度梯度，由于渗透驱动及静水梯度，致使水从血液中进入脑室的脑脊液中，使得脑室扩大，进而诱发脑积水。

（3）脑脊液吸收障碍：如胎儿期脑膜炎等所致脑脊液吸收障碍而发生脑积水。

### 三、急性脑积水的诊断与处理

脑积水患者神经功能障碍与脑积水严重程度正相关，较长的病程引起缓慢的病理生理变化和脑室进

行性扩大，在一定范围内能够耐受。根据脑积水的发生时间可分为急性脑积水（0～3天）、亚急性脑积水（4～13天）、慢性脑积水（≥14天）。但须注意慢性脑积水病程的急性进展或新发急性脑积水是致命的，应积极诊治。

急性脑积水是所有神经外科医生在工作中都会遇到的一种紧急情况。不管何种原因，患者出现急剧恶化的神经体征都应得到密切的关注，从神经外科的角度来讲，对于诊断为急性脑积水的病危患者的紧急处理几乎都是脑脊液分流：一方面稳定患者的病情，另一方面为针对病因的诊断和治疗赢得时间。

（一）临床表现

（1）先天性脑积水的婴幼儿大多在分娩时死亡，其特征是患儿矮小，皮肤皱缩，头大而脸呈成年人状，颅骨菲薄，颅缝分离凸起，囟门无搏动，眼球突出，前囟饱满，头皮静脉怒张，"破罐音""落日征"等。常常伴有痉挛性的不全麻痹或麻痹，锥体外系症状和脑干功能障碍。

（2）成人和年岁较大的儿童头径增大，在严重发作时往往伴有颅内压增高的临床症状和体征：头痛、恶心、呕吐、视乳头水肿、意识障碍、脑疝等。脑干的症状一般表现为：自发性眼球震颤，两侧角膜反射迟钝，常常出现双侧展神经（外展神经）功能不全。临床症状常常出现各脑神经功能障碍（多见于Ⅲ、Ⅳ对脑神经）、共济失调、癫痫样发作等症状。患者经常出现不同程度的视力障碍，特别是视力急剧下降直至失明，瞳孔对光反射和瞳孔集合（辐辏）反射迟钝。

（3）脑组织受压引起进行性脑功能障碍表现：智能障碍、步行障碍、大小便失禁等。当大脑导水管梗阻时，可出现第三脑室综合征：动脉压升高、呼吸加快、出汗过多、体温调节紊乱，多尿症及嗜睡。当脑积水高压达到临界（危象）程度时，发生枕骨大孔疝，患者可能由于呼吸停止和心血管代偿功能衰退而突然死亡。位于侧脑室前部和室间孔部位的肿瘤、血肿、囊肿及其他占位性病理变化，可引起相应部位脑室的梗阻性脑积水，并具有特定的临床症状。当形成脑积水高压危象时，在额区和枕区出现激烈的头痛、恶心、呕吐、头被动倾向于一侧或后仰，伴手或足无力，脑膜刺激征乃至意识丧失。

（二）诊断

1. CT和MRI检查　　CT见脑室扩大，双额角径/颅内径（Evan's指数，指同一层面两侧侧脑室前角间的最大距离与同一水平颅骨内板间的最大距离的比值）＞0.33；额角变锐＜100°；颞角宽度＞3 mm；在冠状位测量胼胝体角（冠状位扫描定位垂直于前后联合连线，

测量层面通过后联合）< 90°；脑室边缘模糊，室旁低密度晕环；基底池、脑沟受压或消失。MRI矢状位T1显示导水管梗阻，幕上脑室扩大；胼胝体变薄，向上拉伸；穹窿、大脑内静脉向下移位，第三脑室底疝入扩大的蝶鞍。T2显示脑脊液样的指纹状高信号向脑室外延伸到脑组织，间质水肿在脑室角周围明显，脑室内脑脊液形成湍流，导水管流空消失。

2. 脑脊液动力学检测　腰椎穿刺检测有助于完善诊断和辅助手术治疗的决策，测定的颅内压高于正常值（儿童40～110 mmH$_2$O，成人80～180 mmH$_2$O）。正常压力脑积水可在正常值范围，梗阻性脑积水严禁做腰椎穿刺测压。

3. 磁共振相位成像技术　又称脑脊液电影成像，可显示脑脊液的流动状况，确定脑脊液循环的阻塞部位，还能显示脑组织的搏动，为脑积水的治疗决策供给更加翔实的依据。

4. 放射性核素造影　是一种经腰椎穿刺或脑室穿刺注入放射性核素追踪其在脑脊液中循环的方法，常用的有脑池造影和脑室造影。该方法检测费时，定位不精确，临床已较少应用。

（三）治疗

1. 急症手术的适应证

（1）各种原因导致急性脑脊液循环梗阻可发生急性颅内压增高，严重者可出现脑疝，突然意识丧失、瞳孔散大、呼吸循环功能衰竭，如伴意识下降的脑出血和脑室出血、因动脉瘤性蛛网膜下腔出血或颅内占位导致的急性梗阻性脑积水。

（2）尽早减少脑脊液容量和减低颅内压，稳定患者的病情，为下一步的病因诊断与治疗做好准备。

2. 急症手术方法

（1）原发疾病的手术治疗（病因治疗）：应成为治疗脑积水的首选方法。对已查明的引起梗阻性脑积水的病因，并能通过手术解除循环梗阻的条件下，应积极进行术前准备，尽早手术切除阻塞脑脊液循环孔道内的肿瘤、血管畸形、炎性病灶与血凝块等病变，如室间孔穿通术、导水管重建术、第四脑室囊肿造瘘术、脑室内肿瘤切除术、枕骨大孔减压术等。

（2）脑室穿刺体外引流术：经颅骨钻孔行脑室穿刺后，将带有数个侧孔的引流管前端置于脑室内，将脑脊液引出体外的一项技术。严格无菌操作、避免引流管漏液和逆流、防止引流管外口与脑脊液收集瓶中的液体接触以及外出检查时夹闭引流管等，都是预防颅内感染的重要环节。酌情早期预防性给予广谱抗菌药物，还建议将引流管经皮下潜行后引出，可有效减少颅

内感染风险，延长引流管放置时间。笔者建议潜行长度不短于3 cm。引流袋或引流装置一般高于脑室平面10～15 cm，以维持脑室内压力，并根据病情变化及时调整高度。

1）前角穿刺：穿刺点在冠状缝前和中线旁各2.5 cm，穿刺方向与矢状面平行，对准两外耳道假想连线，脑实质内深度一般不超过5 cm。

2）后角穿刺：穿刺点在枕外隆凸上6 cm，中线旁3 cm，穿刺方向对准同侧眉弓外端，深度不超过5～6 cm。

3）颞角及三角区穿刺：穿刺侧脑室下角时，在耳廓最高点上方1 cm，穿刺三角区时，在外耳孔上方和后方各4 cm处。均垂直进针，深度4～5 cm。

4）经眶穿刺：临床极少使用，在眶上缘中点下后0.5 cm处，向上45°、向内15°进针，深度4～5 cm，可进入前角底部。

5）前囟穿刺：适用于前囟未闭合的婴幼儿。穿刺点在前囟侧角外侧缘，距矢状线旁1.5～2 cm，穿刺方向为沿着矢状面与皮肤垂直方向穿入。正常深度为3～4 cm。

患者病情急剧恶化而需要紧急处理时，优先选择进行脑室穿刺体外引流术。脑室外引流的方法有多种，需要结合患者的病情及个体化，选择合适的穿刺方法，但是不管采用何种方法，必须确保不存在凝血功能障碍以及有足够数量的功能血小板。凝血功能障碍应得到纠正，建议要求血小板计数≥100×10$^9$/L以降低颅内出血的发生率。

（3）腰椎穿刺或腰大池外引流术：对于蛛网膜下腔出血或部分颅内感染的患者来说，腰部脑脊液引流是个良好选择，可以释放一定量的脑脊液，以达到暂时缓解颅内高压、引流血性脑脊液和控制颅内感染的目的。CT显示"不伴有幕上或幕下的占位性病变，不伴有脑脊液循环通路的梗阻性占位，不伴有颅内结构的移位，基底池开放的脑积水"为其适应证。这种情况下的脑积水可以有计划地反复腰椎穿刺或放置腰大池外引流管。腰大池外引流管便于脑脊液的分流而且避免了反复的腰椎穿刺。在这种情况下，要特别注意引流的量和速度，以免过度引流以及由此带来的并发症。

（4）Ommaya囊体外引流术：将Ommaya囊置入皮下，通过将其连接管置入侧脑室中，保证Ommaya囊与脑室通畅。该套系统为一次性无菌密闭系统，能显著减少颅内感染的发生机会。贮液囊可进行反复穿刺，且Ommaya囊可终身留置于体内，克服了常规外引流

管不能久置的缺点。操作简便、易于管理、连接紧密、更换方便、利于观察。还可以通过贮液囊向脑室内注入尿激酶、抗生素等药物，可减少脑内血肿、脑脊液漏等并发症的产生。

（5）内镜下第三脑室底造瘘术：是将脑室与脑池的最接近处（如终板、第三脑室底、胼胝体）进行手术，从而打通脑室与蛛网膜下腔之间的一条捷径，以解除急性脑脊液循环通道间的梗阻。适用于各种原因所引起的自中脑导水管至第四脑室出口处梗阻所致脑积水急性进展。如果患者的神经体征稳定并且能够坚持到实施手术，则首选的方法是内镜下第三脑室底造瘘术。这种方法避免了长期脑室置管和脑室腹腔分流等其他分流方法带来的并发症，因而是一种比较理想的方法。有研究报道第三脑室造瘘对解除脑脊液循环梗阻的有效率在50%左右。

（6）永久性治疗方法。

1）脑脊液分流术：脑室-腹腔分流术（可在腹腔镜辅助下进行）、腰大池-腹腔分流术、脑室-心房分流术、脑室-上矢状窦分流术、脑室颈内静脉分流术乃至脑室胸腔分流术、脑室-输尿管分流术和托氏分流（肿瘤切除后做脑室-枕大池分流）等。

2）脑脊液体腔分流术的禁忌证：颅内感染未得到有效控制、分流通路上存在感染灶、腹腔内存在感染和颅内出血后脑脊液检查异常者。

3）分流术后的常见并发症：分流感染（包括颅内或腹腔内感染，切口或皮下感染）、分流管阻塞、分流管断裂、颅内或腹腔内分流管异位、脑脊液过度引流（引起硬膜下血肿或积液，裂隙脑室综合征）、脑脊液引流不足、颅内出血、癫痫等。

（7）药物治疗：在急性脑脊液循环梗阻时，可使用高渗性脱水药物如甘露醇、呋塞米、氢氯噻嗪等以增加体内水分排出，乙酰唑胺可抑制脑脊液的分泌，可能有改善症状的作用；但是，对于急性进展药物疗效多不显著或仅有轻度的短暂效果。应用药物治疗的目的是为下一步的手术治疗争取时间。

总之，在处理病情持续恶化或者病情危重患者的急性脑积水的过程中，脑脊液分流可以作为一种抢救措施，为最终治疗、后续操作或者正常脑脊液动力学的恢复赢得时间。脑室外引流术、腰椎穿刺和第三脑室内镜造瘘术都是处理急性脑积水的可选方法。方法的选择必须做到患者个体化，要考虑到急性脑积水的潜在病理改变。

# 第二节　高血压脑出血后急性脑积水

## 一、概述

高血压脑出血（hypertensive intracerebral hemorrhage，HICH）是一种极具破坏性的卒中形式，具有发病率、病死率及致残率高的特征。脑积水是高血压脑出血的并发症之一，目前不同文献报道的脑积水发生率不一，40%～60%。脑积水的发生导致持续脑室扩大、颅内压增高，压迫下丘脑、脑干等结构最终引起脑疝，使病情迅速恶化从而导致患者死亡，被认为是脑出血患者不良预后及死亡率增加的独立危险因素。Diringer等报道脑出血后出现脑积水者与无脑积水者相比，病死率分别为51%和2%。Phan等报道脑出血后发生脑积水的死亡率达76%。所以脑积水的发生直接影响脑出血患者的预后。

## 二、发病机制及临床表现

HICH患者脑积水的发生与脑室内出血（intraventricular hemorrhage，IVH）密切相关，此类患者IVH的发生率为42%～55%。而且，IVH是一个独立的预后不良因素，具有29%～78%的死亡率；而不伴IVH的HICH死亡率为5%～29%。此外，IVH的体积也与预后不良有独立相关性。当出血点与脑室紧邻时，向脑室内扩展更加常见，如丘脑和尾状核的出血。

高血压脑出血早期脑室系统积血可直接堵塞，或脑室系统外脑内血肿使局部颅内压增高引起周围脑组织受压移位、缺血、水肿和坏死压迫室间孔，中脑导水管，第三、四脑室等结构，阻塞脑脊液循环通路，扰乱正常的脑脊液循环，最终导致脑积水。急性期脑脊液循环通路的阻塞，如室间孔阻塞（见于脑室出血，基底节区或丘脑出血破入脑室）、第三脑室阻塞（见于脑室出血，丘脑出血破入脑室）、中脑导水管阻塞（见于丘脑、中脑出血），第四脑室阻塞（见于第四脑室出血、小脑出血、脑干出血），均会造成急性的脑积水，导致颅内压迅速升高，脑室急剧扩张，压迫和刺激丘脑下部、脑干，可引起意识障碍、高热、呼吸循环功能障碍、应激性溃疡等，严重时可诱发脑疝。

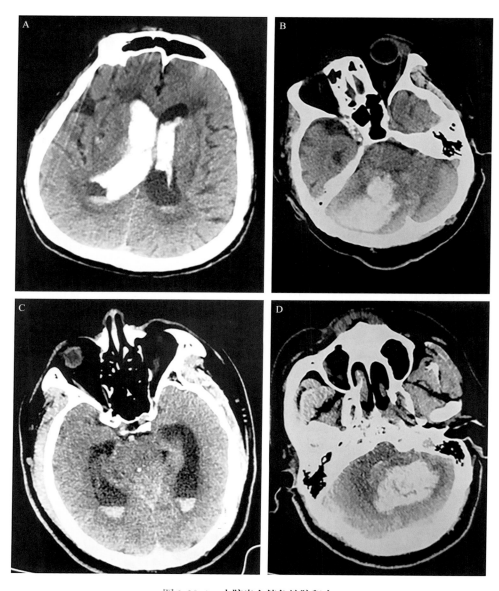

图6-39-1　小脑出血伴急性脑积水

### 三、诊断

需将患者临床表现及影像学结合起来才能作出确切的诊断(图6-39-1)。另外,宋治等通过Graeb评分(表6-39-1)来评估IVH的严重程度,以及预测发生脑积水的风险大小。按Graeb评分:1～4分者,脑积水发生概率 < 5%,一般无须外科干预治疗;5～9分者,其脑积水发生概率为9.6%～81%,在做好充分外科干预准备的条件下行内科保守治疗,一旦出现急性脑积水随时进行必要的外科引流;10～12分者,脑积水发生概率 > 90%,外科引流能显著降低该段内患者的病死率,因而对该评分段患者行积极的外科引流是必要的。

### 四、急症处理

*手术治疗*

**1. 手术适应证**　病情进行性加重并且无出血性疾病,出现颅内压持续升高、脑室短期内扩大、脑疝、呼吸循环功能障碍或衰竭等急性脑积水表现。CT显示第三、四脑室梗阻,侧脑室不同程度的积水,均为手术适应证。

**2. 手术方式**

(1)脑室穿刺外引流:脑室穿刺引流治疗简易、快捷,可迅速降低颅内压,解除血肿压迫,防止脑疝形成。

(2)开颅血肿清除术:是早期治疗脑出血的常用方法,术野暴露好,直视下操作,短期内清除脑室内血

表6-39-1　脑室出血Graeb评分

| 评分 | 侧脑室<br>（每侧侧脑室分别计分） | 第三或第四脑室 |
|---|---|---|
| 1分 | 出现血迹或轻度出血 | 脑室内出血，但脑室未扩张 |
| 2分 | 一半以下的脑室内积血 | 脑室充满血液并扩张 |
| 3分 | 一半以上的脑室内积血 | / |
| 4分 | 全脑室充满血液并扩张 | / |

注：总分=左侧脑室评分+右侧脑室评分+第三脑室评分+第四脑室评分（最高12分）。

肿，充分减压，疏通脑脊液循环通路，解除脑积水及脑室周围受压结构。但该术式存在开颅慢、术时长、创伤大、疗效差等缺点。

（3）立体定向血肿抽吸术：该术式操作简单、快速、创伤小、准确性高，术前运用CT或超声三维定位，提高血肿穿刺的精确度。可结合立体定向框架固定于颅骨，确保其无移动性，避免体位改变导致穿刺点移位。适用于脑室系统外脑组织内血肿，如基底节区出血、丘脑出血、小脑出血等，重点解决脑组织血肿对中央导水管、第四脑室等脑室系统的压迫，来疏通脑脊液循环通路。

（4）内镜下血肿清除术：借助神经内镜可在直视下清除血肿、确切止血，避免盲目吸除血肿引起不必要的损伤和出血，并发症少，降低因手术止血不彻底导致术后再出血的可能。但该手术存在视野小、操作空间有限等缺陷。

（5）腰椎穿刺术或腰椎穿刺置管外引流术：适合于交通性脑积水慢性病程急性进展导致急性脑积水的急症处理，但不能用于第四脑室、第三脑室、侧脑室或中脑导水管等任何一个部位完全阻塞的患者。

（6）药物治疗：高渗性脱水药物如甘露醇、呋塞米进行对症处理，同时给予止血、控制血压等处理。

# 第三节　动脉瘤性蛛网膜下腔出血后急性脑积水

## 一、概述

脑积水是动脉瘤性蛛网膜下腔出血（aneurysmal subarachnoid hemoHhage，aSAH）后常见并发症之一，是以脑脊液循环障碍、脑室和（或）蛛网膜下腔的病理性扩张、脑实质相应萎缩为特征的一类疾病，可导致患者认知功能下降及神经功能损害，加速病情恶化，严重影响患者预后。aSAH后急性脑积水指动脉瘤破裂后3天内发生的脑积水，发生率为15%～87%，其中约50%能在24小时内自行好转，30%～40%发展成慢性脑积水。需行分流手术。脑积水对动脉瘤破裂患者的预后有显著影响，多项研究证实，aSAH后急性脑积水的发生为多因素共同作用的结果。

### （一）脑室系统积血

动脉瘤破裂出血后脑脊液中的凝血块在室间孔、中脑导水管、第四脑室的外侧孔和（或）正中孔等处阻塞造成脑脊液循环受阻，是较为公认的早期急性脑积水的形成原因。Demirgil等分析了114例aSAH患者，发现脑室内积血可以预测脑积水的发生与发展。目前多项研究认为，脑室积血与aSAH后急性脑积水的发病密切相关，即脑室有积血者比无积血者更易发生急性脑积水，因此脑室积血是发展成急性脑积水的决定性因素，同时与脑室积血的血量相关。

### （二）脑池积血

除了脑室积血引起aSAH后早期急性脑室扩张外，脑池积血在急性脑积水的发生中起到重要作用。近年来脑池及相关蛛网膜解剖学的研究进一步解释了这种现象。Rinkel等的研究发现在无脑室积血而脑池积血的aSAH患者中发生了急性脑积水，而且与脑池血量和分布相关。在aSAH，特别是后循环动脉瘤发生破裂时，这些狭窄的孔道易被堵塞，容易产生脑脊液循环障碍，发生脑积水。

### （三）动脉瘤的位置

动脉瘤的位置与急性脑积水的发生密切相关，在一定程度上影响着急性脑积水的发生、发展、治疗方案和患者预后，是aSAH后急性脑积水研究的重点。Jartti等发现后循环动脉瘤破裂后发生急性脑积水的概率最高，发病率为84.6%，其次为大脑中动脉动脉瘤，发病率为63.5%。

### （四）Hunt-Hess分级和Fisher分级

Hunt-Hess分级与aSAH后发生急性脑积水密切相关。研究发现aSAH患者中发生了急性脑积水，且

Hunt-Hess分级≥Ⅲ级，急性脑积水的发生率与临床分级的严重程度呈正相关，因此Hunt-Hess分级≥Ⅲ级是发展成急性脑积水的一个重要因素。Fisher分级是aSAH后发生急性脑积水的另一个重要危险因素。研究证明大多数aSAH后脑积水患者Fisher分级为3～5级，而且多因素Logistic回归分析结果显示，高Fisher等级是脑积水的独立危险因素。一方面，Fisher分级越高，预示脑室和（或）脑池的血量越大，在急性期对脑脊液循环的梗阻作用越大；另一方面，Fisher分级越高，预示SAH越广泛，对SAH后期蛛网膜下腔纤维化和蛛网膜颗粒纤维化的影响越大，因而发生急性脑积水的风险越大。

## 二、发病机制

目前关于aSAH患者发生急性脑积水的发生机制尚未明确，甚至是交通性还是梗阻性上仍存在争议，其主要包括：脑脊液分泌过多、循环通路受阻和脑脊液吸收障碍等。

### （一）脑脊液分泌过多

动脉瘤破裂出血后，血液进入脑室系统，并刺激脑室的脉络丛产生更多的脑脊液，导致脑脊液分泌过剩，促进了急性脑积水的发生。Kanat等将兔血注入小脑延髓池诱发aSAH后急性脑积水，通过组织学发现脉络丛囊泡的数目在SAH早期明显增加，可能是脉络丛的神经刺激受体受到刺激后引起脑脊液分泌过剩。因此，脉络丛的囊泡形成有可能是SAH后早期调节脑水肿的一种代偿反应。

### （二）脑脊液循环通路受阻

动脉瘤破裂后，血液进入蛛网膜下腔和脑室系统，阻塞中脑导水管、基底池甚至是整个脑室系统和蛛网膜下腔，影响脑脊液循环，导致脑脊液循环通路的梗阻，产生了更大的脑脊液流动阻力和脑室内压力，增加的压力未传至蛛网膜下腔，引起侧脑室扩大，从而发生脑积水。aSAH后发生的梗阻不仅局限于脑室，脑池内也存在梗阻，因此aSAH后急性脑积水属于梗阻性脑积水。

### （三）脑脊液吸收障碍

在SAH急性期，蛛网膜绒毛均存在不同程度的堵塞，堵塞可能是脑脊液压力增加的因素，从而对脑脊液的吸收形成障碍。同时，在SAH急性期，可观察到很多蛛网膜绒毛膨胀，甚至膨胀到即将破裂的边缘；而在SAH晚期，则发现蛛网膜的含铁血黄素沉着和蛛网膜的瘢痕形成。蛛网膜颗粒绒毛的堵塞导致脑脊液吸收障碍，使脑脊液吸收阻力增加，产生脑积水。

## 三、临床表现

aSAH后急性梗阻性脑积水多见于Hunt-Hess分级Ⅲ级以上或多次出血者，常由脑室出血和广泛性SAH引起，临床表现为急性颅内压增高症状和意识障碍，基本表现为剧烈头痛、呕吐、脑膜刺激征、眼球运动障碍和意识障碍等，但并非所有患者都会出现临床症状。其中意识障碍最有意义，尤其1～2天内逐渐出现昏迷、瞳孔缩小、对光反射消失而脑干反射相对完整者应高度怀疑已发生急性梗阻性脑积水。但需注意，脑积水急性进展与再次出血的临床表现可能难以鉴别。

## 四、诊断

结合患者的临床症状，在无禁忌证的条件下及时行颅脑CT。

## 五、急症处理

### （一）动脉瘤术前急性脑积水

63%的SAH后急性脑积水患者平稳或24小时自行缓解，如果颅脑CT显示存在严重的脑积水，脑室周围存在明显的间质性水肿，意识状态持续恶化并排除再次出血，尽早行动脉瘤栓塞/夹闭+脑室外引流术/终板造瘘术。脑室外引流术可使78%的患者意识障碍在24小时内改善，但存在脑室炎和动脉瘤再出血的可能性。预防EVD后动脉瘤再出血和颅内感染的相关措施如下：

（1）早期手术夹闭或栓塞动脉瘤，降低再出血风险。

（2）适当抬高脑室体外引流高度，控制颅内压在15 mmHg，减少动脉瘤再出血机会。

（3）引流管皮下潜行数厘米，以防脑脊液漏。

（4）避免不必要的引流管灌洗，保持引流装置密闭。

（5）预防性应用抗生素，尽量控制引流时间在7～10天。

### （二）动脉瘤术中急性脑积水

栓塞术中动脉瘤破裂可导致急性脑积水，术中立即应用弹簧圈、球囊或支架紧急止血，同时中和肝素后立即行脑室外引流术，建立皮下隧道，同时建议行颅内压监测。待颅高压缓解后过渡至腰大池引流。

### （三）术后急性脑积水

患者术后出现意识障碍等临床症状，立即行颅脑CT检查是否出现急性脑积水，需要与血管痉挛、再次出血等相鉴别。如果发生进行性脑积水，考虑行脑室外引流术或腰大池引流术。

# 第四节 颅脑损伤后急性脑积水

## 一、概述

颅脑损伤后脑积水（post-traumatic hydrocephalus，PTH）是颅脑损伤后常见并发症之一。如果未及时发现并采取有效治疗措施，常导致颅脑损伤患者的临床症状和神经功能恶化，影响患者的康复。PTH 是颅脑损伤后康复过程中致残的主要原因，尤其是在重型颅脑损伤昏迷患者中，常导致较高的病死率和颅脑外伤后植物状态的发生。PTH 的发生率报道差异很大，随着重型颅脑损伤患者救治成功率的提高，PTH 的发生率也明显增高。与 PTH 发生的可能相关因素主要包括：蛛网膜下腔出血的分布及厚度、脑室内出血、昏迷状况、受伤严重程度、年龄、颅内感染、颅底骨折、去骨瓣减压术、骨瓣距中线的距离、术后大脑半球间硬膜下积液、骨窗疝等。

## 二、发病机制

### （一）脑室系统的机械性梗阻

颅脑损伤后引起急性 PTH 的主要原因包括：血块直接阻塞脑脊液循环通路而影响脑脊液吸收；脑水肿、颅内血肿、脑疝、脑膨出可压迫脑池和脑表面的蛛网膜下腔影响脑脊液循环与吸收；脑室内出血、脑室贯通伤、脑池积血、小脑挫裂伤、半球内出血可压迫和阻塞室间孔、导水管、第四脑室、正中孔使脑脊液不能回到蛛网膜下腔而形成急性梗阻性脑积水。另外，颅脑损伤后脑室系统新生隔膜也会导致 PTH。

### （二）脑脊液的再吸收障碍

多数学者认为颅脑损伤后脑池及蛛网膜下腔积血，造成蛛网膜下腔粘连、蛛网膜颗粒纤维化形成，从而导致脑脊液再吸收障碍。颅脑损伤患者接受手术治疗中，所产生的组织碎片可加重组织粘连和蛛网膜颗粒的机械性梗阻，使得发生 PTH 的风险更大。颅内感染更是加重组织粘连的常见因素之一。

### （三）脑组织移位和脑脊液动力学改变学说

重型颅脑损伤患者行去骨瓣减压术后，PTH 的发生和大脑半球间硬膜下积液有相关性。去骨瓣减压术后移位脑组织的复位以及颅腔受到大气压力的直接影响，脑脊液动力学受影响，可引起硬膜下积液，并在此基础上发展为 PTH。

### （四）蛛网膜撕裂和（或）过度脱水、利尿所引起的体液失衡

可能是导致硬膜下积液形成的机制之一。

## 三、临床表现

头痛、恶心、呕吐和意识状态障碍，常是急性 PTH 的主要表现。TBI 患者伤后或术后早期临床状态改善后，又出现意识障碍加重或神经状态恶化表现，或术后减压窗因 PTH 外膨，或患者的神经状态持续处于低评分状态。

## 四、诊断

在临床上，一般根据患者病史、临床表现及影像学特点对急性 PTH 进行综合诊断。颅脑 CT 和 MRI 检查是临床筛查 PTH 最常用的影像学检查方法。诊断 PTH 的影像学依据：影像学上脑室系统进行性扩大，典型表现为侧脑室额角增大、第三脑室变圆、颞角增大，部分患者可表现为脑室系统的不对称性扩大，扩大的脑室周围可出现脑脊液渗出（CT 低密度信号或 MRI T2 加权高信号）。腰椎穿刺检查虽不能确定 PIH 是否存在，但有助于完善诊断和辅助手术治疗的决策。

## 五、急症处理

1. 病因治疗 开颅清除血肿，解除梗阻原因及脑池受压，如小脑硬膜外血肿、小脑挫伤伴脑内血肿更容易出现占位效应，压迫第四脑室导致急性梗阻性脑积水的发生等。去骨瓣减压术后给予适当头部包扎，防止脑组织膨出及硬膜下积液发生。积极廓清蛛网膜下腔出血，可以行基底池造瘘术、腰大池引流术、间断性腰椎穿刺释放血性脑脊液等。

2. 对症治疗 对于临床上有意识障碍进行性加重乃至发生脑疝或神经系统状态一度好转后又恶化、减压窗外膨逐渐加重、影像学上有典型征象并持续进展的急性 PTH 患者，可以立即给予脑室穿刺体外引流术、第三脑室底造瘘术乃至一期行脑室-腹腔分流术等处理，为稳定患者的病情及下一步治疗赢得时间。

3. 药物治疗　在急性脑脊液循环梗阻时，可使用高渗性脱水药物如甘露醇、呋塞米(速尿)等对症处理。应用脱水药物的同时，需要维持有效循环血量，密切监测生命体征的变化。

## 第五节　颅内肿瘤相关急性脑积水

### 一、概述

颅内肿瘤的病理生理过程中可能会出现神经功能障碍。一旦神经系统症状和体征迅速出现即可考虑是神经急症，包括神经结构的机械性损伤、血液供应变化、继发性损伤加重、毒性物质影响细胞代谢等。脑积水是颅内肿瘤及术后常见的并发症之一。尤其是急性脑积水的发生，加重脑损伤，延长治疗时间，延缓患者的康复，重者危及生命。因此，预防脑积水的发生，及早进行诊断和治疗，是临床神经外科医师必须面对的问题。

### 二、发病机制

颅内肿瘤通过堵塞脑脊液循环通路、降低脑脊液吸收以及增加脑脊液产生三种途径导致脑积水的发生。脑积水可以分为交通性和非交通性脑积水两种类型。非交通性脑积水的产生可能继发于那些位置刚好能够堵塞脑脊液循环出口的颅内肿瘤或脑室内肿瘤。半球部位或颅后窝处较大占位，可以通过占位效应挤压脑室系统而引起脑积水。交通性脑积水通常与颅内肿瘤向软膜的转移相关，且一般存在脑脊液吸收障碍。有些颅内肿瘤能够导致脑脊液过度分泌，也可以引起交通性脑积水。颅后窝肿瘤在小儿及成人均可发生。Due等报道 67 例颅后窝肿瘤并存在脑积水，在切除肿瘤解除梗阻后，星形胶质细胞瘤伴发脑积水治愈率为 83%，髓母细胞瘤为 47%，室管瘤为 54%。颅后窝体积狭小，容积代偿能力有限，第四脑室和中脑导水管在颅后窝中被脑干和小脑包围。颅后窝的占位性病变极易压迫第四脑室和中脑导水管，导致急性梗阻性脑积水引起颅内压升高。急性脑积水在颅内肿瘤术后并不常见，但是却是严重并发症，一旦发生可在较短的时间内引起颅内压急剧升高，引发脑疝危及生命，需要引起高度的重视。主要认为其发生机理在于：术后血凝块阻塞脑脊液通路，如第四脑室出口、基底池等；红细胞阻塞蛛网膜颗粒，妨碍脑脊液的吸收；血肿压迫导水管后部或血肿和脑挫裂伤灶直接阻塞脑室系统等。

容易造成脑积水的部位

(1) 室间孔区：脑室内的脑脊液通过此孔进入第三脑室，当此部位发生肿瘤导致此孔阻塞时，会出现一侧脑室扩大。

(2) 第三脑室：为两侧侧脑室内的脑脊液循环必经之路，发生阻塞时，出现两侧脑室对称性扩大。

(3) 松果体区：第三脑室内的脑脊液通过中脑导水管流入第四脑室，松果体区恰位于导水管的后方，此区肿瘤，即使比较小也容易造成脑积水。通常两侧侧脑室和第三脑室同时扩大。

(4) 颅后窝：包括第四脑室内、小脑脑桥角、枕骨大孔、斜坡，颅后窝占位均可引起第四脑室以上脑室的扩大积水。

### 三、临床表现

急性脑积水出现显著的症状如头痛、恶心、呕吐、视乳头水肿、脑膜刺激征和意识障碍。在危象极期，发生脑疝，意识丧失，甚至呼吸循环衰竭。慢性脑积水在儿童中出现头围改变、强直和进行性神经功能障碍；在老年人可以痴呆、尿失禁和步态异常起病。

### 四、诊断

CT 和 MR 是临床上用来筛查颅内肿瘤相关脑积水最常用的技术手段。

### 五、急症处理

(1) 急性进展性脑积水常有继发性因素，不论何病因均可引起急性颅内压增高，甚至导致急性枕骨大孔疝危及生命，须紧急处理。急性进展性脑积水常用的治疗选择脑室外引流术、第三脑室底造瘘术等，暂时缓解急性颅内压升高。

(2) 病因治疗：手术切除颅内肿瘤，部分患者脑积水可自行缓解。部分肿瘤，比如松果体区肿瘤，即使完全切除，术后导水管也不一定恢复通畅，考虑术中行侧脑室-枕大池分流术。颅内肿瘤切除术后出现病情变化，出现头痛、呕吐、意识状态恶化，应高度怀疑脑积水，立即复查颅脑 CT，明确诊断。根据脑积水的原因，采取不同的治疗方法,给予脱水治疗及脑室外引流术。同时,去除脑积水的原因,如因为脑血肿或脑牵拉伤致挫裂伤,行血肿及挫伤组织清除术。

(3)对于术前或术中行脑室外引流术,术后脑积水不缓解,可考虑急诊行脑室-腹腔分流术。术后夹管或拔管后出现脑积水急性复发,导致患者出现意识障碍、脑疝危象等,立即打开引流管或者急诊行脑室外引流术,缓解后行脑室-腹腔分流术,或者根据情况直接急

诊行脑室-腹腔分流手术。

(4)对于颅内肿瘤术后颅内感染引起的急性脑积水,可以采用脑室外引流术、腰大池外引流术等;但如考虑完全梗阻性脑积水,禁止进行腰大池外引流术。需要长期额外的脑脊液分流,可进行Ommaya囊植入术,且该装置还可以用于注入敏感抗生素治疗颅内感染。

(宋 岩 黄齐兵)

## 参考文献

[ 1 ] 孙硕,周辉,施辉.颅脑外伤后脑积水的发生及相关危险因素的研究进展[J].医学综述,2018,24(9):1739-1748.

[ 2 ] 王学建,陈杨.低颅压性脑积水的诊断及治疗(附5例分析)[J].中华神经创伤外科电子杂志,2017,3(2):102-104.

[ 3 ] 杨小锋,王亚东,温良.创伤性脑积水的诊疗进展[J].浙江医学,2018,40(18):1993-2008.

[ 4 ] 袁强,步星耀,孙彦熙,等.动脉瘤性蛛网膜下腔出血并脑积水的防治研究[J].中华神经外科疾病研究杂志,2015,14(1):28-32.

[ 5 ] 詹潮鸿,张向阳,肖格磊.脑积水发病机制的研究进展[J].中南大学学报(医学版),2019,44(10):1188-1195.

[ 6 ] BATEMAN G A, FIORENTINO M. Childhood hydrocephalus secondary to posterior fossa tumor is both an intra- and extraaxial process[J]. J Neurosurg Pediatr, 2016, 18(1): 21-28.

[ 7 ] EDWARDS B, WANG J M, IWANAGA J, et al. Cranial nerve foramina: part Ⅱ — a review of the anatomy and pathology of cranial nerve foramina of the posterior cranial fossa[J]. Cureus, 2018, 10(4): e2500.

[ 8 ] GODOY HURTADO A, BARSTCHI P, BREA SALVAGO J F, et al. Low- and negative-pressure hydrocephalus: new report of six cases and literature review[J]. J Clin Med, 2023, 12(12): 4112.

[ 9 ] GREENBERG J K, WASHINGTON C W, GUNIGANTI R, et al. Causes of 30-day readmission after aneurysmal subarachnoid hemorrhage[J]. J Neurosurg, 2016, 124(3): 743-749.

[ 10 ] GUSDON A M, THOMPSON C B, QUIRK K, et al. CSF and serum inflammatory response and association with outcomes in spontaneous intracerebral hemorrhage with intraventricular extension: an analysis of the CLEAR-III Trial[J]. J Neuroinflammation, 2021, 18(1): 179.

[ 11 ] HOLSTE K G, XIA F, YE F, et al. Mechanisms of neuroinflammation in hydrocephalus after intraventricular hemorrhage: a review[J]. Fluids Barriers CNS, 2022, 19(1): 28.

[ 12 ] HÖNIKL L S, LANGE N, MEYER B, et al. Postoperative communicating hydrocephalus following grade 2/3 glioma resection: incidence, timing and risk factors[J]. Cancers (Basel), 2023, 15(14): 3548.

[ 13 ] KOLE M J, SHEA P, ALBRECHT J S, et al. Utility of the Hijdra Sum Score in predicting risk of aneurysm in patients with subarachnoid hemorrhage: a single-center experience with 550 patients[J]. Neurosurgery, 2020, 86(6): 783-791.

[ 14 ] KRISHNAN K, LAW Z K, WOODHOUSE L J, et al. Measures of intracranial compartments in acute intracerebral haemorrhage: data from the Rapid Intervention with Glyceryl Trinitrate in Hypertensive Stroke-2 Trial (RIGHT-2)[J]. Stroke Vasc Neurol, 2023, 8(2): 151-160.

[ 15 ] KUO L T, HUANG A P H. The pathogenesis of hydrocephalus following aneurysmal subarachnoid hemorrhage[J]. Int J Mol Sci, 2021, 22(9): 5050.

[ 16 ] KURAMATSU J B, GERNER S T, ZIAI W, et al. Association of intraventricular fibrinolysis with clinical outcomes in intracerebral hemorrhage: an individual participant data meta-analysis[J]. Stroke, 2022, 53(9): 2876-2886.

[ 17 ] LI L, TAO Y, TANG J, et al. A cannabinoid receptor 2 agonist prevents thrombin-induced blood-brain barrier damage via the inhibition of microglial activation and matrix metalloproteinase expression in rats[J]. Transl Stroke Res, 2015, 6(6): 467-477.

[ 18 ] LOLANSEN S D, ROSTGAARD N, CAPION T, et al. Posthemorrhagic hydrocephalus in patients with subarachnoid hemorrhage occurs independently of CSF osmolality[J]. Int J Mol Sci, 2023, 24(14): 11476.

[ 19 ] NI H, ZHAO L B, LIU S, et al. Open-cell stent-assisted coiling for the treatment of paraclinoid aneurysms: traditional endovascular treatment is still not out of date[J]. Neuroradiology, 2021, 63(9): 1521-1530.

[ 20 ] OERNBO E K, STEFFENSEN A B, RAZZAGHI KHAMESI P, et al. Membrane transporters control cerebrospinal fluid formation independently of conventional osmosis to modulate intracranial pressure[J]. Fluids Barriers CNS, 2022, 19(1): 65.

[ 21 ] PAEZ-GONZALEZ P, LOPEZ-DE-SAN-SEBASTIAN J, CERON-FUNEZ R, et al. Therapeutic strategies to recover ependymal barrier after inflammatory damage: relevance for recovering neurogenesis during development[J]. Front Neurosci, 2023, 17: 1204197.

[ 22 ] PAPALIA W L, NASCIMENTO A S, KRISHNA G, et al. Physical exercise as a modulator of vascular pathology and thrombin generation to improve outcomes after traumatic brain injury[J]. Mol Neurobiol, 2022, 59(2): 1124-1138.

[ 23 ] PÁSCOA PINHEIRO J, CARNEIRO D R, MATOS D, et al. Primary intraventricular haemorrhage: the role of frontal minicraniotomy and external ventricular drainage[J]. BMJ Case Rep, 2021, 14(2): e239448.

[ 24 ] PENG K, KODURI S, XIA F, et al. Impact of sex differences on thrombin-induced hydrocephalus and white matter injury: the role of neutrophils[J]. Fluids Barriers CNS, 2021, 18(1): 38.

[ 25 ] ROBLES L A, VOLOVICI V. Hypertensive primary intraventricular hemorrhage: a systematic review[J]. Neurosurg Rev, 2022, 45(3):

2013-2026.

［26］ UMANA G E, PUCCI R, PALMISCIANO P, et al. Cerebrospinal fluid leaks after anterior skull base trauma: a systematic review of the literature[J]. World Neurosurg, 2022, 157: 193-206.

［27］ WANG Z, XI B, YU B, et al. Prediction of adult post-hemorrhagic hydrocephalus: a risk score based on clinical data[J]. Sci Rep, 2022, 12(1): 12213.

［28］ YANG Y, HE J, WANG Y, et al. Targeting choroid plexus epithelium as a novel therapeutic strategy for hydrocephalus[J]. J Neuroinflammation, 2022, 19(1): 156.

# 第四十章

# 脑肿瘤急症

脑肿瘤急症是指脑肿瘤患者在疾病发展或治疗过程中发生的一切危象或合并症。这些急症如不能及时处理往往会导致严重后果,甚至死亡。认识和适当地治疗这些急症对提高生活质量和延长生存期至关重要,常见的脑肿瘤急症包括急性癫痫发作、急性脑水肿、肿瘤卒中等。

## 第一节　急性癫痫发作

### 一、概述

脑肿瘤患者中,20%～40%患者以癫痫发作为首发症状,而另外20%～45%患者会在疾病发展或治疗过程中出现。总体上,癫痫在脑肿瘤中的发病率与病变的组织学类型和肿瘤的位置相关,其发病率为35%～70%,其中低级别肿瘤(星形胶质细胞瘤、少突胶质细胞瘤、混合性星形胶质细胞瘤、脑膜瘤)的发病率高于(65%～95%)高级别肿瘤(15%～25%),这可能是由于低级别肿瘤没有出血和坏死,继而伴随谷氨酸的堆积,最终造成癫痫发作。皮质和颞叶肿瘤的癫痫发生率高于幕下、深部或皮质下的肿瘤。

### 二、起病特征

脑肿瘤类型与急性癫痫发作具有一定相关性,顽固性癫痫最常见的肿瘤类型是神经节细胞胶质瘤、低级别胶质瘤,其次是少突胶质细胞瘤、混合性胶质瘤、胚胎发育不良性神经上皮瘤。神经节细胞胶质瘤在脑肿瘤中的比例小于1%,但几乎所有患者都合并癫痫发作。低级别星形胶质细胞瘤常以癫痫为首发症状,病变多位于脑白质,生长呈浸润式,影响灰白质间的纤维联系。少突胶质细胞瘤也常常以癫痫为首发症状,多位于幕上皮质下脑白质内,同样呈浸润性生长,可突破皮质和脑室,部分可发生黏液样变,造成周围脑组织代谢紊乱,诱发癫痫。神经节细胞胶质瘤多见于儿童和青年,大多数患者存在癫痫,多位于颞叶灰白质交界

处,单个病灶,边界清晰,多伴有囊变,是癫痫外科手术中最常见的肿瘤。胚胎发育不良性神经上皮瘤,癫痫往往是唯一的临床症状,约75%的患者每日至少发病一次,多位于额颞叶的脑表面,呈多结节病灶性病变。

脑肿瘤患者的癫痫发作表现为简单或复杂的癫痫发作,伴有或不伴有继发性损伤。虽然癫痫持续状态在肿瘤患者中并不常见,但肿瘤进展时相应风险显著增高,约有4%无脑转移的恶性肿瘤患者经历了一次或多次癫痫发作。恶性肿瘤患者可因多种因素引起癫痫发作,包括体液代谢紊乱(低钠血症、低钾血症、低血糖)、化疗药物毒性(鞘内化疗、长春花生物碱、紫杉醇类、白消安)、辅助药物(抗抑郁药、抗精神病药物,抗生素)以及感染性疾病。

### 三、抗癫痫药物(AED)的使用

脑肿瘤患者出现了癫痫发作(包括各类型发作),随后再次发生癫痫的风险很高。因此,及时有效的癫痫控制对患者围手术期的管理至关重要,其中,最重要的环节包括癫痫的评估和抗癫痫药物(AED)的应用。癫痫的评估主要包括动态视频EEG监测,以往皮质或深部电极的监测提示癫痫往往起源于肿瘤的周围,在发作间期,若出现单独的尖波可能会误导癫痫灶的定位。除颞叶肿瘤以外,其余部位尤其是顶叶的肿瘤可引起广泛的癫痫波,这对头皮监测的定位提升了难度,此时侵入性电极监测可能会提供更准确的定位。其他监测手段包括脑皮质电图、皮质躯体感觉诱发电

位、皮质电刺激、脑磁图等。就AED的使用而言，癫痫发作本身带来的神经系统的原发性损伤已经严重影响患者的生活质量，所以AED的使用必须考虑其治疗效果和潜在的副作用。首先，应避免使用刺激肝细胞色素P450（CYP）系统（苯妥英钠、卡马西平和苯巴比妥钠）的酶诱导AED，因为许多化学治疗药物和皮质类固醇是由CYP酶系统代谢的，可能会产生临床意义上的药代动力学相互作用。例如，酶诱导AED降低喜树碱类、紫杉醇类、长春花生物碱、氨甲蝶呤、亚硝基脲、环磷酰胺、甲基苄肼、噻替哌和依托泊苷的抗肿瘤作用。相反，一些化学疗法也会降低酶诱导AED的治疗水平，增加癫痫发作的风险。苯妥英钠和皮质类固醇的联合用药会降低这两种药物本身的疗效。丙戊酸钠抑制CYP酶，增加亚硝基脲、顺铂和依托泊苷的毒性。此外，新型的AED（包括左乙拉西坦、拉莫三嗪、托吡酯、加巴喷丁、普瑞巴林）通常比经典的AED（苯妥英钠、丙戊酸钠、苯巴比妥钠）更受欢迎，因为它们的副作用和药物相互作用较少。

除药物相互作用外，与普通人群相比，脑肿瘤患者发生AED相关不良事件的频率增加。在接受AED药物治疗的患者中，约20%的患者由于不良反应需要改变初始AED方案。药物性皮疹是常见的，与服用AED的一般人群的5%～10%相比，在脑肿瘤患者中发生率达20%，重要的是，严重的皮肤反应，如多形红斑、Stevens-Johnson综合征和中毒性表皮坏死松解症出现的风险随着苯妥英钠、卡马西平和苯巴比妥钠的使用

而增加，尤其是在AED治疗的前8周和放射治疗期间。由于潜在的肿瘤和同时服用的抗精神药物，AED对脑肿瘤患者的认知功能损害和神经精神作用常常被放大。类似地，骨髓抑制和肝功能不全的风险也可能相应增加，这可能是由于与普通人群相比，该患者群体中多种联合用药的叠加或协同作用所致。

虽然药物治疗是脑肿瘤患者癫痫治疗的基石，但手术、放射治疗和化学治疗可能会产生积极的影响。目前，有研究提示肿瘤全切是控制术后癫痫的有效手段，当肿瘤累及功能区时，神经电生理检查可能对切除范围有所帮助，当肿瘤难以全切时，放射治疗可有效减少癫痫发作的频率，但是颅内放射治疗或化学治疗对癫痫发作控制的影响还没有得到很好的研究证实。回顾性的系列研究和临床经验支持这些方法对肿瘤相关癫痫患者的积极作用，在低级别胶质细胞瘤患者中使用替莫唑胺与癫痫发作频率的显著降低相关，但是，在没有其他指征的情况下，应避免使用放射治疗或化学治疗来控制癫痫发作。

现有数据表明，预防性AED在预防首次癫痫发作方面并无显著获益，而且鉴于许多AED具有明显的药物副作用，因此目前暂不支持预防性使用。尽管缺乏支持性数据，但许多临床医师仍在围手术期预防性使用AED，原因是他们认为在这一关键时期如果出现癫痫发作，可能会对临床转归产生重大影响。目前围手术期预防性使用AED，一般认为应在手术后7天内停止使用。

# 第二节　急性脑水肿

## 一、概述

脑水肿是中枢神经系统肿瘤患者发病和死亡的重要原因。与原发性和转移性脑肿瘤相关的水肿通常是血管源性水肿，由于血-脑屏障（BBB）破坏，相关的血管通透性增加，而不是细胞毒性。BBB破坏使血浆蛋白从血管内皮细胞间隙进入脑实质，导致水肿和肿瘤内外间质压力增加。虽然对BBB破坏的确切机制还不完全清楚，但血管内皮生长因子（VEGF）似乎起着重要作用。此外，不论是血管源性还是细胞毒性水肿，星形胶质细胞水肿是重要特征，其功能的改变可进一步影响神经元的存活，是脑水肿发生发展过程中的重要环节，其他与脑水肿发生机制相关的机制研究还包括胶质细胞间的连接蛋白、电解质运输相关的水通道

蛋白等。本节内容主要从诊断和治疗上来讨论肿瘤相关急性脑水肿的诊治。

## 二、诊断

在影像学诊断上血-脑屏障的破坏与造影剂增强和水肿有关。目前最广泛使用的评估血管通透性的磁共振成像（MRI）序列是（钆）T1序列，该序列显示了脑组织中不含钆的血-脑屏障破坏。水肿在T2序列和液体抑制反转恢复（FLAIR）序列上表现最显著，通常在MRI上呈手指状分布，长T1长T2信号，DWI不呈高信号，ADC常高于正常脑组织，这些序列显示水肿区域的强化通常比强化区域更广泛，尽管强化的区域也可能反映浸润性非强化肿瘤或治疗后胶质增生。其他的MRI序列（弥散加权，动态增强）已经被用来区分血

管源性水肿和浸润性肿瘤,但其相关性还需要进一步研究来确认。在CT上,血管源性水肿表现为白质束变宽和密度降低。在最初的临床表现中,大多数高级别胶质瘤或脑转移瘤患者表现出与血管源性水肿相关的症状。血管源性水肿加重引起与肿瘤相关的局灶性神经症状,并导致颅内压升高的非局灶性症状,包括头痛、嗜睡和精神错乱。患者可能会由于与Valsalva动作相关的活动或站立时颅内压短暂升高而出现晕厥。广泛的血管源性水肿可进一步导致脑疝和死亡。在发病过程中,脑肿瘤患者往往会出现血管源性水肿的症状性加重,水肿增加的常见原因是类固醇的停药或肿瘤进展。对于肿瘤进展和假性进展引起的水肿增加,$^{18}$F-FDG PET、氨基酸PET具有较高的敏感性和特异性。

### 三、治疗

急性脑水肿的治疗包括脱水渗透治疗、限制入量、血压体温控制、维持电解质平衡,以及皮质类固醇治疗。最常使用的急性脑水肿渗透治疗包括高渗盐水和甘露醇,两者在脱水治疗的选择上常因合并症的不同而各有优势。此外,过多的液体输入可加重脑水肿的形成,因此许多临床医生更倾向于维持轻度脱水状态。血压的管理中,建议严格控制血压,避免血压增高加重水肿带的扩大,同时需警惕血压过低造成的灌注不足引起的缺血性水肿。在药物治疗中,皮质类固醇是治疗的主要药物。影像学研究表明,皮质类固醇在给药后6小时内可降低毛细血管通透性,48~72小时降低瘤周脑组织含水量,其稳定血-脑屏障的作用机制尚不清楚。尽管缺乏对照研究,但多年来的临床经验已经确立了指导皮质类固醇使用的临床实践原则:① 地塞米松与其他皮质类固醇相比,拥有较长的半衰期,而且相对缺乏盐皮质激素的作用,因此首选地塞米松;② 一旦初始给药达到满意的临床效果,地塞米松应逐渐减量至维持最佳神经功能所需的最低剂量;③ 对不良反应进行监测和治疗;④ 无症状的患者不需要皮质类固醇;⑤ 如果由于水肿占位效应出现可疑脑疝,则应进行紧急神经外科评估,以便进行手术减压或开始快速渗透治疗。

地塞米松通常每6小时给药一次,由于口服吸收较好,不需要首推静脉给药,大多数患者每天分次接受16 mg的初始剂量。在症状轻微的患者中,初始剂量为4~8 mg/天,对于中度或重度症状,建议16 mg/天。大多数有症状的神经性水肿患者在地塞米松开始后数小时内神经症状和KPS评分都有改善,虽然最大临床获益通常不会在短时间内出现,但若已经明显起效,地塞米松应逐渐减少到最低剂量,建议缓慢减量以避免反弹性水肿,尤其是在放射治疗期间。建议以不少于每4天的间隔减少不超过先前剂量的50%。由于放射治疗可能会暂时增加血管源性水肿,因此在放射治疗期间继续使用地塞米松可能是必要的。皮质类固醇具有急性和慢性毒副作用。在脑肿瘤患者中,地塞米松的急性和亚急性毒性作用是常见的,毒性效应的发生与每日的剂量、治疗的持续时间和累积的总剂量相关,因此,地塞米松应该以尽可能低的每日剂量给药,以优化神经状态所需的最短持续时间。

虽然皮质类固醇改善了脑肿瘤并发急性脑水肿患者的临床预后,但这些药物可能同时会带来明显的不良反应,尤其是长期使用时,例如胃肠道不良反应(消化道穿孔或溃疡形成),类固醇肌病,肺孢子菌肺炎和骨质疏松。其他更常见但不太严重的副作用包括高血糖、行为改变、体重增加、失眠和免疫抑制。因此,对于使用皮质类固醇的患者,应在治疗计划中包括频繁的血糖监测和质子泵抑制剂或H2受体阻滞剂。

除皮质类固醇外,其他药物也可考虑用于治疗瘤周脑水肿。高渗药物可以通过增加渗透压减轻水肿。最常用的高渗药物是高渗盐水和甘露醇。使用这些药物时,应仔细监测患者的血浆渗透压、渗透压间隙和血钠浓度。此外,由于这些药物是通过静脉注射的,因此只能在紧急情况下临时使用。另一种治疗难治性瘤周水肿的药物选择是VEGF-A抑制剂贝伐珠单抗。研究发现,这种药物在恶性胶质瘤的治疗中有一定的疗效,而它在血管源性水肿的治疗中具有显著的疗效。因此,对于单用类固醇无法控制的严重水肿患者,贝伐珠单抗可能是一个有价值的辅助选择。

## 第三节  脑肿瘤卒中

### 一、概述

脑肿瘤患者在疾病发展过程中由于多种因素可能导致肿瘤出血,肿瘤出血常侵犯周围组织形成颅内血肿,出血量较大者可导致颅内压升高及占位效应,临床表现与卒中类似,因此称为脑肿瘤卒中,脑肿瘤卒中是脑肿瘤的严重并发症,直接影响预后及生存,因此需要准确识别和及时治疗。

## 二、发病率

脑肿瘤是颅内出血较不常见的原因,原发性或转移性脑肿瘤出血在自发性脑出血中所占比例很小,确切的发病率尚不清楚,不同的研究结果差异较大。一些研究表明,仅有1%～2%的自发性脑出血是由潜在的肿瘤引起的,另有研究报告的发病率高达7%～10%。

在原发性脑肿瘤中,胶质母细胞瘤最常与脑出血相关,因为它是常见的原发性脑肿瘤,并且其肿瘤细胞具有高度的侵袭性和破坏性。少突胶质细胞瘤,虽是低级别肿瘤,但容易出血,因为它们含有脆弱的视网膜毛细血管。同样,良性肿瘤,例如脑膜瘤、垂体瘤,也可导致肿瘤内出血;肺癌、黑色素瘤、乳腺癌和肾细胞癌常常发生脑转移,是脑肿瘤卒中常见的全身性实体肿瘤。

## 三、生物学机制

脑肿瘤卒中的生物学特征主要与中枢神经系统转移导致的肿瘤内出血有关,病理学家Paget曾经提出的"种子和土壤"假说部分解释了这一点。脑转移通常是由肿瘤细胞向中枢神经系统毛细血管床的血行播散引起的。这些侵袭性肿瘤细胞通常已经转移到(或起源于)肺,允许进入动脉循环。当肿瘤细胞在分水岭区域的远端毛细血管床中时,肿瘤细胞从循环中渗出并侵入正常的脑实质,发现中枢神经系统环境(即"土壤")适宜增殖并最终形成脑转移的细胞(即"种子")。脑转移瘤及其导致的瘤内出血通常是幕上的,因为前循环提供80%的脑血流量。种子和土壤假说可以解释某些肿瘤(如黑色素瘤)形成脑转移的倾向。

导致肿瘤内出血的机制尚不清楚。纤溶级联失调、血管内皮生长因子和基质金属蛋白酶的过度表达以及异常的新生血管化是一些可能的机制。此外,凝血功能障碍、创伤和更高的病理分级可能会增加脑肿瘤卒中风险。

## 四、临床表现

脑肿瘤卒中患者通常在影像学检查时已经有症状,脑肿瘤卒中的表现与脑出血患者的表现大体相似。常见症状或体征包括偏瘫、头痛、恶心或呕吐、癫痫和昏迷。有时症状可能是非特异性和渐进性的,特征是意识状态下降或神志精神异常。

## 五、诊断性评价

脑肿瘤卒中患者,由于须考虑诊断的便捷性、有效性和对新鲜出血的敏感性,应首先使用颅脑CT进行评估。如果没有禁忌证(如肾功能不全或碘造影剂过敏),增强CT和CT血管造影也有助于评估潜在的肿瘤和血管畸形。此外,在对比后序列上可以看到"斑点征"、边界不清或高低混杂密度,表明出血活跃,并提示血肿可能会进一步扩大。

一旦患者病情稳定,就应该进行MRI检查,以评估潜在的肿瘤。多灶性出血、血肿周边强化、额外强化灶和灰白色交界处血肿都提示潜在的肿瘤。在即时神经影像学上,血肿周围的过度水肿通常是潜在肿瘤的线索。一项研究结果提示,如果血管源性水肿与平均血肿直径之比大于100%,其潜在转移的阳性预测值为71%。

## 六、治疗

脑肿瘤卒中患者应使用类固醇来减少血管源性水肿,如果手术可行,应考虑切除潜在肿瘤。原发性脑肿瘤、单发或少量脑转移患者的手术切除已被证实有生存益处。外科医生更倾向于对脑叶出血进行手术治疗。对于不能切除肿瘤或有三个以上转移病灶的患者,全脑放射治疗可作为一种姑息措施。

对于凝血功能障碍的脑肿瘤卒中患者,治疗应以纠正凝血障碍为目标。如果血小板减少或血小板功能障碍存在,血小板输注应给予目标血小板值超过 $70 \times 10^9$/L。凝血酶原升高或活化部分凝血活酶时间延长的患者应静脉注射维生素K和新鲜冰冻血浆。凝血功能障碍继发于抗凝药的患者应考虑使用凝血酶原复合物,凝血酶原复合物可能增加全身血栓形成的风险,特别是在高凝脑肿瘤患者中,应当高度警惕。

由于脑实质内出血可能由脑肿瘤导致,故应考虑筛查潜在肿瘤,特别是当患者缺乏脑出血的典型危险因素,或出血是多灶性的,在灰白质交界处,或与周围过度水肿相关时。全面的病史采集和体格检查是必不可少的,应仔细评估患者是否有渐进性神经症状、吸烟、体重减轻、体质改变和远处恶性肿瘤的病史。

由于其成本高、诊断率不明确,在特发性脑出血的诊断评估中,颅脑MRI增强的时机和适应证尚有争议。此外,急性脑出血可能会掩盖潜在的肿瘤,如果过早进行MRI检查,可能会导致假阴性结果。

脑肿瘤卒中与肿瘤的内在特性或其治疗手段有

关,应注意肿瘤的分期、组织学和近期治疗史。脑肿瘤卒中的紧急治疗可以挽救生命,故若无治疗禁忌,应立即启动。目前,仍需要进一步的研究来确定已证实或怀疑脑肿瘤卒中患者的最佳诊断方式和治疗策略。

# 第四节　脑干海绵状血管瘤出血的急性期管理

## 一、概述

脑干海绵状血管瘤占颅内海绵状血管瘤的 $4\% \sim 35\%$,占颅后窝血管畸形的 13%,既往无出血病史的脑干海绵状血管瘤每年的出血风险很低, $0.6\% \sim 1.1\%$。如果既往有过出血病史,再出血的风险将显著增高,可达 $30\% \sim 60\%$,每出血一次,再次出血的时间间隔可能进一步缩短,持续神经功能缺失的程度与再出血的次数之间存在相关性,因为再出血增加了神经功能缺失的发生率和严重程度。

随着神经电生理监测技术、术中神经导航、显微外科手术技术的进步与发展,手术切除治疗脑干海绵状血管瘤已是首选。目前对于手术时机的选择,一般认为在脑干出血亚急性期较合适,多数认为在 $2 \sim 6$ 周内,最迟不超过 2 个月。手术方式也因病灶的部位、大小不同而异。在整个治疗期的管理中,脑干出血的急性期管理显得尤为重要。

## 二、临床表现

患者临床表现主要与出血的部位、出血量有关,多数脑干海绵状血管瘤位于脑桥,其次是中脑和延髓,颅神经刺激症状是最常见的临床表现,病情严重的患者可以晕厥、持续昏迷等为首发症状,其他症状包括感觉运动障碍、吞咽困难、意识水平改变,患者还表现为头痛、头晕、恶心呕吐等非特异性症状。

## 三、影像学检查

颅脑CT检查表现为脑干区域的高密度出血灶,颅脑MRI在T1及T2加权相均为高信号或T2加权相为混杂信号,周围及其内部有环形和不规则低信号区,为含铁血黄素沉积,边界清楚,部分有囊性变者可见实体部分,增强不明显。

## 四、急性期管理

1. 气道评估　早期评估患者的呼吸状况是必要的,严重的患者可能因血肿压迫呼吸中枢而需要紧急气管插管或气管切开来维持气道通畅。

2. 严格血压控制　血压的控制也是重点,应综合管理脑干出血患者的血压波动,分析血压升高的原因,归因后进行降压治疗。当急性脑出血患者收缩压 > 220 mmHg 时,应积极使用静脉降压药物,当患者收缩压 > 180 mmHg 时,可考虑使用静脉降压药物控制血压,并根据患者临床表现调整降压速度,平稳降压,160/90 mmHg 可作为参考的降压目标值。早期积极降压是必要的,但其改善患者预后的有效性还有待进一步研究来评估。在降压治疗期间应严密动态观察血压水平的变化,每隔 $5 \sim 15$ 分钟进行 1 次血压监测,动态评估降压方案是否需要调整。

3. 凝血与抗凝　当涉及凝血功能障碍时,须追问口服抗凝药或抗血小板药物的使用情况,获取凝血研究和血小板计数,并停止所有抗凝和抗血小板药物。华法林是最常用的口服抗凝药。为了逆转华法林,紧急给予静脉注射维生素K和凝血酶原复合物或FFP(新鲜冰冻血浆)。凝血酶原复合物可以更快纠正INR,不需要血型匹配,但可能会增加血栓事件的风险。FFP应用广泛,其中包含多种凝血因子,但制备所需时间较长,在液体治疗的过程中,有过敏反应和感染的风险,并有可能导致输血相关性急性肺损伤(TRALI)。逆转后,最重要的是每6小时重复凝血功能检查,因为患者INR可能有反弹性升高。肝素是另一种常用的抗凝药。硫酸鱼精蛋白是肝素的逆转剂。近年来,几种新型口服抗凝药(NOAC)已经问世,并越来越多地被用作华法林的替代品。一些更常用的药物包括达比加群、利伐沙班等。目前,FDA批准的逆转NOACs的唯一药物是依达拉库单抗,它是达比加群逆转的特异性药物。其他药物的逆转选择目前仍然有限。抗血小板药物如阿司匹林和氯吡格雷也被证明是脑出血的危险因素。脑出血患者血小板输注存在争议。目前的数据表明,血小板输注并不能改善预后,反而可能恶化预后。对于凝血因子缺乏的患者,可给予适当的因子替代治疗。

4. 脑积水　脑积水可以在临床和影像学上进行监测。脑积水的临床症状包括随着患者由清醒逐渐嗜睡,意识水平逐渐下降,步态不稳,智力水平下降。其他有帮助的检查发现包括向上凝视受损和侧直肌麻痹。影像学检查是监测脑积水的另一种有用的方法。多次进行颅脑CT以评估脑室大小变化。同样值得注意的是,CT上颞角的存在可能是早期脑积水的征兆。有脑积水迹象的患者可能需要脑脊液引流,如EVD,腰大池引流等。有些患者需要脑室-腹腔分流术(VP)进行永久性脑脊液分流。

5. 血糖 脑干出血患者高血糖与预后不良相关。应严格控制血糖,避免高血糖和低血糖。但目前脑干出血的最佳血糖管理方案和目标值尚未确定。

6. 发热 发热与脑干出血患者预后差有关。因此,早期和积极地确定发热源和治疗发热原发病尤为重要。中枢性或神经源性发热,是在找不到其他明确发热来源时的排除诊断。脑干出血患者发生中枢性发热的风险较高,控制发热的选择包括对乙酰氨基酚、冰袋、冰毯,更重要的是要监测和避免患者寒战的持续发生,因为这可能会增加能量的需求。

7. 癫痫 脑干出血患者有癫痫发作的风险,癫痫发作在脑叶出血中更为常见。动态脑电图监测可以明确皮质组织有无癫痫样放电。抗癫痫药物(AED)仅适用于脑电图明确或临床发作的患者,不推荐用于该人群的癫痫预防。

8. 手术治疗 目前脑干海绵状血管瘤急性出血患者可接受多种手术治疗,包括急性起病时往往需要挽救性外科手术,亚急性期及慢性期的显微外科手术,此外还包括颅内压(ICP)监测、EVD放置等。ICP监测的典型适应证包括格拉斯哥昏迷量表(GCS)≤8分的患者、有明显脑室内出血的患者、有明显脑积水的患者或有天幕疝的患者。ICP的目标通常小于25 mmHg,脑灌注压目标为50~70 mmHg。

## 五、总结

普遍认为脑干海绵状血管瘤手术治疗是根本,目前手术最佳时机暂无定论,既往研究提示在脑干出血亚急性期手术可能获益更多,但如果患者出现意识障碍,生命体征不稳定、甚至急性脑积水等,仍然需要急诊手术,软膜下的新鲜出血往往会沿着传导束走行,形成天然的腔道,急诊手术清除血肿时血肿可沿该腔道吸出,甚至无须任何牵拉,因此,在有成熟的神经重症管理的前体下,此类脑干海绵状血管瘤急性出血可考虑急诊手术,完成病灶切除和血肿清除。脑干海绵状血管瘤出血的急性期综合管理是极其重要的,它关系到患者能否顺利进入手术治疗的最佳时机,因此需要临床医师正确认识及时处理。

(钱洲棋)

# 参考文献

[ 1 ] APOSTOLAKI-HANSSON T, ULLBERG T, NORRVING B, et al. Patient factors associated with receiving reversal therapy in oral anticoagulant-related intracerebral hemorrhage[J]. Acta Neurol Scand, 2022, 146(5): 590-597.

[ 2 ] BAUTISTA W, ADELSON P D, BICHER N, et al. Secondary mechanisms of injury and viable pathophysiological targets in intracerebral hemorrhage[J]. Ther Adv Neurol Disord, 2021, 14: 17562864211049208.

[ 3 ] CROOMS R C, JOHNSON M O, LEEPER H, et al. Easing the journey — an updated review of palliative care for the patient with high-grade glioma[J]. Curr Oncol Rep, 2022, 24(4): 501-515.

[ 4 ] EGGER J I M, DELSING P A M, DE MEY H R A. Differential diagnosis using the MMPI-2: Goldberg's index revisited[J]. Eur Psychiatry, 2003, 18(8): 409-411.

[ 5 ] GILIBERTO G, LANZINO D J, DIEHN F E, et al. Brainstem cavernous malformations: anatomical, clinical, and surgical considerations[J]. Neurosurg Focus, 2010, 29(3): E9.

[ 6 ] GOLDMAN M, LUCKE-WOLD B, MARTINEZ-SOSA M, et al. Steroid utility, immunotherapy, and brain tumor management: an update on conflicting therapies[J]. Explor Target Antitumor Ther, 2022, 3(5): 659-675.

[ 7 ] GUARRACINO I, PAULETTO G, IUS T, et al. Presurgical cognitive status in patients with low-grade glioma and epilepsy: testing the effects of seizures, antiseizure medications, and tumor

localization[J]. Brain Behav, 2022, 12(5): e2560.

[ 8 ] GUSDON A M, NYQUIST P A, TORRES-LOPEZ V M, et al. Perihematomal edema after intracerebral hemorrhage in patients with active malignancy[J]. Stroke, 2020, 51(1): 129-136.

[ 9 ] HALLAHAN D E, STABA-HOGAN M J, VIRUDACHALAM S, et al. X-ray-induced P-selectin localization to the lumen of tumor blood vessels[J]. Cancer Res, 1998, 58(22): 5216-5220.

[ 10 ] HILL C S, BORG A, HORSFALL H L, et al. Cerebral cavernous malformation: management, outcomes, and surveillance strategies - a single centre retrospective cohort study[J]. Clin Neurol Neurosurg, 2023, 225: 107576.

[ 11 ] HILL R, HAN T S, LUBOMIROVA I, et al. Prothrombin complex concentrates are superior to fresh frozen plasma for emergency reversal of vitamin k antagonists: a meta-analysis in 2606 subjects[J]. Drugs, 2019, 79(14): 1557-1565.

[ 12 ] KAMBE A, HOSOYA T, SAKAMOTO M, et al. High-grade glioma masquerading as a small cerebral hemorrhage: a case report[J]. Yonago Acta Med, 2019, 62(4): 305-307.

[ 13 ] KELLY W, DIAZ DUQUE A E, MICHALEK J, et al. Phase Ⅱ investigation of TVB-2640 (denifanstat) with bevacizumab in patients with first relapse high-grade astrocytoma[J]. Clin Cancer Res, 2023, 29(13): 2419-2425.

[ 14 ] KONING A S C A M, SATOER D D, VINKERS C H, et al. The

DEXA-CORT trial: study protocol of a randomised placebo-controlled trial of hydrocortisone in patients with brain tumour on the prevention of neuropsychiatric adverse effects caused by perioperative dexamethasone[J]. BMJ Open, 2021, 11(12): e054405.

[15] MACKEY J, BLATSIORIS A D, MOSER E A S, et al. Prophylactic anticonvulsants in intracerebral hemorrhage[J]. Neurocrit Care, 2017, 27(2): 220-228.

[16] MAGID-BERNSTEIN J, GIRARD R, POLSTER S, et al. Cerebral hemorrhage: pathophysiology, treatment, and future directions[J]. Circ Res, 2022, 130(8): 1204-1229.

[17] MARGRAF D J, BROWN S J, BLUE H L, et al. Comparison of 3-factor versus 4-factor prothrombin complex concentrate for emergent warfarin reversal: a systematic review and meta-analysis[J]. BMC Emerg Med, 2022, 22(1): 14.

[18] MASCHIO M, AGUGLIA U, AVANZINI G, et al. Management of epilepsy in brain tumors[J]. Neurol Sci, 2019, 40(10): 2217-2234.

[19] MCINTOSH A M, WYND A W, BERKOVIC S F. Extended follow-up after anterior temporal lobectomy demonstrates seizure recurrence 20+ years postsurgery[J]. Epilepsia, 2023, 64(1): 92-102.

[20] MENDELOW A D, GREGSON B A, ROWAN E N, et al. Early surgery versus initial conservative treatment in patients with spontaneous supratentorial lobar intracerebral haematomas (STICH II): a randomised trial[J]. Lancet, 2013, 382(9890): 397-408.

[21] MOROTTI A, BOULOUIS G, DOWLATSHAHI D, et al. Intracerebral haemorrhage expansion: definitions, predictors, and prevention[J]. Lancet Neurol, 2023, 22(2): 159-171.

[22] NAKAMURA Y, INOUE A, NISHIKAWA M, et al. Quantitative measurement of peritumoral concentrations of glutamate, N-acetyl aspartate, and lactate on magnetic resonance spectroscopy predicts glioblastoma-related refractory epilepsy[J]. Acta Neurochir (Wien), 2022, 164(12): 3253-3266.

[23] PELLERINO A, BRUNO F, SOFFIETTI R, et al. Antiangiogenic therapy for malignant brain tumors: does it still matter?[J]. Curr Oncol Rep, 2023, 25(7): 777-785.

[24] PETER-DEREX L, PHILIPPEAU F, GARNIER P, et al. Safety and efficacy of prophylactic levetiracetam for prevention of epileptic seizures in the acute phase of intracerebral haemorrhage (PEACH): a randomised, double-blind, placebo-controlled, phase 3 trial[J]. Lancet Neurol, 2022, 21(9): 781-791.

[25] PUNIA V, GARCIA C G, HANTUS S. Incidence of recurrent seizures following hospital discharge in patients with LPDs (PLEDs) and nonconvulsive seizures recorded on continuous EEG in the critical care setting[J]. Epilepsy Behav, 2015, 49: 250-254.

[26] RAPOSO N, ZANON ZOTIN M C, SEIFFGE D J, et al. A causal classification system for intracerebral hemorrhage subtypes[J]. Ann Neurol, 2023, 93(1): 16-28.

[27] REISS Y, BAUER S, DAVID B, et al. The neurovasculature as a target in temporal lobe epilepsy[J]. Brain Pathol, 2023, 33(2): e13147.

[28] SALANS M, YIP A, BURKEEN J, et al. Prospective longitudinal assessment of health-related quality of life in patients with brain metastases undergoing radiation therapy[J]. Am J Clin Oncol, 2021, 44(10): 536-543.

[29] SÁNCHEZ-VILLALOBOS J M, ALEDO-SERRANO Á, VILLEGAS-MARTÍNEZ I, et al. Epilepsy treatment in neuro-oncology: a rationale for drug choice in common clinical scenarios[J]. Front Pharmacol, 2022, 13: 991244.

[30] SAYEGH E T, FAKURNEJAD S, OH T, et al. Anticonvulsant prophylaxis for brain tumor surgery: determining the current best available evidence[J]. J Neurosurg, 2014, 121(5): 1139-1147.

[31] SINGH G, REES J H, SANDER J W. Seizures and epilepsy in oncological practice: causes, course, mechanisms and treatment[J]. J Neurol Neurosurg Psychiatry, 2007, 78(4): 342-349.

[32] SINGH K, SAXENA S, KHOSLA A A, et al. Update on the management of brain metastasis[J]. Neurotherapeutics, 2022, 19(6): 1772-1781.

[33] TOBIESON L, GARD A, RUSCHER K, et al. Intracerebral proinflammatory cytokine increase in surgically evacuated intracerebral hemorrhage: a microdialysis study[J]. Neurocrit Care, 2022, 36(3): 876-887.

[34] VALYRAKI N, GOUJON A, MATEOS M, et al. MRI spot sign in acute intracerebral hemorrhage: an independent biomarker of hematoma expansion and poor functional outcome[J]. J Neurol, 2023, 270(3): 1531-1542.

[35] VAN DER MEER P B, MASCHIO M, DIRVEN L, et al. First-line levetiracetam versus enzyme-inducing antiseizure medication in glioma patients with epilepsy[J]. Epilepsia, 2023, 64(1): 162-169.

[36] WALBERT T, HARRISON R A, SCHIFF D, et al. SNO and EANO practice guideline update: Anticonvulsant prophylaxis in patients with newly diagnosed brain tumors[J]. Neuro Oncol, 2021, 23(11): 1835-1844.

[37] WINTER S F, JO J, SCHIFF D, et al. Central nervous system complications among oncology patients[J]. Hematol Oncol Clin North Am, 2022, 36(1): 217-236.

# 第四十一章
# 缺氧缺血性脑病

## 第一节 概 述

### 一、流行病学

对于成人NICU而言，全脑缺血缺氧性损伤主要见于呼吸心搏骤停（cardiac arrest，CA）复苏之后的患者。CA的定义是各种病因所致的心脏机械机能停止，临床主要表现为循环迹象消失。CA所致心源性猝死导致全球15%～20%的死亡。依据近年的流行病学调查，我国心源性猝死的发生率大约在万分之四。美国2018年发布的流行病学数据表明，美国有超过35万人发生院外CA，2万人发生院内CA。其中，院外CA患者的存活至出院的比例为10.8%，神经功能良好的比例为9.0%；院内CA患者存活至出院比例在25%左右，其中约80%患者神经功能良好。院外CA患者死亡的主要原因为脑损伤，约占死因的2/3；而院内CA由于患者合并症较为复杂，该占比约为1/4。CA的高死亡率和高致残率（尤其是神经功能的损伤）带来了巨大的经济和社会负担，因此在自主循环恢复之后如何进行脑复苏是救治的关键。目前院内CA的处理主要参考院外CA的证据进行，因此本章主要就院外CA进行阐述。

### 二、病因

CA主要病因是原发性心律失常，其中电除颤效果较好的室性心动过速/心室颤动患者预后相对较好。窒息、严重的低血压或神经系统损伤（如严重的急性创伤性颅脑损伤、动脉瘤性蛛网膜下腔出血）等病因亦可导致CA。

### 三、脑损伤的病理生理机制

脑组织对缺血缺氧极为敏感，2～4分钟后即可出现不可逆的神经细胞损伤。总体而言，灰质比白质更加敏感；大脑皮质的锥体神经细胞、小脑的浦肯野细胞及海马的CA-1神经细胞，以及丘脑、纹状体的部分神经细胞容易遭受缺血缺氧的损伤。

#### （一）原发性损伤

脑血流消失后氧气和能量供应迅速衰竭，导致无氧呼吸和细胞酸中毒，并进一步诱发钙超载以及谷氨酰胺的神经兴奋性毒性损伤。如遭遇心肺复苏延迟或质量欠佳，将导致严重的原发性损伤。

#### （二）继发性损伤

主要机制为缺血-再灌注损伤。活性氧对神经细胞和内皮细胞产生直接损伤，并诱导神经炎症的产生；进而产生细胞毒性及血管源性的脑水肿及颅内压升高，同时出现脑血流量自动调节和微循环障碍。系统性的因素，如低血压、低氧血症、高或低碳酸血症等均可加剧继发性损伤。

### 四、脑损伤的临床表现

#### （一）意识障碍

经典的神经解剖理论认为，觉醒的维持主要依赖脑干分别经丘脑及下丘脑，到达皮质的两套上行激活系统。如前所述，大脑皮质更容易受到缺血缺氧的损伤，故损伤较轻的患者主要表现为植物状态，即存在睡眠-觉醒周期，但缺乏对自身及环境存在感知的迹象；如果损伤更为严重，累及脑干、下丘脑及丘脑等深部结构，则患者表现为深昏迷。

#### （二）癫痫样发作

遭到缺血缺氧损伤的大脑皮质神经细胞容易发生癫痫样放电。对TTM研究的分析表明，院外CA患者的癫痫发生率约为29%。由于此类患者在NICU中因目标性体温治疗等常需要进行镇痛镇静,故须高度警惕非痉挛性癫痫,建议常规进行床旁脑电图的筛查乃至动态脑电图的监测。此外,如患者伴发癫痫,仅在积极治疗无效时方可认为该患者的神经功能预后欠佳。

尚有学者提出缺氧后肌阵挛(post-hypoxic myoclonus,PHM)的概念。急性 PHM 相对常见,多于缺血缺氧性损伤数小时后发生,传统上认为此类发作提示预后不良。慢性 PHM 亦称为 Lance-Adams 综合征,在损伤后数日或数周出现,多为持续性,部分抗癫痫药物可能有效。则其诊疗依然应在脑电图的指导下进行鉴别和处理。

# 第二节  治疗干预

对 CA 患者进行及时、全面的评估和干预需要一个专业、多学科背景的 NICU 团队。首先需要寻找并干预患者 CA 的可能病因,并且处理心搏骤停后综合征(post-cardiac arrest syndrome,PCAS),即全身多器官的缺血-再灌注损伤。

## 一、呼吸及循环系统的维持

### (一)循环的监护及心血管系统疾患的诊治

建议所有 CA 患者自主循环恢复后均进行有创动脉压监测,有条件的单位可行床旁心脏超声以及微创心功能监测(如 Vigileo 等)。

依据美国心脏病学会(AHA)指南,应对心电图出现 ST 段抬高的患者进行急诊经皮冠状动脉造影并对可疑的责任病灶进行治疗,有条件的单位可以酌情进行 ECMO 等高级生命支持。如怀疑患者为心源性 CA,对于未出现 ST 段抬高的患者,应根据患者的年龄、心脏病史酌情决定冠状动脉造影的时机。心源性休克的处理详见本书相关章节(第五篇第二十五章)。

### (二)通气治疗及气道管理

目前的 ERC/ESICM 指南推荐复苏后的患者指脉氧维持于 94% ～ 98%,依据其他急性颅脑损伤的救治经验,$PaO_2$ 在 80 ～ 100 mmHg 可能是合理的。如无特殊需要(如伴发 ARDS 需要允许性高碳酸血症或难治性颅内高压需要过度通气),建议维持 $PaCO_2$ 于 35 ～ 45 mmHg(呼气末 $CO_2$ 30 ～ 40 mmHg);亦有部分学者认为对没有颅内压升高等禁忌的患者,轻度偏高的 $PaCO_2$(例如 40 ～ 50 mmHg)可能改善预后。如进行 TTM,可能需要依据核心体温进行血气的相关校正。依据近期急性颅脑损伤的机械通气研究,依据理想体重初期设定 6 ～ 8 mL/kg 的潮气量和 8 $cmH_2O$ 左右的 PEEP 可能是合理的选择。如考虑为呼吸系统原因所致 CA 或存在明确的误吸,可行支气管镜检查和治疗。尽管此类患者因为误吸、心肺复苏的胸部损伤、TTM 需要镇静等原因是 HAP 的高危群体,发生率可达 65%,但目前尚无高质量证据支持常规进行抗生素预防。

## 二、脑灌注压的维持和脑水肿的处理

应纠正可加剧继发性损伤的系统性因素,如低血压、低氧血症、高碳酸血症等。MAP > 65 mmHg 可能并不足够,尤其是慢性高血压及高龄患者可能需要更高的灌注压。有部分学者认为 CA 后 24 小时 MAP 如果可维持至 80 ～ 100 mmHg 可能改善患者预后,正在进行的 NEUROPROTECT 研究(NCT02541591)有望对 MAP 目标提供新的证据。对于 CT 提示弥漫性脑肿胀乃至出现脑疝征象的患者,进行 ICP 乃至多模态的有创监测有望优化脑灌注。脑水肿的处理详见本书相关章节(第三篇第十一章)。

## 三、目标性体温治疗

详见第三篇第十二章第三节。

## 四、癫痫样发作的处理

不建议常规应用抗癫痫药物进行预防。但是,自主循环后未恢复清醒或出现癫痫样发作的患者均应进行脑电图的连续监测或反复筛查。如确诊为癫痫,目前尚无高质量研究证明某种抗癫痫药物是此类患者的优选,故其处理可参见本书相关章节(第六篇第三十章)。

# 第三节 预后评判

CA可对大脑造成广泛而永久的损伤,急性期的NICU诊治和神经功能严重残疾患者慢性期照护的费用均极为高昂,带来巨大的医疗和社会负担。因此需要进行神经功能预后评判,以便医生和家属进行合理的临床决策,如是否撤除生命支持治疗(withdrawal of life-sustaining therapy,WLST)。使用多模态的方法(联合应用下述方法中两种或更多)可提高对神经功能预后不良患者的预测准确率。值得注意的是,有关检查须尽量排除药物如镇静镇痛、肌松,以及低血压等因素可能的干扰并由有经验的医务工作者进行,否则可能导致过早的WLST或消极诊疗,最终导致有望获得良好预后的患者神经功能结局的恶化。因此,如有关筛查未明确提示预后不良,继续积极治疗至CA后1～2周可能是合理的,因为近30%接受低体温治疗的患者在CA后4～10天才恢复清醒。

目前的研究多应用脑功能分级(cerebral performance categories,CPC)对CA幸存者的远期神经功能结局进行评判。一般采用二分法,认为CPC评分1～2分为预后良好,3～5分为预后不良。

(1)CPC 1:全恢复或轻度残疾,可正常工作生活。

(2)CPC 2:中度残疾,日常生活可自理。

(3)CPC 3:重度残疾,清醒但伴有显著的认知功能障碍,日常生活无法自理。

(4)CPC 4:持续性植物状态或昏迷。

(5)CPC 5:脑死亡或死亡。

## 一、临床神经功能查体

目前ERC/ESICM指南推荐,CA后应至少等待72小时以获得较为可靠的神经功能查体结果;TTM试验的研究方案则建议等待至少108小时。如前所述,由于脑干总体而言较皮质对缺血缺氧的耐受性更强,因此CA幸存者完全符合脑死亡标准的情况较少发生,但排除有关干扰因素后的脑干反射仍有相对较高的预后判别价值。总体而言,持续性的瞳孔散大固定预示预后欠佳;角膜反射消失预测预后不良的特异度更差,但如果同瞳孔对光反射消失同时出现,则预后不良的准确率可达100%。近来瞳孔测量仪的应用有望获得更为精准的预测结果。

双侧肢体持续对疼痛无反应或伸直提示广泛的皮质损伤,但该项查体受镇静及肌松药物残留的影响较大。如CA后出现持续性的肌阵挛状态(status myoclonus,超过30分钟)多预示预后不良,尤其是CA后24小时内出现并反复发作的患者。

## 二、影像学

如怀疑存在颅内异常的可能,早期应常规进行颅脑CT扫描排除急性出血等情况。尽管多数患者入院的急诊颅脑CT扫描无明显异常;随后出现的脑水肿征象,如灰质/白质比例(gray matter/white matter ratio,GWR)改变等提示不良预后,但具体的判别界值尚有争议。近来磁共振技术,如弥散加权成像(diffusion-weighed imaging,DWI)可于CA后早期协助判断患者的颅脑损伤情况及预后,例如深部结构如双侧丘脑、基底节的缺血性损伤提示预后欠佳。然而,NICU收治的患者情况多欠稳定,常规的转运呼吸机无法进入磁共振室,因此对于危重症患者的应用较为有限。

## 三、电生理

用于预后判定的最佳脑电图监测时机尚不明确,部分研究者认为早期(24小时内)的EEG情况可判别预后。但较为传统的观点,如ERC/ESICM指南则建议等待至TTM复温后,此时可减少镇静药物对脑电活动的抑制。如出现美国临床神经生理学会定义的恶性脑电图模式,如癫痫持续或爆发抑制,提示预后不良的可能性较大。由于脑电图的判读需要NICU拥有相关专业人员并耗费大量时间和精力,有研究者已尝试使用定量分析的方法,包括脑电双频指数(bispectral index,BIS)对CA幸存者的脑电活动进行判别。

此外,躯体感觉诱发电位(somatosensory evoked potential,SSEP)不会受到药物、体温或代谢异常等干扰,是急性期预后评判的另一种选项。CA发生72小时左右,对双侧正中神经进行刺激,大脑皮质SSEP的N20成分消失预测预后不良的概率接近100%。

## 四、生物标志物

血液中反映颅脑损伤程度的生物标志物采集方便,并可对危重症患者进行反复采样。例如,神经元特异性烯醇化酶（neuron-specific enolase，NSE）是目前证据较多的一种生物标志物，已被纳入ERC/ESICM指南。然而，采样的时机和判别界值仍存在争议。此外，该指标尚受到溶血、神经内分泌肿瘤等中枢神经系统意外来源的干扰，不同检验方法测得的数值亦有差异，不宜作为单一的预后评判指标。但是，如果患者在CA后48～72小时血中NSE较入院基线显著上升仍有较好的预测价值。近期的研究中，神经纤丝轻链（neurofilament light chain，NFL）表现较NSE更为优越，但需要再更大样本的研究进行前瞻性的验证。

（陈宋育）

## 参考文献

[ 1 ] BELUR A D, SEDHAI Y R, TRUESDELL A G, et al. Targeted temperature management in cardiac arrest: an updated narrative review[J]. Cardiol Ther, 2023, 12(1): 65-84.

[ 2 ] BINOIS Y, RENAUDIER M, DUMAS F, et al. Factors associated with circulatory death after out-of-hospital cardiac arrest: a population-based cluster analysis[J]. Ann Intensive Care, 2023, 13(1): 49.

[ 3 ] BOUGOUIN W, SLIMANI K, RENAUDIER M, et al. Epinephrine versus norepinephrine in cardiac arrest patients with post-resuscitation shock[J]. Intensive Care Med, 2022, 48(3): 300-310.

[ 4 ] BRONDER J, CHO S M, GEOCADIN R G, et al. Revisiting EEG as part of the multidisciplinary approach to post-cardiac arrest care and prognostication: a review[J]. Resusc Plus, 2022, 9: 100189.

[ 5 ] CALLAWAY C W, DONNINO M W, FINK E L, et al. Part 8: Post-cardiac arrest care: 2015 American Heart Association guidelines update for cardiopulmonary resuscitation and emergency cardiovascular care[J]. Circulation, 2015, 132(18 Suppl 2): S465-S482.

[ 6 ] CHEN H T, CHUANG H Y, HSIEH T Y, et al. Shift work is significantly and positively associated with possible gastro-esophageal reflux disease: a meta-analysis study[J]. Front Public Health, 2022, 10: 980603.

[ 7 ] CRONBERG T. Assessing brain injury after cardiac arrest, towards a quantitative approach[J]. Curr Opin Crit Care, 2019, 25(3): 211-217.

[ 8 ] GERI G, SCALES D C, KOH M, et al. Healthcare costs and resource utilization associated with treatment of out-of-hospital cardiac arrest[J]. Resuscitation, 2020, 153: 234-242.

[ 9 ] HAYASHI M, SHIMIZU W, ALBERT C M. The spectrum of epidemiology underlying sudden cardiac death[J]. Circ Res, 2015, 116(12): 1887-1906.

[ 10 ] KEIJZER H M, HOEDEMAEKERS C W E, MEIJER F J A, et al. Brain imaging in comatose survivors of cardiac arrest: pathophysiological correlates and prognostic properties[J]. Resuscitation, 2018, 133: 124-136.

[ 11 ] KIKUTANI K, NISHIKIMI M, SHIMATANI T, et al. Differential effectiveness of hypothermic targeted temperature management according to the severity of post-cardiac arrest syndrome[J]. J Clin Med, 2021, 10(23): 5643.

[ 12 ] LAZZARIN T, TONON C R, MARTINS D, et al. Post-cardiac arrest: mechanisms, management, and future perspectives[J]. J Clin Med, 2022, 12(1): 259.

[ 13 ] LUSSIER B L, STUTZMAN S E, ATEM F, et al. Distributions and reference ranges for automated pupillometer values in neurocritical care patients[J]. J Neurosci Nurs, 2019, 51(6): 335-340.

[ 14 ] LYBECK A, FRIBERG H, ANEMAN A, et al. Prognostic significance of clinical seizures after cardiac arrest and target temperature management[J]. Resuscitation, 2017, 114: 146-151.

[ 15 ] MOSEBY-KNAPPE M, MATTSSON N, NIELSEN N, et al. Serum neurofilament light chain for prognosis of outcome after cardiac arrest[J]. JAMA Neurol, 2019, 76(1): 64-71.

[ 16 ] NOLAN J P, SANDRONI C, BÖTTIGER B W, et al. European Resuscitation Council and European Society of Intensive Care Medicine guidelines 2021: post-resuscitation care[J]. Intensive Care Med, 2021, 47(4): 369-421.

[ 17 ] ONDA K, CATENACCIO E, CHOTIYANONTA J, et al. Development of a composite diffusion tensor imaging score correlating with short-term neurological status in neonatal hypoxic-ischemic encephalopathy[J]. Front Neurosci, 2022, 16: 931360.

[ 18 ] PERMAN S M, BARTOS J A, DEL RIOS M, et al. Temperature management for comatose adult survivors of cardiac arrest: a science advisory from the American Heart Association[J]. Circulation, 2023, 148(12): 982-988.

[ 19 ] SPEARS W, MIAN A, GREER D. Brain death: a clinical overview[J]. J Intensive Care, 2022, 10(1): 16.

[ 20 ] SUGIYAMA K, MIYAZAKI K, ISHIDA T, et al. Categorization of post-cardiac arrest patients according to the pattern of amplitude-integrated electroencephalography after return of spontaneous circulation[J]. Crit Care, 2018, 22(1): 226.

[ 21 ] ZHOU F, WANG H, JIAN M, et al. Gray-White matter ratio at the level of the basal ganglia as a predictor of neurologic outcomes in cardiac arrest survivors: a literature review[J]. Front Med (Lausanne), 2022, 9: 847089.

# 第四十二章
# 代谢性脑病

## 第一节　肝性脑病

肝性脑病（hepatic encephalopathy，HE）是一种由肝功能严重障碍或门静脉-体循环分流（简称门-体分流）异常引起的神经精神异常综合征，临床症状复杂、轻重不等，轻者仅有神经心理检测的异常而无临床症状，重者可表现为昏迷。其研究历史最早可以追溯到希波克拉底时期，人们第一次认识到肝病和精神异常之间可能存在联系，但至今该病的发病机制尚未完全明确，诊断方法和治疗手段也有待完善。目前国内报道的肝性脑病发生率为10%～50%，绝大多数肝硬化患者在病程中的某些阶段会出现不同程度的肝性脑病。慢性肝病患者一旦发生肝性脑病，往往预后不良，1年生存率低于50%，3年生存率低于25%。

### 一、命名分类

最早在1998年的世界胃肠病学大会上提出了多维度对HE进行分类定义，从临床表现的轻重、潜在的疾病过程、发病的特点（频率、是否存在诱因等）几个角度全面评估HE，这对疾病的治疗、预防复发及进行后续的临床、实验研究大有益处。

#### （一）严重程度的分级

West-Haven分级标准是目前使用最为广泛的评估HE严重程度的方法，它根据意识障碍的程度、神经系统表现及脑电图改变将HE进行分级（表6-42-1）。该分类标准的缺点在于不易将1级HE与轻微型肝性脑病（minimal hepatic encephalopathy，MHE）、无HE的患者进行区分，且临床运用上具有较强的主观性。与此同时，有观点认为慢性肝病患者发生HE是一个连续的过程，West-Haven分级标准无法体现这一点。因此，2011年国际肝性脑病与氮代谢学会（International Society for Hepatic Encephalopathy

and Nitrogen Metabolism，ISHEN）提出了肝硬化神经功能损害谱（spectrum of neurologic impairment in cirrhosis，SONIC），将1级HE和MHE统称为"隐匿性肝性脑病（cover hepatic encephalopathy，CHE）"，指有神经心理学和（或）神经生理学异常而无定向障碍、无扑翼样震颤的肝硬化患者；而临床表现明显的2、3和4级肝性脑病归为"显性肝性脑病（overt hepatic encephalopathy，OHE）"。

表6-42-1　West-Haven 分级标准

| 分　级 | 神经精神症状 |
|---|---|
| 轻微型 | 无精神改变，神经心理和神经生理检查（如脑电图）可发现异常 |
| 1级 | 轻度的认知障碍，不易察觉的性格改变和行为异常，欣快或焦虑、注意时间缩短、计算能力减退、睡眠节律改变 |
| 2级 | 嗜睡或淡漠，时间定向障碍，明显的人格改变，行为异常，运动失调，可引出扑翼样震颤，有腱反射亢进、肌张力增高、踝阵挛等神经系统体征 |
| 3级 | 嗜睡到半昏迷，对刺激有反应，意识模糊，定向障碍严重，肌张力增加，四肢被动运动常有抵抗力，锥体束征可为阳性 |
| 4级 | 昏迷 |

#### （二）分类

根据潜在的疾病过程，肝性脑病可分为A、B、C三型，A型肝性脑病发生于急性肝功能衰竭（acute liver failure，ALF），常于起病2周内出现HE，患者除了有肝功能衰竭引起的黄疸、出血倾向等症状，多伴有脑水肿和颅内压升高。B型肝性脑病单纯由门-体分流（bypass/shunting）引起。例如，高凝状态血栓形成或淋巴瘤、转移性肿瘤的压迫，导致门静脉及其分支部分阻塞，产生门脉高压进而形成门体旁路。此型不伴有肝细胞损伤，但患者的临床表现与C型患者相似。C型见于肝硬化（cirrhosis）患者，伴有门脉高压和（或）门-体分流，容易反复发作。急性肝功能衰竭和肝硬化是肝性脑病发病的主要原因，占90%以上。目前我国引起肝功能衰竭及肝硬化的主要病因为肝炎病毒，其中乙型肝炎病毒（HBV）占80%～85%，其次是药物或肝毒性物质，如乙醇、化学制剂等。

根据显性肝性脑病发生的频率，HE可分为偶发性、复发性、持续性。偶发性指HE在一段时间内偶然发生一次，而复发性指半年内发作过两次及以上的HE，持续性HE的患者则是持续存在相应的临床症状并且时有病情程度加重的情况发生。

而根据发病的诱因存在与否，HE可分为有诱因和无诱因两种类型。目前公认的HE诱发因素包括消化道出血，尿毒症，使用精神药物，利尿剂使用不当，高蛋白饮食，感染，便秘，脱水、低钾或高钾血症、低钠血症等水电解质紊乱。及时发现诱因并解除其影响有助于缓解病情，也对日后预防疾病复发有重要指导作用。

多维度对HE进行分类能够帮助我们更好地掌握患者的疾病概况，并及时采取相应的诊治、预防手段。图6-42-1简要地展示HE分级分类的思路。

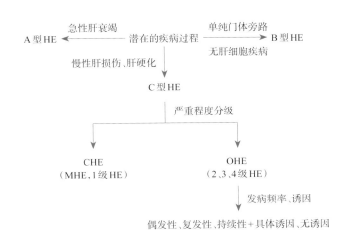

图6-42-1　肝性脑病的多维度分类流程

## 二、发病机制与病理生理

肝性脑病的发病机制与病理生理迄今尚未完全明确，而不同类型的肝性脑病可能存在不同的病理生理过程。

（一）氨中毒学说

氨中毒学说是目前最主要的发病机制。氨主要来源于肠道菌群与消化酶对蛋白质、氨基酸的分解，正常生理条件下来自肠道的氨经门静脉入肝，通过鸟氨酸循环转化为尿素，或在谷氨酰胺合成酶的作用下转变为谷氨酰胺而进一步清除。当肝功能衰竭时，肝脏清除氨的能力下降，或因门-体分流的存在，大量血氨直接进入体循环，并通过血-脑屏障进入中枢神经系统继而引起脑功能障碍，主要机制如下。

（1）脑内星形胶质细胞通过谷氨酰胺酶将氨转化为谷氨酰胺，后者可导致脑水肿。

（2）氨能损害星形胶质细胞$K^+$缓冲，使细胞外$K^+$浓度增加，并导致神经元中$Na^+-K^+-2Cl^-$共转运体蛋白亚型1（NKCC1）过度激活，随后发生神经元GABA逆转电位（$E_{GABA}$）的去极化，进一步选择性损害皮质抑制网络，引起神经功能障碍。

（3）氨还能通过抑制三羧酸循环中关键酶α酮戊二酸脱氢酶的活性，引起糖代谢异常、乳酸堆积，使脑细胞能量供应不足，从而加重脑水肿。

（4）氨亦可作为神经毒性物质，使兴奋性和抑制性神经递质比例失调，最终使兴奋性神经递质含量减少，从而产生临床症状。与慢性肝衰竭相比，急性肝衰竭更容易出现血氨显著升高并产生严重的脑水肿。

（二）神经递质异常改变

γ氨基丁酸（gama amnio butyric acid，GABA）是中枢神经系统主要的抑制性神经递质，而γ氨基丁酸受体与苯二氮䓬（benzodiazepine，BZ）以复合受体（GABA/BZ）的形式存在。肝性脑病发生时，脑内GABA、BZ浓度及GABA/BZ受体数目增加，使大脑神经元突触

GABA/BZ受体复合物激活,产生超极化电流进而发挥抑制性效应。有研究表明,使用GABA/BZ受体拮抗剂氟马西尼能够改善HE患者的临床症状和脑电图表现,但目前存在缓解率低、持久性不强等问题。

### (三)炎症反应

脑细胞损伤不仅是肝性脑病一系列病理生理过程的结果,还可以通过神经炎症反应成为推动病情进展的因素之一。受损的星形胶质细胞释放TNF-α,随后释放谷氨酸,同时激活小神经胶质细胞,使其产生并释放促炎因子如TNF-α、IL-1β和IL-6,造成神经元损伤甚至死亡。此外,当HE患者伴有感染和(或)肝细胞严重损伤,出现全身炎症反应,也能进一步介导神经炎症,其过程包括促炎因子直接作用于中枢神经系统、小神经胶质细胞活化和进一步的单核细胞募集、血-脑屏障通透性的改变等。

### (四)肠肝轴的改变

**1. 产氨增加** 由肠道吸收的物质,除外脂质,营养物质和代谢废物都经由门静脉进入肝内,在肝细胞内进行合成、分解、转化、贮存,两者在结构与功能上密不可分。正如氨中毒学说所阐述的,由肠道进入肝脏的众多代谢毒素中,氨在肝性脑病的发生发展过程中起着非常重要的作用。在肝硬化患者中,肠道内谷氨酰胺酶活性增加,也就使得肠道产氨增加,血氨浓度也就随之升高。此外,当肝硬化患者出现上消化道出血,肠道对大量红细胞进行分解代谢,亦可使血氨迅速升高诱发肝性脑病。

**2. 肠道菌群改变** 肠道菌群的稳定是维持肠道正常功能的必要因素之一,其功能主要包括形成阻止病原体入侵和繁殖的生物屏障、合成维生素、调节免疫、参与物质代谢等。肠道菌群根据功能可以分为益生菌、有害菌和中性菌群;根据数量又可以分为优势菌群和次要菌群。生理条件下,肠道菌群结构相对稳定,与宿主维持于动态平衡之中。但肝硬化患者往往出现肠道菌群失调,表现为优势菌群(如拟杆菌门)数量减少的同时次要菌群(如变形菌门)增加,或是益生菌(如毛螺菌科)减少的同时潜在致病菌(如葡萄球菌科)过度生长。肠道菌群结构的改变不仅削弱了其正常的生理功能,也减弱了对机会致病菌的抑制作用,进而发生一系列病理生理改变。有研究发现,能够产氨的产碱杆菌科丰度越高,HE患者倾向于出现越为严重的认知障碍。另一方面,肠道通过杯状细胞分泌的黏液、分泌型IgA、胆汁酸、细胞间的紧密连接等组成机体抵抗毒素的第一道防护屏障,第二道防护屏障则是肝脏的解毒功能。肝硬化患者由于肠壁通透性增加,

细菌释放的内毒素如脂多糖容易发生异位进入体循环,并激活肝脏巨噬细胞释放促炎因子从而引起全身炎症反应。此外,这些患者还会出现小肠内细菌的过度生长和肠道动力减弱,研究表明这可能是由自主神经功能紊乱所引发。

### (五)锰

部分肝性脑病患者的血与脑脊液中可以发现锰离子浓度的升高,并在大脑基底节沉积,与此同时,在磁共振成像中可以观察到大脑基底神经节出现特征性的增强信号,当患者进行肝移植后,锰离子浓度与基底神经节的异常信号可恢复正常。因此,有研究者认为磁共振的信号异常可能与锰离子的沉积有关。

### (六)胆汁酸

有研究发现C型肝性脑病患者脑脊液中出现胆汁酸浓度的升高,可能与血-脑屏障的损害有关。而在ALF、慢加急性肝衰竭(acute-on-chronic liver failure,ACLF)、非酒精性肝病,甚至肝硬化患者中均能观察到内环境中胆汁酸浓度的异常,其在HE病程进展中的作用尚待进一步研究。

## 三、临床表现与诊断

### (一)临床症状和体征

肝性脑病的临床症状因基础肝病、肝细胞损伤的程度、起病缓急及诱因的不同而有着较大的差异。急性肝衰竭患者HE进展迅速,可有四肢强直、被动运动抵抗力增高等表现,患者可因弥漫性脑水肿的发生而迅速陷入昏迷甚至出现致死性脑疝。而在慢性肝病基础上的HE,往往有诱因存在,病程进展较慢且精神神经症状经治疗后较易逆转。

根据West-Haven分级标准,不同严重程度的HE有着各自相对特征性的临床症状(表6-42-1)。需要补充的是,近来有研究表明,1级和2级HE患者的瞳孔大小及对光反射往往是正常的,而3级和4级HE患者可有瞳孔增大、对光反射迟钝的表现。

在HE众多的神经精神症状中,扑翼样震颤(患者双上肢平举向前,五指分开时,出现双上肢外展,腕关节、掌指关节做快速而不规则的鸟翼拍击样的屈伸动作)和定向力障碍,是区分隐匿性肝性脑病和显性肝性脑病的关键点。显性肝性脑病由于具有显著的神经精神异常表现而容易被识别,而对于隐匿性肝性脑病,即使有轻度的行为异常和性格改变,除了朝夕陪伴的家属,其他人很难察觉。隐匿性肝性脑病的临床症状虽轻,但会对生活造成诸多有害影响,如频繁跌倒、无法正常驾驶、睡眠障碍、注意力不集中等,对照看者来说,

也是一种极大的负担。同时由于隐匿性肝性脑病的临床表现不特异,应注意与虚弱、长期饮酒等可能引起认知能力减退的因素进行鉴别。

（二）辅助检查

1. 血氨　空腹静脉血氨正常值为18 ～ 72 μmol/L,动脉血氨为静脉血氨的0.5 ～ 2倍。一般认为测定动脉血氨更为可靠,同时采集的标本需低温运送,30分钟内完成测定,或离心后4℃冷藏,2小时内完成检测,否则可能出现血氨假性升高。HE尤其是存在门-体分流的患者多有血氨升高,但血氨的高低与病情不呈正相关。对于有慢性肝病的HE患者,仅血氨升高这一点并不具有诊断、分期、判断预后的价值。但当血氨正常时,诊断OHE需慎重。

2. 神经心理测试　神经心理测试主要用于临床筛查和早期诊断CHE,对判断病情转归也有一定价值。因患者可能存在不同类型的认知障碍,需同时进行至少两个能够从不同方面反映大脑功能的测试,并要求受过专业培训的人员开展测试并判断结果。如果测试结果正常,建议6个月后再次进行测试。

目前测试方法有很多,在使用上受技术资源和专业人员的限制。ISHEN推荐两个神经心理筛查工具用于MHE的临床检测。

（1）肝性脑病心理学评分（psychometric hepatic encephalopathy score, PHES）,即传统的纸-笔测试,包括数字连接试验-A（NCT-A）、数字连接试验-B（NCT-B）、数字符号试验（DST）、轨迹描绘试验（LTT）和系列打点试验（SDT）5个子测试项目。当NCT-A和DST两项测试方法同时阳性时即可诊断MHE。应注意的是,年龄和教育程度会对NCT-A和DST造成影响,故测试结果应参考相应年龄和教育程度的健康对照者的结果进行判断。

（2）可重复性成套神经心理状态测验（repeatable battery for the assessment of neuropsychological status, RBANS）,测查内容包括即时记忆、延迟记忆、注意、视觉空间能力和语言能力,其在阿尔茨海默病、精神分裂症和创伤性颅脑损伤中已有应用,并有部分研究用于等待肝移植者,并非专门用于肝性脑病的检测工具。其他测试方法还有Stroop测试、控制抑制试验（ICT）、持续反应时间（CRT）、扫描测试（SCAN）等等,目前在我国应用经验较少。

3. 神经电生理测试

（1）脑电图:能够反映大脑皮质活动,不受教育程度的影响。其演变与HE的严重程度相一致。在疾病早期,脑电图的节律弥漫性减慢,波幅增高,但该表现亦可见于低钠血症、尿毒症脑病等其他代谢性疾病,并非HE特异性改变。仅在严重HE患者中才能检测出特征性三相波,但常在昏迷期消失。三相波的出现提示预后不良。

（2）脑诱发电位:是在体外可记录到的由各种外部刺激经感受器传入大脑神经元网络后产生的同步放电反应,分为视觉诱发电位、听觉诱发电位和躯体感觉诱发电位。其中脑干听觉诱发电位（BAEP）诊断HE的效能较高,而视觉诱发电位检测结果的可重复性差。其优点在于没有学习效应,结果相对特异,但需要专用设备且敏感性差,多用于临床研究。

（3）临界闪烁频率（CFF）:能引起闪光融合感觉的最小刺激频率,间接反映大脑星形胶质细胞肿胀和神经传导功能障碍,是发现和监测HE的一项较为敏感、可靠的指标,且易于解读。

4. 影像学检查　虽然CT、MRI或其他影像学手段对HE的诊断或分级并无确切帮助,但由于HE患者颅内出血风险增高,初次诊断HE有必要进行颅脑CT或MRI检查,这也有助于排除颅内肿瘤等其他颅内疾患。对急性HE患者,颅脑CT或MRI中还可发现脑水肿。而腹部CT或MRI可用于协助诊断肝硬化、门-体分流。此外,磁共振波谱成像（magnetic resonance spectroscopy, MRS）和功能MRI可获得脑内分子和功能变化的证据,上述序列在临床中的应用有待进一步研究。

（三）诊断要点

1. 主要诊断依据

（1）严重的肝病和（或）大量的门-体分流。

（2）神经精神异常表现,可采用West-Haven分级法进行分级,3级以上可进一步采用格拉斯哥昏迷量表评估昏迷程度。

（3）有诱因存在。

（4）血氨升高、扑翼样震颤、典型的脑电图改变有重要参考价值。

（5）MHE的诊断则依据PHES,其中NCT-A及DST两项均阳性即可诊断。

2. 鉴别诊断　通过临床症状与辅助检查发现HE患者存在认知障碍并不困难,难度在于判断这样的认知障碍是否单纯由HE所引起,因为先前存在的精神疾病、酗酒、药物滥用等均可导致认知功能受损。由于HE的脑病症状不典型,诊断HE时应同时做出如下鉴别。

（1）精神障碍:以精神症状如性格改变或行为异常等为唯一突出表现的肝性脑病易被误诊为精神

疾病。

（2）中毒性脑病（酒精、重金属、药物）、代谢性脑病（酮症酸中毒、低血糖、尿毒症、低钠血症、高钠血症、韦尼克脑病等）。

（3）颅内病变：包括蛛网膜下腔、硬膜外或脑出血，脑梗死，颅内肿瘤、感染、癫痫等。还应除外肝性脊髓病、肝硬化相关帕金森病等。有学者总结出一系列检查用于协助诊断或排除 HE：全血细胞计数、电解质、血氨、促甲状腺激素（TSH）、CRP、血糖、维生素 $B_{12}$ 和尿液分析及颅脑影像学检查。当无法确定患者的神经精神症状主要是由 HE 还是其他合并症所引起，可密切观察患者对去除 HE 诱因、降血氨等治疗的反应，从而协助判断。

此外，在使用神经心理测试对 CHE 进行诊断时，应尽可能获取有关患者既往认知水平的信息，因为有良好认知储备的患者，测试结果可为正常范围内的低值。目前我国肝硬化患者中 CHE 占 29% ～ 57%，由于 CHE 临床症状不明显，常需借助特殊检查以明确，无法对所有患者进行诊断。但对于 Child-Pugh C 级肝硬化及经颈静脉肝内-门腔内支架分流术（TIPS）后的患者，因 HE 可影响预后需做重点筛查。另对于从事驾驶等安全性要求高的肝硬化患者，也应积极筛查。

### 四、治疗

HE 的治疗方法有限，许多方案的疗效尚在研究当中。对于 CHE 患者，治疗主要围绕降血氨，包括口服不可吸收双糖、抗生素、益生菌和营养调节。而对于住院的 OHE 患者，治疗重点在于去除诱因并减少氨的生成，大部分患者在出院后需要用药物维持治疗，以减少 HE 的复发、降低住院频率。HE 的治疗除了要考虑患者病情的轻重，还应根据治疗的效果及时做出调整。由于在慢性肝病基础上发作的 HE 容易反复，应详细了解患者既往相关病史，如药物的治疗效果、可能的诱因，进行相对个体化的治疗。

（一）一般治疗

1. 发现并去除诱因　HE 最常见的诱因包括利尿剂使用不当、细菌感染和消化道出血，应积极排查。例如，当发现患者有感染可能，可通过血培养、尿培养、口腔检查、诊断性腹腔穿刺等方法来寻找感染源。而一旦确认诱因，应尽快采取相应的措施纠正或去除诱因，如积极抗感染，纠正水、电解质和酸碱平衡紊乱等。对由便秘或是消化道出血所致的 HE，可通过口服缓泻剂（如乳果糖）、使用生理盐水或弱酸液灌肠等方法清洁肠道，维持肠道弱酸状态，减少氨的吸收。

2. 不可吸收的双糖　乳果糖（β半乳果糖）是治疗 HE 的一线药物。通过酸化肠道，除了抑制结肠产氨细菌的生长，它还能促进有毒性、能透过血-脑屏障的非离子型氨（$NH_3$）转化为相对无毒、不能透过血-脑屏障的离子型氨（$NH_4^+$），进而使肠道对氨的吸收减少，达到降血氨的作用。同时药物本身的轻泻作用也有助于肠内含氨毒性物质的排除。研究表明，乳果糖能有效改善 MHE 患者神经心理测试结果，并提高健康相关的生活质量，防止 HE 复发。常用剂量为每次口服 15 ～ 30 mL，2 ～ 3 次/天，以每日解 2 ～ 3 次软便为宜。主要的药物副作用是腹泻、腹胀和恶心，发生较少，且与用药剂量相关。乳梨醇（β半乳糖山梨醇）作用与乳果糖相同，但甜度低，推荐的初始剂量为 0.6 g/kg，分 3 次随餐服用，并以每日解软便 2 次为标准来调整用药剂量。

3. 肠道非吸收抗生素　利福昔明（rifaximin）-α 目前已取代甲硝唑、新霉素成为治疗 HE 的首选抗生素，其在肠道内几乎不吸收，能够广谱、有效地抑制肠道产氨细菌生长、减少氨的生成，并改善肠道菌群失调。其耐受性好，可改善 CHE 患者神经心理测试结果、提高生活质量，亦可以用于 OHE 的治疗。目前尚未发现该药会引起肠道菌群耐药，且与艰难梭菌相关性腹泻鲜有关联。另有研究表明，利福昔明与乳果糖联用能达到更好的治疗效果。常用剂量为 800 ～ 1 200 mg/d，分 3 ～ 4 次口服。

4. 营养支持　适当的蛋白质摄入不会加重 HE，故不应进行蛋白质的限制。相反，肝硬化患者由于肝糖原储存耗竭、骨骼肌萎缩、长期的系统性炎症反应状态，多有营养不良，需要积极且适当的营养支持。研究表明，合适的热量和植物蛋白的摄入能够逆转 CHE 并改善生活质量。根据欧洲肠内与肠外营养学会指南的推荐，HE 患者非蛋白质能量摄入为 104.6 ～ 146.4 kJ/(kg·d)；1 级和 2 级 HE 患者蛋白质起始摄入量为 0.5 g/(kg·d)，之后逐渐增加至 1.0 ～ 1.5 g/(kg·d)；3 级和 4 级 HE 患者蛋白质摄入量为 0.5 ～ 1.2 g/(kg·d)，首选肠内营养。

支链氨基酸（branched-chain amino acids, BCAA）包括缬氨酸、亮氨酸和异亮氨酸，通过在骨骼肌中参与谷氨酰胺合成过程而达到对氨的解毒作用。肝硬化和肝性脑病的患者中可出现 BCAA 水平降低而芳香族氨基酸升高。在饮食中补充 BCAA 有助于改善 CHE 患者病情并增加骨骼肌含量。虽然有研究显示 BCAA 不能降低 HE 患者的病死率，但可耐受正常蛋白饮食或长期补充 BCAA 的患者能通过营养状况的改善而长期获益。

白蛋白具有抗氧化、调节免疫的作用。虽然白蛋白的摄入对降低OHE严重程度分级和血氨水平的作用不明显,却有助于延长患者的生存时间。

5. 微生态制剂　益生菌通过调节肠道菌群紊乱,降低肠黏膜通透性、减少细菌移位等作用协助HE的治疗。其包括益生菌药物制剂和商用益生菌酸奶,含有如乳酸杆菌、双歧杆菌、酪酸杆菌等有益菌,耐受性好,能有效改善CHE患者的临床表现并提高生活质量,对减少OHE的复发也有积极作用。另有益生元和合生元,作用与益生菌相似。此外,粪菌移植对HE患者肠道微生态的调节可能有一定作用,它是将健康人粪便中的功能性菌群移植到患者胃肠道内,协助纠正菌群失衡并重建具有正常功能的肠道微生态。有试验证明,粪菌移植能够改善HE患者的认知障碍并减少复发,但要将其规范用于HE的治疗,还有待进一步研究。

6. L-乌氨酸L-门冬氨酸(L-ornithine L-aspartate,LOLA)　LOLA能够刺激肝细胞的乌氨酸循环和骨骼肌的谷氨酰胺合成使氨的消耗增加,从而促进体内氨的清除,对防止急性HE在氨负荷过重时的血氨升高有效。此外,LOLA还能有效逆转CHE,改善健康相关的生活质量并减少OHE的发生。但也有研究表示,LOLA治疗作用有限,在停药患者中可观察到反跳性血氨升高。该药使用剂量为20～40 g/天,静脉滴注。

7. 阻断门-体分流　自发的门-体分流可能是导致肝硬化或是非肝硬化患者容易发生HE的因素之一。有研究证实,存在肝外门静脉阻塞和非肝硬化性门脉纤维化的患者,尽管其肝细胞合成功能正常,仍有认知功能受损的表现存在。有45%～70%的难治性HE患者存在大量门-体分流,有研究认为,此时进行门-体分流阻断是安全有效的。应注意的是,对终末期肝病患者来说,阻断门-体分流不仅无效还可能是有害的。

8. 其他药物治疗　除了乳果糖、利福昔明等,还有一些处于研究中的用于降低血氨的药物。

(1)聚乙二醇(PEG)作为渗透性泻药,在一项以伴肝硬化的HE患者为对象的临床试验中,相比标准剂量的乳果糖,能更迅速地改善HE患者的病情,提示对于伴肝硬化的急性HE患者,PEG疗效的可能优于乳果糖。

(2)苯丁酸甘油酯在2013年获美国FDA批准用于长期治疗有尿素循环障碍的患者,其通过形成苯乙酰谷氨酰胺提供清除血氨的又一个途径。有临床研究证实,在肝硬化患者中,苯丁酸甘油酯能够降低血氨并减少HE的复发。

(3)AST-120是一种含碳的口服吸附剂,能够选择性地吸附肠道中小分子物质,如氨。有研究证明AST-120能降低慢性肝衰竭患者动脉血氨的水平,但也有学者指出该药用于治疗CHE患者是无效的。

镇静药物的使用:当患者出现躁狂症状时可考虑使用丙泊酚;虽然苯二氮䓬类可诱发HE,但当患者有严重精神异常,向患者家属告知风险后可短时程使用该类药物先控制症状,应注意减量静脉缓慢注射。此外还可考虑精氨酸,主要用于伴有代谢性碱中毒的HE患者。

(二)急危重症治疗

伴ALF或ACLF的HE患者,病情进展迅速,需迅速处理,加强监护。ACLF是指慢性肝病患者,不论是否先有诊断肝硬化,发生急性肝功能失代偿引发肝衰竭(黄疸和国际标准化比值升高),并伴有与发病后28天至3个月死亡率增高有关的一个或多个肝外器官衰竭。慢性肝衰竭-器官衰竭评分(CLIF-SOFA)可用于协助评价ACLF的严重程度。

早期发现肝外器官衰竭是危险分层的关键,根据器官功能衰竭及代谢紊乱情况采取相应防治措施,重症患者应转入ICU监护。对于3、4级肝性脑病,尤其是合并ACLF或伴有呼吸衰竭的患者应注意保持呼吸道通畅,必要时进行气管插管以保护气道的危险。此外,可考虑应用正性肌力和升压药物维持足够的脑灌注,但由于脑血管自动调节能力受损,将脑灌注压维持于50～70 mmHg可能较为合适。

3级和4级HE患者常见并发症之一是颅内压升高,继发于脑水肿,应早期识别和处理。对脑水肿严重的患者可参照颅高压的救治,如床头抬高15°～30°,保持血糖在正常范围,避免低钠血症并可将血钠维持于145～150 mmol/L,酌情将动脉二氧化碳分压控制于30～45 mmHg,适当镇静,酌情应用甘露醇等。必要时可进行亚低温治疗(合适的目标体温可能为33～34℃)。对于CT发现有脑水肿的昏迷患者,应考虑进行颅内压监测。但需警惕有创监测的出血性并发症(有关报道的发生率在3%～15%,脑实质监测可能是兼顾安全性和准确性的选择),有条件的单位可以尝试采用超声测量视神经鞘直径等替代手段。高血氨,即静脉血氨达150～200 μmol/L以上,是急性肝衰竭的患者颅内压升高的主要危险因素,故应在防治脑水肿的同时进行降血氨的治疗。

此外,分子吸附再循环系统(molecular absorbent recycling system,MARS)可提供暂时性肝脏支持。白蛋白是一种具有抗氧化、调节免疫和解毒作用的多功能蛋白质,MARS正是基于"白蛋白透析"的原理,清除与白蛋白结合的毒素,如胆红素、胆汁酸、内源性苯二氮䓬类,对HE的治疗有积极作用,是难治性重度HE患者的合理选择。此外还有血液滤过透析、血浆滤过透析等辅助治疗HE的非生物性人工肝方法。而对于内科治疗效果不理想,反复发作的难治性HE伴有肝衰竭,可考虑肝移植。

### 五、预防

一级预防是指防止HE首次发作,重点在于治疗肝脏原发疾病、营养干预及防治HE的诱因。应定期对存在肝硬化、肝衰竭、TIPS术后等情况的患者进行CHE筛查,一旦确诊需积极治疗,防止进展至OHE。

二级预防则是防止HE复发,可采取的措施包括使用乳果糖、利福昔明、益生菌和门-体阻断术等,还应在医生的指导下保证足够的营养摄入,维持正氮平衡。对患者及家属的健康宣教也很重要,包括以下几点:① CHE的潜在危害;② 避免可能的发病诱因;③ 药物(乳果糖、利福昔明等)的作用及可能出现的副反应;④ 遵从医嘱的重要性;⑤ HE复发的早期迹象及复发时可采取的措施等。

# 第二节　尿毒症脑病

## 一、概述

尿毒症脑病是尿毒症的中枢神经系统主要并发症之一,多见于肾脏疾病终末期(ESKD),通常发生在未治疗或治疗不足的肾病患者中。尿毒症脑病的表现通常在以小时或天为时间单位之间波动,并因肾功能下降的速度而表现轻重不等。当GFR水平下降并保持在15 mL/min以下时,可表现为急性恶化。早期或轻度脑病的表现包括疲劳性厌食症、恶心、失眠、躁动、注意力减低、无法管理思想和淡漠等。中度/重度患者的表现包括严重认知功能障碍(记忆等)、定向障碍、言语模糊、睡眠模式紊乱、意识水平下降、谵妄、多灶性肌阵挛、惊厥、妄想甚至昏迷等。有研究发现,45%的病例可发生偏瘫。

脑电图异常通常出现在急性脑病后的前2天。它们包括广义慢波(θ/δ)和双侧、同步慢波和尖波(三相波)的长时间爆发(特别是在嗜睡到浅昏迷的状态下)。棘波、棘-慢波复合体和双侧或多焦棘波放电灶与肌阵挛有关;然而,14%的患者在没有明显发作的情况下出现了癫痫样放电(棘波和棘-慢波复合体)。代谢和电解质的变化是尿毒症的常见表现。它们包括代谢性或乳酸酸中毒、低钠血症、高钾血症、低钙血症、高磷血症、低镁血症、水中毒或脱水。脑影像学检查多无特异性表现,但有些患者可能有明显的异常表现,如基底节、内囊、脑室周围白质、额叶皮质和大脑后部(顶叶和枕叶)的细胞毒性和(或)血管性脑水肿。

在出现急性肾损伤(AKI)的重症患者中,多达60%患者的肾功能在48小时内急剧下降。这类患者出现谵妄等神经系统并发症的病理生理机制与CKD患者出现尿毒症脑病类似。然而,AKI是一种具有多种潜在病因的综合征。根据共识,它是由改善全球肾脏病预后组织(KDIGO)分期标准定义的,主要基于血清肌酐或尿量的变化,但这种分类并非没有争议。血清肌酐和尿量既不是肾功能的特异性指标,也不是肾功能不全的早期指标。血清肌酐浓度还取决于肝功能和肌肉质量,也可能受到急性疾病(如严重创伤、脓毒症)的影响。在临床实践中有时无法获取既往肾功能数据,确定基线肾功能可能十分困难。此外,血清肌酐与肾小球滤过率(GFR)存在非线性关系,其改变需要时间积累,无法即时反映肾功能的重要变化。利尿剂等药物的影响,或患者血容量不足,单纯依赖尿量也会产生误导。

## 二、病理生理学机制

### (一)CKD导致尿毒症脑病

CKD导致尿毒症脑病的原因是多方面的。

(1)尿毒症毒素的积聚:这些毒素包括胍类化合物、尿素等,这导致神经突触功能的损害,兴奋-抑制递质失衡以及神经兴奋性毒性,血-脑屏障损伤,导致内源性和外源性毒性物质进入脑组织造成损伤。

(2)继发性甲状旁腺功能亢进,高水平的甲状旁腺激素(PTH)损害了钙泵功能,钙超载导致神经兴奋性毒性。

(3)电解质紊乱和脑代谢紊乱。

(4)硫胺素(维生素$B_1$)缺乏,导致线粒体功能障碍和脑能量衰竭、氧化应激。

(5)不受控制的高血压和脑血管自动调节的紊乱。

### (二)AKI中急性脑功能障碍

AKI被认为是一种炎症状态,可导致前述中枢神经系统功能紊乱。炎症促进白细胞浸润到肾脏,以诱导细胞因子和趋化因子的产生,包括IL-1、IL-6、IL-10和TNF,并随后释放到全身循环中,进入包括大脑在内的其他器官。此外,炎症还增加了脑血管通透性,导致血-脑屏障的破坏,蛋白渗漏及海马神经元固缩。正是这种对血-脑屏障的破坏被认为允许毒素渗透到中枢神经系统,最终导致脑功能障碍。另外,许多AKI危重患者需要镇静镇痛治疗(如阿片类药物),这同时也是已知的谵妄危险因素。

### (三)肾-脑交互作用

在危重疾病期间,AKI导致水电解质失衡和炎症反应的级联放大。这种过度的炎症可能是多方面机制共同作用的结果,这些机制包括:① 肾脏释放细胞因子和炎症介质;② 肾脏对细胞因子和趋化因子的清除减少,导致大脑和肾脏上的暴露相应增加;③ 水电解质失衡的急性尿毒症状态;④ 肾脏替代治疗期间血液暴露在体外循环中。

## 三、治疗

### (一)CKD

CKD导致的尿毒症脑病是血液透析或腹膜透析持续肾脏替代治疗的指征。在治疗尿毒症脑病时,透析的充分性或最优化非常重要,这意味着血液透析的频率至少每周3次,或每天自动化腹膜透析(APD),或持续非卧床腹膜透析(CAPD)。血液透析比腹膜透析更有效。尽管透析后症状有明显改善,但脑电图可能不会立即改善。

治疗尿毒症性脑病还必须考虑以下几点:① 用重组人促红细胞生成素(EPO)纠正EPO缺乏症,用肠外补铁和口服补铁纠正缺铁性贫血;② 纠正硫胺素缺乏症,先静脉后口服补充硫胺素;③ 纠正代谢紊乱,减少食盐摄入量,避免摄入大量钾,适当减少饮食中蛋白质和磷酸盐的含量;④ 优化高血压控制;⑤ 治疗甲状旁腺功能亢进症,用磷酸盐结合剂降低血清磷酸盐水平,使用钙剂,甚至在药物治疗失败时以甲状旁腺切除术作为替代。

### (二)AKI

清除炎症因子以及合理用药、纠正水电解质失衡可以减少AKI后急性脑功能障碍的危险因素。旨在预防或减少谵妄和保持肾功能的干预措施可以减轻与AKI相关的脑功能障碍。虽然RRT似乎有一定改善颅脑损伤的作用,但RRT是否能有效降低谵妄风险需要进一步的研究。此外,发生AKI本身是否增加谵妄和认知功能障碍的风险,以及治疗AKI是否能逆转此类脑功能障碍均需要更多的研究。

## 第三节 脓毒症相关性脑病

脓毒症是重症患者中的常见病,发生率高,死亡率高,是近年来医学领域的重要研究热点。脓毒症相关性脑病(sepsis associated encephalopathy, SAE)是脓毒症的一大并发症,是指缺乏中枢感染的临床或者实验室证据,由脓毒症的异常免疫反应导致的弥漫性脑功能障碍,主要表现为谵妄、认知功能障碍等。近年的相关研究发现合并SAE的患者预后明显变差:SAE不但会引起短期可逆性中枢神经系统功能障碍以及死亡率升高(有研究报道从26%上升至49%),幸存者长期认知功能障碍的发生率亦升高(SAE患者出院1年后的发生率可达1/3)。因此,SAE越来越受到关注和重视。本节将从脓毒症相关性脑病流行病学、发病机制、诊断与治疗等方面进行简要介绍。

## 一、流行病学

脓毒症相关性脑病在脓毒症患者是一种常见并发症,各研究的诊断标准存在差异,对脓毒症相关性脑病的发病率和死亡率有较大差别,在脓毒症的病程中可能有高达50%的患者发生SAE。依据目前的脓毒症流行病学数据,全球每年SAE的例数可能在530万~2520万。笔者的团队回顾2008—2011年中南大学附属湘雅医院ICU收治的患者,发现SAE发生率为17.67%,脓毒症相关性脑病组28天死亡率为56.1%,明显高于无脓毒症相关性脑病组35.1%。脓毒症相关性脑病组机械通气时间、ICU住院时间为均明显长于无脓毒症相关性脑病组。脓毒症发生时,可能同时会伴有急性呼吸窘迫综合征、电解质紊乱、酸碱失衡、血糖异常、低血压、低氧血症、发热或内分泌异常等,且应用镇静药、神经肌肉阻滞药等治疗措施比较普遍,这些均使神经系统本身病变的症状和体征容易被掩盖。而目前SAE的临床判断大多还是根据其症状和体征进行排除性诊断,因此,脓毒症相关性脑病的实际发生率可能高于目前的确诊率。

目前的研究提示,SAE的高危因素有感染性休克、高龄、基础疾病（尤其是精神心理疾患）、严重的器官功能障碍（尤其是肾脏和肝脏）、镇静及药物（注意须除外抗生素）副作用。SAE在金黄色葡萄球菌、粪肠球菌、不动杆菌属、铜绿假单胞菌及嗜麦芽窄食单胞菌所致的脓毒症患者中发病率升高。

## 二、发病机制

众多因素的共同作用导致SAE的发生和发展，目前的研究提示主要的机制可能有如下几种。

（1）全身炎症（如炎性细胞因子）对中枢神经系统的影响。

（2）血-脑屏障损伤及脑组织微循环障碍。

（3）氨基酸代谢和神经递质的改变。

（4）氧化应激、线粒体功能障碍和细胞凋亡。

## 三、诊断

目前脓毒症相关性脑病的诊断尚无统一的确认的标准。其诊断对清醒配合的患者可主要基于临床表现，但对于无法配合的患者（如昏迷或深镇静）则必须结合生物标志物、脑电图及影像学检查。近期的研究亦提示，对脑血流量和灌注压的床旁评估手段，如经颅多普勒超声和近红外光谱（nearinfrared spectroscopy，NIRS）亦有助于SAE的诊断。

### （一）临床表现

脓毒症相关性脑病临床上主要表现为脓毒症合并意识改变，缺乏特异性。根据病情的严重程度及发展阶段，可为谵妄、认知功能障碍到昏迷。需要注意的是，SAE主要表现为弥漫性的意识障碍，同肝性、尿毒症及中毒性脑病相比，本病极少出现肌强直、震颤、肌痉挛等运动症状。

目前经过研究验证的筛查方法主要有ICU意识模糊评估法（confusion assessment method for intensive care units，CAM-ICU）和重症谵妄筛查量表（intensive care delirium screening checklist worksheet，ICDSC）。一旦怀疑SAE，必须进行系统的神经系统查体，尤其注意SAE极少出现脑干反射的变化。

### （二）脑电图

依据不同的诊断标准，脑电图的异常发生率在12% ～ 100%。其主要表现是慢波的增加，出现δ波，甚至表现为"爆发抑制"。后者提示深部脑结构，如中脑的损害。癫痫样放电是第二常见的异常表现，可见于10% ～ 20%的脓毒症患者，主要为非痉挛性癫痫。

脑电图是NICU较为常规的床旁无创检查，笔者建议对所有怀疑存在SAE的患者进行筛查。

### （三）颅脑影像学检查

尽管并非必须，但出现癫痫、局灶性定位体征、持续性谵妄或癫痫时，应行颅脑CT排除神经功能明显恶化的其他病因（如脑梗死、脑出血或脑脓肿等）。约一半的SAE患者存在颅脑CT上的异常，但缺乏特异性。相对常见的表现是白质高密度，可能同血管源性水肿及DIC有关。

尽管磁共振对SAE相关颅脑损伤的敏感性更高，对于NICU的重症患者仅在病情相对稳定时可谨慎地进行。

### （四）生物标志物

目前的研究提示颅脑损伤标志物血清S100B蛋白和神经元特异性烯醇化酶（neuron-specific enolase，NSE）可作为SAE的标志物，但具体的诊断界值等尚待进一步研究。

## 四、治疗

脓毒症相关性脑病目前仍缺乏行之有效的治疗方法，在临床上主要是针对原发疾病的治疗和脏器功能的支持（表6-42-2）。

表6-42-2　SAE的治疗措施

| 治疗方法 | 治疗措施 |
| --- | --- |
| 药物手段 | 减少苯二氮䓬类及阿片类药物的使用；如病情允许进行每日唤醒；优先使用基于右美托咪定的镇静方案；评估并控制疼痛 |
| 非药物手段 | 防治代谢紊乱（如严重容量不足、高钠或低钠血症、长时间的高血糖）；睡眠改善方案；认知刺激，如提供电视、广播、音乐疗法等；避免使用物理性束缚措施；早期下床活动 |

## 五、展望

脓毒症相关性脑病是一种严重的脓毒症并发症，越来越受到各国学者的重视。但是目前对其发生发展机制仍不十分了解，其诊断标准尚未统一，尤其是缺乏客观的诊断指标，如生化指标、影像学指标、电生理学指标，还需要大量基础和临床研究进行验证。未来随着脑电生理监测、脑血流量、脑代谢监测等技术的进展，相信脓毒症相关性脑病的诊断将逐步走向标准化。随着机制研究的深入，预防和治疗也可能会找到新的治疗靶点和方向。

（唐雯晰　徐晓蓉　张　恒　张丽娜）

# 参考文献

［1］ CHAUDHURI J, BASU S, ROY M K, et al. Posterior reversible leucoencephalopathy syndrome: case series, comments, and diagnostic dilemma[J]. Curr Neurol Neurosci Rep, 2023, 23(8): 433-449.

［2］ CUDALBU C, TAYLOR-ROBINSON S D. Brain edema in chronic hepatic encephalopathy[J]. J Clin Exp Hepatol, 2019, 9(3): 362-382.

［3］ DAY E, BENTHAM P W, CALLAGHAN R, et al. Thiamine for prevention and treatment of Wernicke-Korsakoff Syndrome in people who abuse alcohol[J]. Cochrane Database Syst Rev, 2013, 2013(7): CD004033.

［4］ FUGATE J E, CLAASSEN D O, CLOFT H J, et al. Posterior reversible encephalopathy syndrome: associated clinical and radiologic findings[J]. Mayo Clin Proc, 2010, 85(5): 427-432.

［5］ GARCÍA-MARTÍNEZ R, DIAZ-RUIZ R, PONCELA M. Management of hepatic encephalopathy associated with advanced liver disease[J]. Clin Drug Investig, 2022, 42(Suppl 1): 5-13.

［6］ HADJIHAMBI A, ARIAS N, SHEIKH M, et al. Hepatic encephalopathy: a critical current review[J]. Hepatol Int, 2018, 12(Suppl 1): 135-147.

［7］ HAMED S A. Neurologic conditions and disorders of uremic syndrome of chronic kidney disease: presentations, causes, and treatment strategies[J]. Expert Rev Clin Pharmacol, 2019, 12(1): 61-90.

［8］ HILL K, HU K Q, COTTRELL A, et al. Charcoal-based hemodiabsorption liver support for episodic type C hepatic encephalopathy[J]. Am J Gastroenterol, 2003, 98(12): 2763-2770.

［9］ LARSON L M, PHIRI K S, PASRICHA S R. Iron and cognitive development: what is the evidence?[J]. Ann Nutr Metab, 2017, 71 (Suppl 3): 25-38.

［10］ LU R, KIERNAN M C, MURRAY A, et al. Kidney-brain crosstalk in the acute and chronic setting[J]. Nat Rev Nephrol, 2015, 11(12): 707-719.

［11］ MARTÍNEZ-RODRÍGUEZ S, FRIAZA V, GIRÓN-MORENO R M, et al. Fungal microbiota dynamics and its geographic, age and gender variability in patients with cystic fibrosis[J]. Clin Microbiol Infect, 2023, 29(4): 539.

［12］ MOE S M, CHERTOW G M, COBURN J W, et al. Achieving NKF-K/DOQI bone metabolism and disease treatment goals with cinacalcet HCl[J]. Kidney Int, 2005, 67(2): 760-771.

［13］ OSTERMANN M. Diagnosis of acute kidney injury: kidney disease improving global outcomes criteria and beyond[J]. Curr Opin Crit Care, 2014, 20(6): 581-587.

［14］ PANG H, KUMAR S, ELY E W, et al. Acute kidney injury-associated delirium: a review of clinical and pathophysiological mechanisms[J]. Crit Care, 2022, 26(1): 258.

［15］ RATHI S, KALANTRI A, SHASTRI A, et al. Endoscopic ultrasound guided transgastric shunt obliteration (etso) for recurrent hepatic encephalopathy[J]. Am J Gastroenterol, 2023, 118(10): 1895-1898.

［16］ ROSNER M H, HUSAIN-SYED F, REIS T, et al. Uremic encephalopathy[J]. Kidney Int, 2022, 101(2): 227-241.

［17］ STANSKI N L, RODRIGUES C E, STRADER M, et al. Precision management of acute kidney injury in the intensive care unit: current state of the art[J]. Intensive Care Med, 2023, 49(9): 1049-1061.

［18］ TUJIOS S, STRAVITZ R T, LEE W M. Management of acute liver failure: update 2022[J]. Semin Liver Dis, 2022, 42(3): 362-378.

［19］ VILSTRUP H, AMODIO P, BAJAJ J, et al. Hepatic encephalopathy in chronic liver disease: 2014 practice guideline by the American Association for the study of liver diseases and the European Association for the study of the liver[J]. Hepatology, 2014, 60(2): 715-735.

［20］ YOON J W, PAHL M V, VAZIRI N D. Spontaneous leukocyte activation and oxygen-free radical generation in end-stage renal disease[J]. Kidney Int, 2007, 71(2): 167-172.

［21］ ZACHARIAS H D, KAMEL F, TAN J, et al. Rifaximin for prevention and treatment of hepatic encephalopathy in people with cirrhosis[J]. Cochrane Database Syst Rev, 2023, 7(7): CD011585.

# 第四十三章
# 中毒性疾病

## 第一节 概 述

中毒不同于其他急性疾病，但如果存在威胁生命的可能时，应对中毒患者进行治疗。图6-43-1提供了紧急情况下评价和治疗过程的目录，其中许多步骤可同时进行。

### 一、中毒的诊断

（一）病史

（1）仔细收集病史资料，向家属等相关人员询问患者服用过的所有药物及患者房间内其他人的服药史。

（2）收集任何有用药物或吸毒工具用于后续检验，须注意保护自身安全。

（3）核对患者使用过的所有药物标签，判定患者是否已在药房获得其他处方药。

（二）体格检查

1. 一般检查 仔细观察患者血压、脉搏、瞳孔大小、出汗和蠕动，可发现自主神经综合征如下。

（1）α肾上腺素综合征：其基本特征为高血压伴反射性心动过缓，常出现瞳孔散大。

（2）β肾上腺素综合征：介导血管扩张，引起低血压、心动过速（如沙丁胺醇、奥西那林、茶碱和咖啡因）。

（3）混合α、β肾上腺素综合征：高血压常伴有心动过速、瞳孔散大，黏膜干燥，皮肤出汗（如可卡因和苯丙胺类）。

（4）交感神经阻滞综合征：血压和脉率下降，瞳孔缩小，似针尖，蠕动减弱（如α₂受体激动剂可乐定和甲基多巴，阿片类和吩噻嗪类）。

（5）烟碱型胆碱能综合征：过度刺激自主神经节的烟碱受体可激活副交感神经和交感神经系统，引起去极化阻断，初始出现心动过速随后心动过缓，麻痹后可能出现肌束震颤。

（6）毒蕈碱型胆碱能综合征：毒蕈碱受体位于副交感神经系统的效应器官，刺激后引起心动过缓、瞳孔缩小、多汗、肠蠕动增强，支气管黏液分泌、气喘、过度流涎和尿失禁（如氯贝胆碱）。

（7）混合型胆碱能综合征：烟碱和毒蕈碱受体同时受刺激，表现为瞳孔针尖大小，皮肤出汗，蠕动增强，肌束震颤，并进一步发展为肌无力或麻痹（如有机磷酸酯和氨甲酸酯类杀虫剂和毒扁豆碱）。

（8）抗胆碱能综合征：常伴有轻度高血压的心动过速，瞳孔散大，皮肤潮红，发热和干燥，肠蠕动减弱，伴尿潴留，肌阵挛性抽搐或舞蹈症及手足徐动症，躁动性谵妄、高热（抗毒蕈碱药物如阿托品、东莨菪碱、苯扎托品、抗组胺药、抗抑郁药）。

2. 眼部体征 瞳孔大小受自主神经系统药物影响。水平性凝视性眼球震颤常由一些药物和毒素引起，如巴比妥类药物、乙醇、卡马西平、苯妥英钠和蝎毒作用，苯环利定可能会引起水平、垂直甚至旋转性眼球震颤。

3. 神经病变 一般经过长期反复接触多种药物及毒药可引起感觉或运动型神经病，而砷、铊可在一次大剂量摄入后就引起神经病。

4. 腹部表现 肠梗阻可能由一些机械因素引起，如胃肠穿孔和腹膜炎的损伤或由吞噬异物造成的机械性阻塞。长期低血压或肠系膜动脉血管痉挛可引起以腹胀和肠梗阻表现的一种罕见且严重的急性肠梗阻，X线或CT提示肠壁、胆管或肝静脉内有气体存在，血磷和碱性磷酸酶水平升高。若患者有呕吐或吐血症状则提示有腐蚀性物质的摄入。

5. 皮肤表现

（1）出汗或无汗是自主神经症状的一种表现。

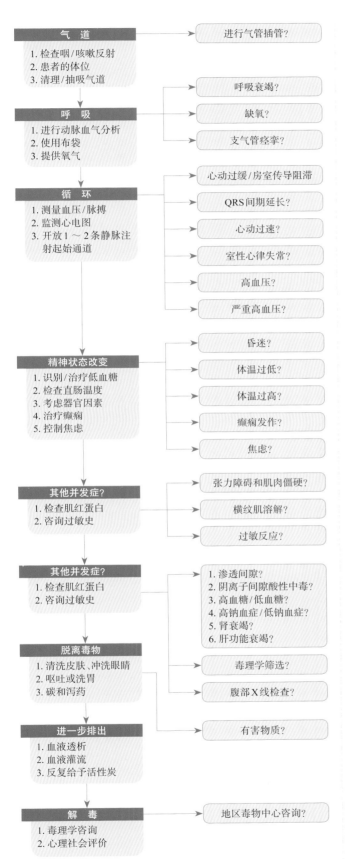

图6-43-1 **紧急情况下评价和治疗过程目录**

（2）皮肤潮红由一氧化碳中毒、硼酸中毒，腐蚀性或烃类化合物的化学烧伤或抗胆碱药物引起，血管扩张亦可引起（如吩噻嗪类或双硫仑与乙醇相互作用）。

（3）皮肤苍白出汗一般由拟交感神经药物引起，如麦角或一些苯丙胺类药物引起的动脉血管痉挛。

（4）发绀提示缺氧，出现硫化血红蛋白血症或高铁血红蛋白血症。

6. 气味　一些毒素有特殊气味，但可能被呕吐物或其他周围的气味覆盖。

（三）必需的临床检验

（1）测定血浆渗透压，计算渗透压间隙。

（2）电解质中钠、钾和阴离子间隙的测定。

（3）血糖。

（4）评价肾功能（尿素氮和肌酐）。

（5）肝功能检测如氨基转移酶类。

（6）血细胞计数或血象。

（7）尿分析，检测尿结晶、血红蛋白尿或肌红蛋白尿。

（8）心电图。

（9）测定血清中乙醇等可能导致中毒物质的水平。

（10）妊娠试验（育龄女性）。

（四）毒理学筛选

（1）在任何测试前一般应问两个问题：① 测试结果将如何改变治疗方法？② 测试结果能否及时得到以影响治疗过程？

（2）毒理学筛选的限制：由于检测时间长（1～5天）、实用性和可靠性较低以及临床支持治疗后危重病例较少，不超过15%的中毒或药物过量病例进行了毒理学筛选以帮助治疗。筛选的阴性预测值仅为70%左右，阳性预测值约90%。

（3）尿液掺杂：是试图在人工强制执行药检时为了掩盖化学性质或生物活性而逃避药物检测。方法包括稀释及添加酸、小苏打、漂白剂等。掺杂成功取决于使用的试剂及免疫测定的类型。

（4）毒理学筛选的用途：尿液和血液应在考虑诊断为脑死亡时就进行测试，以排除常用抑制性药物导致的暂时性脑部活动丧失和脑死亡假象。毒理学筛选可用来确认住院期间的临床诊断，并可作为永久性法医记录。当被怀疑杀人、攻击或虐待儿童时就会发挥重要作用。

（5）毒理学试验的实现：就临床问题与实验室沟通，经同意后收集异常病例的血液和尿液样本，并将样本暂时存放在实验室。尿液通常是进行广泛定性筛选的最好样本，而血液在精神系统药物、阿片类药物和兴奋剂中毒时是理想标本。

（五）腹部X线

可揭示不透射线的药片、装有药物的安全套或其他有毒物质。但不应为了确定药片的不透射性质而直接将药片放在X线投射板上，会因为空气对比影响而显示假阳性。

## 二、去污染方法

（一）表面去污染

1. 皮肤　腐蚀剂会迅速损伤皮肤，而许多毒素很容易通过皮肤被吸收，因此必须立即去除、避免全身吸收。可穿戴保护装置并及时清洗暴露区域。谨慎尝试化学中和。

2. 眼　角膜对腐蚀剂和烃类溶剂特别敏感，能迅速破坏表面并导致永久性瘢痕。应立即大量温水或盐水冲洗眼睛，可滴入局部麻醉药帮助冲洗。每只眼睛至少用1 L水冲洗。禁止化学中和。

3. 吸入剂　急性刺激性的气体或烟雾可能使肺部系统受损。禁止在没有任何对呼吸器官充分保护的情况下置身于有毒气体或烟雾中。可迅速将患者移出暴露区域，补充增湿氧气，增强通风。密切观察上呼吸道水肿迹象，有声嘶和喘鸣的患者可能快速发展成气道梗阻，慎用气管内插管。缓慢代谢的毒素可引起迟发性非心源性肺水肿（如氮氧化合物、光气），一般几小时后出现，早期迹象和症状包括呼吸困难、低氧血症和呼吸急促。

（二）胃肠道去污染

在延迟60分钟或更长时间后，只有摄入剂量的一小部分能通过诱导呕吐或洗胃除去。但在一些情况下，即使摄入超过1～2小时，积极的肠道净化仍有可能拯救生命，包括摄入高毒性药物如秋水仙碱，服用不被活性炭吸附的药物如铁、锂，摄入大剂量药物如阿司匹林和摄入缓释或肠溶制剂。

1. 呕吐　吐根糖浆已不再使用。发现摄入药物或毒物后立即处理，但一些情况应禁忌催吐，如患者摄入阿片类药物、镇静催眠剂、三环类抗抑郁药、樟脑、可卡因、异烟肼和士的宁等可在很短时间内引起中枢神经系统抑制或惊厥；摄入腐蚀剂（如酸、碱或强氧化剂）等也是禁忌。应注意持续呕吐可能延迟活性炭或口服解毒剂作用，持久强烈呕吐可能导致出血性胃炎或食管-贲门黏膜撕裂综合征（Mallory-Weiss综合征），且可能促进有毒物质进入小肠。

2. 洗胃　可能比催吐更有效，尤其对于刚摄入的液体物质。当患者服用大剂量药物或摄入某种有毒物质时，用于去除体内的液态和固态药物或毒物，摄入时间30～60分钟洗胃可能是最佳时机，有时服用能减慢胃排空的药物（如水杨酸、阿片类药物或抗胆碱药物）数小时后洗胃仍有效。禁忌同催吐。不良反应有食管或胃穿孔，插入胃管可能损伤鼻腔、误入气管及误吸呕吐物。需注意当患者深度昏迷需气管插管时可使用带有气管套囊的插管保护气道，左侧卧位防止胃内容物被推进十二指肠。在灌洗开始前服用活性炭60～100 g（1 g/kg）吸附可能进入肠道的物质，慢慢灌入温水或盐水200～300 mL再吸出，反复操作直至流出部分无药物或有毒物质。

3. 活性炭　是一种高度吸附性粉末材料，由木浆蒸馏制成，炭：毒物的比例约10∶1就能够非常有效地吸附大部分毒素。只对少数毒物吸附较差，如氰化物、乙醇、乙二醇和其他醇类，氟化物，重金属，铁、锂、无机酸、钾等。方法为服用活性炭水悬浮液（不含山梨醇）60～100 g（1 g/kg）口服或经胃管，以1小时或2小时间隔再次给予1或2剂活性炭确保去除肠道污染，偶尔需要多达8或10次重复剂量来达到预期的炭与毒物10∶1的比例。肠梗阻患者应禁忌使用，且不能给昏睡的患者使用（除非气道得到充分保护）。不良反应包括便秘、肠阻塞、肠胃结石，误吸，胃痉挛、呕吐，腹泻、脱水和高钠血症。

4. 泻药　可增强胃肠输送活性炭毒物复合体的能力，降低毒素吸附和胃肠炭结石形成的可能，加速含铁片剂和炭不吸附摄入物的通过。可选择性服用泻药如10%柠檬酸3～4 mL/kg或70%山梨醇1 mL/kg，活性炭同时服用或与其混浆后服用；若6～8小时后无炭粪便，可考虑重复服用原剂量的一半。禁忌用于肠梗阻患者，含钠泻药不能用于体液超负荷者，含镁泻药不能用于肾功能不全者，不宜应用油性泻药。不良反应有严重的液体流失、高钠血症、高镁血症、腹部绞痛或呕吐。

5. 全肠灌洗　已成为公认的从肠道清除一些药物和毒素的方法。在平衡液中加入不被肠道吸收的聚乙二醇，高流速给予冲洗出肠内容物。可经胃管予肠道准备液2 L/h［儿童500 mL/h或35 mL/（kg·h）］直至直肠流出液澄清。若摄入药物能被活性炭吸附，可在进行全肠灌洗时每隔2～3小时给予1次活性炭。在1～2小时内做好大量排便准备，留置直肠管或可让患者坐在坐便器上。用8～10 L（儿童150～200 mL/kg）后若直肠仍无液体流出，应停止灌流。该法适用于大量摄入铁、锂或其他不能被活性炭有效吸附的药物，大量摄入含有丙戊酸钠、茶碱、阿司匹林、维拉帕米、地尔硫䓬或其他危险药物的缓释或肠溶制剂，吞噬异物、药物包裹或装药安全套。禁忌用于肠梗阻患者。除非有气道保护，否则不能用于精神恍惚、昏迷或惊厥患者。不良反应有恶心、腹胀，反胃或肺吸入。

6. 外科移除 有时即使进行了有效的洗胃或全肠灌洗，含药物包裹或装药安全套、完整药片仍存在，可能需手术去除。

### 三、加强消除

（一）在采取加强消除前有三个重要问题需要回答

（1）患者是否需要采取促进消除的措施？应提出以下问题：患者情况怎么样？支持方案是否使患者完全康复？是否存在解毒剂或其他特效药可使用？促进药物消除措施的主要适应证包括：① 尽管采取了最高级别的医疗措施，非常严重或致命性的中毒仍处于恶化之中（如苯巴比妥钠过量伴顽固性低血压）。② 普通或常用消除方式受损（如肾衰竭患者锂过量）。③ 患者服用已知的致死剂量的药物或血药浓度处于致命水平（如甲醇或茶碱）。④ 患者存在基础性健康问题，可能增加昏迷时间或其他并发症发生的风险（如严重慢性阻塞性肺疾病或充血性心力衰竭）。

（2）这些药物和毒素是否易于被采取的措施所消除？一种药物能否被体外操作清除，首先它应该存在于血液内或细胞外液中，若其广泛分布于组织中，则不易被清除。分布容积（Vd=药物分布的近似容积=体内药物量/血药浓度=L/kg）越大血药浓度越低，越不容易通过体外操作清除。高蛋白结合药物的游离药物浓度低，不易通过透析清除。

（3）该方法有用吗？清除率（CL=提取率×血流量=mL/min）是指物质从一定体积的液体中被清除的速率。估计液体治疗对增强肾脏清除一些在肾小管无分泌也无吸收的物质（如锂）的疗效时，肾 CL=尿流率×尿液药物浓度/血清中药物浓度。清除率≠消除率（mg/min）。总消除率是指所有来源的清除（如肾排泄+肝代谢+呼吸和皮肤排泄+透析）。半衰期（$T_{1/2}$）取决于分布容积和清除率：$T_{1/2}=0.693×Vd×CL$（注：Vd 单位 L，CL 单位 L/h）。

（二）可用于加强消除的方法

1. 尿液控制 肾脏是整体清除的重要贡献者，利尿可能增加肾小球滤过率，通过调节尿液 pH 可能加强极性药物的消除，如水杨酸过量常用碱化处理。

2. 血液透析 药物和毒素被动地流经半透膜沿浓度梯度进入透析液，体液和电解质异常可同时纠正。药物去除依赖于流速，流速不足将成比例减少清除量。分子量小（< 500 Da）、水溶性好和低蛋白结合率将增强药物或毒素透析。注意：使用树脂柱或滤过循环小

容积透析液（迷你透析）等便携式透析装置常不能有效去除药物或毒素，不应使用。

3. 血液灌流 血液经泵直接通过一含有吸附剂材料（炭或螯合树脂）的圆柱，类似于血液透析。药物分子大小、水溶性和蛋白结合影响较小。全身抗凝剂量比血液透析要求高，常见并发症为血小板减少。

4. 腹膜透析 通过经皮导管将透析液注进腹腔再排出，肠壁和腹膜起半透膜作用，用新鲜透析液一天 24 小时重复连续操作，透析液每 1～2 小时更换一次，其效果≈4 小时血液透析。此法比血液透析或血液灌流更易操作且无须抗凝，但提取率低和流速慢，治疗作用相应受限。

5. 连续性肾脏替代疗法 在并不必须迅速去除药物时使用，清除率较低，但有减少损伤的优势，对血流动力学无明显影响，可持续进行。

6. 重复剂量活性炭 如每 2～3 小时通过口服或胃管予 0.5～1 g/kg。该方法简单且无创，有研究表明可缩短苯巴比妥钠、茶碱、咖啡因、卡马西平、洋地黄毒苷及水杨酸盐等药物的半衰期，但对预后可能无明显改善。

### 四、患者处理

（一）重症监护病房住院的后续处理

所有可能严重药物过量的患者在出院或转去非医疗机构前应至少观察 6～8 小时，如果药品在消化道内形成结石，或为缓释剂或肠溶制剂时，需注意延迟性并发症。若中毒症状明显或发生严重心肺等并发症风险，需要住院进一步观察和治疗。对于绝大多数承认中毒或药物过量的患者还是需要在重症监护病房留观，对任何有自杀倾向的患者必须保持密切观察。

（二）区域中毒控制中心咨询

向区域中毒控制中心咨询决定有关是否需要进一步观察或入院、服用解毒剂或治疗药物、选择适当的实验室检测或关于体外循环去除药物等问题。

（三）心理评估

1. 自杀风险的精神病咨询 所有故意中毒或药物过量患者应由相关专科医师进行关于自杀倾向的精神状态评估并加强观察。

2. 儿童滥用或性虐待

（1）对儿童摄入是否为偶然事件的可能性进行评估。有时父母或其他成年人故意给孩子镇静剂或安眠药以控制小孩的行为。

（2）意外中毒也能引起社会服务机构的注意。孩子偶尔会服用放在家的兴奋剂或其他毒品，孩子反复

摄取则表明父母过于随意或粗心。

（3）故意服用过量药物的儿童或青少年受到身体或性虐待的可能性会增高。十几岁的女孩可能意外怀孕而过量服用药物。

（四）妊娠患者药物过量

（1）总体上，对任何服用过量药物或中毒的年轻女性都应谨慎检查是否妊娠。意外妊娠可能是故意服用过量药物的原因，对于妊娠患者的治疗需要特殊的关注。

（2）催吐，尤其是在妊娠晚期不宜尝试。采用洗胃或口服活性炭在妊娠期更有优势。

（3）有些毒素可致畸或致突变，需产科医师会诊。然而，对胎儿的不利影响通常与长期慢性的反复使用有关，而非急性的单次接触。

# 第二节　抗抑郁药中毒

传统抗抑郁药主要是基于单胺递质假说而开发的以单胺类神经递质或其受体为靶标的药物。该假说认为当脑内肾上腺素能突触部位的去甲肾上腺素（NE）相对减少时产生抑郁症即去甲肾上腺素学说；或者是当脑内突触间隙的5-羟色胺（5-HT，亦称血清素）相对减少时产生抑郁症即血清素学说。因此可以根据两种学说将抗抑郁药分为8类：单胺氧化酶抑制剂（MAOI）、三环类（TCA）、选择性5-HT再摄取抑制剂（SSRI）、5-HT2A受体拮抗剂和5-HT再摄取抑制剂（SARI）、NE和多巴胺（DA）再摄取抑制剂（NDRI）、NE和特异性5-HT抗抑郁药（NaSSA）、NE再摄取抑制剂（NaRI）、5-HT和NE再摄取抑制剂（SNRI）。由于绝大多数的三环类抗抑郁药的治疗剂量较窄，过量可导致严重的临床毒性反应，如不到10倍的治疗剂量即可造成严重的毒性反应。因此，可以根据中毒剂量和药物毒性反应进一步将抗抑郁药分为：三环类（TCA）、新型非三环类、单胺氧化酶抑制剂（MAOI）。

## 一、三环类抗抑郁药

三环类抗抑郁药（TCA）是较早用于抗抑郁治疗的药物，TCA的作用机制主要是阻断了去甲肾上腺素（NE）能和5-羟色胺（5-HT）能神经末梢对相应递质的再摄取作用，从而导致突触间隙单胺类递质的浓度增加。故可以根据其选择倾向性分为：NE能和5-HT混合型、NE能倾向型两大类，其中NE能和5-HT混合型主要包括阿米替林、阿莫沙平、氯米帕明、多塞平以及曲米帕明等。NE能倾向型主要包括地昔帕明、马普替林、去甲替林以及普罗替林等药物。临床上这些药物可以明显改善患者的抑郁症状，但是由于其安全剂量较窄，当服用过量时会有致命的危险。心脏毒性以及神经系统的毒性作用是其致死的主要原因。以下是目前临床上较常使用的三环类抗抑郁药以及中毒剂量（表6-43-1）。

表6-43-1　三环类抗抑郁药

| 药物名称 | 成人正常剂量（mg） | 临床毒性表现 |
| --- | --- | --- |
| 阿米替林 | 75～200 | 抗胆碱能作用、低血压、QRS间期延长、惊厥 |
| 阿莫沙平 | 150～300 | 抗胆碱能作用、低血压、惊厥 |
| 氯米帕明 | 100～250 | 抗胆碱能作用、低血压、QRS间期延长、惊厥 |
| 多塞平 | 75～300 | 抗胆碱能作用、低血压、QRS间期延长、惊厥 |
| 曲米帕明 | 75～200 | 抗胆碱能作用、低血压、QRS间期延长、惊厥 |
| 地昔帕明 | 75～200 | 抗胆碱能作用、低血压、惊厥 |
| 马普替林 | 75～300 | 抗胆碱能作用、低血压、QRS间期延长、惊厥 |
| 去甲替林 | 75～150 | 抗胆碱能作用、低血压、QRS间期延长、惊厥 |
| 普罗替林 | 20～40 | 抗胆碱能作用、低血压、QRS间期延长、惊厥 |

（一）毒性机制

1. 心血管系统毒性

（1）TCA具有抑制毒蕈碱（M）型胆碱能受体，抗胆碱能作用，同时可以抑制神经元对儿茶酚胺类物质的再摄取，会导致心动过速和轻度的血压升高。

（2）抑制外周血管平滑肌上的α肾上腺素能受体，可以引起血管舒张和血压的下降。

（3）通过阻滞心肌细胞上的快速钠通道所介导的

心肌动作电位，从而导致心肌抑制和心脏动作电位传导减慢。

2.神经中枢系统毒性

（1）对于组胺H1受体的阻断可导致抗组胺能副作用，可导致嗜睡、镇静等。

（2）导致突触间隙单胺类递质的浓度增加，促进突触传递功能。

（二）药代动力学

TCA均有类似的性质，都具有很高的亲脂性，易于透过血-脑屏障，药物摄入后很快（2～6小时）能达到最高血药浓度，由于其具有抗胆碱能的作用，将会导致胃排空延迟，导致药物的吸收延长，其血浆药物浓度高峰可以延长至6～12小时。绝大多数药物可以与组织和血浆蛋白广泛结合，导致药物的分布容积增大，清除半衰期延长，由于其与组织的结合率很高，导致组织中TCA浓度为血浆浓度的10～100倍，血液中的药物浓度仅为体内总负荷量的1%，因此血液透析、血浆置换、腹膜透析和强利尿剂等均无法有效清除药物。TCA主要通过肝脏分解代谢，仅有少量可以通过肠肝循环，最后氧化结合后经过肾脏排出，但不会加重肾脏的毒性。部分药物如阿米替林、丙咪嗪、多塞平等在肝脏代谢时会去甲基化，形成的代谢产物具有毒性。

（三）中毒剂量

TCA在成人中的治疗量一般是2～4 mg/kg，大于此药物剂量则可能发生中毒，成人摄入10 mg/kg以上即可有生命危险。儿童对TCA的毒性更加敏感，特别是那些具有抗胆碱能的药物。服用有心脏或中枢神经抑制作用药物的患者以及老年人同时服用TCA时，其中毒的可能性增加。

（四）临床表现

根据服用药物种类和剂量，其出现的中毒症状也不尽相同，主要在心血管系统、神经中枢系统的毒性表现和抗胆碱能作用，但是由于胃的排空延迟，导致药物的吸收延长，临床症状的出现可能会延迟。

1.心血管系统毒性表现　轻度中毒时可表现为窦性心动过速，心电图上表现出QRS波增宽，严重的中毒反应一般在6个小时内出现，临床上可表现为心脏传导阻滞、室上性心动过速、低血压、室性早搏以及室性心动过速等。典型的心电图变化包括窦性心动过速伴有PR、QRS和Q-T间期延长，可见到各种房室传导阻滞。需要注意的是，在治疗剂量下也可出现非典型或者尖端扭转型室性心动过速，伴有Q-T间期延长，需要根据其他系统变化综合诊断。中毒晚期会出现心

动过缓，这也表明患者此时已经存在严重的心脏毒性，预示着患者预后较差。由于该药物可以抑制外周血管平滑肌上的α肾上腺素能受体，可以引起血管舒张和血压的下降，这需要与中毒时心肌收缩抑制导致的低血压相鉴别。部分患者会逐渐进展为心源性休克，最终导致死亡。

2.神经中枢系统毒性表现　轻至中度中枢系统毒性症状可表现为嗜睡、意识障碍、言语不清、共济失调。随着中毒程度的加重，可出现中枢神经系统进一步的抑制直至昏迷或呼吸抑制。抽搐可呈全身性或局灶性，乃至出现癫痫持续状态；抽搐并发汗液分泌减少，可引起严重的高热，最终导致横纹肌溶解、脑损伤、多脏器衰竭直至死亡。

3.抗胆碱能作用（抗副交感神经作用）　肌肉震颤是常见的抗胆碱能导致的中毒症状，容易与癫痫发作相混淆，可同时伴有昏迷、瞳孔散大、皮肤黏膜干燥、汗液减少、心动过速、肠麻痹以及尿潴留等表现。

（五）诊断与鉴别诊断

1.诊断　TCA中毒的患者有明确的服药史，当这些患者出现心动过速、昏迷或者出现抽搐，心电图表现出QRS波增宽时均应排除药物中毒的可能。对于原因不明的患者可以作血液及尿液检查，通常来说TCA在治疗剂量下的血药浓度低于0.3 mg/L，而当检测结果大于1 mg/L的时候，通常会表现出严重的毒性反应。大多数的TCA在尿液有毒物质检测中均可以被检测到。但是，某些处于治疗范围的药物尿液中会显示出假阳性的结果从而误导诊断，因此需要结合病史、临床表现、心电图以及实验室检测结果综合判断。

2.鉴别诊断

（1）对能导致抽搐、室性心律失常伴QRS波增宽及抗胆碱能症状的药物，如卡马西平、苯海拉明、奎尼丁、吩噻嗪等均应详细询问病史排除干扰。

（2）对某些能导致抽搐、室性心律失常伴QRS波增宽，但无抗胆碱能症状的药物，如：心得安、普罗帕酮、可卡因等。

（3）一些拟交感胺类药物如伪麻黄素，可致心动过速，但是QRS波无增宽，无抗胆碱能症状。

（六）治疗

1.一般处理　对明确或可疑TCA中毒的患者首先立即判断其意识状态、呼吸、测血压。根据病情开放静脉，心电监护。在起初6小时内，应严密观察病情。主要观察指征：① 有无通气不足；② 低氧血症；③ QRS波 > 100毫秒（ms）；④ 窦性心律，大于120次/分；⑤ 心律失常；⑥ 低血压；⑦ 意识障碍；⑧ 抽搐；

⑨ 肠鸣音减弱或消失。观察期内如无上述异常，可给活性炭1次后酌情出院。如疑有误吸，应保持气道通畅。昏迷的患者应安置导尿管，防止尿潴留。如肠鸣音消失，应考虑予胃肠减压。由于病情早期患者可突然恶化，应严密观察病情。由于血液透析、血浆置换、腹膜透析和用强利尿剂等均无法有效清除药物，因此早期彻底洗胃是非常重要的处理措施，洗胃前可注入活性炭1 g/kg。如患者处于昏迷，应立即予以气管插管，防止误吸。在初次洗胃后应保留胃管，持续胃肠减压，既可引流出胃内有毒的代谢产物，亦可治疗肠麻痹，必要时可反复注入活性炭和反复洗胃。

2. 基本治疗　积极补充血容量，但由于心脏毒性应控制补液量，防止急性肺水肿。由于患者常有呼吸抑制、低氧血症和二氧化碳潴留，应及时予机械通气。

3. 碱化疗法　早期纠正酸碱代谢失衡，目前认为碳酸氢钠通过增加细胞外钠离子浓度和作用于快速钠离子通道，可以直接影响pH进而改变抑制作用，使用指征是当QRS波增宽，虽经大量补液后仍存在低血压伴室性心律失常。初次剂量1～2 mmol/kg，需要重复维持给药保证动脉内pH在7.45～7.55。根据pH、血清钠浓度及临床症状予以调整。为防止低钾血症，要适时检查血钾浓度，及时补钾。

4. 合并症治疗

（1）昏迷和烦躁不安：TCA中毒后可迅速发生昏迷，应予气管插管，保护呼吸道通畅。烦躁不安是药物对中枢性抗胆碱能受体拮抗所致，见于病程早期或由昏迷转为清醒过程中，可适当应用苯二氮䓬类药物镇静。如一般治疗无效可用毒扁豆碱，但仅适用于有外周性抗胆碱能症状及QRS不增宽的患者，不适用于昏迷转清醒过程中的患者。

（2）抽搐：如不及时治疗，可发展为癫痫状态。首选苯二氮䓬类药物如安定或劳拉西泮，如无效可用咪达唑仑，先给负荷量，而后用维持量，负荷量为2.5～10 mg，维持量1～20 mg/h。难治性癫痫的患者应参照相关章节进行脑电图监测等处置。必要时应

用神经肌肉阻滞剂，可终止躯体抽搐及其相关问题，如代谢性酸中毒、高热、横纹肌溶解及肾功能衰竭。推荐用维库溴铵，这是短效的非极性神经肌肉阻滞剂。注意苯妥英钠对控制抽搐无效，并可致室性心律失常。抽搐所致的高热是致命的，直肠体温可＞40℃，主要治疗是控制抽搐及物理降温。

（3）低血压：首先用等渗晶体液扩容，在容量补足的情况下，如果血压仍未改善再予以升压药物维持，首选去甲肾上腺素；TCA所致的低血压大多是心脏泵功能衰竭的表现，因此对无法纠正的低血压可用机械支持，如心脏起搏器、主动脉反搏等。

（4）心律失常：最常见表现是心脏传导和心肌收缩的异常。对于仅有窦性心动过速、PR和Q-T间期延长以及Ⅰ度房室传导阻滞，无其他临床症状的患者无须任何治疗。但是对于对Ⅰ度以上房室传导阻滞应立即治疗，因它会迅速发展为完全性心脏传导阻滞。如QRS间期延长，应予碳酸氢钠治疗。室性心律失常首选碳酸氢钠纠正酸中毒，如果无效可用利多卡因，利多卡因可以与钠离子通道结合从而逆转部分钠通道阻滞，但结合时间较短且过量可致抽搐。对于反复发作的室性心律失常可用同步电转复。尖端扭转型室性心动过速可用硫酸镁1～2 g静注。必要时应安置起搏器，防止心律失常的复发。在未安置起搏器前可用异丙肾上腺素。TCA所致的室性心动过速禁用ⅠA和ⅠC类抗心律失常药、β受体阻滞剂、钙通道阻滞剂，这些药物可加剧心脏毒性。

## 二、新型非三环类抗抑郁药

这类新型非三环类抗抑郁药，主要指非经典的、含有杂环的抗抑郁药，相对于传统的三环类抗抑郁药和单胺氧化酶抑制剂，此类药物的临床治疗剂量较宽，不容易导致严重的临床毒性反应，但是某些药物偶然会出现惊厥、低血压以及5-羟色胺综合征等中毒表现，如下为目前临床上较常使用的新型非三环类抗抑郁药以及中毒剂量（表6-43-2）。

表6-43-2　新型非三环类抗抑郁药

| 药物名称 | 成人正常剂量（mg） | 毒 性 机 制 | 临床毒性表现 |
|---|---|---|---|
| 安非他酮 | 200～450 | 多巴胺及去甲肾上腺素再摄取抑制剂 | 惊厥 |
| 西酞普兰 | 20～40 | 5-羟色胺再摄取抑制剂 | 惊厥、5-羟色胺综合征 |
| 去甲文拉法辛 | 50 | 5-羟色胺及去甲肾上腺素再摄取抑制剂 | 惊厥、5-羟色胺综合征 |
| 度洛西汀 | 30～180 | 5-羟色胺及去甲肾上腺素再摄取抑制剂 | 惊厥、5-羟色胺综合征 |

续 表

| 药物名称 | 成人正常剂量（mg） | 毒 性 机 制 | 临床毒性表现 |
|---|---|---|---|
| 艾司西酞普兰 | 10～30 | 5-羟色胺再摄取抑制剂 | 惊厥、5-羟色胺综合征 |
| 氟西汀 | 20～80 | 5-羟色胺再摄取抑制剂 | 惊厥、5-羟色胺综合征 |
| 氟伏沙明 | 50～300 | 5-羟色胺再摄取抑制剂 | 惊厥、5-羟色胺综合征 |
| 米氮平 | 14～45 | α肾上腺素受体阻断剂 | 惊厥 |
| 奈法唑酮 | 100～600 | α肾上腺素受体阻断剂<br>5-羟色胺再摄取抑制剂 | 低血压 |
| 帕罗西汀 | 20～50 | 5-羟色胺再摄取抑制剂 | 惊厥、5-羟色胺综合征 |
| 舍曲林 | 50～200 | 5-羟色胺再摄取抑制剂 | 惊厥、5-羟色胺综合征 |
| 曲唑酮 | 50～400 | α肾上腺素受体阻断剂<br>5-羟色胺再摄取抑制剂 | 惊厥、5-羟色胺综合征、低血压 |
| 文拉法辛 | 30～600 | 5-羟色胺及去甲肾上腺素再摄取抑制剂 | 惊厥、5-羟色胺综合征 |

（一）毒性机制

此类药物中大多数可引起中枢神经系统的临床表现，这可能与其可以抑制NE、DA和5-HT的再摄取作用相关，某些药物如曲唑酮和米氮平能够阻断α肾上腺素的生成，可能导致低血压和勃起障碍。SSRI与MAOI联用常会引起5-HT综合征。由于此类药物无明显的抗胆碱能作用，因此相关临床症状并不明显。

（二）药代动力学

此类药物的表观分布容积较大，多数通过肝脏代谢。氟西汀和帕罗西汀可抑制细胞色素P450酶CYP2D6的药物代谢作用，可导致许多潜在的药物相互作用。

（三）中毒剂量

此类药物的中毒范围较宽，通常摄入治疗剂量的10倍也不会产生中毒反应。但安非他酮的治疗剂量就可以导致惊厥，加重既往癫痫的发生。

（四）临床表现

1. 神经中枢系统中毒表现　SSRI服用过量时可表现为共济失调、昏迷和嗜睡，当与酒精或者其他药物一起服用时可能会发生呼吸抑制。焦虑、烦躁、震颤和惊厥常见于服用安非他酮，也可见于服用西酞普兰和文拉法辛的患者。

2. 心血管系统中毒表现　服用曲唑酮后最常见的是直立性低血压，轻度窦性心律失常如窦性心动过缓或窦性心动过速也常见。常见的心电图变化是中度Q-Tc间期延长，罕见多形性室性心动过速（尖端扭转

型室性心动过速）。安非他酮也可导致窦性心动过速和高血压，而西酞普兰可引起窦性心动过缓并伴随低血压。文拉法辛过量可引起Q-T和QRS间期延长以及房室传导阻滞。

3. 5-羟色胺综合征　此类症状主要表现为精神状态变化如烦躁、焦虑、轻度的躁狂；自律性失调如心动过速、高血压、出汗、高热、瞳孔散大、震颤等；神经肌肉亢进表现为反射性亢进、自发或者诱发的肌阵挛、僵硬、战栗等。常见于联用MAOI和SSRI且持续时间较长时，也可见于单独服用过量的SSRI，或者与曲坦类药物联用。

（五）诊断

根据患者服用此类药物后出现昏迷、嗜睡或者惊厥，应该高度怀疑药物中毒可能；血液及尿液中一般无法检测到，需结合服药史、心电监测、动脉血气分析和血生化结果等综合判断病情进展。

（六）治疗

早期进行心电监护、指脉氧监测、开放静脉通路，保持气道通畅，必要时行机械辅助通气。对于出现严重的5-羟色胺综合征的患者需要快速降温、气管插管，并应用苯二氮䓬类药物控制震颤。小剂量中毒可服用活性炭悬浮液，对于大剂量中毒需洗胃治疗；安非他酮易引起抽搐的发生，洗胃时应当注意，严禁催吐治疗。血压降低时应静脉补液，必要时使用升压药，建议使用血管收缩剂（如去甲肾上腺素），而慎用β肾上腺素能受体活性的药物（如多巴胺），因后者有可能加

重低血压故不宜应用。其他对症治疗，如止吐和保肝治疗等。由于此类药物可广泛与组织和蛋白结合，药物的分布容积较大，因此血液透析、血液灌流、重复服用活性炭对药物的清除并无明显助益。

### 三、单胺氧化酶抑制剂

单胺氧化酶（MAO）存在两种同分异构体即单胺氧化酶A（MAO-A）和单胺氧化酶B（MAO-B），其中单胺氧化酶A抑制剂主要用于治疗抑郁症。MAOI抗抑郁作用机制是通过抑制MAO，减少中枢神经系统内单胺类神经递质的降解，相对提高中枢单胺类递质水平，患者则会情绪提高，产生抗抑郁作用。临床上常用的抗抑郁药：苯乙肼、托洛沙酮、异唑肼（闷可乐）、吗氯贝胺等。MAOI与许多药物之间存在相互作用，并与许多食品和饮料有相互作用。有些相互作用可产生严重后果，在临床应用中必须引起高度重视。下表为目前临床上较常使用的MAOI抑郁药以及中毒剂量（表6-43-3）。

表6-43-3　单胺氧化酶抑制剂抗抑郁药

| 药物名称 | 成人正常剂量（mg） | 中毒机制 | 中毒临床表现 |
| --- | --- | --- | --- |
| 苯乙肼 | 30～60 | 不可逆性非选择性MAO抑制剂 | 高血压危象、5-羟色胺综合征、肾上腺素亢进综合征、血清素综合征 |
| 托洛沙酮 | 600 | 可逆性选择性MAO-A抑制剂 | 可见消化道不良反应、恶心、呕吐、头痛、头晕等 |
| 异唑肼 | 40～120 | 不可逆性非选择性MAO抑制剂 | 高血压危象、5-羟色胺综合征、肾上腺素亢进综合征、血清素综合征 |
| 吗氯贝胺 | 300～600 | 可逆性选择性MAO-A抑制剂 | 高血压危象、5-羟色胺综合征、肾上腺素亢进综合征、血清素综合征 |

#### （一）中毒机制

胃肠道中的MAO-A酶可降解食物中的酪胺类物质，MAOI可使该类物质大量吸收，间接促进去甲肾上腺素释放，从而引起肾上腺素亢进综合征。但吗氯贝胺是可逆性MAO-A竞争性抑制剂，因此没有食物的限制，潜在药物相互作用较少，临床应用相对安全。帕罗西汀、氟西汀、舍曲林等与MAOI联用常会引起5-羟色胺综合征。目前已有大量关于SSRI和MAOI联用引起致死性5-羟色胺综合征，常发生于SSRI停用、开始服用MAOI时。而SSRI与可逆性和选择性MAOI（如吗氯贝胺）合用时药物相互作用较少。丙米嗪、去甲丙米嗪、阿米替林等三环类抗抑郁药（TCA）和马普替林、米氮平等非三环类抗抑郁药及苯丙胺等与MAOI合用，可抑制前者的代谢灭活从而导致致命的高血压危象。但难治型抑郁症在应用阿米替林无效时，可加用MAOI。任何种类的MAOI服用过量均可导致严重的中毒反应，往往也是致命的。

#### （二）中毒剂量

MAOI与食物、单胺类药物、某些治疗剂量的药物均有可能产生毒性反应；当该药物服用过量时，也可导致严重甚至是致命的毒性反应。因此，个体中毒剂量需根据具体服用药物而定。

#### （三）临床表现

对于长期服用MAOI的患者，容易发生药物与药物或药物与食物间相互作用，从而导致毒性反应，一般服用中毒剂量后可延迟6～24小时开始出现临床表现，症状可能会持续几天。当药物与食物发生作用后会导致心动过速、高血压、焦虑、面色潮红、出汗、头痛以及高血压危象，甚至会出现颅内出血、心肌梗死或者肾衰竭。SSRI与MAOI相互作用可产生5-羟色胺综合征。情绪上会表现为激越、谵妄，严重的高热可能导致急性心力衰竭或多器官功能衰竭。

#### （四）诊断

根据患者有服用过量MAOI病史，或者与已知药物或者食物相互作用所表现出的5-羟色胺综合征或者交感神经兴奋的临床表现。由于多数药物不能进行全面的尿液毒物筛检，因此血清中肌酐、尿素氮、肌酸激酶、肌钙蛋白、电解质的变化对诊断也有提示作用。

#### （五）治疗

1. 一般治疗　首先立即判断患者的意识状态、呼吸、测血压。保持气道通畅，必要时行机械辅助通气。予以心电监护，在起初6小时内应严密观察病情变化。当出现顽固性高血压时，可用硝普钠及酚妥拉明快速改善血压情况；如果出现低血压，说明神经元内儿茶酚胺类物质消耗,使用去甲肾上腺素可以直接补充神经递质、改善症状。如果出现昏迷、惊厥、高热等症状均可对症治疗,监测体征变化情况,无症状患者建议至少监测6小时,有症状患者则需要连续监测24小时以上。

2. 解毒剂与特效药 如果患者清醒且愿意配合可以口服活性炭;如果患者已经处于昏迷状态,可以经胃管注入活性炭。一般服用不含山梨醇的活性炭水悬浮物(60～100 g,或1 g/kg),每隔1～2小时服用一次,如果患者服用大量一代MAOI或者司立吉兰,可以予以洗胃治疗。研究表明透析及血液灌流是无效的。一般肾上腺素亢进综合征所引起的高血压症状是由儿茶酚胺介导的,此时α肾上腺素拮抗剂(酚妥拉明)或者β肾上腺素拮抗剂(拉贝洛尔)对于此类症状效果明显。当患者出现5-羟色胺综合征,首选镇静、降温等对症支持治疗方法。

# 第三节 锂中毒

锂盐目前主要作为双相情感障碍的预防性用药和躁狂症的治疗用药,临床常用碳酸锂。锂的治疗浓度与中毒浓度接近,因此临床中容易发生锂中毒。

## 一、中毒机制

锂是小分子,在体内以锂离子的形态存在,进入人体后几乎完全被胃肠道快速吸收并分布到全身体液中。少数特殊部位浓度比较高,如脑白质和肾远曲小管上皮细胞。锂的蛋白结合率很低,通过细胞膜转运,95%经肾脏排泄,从肾小球率出后约80%在近曲小管和钠离子竞争性吸收,因此缺钠或肾小球滤过率下降可引起锂潴留,严重时引起中毒。锂的半衰期是12～17小时,老年人伴肾功能不全或长期服用的患者可延长至2天。锂离子可以进入细胞置换钠或钾,被认为可以稳定细胞膜。如果过量,它可以降低神经兴奋性、减弱突触传递。一些药物,如噻嗪类利尿剂、非甾体抗炎药、血管紧张素转化酶抑制剂可以增加锂的重吸收导致锂中毒;许多抗精神病药,如氟哌啶醇、氯丙嗪、氯氮平、利培酮等可以增加组织中锂的浓度,可能与神经毒性有关。

## 二、临床表现

在急性中毒时临床症状与血锂水平相关。当长期服药患者增加剂量或遇到促进锂吸收的因素时,慢性中毒和急性中毒的症状可以叠加在一起。Hansen等提出锂中毒的临床症状分类:① 0级:没有症状;② 1级:有恶心、呕吐或震颤,腱反射亢进,激越,肌无力或共济失调,只有嗜睡的患者也归入1级;③ 2级:包括木僵,肌张力亢进,低血压;④ 3级:患者有昏迷、癫痫,肌阵挛和心血管性的虚脱,肌酐高于正常范围。

锂中毒临床表现多样,累及多个器官和系统。

(1)一般症状:体温过低或发热。

(2)胃肠道:中毒早期出现恶心,呕吐,腹泻等。

(3)精神神经系统:病情进展表现为急性脑病综合征,如嗜睡、意识模糊、精神错乱、昏迷、四肢震颤、言语含糊不清、共济失调、癫痫发作、腱反射亢进等。

(4)肾脏:肾性尿崩症是一种已被确认的长期锂治疗的并发症,可以导致脱水和高钠血症。而脱水往往是锂中毒的诱因。

(5)内分泌系统:可导致继发性甲状腺功能减退,长期服用锂剂患者发病率5%～10%;甲状旁腺功能亢进(伴随高钙血症)、甲状腺功能亢进少见。

(6)心血管系统:往往出现心电图改变,Q-T间期延长,ST段压低,T波改变,窦房结功能障碍等。

## 三、辅助检查

血锂浓度检测很重要,锂中毒患者血锂浓度往往大于1.5 mmol/L,通常认为1.5～2.0 mmol/L为轻度中毒,2.0～2.5 mmol/L为中度中毒,大于2.5 mmol/L为重度中毒,但同时需注意有血锂浓度正常锂中毒的病例报道。血锂浓度是开始血液透析治疗的一个重要参考指标。血常规可有白细胞升高表现;肾损害者有肌酐升高、电解质紊乱表现;长期服用慢性中毒可有甲状腺功能减退,表现为T3、T4、TSH水平下降。急性脑病综合征的患者脑电图改变为弥漫性慢波增多。

## 四、诊断

目前锂中毒仍无明确的诊断标准,一般根据病史、临床表现及血锂浓度进行临床诊断。任何具有意识障碍、精神错乱、运动失调或者震颤等症状,并有精神病史的患者都应怀疑锂中毒。血清锂水平升高作为重要的证据支持。然而,血清锂水平并不能准确预测毒性。对于慢性中毒,仅轻度高于治疗范围的锂浓度可能就会产生毒性。相比之下,由于在最终组织分布之前进行检测,有报道称在急性摄取后的早期,高达9.3 mmol/L的峰值浓度没有出现中毒症状。其他有用的实验室检查包括电解质、钙、血尿素氮、肌酐、甲状腺激素检测、心电图及脑电图监测等。

### 五、治疗

锂中毒没有特异性解毒剂,锂中毒的治疗原则是促进锂排除和一般支持治疗。

（一）停用一切锂剂药物

新近大量摄取者可考虑洗胃;活性炭不能吸附锂,但如果怀疑摄取其他药物则可能有用;全肠灌洗可以提高内脏的毒物清除率,尤其是对于有包装的持续释放的制剂(因其在灌洗过程中不易溶解);可尝试口服聚苯乙烯磺酸钠来减少锂吸收,注意低钾血症。

（二）水化利尿排毒

大量给予生理盐水或高渗钠盐加速锂的排泄。碳酸锂主要经肾脏排泄,其速度因人而异。特别是与血浆内的钠离子有关。锂在肾脏与钠竞争重吸收,缺钠或肾脏疾病易导致体内锂的蓄积。血液内的钠多则锂盐浓度低,反之则升高。故大量给予盐水可竞争性抑制肾脏对锂的重吸收。可经验性选择2.5～3.0 L/d的补液量,70%～90%的液体给予生理盐水,也可全部给予生理盐水。强制利尿与正常水化作用相比只能轻度增加锂排泄,故不予推荐。

（三）血液净化技术

血液透析和连续性肾脏替代治疗均可以有效除去锂,但血液灌流无效。血液透析临床常用,连续性肾脏替代治疗更适合血流动力学不稳定的患者。血液透析的适应证目前尚无统一意见,一般根据以下方面综合考虑。

（1）临床症状复杂,年龄较大,电解质紊乱,心血管情况不佳。

（2）慢性过量合并急性中毒者。

（3）有锂排泄障碍的因素,如肾功能不全、充血性心力衰竭等。

（4）血锂水平:鉴于有10%的锂中毒患者死亡或有永久性神经系统损害的危险,出现以下情况建议行血液透析治疗:① 血锂 > 6 mmol/L;② 长期服用锂盐出现急性中毒,血锂水平 > 4 mmol/L;③ 血锂 > 2.5 mmol/L,伴有肾功能衰竭、充血性心力衰竭、血流动力学不稳定;④ 血锂进行性升高。

在水化排毒和血液净化过程中需要注意,锂是分布到全身体液中的,组织中的锂可再分布至血,故血锂可反跳上升。应4～6小时重复测血锂浓度,使血锂浓度保持在以1.0 mmol/L以下,其中连续性肾脏替代治疗能降低透析后锂浓度反弹的发生。特别注意锂从中枢神经系统清除较慢,因此临床症状改善往往滞后于血锂下降。

（四）一般治疗

对于处于抑制状态的患者,保持气道通畅,必要时进行辅助通气保证供氧。若发生昏迷、惊厥和高热则给予对症治疗。对于脱水患者,静脉给予晶体溶液纠正液体不足。

# 第四节　抗精神病药物中毒

抗精神病药物分为典型抗精神病药物(传统抗精神病药物)和非典型抗精神病药物(非传统抗精神病药物)两种。典型抗精神病药物的代表有氯丙嗪、氟哌啶醇等,由于药物不良反应较多,目前已是精神分裂症的二线用药。非典型抗精神病药物代表药物有氯氮平、利培酮、奥氮平、喹硫平、齐拉西酮、阿立哌唑。按化学结构分为四类:吩噻嗪类、硫杂蒽类、丁酰苯类及其他。自杀患者通常会超剂量服用,但是因为这些药物的毒性与疗效比率高,急性超剂量很少引起死亡。

### 一、药理作用

（一）典型抗精神病药物通过阻断中脑-边缘-皮质多巴胺通路D2受体,发挥抗精神病作用

1. 氯丙嗪　为中枢多巴胺受体的拮抗药,具有多种药理活性。

（1）拮抗与情绪思维有关的边缘系统的多巴胺受体,起到抗精神病作用。而拮抗网状结构上行激活系统的α肾上腺素受体,则与镇静安定有关。

（2）小剂量可抑制延髓催吐化学敏感区的多巴胺

受体,大剂量时又可直接抑制呕吐中枢,产生强大的止吐作用。但对刺激前庭所致的呕吐无效。

(3)抑制体温调节中枢,使体温降低。用较大剂量时,可出现"人工冬眠"状态。

(4)增强催眠、麻醉、镇静药的作用。

(5)可拮抗外周α肾上腺素受体,直接扩张血管,引起血压下降,大剂量时可引起直立性低血压。

(6)对内分泌系统有一定影响。

2. 氟哌啶醇 作用与氯丙嗪相似,有较强的多巴胺受体拮抗作用。在同等剂量时,其拮抗多巴胺受体的作用为氯丙嗪的20～40倍,因此属于强效低剂量的抗精神病药。止吐作用亦较强,但镇静作用弱。

(二)几乎所有非典型抗精神病药物都能阻断脑内多巴胺受体(尤其是多巴胺D2受体)而具有抗精神病作用

几个主要受体的阻断作用特点如下。

(1)多巴胺受体阻断:主要阻断D2。

(2)5-羟色胺受体阻断作用:主要是阻断5-HT2A。

(3)肾上腺素能受体阻断作用:主要是$α_1$受体。

(4)胆碱能受体阻断作用:主要阻断M1受体。

(5)组胺受体阻断作用:主要是阻断H1受体。

## 二、中毒剂量和机制

(一)中毒剂量(表6-43-4)

治疗剂量的典型抗精神病药物副作用明显,对心血管和肝脏毒性较大,用药剂量较大。

非典型抗精神病药物治疗剂量通常会出现以下不良反应。

(1)锥体外系反应:急性肌张力障碍、静坐不能、类帕金森症、迟发性运动障碍。

(2)其他神经系统不良反应如癫痫发作。

(3)自主神经的副作用:口渴、视力模糊、排尿困难和便秘。

(4)代谢内分泌的副作用:催乳素分泌增加、体重增加。

(5)精神方面的副作用:过度镇静。

(6)其他:肝损伤、直立性低血压。抗精神病药的镇静作用可忍受,相比其他人群,长期治疗患者可忍受大剂量。

表6-43-4　抗精神病药常用日剂量

| 药　物 | 类　型[a] | 成人常用日剂量（mg） | 毒　性[b] |
|---|---|---|---|
| 阿立哌唑（aripiprazole） | O | 10～30 | A、E、H、Q |
| 阿莫沙平（asenapine） | O | 10～30 | E |
| 氯丙嗪（chlorpromazine） | P | 200～300 | A、E、H、Q |
| 氯普唑吨（chlorpothixene） | T | 75～200 | E |
| 氯氮平（clozapine） | D | 100～900 | A、H |
| 氟哌利多（droperidol） | B | 2～10 | E、Q |
| 普罗吩胺（ethopropazine） | P | 50～400 | A、H |
| 氟奋乃静（fluphenazine） | P | 2～20 | E、A |
| 氟哌啶醇（haloperidol） | B | 1～100 | E、Q |
| 伊潘立酮（lloperidone） | O | 12～24 | E、H、Q |
| 克赛平（loxapine） | D | 60～100 | E |
| 美索达嗪（mesoridazine） | P | 150～400 | A、E、H |
| 吗茚酮（molindone） | O | 50～225 | E |
| 奥氮平（olanzapine） | D | 20～50 | A、E、H |
| 帕潘立酮（paliperidone） | O | 3～12 | E、H、Q |
| 奋乃静（perphenazine） | P | 10～30 | E |

续表

| 药　物 | 类　型 | 成人常用日剂量（mg） | 毒　性 |
|---|---|---|---|
| 匹莫齐特（pimozide） | O | 2～10 | E,Q |
| 丙氯拉嗪（prochlorpeazine）[c] | P | 15～40 | E |
| 异丙嗪（promethazine）[c,d] | P | 25～200 | A,E |
| 喹硫平（quetiapine） | D | 150～750 | A,E,H,Q |
| 利培酮（risperidone） | O | 4～16 | E,H,Q |
| 硫利达嗪（thioridazine） | P | 150～300 | A,H,Q |
| 替沃噻吨（thioridazine） | T | 5～60 | E |
| 三氟拉嗪（trifluoprazine） | P | 1～40 | |
| 曲美苄胺（trimethobenzamide）[c] | O | 600～1 000 | A,E |
| 齐拉西酮（ziprasidone） | O | 60～160 | A,E,H,Q |

注：[a] B，丁酰苯类；D，二苯二氮草类；P，吩噻嗪类；O，其他非典型抗精神药物类；T，丝硫菌类。
　　[b] A，抗胆碱能作用；E，锥体外系反应；H，低血压；Q，Q-T间隙延长。
　　[c] 主要用于止吐的药。
　　[d] 异丙嗪，深部肌内注射是首选的给药途径，静脉内给药不是优先考虑给药途径，外渗会引起严重组织损伤。

急性摄入中毒剂量变化非常大。儿童服用200～1 000 mg氯丙嗪或成人3～5 g后会发生严重中枢神经系统抑制和低血压。

（二）中毒机制

大多数抗精神病药物的毒性取决于以下两种机制：依赖于剂量的药物过量毒性和不可预知的不良反应。依赖于剂量的药物过量，其毒性是药物对神经递质系统和其他生物过程效果的扩展和放大。药物过量的特征和临床表现可以从对基于药物的药理作用来预测。不可预知的不良反应也发生在常规治疗情况下，这些毒性取决于个体差异，有时与药物遗传学相关，与药物剂量相关性小。

1. 心血管系统　抗胆碱能系统可引起心动过速。α肾上腺素能拮抗可引起低血压，特别是直立性低血压。有些药物大剂量应用会发生像奎尼丁样对心脏抑制作用。并且许多药物能引起Q-T间期延长。

2. 中枢神经系统　中枢镇静和抗胆碱能作用导致中枢神经系统抑制。除了抗胆碱能作用会影响其他系统，α肾上腺素能拮抗会出现微弱斜视，应用治疗剂量常见反应是椎体外肌力障碍，可能的机制是阻断中枢多巴胺受体。惊厥阈值降低，其机制不详。体温调节发生紊乱，导致体温异常。

3. 药代动力学　这些药物口服吸收快而完全，食物对其吸收速率和程度无影响，吸收后迅速广泛分布到各组织，生物利用度个体差异较大。氯氮平口服后3.2小时（1～4小时）达血浆峰浓度，消除半衰期（$T_{1/2}$）平均9小时（3.6～14.3小时），表观分布容积（Vd）4.04～13.78 L/kg，组织结合率高；经肝脏代谢，80%以代谢物形式出现在尿和粪中，吸烟可加速其代谢。利培酮用药1小时后即达血药峰浓度，消除半衰期约为3小时，大多数患者在1天内达到稳态；本品大部分从肾脏排泄，其消除半衰期为24小时。奥氮平口服后5～8小时可达到血浆峰浓度；主要在肝脏代谢，约75%的本品以代谢物的形式从尿中排出。喹硫平蛋白结合率为83%，主要在肝脏内进行代谢；主要以失活代谢物被排出，消除半衰期为6～7小时。齐拉西酮单剂肌注的生物利用度为100%，达峰时间为60分钟或更早，平均半衰期（$T_{1/2}$）为2～6小时。阿立哌唑口服后血药浓度达峰时间为3～5小时，半衰期48～68小时。氯丙嗪口服有首过效应，可使血药浓度降低；口服2～4小时血药浓度达高峰，持续6小时左右；肌内注射后达血药浓度高峰迅速，90%与血浆蛋白结合；本药主要经肾脏排出，消除半衰期（$T_{1/2}$）为6～9小时。氟哌啶醇口服吸收快，3～6小时血浆浓度达高峰；消除半衰期（$T_{1/2}$）一般为21小时（13～35小时）；本药在肝内代谢，单剂口服后约40%在5日内由尿排出，胆汁也可排泄少量。

## 三、临床表现

抗精神病药过量可影响多个器官系统,对心血管系统和中枢神经系统毒性最大(表6-43-5),抗胆碱能毒性也可能会发生。

表6-43-5　非典型第二代抗精神病药物过量对心血管和中枢神经系统的影响

| 药　品 | 低血压 | 毒蕈碱拮抗 | 镇静 | QRS变宽 | Q-T间期延长 |
|---|---|---|---|---|---|
| 氯氮平 | +++ | +++ | +++ | − | + |
| 利培酮 | ++ | − | + | − | + |
| 奥氮平 | +++ | ++ | ++ | − | + |
| 喹硫平 | ++ | ++ | +++ | − | + |
| 齐拉西酮 | ++ | − | − | − | +++ |
| 阿立哌唑 | ++ | − | ++ | − | − |

1. 轻微中毒　表现为镇静、瞳孔缩小和直立性低血压。抗胆碱能表现为口干、汗腺分泌减少、心动过速和尿潴留。相反,氯氮平会引起唾液分泌过多,机制不清楚。

2. 严重中毒　表现为昏迷、惊厥、呼吸停止。心电图显示Q-T间期延长和偶发QRS延长(特别是应用硫利达嗪)。体温过高或过低也可能发生。氯氮平能引起意识模糊状态延长及罕见心脏毒性。利培酮、阿立哌唑和喹硫平可引起Q-T间期延长,但精神错乱不严重。

治疗剂量引起锥体外系肌力障碍副作用包括:颈项强直、下颌肌肉痉挛、动眼危象、僵硬、运动迟缓和震颤。丁酰苯类更易发生。

长期应用抗精神病药物治疗的患者可能会出现神经阻滞剂恶性综合征(neuroleptic malignant syndrome, NMS)。该综合征特点是肌强直、过高热、出汗、代谢性酸中毒、横纹肌溶解、意识模糊。应用氯氮平可发生粒细胞缺乏。当血管周围外渗或无意的动脉内、神经内或神经周围注射后,异丙嗪能引起严重组织损伤。除非药物缓慢给予,否则不推荐静脉内给药。

## 四、诊断

依据病史、暴露史、临床症状和实验室检查,如精神疾病病史、抗精神病药物服药史、昏迷、心动过速和特定性实验室检查。

1. 病史　询问患者、患者家属朋友和医务人员,了解患者精神疾病病史、诊断以及处方用药史。评估抗抑郁药过量风险评估(ADORA)系统可用于辅助评估。

2. 暴露史　询问患者本人或者周围人群是否有精神类疾病,以及可能获得抗精神类药物途径。

3. 临床症状

(1)过度镇静、无力、嗜睡、昏迷:阻断组胺H1等受体作用有关(氯丙嗪、硫利达嗪、氯氮平)。

(2)自主神经系统反应:抗胆碱能(抗毒蕈碱)综合征(如氯丙嗪、硫利达嗪、氯氮平、奥氮平)。

(3)直立性低血压、眩晕:阻断$\alpha_1$肾上腺素能受体综合征(如吩噻嗪类、苯二氮草类)。

(4)催乳素水平升高:药物拮抗下丘脑-垂体结节漏斗区DA受体有关,可致月经、性功能变化,骨质疏松、生长缓慢等(第一代药物,第二代药物的利培酮、奥氮平等)。

(5)交感神经阻滞综合征(如吩噻嗪类)。

(6)流涎:可能与激动M4受体有关(氯氮平)。

(7)锥体外系反应:阻断黑质纹状体通路DA受体,毒蕈碱胆碱能综合征:急性肌张力升高、帕金森综合征、静坐不能、迟发性运动障碍、急性锥体外系反应(如氟哌啶醇、氟奋乃静、奋乃静、利培酮)。

(8)Q-T间期延长。

(9)诱发癫痫、肝功能损害、粒细胞缺乏(氯氮平),药物过敏性皮疹。

(10)体重增加明显:5-HT2A-D2受体阻断作用和组胺H1受体亲和性有关食欲亢进,诱发2型糖尿病(氯氮平 > 奥氮平 > 喹硫平,弗哌啶醇不明显)。

(11)代谢综合征:血糖升高、血脂异常、血压升高、腹型肥胖(利培酮);多受体阻断作用(氯氮平)。

4. 辅助检查

(1)常规检查:血常规、电解质、血糖、肝肾功能、生化、动脉血气等。

(2)阴离子间隙代谢性酸中毒:避免增强心脏毒性。

(3)毒理学筛选:血中浓度测定未常规应用;尿液或者胃液免疫分析法检查,应用广泛,价格低廉、快速(如吩噻嗪类);抗精神病药物(丁酰苯类)通常未包括在急性中毒筛选目录中,因此阴性结果不总能排除中毒。

(4)腹部、胸部X线。

(5)心电图:心动过速、Q-T间期延长、Q-T间期延长伴尖端扭转型室性心动过速。

（6）心肌酶谱：抗精神药物急性中毒引起的心肌损伤。

### 五、治疗原则

抗精神病药物无特效药或者特异性解毒剂，治疗原则是促进药物排除和一般支持治疗。

1. 一般治疗

（1）首先停用一切抗精神病药物，短时间内大量摄取者在无禁忌证情况下，可考虑催吐法和洗胃法，如摄入了缓释或者肠溶片，全肠灌洗可能更加适合。

（2）活性炭是一种高度吸附性粉末材料，由木浆蒸馏制成。具有非常大的表面积，能非常有效地吸附大部分毒素，可用于抗精神病药物的过量使用。有条件在合理时间内迅速安全实施可限制药物在胃肠道吸收，中轻度摄取无洗胃必要。

（3）水化利尿排毒：此类抗精神药物主要通过肝脏排泄，该方法效果欠佳。

（4）血液净化技术：由于组织分布广泛，透析或血液灌流对这些药物排除无效果。

（5）肌张力障碍：可尝试应用苯海索、氯氮平和（或）苯二氮䓬类药物处理。

（6）QRS间期延长：静脉输注碳酸氢钠治疗奎尼丁样心脏毒性，给药剂量1～2 mmol/kg。Ⅰa型抗心律失常药物不能使用。

（7）低血压：通过静脉输注液体，如去甲肾上腺素或去氧肾上腺素可对抗中毒药物的阻断α₁肾上腺素能受体效能。

（8）Q-T间期延长、尖端扭转型室性心动过速，必要时执行心肺复苏。

2. 紧急情况下支持措施

（1）对于处于昏迷、抑制状态的患者，保持气道通畅，必要时进行辅助通气保证供氧。

（2）若发生惊厥、癫痫、高热和低血压，则给予静脉输注前述血管活性药物、苯二氮䓬类等药物进行对症治疗。

（3）若发生心室颤动、无脉搏的室性心动过速，按照ACLS指南复苏抢救。

（4）对于"非典型"或多形性室性心动过速（尖端扭转型室性心动过速），处理如下：静脉给予硫酸镁，成人1～2 g，时间大于20～30分钟；使用超速起搏或者异丙肾上腺素每分钟1～10 mg增加心率（这样可使患者复极更均匀同时消除节律障碍）。

（5）如患者有明显的中毒体征，需要监测生命体征和心电图至少6小时以上，收患者入院至少24小时以上。

（6）对于脱水患者，静脉给予晶体溶液纠正液体不足。

# 第五节　卡马西平中毒

卡马西平（carbamazepine）是一种亚氨基芪类化合物，首次合成与1952年，20世纪60年代首次用于三叉神经痛，1974年被批准用于癫痫。目前它已成为癫痫全身和局部复杂发作治疗的一线药物，并已发现其在疼痛综合征、精神疾病和药物戒断反应中的广泛应用。而卡马西平的广泛使用增加了其服用过量的可能。

### 一、毒性机制

卡马西平是一种复杂的药物，在治疗剂量中是一种重要的抗惊厥药，而过量时则是一种强效的促惊厥药。卡马西平的抗惊厥机制与苯妥英钠相似，主要与阻断突触前电压门控钠通道有关，而钠通道的阻断可能抑制突触谷氨酸和其他神经递质的释放。同时，卡马西平也是一种乙酰胆碱受体、N-甲基-D-天冬氨酸（NMDA）受体和中枢神经腺苷受体的抑制剂。此外，

可能由于其化学结构与三环类抗抑郁药丙咪嗪类似，因而卡马西平急性过量可引起惊厥和心脏传导障碍。

### 二、药代动力学

卡马西平在胃肠道的吸收是缓慢且不稳定的，峰浓度可能会推迟6～24小时。尤其是出现药物过量时，由于肠道持续吸收，血清药物浓度升高可能会持续2～3天并在毒性范围内保持不变。这是由于药物从片剂形式缓慢溶解吸收，同时伴有对肠道功能的强烈抗胆碱能作用，从而可能引起肠梗阻。例外的是，口服混悬液剂型可被迅速吸收，症状可在摄入30分钟以内出现。该药血清蛋白结合率为77%～78%，分布容积约1.4 L/kg（过量后可高达3 L/kg）。28%经粪便排出，存在肝肠循环。原药由细胞色素P450代谢，40%转换为与原药活性相当的10,11-环氧化合物。消除半衰期是可变的，并受细胞色素P450酶自身诱导。卡马西平

的半衰期为18 ～ 55小时（初始应用）和5 ～ 26小时（长期使用）；其环氧代谢物的半衰期为5 ～ 10小时。

### 三、中毒剂量

卡马西平治疗浓度范围为4 ～ 12 mg/L（17 ～ 51 μmol/L），显著毒性通常发生在40 mg/L（69 μmol/L）以上，但也可能在较低浓度下发生。根据血卡马西平水平，中毒可分为四个阶段：11 mg/L以下潜伏期，11 ～ 15 mg/L的定向障碍和共济失调，15 ～ 25 mg/L的好斗和幻觉，以及 > 25 mg/L的惊厥和昏迷。卡马西平急性摄入超过10 mg/kg即可导致血药浓度达到4 ～ 12 mg/L的治疗阈值之上。推荐的成人每日最高剂量为1.6 ～ 2.4 g［儿童35 mg/（kg·d）］，成人摄入5.8 ～ 10 g后可发生危及生命的中毒。

### 四、临床表现

神经系统症状及心脏效应是卡马西平中毒的主要临床表现。常见临床症状包括昏迷、呼吸抑制、癫痫、室性心律失常。轻度或中度过量常见临床表现有共济失调、眼球震颤、眼肌麻痹、运动失调（运动障碍、肌张力障碍）、瞳孔散大和窦性心动过速。更严重的中毒时，可发生肌阵挛、癫痫（包括癫痫持续状态）、高热、昏迷和呼吸停止。广泛复杂的室性心律失常、与节段阻滞相关的心动过缓和低血压并不常见，一旦出现提示严重中毒。因为其结构类似于三环类抗抑郁药，卡马西平可能导致QRS和Q-T间期延长和心肌抑制。然而，急性过量后中毒的表现可能会因为吸收不稳定推迟几个小时。周期性昏迷和症状反跳可能是由于药物的持续性吸收及肝肠循环。

### 五、诊断

依据暴露史和临床症状，如共济失调、昏迷、心动过速和卡马西平服药史。

1. 特定标准　检测血中卡马西平实际水平并且每隔4 ～ 6小时重复检测以排除延迟吸收。

（1）血清卡马西平水平超过10 mg/L时会引起共济失调和眼球震颤。严重中毒（昏迷、呼吸抑制、癫痫发作）时血清浓度可能大于40 mg/L，但浓度水平和临床症状的严重程度之间并没有较强的相关性。

（2）高浓度卡马西平过量可产生与卡马西平几乎等效的环氧代谢产物，并可能与卡马西平在某些免疫分析中存在不同程度的交叉反应，因此怀疑卡马西平中毒时要同时监测其代谢产物环氧化合物的血清浓度。

（3）在药物筛查时可产生三环类抗抑郁药的假阳性结果。

2. 其他可用的实验室检查　包括血常规、电解质（特别是血钠）、血糖、血氧饱和度以及心电监护等。

### 六、治疗

卡马西平过量的管理主要是气道管理等支持治疗及癫痫的控制。

1. 紧急状况和支持治疗

（1）保持气道通畅，必要时机械辅助通气。

（2）卡马西平过量引起的持续性强直性阵挛发作对苯妥英钠无效，而持续输注咪达唑仑可能为首选治疗方案。最常见的心律失常为窦性心动过速，通常无须干预。低血压在卡马西平过量时罕见，若出现应同时予以液体复苏及血管活性药物纠正低血压。反复发作或癫痫持续状态且合并低血压同时存在时尤为危险，这种组合将导致永久性的神经功能丧失或死亡，应积极治疗。此外，伴随癫痫持续状态的体温升高和酸中毒可能使心功能进一步恶化。在严重低血压时，与低灌注相关的缺氧和心功能下降可能会增加永久性神经功能缺陷的可能。

（3）摄入后无症状的患者应至少监测6小时，如果服用缓释剂型则至少12小时。

2. 特效药和解毒剂　没有特异性的解毒剂。碳酸氢钠对QRS间期延长的治疗价值尚不清楚。因毒扁豆碱抗胆碱能药的毒副反应所以不推荐使用。

3. 毒物清除　如果条件允许可给予口服活性炭治疗。使用多种剂量的活性炭已被证明可增加清除和降低卡马西平的半衰期，并已被推荐用于卡马西平过量使用的特定情况。小到中剂量卡马西平摄入后，如果可以及时给予活性炭，则无须洗胃。对于卡马西平大量摄入，除了给予活性炭外，也可灌肠治疗。

4. 促进消除　与三环类抗抑郁药相比，卡马西平分布容积小，使其容易被清除。对卡马西平血清浓度高（ > 40 mg/L）的严重中毒患者（如癫痫持续状态、心脏毒性）而标准治疗无效时则应考虑这些方法。

（1）重复给予活性炭：可增加卡马西平的清除50%以上，并能够防止药片在胃肠道的全身吸收。然而，尚没有循证医学证实可改善患病率和死亡率。

（2）血液灌流或血液透析：对卡马西平非常有效，并适用于严重中毒。新的血液透析技术可进行高效（高尿素清除）和高流量（高渗透性）透析，同时不存在低钙血症、血小板减少症、凝血功能障碍、体温过低等与血液灌流相关的并发症，优于血液灌流。目前，持续静脉血液透析滤过（CVVHDF）均已投入应用，并被推荐为可选方法之一。血液灌流或血液透析适用于心脏状态不稳定或癫痫持续状态，并伴有肠蠕动低下、传统治疗无效的患者。

（3）血浆置换可用于儿童卡马西平中毒。

（4）腹膜透析不能有效地清除卡马西平。

# 第六节　苯二氮䓬类药物中毒

苯二氮䓬类药物是一种中枢神经系统抑制药，主具有镇静、催眠作用，过大剂量可麻醉全身包括延髓，此类药物主要用于抗焦虑治疗，效力、作用持续时间、活性代谢产物存在与否和临床应用差异很大（表6-43-6）。主要分为三大类：① 长效类（半衰期 > 30 小时）氯氮卓、地西泮、氟西泮；② 中效类（半衰期 6 ~ 30 小时）阿普唑仑、奥沙西泮、替马西泮；③ 短效类（半衰期 < 6 小时）三唑仑。三种非苯二氮䓬类药物艾司佐匹克隆、扎来普隆和唑吡坦具有相似的临床应用，因此包括在本节内叙述。

本类药物多为淡黄色或白色粉末状结晶，无臭，味苦或无味，有脂溶性，较易溶于乙醇、氯仿、丙酮，不易溶于水。能与酸成盐，成盐后可溶于水。其吸收、分布、蛋白结合、代谢、排出以及起效时间和作用时间都与药物的脂溶性有关，脂溶性越强的药物越容易通过血-脑屏障，作用于中枢神经系统，起效快。

药物在体内吸收快但排泄慢，一次性大剂量单独服用苯二氮䓬类药物可引起急性镇静催眠药中毒，中毒症状一般为嗜睡，但不引起深度睡眠，偶有一时性精神错乱，但罕见引起呼吸、心脑血管、神经系统抑制，乃至急性胰腺炎。最常见的严重中毒情况的原因是几种药物混合应用发生协同作用所致，如与其他中枢神经系统抑制剂如乙醇、罂粟碱、巴比妥类联合应用，可导致昏迷及呼吸循环抑制。长期滥用催眠药可引起耐药性和依赖性而导致慢性中毒，突然停药或减量可引起戒断综合征。但此类药物引起死亡较为罕见，引起死亡的原因多为呼吸抑制和呕吐物误吸。

本类药物中毒多为自杀，也见于药物滥用意外中毒或麻醉抢劫。在最近法医案例中，新一代短效药物常被一些犯罪分子用来实施抢劫、强奸等犯罪活动，被认为是引起死亡的唯一原因。

表6-43-6　苯二氮䓬类药物

| 药　　物 | 半衰期（小时） | 活性代谢产物 | 成人口服剂量（mg） |
| --- | --- | --- | --- |
| 阿普唑仑 | 6.3 ~ 26.9 | 无 | 0.25 ~ 0.5 |
| 甲氨二氮䓬 | 18 ~ 96[a] | 有 | 5 ~ 50 |
| 氯硝西泮 | 18 ~ 50 | 无 | 0.5 ~ 2 |
| 氯拉卓酸 | 40 ~ 120[a] | 有 | 3.75 ~ 30 |
| 地西泮 | 40 ~ 120[a] | 有 | 5 ~ 20 |
| 艾司唑仑 | 8 ~ 28 | 无 | 1 ~ 2 |
| 右佐匹克隆[c] | 6 | 无 | 2 ~ 3 |
| 氟硝西泮 | 9 ~ 30 | 无 | 1 ~ 2 |
| 氟西泮 | 47 ~ 100[a] | 有 | 15 ~ 30 |
| 氟羟去甲西泮 | 10 ~ 20 | 无 | 2 ~ 4 |
| 咪达唑仑 | 2.2 ~ 6.8 | 有 | 1 ~ 5[b] |
| 奥沙西泮 | 5 ~ 20 | 无 | 15 ~ 30 |

续　表

| 药　物 | 半衰期（小时） | 活性代谢产物 | 成人口服剂量（mg） |
|---|---|---|---|
| 夸西泮 | 70～75[a] | 有 | 7.5～15 |
| 替马西泮 | 3.5～18.4 | 无 | 15～30 |
| 三唑仑 | 1.5～5.5 | 无 | 0.125～0.5 |
| 扎来普隆[c] | 1 | 无 | 5～20 |
| 唑吡坦[c] | 1.4～4.5 | 无 | 5～10 |

注：[a] 达到活性代谢产物效应的半衰期。
[b] 肌内注射或静脉注射。
[c] 非苯二氮䓬类，但作用机制和临床效果类似，可被氟马西尼逆转。

## 一、毒性机制

苯二氮䓬类增强抑制性神经递质γ氨基丁酸（GABA）的作用，在神经突触后膜表面有由苯二氮䓬类受体、GABA受体和氯离子通道组成的大分子复合物。苯二氮䓬类与其受体结合后，可加强GABA与GABA受体结合的亲和力，使与GABA受体偶联的氯离子通道开放而增强GABA对突触后的抑制功能。该药同时抑制其他系统如心血管系统，而老年人对本类药物敏感性增高，相关机制目前不清楚。

（1）新一代短效苯二氮䓬类如三唑仑、阿普唑仑、咪达唑仑更有可能引发呼吸停止。唑吡坦也有出现呼吸停止报道。

（2）推注地西泮后发生心搏呼吸骤停，可能由于中枢神经系统抑制作用或丙二醇稀释液毒性作用。

（3）药代动力学：苯二氮䓬类药物口服吸收良好，约1小时达血药峰浓度。其中三唑仑吸收最快，奥沙西泮和氯氮卓吸收较慢，即使采用肌内注射吸收亦缓慢且不规则。欲快速显效应静脉注射。这些药物中大多数蛋白结合率高（80%～100%）。因其脂溶性很高，故能迅速向组织中分布并在脂肪组织中蓄积。静脉注射时首先分布至脑和其他血流丰富的组织和器官。脑脊液中浓度约与血浆游离药物浓度相等。随后进行再分布而蓄积于脂肪和肌组织中，其分布容积很大，老年患者更大。此类药物主要在肝药酶作用下进行生物转化，多数药物的代谢产物具有与母体药物相似的活性，而其半衰期则比母体药物更长。苯二氮䓬类及其代谢物最终与葡萄糖醛酸结合而失活，经肾排出。但本类药物在体内的氧化代谢则易受肝功能、年龄和饮酒的影响，使半衰期延长。此类血药浓度达峰值的时间、消除半衰期、有无活性代谢产物以及其他药代动力学参数各异（表6-43-7）。

表6-43-7　药代动力学数据

| 药　物 | 起　效 | 达峰时间（小时） | 半衰期（小时） | 表观分布容积（L/kg） | 蛋白结合率（%） | 注　释 |
|---|---|---|---|---|---|---|
| 阿普唑仑 | 中等 | 1～2 | 6.3～26.9 | 0.9～1.6 | 80 | S |
| 氯氮卓 | 中等 | 0.5～4 | 5～30 | 0.3 | 96 | |
| 氯硝西泮 | 中等 | 1～4 | 18～50 | 3.2 | 85 | |
| 氯拉卓酸 | 迅速 | 1～2 | 2～3 | 0.2～1.3 | 97～98 | S |
| 地西泮 | 极快 | 0.5～2 | 20～80 | 1.1 | 98 | |
| 艾司唑仑 | 快速 | 2 | 8～28 | | 93 | |
| 左旋佐匹克隆 | | 1.6 | 6 | 1.1～1.7 | 52～59 | |
| 氟硝西泮 | 0.33 | <4 | 9～30 | 3.3～5.5 | 78 | |

续 表

| 药 物 | 起 效 | 达峰时间（小时） | 半衰期（小时） | 表观分布容积（L/kg） | 蛋白结合率（%） | 注 释 |
|---|---|---|---|---|---|---|
| 氟西泮 | < 0.75 | 0.5 ～ 1 | 2 ～ 3 | 3.4 | 97 | |
| 劳拉西泮 | 中间体 | 2 ～ 4 | 10 ～ 20 | 1 ～ 1.3 | 85 | |
| 奥沙西泮 | 缓慢 | 2 ～ 4 | 5 ～ 20 | 0.4 ～ 0.8 | 87 | |
| 夸西泮 | | 2 | 39 | 5 ～ 8.6 | > 95 | |
| 替马西泮 | 中间体 | 1.2 ～ 1.6 | 3.5 ～ 18.4 | 0.6 ～ 1.3 | 96 | |
| 三唑仑 | 快速 | 1 ～ 2 | 1.5 ～ 5.5 | 0.7 ～ 1.5 | 78 ～ 89 | |
| 扎来普隆 | 1.5 | 1 | 1 | 1.4 | 45 ～ 75 | |
| 唑吡坦 | 1 | 1.6 | 1.4 ～ 4.5 | 0.54 | 92.5 | S |

注：数据是以治疗剂量为基础得出，并非药物过量情况。一般来说，过量服药后达峰时间会延迟，半衰期和药效持续时间会延长。表观分布容积和蛋白结合率会发生变化。动力学参数会根据方程发生变化。缩写"S"表示有缓释型。表观分布容积单位为L/kg，除非某些特定情况下使用L为单位。

## 二、中毒剂量

一般而言，苯二氮䓬类中毒与治疗剂量比值非常高。例如有文献报道，口服治疗剂量15 ～ 20倍的地西泮而无严重作用。然而，有报道表明，快速静脉注射地西泮、咪达唑仑或其他苯二氮䓬类药物后可导致呼吸停止。此外，摄入其他中枢抑制类物质（如乙醇、巴比妥类或阿片类药物）可能产生叠加效应。

## 三、临床表现

1. 急性中毒　由于药物不同，摄入后中枢神经系统抑制会在30 ～ 120分钟内出现。轻度中毒表现嗜睡、无力、眼球震颤、共济失调、呼吸变慢及记忆障碍。重度中毒出现中枢神经系统和呼吸、循环的抑制症状，如昏迷、休克和呼吸停止等，有的患者意识障碍恢复后，经12小时左右可再次出现中毒症状。苯二氮䓬类药物诱发的患者昏迷一般有生理反射减弱和瞳孔缩小等症状，可能出现低体温。当摄入新一代的短效制剂或其他镇静类药物时更可能发生严重的并发症。但很少出现严重的症状如长时间昏迷和呼吸抑制等，如出现应考虑同时服用了其他镇静催眠药或酒精等其他因素。

2. 慢性中毒　长期滥用大量催眠药的患者可发生慢性中毒，除有轻度中毒症状外，常伴有精神症状，主要有以下三点。

（1）意识障碍和轻躁狂状态：出现一时性躁动不安或意识模糊状态。言语兴奋、欣快、易疲乏，伴有震颤、咬字不清和步态不稳等。

（2）智能障碍：记忆力、计算力和理解力均有明显下降，工作学习能力减退。

（3）人格变化：患者丧失进取心，对家庭和社会失去责任感。

3. 戒断综合征　长期服用大剂量镇静催眠药患者，突然停药或迅速减少药量时，可发生戒断综合征。主要表现为自主神经兴奋性增高和精神异常。

（1）轻症：最后一次服药后1天内或数天内出现焦虑、易激动、失眠、头痛、厌食、无力和震颤。2 ～ 3天后达到高峰，可有恶心、呕吐和肌肉痉挛。

（2）重症：突然停药后1 ～ 2天出现癫痫发作（部分患者也可在停药后7 ～ 8天出现），有时出现幻觉、妄想、定向力丧失、高热和谵妄，数日至3周内恢复。患者用药量多为治疗量5倍以上，时间超过1个月。用药量大、时间长而骤然停药者症状严重。

## 四、实验室检查

（1）血、尿及胃液药物浓度测定：血药浓度一般可通过商业毒理学实验室检测，多使用高效液相色谱仪等仪器分析法，但对于急诊治疗价值不大。胃内容物、血尿定量筛查可以快速提供依据。免疫分析对于可代谢为奥沙西泮的苯二氮䓬类药物（例如地西泮）十分敏感,但是不能检测到新一代或低浓度的苯二氮䓬类药物。血清苯二氮䓬类浓度对判断中毒严重程度有限,因其活性代谢物半衰期及个人药物排出速度不同。

(2)血液生化检查:如血糖、尿素氮、肌酐及电解质等。

(3)动脉血气分析。

### 五、诊断

通常依据服药史或近期注射史可诊断,注意其他镇静催眠药、抗抑郁药、抗精神病药和麻醉药的使用情况。昏迷和瞳孔缩小使用纳洛酮无效,但可用氟马西尼逆转治疗。

1. 急性中毒 有服用大量镇静催眠药史,出现意识障碍、呼吸抑制及血压下降。胃液、血液、尿液中检出镇静催眠药或其代谢产物。

2. 慢性中毒 长期滥用大量催眠药,出现轻度共济失调和精神症状。

3. 戒断综合征 长期滥用镇静催眠药,突然停药或急速减量后出现震颤、焦虑、失眠、谵妄、精神病性症状和癫痫样发作。

### 六、鉴别诊断

1. 急性中毒与其他意识障碍病因 了解有无原发性高血压、癫痫、糖尿病、肝病、肾病等既往史,以及一氧化碳、酒精、有机溶剂等毒物接触史。检查有无头部外伤、发热、脑膜刺激征、偏瘫、发绀等。结合必要的影像学和实验室检查可作出鉴别诊断。

2. 慢性中毒与躁狂抑郁症 慢性中毒导致轻躁狂状态的患者易疲乏,出现震颤和步态不稳等,结合用药史可资鉴别。

3. 戒断综合征与神经精神疾患相鉴别 原发性癫痫者既往有癫痫发作史。精神分裂症、酒精中毒均可有震颤和谵妄,但前者有既往史,或者有酗酒史。

### 七、治疗

(一)急性中毒的治疗

1. 紧急状况和支持措施

(1)保持气道通畅,必要时进行辅助通气。深昏迷患者应予气管插管保护气道,并保证氧供和有效的通气。

(2)若发生昏迷、低血压及低体温则给予对症治疗。急性中毒出现低血压多由于血管扩张所致,应纠正体位和输液补充血容量,如无效可考虑给予适量升压药。

(3)心脏监护:如出现心律失常,酌情给予抗心律失常药。

(4)促进意识恢复:病因未明的急性意识障碍患者,可考虑给予葡萄糖、维生素B₁和纳洛酮。

2. 特效药和解毒剂 氟马西尼是特异性的苯二氮䓬类受体拮抗剂,可迅速纠正昏迷。然而,因为苯二氮䓬类药物过量本身较少致死,氟马西尼在常规治疗中的作用尚未建立。通常以起始剂量0.1 ~ 0.2 mg静脉注射,必要时可重复给药,累计最大剂量为3 mg。为维持疗效,则用0.1 ~ 0.4 mg/h静滴。它存在一些严重的缺点。

(1)可能导致同时服用了具有诱发惊厥作用药物的患者惊厥发作。

(2)对苯二氮䓬类药物依赖的患者,可能诱发急性戒断症状,包括惊厥和自主神经症状。

(3)此药禁用于已合用可致癫痫发作的药物,特别是三环类抗抑郁药的患者,不用于对苯二氮䓬类已有躯体性依赖和为控制癫痫而用苯二氮䓬类药物的患者,亦不用于颅内压升高者。

(4)1 ~ 2小时后药物作用消失症状可能复发。

3. 毒物清除

(1)洗胃及活性炭:在摄入后30分钟内并且如果其他条件允许,可以考虑使用活性炭。如果可以迅速给予活性炭,小至中量摄入者不需要洗胃。

(2)血液净化:对苯二氮䓬类中毒作用有限。

4. 促进消除 利尿剂、透析或血液置换无效。重复使用活性炭尚无研究。

(二)慢性中毒的治疗原则

(1)逐步缓慢减少药量,最终停用镇静催眠药。

(2)请精神科专科医师会诊,进行心理治疗。

(三)戒断综合征

治疗原则是用足量镇静催眠药控制戒断症状,稳定后逐渐减少药量以致停药。具体方法是将原用短效药换成长效药如地西泮或苯巴比妥钠。可用同类药,也可调换成另一类药物。

### 八、预后

轻度中毒无须治疗即可恢复。中度中毒经适当诊疗,多在24 ~ 48小时内恢复。重度中毒患者常需要3 ~ 5天才能恢复意识。其病死率低于5%。

### 九、预防

镇静催眠药物的处方、使用和保管应严加控制,特别是对情绪不稳定和精神不正常者应慎重用药。要防止药物依赖性的产生。长期服用大量催眠药者,包括长期同时服用抗癫痫药物的患者,不能突然停药,应逐渐减量后停药。

### 十、唑吡坦中毒

唑吡坦属于非苯二氮䓬类镇静助眠药,被批准用来治疗偶发性失眠症及暂时性失眠症,自1988年在法国上市以来,因其起效速度较快,安全性总体较理想,残留效应轻,成瘾性低等优点,已成为临床中最为常用的助眠药物之一。唑吡坦的常规治疗剂量为每日5～10 mg,不良反应与使用唑吡坦剂量呈相关性;唑吡坦在与其他药物尤其是中枢神经系统抑制剂联用时可能致死,但目前尚无单独过量服用唑吡坦致死的报道。因此服用该药时应尽量避免联用其他中枢神经系统抑制剂,如酒精、巴比妥类药物、其他助眠药等。其急性中毒的处理可参考苯二氮䓬类药物。

(庄育刚)

## 参考文献

［1］ 刘良,张国华.法医毒理学［M］.北京:人民卫生出版社,2009.

［2］ 孙树森,赵志刚.临床药师与药物中毒:镇静催眠和抗精神病药物［J］.药品评价,2016,13(2):8-16.

［3］ 杨宝峰,陈建国.药理学［M］.第9版.北京:人民卫生出版社,2018.

［4］ BELLMANN R, JOANNIDIS M. Intoxication with psychotropic drugs[J]. Medizinische Klinik-Intensivmedizin und Notfallmedizin, 2017, 112: 557-575.

［5］ BOPPANA K, DUBEY P K, JAGARLAPUDI S A R P, et al. Knowledge based identification of MAO-B selective inhibitors using pharmacophore and structure based virtual screening models[J]. Eur J Med Chem, 2009, 44(9): 3584-3590.

［6］ FERREY A E, GEULAYOV G, CASEY D, et al. Relative toxicity of mood stabilisers and antipsychotics: case fatality and fatal toxicity associated with self-poisoning[J]. BMC Psychiatry, 2018, 18: 399.

［7］ GEULAYOV G, FERREY A, CASEY D, et al. Relative toxicity of benzodiazepines and hypnotics commonly used for self-poisoning: An epidemiological study of fatal toxicity and case fatality[J]. J Psychopharmacol, 2018, 32(6): 654-662.

［8］ KARAMAN K, TÜRKDOĞAN K A, DENIZ A T, et al. Which is the best in carbamazepine overdose?[J]. Clinical Case Reports, 2017, 5(10): 1612-1615.

［9］ OLSON K R, FACEP MD, FAACT F. Poisoning & drug overdose[M]. New York: McGraw Hill Medical, 2012.

［10］ PFEIFER P, GREUSING S, KUPFERSCHMIDT H, et al. A comprehensive analysis of attempted and fatal suicide cases involving frequently used psychotropic medications[J]. General Hospital Psychiatry, 2020, 63: 16-20.

［11］ PRESKORN S H. A way of conceptualizing benzodiazepines to guide clinical use[J]. J Psychiatric Practice, 2015, 21(6): 436-441.

［12］ SIRDIFIELD C, CHIPCHASE S Y, OWEN S, et al. A systematic review and meta-synthesis of patients' experiences and perceptions of seeking and using benzodiazepines and Z-drugs: towards safer prescribing[J]. Patient, 2017, 10(1): 1-15.

# 第四十四章
# 脑血栓静脉性疾病

## 第一节 定义与流行病学

脑静脉窦血栓形成（cerebral vein and dural sinus thrombosis, CVT）是一种特殊类型的卒中，指在硬膜静脉窦或脑静脉引流系统内形成血栓，最常受影响的部位是上矢状窦、横窦、直窦、皮质静脉、颈内静脉和深静脉。与其他类型卒中相比，CVT 具有以下几个特点：① CVT 较少见，更容易漏诊、误诊；② CVT 患者较年轻且女性居多；③ CVT 常表现为非卒中发作，临床表现多样；④ CVT 拥有更多种危险因素和相关疾病；⑤ CVT 的治疗主要以抗凝治疗为主；⑥ CVT 的预后相对更好。由于 MRI 的广泛应用（特别是对轻中度病例）和临床意识的提高，CVT 及其临床表现越来越多地被有效识别。

CVT 年发病率为 0.022% ～ 0.157%。男女比例约为 1 : 3，这可能是妊娠期、围产期及口服避孕药相关的获得性血栓风险增加造成的。CVT 患者的中位年龄为 37 岁，并且女性患者（平均年龄 34 岁）比男性患者（平均年龄 42 岁）更为年轻。CVT 的发病率在亚洲和中东地区更高，可能与这些国家妊娠和感染性疾病发生率高有关。虽然发病率的增加可能部分可以通过风险因素的变化来解释，但是影像学技术的改进可能是最重要的促成因素，因为技术的改进导致不太严重的病例被识别和收治。针对 CVT 目前最大的队列研究，即脑静脉窦血栓形成国际研究（the international study on cerebral venous and dural sinuses thrombosis, ISCVT）报道，624 例 CVT 患者中有 78%（487 例）发病年龄 < 50 岁；病理学研究结果显示，在 182 例尸体解剖中，CVT 的发生率为 9.3%。

在成人中，多种一过或永久性的危险因素与 CVT 有关。CVT 最常见的危险因素包括：高凝状态（遗传或后天获得性），口服避孕药，妊娠或围产期，恶性肿瘤，感染等。年轻女性中 CVT 最常见的危险因素是使用口服避孕药。化疗药物如左旋门冬酰胺酶和顺铂，可能通过促凝作用，增加静脉栓塞的风险（包括 CVT）。具有易栓遗传背景（如抗凝血酶缺乏、凝血因子 V 基因 Leiden 突变、高同型半胱氨酸血症）的患者，当发生颅脑损伤、接受穿刺性操作，或妊娠、手术状态时，发生 CVT 的风险增加。炎性疾病，如系统性红斑狼疮、白塞综合征、炎性肠病、伴血管炎的肉芽肿病等，也可以引起 CVT。颅脑损伤或机械诱因导致的 CVT 相对较少。2021 年中国的一项临床研究报道了非血栓性血管狭窄是 CVT 可能的危险因素。

## 第二节 临床表现

CVT 的临床表现多种多样，发病可以是急性、亚急性或慢性，但是很少表现为"卒中样发病"。

CVT 最常见的临床表现为新发头痛或孤立性颅内压增高综合征，其他包括局灶性综合征和（或）脑病，较少出现的症状是海绵窦综合征、蛛网膜下腔出血或下组脑神经多发性麻痹综合征。孤立性颅内压增高综合征表现为头痛（伴或不伴随呕吐）、视乳头水肿和视物模糊、视力下降、盲点增大、周围视野受限、耳鸣和外展神经麻痹较少见。在慢性起病或临床症状出现较晚的患者中，视乳头水肿和视力丧失更为常见。头痛是CVT最常见的症状，通常为首发症状。部分CVT患者，特别是那些发病早期前来就诊的患者，往往只有头痛的主诉。一般而言，与CVT有关的头痛多见于妇女和较年轻的患者。最常见的头痛类型是颅内压增高型，是一种严重的弥散性头痛，随着病程逐渐加重，这种头痛在Valsalva运动和平躺时加重。在少数CVT病例中，头痛表现为先兆性偏头痛或霹雳性头痛。头痛的部位与闭塞窦的定位或实质性病变无关。

部分患者表现为局灶性综合征，例如肢体偏瘫、失语、癫痫或兼而有之。失语症（特别是流利型）可能继发于静脉窦血栓形成，尤其是左侧静脉窦受影响时。不同窦或静脉的孤立血栓形成导致的局灶临床表现并不相同。在海绵窦血栓形成中，眼部症状主要为眼眶疼痛、眼球突出和动眼神经麻痹。偏盲和其他扇形视野缺损以及小脑症状不常见。癫痫发作可以是局灶性的，也可以是广泛性的，并可能发展为癫痫持续状态。癫痫发作在幕上病变的患者中更常见，尤其是出血性的，以及那些有运动和感觉缺失且上矢状窦或皮质静脉血栓形成的患者中更常见。在鉴别年轻和中年人新发癫痫的病因诊断时，应始终考虑CVT。孤立的单侧窦血栓形成常表现为孤立性颅内压增高；颈静脉或侧窦血栓形成可表现为孤立性搏动性耳鸣；多发性颅神经麻痹可发生于侧窦、颈静脉或颅后窝静脉血栓形成。

表现为脑病的CVT通常病情较重，这些患者出现意识下降和认知功能障碍，精神状态紊乱，包括谵妄、淡漠或执行障碍，伴或不伴癫痫。有些患者处于昏迷状态。昏迷患者常伴有多发性静脉窦阻塞，尤其合并上矢状窦和大脑深部静脉系统，表现为双侧实质病变和弥漫性脑水肿或脑疝。应该排除癫痫发作和癫痫持续状态所致的意识下降或昏迷。

CVT的临床表现因患者的年龄、诊断时间、有无脑实质病变和血栓形成的静脉形态而异。脑病以老年患者多见，头痛较少见。孤立性颅内压增高和视乳头水肿在晚期慢性表现的患者中更为常见。从无颅脑损伤的患者到非出血性损伤和出血性损伤的患者，其临床严重程度呈递增趋势。运动障碍、癫痫、精神状态障碍和意识下降在颅脑损伤患者中更为常见，而孤立性颅内压增高综合征则较为少见。

# 第三节　诊　断

对于出现以下一种或多种症状或体征的患者，应考虑CVT可能：① 新发头痛；② 患者原有头痛的发作频率、严重程度或其他临床特点与以往不同；③ 颅内压增高症状或体征；④ 脑病；⑤ 局灶性神经症状或体征（特别是那些不符合特定血管分布或涉及多个血管区域的）；⑥ 癫痫发作。对于任何这些患者，应急诊行颅脑MRI或MRV；如MRI不可用，应使用颅脑CT或CTV。如果患者CT或MRI出现不典型神经影像学特征，如跨越典型动脉边界的脑梗死、出血性脑梗死或来源不明的大叶性脑出血，应怀疑CVT。此外，对于存在已知危险因素（高凝状态、口服避孕药、恶性肿瘤等）的患者，即使初始颅脑CT正常，也不能排除CVT。确诊CVT需要结合：① 临床表现怀疑CVT；② 颅脑影像学证实CVT；③ 实验室或其他检查确定发生CVT的病因。

## 一、影像学检查

CVT的确诊取决于脑静脉或静脉窦血栓的检出。可以使用三种成像技术：MRI与MRV、CT与CTV和脑血管造影术。

### （一）磁共振

MRI结合磁共振静脉成像（magnetic resonance venogram，MRV）已成为CVT首选的非侵入性成像技术的首选。诊断依据包括血管内血栓的显影，以及MRV上相应静脉或静脉窦无血流。

MRI可以显示静脉窦或静脉内的血栓。MRI信号可以根据血栓形成的时间在不同的序列上变化：在前5天，形成血栓的静脉或窦T1加权图像上是等信号，T2加权图像上是低信号；在此之后，T1和T2加权图像上的信号强度均有所增加。在第1个月之后，信号会发生改变，在T2加权图像上更常见的是等信号或高信号，在T1上更常见的是低信号或等信号。梯度回声T2和磁敏感加权成像（susceptibility weighted imaging，SWI）提高了对CVT的诊断，腔内血栓在这些序列上表现为低信号区。这些序列在静脉窦血栓形成的急性期和皮质静脉血栓形成的诊断中发挥着重要作用。SWI的应用在诊断孤立的皮质静脉血栓中很有效，因为这个序列可以显示皮质静脉中的血栓。形成慢性血栓的窦仍然可能在这些序列上表现为低信号。

此外，一种新的磁共振黑血血栓成像技术（magnetic resonance black-blood thrombus imaging, MRBTI）被提出，以实现对脑静脉系统血栓的准确检测。使用MRBTI抑制血液信号，血栓表现为与周围组织相比具有良好对比度的高信号影。这项技术不需要造影剂，还可以测量血栓的总体积。

MRI在显示静脉阻塞后继发的脑实质病变方面也很有用。脑实质病变包括脑肿胀、水肿或静脉梗死，T1加权表现为低信号或等信号，T2加权表现为高信号；出血性静脉梗死在两个MRI序列上都表现为高信号。与急性梗死相一致的DWI改变可能发生，但没有动脉性梗死明显。

有以下几种方法可以评估静脉或静脉窦血流：非增强二维时间飞跃（2D-TOF）MRV、3D时间飞跃MRV、对比增强MRV和时相对比MRV。2D-TOF MRV是诊断CVT最常用的方法，通常表现为栓塞血管内无血流影。对比增强MRV比TOF MRV敏感性更高。

MRV在诊断皮质静脉血栓形成、窦部分阻塞，以及区分发育不全和血栓形成方面有一些局限性和潜在的缺陷。其他MR序列，包括T2梯度回声或SWI等，可能会减少其局限性，使用造影剂也可能会有帮助。例如，在2D-TOF MRV中，有血栓形成的发育不全的窦会有明显窦信号的增强，并且没有血流影；没有血栓形成的发育不全的窦不会出现T2梯度回声或SWI序列中的低信号影。

（二）CT

当患者存在MRI检查的禁忌证或部分医院MRI检查受限时，与CTV相结合的CT成像可以作为诊断CVT的替代技术。

在紧急情况下，经常进行CT检查有助于排除可能与CVT相似的急性或亚急性脑疾病，如脑肿瘤、硬膜下血肿和脑脓肿。多达30%的CVT病例中CT影像可无明显异常，而且大多数的影像表现是非特异性的。在约1/3的CVT病例中，CT显示出经典的CVT直接征象：① 束带征，增强CT上见大脑皮质线状高密度影，是形成血栓的皮质静脉；② 高密度三角征，在CT平扫上见上矢状窦后部呈三角形高密度影（窦内血栓影）；③ 空三角征，在增强CT上见上矢状窦后部三角形的对比增强区域包绕中央无对比增强的区域。

脑CT上CVT的间接征象更为常见，包括局灶性或弥漫性白质低密度、出血性病变、小脑室、大脑镰和小脑幕增强。脑实质病变在60%～80%的病例中出

现，有些影像表现强烈暗示CVT的存在，如多发双侧病变、双侧丘脑水肿、颞顶枕部病变、小的皮质出血或大脑凸面蛛网膜下腔出血（罕见）。进行系列成像可发现部分梗死灶消失或新病灶形成。

CTV可在颅脑CT后进行，有助于CVT的诊断，表现为静脉窦和皮质静脉的充盈缺损，静脉窦壁的强化，侧支静脉引流增加。美国心脏协会/美国卒中协会（American Heart Association/American Stroke Association, AHA/ASA）2011年指南认为，对于CVT的诊断，CTV与MRV相当。CT/CTV与MR相比，具有图像采集迅速、运动伪影少、禁忌证少、易于应用等优点。此外，CTV在低流量的静脉窦或大脑静脉成像方面可能更有优势。CTV可显示静脉窦内血栓形成后的不均匀密度影，因此常对亚急性或慢性CVT尤其有用。CT/CTV的局限性包括：难以在三维影像中观察颅底结构，小的脑实质病变的分辨率较低，对皮质和深静脉血栓形成的检测效果不佳，存在造影剂反应，辐射暴露和碘化造影剂肾病的风险会限制其在妊娠期妇女，儿童和肾功能不全患者中的使用。

（三）动脉造影

动脉内血管造影的空间分辨率优于CT或MRV，但目前很少进行。在其他成像方式出现不确定或相矛盾的发现时，可以使用动脉造影，并能够排除硬膜动静脉瘘并进行治疗性干预。

CVT在血管造影上的典型征象是静脉（窦）充盈部分或完全缺失、造影剂排空延迟、侧支扩张、皮质静脉瘀滞并周围环绕着扩张而弯曲的侧支"螺旋状静脉"。解剖变异可能限制血管造影的应用，如上矢状窦前部发育不全、上矢状窦重复、横窦发育不全。

## 二、实验室检查

目前还没有确切的实验室检查可以排除急性CVT。D-二聚体升高支持CVT的诊断。一项系统综述收集了14项已发表的研究，这些研究评估了D-二聚体在1 134例CVT患者诊断中的价值。D-二聚体对诊断CVT的敏感性为94%，特异性为90%。然而，D-二聚体假阴性出现在孤立头痛、症状持续时间较长、静脉窦局限性受累的患者中。在随后对233名怀疑CVT且症状发作时间小于7天患者的研究中，D-二聚体显示出预测CVT的敏感性和特异性分别为94%和98%。因此，D-二聚体正常不能排除CVT，但在怀疑CVT的患者中使用相同的阈值水平是合理的。腰椎穿刺可用于排除单纯颅内压增高患者的脑膜炎。但是，在没有怀疑脑膜炎的情况下，对存在局灶性神经系统表现和

神经影像学证据的CVT患者没有诊断价值。CVT患者是否接受过腰椎穿刺与预后（发病后30天内神经功能恶化、急性期死亡、6个月恢复情况）无关，但仍须注意腰椎穿刺禁忌证与脑疝风险。

# 第四节　治　疗

CVT的治疗包括急性期治疗，预防或处理CVT并发症。在这两个时间阶段，综合治疗应考虑以下因素：治疗相关疾病/危险因素，抗血栓治疗，对症治疗，防治并发症，对健康生活方式和未来健康状况的咨询。

## 一、急性期治疗

急性期治疗的目标是再通闭塞的静脉（窦），防止血栓扩散至桥静脉，并治疗潜在的血液高凝状态，以防止其他部位深静脉血栓形成和肺栓塞。

（一）抗凝治疗

一般地，推荐使用低分子肝素（low molecular weight heparin, LMWH）皮下注射或肝素静脉注射治疗有症状且无用药禁忌的CVT患者。出血性脑梗死、脑出血、孤立性蛛网膜下腔出血不是CVT抗凝治疗的禁忌证。尽管存在方法学上的问题且样本量较小，肝素在急性CVT中的应用得到了四项临床试验的支持。而在ISCVT的研究中，超过80%的患者接受了抗凝治疗。抗凝治疗对于CVT患者是安全的。

有限的数据表明，LMWH比普通肝素（unfractionated heparin, UFH）更有效，至少对于CVT的治疗是安全的。除了成本，LMHW有几个优势。血小板减少症在肝素静脉注射中更为常见。与标准肝素相比，LMWHs具有更长的半衰期，更可预测的临床反应，与血小板的相互作用更少。如果患者使用UFH，则应在手术前4～6小时停用肝素，以便恢复正常的活化部分凝血活酶时间（APTT）。如果患者正在服用低分子肝素，这种药物应该在手术前12小时停用。在腰椎穿刺或其他低出血风险的手术后，根据自身的出血风险，在主要手术（神经外科手术后24小时）后12～24小时，可以立即重新启动UFH或低分子肝素。2017年欧洲卒中组织（European Stroke Organization, ESO）关于CVT的指南建议采用治疗剂量的肝素治疗急性CVT，并推荐LMWH代替UFH进行抗凝治疗，与较早的AHA/ASA及ACCP指南有所不同。

（二）血管内治疗

大多数急性期CVT患者经充分的抗凝治疗，其临床过程和结果良好。然而，仍有患者在抗凝治疗后病情没有改善或继续恶化。在救治经验丰富的医疗中心，血管内溶栓或机械取栓是对于此类病例可能的治疗选择。血管内溶栓的目的是溶解静脉内血栓，再通闭塞的静脉窦或静脉，适用于病性严重或抗凝治疗无效甚至恶化的患者。经股静脉或颈静脉入路置管于乙状窦、横窦和上矢状窦后，局部注射重组组织型纤溶酶原激活剂（rtPA）或尿激酶。也可以采用碎栓、抽吸等机械取栓技术。有限的证据表明血管内治疗可能对CVT患者没有益处。较早的一项在荷兰的系列研究，20名接受血管内溶栓的CVT患者中，8名（40%）死亡或生活无法自理。2015年一项系统综述纳入了42项和185名接受机械取栓的CVT患者，其中多数病情严重（60%的患者存在治疗前脑出血，47%的患者昏睡或昏迷），84%的患者报告结局良好。2020年发表在JAMA Neurol的CVT溶栓或抗凝（thrombolysis or anticoagulation for cerebral venous thrombosis, TO-ACT）RCT未能显示相较于抗凝治疗，血管内治疗对伴有任何临床恶化危险因素（如昏迷、涉及深静脉系统的CVT、脑出血等）的急性CVT患者的益处，尽管该试验样本量较小且因无效而提前终止。2017年ESO指南没有对急性CVT血管内治疗的推荐，治疗前评估为预后低风险的患者不应接受激进的溶栓治疗。

（三）治疗相关疾病及危险因素

1. 感染和炎症　当出现败血症、脑膜炎或其他颅内感染或邻近组织感染（如中耳炎、乳突炎或皮肤感染）时，必须使用抗生素。对于一些相关疾病，如白塞综合征、血管炎或其他炎性疾病，可能需要使用类固醇激素进行治疗。考虑到一些化疗药物具有促凝作用，可能导致CVT（如L天冬酰胺酶），因此任何癌症都应按建议进行治疗。

2. 早期癫痫的防治　早期癫痫是指那些发生在CVT诊断2周内的癫痫。早期癫痫发作的危险因素包括入院前或入院时的癫痫发作和幕上病变，特别是出血性病变。有这两种危险因素的患者患病的风险更高。幕上病变和癫痫发作（入院前、入院时或入院后）的患者应给予抗癫痫治疗，以防止进一步的癫痫发作。年龄较小的患儿癫痫发作频率可能高于年龄较大的患儿或成人患者。因此，对于昏迷或使用机械通气的CVT患儿，应使用连续脑电图监测。由于抗癫痫药预防急性CVT患者癫痫发作效果的资料有限，对于早期单次症状性癫痫发作不伴幕上病变的CVT患者，或有局灶性脑病变而无癫痫发作的患者，并不明确推荐进行癫痫预防治疗。

应按照一般建议选择抗癫痫药物。如果可能，静脉使用左乙拉西坦或丙戊酸钠是很好的癫痫控制的选择，因为它与抗凝剂的相互作用更少而安全性更高。

3. 颅内压升高的治疗　急性CVT患者颅内压升高可能由单个或多个大的出血性病变、梗死或脑水肿引起，并可能导致小脑幕切迹疝和死亡。首先应遵循处理ICP急性升高的一般原则，包括予以神经重症监护、抬高床头、轻度镇静、渗透治疗、控制性过度通气等。目前没有良好的证据支持使用脑室分流治疗CVT急性脑积水或即将发生的脑疝。对于单侧半球病变而即将发生脑疝的CVT患者，偏侧颅骨切除术可防止死亡并取得良好结局。

对于孤立性颅内压增高综合征，伴有严重头痛和视乳头水肿的患者，治疗性腰椎穿刺可以减轻颅内压，迅速缓解症状，且相对安全。利尿剂可抑制碳酸酐酶，从而减少脑脊液的产生，如乙酰唑胺或托吡酯常用于降低颅内压，以改善头痛和防止视觉损伤。糖皮质激素，特别是静脉注射地塞米松，有可能减少血管源性水肿，但也有促进血栓形成的作用。糖皮质激素只能用于治疗炎症相关疾病（如白塞综合征、血管炎、系统性红斑狼疮）。目前还没有RCT来评估糖皮质激素对CVT的疗效；而一项纳入642名CVT患者的观察性研究，未能证明糖皮质激素的任何益处。

## 二、急性期后并发症的防治

（一）复发性脑静脉血栓形成和其他血栓事件

首次CVT后所有静脉血栓事件的风险为4.1/100人年，CVT复发占2%～7%，这种风险接近于下肢深静脉血栓形成（多达5%的患者）。因此，建议在CVT急性期后使用华法林或其他维生素K拮抗剂（VKA）进行口服抗凝，以防止进一步的静脉血栓事件，包括CVT复发。在成人中，复发脑静脉血栓形成的危险因素是男性、骨髓增殖性疾病和严重的血栓形成倾向。虽然高质量的证据有限，但华法林和达比加群在预防CVT患者复发以及其他形式的静脉血栓栓塞方面似乎具有相似的有效性和安全性。对于大多数成人CVT患者，建议在其急性期后至少使用华法林或达比加群抗凝治疗3个月。与华法林相比，达比加群（150 mg bid）血药监测和剂量调整负担较轻，药物相互作用较少，饮食限制较少，因此对大多数患者来说可能是更好的选择。当使用华法林时，应剂量调整以达到国际标准化比值（international normalized ratio，INR）目标2.5（可接受范围：2～3）。2017年欧洲指南并不推荐直接口服抗凝药预防CVT后静脉血栓复发，但2019年发布的一项多中心、开放性RE-SPECT CVT结果支持上述抗凝方案。该试验纳入了120名轻中度CVT患者，不包括昏迷、严重创伤、存在中枢神经系统感染或活动期癌症的患者。

如果CVT与短暂危险因素相关，抗凝药物的使用时间较短（3～6个月）；对无明确诱因的特发性CVT，抗凝治疗时间较长（6～12个月）；患有"严重"血栓形成倾向（如遗传性疾病）、复发性CVT或CVT后DVT，可考虑终身抗凝治疗。

（二）头痛的治疗

头痛是CVT患者随访期间常见的主诉。一般来说，头痛是原发性头痛，属于紧张型或偏头痛，与CVT无关。对于持续性头痛或严重头痛的患者，必须反复进行影像学检查（MR-MRV、CT-CTV），并与以前的检查进行比较，以排除或证实CVT复发。部分再通可导致先前闭塞的静脉窦狭窄，但这种狭窄的临床意义尚不清楚。

如果头痛在正常的神经影像学结果下仍然存在，可能需要诊断性腰椎穿刺排除慢性颅内压升高。对于孤立性ICP升高的持续性头痛患者，治疗方式包括降低体重、乙酰唑胺（500 mg bid）或呋塞米（对于不能耐受乙酰唑胺者）、托吡酯、重复腰椎穿刺和特殊的横窦支架置入或腰-腹分流术，但效果并未得到证实。

应特别注意防止严重的视力丧失，这比较罕见。视乳头水肿或视力不佳的患者应进行完整的神经眼科检查，包括视力和视野检查。快速诊断CVT和治疗颅内压升高是预防视力丧失的主要措施。根据经验，视神经鞘开窗手术可以作为一种干预措施来预防视力丧失。

（三）癫痫的防治

5%～11%的患者在CVT急性期治疗后出现癫痫发作。大多数癫痫发作发生在随访的第一年。远期发作的危险因素包括早期癫痫发作、入院时的幕上及出血性病变以及轻瘫。迟发性癫痫发作意味着更高的癫痫风险。在对123名CVT患者伴迟发癫痫（发生在CVT诊断后7天以上）的研究中，70%的患者在平均两年的随访期内出现癫痫反复发作。抗癫痫药物的选择和停药遵循一般原则。

## （四）避孕与后续妊娠

停止口服避孕药、激素替代疗法以及紧急避孕药。应使用口服避孕以外的避孕方法。CVT 与妊娠或围产期相关的 CVT 不属于未来妊娠的禁忌证。虽然妊娠和围产期是发生 CVT 的危险因素，但有 CVT 病史的妇女在妊娠后期发生并发症的绝对风险较低。2016 年在对 13 项研究的系统回顾中，217 例妊娠中仅发现 1 例 CVT 复发（0.9%），186 例妊娠中仅发现 5 例非脑静脉血栓事件（2.7%）。然而，相对风险高于对照组。流产率与一般人群无差异。虽然证据非常薄弱，但建议既往有 CVT 的妇女考虑在妊娠和围产期使用预防性低分子肝素。妊娠期或围产期发生的 CVT 应优先使用低分子肝素，这种治疗应在产后至少持续 6 周。由于华法林的致畸作用和增加胎儿出血的风险，不建议在使用华法林治疗期间妊娠。口服抗凝剂也可能引起胎儿或胎盘出血，主要发生在妊娠的最后三个月和分娩时，因为它们能穿过胎盘。

# 第五节 预 后

脑静脉血栓形成通常预后良好，但严重也可导致死亡或永久性残疾。

大约有 23% 的患者在急性期出现神经损害。入院后几天内可能会发生恶化，约 5% 的患者在急性期死亡。急性 CVT 的主要死亡原因是继发于大量脑出血的小脑幕切迹疝，多发性颅内病变或弥漫性脑水肿所致的脑疝。癫痫持续状态、治疗相关并发症和肺栓塞是导致早期死亡的其他原因。入院时意识不清的患者病情恶化的可能性更大。ISCVT 研究中 30 天死亡率的预测因素包括：意识水平降低、精神状态改变、DVT 形成、右半球出血、颅后窝损害。

急性期后死亡主要是由于潜在的疾病，特别是恶性肿瘤或长期抗凝治疗相关的致命性出血并发症。ISCVT 研究中，以下因素与 CVT 远期不良预后相关：年龄大于 37 岁、男性、入院时 GCS < 9、精神状态障碍、DVT 形成，入院 CT/MRI 发现脑出血，恶性肿瘤，中枢神经系统感染。该预测模型在两个较小的独立队列中得到验证。从该模型得出风险评分：① 脑深部静脉系统昏迷、恶性肿瘤、血栓形成，各 2 分；② 精神状态障碍、脑出血、男性，各 1 分。总分为 3 分的人更容易出现不利的结果。

孤立性颅内压增高综合征患者通常预后良好。不良预后与诊断延迟有关。

大多数患者能够达到一定程度的脑静脉（窦）再通。再通的正向预测因素是上矢状窦血栓形成和女性；再通的负向预测因素是多发性血栓形成、激素疗法、年龄较大和缺乏明确的 CVT 危险因素。血管再通与患者功能恢复有关。

（陈刘炜）

## 参考文献

[ 1 ] ACHESON J F, GREEN W T, SANDERS M D. Optic nerve sheath decompression for the treatment of visual failure in chronic raised intracranial pressure[J]. J Neurol, Neurosurg Psychiatry, 1994, 57(11): 1426−1429.

[ 2 ] AFSHARI D, MORADIAN N, NASIRI F, et al. The efficacy and safety of low-molecular-weight heparin and unfractionated heparin in the treatment of cerebral venous sinus thrombosis[J]. Neurosci J, 2015, 20(4): 357−361.

[ 3 ] AGARWAL A, LIM-STAVROS S, VOTAVA-SMITH J K, et al. Pediatric systemic lupus erythematosus presenting with coronary arteritis: a case series and review of the literature[J]. Seminars in Arthritis and Rheumatism, 2015, 45(1): 42−47.

[ 4 ] AGUIAR DE SOUSA D, CANHÃO P, FERRO J M. Safety of pregnancy after cerebral venous thrombosis: systematic review update[J]. J Neurol, 2018, 265: 211−212.

[ 5 ] AGUIAR DE SOUSA D, LUCAS NETO L, ARAUZ A, et al. Early recanalization in patients with cerebral venous thrombosis treated with anticoagulation[J]. Stroke, 2020, 51(4): 1174−1181.

[ 6 ] BALDINI T, ASIOLI G M, ROMOLI M, et al. Cerebral venous thrombosis and severe acute respiratory syndrome coronavirus-2 infection: a systematic review and meta-analysis[J]. Eur J Neurol, 2021, 28(10): 3478−3490.

[ 7 ] COUTINHO J M, FERRO J M, CANHAO P, et al. Cerebral venous and sinus thrombosis in women[J]. Stroke, 2009, 40(7): 2356−2361.

[ 8 ] COUTINHO J M, ZUURBIER S M, BOUSSER M G, et al. Effect of endovascular treatment with medical management vs standard care on severe cerebral venous thrombosis: the TO-ACT randomized clinical trial[J]. JAMA Neurology, 2020, 77(8): 966−973.

[ 9 ] DE SOUSA D A, NETO L L, CANHÃO P, et al. Recanalization in

Cerebral Venous Thrombosis[J]. Stroke, 2018, 49(8): 1828−1835.

［10］ DENTALI F, SQUIZZATO A, MARCHESI C, et al. D-dimer testing in the diagnosis of cerebral vein thrombosis: a systematic review and a meta-analysis of the literature[J]. J Thromb Haemostasis, 2012, 10(4): 582−589.

［11］ DEVASAGAYAM S, WYATT B, LEYDEN J, et al. Cerebral venous sinus thrombosis incidence is higher than previously thought: a retrospective population-based study[J]. Stroke, 2016, 47(9): 2180−2182.

［12］ FERRO J M, BOUSSER M G, CANHÃO P, et al. European Stroke Organization guideline for the diagnosis and treatment of cerebral venous thrombosis-endorsed by the European Academy of Neurology[J]. Eur Stroke J, 2017, 2(3): 195−221.

［13］ FJELLSTROM O, GUSTAFSSON D, LINDBERG J A, et al. Enantiomerically pure (-) 2-[1-(7-methyl-2-(morpholin-4-yl)-4-oxo-4h-pyrido [1, 2-a] pyrimidin-9-yl) ethylamino] benzoic acid, its use in medical therapy, and a pharmaceutical composition comprising it-026: U.S. Patent Application: 20090191177A1[P]. 2009−7−30.

［14］ GRANGEON L, GILARD V, OZKUL-WERMESTER O, et al. Management and outcome of cerebral venous thrombosis after head trauma: a case series[J]. Revue Neurologique, 2017, 173(6): 411−417.

［15］ HELDNER M R, ZUURBIER S M, LI B, et al. Prediction of cerebral venous thrombosis with a new clinical score and D-dimer levels[J]. Neurology, 2020, 95(7): e898−e909.

［16］ KANAYA Y, TAKAMATSU K, SHIMOE Y, et al. Cerebral venous sinus thrombosis in the patient with multiple sclerosis associated with congenital antithrombin deficiency[J]. Rinsho Shinkeigaku=Clinical Neurology, 2016, 56(4): 248−254.

［17］ KERNAN W N, OVBIAGELE B, KITTNER S J. Response to letter regarding article, "guidelines for the prevention of stroke in patients with stroke and transient ischemic attack: a guideline for healthcare professionals from the American heart association/ American stroke association"[J]. Stroke, 2015, 46(4): e87−e89.

［18］ LARSEN T B, RASMUSSEN L H, SKJØTH F, et al. Efficacy and safety of dabigatran etexilate and warfarin in "real-world" patients with atrial fibrillation: a prospective nationwide cohort study[J]. J Am College Cardiol, 2013, 61(22): 2264−2273.

［19］ MARIGOLD R, GÜNTHER A, TIWARI D, et al. Antiepileptic drugs for the primary and secondary prevention of seizures after subarachnoid haemorrhage[J]. Cochrane Database Syst Rev, 2013, 2013(6): CD008710.

［20］ PRESS C A, LINDSAY A, STENCE N V, et al. Cavernous sinus thrombosis in children: imaging characteristics and clinical outcomes[J]. Stroke, 2015, 46(9): 2657−2660.

［21］ RUUSKANEN J O, KYTÖ V, POSTI J P, et al. Cerebral venous thrombosis: finnish nationwide trends[J]. Stroke, 2021, 52(1): 335−338.

［22］ SAKAIDA H, KOBAYASHI M, ITO A, et al. Cavernous sinus thrombosis: linking a swollen red eye and headache[J]. Lancet, 2014, 384(9946): 928.

［23］ SIDDIQUI F M, DANDAPAT S, BANERJEE C, et al. Mechanical thrombectomy in cerebral venous thrombosis: systematic review of 185 cases[J]. Stroke, 2015, 46(5): 1263−1268.

［24］ STAM J. Thrombosis of the cerebral veins and sinuses[J]. N Engl J Med, 2005, 352(17): 1791−1798.

［25］ VAN KAMMEN M S, LINDGREN E, SILVIS S M, et al. Late seizures in cerebral venous thrombosis[J]. Neurology, 2020, 95(12): e1716−e1723.

# 第四十五章
# 神经系统自身免疫性疾病

自身免疫是对机体的一种"误入歧途"的免疫反应。神经系统的自身免疫则是针对神经系统：中枢神经系统（central nervous system，CNS）和周围神经系统（peripheral nervous system，PNS）的组织结构（神经组织或血管）、特定细胞（神经元或胶质细胞）、靶向分子（细胞表面或细胞内）的一种具有高度特异性的免疫反应。近年来，随着大量特异性自身抗体的发现，很多新型的神经系统自身免疫性疾病谱系得到了鉴定和命名。研究者同时发现很多神经综合征如：认知行为障碍、癫痫、运动障碍、肿瘤、脑血管病、脱髓鞘疾病、神经肌肉疾病等都存在自身免疫的异常。自身免疫神经病学（autoimmune neurology）已经成为神经病学领域的一个重要的亚专业。

神经系统自身免疫性疾病种类繁多，临床表现复杂多变，很多疾病和综合征的诊断和治疗仍处于探索阶段。本章仅对以下几类经典的且可能引发危重状况的疾病作一阐述（表6-45-1）。

表6-45-1　经典的神经系统自身免疫性疾病

- 中枢神经系统

  脱髓鞘疾病

  　多发性硬化

  　视神经脊髓炎谱系疾病

  　急性播散性脑脊髓炎

  自身免疫性脑炎

  原发性中枢神经系统血管炎

- 周围神经系统

  吉兰-巴雷综合征

## 第一节　脱髓鞘疾病

广义的"脱髓鞘疾病"是指各种原因（遗传、代谢、中毒、感染、放射线、变性等）引发的CNS或PNS髓鞘形成障碍、髓鞘破坏、髓鞘丧失从而导致功能障碍的一组疾病。累及CNS髓鞘的疾病主要有两大类：一类是髓鞘形成过程发生障碍导致的先天性髓鞘发育不良性疾病（dysmyelinating disorders）；另一类是已经形成的髓鞘或少突胶质细胞破坏的获得性脱髓鞘疾病（acquired demyelinating disorders）。本章所描述的"脱髓鞘疾病"特指与炎症和免疫相关的一组疾病，具有特定的病理学特征：① 不同时期的斑块；② 血管周围淋巴细胞浸润形成的"袖套"结构；③ 胶质细胞增生；④ 伴有轴索损伤。因此，此类疾病也称为CNS特发性炎性脱髓鞘病（IIDD）。

脱髓鞘疾病可以依据疾病的病程分类，如急性，慢性（复发性、进展性）；可以依据病变累及的部位分类，如脱髓鞘性视神经炎，脱髓鞘性脊髓炎等；可以依据靶细胞的免疫病理特征分类，如星形胶质细胞病，少突胶质细胞病等；可以依据自身抗体类型分类，如抗水通道蛋白4（AQP4）抗体综合征，抗髓鞘少突胶质细胞糖蛋白（MOG）抗体综合征等。不同的分类和命名方法满足不同阶段的临床需求，也反映了对疾病认识的发展，而所追求的最理想的分类还是依据病因学分类。

临床常用的IIDD分类（表6-45-2）。

表6-45-2　中枢神经系统特发性炎性脱髓鞘疾病临床分类

- 多发性硬化

　急性多发性硬化

　良性型

　缓解复发型

　进展型（原发进展型和继发进展型）

- 视神经脊髓炎谱系病

- 急性播散性脑脊髓炎和急性出血性白质脑炎

- 其他

　肿瘤样脱髓鞘病

　未分化脱髓鞘病

## 一、多发性硬化

多发性硬化（multiple sclerosis，MS）是最常见的中枢神经系统特发性炎性脱髓鞘疾病（IIDD），是导致青壮年非创伤性残疾的主要疾病之一。大多数（>90%）MS患者呈现慢性复发缓解或进展的病程，预期寿命不受疾病影响，但多因患病导致持续多年的残疾，对社会和家庭造成严重的负担。极少数（<5%）呈爆发性起病，病程凶险，危及生命，称为急性MS（Marburg型）。

### （一）病因及发病机制

MS迄今病因不明。任何因素都不能单独引起MS的发生，也不能解释全部的MS表型。流行病学数据提示遗传因素和环境因素共同参与了MS的发生。

经典的MS发病机制学说是"分子模拟和T细胞自身免疫学说"。MS的组织损伤是由免疫系统、胶质细胞（成髓鞘的少突胶质细胞及其前体、小胶质细胞及星形胶质细胞）和神经元之间复杂而动态的相互作用而形成的。虽然关于MS的根本原因是来自CNS的内部还是外部因素（如感染）还存在争论，但来自动物模型，特别是小鼠和猕猴实验性变态反应性脑脊髓炎（EAE）的研究结果，以及对人脑脊液和血液中的免疫细胞及其产物的分析，都揭示了获得性免疫在发病中起关键作用。感染特别是病毒感染被认为是MS发病的诱发因素，而并非直接导致组织的病理损伤。多种病毒如EB病毒（Epstein-Barr virus，EBV）、人疱疹病毒-6（HHV-6）、肺炎支原体，以及伯氏疏螺旋体（莱姆病的病原体）等与MS的发病存在密切关系。

### （二）临床特征

MS患者女性多见，常常青壮年起病（20～40岁），病前可以有感冒、腹泻，以及疫苗接种等前驱事件，也可以无任何诱因。通常急性起病，症状持续数天至数周进入缓解期，少数患者也可以爆发性或隐匿起病。MS病变可以累及CNS的任何部位，产生相应的症状，典型的临床症候如下述。

1. 感觉症候　是MS最常见的首发症状，包括单肢、偏身或面部的针刺感、麻木、发痒、温度觉减退，胸背部及肢体的束带感等。症状在数小时或数天内出现，最初症状轻微，检查可以没有感觉减退的体征，容易被忽略。深感觉异常会伴有行走不稳、步态异常、精细动作笨拙及感觉性共济失调等表现。病变累及脊髓后索，常常会出现Lhermitte征，即患者屈颈时出现尖锐的触电样感觉，自上肢沿脊柱向下肢放射。

2. 运动症候　最初表现往往是行走拖步、肢体控制不良。颅神经运动核以及传导束损害可以出现颅神经麻痹的表现（如Bell麻痹、眼球运动障碍等），症状可以单独或与其他脑干的症候同时存在。皮质脊髓束损害可以出现痉挛性瘫痪的表现，根据病变部位和程度不同，出现偏瘫、截瘫和四肢瘫。运动症状常伴有肌张力增高、腱反射亢进及病理反射。长期痉挛导致疲劳、肌肉萎缩及关节挛缩，严重影响患者的活动能力和生活质量。

3. 视神经炎　特发性视神经炎（ON）是MS最常见的临床表现之一，也是青年发病MS患者（20～30岁）最常见的首发症状，占25%左右。MS患者ON通常急性起病，表现为单侧视力减退，早期有色觉减退，大部分患者活动眼球或按压眼球时有疼痛。症状7～10天内进展，通常2周内开始缓解，可持续数月之久。急性期眼底检查可以无明显异常，约1/3的患者发现轻度视盘水肿，1/10患者有视乳头炎，但没有出血和渗出。视野检查可以见到各种弥漫性或局灶性视野缺损，包括中心暗点、水平及弧形缺损、鼻侧阶梯，甚至同向性偏盲。相对性瞳孔传入障碍（relative afferent pupillary defect，RAPD）或Marcus-Gunn瞳孔也是常见的表现。ON可以反复发作，交替累及双眼，也有少数患者双眼同时受累，但通常双眼受累的程度不一致。随着病程进展，出现视神经萎缩，眼底检查见视盘苍白，常伴有瞳孔异常和视野缺损。

4. 脊髓炎　脱髓鞘病变累及脊髓，纵向通常是短节段（少于1～2个椎体），而横断面上往往累及部分结构，因此以往教材上沿用的"横贯性脊髓炎"的名称存在歧义。临床上常表现为快速进展（数小时～数天）的感觉、运动及括约肌功能障碍。最初多累及单肢或单侧，随疾病进展可波及双侧并出现大小便障碍。与经典的急性横贯性脊髓炎不同,MS由于病灶累及范围较小、水肿程度轻,而多以感觉症状为主,运动受累不明显,双侧不对称且一般不出现尿潴留,呈现部分脊髓受累的表现。

5. 与脑干和小脑相关的症候群 脑干和小脑累及所产生的症状临床上往往很难精确定位,如眩晕、眼球震颤、共济失调等。动眼障碍在MS中常见,典型表现为核间性眼肌麻痹和获得性摆动性眼球震颤。MS患者常见前庭的累及,但很少出现听力减退和失聪。构音障碍、吞咽困难和舌肌运动受限通常发生在疾病晚期,是由核上传导通路上的病变所引起的假性球麻痹所致。单纯小脑症状在MS中相对少见,除了眼球震颤和眼球活动异常外,还有眩晕、行走不稳、言语改变等。随病程进展,患者可出现严重的意向性震颤、协调困难、躯干共济失调、轮替动作不能、过激征和吟诗样言语。其中眼球震颤、意向性震颤和吟诗样言语被称为Charcot三联征,通常见于进展型患者。

6. 其他 除了上述与部位相关的症状之外,MS患者常常还有一些全身性症状,包括:疼痛、疲乏、发作性症状(癫痫、痛性痉挛等)、自主神经功能紊乱以及认知和精神症状等。

(三)神经影像学

核磁共振成像(MRI)的应用为探索MS开启了希望之门。MRI不仅可以识别MS病变的数量、大小、形状、分布等,也可以通过动态随访反映病变的病理生理过程,为MS早期诊断、鉴别诊断、评价治疗效果和判断预后提供帮助。自2001年起,国际MS专家委员会就正式将MRI纳入MS诊断标准,成为最重要的诊断依据。典型的MS病灶为圆形或椭圆形,直径3 mm以上,散在分布于脑室周围、近皮质区、小脑幕下、脊髓等区域,通常无水肿和占位效应,可以呈团块样或环形强化。新诊断的MS中95%以上存在颅脑MRI异常,每一次临床发作能检出5～10个新的或扩大的钆(Gd)增强病灶或T2病灶,确诊MS患者中75%～90%存在脊髓MRI异常。尽管一些患者不需要MRI扫描,仅仅依靠临床上存在时间多发及空间多发的证据就可以做出诊断,但MRI显示时间和空间的证据更具客观性。除此之外,MRI也推荐用于MS病程的监测和随访。

(四)实验室检查

1. 血和脑脊液IgG 能作为MS诊断亚临床证据的指标是免疫球蛋白指数(IgG index)和寡克隆区带(OCB)。IgG index正常值为0.7,超过0.7则反应CNS内(鞘内)合成IgG的量增加,70%～80%的MS患者IgG index增加,但IgG index增加不仅仅见于MS

患者,一些特殊的感染和肿瘤的患者也可以出现鞘内IgG合成的增加。CSF中出现OCB,而血中不出现,表明患者CSF中IgG的组成和血清中的IgG组成不同。西方研究中85%～95%的MS患者OCB阳性;而我国以及东南亚国家的研究中OCB的阳性率不高,仅为40%～50%。须注意OCB还可以出现在以下疾病中:神经梅毒、亚急性硬化性全脑炎、CNS感染、血管炎及CNS肿瘤等。

2. 自身抗体 尽管MS患者中尚未发现特异性的自身抗体,但是在临床表现与MS相像的IIDD,甚至其他CNS炎性疾病中发现了很多有价值的自身抗体。检测这些自身抗体在血清和脑脊液中的滴度,有利于疾病的鉴别诊断,从而影响治疗决策和预后判断。这些自身抗体包括:抗AQP4-IgG、抗MOG-IgG、抗GFAP-IgG等。

3. 诱发电位 诱发电位检查有助于发现亚临床和隐匿的病灶,也是可用于诊断MS的亚临床证据。棋盘格视觉诱发电位(VEP)检查发现P100波潜伏期明显延长但波幅相对正常是MS典型的电生理特征,提示视神经受累,通常双侧不对称累及。55%～76%MS患者存在VEP异常。异常脑干听觉诱发电位(BAEP)以及躯体感觉诱发电位(SEP)也常常见于MS患者中提示脑干(中脑、脑桥)以及脊髓传导通路的异常。

(五)诊断及鉴别诊断

MS诊断的核心原则是"时间多发"即至少2次不同时间的发作,加"空间多发"即至少2个不同部位的病灶。诊断的进展源于对疾病本质认识的不断深入,从最初主要依靠临床症状的总结,到对疾病自然病程的描述,再到引入影像学、电生理以及免疫学替代标志物作为亚临床诊断证据,使得确诊MS的时间点不断地提前,诊断的准确性也在不断地提高。但到目前为止,MS仍然是排除诊断。

许多疾病易与MS混淆,特别是当患者出现不典型的症状和体征、病程呈单相进展、仅有一个部位病变的表现时,患者有明显的认知损害、精神症状以及其他高级神经功能障碍时(表6-45-3)。

表6-45-3　需要与MS鉴别的疾病

| • 炎性疾病 |
| --- |
| 系统性红斑狼疮(SLE) |
| 结节性多动脉炎 |
| Sjogren综合征 |

## （六）治疗

随着对MS病因、发病机制以及病理生理过程研究的进展，对MS病变本质认识的不断深入，MS治疗目标已经从减少疾病复发、延缓疾病进展指向了对患者整体补救和改善疾病状况。

1. 疾病发作治疗　发作是MS的重要标志，反映了新的脱髓鞘病灶活动，或原有病灶的再次激活，是一个急性炎症过程。急性MS（Marburg型）发作呈爆发性，病程凶险，属于神经危重症需要即刻治疗，出现脑干、高颈段脊髓累及时需要监测生命体征，准备生命支持。

皮质类固醇（corticosteroids）是治疗MS急性发作或RRMS复发的首选治疗方案。目前公认的循证医学A级推荐方案是：甲泼尼龙500 mg，qd，静滴，连续5天。另一个方案属于B级推荐，但临床疗效较好：甲泼尼龙1 000 mg，qd，静滴，连续3天，继之以口服减量。对于高度活动性患者亚组［CSF中有高水平髓鞘碱性蛋白（MBP）或MRI多见增强病灶］可以应用甲泼尼龙2 000 mg，qd，静滴，连续5天，证据推荐为C级。中国多发性硬化治疗专家共识推荐的方案是：① 对于急性发作，大剂量短疗程的甲泼尼龙治疗是首选方案；② 糖皮质激素的应用通常应限于1个月之内，可先用冲击治疗，然后半量减量直至停药。应该避免长期口服糖皮质激素维持治疗。促肾上腺皮质激素（ACTH）治疗急性发作与静脉应用甲泼尼龙疗效相当，早在1978年美国FDA就批准ACTH制剂ActharGel用于治疗MS急性发作，国内目前无应用。

应用皮质类固醇激素治疗无反应或疾病仍在进展的患者需要进入二线治疗。可选择的治疗包括：血浆置换、免疫吸附、静脉免疫球蛋白、环磷酰胺和那他珠单抗等，迄今仅有血浆置换有较强的证据被推荐用于二线治疗。

血浆置换（plasma exchange, PE）是将患者的血液在体外分离成血浆和血细胞成分，弃去血浆，再把血细胞成分和与弃去血浆等量的置换液一起回输到体内，借以去除患者体内的病理性组分，如自身抗体、免疫复合物和与蛋白结合的毒物等。推荐血浆交换量通常为每次50 mL/kg，隔天1次，平均5～10次。

免疫球蛋白静脉滴注（intravenous immunoglobulin, IVIG）用于治疗MS发作的理论基础与PE相似，但IVIG是否与血浆置换具有相似的临床效果尚缺乏证据。临床上IVIG经常与糖皮质激素联合应用治疗某些重症发作的MS患者，也常作为激素反应不佳时的补充治疗，部分患者反应良好。但该疗法存在争议，部分研究者认为这并非是IVIG单独的疗效。通常临床

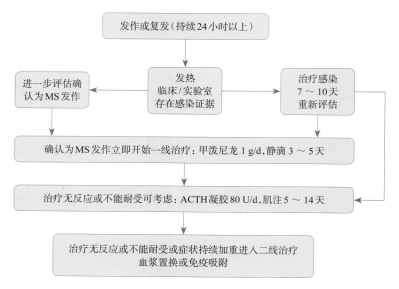

发作或复发（持续24小时以上）

进一步评估确认为MS发作 ← 发热 临床/实验室 存在感染证据 → 治疗感染 7～10天 重新评估

确认为MS发作立即开始一线治疗：甲泼尼龙1 g/d，静滴3～5天

治疗无反应或不能耐受可考虑：ACTH凝胶80 U/d，肌注5～14天

治疗无反应或不能耐受或症状持续加重进入二线治疗 血浆置换或免疫吸附

图6-45-1　MS发作（复发）治疗流程图

上应用IVIG的方案为：0.4 g/kg，qd，静滴，连续3～5天作为负荷剂量，然后可以每隔4～6周给予1次IVIG 0.2 g/kg或0.4 g/kg的追加治疗。

2. MS发作治疗推荐　治疗发作是MS患者管理的重要部分。通常原则包括：① 轻微发作不需要立即治疗；② 中重度发作需要首选一线药物治疗；③ 治疗应尽早开始（发病5～7天内），部分患者发病1～2个月后治疗仍然有效。以下是推荐的治疗流程（图6-45-1）。

治疗发作能缩短和减轻发作相关的残疾，延缓疾病进展，成功治疗发作能帮助患者建立控制疾病的信心。

3. 疾病缓和治疗（DMT）　疾病缓和治疗（disease-modifying therapies，DMT）是疾病进入缓解期后，为了预防疾病复发所采取的治疗，对于防止疾病进展和延缓残疾的发生至关重要。

目前，经美国FDA批准应用于DMT的药物已经有10余种，包括：β干扰素1a、1b（Interferon β-1a、1b），醋酸格拉替雷（Glatiramer Acetate），那他珠单抗（Natalizumab），芬戈莫德（Fingolimod），米托蒽醌（Mitoxantrone），特立氟胺（Teriflunomide），富马酸二甲酯（Dimethyl Fumarate），阿伦单抗（Alemtuzumab），奥瑞珠单抗（Ocrelizumab）等。

尽管可选择的药物越来越多，用药经验也不断累积，遗憾的是目前进入国内市场的药物仅有β干扰素、特立氟胺等少数品种，且能使用的患者不多，尚缺乏大规模应用的数据。还有一些尚没有MS适应证的药物如利妥昔单抗（Rituximab），多种免疫抑制剂等在临床经验性地使用。

4. 症状治疗　MS产生的一些临床症状，如疼痛、乏力、痉挛等严重影响患者躯体功能和社会功能。症状治疗是MS治疗中相当重要的环节，对改善患者的生活质量，增加特异性治疗的耐受性有重要意义。症状治疗不仅是药物治疗，还包括物理治疗、心理治疗等。

## 二、视神经脊髓炎谱系疾病

经典的视神经脊髓炎（neuromyelitis optica，NMO）也称为Devic病，是一种独特的、严重的中枢神经系统炎性脱髓鞘疾病。病变累及视神经和脊髓，引起严重视力损害和肢体功能残疾，病程单相或反复发作，发作后多不能完全缓解，预后不佳。长期以来，NMO被认为是MS的一个变异类型，然而近20年的临床和基础研究结果已经证实NMO是一种独立于MS的新疾病类型。2004年一种特异性的针对水通道蛋白4（AQP4）的抗体被发现，对NMO的认识进入了一个新的阶段。但一些患者除了视神经和脊髓症状，还有其他CNS结构（延髓极后区、丘脑、下丘脑，以及大脑半球等）受累的表现，由此衍生出视神经脊髓炎谱系疾病（NMOSD）的概念。

（一）病因及发病机制

NMOSD的病因和发病机制尚不明确。抗体和补体介导的体液免疫可能是造成组织损伤的主要途径，损伤的靶细胞主要是星形胶质细胞，这与MS主要损伤髓鞘和少突胶质细胞不同，因此病理上称为"星形胶质细胞病"。研究表明针对AQP4的抗原抗体反应可能是NMOSD主要的免疫发病机制，但启动免疫反应的因素尚不明确。除此之外，一些其他抗原如髓鞘少突胶质细胞糖蛋白（MOG）、胶质纤维酸性蛋白（GFAP）等也可能参与了发病。

（二）临床表现

NMOSD青壮年好发，男女均可发病，女性比例更高。急性或亚急性起病，病情进展迅速，可有缓解复发。典型表现是双侧同时或相继出现的视神经炎（ON）和严重的急性纵向延伸的横贯性脊髓炎（LETM），可在短时间内连续出现并导致截瘫和失明，属于神经科的急危重症范畴。除此之外，NMOSD还有很多累及其他CNS结构的综合征，包括：① 延髓极后区综合征：主要表现为顽固性呃逆、恶心、呕吐；② 脑干及间脑综合征：主要表现为嗜睡、眩晕、眼球震颤和复视、共济失调、体温异常、低钠血症等；③ 大脑综合征：偏瘫、认知障碍、癫痫发作、精神症状等。根据不同的临床综合征和疾病的病程特征，笔者建议采用以下的临床分型。

（1）缺陷型：单一部位受累症状，可以反复发作，如视神经炎或复发性视神经炎、脊髓炎或复发性脊髓炎等。

（2）单纯型/经典型：视神经炎和脊髓炎同时、相继或反复发作。

（3）复杂性：多种综合征同时或交替出现或与其他自身免疫性疾病并存。

（4）重症型：急性起病，快速进展，短时间内出现严重残疾乃至危及生命。

（三）神经影像学

1. 视神经MR表现　常规MRI扫描推荐层厚为2～3 mm的薄层加脂肪抑制及钆增强序列，可显示视神经结构（如粗细等形态）、信号异常和强化与否。视神经炎活动期，MRI可以发现单侧或双侧视神经增粗，多为节段性，T1WI序列呈等信号或略低信号，T2WI序列为高信号。增强后可见病灶均匀强化或边缘强化，急性期强化程度比较明显，慢性期可以发现视神经萎缩变细。

2. 脊髓MR表现　最显著的特征是大多数病灶超过3个椎体长度，呈长T1和长T2信号改变，增强可见斑片状强化，病变主要位于脊髓中央，受累节段可见脊髓肿胀。随着时间推移，脊髓肿胀和强化变为持续髓内T2异常信号和（或）脊髓萎缩。

3. 脑内病变MR表现　NMOSD脑内病变常常分布于AQP4高表达区域，包括下丘脑、胼胝体、邻近室管膜区域（侧脑室后角、第三脑室周围、第四脑室底、导水管周围）、延髓极后区等，呈长T1和长T2信号表现。

病灶呈片状、条索状或不规则，也有延续性的趋势，边界不清。侧脑室周围可以出现较大成片病灶，形态不规则，急性期可以出现"云雾状"强化。

（四）实验室检查

1. 血清与脑脊液　大约85%的MS患者脑脊液中可检测到OCB，而在NMO患者中出现率仅15%～35%。IgG Index也同样明显低于MS。NMOSD急性期脑脊液白细胞数可超过50/mm$^3$，可有中性粒细胞，这种脑脊液改变在典型MS非常少见。

2. 自身抗体　出现视神经炎、脊髓炎以及延髓极后区症状（顽固性呃逆、恶心、呕吐等）持续24小时以上需要进行血清AQP4、MOG以及GFAP抗体的检测，有条件可以同时做脑脊液检测。AQP4抗体在NMOSD的诊断中具有高度特异性和敏感性，73%～90%的患者中存在AQP4抗体。部分AQP4抗体阴性的患者中能检测到MOG抗体。流式细胞检测技术（CBA法）是目前推荐的标准检测方法。

3. 神经眼科　全面专业的神经眼科评估是NMOSD诊断和鉴别诊断的重要工具。应该包括：视敏度、视野、眼底摄片、荧光造影、光相干断层成像（OCT）以及视神经MRI等。

（五）诊断及鉴别诊断

NMOSD诊断随认识的进展不断演变，目前多采用国际NMO专家委员会（IPND）推荐的2015年NMOSD诊断标准。这一国际标准是否适用于我国需要更多临床实践的总结，其诊断的准确性和效度有待更广泛的研究。对一般的临床医生，笔者推荐以下简化的诊断和分类标准（表6-45-4）。

与MS一样，诊断NMOSD同样需要除外其他疾病。NMOSD拓展了经典NMO的概念，但也同时增加了鉴别诊断的范围（表6-45-5）。

（六）治疗

NMOSD累及视神经、脊髓及脑干等关键部位，更容易造成严重的残疾（失明、瘫痪）甚至危及生命，因此需要更及时有效地控制发作。一旦怀疑NMOSD发作需要紧急救治。NMOSD的治疗可分为诱导缓解和缓和治疗两个阶段。

1. 诱导缓解　该阶段治疗的目标是彻底控制炎症级联反应（炎症风暴）造成的组织损伤，最大限度地减少残疾，并限制疾病短期内的波动。与MS急性发作的处理不同，NMOSD诱导缓解阶段治疗的时间通常更长。

皮质类固醇是NMOSD诱导缓解、控制发作的最有效药物。一旦怀疑NMOSD急性发作，需尽快排除

表6-45-4　推荐的NMOSD临床诊断和分类标准

| 诊断分类 | 发作次数 | 病变部位 | | | 自身抗体 |
| --- | --- | --- | --- | --- | --- |
| | | 视神经 | 脊髓 | 其他 | |
| 单纯型/经典型 | 1 | + | + | − | 不需要 |
| | ≥2 | + | + | − | |
| 缺陷型 | 1 | + | − | +/− | AQP4-IgG |
| | 1 | − | + | +/− | |
| | 1 | − | − | + | |
| | ≥2 | + | − | +/− | AQP4-IgG |
| | ≥2 | − | + | +/− | |
| | ≥2 | − | − | + | |
| 复杂型 | 1或≥2 | 伴有其他不典型部位症候和（或）出现系统性症候 | | | MOG-IgG 其他自身抗体 |
| 重症型 | 急性起病，快速进展，短时间内出现严重残疾乃至危及生命 | | | | |

表6-45-5　需要与NMOSD鉴别的疾病

| 类　别 | 以视觉症状为主要表现的鉴别 | 以脊髓症状为主要表现的鉴别 |
| --- | --- | --- |
| 免疫性 | MS-ON | MS、急性播散性脑脊髓炎（ADEM） |
| | 血管炎性 | 血管炎性 |
| | 结节病 | 结节病 |
| | 视网膜及黄斑病变 | HAM |
| 感染性 | 细菌、病毒、结核、真菌、梅毒、立克次体、其他 | |
| 血管性 | 缺血性视神经病 | 脊髓血管畸形［如硬脊膜动静脉瘘（DAVF）］ |
| 代谢中毒性 | 甲醇、乙胺丁醇、烟酒弱视 | 亚急性联合变性、肝性脊髓病 |
| 遗传性 | Leber视神经病 | 成人肾上腺白质营养不良 |
| 肿瘤性 | 视神经胶质瘤、垂体瘤、淋巴瘤副肿瘤相关视神经/视网膜病 | 脊髓胶质瘤、室管膜瘤、转移癌、淋巴瘤 |
| 其　他 | — | 脊髓压迫症 |

有无基础的感染性疾病（特别要注意潜伏结核和乙型肝炎病毒感染），如无禁忌应即刻开始大剂量甲泼尼龙冲击治疗。笔者推荐采用每天1 000 mg，静脉滴注，连用3～5天，可以延长至7天；之后可以根据病情逐步减量至中剂量1 mg/kg，直至症状稳定缓解并于2周内无明显波动。

血浆置换、免疫吸附、静脉免疫球蛋白：对激素反应不佳的患者的有效补充，经3～5天的激素冲击治疗患者症状无好转或仍持续加重时可选择，对危重症患者可以与大剂量激素同时使用。尽管对上述治疗仍没有大样本临床研究的数据，但笔者的临床经验及相关病例报道均提示有效。

**2. 缓和治疗** 该阶段治疗的目标是维持疾病稳定,预防复发和延缓疾病的进展,改善症状,提高患者的生活质量。目前主要治疗方法包括:① 免疫抑制治疗(硫唑嘌呤、吗替麦考酚酯、环磷酰胺、米托蒽醌等);② 单克隆抗体靶向治疗(利妥昔单抗 Rituximab、托珠单抗 Tocilizumab、艾库组单抗 Eculizumab 等);③ 干细胞移植治疗等。

### 三、急性播散性脑脊髓炎

急性播散性脑脊髓炎(ADEM)是一类少见的中枢神经系统炎性脱髓鞘疾病,常常有感染或疫苗接种的前驱事件,过去又称为"感染后脑炎"或"疫苗接种后脑炎"。10 岁以下儿童多见,成人和老年人也有报道。男女比例并无显著差异。主要的临床特征是多灶性神经症候伴有脑病样症状(精神行为异常、癫痫样发作及意识障碍等),病程往往呈单相型,也有多相型播散性脑脊髓炎的报道(MDEM)。急性出血性白质脑炎(AHL)也称为 Hurst 脑炎,被认为是 ADEM 的危重类型。

(一)病因及发病机制

ADEM 病因和发病机制尚不清楚。多种病原体与 ADEM 相关(表 6-45-6),但并没有直接感染的证据。ADEM 多发生在感染后 1 ~ 2 周,病理表现出广泛的以静脉周围淋巴细胞和巨噬细胞浸润为主的炎性反应特征,更接近 IV 型迟发性超敏反应的表现。而疫苗接种后和自发类型的 ADEM,病理表现更接近于多发性硬化急性期病灶表现,认为是通过"分子模拟机制"激活针对髓鞘成分的自身活化 T 细胞,透过血-脑屏障而在 CNS 内造成的免疫损伤所致。

表 6-45-6　ADEM 相关的病原体和疫苗

| 病　原　体 | 疫　　苗 |
| --- | --- |
| • 病毒 | 乙型肝炎 |
| 冠状病毒 | 乙型脑炎 |
| 柯萨奇病毒 B | 麻疹 |
| 登革热病毒 | 百日咳 |
| EB 病毒 | 脊髓灰质炎 |
| 肝炎病毒(甲型和丙型) | 狂犬病 |
| 单纯疱疹病毒 | 风疹 |
| HIV 病毒 | 破伤风 |
| HHP6 病毒 | 蜱传脑炎 |

续　表

| 病　原　体 | 疫　　苗 |
| --- | --- |
| 麻疹病毒(100/100 000) | |
| 腮腺炎病毒 | |
| 副流感病毒 | |
| 风疹病毒(1/20 000 ~ 1/10 000) | |
| 水痘-带状疱疹病毒(1/20 000) | |
| • 细菌 | |
| 军团菌 | |
| 链球菌 | |
| • 其他 | |
| 伯氏疏螺旋体 | |
| 衣原体 | |
| 肺炎支原体 | |
| 立克次体 | |
| 间日疟原虫 | |
| 恶性疟原虫 | |

(二)临床表现

ADEM 与 MS 和 NMOSD 急性发作的表现往往很难鉴别。存在脑病样表现以及更广泛的 CNS 累及是 ADEM 的典型表现(表 6-45-7)。

表 6-45-7　ADEM 常见临床综合征及比例

| 综　合　征 | 报道的比例 |
| --- | --- |
| 意识障碍、脑病样表现 | 33% ~ 75% |
| 发热 | 39% ~ 67% |
| 头痛、呕吐 | 23% ~ 58% |
| 运动缺陷、无力 | 23% ~ 85% |
| 共济失调、小脑累及 | 28% ~ 65% |
| 脑神经 | 13% ~ 89% |
| 癫痫样发作 | 10% ~ 47% |
| 假性脑膜炎 | 6% ~ 43% |
| 感觉障碍 | 2% ~ 28% |
| 视神经炎 | 11% ~ 23% |
| 失语、语言障碍 | 2% ~ 20% |

根据患者起病情况、主要症候、严重程度及病程特点等，ADEM可以分为：① 类脑炎型；② 类MS型；③ 重症型（AHL）。是否存在复发性ADEM学术界仍存争议，目前报道中对3个月以上出现症状反复，且具备ADEM典型特征的患者归类于多相型播散性脑脊髓炎（MDEM）范畴。

（三）神经影像学

CT偶尔可以发现脑内低密度以及增强病灶，但68%的患者CT不能发现病变；而近100%的患者MRI存在脑、脊髓、视神经的病灶。与MS和NMOSD相比ADEM的MRI表现存在以下特征。

（1）病变分布更广泛（病灶体积可以达总白质体积的50%以上）。

（2）更多累及大脑皮质、皮质下、基底节区域的病灶，双侧丘脑累及具有特征性。

（3）病变可以是沿静脉分布的小病灶（< 5 mm），也可以是融合形成的大病灶，边界不清伴明显水肿和占位效应。

（4）病变多处于同一时期，无新旧交替，增强扫描多呈现较为一致的环状、片状或点状的强化，可见沿沟回强化，而脑膜强化不明显。

（四）实验室检查

1. 血和脑脊液　ADEM患者急性期可出现白细胞升高以及血沉加快等非特异性炎症的表现。脑脊液检查也可出现白细胞增多，通常 < 100/mm³，蛋白可轻度增高，葡萄糖和氯化物正常。血和脑脊液中IgG均有增高，极少数患者出现OCB，而在儿童多发性硬化患者中43% ～ 92%出现OCB。

2. 自身抗体　超过40%的儿童ADEM患者抗MOG抗体阳性，成人ADEM阳性率较低。其他自身抗体如：抗核抗体（ANA）、抗中性粒细胞质抗体（ANCA）、抗心磷脂抗体（ACA）、抗胶质纤维酸性蛋白（GFAP）抗体、抗N-甲基-D-天冬氨酸受体（NMDAR）抗体等也可出现在ADEM患者中，往往造成鉴别诊断的困难。

（五）诊断及鉴别诊断

目前还没有统一的ADEM的诊断标准。2007年国际儿童MS研究小组对ADEM的概念达成共识，并在2012年作以修正被更多地用于临床诊断（表6-45-8）。

由于临床表现的非特异性以及多元化，诊断ADEM需要谨慎除外以下几类疾病（表6-45-9）。

（六）治疗

ADEM治疗尚缺乏循证医学的证据，目前的专家共识推荐早期足量的静脉甲泼尼龙冲击治疗，1 000 mg，qd静滴，连用3 ～ 5天，重症患者可以延长至7天；之后可以根据病情逐步减量至中剂量1 mg/kg，qd，口服。直至症状稳定缓解并于2周内无明显波动。对激素反应不佳的患者可选择血浆置换、免疫吸附、IVIG治疗。由于多数患者病程单相，不推荐预防性治疗特别是应用免疫抑制剂。

表6-45-8　国际儿童MS研究小组ADEM诊断共识

| 单相型 ADEM | 多相型 ADEM |
| --- | --- |
| • 炎症所致多灶性CNS综合征 | |
| • 不能用发热性疾病解释的脑病 | |
| 　精神行为异常 | |
| 　意识障碍 | |
| • 既往无脱髓鞘事件 | |
| • 排除其他病因 | 首次发病3个月后出现新的临床综合征及MRI病灶或原有临床综合征及MRI病灶再发 |
| 　3个月内出现新的或波动性的症状、体征、MRI病灶，认为是一次急性事件 | |
| 　3个月后无新发症状、体征、MRI病灶 | |
| • 3个月内MRI典型表现 | |
| 　脑白质弥漫性、边界不清的大病灶（> 1 ～ 2 cm） | |
| 　少见T1低信号 | |
| 　深部灰质病灶 | |

表6-45-9　ADEM的鉴别诊断

- 中枢神经系统感染

  病毒(疱疹、EBV、HTLV1)、细菌、结核、真菌、寄生虫、支原体、立克次体、神经梅毒、HIV、PML

- 代谢/中毒性疾病

  肝性脑病、尿毒症脑病、线粒体脑病(MELAS)等

- 免疫介导疾病

  其他IIDD、自身免疫性脑炎、CNS狼疮、神经白塞综合征、血管炎、结节病等

- 其他

  转移性肿瘤、淋巴瘤、急性坏死性脑脊髓炎(*RANBP2*突变相关)

# 第二节　自身免疫性脑炎

脑炎是一种严重的危及生命的神经系统疾病,各年龄阶段均可发生,致死率和致残率极高,包括感染性和非感染性病因。目前病毒感染仍然是脑炎的主要原因,但检验技术的进步发现了很多针对神经元的自身抗体(如抗NMDA受体抗体,抗LGI1抗体等),相应确立了"自身免疫性脑炎(autoimmune encephalitis,AE)"的概念。

AE泛指机体针对神经抗原成分的异常免疫反应所致的一组脑炎综合征。其临床表现复杂多样,影像学及脑电图检查缺乏特异性,加之目前很多抗体检测受限,因此AE诊断仍面临巨大挑战。近年来大量的免疫治疗手段被用于AE的治疗,很多患者经过治疗预后良好,因此AE被认为是一种可治疗的疾病,早期诊断和及时治疗至关重要。

（一）病因及发病机制

AE的病因和发病机制尚处于探索阶段,大多认为与抗神经(神经元和胶质细胞)抗体相关。抗神经抗体包括两大类:① 抗细胞表面蛋白抗体(神经递质受体、离子通道、水通道蛋白等);② 抗细胞内蛋白抗体(核或胞浆酶、转录因子、RNA结合蛋白等)。这些抗体的来源、在免疫发病机制中所起的作用,以及是否为关键性的致病因子目前尚不明确。通常认为抗细胞表面抗体属于致病性抗体,主要通过与细胞表面抗原结合,激活补体或Fc受体从而引发依赖抗体的细胞毒性(ADCC),另外通过抗原内化改变细胞表面蛋白的密度和分布;抗细胞内蛋白抗体一般不具有致病性,而作为自身活化T细胞介导免疫反应的一种生物标志物。

肿瘤和感染是AE的主要诱因,多数抗神经抗体来源于抗肿瘤和抗感染的免疫反应。譬如:青年女性抗NMDAR脑炎患者合并卵巢畸胎瘤的比例较高,部分抗γ氨基丁酸b受体(GABAb-R)抗体相关边缘性脑炎患者合并小细胞肺癌等。另有研究表明,抗NMDAR脑炎可以继发于单纯疱疹脑炎。由此可见,感染、肿瘤以及机体免疫状况之间复杂的相互作用是AE发生的根源。

（二）临床表现

AE任何年龄均可发病,主要症状包括:精神行为异常、认知障碍、记忆力下降、癫痫发作、言语障碍、运动障碍、不自主运动,意识水平下降、自主神经功能障碍等。其他伴随症状包括睡眠障碍,CNS局灶性损害表现如脑干、小脑症状,以及周围神经和神经肌肉接头受累的表现等。不同的抗体综合征存在一些独特的临床特征(表6-45-10)。

国内专家共识将AE分为3种主要类型:① 抗NMDAR脑炎,是AE的最主要类型,其特征性临床表现符合弥漫性脑炎;② 边缘性脑炎,以精神行为异常、颞叶癫痫和近记忆力障碍为主要症状,常见的边缘性脑炎有抗亮氨酸胶质瘤失活蛋白1(LGI1)抗体、抗GABAb-R抗体与抗AMPA-R抗

表6-45-10　抗体与自身免疫性脑炎

| 抗　体 | 综　合　征 | MRI | 肿　瘤 | 性别F：M | 年龄（岁） |
|---|---|---|---|---|---|
| NMDA-R | 前驱期<br>全脑炎 | 正常<br>一过性非特异性局灶改变（～33%） | 10%～50%（年龄相关）卵巢畸胎瘤 | 4：1 | 1～85(21) |
| LGI1 | 面-臂肌张力障碍型癫痫<br>边缘性脑炎<br>低钠血症<br>睡眠障碍<br>肌阵挛 | 颞叶内侧和基底节高信号(>80%) | <10%～20%支气管肺癌<br>胸腺瘤 | 1：2 | 30～80(60) |
| AMPA-R | 边缘性脑炎(精神病)<br>癫痫发作 | 颞叶内侧高信号(90%) | 70%支气管或乳腺癌或胸腺瘤 | 9：1 | 38～67(60) |
| GABAb-R | 边缘性脑炎<br>癫痫发作 | 颞叶内侧高信号(>60%) | 60%支气管癌<br>神经内分泌肿瘤 | 1：1 | 24～75(62) |
| CASPR2 | 莫旺综合征<br>神经性肌强直<br>多发周围神经病<br>球麻痹<br>边缘性脑炎 | 颞叶内侧正常或高信号（～40%） | <20%～40%支气管肺癌<br>胸腺瘤 | 1：4 | 46～77(60) |
| Glycine-R | 伴强直与肌阵挛的进行性脑脊髓炎<br>脊髓病<br>僵人综合征 | 正常或非特异性改变（～10%） | ～10%淋巴瘤<br>胸腺瘤 | 6：5 | 5～69(43) |
| mGLUR5 | Ophelia综合征 | 正常或高信号在不同的大脑区域（～50%） | Hodgkin淋巴瘤 | 1：2 | 35 |
| GABAa-R | 脑炎<br>顽固性癫痫 | 多发皮质和皮质下高信号 | 25%胸腺瘤 | 不详 | 不详 |
| DPPX | 脑炎<br>腹泻 | 正常或非特异性 | <10%淋巴瘤 | 不详 | 不详 |
| Dopamine-2-R | 基底节脑炎<br>异常运动<br>步态障碍 | 基底节高信号 | 不详 | 1：1 | 2～15(6) |
| Neurexin-3α | 脑炎 | 正常 | 不详 | 不详 | 不详 |
| IgLON5 | 睡眠障碍<br>脑干功能障碍 | 正常 | 不详 | 不详 | 不详 |
| mGLUR1 | 小脑共济失调 | 正常<br>小脑萎缩 | 少数报道Hodgkin病 | 不详 | 不详 |
| nACH-R | 脑炎<br>体位性心动过速综合征<br>假性肠梗阻 | 非特异 | 30%胸腺瘤<br>乳腺癌、膀胱癌、直肠癌、支气管癌、淋巴瘤 | 2：1 | 20～76(58) |
| MOG | 急性播散性脑脊髓炎 | 弥漫性、边界不清、大病灶(1～2 cm) | 0 | 不详 | 不详 |
| GAD | 僵人综合征<br>边缘性脑炎<br>癫痫<br>小脑性共济失调 | n/k | 25%胸腺瘤、小细胞肺癌 | 不详 | 不详 |

续　表

| 抗　体 | 综　合　征 | MRI | 肿　瘤 | 性别F：M | 年龄（岁） |
|---|---|---|---|---|---|
| Hu（ANNA1） | 边缘性脑炎 | — | >95% 小细胞肺癌 | 不详 | 不详 |
| Ma2 | 边缘性脑炎 | — | >95% 睾丸精原细胞瘤 | 不详 | 不详 |

体相关的脑炎；③ 其他类型 AE，包括莫旺综合征、抗二肽基肽酶样蛋白（DPPX）抗体相关脑炎、抗IgLON5抗体相关脑病、自身免疫性小脑性共济失调等。

（三）影像学表现

AE患者的影像学表现也多种多样，边缘系统受累是其典型特点。不同抗体综合征可以表现出一些独特的影像学特征，如基底节、丘脑、小脑、脑干、脊髓受累等（表6-45-10）。

（四）实验室检查

血清和脑脊液AE相关抗体检测是确定诊断和疾病类型的重要指标。抗神经元表面抗原的自身抗体阳性。抗体检测主要采用间接免疫荧光法（IIF）。根据抗原底物分为基于细胞底物的方法（CBA）与基于组织底物的方法（TBA）两种。CBA采用表达神经元细胞表面抗原的细胞，TBA采用动物的脑组织切片为抗原底物。CBA具有较高的特异度和敏感度。应尽量对患者的配对的脑脊液与血清标本进行检测，脑脊液与血清的起始稀释滴度分别为1：1与1：10。

脑脊液检查腰椎穿刺脑脊液压力正常或者升高，超过300 mmH$_2$O者少见。脑脊液白细胞数轻度升高或者正常，少数超过100/mm$^3$；脑脊液细胞学呈淋巴细胞性炎症，可见浆细胞。脑脊液蛋白轻度升高，脑脊液的OCB可呈阳性。

脑电图多呈弥漫或者多灶的慢波，偶尔可见癫痫波，异常δ波是该病较特异性的脑电图改变，多见于重症患者。

肿瘤学：卵巢畸胎瘤在青年女性患者中较常见。中国女性抗NMDAR脑炎患者卵巢畸胎瘤的发生率为14.3%～47.8%。卵巢超声和盆腔CT有助于发现卵巢畸胎瘤，但注意卵巢微小畸胎瘤的影像学检查可以为阴性。男性患者合并肿瘤者罕见。

（五）诊断与鉴别诊断

根据2017年中国自身免疫性脑炎诊治专家共识的建议，诊断条件包括临床表现、辅助检查、确诊实验、合理地排除其他病因，具体如下。

1. 临床表现　急性或亚急性起病，具备以下1个或多个神经与精神症状或临床综合征。

（1）边缘系统症状：近期记忆减退、癫痫发作、精神行为异常，3个症状中的1个或多个。

（2）脑炎综合征：弥漫性或多灶性脑损害的临床表现。

（3）基底核和（或）间脑、下丘脑受累的临床表现。

（4）精神障碍，且精神心理专科认为不符合非器质性疾病。

2. 辅助检查　具有以下1个或多个的辅助检查发现，或者合并相关肿瘤。

（1）脑脊液异常：脑脊液白细胞增多；或者脑脊液细胞学呈淋巴细胞性炎症；或者脑脊液寡克隆区带阳性。

（2）神经影像学或电生理异常：MRI边缘系统或其他区域的T2或FLAIR异常信号，单侧或双侧（除外非特异性白质改变和卒中）；PET发现边缘系统高代谢改变，或呈多发的皮质和（或）基底核高代谢。脑电图异常：局灶性癫痫或癫痫样放电（位于颞叶或颞叶以外），或者弥漫或多灶分布的慢波节律。

（3）与自身免疫性脑炎相关的特定类型的肿瘤，如边缘性脑炎合并小细胞肺癌，抗NMDAR脑炎合并畸胎瘤。

3. 确诊实验　抗神经元表面抗原的自身抗体阳性，其中抗NMDAR抗体检测主要以脑脊液阳性为准。

4. 合理地排除其他病因　自身免疫性脑炎确诊标准：同时满足以上4个条件可以确诊自身免疫性脑炎。如果仅符合1、2与4，则诊断为可能的自身免疫性脑炎。

AE的鉴别诊断大致分三个层次：① 区分非自身免疫神经系统疾病：感染、血管病、代谢性疾病、中毒、放射性脑病、遗传性疾病、神经系统变性病等，特别提出很多AE患者初期被认为是精神障碍而就诊于精神科；② 区分其他自身免疫性神经系统疾病：脱髓鞘疾病、CNS血管炎、桥本脑病等；③ 区分不同的抗体综合征。

（六）治疗

AE的治疗应该是以免疫手段为主体的综合性治

疗。治疗成功的关键环节包括：① 对危重症患者生命体征的支持和监测；② 及时、足量的抗炎免疫抑制治疗；③ 严重并发症（脑水肿、癫痫、精神行为异常、继发感染等）的防控；④ 合理适当地选择疾病缓和药物来预防复发。列举目前临床常用的 AE 免疫治疗药物（表6-45-11）。

表6-45-11　AE免疫治疗药物

| 治疗药物 | 用药方案 |
| --- | --- |
| • 一线治疗 | |
| 甲泼尼龙 | 1 g，每天1次，静滴，共3～5天 |
| 静脉免疫球蛋白 | 400 mg/kg，每天1次，静滴，共5天 |
| 血浆置换/免疫吸附 | 隔日1次，共5～7次 |

续　表

| 治疗药物 | 用药方案 |
| --- | --- |
| • 二线治疗 | |
| 利妥昔单抗 | 375 mg/m²，每周1次，静滴，共4周 |
| 环磷酰胺 | 750 mg/m²，每月1次，静滴，共3～6个月 |
| • 其他可尝试治疗 | |
| 托珠单抗 | 4～8 mg/kg，每月1次，静滴 |
| 白介素-2 | 150万 U/次，皮下注射，共4次，间隔3周以上 |
| • 维持治疗 | |
| 硫唑嘌呤 | 1～1.5 mg/kg，每天1次或2次，可加量至2～3 mg/kg |
| 吗替麦考酚酯 | 500～1 000 mg，每天2次 |

# 第三节　原发性中枢神经系统血管炎

原发性中枢神经系统血管炎（PACNS）是指选择性累及脑和脊髓血管，而非系统性血管的一种罕见的炎性疾病。早期的文献报道中"孤立性CNS血管炎""肉芽肿性血管炎"等名称也被广泛使用。PACNS临床表现可以兼有血管病（梗死、出血）和炎性疾病的特征，缺乏特异性的标志物，造成诊断困难。随着神经影像学和病理活检技术的进步，更多的病例得到确诊，而对PACNS的认识也在不断进展。

（一）病因及发病机制

PACNS的确切病因和发病机制尚不清楚，但水痘-带状疱疹病毒（VZV）等感染已被认为是疾病可能的触发因素。其他还包括：支原体、立克次体、密螺旋体、人类免疫缺陷病毒（HIV）、丙型肝炎病毒等。也有学者认为：PACNS与全身结缔组织疾病和系统性血管炎，包括系统性红斑狼疮（SLE）、Churg-Strauss综合征、Behcet综合征、干燥综合征等密切相关。PACNS与脑淀粉样血管病之间也存在显著关联。动物模型中淀粉样蛋白（Aβ）沉积已被确定为PACNS的可能触发因素。

组织活检样本的病理结果提示，免疫系统中特异性T细胞活化是PACNS免疫反应的核心。

组织病理学显示PACNS是主要累及实质和软膜的中小血管（动脉）为主的血管炎。包含三种病理类型：肉芽肿型，坏死型和淋巴细胞型。最常见的肉芽肿型表现为血管壁内许多多核细胞浸润，坏死型表现为纤维蛋白样坏死，淋巴细胞型表现为以浆细胞为主的淋巴细胞炎症。

（二）临床表现

推定的年发病率为每100万人年2.4例，性别差异不明显，诊断的中位年龄约50岁。PACNS的发作通常较为凶险，并且病程迁延。症状呈非特异性，头痛是最常见的症状，其他常见的症状包括认知功能障碍、卒中样表现等。总体而言，从最常见到最不常见的症状和体征包括：头痛、认知功能障碍、卒中、短暂性脑缺血发作（TIA）、失语症、视觉症状（主要包括视野缺损、视物模糊和复视）、癫痫发作、共济失调、视乳头水肿、颅内出血、遗忘综合征。大多数患者通常多种症状并存。快速进展的认知能力下降和病因不明的人格改变，应警惕PACNS。

（三）诊断和鉴别诊断

非特异性临床表现，缺乏生物标志物造成PACNS的诊断困难。红细胞沉降率（ESR），C反应蛋白（CRP），类风湿因子，抗中性粒细胞胞质抗体（ANCA）等指标对PACNS的诊断既不敏感也不特异。90%以上的患者脑脊液检查存在异常，白细胞计数、总蛋白或两者轻度增加。超过90%的PACNS病例的MRI出现异常，其中缺血性梗死最常见。

目前临床上采用Calabrese和Mallek制定的PACNS诊断标准。满足以下3项可以诊断，包括：① 多方面检查评估后存在不明原因的获得性神经功能缺损；② 通过血管造影、组织病理学检查或两者同时发现CNS内存在血管炎的证据；③ 没有任何其他系统性血管炎或可能继发于任何其他疾病的血管炎证据。

PACNS重点需要鉴别的疾病包括：① 可逆性脑血管收缩综合征（RCVS）；② 系统性和（或）继发性CNS血管炎；③ CNS感染；④ IIDD；⑤ AE；⑥ 脑淀粉样血管病等。

（四）治疗

PACNS的治疗策略主要来自病例报告和队列研究的结果。在大多数患者中，单独使用糖皮质激素或与环磷酰胺联合可改善症状。单药治疗和联合治疗的反应率相似，约为80%。笔者建议一经诊断立即开始口服泼尼松治疗，初始剂量为每天1 mg/kg；如持续1周无缓解，开始使用环磷酰胺。大多数患者治疗持续时间为12 ～ 18个月。严重患者，可以静脉应用甲泼尼龙1 g，每天1次，持续3 ～ 5天。

糖皮质激素和免疫抑制剂均无反应的情况下，肿瘤坏死因子-α阻断剂（英夫利昔单抗、依那西普）和霉酚酸酯可用于治疗该疾病。

在开始治疗后每4 ～ 6周进行一次连续MRI和MRA扫描，然后在第1年内每3 ～ 4个月进行一次随访，并进行彻底的神经系统检查，以监测疾病的进程。

# 第四节　吉兰-巴雷综合征

吉兰-巴雷综合征（Guillain-Barré syndrome, GBS）是导致急性弛缓性神经肌肉麻痹的最常见原因。过去一个世纪对GBS的认识和临床救治有了长足的进展，包括：免疫介导的病理生理学、疾病分型、诊断方法以及治疗的随机试验等。鉴于未经及时治疗可能发生的严重后果，所有急诊医生都应该了解这一疾病。

## 一、病因及发病机制

GBS及其变异类型被认为是感染后免疫介导的周围神经疾病。来自动物模型的证据表明"分子模拟"在发病中的关键作用。许多感染与GBS有关，最常见的是胃肠道或呼吸道疾病。高达70%的患者在出现GBS前1 ～ 6周内存在前驱感染。在空肠弯曲杆菌胃肠道感染中，存在于细菌外膜中的寡糖分子与外周神经的神经节苷脂具有相似的组分，抗感染的免疫应答可导致宿主周围神经的交叉反应。在寨卡病毒爆发期间，也发现许多GBS病例。其他可能的病因包括：疫苗和手术等。例如，1976年接种针对甲型H1N1抗原的流感疫苗伴随GBS发病率增加，随后的研究显示流感感染后出现GBS的可能性是接种疫苗后出现GBS的7倍。

神经节苷脂样低聚寡糖被动免疫家兔，导致出现类似GBS急性运动轴索性周围神经病（AMAN）的弛缓性瘫痪的临床症状。已经多种针对不同的周围神经靶点的抗神经节苷脂抗体。抗GD1A抗体与髓鞘结旁区、Ranvier结节和神经肌肉接头结合，GM1和GQ1B抗体与周围神经或神经肌肉接头结合，这些不同的周围神经靶点可能在GBS临床表现的异质性中起作用，如Miller-Fisher综合征与抗GQ1B抗体相关，AMAN可能与抗GM1抗体相关，GBS的咽颈臂变异型可能与抗GT1A抗体相关。此外，补体级联反应被激活，在疾病的发病中也起着关键作用。

## 二、临床表现

GBS的发病率估计在（0.4 ～ 2）/10万，男性多于女性。急性或爆发性起病，主要症状包括：上行性无力和非长度依赖性的感觉障碍，通常4周内达高峰，对称受累是GBS的一个关键特征。病程通常呈单相，出现复发或缓解过程被认为是非典型GBS。高达70%的患者存在前驱事件包括感染、疫苗接种、手术、创伤等。

GBS可以累及脑神经，面神经受累常出现双侧面瘫，舌咽、迷走和舌下神经脑神经受累可发生吞咽困难。自主神经受累可导致严重的后果，是GBS死亡的重要病因，因此建议急性期进行心律和血压监测。高达30%的患者可能发生呼吸衰竭而需要机械通气支持。

## 三、诊断和鉴别诊断

典型GBS被认为是临床诊断，非典型病例或变异类型则需要辅助检查支持。

肌电图（EMG）和神经传导研究（NCS）可能有助于区分GBS类型。EMG用于确定是否为周围神经损害,而NCS用来帮助区分脱髓鞘型和轴突型的神经病变。传统上推荐电生理检查在症状出现后10～14天进行,然而许多研究表明早期非特异性发现可能有助于早期诊断GBS,包括缺乏H反射和(或)F波潜伏期延长。与其他多发性神经病相比,腓肠神经保留模式对GBS的诊断有特异性。这种模式将显示完整的腓肠感觉反应,而上肢感觉反应异常。

GBS脑脊液(CSF)出现蛋白-细胞分离,即白细胞计数正常而CSF蛋白升高。80%的患者中在症状出现后2周出现该现象,但缺乏这一经典表现并不能排除诊断。

许多神经节苷脂抗体与GBS有关。抗体包括抗GM1、抗GD1A、抗GT1A和抗GQ1B。急性运动轴突神经病变中的抗GM1抗体高达60%以上,Miller-Fisher综合征中的抗GQ1B抗体高达90%以上。

MRI可以显示神经根的增强,提示炎症引起的血-脑屏障的破坏。然而,GBS进行MRI扫描主要是用于排除导致四肢瘫痪或面瘫的其他病因(如横贯性脊髓炎或颅内疾病)。

应对疑似GBS患者进行呼吸功能检查,对于呼吸衰竭风险高的患者应连续监测。

GBS是导致弛缓性神经肌肉麻痹,排名仅次于脊髓灰质炎的最常见原因。其他类似GBS的疾病包括:重症肌无力危象、急性间歇性卟啉症(AIP)、脊髓疾病、中毒性神经病变(肉毒中毒)、HIV感染、蜱麻痹等。

## 四、治疗

在随机对照试验中,目前有两种治疗方案:静脉内免疫球蛋白(IVIG)或血浆交换被认为是吉兰-巴雷综合征(GBS)的标准治疗方案。皮质类固醇(口服甲泼尼龙和静脉注射甲泼尼龙)并未显示出优于安慰剂或与单独使用任一种方式的IVIG和血浆交换相结合的益处。

危重GBS治疗的关键是对患者呼吸的管理和并发症的防控。

(李振新　赵桂宪　田国红　郑建铭

陈伟民　张　炯　陈向军)

# 参考文献

[ 1 ] 吕传真,周良辅.实用神经病学[M].第4版.上海:上海科学技术出版社,2014.

[ 2 ] 王维治.神经系统脱髓鞘疾病[M].北京:人民卫生出版社,2011.

[ 3 ] 中华医学会神经病学分会.中国自身免疫性脑炎诊治专家共识[J].中华神经科杂志,2017,50(2):91-98.

[ 4 ] BEUKER C, SCHMIDT A, STRUNK D, et al. Primary angiitis of the central nervous system: diagnosis and treatment[J]. Ther Adv Neurol Disord, 2018, 11: 1-16.

[ 5 ] DALMAU J, GRAUS F. Antibody-mediated encephalitis[J]. N Engl J Med, 2018, 378(9): 840-851.

[ 6 ] GALETTA K M, BHATTACHARYYA S. Multiple sclerosis and autoimmune neurology of the central nervous system[J]. Med Clin, 2019, 103(2): 325-336.

[ 7 ] GRAUS F, TITULAER M J, BALU R, et al. A clinical approach to diagnosis of autoimmune encephalitis[J]. Lancet Neurol, 2016, 15(4): 391-404.

[ 8 ] LEONHARD S E, MANDARAKAS M R, GONDIM F A A, et al. Diagnosis and management of Guillain-Barré syndrome in ten steps[J]. Nat Rev Neurol, 2019, 15(11): 671-683.

[ 9 ] POHL D, ALPER G, VAN HAREN K, et al. Acute disseminated encephalomyelitis: updates on an inflammatory CNS syndrome[J]. Neurology, 2016, 87(9 Suppl 2): S38-S45.

[ 10 ] WINGERCHUK D M, BANWELL B, BENNETT J L, et al. International consensus diagnostic criteria for neuromyelitis optica spectrum disorders[J]. Neurology, 2015, 85(2): 177-189.

# 第四十六章
# 颅内压升高及脑疝的处理

颅内压(ICP)的管理是神经危重症监护的核心。监测和控制颅内压可减少继发性神经疾病损伤及其发病率和死亡率。颅内压升高的主要原因包括创伤性颅脑损伤(TBI)、急性缺血性卒中(AIS)、颅内出血(ICH)和蛛网膜下腔出血(SAH)等病因继发水肿所致占位效应。

临床上ICP升高采用分级治疗(图6-46-1)。

1. 0级治疗　不管ICP是否升高,都可以考虑实施的基本干预措施,并且可以在所有神经危重症患者中考虑实施的干预措施:气管插管和机械通气、神经系统查体、床头抬高15°～30°、镇痛、镇静、体温管理、中心静脉置管、呼气末二氧化碳监测、脑灌注压(CPP)阈值 > 60 mmHg、血红蛋白 > 7 g/dL、维持血钠正常、有创持续动脉血压监测、外周指脉氧饱和度≥94%等。

2. 1～3级治疗　仅在ICP增高的情况下采取的干预措施。

(1)第1级治疗(ICP > 20～22 mmHg)可以考虑实施的干预措施有:脑灌注压(CPP)控制在60～70 mmHg,增加镇静和镇痛,控制动脉血气二氧化碳分压(PaCO$_2$)35～38 mmHg,滴注高渗液体,放置脑室外引流装置(EVD)引流脑脊液(CSF),脑电图(EEG)监测,酌情应用抗癫痫药物,脑缺氧时必要时提高吸入氧浓度至60%等。

(2)第2级治疗可以考虑实施的干预措施有:轻度低碳酸血症(32～35 mmHg),进一步加深镇静,神经肌肉阻滞。

(3)第3级治疗可以考虑实施的干预措施有:巴比妥昏迷,低温治疗(35～36℃),过度通气以PaCO$_2$ 30～32 mmHg为目标,必要时颅骨切除减压术(即去骨瓣减压术),脑缺氧情况下提升动脉血氧分压大于150 mmHg,脑缺氧并且中重度贫血时考虑输血等。

## 第一节　镇静、镇痛、肌松治疗

充分镇静和疼痛控制是颅内压管理的重要早期干预措施。作为神经重症监护的一个基本目标,镇静旨在减少患者不适、焦虑或躁动的镇静药物治疗,特别是在机械通气或侵袭性操作时。镇静通常与镇痛药物合用以减轻疼痛和焦虑,通过谨慎选择、滴定和停用镇静剂,可以避免由镇静过度或镇静不足状态引起的后遗症,而对患者的密切监测有助于确定何时需要改变镇静方案。镇静方案应该是动态和个性化地控制每个患者的情况和状态。镇静策略的目的是达到适当的镇静程度和疼痛控制,不受控制的疼痛和焦虑可能会对血流动力学和大脑代谢产生有害影响。同时,重要的是要避免过度镇静的并发症和对神经系统体格检查的干扰。

镇静影响平均动脉压(MAP)和颅内压(ICP)。当神经损伤时,镇静用来抑制脑组织新陈代谢,新陈代谢的减少可引起脑氧代谢(CMRO$_2$)和脑血流量(CBF)的下降,即通过血流-代谢偶联控制ICP。但使用镇静治疗尚可降低平均动脉压(MAP),如果脑血管自动调节能力受损,可能使脑灌注压(CPP)大幅下降并导致继发性缺血,因此此类患者须严密监测。镇静也可改善呼吸机的人机协调性,以及弱化交感神经反应所致的高血压和心动过速等。

## 使用级别的原则

- 如果可能的话,使用低级别的治疗
- 同一级别中没有先后顺序
- 在进入下一级别之前,没有必要使用较低级别中的所有措施
- 如果临床需要,可以迅速提高治疗级别

**重型 TBI 基础处理**

**非 ICP 导向**

期望干预措施:
- 进入 ICU
- 气管插管和机械通气
- 神经系统状态和瞳孔反应性的系列评估
- 床头升高 30°～45°
- 镇痛以处理疼痛迹象(非 ICP 导向)
- 镇静以防止躁动,呼吸机不同步等(非 ICP 导向)
- 温度管理以预防发热
  - 测量核心温度
  - 处理高于 38℃的核心温度

- 仅考虑 1 周的抗癫痫药物治疗(在没有继续治疗的指征的情况下)
- 维持 CPP ≥ 60 mmHg
- 保持 Hb>7 g/dL

- 避免低钠血症
- 优化头部静脉回流(例如:头部正中,确保颈托不太紧)

- 动脉置管用于持续血压监测
- 维持 SpO$_2$ ≥ 94%

推荐干预措施:
- 中心静脉置管
- 呼气末二氧化碳监测

- 维持 CPP 60～70 mmHg
- 增加镇静以降低 ICP
- 将 PaCO$_2$ 维持在正常值的低限(35～38 mmHg/4.7～5.1 kPa)
- 间歇静滴甘露醇(0.25～1.0 g/kg)

- 间歇静滴高渗盐水[1]
- 如果有 EVD,行脑脊液引流
- 考虑放置 EVD 引流脑脊液(如果最初使用实质性探头)
- 考虑仅预防 1 周的癫痫发作(除非有继续治疗的指示)
- 考虑脑电图监测

- 重新检查患者并考虑重复 CT 以评估颅内病变

- 重新考虑潜在外科损伤是否需要手术

- 检查基本生理参数是否在所需范围内(例如 CPP、血气值)

- 如果适用于您的医疗保健系统,请考虑咨询更高级别的医学处理

- 轻度低碳酸血症范围为 32～35 mmHg/4.3～4.6 kPa
- 如果有效的话,在充分镇静的患者中使用神经肌肉阻滞药物[2]
- 个体化执行 MAP 激发试验以评估大脑自主调节功能以及指导 MAP 和 CPP 目标[3]

  - 应在能够评估反应并确保安全性的医生的直接监督下进行
  - 在 MAP 激发期间,不应进行治疗性调整(如镇静)
  - 启动或滴定血管加压素或正性肌力药物,使 MAP 增加 10 mmHg,持续时间不超过 20 分钟
  - 监测并记录激发前后的关键参数(MAP、CPP、ICP 和 PbtO$_2$)
  - 根据研究结果调整血管加压剂/正性肌力药物剂量

- 使用液体负荷,血管加压剂和(或)正性肌力药以提高 CPP,以降低 ICP(当自主调节功能正常)

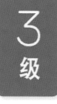

- 如果可能,诱导戊巴比妥钠或硫喷妥钠昏迷以控制 ICP[4]
- 再次去骨瓣减压术
- 使用主动降温措施的亚低温(35～36℃)

1. 我们建议使用钠和渗透压限值分别为 155 mmol/L 和 320 mmol/L 作为甘露醇和高渗盐水的给药限值。

2. 我们建议使用神经肌肉阻滞的试验剂量,并且只有在证明疗效后才继续使用。

3. 巴比妥类药物只有在证明对 ICP 有益时才能继续使用。
   - 滴定巴比妥酸盐以实现 ICP 控制,但不要超过实现爆发抑制的剂量。
   - 服用巴比妥类药物时必须避免低血压。

**图 6-46-1 颅内压升高的管理流程**
引自:高国一教授等所制 SIBICC 国际共识的中文版海报。

疼痛监测是重症监护病房监护的一个重要组成部分,适当的镇痛同患者的预后改善有关。常规疼痛评估可优化镇痛和镇静药物,这与机械通气以及ICU住院时间减少有关。镇痛模式包括镇痛先行的镇静和基于镇痛的镇静。镇痛先行的镇静模式适用于急性颅脑损伤患者:适当的镇痛和镇静可通过降低脑代谢需求、减少脑血容量而降低ICP,其中有效的镇痛是关键的第一步,因为此类患者经常有难以识别的疼痛。其中,与吗啡相比,芬太尼输注更有效并且能较大限度地减少血流动力学不稳定性。

肌松药能松弛骨骼肌,但无镇静、麻醉和镇痛作用。如需应用,需在充分镇静情况下调整呼吸机机械通气模式和参数,如仍有自主呼吸与机械通气不同步时考虑使用肌松药,对于某些肌肉强直痉挛的患者也可以考虑给予肌松药。注意重症患者可能并发脏器功能障碍,会影响肌松药药代动力学,改变其药效学。长期应用肌松药可引起患者肌肉废用性萎缩,导致肌肉萎缩和肌纤维溶解等严重肌肉并发症,特别是联用大剂量糖皮质激素时可致呼吸困难。ICU患者肌松药给药方法为小剂量间断静脉注射,追加药物前应有肌力已经开始恢复的客观指标。常用的肌松药有快速起效类(1～2分钟)的罗库溴铵和中速起效类(2～4分钟)的阿曲库铵。虽然肌松药可降低与呼吸机的不同步和咳嗽相关的颅内压升高,但不鼓励常规使用肌松药,因为这些药物可能导致神经肌肉无力和延迟脱机。

急性脑外伤后,临床治疗中会增加脑氧输送,降低脑代谢需求,以达到足够和新的能量平衡。在急性脑外伤后,建议使用丙泊酚、咪达唑仑、芬太尼、吗啡等镇静镇痛药物来保护大脑。所有静脉注射镇静剂都可剂量依赖性地抑制脑代谢的作用。在脑血流自我调节功能良好的患者中,使用镇静药降低平均动脉压的同时,血管代偿性扩张可能会导致ICP代偿性升高。理想的镇静剂应用能够降低脑氧代谢率,但能够维持脑灌注压、脑血管自我调节能力和脑血流量与脑氧代谢率的偶联,而不提高颅内压。最好使用具有抗癫痫作用和代谢期短的镇静剂,镇静和镇痛药物联合使用也可以减少疼痛和躁动,提高气管导管的耐受性,防止胸腔内压力升高(如咳嗽),以维持正常的ICP。

丙泊酚和咪达唑仑均可有效控制ICP,但丙泊酚对脑代谢的抑制作用更佳。在 < 4 mg/(kg·h) 时,异丙酚可确保脑血流量与脑氧代谢率耦合、足够的脑氧合和脑血管反应性,而在较高剂量[ > 5 mg/(kg·h)]时,可引起爆发抑制。因此在脑电图监测下,如果没有显示ICP控制未达标而未达到爆发抑制,则可考虑适量增加异丙酚剂量。在血流动力学不稳定的情况下,咪达唑仑可能优于丙泊酚,但前者容易蓄积并可能带来昏迷、机械通气和ICU住院时间的延长。应用镇静时应保持血容量以避免低血压,有专家推荐使用异丙酚镇静[ 4 ～ 6 mg/(kg·h) ],结合芬太尼镇痛[ 1 ～ 4 μg/(kg·h) ],必要时应用升压药维持CPP。

# 第二节　渗透性治疗

当面临颅内病变所致的局灶性水肿时,高渗治疗主要将细胞间液转移到血管内,以清除、减少脑水肿。高渗治疗在创伤性颅脑损伤相关水肿、卒中相关水肿和颅内出血血肿周围水肿中均显示可有效降低ICP升高的作用,但对神经功能预后的影响尚不清楚。定期使用渗透治疗药物可控制ICP,还可减轻神经炎症(降低活化小胶质细胞中促炎细胞因子的水平)。高渗治疗是处理ICP升高的主要药物方法(甘露醇和高渗盐水,表6-46-1)。甘露醇是治疗ICP升高的首选药物,然而,高渗盐水近年来越来越受欢迎。

渗透剂通过在完整的血-脑屏障上产生渗透性梯度,促进水从正常脑实质中排出,从而降低ICP。血-脑屏障排除渗透剂的程度通过反射系数(0=完全渗透系数,1=不渗透系数)来测量。甘露醇分子量为182 Da,半衰期为2～4小时。它在血管腔内停留的时间更长,反射系数为0.9。甘露醇不仅是一种有效的利尿剂,而且还具有流变学效应(降低血液黏度、促进血浆扩张和脑氧输送),这是在利尿形成之前就能降低ICP的原因。甘露醇有易于制备、保质期稳定、在皮肤外渗后无毒性的优点,甘露醇的缺点包括给药时血浆蛋白和血红蛋白下降、利尿,这限制了其在血容量不足患者中的使用。考虑到它的分子大小和高反射系数,可导致血容量减少和低血压。甘露醇进一步通过肾脏排出,浓度过高可导致急性肾损伤。一般认为,如果血清渗透压高于320 mOsm/L或血清渗透压间隙大于20 mOsm/L,应避免使用甘露醇。尽管存在

表6-46-1　甘露醇vs.高渗盐水

| 项目 | 甘露醇 | 高渗盐水 |
|---|---|---|
| 剂量 | 0.25～1.5 g/kg,q4～6h | 可提供不同浓度的钠,可连续输注或大剂量使用,以达到预期的钠目标 |
| 监测 | 渗透压和渗透压间隙(不超过20) | 血清电解质 |
| 优势 | 可外周使用,因其利尿性,可用于心力衰竭的患者 | 可用于血流动力学不稳定的患者 |
| 弊端 | 通过渗透性利尿达到疗效,肾衰患者的疗效下降 | 尽量需要中心静脉导管 |

这些局限性,甘露醇仍然是治疗ICP增加的主要手段之一。但是在血-脑屏障破坏的患者中,甘露醇可能渗漏到脑组织,从而导致渗透梯度的逆转和脑水肿的反弹。

数十年来甘露醇是高渗治疗的首选药物,高渗盐水起初仅用于治疗甘露醇效果欠佳的难治性颅内压升高。然而,20世纪80年代,使用高渗盐水作为一线药物重新引起了人们的兴趣,特别是在甘露醇可能不是理想药物的患者(如低血容量、急性肾损伤)中。高渗盐水的反射系数为1.0(甘露醇为0.9),这使它成为一种理想的高渗剂。高渗盐水的作用机制与甘露醇在更广泛意义上的作用机制相似,但不同于甘露醇,高渗盐水不会引起低血容量,而是增加血容量,并能

改善平均动脉血压、心排血量。这一特性使其成为在感染性休克、创伤性颅脑损伤和蛛网膜下腔出血患者中维持血容量至关重要的高渗剂。高渗盐水同样起效迅速,起效时间与甘露醇类似,在几分钟内开始,在15～120分钟达到峰值,持续4～6小时。目前还不清楚临床间断或连续输注高渗盐水治疗脑水肿哪种效果更好。此外,在脑水肿患者维持特定有效血钠浓度的价值,文献中还存在显著的差距,但一般不推荐血钠浓度大于155 mmol/L。高渗盐水浓度范围很广,从3%(最常用于连续输注)到23.4%(通常用于间断输注)。当连续输注时,3%的NaCl可以滴定到145～155 mmol/L的初始血钠目标值。高渗盐水有许多优点,但也不乏并发症。使用高渗盐水的一个问题是如患者存在低钠血症,血钠短时间升高(一般认为24小时内不宜超过12 mmol/L或>每小时1～2 mmol/L)导致髓鞘溶解,也可引起嗜睡和幻觉。其他缺点包括高氯血症、代谢性酸中毒、凝血功能障碍、溶血等。

自从高渗盐水和甘露醇广泛应用于颅内压升高的治疗以来,人们迫切希望确定这两种高渗疗法的相对疗效。但考虑到数据的异质性,临床试验的限制使我们不能优先推荐一种药物,还需要大规模的随机对照试验来提出具体的建议。目前指南均不足以一致性推荐甘露醇或高渗盐水作为没有ICP升高但早期CT提示脑肿胀患者的预防措施,但脑水肿恶化的患者进行渗透性治疗是合理的。

# 第三节　脑保护性通气进展

重症监护病房收治的急性颅脑损伤患者经常需要机械通气或其他形式的呼吸支持,机械通气是神经内外科重症监护中最重要的管理手段。如果没有足够的呼吸支持,就无法建立适当的全身性和强化性神经重症监护。在神经系统重症监护过程中,呼吸管理最重要的方面体现在保持适当的氧合、通气和确定呼吸衰竭的原因及其应对措施。此外,脑保护性通气支持也是神经领域急症中管理颅内压至关重要的体现。这些患者可因气道保护反射丧失或呼吸驱动减弱而出现呼吸衰竭,并有发生肺炎、急性呼吸窘迫综合征等肺部并发症的风险。机械通气可以通过控制动脉二氧化碳分压来保证可靠的氧输送和脑血流量。

根据西雅图国际严重创伤性颅脑损伤共识会议

(SIBICC)推荐,应该充分评估急性颅脑损伤患者的意识水平、躁动程度、气道保护反射、ICP升高等情况。对于GCS<8分、气道保护性反射丧失、颅内压显著升高、存在脑疝的患者,强烈建议考虑行气管插管治疗。动脉血二氧化碳分压($PaCO_2$)的变化深刻地改变了大脑的生理机能。$PaCO_2$可调节血管舒缩,在低碳酸血症时导致脑血管收缩,在高碳酸血症时导致脑血管扩张。一般而言,$PaCO_2$每降低1 mmHg,脑血容量(CBV)减少约3%。低碳酸血症可能通过提高氧和葡萄糖的消耗,产生兴奋性氨基酸,并触发无氧代谢的转换,从而增加癫痫发作的风险,增加大脑的代谢活性。在机械通气患者中,过度通气可通过增加潮气量或呼吸频率来实现。在一般的颅内压升高的患者救治中,

$PaCO_2$ 应维持在 35 ～ 40 mmHg，除了明确有难治性颅内高压或脑疝的情况外，在 TBI 后的最初 24 小时内避免过度通气。另一方面，过度通气并非没有并发症，特别应警惕脑缺血的潜在有害作用。

西雅图国际严重创伤性颅脑损伤共识会议（SIBICC）建议进行短暂的过度通气（15 ～ 30 分钟），如果需要更积极的治疗，针对 $PaCO_2$ 水平至 32 ～ 35 mmHg 或更低（30 ～ 32 mmHg）。4 ～ 6 小时后，生理缓冲系统限制低碳酸血症的降颅压作用，增加 CBF 并导致充血，可能导致高颅内压反弹。此外，低碳酸血症可能引起有害的全身效应，包括：① 肾脏、胃肠道、皮肤和骨骼肌的血液灌注减少；② 血小板黏附和聚集；③ 支气管收缩，减少低氧时肺血管收缩、肺表面活性剂的产生，增加肺泡毛细血管膜的通透性；④ 呼吸性碱中毒伴钾、钙、磷失衡；⑤ 冠状动脉代谢需求可能增加，伴有冠状动脉痉挛、心肌缺血和心律失常。轻至中度过度通气应仅考虑在以下情况下进行：不受控制的颅内压升高有发生脑疝的危险，危及生命的颅内压升高、充血以及积极的二线治疗以控制难治性颅内高压。应严格监测动脉血氧分压（$PaO_2$）和 $PaCO_2$，当过度通气开始后因为有 ICP 反弹的风险因而不能突然停

止；相反，应该通过超过 1 小时的时程来逐步减少通气量，直到回归正常的 $PaCO_2$ 值（35 ～ 38 mmHg）。

由于实际工作中仅有部分大中心可做到脑组织氧分压的专门监测，所以很难检测到大脑缺氧（一般认为脑组织氧分压 $PbtO_2$ < 20 mmHg 为缺氧），所以过度通气应作为迫不得已的控制手段。急性颅脑损伤患者应避免低氧血症和高氧血症，因为两者都可能对临床结果产生不利影响。专家多建议对于有和没有临床 ICP 明显升高的急性颅脑损伤患者，$PaO_2$ 的最佳靶标范围为 80 ～ 120 mmHg。

对于没有临床 ICP 明显升高的急性颅脑损伤患者，$PaCO_2$ 的最佳靶标范围为 35 ～ 45 mmHg。指南建议，对于机械通气的急性颅脑损伤患者，如果没有急性呼吸窘迫综合征，且临床 ICP 没有显著升高，则应与无颅脑损伤患者使用相同水平的呼气末正压（PEEP）。对于伴或者不伴有 ARDS 的临床 ICP 显著升高的急性颅脑损伤机械通气患者，指南无法提供肺保护性机械通气的一致性建议。有专家认为对急性颅脑损伤患者，即使伴发 ARDS，考虑脑缺血的损害，仍应在严格 $PaCO_2$ 控制的前提下减少机械通气对肺部的气压伤。

# 第四节　脑脊液引流的管理

对于急性颅脑损伤患者，通过留置脑室外引流（EVD）进行脑脊液（CSF）外引流是较为公认和常用的一线或二线 ICP 控制方案，并可同时放置脑室型 ICP 监测获得"金标准" ICP。目前，颅脑创伤基金会（BTF）第四版指南建议可考虑应用于中脑水平调零的 EVD 系统进行持续性 CSF 引流，该方法在控制 ICP 上可能较间断性引流更为有效。对于 GCS < 6 分的患者，可考虑伤后 12 小时内进行 CSF 引流以降低 ICP。

但由于难以进行高质量的临床随机对照试验，通过 EVD 引流 CSF 控制颅内压、降低 TBI 患者的死亡率和神经功能残疾比例的具体时机尚不明确。此外，ICP 升高时间断或持续引流哪种方式更优仍不明确，因为不同研究对开放外引流的指征（多数研究选择 ICP 超过 20 mmHg 持续 5 ～ 15 分钟）、ICP 下降的评价指标不同，如开放 EVD 引流前后的 ICP 负荷（ICP > 20 mmHg 的曲线下面积）或前后 30 分钟的平均 ICP 不

同。此外，其他降低 ICP 治疗措施等因素也存在异质性。尽管持续引流可能更加有效地降低 ICP 负荷，但对动脉瘤性蛛网膜下腔出血患者的一项研究表明，持续引流可能减少 CSF 的生理性重吸收进而导致患者对 CSF 引流的依赖，最终进行分流手术的比例升高。笔者建议依据患者的颅内原发病、ICP 对 CSF 外引流的反应性（颅腔内容物的顺应性）、侧脑室大小、脑室积血等情况综合考虑间断或持续外引流。

留置 EVD 的方法、感染防控等内容详见相关章节（第七篇第四十八章和第八篇第五十章）。

部分研究提示，对于未发生脑疝、环池清晰、中线移位 < 10 mm 且没有颅内占位性病灶的 TBI 患者，可谨慎地尝试使用腰大池外引流控制难治性颅内压增高。须注意该方法未得到公认，仍有导致脑疝等严重并发症的可能，仅限于在良好的医患沟通后、于严密监护下小心应用。

# 第五节　三线治疗

## 一、去骨瓣减压术（DC）

DC是颅内压升高阶梯治疗中的最激进的手段，本部分主要讨论其他治疗手段无效时进行的二期或挽救性DC，而非在清除颅内占位性病变时同时进行的一期DC。目前的证据表明，单侧额颞顶大骨瓣（至少12 cm×15 cm）或双额骨瓣（均需结合广泛的硬膜减张）均可有效控制ICP。但该手段的最佳指征、时机和手术方式仍存在争议。

在此简介该领域的两项关键临床随机对照试验（RCT），DECRA和RESCUEicp。DECRA试验纳入伤后72小时内的患者，在积极进行一线治疗的1小时内ICP > 20 mmHg超过15分钟的患者，即早期DC。结果表明同保守治疗组比较，DC组的死亡率类似但神经功能结局不良患者的比例更高。RESCUEicp试验纳入伤后10天内的患者，在积极进行一线及二线治疗后ICP仍大于25 mmHg且持续1 ～ 12小时，即晚期DC。结果表明同保守治疗组比较，DC组以增加严重神经功能残疾为代价降低了死亡率。BTF第四版重型TBI指南主要基于上述证据，不推荐早期应用DC来降低难治性颅内压增高患者的死亡率和改善预后，而建议晚期应用（IIA级意见）。此外，多项研究表明，对重型TBI患者进行二期DC可有效控制ICP、减少ICU住院时间并降低死亡率，但新增的幸存患者多遗留长期且较严重的神经功能障碍。就TBI患者而言，2019年发表的国际专家共识对二期DC的术前准备有如下建议：① 将ICP视为一种类似剂量的负荷，在ICP达到25 ～ 30 mmHg的水平持续数小时且有数分钟的30 ～ 40 mmHg高峰时考虑DC；② 除非出现临床恶化需急诊手术，应在DC前全面升级控制ICP的治疗。

恶性大脑中动脉梗死的DC治疗也时常面对类似困境（详见第六篇第三十一章第七节）。尽管缺乏高质量证据，对于重症动脉瘤性蛛网膜下腔出血继发难治性颅内高压的患者，DC似乎没有降低患者的死亡率或神经功能残疾的比例。因此，应审慎评估病情（尤其

是颅内原发病及其导致的病理生理改变）并同患者的代理人进行充分沟通后施行DC。同时须注意，该激进治疗手段的目标是尽可能减少不可逆的神经损伤，应当机立断。DC的一般指征和注意事项详见第七篇第四十九章。

## 二、巴比妥昏迷

苯巴比妥类药物是γ氨基丁酸（GABA）受体激动剂，可抑制脑电活动，进而减少脑血流量和脑血容量，而且这种脑血流量的减少同脑氧代谢率的减少成正比，并可降低ICP。但此类药物同时导致血管收缩并减少心排血量，约1/4的患者处于巴比妥昏迷状态时会出现低血压。其他副作用包括呼吸抑制、免疫抑制和肝肾功能障碍。综上，仅建议在脑电监测下，对难治性颅内压增高或超难治性癫痫持续状态的患者尝试采用最低有效剂量的巴比妥。

SIBCC共识建议进行以控制ICP为目标滴定巴比妥剂量，务必避免低血压导致脑灌注受损。同时应进行脑电监测，如已达到爆发抑制，须注意此时继续增加巴比妥剂量不会进一步降低ICP而会导致更严重的副作用。常用的巴比妥类药物有硫喷妥钠和戊巴比妥钠；其中硫喷妥钠代谢形成的五个产物之一是戊巴比妥钠，这可能解释为何硫喷妥钠控制ICP的效果更佳。有专家建议巴比妥昏迷仅作为DC前的桥接治疗而避免长期应用，即使用10 mg/kg的负荷剂量后3 ～ 8 mg/（kg·h）短时程维持至进行DC；亦有专家建议采用戊巴比妥钠，应用5 ～ 20 mg/kg的负荷剂量（30 ～ 60分钟输注）后1 ～ 4 mg/（kg·h）维持。如难以获得巴比妥药物，可考虑原理类似的"丙泊酚昏迷"，但同样需要警惕低血压、丙泊酚输注综合征等并发症。

## 三、低温治疗

SIBCC共识建议核心体温目标35 ～ 36℃，而非常规应用的35℃以下的低温（详见第三篇第十二章）。

（左振兴　周　林）

# 参考文献

［1］ BATTAGLINI D, ANANIA P, ROCCO P R M, et al. Escalate and de-escalate therapies for intracranial pressure control in traumatic brain injury[J]. Front Neurol, 2020, 11: 564751.

［2］ CHANGA A R, CZEISLER B M, LORD A S. Management of elevated intracranial pressure: a review[J]. Curr Neurol Neurosci Rep, 2019, 19(12): 99.

［3］ CHAU C Y C, CRAVEN C L, RUBIANO A M, et al. The evolution of the role of external ventricular drainage in traumatic brain injury[J]. J Clin Med, 2019, 8(9): 1422.

［4］ CHAU C Y C, MEDIRATTA S, MCKIE M A, et al. Optimal timing of external ventricular drainage after severe traumatic brain injury: a systematic review[J]. J Clin Med, 2020, 9(6): 1996.

［5］ CHESNUT R, AGUILERA S, BUKI A, et al. A management algorithm for adult patients with both brain oxygen and intracranial pressure monitoring: the Seattle International Severe Traumatic Brain Injury Consensus Conference (SIBICC)[J]. Intensive Care Med, 2020, 46(5): 919−929.

［6］ DESAI A, DAMANI R. Hyperosmolar therapy: a century of treating cerebral edema[J]. Clin Neurol Neurosurg, 2021, 206: 106704.

［7］ DIRINGER M N. The evolution of the clinical use of osmotic therapy in the treatment of cerebral edema[J]. Acta Neurochir Suppl, 2016, 121: 3−6.

［8］ FARROKH S, CHO S M, SUAREZ J I. Fluids and hyperosmolar agents in neurocritical care[J]. Curr Opin Crit Care, 2019, 25(2): 105−109.

［9］ FRISVOLD S K, ROBBA C, GUÉRIN C. What respiratory targets should be recommended in patients with brain injury and respiratory failure?[J]. Intensive Care Med, 2019, 45(5): 683−686.

［10］ GHAJAR J, WRIGHT D W, WILBERGER J, et al. Guidelines for the management of severe traumatic brain injury, fourth edition[J]. Neurosurg, 2017, 80(1): 6−15.

［11］ GINALIS E E, FERNANDEZ L L, AVILA J P, et al. A review of external lumbar drainage for the management of intracranial hypertension in traumatic brain injury[J]. Neurochirurgie, 2022, 68(2): 206−211.

［12］ HAWRYLUK G W J, AGUILERA S, BUKI A, et al. A management algorithm for patients with intracranial pressure monitoring: the Seattle International Severe Traumatic Brain Injury Consensus Conference (SIBICC)[J]. Intensive Care Med, 2019, 45(12): 1783−1794.

［13］ HONEYBUL S. Balancing the short-term benefits and long-term outcomes of decompressive craniectomy for severe traumatic brain injury[J]. Expert Rev Neurother, 2020, 20(4): 333−340.

［14］ HUTCHINSON P J, KOLIAS A G, TAJSIC T, et al. Consensus statement from the International Consensus Meeting on the Role of Decompressive Craniectomy in the Management of Traumatic Brain Injury: Consensus statement[J]. Acta Neurochir (Wien), 2019, 161(7): 1261−1274.

［15］ MANGAT H S, CHIU Y L, GERBER L M, et al. Hypertonic saline reduces cumulative and daily intracranial pressure burdens after severe traumatic brain injury[J]. J Neurosurg, 2015, 122(1): 202−210.

［16］ MROZEK S, GOBIN J, CONSTANTIN J M, et al. Crosstalk between brain, lung and heart in critical care[J]. Anaesth Crit Care Pain Med, 2020, 39(4): 519−530.

［17］ PIRAN P, STEVENS R D. Lung-protective ventilation and adjunctive strategies to manage respiratory failure: are they safe in the neurological patient?[J]. Curr Opin Crit Care, 2021, 27(2): 115−119.

［18］ ROBBA C, CITERIO G. How I manage intracranial hypertension[J]. Crit Care, 2019, 23(1): 243.

［19］ ROBBA C, POOLE D, M MCNETT, et al. Mechanical ventilation in patients with acute brain injury: recommendations of the European Society of Intensive Care Medicine consensus[J]. Intensive Care Med, 2020, 46(12): 2397−2410.

［20］ ZHANG Z, GUO Q, WANG E. Hyperventilation in neurological patients[J]. Curr Opin Anaesthesiol, 2019, 32(5): 568−573.

# 第七篇
# 神经危重症的外科手术

# 第四十七章
# 神经外科围手术期处理

神经外科的围手术期处理是一个复杂的命题。尽管神经外科的手术技术、神经麻醉和围手术期管理水平，尤其是神经危重症的诊疗已取得了长足的进步。近年资料表明，神经外科手术的死亡率及并发症发生率依然很高。脊柱手术术后30天的死亡率约为0.5%，而颅脑手术的术后30天死亡率可达4.8%，再手术率可达7%，颅脑手术的并发症总体发生率可达24%，常见的有输血（5%）、肺炎（4%）、脓毒症（4%）和脑血管事件如卒中（2%）。

本章主要从神经麻醉和神经危重症监护的角度对本章进行阐释，常规的手术准备此处不再赘述，感染的预防可参考相关章节。

## 一、术前评估

（1）需要手术的神经系统疾患及其他合并症的情况，尤其是近期的药物使用情况。既往史，如手术外伤、过敏及女性的月经及妊娠情况等应一并掌握。

（2）以神经系统为基础，全面而有重点的体格检查。

（3）回顾重要的辅助检查，如心电图、胸部影像、血常规、凝血指标等。

关注任何近期出现或加重的症状，尤其是提示颅内压升高的症状（恶心呕吐、头痛、抽搐及局灶性神经功能障碍等）。此外，应特别注意患者的心肺功能、血压及血糖水平，是否存在贫血、凝血功能障碍、水电解质平衡紊乱等。

在老龄化社会的背景下，如何在短时间内全面而有重点地采集病史并进行术前准备，对围手术期管理提出了很高的要求。例如，急性缺血性卒中的介入取栓等急诊手术常面对合并心房颤动等多种基础疾患的患者。而多发伤患者可合并血气胸，腹腔实质性脏器如肝、脾破裂，骨盆、脊柱、长骨骨折等多种问题。此时需要在急诊启动多学科诊疗（MDT），例如对于发生大出血的危重症患者可依照第5版欧洲创伤后大出血与凝血功能障碍救治指南，在保证脑灌注压的前提下进行损伤控制性液体复苏（DCR），必要时须启动大量输血方案（MTP），并依据患者具体情况考虑采取损伤控制性手术（DCS）而非一期进行确定性手术。

麻醉医师尚需要对患者的气道和颈椎等情况进行评估。如为困难气道和（或）存在颈椎不稳定的可能，应进行充分的准备。例如对于肢端肥大症患者的择期手术，可以考虑清醒气管插管，对于怀疑存在颈椎损伤或颈椎病的患者，应手法保持轴线稳定性（MILS）。

## 二、手术室准备

如病情和时间允许，需要进行详尽的手术计划。预计采用体位对手术麻醉的潜在影响（如对各类管路的影响、避免长时间压迫外周神经和眼球等）。若进行术前、术中导航和（或）介入手术，使用术中CT和（或）血管造影需考虑X线的防护。术中MRI需要使用特殊的手术器械、监护仪和麻醉机。对于大手术和（或）危重症患者，有创动脉血压监测可以提供更好的血流动力学监测（有条件的单位尚可基于有创血压进行基于脉压变异的容量监测），便于术中乃至术后的血样采集。对于坐位等特殊手术，进行超声监测有助于防止气体栓塞。对于存在大出血风险的患者，尚需提前准备快速输液装置如加压袋，而对于没有禁忌证的患者应考虑自体血回输。

## 三、麻醉苏醒和术后气道管理

传统上，神经外科医师倾向于患者在术后早期苏醒，进而及时评估和随访神经功能和手术效果。但是，对于术前存在严重呼吸系统疾患、上呼吸道梗阻风险较高（如严重的阻塞性睡眠呼吸暂停综合征）、大出血和代谢紊乱的患者应考虑术后延迟拔管并维持机械通气。从神经外科角度考虑，若存在意识情况差（术前意识不清且预计难以改善）、存在脑干或后组脑神经功能障碍、术后脑水肿和颅内压升高的风险较高、术后脑缺血风险较高（如术中血管阻断时间较长）、长时间手术及二次手术等情况,亦应考虑术后延迟拔管并维持机械通气。近期部分研究提示,上述情况预计短期内无法好转的患者可考虑早期气管切开,便于气道管理并可能促进患者恢复。

### 四、医疗团队的沟通

手术麻醉开始前,手术医疗团队(外科医师、麻醉医师、护士及电生理监测医师)必须就该患者的病情及拟实行术式的特殊要求进行充分沟通。有关研究表明,沟通欠佳是导致患者残疾和死亡的重要医源性因素。手术开始前必须确认各类知情同意书,包括本次手术及相关的输血、有创监护等文书已签字。在诱导麻醉、皮肤切开前及手术结束后,均应按照世界卫生组织(WHO)的要求依照手术安全检查表(surgical safety checklist)进行核对。例如,麻醉诱导前外科医生应标记切口,并在切开皮肤前再次核对影像资料。术前及术中,外科医师应同麻醉医师充分沟通,明确血压(脑灌注压)目标、通气目标及输液种类等。例如,颅内压升高的患者应注意高渗治疗,必要时辅以短时间过度通气以取得适当的脑松弛。对于某些患者,近期有研究表明术中进行保护性肺通气(如6～8 mL/kg理想体重的潮气量,5～8 cmH_2O的呼气末正压)可能减少术后肺部并发症。在进行某些可导致血压波动和(或)心律失常的手术操作之前,手术医师应提前通知麻醉医师进行准备,如头架安置、大范围切开颅内压升高患者的硬膜进行减压、对脑干及三叉神经进行手术操作等。

对于危重症和(或)经历过长时间复杂手术的患者,应提前同神经重症监护病房保持密切联系,如预留床位、提前准备医疗设备如呼吸机及特殊药物如血管活性药物。颅脑损伤严重或鞍区手术的患者,应警惕相关神经内分泌反应,如尿崩症、血钠和(或)体温的剧烈波动。术后手术医师及麻醉医师亦需要同神经重症医师完成详尽的交班及术后评估,共同决定诊疗方案。

### 五、术后出血的预防和处理

术后出血是神经外科的严重并发症。其中需要特别注意的是颈动脉内膜剥脱术后的患者,术区血肿除了可能影响患者脑血流量,还可以压迫气管和(或)喉返神经导致严重后果,应积极处理(表7-47-1)。

表7-47-1　术后出血的常见原因

| | |
| --- | --- |
| 手术止血不彻底 | 拔管时患者抵抗、咳嗽 |
| 凝血障碍 | 呕吐(包括剧烈的干呕) |
| 未控制的高血压 | 术后转运导致的损伤 |
| 脑脊液过度引流 | 术中过度牵拉 |

对于围手术期并发症,预防是重中之重。对于凝血障碍,术前应进行详尽的病史采集并获取实验室检查结果:是否已确诊凝血功能障碍(如肝硬化),易出现皮肤淤青和(或)鼻出血,抗凝、抗血小板药物的使用,营养状况(如维生素K缺乏)和酗酒。若存在异常,应在术前纠正,必要时使用血栓弹力图等方法辅助评价凝血功能。其他预防措施包括麻醉的平稳复苏和拔管(考虑在移除头架后再拮抗肌松);手术操作应注意轻柔和精细,避免脑脊液短时间大量释放;术中和术后严格的血压控制(降压药之外可能需要适当镇静镇痛);积极止吐(如昂丹司琼、胃复安等,亦有部分学者推荐应用4 mg地塞米松);纠正凝血功能障碍(如纠正低体温、及时输注血制品等)。术后应严密监测患者的生命体征和意识瞳孔状态,如怀疑术后出血,应进行全面的神经系统查体。一旦出现严重改变,如意识显著下降、肢体瘫痪等应立即进行CT检查,如有必要应再次手术探查。

(陈宋育　杨小锋)

## 参考文献

[1] BRAMBRINK A M, KIRSCH J R. Essentials of neurosurgical anesthesia & critical care: strategies for prevention, early detection, and successful management of perioperative complications[M]. Springer Nature, 2019.

[2] PASTERNAK J J. Neuroanesthesiology Update[J]. J Neurosurg Anesthesiol, 2019, 31(2): 178-198.

[3] ROLSTON J D, HAN S J, LAU C Y, et al. Frequency and predictors of complications in neurological surgery: national trends from 2006 to 2011[J]. J Neurosurg, 2014, 120(3): 736-745.

# 第四十八章
# 脑室外引流

脑室外引流(external ventricular drains, EVD)是将引流管插入脑室内,以利于脑脊液(cerebrospinal fluid, CSF)外引流和颅内压(intracranial pressure, ICP)监测与调控,放置EVD是神经危重症患者最常见的操作之一,主要见于蛛网膜下腔出血、颅内血肿以及梗阻性脑积水患者,仅美国平均1年就有4万余次EVD手术,在我国也很常见。EVD具有三大作用:① 引流脑脊液,降低颅内压;② 清除脑室血肿,预防脑积水发生;③ 监测颅内压。

## 一、适应证

见表7-48-1。

表7-48-1　脑室外引流的主要适应证

| |
|---|
| 急性症状性脑积水 |
| 动脉瘤性蛛网膜下出血 |
| 脑出血和脑室出血 |
| 急性脑梗死,如小脑半球梗死需行去骨瓣减压术 |
| 感染 |
| 肿瘤 |
| 脑外伤后颅内压监测 |
| GCS:3 ~ 8分,且CT表现为血肿、脑挫伤、脑肿胀、脑疝或基底池受压 |
| 重型脑外伤,入院时CT表现正常但伴有以下因素中2项以上〔40岁以上,单侧或双侧运动姿势异常(注:去脑或去皮质状态)或SBP<90 mmHg〕 |
| 脑外伤后颅内高压的治疗 |
| 脑室腹腔分流功能异常 |
| 术中/术前脑松弛 |
| 治疗性干预 |
| 脑室出血以及蛛网膜下腔出血患者注射 |
| 动脉瘤性蛛网膜下腔出血后血管痉挛 |
| 中枢神经系统感染的抗生素治疗 |

## 二、禁忌证

凝血功能障碍和穿刺部位皮肤感染。

## 三、并发症

EVD相关并发症总体发生率为10% ～ 22%,最主要的3项并发症为出血、感染、过度引流(表7-48-2)。EVD相关的出血发生率为0 ～ 41%,出血与穿刺部位存在血管异常、多次操作损伤以及凝血功能障碍等有关。EVD相关感染增加的因素是置管时没有潜行、置管操作时消毒条件不佳、脑室内出血、频繁地经导管取样本、经导管向颅内灌洗以及在一个部位保留导管时间太长等。

表7-48-2　EVD相关并发症

| 并 发 症 | 发生率 |
|---|---|
| 颅内出血、穿刺道出血和血肿 | 0 ～ 41% |
| 感染 | 0 ～ 28% |
| 置管位置不理想以及引流管堵塞 | — |
| 脑脊液引流过多导致硬膜下或硬膜外血肿、破裂动脉瘤再出血、低颅压、小脑扁桃体疝 | — |
| 医源性血管损伤 | — |
| 导管断裂产生颅内异物 | — |
| 将不恰当的药物注入EVD导致出血、癫痫或脑膜刺激反应等并发症 | — |
| 穿刺后头痛 | — |

注:EVD,脑室外引流。

## 四、术前准备

术前应认真评估适应证,血小板和凝血功能情况,一般要求置管时保证国际标准化比值(international normalized ratio, INR) < 1.2,引流管留置过程中保证

INR < 1.4。对于有条件的单位，服用抗凝或抗血小板药物的患者应进行相关检测，必要时纠正凝血功能。酌情在放置EVD前应使用抗生素预防感染。

### 五、术侧选择

首选经非优势半球额叶植入EVD。在特殊情况下，如非优势半球额角出血铸形，为了防止短期内堵管或增加引流效率，可选择从优势半球进行EVD。

### 六、引流管和引流装置选择

有报道称抗生素浸渍的导管和包裹纳米银的导管可以减少颅内感染发生率，有条件者可以选择。建议使用封闭式的引流袋或引流瓶。

### 七、手术步骤

脑室外引流术可在手术室或床旁进行，笔者尚未发现高质量证据表明床旁脑室外引流术增加感染或出血风险，因此临床医生可根据患者病情及临床环境选择。一般取仰卧位，床头抬高30°～45°，标记Kocher点，（鼻根后11 cm，中线外侧2～3 cm），局部麻醉后，进针深度距头皮6.5 cm，导管的轨迹应朝向对侧内眦。利多卡因局部麻醉切口周缘及潜行处皮肤，钻头垂直颅骨钻孔，导管尖端在冠状位朝向内眦，矢状位上耳屏前1 cm。导管尖端穿过室管膜后会有落空感，移除探针，确认有脑脊液流出后，继续在脑室内前进1 cm，使导管尖端到达室间孔，用无齿镊固定引流管，皮下潜行后妥善固定引流管。皮下潜行有助于减少术后感染，潜行距离大于5 cm较为妥当（其他脑室外引流方式见第六篇第三十九章）。

### 八、术后管理

（1）严密观察患者的生命体征及意识、瞳孔，是否出现新发神经功能障碍等。注意敷料是否清洁干燥，局部皮肤的消毒，记录脑脊液性状及引流量。对于躁动的患者适当采用镇痛镇静等措施限制患者头部活动。

（2）定期进行颅脑CT扫描，查体异常变化时急诊CT，了解病情变化及引流管情况（位置、出血等）。

（3）如果不是出现导管出头皮处渗漏，可以保持干燥不换药直到拔除引流管，引流管保留时间建议7～10天。

（4）应避免从引流管常规留取脑脊液化验，仅在有感染征象时留取。有文献指出，每从导管留取一次脑脊液化验，感染概率增加8.3%。

（5）每日换引流瓶或放空引流袋以免引流液溢出。

（6）自EVD导管注射药物到颅内要慎重选择适应证和药物，尽量避免颅内注射。

（7）如果必须经EVD注射药物，严格遵守无菌操作规定。

（8）预计颅内感染，EVD保留至少需要2周以上者，可选择Ommaya囊经头皮针连接外引流系统，亦有部分学者建议长距离潜行引流管，甚至可以从胸壁引出。

（9）如发生EVD脱管，应立即夹闭近端，替换远端，若近端导管脱出，不再常规置管。

（10）每小时引流量突然减少可能提示引流管堵塞，可适当降低引流装置位置，若发现引流管远端有堵塞物可更换引流管。

（11）若近端有堵塞，适当降低引流装置位置无效时，可用0.5～2 mL等渗的无菌生理盐水冲洗管道，但该操作可能引起颅内压升高，导致脑疝，应在标准步骤的引导下进行。

（12）一般保持脑脊液引流速度＜15～20 mL/h（不宜超过脑脊液每小时产生的量），过度引流可能导致桥静脉撕裂和急性硬膜下血肿。在未破裂动脉瘤患者中，快速引流脑脊液可能导致动脉瘤再破裂。过度引流常发生于变换患者体位或转运却未改变引流装置位置，因此改变患者体位时以及吸痰等操作时应夹闭引流管。

（13）对于卧床的EVD患者，应注意预防深静脉血栓的发生，对于机械性抗凝无禁忌而又不能使用药物抗凝的患者均应采用机械方法预防血栓形成。术后条件允许时应尽早移除脑室外引流。

（江荣才）

## 参考文献

［1］ 江荣才，周定标，张建宁. 加强神经外科脑脊液外引流的规范化管理[J]. 中华神经医学杂志，2018，98：1635-1636.

［2］ CZOSNYKA M, PICKARD J D. Monitoring and interpretation of

intracranial pressure[J]. Neurol Neurosurg Psychiatry, 2004, 75: 813-821.

［3］ FRIED H I, NATHAN B R, ROWE A S, et al. The insertion and management of external ventricular drains: an evidence-based consensus statement: a statement for healthcare professionals from the neurocritical care society[J]. Neurocrit Care, 2016, 24: 61−81.

[ 4 ] LELE A V, HOEFNAGEL A L, SCHLOEMERKEMPER N, et al. Perioperative management of adult patients with external ventricular and lumbar drains: guidelines from the society for neuroscience in anesthesiology and critical care[J]. Neurosurg Anesthesiol, 2017, 29: 191−210.

# 第四十九章
# 去骨瓣减压术

对于神经危重症患者,施行去骨瓣减压术(decompressive craniectomy, DC)的指征主要如下:① 颅脑损伤(TBI)所致难治性颅内压升高;② 大面积脑梗死,尤其是所谓恶性大脑中动脉梗死(MMI);③ 高血压脑出血(hICH)、动脉瘤性蛛网膜下腔出血(aSAH)、颅内静脉窦血栓(CVST)等病因导致的弥漫性脑肿胀。对本章以TBI为范例进行叙述,针对MMI的DC治疗见第六篇第三十一章缺血性卒中的相关内容。1908年,Harvey Cushing首次报道了使用DC缓解TBI所致脑疝。对TBI患者进行的多个大型队列研究表明,颅内压升高与TBI后较高的死亡风险和较差的预后相关。因此,脑水肿和颅内压升高的管理是急性TBI管理的关键组成部分。DC是一项神经外科手术,指切除颅骨的一部分(骨瓣)并打开其下的硬膜。从生理学角度来看,它为肿胀的大脑减压提供了额外的空间,从而导致颅内压降低并保持或改善了大脑的顺应性,进而改善脑血流量和代谢,减轻继发性损伤。早期文献报道表明,单纯切除颅骨可降低约15%的颅内压,而在去骨瓣基础上敞开硬膜平均可降低70%的颅内压。DC是大手术,有可能会导致严重的早期与晚期并发症,包括出血、癫痫发作、硬膜下积液、脑积水和感染等。此外,多数患者在病情好转后还需要进行额外的颅骨重建手术,称为颅骨成形,这也会提高并发症的发病率。由于DC在大多情况下是对ICP顽固性升高的挽救性治疗措施,患者若幸存常遗留严重的神经功能障碍,因此在施行前需同患者代理人如家属充分沟通。

## 一、一期去骨瓣减压术

一期去骨瓣减压术是指在去除颅内占位性病灶的同时去除骨瓣以控制术后颅内压升高。常见的颅内占位性病灶有硬膜外血肿、硬膜下血肿以及颅内实质血肿或挫伤,大约45%的严重TBI病例中存在创伤性血肿。开颅手术切除大面积病灶后,去骨瓣减压术是一种治疗选择。

### (一)硬膜外血肿(extradural hematomas, EDH)

约占所有颅脑损伤的2%,通常表现为孤立的病变,实质内无明显肿胀。脑外伤基金会(Brain Trauma Foundation, BTF)关于EDH管理的指南建议,对所有EDH体积大于30 mL的患者,无论其GCS评分如何,均应进行开颅手术清除血肿。去除EDH后颅内压趋势的证据表明,颅内压升高的风险很低,所以去骨瓣减压术并非硬膜外血肿清除后常规所需。

### (二)急性硬膜下血肿(acute subdural hematomas, ASDH)

ASDH常伴有脑实质内挫伤或血肿,并容易引起脑肿胀。据统计,约1/3的患者需要开颅手术(回纳骨瓣)或者去骨瓣减压术(去除骨瓣)的方法行硬膜下血肿清除术,另2/3的手术患者(不包括脑室外引流和颅内压监测探头的置入)如脑挫裂伤患者同时有硬膜下血肿。BTF指南建议在以下情况应当对ASDH进行手术干预。

(1)若ASDH厚度超过10 mm或者中线偏移超过5 mm,则无论其GCS评分如何,都应当立即进行手术介入。

(2)若GCS评分 < 9,尽管ASDH厚度小于10 mm或者中线偏移小于8 mm,都应当外科干预去除病灶。

(3)GCS评分在受伤到入院期间下降2分或以上。

(4)患者出现不对称或者固定、扩大的瞳孔。

对于手术方式,BTF的指南建议ASDH的清除术中可以进行或者不进行去骨瓣减压术。大量的回顾性研究对ASDH患者行开颅手术和去骨瓣减压术的效果进行了比较,但由于行去骨瓣减压术的患者往往病情更加严重(GCS评分更低,硬膜下血肿更大,中线偏移更明显),因此预后往往较差。

目前关于行一期去骨瓣减压术的指征如下。

(1)去除ASDH后,如果脑组织在术中膨胀超过颅骨内表面,结合临床和影像学表现,可以去除骨瓣。

（2）去除 ASDH 后，如果脑组织未肿胀且术前 CT 没有显示有进行性脑肿胀的风险，可不必去除骨瓣。

（3）清除孤立的 EDH 后，可不必去除骨瓣。

（4）对于没有颅内压监护条件的单位，对于术前已发生脑疝的患者，一期进行 DC 是合理的。

## 二、二期去骨瓣减压术

二期去骨瓣减压术通常作为重症监护病房中经常使用的分层治疗方案的一部分，以控制 TBI 后升高的颅内压。对于难治性颅内压升高的患者（当所有其他措施均未能降低颅内压时），二期 DC 可以作为最后的挽救性治疗手段；对于颅内压升高不明显的患者，可以作为二级治疗手段。

目前关于行二期去骨瓣减压术指征如下。

（1）颅内压进行性升高的重型颅脑损伤患者。

（2）结合其他的临床参数（CT 示中线移位、基底池受压，进行性意识障碍等）。

（3）手术带来的创伤是患者可以接受的。

注：尽管 TBI 患者 DC 的指征需要个体化，依据 RESCUEicp 研究，将颅内压高于 25 mmHg 持续 1 小时以上作为需要 DC 治疗的顽固性颅内压升高标准可能是合适的。

## 三、去骨瓣减压术的注意事项

（一）手术前

去骨瓣减压术前应当采用镇痛镇静、高渗治疗等一线治疗方案，除非临床表现恶化需要进行紧急手术。若出现以下情况不推荐行去骨瓣减压术：双侧瞳孔散大固定、对光反射消失、GCS 3 分、呼吸停止和血压不稳定等晚期脑疝濒死的特重型颅脑损伤者。

（二）手术中

1. *手术方法* 单侧大脑半球损伤患者采用一侧标准外伤大骨瓣减压术，双侧大脑半球损伤患者行双侧标准外伤大骨瓣减压术或冠状前半颅减压术，颅底减压必须充分。对于严重脑挫裂伤、脑肿胀并且发生脑膨出的患者，术中应该尽量清除失活脑组织和行必要的内减压。根据颅内压升高程度可切除颞肌增加颅腔代偿容积。

具体的手术方法如下。

（1）手术切口。起于伤侧颧弓上对耳屏前 1 cm 处，向上平或向后超过冠状缝，到中线或中线旁 2.0 cm 向前至额部眉间上。头皮切口可向后弯行，便于切除部分顶骨。向前可至发际处，有益于美观。

（2）颅骨切除。一般切除骨片要 > 15 cm × 12 cm

才能起到充分的减压作用。注意保留骨膜、颞筋膜和适量的颞肌。同时对颅中窝进行充分的减压，因为颞叶沟回疝可在颅内压正常的情况出现。

（3）切开硬膜。可弧形（蒂部留于中线侧）或 "X" 形切开硬膜，以利于脑组织向外膨出。

（4）脑的保护。如行弧形硬膜切开，可将事先剥留的骨膜、颞筋膜与硬膜行减张缝合；若行 "X" 形硬膜切开，可将硬膜减张覆盖于脑表面，不予缝合。脑裸露处用明胶海绵，或用人工硬膜覆盖固定。

（5）分层缝合伤口。颞肌前方可缝合，后方缝合与否均可。注意不要缝合颞筋膜，后按层缝合伤口即可。如行双侧减压，注意靠矢状窦处要留宽为 2.5 ～ 3.0 cm 骨桥，便于日后颅骨成形。其头皮切口可行双侧额颞顶切口，亦可行跨中线大冠状切口。

2. *手术过程中的注意事项*

（1）尽量使减压窗骨缘抵达颅底，在额部平眶上缘、颞部至颞窝底。这样可使额叶和颞叶彻底减压，避免肿胀脑叶影响脑干。

（2）在减压同时，彻底清除颅内血肿。发生脑挫裂伤或伴有颅骨骨折时，多会发生颅内血肿，应彻底清除血肿，认真止血。这对减轻脑的继发性病理损害具有积极作用。

（3）切开硬膜前要积极降颅压。静滴甘露醇强力脱水剂并行过度换气，以降低颅压，避免在切开硬膜后，由于脑张力异常增高而膨出造成脑皮质血管断裂。

（4）在外侧裂处放置引流管，由头皮戳洞引出，以引出积血和脑脊液，减轻炎性反应。

和常规颅脑手术一样，使用止血剂（CVST 等特殊情况除外）和抗生素。持续性的颅内压监测，难以控制的颅内压升高应采取非侵入性监测。对于单侧和双额去骨瓣减压术，骨瓣的尺寸应大一些（至少 12 cm × 15 cm），并且要去除中颅窝底骨质。术中打开硬膜可有效降低颅内压以及减少静脉淤滞诱发的继发性皮质损伤。但对于有脑膨出风险的患者，笔者建议同麻醉医师沟通加强血压和通气管理，首先 "筛网状" 打开硬膜，吸除血肿和明显挫伤的脑组织后决定是否放射状减开硬膜减压。避免使用会造成继发性损害的技术，如帽状腱膜瓣对脑组织的黏附，人工硬膜等植入物的移位，过多的植入物或止血材料。

（三）手术后

1. *若 DC 可有效控制颅内压*

（1）治疗方案不要立刻停止或改变。

（2）术后 24 小时内的 CT 有助于检验 DC 的有效性以及是否发生了并发症。

（3）治疗方案降级应与血钠水平的标准化一起进行。

2. 若颅内压未被DC有效控制

（1）维持治疗。

（2）寻找其他引起颅内压升高的原因（脑脊液循环障碍等）。

（3）考虑短暂暂停镇静以评估神经系统功能，可以接受轻度颅内压升高。

3. 持续的颅内压监测及其注意事项　持续的颅内压监测可实时动态了解颅内压的波动情况及水平，逐渐增高或突然升高可早于临床变化，从而提示是否有必要进行影像学检查（排除医源性操作、体位和发热、疼痛刺激、呼吸不畅、尿潴留、腹胀等因素）。一旦确认存在颅内压升高，实施干预措施越早越好。去骨瓣减压术后患者要绝对卧床，采取吸氧、镇痛、退热、维持水电解质平衡、纠正酸碱紊乱等治疗措施提供足量营养支持。高热、躁动、呼吸不畅、癫痫发作、便秘等因素易造成患者颅内压暂时升高，予退热、镇静、吸痰、控制抽搐、缓和导泻等合理的护理措施，使患者颅内压回降至正常水平，既减轻患者的颅内压升高症状，同时也避免了降颅压药物的过度使用。另外，由于去骨瓣减压术多形成骨窗，临床上骨窗张力的变化能够间接反映颅内压的变化。术后护理应每1小时观察一次骨窗张力，轻轻接触去骨瓣的骨窗部位，感受张力的变化。若骨窗张力及颅内压不断升高，则可能是迟发性颅内血肿或脑水肿加剧所致，应尽快通知医生，行颅脑CT检查确认。正确解读颅内压监测数据是指导临床治疗的关键。读取颅内压数据时，应注意以下几点。

（1）气道管理：保持呼吸道通畅，颅脑外伤患者常合并肺部感染，对于颅内压缓慢升高，伴有呼吸困难者，血氧饱和度低，但患者意识及瞳孔无改变，应考虑有呼吸道梗阻。对于重症患者，早期气管切开保持呼吸道通畅，可协助颅内压管理并便于气道护理，可能改善预后。

（2）体位管理：读取颅内压数据时应保持患者固定体位如平卧位，因为不同床头位置会影响颅内压数值。常将床头抬高15°～30°，目的为利于颅内血和脑脊液静脉回流，减轻脑水肿，减少颅内血容量和降低颅内压。当床头高度超过30°时，脑灌注压经常并不上升，反而明显下降。

（3）骨窗管理：挤压去骨瓣骨窗可导致颅内压数值上升，读取颅内压数据时，应注意是否有外力挤压骨窗。

（4）翻身管理：翻身时保持头颈成一条直线，可减少对颅内压数值的影响。

（5）镇静镇痛管理：早期术后患者，极易因疼痛导致躁动不安，可适当使用镇静镇痛药物。护理过程中记录颅内压数值的同时，应结合意识、瞳孔、生命体征的变化来判断病情变化。对于颅内压轻度升高的患者，应排除发热、疼痛刺激、呼吸不畅、腹胀等因素，如颅内压仍高，应适量应用降低颅内压的药物，如20%甘露醇等，同时注意观察患者用药后的尿量变化及颅内压是否出现预期的回降，如颅内压读数持续超过40 mmHg或进行性升高，应警惕颅内血肿的发生，应立即复查CT，并进行相应处理，同时制订个体化护理方案。如果患者颅内压读数过低（＜5 mmHg），此时应注意探头是否从颅内脱出，如排除此情况则应考虑是否存在脑脊液引流过度，患者是否合并脑脊液漏或脱水药物应用过量。

4. 术后常见并发症及其处理

（1）硬膜下积液：是去骨瓣减压术后最常见的并发症。术前GCS低（＜8分）、蛛网膜下腔出血、采用标准大骨瓣减压（直径＞12 cm）以及围手术期颅内感染是发生硬膜下积液的主要危险因素，对其进行预防和早期干预有着十分重要的临床意义。相关措施包括注意脱水剂的使用、避免过度脱水，以及尽早行修补术，从而恢复颅内密闭压力环境与脑脊液循环路径。绝大部分硬膜下积液患者经加压包扎、头低脚高位、慎用脱水药、个性化静脉补液、加强营养等保守治疗措施可以完全治愈，无须特殊处理。若积液量＞30 mL，出现明显占位效应，合并中线移位、神经压迫症状、颅内压升高、意识障碍加重等情况，需酌情行积液穿刺引流、腰大池引流或分流等外科治疗。

（2）再出血：术后第一天是出血高峰期，期间应严密监测生命体征，警惕"两慢一高"，即呼吸缓慢、脉搏缓慢、血压升高，也可以通过触摸减压窗、观察引流液颜色改变的方法来判断是否有出血。发生再出血后，应合理使用脱水剂等降低颅内压，并急查CT，明确出血部位，如须二次手术，及时完善术前准备。

（3）脑灌注压不足：脑灌注压不足术后早期常见，常因过度脱水、降压、术中出血较多等导致。术后应掌握患者病情，了解其基础血压并合理调控，不能因患者躁动时数值高而盲目降压，致脑灌注压不足。对双侧同时去除骨瓣的患者，要注意降颅内压的速度。研究表明将下降速度控制在10～15 mmHg/min对患者有利，可防止缺血-再灌注损伤。

（4）其他并发症：肺部感染、深静脉血栓、压疮等。

做好ICU的护理工作,预见性地采取干预措施,严密观察生命体征、神志情况,及早发现,及时处理。但是,需要警惕一项少见但严重的晚期并发症——反常性脑疝。该并发症一般在术后3～5个月甚至更长的时间发生,多见于接受脑脊液外引流,骨窗面积较大且在大气压力在凹陷的患者。一旦骨窗凹陷明显的患者出现不明原因的神经功能下降乃至瞳孔散大应考虑反常性脑疝。此时患者应采用平卧位或头底脚高位(反Trendelenburg位),夹闭脑脊液外引流管,输入晶体液(基于患者血钠水平,笔者建议可优先输注相对低渗的林格氏液)适当扩容,对考虑存在硬脊膜脑脊液漏的患者可行硬膜外血补片治疗。

5. 术后的颅骨重建　去骨瓣减压术后造成的颅骨缺损使脑组织失去保护,阻碍了颅内压的调节,可能会导致一系列的并发症(例如脑积水和三叉神经综合征)。从外形上讲,颅骨成形术可恢复颅骨轮廓,头骨轮廓修复对患者尤为重要,可以改善患者的心理社会活动与总体生活质量。另一方面,颅骨成形术可提供大脑保护,并恢复颅盖的完整性,从而可以恢复正常的脑脊液动力学。

颅骨成形术有严重的术后并发症风险,可能会在术后即刻、数月或数年后发生,并发症的总发生率为10.9%～40.4%。如果用于修补的自体骨瓣边缘不与血管接触,则会发生自体骨吸收(0.7%～17.7%)以及外科感染(5%～12.8%)。因此,同其他的植入物手术一样,应进行严格的无菌手术操作和围手术期管理。颅骨成形术的最佳手术时机尚不清楚。一般来说在去骨瓣减压术后的3～6个月内,在确保脑组织水肿和炎症已经消退后进行。

(单颖驰　高国一)

## 参考文献

[ 1 ] 中华神经外科学会神经创伤专业组.颅脑创伤去骨瓣减压术中国专家共识[J].中华神经外科杂志,2013,29(9):967-969.

[ 2 ] BROWN D A, WIJDICKS E F. Decompressive craniectomy in acute brain injury[J]. Handb Clin Neurol, 2017, 140: 299-318.

[ 3 ] HUTCHINSON P J, KOLIAS A G, TIMOFEEV I S, et al. Trial of decompressive craniectomy for traumatic intracranial hypertension[J]. N Engl J Med, 2016, 375(12): 1119-1130.

[ 4 ] JAVIER M, ELENA A K, JUAN C B, et al. Primary decompressive craniectomy in neurocritical patients. a meta-analysis of randomized controlled trials, cohort and case-control studies[J]. Intern Med J, 2018, 48(10): 1258-1261.

[ 5 ] NANCY C, ANNETTE T, CINDY R, et al. Guidelines for the management of severe traumatic brain injury, fourth edition[J]. Neurosurgery, 2017, 80(1): 6-15.

[ 6 ] PETER J. HUTCHINSON, ANGELOS K, TAMARA T, et al. Consensus statement from the International Consensus Meeting on the role of decompressive craniectomy in the management of traumatic brain injury[J]. Acta Neurochirurgica, 2019, 161(7): 1261-1274.

[ 7 ] SHUTTER L A, TIMMONS S D. Intracranial pressure rescued by decompressive surgery after traumatic brain injury[J]. N Engl J Med, 2016, 375(12): 1183-1184.

[ 8 ] STEPHEN H, KWOK H, GRANT G. Long-term outcome following decompressive craniectomy: an inconvenient truth[J]. Curr Opin Crit Care, 2018, 24(2): 97-104.

[ 9 ] THOMAS B, CHRISTOPHER M, HANS-JAKOB S, et al. Decompressive craniectomy for acute ischemic stroke[J]. Crit Care, 2019, 23(1): 209.

[ 10 ] VIEIRA E, GUIMARÃES T C, FAQUINI I V, et al. Randomized controlled study comparing 2 surgical techniques for decompressive craniectomy: with watertight duraplasty and without watertight duraplasty[J]. J Neurosurg, 2018, 129(4): 1017-1023.

[ 11 ] WANG J W, LI J P, SONG Y L, et al. Decompressive craniectomy in neurocritical care[J]. J Clin Neurosci, 2016, 27: 1-7.

# 第八篇
# 神经危重症相关感染

# 第五十章
# 神经危重症患者感染的预防

## 第一节 概 述

神经重症监护治疗（neuro-intensive care，或称 neurocritical care）逐步得到认可和迅猛发展，成为神经内外科主要的亚专科之一。其收治的患者如果根据病情需要在重症监护病房（intensive care unit，ICU）住院超过48小时，即归为危重症患者。细菌感染是影响危重症患者临床疗效以及预后的主要原因，并且以医院获得性感染（healthcare-associated infections，HAI）为主，直接导致住院时间延长和治疗费用增加，病死率和致残率增加，是临床诊治的难点及重点，本章节主要是以神经外科重症监护病房（neurosurical intensive care unit，NSICU）为例，讨论医院获得性感染（HAI）的预防，而对于感染的诊断和治疗，具体见本篇相关章节。

NSICU中神经危重症患者由于颅脑损伤/卒中等中枢神经疾患诱导免疫抑制状态，需要有创机械通气、各种导管（脑脊液引流管、深静脉导管、导尿管等）等特殊支持手段，感染问题尤为严重，感染发生率接近36%，需要重点关注四种类型：血流、呼吸道、尿路感染，以及医疗相关脑室炎/脑膜炎（healthcare-associated ventriculitis and meningitis，HAVM），主要是器械相关感染（device-related infections，DRI），包括：导管相关血流感染（catheter-related bloodstream infections，CRBSI），主要指中心静脉导管相关血流感染（central line-associated blood stream infections，CLABSI）、呼吸机相关肺炎（ventilator-associated pneumonia，VAP）、

导管相关性尿路感染（catheter-associated urinary tract infections，CAUTI）和脑室外引流（external ventricular drain，EVD）相关感染。前三类和综合ICU的预防策略类似，神经外科特有的是神经外科手术后的手术部位感染（surgical-site infections，SSI），其中最多见的是脑室外引流（EVD）相关脑室炎/脑膜炎，此外卒中相关肺炎需要得到关注。

神经危重症患者感染的预防，首先要做好感染预防和控制（infection prevention and control，IPC）。IPC基于美国疾病控制与预防中心（centers for disease control and prevention，CDC）指南，主要内容分为三个方面：培训教育、感染预防措施、监控，笔者撰稿时的指南版本更新于2018年9月。我国也制定了相应的卫生行业标准，包括：医院感染预防与控制评价规范（中华人民共和国卫生行业标准WS/T 592-2018），重症监护病房医院感染预防与控制规范（中华人民共和国卫生行业标准WS/T 509-2016）等。这些都是标准化的措施，比如手卫生等，需要每个相关医务人员时刻依从。

神经危重症患者感染是可以预防和控制在较低水平的。我们在本章重点介绍定义和危险因素，以便对于高危患者的识别和重点监控；介绍感染监测的内容，对于本单位感染预防控制进行评估和质控；介绍目前共识指南推荐意见，可以参考实际情况制订本单位的规范和措施。

## 第二节 手术部位感染的预防

神经外科重症感染预防中的手术后手术部位感染 （surgical site infection，SSI）的预防重点在术中，包括预

防性抗生素的合理使用、切口皮肤的消毒等。美国疾病控制与预防中心(CDC)2017年指南推荐和更新版本,我国卫生部2010年就颁布《外科手术部位感染预防与控制技术指南(试行)》。当然术前和术后的处理亦不容忽视,对于NSICU中神经危重症患者,SSI预防的重点在于引流管的管理,尤其是脑脊液引流管(脑室引流管和腰大池引流管)。

外科手术必然会带来手术部位皮肤和组织的损伤,当手术切口的微生物污染达到一定程度时,会发生SSI。SSI主要包括浅表切口感染、深部切口感染和器官或腔隙感染。对于神经外科手术,大部分浅表切口感染和深部切口感染很难区别,治疗原则一致(充分引流和抗生素治疗),本章节一并讨论。对于波及硬膜下的SSI视为器官或腔隙感染,包括脑膜炎、脑实质炎、脑室炎、硬膜下脓肿和脑脓肿。

## 一、手术部位感染(SSI)的定义和监测

定义是为了统一诊断,利于监测和质控,满足国际疾病分类(international classification of diseases, ICD)和疾病诊断相关分组(diagnosis related group, DRG)保险付费要求。本节主要参照美国CDC下属国家医疗保健安全网(National Healthcare Safety Network, NHSN)的有关内容。

(一)定义

1. 表浅切口感染

(1)感染发生在术后30天内,且属于NHSN监测范围手术(手术当日为D1)。

(2)感染范围仅限于皮肤和皮下组织的切口。

(3)患者至少符合下述一项:① 浅表切口处有脓性引流物;② 用无菌技术从浅表切口或皮下组织处取得活检,经由临床诊断或治疗目的的微生物培养或非培养方式鉴定出微生物者;③ 由外科医生或主治医师或经特定人员刻意敞开切口,且未进行培养或非培养方式检测,且患者具有下列至少一项感染症状:疼痛或压痛、局部红肿热,切口培养阴性者不符合此标准;④ 由外科医生等专业人士诊断的浅表切口感染。

2. 深部切口感染(位于帽状腱膜下和硬膜外的感染)

(1)在接受NHSN监测手术后30天或90天内发生的感染(手术当日为D1)。

(2)感染范围限于深部软组织(如肌膜、肌肉层)。

(3)患者至少有下述一项:① 深部切口有脓性引流物;② 深部切口自行裂开或由外科医生等专业人士刻意敞开或抽吸,经由临床诊断或治疗目的的微生物

培养或非培养方式鉴定菌株。未执行培养或非培养方式检测微生物,并且患者具有至少一项症状:发热( > 38℃),局部疼痛或压痛,切口培养阴性者不符合此标准;③ 经由医生直接检查、解剖、组织病理检查或影像学检查发现深部切口有脓肿或其他感染证据。

3. 器官或腔隙感染

(1)NHSN监测手术后30或90天内发生的感染(手术当日为D1)。

(2)感染范围包括由外科手术切开或处理的身体任何部位,但不包括皮肤切口、筋膜和肌肉层。

(3)患者至少有下述一项:① 经由贯穿皮肤的引流装置从该器官或腔隙中引流出脓液者(如闭式引流、开放引流、T管引流或CT引导穿刺抽吸);② 以无菌技术从该器官或腔隙中取的体液或组织,经由以临床诊断或治疗目的的微生物培养或非培养方式检测鉴定出微生物者;③ 经由直接检查、解剖、组织病理学检查或影像学检查,发现该器官或腔隙有脓肿或其他感染证据。

(4)至少符合"器官或腔隙手术部位感染"的一项标准。

对于神经外科手术,是否波及硬膜内,是浅表、深部切口感染和器官或腔隙感染的鉴别点,后者包括脑膜炎、脑实质炎、脑室炎、硬膜下脓肿和脑脓肿。

注:2017年美国CDC将SSI的植入物监测期由原来的1年改为90天。90天后发生的感染不再定义为SSI,但仍定义为院内感染。

(二)监测

$$手术部位感染发病率 = \frac{指定时间内某切口类型患者的手术部位感染数}{指定时间内某种切口类型手术患者数} \times 100\%$$

## 二、手术部位感染(SSI)的危险因素

手术部位感染(SSI)的危险因素与患者、手术,尤其是手术切口分类有关。

1. 患者方面　年龄、营养状况、免疫功能、健康状况等。

2. 手术方面　术前住院时间、备皮方式及时间、手术部位皮肤消毒、手术室环境、手术器械的灭菌、手术过程的无菌操作、手术技术、手术持续时间、预防性抗菌药物使用情况等。

3. 手术切口分类

(1)清洁切口:手术未进入感染炎症区,未进入呼

吸道、消化道、泌尿生殖道及口咽部位。

（2）清洁污染切口：手术进入呼吸道、消化道、泌尿生殖道及口咽部位，但不伴有明显污染。

（3）污染切口：手术进入急性炎症但未化脓区域；开放性创伤手术；胃肠道、泌尿道、胆道内容物及体液有大量溢出污染；术中有明显污染（如开胸心脏按压）。

（4）感染切口：有失活组织的陈旧创伤手术；已有临床感染或脏器穿孔的手术。

4. 手术部位感染（SSI）病原微生物入侵来源的风险因素由高到低排序

（1）患者的因素来源于手术切口皮肤的病原微生物。

（2）手术人员的口、鼻、手定植的病原微生物。

（3）手术器械。

（4）手术室空气。

### 三、手术部位感染（SSI）预防和控制措施

（一）手术前

（1）尽量缩短患者术前住院时间（国外择期手术多于当日住院）。

（2）择期手术患者应当尽可能待手术部位以外感染治愈后再行手术。

（3）有效控制糖尿病患者的血糖水平（< 11 mmol/L）。

（4）正确准备手术部位皮肤，彻底清除手术切口部位和周围皮肤的污染。术前备皮应当在手术当日进行，确须去除手术部位毛发时，应当使用不损伤皮肤的方法，避免使用刀片刮除毛发。

（5）消毒前要彻底清除手术切口和周围皮肤的污染，采用卫生行政部门批准的合适的消毒剂以适当的方式消毒手术部位皮肤，皮肤消毒范围应当符合手术要求，如需延长切口、做新切口或放置引流时，应当扩大消毒范围。

（6）如需预防用抗菌药物时，手术患者皮肤切开前30分钟～2小时内或麻醉诱导期给予合理种类和合理剂量的抗菌药物。

（7）有明显皮肤感染或者患感冒、流感等呼吸道疾病，以及携带或感染多重耐药菌的医务人员，在未治愈前不应进入手术室。

（8）手术人员要严格按照《医务人员手卫生规范》进行外科手消毒。

（9）重视术前患者的抵抗力评估，纠正水电解质紊乱、贫血、低蛋白血症等。

（二）手术中（这个是重点关注的时间段）

（1）保证手术室门关闭，尽量保持手术室正压通气，环境表面清洁，最大限度减少人员数量和流动。

（2）保证使用的手术器械、器具及物品等达到灭菌水平。

（3）手术中医务人员要严格遵循无菌原则和手卫生规范。

（4）若手术时间超过3小时，或者手术时间长于所用抗菌药物半衰期的，或者失血量大于1 500 mL的，手术中应当对患者追加合理剂量的抗菌药物。

（5）手术人员尽量轻柔地接触组织，保持有效地止血，最大限度地减少组织损伤，彻底去除手术部位的坏死组织，避免形成死腔。

（6）术中保持患者体温正常（35.5℃以上），防止低体温。需要局部降温的特殊手术执行具体专业要求。

（7）冲洗手术部位时，应当使用温度为37℃的无菌生理盐水等液体。

（8）对于需要引流的手术切口，术中应当首选密闭负压引流，并尽量选择远离手术切口、位置合适的部位进行置管引流，确保引流充分。

（三）手术后

（1）医务人员接触患者手术部位或者更换手术切口敷料前后应当进行手卫生。

（2）为患者更换切口敷料时，要严格遵守无菌技术操作原则及换药流程。

（3）术后保持引流通畅，根据病情尽早为患者拔除引流管。

（4）外科医师、护士要定时观察患者手术部位切口情况，出现分泌物时应当进行微生物培养，结合微生物报告及患者手术情况，对外科手术部位感染及时诊断、治疗和监测。

（四）神经外科重症监护病房（NSICU）中

（1）神经外科重症监护患者往往处于昏迷或是镇静镇痛中，手术切口的情况需要医护人员及时观察，对于表浅或深部切口感染要及时发现和诊断治疗，防止波及颅内。

（2）术后皮肤愈合不良，出现脑脊液漏征象，应该急诊处理，无菌操作下清创缝合。尤其对于颅后窝枕颈部手术，建议到手术室处理，手术探查并严密缝合颅后窝枕颈部各层肌肉筋膜组织，密闭死腔。推荐立即使用抗生素，保证有抗生素覆盖的情况下进行清创缝合。但不能因为抗生素使用延误立即清创缝合的时机。

（3）术后皮肤愈合延迟，伴有红、肿、疼痛和脓性分泌物，体温高，可以确诊为神经外科手术后切口感染，需要积极清创，留取标本送微生物培养后及时开始经

验性抗生素治疗。

（4）一旦培养结果回报，应及时将抗生素方案更改为病原目标治疗。

（5）术后皮肤愈合延迟，可以积极清创缝合，不需要给予全身抗生素治疗。如果出现脑脊液漏，存在切口感染向颅内播散可能，需要引起重视。在感染控制前，如未发现颅内感染的征象，严禁腰椎穿刺或腰大池置管引流术，防止感染逆行播散颅内。对于脑脊液漏，可以在抗生素覆盖的前提下，积极到手术室进行修补，推荐采用自体筋膜修补，尽可能地去除人工材料。

（6）合并糖尿病、多次（含二次）手术、局部血供差（如放疗后、T型切口交汇点等）的患者，可能出现伤口愈合延迟，即使不存在伤口的红肿热痛，切口愈合延迟也需要高度重视。

### 四、特殊的改良措施

美国加州大学洛杉矶分校（University of California, Los Angeles, UCLA）的神经外科预防SSI的措施可供参考。开颅去骨瓣手术后，保留骨瓣行二期自体颅骨修补术容易术后切口感染，其中耐甲氧西林金黄色葡萄球菌（methicillin-resistant staphylococcus aureus, MRSA）比例高，一旦感染则需要取出自体骨瓣。该团队采用改良的预防措施，主要是围手术期采用万古霉素输注（4次：切皮前输注15 mg/kg万古霉素，其后每隔12小时，再输注1 g）；术后前三天采用具有屏障作用的敷料，后三天局部采用氯已定防止细菌定植。该方案疗效显著，SSI发生率从23.8%降低至2.8%，未发现特殊并发症。宾夕法尼亚大学医院神经外科则尝试在3次静脉输注万古霉素的基础上（术前30分钟，术后8、16小时各输注1 g），在关颅时于骨瓣外、帽状腱膜下局部应用1 g万古霉素粉末，亦取得了良好的效果。笔者建议对于高感染风险的患者，可以考虑围手术期应用万古霉素。

### 五、脑室外引流（EVD）相关颅内感染

脑室外引流术后感染（EVD相关颅内感染）的风险高（颅内感染率为1%～23%），并可直接导致细菌性脑室炎，诱发脑室粘连和脑积水等一系列后果，病死率及致残率高，必须高度重视。EVD相关颅内感染以预防为主，须及时诊断和治疗。开颅术后或者蛛网膜下腔出血患者，脑脊液中混杂了血液来源的细胞成分（如白细胞），脑脊液中白细胞会消耗葡萄糖导致葡萄糖含量降低，同时血性脑脊液等

成分的刺激亦可导致中枢性发热，可能会达到EVD相关颅内感染的诊断标准，从而过度诊断，高估了EVD相关颅内感染率。考虑到细菌性脑室炎的严重性和危害，只要达到临床诊断标准，经治医师可以在采集脑脊液和血培养标本后开始抗生素经验治疗。

EVD相关颅内感染重点在于预防，预防重点在手术中和手术后，包括：引流管皮下隧道（5 cm以上），引流管的妥善固定，抗菌引流管的使用，洗必泰凝胶贴膜，保持引流系统的密闭性，三通管标本采样、注药前的消毒，脑脊液漏的及时处理等。经过积极处理，可以将EVD相关颅内感染控制到很低的水平。

目前主要的争议有两个：

（一）何时对脑脊液采用送检

取样会带来感染风险，所以不主张频繁取样，目前相对公认的间隔是5天，或者是临床疑似感染时。

（二）有脑室外引流管时，是否可以使用抗生素预防性抗感染

尽管循证医学不支持，研究发现预防性抗生素并不能降低感染发生率，反而增加艰难梭菌感染（医源性腹泻）风险，以及耐药病原体的增加。但2016年的一项问卷调查发现仍有一定比例的神经外科医生支持带有引流管的患者持续使用预防性抗生素。一篇2020年发表、纳入5 242例患者的荟萃分析也支持对于感染高危的脑室外引流采用抗生素或者采用抗菌脑室引流管。尽管没有最终的结论，但积极采用脑脊液引流管的规范管理得到学界的普遍认可。笔者建议对于采用这些措施后EVD感染率仍偏高的情况或是对于EVD感染的高危患者，采用抗菌引流管乃至合理的预防性使用抗生素也可以获益。

约翰霍普金斯医院（Johns Hopkins Hospital）的脑脊液引流管（脑室和腰大池）管理规范，主要是置入时的核查表和后期维护中的每日工作表（表8-50-1），我们推荐各单位可以组织实施。

表8-50-1 约翰霍普金斯医院的脑脊液引流管管理规范

1. 置入时核查表（Checklist）

- 置入日期/时间
- 导管类型
- 置入期间在场的医务人员
- 置入场地（手术室、床边或急诊室）
- 全体手术人员衣着规范（无菌手术衣）
- 将患者的头发剪短，以便铺巾（碘伏贴膜，透明的手术铺巾）
- 置入30分钟内给予抗生素

续　表

2. 每日维护工作表

- 记录所有开放EVD密闭管路的日期和时间(包括脑脊液取样、注射药物、冲洗管路、管路连接脱落、引流管皮肤出口的脑脊液漏等)
- 出现以上情况时,采用的消毒操作方式
- 如果EVD管路连接脱落,是否采用新的管路装置
- EVD停止的日期和时间

3. 更换敷料标准程序

- 敷料松动或污染时,更换敷料
- 使用无菌屏障
- 全程戴无菌帽和口罩
- 去除旧敷料时戴干净手套

续　表

- 更换新敷料时戴无菌手套
- 用洗必泰和异丙醇溶液消毒脑脊液引流管皮肤出口周围30秒,等其完全干燥
- 脑脊液引流管皮肤出口部位采用洗必泰缓释贴片(如3M洗必泰缓释凝胶)
- 安息香酊涂于周围皮肤,等完全干燥
- 透明敷料置于脑脊液引流管皮肤出口并用无菌胶带固定(确保引流管无法移动)

4. 脑脊液采样标准程序

- 戴帽子、口罩、无菌手套,穿无菌手术衣
- 用异丙醇溶液消毒采样端口
- 取样过程中在管道下方放置无菌覆盖物

# 第三节　肺　炎

## 一、定义、诊断标准

（一）定义

1. 呼吸机相关肺炎（ventilator-associated pneumonia, VAP）　建立人工气道（气管插管或气管切开）并接受机械通气时所发生的肺炎,包括发生肺炎48小时内曾经使用人工气道进行机械通气者。

2. 美国CDC-NHSN 2013版定义　气管插管或气管切开患者在接受机械通气2天后发生的肺炎,且发生肺炎当天或之前一天呼吸机呈留置状态,机械通气开始当天为第1天（即0～24小时,不足24小时仍记为1天）。

3. 卒中相关性肺炎　卒中相关性肺炎（stroke-associated pneumonia, SAP）的概念由Hilker于2003年首先提出,定义为非机械通气的卒中患者在发病7天内新出现的肺炎。

（二）诊断标准

满足医院获得性肺炎的诊断,且感染发生于启动机械通气48小时后或停止使用48小时内。

成人医院获得性肺炎的诊断标准如下（表8-50-2）,须同时满足以下A、B、C三条。

## 二、发病机制和危险因素

（一）VAP的发病机制

（1）气管插管或气管切开使得原来相对无菌的下

表8-50-2　成人医院获得性肺炎的诊断标准

| 基 础 条 件 | 补 充 条 件 |
| --- | --- |
| A. 至少行两次胸片检查（对无心肺基础疾病,如支气管肺发育不良、肺水肿或慢性阻塞性肺疾病的患者,可行一次胸片检查）,并至少符合右侧一项 | • 新出现或进行性发展且持续存在的肺部浸润阴影;<br>• 实变;<br>• 空洞形成 |
| B. 至少符合右侧一项 | • 发热（体温>38℃）,且无其他明确原因;<br>• 外周血WBC>$12×10^9$/L或<$4×10^9$/L;<br>• 年龄≥70岁的老年人,没有其他明确原因而出现神智改变 |
| C. 至少符合右侧两项 | • 新出现的脓性痰,痰的性状发生变化,呼吸道分泌物增多或者需要吸痰次数增多;<br>• 新出现的咳嗽、呼吸困难或呼吸频率加快,或原有的咳嗽、呼吸困难或呼吸急促加重;<br>• 肺部啰音或支气管呼吸音;<br>• 气体交换情况恶化,氧需求量增加或需要机械通气支持 |

注:诊断条件为同时满足A、B、C三条。

呼吸道直接暴露于外界。

（2）插管后口腔清洁的困难，口咽部定植菌大量繁殖，含有大量定植菌的口腔分泌物在各种因素（气囊放气或压力不足、体位变动等）作用下通过气囊与气管壁之间的缝隙进入下呼吸道。

（3）气管插管的存在使得患者无法进行有效咳嗽，干扰了纤毛的清除功能，降低了气道保护能力，使得VAP发生风险明显增高。

（4）气管插管内外表面容易形成生物膜，各种原因（如吸痰等）导致形成的生物膜脱落并阻塞小气道，导致VAP。

（二）感染途径

（1）主要途径为内源性吸入，包括意识障碍、吞咽困难、呛咳乏力等导致口咽部分泌物的吸入，消化道功能紊乱导致后消化道定植细菌的反流误吸。

（2）外源性细菌的接触传播，如开放气道后医护人员的手、物品如呼吸机管路等。也包括侵入性的操作。

（3）血行播散。

（三）VAP的危险因素

神经危重症患者呼吸道感染危险因素较一般患者复杂，吞咽困难和卒中诱导的免疫抑制状态［如单核细胞表面人类白细胞抗原（human leukocyte antigen DR, HLA-DR）表达水平降低］是肺炎的独立高危因素。危险因素可分为患者神经系统疾病、基础健康状态和合并症、治疗干预措施相关因素三个方面。

（1）意识障碍、吞咽功能障碍、气道保护功能下降、合并肺部创伤、严重多发伤、麻醉手术时间长、术后延迟复苏及急性应激反应。

（2）高龄、糖尿病病史、合并免疫系统基础疾病等慢性病变。

（3）体位、机械通气时间和途径、呼吸道管理流程、营养支持情况、血糖管理、质子泵抑制剂、糖皮质激素使用、镇痛镇静、低温治疗等。

（四）卒中相关肺炎（SAP）

卒中诱导的免疫抑制和吞咽困难是SAP重要的独立危险因素，其他危险因素还包括年龄、吸烟、卒中严重程度、类型、部位、意识水平、吞咽障碍、喂养方式、抑酸剂应用、入住ICU、合并高血压、糖尿病、慢性呼吸道疾病史及心房颤动史等。

### 三、呼吸机相关肺炎（VAP）感染预防和控制计划中监测内容

$$呼吸机使用率（\%）=\frac{呼吸机总日数}{患者总住院日数}×100\%$$

$$VAP 发病率（\%）=\frac{呼吸机相关肺炎病例数}{使用呼吸机总日数}×100\%$$

$$干预效果（\%）=\frac{（干预前发病率-干预后发病率）}{干预前发病率}×100\%$$

$$床头抬高率（\%）=\frac{呼吸机患者床头抬高（\geqslant30°）的日数}{患者使用呼吸机总日数}×100\%$$

### 四、预防和控制措施

1. 有循证支持的预防措施

（1）应每天评估呼吸机及气管插管的必要性，尽早脱机或拔管。

（2）若无禁忌证应将患者头胸部抬高30°～45°，并应协助患者翻身拍背及震动排痰。

（3）应使用有消毒作用的口腔含漱液（如0.2%的洗必泰漱口液）进行口腔护理，每6～8小时一次。

（4）在进行与气道相关操作时应严格遵守无菌技术操作规程。

（5）宜选择经口而非经鼻气管插管。

（6）应保持气管切开部分的清洁、干燥。

（7）宜使用气囊上方带侧腔的气管插管，及时清除声门下分泌物。

（8）气囊放气或拔出气管插管前应确认气囊上方的分泌物已被清除。

（9）呼吸机管路湿化液应使用无菌水。

（10）呼吸机内外管路应做好清洁消毒。

（11）应每天评估镇静药使用的必要性，尽早停用。

2. 预防成人患者VAP的基本措施

（1）尽可能避免插管，条件允许时尽量使用无创正压通气（noninvasive positive pressure ventilation, NIPPV）。

1）宜：NIPPV使用于继发于慢性阻塞性肺疾病的急性高氧或低氧血症型呼吸衰竭患者以及心源性充血性心力衰竭的患者。

2）利：与有创通气相比，NIPPV能够降低VAP的风险，缩短机械通气时间，减少住院时间，降低死亡率。

3）慎：以下情况须谨慎使用，意识障碍、急性呼吸窘迫综合征（acute respiratory distress syndrome, ARDS）、严重低氧血症、严重酸中毒、使用NIPPV出现呼吸困难、采用NIPPV协助气体交换但没有快速起效。这些情况使用NIPPV会延误插管时机，增加伤害，甚至引起死亡。

（2）减少镇静，有创通气时尽可能不使用镇静剂。

1）尽量避免使用苯二氮䓬类镇静剂：对烦躁患者，优先使用其他药物或方法处理，如给予解释和安慰、镇痛剂、右美托咪定乃至抗精神病药等。

2）如无禁忌证，每日间断使用镇静剂（每日唤醒试验）。

3）如无禁忌证，每日评估是否具备拔管条件（自主呼吸试验）。与常规处理相比，接受每日自主呼吸试验的患者可能提前 1～2 天拔管。

4）在自主觉醒的状态下进行自主呼吸试验。患者处于最清醒的状态进行自主呼吸试验并进行拔管的成功率是最高的。

（3）维持和改善身体状况：进行早期的训练和活动。

在神经重症监护病房（neuro intensive care unit，NICU）采用渐进式直立活动方案（progressive upright mobility protocol，PUMP），确实减少了 VAP 和 HAI 的发生，缩短了住院天数，并未增加跌倒和导管脱落的发生率。

（4）减少气管内导管气囊上方分泌物的聚集：对于插管时间可能超过 48 或 72 小时的患者提供具有声门下分泌物引流装置的气管导管。在医院对急诊插管或术前插管并预计会延迟脱机的患者使用此类气管导管是合理的。但即将拔管的患者不建议放置具有声门下分泌物吸引气囊的气管插管。

（5）床头抬高 30°～45°：尽管需要更多的证据支持，考虑到床头抬高这项措施的简单易行、低风险、低成本及所具有的潜在效用，笔者仍将它归为一项基本建议。

（6）维护呼吸管路：仅在出现肉眼可见污渍或出现故障时更换呼吸机管路，管路的清洗消毒应遵循规范。

3. 特殊措施

（1）选择性口咽去污染（selective oropharyngeal decontamination，SOD）以减少上消化道微生物负荷：利用局部、口服或肠外抗生素进行 SOD 可能降低 VAP 和病死率。但这可能产生耐药的风险，特别对耐药菌高发的地区，应权衡利弊，慎重使用。

（2）用洗必泰进行口腔护理，但亦有证据表明用无菌水冲洗口腔可能更安全。

（3）预防性使用益生菌（probiotic）。

（4）超薄聚氨酯气管导管套囊：该气囊更加均匀地封闭在气管壁，因此可使在气囊周围渗出和进入肺部的分泌物减少。

（5）常规检查并调整气管导管的气囊压力。

（6）气管吸痰前滴注生理盐水。

（7）刷牙。

4. 以下针对 VAP 的研究结论来自针对普通 ICU 患者的研究，仅供参考

（1）胃的残余量测定：对 VAP 发生率无显著影响，但研究发现达到 100% 目标热量的肠内营养会导致 VAP 增加。

（2）胃肠内营养可能导致误吸，增加 VAP，但研究未发现早期胃肠内营养和 VAP 有关，反而可以降低 28 日的死亡率。

（3）使用质子泵抑制剂预防应激性溃疡对 VAP 没有显著影响。

（4）对于高危患者（比如昏迷的神经危重症患者）或是有细菌定植的支气管炎患者采用全身或是吸入性抗生素是否可以获益仍无定论，有研究发现对于这类高危患者气管插管后早期使用抗生素可以降低 VAP 发生率，但对于预后无影响。

（5）研究未发现他汀类药物对于 VAP 有预防作用。

（6）密闭式吸痰对于 VAP 预防有意义，但需要更严谨的随机对照试验（randomized controlled trial，RCT）验证。

（7）气管导管套囊对于 VAP 预防意义缺乏可靠的 RCT 研究结果支持。

（8）学界普遍认为早期气管切开可以减少误吸，但统计学校正后的 RCT 研究结果并未发现差异。

5. 卒中相关肺炎（SAP）的预防措施　积极治疗原发病，加强口腔护理及综合管理，可以减少或预防肺部感染的发生。

（1）积极治疗原发病。

（2）半卧位。

（3）吞咽功能评估训练。

（4）气道管理：化痰及痰液引流。

（5）口腔管理：加强口腔护理及综合管理。

（6）喂养管理：存在幽门梗阻、胃瘫、食管反流或者误吸高风险的患者，采用幽门后置管喂养的方式可以减少肺炎的发生。

6. 困境　指南推荐主要是依据循证研究，但遗憾的是目前感染预防和控制措施研究匮乏，缺乏可信的随机对照试验（RCT）的明确研究结果支持，所以推荐等级不高，这包括普遍采用的：床头抬高 ≥30°，洗必泰漱口，气管导管气囊的类型和维持压力，应激性胃溃疡的预防和益生菌使用等。尽管如此，也有针对神经危重症患者的研究提示有效，我们还是建议采用这些措施，但仍要严密监测和推进相关的临床研究。

# 第四节　中央导管相关血流感染

## 一、定义、诊断标准

### （一）定义

1. 中央导管　末端位于或接近心脏或下列大血管之一的，发挥输液、输血、采血、血流动力学监测等作用的血管内导管。这些大血管包括：主动脉、肺动脉、上腔静脉、下腔静脉、头臂静脉、颈内静脉、锁骨下静脉、髂外静脉和股静脉等。

2. 中央导管相关血流感染（central line associated-blood stream infection，CLABSI）　患者在留置中央导管期间或拔除中央导管48小时内发生的原发性且与其他部位存在的感染无关的血流感染。

### （二）诊断标准

中央导管相关血流感染（CLABSI）的诊断标准见表8-50-3。

表8-50-3　CLABSI的诊断标准

| 诊断方法 | | 诊　断　条　件 | 条件满足情况 |
|---|---|---|---|
| 疑似诊断标准 | | • 患者出现下列症状之一：发热（>38℃）、寒战、低血压、少尿；<br>• 未做血培养或血培养阴性；<br>• 医生使用抗生素治疗相关感染症状 | 三者均满足 |
| 实验室诊断 | 诊断标准1 | 1次抽血中的1个或多个血培养检出确认的病原菌，且与其他部位的感染无关。如：金黄色葡萄球菌、肠球菌属、大肠埃希菌、假单胞菌属、克雷伯菌属、假丝酵母菌属、不动杆菌等 | — |
| | 诊断标准2 | • 患者至少出现以下症状之一：发热（>38℃）、寒战、低血压；<br>• 实验室阳性结果与身体其他部位的感染无关；<br>• 不同时刻采集的血标本中2个或多个血培养*检出常见共生菌（如白喉杆菌、杆菌属、丙酸菌属、凝固酶阴性葡萄球菌、链球菌、气球菌、微球菌等）；<br>• 以上所有要素出现的时间不超过一个日历日 | 四者均满足 |

注："不同时刻采集的血标本中2个或多个血培养"指在2日内至少分别抽取2次血标本，如分别在星期一和星期二抽血，但若是在星期一和星期四抽血，就超过2日，不符合诊断标准。并且每次血培养中至少有1瓶培养出相同的皮肤常见共生菌。

## 二、中央导管相关血流感染（CLABSI）独立危险因素

（1）置入导管前曾长期住院。

（2）长时间放置导管。

（3）置入点被大量微生物定植。

（4）导管转接头被大量微生物定植。

（5）颈内静脉置管。

（6）成人股动脉置管。

（7）中性粒细胞减少症。

（8）ICU护士人数不足。

（9）全胃肠外营养。

（10）不合格的导管护理。

## 三、中央导管相关血流感染（CLABSI）监测内容

### （一）CLABSI发病率监测

1. 带管入NICU后插管　每天记录插管/带管的患者信息填写到相关记录，如《ICU-CRBSI患者目标监测日常记录表》中。

2. 拔管　拔管后48小时，若有感染症状或怀疑感染则完善"实验室证据"。填写感染登记表。

3. 导管日计算方法　中心导管拔除后，如果患者在24小时后置管，导管日数应重新开始。相反，若新的导管在24小时内置入，则导管日数继续。

$$中心导管使用率 = \frac{中心导管使用日数}{患者总住院日数} \times 100\%$$

$$中心导管相关血流感染发病率 = \frac{中心导管插管患者中血流感染人数}{患者中心静脉插管总日数} \times 100\%$$

（二）CLABSI预防措施依从率监测

（1）分母：实际观察到的进行中心导管插管的患者人数。

（2）分子：记录实际观察到所有基于循证证据的预防措施的依从性，如最大无菌屏障、置管理由、皮肤消毒、手卫生、导管类型、导管留置部位和每日拔管评估。

$$干预措施依从率 = \frac{插管患者中某项目的依从人数}{中心导管插管的患者人数} \times 100\%$$

### 四、CLABSI预防和控制计划

（一）预防措施

（1）应严格掌握中央导管留置指征，每日评估留置导管的必要性，尽早拔除导管。

（2）操作时应严格遵守无菌技术操作规程，采取最大无菌屏障。

（3）宜使用有效氯含量≥2 g/L氯己定（又名洗必泰）及乙醇（70%体积分数）溶液局部擦拭2～3遍进行皮肤消毒，作用时间遵循产品的使用说明。

（4）应根据患者病情尽可能使用腔数较少的导管，置管部位不宜选择股静脉。

（5）应保持穿刺点干燥，密切观察穿刺部位有无感染征象。

（6）如无感染征象时，不宜常规更换导管，不宜定期对穿刺点涂抹送微生物检测。

（7）当怀疑中央导管相关性血流感染时，如无禁忌，应立即拔管，导管尖端送微生物检测，同时送静脉血进行微生物检测。

（二）血培养的规范化操作

1. 血标本的采集指征和时机

（1）采血指征：出现以下任意一种体征：① 发热（体温≥38℃）或低温（≤36℃）；② 寒战；③ 白细胞计数 > $10.0 \times 10^9$/L；④ 皮肤黏膜出血、昏迷、多器官衰竭；⑤ 血压降低；⑥ C反应蛋白升高及呼吸加快；⑦ 血液病患者出现粒细胞减少；⑧ 血小板减少。

（2）采血时机和采血次数：尽量在使用抗菌药物之前进行采血，24小时内最好采集2～3次血样做血培养，每次2瓶（需氧和厌氧）；入院前两周接受抗菌药物治疗的患者，应连续3天，每天采集2份血样做血培养，可选择能中和或吸附抗菌药物的培养基。

2. 采血方法

（1）采血者首先进行手卫生，接着用75%酒精消毒培养瓶的橡胶塞，待干60秒，用络合碘消毒皮肤，消毒直径至少为5 cm，待干60秒后进行穿刺。皮肤消毒后不应再进行血管部位的触诊。

（2）两个部位采血时间接近（≤5分钟）。

（3）每瓶采血10 mL，尽量保证两套血培养，总采血量达40 mL，提高阳性率。

（4）采血后应立即送检，不能送检的应放置室温或35～37℃温箱中，切勿冷藏。

## 第五节　导尿管相关尿路感染

### 一、定义、诊断标准

（一）定义

导尿管相关尿路感染（catheter associated urinary tract infections, CAUTI）主要是指患者留置导尿管后，或者拔除导尿管48小时内发生的泌尿系统感染。

（二）诊断标准

1. 患者留置导尿管，或尿管拔除不超过48小时，被诊断为泌尿道感染或无症状菌尿，即为导尿管相关尿路感染（CAUTI）

2. 有症状的泌尿道感染（symptomatic urinary tract infections, SUTI）

（1）尿管保持留置状态：患者留置导尿 > 2天，留置尿管当天为第一天，导管保持留置状态时，以下标准要素同时首次出现：① 患者至少有以下1项症状或体征，发热（ > 38℃）、耻骨上压痛、肋脊角疼痛或压痛*；② 1次阳性尿培养菌落数≥$10^5$ CFU/mL且微生物种类不多于两种。

（2）已拔除尿管：患者留置导尿 > 2天、同时首次出现以下标准要素之日或前一日已拔除尿管：① 患者至少有以下1项症状或体征,发热(> 38℃)、尿急、尿频、排尿困难、耻骨上压痛、肋脊角疼痛或压痛*;② 1次阳性尿培养菌落数 ≥ $10^5$ CFU/mL 且微生物种类不多于两种。

(3)尿管保持留置状态:患者留置导尿 > 2天,留置尿管当天为第一天,导管保持留置状态时以下标准要素同时首次出现:① 患者至少有以下1项症状或体征,发热(> 38℃)、耻骨上压痛、肋脊角疼痛或压痛*;② 至少具备以下一项结果:白细胞酯酶和(或)亚硝酸盐阳性,脓尿(非离心尿标本 WBC ≥ 10/mm³ 或离心尿标本 WBC > 5/HP),非离心尿革兰染色可见微生物;③ 1次阳性尿培养菌落数 ≥ $10^3$ 且 < $10^5$ CFU/mL 且微生物种类不多于两种。

(4)已拔除尿管:患者留置导尿 > 2天、同时首次出现以下标准要素之日或前一日已拔除尿管:① 患者至少有以下1项症状或体征:发热(> 38℃)、尿急、尿频、排尿困难;耻骨上压痛、肋脊角疼痛或压痛*;② 至少具备以下一项结果:白细胞酯酶和(或)亚硝酸盐阳性,脓尿(非离心尿标本 WBC ≥ 10/mm³ 或离心尿标本 WBC > 5/HP),非离心尿革兰染色可见微生物;③ 1次阳性尿培养菌落数 ≥ $10^3$ 且 < $10^5$ CFU/mL 且微生物种类不多于两种。

3. 无症状菌尿(asymptomatic bacteremic UTI,AB-UTI) 患者留置导尿 > 2天,未出现临床症状或体征*,1次阳性尿培养菌落数 ≥ $10^5$ CFU/mL 且微生物种类不多于两种,并且阳性血培养至少有1次与尿培养泌尿系致病微生物**相匹配;或者,当匹配的泌尿系病原微生物为皮肤常见共生菌时,至少有两次来自不同部位的血培养结果匹配。

4. 注意 尿培养必须用正确方法收集标本,如清洁中段尿或导尿。导管尿采样需注意:酒精消毒导尿管接头处两遍,用无菌注射器抽取导尿10 mL。采集后立即送检。若不得不延迟,标本应保存于4℃。

(1)导尿管导管尖头不应送培养,不能用于泌尿道感染的诊断指标。

(2)非导尿或穿刺尿液标本细菌培养结果为两种或两种以上细菌,需考虑污染可能,建议重新留取标本送检。

(3)尿液标本应及时接种。若尿液标本在室温

下放置超过2小时,即使其接种培养结果细菌菌落数 ≥ $10^5$ CFU/mL,亦不作为诊断依据,应重新留取标本。

## 二、导尿管相关尿路感染(CAUTL)危险因素

(1)尿管的留置时间是感染发生最重要的危险因素。减少不必要的导尿和最大程度缩短导尿管留置时间是预防CAUTI的主要策略。

(2)其他危险因素包括女性、老年和未维持封闭式引流。

## 三、导尿管相关尿路感染(CAUTL)监测内容

$$尿管插管使用率(\%) = \frac{尿管插管日数}{患者总住院日数} \times 100\%$$

$$导尿管相关尿路感染发病率(\%) = \frac{尿道插管患者中泌尿道感染人数}{患者尿道插管总日数} \times 100\%$$

## 四、导尿管相关尿路感染(CAUTL)预防和控制措施

(1)应严格掌握留置导尿指征,每日评估留置导尿管的必要性,尽早拔除导尿管。可考虑采用膀胱间歇导尿或安全套式导管作为替代。

(2)操作时应严格遵守无菌操作规程,注意手卫生。

(3)应保持尿液引流系统的密闭性,不应常规进行膀胱冲洗。

(4)应做好导尿管的日常维护,防止滑脱,保持尿道口及会阴部清洁。

(5)应保持集尿袋低于膀胱水平,防止反流(注意集尿袋不能放在地上)。

(6)不常规更换导尿管和集尿袋,有临床指征时才更换,特殊类型导尿管按说明书更换。

(7)有条件的单位可行床边超声评估膀胱是否需要留置导尿管。

(8)采集尿标本做微生物检测时应在导尿管侧面以无菌操作方法针刺抽取尿液,其他目的采集尿标本时应从集尿袋开口采集。

---

\* 未出现临床症状或体征:无发热(> 38℃)、尿急、尿频、排尿困难、耻骨上压痛、肋脊角疼痛或压痛。
\*\* 泌尿系病原微生物:革兰阴性杆菌,葡萄球菌,酵母菌,溶血性链球菌,肠球菌,阴道加德纳菌,脲气球菌,棒状杆菌(脲酶阳性)、棒状杆菌(脲酶阳性)可非特指棒状杆菌,也可特指解脲棒杆菌。

# 第六节　多重耐药菌的管控

在神经外科重症监护病房（NSICU）出现耐药菌，势必存在感染扩散的危险，感染预防和控制的重点不是采用抗生素治疗感染耐药菌的患者，而是积极监测、快速识别、接触隔离、去定植等措施。

## 一、定义、种类

### （一）定义

（1）多重耐药菌（multiple drug resistant organism，MDRO）：指对三类或三类以上结构不同（作用机制不同）抗菌药物同时耐药的细菌。

（2）广泛耐药菌（extensive drug resistant organism，EDRO）：指细菌对常用抗菌药物几乎全部耐药，革兰阴性杆菌仅对黏菌素和替加环素敏感，革兰阳性球菌仅对糖肽类和利奈唑胺敏感。

（3）全耐药菌（pan-drug resistant organism，PDRO）：指对目前所做的所有体外药敏试验药物全部耐药的细菌。

### （二）开展监测的多重耐药菌（MDRO）种类

（1）MRSA：耐甲氧西林金黄色葡萄球菌。

（2）CRE：耐碳青霉烯类肠杆菌（carbapenem-resistant enterobacteriaceae，CRE），大肠埃希菌或肺炎克雷伯菌。

（3）CR-AB：耐碳青霉烯类鲍曼不动杆菌（carbapenem-resistant acinetobacter Baumannii，CR-AB）。

（4）MDR-PA：多重耐药的铜绿假单胞菌（multiple-drug resistant Pseudomonas aeruginosa，MDR-PA）。

（5）VRE：耐万古霉素肠球菌。

## 二、多重耐药菌（MDRO）的传播方式和危险因素

### 1. 传播途径和方式

（1）接触（包括媒介）传播是MDRO医院内传播的最重要途径。

（2）咳嗽能使呼吸道的MDRO通过飞沫传播。

（3）空调出风口被MDRO污染时可发生空气传播。

（4）其他产生飞沫或气溶胶的操作也可导致MDRO传播风险增加。

### 2. 多重耐药菌（MDRO）感染的危险因素

（1）高龄。

（2）免疫功能低下。

（3）接受中心静脉置管、机械通气、留置导尿管等各种侵入性操作。

（4）近期（90天内）接受3种及以上抗菌药物治疗。

（5）既往多次或长期住院。

（6）既往有MDRO定植或感染史。

## 三、多重耐药菌（MDRO）的监测

（1）日常监测：包括临床标本和环境MDRO监测。

（2）主动筛查：通过对无感染症状患者的标本（如鼻拭子、咽拭子、肛拭子等）检测，发现定植者。

（3）暴发监测：指重点关注短时间内一定区域患者分离的同种同源MDRO及其感染情况。

不建议常规开展环境MDRO监测，仅当有流行病学证据提示MDRO的传播可能与医疗环境污染相关时进行监测。

## 四、多重耐药菌（MDRO）防控措施

### （一）手卫生

手卫生能有效切断接触传播，并降低患者医院感染发病率。

### （二）接触隔离

（1）细菌室发布MDRO检验报告，标注：此为多重耐药菌，请做好隔离防护。

（2）管床医生接到报告后，立即开具"接触隔离"医嘱，合理应用抗菌药。

（3）护士在床头悬挂"您洗手了吗"隔离标识，腕带蓝色线标识。

（4）患者的床尾悬挂免洗手消毒液。

（5）保洁工人应每天使用500 mg/L含氯消毒剂擦拭床位环境2次。

### （三）接触隔离措施

#### 1. MDRO感染/定植患者安置

（1）尽量单间安置，无单间时，可将相同MDRO感染/定植患者安置在同一病房。

（2）不应将MDRO感染/定植患者与留置各种导

管、有开放伤口或免疫功能低下的患者安置在同一病房。

2. MDRO 感染/定植患者的诊疗操作

（1）医务人员对患者实施诊疗护理操作时应采取标准预防，进出隔离房间、接触患者前后应执行手卫生。

（2）开放性气道患者，进行吸痰等操作时，应佩戴手套、帽子和口罩，并穿戴隔离衣。对于密闭式吸痰可省去隔离衣。操作结束后应进行手卫生。

（3）接触集尿袋可戴手套。脱去手套后应进行手卫生。

（4）接触患者的伤口、溃烂面、黏膜、血液、体液、引流液、分泌物时，应当戴手套，必要时穿隔离衣。完成诊疗操作后，要及时脱去手套和隔离衣，并进行手卫生。

（5）医务人员对患者实施诊疗护理操作时，将多重耐药菌感染或定植患者安排在最后进行。

3. MDRO 感染/定植患者环境和设备的处置

（1）患者使用的低度危险医疗器械尽量专用，并及时消毒处理。

（2）轮椅、车床、担架、床旁心电图机等不能专人专用的医疗器械、器具及物品，须在每次使用后擦拭消毒。

（3）加强患者诊疗环境的清洁、消毒工作，尤其是高频接触的物体表面。

（4）环境表面检出 MDRO 时，应增加清洁和消毒频率。

（5）多重耐药菌患者产生的医疗废物不需要特殊处理，和其他感染性废物一样放入黄色垃圾袋。

（6）多重耐药菌患者使用的床单、枕套、病员服等不需要特殊处理，但有血液、体液污染的需要黄色垃圾袋独立包装清洗消毒。

4. MDRO 感染/定植患者出院或转科

（1）患者出院或转往其他科室后，应执行终末消毒。

（2）患者转科时，应通知接收科室做好防护。

MDRO 感染患者、定植者的隔离期限尚不确定，原则上应隔离至 MDRO 感染临床症状好转或治愈，如为耐万古霉素金黄色葡萄球菌感染，还需连续 2 次培养阴性。

## 五、多重耐药菌（MDRO）暴发感染控制

（一）定义

对于 MDRO 导致的医院感染，医疗机构或其科室的患者中，短时间内分离到 3 株以上的同种 MDRO，且药敏试验结果完全相同，可认为是疑似 MDRO 感染暴发，3 名及以上患者分离的 MDRO 经分子生物学检测基因型相同，可认为暴发。

（二）暴发的处置

（1）患者：主动筛查住院患者，防范 MDRO 医院内传播。

（2）医务人员：手卫生，穿戴隔离衣、手套和面罩等措施。

（3）环境：终末清洁、消毒，使用专用设备等。

（4）神经外科重症监护病房（NSICU）：建议将相同 MDRO 感染/定植患者安置在一个相对独立的空间，与其他患者分开，护理人员也应独立轮班，实施分组护理。

（5）当常规措施难以控制时，可考虑暂时关闭病房（区），对仪器、设备彻底消毒，同时对环境进行清洁消毒。

## 六、抗菌药物的合理应用

见相关章节。

## 七、指南规范和进展

国内外高度重视多重耐药菌的管控，出现了很多的指南和规范，包括：

（1）2015 年，欧洲危重病医学会（European society of intensive care medicine，ESICM）建议：ICU 中鲍曼不动杆菌感染的预防和管理。

（2）2017 年，世界卫生组织（World Health Organization，WHO）指南：医疗卫生机构中耐碳青霉烯类肠杆菌、鲍曼不动杆菌和铜绿假单胞菌的预防和控制。

（3）2018 年，新西兰卫生保健指南：产碳青霉烯酶肠杆菌感染的预防控制和管理。

（4）2019 年，欧洲临床微生物与感染性疾病学会（European society of clinical microbiology and infectious diseases，ESCMID）联合欧洲感染控制委员会（European Union Certificate for infection control，EUCIC）临床指南：耐多药革兰阴性菌携带者去定植化。

（5）2015 年，英国：多药耐药革兰阴性菌防控建议。

（6）2014 年，美国医疗保健流行病学学会（society for healthcare epidemiology of America，SHEA）联合美国感染病学会（infectious diseases society of America，IDSA）建议：急重症医疗机构耐甲氧西林金黄色葡萄球菌感染和传播的预防策略。

（7）2012 年，美国疾病控制与预防中心（CDC）发布：耐碳青霉烯类肠杆菌管理指南。

# 第七节 小结和展望

神经外科危重症患者感染发生率高,除了神经系统损害导致意识昏迷、吞咽/呛咳能力受损、呼吸道自我廓清能力差,导致误吸诱发下呼吸道及肺部感染,患者免疫力低下的状态也不容忽视。例如,卒中诱导免疫抑制状态和儿茶酚胺-交感神经过度兴奋有关,有研究采用β肾上腺受体阻滞剂改善颅脑损伤后的免疫抑制状态,发现该措施仅减少了部分导尿管相关尿路感染的发生,但未发现对于总体感染和肺部感染有作用。此外,2020年初爆发的新型冠状病毒(COVID-19)肺炎疫情对院感防控构成了新的挑战,目前依据武汉同道的抗疫经验已总结了神经危重症患者的相关防控流程。

随着移动CT在神经外科重症监护病房(NSICU)的使用,减少因为外出检查诱发的呼吸机相关肺炎(VAP)和导管相关尿路感染(CAUTI)。

目前的循证医学和指南等均不支持预防性使用抗生素,但对于感染高危患者,如果感染可能导致灾难性后果。因此,改良抗生素的预防性使用方案可能有益,但筛选这部分可能获益的神经危重症患者亚群尚无公认方案。以卒中相关性肺炎为例,可尝试通过AIS-APS和ICH-APS预测模型评分,筛选出高风险和极高风险的卒中患者并强化感染的防控措施。

信息化建设是未来的趋势,提倡将感染预防和控制计划中的感染预防措施、监控等植入电子信息化建设系统中,自动获取数据实时监控,基于模块化病历数据和实验室及影像学诊断结果,甚至包括多参数智能重症监护仪数据,根据危险因素筛选出危重症患者,提醒医护人员进行必要的检测,指导危重症患者的诊断和治疗,进一步自动跟踪随访和收集资料。比如:WHO开发的微生物监测和分析数据的自动软件,以及检验危急值自动报告系统都是这一发展的早期模式。通过更新信息化系统,自动采集数据,采用统计学上多元建模等方法,建立危险因素评分模型用于预测感染或死亡风险。未来的发展方向是基于大数据的人工智能机器学习(machine learning algorithms),通过神经网络等算法进行深度学习,其优势之一是数据不完整时仍可以得到高质量的预测结果,同时不断自我优化,有望不断优化感染早期预警。

神经危重症患者感染是可以预防的,一方面需要新理念、新技术和新设备,另一方面落实现有共识指南的具体实施和质量控制,更侧重于结构化的解决方案,如核查表(checklist)、质量控制,包括第三方的监督。尽管很多RCT研究没有得到阳性结果,但也不能以此完全否定这些诊疗策略。2018年,俄罗斯学者报道了2 038例神经危重症患者实施感染预防和控制(IPC)计划6年的结果,IPC计划显著降低与医疗相关的感染(HAI)和抗生素耐药菌的发生率。从2010年开始在神经重症监护病房(NICU)实施了IPC计划,主要包括手卫生、监测、接触预防措施、患者隔离和环境清洁等措施,IPC实施后洗手的依从性从27%升到81%。结果显示:呼吸系统HAI累积发病率从36.1%下降到24.5%,尿路HAI发病率从29.1%下降到21.3%,医疗相关脑室炎和脑膜炎(HAVM)发病率从16%下降到7.8%,脑室外引流(EVD)感染发病率从22.2/1 000导管日下降到13.5/1 000导管日。对碳青霉烯类抗生素耐药的肺炎克雷伯菌和鲍曼不动杆菌的比例分别下降了6.2%和4%,ICU获得性肠功能紊乱从2011年的54.9%下降到2016年的23.9%。以上数据有力支持在医疗资源有限的情况下,合理的规范措施实施,在一定程度上可以有效预防和控制住院患者感染发生率。中国现阶段神经外科重症监护病房(NSICU)一般隶属于神经外科,主要问题包括建设晚、资源有限、硬件配置不足,很难完全满足感染预防和控制要求。比如,防控HAI的理想条件为护士人数与床位数之比为(2~3):1以上,每病床使用面积不少于9.5 m²,建议15~18 m²,床间距应在2.5 m,至少有1个单人隔间(每床使用面积建议为18~25 m²),用于耐药菌感染时的隔离。

重点如下。

(1)神经危重症患者感染预防设有专人负责,并开展多学科讨论。

(2)培训教育、感染防控的集束化措施(bundle)、严密监控。

(3)新理念、新技术、新设备的应用,软硬件的综合提升。

(李 阳 李一辰 王 嵘)

# 参考文献

［1］ 卒中相关性肺炎诊治中国专家共识组.卒中相关性肺炎诊治中国专家共识［J］.中华内科杂志,2010,49(12):1075-1078.

［2］ 国家卫生计生委脑卒中防治工程委员会,中国医师协会神经内科医师分会,等.神经重症监护病房防控新型冠状病毒感染专家共识(第一版)［J］.内科急危重症杂志,2020,26(3):177-183.

［3］ 医院感染预防与控制评价规范WS/T592—2018［J］.中国感染控制杂志,2018,17(8):746-752.

［4］ 中国研究型医院学会神经再生与修复专业委员会神经重症护理与康复学组、心脏重症脑保护学组,等.新型冠状病毒肺炎疫情期间神经外科病区防控专家共识［J］.解放军医学杂志,2020,45(4):360-364.

［5］ 中华医学会神经病学分会神经重症协作组.神经重症监护病房建设中国专家共识［J］.中华神经科杂志,2014,47(4):269-273.

［6］ 中华医学会神经外科学分会,中国神经外科重症管理协作组.中国神经外科重症患者感染诊治专家共识(2017)［J］.中华医学杂志,2017,97(21):1607-1613.

［7］ 中华医学会神经外科学分会.神经外科重症管理专家共识(2013版)［J］.中国脑血管病杂志,2013,10(8):436-448.

［8］ 中华医学会外科学分会外科感染与重症医学学组,中国医师协会外科医师分会肠瘘外科医师专业委员会.中国手术部位感染预防指南［J］.中华胃肠外科杂志,2019,22(4):301-314.

［9］ 重症监护病房医院感染预防与控制规范WS/T 509—2016［J］.中国感染控制杂志,2017,16(2):191-194.

［10］ BUSL K M. Healthcare-associated infections in the neurocritical care unit[J]. Curr Neurol Neurosci Rep, 2019, 19(10): 76.

［11］ BUSL K M. Nosocomial Infections in the Neurointensive Care Unit[J]. Neurosurg Clin N Am, 2018, 29(2): 299-314.

［12］ CALFEE D P, SALGADO C D, MILSTONE A M, et al. Strategies to prevent methicillin-resistant Staphylococcus aureus transmission and infection in acute care hospitals: 2014 update[J]. Infect Control Hosp Epidemiol, 2014, 35(7): 772-796.

［13］ Centers for Disease Control and Prevention (CDC). Guidance for control of infections with carbapenem-resistant or carbapenemase-producing Enterobacteriaceae in acute care facilities[J]. MMWR Morb Mortal Wkly Rep, 2009, 58(10): 256-260.

［14］ COMMITTEE WGABTGR. Guidelines for the prevention and control of carbapenem-resistant enterobacteriaceae, acinetobacter baumannii and pseudomonas aeruginosa in health care facilities[M]. Geneva: World Health Organization, 2017.

［15］ DESAUTELS T, CALVERT J, HOFFMAN J, et al. Prediction of sepsis in the intensive care unit with minimal electronic health record data: a machine learning approach[J]. JMIR Med Inform, 2016, 4(3): e28.

［16］ DIRNAGL U, KLEHMET J, BRAUN J S, et al. Stroke-induced immunodepression: experimental evidence and clinical relevance[J]. Stroke, 2007, 38(Suppl 2): 770-773.

［17］ ERSHOVA K, SAVIN I, KURDYUMOVA N, et al. Implementing an infection control and prevention program decreases the incidence of healthcare-associated infections and antibiotic resistance in a Russian neuro-ICU[J]. Antimicrob Resist Infect Control, 2018, 7: 94.

［18］ FLINT A C, TOOSSI S, CHAN S L, et al. A simple infection control protocol durably reduces external ventricular drain infections to near-zero levels[J]. World Neurosurg, 2017, 99: 518-523.

［19］ FRIED H I, NATHAN B R, ROWE A S, et al. The insertion and management of external ventricular drains: an evidence-based consensus statement: a statement for healthcare professionals from the neurocritical care society[J]. Neurocrit Care, 2016, 24(1): 61-81.

［20］ GARNACHO-MONTERO J, DIMOPOULOS G, POULAKOU G, et al. Task force on management and prevention of Acinetobacter baumannii infections in the ICU[J]. Intensive Care Med, 2015, 41(12): 2057-2075.

［21］ HAEUSLER K G, SCHMIDT W U, FÖHRING F, et al. Cellular immunodepression preceding infectious complications after acute ischemic stroke in humans[J]. Cerebrovasc Dis, 2008, 25(1-2): 50-58.

［22］ HALPERIN J J, MORAN S, PRASEK D, et al. Reducing hospital-acquired infections among the neurologically critically ill[J]. Neurocrit Care, 2016, 25(2): 170-177.

［23］ HOFFMANN S, HARMS H, ULM L, et al. Stroke-induced immunodepression and dysphagia independently predict stroke-associated pneumonia — The PREDICT study[J]. J Cereb Blood Flow Metab, 2017, 37(12): 3671-3682.

［24］ HOOTON T M, BRADLEY S F, CARDENAS D D, et al. Diagnosis, prevention, and treatment of catheter-associated urinary tract infection in adults: 2009 international clinical practice guidelines from the Infectious Diseases Society of America[J]. Clin Infect Dis, 2010, 50(5): 625-663.

［25］ KLOMPAS M. Prevention of intensive care unit-acquired pneumonia[J]. Semin Respir Crit Care Med, 2019, 40(4): 548-557.

［26］ LE C, GUPPY K H, AXELROD Y V, et al. Lower complication rates for cranioplasty with peri-operative bundle[J]. Clin Neurol Neurosurg, 2014, 120: 41-44.

［27］ LEWIS A, CZEISLER B M, LORD A S, et al. Prolonged prophylactic antibiotics with neurosurgical drains and devices: Are we using them? Do we need them?[J]. Am J Infect Control, 2016, 44(12): 1757-1758.

［28］ LIANG C C, HUANG T J, YANG S H, et al. Prevention of catheter-associated urinary tract infection in neurological post-operation patients: a best practice implementation project[J]. JBI Database System Rev Implement Rep, 2019, 17(6): 1256-1267.

［29］ LING M L, APISARNTHANARAK A, JAGGI N, et al. APSIC guide for prevention of central line associated bloodstream infections (CLABSI)[J]. Antimicrob Resist Infect Control, 2016, 5: 16.

［30］ LORD A S, NICHOLSON J, LEWIS A, et al. Infection prevention in the neurointensive care unit: a systematic review[J]. Neurocrit Care, 2019, 31(1): 196-210.

［31］ MAERTENS B, BLOT K, BLOT S, et al. Prevention of ventilator-associated and early postoperative pneumonia through tapered endotracheal tube cuffs: a systematic review and meta-analysis of randomized controlled trials[J]. Crit Care Med, 2018, 46(2): 316-323.

［32］ MAIER I L, BECKER J C, LEYHE J R, et al. Influence of beta-blocker therapy on the risk of infections and death in patients at high risk for stroke induced immunodepression[J]. PLoS One, 2018, 13(4): e0196174.

［33］ MAKRIS D, LUNA C, NSEIR S, et al. Ten ineffective interventions to prevent ventilator-associated pneumonia[J]. Intensive Care Med, 2018, 44(1): 83-86.

［34］ MALLELA A N, ABDULLAH K G, BRANDON C, et al. Topical

vancomycin reduces surgical-site infections after craniotomy: a prospective, controlled study[J]. Neurosurgery, 2018, 83(4): 761−767.

[35] MARSCHALL J, MERMEL L A, FAKIH M, et al. Strategies to prevent central line-associated bloodstream infections in acute care hospitals: 2014 update[J]. Infect Control Hosp Epidemiol, 2014, 35(7): 753−771.

[36] O'GRADY N P, ALEXANDER M, BURNS L A, et al. Summary of recommendations: guidelines for the prevention of intravascular catheter-related infections[J]. Clin Infect Dis, 2011, 52(9): 1087−1099.

[37] O'HARA L M, THOM K A, PREAS M A, et al. Update to the centers for disease control and prevention and the Healthcare Infection Control Practices Advisory Committee guideline for the prevention of surgical site infection (2017): A summary, review, and strategies for implementation[J]. Am J Infect Control, 2018, 46(6): 602−609.

[38] RIDGWAY J P, SUN X, TABAK Y P, et al. Performance characteristics and associated outcomes for an automated surveillance tool for bloodstream infection[J]. Am J Infect Control, 2016, 44(5): 567−571.

[39] RIVERA-LARA L, ZIAI W, NYQUIST P, et al. Management of infections associated with neurocritical care[J]. Handb Clin Neurol, 2017, 140: 365−378.

[40] ROGERS S O, Jr. Surgical perspective: centers for disease control and prevention guideline for the prevention of surgical site infection 2017[J]. Surg Infect (Larchmt), 2017, 18(4): 383−384.

[41] SHEPPARD J P, ONG V, LAGMAN C, et al. Systemic antimicrobial prophylaxis and antimicrobial-coated external ventricular drain catheters for preventing ventriculostomy-related infections: a meta-analysis of 5242 cases[J]. Neurosurgery, 2020, 86(1): 19−29.

[42] SHIFRIN M, KURDUMOVA N, DANILOV G, et al. Electronic patient records system as a monitoring tool[J]. Stud Health Technol Inform, 2015, 210: 236−238.

[43] SIMON D W, MCGEACHY M J, BAYIR H, et al. The far-reaching scope of neuroinflammation after traumatic brain injury[J]. Nat Rev Neurol, 2017, 13(9): 572.

[44] SMITH C J, KISHORE A K, VAIL A, et al. Diagnosis of stroke-associated pneumonia: recommendations from the pneumonia in Stroke Consensus Group[J]. Stroke, 2015, 46(8): 2335−2340.

[45] SONABEND A M, KORENFELD Y, CRISMAN C, et al. Prevention of ventriculostomy-related infections with prophylactic antibiotics and antibiotic-coated external ventricular drains: a systematic review[J]. Neurosurgery, 2011, 68(4): 996−1005.

[46] SPATENKOVA V, BRADAC O, FACKOVA D, et al. Low incidence of multidrug-resistant bacteria and nosocomial infection due to a preventive multimodal nosocomial infection control: a 10-year single centre prospective cohort study in neurocritical care[J]. BMC Neurol, 2018, 18(1): 23.

[47] TACCONELLI E, MAZZAFERRI F, De SMET A M, et al. ESCMID-EUCIC clinical guidelines on decolonization of multidrug-resistant Gram-negative bacteria carriers[J]. Clin Microbiol Infect, 2019, 25(7): 807−817.

[48] TITSWORTH W L, HESTER J, CORREIA T, et al. The effect of increased mobility on morbidity in the neurointensive care unit[J]. J Neurosurg, 2012, 116(6): 1379−1388.

[49] TRIAMVISIT S, MANEEWAN C, BUNTURAT P, et al. Results of an evidence-based care bundle for reducing ventilator-associated pneumonia (VAP) in neurosurgical patients[J]. J Med Assoc Thai, 2016, 99(9): 1014−1019.

[50] WHYTE C, ALHASANI H, CAPLAN R, et al. Impact of an external ventricular drain bundle and limited duration antibiotic prophylaxis on drain-related infections and antibiotic resistance[J]. Clin Neurol Neurosurg, 2020, 190: 105641.

[51] WIDÉN J, ERIKSSON B M, RONNE-ENGSTRÖM E, et al. Ventriculostomy-related infections in subarachnoid hemorrhage patients — a retrospective study of incidence, etiology, and antimicrobial therapy[J]. Acta Neurochir (Wien), 2017, 159(2): 317−323.

[52] WILSON A P, LIVERMORE D M, OTTER J A, et al. Prevention and control of multi-drug-resistant Gram-negative bacteria: recommendations from a Joint Working Party[J]. J Hosp Infect, 2016, 92 (Suppl 1): S1−S44.

[53] ZAHAR J R, BLOT S. Dilemmas in infection control in the intensive care unit[J]. Intensive Crit Care Nurs, 2018, 46: 1−3.

# 第五十一章
# 脓毒症患者的诊断、复苏与抗生素应用

脓毒症是危重症领域的重大难题,是重症医师、研究人员和政策制定者所面临的重要挑战。尽管对其研究取得一定进展,但短期死亡率仍然居高不下,幸存者具有较高的致残率。因此,进一步提高脓毒症的诊治水平,具有重要意义。本章总结近年脓毒症的研究进展,主要内容涉及脓毒症诊断、复苏和抗生素应用等方面。

## 第一节  脓毒症的诊断

### 一、定义及诊断

美国重症医学会(society of critical care medicine,SCCM)与欧洲重症医学会(ESICM)国际工作组于2016年制定了脓毒症的新定义:① "脓毒症3.0"定义:宿主对感染的反应失控,导致危及生命的器官功能障碍。② 脓毒症休克:脓毒症患者经过充分的液体复苏仍存在持续的低血压,需要使用升压药物来维持平均动脉压在65 mmHg以上,血乳酸在2 mmol/L以上。

器官功能障碍用序贯器官功能衰竭评分(sequential organ failure assessment, SOFA)进行评价(表8-51-1)。如评分变化≥2分,表示存在器官功能障碍。然而,SOFA的评价较为繁复,不便快速使用。因此研究者提出了床旁快速SOFA(qSOFA)的概念,即对脓毒症发生预测价值较高的三个项目:呼吸频率≥22次/分、格拉斯哥昏迷量表≤13分及收缩压≤100 mmHg,如果怀疑感染且出现qSOFA中两项及以上的表现,应进行SOFA评价并可以开始按脓毒症进行诊治。目前指南建议的诊断流程图如下(图8-51-1)。

表8-51-1  SOFA评分表

| 项　　目 | 评　　分 | | | | |
|---|---|---|---|---|---|
| | 0 | 1 | 2 | 3 | 4 |
| $PaO_2/FiO_2$[ mmHg(kPa) ] | ≥400(53.3) | <400(53.3) | <300(40.0) | <200(26.7)<br>且须呼吸支持 | <100(13.3)<br>且须呼吸支持 |
| 血小板计数(×$10^3$/μL) | ≥150 | <150 | <100 | <50 | <20 |
| 血清胆红素浓度[mg/dL<br>(μmol/L)] | <1.2(20) | 1.2～1.9<br>(20～32) | 2.0～5.9<br>(33～101) | 6.0～11.9<br>(102～204) | >12.0(204) |
| 心血管功能 | MAP≥70 mmHg | MAP≤70 mmHg | 多巴胺<5.0或多巴酚丁胺(任意剂量)[①] | 多巴胺5.0～15.0或肾上腺素≤0.1或去甲肾上腺素≤0.1[①] | 多巴胺>15.0或肾上腺素>0.1或去甲肾上腺素>0.1[①] |

续　表

| 项　　目 | 评　　分 | | | | |
|---|---|---|---|---|---|
| | 0 | 1 | 2 | 3 | 4 |
| 格拉斯哥昏迷量表[2] | 15 | 13～14 | 10～12 | 6～9 | < 6 |
| 血清肌酐浓度[mg/dL（μmol/L）] | < 1.2(110) | 1.2～1.9 (110～170) | 2.0～3.4 (171～299) | 3.5～4.9 (300～440) | > 5.0(> 440) |
| 尿量 mL/d | — | — | — | < 500 | < 200 |

注：① 血管活性药物剂量 μg/(kg·min)，使用时间 ≥ 1 小时；② 格拉斯哥昏迷量表范围为 3 ～ 15。
引自薄禄龙，卞金俊，邓小明. 年脓毒症最新定义与诊断标准：回归本质重新出发［J］.中华麻醉学杂志，2016，36（3）：259-262。

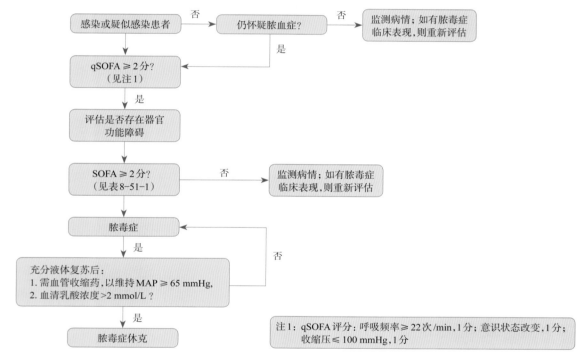

图 8-51-1　指南建议诊断流程图

## 二、1小时集束化治疗（hour-1 bundle）指南

（1）2018年拯救脓毒症运动更新了脓毒症集束化治疗指南，把集束化治疗时间从既往3小时缩短为1小时，建议在1小时之内实施一系列治疗措施，具体措施包括：① 检查乳酸水平，初测乳酸 > 2 mmol/L 需要复查；② 给予抗生素前行血培养；③ 采用广谱抗生素治疗；④ 低血压或者乳酸水平 ≥ 4 mmol/L，快速补充晶体液 30 mL/kg；⑤ 液体复苏期间或者之后仍有持续性低血压，使用血管升压药以维持平均动脉压 ≥ 65 mmHg。

（2）脓毒症是一种临床危重症，早期诊断以及合理治疗可以改善预后。在进行1小时集束化治疗的同时应积极寻找脓毒症的病因，并且需要进一步进行实验室和血流动力学检查。此次指南中集束化治疗的更新旨在为脓毒症的早期鉴别和及时治疗提供科学依据，体现了脓毒症诊治水平的提高，对未来脓毒症治疗的规范性、医疗机构管理和部门间合作提出了要求。但是，自2015年美国医疗保险和医疗补助服务中心（centers for medicare & medicaid services，CMS）推广基于拯救脓毒症运动（surviving sepsis campaign，SSC）指南的严重脓毒症/感染性休克早期集束化诊治方案（the early management bundle for severe sepsis/septic shock，

SEP-1）以来，仅一项SEP-1的措施——早期静脉应用广谱抗生素，同院内发病的脓毒症死亡率降低有关。美国传染病学会（IDSA）工作组近期就如何修正进行了讨论，例如补液应个体化，因为30 mL/kg的补液量没有高质量的循证依据。

### 三、生物标志物

　　脓毒症可导致全身器官功能障碍，应该在器官功能障碍发生之前确定有脓毒症风险的患者，以利于早期识别和早期干预。生物标志物的研发有助于脓毒血症的诊断和预后的预测，并且可用于监测对治疗的反应。生物标志物，如C反应蛋白（C-reactive protein，CRP）、白细胞计数、乳酸和降钙素原已用于辅助脓毒症患者的诊断及预后评估，但这些生物标志物仅能提供中等程度的诊断作用和预后估测功能，与现有的临床评分系统相比无明显区别。近年来脓毒症生物标志物的研究有了新进展，为早期诊断以及预测预后提供了新手段。

　　1.诊断性生物标志物

　　（1）pentraxin-3：Pentraxins（正五聚蛋白，PTX）是一类可溶性模式识别分子，根据N端区域的长度分为短PTX和长PTX。CRP和血清淀粉样蛋白P属于短PTX，而PTX-3、PTX-4、神经元pentraxin-1（NP1）和NP2属于长PTX。肝细胞在促炎症因子（如白介素-6）作用下分泌短PTX。健康成年人中存在的CRP，是一种短PTX，其水平较低（低于3 mg/L）；但在炎症反应过程中，其水平在48小时内可增加约1 000倍。PTX-3是长PTX亚家族的成员，在被微生物成分［例如脂多糖（lipopolysaccharides，LPS）］或炎性细胞因子刺激后，从上皮细胞、血管内皮细胞、平滑肌细胞、单核细胞、树突状细胞和巨噬细胞中释放出来。循环中的PTX-3通过髓样细胞调节补体活性、细胞外渗和病原体识别。PTX-3对脓毒症具有良好的诊断价值，PTX-3同脓毒症预后的关系，仍需要进一步研究。

　　（2）presepsin（PSEP）：CD14是一种糖蛋白，在免疫细胞（例如单核细胞和巨噬细胞）的表面表达，可作为LPS的受体。在与感染因子接触后发生的炎症信号级联反应中，CD14的N末端被剪切，以可溶性CD14亚型的形式分泌到循环系统中，其中一种分子量13 kDa的糖肽即为PSEP，其生理作用与细菌的吞噬作用和微生物的溶酶体裂解有关。在对脓毒症的免疫反应中，PSEP水平早于降钙素原（procalcitonin，PCT）或白介素-6（interleukin-6，IL-6）升高，因此可作为脓毒

症诊断的生物标志物。PSEP是一种细胞表面的LPS受体，革兰阳性菌（gram Positive，G⁺菌）和革兰阴性菌（Gram negative，G⁻菌）感染之间的PSEP水平存在差异，后者感染时升高更为显著。作为评估治疗效果的生物标志物，PSEP优于降钙素原。因此，PSEP是脓毒症诊断和细菌感染差异检测的良好生物标志物。

　　（3）钙防卫蛋白（calprotectin）：钙防卫蛋白是一种异二聚体钙结合蛋白，在多种细胞中表达，尤其是在髓样细胞的细胞质中表达。钙防卫蛋白与细胞表面受体［例如晚期糖化终产物受体（the receptor of advanced glycation endproducts，RAGE）、Toll样受体4（Toll-like receptor 4，TLR4）］和细胞外基质金属蛋白酶诱导剂（emmprin）结合后，从活化的细胞中释放，参与炎症过程。此外，它在各种细胞的生物过程（例如细胞增殖、分化和细胞存活）中起重要作用。血清钙防卫蛋白水平对脓毒症具有诊断价值，可作为细菌感染的特异性标志物。血清钙防卫蛋白对细菌感染的诊断准确性高于降钙素原，脓毒症患者中细菌感染者和病毒感染者之间血清钙防卫蛋白水平存在显著差异。但是，钙防卫蛋白对脓毒症患者抗生素治疗的指导作用尚需要进一步评估。

　　2.预测性生物标志物

　　（1）肾上腺髓质素（adrenomedullin，ADM）和肾上腺髓质素前体中间片段（mid-regional proadrenomedullin，MR-proADM）：ADM是一种具有52个氨基酸的肽，主要产生于内皮细胞和血管平滑肌细胞中。它是血管舒张的重要介质之一，作为自分泌/旁分泌血管激活剂参与全身循环的调节。在炎症反应，尤其是脓毒症以及脓毒症休克的进展中起重要作用。循环中的ADM会迅速降解并从循环中清除，很难通过常规方法检测。MR-proADM的中部片段由45～92个氨基酸组成，比ADM更稳定，其水平直接反映了活性ADM水平，可以用MR-proADM来预测脓毒症相关器官功能障碍，目前MR-proADM已经作为脓毒症和脓毒症休克患者死亡率预测的生物标志物。尽管MR-proADM可作为ADM的替代标志物，但是在功能和代谢方面两者之间存在差距。近期研发的新型免疫测定法能够测量C末端酰胺化修饰、具有生物活性的ADM（bio-ADM），研究显示bio-ADM水平可预测脓毒症30天的死亡率。

　　（2）非编码RNA：microRNA（miRNA）是许多小型非编码RNA之一，由20至24个核苷酸组成，约占人类基因组的1%。在细胞核中通过RNA聚合酶Ⅱ

或Ⅲ合成初级转录本（primary miRNA，pri-miRNA），pri-miRNA被加工成发夹结构前体miRNA（precursor miRNAs，pre-miRNA）后转运至细胞质，通过一种核糖核酸酶（ribonuclease Ⅲ，RNase Ⅲ）的加工，pre-miRNA成为miRNA双链。其中一条链（通常称为引导链）被整合到RNA诱导的沉默复合体（RNA-induced silencing complex，RISC）中，以调节靶目标mRNA的表达miRNA在各种体液中稳定，并且对组织或细胞类型具有特异性，可通过多种方式进行检测，包括聚合酶链反应（polymerase chain reaction，PCR）和微阵列（microarray）。miRNA在许多不同疾病中有作为生物标志物的潜力，包括癌症、神经系统疾病、心血管疾病和炎性疾病。已知miRNA可以调节脓毒症病理生理中涉及的多种途径，例如促炎性细胞因子介导的炎症反应途径。已证明miR-150的表达水平与主要免疫反应基因（例如肿瘤坏死因子-α、白介素-10和白介素-18）的表达水平相关，说明了miR-150在脓毒症中作为预后标志物的潜力，此外miR-193b、miR-223、miR-15a、miR-16、miR-122、miR-125a、miR-125b和miR-483-5p亦有望成为脓毒症患者的预后标志物。

（3）长链非编码RNA（long non-coding RNA，lncRNA）：lncRNA是一类非编码RNA，其转录本超过200个核苷酸。大多数lncRNA通常由RNA聚合酶Ⅱ转录，5'端封闭，3'端聚腺苷酸化和剪接。根据它们与蛋白质编码基因的相对位置，可分为有义、反义、内含子、基因间、双向反义五种不同类型来调节基因表达。lncRNA也参与先天和适应性免疫应答的调控。脓毒症患者中lnc-NEAT1（nuclear enriched abundant transcript 1）水平的升高与APACHE Ⅱ（急性生理学及慢性健康状况评分系统，acute physiology and chronic health evaluation scoring system）和SOFA评分呈正相关，并与不良预后相关。人肺腺癌转移相关转录本1基因（metastasis-associated lung adenocarcinoma transcript 1，lnc-MALAT1）通过抑制核因子κB（Nuclear Factor kappa-B，NF-κB）活性来调节LPS刺激的肿瘤坏死因子-α和白介素-6的表达。lnc-MALAT1对脓毒症的预后价值高于APACHE Ⅱ评分和乳酸水平。作为另一种lncRNA，母系表达基因3（maternally expressed gene 3，lnc-MEG3）水平与炎症反应和器官损伤呈正相关。

（4）血管生成素（angiopoietin，Angpt）：Angpt是血管生成生长因子家族成员之一，在应激条件下（例如炎症中）由血管内皮细胞分泌。Angpt-1和

Angpt-2是内皮细胞TEK酪氨酸激酶（recombinant TEK tyrosine kinase，endothelial，Tie2）受体的配体，两者对Tie2受体具有相似的亲和力，并有相同的结合位点。Tie2受体激活后通过PI3K/Akt信号级联调节血管稳定性和内皮屏障功能，通过抑制核因子NF-κB起抗粘连和抗炎作用。Angpt-2可以在炎症反应（如脓毒症）中拮抗Angpt-1。脓毒症患者中Angpt-2水平和Angpt-2/1比例的升高与预后不良有关。Angpt-2/1比例对于预测脓毒症患者的预后具有价值，与Angpt-2水平呈正相关，与Angpt-1水平呈负相关。

3. 微生物学

（1）传统的标准培养方法非常耗时，微生物学新技术的开展能缩短潜在病原微生物的诊断时间，并能更早识别致病菌的耐药谱，这将优化脓毒症的治疗。此类新技术包括各种使用核酸测试的分子技术，基于病原菌裂解、核酸提取与纯化、通过PCR进行核酸扩增；此类技术也包括各种鉴定方法，如基于酶联免疫吸附测定（enzyme linked immunosorbent assay，ELISA）的杂交、液相或固相的微阵列基因测序。其中，基质辅助激光解析电离飞行时间质谱（MALDI—TOF-MS）是目前较为完善的方法。利用这一技术，在1小时内即可鉴定出从培养基中分离出来的细菌及真菌菌落。最近开发的IRIDICA系统，利用聚合酶链反应/电喷射离子化质谱（PCR/ESI-MS）法，在6小时内可鉴别血标本中的微生物，检测范围可达800种，而不需等待培养阳性结果。

（2）在过去10年，肺炎链球菌和嗜肺军团菌血清1型尿抗原的检测已得到广泛应用。最近研发出的单一的或多重的检测试剂，可广泛检测呼吸道、胃肠道、中枢神经系统病原体（细菌、真菌、病毒和结核分枝杆菌）。例如：BioFire®系统可鉴别源自20种以上疾病中呼吸道分泌物、血以及粪便等样本；Xpert®MRSA/SA皮肤、软组织感染分析仪已用于伤口耐甲氧西林金黄色葡萄球菌（MRSA）和甲氧西林敏感金黄色葡萄球菌（methicillin-sensitive Staphycoccus aureus，MSSA）的快速检测。

（3）对于真菌感染，新的诊断方法包括检测真菌细胞壁成分（1,3）-β-D-葡聚糖[（1,3）-β-D-glucan，传统的G试验]的真菌平板分析法（Fungitell®）和检测血清以及支气管肺泡灌洗液（bronchoalveolar lavage fluid，BALF）中曲霉半乳甘露聚糖（galactomannan，传统的GM试验）的抗原酶免疫分析法（galactomannan-enzyme immunoassay，GM-EIA）。

## 第二节　脓毒症的管理与治疗

### 一、液体复苏

1. 在脓毒症的液体复苏过程中,笔者建议遵循SSC脓毒症指南的推荐意见

(1)在血流动力学指标持续改善的前提下,当持续进行液体输注时,推荐使用补液试验。

(2)对于脓毒症以及脓毒症休克患者,在早期液体复苏以及随后的容量置换中,推荐首选晶体液。

(3)对于脓毒症或者脓毒症休克患者,建议可以使用平衡液或者生理盐水进行液体复苏。

(4)在早期复苏阶段以及随后的容量置换阶段,当需要大量的晶体液时,额外使用白蛋白。

(5)对于脓毒症或者脓毒症休克患者,不建议使用羟乙基淀粉进行血容量的扩充。

(6)对于脓毒症或者脓毒症休克患者的复苏,建议使用晶体液。

2. 脓毒症早期治疗重点　建立血管通路,并实施液体复苏,这是维持脓毒症患者循环稳定的基础。在第一个小时内,根据集束化治疗指南的建议进行液体复苏。在初步液体复苏后,必须根据血流动力学状态(心率、血压、动脉血氧饱和度、呼吸频率、体温、尿量及其他指标)进行重新评估,通过临床判断来指导进一步的液体管理。目前已经不再推荐使用中心静脉压(central venous pressure, CVP)指标来监测液体复苏。对于脓毒症患者实现液体复苏的最佳剂量有待进一步研究,临床实践中应当结合每个脓毒症患者的具体情况,采用个体化方法进行液体复苏。对于某些脓血症患者,如存在充血性心力衰竭、终末期肾病,积极的液体复苏对患者可能并无益处,此类患者的处理需要权衡利弊。近期研究表明,此类患者对液体复苏反应的异质性较大,基于每搏输出量变异(stroke volume variation, SVV)的血流动力学监测可有效协助容量管理。

### 二、抗生素

1. 推荐意见　在脓毒症抗感染治疗过程中,笔者建议遵循SSC脓毒症指南的推荐意见。

(1)在识别脓毒症或者脓毒症休克后1小时内尽快启动静脉抗生素使用。

(2)对于表现为脓毒症或者脓毒症休克的患者,经验性使用一种或者几种广谱抗生素进行治疗,以期覆盖所有可能的病原体(包括细菌以及潜在的真菌或者病毒)。

(3)一旦可以确认病原微生物,同时药敏结果已经明确,和(或)充分的临床症状体征改善,需要将经验性抗生素治疗转化为窄谱、针对性用药。

(4)对于严重的炎症状态,但是无感染源,不推荐持续使用抗生素进行预防感染(例如严重胰腺炎,烧伤)。

(5)在脓毒症或者脓毒症休克患者中,抗生素的使用剂量应该基于目前公认的药效学/药代动力学原则以及每种药物的特性进行最优化。

(6)对于耐药菌感染风险高且病情危重的患者如脓毒症休克,建议早期经验性联合使用两种不同类别的抗生素针对最可能的细菌及病原体。

(7)对于大多数的其他严重感染,包括菌血症,以及脓毒症而没有休克的患者,不要常规使用联合方案进行持续的治疗。

(8)对于中性粒细胞减少的脓毒症/菌血症,不推荐常规进行联合治疗。

(9)对于脓毒症休克,如果初始启动了联合治疗,在之后的几天,如果临床症状好转或感染缓解,进行降阶梯并考虑停止使用联合治疗。这一条适合于目标(培养阳性的感染)以及经验性(培养阴性的感染)联合治疗。

(10)抗生素治疗疗程为7~10天,对于大多数严重感染相关脓毒症以及脓毒症休克是足够的。对于以下情况,使用长时程治疗是合理的:临床改善缓慢,感染源难以控制,金黄色葡萄球菌相关菌血症,一些真菌以及病毒感染,或者免疫缺陷(包括中性粒细胞减少症)。对于以下情况,使用短时程治疗是合理的:有效感染源控制后,快速临床缓解的腹腔或者尿路感染相关脓毒症,以及解剖上无异常的非复杂性肾盂肾炎。对于脓毒症以及脓毒症休克患者,每日评估是否降阶梯使用抗生素治疗。目前的证据表明,降钙素原的水平可以用于指导缩短脓毒症患者使用抗生素的疗程。

对于初始怀疑脓毒症,但是之后感染证据不足的患者,降钙素原的水平可以用于支持暂停经验性抗生素的使用。

2. 早期合理地使用抗生素　能改变宿主对感染的反应,减少由感染导致的继发性器官功能障碍的发生,能改善脓毒症以及脓毒症休克患者的临床预后。在初始使用抗生素时,应该根据脓毒症患者可能的感染部位、可疑的病原体、当地(社区性还是医院获得性)以及院内(对考虑院内感染的患者则是本医院乃至本病房)耐药菌的流行情况进行经验性治疗。

在脓毒症抗感染治疗时,为了选择一个经验性抗生素的治疗方案,笔者将细菌分为G⁺菌、G⁻菌、厌氧菌、假单胞菌或较常见的几种耐药菌(表8-51-2)。

对于联合使用抗生素治疗时如何降阶梯,特别是在培养阴性的脓毒血症时要考虑的因素包括:治疗期间的临床病情变化,使用相关生物标志物监测抗生素的反应,以及联合使用抗生素的持续时间等。

对于大多数脓毒症的抗感染治疗,疗程7～10天足够,包括培养阴性的脓毒症;而对于某些特殊的感染,如心内膜炎、骨髓炎或不能移除的血管内置管或外科植入物,抗生素治疗疗程需要适当延长。

在初始抗感染治疗方案中需重点考虑感染源,然而在脓毒症治疗中,最初的药物应同时覆盖典型的G⁺菌和G⁻菌。存在腹腔内感染时,药物选择要考虑覆盖厌氧菌。在特定情况下,真菌和病毒也会有致病性,如果高度怀疑存在真菌或者病毒感染,有必要进行经验性抗真菌或者抗病毒治疗。选择的药品在感染病灶处要有足够的组织渗透性和微生物活性,其他考虑因素包括药代动力学和药效学、杀菌与抑菌活性、潜在不良反应如肝肾毒性。

耐药病原体感染风险高是联合用药最常见的适应证,可增加抗菌谱,提高初始治疗疗效;尤其是在耐药菌高度流行地区,可加速病原体清除,抑制细菌毒素的生成。但是联合用药会增加药物的相关毒性,也可能继发真菌等感染,并诱导细菌耐药,增加医疗成本。在脓毒症指南主要推荐联合治疗用于脓毒症休克的患者。

降阶梯治疗是指在药敏结果的基础上停止使用抗微生物剂或者转为使用窄谱药物,一般在获得药敏结果后的48～72小时考虑实施,途径也可以从静脉用药改为口服。

在脓毒症患者中,分布容积的增加和肾清除率的改变是抗菌药代动力学变化的两个主要因素。传统的"单剂量适合所有"(one-size-fits-all)的给药策略不适

表8-51-2　经验性抗生素方案的选择

| 药　物 | G⁺菌 | G菌 | 厌氧菌 | 假单胞菌 | MRSA[①] | ESBL[②] | VRE[③] |
|---|---|---|---|---|---|---|---|
| 万古霉素 | X | | | | X | | |
| 利奈唑胺 | X | | | | X | | X |
| 达托霉素 | X | | | | X | | X |
| 哌拉西林/他唑巴坦 | X | X | X | X | | | |
| 美罗培南 | X | X | X | X | | X | |
| 多瑞培南 | X | X | X | X | | X | |
| 亚胺培南/西司他丁 | X | X | X | X | | X | |
| 厄他培南 | X | X | X | | | X | |
| 头孢曲松 | X | X | | | | | |
| 头孢吡肟 | X | X | | X | | | |
| 环丙沙星 | X | X | | X | | | |
| 左氧氟沙星 | X | X | | X | | | |
| 甲硝唑 | | | X | | | | |

注:① ESBL,超广谱β-内酰胺酶;② MRSA,耐甲氧西林金黄色葡萄球菌;③ VRE,耐万古霉素肠球菌。

合脓毒症患者,因此需要进行个体化的抗菌剂量调整,有条件的单位在用药期间加强血药浓度的监测。

### 三、血管升压药物

在脓毒症休克使用血管升压药治疗时,应遵循SSC脓毒症指南的推荐意见:① 推荐去甲肾上腺素作为首选的血管活性药物;② 建议可以加用血管加压素(最大剂量0.03 U/min)或者肾上腺素以达到目标平均动脉压,或者加用血管加压素(最大剂量0.03 U/min)以降低去甲肾上腺素的剂量;③ 在高选择性患者群体中,建议使用多巴胺作为去甲肾上腺素的替代血管活性药物(例如快速型心律失常低风险、绝对或者相对心动过缓的患者);④ 不推荐使用低剂量多巴胺用于肾脏保护;⑤ 在经过充分的液体负荷以及使用血管活性药物之后,仍然存在持续的低灌注,建议使用多巴酚丁胺;⑥ 如果资源允许,建议所有需要血管活性药物的患者,尽快动脉置管进行连续性血压测定。

在脓毒症休克治疗中,最常用的升压药是去甲肾上腺素、肾上腺素、多巴胺、去氧肾上腺素和血管加压素。其中多巴胺相关的不良心律失常预后更多,而去甲肾上腺素比其他升压药具有更有利的血流动力学特征。

如果初始液体复苏不能使脓毒症休克患者的平均动脉压恢复至65 mmHg或更高的水平,应在初始复苏的第一个小时内就开始使用一线血管升压药去甲肾上腺素。如果使用去甲肾上腺素平均动脉压不能达标,血管加压素可作为二线药物来使用,如果必要,可加用肾上腺素。如果脓毒症休克对于液体复苏无反应,血管升压药的治疗优于继续给予输液。对儿茶酚胺类升压药不敏感的患者,近年的研究提示可以使用血管紧张素-Ⅱ(Angiotensin Ⅱ,AT-Ⅱ),该药尚对肾脏灌注有一定改善作用,可能适用于需要肾脏替代治疗的患者。升压药尽可能短期使用,在维持血流动力学状态稳定后,逐步减量直至撤离。

### 四、正性肌力药物

对于脓毒症休克患者,维持足够的心排血量仍然是休克治疗的重要部分。即使没有心排血量和射血分数的下降,脓毒症患者也可以出现心肌功能障碍,需要引起足够的重视。左西孟旦是一种钙离子增敏剂,通过与肌钙蛋白C结合,使心肌对钙的敏感性增加,从而增加心肌细胞的收缩力而不增加心肌耗氧量;并且该药可使血管平滑肌的钾离子通道开放,从而使血管舒张,其同时也能保护心肌免于缺血性损伤并且具有抗炎特性,可能改善脓毒症患者的临床预后。但是,最新

的荟萃分析发现左西孟旦未显著降低脓毒症休克患者的死亡率。

### 五、血液制品

在脓毒症治疗期间需要输血时,应遵循SSC脓毒症指南的推荐意见:① 当血红蛋白下降至< 70 g/L时,进行红细胞悬液的输注。但要排除以下同贫血表现类似的原因,例如心肌缺血、严重低氧血症等;② 对于脓毒症相关的贫血,不推荐使用促红细胞生成素;③ 对于没有出血或者侵入性操作时,不建议使用新鲜冰冻血浆纠正凝血功能;④ 对于血小板计数< $100 \times 10^9$/L而无明显出血征象,或者< $20.0 \times 10^9$/L而患者存在出血高风险,建议预防性输注血小板。对于活动性出血、外科手术或者侵入性操作,血小板计数需要达到≥ $50.0 \times 10^9$/L。

脓毒症致贫血的机制有多种,出血和血标本采集是其中的两个原因,但红细胞生成障碍是更重要的原因。无论是绝对缺铁还是功能性缺铁都可能会导致贫血。炎症状态可导致铁调素上调,从而可以阻断肠道铁的吸收并抑制巨噬细胞释放铁。然而,静脉补铁治疗脓毒症患者能否获益需要进一步研究,因为其增加红细胞生成的潜在益处可能会被由补铁治疗带来的感染增加所抵消。

在脓毒症中,器官功能障碍归因于组织灌注和氧气输送不足,这类患者将受益于红细胞输注。输血是治疗脓毒症期间贫血的最有效措施,但同种异体输血的风险仍须关注。

### 六、糖皮质激素

根据脓毒症指南的建议,如果充分的液体复苏以及血管活性药物治疗后,患者能够恢复血流动力学稳定,不建议静脉使用氢化可的松。如果无法达到血流动力学稳定,建议静脉使用氢化可的松,剂量为每天200 mg。近期的一项随机对照临床试验(RCT)发现,间隔6小时静脉推注50 mg的方案,较200 mg静脉持续输注24小时的方案缓解休克的效果更佳。

### 七、其他治疗

维生素C、氢化可的松和硫胺素的组合为治疗脓毒症的一种辅助方法。维生素C在细菌感染的宿主防御中起着重要作用,它可以保护宿主免受氧化损伤,保持线粒体和代谢功能,调节炎症反应,减轻脓毒症的延迟免疫抑制阶段。氢化可的松与维生素C具有协同作用,硫胺素可防止高剂量维生素C结晶。但是,一项

RCT，HYVCTTSSS试验并未发现该方案（维生素C：1.5 g，q6h，疗程4天；氢化可的松：50 mg，q6h，疗程7天；硫胺素：200 mg，q12h，疗程4天）较安慰剂未降低脓毒症患者的死亡率，但亚组分析发现早期使用该方案（发现脓毒症48小时内）可降低死亡率。

通过血液净化去除或灭活内毒素和炎性细胞因子，可作为脓毒症的一个试验性疗法，其中应用较多是血液吸附和血浆置换。

## 八、脓毒症康复期的管理

在脓毒症患者出院后，管理的重点在于：① 评估新发的躯体及心理问题，如认知障碍等，给予相应的处理；② 评估和调整既往长期的药物治疗方案；③ 评价可能会导致住院治疗疾病，如感染、心力衰竭、肾功能衰竭等，制订长期诊疗方案。

# 第三节 展 望

过去的几十年来，脓毒症的诊治水平虽然不断地提高，但今后面临的挑战仍然很严峻，还有不少待解决的问题。比如脓毒症的临床异质性较大，脓毒症体内免疫功能的调控、脓毒症靶器官损伤以及修复的机制均十分复杂。这需要多学科通力协作才能不断取得进一步进展，只有这样才能使脓毒症患者从现有的和未来的治疗进步中受益。

（周锋 王胜）

# 参考文献

［1］ 薄禄龙，卞金俊，邓小明.2016年脓毒症最新定义与诊断标准：回归本质重新出发［J］.中华麻醉学杂志，2016,36（3）：4.

［2］ BAGHDADI J D, BROOK R H, USLAN D Z, et al. Association of a care bundle for early sepsis management with mortality among patients with hospital-onset or community-onset sepsis[J]. JAMA Intern Med, 2020, 180(5): 707–716.

［3］ BUCKMAN S A, TURNBULL I R, MAZUSKI J E, et al. Empiric antibiotics for sepsis[J]. Surg Infect (Larchmt), 2018, 19(2): 147–154.

［4］ CHANG P, LIAO Y, GUAN J, et al. Combined treatment with hydrocortisone, vitamin C, and thiamine for sepsis and septic shock: a randomized controlled trial[J]. Chest, 2020, 158(1): 174–182.

［5］ CHEN A X, SIMPSON S Q, PALLIN D J, et al. Sepsis guidelines[J]. N Engl J Med, 2019, 380(14): 1369–1371.

［6］ CHEN J, HE Y, ZHOU L, et al. Long non-coding RNA MALAT1 serves as an independent predictive biomarker for the diagnosis, severity and prognosis of patients with sepsis[J]. Mol Med Rep, 2020, 21(3): 1365–1373.

［7］ CONDRAT C E, THOMPSON D C, BARBU M G, et al. MiRNAs as biomarkers in disease: latest findings regarding their role in diagnosis and prognosis[J]. Cells, 2020, 9(2): 276.

［8］ FENG F, CHEN Y, LI M, et al. Levosimendan does not reduce the mortality of critically ill adult patients with sepsis and septic shock: a meta-analysis[J]. Chin Med J (Engl), 2019, 132(10): 1212–1217.

［9］ GAUER R, FORBES D, BOYER N, et al. Sepsis: diagnosis and management[J]. Am Fam Physician, 2020, 101(7): 409–418.

［10］ GIANNAKOPOULOS K, HOFFMANN U, ANSARI U, et al. The use of biomarkers in sepsis: a systematic review[J]. Curr Pharm Biotechnol, 2017, 18(6): 499–507.

［11］ GUARRACINO F, BERTINI P, PINSKY M R, et al. Cardiovascular determinants of resuscitation from sepsis and septic shock[J]. Crit Care, 2019, 23(1): 118.

［12］ GYAWALI B, RAMAKRISHNA K, DHAMOON A S, et al. Sepsis: The evolution in definition, pathophysiology, and management[J]. SAGE Open Med, 2019, 7: 2050312119835043.

［13］ HE F, ZHANG C, HUANG Q, et al. Long noncoding RNA nuclear enriched abundant transcript 1/miRNA-124 axis correlates with increased disease risk, elevated inflammation, deteriorative disease condition, and predicts decreased survival of sepsis[J]. Medicine (Baltimore), 2019, 98(32): e16470.

［14］ JADHAV A P, SADAKA F G. Angiotensin II in septic shock[J]. Am J Emerg Med, 2019, 37(6): 1169–1174.

［15］ JONSSON N, NILSEN T, GILLE-JOHNSON P, et al. Calprotectin as an early biomarker of bacterial infections in critically ill patients: an exploratory cohort assessment[J]. Crit Care Resusc, 2017, 19(3): 205–213.

［16］ KIM H, HUR M, STRUCK J, et al. Circulating biologically active adrenomedullin predicts organ failure and mortality in sepsis[J]. Ann Lab Med, 2019, 39(5): 454–463.

［17］ KIM M H, CHOI J H. An update on sepsis biomarkers[J]. Infect Chemother, 2020, 52(1): 1–18.

［18］ LARSEN F F, PETERSEN J A. Novel biomarkers for sepsis: a narrative review[J]. Eur J Intern Med, 2017, 45: 46–50.

［19］ LARSSON A, TYDÉN J, JOHANSSON J, et al. Calprotectin is superior to procalcitonin as a sepsis marker and predictor of 30-day mortality in intensive care patients[J]. Scand J Clin Lab Invest, 2020, 80(2): 156–161.

［20］ LEE J, LEVY M M. Treatment of patients with severe sepsis and septic shock: current evidence-based practices[J]. R I Med J (2013), 2019, 102(10): 18–21.

［21］ LELIGDOWICZ A, RICHARD-GREENBLATT M, WRIGHT J, et al. Endothelial activation: the Ang/Tie axis in sepsis[J]. Front Immunol, 2018, 9: 838.

［22］ LEVY M M, EVANS L E, RHODES A, et al. The surviving sepsis campaign bundle: 2018 update[J]. Intensive Care Med, 2018, 44(6): 925−928.

［23］ LU B, ZHANG Y, LI C, et al. The utility of presepsin in diagnosis and risk stratification for the emergency patients with sepsis[J]. Am J Emerg Med, 2018, 36(8): 1341−1345.

［24］ MARIK P E, BYRNE L, VAN HAREN F, et al. Fluid resuscitation in sepsis: the great 30 mL per kg hoax[J]. J Thorac Dis, 2020, 12(Suppl 1): s37−s47.

［25］ MARIK P E, KHANGOORA V, RIVERA R, et al. Hydrocortisone, Vitamin C, and thiamine for the treatment of severe sepsis and septic shock: a retrospective before-after study[J]. Chest, 2017, 151(6): 1229−1238.

［26］ MARIK P E. Vitamin C for the treatment of sepsis: The scientific rationale[J]. Pharmacol Ther, 2018, 189: 63−70.

［27］ NA L, DING H, XING E, et al. Lnc-MEG3 acts as a potential biomarker for predicting increased disease risk, systemic inflammation, disease severity, and poor prognosis of sepsis via interacting with miR-21[J]. J Clin Lab Anal, 2020, 34(4): e23123.

［28］ ÖNAL U, VALENZUELA-SÁNCHEZ F, VANDANA K E, et al. Mid-regional pro-adrenomedullin (MR-proADM) as a biomarker for sepsis and septic shock: narrative review[J]. Healthcare (Basel), 2018, 6(3): 110.

［29］ PARIKH S M. The angiopoietin-tie2 signaling axis in systemic inflammation[J]. J Am Soc Nephrol, 2017, 28(7): 1973−1982.

［30］ PERMPIKUL C, TONGYOO S, VIARASILPA T, et al. Early use of norepinephrine in septic shock resuscitation (CENSER): a randomized trial[J]. Am J Respir Crit Care Med, 2019, 199(9): 1097−1105.

［31］ PERNER A, GORDON A C, De BACKER D, et al. Sepsis: frontiers in diagnosis, resuscitation and antibiotic therapy[J]. Intensive Care Med, 2016, 42(12): 1958−1969.

［32］ RHEE C, CHIOTOS K, COSGROVE S E, et al. Infectious diseases society of America position paper: recommended revisions to the National Severe Sepsis and Septic Shock Early Management Bundle (SEP-1) sepsis quality measure[J]. Clin Infect Dis, 2021, 72(4): 541−552.

［33］ RHODES A, EVANS L E, ALHAZZANI W, et al. Surviving sepsis campaign: international guidelines for management of sepsis and septic shock: 2016[J]. Intensive Care Med, 2017, 43(3): 304−377.

［34］ SHAHN Z, SHAPIRO N I, TYLER P D, et al. Fluid-limiting treatment strategies among sepsis patients in the ICU: a retrospective causal analysis[J]. Crit Care, 2020, 24(1): 62.

［35］ SINGER M, DEUTSCHMAN C S, SEYMOUR C W, et al. The third international consensus definitions for sepsis and septic shock (Sepsis-3)[J]. JAMA, 2016, 315(8): 801−810.

［36］ SZILÁGYI B, FEJES Z, POCSI M, et al. Role of sepsis modulated circulating microRNAs[J]. Ejifcc, 2019, 30(2): 128−145.

［37］ TIAN R, WANG X, PAN T, et al. Plasma PTX3, MCP1 and Ang2 are early biomarkers to evaluate the severity of sepsis and septic shock[J]. Scand J Immunol, 2019, 90(6): e12823.

［38］ TILOUCHE N, JAOUED O, Ali H B S, et al. Comparison between continuous and intermittent administration of hydrocortisone during septic shock: a randomized controlled clinical trial[J]. Shock, 2019, 52(5): 481−486.

［39］ VIAGGI B, POOLE D, TUJJAR O, et al. Mid regional pro-adrenomedullin for the prediction of organ failure in infection. Results from a single centre study[J]. PLoS One, 2018, 13(8): e0201491.

［40］ ZHA F, QU X, TANG B, et al. Long non-coding RNA MEG3 promotes fibrosis and inflammatory response in diabetic nephropathy via miR-181a/Egr-1/TLR4 axis[J]. Aging (Albany NY), 2019, 11(11): 3716−3730.

［41］ ZHAO D, LI S, CUI J, et al. Plasma miR-125a and miR-125b in sepsis: Correlation with disease risk, inflammation, severity, and prognosis[J]. J Clin Lab Anal, 2020, 34(2): e23036.

［42］ ZHU M, WANG X, GU Y, et al. MEG3 overexpression inhibits the tumorigenesis of breast cancer by downregulating miR-21 through the PI3K/Akt pathway[J]. Arch Biochem Biophys, 2019, 661: 22−30.

# 第五十二章
# 医院获得性肺炎和呼吸机相关性肺炎的诊治

## 第一节 区别和诊断标准

### 一、概述

急性颅脑损伤（acute brain injury，ABI）往往不只是某种单纯的疾病或器官损伤状态，而是一组由神经、内分泌及免疫系统等多因素介导的稳态偏离与应激反应相关的代偿失调综合征。影响预后及耗费大量医疗资源的除了脑继发性损伤的防治，还有各类系统并发症的处理。其中，呼吸系统并发症，尤其是肺炎首当其冲，主要包括医院获得性肺炎（hospital-acquired pneumonia，HAP）和呼吸机相关性肺炎（ventilator-associated pneumonia，VAP）。究其原因不仅仅是神经系统损伤导致的各种风险因素的累积，也有医疗机构诊疗干预因素的叠加。ABI急性期各个阶段的气道与呼吸管理各有侧重，认清ABI患者HAP/VAP的病理生理是制订临床管理决策的基础。客观地讲，世界范围内神经重症患者的气道与呼吸管理仍然存在许多未知和争议领域，需要进一步研究。但总体上说，不同于一般危重症患者，ABI患者的HAP/VAP属于典型的获得性院内感染，采用正确有效的措施，ABI患者的肺部并发症实际上可防可治，防大于治。

### 二、HAP/VAP定义、诊断标准及误区

#### （一）定义

HAP是指患者住院期间没有接受有创机械通气、未处于病原感染的潜伏期，而于入院48小时后新发生的肺炎。VAP是指气管插管或气管切开患者接受机械通气48小时后发生的肺炎，机械通气撤机、拔管后48小时内出现的肺炎也属于VAP范畴。

将HAP与VAP区别定义的原因在于，HAP和VAP在临床特征、经验性治疗和预防策略上存在极大的差异。2005年美国感染性疾病协会（IDSA）/美国胸科协会（American Thoracic Society，ATS）制定的HAP/VAP指南中将原有的广义HAP区分为狭义的HAP与VAP两大类型。近年来的证据进一步证实，HAP和VAP在经验性治疗和临床预后方面均有明显不同。2016年美国HAP/VAP指南更新时特别强调HAP仅指住院后发生的没有气管插管的、与机械通气无关的肺炎，而VAP则为气管插管及机械通气后发生的肺炎，两者为完全不同的群体。由于地域与认知的差别，中国指南仍然认为VAP是HAP的特殊类型。正是因其特殊性，2018年中国指南在病原学、治疗和预防中将HAP与VAP分别进行阐述，因病情加重而接受气管插管和机械通气治疗的HAP患者仍然属于HAP，但其处理方式与VAP相似。接受无创通气治疗的住院患者发生的肺炎仍归于狭义的HAP范围。

#### （二）诊断标准

中国诊断标准：中国最新的相关指南为《中国成人医院获得性肺炎与呼吸机相关性肺炎诊断和治疗指南（2018年版）》。这版指南中提出了临床诊断和影像学标准。

1. 临床诊断标准 HAP/VAP的临床表现及病情严重程度不同，从单一的典型肺炎到快速进展的重症肺炎伴脓毒症、感染性休克均可发生，目前尚无临床诊断的"金标准"。肺炎相关的临床表现满足的条件越多，临床诊断的准确性越高。胸部X线或CT显示新出现或进展性的浸润影、实变影或磨玻璃影，加上下列3种临床症候中的2种或以上，可建立临床诊断：① 发热，体温 > 38℃；② 脓性气道分泌物；③ 外周血白细胞计数 > $10 \times 10^9$/L 或 < $4 \times 10^9$/L。

2. 2018中国指南中带有鲜明的呼吸病学特色
影像学是诊断HAP/VAP的重要基本手段,应常规行胸
部X线,尽可能行胸部CT检查。对于危重症或无法行
胸部CT的患者,有条件的单位可考虑床旁肺超声检
查。技术熟练的医师操作肺超声有助于判别肺组织通
气改变情况,与肺栓塞及肺不张等疾病进行鉴别。在
临床决策中,需根据患者情况选取一种或多种影像学
检查技术,以提高早期诊断率。

应该特别注意的是,此版指南更多的是基于纯粹
的呼吸病学角度考虑进行诊断的治疗干预,更适合内
科患者,而急性颅脑损伤患者罹患肺部感染的危险因
素和致命因素与神经系统相对正常的一般患者并不
相同。ABI患者的VAP在诊疗方面的考量似乎更适合
IDSA/ATS在2017年推出的诊疗标准。

（三）中国诊断标准的误区和呼吸机相关事件
（VAE）新定义的优势

HAP/VAP的诊断标准在国外被认为一直存在着
明显的混淆和误区。事实上,VAP经常是更大的不良
事件群的一个组成部分,如误吸、肺不张、肺水肿、静
脉血栓栓塞事件(venous thromboembolism, VTE)、谵
妄和急性呼吸窘迫综合征(acute respiratory distress
syndrome, ARDS)等。如ABI患者常常诊断的吸入性
肺炎首先不是考虑细菌性肺炎而是考虑化学性肺炎,
治疗上区别很大。类似的还有,误吸并不等于吸入性
肺炎,坠积性肺不张甚至实变并不等于坠积性肺炎,
等等。诸如此类的不正确或者混淆的诊断势必导致
进一步治疗和研究的混乱。2011年,美国疾病预防控
制中心(CDC)与美国卫生与公共服务部的代表共同
组成了一个工作小组,该小组的成员来自多个专业协
会(包括美国胸科学会、美国重症医学会、美国传染病
学会等)。最终于2017年创建了VAP的新定义,旨在
改善VAP诊断,提高监测的可靠性和有效性。新版定
义把VAP这一类事件更加细分化了,并从时间和程度
上形成了一个完整的分层系统,其中包括更广泛的呼
吸机相关事件(ventilator associated events, VAE),呼
吸机相关状态(ventilator-associated condition, VAC)和
感染相关呼吸机相关状态(infection-related ventilator-
associated condition, IVAC)的客观标准分类,并明确了
疑诊VAP(possible VAP, PVAP)的标准(图8-52-1)。
此标准可能更适合外科手术患者,包括神经重症患者。

VAE定义为呼吸机与人工气道建立的相关事件,
不仅仅是感染,尚包括气道损伤、痰痂、气管插管移位、
肺萎陷、肺不张、实变、微生态变化、误吸、低氧血症或
需氧量增加及ARDS等。

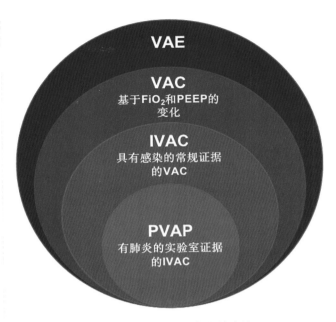

图8-52-1　VAE(呼吸机相关事件)

VAE同VAC: 呼吸机相关状态; IVAC: 同感染有关的呼吸机并发症及疑诊VAP(PAVP)的关系; $FiO_2$: 吸入氧分压; PEEP: 呼气末正压。

VAC定义为在机械通气患者的需氧量[每日最小
呼气末正压(positive end-expiratory pressure, PEEP)及
最小吸入氧分压(fraction of inspiration $O_2$, $FiO_2$)]维
持稳定或下降≥2天后,持续增加≥2天。需氧量持续
增加定义为每日最小PEEP升高≥3 $cmH_2O$ 或连续2
天内每天的每日最小$FiO_2$增加≥20%。

从VAC到IVAC的进展取决于:定义VAC的氧需
求量增加,感染的临床体征以及ICU团队对患者的抗
生素治疗的时机。强调机械通气患者必须有感染迹
象。必须存在发热(>38℃)、体温过低(<36℃)、白
细胞增多(>10×10⁹/L)或白细胞减少(<4×10⁹/L),并
开始加用一种或更多种类的抗生素。同时强调IVAC
感染原因与VAC之间存在因果关系,而且新抗生素的
加用在VAC发生的前后2天之内(但不是开始机械通
气前2天),连续使用≥4天。

PVAP的诊断标准(满足三项标准的一项即可)
如下。

(1)气管抽吸物培养阳性(≥10⁵ CFU/mL或相应
的半定量结果),或支气管肺泡灌洗液(BALF)培养阳
性(≥10⁴ CFU/mL或相应的半定量结果),肺组织培养
阳性(≥10⁴ CFU/mL或相应的半定量结果),或保护性
毛刷刷取的气道分泌物培养阳性(≥10³ CFU/mL或相
应的半定量结果),此时不要求满足"脓性呼吸道分泌
物"的标准。

(2)满足"脓性呼吸道分泌物"的标准,即低倍镜

下每视野可见≥25个白细胞且≤10个鳞状上皮细胞，且痰、气管抽吸物、支气管肺泡灌洗液、肺组织或保护性毛刷培养为阳性(但未达到标准1的阈值)。

(3)满足以下任一条(此时不要求满足前述"脓性呼吸道分泌物"的标准)：胸腔积液培养阳性，肺组织病理呈阳性，军团菌诊断试验阳性，呼吸道分泌物检测流感病毒、呼吸道合胞病毒、腺病毒、副流感病毒、鼻病毒、人偏肺病毒或冠状病毒阳性。

其中，病原菌培养阳性应除外：正常呼吸及口腔菌群、混合呼吸及口腔菌群或同等菌群，未特指的念珠菌属或酵母菌属，所有的凝固酶阴性葡萄球菌，所有的肠球菌。

VAP中外诊断的本质不同之一表现在放射学评估的权重：中国标准更类似于传统的定义，需要进行两项或多项序贯的放射学评估，以表明出现了新的、进行性或持续性的浸润影等肺部变化。然而，肺部变化如肺不张或肺水肿即便进展也并不等于肺部感染。并且，影像学变化常常与临床表现并不相符，针对肺不张和肺水肿的治疗与针对感染的抗生素治疗也并不相同。因此，新的美国标准认为放射学检查是诊断VAP的非必须辅助手段，决定将放射学诊断从VAE评判标准中删除。

相比之下，中国的VAP诊断标准的定义更主观，许多参数没有明确规定，在解释上有很大的余地，这导致了不同临床医生在确定患者何时患有肺炎方面的高度变异性，也间接限制了比较院内和跨医院系统VAP情况的能力。

HAP与VAP之间的关系阐述，临床意义在于：① 传统定义本身并无问题。从广义狭义范围上讲，VAP是HAP的一部分，这没有问题，但从还原论分析方法上，一定是越来越精细化的，国外的认识进展历程上就体现了这一点。② 把两者定为两个群体，是从病因学的角度考虑的，HAP更多强调内因(宿主因素)，VAP更多强调外因(呼吸机)。③ 对于这个问题的认识仍然在不断变化，未来随着认识的进步以及焦点的变化可能会出现新的共识标准。

# 第二节  病理生理、风险因素与发病机制

## 一、气道与呼吸的生理、神经生理

(1)呼吸系统的主要生理功能：通气换气、过滤廓清、温湿化和屏障以及内分泌功能等，所有这些功能均在神经系统控制下进行。

(2)呼吸驱动，包括节律和模式：如频率、深浅、受控于基本的$pCO_2$稳态、$pO_2$稳态和pH稳态以及高级神经功能的支配。

(3)气道保护：宏观的包括吞咽、呛咳等反射，微观的包括气道的温度和湿度、气管直径变化等。

(4)气道微生态：局部理化环境和微生态以及屏障功能。

(5)通气血流比(ventilation/perfusion rato, V/Q比)：表现在受控于神经系统的心肺互动，神经源性肺水肿(neurogenic pulmonary edema, NPE)很大程度上发生于神经系统整合控制异常造成的心肺失衡。

## 二、HAP/VAP的风险因素

ABI患者HAP/VAP的危险因素研究很多(表8-52-1，表8-52-2)。

表8-52-1  HAP/VAP致病因素

| 分　类 | 致病微生物进入呼吸道的致病因素 |
| --- | --- |
| 内源性微生态变化 | • 口鼻咽腔微生态变化，正常菌群改变(抗生素暴露、应激、口腔护理欠佳、胃肠道菌群变化移位) |
| | • 意识障碍、吞咽障碍、气管插管导致的误吸 |
| 外源性侵入 | • 致病微生物以气溶胶或凝胶微粒等形式通过吸入进入下呼吸道 |
| | • 医疗操作 |
| 血行播散 | • 感染性微生物的血行播散或邻近组织感染播散 |

表8-52-2　ABI患者VAP/人工气道相关感染风险因素

| 分　类 | 因　素 |
|---|---|
| 误吸 | • 无人工气道的吞咽障碍、意识障碍导致的气道保护能力下降 |
| | • 气管插管导致的吞咽障碍 |
| | • 气囊压管理不良 |
| | • 人工呼吸管路积水 |
| 微生态 | • 口鼻咽腔及气管等呼吸道干燥空气暴露 |
| | • 气管插管口腔护理困难 |
| | • 气管切开温湿化不良 |
| | • 过度通气 |
| | • 人工气道生物被膜形成 |
| | • 各种原因导致的气道损伤，屏障功能缺失 |
| | • 呼吸道分泌物清除不及时或不充分 |
| 气道廓清能力下降 | • 咳嗽能力下降(意识障碍、气管插管、镇痛镇静、神经损伤) |
| | • 纤毛廓清能力下降(气道温湿化不良)，体位引流不良 |
| | • 长期卧床、体位引流不足导致肺不张 |
| | • 气管切开PEEP缺失，导致肺萎陷 |
| 肺损伤 | • 机械通气相关性肺损伤 |
| | • 神经源性肺水肿 |
| | • 医疗护理操作 |
| 肺外因素 | • 胃肠道功能障碍，腹腔高压 |
| | • 不良应激反应 |
| | • 血流动力学异常 |
| | • 不适当的镇痛镇静 |
| | • 抗生素滥用 |
| | • 康复锻炼不足 |

尽管风险因素众多，但总结起来无外乎两个方面：肺内因素和肺外因素。ABI患者的关键节点概述如下。

（一）肺外因素

（1）呼吸驱动：神经系统损伤导致呼吸支配异常，严重的如呼吸节律异常甚至消失，或者神经源性过度通气。

（2）气道保护能力下降：包括意识障碍或者吞咽障碍（意识清醒的患者同样可以因为吞咽障碍导致误吸和吸入性肺炎），咳嗽反射下降常见于神经系统的损伤或者高强度的镇痛镇静药物使用。

（3）应激反应：ABI患者常常合并严重的应激反应，近年研究提示这会导致呼吸系统微生态变化，是造成耐药菌定植或感染的原因之一。此外，应激反应造成的强烈的血流动力学变化是肺水肿的主要原因之一，这无疑为继发感染增加了风险。

（4）常见的肺外因素还包括：不适当的肠内营养和（或）伴发腹腔高压，ABI后的免疫抑制与炎症反应增强，凝血功能异常（如肺栓塞）等。

（5）医疗机构环境恶劣、人力缺乏、培训不足、混乱的医疗干预、职业倦怠等因素常常合并甚至叠加出现，但这也是可改进潜力最大的因素。

（二）肺内因素

重点在于建立人工气道后造成的一系列呼吸道生理变化。

（1）气道通畅性下降：ABI后导致的意识障碍会影响气道通畅程度。需要强调的是通畅性下降不仅仅表现在大气道（如上气道梗阻），更主要表现在小气道，即重力依赖区的肺不张甚至实变。小气道闭陷导致氧合下降甚至二氧化碳潴留，实际上是有效通气区域的减少和V/Q比失衡。保障全气道从鼻孔到肺泡通畅，是防治ABI患者HAP/VAP的重中之重。需要特别提醒的是，气管插管后声门无法关闭，内源性PEEP的生理保护作用丧失，更易导致肺泡萎陷，这也是气管插管后如连接呼吸机须设置PEEP的原因（通常初始PEEP为5 cmH$_2$O）。基于同样原因，即便是气管切开后，辅助机械通气也能在一定程度上避免肺泡萎陷。

（2）气道温湿化和微生态的破坏：为了保障上气道通畅而建立的人工气道实际上在打破了气道保护的门户的同时，也大幅度破坏了上气道的重要功能——加温加湿，导致气道分泌物黏稠和流动性下降，造成了痰液的引流障碍。人工气道还破坏了气道的微生态，如气管插管上的生物膜是耐药菌的温床。

（3）气管插管直接导致了吞咽障碍，是造成误吸的重要原因。临床上存在着重要的理解误区：气管切开之所以能减少VAP发生的重要原因在于容易进行吸痰等气道护理。事实上这是错误的观念。真正的获益在于气管切开使得口腔得以解放，吞咽功能得以恢复，从而减少了造成VAP的第一大肺内因素——误吸。同样需要强调的是，气管切开时机并无公论，良好的气道管理可以实现气管插管的长时间保留而避免气管切开，为患者减少气管切开的创伤和可能的并发症。

（三）早发与迟发VAP

ABI患者的HAP/VAP并发症分早发（入院/机械通气＜5天）和迟发（入院/机械通气≥5天）。理论上早发VAP更多来源于误吸，早期气管插管和良好的口腔护理、肠内营养以及适当的镇痛镇静可以很大程度上避免误吸风险。迟发VAP更多原因在于引流不畅和重力依赖区肺不张及实变，也就是所谓的"坠积性肺炎"。需要强调的是，动态评估早期发现，处理肺不张和实变可以有效防治坠积性肺炎，推荐床边动态评估的手段包括肺部查体（即基础的"视触叩听"）和床旁超声的"视诊"。干预手段包括：避免气管插管而不应用呼吸机进行辅助、尽可能地使用自主呼吸模式、设置低水平PEEP（通常初始水平为5 cmH$_2$O）、适当的肺复张、充分的体位引流和早期康复治疗（包括下床活动等）。

# 第三节　非抗生素防治策略与流程

## 一、非抗生素策略的时空策略

ABI患者的病理生理过程大体分为四个阶段：挽救期、优化期、稳定期和撤离期。不同阶段的气道与呼吸管理重点存在异同。

（一）挽救期

重点在于早期建立人工气道，严格防止因意识障碍或气道保护能力下降导致的窒息和误吸。既能保护受损的脑组织避免缺氧和二氧化碳异常的损害，也能减少早期误吸。需强调的是：第一，重视ABI患者的气管插管指征，首要的是神经系统状态而不应等待至发生低氧血症等并发症。第二，气管插管需要专业团队和流程，以最大程度避免造成脑和脑外器官继发性损伤。

（二）优化期

重点在于尽早滴定肺保护和脑保护参数，如PaCO$_2$、PaO$_2$及pH并保持稳定。通常是通过滴定镇痛镇静和体温管理实现。大多数ABI患者脑干呼吸中枢功能尚存，需尽可能早期滴定呼吸机参数，诱导自主呼吸，这对于气道保护和廓清至关重要。对于呼吸节律异常需要机控呼吸的患者，尤其需要注重参数设置，兼顾肺保护与脑保护的目标。

（三）稳定期

较一般危重症患者，ABI患者病理生理周期的时程明显延长，通常需要制订2～3周的重症干预计划。此阶段的重点在于长时间稳定维持脑保护目标（如镇痛镇静、体温管理和颅内压控制）的同时，实现长时程的气道保护策略。重点在于全气道管理：分为上气道（口鼻咽腔护理）、声门区（气囊压管理和气管插管位置管理）、大气道（主气管和大支气管气道内吸引）和小气道及肺泡区（肺开放策略）；在保持脑保护的"静"策略同时，同样强调"动"，即早期康复和体位引流。

（四）撤离期

动态观察，待脑继发损伤风险得以控制，颅内顺应性改善后，整体治疗干预过渡到撤离期。此阶段重点在于动态评估和逐步增强的康复训练。需强调膈肌保护性通气：早期诱导自主呼吸，滴定最小化的辅助支持措施，避免呼吸肌尤其是膈肌萎缩。需要强调的是，呼吸机脱机和拔管的时机判定和流程化管理。

总而言之，ABI患者的HAP/VAP防治需要以全时程全气道管理作为基础策略。包括：全程保持全气道的通畅、清洁和湿润，最大程度避免误吸，充分引流，以及在控制好肺内因素的同时做好肺外因素的干预（如滴定镇痛镇静、血流动力学状态稳定、优化肠内营养、早期康复、VTE预防和应激反应控制等）。最新VAP的预防措施的循证医学证据概述如下（表8-52-3）。

表8-52-3　预防VAP的措施

| 措　　施 | 目前研究发现其对VAP发生率的影响 | 阐　　释 |
| --- | --- | --- |
| 抬高床头 | 可能降低发生率 | 缺乏研究，随机试验数量少而互相矛盾 |
| 气管插管锥形气囊和超薄聚氨酯 | 没有影响 | 体内研究表明，尽管这些设计在理论上有优势，但临床上误吸的发生率仍居高不下 |

| 措　　施 | 目前研究发现其对VAP 发生率的影响 | 阐　　释 |
| --- | --- | --- |
| 气管插管气囊压力的自动监测 | 可能降低发生率 | 缺乏研究,值得进一步评估 |
| 声门下分泌物引流 | 可能降低发生率 | 得到广泛研究,尽管该措施降低 VAP 发生率,但对机械通气的持续时间、ICU 住院时间、呼吸机相关事件或死亡率无影响,对抗生素使用的影响尚不明确 |
| 氯己定口腔护理 | 不明 | 得到广泛研究,多数研究是阴性结果。荟萃分析结果矛盾,可能降低 VAP 发生率,但针对双盲研究的荟萃分析为阴性结果。可能会增加死亡率(如误吸氯己定的损害)。用无菌水进行口腔护理可能更好 |
| 选择性口腔和消化道去污 | 很可能降低发生率 | 得到广泛研究,在荷兰的研究中抗生素净使用率降低,死亡率降低。对于抗生素耐药率和抗生素使用率较高的病房,死亡率没有影响 |
| 益生菌 | 不明 | 目前的研究大多质量有限,结果混杂。荟萃分析发现其降低 VAP 发生率,但针对双盲研究的分析未发现差异 |
| 应激性溃疡的预防性用药 | 可能增加发生率 | 观察性研究和部分荟萃分析发现 VAP 发生率增加,但最近一项大型随机试验未发现显著影响 |
| VAP 预防的集束化措施 | 很可能降低发生率 | 得到广泛研究,可能降低死亡率。获益可能主要来源于镇静的减轻和鼓励早期拔除气管插管 |

注:引自 Papazian L, Klompas M, Luyt C E. Ventilator-associated pneumonia in adults: a narrative review[J]. Intensive Care Medicine, 2020: 1-19。

## 二、流程

ABI 患者气管与呼吸管理流程总图见图 8-52-2。

## 三、培训的意义

基于建设性的科室文化,建立健全专业的神经重症团队、多学科参与的模式、动态的培训结合标准化的质控是 ABI 患者总体干预策略的基础。

# 第四节　抗生素治疗策略

## 一、病原学

1. 原则:ABI 患者感染性并发症处理需遵循下列原则

(1)首先确定有没有感染:目前没有特异性指标,发热、白细胞增加、脓性呼吸道分泌物及影像学评估均为非特异性指标。因此,需动态观察和综合判断,首先确定患者是否存在感染,尤其是全身性感染。

(2)确定存在感染之后的第二步是确定感染部位。确定了感染部位才有可能采取相应的清除感染灶治疗,这是感染治疗的首要任务,重要性远胜于抗生素。注意:应杜绝在不鉴别感染部位的情况下,仅根据痰培养结果应用抗生素!

(3)确定感染部位后首先考虑清除感染灶的治疗

手段,同时需要鉴别致病菌。

(4)根据致病菌选择敏感抗生素。

(5)目前没有高质量证据表明预防性使用抗生素可以减少 HAP/VAP 的发生。反而有研究表明抗生素使用尤其是广谱抗生素使用是造成 HAP/VAP 的耐药菌感染的危险因素。

2. 病原学　非免疫缺陷的 ABI 患者的 HAP/VAP 通常由细菌感染引起,而由病毒或真菌引起者较少。常见病原菌的分布及其耐药性特点随地区、医院等级、患者人群及暴露于抗菌药物的情况不同而异,并且随时间而改变。我国 HAP/VAP 常见的病原菌包括鲍曼不动杆菌、铜绿假单胞菌、肺炎克雷伯菌、金黄色葡萄球菌及大肠埃希菌等。但需要强调的是,了解当地医院尤其是本 ICU 的病原学监测数

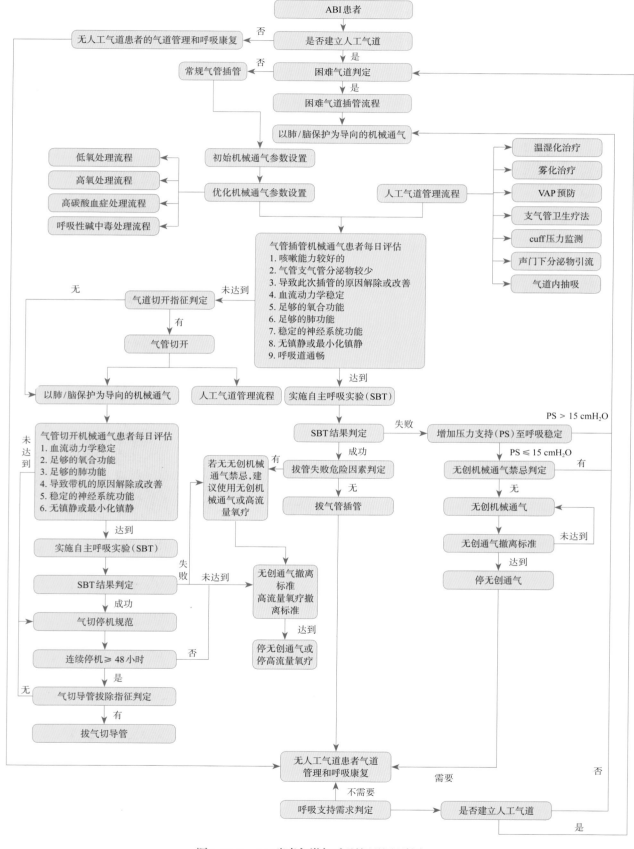

**图 8-52-2　ABI患者气道与呼吸管理流程总图**

据更为重要，在经验性治疗时应根据及时更新的本地区、本医院甚至特定科室的细菌耐药特点针对性选择抗菌药物。

## 二、抗生素策略

### （一）ABI患者的HAP/VAP治疗需遵循以下原则

（1）以防为主，重建生理、防止误吸、减少坠积、充分引流。

（2）不推荐预防性抗生素的常规使用。

（3）经验性治疗须考虑患者因素和当地致病菌流行情况。

（4）尽量选择低级别和窄谱抗生素。

### （二）经验性抗生素治疗

1. 经验性抗感染治疗原则

（1）抗感染治疗时机的选择：在确立HAP/VAP临床诊断并安排病原学检查后，应尽早进行经验性抗感染治疗；如果延迟治疗，即使药物选择恰当，仍可导致病死率增加及住院时间延长，因此，HAP和VAP患者应尽早进行抗菌药物的经验性治疗。

（2）正确评估MDR菌感染的危险因素。

2. 初始抗生素选择　HAP/VAP初始经验性抗菌治疗的策略（表8-52-4）。应根据患者的病情严重程度、所在医疗机构常见的病原菌、耐药情况及患者耐药菌感染的危险因素等选择恰当的药物，同时也应兼顾患者的临床特征、基础疾病、器官功能状态、药物的药代动力学/药效动力学（pharmacokinetics/pharmacodynamics，PK/PD）特性、既往用药情况和药物过敏史等相关因素选择抗菌药物。

最新研究表明，对HAP/VAP患者的支气管肺泡灌洗液采用新技术，如多重引物聚合酶链式反应（multiplex PCR）进行病原学分析可有效指导早期抗生素的使用。具体抗生素的选取和调整，包括MDR病原菌的治疗参见本篇第五十四章。近年的欧美指南建议大部分VAP的抗生素治疗时程不宜超过7天，参照临床肺部感染评分（clinical pulmonary infection score，CPIS）可能减少不必要的抗生素应用。

表8-52-4　VAP经验性抗生素的选择

| 情　　况 | 药　物　种　类 | 药　　　　物 |
| --- | --- | --- |
| 早发VAP（＜5天），无MDR细菌感染的危险因素* | 无抗假单胞菌作用的β内酰胺类 | 阿莫西林/克拉维酸或三代头孢菌素 |
| 迟发VAP（≥5天），或存在MDR细菌感染的危险因素 | 铜绿假单胞菌有活性的β内酰胺类非β内酰胺类的抗假单胞菌药物 | 头孢吡肟，2 g q8h；头孢他啶，2 g q8h；哌拉西林/他唑巴坦，4 g q6h；美罗培南，2 g q8h；阿米卡星，25 mg/（kg·d）；环丙沙星，1 200 mg/d |
| 已知MRSA定植，或ICU中MRSA发生率较高（＞20%） | 对MRSA有效的药物 | 万古霉素，30～45 mg/（kg·d）；利奈唑胺，600 mg/12 h |
| 已有碳青霉烯类耐药的肠杆菌定植，或仅对新型β内酰胺类药物敏感的铜绿假单胞菌 | 新型β内酰胺类药物 | 头孢洛扎（Ceftolozane）/他唑巴坦，3 g q8h‡；头孢他啶/阿维巴坦，2.5 g q8h‡；美罗培南/维博巴坦（vaborbactam），4 g q8h；亚胺培南/瑞来巴坦（relebactam），1.5 g q6h |

注：* MDR细菌感染的危险因素包括90天内曾接受抗生素治疗、住院时间＞5天、VAP发病时伴脓毒症休克、VAP发病前有急性呼吸窘迫综合征、VAP发病前有急性肾脏替代治疗、MDR病原体的既往定植。
‡ 这些药物的经验性使用应限于特定病原体（耐碳青霉烯类肠杆菌或泛耐药的铜绿假单胞菌）定植，且定植菌先前的药敏试验对拟用药物敏感的患者。
引自 Papazian L，Klompas M，Luyt C E. Ventilator-associated pneumonia in adults：a narrative review［J］. Intensive Care Medicine，2020：1-19。

（陈文劲）

# 参考文献

［1］曹江红,李光辉.美国感染病学会和美国胸科学会2016年成人医院获得性肺炎和呼吸机相关性肺炎的处理临床实践指南［J］.中国感染与化疗杂志,2017,17（2）：209-214.

［2］中华医学会呼吸病学分会感染学组.中国成人医院获得性肺炎与呼吸机相关性肺炎诊断和治疗指南（2018年版）［J］.中华结核和呼吸杂志,2018,41（4）：255-280.

［3］IBN SAIED W, SOUWEINE B, GARROUSTE-ORGEAS M, et al. Respective impact of implementation of prevention strategies, colonization with multiresistant bacteria and antimicrobial use on the risk of early- and late-onset VAP: An analysis of the OUTCOMEREA network[J]. PLoS One, 2017, 12(11): e0187791.

［4］LI Y, LIU C, XIAO W, et al. Ventilator-associated pneumonia in traumatic brain injury: a meta-analysis[J]. Neurocrit Care, 2020, 32(1): 272-285.

［5］MIRTALAEI N, FARAZI A, MONFARED M E, et al. Efficacy of antibiotic prophylaxis against ventilator-associated pneumonia[J]. J Hosp Infect, 2019, 101(3): 272-275.

［6］PAPAZIAN L, KLOMPAS M, LUYT C E, et al. Ventilator-associated pneumonia in adults: a narrative review[J]. Intensive Care Med, 2020, 46(5): 888-906.

［7］PEIFFER-SMADJA N, BOUADMA L, MATHY V, et al. Performance and impact of a multiplex PCR in ICU patients with ventilator-associated pneumonia or ventilated hospital-acquired pneumonia[J]. Crit Care, 2020, 24(1): 366.

［8］TIMSIT J F, ESAIED W, NEUVILLE M, et al. Update on ventilator-associated pneumonia[J]. F1000 Res, 2017, 6: 2061.

［9］WU D, WU C, ZHANG S, et al. Risk factors of ventilator-associated pneumonia in critically ill patients[J]. Front Pharmacol, 2019, 10: 482.

# 第五十三章
# 耐万古霉素肠球菌感染

肠球菌是典型的革兰阳性兼性厌氧球菌，广泛分布于自然界中，也是人和动物肠道内较为常见的定植菌。肠球菌是机会致病菌，其中屎肠球菌（Enterococcus faecium）及粪肠球菌（Enterococcus faecalis）是医院内感染的重要病原菌。近年来，由于抗菌药物的广泛应用，使原本就对β内酰胺类、氨基糖苷类抗菌药物具有内在抗药性的肠球菌耐药性进一步发展，逐渐形成了多重耐药（MDR）菌。在我国，耐万古霉素肠球菌（vancomycin-resistant Enterococci，VRE）感染的发生率呈逐年上升趋势，VRE已成为医院感染的重要病原菌之一，它的产生对临床微生物学和流行病学提出了新的挑战。此外，肠球菌可以通过基因转移和重组将其耐药性转移给其他革兰阳性菌，这也是值得临床关注的一个重要问题。

## 一、流行病学

1988年，英国研究者首次发现VRE，短短十几年内，VRE迅速传播且欧美发达国家均有报道。根据美国国家医疗安全网（national healthcare safety network）提供的数据显示，2011—2014年，美国肠球菌在医院获得性感染中位列第二，尤其是粪肠球菌，占医院获得性感染的7.4%。此外，在中心静脉导管相关性血流感染（CRBSI）及导尿管相关性尿路感染（CAUTI）中肠球菌的发生率分别位列第一及第三。2011—2014年，美国医院获得性粪肠球菌感染对万古霉素的耐药率高达83.8%。

在我国，2004—2005年，我国大陆尚未报道VRE

的发生，而2006—2007年，卫生部全国细菌耐药监测网（Mohnarin）监测发现，粪肠球菌、屎肠球菌和其他肠球菌中分别有1.3%、3.2%和4.9%对万古霉素耐药，有1.6%、3.6%和5.7%对替考拉宁耐药，高于对万古霉素的耐药率。在最新公布的2017年中国细菌耐药监测网（CHINET）细菌耐药性监测16 043例肠球菌中，分离出VRE粪肠球菌5例，屎肠球菌121例，其中分型的50株VRE中，产vanA、vanB和vanM型基因的菌株分别为36株（粪肠球菌1株，屎肠球菌35株）、8株（粪肠球菌1株，屎肠球菌7株）和6株（全部为屎肠球菌）。常见分离出VRE的标本包括尿、伤口、血、导管等。

## 二、耐药机制

万古霉素通过与细菌壁前体肽聚糖五肽末端D-丙氨酰-D-丙氨酸（D-Ala-D-Ala）紧密结合，抑制肽聚糖合成中的糖基转移酶、转肽酶及DD-羧肽酶活性，阻止肽聚糖进一步延长和交联，从而产生杀菌活性。

肠球菌获得van基因后，van基因可编码修饰细胞壁前体肽聚糖的酶，从而以D-乳酸（D-lac）或D-丝氨酸（D-Ser）替代肽聚糖末端的D-丙氨酸（D-Ala），使肠球菌对万古霉素类亲和力下降而产生耐药性。目前为止，已发现了9种通过改变万古霉素结合靶点导致肠球菌糖肽类耐药的变种，其中4种操纵子（vanA、vanB、vanD、vanM）编码以D-乳酸为末端的前体，其余5种操纵子（vanC、vanE、vanG、vanL、vanN）编码以D-丝氨酸为末端的前体。其中，临床上最重要的是vanA和vanB（表8-53-1）。

表8-53-1　常见VRE表型特征

| 表　型 | 耐药类型 | 常见菌群 | 位　置 | 耐药水平 | 修饰靶位 |
|---|---|---|---|---|---|
| vanA | 获得性耐药 | 屎肠球菌、粪肠球菌 | 质粒、转座子 | 高 | D-Ala-D-Lac |
| vanB | 获得性耐药 | 屎肠球菌、粪肠球菌 | 质粒、转座子 | 不定 | D-Ala-D-Lac |

续 表

| 表 型 | 耐药类型 | 常见菌群 | 位 置 | 耐药水平 | 修饰靶位 |
|---|---|---|---|---|---|
| vanD | 获得性耐药 | 屎肠球菌 | 染色体 | 中等 | D-Ala-D-Lac |
| vanE | 获得性耐药 | 粪肠球菌 | 染色体 | 低 | D-Ala-D-Ser |
| vanC | 天然耐药 | 铅黄肠球菌、鸡肠球菌 | 染色体 | 低 | D-Ala-D-Ser |

（一）vanA耐药机制

vanA耐药菌株最先被发现,耐药机制的研究亦最为清楚（图8-53-1）。当VRE所在的环境中有万古霉素等糖肽类抗生素存在时,位于膜上的VanS蛋白接收此信号后发生自我磷酸化而激活,并将信号传递给细胞质中VanR蛋白而使其活化。活化的VanR是一种转录激活因子,可使VanH、VanA及VanX大量表达。在脱氢酶VanH和连接酶VanA作用下形成的D-Ala-D-Lac二羧肽,取代D-Ala-D-Ala二肽前体参与VRE的细胞壁合成;VanX将肽聚糖中的D-Ala-D-Ala二肽前体水解,以避免D-Ala-D-Ala与万古霉素结合产生抗菌活性;如VanX能将所有肽聚糖中的D-Ala-D-Ala二肽前体水解,VanY也能将肽聚糖前体碳端D-Ala切除,就这样VRE形成的细胞壁肽聚糖前体小肽就以D-Ala-D-Lac作为末端。D-Ala-D-Ala变异为D-Ala-D-Lac后其与万古霉素的亲和力可降低1 000倍。由以上机制可知,单独的vanA基因是无法产生万古霉素类耐药性的,VanA、VanH及VanX是产生耐药性所必须的,而VanY有助于增强耐药性,VanR和VanS可调节3个必需基因的转录。此外,vanA基因可通过质粒传播,它可以从肠球菌转移给包括金黄色葡萄球菌在内的多种革兰阳性微生物,使其他病原微生物产生万古霉素耐药性。

（二）VanB耐药机制

vanB耐药基因位于宿主染色体上,也可存在于质粒上,耐药性可转移。VanB型耐药与VanA型耐药机制的生化基础类似,vanB基因簇编码产生的VanB蛋白与VanA蛋白有76%的氨基酸相同,也是一种连接酶;该酶催化生成D-Ala-D-Lac二肽,代替正常肽聚糖前体五肽中的D-Ala-D-Ala,从而产生耐药。但与VanA耐药不同的是,vanB基因簇表现出很大的序列差异性,这可能与VanB型耐药株对万古霉素多水平耐药有关。

三、危险因素

目前常见的VRE感染发生相关的危险因素如下。

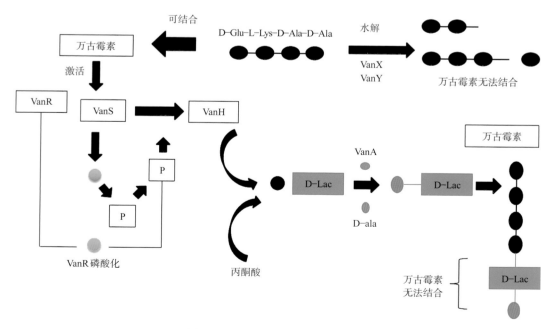

图8-53-1 VanA万古霉素耐药机制

（1）病情严重，ICU住院时间长的患者。

（2）严重免疫抑制，如肿瘤患者。

（3）胸心或腹腔大手术后的患者。

（4）长期留置中心静脉导管和（或）导尿管的患者。

（5）长期住院且有VRE定植的患者。

（6）曾接受广谱抗菌药物和（或）万古霉素治疗的患者。

### 四、实验室检查

对VRE定植/感染患者的早期检测和及时报告是防控的关键之一。耐万古霉素肠球菌实验室检测方法主要有纸片法、肉汤或平板筛查法和分子生物学等方法。纸片扩散法在检测VanC型肠球菌时容易漏检，分子生物学方法如PCR方法具有快速、灵敏度较高等特点。

#### （一）细菌药敏法

细菌药敏法主要包括纸片法及肉汤或平板筛查法。30 μg万古霉素纸片的抑菌圈直径 ≤ 14 mm或万古霉素最低抑菌浓度（minimal inhibitory concentration，MIC）≥ 32 mg/L的肠球菌被认为是VRE。有临床意义的肠球菌主要是粪肠球菌和屎肠球菌，根据对万古霉素和替考拉宁耐药的程度可进一步分为VanA、VanB、VanC型等，对万古霉素的MIC ≥ 64 mg/L为高水平耐药，VanA型对万古霉素及替考拉宁均高水平耐药，VanB型对万古霉素低水平至高水平耐药、对替考拉宁敏感，VanC及以后各型对万古霉素低水平耐药、对替考拉宁敏感（表8-53-2）。

表8-53-2 常见VRE类型的耐药水平

| 类型 | 万古霉素（mg/L） | 替考拉宁（mg/L） |
|---|---|---|
| VanA | 64 ～ > 1 000 | 16 ～ 512 |
| VanB | 4 ～ 1 024 | 0.25 ～ 2 |
| VanC | 2 ～ 32 | 0.12 ～ 2 |
| VanD | 16 ～ 64 | 2 ～ 4 |
| 美国临床与实验室标准化研究所（CLSI）折点 | ≤ 2,4 ～ 8,16 | ≤ 8,16, ≥ 32 |

#### （二）分子生物学方法

用于VRE耐药基因检测的分子生物学方法有探针杂交、聚合酶链反应（PCR）等方法。与传统培养法相比，其敏感性和特异性分别为97.9%和100%。采用多重PCR方法可检测肠球菌4种耐药基因（*vanA*、*vanB*、*vanC1* 和 *vanC2*）。该方法可在4小时内完成，有利于及时出具报告。

### 五、治疗和防控

#### （一）VRE感染的治疗

耐万古霉素肠球菌（VRE）可在肠道内定植，严重的VRE感染通常发生在抵抗力低下的患者，且常常有严重基础疾病，故有效的抗菌药物治疗显得尤为重要。通过检测细菌对常用抗菌药物的敏感度，确定使用何种药物治疗。同时可使用抗菌机理不同的抗生联合使用，增加药物的敏感性（表8-53-3）。

表8-53-3 VRE感染的抗生素治疗

| 抗菌药物及给药方案 | 治疗方案扼要评析 |
|---|---|
| 替考拉宁：负荷剂量400 mg（或6 mg/kg），q12h共3剂，维持剂量400 mg（或6 mg/kg）qd，静脉给药 | 对除VanA以外的VRE有效，清除半衰期长，可每日给药1次。血-脑屏障完整性良好时，不能透过血-脑屏障 |
| 利奈唑胺：600 mg q12h静滴或口服 | 一般对所有类型的VRE有效，可用于VRE所致的各种感染的治疗，包括血流感染和心内膜炎。口服制剂生物利用度100%，可以有效用于序贯治疗。不良反应主要为骨髓抑制，尤其是血小板减少 |
| 泰地唑胺：200 mg qd静滴或口服 | 新型噁唑烷酮类，其抗菌活性显著强于同类的利奈唑胺，对部分利奈唑胺耐药的菌株亦有活性，且不良反应更少 |
| 达托霉素：6 ～ 8 mg/kg qd静滴 | 对耐药肠球菌具有杀菌活性，可用于VRE所致的各种感染的治疗，包括血流感染和心内膜炎。用药期间需常规监测肌酸激酶（CK） |
| 四环素类（多西环素100 mg bid、米诺环素100 mg bid口服） | VRE对四环素类的敏感性变异性较大，但治疗尿路感染及皮肤软组织感染可能有效。应根据药敏结果选用 |
| 氯霉素：2 ～ 3 g/d，分2 ～ 3次静滴 | 过去曾用于VRE的治疗，但由于药物可及性、耐药及血液系统毒性等问题，目前已很少应用 |

续　表

| 抗菌药物及给药方案 | 治疗方案扼要评析 |
| --- | --- |
| 呋喃妥因 100 mg tid 口服 | 由于大部分 VRE 仍对呋喃妥因敏感,因此可用于 VRE 所致的下尿路感染 |
| 喹诺酮类(左氧氟沙星 500 mg qd、莫西沙星 400 mg qd 静滴) | VRE 对喹诺酮类的敏感性变异性较大,但治疗尿路感染及皮肤软组织感染可能有效。应根据药敏结果选用 |
| 氨苄西林(阿莫西林)+庆大霉素 | 对于 VanA 型 VRE,如菌株对氨苄西林(阿莫西林)及庆大霉素均具有一定敏感性,则治疗可仍选择两者联合应用 |

注:本表列举的药物剂量仅针对肝肾功能正常者。

（二）VRE 感染的控制措施

（1）将感染或带定植菌的患者隔离于单间、隔离单位或将同类患者隔离于较大的病房。

（2）告知工作人员和患者有关注意事项,减少工作人员与患者在病房内的传播,患者医疗护理物品专用。

（3）工作人员接触感染或定植患者后要加强洗手,严格按照标准六步洗手法进行认真洗手,配合速干手消毒剂消毒。

（4）每天严格用含有效氯 1 000 mg/L 的消毒剂擦拭物体表面。

（5）医疗护理患者时要穿隔离衣,戴一次性手套、帽子、口罩等防护措施。

（6）VRE 感染患者产生的医疗废物应装入双层黄色塑料袋有效封口,袋外加注特殊感染警示标识,与医疗废物暂存处专职人员专项交接。

（7）携带 VRE 的手术医生不得进行手术,直至检测转为阴性。

VRE 感染的预防需要每个医疗机构依据自身情况制订一套全面的防控方案。其中,最主要的是要合理掌握万古霉素使用适应证,在医院内应用万古霉素已确证是 VRE 产生和引起暴发流行的危险因素。因此,所有医院,包括从未使用过万古霉素的医院和其他医疗机构,都应制订一个抗菌药物使用的管控方案,严格掌握万古霉素等糖肽类抗菌药物使用的适应证(例如严格限制万古霉素作为围手术期预防性抗生素的使用,在疑似或仅单瓶血培养涂片阳性的革兰阳性球菌感染时,优选 β 内酰胺类抗生素而非万古霉素进行治疗),并对全体医务人员进行 VRE 防控流程的宣教。

（刘微丽）

# 参考文献

［1］胡付品,郭燕,朱德妹,等. 2017年CHINET细菌耐药性监测［J］.中国感染与化疗杂志,2018,18(3):241-251.

［2］李六亿,陈美恋,吴安华,等. 耐万古霉素肠球菌感染流行病学多中心研究［J］.中国感染控制杂志,2015,8(14):518-523.

［3］刘坤,李有信,杜晓玲,等. 耐万古霉素肠球菌医院感染危险因素分析［J］.中华医院感染学杂志,2007,17:1000-1002.

［4］耐万古霉素肠球菌感染防治专家委员会. 耐万古霉素肠球菌感染防治专家共识［J］.中华实验和临床感染病杂志(电子版),2010,4(2):224-231.

［5］邱海波.耐药革兰阳性球菌感染诊疗手册［M］.北京,人民卫生出版社,2018年.

［6］肖永红,王进,赵彩云,等. 2006—2007年Mohnarin细菌耐药监测［J］.中华医院感染学杂志,2008,18:1051-1056.

［7］ARTHUR M, MOLINAS C, DUTKA-MALEN S, et al. Structural relationship between the vancomycin resistance protein VanH and 2-hydroxycarboxylic acid dehydrogenases[J]. Gene, 1991, 103(1): 133-134.

［8］COHEN M L. Epidemiology of drug resistance: implications for a post-antimicrobial era[J]. Science, 1992, 257(5073): 1050-1055.

［9］GOLD H S, MOELLERING JR R C. Antimicrobial-drug resistance[J]. N Engl J Med, 1996, 335(19): 1445-1453.

［10］GRAY J W, STEWART D, PEDLER S J, et al. Species identification and antibiotic susceptibility testing of Enterococci isolated from hospitalized patients[J]. Antimicrob Agents Chemother, 1991, 35(9): 1943-1945.

［11］MATTHEW L, THOMAS B PERERA. Vancomycin-resistant Enterococci[M]. Treasure Island (FL). StatPearls, 2023.

［12］MCBRIDE S M, FISCHETTI V A, LEBLANC D J, et al. Genetic diversity among Enterococcus faecalis[J]. PLoS One, 2007, 2(7): e582.

［13］RICE L B. Emergence of vancomycin-resistant Enterococci[J]. Emerg Infect Dis, 2001, 7(2): 183-187.

［14］UTTLEY A H, COLLINS C H, NAIDOO J, et al. Vancomycin-resistant Enterococci[J]. Lancet, 1988, 1(8575-6): 57-58.

［15］WERNER G, COQUE T M, HAMMERUM A M, et al. Emergence and spread of vancomycin resistance among Enterococci in Europe[J]. Euro Surveill, 2008, 13(47): 19046.

# 第五十四章
# 神经危重症患者的抗生素管理

## 第一节 简 介

### 一、神经重症感染特点

医院感染（HAI）是神经外科患者常见并发症，不仅影响患者的预后及转归，同时增加医疗费用，延长住院时间，给患者和社会带来巨大的经济负担。NICU是神经内外科集中收治危重症患者并给予护理监测和治疗的专业科室，也是院内感染的高发区，由于患者时常具有身体生理机能退行性变化、免疫力下降、住院时间长、手术创伤大、侵入性操作多、大量广谱抗菌药物的广泛应用、昏迷及卧床时间长等特点，因此成为院内感染的高发人群，感染发病率约为20%。且NICU较易发生耐药菌株流行，多重耐药菌会进一步加重病情，增加诊治难度，导致神经危重症患者病死率增加。因此NICU患者感染的预防及早期诊断、治疗是影响整体预后的关键，选择合理的抗菌药物用药途径及疗程对临床结局至关重要。本章通过对近年来关于NICU患者常见医院获得性感染以及多重耐药菌感染的抗菌药物治疗的研究的综合性分析，以期能够对神经重症相关医务人员治疗不同部位多重耐药菌的感染提供参考。

### 二、病原学的特点

#### （一）多重耐药菌产生的原因

多重耐药微生物（multi-drug resistant organisms，MDRO）是指对临床使用的三类或三类以上抗菌药物同时呈现耐药的细菌等致病微生物，MDRO按照耐药程度可以分为泛耐药（extensive drug resistance，XDR）和全耐药（pan-drug resistance，PDR）。临床常见的MDRO有耐甲氧西林金黄色葡萄球菌（MRSA）、耐万古霉素肠球菌（VRE）、产超广谱β内酰胺酶（ESBL）肠杆菌科细菌（如大肠埃希菌和肺炎克雷伯菌）、耐碳

青霉烯类肠杆菌科细菌（CRE）、多重耐药铜绿假单胞菌（MDR-PA）、多重耐药鲍曼不动杆菌（MDR-AB）等。其中，最需要关注碳青霉烯类耐药革兰阴性杆菌。MDRO产生的原因多是因为在临床诊疗过程中不合理使用抗菌药物，包括临床抗菌药物滥用、患者未遵从医嘱或未按疗程规范使用抗菌药物，也包括在畜牧水产养殖过程中过度使用抗菌药物等情况。最终，病原菌表面药物作用靶位改变，包括外膜孔蛋白通透性下降及外排泵的过度表达等；或产生抗菌药物灭活酶，如氨基糖苷修饰酶。此外，医疗机构感染预防与控制措施不当，导致MDRO在医疗机构内交叉传播，产生更多的耐药菌株。

#### （二）神经重症监护病房常见多重耐药菌种类以及感染和定植的部位

NICU内医院感染病原菌包括革兰阴性菌、革兰阳性菌和真菌，以前两者为主。以近年神经外科的数据作为参考，革兰阴性菌占医院感染病原菌的59.8% ～ 80.3%，检出率最高的3种耐药菌株分别是CRE、MDR-AB、MDR-PA；而革兰阳性菌占神经外科医院感染病原菌的15.1% ～ 43.1%，检出率最高的革兰阳性MDRO为MRSA和耐甲氧西林凝固酶阴性葡萄球菌（methicillin resistance coagulase negative staphylococci，MRCNS）。多重耐药菌最常见的感染/定植的部位有中枢神经系统、呼吸系统、泌尿系统、血液系统、手术切口等。MDRO主要于痰液、尿液、血液、静脉导管、脑脊液、分泌物（包括皮肤和手术切口）等标本中检出。各级医院应重视病原微生物检测工作，切实提高病原学诊断水平，逐步建立正确的病原微生物培养、分离、鉴定技术和规范的细菌药物敏感试验条件与方法，并及时报告细菌药敏试验结果，为临床医师

正确选用抗菌药物提供依据。

（三）常见病原菌耐药现状

以神经外科为例，当前医院感染的主要病原菌耐药情况严重。革兰阳性菌中，金黄色葡萄球菌和凝固酶阴性葡萄球菌对甲氧西林耐药率分别高达68%和93.3%，但对万古霉素、替考拉宁、利奈唑胺仍保持高度敏感性。革兰阴性病原菌中肠杆菌科细菌产生ESBL的比例可高达75%，大肠埃希菌、肺炎克雷伯菌对阿莫西林、环丙沙星、庆大霉素、多数三代/四代头孢菌素均显示较高的耐药率，对碳青霉烯类、头孢哌酮/舒巴坦、哌拉西林/他唑巴坦、阿米卡星等耐药率相对较低。铜绿假单胞菌对碳青霉烯类、头孢哌酮/舒巴坦、哌拉西林/他唑巴坦、头孢他啶、阿米卡星、环丙沙星的耐药率较低，但是近年来对碳青霉烯类和三代头孢菌素的耐药率逐渐增高，部分地区亚胺培南的耐药率高达36.4%。鲍曼不动杆菌对多数临床常用抗菌药物的耐药率均超过30%，仅对头孢哌酮/舒巴坦、米诺环素和替加环素等保持较低的耐药率。因此，NICU预防用药和经验性治疗的抗菌药物选择应考虑主要病原菌的药物敏感性。

# 第二节 抗菌药物的应用

抗菌药物（antibacterial agents）是指对病原微生物具有杀灭或抑制活性，主要供全身应用（含口服、肌注、静注、静滴等，部分也可用于局部）的各种抗生素和人工合成抗菌药物。抗菌药物对人体的生理系统一般不起作用，而是直接结合或作用于细菌来产生药理作用。通过抗菌药物的药代动力学/药效动力学（pharmacokinetics/pharmacodynamics，PK/PD）理论指导临床抗菌药物的合理应用日渐受到重视。研究发现重症感染患者与健康人的PK/PD数据明显不同，因此临床医师需要掌握足够的临床药理学知识指导临床治疗，尤其是耐药菌引起感染的治疗。依据笔者经验，治疗过程中需要综合考量患者临床表现如体温波动，引流液如痰液、尿液及脑脊液性状，感染指标如白细胞数和中性粒细胞占比、C反应蛋白（CRP）、降钙素原浓度（PCT）等，病原学检查，影像学等结果及时调整抗菌药物的治疗方案。最好在经验性抗感染治疗开始之前采集可疑感染标本送病原微生物及感染相关生物标志物检测，在获得可靠病原学结果后参考欧洲重症医学会（ESICM）的有关指南及时"降阶梯"（antimicrobial de-escalation，ADE）降低抗菌药物治疗强度，若排除感染诊断则及时停用抗菌药物观察。ADE的主要原则包括及时依据病原学结果减少联用的抗菌药物种类，将广谱抗菌药物更换为针对性更强的窄谱药物。但是，对于MDRO所致危重感染病死率较高，尤其是中枢神经系统等特殊部位感染的"降阶梯"及停药指征学界仍有较大争议。

## 一、抗菌药物药代动力学

药代动力学（PK）是应用动力学原理与数学模式定量描述与概括药物通过各种途径进入体内的吸收（absorption）、分布（distribution）、代谢（metabolism）和排泄（elimination）的过程，即描述药物浓度随时间变化动态规律的一门科学。了解药物的体内过程对制定合理的给药方案、减少不良反应及评估药物相互作用有重要意义。抗菌药物体内PK过程的影响因素复杂，对其是否能迅速发挥作用或维持疗效应综合判断。掌握各种抗菌药物PK参数对于合理用药至关重要。而危重症患者的抗菌药物PK参数与健康人可能有所不同，因此，临床需结合患者的病情使用抗菌药物。

## 二、抗菌药物药效动力学

抗菌药物的药效动力学（PD）主要研究药物对病原体的作用，反映药物的抗微生物效应和临床疗效。通过对抗菌药物PD的研究，可以确定抗菌药物对致病菌的抑制或杀灭效果，相关的指标包括最低抑菌浓度（MIC）、最低杀菌浓度（minimum bactericidal concentration，MBC）、最低有效浓度（minimal effective concentration，MEC）、防耐药突变浓度（mutant prevention concentrations，MPC）等。

## 三、抗菌药物药代动力学/药效动力学

抗菌药物PK/PD是将药物浓度与时间和抗菌活性结合起来，阐明抗菌药物在特定剂量或给药方案下血液或组织浓度抑菌或杀菌效果的时间过程。因此，基于PK/PD原理制定的抗菌治疗方案，可使抗菌药物在人体内达到最大杀菌活性和最佳临床疗效的同时兼顾安全性，并减少细菌耐药性的发生和发展。目前，抗菌

药物PK/PD理论已应用于指导抗菌新药临床初始给药方案的确定、药敏试验折点（breakpoints，用于区分敏感/中介/耐药）的制订及再评价，以及指导临床抗菌治疗给药方案进一步优化。

## 第三节　抗菌药物给药方案概述

### 一、神经重症监护病房常见感染及整体诊治原则

主要包括下呼吸道感染、中枢神经系统感染、泌尿道感染、导管相关性血流感染和手术部位感染等。

依据IDSA 2020年更新的革兰阴性耐药菌感染治疗专家指导意见，经验性治疗应考虑：① 患者近半年感染的微生物及其耐药谱；② 过去30天的抗生素暴露情况（如患者曾接受哌拉西林/他唑巴坦的治疗，经验性覆盖应使用另外一类且具有类似抗菌谱的抗生素，如美罗培南）；③ 考虑患者疾病的严重程度、免疫抑制剂感染的可能来源（如呼吸机相关性肺炎需要广谱抗生素进行经验性治疗）。对于泌尿系统之外，携带ESBL阴性菌的疑似感染，使用以碳青霉烯类药物单药治疗的经验性方案是合理的。

获得标本培养结果后，如经验性使用的药物抗菌活性欠佳，推荐尽快转变为有效药物的全程治疗（从换用有效药物之日开始计算）。抗菌治疗过程中需考虑患者免疫状态、控制感染源（如外科引流等）的可能性、患者的总体治疗反应等，以决定疗程。此外，尽管体外试验证实携带ESBL阴性菌对哌拉西林/他唑巴坦或头孢吡肟敏感，目前的临床数据不支持换用上述药物进行治疗。

### 二、细菌性下呼吸道感染

下呼吸道是神经重症感染最常见的部位，占所有医院感染的54%。主要包括慢性阻塞性肺疾病合并感染和肺炎等。其中肺炎发生率在30%以上，病死率为10.4%～35.3%。神经危重症患者一旦合并呼吸道感染死亡率明显增加。病原学特点上，神经危重症患者呼吸道感染多为MDRO（85.04%），常见的微生物包括MRSA、鲍曼不动杆菌、肺炎克雷伯菌、铜绿假单胞菌及大肠埃希菌等。

#### （一）危险因素

下呼吸道感染的主要危险因素包括患者自身相关因素和医源性因素。医源性因素包括呼吸道侵入性操作（气管插管、气管切开、机械通气等）、质子泵抑制剂（PPI）的应用、使用免疫抑制剂、感染控制措施不利等；患者自身相关因素包括高龄、基础疾病、意识障碍、长期住院、应激反应等，其中意识障碍患者的气道自我保护能力受损，容易因颅内压升高等原因发生呕吐，误吸的风险明显升高，极易并发肺部感染。而感染MDRO的危险因素包括既往90天内接受过抗菌药物治疗、本次住院时间>5天、所在社区或病区的细菌耐药率高、居住在养老院或护理院、免疫抑制状态或免疫抑制剂治疗等。

#### （二）经验性治疗

临床高度怀疑或诊断细菌性下呼吸道感染时，应立即开始初始经验性治疗。初始经验性抗菌药物的选择应基于可疑的病原菌和当地耐药监测数据，抗菌药物治疗前收集下呼吸道分泌物作细菌培养。治疗第2～3天，根据治疗反应和细菌培养结果调整治疗方案。医院和各重症监护病房应该定期制订并发布本医院和本科室患者的病原体药敏谱，为细菌性下呼吸道感染的经验性治疗提供病原学数据。经验性治疗方案首先应该考虑是否存在MDRO感染风险，对下呼吸道感染进行分层或分级，以指导经验性抗菌药物治疗。同时，了解常用抗菌药物在下呼吸道组织的分布，对于合理选择抗菌药物至关重要。

#### （三）目标性治疗

下呼吸道感染的主要病原菌有革兰阳性球菌、肠杆菌科细菌（肺炎克雷伯菌、大肠埃希菌）及非发酵菌（鲍曼不动杆菌、铜绿假单胞菌、嗜麦芽窄食单胞菌）。对于MRSA感染可选用利奈唑胺、万古霉素及替考拉宁等糖肽类药物。对于产ESBL的肠杆菌科细菌可选碳青霉烯类、β内酰胺酶抑制剂合剂，或敏感的非典型β内酰胺类药物（如拉氧头孢、氟氧头孢等）；CRE则选用以多黏菌素或替加环素为基础的联合用药，对碳青霉烯类低度耐药时（MIC为4～8 mg/L）也可以碳青霉烯类为基础联合其他药物。感染MDR-PA危重症患者的联合治疗可选抗假单胞菌β内酰胺酶抑制剂合剂（哌拉西林/他唑巴坦、头孢哌酮/舒巴坦）或抗假单胞菌碳青霉烯类（美罗培南等）联合抗假单胞菌喹诺酮类（环丙沙星、左氧氟沙星）或氨基糖苷类（阿米卡星），MDR-PA患者可选择以多黏菌素为

基础的联合治疗。鲍曼不动杆菌感染的患者可选择舒巴坦及其合剂联合多黏菌素或替加环素或碳青霉烯类，多黏菌素联合碳青霉烯类，替加环素联合碳青霉烯类或多黏菌素等联合用药方案，对于MDR感染，舒巴坦剂量可增至6～8 g/d，碳青霉烯类可通过使用充分的剂量并延长静脉滴注时间（亚胺培南2～3小时，美罗培南3～4小时）增加%T＞MIC（游离血药浓度达到或超过MIC持续时间占两次给药间歇的比例）。嗜麦芽窄食单胞菌感染可选择磺胺甲噁唑联合β内酰胺酶抑制剂合剂、喹诺酮类、四环素类或头孢他啶，MDR的感染可联合多黏菌素。当肺部感染是由XDR或PDR的鲍曼不动杆菌、铜绿假单胞菌或肺炎克雷伯菌等所致时，可在全身抗菌治疗的基础上联合吸入抗菌药物治疗（不主张单独应用吸入抗菌药物治疗肺部感染），以增加肺组织局部浓度，提高疗效。雾化吸入的抗菌药物多选择黏膜不吸收且局部组织浓度高的药物，目前采用的药物主要有氨基糖苷类（妥布霉素、阿米卡星、庆大霉素）和多肽类（多黏菌素 B、黏菌素即多黏菌素 E）。吸入性抗菌药物的最佳方案尚无定论，目前相对公认的方案为：阿米卡星400 mg，bid；或25 mg/kg，qd；妥布霉素300 mg，bid；多黏菌素 E 30～60 mg（相当于100万～200万U），bid。雾化吸入的抗菌药物（特别是多黏菌素E）应现配现用。

### 三、中枢神经系统感染

中枢神经系统感染（central nervous system infection，CNSI）是各种病原体侵犯脑和（或）脊髓的实质、被膜及血管等引起的急性或慢性感染。CNSI按致病原可分为细菌性、病毒性和真菌性感染。凝固酶阴性葡萄球菌、金黄色葡萄球菌及肠球菌等革兰阳性细菌为常见病原菌，可占神经外科术后感染的60%，其中耐甲氧西林金黄色葡萄球菌（MRSA）多见。近年来，革兰阴性细菌尤其是鲍曼不动杆菌感染有增多趋势。术后颅内感染以革兰阳性菌多见，占颅内感染分离菌的比例可达47.2%，革兰阴性菌约为45.7%。脑脊液分离菌中最常见的包括凝固酶阴性葡萄球菌、鲍曼不动杆菌和金黄色葡萄球菌等。

（一）危险因素

CNSI的危险因素主要有：手术时间＞4小时、脑脊液漏、高龄、近期接受化疗以及免疫抑制剂治疗、大剂量糖皮质激素应用、颅内引流管或腰大池引流管放置＞72小时、糖尿病等。神经外科危重症患者的救治过程中应尽量避免危险因素的暴露，减少CNSI的

发生。

（二）经验性治疗

怀疑CNSI时，应先留取相关标本进行细菌涂片或培养，之后及时开始经验性抗菌药物治疗。选择易透过血-脑屏障的抗菌药物，推荐首选杀菌剂，如磺胺类、青霉素类、头孢菌素类、β内酰胺酶抑制剂、碳青霉烯类、糖肽类、氯霉素及甲硝唑等，建议使用说明书允许的最大药物剂量以及可能的长疗程治疗，治疗途径推荐采用静脉途径。经验性抗菌药物治疗＞48～72小时疗效不佳者，考虑调整治疗方案。研究表明，及时识别术后颅内感染并早期开始抗菌药物治疗与患者的良好预后呈显著正相关。后期根据细菌类型及药物敏感试验结果及时调整治疗方案。

（三）目标性治疗

中枢神经系统感染病原菌为MRSA时，糖肽类药物可选用万古霉素1 g静脉滴注，2次/天（如有条件应进行血药浓度监测，详见本篇第五十七章）；对万古霉素耐药、不敏感、过敏或者疗效差情况下使用利奈唑胺（600 mg，bid）替代万古霉素；如果分离菌株对利福平敏感，可联合利福平600 mg，qd。耐药肠球菌首选万古霉素15～20 mg/kg，静脉滴注，bid/tid。碳青霉烯类耐药鲍曼不动杆菌（CRAB）感染可以考虑联合用药，如头孢哌酮/舒巴坦钠3 g，tid/qid，或舒巴坦钠1～2 g，qid，联合米诺环素100 mg，bid；泛耐药或者全耐药鲍曼不动杆菌感染在全身联合用药的基础上可尝试多黏菌素鞘内用药。产β内酰胺酶者用第三、四代头孢菌素，如头孢他啶或头孢吡肟，tid。对于产ESBL的肠杆菌科细菌可选碳青霉烯类，如美罗培南2 g，tid等。时间依赖性碳青霉烯类治疗细菌性脑膜炎时，可在给予充分剂量的基础上适当延长滴注时间以提高疗效，如美罗培南延长滴注时间至3小时，多可成功治疗耐药革兰阴性菌所致脑膜炎。MDR革兰阴性菌CNSI应用多黏菌素鞘内注射安全有效。在治疗MDR和XDR鲍曼不动杆菌引起的脑室炎和脑膜炎时，多黏菌素鞘内治疗的成人推荐剂量：多黏菌素 B 5 mg/天，多黏菌素 E 5～10 mg/天（不能超过20 mg/天）。

### 四、导管相关性血流感染

随着神经重症医学的发展，接受侵入性动静脉置管的患者比例不断增加。中心静脉导管不仅减轻患者针刺痛苦，还可为危重症患者的药物输注、输血和肠外营养供给、快速扩容、血流动力学监测等治疗提供方便，在神经外科重症监护病房救治患者中发挥了重要作用。但导管作为血管内异物与外界相通，留置时间

较长必然增加导管相关性血流感染（CRBSI）的发生率。血流感染是指致病菌侵入血液中生长繁殖并释放毒性物质和代谢产物而引起的急性感染性疾病，包括菌血症和脓毒症。有针对重症监护病房患者的研究表明，中心静脉置管者较未置管者血流感染发生率高出20～30倍。

1. 危险因素　NICU接受治疗、护理的患者通常年龄大、病情危重、抵抗力差，伴有严重的基础性疾病，或经历了重大手术，有长期的广谱抗菌药物使用史，而且经常带有多种留置导管。其中，股静脉置管感染率高于颈内静脉和锁骨下静脉，提示股静脉穿刺是导管相关性血流感染的危险因素，应引起重视。因此，医院应建立规范的操作流程和感染预防指引，改进监控系统。

2. 经验性治疗　原则上应选用向组织渗透较慢、血液浓度高的抗菌药物。苯唑西林、替卡西林、头孢唑啉、头孢曲松、达托霉素及万古霉素的血药浓度较高，在血浆中停留时间较久，对血流感染疗效较佳。

3. 目标性治疗　葡萄球菌属、大肠埃希菌、肺炎克雷伯菌及鲍曼不动杆菌等菌属的耐药率不断上升，MDR与XDR，甚至PDR病原菌也有出现。这与广谱抗革兰阴性杆菌药物的广泛应用以及留置导管增多等因素有关。导管相关性血流感染的感染菌为MRSA时，应用万古霉素、达托霉素和替考拉宁。当MRSA对万古霉素MIC > 2 mg/L时，宜选用达托霉素。MRCNS感染可选择万古霉素、替考拉宁或达托霉素。耐青霉素但对万古霉素敏感的肠球菌株可选择万古霉素，耐万古霉素菌株选择达托霉素或利奈唑胺。达托霉素为浓度依赖性药物，增加单次给药剂量有助于提高血药浓度和药物浓度-时间曲线下面积（AUC），优化疗效。对于持续性MRSA菌血症和万古霉素治疗失败的患者，如果药敏试验结果提示对达托霉素敏感，应采用高剂量［10 mg/（kg·d）］联合其他敏感的抗菌药物如庆大霉素、利奈唑胺、磺胺甲噁唑/甲氧苄啶或β内酰胺类治疗。产ESBL的细菌可选碳青霉烯类、哌拉西林/他唑巴坦等酶抑制剂合剂，或敏感的非典型β内酰胺类药物（如拉氧头孢、氟氧头孢等）。CRE则选用以多黏菌素或替加环素为基础的联合用药，对碳青霉烯类低度耐药时（MIC为4～8 mg/L）也可联用碳青霉烯类。MDR或XDR革兰阴性杆菌感染一般需要联合用药。

### 五、泌尿系统感染

泌尿系统感染是外科手术患者术后常见的并发症之一，占我国医院感染中的比例为20.8%～31.7%。研究显示泌尿系统感染在医院获得性感染中位居第2位，在神经外科手术患者中仅次于手术部位感染、呼吸道感染，位居第3位。细菌性泌尿系统感染分为单纯性尿路感染和复杂性尿路感染。单纯性尿路感染又可依据感染位置分为上尿路感染和下尿路感染，上尿路感染分为输尿管炎和肾盂肾炎，感染率较高的主要是肾盂肾炎；下尿路感染包括尿道炎和膀胱炎，感染率较高的主要是膀胱炎。复杂性尿路感染主要与影响机体防御和尿道通畅的因素有关，如尿路梗阻、免疫抑制剂的应用、肾功能衰竭、肾移植、妊娠、结石和留置导尿管等。任何致病菌均可引起泌尿系统感染，但绝大多数为革兰阴性杆菌，如大肠埃希菌、变形杆菌属、克雷伯菌属、铜绿假单胞菌，少数为肠球菌属和葡萄球菌属，偶由病毒、支原体或真菌引起。大肠埃希菌是最常见的致病菌，占60%～80%。细菌易产生耐药性，可致反复感染，迁延不愈，转为慢性。

1. 危险因素　泌尿系统感染的危险因素有术前GCS < 8分、高龄、抗菌药物使用的时间 ≥ 5天、术前高血糖、高尿酸血症病史、导尿管留置等均是外科手术患者发生泌尿系统感染的高危因素。

2. 经验性治疗　抗菌药物原形或其活性成分是否通过泌尿系统排泄，是选择药物的重要因素。细菌性下尿路感染应选择尿液中有效浓度高的敏感抗菌药物。细菌性上尿路感染时，因可能伴有血流感染，须同时保证在尿液和血液中均有较高的药物浓度。多数喹诺酮类和β内酰胺类药物的血药浓度和尿中浓度较高，可用于治疗上尿路和下尿路感染。重症且并发血液感染尤其感染性休克者，酌情给予碳青霉烯类药物，如果导管相关泌尿系统感染，还需注意凝固酶阴性葡萄球菌感染及有无真菌性泌尿道感染。喹诺酮类药物中左氧氟沙星和环丙沙星等的尿液浓度高，常作为轻中度泌尿系统感染或初始经验性治疗。不推荐莫西沙星，因其尿液中的浓度不高。依据IDSA2020年更新的革兰阴性耐药菌感染治疗专家指导意见，革兰阴性菌所致膀胱炎的经验性治疗推荐使用呋喃妥因和复方磺胺甲噁唑，因为上述药物多安全、有效，且可减少不必要的喹诺酮暴露。

3. 目标性治疗　如果经验治疗无效，应根据培养阳性及药敏结果选药。口服磷霉素氨丁三醇对复杂性尿路感染的大肠埃希菌、粪肠球菌及肺炎克雷伯菌等均有较好的抗菌活性；苯唑西林、头孢唑林、头孢呋辛可用于甲氧西林敏感葡萄球菌感染；酶抑制剂复方制剂、亚胺培南、美罗培南可用于产ESBL肠杆菌科细菌及肠球菌感染，重症者可联合阿米卡星，喹诺酮类对产

ESBL大肠埃希菌也有一定的杀菌活性,但要注意我国大肠埃希菌与肺炎克雷伯菌对喹诺酮耐药率高;如果为泛耐药株或前面药物治疗无效,可考虑使用多黏菌素E。糖肽类可用于治疗MRSA引起的尿路感染,必要时可联合阿米卡星;如果药敏试验敏感者亦可选用左氧氟沙星或环丙沙星。

## 六、神经外科手术部位感染

神经外科手术部位感染(surgical site infection, SSI)是指围手术期(个别情况发生在围手术期之后)发生在切口或手术深部器官或腔隙的感染,分为切口浅部感染、切口深部感染、器官/腔隙感染以及手术后30天内发生的感染以及体内植入人工材料或装置的手术后1年内发生的感染,神经外科手术按照切口污染程度可分为4类,感染手术、污染手术、清洁污染手术和清洁手术,手术后感染发生率依次为30%～80%、10%～25%、6.8%～15.0%和2.6%～5.0%。是神经外科术后严重并发症之一,尤其是颅内感染与围手术期死亡率直接相关,严重影响患者的预后。

1. 神经外科SSI危险因素 神经外科SSI危险因素包括:脑脊液鼻漏、耳漏及切口漏,术后切口外引流,手术放置异物(如分流管、颅骨修补材料、人工脑膜、电极板等),手术切口污染,手术持续时间长(＞4小时),再次手术者,以及伴有其他部位(呼吸道、泌尿道)等感染。

2. SSI的经验性治疗 神经外科SSI主要致病菌中革兰阳性菌以葡萄球菌属为主,革兰阴性菌以不动杆菌、铜绿假单胞菌、肺炎克雷伯菌等为主。耐药性革兰阳性菌对万古霉素、替考拉宁和利奈唑胺高度敏感;革兰阴性菌对第三、四代头孢菌素,头孢哌酮/舒

巴坦、哌拉西林/他唑巴坦敏感率高,肠杆菌科对碳青霉烯类高度敏感。选择抗菌药物治疗神经外科SSI感染的治疗原则,首先是病原检测,明确诊断,伤口分泌物、脑脊液及血标本送培养后应立即开始抗菌药物经验性治疗,经验性治疗应联合使用覆盖革兰阳性菌和革兰阴性菌的药物。药物应对所怀疑或已经证实的细菌有良好的抗菌活性,能够通过血-脑屏障进入脑脊液。再根据革兰染色涂片及病原学培养结果,结合药敏及临床疗效为病原菌目标治疗药物选择提供依据。

3. SSI目标性治疗 一旦病原学检查明确,应该根据不同病原菌及药敏选择抗菌药物。

(1)葡萄球菌属:对甲氧西林敏感金黄色葡萄球菌可选苯唑西林,替莫西林;对于耐甲氧西林金黄色葡萄球菌(MRSA)和凝固酶阴性葡萄球菌(methicillin resistance coagulase negative staphylococci, MRCNS)感染,推荐万古霉素或利奈唑胺单用,或联合利福平。

(2)肠球菌属:对氨苄西林敏感的肠球菌属,选用氨苄西林单用或联合庆大霉素;若对氨苄西林耐药,选用万古霉素联合利福平;若对万古霉素耐药(VRE),选用利奈唑胺或替考拉宁。

(3)肠杆菌科:非产ESBL的大肠埃希菌和肺炎克雷伯菌感染菌株参考药敏可选用第三、四代头孢菌素,对于产ESBL的菌株,参考药敏可选用碳青霉烯类或β内酰胺类/β内酰胺酶抑制剂复合制剂,如头孢哌酮/舒巴坦和哌拉西林/他唑巴坦。

(4)非发酵菌属:铜绿假单胞菌可用环丙沙星、头孢哌酮/舒巴坦、哌拉西林/他唑巴坦、头孢吡肟、头孢他啶或碳青霉烯类;不动杆菌对头孢哌酮/舒巴坦、米诺环素等耐药率低,治疗可以选用前述药物。

(杨 洋 余 红)

# 参考文献

[1] 柴军,许瑾. 医院感染641例现患率调查分析[J]. 陕西医学杂志,2012,41(7):897-898.

[2] 程国雄,姚谦明,何启,等. 神经外科ICU医院内感染临床分析[J]. 实用医学杂志,2009,25(9):1468-1469.

[3] 邓敏,林宁. 神经外科医院感染相关危险因素临床研究——非条件Logistic模型[J]. 中华医院感染学杂志,2005(7):739-742.

[4] 韩雪玲,华梅,王娟莉. 神经外科院内感染调查与分析. 世界感染杂志,2006,6(3):230-232.

[5] 何朝晖,孙晓川,支兴刚,等. 神经外科重症监护室医院获得性肺炎细菌培养结果分析及防治对策[J]. 中国药房,2007,18(2):128-130.

[6] 胡必杰. 中国碳青霉烯耐药革兰阴性杆菌(CRO)感染预防与

控制技术指引[J]. 中华医院感染学杂志,2019,29(13):2075-2080.

[7] 黄勋,邓子德,倪语星,等. 多重耐药菌医院感染预防与控制中国专家共识[J]. 中国感染控制杂志,2015,14(1):1-9.

[8] 金涌,刘池波,罗永康,等. 神经外科患者医院感染的临床分析[J]. 中华医院感染学杂志,2010,20(5):644-645.

[9] 李光辉,张婴元,胡付品,等. 2005年至2007年中国CHINET脑脊液的分离菌及其耐药性[J]. 中华传染病杂志,2009,27(10):627-632.

[10] 李梅,胡三莲. 神经外科重症监护病房医院感染调查及护理对策[J]. 实用诊断与治疗杂志,2008,5:393-394.

[11] 李耘,吕媛,王珊. 2010年度卫生部全国细菌耐药监测报告:脑

脊液分离细菌耐药监测［J］.中华医院感染学杂志,2011,24:
63-67.

［12］吕晓菊.泌尿道感染抗菌药物的应用［J］.中国执业药师,
2011,8（6）:29-32.

［13］罗良生,李英斌,张健,等.神经外科医院感染的特点及病原菌
耐药性分析［J］.中国临床神经外科杂志,2008,10:30-33.

［14］尿路感染诊断与治疗中国专家共识编写组.尿路感染诊断与治
疗中国专家共识（2015版）——复杂性尿路感染［J］.中华泌尿
外科杂志,2015,36（4）:241-244.

［15］彭昌海,陈汉明,夏俊标,等.神经外科医院感染特点及易感因
素分析［J］.中国实用神经疾病杂志,2013,16（15）:21-23.

［16］钱树星,龙军,徐宗俊.神经外科重症监护病房常见病原菌的分
布与耐药性研究［J］.中华神经医学杂志,2006,10:1050-1052.

［17］神经外科医院感染抗菌药物应用专家共识（2012）［J］.中华医
学杂志,2013,93（5）:8.

［18］宋丽丽.神经外科病人导尿管相关尿路感染高危因素分析及相
应预防护理措施探讨［D］.吉林大学,2012.

［19］宿英英,黄旭升,潘速跃,等.神经疾病并发医院获得性肺炎诊
治共识［J］.中华神经科杂志,2012（10）:752-756.

［20］王进,肖永红.2008年Mohnarin脑脊液分离菌耐药性分析［J］.
中华医院感染学杂志,2010,20（16）:2405-2408.

［21］王拥军,陈玉国,吕传柱,等.卒中相关性肺炎诊治中国专家共
识（2019更新版）［J］.中国卒中杂志,2019,14（12）:1251-1262.

［22］魏俊吉,柴文昭,任祖渊,等.神经外科抗菌药物的使用原则和
策略［J］.中华医学杂志,2012,92（45）:3191-3193.

［23］毋云利.神经外科患者术后泌尿系统感染的危险因素分析及护
理策略［J］.实用临床医药杂志,2015,19（18）:155-159.

［24］徐明,史中华,唐明忠,等.神经外科患者脑脊液细菌流行病学
和耐药性10年监测［J］.北京医学,2007,29（10）:583-586.

［25］徐英春,肖永红,卓超,等.中国碳青霉烯类耐药肠杆菌科细菌
的流行病学和防控策略［J］.中国执业药师.2013,10（4）:3-8.

［26］赵素民,赵贵锋,陈峰,等.神经外科重症监护病房患者中心静
脉导管相关血流感染病原菌分析［J］.中国感染与化疗杂志,
2017（6）:26-29.

［27］郑少钦,杨应明,陈伟强.神经外科医院感染部位及病原体的临
床分析［J］.中华医院感染学杂志,2004,9:43-45.

［28］郑一,徐明,王谦,等.神经外科患者医院获得性感染的发病与
构成分析［J］.北京医学,2008,30（5）:267-269.

［29］中国研究型医院学会危重医学专业委员会,中国研究型医院学
会感染性疾病循证与转化专业委员会.多黏菌素临床应用中国
专家共识［J］.中华危重病急救医学,2019,31（10）:1194-1198.

［30］中国医药教育协会感染疾病专业委员会,中华结核和呼吸杂志
编辑委员会,等.抗菌药物超说明书用法专家共识［J］.中华结
核和呼吸杂志,2015,38（6）:410-444.

［31］中华医学会呼吸病学分会感染学组.铜绿假单胞菌下呼吸道感
染诊治专家共识［J］.中华结核和呼吸杂志,2014,37（1）:9-15.

［32］中华医学会神经外科学分会,中国神经外科重症管理协作组.
中国神经外科重症患者感染诊治专家共识（2017）［J］.中华医
学杂志,2017,97（21）:1607-1614.

［33］中华医学会神经外科学分会,中国医师协会重症医学医师分
会,中国病理生理学会危重病医学专业委员会.神经外科医院
感染抗菌药物应用专家共识（2012）［J］.中华医学杂志,2013,
93（5）.

［34］周华,周建英,俞云松.中国鲍曼不动杆菌感染诊治与防控专家
共识解读［J］.中国循证医学杂志,2016,16（1）:32-35.

［35］周炯,李桂萍,王爱,等.颅脑手术部位感染率及危险因素前瞻

性研究［J］.中华神经外科杂志,2007,23（10）:758-760.

［36］CELIK S A. Nosocomial infections in neurosurgery intensive care
units[J]. J Clin Nurs, 2004, 13(6): 741-747.

［37］DISPENNETTE R, HALL L A, ELLIOTT D P, et al. Activities of
palliative care and pain management clinical pharmacists[J]. Am J
Health Syst Pharm, 2015, 72(12): 999-1000.

［38］ENTENZA J M, MOREILLON P. Tigecycline in combination with
other antimicrobials: a review of in vitro, animal and case report
studies[J]. Int J Antimicrob Agents, 2009, 34(1): 1-9.

［39］KALIL A C, METERSKY M L, KLOMPAS M, et al. Management
of adults with hospital-acquired and ventilator-associated
pneumonia: 2016 clinical practice guidelines by the infectious
diseases society of America and the American Thoracic Society[J].
Clin Infect Dis, 2016, 63(5): e61-e111.

［40］KURDYUMOVA N V, DANILOV G V, ERSHOVA O N, et al.
Features of the course of nosocomial meningitis in patients of
neurosurgical intensive care unit[J]. Zh Vopr Neirokhir Im N N
Burdenko, 2015, 79(3): 55-59.

［41］LIANG W, LIU X F, JUN H, et al. Activities of colistin-and
minocycline-based combinations against extensive drug resistant
Acinetobacter baumannii isolates from intensive care unit
patients[J]. BMC Infect Dis, 2011, 11: 109.

［42］LIEBER B A, APPELBOOM G, TAYLOR B E, et al. Preoperative
chemotherapy and corticosteroids: independent predictors of cranial
surgical-site infections[J]. J Neurosurg, 2016, 125(1): 187-195.

［43］LIETARD C, THÉBAUD V, BESSON G, et al. Risk factors for
neurosurgical site infections: an 18-month prospective survey[J]. J
Neurosurg, 2008, 109(4): 729-734.

［44］MERMEL L A, ALLON M, BOUZA E, et al. Clinical practice
guidelines for the diagnosis and management of intravascular
catheter-related infection: 2009 update by the Infectious Diseases
Society of America[J]. Clin Infect Dis, 2009, 49(1): 1-45.

［45］ORSI G B, D'ETTORRE G, ALESSANDRA P, et al. Hospital-
acquired infection surveillance in a neonatal intensive care unit[J].
Am J Infect Control, 2009, 37(3): 201-203.

［46］SAVARDEKAR A, GYURMEY T, AGARWAL R, et al. Incidence,
risk factors, and outcome of postoperative pneumonia after
microsurgical clipping of ruptured intracranial aneurysms[J]. Surg
Neurol Int, 2013, 4: 24.

［47］SCHIPMANN S, AKALIN E, DOODS J, et al. When the infection
hits the wound: matched case-control study in a neurosurgical
patient collective including systematic literature review and risk
factors analysis[J]. World Neurosurg, 2016, 95: 178-189.

［48］TABAH A, BASSETTI M, KOLLEF M H, et al. Antimicrobial de-
escalation in critically ill patients: a position statement from a task
force of the European Society of Intensive Care Medicine (ESICM)
and European Society of Clinical Microbiology and Infectious
Diseases (ESCMID) Critically Ill Patients Study Group (ESGCIP)
[J]. Intensive Care Med, 2020, 46(2): 245-265.

［49］TAMMA P D, AITKEN S L, BONOMO R A, et al. Infectious
Diseases Society of America guidance on the treatment of extended-
spectrum β-lactamase producing enterobacterales (ESBL-E),
carbapenem-resistant enterobacterales (CRE), and pseudomonas
aeruginosa with difficult-to-treat resistance (DTR-P. aeruginosa)[J].
Clin Infect Dis, 2021, 72(7): e169-e183.

［50］TOMCZYK S, ZANICHELLI V, GRAYSON M L, et al. Control of
carbapenem-resistant enterobacteriaceae, Acinetobacter baumannii,
and Pseudomonas aeruginosa in healthcare facilities: a systematic
review and reanalysis of quasi-experimental studies[J]. Clin Infect
Dis, 2019, 68(5): 873-884.

［51］ TSONA A, METALLIDIS S, FOROGLOU N, et al. Linezolid penetration into cerebrospinal fluid and brain tissue[J]. J Chemother, 2010, 22(1): 17−19.

［52］ TUNKEL A R, HASBUN R, BHIMRAJ A, et al. 2017 Infectious Diseases Society of America's Clinical Practice guidelines for healthcare-associated ventriculitis and meningitis[J]. Clin Infect Dis, 2017, 64(6): e34−e65.

［53］ TZOUVELEKIS L S, MARKOGIANNAKIS A, PSICHOGIOU M, et al. Carbapenemases in Klebsiella pneumoniae and other Enterobacteriaceae: an evolving crisis of global dimensions[J]. Clin Microbiol Rev, 2012, 25(4): 682−707.

［54］ VAN DE BEEK D, CABELLOS C, DZUPOVA O, et al. ESCMID guideline: diagnosis and treatment of acute bacterial meningitis[J]. Clin Microbiol Infect, 2016, 22 (Suppl 3): 37−62.

# 第五十五章
# 抗生素相关性脑病

## 一、概述

抗生素相关性脑病(antibiotic-associated encephalopathy, AAE)可定义为与抗生素使用相关的一系列神经精神异常综合征。抗生素相关性脑病多表现为谵妄。已有研究表明,谵妄在入住ICU的患者中的发生率高达80%。谵妄的发生不仅与患者的住院时间延长和院内并发症增多相关,还增加了患者转诊至长期护理机构的比例、再住院率、后续的认知功能障碍和功能残疾率以及1年后的死亡率等。这就要求医务工作者必须进一步提高识别、预防和治疗谵妄的能力,以改善患者的预后并降低医疗成本。

虽然药物治疗通常被认为是导致可逆性脑病发生的原因,但抗生素是其中未被充分认识的因素之一。2005年,有研究显示,抗生素相关的中枢神经系统严重不良反应的报告率通常低于1%,并且脑病仅占其中的一小部分。然而,2013年,一项对100名危重症患者的回顾性研究报告称,与第四代头孢菌素头孢吡肟使用相关的脑病发生率为15%。该研究表明大家对AAE的认识还存在不足。

本章将重点基于2016年Bhattacharyya教授团队进行的一项有关54种不同抗生素相关的391例AAE病例的回顾性研究,阐述抗生素种类与AAE的临床、发病机制、脑电图及神经影像特点的相关性。

## 二、AAE的抗生素相关性临床特征

### (一)妄想或幻觉

妄想或幻觉在所有AAE患者中的发生率为47%,并且在磺胺类(68%)、喹诺酮类(67%)、大环内酯类(63%)和普鲁卡因青霉素(68%)相关的脑病中最常见。在与头孢菌素(13%)和甲硝唑(24%)相关的脑病中相对少见。

### (二)癫痫发作

癫痫发作在所有AAE患者中的出现率为14%,并以青霉素(作为单一的抗生素应用,38%)和头孢菌素类(35%)相关性脑病最常见。对于抗分枝杆菌类、喹诺酮类、大环内酯类药物和甲硝唑相关的抗生素相关性脑病,报告伴有癫痫发作者≤10%。54%的头孢菌素类相关性脑病的癫痫发作为非痉挛性的,而报告的其他癫痫发作,在临床上几乎都很明显。

### (三)肌阵挛

肌阵挛在所有AAE患者中的发生率为15%,且在青霉素(71%)和头孢菌素类(41%)药物相关性脑病中最常见;但在其他类别抗生素相关性脑病中较罕见(≤10%)。

### (四)共济失调或辨距障碍

共济失调或辨距障碍在所有AAE患者中的发生率约5%,且以甲硝唑相关性脑病最常见(48%),而在其他类别抗生素相关性脑病中的报告率<6%。

### (五)失语

失语在所有AAE患者中的发生率为3%,最常见的是头孢吡肟相关脑病,其中27%的患者伴发失语。

## 三、AAE开始和消退的时间

AAE明显出现的中位数时间是在用药5天之后,但异烟肼和甲硝唑属于例外,其从开始用药到出现脑病的平均时间约为3周。AAE的发病时间具有很大差异,其既可以为首剂效应,也可能在开始治疗后数月才出现。在停用药物后,大多数类别抗生素相关性谵妄的中位数消失时间为5天以内,但甲硝唑的这一时间则为13天。

## 四、抗生素相关性脑病的辅助检查

### (一)脑电图

在进行了脑电图(EEG)检查的AEE患者中,有70%的EEG显示为异常。但做过该项检查的头孢菌素类相关性脑病患者的EEG几乎都有异常(95%)。EEG异常在青霉素(83%)、环丙沙星(83%)、异烟肼

（69%）相关性脑病中也较常见，但由于AEE患者很少进行EEG检查，所以限制了其结果的解释。

患者最常见的EEG异常是非特异性的脑病征象，如缓慢的广泛性周期性放电并伴有三相波。在进行过EEG检查的脑病患者中，有28%的EEG显示有癫痫样放电或癫痫发作，其中包括55%的头孢菌素类、44%的喹诺酮类和40%的青霉素相关性脑病，但没有1例为大环内酯类抗生素、甲硝唑、或磺胺类药物相关性脑病。

（二）影像学检查

甲硝唑相关性脑病患者的颅脑MRI可存在异常。甲硝唑相关神经毒性的典型MRI改变是小脑齿状核部位出现T2高信号，并伴有不同程度的脑干、胼胝体或其他部位受累。在颅脑CT检查方面，甲硝唑毒性患者可存在小脑低密度改变、伴或不伴有全身性癫痫发作，部分患者该项检查可无异常表现。

### 五、AAE 的临床表型与发病机制

（一）Ⅰ型：青霉素、头孢菌素类相关型

1. 临床特点　患者症状于开始用药期间出现，肌阵挛常见，突然发作多见，EEG异常，脑部MRI正常，停药后症状于数日内消失。

2. 发病机制　癫痫发作或肌阵挛是由于抑制性突触传递的中断而导致的兴奋性毒性。最常见的牵连受体是配体门控离子通道、γ氨基丁酸A类受体（γ-aminobutyric acid type a receptor，GABAa-R）。内源性GABA激活GABAa-R会导致细胞内氯离子的流入，从而产生一种抑制性突触后电位（inhibitory postsynaptic potential，IPSP），从而增加动作电位产生的阈值。β内酰胺通过多种机制阻止GABAa-R的抑制性神经传递，引起中枢兴奋性中毒。β内酰胺可以非竞争性（如青霉素）或竞争性地（如头孢菌素）与GABAa-R结合。在动物模型中，直接在皮质应用青霉素可导致IPSP下降和兴奋性神经元的爆裂特性增加，这可能是脑病、肌阵挛和与β内酰胺神经毒性相关癫痫发作的病理生理学基础。β内酰胺对GABAa-R的亲和力依赖于β内酰胺环，因为这一环与青霉素酶的裂解消除了青霉素在体内直接作用于皮质的兴奋效应。抗生素之间的其他化学结构差异也会影响所给抗生素是否会引起神经毒性。例如，在C2位置有更多碱性氨基酸侧链的碳烯类化合物（如亚胺培南）对GABAa-R的抑制作用更强，可能更容易诱发癫痫。

（二）Ⅱ型：氟喹诺酮、磺胺、大环内酯、普鲁卡因青霉素类相关型

1. 临床特点　患者症状于开始用药数日内出现，频繁出现妄想与幻觉，癫痫发作少，EEG通常正常，脑部MRI正常，停药后数日内症状消失。

2. 发病机制　精神错乱被定义为存在妄想或幻觉。此型中发现的独特的神经精神病学特征与D2多巴胺和NMDA谷氨酸受体（如可卡因、苯丙胺和苯环己哌啶）的扰动引起的药物性精神病综合征非常相似。喹诺酮类和大环内酯类药物的神经毒性作用研究有限。在一项体外研究中，以治疗浓度的喹诺酮类药物处理大鼠海马切片，神经元群峰值似乎主要通过NMDA谷氨酸受体以浓度依赖的方式调节。没有直接证据表明喹诺酮类药物对多巴胺能系统的影响，尽管氧氟沙星曾被报道引起抽动秽语综合征，提示可能与多巴胺能系统相互作用。由普鲁卡因青霉素引起的AAE，也被称为Hoigne综合征，普鲁卡因可能是神经毒性作用的原因，而不是青霉素。普鲁卡因在药理上与可卡因相似，除了阻断钠离子通道外，已被证明可部分阻断突触前多巴胺转运蛋白，导致突触内多巴胺水平升高。普鲁卡因给药在正常患者中引起焦虑和躯体化，在可卡因成瘾者中与可卡因相似，并在奖赏处理区（如腹侧纹状体）引起SPECT显像血流增加，其模式与可卡因给药相似。

（三）Ⅲ型：甲硝唑相关型

1. 临床特点　患者症状于用药数周内出现，小脑共济失调频繁出现，癫痫发作少，EEG非特异性异常，脑部MRI异常。

2. 发病机制　甲硝唑毒性可导致小脑齿状核、脑干背侧或胼胝体的特征性可逆MRI信号异常。MRI观察到扩散性增强和减弱，提示血管源性水肿和细胞毒性水肿分别存在差异。甲硝唑神经毒性的病理生理基础似乎与自由基的形成和硫胺代谢的改变有关。甲硝唑等5-硝基咪唑衍生物在大鼠肾上腺组织中相互作用，形成氮负离子自由基、超氧化物自由基、过氧化氢，可能具有神经毒性。然而，这一机制并不能解释甲硝唑的区域特异性神经毒性，可能通过对硫胺途径的影响可以更好地解释。甲硝唑酶解转化为硫胺类似物，在体外破坏硫胺磷酸化。毒性剂量甲硝唑治疗的大鼠小脑、上橄榄核和脑桥的病变，在组织病理学上与缺乏硫胺的大鼠大脑相同。甲硝唑毒性的神经影像学特征与非酒精性韦尼克脑病营养不良患者的神经影像学特征也有重叠。特别是，与酒精性韦尼克脑病不同，非酒精相关的韦尼克脑病的乳头体成像异常较少，与甲硝唑毒性相似。然而，在所有类型的韦尼克脑病中发现的其他特征性病变，如内侧丘脑病变，在甲硝唑中毒中通常没有发现，这表明在病理生理学上也可能存

在差异。

#### (四)其他类型

有的药物如异烟肼(除外剂量过大)不符合上述3种典型表型中的任意一种,患者可于用药后数周至数月频繁出现精神症状,癫痫发作少,EEG呈现非特异性异常。这可能反映了异烟肼神经毒性的独特发病机制,它会随着时间的推移削弱GABA的前突触生成。

### 六、个体患者的药代动力学相关AAE

已有研究表明,在动物模型中,疏水性青霉素更容易进入大脑并导致神经毒性。与其他碳青霉烯类药物相比,亚胺培南对脑脊液的清除率较低,可增加神经毒性。患者的特征,如年龄、肾功能衰竭和先前存在的脑疾病(如帕金森病、卒中或脑外伤)增加了某些抗生素相关神经毒性的风险,但不是所有的抗生素。肾功能不全可增加抗生素神经毒性的风险,不仅通过增加血清抗生素浓度,而且通过引起蛋白尿导致血清蛋白水平降低和增加抗生素的生物利用度。肾功能不全时蛋白尿引起的血清蛋白水平下降也会导致蛋白糖化和氨基甲酰化的减少,从而导致血-脑屏障完整性的改变,从而增加抗生素进入中枢神经系统的机会。在肾功能不全的患者中使用铁、钙和铝补充剂也会增加胃肠道对某些抗生素(如喹诺酮类)的吸收。

### 七、治疗与预后

应用抗生素后出现谵妄的所有患者均应考虑抗生素相关性脑病的可能。虽然抗生素相关性脑病的临床表现多种多样,但基本可分为与特定抗生素和独特神经毒性病理生理机制相关的3种主要临床综合征。将临床表型与潜在的抗生素神经毒性病理生理机制联系起来。熟悉这些类型的抗生素毒性可以提高AAE的及时诊断和及时停用抗生素,减少患者处于神志不清状态的时间,进而改善患者的预后。

(宛荣豪)

## 参考文献

[1] BHATTACHARYYA S, DARBY R R, RAIBAGKAR P, et al. Antibiotic-associated encephalopathy[J]. Neurology, 2016, 86(10): 963-971.

[2] NANDAKRISHNA B, SUDHA V, DANTULURU M V, et al. Antibiotic-associated encephalopathy: A case of cefepime-induced myoclonic encephalopathy[J]. Indian Acad Clin Med, 2018, 19(1): 65-66.

[3] SHEN S, WU Q, CAI X, et al. Pharmaceutical care of a patient with antibiotic-associated encephalopathy[J]. TMR Modern Herbal Medicine, 2021, 4(3): 19.

[4] XIAO M, HUANG X. Unmasking antibiotic-associated neurological disorders: The underminer in intensive care unit[J]. J Clin Neurosci, 2021, 91: 131-135.

# 第五十六章
# 免疫受损患者的中枢神经系统感染

尽管十分罕见,但越来越多的中枢神经系统感染在免疫受损患者中被发现。该章节就是为临床医生提供一种有效的诊断方法,同时简单探讨一些常见的问题。

最近研究发现,当免疫缺陷的患者出现新发神经系统症状时,应怀疑是中枢神经系统感染所致。特别是存在严重的精神状态改变、颅内压升高或癫痫发作时,往往提示颅内感染的患者预后不良。临床检查和血清学检测应该紧随颅脑影像学检查后进行,如果没有明确的禁忌证,则应进行腰椎穿刺检查,包括脑脊液PCR,以确定其致病菌。而经验疗法则取决于免疫缺陷的具体类型。在HIV感染的患者中,最常见的中枢神经系统感染是脑弓形体病,而在其他免疫缺陷患者中,曲霉菌病、隐球菌性脑膜炎和结核性脑膜炎更为常见。其中在多达15%的患者中可检出多种病原体。但是在这种情况下,快速多重PCR的诊断价值还有待评估。

总之,中枢神经系统感染是免疫功能低下患者中一种罕见但严重的并发症。早期诊断,适当的抗菌药物治疗,早期ICU管理以及积极地控制颅内压等综合治疗手段可能会改善患者预后。

## 第一节　研究背景

机会性中枢神经系统(CNS)感染的治疗通常需要转入ICU中进行,主要原因是患者通常会出现精神状态改变,癫痫发作以及一些其他相关的并发症。此外,感染与并发症发病率以及患者死亡率显著相关。在过去几十年里,免疫缺陷患者的数量逐渐增加。造成这一现象的原因包括器官移植治疗的成功、血液系统恶性肿瘤患者治疗的改善以及自身免疫病患者使用新型免疫抑制药物等。重症监护病房医生遇到这类患者并让他们住进病房的可能性越来越大。本文讨论了免疫功能低下患者发生严重中枢神经系统感染的流行病学,并重点讨论了HIV感染患者、器官移植受体和血液系统疾病/恶性肿瘤患者。其目的是为普通重症医学医生以及神经重症医学医生更新诊断方法,同时简单探讨一些比较常见的问题。

## 第二节　流行病学

根据免疫抑制的类型及病因,中枢神经系统机会性感染的流行病学有所不同。自1996年在欧洲艾滋病患者中采用联合抗逆转录病毒治疗(cART)以来,常见中枢神经系统机会性感染的总发病率显著下降,即从1996—1997年的年均13.1/1 000降低到2006—2007年的年均1.0/1 000。在2001—2007年,一项针对210名因神经系统并发症而入住ICU的人类免疫缺陷病毒感染者的单中心研究中,确诊的艾滋病病例占ICU入院诊断的42%。最常见的三种机会性感染是脑弓形体病、结核性脑膜炎和隐球菌脑膜炎。这些感染通常发生在CD4细胞计数低于200/μL的时候。关于伴神经系统并发症的免疫缺陷患者预后相关信息的资料很少,特别是入住ICU的患者。即使在可广泛获得cART治疗的高收入国家,这些中枢神经系统机会性感染患者的预后仍然很差，脑弓形体病和隐球菌脑膜炎的1年生存率为80%～85%，进行性多灶性白质脑病（PML）的1年生存率为52%。在一项针对HIV感染者的研究中发现，无论是否存在潜在感染，入院时存在昏迷与ICU死亡率独立相关。在另一项研究中，ICU入院时颅内压增高的存在是唯一与ICU死亡率独立相关的可改变因素。一项纳入100例入住ICU的患有脑弓形体病的HIV感染患者的多中心研究发现，在第90天根据改良Rankin量表评分中0～2级进行评估，50%的患者神经预后良好。在这一类患者人群中，不良预后的独立预测因素包括低CD4细胞计数和昏迷。

在器官移植后或因其他原因使用免疫抑制剂的患者中，其机会性感染取决于免疫抑制水平，通常发生在移植后1年内。最常见的病因包括中枢神经系统曲霉菌病（发病率约为0.2%）、隐球菌脑膜炎（发病率为0.1%）、特有真菌（发病率为0.2%）、其他霉菌包括毛霉菌（发病率为0.04%）、PML（发病率为0.03%）和诺卡氏菌（发病率＜0.01%）。在一项针对心脏移植受者的连续单中心研究中，3%的患者在移植后4年内被诊断出患有中枢神经系统感染。中枢神经系统感染和癫痫

发作的发展与远期死亡率独立相关。

血液系统恶性肿瘤患者发生中枢神经系统感染的风险可能是最高的，主要发生在同种异体干细胞移植（allogenic stem cell transplantation，alloc-sct）之后，以及其疾病过程中的其他阶段，如原发性疾病，或化疗后的白细胞减少期。较早的研究表明，在同种异体干细胞移植的诱导期之前或之后的感染发生率高达15%。在最近的一个日本的病例系列报道中，同种异体干细胞移植术后1年内中枢神经系统感染的累积发生率为4.1%，5年累积发生率为5.5%，这些患者的生存期明显较差。另一个最近的意大利病例系列报道称，同种异体干细胞移植术后发生神经系统并发症的概率为6.6%，其中30%是由感染导致的。

严重的细菌性脑膜炎可发生在免疫缺陷患者中。在HIV感染者中具有相似的临床症状和结果，发病率是普通人群的8倍。器官移植患者的发病率比一般人群高7倍，其主要病原菌包括肺炎链球菌和革兰阴性杆菌。在同种异体干细胞移植的患者中，发病率为每年40/100 000（是其他疾病的30倍），最常见的病原体是肺炎链球菌。

# 第三节  诊断方法

中枢神经系统感染的诊断依赖于综合分析，包括临床症状、疾病进展、脑影像学检查特征和脑脊液检查等。如果怀疑细菌性脑膜炎，应立即抽血培养并开始使用抗生素。有专家建议，对所有疑似中枢神经系统感染的严重免疫缺陷患者，在进行腰椎穿刺前应进行颅内影像学检查。颅脑MRI是首选的检查方式，以发现早期缺血性病变、小的实质病变和脑内炎症性病变。对于血流动力学不稳定或不能进行MRI检查的患者，CT扫描以及增强扫描仍然是一个很好的选择，有利于排除需要进行手术治疗的颅内并发症，如脑脓肿、脑积水或脑内积脓。最近的一项研究对363例疑似中枢神经系统感染的病例（包括45%的免疫缺陷患者）进行了调查，结果发现，通过临床症状和实验室检查来排除中枢神经系统感染的诊断准确性较低。本研究提示，脑脊液白细胞增多是区分任何中枢神经系统感染与其他诊断的最佳指标。诊断性检查具有一定要求，需要考虑以下几点。

（1）免疫缺陷患者中枢神经系统感染的临床体征和症状可能被免疫抑制治疗本身的效果、肾或肝衰竭

的存在以及相关的代谢紊乱和（或）药物蓄积效应所混淆。往往可能不存在发热症状。

（2）在HIV感染患者中，中枢神经系统发生机会性感染的风险取决于CD4细胞计数，而在CD4细胞计数大于200/mm$^3$的患者中，发生中枢神经系统机会性感染的风险较低。

（3）在器官移植患者中，发生中枢神经系统机会性感染的高峰期是移植后16个月。

（4）每日使用低剂量的复方新诺明不能完全预防常见的中枢神经系统感染（包括单核增生性李斯特菌、刚地弓形虫和诺卡菌）。

（5）在多达15%的患者中可以检测到多种病毒性中枢神经系统感染，建议必须进行全面的诊断性检查，主要包括血清和脑脊液分析。如果没有禁忌证，脑脊液分析应筛选所有相关的病原体。PCR检测脑脊液中是否存在弓形虫时特异性较高，但敏感性低（50%），假阴性率高。

（6）如果HIV感染患者对特定的抗弓形虫治疗没有效果，或者出现局灶性病变且存在明显的占位

效应和脑疝的风险时，就应该对其进行脑活检。在血清学结果阴性且呈非典型表现时，应强烈建议行早期活检。在血液系统疾病或器官移植患者中，对于所有出现局灶性脑实质异常（如脑脓肿）但未涉及额外神经病变的患者，应进行脑立体定向活检联合神经外科切除脑部病灶，然后对病原体进行识别及耐药性检测。

（7）应该逐渐减弱免疫抑制剂的使用，特别是在中枢神经系统发生严重的细菌或真菌感染的情况下。

### 一、脑脓肿

1. 脑弓形体病　脑弓形体病是由原生动物弓形虫引起的，由潜伏组织囊肿的再活化所导致。弓形虫感染最常见的表现是中枢神经系统综合征（多灶性），伴有头痛、精神状态改变（67%）、癫痫持续状态（22%）和（或）局灶性缺陷（59%），偶尔伴有发热（体温中位数为37.78℃，四分位数范围为37.0 ～ 38.58℃）。

非神经系统特征（如视网膜脉络膜炎、肺炎和播散性疾病伴多器官功能衰竭）在艾滋病患者中少见，但在血液系统疾病、癌症和器官移植患者中常见。脑影像学检查的典型表现为皮质或基底神经节的灰质内多发环形强化病变，伴有水肿和占位效应。艾滋病患者局灶性神经系统疾病的鉴别诊断最常包括原发性中枢神经系统淋巴瘤和进行性多灶性白质脑病（PML）。在缺乏免疫重建炎症综合征的情况下，PML病变通常涉及白质而非灰质，无增强对比，不产生占位效应。大多数临床医生仍然依赖经验进行诊断，即通过对特定的抗弓形虫治疗后的临床疗效和影像学表现。

标准的治疗方法是乙胺嘧啶、磺胺嘧啶和叶酸，与替代的甲氧苄啶-磺胺甲噁唑同样有效。通过有效的cART疗法增加CD4细胞数量是至关重要的。

2. 曲霉菌病　曲霉菌病是器官移植或血液病患者常见的中枢神经系统机会性感染之一，在HIV感染者中较为少见。它通常导致脑脓肿形成，或更罕见的脑梗死，伴或不伴出血或脑膜炎。典型的MRI表现为环形强化、梗死和邻近病变的血管浸润。PCR或半乳甘露聚糖可能对诊断有用。脑脊液半乳甘露聚糖在多达90%的曲霉菌脑膜炎中呈阳性，即使当真菌培养物只有30%阳性时。此外，脑脊液真菌培养在脑膜炎以外的CNS感染患者中通常呈阴性。伏立康唑是治疗中枢神经系统曲霉菌病的首选药物。其替代疗法是大剂量的脂质体两性霉素B，而关于棘皮菌素的有效性的数据很少。虽然糖皮质激素可以减轻占位效应和脑水肿，但它们可能有副作用，应尽可能避免。

药物穿透性差的脑梗死区域的神经外科切除将有助于明确诊断，并可能有助于改善预后。

3. 其他病因　免疫功能低下患者的脑脓肿可由许多其他微生物引起，包括结核分枝杆菌、单核增生李斯特菌、毛霉菌、硬孢菌和诺卡菌。诺卡菌病是一种罕见的机会性感染，主要影响器官移植患者。最近的一项多中心研究确定了人群中与诺卡菌病独立相关的5个因素，即诊断前一个月的高钙调神经磷酸酶最低水平、他克莫司的使用、皮质类固醇的剂量、患者的年龄和移植后ICU的住院时间。在诺卡菌中，法氏诺卡菌是最常见的与脑感染相关的病原体。由于不同物种对抗生素的敏感性不同，在进行细菌培养之前的抗生素方案应采用对所有诺卡菌均有效的抗生素的联合使用。

### 二、脑膜脑炎

1. 隐球菌病　大多数隐球菌感染是由新生隐球菌引起的，偶尔也有格特隐球菌感染。而CD4细胞计数低于100/mm³的艾滋病患者受感染的风险最高。隐球菌病通常表现为亚急性脑膜炎，伴有或不伴有继发性脑病特征，继发性脑病通常是颅内压升高（ICP）的结果，可能是脑脊液吸收受损所致。

脑脊液初始压力可能升高，60%以上的患者至少有18 cmH₂O的压力。隐球菌病通常是一种全身播散性疾病，也涉及其他器官系统。脑脊液检查常表现为轻度升高的蛋白水平，低于正常的脑脊液葡萄糖水平和中度的淋巴细胞增生。感染HIV的患者可能很少有脑脊液炎症反应，但墨汁染色和脑脊液培养显示60% ～ 90%的患者带有含包膜的酵母菌。这些患者的脑脊液隐球菌抗原通常呈阳性。最近的一项随机临床试验也表明，与不含氟胞嘧啶的同剂量两性霉素B相比，脱氧胆酸［1.0 mg/（kg·d）］与氟胞嘧啶联合使用可提高存活率并加快脑脊液的灭菌速度。两性霉素B脂类制剂［34 mg/（kg·d）］也很有效，应用于临床治疗过程中出现显著肾功能障碍的患者。诱导治疗成功2周后（即临床改善，再次腰椎穿刺后脑脊液培养阴性），可以停用两性霉素B和氟胞嘧啶，用氟康唑开始巩固治疗。在最近的一项随机临床试验中，地塞米松的使用并没有降低HIV相关隐球菌脑膜炎的死亡率，但与安慰剂相比，它与更多的不良事件和致残率相关。确诊后早期ICP升高（> 25 mmH₂O）与死亡率相关，其诊断和治疗至关重要。大多数患者在连续的腰椎穿刺中表现良好，最近的数据表明，无论最初的ICP如何,这些措施都能使存活率相对提高69%。在条件有限的情况下,采用连续腰椎穿刺进行ICP控制的方案显示,与过去相比,死亡率有所降低。必要情况,如女性患者脑脊液隐球菌抗原滴度升高,采用分流(最好是脑室-腹腔分流)可以持续缓解颅内压升高症状。

2. 结核性脑膜炎　脑膜炎症状是最常见的临床表现,即头痛、发热和精神状态改变。局灶性征象和脑神经麻痹是常见的表现。以淋巴细胞为主的脑细胞增生、脑脊液高蛋白水平和低葡萄糖水平是结核性脑膜炎患者脑脊液检查的显著特征。然而,这种脑脊液的特点是非特异性的,以多核细胞为主。新的分子检验技术,如GeneXpert MTB/RIF,在结核性脑膜炎诊断中具有重要作用,但与其他可用的检验一样,它们缺乏敏感性,不能完全排除疾病。最常见的神经影像学表现包括脑膜强化、脑积水、基底渗出物、脑梗死和结核瘤。

结核性脑膜炎的治疗包括四种药物方案:异烟肼、乙胺丁醇、利福平和吡嗪酰胺,诱导期为2个月。更新的强化方案包括联合使用氟喹诺酮类和大剂量利福平已经进入实验阶段,但与提高生存率无关。诱导期结束后,异烟肼和利福平应继续使用10个月。最近的一篇来自Cochrane的文章中提出,支持辅助使用皮质激素[静脉使用地塞米松,0.4 mg/(kg·d)],至少可以在短期内可降低死亡风险。然而,糖皮质激素的使用对伴有神经功能缺陷的TBM患者的存活率可能没有影响。此外,在降低HIV感染者死亡率方面的益处还不确定。良好的结果取决于对常见并发症的细致管理和ICP的控制。多达65%的患者在患病时出现脑积水,并与视力障碍、脑神经麻痹和基底渗出液等事件独立相关。低钠血症是TBM最常见的急性并发症之一,在45%的患者中发生,其主要原因是脑性盐耗,与TBM的严重程度密切有关。需要有创机械通气的TBM患者预后较差,3个月生存率低于30%。然而,危重症患者的预后指标尚未确定。

# 第四节　结　论

免疫功能不全患者的机会性中枢神经系统感染虽然少见,但发病率和死亡率很高。系统的诊断检查是必要的,以尽快确定最有可能的诊断。除了早期的经验或指导性抗生素治疗,积极治疗并发症,如颅内压升高可以增加生存率。在HIV感染者中,通过cART增加CD4细胞数量以恢复正常免疫是很重要的。对于自体器官或异体移植患者,减少免疫抑制的益处应与可能移植失败的风险相平衡。

(王展鹏)

# 参考文献

[1] ANTINORI S, CORBELLINO M, MERONI L, et al. Aspergillus meningitis: a rare clinical manifestation of central nervous system aspergillosis. Case report and review of 92 cases[J]. J Infect, 2013, 66(3): 218-238.

[2] BEARDSLEY J, WOLBERS M, KIBENGO F M, et al. Adjunctive dexamethasone in HIV-associated cryptococcal meningitis[J]. N Engl J Med, 2016, 374(6): 542-554.

[3] BLEGGI-TORRES L F, DE MEDEIROS B C, WERNER B, et al. Neuropathological findings after bone marrow transplantation: an autopsy study of 180 cases[J]. Bone Marrow Transplantation, 2000, 25(3): 301-307.

[4] BOWEN L N, SMITH B, REICH D, et al. HIV-associated opportunistic CNS infections: pathophysiology, diagnosis and treatment[J]. Nat Rev Neurol, 2016, 12(11): 662-674.

[5] CHERIAN J, ATMAR R L, GOPINATH S P. Shunting in cryptococcal meningitis[J]. J Neurosurg, 2016, 125(1): 177-186.

[6] COLOMBO A A, MARCHIONI E, DIAMANTI L, et al. Neurological complications involving the central nervous system after allogeneic hematopoietic stem cell transplantation during a period of evolution in transplant modalities: a cohort analysis[J]. Transplantation, 2017, 101(3): 616-623.

[7] COMMITTEE U K C H C S S, GARVEY L, WINSTON A, et al. HIV-associated central nervous system diseases in the recent combination antiretroviral therapy era[J]. Eur J Neurol, 2011, 18(3): 527-534.

[8] COQUET I, PAVIE J, PALMER P, et al. Survival trends in critically ill HIV-infected patients in the highly active antiretroviral therapy era[J]. Crit Care, 2010, 14(3): R107.

[9] COUSSEMENT J, LEBEAUX D, VAN DELDEN C, et al. Nocardia infection in solid organ transplant recipients: a multicenter

European case-control study[J]. Clin Infect Dis, 2016, 63(3): 338−345.

[10] DAY J N, CHAU T T H, WOLBERS M, et al. Combination antifungal therapy for cryptococcal meningitis[J]. N Engl J Med, 2013, 368(14): 1291−1302.

[11] DE VEDIA L, ARECHAVALA A, CALDERON M I, et al. Relevance of intracranial hypertension control in the management of Cryptococcus neoformans meningitis related to AIDS[J]. Infection, 2013, 41(6): 1073−1077.

[12] DEDICOAT M, LIVESLEY N. Management of toxoplasmic encephalitis in HIV-infected adults (with an emphasis on resource-poor settings)[J]. Cochrane Database Syst Rev, 2006, (3): CD005420.

[13] DENIER C, BOURHIS J H, LACROIX C, et al. Spectrum and prognosis of neurologic complications after hematopoietic transplantation[J]. Neurology, 2006, 67(11): 1990−1997.

[14] HANAJIRI R, KOBAYASHI T, YOSHIOKA K, et al. Central nervous system infection following allogeneic hematopoietic stem cell transplantation[J]. Hematol Oncol Stem Cell Ther, 2017, 10(1): 22−28.

[15] HEEMSKERK A D, BANG N D, MAI N T, et al. Intensified antituberculosis therapy in adults with tuberculous meningitis[J]. N Engl J Med, 2016, 374(2): 124−134.

[16] KHATIB U, VAN DE BEEK D, LEES J A, et al. Adults with suspected central nervous system infection: a prospective study of diagnostic accuracy[J]. J Infect, 2017, 74(1): 1−9.

[17] LANOY E, GUIGUET M, BENTATA M, et al. Survival after neuroAIDS: association with antiretroviral CNS penetration-effectiveness score[J]. Neurology, 2011, 76(7): 644−651.

[18] MAI N T, THWAITES G E. Recent advances in the diagnosis and management of tuberculous meningitis[J]. Curr Opin Infect Dis, 2017, 30(1): 123−128.

[19] MEDA J, KALLUVYA S, DOWNS J A, et al. Cryptococcal meningitis management in Tanzania with strict schedule of serial lumber punctures using intravenous tubing sets: an operational research study[J]. J Acquir Immune Defic Syndr, 2014, 66(2): e31−e36.

[20] MISRA U K, KALITA J, BETAI S, et al. Outcome of tuberculous meningitis patients requiring mechanical ventilation[J]. J Crit Care, 2015, 30(6): 1365−1369.

[21] MISRA U K, KALITA J, BHOI S K, et al. A study of hyponatremia in tuberculous meningitis[J]. J Neurol Sci, 2016, 367: 152−157.

[22] NHU N T, HEEMSKERK D, THU DO DA, et al. Evaluation of GeneXpert MTB/RIF for diagnosis of tuberculous meningitis[J]. J Clin Microbiol, 2014, 52(1): 226−233.

[23] PRASAD K, SINGH M B, RYAN H. Corticosteroids for managing tuberculous meningitis[J]. Cochrane Database Syst Rev, 2016, 4: CD002244.

[24] RAUT T, GARG RK, JAIN A, et al. Hydrocephalus in tuberculous meningitis: incidence, its predictive factors and impact on the prognosis[J]. J Infect, 2013, 66(4): 330−337.

[25] REMINIAC F, SONNEVILLE R, MASSIAS L, et al. Very-high-dose caspofungin combined with voriconazole to treat central nervous system aspergillosis: substantial penetration of caspofungin into cerebrospinal fluid[J]. Antimicrob Agents Chemother, 2014, 58(6): 3568−3569.

[26] ROLFES M A, HULLSIEK K H, RHEIN J, et al. The effect of therapeutic lumbar punctures on acute mortality from cryptococcal meningitis[J]. Clin Infect Dis, 2014, 59(11): 1607−1614.

[27] SCHMIDT M, SONNEVILLE R, SCHNELL D, et al. Clinical features and outcomes in patients with disseminated toxoplasmosis admitted to intensive care: a multicenter study[J]. Clin Infect Dis, 2013, 57(11): 1535−1541.

[28] SCHMIDT-HIEBER M, SCHWENDER J, HEINZ W J, et al. Viral encephalitis after allogeneic stem cell transplantation: a rare complication with distinct characteristics of different causative agents[J]. Haematologica, 2011, 96(1): 142−149.

[29] SCHMIDT-HIEBER M, SILLING G, SCHALK E, et al. CNS infections in patients with hematological disorders (including allogeneic stem-cell transplantation)-Guidelines of the Infectious Diseases Working Party (AGIHO) of the German Society of Hematology and Medical Oncology (DGHO)[J]. Ann Oncol, 2016, 27(7): 1207−1225.

[30] SCHWARTZ S, RUHNKE M, RIBAUD P, et al. Improved outcome in central nervous system aspergillosis, using voriconazole treatment[J]. Blood, 2005, 106(8): 2641−2645.

[31] SONNEVILLE R, FERRAND H, TUBACH F, et al. Neurological complications of HIV infection in critically ill patients: clinical features and outcomes[J]. J Infect, 2011, 62(4): 301−308.

[32] SONNEVILLE R, SCHMIDT M, MESSIKA J, et al. Neurologic outcomes and adjunctive steroids in HIV patients with severe cerebral toxoplasmosis[J]. Neurology, 2012, 79(17): 1762−1766.

[33] SOSTAK P, PADOVAN C S, YOUSRY T A, et al. Prospective evaluation of neurological complications after allogeneic bone marrow transplantation[J]. Neurology, 2003, 60(5): 842−848.

[34] TAN I L, SMITH B R, VON GELDERN G, et al. HIV-associated opportunistic infections of the CNS[J]. Lancet Neurol, 2012, 11(7): 605−617.

[35] THWAITES G E, TRAN T H. Tuberculous meningitis: many questions, too few answers[J]. Lancet Neurol, 2005, 4(3): 160−170.

[36] VAN DE BEEK D, CABELLOS C, DZUPOVA O, et al. ESCMID guideline: diagnosis and treatment of acute bacterial meningitis[J]. Clin Microbiol Infect, 2016, 22 (Suppl 3): 37−62.

[37] VAN DE BEEK D, KREMERS W, DALY R C, et al. Effect of neurologic complications on outcome after heart transplant[J]. Arch Neurol, 2008, 65(2): 226−231.

[38] VAN DE BEEK D, PATEL R, DALY R C, et al. Central nervous system infections in heart transplant recipients[J]. Arch Neurol, 2007, 64(12): 1715−1720.

[39] VAN VEEN K E, BROUWER M C, VAN DER ENDE A, et al. Bacterial meningitis in hematopoietic stem cell transplant recipients: a population-based prospective study[J]. Bone Marrow Transpl, 2016, 51(11): 1490−1495.

[40] VAN VEEN K E, BROUWER M C, VAN DER ENDE A, et al. Bacterial meningitis in patients with HIV: A population-based prospective study[J]. J Infect, 2016, 72(3): 362−368.

[41] VAN VEEN K E, BROUWER M C, VAN DER ENDE A, et al. Bacterial meningitis in solid organ transplant recipients: a population-based prospective study[J]. Transpl Infect Dis, 2016, 18(5): 674−680.

[42] VENKATESAN A, TUNKEL A R, BLOCH K C, et al. Case definitions, diagnostic algorithms, and priorities in encephalitis: consensus statement of the international encephalitis consortium[J]. Clin Infect Dis, 2013, 57(8): 1114−1128.

[43] WRIGHT A J, FISHMAN J A. Central nervous system syndromes in solid organ transplant recipients[J]. Clin Infect Dis, 2014, 59(7): 1001−1011.

# 第五十七章
# 神经危重症患者的脑膜炎与脑室炎

## 一、流行病学

脑膜炎及脑室炎可为社区获得性,也可能与各种侵入性手术或头部创伤相关,后者常被称为医源性脑膜炎及脑室炎。在医源性感染中,脑膜炎及脑室炎具有较高的并发症及死亡率,神经危重症患者的脑膜炎及脑室炎基本属于医源性脑膜炎及脑室炎。在近期的文献报道中,医源性脑膜炎死亡率高达16% ～ 40.8%。发生医源性脑膜炎及脑室炎的危险因素包括开颅手术、脑室外引流、腰大池引流和开放性颅脑创伤。开颅手术后脑膜炎发生率为0.8% ～ 1.5%,脑室外引流术后感染发生率为4% ～ 17%,腰大池引流术后感染发生率约为5%,颅脑创伤术后感染的发生率约为1.4%。

## 二、病因及发病机制

医源性脑膜炎及脑室炎与各种侵入性手术或颅脑创伤有关,耐药的革兰阴性杆菌、葡萄球菌等各类微生物均可能成为导致脑膜炎及脑室炎发生的病原菌。

### (一)脑室腹腔分流

脑室腹腔分流感染的发生率为5% ～ 41%,其可能的发生机制为:① 分流管的定植菌(术中污染);② 分流管末端的逆行性感染;③ 细菌通过皮肤感染;④ 血流感染。放置在腹部筋膜下的脑室腹腔分流管腹腔端的感染发生率为3.6%,放置在腹部皮下的脑室腹腔分流管腹腔端的感染率可达20%。大多数感染发生在手术后2个月内,感染多数由金黄色葡萄球菌引起,也有由多重耐药革兰阴性杆菌引起的报道。

### (二)脑室外引流管

放置脑室外引流管患者脑室炎的发生率为0 ～ 22%不等。主要的感染机制是放置引流管过程中引起的感染和导管逆行性感染。与感染风险增加相关的因素有脑室内出血、蛛网膜下腔出血、颅骨骨折伴脑脊液漏、导管内注射药物、开颅手术和置管时间延长(留置超过7 ～ 10天的感染风险显著增加)。

### (三)脑深部电刺激(DBS)

脑深部电刺激由于植入方式不同,感染发生率0.62% ～ 14.3%不等。脉冲发生器的感染最为常见,通常由金黄色葡萄球菌、凝固酶阴性葡萄球菌、痤疮丙酸杆菌等细菌引起。

### (四)开颅手术或头部外伤

开颅手术后脑膜炎及脑室炎发生的危险因素主要包括脑脊液外引流、脑脊液渗漏和围手术期使用类固醇激素。最近的细菌性脑膜炎流行病学研究中,院内致病菌(如革兰阴性杆菌和金黄色葡萄球菌)引起的脑膜炎发病率已接近脑膜炎奈瑟菌引起的脑膜炎发病率。

## 三、临床特征

脑膜炎三联征包括发热、颈强直和精神状态的改变,但相当一部分神经危重症患者并不会具有这3项特点。多达65%的患者的临床表现是头痛、恶心、嗜睡和精神状态的改变;不同研究中的患者发热比例不同,可在14% ～ 92%,可能同颅内感染的诊断标准不同有关。

(1)脑脊液分流术后或有脑脊液引流管的患者出现以下表现时应考虑脑膜炎及脑室炎的可能:新发生的头痛、恶心、嗜睡和(或)精神状态的改变;引流管局部红肿、压痛或存在异常渗液;未找到其他感染灶的发热;有脑室-腹腔分流的患者出现腹膜炎或腹肌紧张的临床症状;有脑室-胸腔分流的患者出现胸膜炎的临床症状;有脑室-心房分流的患者出现来源不明的血流感染;有脑室-心房分流的患者出现肾小球肾炎;有脑室外引流的患者出现新的精神状态改变或精神状态变差;有脑室外引流的患者出现新发的发热且脑脊液白细胞计数增加。

(2)近期处于神经外科术后或有脑外伤等病史的患者可能无法描述自身症状,发热和精神状态的改变可能是感染的唯一迹象。出现以下症状时应考虑脑膜炎或脑室炎的存在:新出现的头痛、发热、脑膜刺激征、癫痫或精神状态较前变差，没有找到感染源的发热。

（3）颈项强直的检查：神经重症患者可能不会主诉颈项强直，但颈项强直较容易被证实。一般认为，被动或主动屈曲颈部表现为下巴不能触及胸部为颈项强直表现。严重的脑膜炎常导致颈项强直。

### 四、实验室检查

常规血液检查意义相对有限，脑脊液检查仍是神经重症脑膜炎和脑室炎诊断的金标准，血培养对诊断及治疗亦有帮助。

（一）脑脊液检验

神经危重症患者可疑脑膜炎和脑室炎时，应进行脑脊液检验。包括性状、生化、常规、涂片及培养。正常的脑脊液蛋白值 < 50 ng/dL，脑脊液葡萄糖与血清葡萄糖比值 > 0.6，白细胞数 < 5/μL，乳酸浓度 < 3.5 mmol/L。脑脊液白细胞计数、葡萄糖、蛋白的异常不是诊断新发的脑膜炎或脑室炎的可靠证据；脑脊液白细胞计数、葡萄糖、蛋白正常也不能排除脑膜炎或脑室炎；脑脊液涂片革兰染色阴性不能排除脑膜炎或脑室炎，特别是已经使用过抗生素的情况下。但如果革兰染色阳性则有助于区分是细菌性还是病毒性感染。

（二）脑脊液培养

脑脊液培养是诊断脑膜炎和脑室炎最重要的方法。如果疑似颅内感染患者的脑脊液培养阴性，建议培养延长至10天以识别诸如痤疮丙酸杆菌等微生物。可疑颅内感染的患者拔出颅内引流管，建议行引流管尖端培养。如果不考虑引流管相关感染，不推荐常规留置尖端培养。对可疑颅内感染的脑室-心房、脑室-腹腔、脑室-胸腔分流的患者建议行血培养。一次或多次脑脊液培养阳性的患者合并脑脊液细胞增多和（或）脑脊液葡萄糖减少，有相关临床表现的患者可确诊脑膜炎或脑室炎。脑脊液培养标本应争取在使用抗生素前留取，使用抗生素后即使脑脊液培养阴性也不能除外脑膜炎或脑室炎。

对于脑脊液性状正常且没有发热的患者，脑脊液如果单次查到病原菌如凝固酶阴性葡萄球菌可认为是污染。如果患者没有颅内感染的临床表现，脑脊液细胞数也没有增加，脑脊液中培养到多种病原体可认为是污染。

（三）脑脊液的特殊检查

脑脊液中乳酸和（或）降钙素原升高有助于诊断脑膜炎或脑室炎。血清降钙素原升高可能有助于区分手术或颅内出血引起的脑脊液异常和细菌感染引起的脑脊液异常。脑脊液真菌D-葡聚糖和半乳甘露聚糖可能对诊断真菌性脑室炎或脑膜炎有帮助。近年研究表明核酸扩增试验，如PCR，可提高明确致病菌的能力及缩短确诊所需的时间。基于宏基因组的新一代测序（metagenomics next generation sequencing, mNGS）可直接对临床样本，如脑脊液中的核酸进行高通量测序，快速检测多种病原微生物（含细菌、真菌、寄生虫、病毒）。有关研究提示，mNGS对检出脑脊液病原菌的特异性和敏感性均较高，有条件的单位可将此技术用于病情复杂的神经危重症患者。

（四）影像学检查

对疑诊脑室炎、脑膜炎且病情允许的患者建议行神经影像学检查，推荐增强MRI+弥散加权成像，有助于发现脑脓肿、脑积水、异常脑室壁/脑膜强化等征象。依据笔者的诊疗经验，MRI对于复杂颅内感染患者的评估，尤其是脑脊液检验指标（如培养及白细胞计数）基本正常后随访复查的重要参考，有助于发现颅脑CT上难以发现的残存感染灶。存在脑室-腹腔分流的患者出现腹膜炎体征时建议行腹腔超声或CT检查以评估是否存在腹腔感染。

### 五、诊断思路

神经危重症患者脑膜炎和脑室炎要基于发病机制、临床特征和脑脊液检验来明确诊断，但目前尚无可借鉴的公认的诊断标准。常规的脑脊液培养和涂片染色结果影响因素较多，细菌性脑膜炎的脑脊液培养阴性率达70%以上。另外，神经外科术后的细菌性、无菌性或化学性脑膜炎脑脊液指标变化较为类似，给诊断带来困难。因而临床上在出现相关症状体征、怀疑脑膜炎或脑室炎后，可以实施分层诊断策略。

笔者单位的流程如下：对可疑感染者尽早采集脑脊液标本，并酌情进行影像学检查。如果脑脊液细菌涂片或者细菌培养检查阳性或者mNGS有确定性致病菌报告，可基本明确诊断；如果微生物检查阴性或者结果回报前，脑脊液细胞数扣除血性脑脊液含有的白细胞之后，大于1 000/μL且以多核细胞为主，结合脑脊液糖含量降低的结果，可临床诊断并启动相关治疗，动态复查脑脊液生化常规；如果脑脊液白细胞数在100～1 000/μL，应高度怀疑颅内感染，综合考虑临床、炎症指标，可以启动经验性抗生素治疗或者等待8～24小时复查脑脊液进行排除诊断；如复查脑脊液白细胞数在100/μL以内，暂时排除颅内感染并继续监测。

## 六、治疗的一般原则

神经危重症患者，尤其是神经外科手术及颅脑创伤相关的脑膜炎及脑室炎是需要临床医生高度警惕的并发症，在诊断明确后必须立即开始有效的治疗，未经治疗的患者死亡率可接近100%。即使接受了最佳的治疗，部分患者依旧可能无法根治（随访过程中感染复燃等）。在前述临床诊断或高度可疑诊断的情况下进行经验性抗感染治疗后，如果微生物检查阴性，而脑脊液细胞数迅速下降，尚须考虑诊断错误的可能，应全面评估病情然而后决定是否缩短或停止抗感染治疗。

经验性使用抗生素治疗之前应完善血培养和脑脊液培养。抗生素选取的原则是：使用对病原菌有效的杀菌药物；使用能进入脑脊液的药物（即穿透血-脑屏障）以及使用具有最佳药效动力学的药物。在治疗的过程中应定期留取脑脊液进行病原学检验，以监测抗感染治疗的有效性。

当静脉使用抗菌药物治疗效果不理想，或药敏结果提示为顽固的多重耐药病原菌（尤其是鲍曼不动杆菌、肺炎克雷伯菌等革兰阴性菌的医源性感染）时应考虑脑室内或鞘内注入抗生素治疗，每次鞘注抗生素后应将引流管夹闭15～60分钟，以使抗生素在脑脊液中浓度达到平衡，根据药敏结果应使脑脊液中药物浓度达到致病微生物最小抑菌浓度（MIC）的10～20倍，并根据脑室大小、每日的脑脊液压力及引流量等情况对抗生素剂量进行调整。以万古霉素和阿米卡星的每日剂量为例，对裂隙样脑室可选用5 mg，脑室大小基本正常者10 mg，而脑室系统明显扩大者参考引流情况使用15～20 mg。

已明确或高度怀疑脑室-腹腔分流管［脑室端和（或）腹腔端］、脑室外引流管、腰大池引流管、脑深部电刺激等手术植入物存在病原微生物定植时，应及时去除相应装置。

其他治疗：包括适当的容量及电解质管理、降低颅内压、营养支持等。采用改善脑血流量、脑代谢的治疗手段，避免新的继发性颅脑损伤并减轻或逆转已发生的炎症后继发性脑损害。

## 七、经验性抗生素治疗

神经重症患者，尤其是解剖屏障完整性遭到手术和（或）创伤破坏的患者，脑膜炎及脑室炎的经验性抗感染治疗必须同时覆盖革兰阳性和革兰阴性病原体。

万古霉素加β内酰胺类药物：万古霉素成人常用剂量为每日2 g，分2或4次输注。对于严重感染，有条件的单位可进行血药浓度监测并严密监测不良反应，使万古霉素血清谷浓度应维持在15～20 μg/mL。同时联合以下任何一种药物：头孢曲松、头孢噻肟、头孢他啶、头孢吡肟或者碳青霉烯类抗生素。

对β内酰胺类药物过敏且有使用美罗培南禁忌的情况，可在万古霉素的基础上加用复方磺胺甲噁唑5 mg/kg（以甲氧苄啶的含量计算），bid/tid/qid口服，或氨曲南2 g，tid/qid。对癫痫发作风险较低的患者亦可考虑应用环丙沙星0.4 g，bid静滴或莫西沙星0.4 g，qd静滴。具体抗菌药物的选择应考虑到具体医院的颅内感染病原菌的流行病学情况，以及先前从该患者体内分离的病原菌药敏结果。

## 八、特定病原体的治疗

如果已经启动经验性治疗，一旦得到明确的病原学结果，必要时调整治疗方案（本节主要参考美国感染病学会2017年诊疗指南的有关推荐）。

（一）金黄色葡萄球菌

抗菌药物治疗疗程为10～14天。若反复脑脊液培养阳性，应在最后一次培养阳性后再继续治疗10～14天。若原有分流管取出后须重新进行分流手术，应在脑脊液培养持续阴性10天后再重新植入新的分流管。

（1）甲氧西林敏感者：推荐使用青霉素或苯唑西林，如果对β内酰胺类药物过敏可以采用脱敏疗法或使用万古霉素治疗。

（2）耐甲氧西林者：推荐万古霉素作为一线治疗，如果万古霉素MIC > 1 μg/mL应考虑选择另外的抗菌药物如利奈唑胺。

（3）对利福平敏感：可考虑利福平联合另外一种抗菌药物进行治疗，当颅内或脊髓蛛网膜下腔内有植入物时（如脑脊液外引流管），推荐使用利福平治疗脑膜炎或脑室炎。

（4）对于有使用β内酰胺类药物或万古霉素禁忌证的患者：根据体外药敏结果选择利奈唑胺、达托霉素、复方磺胺甲噁唑等。

（二）凝固酶阴性葡萄球菌

抗生素治疗疗程一般为10～14天。若原有的分流管取出后须重新放置引流管，脑脊液无异常且脑脊液培养48小时阴性，在原有装置取出3天后即可重新植入引流装置；脑脊液有异常且脑脊液培养阳性，则抗感染治疗7天后再考虑植入新的引流装置；如果反复脑脊液培养阳性，则应在脑脊液培养阴性7～10天后再考虑植入新的分流装置。

基于药敏结果选择类似金黄色葡萄球菌的治疗方案。

**（三）痤疮丙酸杆菌**

其抗生素治疗和分流管重置的原则同凝固酶阴性葡萄球菌类似。如青霉素G敏感，推荐使用4 000 000 U，q4h。

**（四）革兰阴性杆菌的一般性治疗原则**

抗生素治疗疗程为10～14天。若反复脑脊液培养阳性，应在最后一次培养阳性后再继续治疗10～14天。若原有引流装管取出后须重新放置分流管，应在脑脊液培养持续阴性10天后再重新植入新的分流管。如第三代头孢菌素仍敏感，推荐使用头孢曲松或头孢噻肟；对于产超广谱β内酰胺酶（ESBL）而美罗培南仍敏感者，美罗培南2 g，tid，建议每次输注维持时间持续2～3小时以上。

**（五）假单胞菌属**

常见的病原菌为铜绿假单胞菌等。抗生素的常规治疗疗程为10～14天。若反复脑脊液培养阳性，应在最后一次培养阳性后再继续治疗10～14天。若原有引流管取出后须重新放置引流管或分流管的患者，应在脑脊液培养阴性10天后再重新植入新的分流管。推荐一线选择使用头孢吡肟2 g，tid；头孢他啶2 g，tid；美罗培南2 g，tid，每次维持时间持续2～3小时以上；二线选择可考虑氟喹诺酮类或氨曲南。

**（六）不动杆菌属**

常见的病原菌为鲍曼不动杆菌、肺炎克雷伯杆菌等。抗生素治疗的常规疗程为10～14天。若反复脑脊液培养阳性，应在最后一次培养阳性后再继续治疗10～14天。若原有引流管取出后须重新放置引流管或分流管，应在脑脊液培养阴性10天后再重新植入新的分流管。推荐使用美罗培南，若该菌株药敏结果提示对碳青霉烯类耐药，可考虑使用多黏菌素E或多黏菌素B代替美罗培南。对于脑室内或鞘内途径给药，国际指南推荐的每日总剂量为125 000 U多黏菌素E甲磺酸钠或5 mg的多黏菌素B，联合静脉给药，脑膜炎症时多黏菌素有中等程度的渗透力，脑脊液的药物浓度仅为血清浓度的5%。考虑到静脉输注多黏菌素的成本较高，目前国内多采用5～10 mg多黏菌素E或多黏菌素B单纯脑室内给药，联合其他抗生素静脉治疗的方案。脑室内和鞘内给予多黏菌素的并发症有无菌性化学性脑室炎等，须密切关注。

**（七）念珠菌**

抗生素治疗的目标为直到MRI显示所有的脓肿消退，脑脊液葡萄糖、细胞数、蛋白及培养结果恢复正常，患者症状体征消失。一般需数周到数月时间。推荐使用两性霉素B脂质剂型（对血-脑屏障通透性较高）3～5 mg/kg，qd静滴，联合5-氟胞嘧啶100 mg/（kg·d），分4次口服给药，目标峰浓度30～80 μg/mL。若患者临床症状改善，可改用氟康唑400～800 mg/d或6～12 mg/（kg·d）治疗。

**（八）曲霉菌**

抗生素治疗的目标同念珠菌。一般需数周到数月时间。推荐使用伏立康唑6 mg/kg，bid，口服或加入氯化钠注射液中静滴，目标谷浓度为2～5 μg/mL抗感染。

## 九、预防措施简述

对于此类医源性感染，预防是重中之重。

（1）放置脑室-腹腔分流管、脑室外引流管、脑深部电刺激等围手术期及进行神经外科手术的围手术期应预防性使用抗生素，并酌情使用抗菌导管（如具有抗生素涂层）的导管。

（2）严格遵守外科手消毒技术规范的要求，严格刷手，严格消毒，严格遵守手术中的无菌原则，细致操作，爱护组织，彻底止血。

（3）尽量缩短引流管放置时间，采用密闭式引流装置，引流管须经过皮下潜行引出后固定。

（4）严格按照无菌原则定期换药，减少对引流管的操作。

（倪　敏　邱炳辉）

# 参考文献

［1］邱炳辉,包赟,漆松涛.脑室外引流相关感染预防的相关问题探讨[J].中华创伤杂志.2019,35（3）:204-206.

［2］CASTELBLANCO R L, LEE M, HASBUN R. Epidemiology of bacterial meningitis in the USA from 1997 to 2010: a population-based observational study[J]. Lancet Infect Dis, 2014, 14(9): 813-819.

［3］KOURBETI I S, VAKIS A F, ZIAKAS P, et al. Infections in patients undergoing craniotomy: risk factors associated with post-craniotomy meningitis[J]. J Neurosurg, 2015, 122(5): 1113-1119.

［4］MILLER S, NACCACHE S N, SAMAYOA E, et al. Laboratory validation of a clinical metagenomic sequencing assay for pathogen detection in cerebrospinal fluid[J]. Genome Res, 2019, 29(5): 831-

842.

[ 5 ] TSUJI B T, POGUE J M, ZAVASCKI A P, et al. International consensus guidelines for the optimal use of the polymyxins: endorsed by the American College of Clinical Pharmacy (ACCP), European Society of Clinical Microbiology and Infectious Diseases (ESCMID), Infectious Diseases Society of America (IDSA), International Society for Anti-infective Pharmacology (ISAP), Society of Critical Care Medicine (SCCM), and Society of Infectious Diseases Pharmacists (SIDP)[J]. Pharmacotherapy, 2019, 39(1): 10–39.

[ 6 ] TUNKEL A R, HASBUN R, BHIMRAJ A, et al. 2017 Infectious Diseases Society of America's clinical practice guidelines for healthcare-associated ventriculitis and meningitis[J]. Clin Infect Dis, 2017, 64(6): e34–e65.

# 第五十八章
# 儿童重型创伤性颅脑损伤诊治进展

意外伤害是0～18岁儿童的首位死亡原因，超过了其他所有病因的总和。儿童死亡原因中26.1%为意外伤害，即每3个死亡的儿童中就可能有一个是意外伤害所致。据统计，中国每年有超过5万名儿童因意外伤害而死亡。儿童意外伤害事件中约30%存在不同程度创伤性颅脑损伤（Traumatic Brain Injury，TBI），而且意外伤害事件中约90%的儿童死于重症TBI。我国0～18岁儿童及青少年TBI的发生率约为200/100 000人/年，其中重症病例占1%，因此儿童重症TBI依然是0～18岁儿童及青少年死亡的最主要原因。

儿童有完全不同于成人的病理生理特点，特别是3岁以下婴幼儿。但目前对于儿童TBI，尤其重症TBI和神经重症的临床研究较少，且多为回顾性研究，缺乏高质量的前瞻性研究，故认识存在诸多不足。本文汇总了2019年《颅脑损伤基金会（BTF）儿童重症创伤性颅脑损伤救治指南》第三版、2012年出版的第二版BTF指南的相关内容，以及2017年出版的《成人急救指南》和《所有年龄组院前急救处理指南》中针对0～18岁儿童重型TBI的相关内容。笔者希望通过多学科团队共同努力，协同处理儿童重型TBI患儿，优化诊疗策略，改善预后。

本文中的建议按照证据质量的由高到低设定为Ⅰ级、Ⅱ级或Ⅲ级，并进行相应等级的推荐（recommend）和建议（suggest）。

（1）Ⅰ级推荐基于高质量的随机对照研究。

（2）Ⅱ级推荐基于中等质量的随机对照研究、高质量的队列研究或病例对照研究。

（3）Ⅲ级推荐基于为低质量的随机对照研究、中等或低质量的队列研究或病例对照研究、病例系列和其他非对照设计的研究。

本文除了质量高低，还考虑并记录了证据的适用性。其中，如果某一项观点的证据不足，并不一定意味着证据本身存在重大疑问，也可能是因为目前的研究仍不足。

本文中定义的重型TBI患儿为格拉斯哥昏迷量表（Glasgow coma scale，GCS）3～8分者。本文虽然参照了数十项临床研究，但提供建议的证据水平仍然很低。仍然缺乏高质量随机对照研究来支持Ⅰ级建议；根据现有研究，只有3项Ⅱ级建议；而绝大多数都是证据支持质量较差的Ⅲ级建议。

本文对0～18岁及婴儿、儿童或青少年重型TBI监护和治疗中颅内压（intracranial pressure，ICP）和脑灌注压（cerebral perfusion pressure，CPP）的监护、阈值以及TBI治疗在内的有关问题，分10个方面进行阐述，并不包含和重型TBI相关的所有内容。本文为TBI救治提供基于循证医学证据的建议，但强调临床实践，在证据不足领域提供一定的临床建议或者选择。

儿童重型TBI的治疗强调以监护为核心的分级（阶梯式）治疗原则，其宗旨在于控制ICP治疗和CPP维持性治疗，强调维持CPP于正常范围内。尽管监护本身不会直接影响治疗结果，但从监护中获得的信息可以决定治疗策略，临床实践表明，良好的神经功能恢复来自积极的ICP控制和CPP维持治疗。

研究表明，三种监护可以影响重型TBI患者的预后：ICP监护、高级脑监护（advanced cerebral monitoring，ACM）和神经影像学监护。ICP的变化往往早于临床相关症状和体征变化，一般提早4～6小时，因此ICP监护能够整体提高治疗有效率、降低死亡率（Ⅲ级证据），建议GCS 3～8分患儿使用ICP监护（Ⅲ级建议）。此外，建议使用半连续数据记录法，因为连续数据记录法可能每300毫秒（ms）就记录1个数据，数据量过于庞大，反而不利于分析判断。同样，ACM（在ICP监护之外，包括微透析、电生理和脑血管自动调节能力的监测等）也可以整体改善预后（Ⅲ级证据），同样建议GCS 3～8分患儿使用（Ⅲ级建议）。如果临床使用ACM，则需要注意如果采用脑组织氧分压（PbtO₂）监护，建议维持在10 mmHg以上水平，但尚无足够证据表明应用 $PbtO_2$ 监护可以改善预后；脑氧合监护仅适用于非脑死亡者及无施行侵袭性监护禁忌证，如凝血功能障碍的患者。神经影像学监护同样可以提高整体预后（Ⅲ级证据），但对于复查颅脑CT的指征给出了2条建议：① GCS 3～8分患儿，如果受伤后0～6小时颅脑CT扫描结果正常，无法排除ICP增高的可能（Ⅲ建议）；② 不建议在入院/首次就诊24小时后常规行颅脑CT复查，以判断是否需要外科干预，除非有神经系统功能恶化的表现（如GCS明显降低）或者ICP增高的证据（Ⅲ级推荐）。

鉴于上述ICP监护的意义，同时临床实践表明CPP和脑血流量（cerebral blood flow，CBF）的维持是TBI预后和神经功能恢复的决定性因素，故笔者先探讨ICP控制和CPP维持的阈值。从现有的研究结果得到的证据表明（Ⅲ级证据），ICP控制在20 mmHg以下可以整体性改善重型TBI预后，也就是干预ICP的阈值为20 mmHg，超过阈值建议进行降颅压治疗（Ⅲ级建议）。需要特别指出的是，婴幼儿尤其新生儿的ICP正常值（7.5 mmHg）仅为成人（15 mmHg）的一半，其ICP控制阈值是否需要相应下调目前缺乏确定的研究，有建议调整至15 mmHg但证据不足。而且，现有有关ICP研究均是建立在颅腔容积不变的基础上，而婴幼儿由于存在囟门和颅缝可以移开，颅腔容积可有5%左右的变化，故需要进一步研究。第三版BTF指南对难治性颅内压增高的定义为：ICP持续 > 20 mmHg超过5分钟，包括镇静镇痛、头部抬高、轻度过度通气、轻度低温治疗（36.5℃）、神经肌肉阻滞在内的阶梯性降颅压治疗方案无效，需应用正性肌力药物维持适宜患儿的CPP。

针对CPP的临床研究表明至少维持40 mmHg可以整体改善重型TBI患儿预后（Ⅲ级证据），因此也建议临床实践中维持CPP 40～50 mmHg，确保不低于40 mmHg（Ⅲ级建议）。虽然婴幼儿及新生儿的ICP显著低于成人，但其平均动脉压（mean arterial pressure，MAP）也明显低于成人，故仍建议维持至少40 mmHg的CPP，而青少年则建议维持50 mmHg以上的CPP（Ⅲ级建议）。

婴幼儿相对于成人及青少年可以耐受更长时间的低CPP，但其脑血管发育不完善，低灌注状态容易发生缺血性脑梗死，甚至梗死后出血。因此，婴幼儿需要积极的ICP控制和稳定的CPP维持。

ICP控制性治疗中，对于GCS ≤ 8的TBI患儿，推荐以监护为核心的分级治疗原则。

## 一、一线治疗

（1）根据颅脑CT扫描确认是否存在颅内血肿（intracranial hematoma，ICH），是否有清除ICH手术指征。

（2）是否需要ICP监护。

（3）根据不同年龄阈值维持正常ICP和CPP。

（4）如果存在ICP升高：① 首先考虑在床头抬高30°情况下使用镇静和镇痛剂；② 如果经上述治疗，ICP恢复正常，则可以谨慎地撤除控制ICP的治疗；③ 如果ICP仍升高，考虑再次进行颅脑CT扫描，确定是否存在ICH及其他导致ICP升高的因素；④ 如有脑室外引流（extraventricular drainage，EVD），则首先考虑引流（cerebrospinal fluid，CSF）来控制ICP；⑤ 高渗性治疗可以使用高渗盐水（如3%盐水），如果血清渗透压小于360 mOsm/L可持续输注；结合目前国情，尚可按需使用甘露醇，若血清渗透压小于320 mOsm/L则可再次给药；⑥ 必要时采用温和的过度通气（$PaCO_2$ 30～35 mmHg，最好结合ACM以避免低灌注和缺血）。

## 二、二线治疗

经一线疗法后ICP仍升高者，而且颅脑CT显示没有可以手术清除的病灶，进入二线治疗。

（1）确定患儿是否还能抢救，颅脑CT扫描是否存在脑肿胀依据。

（2）了解脑室外引流是否有效，确定颅脑CT上显示的所有脑池是否均开放，仅在脑室外引流无效时考虑联用腰大池引流。

（3）了解EEG是否活跃，如果没有使用巴比妥的禁忌证，考虑进行大剂量巴比妥疗法。

（4）单侧脑肿胀，考虑行单侧开颅减压术和硬膜减张术。双侧脑肿胀，考虑行双侧开颅减压术和硬膜减张术。

（5）了解是否存在脑充血或脑缺血迹象，考虑过度通气，将 $PaCO_2$ 控制在30 mmHg（考虑同时监测脑血流量、颈静脉氧饱和度、颈动脉–静脉氧含量差）。

（6）如果没有局部缺血迹象，没有低温疗法的禁忌证，考虑适度的低温疗法（目标体温32～33℃）。

## 三、治疗顺序

1. 镇静和镇痛治疗　体位、镇静和镇痛作为ICP控制性治疗重要的辅助治疗，可以用于多种ICP控制治疗（Ⅲ级证据）。为避免CBF不足风险，在颅高压危象的情况下不建议使用团注咪唑安定和（或）芬太尼，也不推荐长期使用异丙酚进行颅内压控制或镇静（Ⅲ级建议）。至于在何种情况下开始镇静、镇痛和神经肌肉阻滞治疗，选择哪种药物、应用多大剂量取决于临床医师的判断（证据不足）。

2. CSF引流治疗　CSF引流可以用于ICP控制性治疗（Ⅲ级证据），推荐使用脑室外引流（extraventricular drainage，EVD）来进行CSF引流治疗，不建议使用腰大池引流（Ⅲ级建议）。因此，施行ICP监护时，优先推荐颅内压（intraventricular pressure，IVP）监护，不仅IVP最不易受外界因素干扰，且可以进行CSF引流治疗（Ⅲ级建议）。

3. 高渗性治疗　高渗性治疗可以有效控制ICP，这是少数的Ⅱ级证据。推荐使用3%高渗盐水，颅内压升高急性期处理推荐剂量为2～5 mL/kg，输注时间超过10～20分钟（Ⅱ级建议）。还建议对ICP升高患儿可以持续性输注3%高渗盐水，以控制ICP < 20 mmHg，推荐剂量为0.1～1.0 mL/(kg·h)，建议应用最小剂量控制ICP（Ⅲ级建议）。对于顽固性ICP升高，可以考虑使用23.4%高渗盐水，0.5 mL/kg，最大剂量为30 mL（Ⅲ.2级建议）。使用高渗盐水治疗时，血清渗透压小于360 mOsm/L时可持续输注。同时注意避免血清钠离子（$Na^+$）持续（> 72小时）升高超过160 mmol/L，以防止深静脉血栓形成、贫血、血小板减少等并发症（Ⅲ级建议）。对于目前临床经常使用的甘露醇，目前缺少足够的研究，但临床实践中该药物可以有效控制ICP，建议在血清渗透压小于320 mOsm/L时中断输注。

4. 过度通气治疗　研究表明适当的过度通气治疗可以改善重型TBI患儿整体预后（Ⅲ级证据），必要时可采用温和过度通气法，维持动脉血$PaCO_2$ 30～35 mmHg。不推荐在外伤后48小时内采用使动脉血$PaCO_2$ < 30 mmHg的通气治疗（Ⅲ级建议）。如果采用过度通气治疗，建议采用ACM来监测CBF情况（Ⅲ级建议）。

5. 癫痫预防性治疗　现有Ⅲ级证据证实临床采用抗癫痫药物可以预防创伤后早期（7天内）创伤后癫痫（post-traumatic epilepsy，PTE）发作。基于预防早期PTE的有效性和（或）药物毒性作用，但目前没有足够的证据表明左乙拉西坦效果优于苯妥英钠（Ⅲ级证据）。

6. 巴比妥治疗　目前已有证据表明大剂量巴比妥可以用于治疗顽固性颅内压增高（Ⅲ级证据）。由于大剂量巴比妥可以导致血流动力学不稳定，建议只有在保守和手术治疗均无效时应用，而且血流动力学必须稳定。巴比妥治疗时，还应进行持续有创动脉血压

监护、维持有效循环血量及其他循环支持治疗，以维持前文建议的CPP阈值，保证治疗安全性（Ⅲ级证据）。

7. 去骨瓣减压术　去骨瓣减压术一直是控制ICP的重要治疗方法，尽管在儿童颇有争议，但依然是控制ICP治疗中Ⅱ级治疗的核心，现有证据表明去骨瓣减压术加上硬膜减压术可以控制ICP（Ⅲ级证据）。

但何时、在何种状况下施行去骨瓣减压术一直是争论的焦点，而且儿童尤其婴幼儿还涉及颅骨修复问题，更需要审慎地对待。所能给出的Ⅲ级建议是只有出现经常规保守治疗难以控制的顽固性颅内压增高，及患者出现脑疝症状或者神经功能恶化（GCS明显降低）时进行去骨瓣减压手术治疗。

需要强调的是儿童尤其婴幼儿去骨瓣减压术应非常谨慎，因为儿童尤其婴幼儿无论是脑组织还是颅骨均处于快速生长期。术后短期可以出现脑组织减压窗疝，而导致偏瘫、失语等神经功能障碍；婴幼儿因去骨瓣减压术导致的颅骨缺损目前无合适异体材料可用于颅骨修复，自体颅骨是颅骨修复的金标准，建议酌情保留自体颅骨（证据不足）。

8. 低温治疗　关于低温治疗，早先研究推荐中度低温治疗（32～33℃）。但是，目前的研究发现，与正常体温相比，预防性中度低温无法明显改善整体预后（Ⅱ级证据），故不做推荐（Ⅱ推荐）。

但研究也发现，中度低温治疗（32～33℃）更有利于其他ICP控制性治疗控制ICP（Ⅲ级证据），可以推荐中度低温作为二线治疗，配合其他ICP控制性治疗用于顽固性颅高压治疗（Ⅲ级推荐）。

如果已经使用中度低温治疗，需要注意以下3点（Ⅲ级推荐）：① 推荐ACM，尤其是CBF监控，防止发生脑缺血；② 如果准备复温，建议每12～24小时提高体温0.5～1.0℃，以避免并发症发生；③ 如果进行低温治疗同时使用苯妥英钠，应进行血药浓度监测，尤其是复温期间更要须注意酌情减少苯妥英钠剂量，避免血药浓度过高。

9. 糖皮质激素　研究表明糖皮质激素无法改善儿童重型TBI整体预后或降低ICP（Ⅲ级证据），因此不推荐使用糖皮质激素来改善重型儿童TBI预后，或用于控制ICP（Ⅲ级推荐）。但对于需要长期类固醇替代治疗者，存在肾上腺抑制或下丘脑-垂体-肾上腺轴损伤的患者，仍然需要糖皮质激素治疗。

10. 营养　营养确实可以改善儿童重型TBI整体预后（Ⅱ级证据），因此建议TBI后72小时内开始早期肠内营养支持以降低死亡率和改善患者预后（Ⅲ级推荐），但不建议使用免疫调节饮食（Ⅱ级推荐）。但是，

对于合并腹部损伤和（或）高误吸风险的患儿可适当应用肠外营养。

## 四、总结

相对成人，儿童重型TBI缺少相应研究而影响因素更多，临床实践中需要仔细、耐心地排除影响监护数据判读的偏倚因素。如何正确读取、分析、处理数据，并依据相关指南指导个体化临床救治，需要大量的经验、良好的培训和积极的态度。

（陈若平）

## 参考文献

［ 1 ］ 刘剑钢，欧阳火牛，Ayush Bajracharya，等. 脑脊液外引流和颅内压控制的量和时间-效果研究［J］. 中国医刊，2011，46（09）：64-65.

［ 2 ］ 欧阳火牛，Ayush Bajracharya，刘剑钢，等. 颅内压和脑灌注压监护中两种监测方法有效性和客观性研究［J］. 中国医刊，2010，45（11）：51-53.

［ 3 ］ ADAMO M A, DRAZIN D, WALDMAN J B. Decompressive craniectomy and postoperative complication management in infants and toddlers with severe traumatic brain injuries[J]. J Neurosurg Pediatr, 2009, 3(4): 334-339.

［ 4 ］ ADELSON P D, WISNIEWSKI S R, BECA J, et al. Comparison of hypothermia and normothermia after severe traumatic brain injury in children (Cool Kids): a phase 3, randomised controlled trial[J]. Lancet Neurol, 2013, 12(6): 546-553.

［ 5 ］ ALKHOURY F, KYRIAKIDES T C. Intracranial pressure monitoring in children with severe traumatic brain injury: National Trauma Data Bank-based review of outcomes[J]. JAMA Surg, 2014, 149(6): 544-548.

［ 6 ］ ALLEN B B, CHIU Y L, GERBER L M, et al. Age-specific cerebral perfusion pressure thresholds and survival in children and adolescents with severe traumatic brain injury[J]. Pediatr Crit Care Med, 2014, 15(1): 62-70.

［ 7 ］ ANDRADE A F, PAIVA W S, AMORIM R L, et al. Continuous ventricular cerebrospinal fluid drainage with intracranial pressure monitoring for management of posttraumatic diffuse brain swelling[J]. Arq Neuro-Psiquiatr, 2011, 69(1): 79-84.

［ 8 ］ BAILEY B M, LIESEMER K, STATLER K D, et al. Monitoring and prediction of intracranial hypertension in pediatric traumatic brain injury: clinical factors and initial head computed tomography[J]. J Trauma Acute Care Surg, 2012, 72(1): 263-270.

［ 9 ］ BAR-JOSEPH G, GUILBURD Y, TAMIR A, et al. Effectiveness of ketamine in decreasing intracranial pressure in children with intracranial hypertension[J]. J Neurosurg Pediatr, 2009, 4(1): 40-46.

［ 10 ］ BATA S C, YUNG M. Role of routine repeat head imaging in paediatric traumatic brain injury[J]. ANZ J Surg, 2014, 84(6): 438-441.

［ 11 ］ BECA J, MCSHARRY B, ERICKSON S, et al. Hypothermia for traumatic brain injury in children-a phase II randomized controlled trial[J]. Crit Care Med, 2015, 43(7): 1458-1466.

［ 12 ］ BELL M J, ADELSON P D, HUTCHISON J S, et al. Differences in medical therapy goals for children with severe traumatic brain injury-an international study[J]. Pediatr Crit Care Med, 2013, 14(8): 811-818.

［ 13 ］ BELL M J, ADELSON P D, WISNIEWSKI S R. Challenges and opportunities for pediatric severe TBI—review of the evidence and exploring a way forward[J]. Childs Nerv Syst, 2017, 33(10): 1663-1667.

［ 14 ］ BENNETT T D, DEWITT P E, GREENE T H, et al. Functional outcome after intracranial pressure monitoring for children with severe traumatic brain injury[J]. JAMA Pediatr, 2017, 171(10): 965-971.

［ 15 ］ BENNETT T D, RIVA-CAMBRIN J, KEENAN H T, et al. Variation in intracranial pressure monitoring and outcomes in pediatric traumatic brain injury[J]. Arch Pediatr Adolesc Med, 2012, 166(7): 641-647.

［ 16 ］ BOURDAGES M, BIGRAS J L, FARRELL C A, et al. Canadian Critical Care Trials G. Cardiac arrhythmias associated with severe traumatic brain injury and hypothermia therapy[J]. Pediatr Crit Care Med, 2010, 11(3): 408-414.

［ 17 ］ CARNEY N, TOTTEN A M, O'REILLY C, et al. Guidelines for the management of severe traumatic brain injury, fourth edition[J]. Neurosurgery, 2017, 80(1): 6-15.

［ 18 ］ CROMPTON E M, LUBOMIROVA I, COTLARCIUC I, et al. Meta-analysis of therapeutic hypothermia for traumatic brain injury in adult and pediatric patients[J]. Crit Care Med, 2017, 45(4): 575-583.

［ 19 ］ CROMPTON E, SHARMA P. The authors reply[J]. Crit Care Med, 2017, 45(10): e1091-e1092.

［ 20 ］ CSOKAY A, EMELIFEONWU J A, FUGEDI L, et al. The importance of very early decompressive craniectomy as a prevention to avoid the sudden increase of intracranial pressure in children with severe traumatic brain swelling (retrospective case series)[J]. Childs Nerv Syst, 2012, 28(3): 441-444.

［ 21 ］ DESGRANGES F P, JAVOUHEY E, MOTTOLESE C, et al. Intraoperative blood loss during decompressive craniectomy for intractable intracranial hypertension after severe traumatic brain injury in children[J]. Childs Nerv Syst, 2014, 30(8): 1393-1398.

［ 22 ］ EMPEY P E, DE MENDIZABAL N V, BELL M J, et al. Therapeutic hypothermia decreases phenytoin elimination in children with traumatic brain injury[J]. Crit Care Med, 2013, 41(10): 2379-2387.

［ 23 ］ FIGAJI A A, FIEGGEN A G, ARGENT A, et al. Surgical treatment for "brain compartment syndrome" in children with severe head injury[J]. S Afr Med J, 2006, 96(9 Pt 2): 969-975.

［ 24 ］ FIGAJI A A, ZWANE E, GRAHAM FIEGGEN A, et al. The effect of increased inspired fraction of oxygen on brain tissue oxygen tension in children with severe traumatic brain injury[J]. Neurocrit Care, 2010, 12(3): 430-437.

［ 25 ］ GONDA D D, MELTZER H S, CRAWFORD J R, et al. Complications associated with prolonged hypertonic saline therapy in children with elevated intracranial pressure[J]. Pediatr Crit Care Med, 2013, 14(6): 610-620.

［ 26 ］ HUTCHISON J S, FRNDOVA H, LO T Y, et al. Hypothermia pediatric head injury trial investigators canadian critical care trials group. Impact of hypotension and low cerebral perfusion pressure on outcomes in children treated with hypothermia therapy following severe traumatic brain injury: a post hoc analysis of the Hypothermia Pediatric Head Injury Trial[J]. Dev Neurosci, 2011, 32(5-6): 406-412.

[27] JHA R M, KOCHANEK P M. Adding insight to injury: a new era in neurotrauma[J]. Lancet Neurol, 2017, 16(8): 578-580.

[28] KHAN S A, SHALLWANI H, SHAMIM M S, et al. Predictors of poor outcome of decompressive craniectomy in pediatric patients with severe traumatic brain injury: a retrospective single center study from Pakistan[J]. Childs Nerv Syst, 2014, 30(2): 277-281.

[29] KOCHANEK P M, BELL M J. Tackling the challenges of clinical trials for severe traumatic brain injury in children: screening, phenotyping, and adapting[J]. Crit Care Med, 2015, 43(7): 1544-1546.

[30] KOCHANEK P M, CARNEY N, ADELSON P D, et al. Guidelines for the acute medical management of severe traumatic brain injury in infants, children, and adolescents—second edition[J]. Pediatr Crit Care Med, 2012, 13(Suppl 1): 1-82.

[31] KOCHANEK P M, TASKER R C, BELL M J, et al. Pediatric severe traumatic brain injury: 2019 consensus and guidelines-based algorithm for first and second tier therapies[J]. Pediatr Crit Care Med, 2019, 20(3): 269-279.

[32] KOCHANEK P M, TASKER R C, CARNEY N, et al. Guidelines for the management of pediatric severe traumatic brain injury, third edition: update of the brain trauma foundation guidelines[J]. Pediatr Crit Care Med, 2019, 20(Suppl 1): 1-82.

[33] KURZ J E, POLOYAC S M, ABEND N S, et al. Variation in anticonvulsant selection and electroencephalographic monitoring following severe traumatic brain injury in children-understanding resource availability in sites participating in a comparative effectiveness study[J]. Pediatr Crit Care Med, 2016, 17(7): 649-657.

[34] LIESEMER K, BRATTON S L, ZEBRACK C M, et al. Early posttraumatic seizures in moderate to severe pediatric traumatic brain injury: rates, risk factors, and clinical features[J]. J Neurotrauma, 2011, 28(5): 755-762.

[35] MEHTA A, KOCHANEK P M, TYLER-KABARA E, et al. Relationship of intracranial pressure and cerebral perfusion pressure with outcome in young children after severe traumatic brain injury[J]. Dev Neurosci, 2010, 32(5-6): 413-419.

[36] MELLION S A, BENNETT K S, ELLSWORTH G L, et al. High-dose barbiturates for refractory intracranial hypertension in children with severe traumatic brain injury[J]. Pediatr Crit Care Med, 2013, 14(3): 239-247.

[37] MESSING-JUNGER A M, MARZOG J, WOBKER G, et al. Decompressive craniectomy in severe brain injury[J]. Zentralbl Neurochir, 2003, 64(04): 171-177.

[38] MILLER FERGUSON N, SHEIN S L, KOCHANEK P M, et al. Intracranial hypertension and cerebral hypoperfusion in children with severe traumatic brain injury: thresholds and burden in accidental and abusive insults[J]. Pediatr Crit Care Med, 2016, 17(5): 444-450.

[39] PECHMANN A, ANASTASOPOULOS C, KORINTHENBERG R, et al. Decompressive craniectomy after severe traumatic brain injury in children: complications and outcome[J]. Neuropediatrics, 2015, 46(01): 5-12.

[40] PIPER B J, HARRIGAN P W. Hypertonic saline in paediatric traumatic brain injury: a review of nine years' experience with 23.4% hypertonic saline as standard hyperosmolar therapy[J]. Anaesth Intensive Care, 2015, 43(2): 204-210.

[41] PRASAD G L, GUPTA D K, MAHAPATRA A K, et al. Surgical results of decompressive craniectomy in very young children: a level one trauma centre experience from India[J]. Brain Inj, 2015, 29(13-14): 1717-1724.

[42] SHEIN S L, FERGUSON N M, KOCHANEK P M, et al. Effectiveness of pharmacological therapies for intracranial hypertension in children with severe traumatic brain injury-results from an automated data collection system time-synched to drug administration[J]. Pediatr Crit Care Med, 2016, 17(3): 236-245.

[43] STIPPLER M, ORTIZ V, ADELSON P D, et al. Brain tissue oxygen monitoring after severe traumatic brain injury in children: relationship to outcome and association with other clinical parameters[J]. J Neurosurg Pediatr, 2012, 10(5): 383-391.

[44] SUAREZ E P, GONZALEZ A S, DIAZ C P, et al. Decompressive craniectomy in 14 children with severe head injury: clinical results with long-term follow-up and review of the literature[J]. J Trauma, 2011, 71(1): 133-140.

[45] TAHA A A, BADR L, WESTLAKE C, et al. Effect of early nutritional support on intensive care unit length of stay and neurological status at discharge in children with severe traumatic brain injury[J]. J Neurosci Nurs, 2011, 43(6): 291-297.

[46] TASKER R C, AKHONDI-ASL A. Updating evidence for using therapeutic hypothermia in pediatric severe traumatic brain injury[J]. Crit Care Med, 2017, 45(10): e1091.

[47] TASKER R C, VONBERG F W, ULANO E D, et al. Updating evidence for using hypothermia in pediatric severe traumatic brain injury: conventional and Bayesian meta-analytic perspectives[J]. Pediatr Crit Care Med, 2017, 18(4): 355-362.

[48] VAVILALA M S, KERNIC M A, WANG J, et al. Acute care clinical indicators associated with discharge outcomes in children with severe traumatic brain injury[J]. Crit Care Med, 2014, 42(10): 2258-2266.

[49] WEBSTER D L, FEI L, FALCONE R A, et al. Higher-volume hypertonic saline and increased thrombotic risk in pediatric traumatic brain injury[J]. J Crit Care, 2015, 30(6): 1267-1271.

[50] WEI J, QIAN H F, LIU Y, et al. Application of osteoinductive calcium phosphate ceramics in children's endoscopic neurosurgery: report of 5 cases[J]. Regenerative Biomaterials, 2018: 221-227.

[51] WELCH T P, WALLENDORF M J, KHARASCH E D, et al. Fentanyl and midazolam are ineffective in reducing episodic intracranial hypertension in severe pediatric traumatic brain injury[J]. Crit Care Med, 2016, 44(4): 809-818.

# 第九篇
# 其他专题

# 第五十九章
# 神经危重症患者的预后评估

## 第一节 概　述

　　神经危重症患者多为各种病因(卒中、脑炎、缺氧缺血性脑病、颅脑创伤)导致的重型颅脑损伤。此类患者大多在急性期出现意识障碍,即使经过积极救治仍有12%～14%的意识障碍患者会成为植物状态(vegetative state,VS),从而给家庭和社会带来巨大的经济负担。早期意识障碍患者最终预后不同,不同病因患者意识恢复的时间亦不同,在发病早期如果能够准确评估颅脑损伤程度和预测远期预后将有助于指导临床决策。如果预测预后不良,则为撤除生命支持治疗(withdrawal of life-sustaining treatment,WLST)提供了客观依据;如果预测预后良好,则为继续治疗增强了信心。重型颅脑损伤患者的预后评估通常包括临床、脑电图(electroencephalogram,EEG)、诱发电位、神经生化标志物、神经影像学评估等。

### 一、临床评估

（一）意识障碍

　　意识障碍包括意识水平和意识内容的损害。根据意识水平受损由轻到重临床上通常分为:嗜睡、昏睡、浅昏迷、中昏迷和深昏迷等。在意识水平下降的基础上伴有意识内容缩小和意识内容改变时,称为意识模糊或谵妄。对于意识障碍患者,常需要采用合理的方法将其唤醒并观察其对刺激的反应,轻度的刺激通常是大声呼唤,要有足够的音量;如果患者对呼唤无反应,可给予疼痛刺激,一般采用压迫眶上神经、胸骨等方法,压迫要有足够的力度,但要避免用力过猛导致损伤皮肤。

　　1. 嗜睡　是意识障碍的早期表现,为持续性病理睡眠状态,用语言和其他刺激(如压迫眶上神经、针刺皮肤等)能够唤醒,可配合查体,能够基本正确回答

问题。但觉醒状态维持很短,停止外界刺激患者迅速入睡。

　　2. 昏睡　意识清晰水平较嗜睡降低,强烈刺激(如较重的痛觉)可使患者清醒,不能完全配合查体和正确地回答问题,基本无自主语言,停止外界刺激立即进入睡眠状态。

　　3. 浅昏迷　患者意识丧失,对光、声及语言刺激均无反应,可有一些简单的无目的的肢体自发活动,大小便障碍。强烈刺激如压眶和刺激肢体可以出现痛苦表情及肢体的躲避反应,角膜反射和瞳孔对光反射存在,有吞咽功能,一般生命体征平稳。

　　4. 中昏迷　对外界的一般刺激无反应,自发动作很少或无,对强刺激的防御反射、瞳孔对光反射、角膜反射减弱。

　　5. 深昏迷　对外界任何刺激均无反应,无吞咽动作,瞳孔对光反射、角膜反射和防御反射完全消失,四肢肌张力减低,腱反射消失,病理反射不能引出,生命体征明显异常。这种状态如不能逆转,预后极差。

（二）昏迷评分

　　临床上应用最广泛的是格拉斯哥昏迷量表(Glasgow coma scale,GCS)(表9-59-1),通过对睁眼反应、语言反应和运动反应3项进行检查,并用计量的方法加以评分,然后将得分相加。睁眼反应主要通过观察、呼唤及给予疼痛刺激进行检查;语言反应的检测是通过呼唤患者的名字,请患者回答简单的问题来进行评分;运动反应的检测是通过吩咐患者执行简单命令(如伸舌、睁眼、抬高肢体或握手等),或给予疼痛刺激来观察患者每一肢体的运动。GCS总分15分,最低3分,按得分多少,评定其意识障碍程度。13～15分为轻度意识障碍;9～12分为中度意识障碍;3～8

分为重度意识障碍。GCS分数越低提示颅脑损伤越重,预后越差。

由于GCS语言反应在评估失语、有人工气道的患者时存在不足,此时可以采用全面无反应评分量表（full outline of unresponsiveness, FOUR）评分（表9-59-2）。FOUR评分在GCS基础上进行改进,取消了语言反应,将脑干反射和呼吸模式整合入评分中以评估昏迷患者颅脑损伤程度。

表9-59-1　格拉斯哥昏迷量表(GCS)

| 睁 眼 反 应 | | 语 言 反 应 | | 运 动 反 应 | |
|---|---|---|---|---|---|
| 4 | 自发睁眼 | 5 | 正常交流 | 6 | 按吩咐动作 |
| 3 | 语言刺激睁眼 | 4 | 言语错乱 | 5 | 对疼痛刺激定位反应 |
| 2 | 疼痛刺激睁眼 | 3 | 只能说出不恰当单词 | 4 | 对疼痛刺激屈曲反应 |
| | | 2 | 只能发音 | 3 | 异常屈曲(去皮质状态) |
| 1 | 无睁眼 | | | 2 | 异常伸展(去大脑状态) |
| | | 1 | 无发音 | 1 | 无反应 |

表9-59-2　全面无反应评分量表(FOUR)

| 眼 部 反 应 | | 运 动 反 应 | | 脑 干 反 射 | | 呼 吸 状 态 | |
|---|---|---|---|---|---|---|---|
| 4 | 睁眼并能追踪或遵嘱眨眼 | 4 | 能够完成握拳、翘拇指或伸两指手势 | 4 | 瞳孔或角膜反射存在 | 4 | 无气管插管,正常呼吸模式 |
| 3 | 自动睁眼但不能追踪 | 3 | 对疼痛刺激定位反应 | 3 | 一侧瞳孔扩大固定 | 3 | 无气管插管,潮式呼吸 |
| 2 | 呼唤睁眼 | 2 | 对疼痛屈曲反应 | 2 | 瞳孔或角膜反射消失 | 2 | 无气管插管,不规则呼吸 |
| 1 | 疼痛刺激睁眼 | 1 | 对疼痛伸直反应 | 1 | 瞳孔和角膜反射均消失 | 1 | 气管插管,呼吸次数高于呼吸机设定次数 |
| 0 | 疼痛刺激无睁眼 | 0 | 对疼痛无反应或全面肌阵挛癫痫持续状态 | 0 | 瞳孔、角膜和咳嗽反射均消失 | 0 | 气管插管,呼吸为呼吸机设定次数或呼吸暂停 |

（三）脑干反射

脑干反射在重型颅脑损伤患者脑功能评估中具有非常重要的临床意义,不仅有助于定位诊断,而且对临床预后的判断具有重要意义:脑干反射迟钝或消失提示相关反射途径中的解剖结构受损。常用脑干反射包括:瞳孔对光反射、角膜反射、头-眼反射、眼-前庭反射和咳嗽反射。

1. 瞳孔对光反射　用强光照射一侧瞳孔,观察同侧瞳孔有无缩小(直接对光反射)以及对侧瞳孔有无缩小(间接对光反射)。检查一侧后再检查另一侧。反射途径:光→视网膜(内有神经元)→视神经及视束→顶盖前区细胞→同侧和对侧的Edinger-Westphal核(副交感)→节前纤维(动眼神经)→睫状神经节→睫状短

神经→瞳孔括约肌(缩瞳)。判断方法:双侧直接和间接对光试验均无反应即可判定为瞳孔对光反射消失。近期研究发现,对瞳孔对光反射进行客观的定量分析,如对瞳孔回缩速度等进行评判并通过专门算法得出神经瞳孔指数(neurological pupil index, NPi),在心搏骤停复苏后的昏迷患者等神经危重症人群的预后评估中有较好的预测准确性。

2. 角膜反射　请患者向一侧稍上方注视,用捻成细束的棉絮从注视方向的对侧轻触角膜外缘以引起角膜反射。对于昏迷患者,则需抬起一侧上眼睑,露出角膜,用棉花丝触角膜,观察有无眨眼动作,对侧同样操作。反射途径:角膜→三叉神经眼支→三叉神经半月神经节→三叉神经感觉主核和脊束核(中下段)→同

侧和对侧面神经核→面神经→眼轮匝肌。判断方法：刺激不能引出眨眼动作则判断为角膜反射消失。

3. 头-眼反射 用手托起患者头部，撑开双侧眼睑，将头从一侧快速转向另一侧，观察眼球是否向相反方向转动，检查一侧后查另一侧。反射途径：半规管壶腹嵴、椭圆囊斑、球囊斑→内侧纵束→前庭神经节→前庭神经→对侧或同侧内侧纵束→动眼神经核、滑车神经核、展神经核→眼外肌。判断方法：将头被动地水平性转动，正常时眼球偏向头转动方向的对侧。当头部向左或向右转动时，眼球均固定不动即没有向相反方向的运动，即可判定为头-眼反射消失。注意事项：有颈部外伤的患者，不能做此项检查，以免损伤颈髓。

4. 前庭-眼反射 将头部抬起30°，用一弯盘贴近外耳道，以备水后流出使用。用注射器抽吸0～4℃冰水20 mL，注入一侧外耳道，注入时间为20～30秒，同时抬起两侧眼睑，观察有无眼球震颤。完成一侧检查后以同样方法测试另一侧，每侧耳检查之间应相隔5分钟。反射途径：半规管壶腹嵴、椭圆囊斑、球囊斑→内侧纵束→前庭神经节→前庭神经→对侧或同侧内侧纵束→动眼神经核、滑车神经核、展神经核→眼外肌。判断方法：正常的反应是出现眼球震颤，注入冰水后观察1～3分钟，若无眼球震颤表示眼-前庭反射消失。注意事项：若鼓膜有破损则不应做此项检查。外耳道内如有血块等堵塞物，应处理后再行检查。

5. 咳嗽反射 刺激气管黏膜，对于有人工气道的患者需要用长度超过人工气道的吸引管刺激气管黏膜，引起咳嗽反射为正常。反射途径：呼吸道黏膜的内感受器→迷走神经状结节→孤束核→网状结构→网状脊髓束→C3～C5及胸髓各节段的前角细胞→膈肌、肋间肌及腹肌。判断方法：刺激气管黏膜无咳嗽动作，也无肉眼可见的胸廓及呼吸肌运动，可判定为咳嗽反射消失。

(四)运动功能检查

严重颅脑损伤患者不能配合肌力和感觉查体，只能通过观察进行判断。观察患者有无自发运动，双侧肢体的运动幅度是否对等，偏瘫一侧常无自发运动或运动显著减弱，平卧时瘫痪下肢外旋。如无自发运动，可给予疼痛刺激，观察其运动反应，浅昏迷可有防御反应，深昏迷患者则无反应。还可以提起其双侧肢体，观察其落下之快慢，瘫痪肢体常常落下较快。

(五)反射检查

反射检查较为客观可靠，包括浅反射、深反射及病理反射。一般认为浅反射由减弱至消失，同时深反射也由亢进转为消失，均提示昏迷程度的加深。深昏迷时，深、浅反射均消失。

## 二、EEG评估

EEG可直接、敏感地反映神经元细胞功能状态，即便在科学技术快速发展的今天，对于脑功能异常变化的判断与评估仍然具有不可替代的作用。自20世纪50年代，EEG技术在不断地发展与优化，尤其床旁数字化视频脑电图（video-electroencephalogram，VEEG）和量化脑电图（quantitative EEG，qEEG）等新技术的开发，使床旁实时、动态、持续、可视的EEG监测成为可能。近年来，持续脑电图监测（continuous EEG，cEEG）在神经危重症领域的使用逐渐增加，并得到相关国际指南的推荐。

(一)EEG模式分析

EEG模式是对脑电节律、位相、波幅等特点的描述和归类。重型颅脑损伤EEG模式如下。

1. α优势模式 α波（8～13 Hz）占所有波形成分的70%以上，以颞顶枕部为著，调幅基本良好。虽然α优势模式的α波成分有所减少，但仍占优势，提示颅脑损伤范围较小，程度较轻，皮质与皮质下结构基本完整，属于预后良好EEG模式。

2. 慢波增多模式 θ波（频率4～7 Hz）和δ波（频率0.5～3 Hz）为慢波。当EEG的慢波成分超过50%时，称为慢波增多模式。慢波增多提示颅脑损伤严重，但仍有可逆性，需要动态观察，属于预后不确定EEG模式。

3. 区域性无δ波（regional attenuation without delta，RAWOD）模式 是大脑半球大面积脑梗死的特殊EEG模式。其类似慢波增多模式，但不同的是缺血区域所有波形弱化、抑制，特别是缺乏δ波，因而又被称为特殊慢波增多模式。RAWOD模式意味脑血流量严重不足，标志颅脑损伤严重，属于恶性EEG模式。

4. α昏迷模式 虽然α节律为主，但与α优势模式不同，其α节律频率更慢（8～9 Hz），波幅和指数增高，调幅不良。当丘脑背侧核和板内核受损、高位脑干网状结构抑制或低位脑干网状结构兴奋时，出现α昏迷模式。提示丘脑、高位脑干损伤严重，属于恶性EEG模式。

5. 癫痫样活动模式 分为广泛性癫痫样活动和局灶性癫痫样活动。大脑神经元过度放电使神经细胞受损，如未能及早控制，则导致永久性损伤，属于恶性EEG模式。

6. 周期性癫痫样放电（periodic epileptiform discharges，PED）模式　≤3个相位（穿过基线＜2次）或持续≤0.5秒（无论相位多少）波形相对一致的棘波、尖波、棘慢或尖慢复合波，以近乎规则时间间隔反复出现。广泛PED（generalized PED，GPED）或单侧PEDs（lateralized PED，LPED）出现，均属于恶性EEG模式。

7. 爆发抑制模式　波形爆发与低波幅电活动交替反复出现。

（1）高波幅δ波或更快的波形爆发定义为：波形持续时间＞0.5秒，且至少4个相位（至少穿过基线≥3次），分癫痫样爆发和非癫痫样爆发。

（2）低波幅电活动定义为：近乎平坦的波幅（＜10μV）。提示大脑半球受损广泛，仅有少量细胞放电，属于恶性EEG模式。大剂量麻醉镇静药物输注后，也可出现短暂的爆发抑制模式。

8. 全面抑制模式　脑电全面抑制，波幅＜10μV或＜20μV。此时，大脑皮质细胞生物电活动极其微弱，属于恶性EEG模式。

9. 电静息模式　脑电全面抑制，波幅＜2μV，即大脑皮质细胞生物电活动停止，是脑死亡EEG模式。

以上EEG模式，除了α优势模式和慢波增多模式外，均提示颅脑损伤严重，预后不良。在EEG模式分析中，EEG反应性检查尤为重要，即给予疼痛、声音、光源等外界刺激后，如果EEG频率、波幅出现改变，则为EEG有反应性，反之，则为无反应性。EEG反应性依赖于皮质-丘脑环路和丘脑-脑干环路结构完整，一旦EEG反应性消失，预示颅脑损伤广泛，环路破坏，预后不良。因此，即便模式相同，也可因反应性不同而预后相差甚远。

（二）EEG分级分析

EEG模式分析属于定性分析，在此基础上将EEG模式所反映的颅脑损伤严重程度进行由轻到重的排序，便可建立颅脑损伤分级标准，即半定量分析。国际上较为经典的EEG分级标准是1988年Synek分级标准（表9-59-3）和1997年Young分级标准（表9-59-4），这两个标准多用于心肺复苏后和颅脑创伤后昏迷评估。分级标准均为级别越高，颅脑损伤越重，预后越差。

（三）EEG定量分析

随着生物电分析技术的发展，EEG逐渐实现量化，其中包括脑电双频指数（bispectral index，BIS）、脑对称指数、绝对功率值、相对功率值（相对α波功率、相对δ波功率等）及相对功率比（包括δ与α功率比、θ与β功

表9-59-3　Synek分级标准（1988年）

| 级别 | 描述 |
|---|---|
| Ⅰ级 | 规律性α活动，伴少量θ波，有反应性 |
| Ⅱ级 | 占优势的θ活动 |
| A | 有反应性 |
| B | 无反应性 |
| Ⅲ级 | δ波、纺锤波 |
| A | 占优势的δ活动，高幅，节律性，有反应性 |
| B | 纺锤波昏迷 |
| C | 占优势的δ活动，低幅，弥漫，不规则，无反应性 |
| D | 占优势的δ活动，中幅，通常没有反应性 |
| Ⅳ级 | 爆发抑制或α昏迷或θ昏迷或低电压的δ波 |
| A | 爆发抑制，有或无癫痫样活动（阵发或普遍多棘波或尖波） |
| B | α昏迷，包括有反应性、无反应性 |
| C | θ昏迷 |
| D | 低电压（＜20μV的δ波） |
| Ⅴ级 | 等电位（＜2μV） |

表9-59-4　Young分级标准（1997年）

| 级别 | 描述 |
|---|---|
| Ⅰ级 | δ波/θ波＞50%（非θ昏迷） |
| A | 有反应性 |
| B | 无反应性 |
| Ⅱ级 | 三相波昏迷 |
| Ⅲ级 | 爆发抑制 |
| A | 有癫痫样活动 |
| B | 无癫痫样活动 |
| Ⅳ级 | α昏迷、θ昏迷、纺锤波昏迷（无反应性） |
| Ⅴ级 | 癫痫样活动（非爆发-抑制模式） |
| A | 广泛性 |
| B | 局灶性或多发性 |
| Ⅵ级 | 全面抑制 |

续 表

| 级别 | 描 述 |
|------|-------|
| A | < 20 μV, > 10 μV |
| B | < 10 μV |

率比、δ+θ与α+β功率比等)、复杂度(熵、李氏指数等)、相干分析等。其中,最广泛使用的是"频谱分析",以展示特定时间段EEG的频率组成。相干分析是将两个通道脑电图频率进行关联性分析,以评估不同脑区神经元活动的潜在相干性;"相位"分析是指两个大脑区域之间波形时间的超前或滞后等。定量分析使大量采集的EEG信息判读更加直观、简单、准确。

（四）EEG影响因素

EEG是非常微弱的生物电,需要经过数百万倍的生物电放大,才能在头皮上有所记录。因此,微小的干扰都会影响EEG判读结果。床旁EEG描记和最终EEG判读均须排除多种干扰因素,如药物(麻醉药物、镇静药物、抗癫痫药物、抗精神药物等)干扰因素、生理学干扰因素(心电、肌电、眼动、瞬目、呼吸和出汗等)、病理生理学干扰因素(核心体温< 34℃、平均动脉压低于50 mmHg、肝性脑病、肾性脑病、低血糖或高血糖性脑病等)、仪器设备(气垫床、排痰仪、呼吸机、监护仪等)干扰因素、电极干扰因素、环境和电磁干扰因素等(如50 Hz交流电干扰、静电干扰等)。

### 三、诱发电位评估

诱发电位是指神经系统在感受体内外各种特异性刺激时所产生的生物电活动。当刺激类型及强度不变时,诱发电位的波形稳定。刺激与反应波之间有锁时关系,即诱发电位在刺激之后的固定时间出现,具有很好的重复性。应用电子计算机技术可将特定时间出现的诱发电位放大,并从随机的自发脑电活动中提取出来。

"诱发"相对"自发"而言,EEG是大脑皮质在无外界刺激时产生的自发电位活动,具有连续性和节律性;而诱发电位是中枢神经系统感受外在或内在刺激过程中产生的生物电活动,须通过计算机叠加技术完成。两种脑电生理特征的区别见表9-59-5。

诱发电位分类方法很多,最常用的有两大类,即外源性的、与感觉或运动功能有关的刺激相关电位和内源性的、与认知功能有关的事件相关电位(event

表9-59-5 诱发电位与脑电图的区别

| 特 征 | 诱发电位 | 脑电图 |
|-------|---------|--------|
| 脑电性质 | 诱发性脑电 | 自发性脑电 |
| 脑电强度 | 较弱(0.3 ～ 20 μV) | 较强(30 ～ 100 μV) |
| 波形特征 | 限程性 | 连续性 |
| 波形含义 | 解剖性、生理性、心理性 | 生理性、病理生理性 |
| 记录手段 | 同步叠加 | 直接放大 |
| 记录条件 | 有时相关系,需信号刺激 | 无时相关系,无须信号刺激 |
| 分析内容 | 波形、潜伏期、波幅、重复性 | 频率、振幅、波形、模式、反应性 |

related potential,ERP)。外源性刺激相关电位通常又可分为躯体感觉诱发电位(somatosensory evoked potential,SEP)、听觉诱发电位、视觉诱发电位和运动诱发电位。ERP反映了认知过程中大脑的神经电生理变化,其中的非匹配负波(mismatch negativity,MMN)可以不需要患者集中注意力来配合,因此可以用于意识障碍患者的评估。SEP、脑干听觉诱发电位(brainstem auditory evoked potential,BAEP)和MMN等可以满足监测脑功能的基本条件和需求,因而最为常用,其优点为:① 比临床观察敏感、特异、安全、无创;② 易于操作和分析;③ 可在床边进行、不干扰治疗和护理。

动态监测诱发电位对脑功能损伤预后的预测有重要价值。如果诱发电位由异常趋于正常提示预后良好;如果由正常变为异常或异常程度逐渐加重,甚至波形消失提示预后不良。即使诱发电位各项指标均尚在正常范围内,动态监测出现主波潜伏期进行性延长亦预示预后不良。

（一）SEP

SEP按检出成分的峰潜伏期长短分为短潜伏期SEP(short-latency somatosensory evoked potential,SLSEP)、中潜伏期SEP(middle-latency somatosensory evoked potential,MLSEP)和长潜伏期SEP。SLSEP为皮质下起源,几乎不受睡眠和全身麻醉药的影响,MLSEP和长潜伏期SEP起源于大脑皮质,受意识状态的影响较大。在临床监测中SLSEP的应用最为广泛。当躯体感觉系统(含感觉纤维的周围神经或感觉通路)任一点接受适当刺激时,较短时间内在该系统特定通路上的任何部位都能检出电反应，这一电反应被称为SLSEP，例如刺激上肢腕正中神经，出现潜伏期小于25 ms的电反应，即为SLSEP。研究表明，上肢SLSEP检测对重症脑功能损伤有很高的评价和预测价值，并且临床操作方便，故常被选用。

SLSEP的各波起源：① 锁骨上电位（或Erb点电位）：通常记录为N9，是臂丛的复合动作电位，源于臂丛远端；② 颈部电位：通常记录为N11或N13，N11为后根神经进入下段颈髓处或后索（楔束），N13主要为下段颈髓后角突触后电位与远场电位P13的代数和；③ 脑干电位：通常记录为P14或N18，P14起源于延髓内侧丘系的起始段，N18起源于脑干的内侧丘系；④ 头部近场电位：通常记录为N20，是一级躯体感觉皮质的原发反应电位。

MLSEP主要包括N20及以后出现的N35、P45和N60，多数研究者认为其起源于顶叶皮质的次级躯体感觉区（sⅡ区）。通常SEP皮质反应波消失的顺序依次为：N60、N35、N20。N20消失侧的N60一般均消失；而N60消失侧的N20可部分存在。SLSEP各波存在，反映相关躯体感觉神经传导通路功能基本正常，但此时MLSEP可异常或消失，提示大脑皮质之间或皮质与皮质下联络功能障碍。因此，与仅反映神经生理传导通路功能的SLSEP相比，MLSEP能更敏感地发现颅脑损伤后大脑皮质和皮质下神经联系网络功能的异常。鉴于SLSEP的N20消失预测不良预后具有高特异性，特别是N9、N13等波存在（反映感觉刺激和记录的有效性）而N20消失时。MLSEP的N60消失具有高敏感性，尤其是N20存在而N60消失时，MLSEP与SLSEP联合应用可明显提高预测的准确性。

（二）BAEP

BAEP指听觉感受器在接受一定强度的声音刺激时，听觉传导通路发生的一系列电活动，这些电活动可以用电子计算机技术将其叠加、放大，并记录下来。通常为在短声刺激的最初10 ms内，从头皮上记录到七个连续正波，按各波出现顺序，以罗马数字Ⅰ、Ⅱ…Ⅶ来命名，BAEP这七个波在听觉传导通路中有其特定的发生源。① Ⅰ波：与耳蜗紧密相连的听神经；② Ⅱ波：（延髓脑桥交界）与耳蜗核紧密相连的听神经和耳蜗核；③ Ⅲ波：（脑桥下部）上橄榄核；④ Ⅳ波：（脑桥上部）外侧丘系和其核团；⑤ Ⅴ波：（中脑）下丘；⑥ Ⅵ波：（丘脑）内侧膝状体；⑦ Ⅶ波：（丘脑-皮质）听辐射区。其中Ⅰ、Ⅲ、Ⅴ波为主波，正常情况下均可引出。有人认为BAEP各波来

源于刺激同侧，而不同意见认为，前四个波来源于刺激的同侧，Ⅴ波来源于刺激的对侧，还有人认为Ⅲ波亦可来源于刺激的对侧。Ⅱ波在一些成人和大部分婴儿波形不定，因而在临床检查中不是必需的。Ⅳ波有时与Ⅴ波形成融合波，属于正常变异。

（三）MMN

MMN是将声音偏差刺激的ERP减去标准刺激的ERP得到的差异波，一般表现为在刺激差异后的100～250 ms的负向偏转。虽然听觉ERP通常需要受试者配合，但在记录MMN时即使受试者的注意力不在听觉上甚至处于昏迷状态，如果存在MMN就可以记录到，所以MMN反映了一种听觉早期差异自动检测机制的激活。意识障碍患者记录到MMN，恢复意识甚至苏醒的可能性较大。

### 四、神经生化标志物评估

目前常用于重症颅脑损伤预后评估的神经生化标志物主要包括血清神经元特异性烯醇化酶（neron-specific enolase，NSE）和S100B蛋白。

NSE主要位于神经元和神经内分泌细胞，具有脑组织含量高、特异性高和可溶性高的特点。一旦脑组织损伤，会导致神经元细胞膜发生结构性损伤，NSE由细胞内释放到细胞外间隙，局部血液与脑脊液形成NSE浓度梯度，NSE透过受损的血-脑屏障进入血液循环中。体外细胞培养实验进一步证实，NSE浓度与神经元损伤数量呈正相关。NSE在严重颅脑损伤后数小时升高，在24小时内出现第1个峰值，推测可能是神经元早期坏死所致；48小时至数日内出现第2个峰值，可能与脑水肿或颅内压增高导致的继发性颅脑损伤有关。一般而言，NSE增高越明显提示颅脑损伤程度越重，患者预后越差。

S100B蛋白作为一种特异的神经生化标志物，主要分布于中枢神经系统的胶质细胞和外周神经系统施万细胞内。重型颅脑损伤后血清S100B蛋白水平明显增高，其增高程度多与颅脑损伤程度及不良预后相关。

### 五、神经影像学评估

重型颅脑损伤后的神经影像学评估可以为脑部形态结构性病变提供直接证据，有助于脑损伤严重程度评估和预后评估。常用的神经影像学技术为颅脑CT和磁共振（magnetic resonance，MR），由于仪器设备与技术难度的要求较高，绝大多数单位不能实现床旁常规检查。这意味着颅脑损伤患者在接受神经影像学检查时，通常需要离开监护病房严密的生命体征监测

系统,在转运和检查过程中增加了医疗风险,也影响了检查的效果与效率。因此,重症颅脑损伤神经影像评估受到很大限制。随着医学科技的进步,移动CT、无磁呼吸机的使用,使危重症患者的床旁神经影像学检查成为可能。

CT和MR的不同序列对于神经危重症患者的评估各有优势,通常联合使用可以提供多方位的评估依据,提高预测预后的准确性。由于危重症患者病情变化快,有时一次评估结果不能完全说明问题,还需要动态评估,根据变化趋势预测预后。

## 第二节　缺氧缺血性脑病预后评估

心肺复苏(cardiopulmonary resuscitation,CPR)后由于缺血缺氧会导致缺氧缺血性脑病,即使自主循环恢复,大部分(60%～70%)患者仍然处于昏迷状态,并需要继续生命支持。在此期间,颅脑损伤严重程度和预后需要准确地判断与评估,才能有助于决策是否继续治疗和如何治疗。因此,20世纪50年代以后,对CPR后昏迷的判断与评估工作不断被开拓与推进。CPR后昏迷患者可能会出现预后不良,大多数研究采用脑功能分类评分(cerebral performance categories,CPC)评估患者结局状态,将CPC分值为4～5或3～5

分视为预后不良;也有研究采用格拉斯哥预后量表(glasgow outcome scale,GOS)系统,GOS 1～3分视为预后不良;部分研究采用改良Rankin评分量表(modified Rankin scale,mRS),mRS 4～6分视为预后不良。

相关的评估手段已于第六篇第四十一章中叙述,但是目前标准化神经功能预后(或结局)的研究进展尚落后于多模态预测工具的开发。而且,预测远期各项神经功能,尤其是认知功能的恢复情况是患者和其家庭甚为关心的内容,这些方面还缺乏确定的研究结果。

## 第三节　重症卒中预后评估

### 一、临床评估

在卒中后昏迷早期,临床神经系统检查是获得信息最快、最简便易行的评估方法。卒中后如果患者很快昏迷、脑干反射消失,则预示预后不良。

对非创伤性脑出血并行开颅手术患者的研究发现:手术前(发病1天内)上部脑干反射缺失患者的死亡率高于上部脑干反射(中脑和脑桥)保留患者,如果脑出血患者意识障碍、脑干反射(瞳孔对光反应、角膜反射和头-眼反射)消失和去大脑强直同时出现,即便进行手术也全部死亡。其他预测不良预后因素还包括发病后高血压、既往心脏病史、高龄(＞80岁)和全身炎症反应综合征(如血白细胞升高)。2019年一项针对脑出血进行的研究创建了3个多变量模型(临床、放射学、联合临床与放射学)用于12个月死亡率预测。对于所有患者,临床模型(包括年龄、GCS、慢性并发症、发病前状态、简化急性生理学评分Ⅱ和入院年限)优于放射学模型(包括脑出血位置、体积、中线移位程度和是否存在脑

室内出血),联合模型优于临床或放射学模型($P$＜0.001)。对于幕上脑出血,联合模型优于临床和放射学模型;对于幕下脑出血,联合模型明显优于放射学模型,但不优于临床模型。由此说明,对于脑出血患者12个月死亡率的预测,临床评估可能比放射学评估更为重要。对于幕上和幕下脑出血,临床和放射学评估对预后的影响不同,可能不应将两者作为一个整体来对待。

除了临床症状和体征外,分级量化评估量表也可用于卒中后昏迷评估。目前常用的缺血性卒中量表是美国国立卫生院卒中量表(National Institutes of health stroke scale,NIHSS)。大面积大脑中动脉梗死患者进行的多中心病例对照研究发现:发病6小时内NIHSS(优势侧大脑半球梗死NIHSS评分＞20分,非优势侧＞15分)与不良预后相关。NIHSS虽然是国内外广泛用于卒中患者神经功能缺损程度的评分,但在患者意识障碍不能配合视野、肢体运动、共济运动、感觉、语言等检查时,其评估价值受到影响。

在卒中后昏迷患者难以配合神经系统查体时,临床常用简单易行的 GCS 进行评估。对自发性脑出血患者进行预后研究,结果发现:发病 48 小时内 GCS 是不良预后(30 天)的重要预测指标,GCS ≤ 8 分与 ≥ 9 分患者的预后差异明显(灵敏度 96%,特异度 98%)。幕上出血大于 50 mL 患者 30 天死亡率 > 80%,如果这些患者 GCS ≤ 8,则 30 天死亡率甚至 > 90%。对急性后循环缺血性卒中患者进行预后评估,结果发现发病 8 小时内 GCS 与预后密切相关,GCS 预测后循环梗死患者预后优于 NIHSS。

2009 年首都医科大学宣武医院对 120 例卒中(脑梗死和脑出血)伴意识障碍患者进行昏迷量表评估研究,结果发现:发病 48 小时的 FOUR 评分预测不良预后具有较好的辨别力,接受者操作曲线(receiver operating curve,ROC)下面积(area under the curve,AUC)为 0.854,预测不良预后的准确率为 82.3%。因此,FOUR 量表可能比 GCS 更适合卒中伴意识障碍患者预后评估。

蛛网膜下腔出血(subarachnoid hemorrhage,SAH)可以当作一种特殊的出血性卒中,其病情与预后评估除了经典的 Hunt 和 Hess 分级,还可以采用 HAIR 评分。HAIR 评分是基于针对 400 名 SAH 患者研究开发的一项临床预后模型,包含 4 个危险因素:Hunt 和 Hess 分级(HH)、年龄(age)、脑室内出血(intraventricular hemorrhage)和 24 小时内再出血(rebleeding within 24 hours),这些因素被整合到 0(最佳)~ 8(最差)的 HAIR 评分中。一项纳入 434 名 SAH 患者的研究显示,HAIR 评分具有令人满意的生存与死亡辨别能力,ROC 下面积为 0.89,HAIR 评分 8 分的患者预后均死亡。

## 二、EEG 评估

卒中后昏迷早期可用 EEG 进行颅脑损伤严重程度评估和预测预后,但如何针对不同的脑电图表现分类进行判读和预后评估仍无定论。

EEG 在卒中后继发癫痫的监测和诊断极具优势。在重症脑出血、SAH 评估中,持续 EEG 监测可用于监测癫痫样放电。有研究表明 EEG 监测到的非惊厥性癫痫持续状态与患者病死率增高相关,周期性癫痫样放电可以独立预测不良预后,包括单侧周期性放电、广泛周期性放电、双侧非同步周期性放电。EEG 显示正常的睡眠波解体亦预示预后不良。

## 三、诱发电位评估

卒中后昏迷早期,局灶性颅脑损伤以及广泛性脑水肿或占位效应均可导致病灶侧和病灶对侧诱发电位波形异常。预测重症幕上卒中患者不良预后(6 个月)的研究显示:卒中发病 1 周内 SLSEP 的 N20 缺失、双侧 N20-P25 波幅比异常、BAEP 的 V 波分化不良或消失与不良预后相关。双侧 MLSEP 的 N60 存在的患者均预后良好;双侧 N60 消失预测不良预后和死亡的敏感性分别为 97.2% 和 100%,高于 SLSEP;其预测预后不良的特异性为 100%,与双侧 SLSEP 的 N20 消失一致。SLSEP 的 N20 消失预测不良预后具有高特异性,特别是 N9、N13 等波存在(反映感觉刺激和记录的有效性)而 N20 消失时;MLSEP 的 N60 消失具有高敏感性,尤其是 N20 存在而 N60 消失时,因此 MLSEP 与 SLSEP 联合应用可明显提高预测的准确性。

卒中后昏迷患者 BAEP 异常率将随着病情的加重而增高。其机制是:① 脑血肿或脑水肿直接压迫听觉通路;② 脑缺血、脑出血直接损害听觉通路;③ 脑血流"盗血"间接影响听觉通路;④ 长期高血压、动脉硬化使听觉通路功能低下或处于临界状态。

## 四、神经生化标志物评估

生理状态下神经生化标志物在血中含量极低,但卒中后昏迷早期可迅速由受损的神经元和神经胶质细胞释放入脑脊液和血液。因其具有短时间内蓄积并达峰值,以及半衰期较长的生物学特性,可作为早期预测卒中预后指标。监测前循环脑梗死患者血清 NSE、S100B 的研究显示:患者 NSE 于发病 72 小时达高峰、S100B 24 小时达高峰,脑梗死急性期的血清 NSE、S100B 可预测其不良预后(3 个月 mRS 3 ~ 6)。对脑出血的研究亦发现发病后血清 NSE 可预测不良预后,而血清 S100B 的预测价值尚不能确定。应用神经生化标志物对卒中后昏迷早期进行颅脑损伤严重程度评估和预测预后的研究仍较少,已有的研究中预测界限值也缺乏一致性,还需提供更多更大样本的前瞻性临床研究。

## 五、神经影像学评估

详见相关章节。卒中后昏迷患者的早期评估工作虽然并不像心搏骤停后昏迷患者的早期评估工作研究那么普遍和深入,笔者也没有检索到高质量的荟萃分析或系统回顾分析结果。但目前研究提示,神经电生理、神经生化标志物和神经影像学等新技术可望成为这一领域研究的重要内容。

# 第四节　颅脑创伤预后评估

## 一、临床评估

对颅脑损伤程度的临床评估主要包括对意识状态和脑干反射存在情况的评估。GCS因其简便、可以用数字量化表示对意识水平观察的临床特点而得到广泛应用。大多数研究证实，GCS分数愈低预后愈差。瞳孔对光反射可敏感地反映颅脑损伤后的脑干功能，对GCS是一重要补充，如果与GCS评分联合使用，可提高评估的准确性。2007年Marmarou等对8 721例中重度颅脑创伤患者进行预后评估，发现GCS < 5分或GCS运动评分小于3分与患者预后不良密切相关（OR 1.74 ～ 7.48），瞳孔单侧对光反射消失的不良预后相对危险度（OR）为2.70（95% $CI$ 2.07 ～ 3.53），双侧消失的相对危险度更高（OR 4.77，95% $CI$ 3.46 ～ 6.57）。对疼痛刺激无肢体反应或去大脑强直（GCS运动评分1或2分）与6个月患者不良功能状态有关。

## 二、EEG评估

EEG在颅脑损伤后预测患者预后有一定作用。有研究显示EEG的Synek分级可适用于颅脑创伤后昏迷患者的预后评估。2011年Logi等选用Syn EEG模式和EEG反应性进行重型颅脑损伤预后研究，结果显示EEG反应性存在提示患者有恢复意识的可能，特异性为88.9%；但EEG反应性消失却不能准确预测不良预后。近些年，qEEG也逐渐应用于颅脑创伤后昏迷评估，有研究表明BIS监测中的最大值（$BIS_{max}$）若在62.5以上，则患者恢复意识的可能性极大。EEG在颅脑损伤后昏迷患者癫痫诊断方面有重要意义。连续EEG监测表明，很多颅脑损伤患者存在非惊厥性癫痫或癫痫持续状态，并且与患者预后相关。

## 三、诱发电位评估

SLSEP在预测颅脑损伤后昏迷患者预后方面有重要价值。双侧皮质波N20消失，对颅脑损伤后2个月到3年的不良预后预测的阳性准确率达98.7%。但是如果患者有局灶性病变（例如硬膜下或硬膜外积液）或近期进行过部分颅骨切除减压术，预测准确性将会显著降低。荟萃分析亦证实SLSEP预测颅脑损伤后昏迷预后安全、可行，双侧N20消失的患者90% ～ 95%未能转为清醒。此外，正常SLSEP对预测外伤后昏迷患者的预后良好有较高价值，90%以上双侧N20正常的患者意识转为清醒。一项研究表明，重型颅脑损伤后第3天检测双侧SLSEP，如皮质波消失可以预测颅脑损伤1年后患者信息处理速度、工作记忆、注意力等情况。对重型颅脑损伤患者行包括MMN、SLSEP、BAEP、视觉诱发电位等在内的多模式诱发电位研究，结果显示MMN预测昏迷患者意识转清的敏感性为89.7%、特异性为100%；而且MMN波形变化早于GCS，MMN潜伏期是与预后最相关的因素。

## 四、神经生化标志物评估

血清S100B、NSE和胶质纤维酸性蛋白（glial fibrillary acidic protein，GFAP）已经被广泛用于对颅脑创伤患者的研究中。很多研究证实血清神经生化标志物水平不仅能反应颅脑创伤严重程度，还可预测患者预后。Vos等检测了79例中–重型颅脑损伤（GCS ≤ 12）患者入院时血清S100B，发现死亡患者的S100B是生存患者的2.1倍；多因素分析显示在病灶占位效应、瞳孔对光反射、GFAP和S100B水平这几项中，S100B是对预测预后不良价值最高的因素。Wiesmann等纳入了60例颅脑损伤患者进行研究，检测颅脑损伤后24小时内和24小时时血清S100B和GFAP，结果表明S100B和GFAP水平与颅脑损伤程度和预后（6个月时GOS）相关。Meric等的研究显示，颅脑损伤后24小时内NSE大于20.52 μg/L可预测不良预后（伤后1个月GOS 1 ～ 3），其特异性为82.1%、敏感性为87%。因此，目前认为重型颅脑损伤S100B、NSE与死亡等不良预后相关性较高，可用于预测预后。

## 五、神经影像学评估

由于CT应用广泛和图像处理快速，常用来作为预测颅脑损伤患者预后的一种手段。研究已证实颅脑损伤后一些CT上的特征与预后不良相关：中线移位、脑梗死、蛛网膜下腔出血、脑室内出血、弥漫性损伤。但是CT并不能准确识别微小脑白质变性病灶，这些病灶会常常在弥漫性轴索损伤的患者中出现。例如，研究表明弥散张量成像（diffusion tensor imaging，DTI）等特殊序列能更敏感地识别创伤性脑白质病变，从而预测长期神经功能状态。

（张　艳　陈卫碧）

## 参考文献

［1］ 宿英英.脑损伤后昏迷评估［M］.北京：人民卫生出版社，2011.

［2］ 张艳，宿英英，肖淑英.中潜伏期躯体感觉诱发电位预测重症脑卒中患者预后的应用价值［J］.中华神经科杂志，2011，44（1）：38-42.

［3］ 中华医学会神经病学分会神经重症协作组，中国医师协会神经内科医师分会神经重症专委会.大脑半球大面积梗死监护与治疗中国专家共识［J］.中华医学杂志，2017，97（9）：645-652.

［4］ 中华医学会神经病学分会神经重症协作组，中国医师协会神经内科医师分会神经重症专委会.自发性大容积脑出血监测与治疗中国专家共识［J］.中华医学杂志，2017，97（9）：653-660.

［5］ ABULHASAN Y B, ALABDULRAHEEM N, SIMONEAU G, et al. Mortality after spontaneous subarachnoid hemorrhage: causality and validation of a prediction model[J]. World Neurosurg, 2018, 112: e799-e811.

［6］ CRONBERG T. Assessing brain injury after cardiac arrest, towards a quantitative approach[J]. Curr Opin Crit Care, 2019, 25(3): 211-217.

［7］ FALLENIUS M, SKRIFVARS M B, REINIKAINEN M, et al. Spontaneous intracerebral hemorrhage[J]. Stroke, 2019, 50(9): 2336-2343.

［8］ GAVVALA J, ABEND N, LAROCHE S, et al. Continuous EEG monitoring: a survey of neurophysiologists and neurointensivists[J]. Epilepsia, 2014, 55(11): 1864-1871.

［9］ GEOCADIN R G, CALLAWAY C W, FINK E L, et al. Standards for studies of neurological prognostication in comatose survivors of cardiac arrest: a scientific statement from the American Heart Association[J]. Circulation, 2019, 140(9): e517-e542.

［10］ GOLAN E, BARRETT K, ALALI A S, et al. Predicting neurologic outcome after targeted temperature management for cardiac arrest: systematic review and meta-analysis[J]. Crit Care Med, 2014, 42(8): 1919-1930.

［11］ HERMAN S T, ABEND N S, BLECK T P, et al. Consensus statement on continuous EEG in critically ill adults and children, part I: indications[J]. J Clin Neurophysiol, 2015, 32(2): 87-95.

［12］ HIRSCH K G, MLYNASH M, EYNGORN I, et al. Multi-center study of diffusion-weighted imaging in coma after cardiac arrest[J]. Neurocrit Care, 2016, 24(1): 82-89.

［13］ KACA-ORYNSKA M, TOMASIUK R, FRIEDMAN A. Neuron-specific enolase and S100B protein as predictors of outcome in ischaemic stroke[J]. Neurol Neurochir Pol, 2010, 44(5): 459-463.

［14］ KEIJZER H M, HOEDEMAEKERS C, MEIJER F, et al. Brain imaging in comatose survivors of cardiac arrest: Pathophysiological correlates and prognostic properties[J]. Resuscitation, 2018, 133: 124-136.

［15］ KIM J, CHOI B S, KIM K, et al. Prognostic performance of diffusion-weighted MRI combined with NSE in comatose cardiac arrest survivors treated with mild hypothermia[J]. Neurocrit Care, 2012, 17(3): 412-420.

［16］ LEARY M, FRIED D A, GAIESKI D F, et al. Neurologic prognostication and bispectral index monitoring after resuscitation from cardiac arrest[J]. Resuscitation, 2010, 81(9): 1133-1137.

［17］ LEE V H, OUYANG B, JOHN S, et al. Risk stratification for the in-hospital mortality in subarachnoid hemorrhage: the HAIR score[J]. Neurocrit Care, 2014, 21(1): 14-19.

［18］ LEE Y C, PHAN T G, JOLLEY D J, et al. Accuracy of clinical signs, SEP, and EEG in predicting outcome of hypoxic coma: a meta-analysis[J]. Neurology, 2010, 74(7): 572-580.

［19］ NEY J P, VAN DER GOES D N, NUWER M R, et al. Continuous and routine EEG in intensive care: utilization and outcomes, United States 2005-2009[J]. Neurology, 2013, 81(23): 2002-2008.

［20］ RASULO F A, GIRARDINI A, LAVINIO A, et al. Are optimal cerebral perfusion pressure and cerebrovascular autoregulation related to long-term outcome in patients with aneurysmal subarachnoid hemorrhage?[J]. J Neurosurg Anesthesiol, 2012, 24(1): 3-8.

［21］ SAMANIEGO E A, MLYNASH M, CAULFIELD A F, et al. Sedation confounds outcome prediction in cardiac arrest survivors treated with hypothermia[J]. Neurocrit Care, 2011, 15(1): 113-119.

［22］ SANDRONI C, CARIOU A, CAVALLARO F, et al. Prognostication in comatose survivors of cardiac arrest: an advisory statement from the European Resuscitation Council and the European Society of Intensive Care Medicine[J]. Intensive Care Med, 2014, 40(12): 1816-1831.

［23］ SANDRONI C, CAVALLARO F, CALLAWAY C W, et al. Predictors of poor neurological outcome in adult comatose survivors of cardiac arrest: a systematic review and meta-analysis. Part 2: Patients treated with therapeutic hypothermia[J]. Resuscitation, 2013, 84(10): 1324-1338.

［24］ SINGH H V, PANDEY A, SHRIVASTAVA A K, et al. Prognostic value of neuron specific enolase and IL-10 in ischemic stroke and its correlation with degree of neurological deficit[J]. Clin Chim Acta, 2013, 419: 136-138.

［25］ STEVENS R D, SUTTER R. Prognosis in severe brain injury[J]. Crit Care Med, 2013, 41(4): 1104-1123.

［26］ SU Y Y, XIAO S Y, HAUPT W F, et al. Parameters and grading of evoked potentials: prediction of unfavorable outcome in patients with severe stroke[J]. J Clin Neurophysiol, 2010, 27(1): 25-29.

［27］ TEASDALE G, JENNETT B. Assessment of coma and impaired consciousness: a practical scale[J]. Lancet, 1974, 2(7872): 81-84.

［28］ WESTHALL E, ROSSETTI A O, VAN ROOTSELAAR A F, et al. Standardized EEG interpretation accurately predicts prognosis after cardiac arrest[J]. Neurology, 2016, 86(16): 1482-1490.

［29］ WIJDICKS E F, HIJDRA A, YOUNG G B, et al. Practice parameter: prediction of outcome in comatose survivors after cardiopulmonary resuscitation (an evidence-based review): report of the quality standards subcommittee of the American Academy of Neurology[J]. Neurology, 2006, 67(2): 203-210.

［30］ YOUNG G B, DOIG G, RAGAZZONI A. Anoxic-ischemic encephalopathy: clinical and electrophysiological associations with outcome[J]. Neurocrit Care, 2005, 2(2): 159-164.

［31］ ZHANG Y, SU Y Y, YE H, et al. Predicting comatose patients with acute stroke outcome using middle-latency somatosensory evoked potentials[J]. Clin Neurophysiol, 2011, 122(8): 1645-1649.

# 第六十章
# 脑死亡判定

## 第一节　历史概况

历史上，死亡发生在所有生命体征永久停止的那一刻。以往对于科学家来说，死亡与所有身体功能的永久性丧失同时发生。因为思维是大脑功能的表达，所以思维的停止被认为是死亡对生理影响的一部分。对于哲学家和宗教来说，死亡意味着灵魂和心灵的离开以及身体机能的停止。死亡导致了生命存在所必需的本质特征的不可逆转的消失。因此，死亡被定义为"意识能力的不可逆转的丧失和呼吸能力的不可逆转的丧失"。机械通气发明后，严重颅脑损伤患者在医院得到了生命支持治疗，死亡也有了新的定义。这种强有力的干预措施造成了一种新的局面：患者处于昏迷状态，大脑功能已经停止，但身体的其他功能得到了重症监护的有效支持。

H. Cushing 是最早提到脑死亡概念的人之一（1902年），他介绍了一例通过人工通气维持生命23小时的患者。Mollaret 和 Goulon 的文章（1959年）则通过一系列包含23例昏迷患者的病例提出了"超昏迷"的概念，患者处于此种神经状态时认知和植物功能完全丧失，是迄今为止所描述的最深程度的昏迷。尽管存在一系列伦理问题，他们还是设法对此种状态也就是当今所谓的"脑死亡"给出了精确的描述，包括神经功能特征（临床和脑电图）以及尿崩症、循环不稳定、激素紊乱和神经源性肺水肿等临床表现。后来也有相关研究认为这种神经状态与脑血流量不足有关。

1968年，美国哈佛医学院特设委员会发表研究报告，将"不可逆转的昏迷"定义为死亡的新标准。这种昏迷状态具有不敏感、无反应、无呼吸、脑干反射丧失等特点。

之后，在1971年，Mohandas 和 Chou（神经外科医生）发表了明尼苏达州脑死亡准则。该定义包括特定的呼吸暂停时间（4分钟），排除代谢因素的必要性，更长的观察时间（12小时）和已知的不可逆颅内损伤的病因。最重要的是，他们认为脑干的不可逆损伤是关键。

1976年，英国皇家学院会议制定了英国脑死亡标准，后来又于1995年提出脑干死亡标准，并认为脑干死亡即脑死亡。

自此，世界各地的相关专业机构都发布了神经系统标准的死亡确认标准，并描述了诊断的条件。使用神经系统评判标准诊断死亡需要阐明治疗的无效性，确定在大脑功能损伤不可逆转的情况下撤去生命支持，而不是用于器官移植。

脑干死亡还是全脑死亡？

即使采用神经系统评判标准，不同国家对死亡的定义也存在差异。在许多国家，神经系统评判标准是全脑功能不可逆地停止，包括脑干。这些国家大多要求使用脑电图等确认性检查，或证明脑血流已经停止。相比之下，也有一些国家直接将脑死亡与脑干死亡的概念相统一（如英国）。

## 第二节　脑死亡鉴定临床检查

尽管各国脑死亡鉴定相关的临床检查、检查对象、　　检查方式和检查时间各不相同，但安全、正确的鉴定应遵循一些普遍的原则。进行脑死亡鉴定的临床医生应当经验丰富并且能力相当,并由两位临床医生重复两次鉴定。对于临床医生的专业没有严格规定,但从事器官获取或移植的人员不可以参与脑死亡鉴定。

1. 先决条件　患者处于深度昏迷,对刺激完全无反应并且呼吸终止(呼吸机依赖)。昏迷由不可逆转的脑损伤引起,同时应明确昏迷的根本原因。

2. 排除标准　应排除昏迷和脑干活动/反射缺失的混杂情况或可逆原因。

(1)体温(表9-60-1):应除外原发性低温对于意识状态的影响。体温降至28℃以下后脑干反射即消失,32～34℃之间偶尔也会出现意识水平受损。低温对中枢神经系统的影响在复温后是可逆的。在临床实践中,建议评估时体温应高于34℃。

表9-60-1　温度对中枢神经系统和神经肌肉耦联的影响

| 核心温度 | 中枢神经系统 | 神经肌肉 |
| --- | --- | --- |
| 35～32℃ | 淡漠<br>构音障碍<br>意识障碍 | 肌紧张<br>战栗<br>共济失调 |
| 32～28℃ | 幻觉<br>意识水平下降<br>瞳孔扩大 | 反射减弱<br>僵化 |
| < 28℃ | 昏迷<br>脑干听觉诱发电位损伤<br>角膜反射消失<br>延髓反射消失 | 反射消失 |

(2)药物:脑干检查前必须回顾用药史和毒物接触史、毒理学检查等。因药物或毒物的使用及摄入导致的可逆性昏迷或模拟脑干死亡的情况应排除,尤其是巴比妥类药物和三环类抗抑郁药。低温、肝肾功能衰竭的情况下,镇静药物对中枢神经系统的作用延长。此外,长期输注时亲脂类药物也会有累积效应。

停药至进行脑干功能检查之间的时间间隔很难确定,通常取决于药物的药代动力学、输注时间、总剂量、肝肾代谢功能、体温以及治疗性低温等因素。一个较为安全的计算方法是停药后间隔5倍于药物半衰期的时间进行脑干检查,同时还要考虑到上述所有因素。如有条件应测量药物血浆水平。如果硫喷妥钠血浆浓度大于5 mg/L或咪唑安定浓度大于10 μg/L,则不建议进行脑干检查。血液内酒精水平应低于法定的驾驶限制。还需要核查药物使用即周围神经刺激等方法排除

肌松药的作用。

(3)代谢:严重的内分泌、代谢紊乱和电解质异常可能会损害意识水平和中枢神经系统功能,或者可能表明患者有摄入药物或中毒检测未能发现的物质。有些电解质异常虽然对中枢神经系统没有影响,但可能会损害神经肌肉接头的功能而导致肌病,甚至引发肌无力。然而,脑干死亡时往往伴随着代谢紊乱和电解质失衡,要使其完全达到正常范围再进行检查可能并不现实。

脑死亡鉴定的整个临床过程中,平均动脉压应保持在 > 60 mmHg(英国指南)或收缩压应 > 100 mmHg(美国指南)。英国的操作规程给出了电解质的安全范围作为指导(表9-60-2)。

表9-60-2　脑干功能测试中电解质的安全水平

| 电解质 | 脑干功能测试安全范围（mmol/L） |
| --- | --- |
| 钠 | 115～160 |
| 钾 | > 2.0 |
| 葡萄糖 | 3.0～20 |
| 磷 | 0.5～3.0 |
| 镁 | 0.5～3.0 |

(4)其他呼吸停止原因(表9-60-3):应仔细检查呼吸机设置,并设置适当的呼吸机灵敏度水平。应排除神经肌肉阻断药的使用导致的呼吸停止。应排除可导致脑干反射消失的严重神经肌肉疾病。在脑干检查前明确不可逆性颅脑损伤的诊断是至关重要的。头部损伤常合并颈椎损伤,高位颈椎损伤可导致中枢性呼吸暂停,因此在高位颈椎损伤时都应进行辅助测试。

表9-60-3　脊髓损伤节段与呼吸暂停试验有效性

| 节段 | 呼吸暂停实验是否有效 | |
| --- | --- | --- |
| C1～C3 | 否<br>需要辅助测试 | 进行性水肿可达到延髓水平并引起中枢性呼吸停止 |
| C4～C6 | 谨慎<br>强烈建议进行辅助测试 | 膈神经发于C3～C5<br>有C5节段损伤引起中枢性呼吸停止的案例报道 |
| C6～T1 | 是 | 呼吸停止测试不受影响 |

# 第三节  脑干临床检查

需确认以下脑干反射消失。应在满足先决条件并仔细排除混杂因素的情况下进行临床检查。

1. 瞳孔对光反射（感觉Ⅱ，运动Ⅲ） 双侧瞳孔直接和间接对光反射均消失。

2. 角膜反射（感觉Ⅴ，运动Ⅶ） 棉签接触角膜时角膜反射消失（不能眨眼）。

3. 眼-颌反应（感觉Ⅷ、运动Ⅲ、Ⅵ） 在外耳道注射50 mL冰水期间或之后，眼球无运动。检查前应先确认外耳道通畅。

头部应抬高30°，注水时间应不小于1分钟。需要观察并排除延迟反应（注射后）。

4. 对眶上疼痛的运动反应（感觉Ⅴ，运动Ⅶ） 压眶后无面部表情或肢体运动。

5. 咳嗽和呕吐反射（感觉Ⅸ，运动Ⅹ） 支气管吸痰时无咳嗽反射，用压舌板或Yankauer吸引器刺激喉部时无呕吐反射。

6. 呼吸停止（表9-60-4） 呼吸暂停试验应作为脑干功能的最后一项检查。国际上呼吸暂停试验的具体方法存在差异，但原理一致：使二氧化碳从预定的基线突然上升，导致脑脊液pH降低，从而触发延髓呼吸中枢。将患者与呼吸机断开连接，通过与氧气流量计相连的气管内导管给氧（流量2 L/min）或通过带可调限压阀的T形管持续气道正压（CPAP）维持氧合。在试验过程中，持续观察患者任何细微的呼吸动作。在试验结束时，患者重新连接到呼吸机并进行通气，使二氧化碳恢复试验前的基线水平。在呼吸暂停试验期间，出现任何呼吸肌肉活动（包括辅助呼吸肌）都被视为有呼吸能力，此时应停止试验并排除脑干死亡可能。如果血氧饱和度持续下降 < 85%，呼吸暂停试验应中止。对于慢性二氧化碳潴留的患者，应在二氧化碳升高到可导致轻度酸中毒的pH后开始进行呼吸暂停试验。法定死亡时间是确定脑死亡的第一组试验结束的时间。在要求进行双次试验的国家，双次临床检查之间没有具体的时间间隔。在美国，建议等待6小时再重复第二次试验。

表9-60-4  各国呼吸暂停试验

| 国家 | 呼吸暂停试验 |
| --- | --- |
| 英国 | 试验前患者纯氧气吸氧。维持$SpO_2$ > 95%的情况下减少每分钟通气量以增加二氧化碳。确保$PaCO_2$ > 6.0 kPa，pH < 7.40。断开患者与呼吸机的连接后，通过流量为5 L/min的气管导管输送氧气。观察5分钟。$PaCO_2$应较初始$PaCO_2$上升0.5 kPa以上。<br>指标：初始$PaCO_2$ ≥ 6.0 kPa，pH < 7.40，$PaCO_2$升高 > 0.5 kPa。<br>观察时间：5分钟 |
| 澳大利亚 | 患者纯氧气吸氧至少5分钟。机械通气至轻度高碳酸血症［$PaCO_2$=45 mmHg（6 kPa）］，然后再断开患者与呼吸机的连接。无机械通气阶段，在有足够的自主通气刺激的情况下［即动脉$PaCO_2$ > 60 mmHg（8 kPa）和动脉pH < 7.30］呼吸持续停止。如果从正常血碳酸值开始，10分钟后$PaCO_2$可能 > 60 mmHg（8 kPa）。<br>指标：$PaCO_2$ > 60 mmHg（8 kPa）。<br>观察时间：未明确 |
| 美国 | 患者纯氧气吸氧，使$PaO_2$ > 200 mmHg。后将每分钟的通气量减少到正常水平。维持$SpO_2$ > 95%并获得基线动脉血气。断开患者与呼吸机的连接。通过气管插管置入导管保持氧合，氧流量6 L/min。仔细观察8～10分钟的呼吸运动。若未观察到呼吸运动，8分钟后重复动脉血气。若$PaCO_2$ > 60 mmHg，该测试支持脑死亡的临床诊断。<br>指标：$PaCO_2$ > 60 mmHg（8 kPa）。<br>观察时间：8～10分钟，必要时15分钟 |
| 加拿大 | 建议$PaCO_2$ > 60 mmHg，以确保向呼吸中枢提供足够的刺激。呼吸暂停试验结束时，动脉或毛细血管的pH应 < 7.28。呼吸暂停试验开始前初始正常$PaCO_2$（40 ± 5 mmHg）。予以纯氧吸氧，气管插管置入导管给氧，使$PaO_2$ > 200 mmHg。应在8～10分钟内检查动脉$PaO_2$、$PaCO_2$和pH。如果在8～10分钟内未观察到呼吸，则呼吸暂停试验为阳性，前提是 |

续　表

| 国　　家 | 呼 吸 暂 停 试 验 |
|---|---|
| 加拿大 | $PaCO_2$上升到60 mmHg以上。<br>指标：$PaCO_2 > 60$ mmHg，$PaCO_2$应升高 $> 20$ mmHg，pH $\leqslant 7.28$。<br>观察时间：10～15分钟 |

# 第四节　辅助检查

脑死亡是一种临床诊断。并非所有国家强制性要求验证性检查来鉴定脑死亡。若不能进行全面可靠的神经功能检查（如广泛颌面部损伤，高位颈髓损伤，存在药物或代谢的干扰），辅助检查可确定颅内有无血流或有无脑电功能。同样需要两位医生进行临床检查。辅助检查不能代替临床检查，也不能给出结论性的答案。

1. 脑血管造影　颅内压超过动脉灌注压时，会导致脑循环停止。选择性脑血管造影可以显示前后循环，是辅助检查的金标准。脑血管造影结果可靠，但由于患者的基本情况以及检查的特殊性，操作实施存在相应的弊端。

2. 经颅多普勒超声　该技术优点包括便携性和无创性，但需要丰富的临床经验来确保结果的可靠性。多普勒信号的缺失并不一定意味着脑血流的消失，因为多普勒无法通过10%～25%患者的颞窗。脑死亡时，前后循环均需检查，典型图像为所有脑动脉均呈现收缩期尖波或者振荡波。

3. 脑电图　脑电图长期以来被用作脑死亡鉴定的辅助检查，敏感性和特异性约为90%，假阴性率则高达20%。尽管脑电图能检测到大脑皮质的活动，但它不能排除或证实大脑或脑干的深层功能。体温过低，代谢异常，药物和生物电信号干扰都是限制因素。而在加拿大，脑电图不再被推荐作为辅助测试。

4. 躯体感觉诱发电位　脑干听觉诱发电位和躯体感觉诱发电位都可作为辅助检查，其早期成分受镇静药物的影响最小，而低温、药物和代谢紊乱可影响中晚期躯体感觉和听觉诱发电位。

经颅多普勒超声、CT血管造影都能呈现假阳性（患者不符合脑死亡的临床标准）结果，这也印证了临床诊断的重要性。

# 第五节　特殊情况

大多数专业机构建议在最后一次脑干反射消失后需等待4～6小时进行脑死亡临床检查。死亡原因为缺氧时，建议等待24小时。如果使用治疗性低温（即院外心搏骤停），建议在复温至常温后24小时进行检查。

（一）孤立的脑干损伤

急性不可逆性神经损伤可能局限于脑干（如脑桥出血、基底动脉栓塞性卒中和枪伤）。在这些情况下其他脑区最初可能并未累及，然而继发性梗阻性脑积水可导致后续颅内压升高。在这些情况下，建议延长观察时间（德国指南建议观察72小时）。这种情况下临床检查是最重要的，而辅助检查可能并不可靠，因为脑血流仍可以保持，脑电图也可能显示非反应性α波或纺锤波模式。

（二）神经肌肉疾病

吉兰-巴雷综合征的严重病例表现可与脑干死亡临床表现相似。在进行脑干临床检查之前，必须确定大脑不可逆损伤的明确原因。

（三）脑干死亡的病理生理变化

高颅内压状态下，垂体受损往往表现为后叶受累，而前叶由于蝶鞍的保护则可幸免，且下丘脑基底部的垂体前叶通常有硬膜外血供（颈动脉海绵窦段）。因此脑疝后大多数脑死亡患者（65%）出现尿崩症，并导致循环衰竭、高钠血症、低血压等。

颅内压急剧升高时，儿茶酚胺水平激增会对心肌产生不良影响。心电图可表现为ST段抬高、T波倒置、QRS复合波增宽、Q-T间期延长。超声心动图显示有射血分数下降和室壁运动异常。低血压则可能是自主神经功能失调导致压力感受器敏感性丧失和心率变异性丧失所致，或者是由于枕骨大孔疝导致脊髓交感神经活性丧失而引起血管扩张。

神经系统严重应激后可出现神经源性肺水肿，但具体机制并不清楚，可能是肺血管通透性增加和毛细血管静水压升高的综合作用（表9-60-5）。

脑干死亡后几天，由于损伤或坏死的脑组织释放纤溶酶原激活剂和凝血活酶，或儿茶酚胺对血小板功能的影响，往往会出现凝血异常。

脑死亡后有时很难维持有效临床检查所需的内环

表9-60-5　神经源性肺水肿形成的理论机制

| 分　类 | 理　论　机　制 |
| --- | --- |
| 肺血管通透性 | 蛋白性肺水肿液增多<br>神经肽Y、α肾上腺素能激动剂、肺动脉压快速升高所致肺微血管损伤及炎症机制 |
| 肺静水压性 | 肺静脉狭窄<br>增加全身静脉收缩和静脉回流<br>左心室衰竭（直接心肌损伤、心肌顿抑、全身后负荷增加、迷走神经张力增高） |

境稳定水平。

# 第六节　总　结

（1）死亡的定义应被视为意识水平和呼吸能力不可逆转的丧失。

（2）即使同样采用神经系统标准，不同国家对死亡的定义也存在差异。

（3）应明确导致不可逆昏迷的根本原因。

（4）只有在满足先决条件并仔细排除混淆因素的情况下，才应进行临床检查。

（5）辅助检查有助于确认临床检查结果，但不能取代临床检查结果。

一些医院引入了"灾难性颅脑损伤程序"（表9-60-6）。必须通过严格的脑干功能测试来排除所有使得患者存活的可能，同时这种确诊死亡的方式也最大限度地减少了患者家庭的痛苦。

表9-60-6　灾难性脑损伤程序

| | |
| --- | --- |
| • 灾难性颅脑损伤程序 | |
| 您怀疑脑干死亡吗？ | 是 / 否 |
| 瞳孔是否散大固定，以及GCS=3分？ | 是 / 否 |
| 患者有自主呼吸（不触发呼吸机）吗？ | 是 / 否 |
| 是否存在呛咳反射？ | 是 / 否 |
| 是否已做出停止神经保护的决定？ | 是 / 否 |
| • 如果对上述所有问题的回答均为"是"，请开始核对以下项目 | |
| 启动协议的时间：…… | |
| 专门负责器官捐赠的专科护士 | □（时间：……） |
| 通气功能 | |
| 目标：$PaO_2$ 8～14 kPa | □ |
| $PaCO_2$ 5～6.5 kPa | □ |
| • 其他操作 | |
| □ 让患者坐起来，与身体保持一定角度。30°～45°，每小时转动3次 | |

续 表

☐ 医务人员调整呼吸机模式以优化肺通气
（例如，CPAP模式25 ～ 40 cmH$_2$O持续30 ～ 50秒）

☐ 设置PEEP 8 ～ 10 cm H$_2$O

☐ 肺保护性通气（VT 6 ～ 8 mL/kg，峰压≤ 30 cmH$_2$O）

☐ 若PaO$_2$≤ 10.0 kPa，则重新调整

☐ 检查通气情况2小时后，如情况恶化，可重新调整

• 循环

☐ 中心静脉置管

☐ 校准的心排血量（LICDO）　　　　　　　　　　　　　　　　（请记录LIDCO机器编号：
　　　　　　　　　　　　　　　　　　　　　　　　　　　　　　…… ）

☐ 启动心血管算法　　　　　　　　　　　　　　　　　　　　　（时间：…… ）

• 肾脏和电解质

目标：尿量0.5 ～ 2.5 mL/（kg·h）　　☐　　　　　Na$^+$ 135 ～ 150 mmol/L　☐

　　　Mg$^{2+}$ > 0.8 mmol/L　　　　　☐　　　　　K$^+$ 4.0 ～ 5.5 mmol/L　☐

　　　Ca$^{2+}$ 1.0 ～ 1.3 mmol/L　　　☐

• 其他操作

☐ 如有多尿（ > 300 mL/h，持续2小时），应确保有足够的容量替换

☐ 如果尿崩，输注DDAVP 0.5 mg　　如果还未开始输注，考虑输注去氨加压素

☐ 如果少尿，尽管CVS优化，考虑多巴酚丁胺/多巴胺

• 激素和血液学

目标：BM 4.0 ～ 9.0 mmol/L　　　　　　　　　　　　　　　　　　　　☐

Hb≥ 8 g/dL，Plt > 50 × 10$^9$/L　　　　　　　　　　　　　　　　　　☐

INR < 2.0，APTTR < 1.5，Fib > 2.0 g/L　　　　　　　　　　　　　　☐

• 其他操作

☐ 以每小时1单位的速度启动胰岛素滴定，使血糖控制在4 ～ 9 mmol/L。如果低血糖，继续使用
　胰岛素并补充20%的葡萄糖，不要完全停止使用胰岛素

☐ 继续以低容量（10 ～ 30 mL/h）肠内营养

（沈照立）

# 参考文献

［1］ ACADEMY OF MEDICAL ROYAL COLLEGES. A code of practice for the diagnosis and confirmation of death[J]. 2008. Accessed 19 Mar 2018, 30(1): 71-89.

［2］ ALA T A, KUHN M J, JOHNSON A J. A case meeting clinical brain death criteria with residual cerebral perfusion[J]. Am J Neuroradiol, 2006, 27(9): 1805-1806.

［3］ AUSTRALIAN AND NEW ZEALAND INTENSIVE CARE SOCIETY (ANZICS). The ANZICS statement on death and organ donation, edition 3.2. 2013.

［4］ BRAUN M, DUCROCQ X, HUOT J C, et al. Intravenous

angiography in brain death: report of 140 patients[J]. Neuroradiology, 1997, 39(6): 400−405.

[ 5 ] DIAGNOSIS OF BRAIN DEATH. Statement issued by the honorary secretary of the Conference of Medical Royal Colleges and their faculties in the United Kingdom on 11 October 1976[J]. Br Med J, 1976, 2(6045): 1187−1188.

[ 6 ] DIXON T D, MALINOSKI D J. Devastating brain injuries: assessment and management part I: overview of brain death[J]. West J Emerg Med, 2009, 10(1): 11.

[ 7 ] DOMINGUEZ-ROLDAN J M, JIMENEZ-GONZALEZ P I, GARCIA-ALFARO C, et al. Diagnosis of brain death by transcranial Doppler sonography: solutions for cases of difficult sonic windows[J]. Transplant Proc, 2004, 36(10): 2896−2897.

[ 8 ] DOMINGUEZ-ROLDAN J M, GARCIA-ALFARO C. Brain death due to supratentorial masses: diagnosis using transcranial Doppler sonography[J]. Transplant Proc, 2004, 36(10): 2898−2900.

[ 9 ] FLOWERS W M, PATEL B R. Persistence of cerebral blood flow after brain death[J]. South Med J, 2000, 93(4): 364−370.

[10] GARDINER D, SHEMIE S, MANARA A, et al. International perspective on the diagnosis of death[J]. Br J Anaesth, 2012, 108: 114.

[11] GOODMAN J M, HECK L L, MOORE B D. Confirmation of brain death with portable isotope angiography: a review of 204 consecutive cases[J]. Neurosurgery, 1985, 16(4): 492−497.

[12] GOODMAN J M, MISHKIN F S, DYKEN M. Determination of brain death by isotope angiography[J]. JAMA, 1969, 209(12): 1869−1872.

[13] GORDON J K, MCKINLAY J. Physiological changes after brain stem death and management of the heart-beating donor[J]. Contin Educ Anaesth Crit Care Pain, 2012, 12: 225.

[14] GOULON M, BABINET P, SIMON N. Brain death or coma dépassé. In: Tinker J, Rapin M, editors. Care of the critically ill patient [M]. London: Springer, 1983.

[15] GREITZ T, GORDON E, KOLMODIN G, et al. Aortocranial and carotid angiography in determination of brain death[J]. Neuroradiology, 1973, 5(1): 13−19.

[16] HERAN M K S, HERAN N S, SHEMIE S D. A review of ancillary tests in evaluating brain death[J]. Can J Neurol Sci, 2008, 35(4): 409−419.

[17] JOURNAL OF THE AMERICAN MEDICAL ASSOCIATION. A definition of irreversible coma. Report of the Ad Hoc Committee of the Harvard Medical School to examine the definition of brain death[J]. JAMA, 1968, 205: 337−340.

[18] KUO J, CHEN C, CHIO C, et al. Time dependent validity in the diagnosis of brain death using transcranial Doppler sonography[J]. J Neurol Neurosurg Psychiatry, 2006, 77(5): 646−649.

[19] MONTEIRO L M, BOLLEN C W, VAN HUFFELEN A C, et al. Transcranial Doppler ultrasonography to confirm brain death: a meta-analysis[J]. Intensive Care Med, 2006, 32(12): 1937−1944.

[20] ORAM J, MURPHY P. Diagnosis of death[J]. Contin Educ Anaesth Crit Care Pain, 2011, 11: 77.

[21] PATEL Y P, GUPTA S M, BATSON R, et al. Brain death: confirmation by radionuclide cerebral angiography[J]. Clin Nucl Med, 1988, 13(6): 438−442.

[22] PETROVIC R, UGARKOVIC B. Determination of cerebral death by radionuclide angiography[J]. Period Biol, 1991, 93: 449−450.

[23] POWNER D J, FROMM G H. The electroencephalogram in the determination of brain death[J]. N Engl J Med, 1979, 300(9): 502.

[24] QUALITY STANDARDS SUBCOMMITTEE OF THE AMERICAN ACADEMY OF NEUROLOGY. Practice parameters: determining brain death in adults (summary statement). 1994.

[25] RADY M Y, VERHEIJDE J L. American Academy of Neurology guidelines and the neurologic determination of death[J]. JAMA Neurol, 2016, 73(6): 760.

[26] RICHARD I H, LAPOINTE M, WAX P, et al. Non-barbiturate, drug-induced reversible loss of brainstem reflexes[J]. Neurology, 1998, 51(2): 639−640.

[27] SCOTT D F, PRIOR P F. Prediction of brain damage by electroencephalography[J]. N Engl J Med, 1979, 300(21): 1219.

[28] SHEMIE S D, LEE D, SHARPE M, et al. Brain blood flow in the neurological determination of death: Canadian expert report[J]. Can J Neurol Sci, 2008, 35(2): 140−145.

[29] SILVERMAN D, MASLAND R L, SAUNDERS M G, et al. Irreversible coma associated with electrocerebral silence[J]. Neurology, 1970, 20(6): 525−533.

[30] SMITH M. Brain death: time for an international consensus[J]. Br J Anaesth, 2012, 108(Suppl 1): 6−9.

[31] WIJDICKS E F M, VARELAS P N, GRONSETH GS, et al. Evidence-based guideline update: determining brain death in adults[J]. Neurology, 2010, 74: 1911−1918.

[32] WIJDICKS E F M. Brain death worldwide: accepted fact but no global consensus in diagnostic criteria[J]. Neurology, 2002, 58(1): 20−25.

[33] WIJDICKS E F M. IN: WIJDICKS EFM. Brain death[M]. 3rd ed. New York: Oxford University Press, 2017.

[34] WIJDICKS E F M. The case against confirmatory tests for determining brain death in adults[J]. Neurology, 2010, 75(1): 77−83.

[35] ZUCKIER L S, KOLANO J. Radionuclide studies in the determination of brain death: criteria, concepts, and controversies[J]. Semin Nucl Med, 2008, 38(4): 262−273.

# 第六十一章
# 早期神经康复

## 第一节 概 述

从20世纪80—90年代起,世界卫生组织就强调现代医学发展的新模式是由预防-保健-治疗-康复"四位一体"组成的一种"维护健康的科学",而不是单纯的"治病的科学",即医疗活动自始至终都要围绕着"身体结构和功能""活动"和"参与"这三项功能的提高,即使是涉及急性期的重症,从而突出功能的恢复在疾病救治中的重要地位。康复医学(rehabilitation medicine)主要涉及的是通过医学的手段和方法,预防残疾(功能障碍)的发生和减轻残疾(功能障碍)的影响,以使患者最大限度地提高身体各器官的功能,增加患者的整体活动能力和参与正常社会活动的能力。因

此,它不是以"治愈"疾病或"稳定病情"为目的,而是以预防、减轻或清除功能障碍(残疾状态),从而使患者获得最高程度的"生存质量"为目的。因此,康复医学是现代医学的重要组成部分。

我国在2012年《"十二五"时期康复医疗工作指导意见》就指出:康复医学应立足于疾病急性期的早期康复治疗,与相关临床科室充分融合,通过二级预防和早期康复处理可以获得更好的功能预后,而不是形成严重的"残疾状态"后再进行康复处理。因此,在以急性或亚急性康复为中心的综合医院康复医学科和康复医院中,加强早期临床康复是康复医学发展的必然方向。

## 第二节 早期神经康复的理论基础

过去认为神经元(神经细胞)不能再生,故其破坏凋亡之后,神经系统的功能障碍是不可能恢复的。但是从20世纪后期开始,人们发现经过适当、正确的康复性训练,大部分丧失功能的患者仍可以相当程度得到恢复,如卒中后80%偏瘫患者可有不同程度的站立和行走能力,部分失语的患者也可以得到一定程度的语言交流能力等,从而大大提高了神经康复患者的生存质量。这些在一定程度上得益于神经康复学的理论和技术的发展,如脑的可塑性——大脑功能重组理论,中枢神经的神经生理学-神经发育学理论等。

### 一、脑的可塑性-大脑功能重组理论(brain plasticity-brain functional reorganization)

脑的可塑性-大脑功能重组理论是大脑结构和功

能具有修饰和重组能力的基础理论。

1. 中枢神经损伤的可修复性 大脑损伤后早期,随着水肿出血的逐步吸收,脑缺血半暗带损伤的神经元修复好转,受损的神经功能也会迅速好转。

2. 中枢神经系统的可塑性 中枢神经的再生问题,一直是神经科学界和医学界致力探索,至今尚未找到解决办法的重大课题。中枢神经元损伤变性后,尚未发现通过细胞分裂的形式产生新的神经元。中枢神经系统是机体的重要调整体系,其自身的结构和功能具有随着内外环境变化不断进行修饰和重组的能力,称为中枢神经系统的可塑性。如卒中后出现偏瘫,经过康复训练,偏瘫症状得到改善甚至消失。颅脑损伤后功能恢复和代偿的机制,是脑可塑性的一个典型表现。近来发现,颅脑损伤后立即会"动员"出脑内存在

的内源性神经干细胞,完成增殖与迁移去补充部分损伤的神经元。

颅脑损伤后功能的修复涉及相关脑区域或神经核团,神经元内结构和突触水平的改变。"功能修复"主要表现为神经功能的"替代"和"重获"。"替代":是指神经系统利用剩余的或其他感觉传入运动模式替换已损坏的部分神经结构,从而使功能得到恢复。"重获":是指通过启用解剖学上多余的神经结构,再次获得已丧失的神经功能。

损伤的性质、神经组织受损的数量(单发或多发)、部位、起因(创伤和疾病)、进展速度(快慢)等,是决定机体预后的重大因素。如脑手术时,脑组织切除区域越大,功能恢复越差,大面积脑梗死的患者亦如此。重复损伤比一次性伤害更难恢复,可能原因是多次不固定的错误信息既难以被中枢神经系统准确调节,也不利于相应代偿机制的形成。

3. 可塑性临界期　在颅脑损伤后功能的修复过程中,功能训练和药物治疗存在一个"时间窗"的问题。损伤的早期是代偿的"敏感期",学习训练的效果明显。另外,长期卧床制动、对高张力肌肉缺乏抑制、采用不正确的动作模式训练或缺少正确的对策(如长期放置不管、单纯依赖药物或期待自然恢复、畏惧运动而静养等)都会延误脑的最佳可塑期,导致异常运动定型。

4. 大脑重组理论　大脑是由约$10^{12}$个神经元和约$10^{14}$个突触形成的一个极其复杂的"网络系统"。在发育过程中,不同的脑区承担不同的任务,即执行不同的功能。当某个局部脑区病损后,可能会造成局灶性中枢神经元被破坏甚至凋(死)亡,而凋亡的神经元基本不能再生,因此希望通过少量神经干细胞的再生来弥补较大的"集团性凋亡"所造成的功能障碍是不可能的。但是,通过适当的手段,大脑原来丧失的功能可以得到适当的代偿或补偿。大脑可以通过神经元的重新组合与"赋能"而使局灶性的功能局部、甚至全部恢复。这就是大脑功能重组的理论,已经得到循证医学的证实。

(1)再学习及训练的作用:颅脑损伤后功能的修复是中枢神经系统的再学习、再适应的过程。如动作训练作为一种外界刺激,向损伤的中枢神经系统发出修正方案和相关信息,各种信息经过相关中枢的重组,形成一个新的行为模式。无论是感觉替代,还是神经网络功能的交通,都要经过"实践"来学习和建立。将两组猴的大脑损伤后,次日一组开始积极的关节活动和移动训练,它们很快改善了运动功能;另一组猴仅饲养放置并不训练,它们多数死于肌肉挛缩和压疮。在神经出芽和潜在通路启用的神经网络重组活跃期,给予大量的位置觉和运动觉刺激(称多重感觉刺激),如让患者注视患肢、主动感知运动,体会运动中的差异变化,有助于正确模式的建立。有时可用语言提示或矫正动作,增强记忆。

(2)突触的效率取决于使用的频率,运用得越多,突触效率越高,所以反复训练、学习才能形成突触记忆,或使具有某种功能的神经网络结构承担新的功能。

(3)环境及效果良好的康复治疗环境,包括医疗、家庭及社会条件和支持氛围,有助于患者身心障碍的康复。如对坐轮椅的患者进行复杂环境、社会交往、身体活动等方面比较,发现社会交往多者恢复较好。若在复杂环境中允许身体自由活动,加之良好的社会交往,其效果更好。

(4)心理素质:患者的乐观、勇于面对现实,具有战胜残疾、争取自立的良好心理素质,也可能产生惊人的治疗效果。

(5)年龄:同样部位的损伤,成年人的症状重于年轻的个体,患者的年龄越小可塑性越好。如将幼猫和成年猫的胸段脊髓切断,前者在以后的发育中,其后肢仍有较好的运动协调能力,而后者行走困难。所以,越是成熟的个体,完成的"投射量"(突触的数量)越多,生长能力相对越差。

(6)物种:在物种的进化过程中,越是低等的物种,结构的重组性越占优势,也越容易形成神经联系。

20世纪末至今,一些新的经康复方法大多建立在脑的可塑性和大脑功能重组的理论基础之上,如运动再学习法、强制性运动疗法、减重步行训练、功能性电刺激疗法等,均在一定程度上得到了循证医学的支持。

## 二、中枢神经的神经生理学–神经发育学理论(neurophysiology and neural development theory of central nervous)

中枢神经系统引起的运动功能障碍以偏瘫为主,主要表现为上运动神经元性瘫痪,临床表现为运动模式的改变而非单纯的肌力改变。因此,有必要了解中枢神经损伤后异常的运动模式。异常运动模式是指一侧椎体束以上部位的中枢损伤后,引起对侧上肢和下肢瘫痪的同时,伴随出现的一些异常的运动形式。常见的异常运动模式有以下几种。

(1)联合反应指用力收缩身体某一部分肌肉时,可以诱发其他部位的肌肉收缩。特点:按照固定模式出现。如上肢几乎是左右对称的,称对称性联合反应;

下肢屈曲时大多是相反的,称相反性联合反应;上肢和下肢之间存在联合反应,称同侧联合反应。

(2)共同运动又称协同运动或联带运动。是指偏瘫侧做某项活动时,引发一种近似定型的、多个肌群以相同反应强度(失去交互抑制)共同参与的非正常随意运动。特点:运动的发生是随意的,但运动的固定模式是不随意的。因此也称为"原始的或异常的"共同运动。即在进行任何活动时,均不能随意地有选择地控制所需的肌群。共同运动依所参与的肌群反应程度,分为屈肌共同运动和伸肌共同运动。共同运动的本质是当高位中枢神经损伤后,失去了对脊髓的调控,出现了脊髓水平控制下的原始运动,故也见于刚出生的婴儿。

(3)反射异常:当脑部损伤后,高级与低级中枢之间的相互调节、制约功能受到破坏,损伤平面以下的各级中枢失去了上一级中枢的控制,使正常的反射活动丧失。特点:原始的、异常的反射活动被释放,引起反射性肌张力异常,表现为平衡反射、调整反射能力减弱,一些原始的脊髓反射和脑干调控的姿势反射却明显亢进,造成肢体协调、控制、平衡功能异常。

(4)肌张力异常:偏瘫患者出现肌纤维持续异常收缩,即肌痉挛。主要表现为上肢屈肌痉挛模式和下肢抗重力肌痉挛模式。特点:这种痉挛模式使患者发生异常的运动姿势。上肢呈挎篮状,即肩下沉后缩、臂内旋、屈肘、腕掌屈、指屈曲;下肢僵硬如柱,行走时显划圈步态,即患侧骨盆上抬、下肢外旋、髋膝关节伸直、足内翻、趾跖屈。

(5)运动协调控制异常:因高位中枢对低位中枢的调控受损,低位中枢的各种反射释放并亢进,使肌张力过度增高,主缩肌与拮抗肌的交互抑制障碍,致使各肌群之间相互协调控制失调。特点:正常的精细、协调、分离动作被粗大的共同运动模式或痉挛模式所取代,尽管偏瘫侧肢体有随意运动,但却不能随意地予以控制,更难做精细的分离动作。

这些神经生理学和神经发育学理论成为20世纪末神经康复方法的指导性理论,如Bobath方法、ROOD方法、本体感觉神经肌肉促进法等,大多以这些理论为指导。

# 第三节　中枢神经系统损伤后的主要功能障碍

中枢神经系统损伤后患者由于疾病种类、病变性质、部位和严重程度的不同,可能在早期发生某一种(或同时发生几种)功能障碍。

## 一、原发性功能障碍

1. 运动功能障碍　是最常见的功能障碍之一。多表现为一侧肢体瘫痪,伴有一侧中枢性面瘫,即偏瘫。偏瘫患者运动功能的恢复,一般经过弛缓期、痉挛期和恢复期3个阶段。

2. 锥体系症状　早期表现为弛缓性瘫痪(又称软瘫,表现为肌张力消失或低下,腱反射消失或低下),之后表现为痉挛性瘫痪(又称硬瘫,表现为抗重力肌肌张力增高,出现痉挛、腱反射亢进、病理反射阳性、肌阵挛等)。由于脑、脊髓损伤的部位不同,可以表现为四肢瘫、偏瘫、截瘫或单肢瘫,造成严重的运动功能障碍。

锥体外系症状表现为在运动过程中不能随意进行肌肉紧张度、运动幅度、精细和灵活性的调节等。当颅脑损伤涉及脑的基底核、丘脑底核、红核、黑质、脑干网状结构、小脑齿状核、下橄榄核等区域时,表现为肌张力升高而运动减少,或肌张力降低而不自主运动增多的综合征,而且这些症状不能由患者随意进行控制。实际上,前庭核团与小脑也属于"锥体外系",由于传统习惯,学术界将其独立出来。

3. 小脑症状　表现为小脑在中枢神经系统的所有水平上,对运动活动协调功能的异常。颅脑损伤如果涉及小脑或脑干,如小脑红核束、小脑丘脑束、橄榄核小脑束,会产生小脑性共济失调、协调运动困难、步态不稳、辨距(辨别距离)功能不良、平衡障碍、意向震颤、肌张力低下等。上述这些平衡-协调-共济等功能障碍,依据颅脑损伤的部位,既可单独出现,也可混合出现,使其临床表现较为复杂、多变。

4. 意识障碍　卒中、脑外伤、脑肿瘤术后等脑部疾病都可以导致意识障碍,其大体发展分为四个阶段:昏迷、植物状态、微小意识状态、清醒。根据病情严重程度,患者意识状态可以停留在任何一种状态之下。

5. 平衡-协调-共济障碍　是指身体发生平衡障碍、四肢动作不协调和共济失调。患者常见的平衡-协调-共济障碍有大脑或小脑性的。肢体或躯干的这种失调在小脑损害的患者较为常见。常为小脑与大脑基底核异常、反射异常、本体感觉丧失、运动无力、肌张力过高、视野缺损等所致。

6. 感觉功能障碍　是指患者既有不同程度和不同类型的感觉障碍,主要表现为痛觉、温度觉、触觉、本体觉和视觉的减退或丧失,也可有显著的本体感觉障碍。感觉障碍的类型和范围与损害的部位和范围有关,局限性的感觉障碍常提示皮质受累;弥漫至一侧的感觉障碍则包括丘脑及邻近结构的大脑深部损害;交叉性感觉障碍则为典型的脑干受损表现。

7. 认知功能障碍　主要表现为智能障碍、记忆力障碍、注意力障碍、执行能力障碍、失认症和失用症等高级神经功能障碍。

8. 言语功能障碍　包括失语症和构音障碍。失语症是大脑的优势半球(通常为左半球)言语区损伤所致,表现为听、说、读、写功能的障碍。构音障碍是脑损害引起的发音器官的肌力减退、协调不良或肌张力改变而导致语言形成的障碍。

9. 吞咽功能障碍　多为延髓(如第9和第10对脑神经核团)损害(延髓麻痹)所致,也可以是长期昏迷或者植物状态所产生的失用状态。临床表现为进食呛咳、摄食困难、喘鸣、食物通过咽喉部受阻而由鼻腔反流,可有口臭、流涎、声音嘶哑、吸入性肺炎、营养不良、脱水和面部表情肌不对称等症状和体征。部分患者可能暂时需要鼻饲管或胃造瘘进食。

10. 心肺功能障碍　特别是有心肌缺血或心房纤颤的患者,其心肺功能明显下降。

其他如二便潴留或失禁、自主功能障碍、性功能障碍等。

## 二、未积极开展早期神经康复治疗,可能出现以下继发性功能障碍

1. 心理功能障碍　是指人的内心、思想、精神和感情等心理活动发生障碍。神经康复患者常产生一系列心理反应,要经历震惊、否定、抑郁反应、对抗独立、适应等几个阶段。

2. 下肢深静脉血栓形成　主要症状包括腿部疼痛或触痛、肿胀和变色。约50%的患者可无典型的临床症状。可通过静脉超声检查或者其他一些无创性技术进行诊断。

3. 骨质疏松　神经康复患者继发性骨质疏松是影响其运动功能恢复和日常生活活动能力的一个重要因素。

4. 中枢性疼痛　丘脑腹后外侧核受损的患者,最初可表现为对侧半身感觉丧失,数周或数月后感觉丧失可能被一种严重的烧灼样疼痛代替,称为丘脑综合征。疼痛可因刺激或触摸患侧肢体而加重。疼痛常使患者功能降低,注意力难以集中,发生抑郁并影响康复疗效。

5. 肩部功能障碍　多为肩痛、半脱位和复杂性区域疼痛综合征(肩手综合征)所致。

(1)肩关节疼痛:多在发生颅脑损伤一段时间后出现,卒中患者的发生率约为70%,疼痛非常剧烈,拒绝接触患肢,完全回避治疗,成为治疗中的主要障碍。肩痛的原因很多,一般认为与肩关节半脱位、复杂性区域疼痛综合征、不恰当地活动患肩造成局部损伤和炎症反应,以及痉挛所致肩关节正常活动机制被破坏等有关。

(2)肩关节半脱位:在偏瘫患者很常见,其发生率在患侧上肢弛缓性麻痹时为60%～80%。

(3)复杂性区域疼痛综合征:常见于卒中发病后1～3个月,表现为肩部疼痛、手部肿胀、皮温上升、关节畸形。真正的病因尚不清楚,可能与反射性交感神经营养不良有关,也可能与机械作用致静脉回流障碍有关。

6. 关节挛缩　运动丧失与制动导致关节活动度降低,进而发生挛缩与变形,相关组织弹性消失从而导致关节活动障碍。当挛缩进行性发展时,运动会加重关节疼痛,并出现水肿与疼痛,最终进一步限制运动。上肢活动受限常见于肩部,包括肘、腕、指屈肌和前臂旋前肌的挛缩,下肢则以小腿三头肌和跖屈肌挛缩为常见。

7. 压疮　长期卧床且较少翻身变换体位,使患者的骨突出部位(如尾骨、大转子等处)出现压疮。因体质虚弱、活动不足,加之尿液和粪便污染,创面极易扩大、加深,很难愈合。

8. 面神经功能障碍　主要表现为口角歪斜及鼻唇沟变浅等眼裂以下表情肌的运动障碍,可影响发音和饮食。

9. 失用综合征　长期卧床,活动量明显不足,可引起肌肉萎缩、压疮、肺部感染、尿路感染、直立性低血压、心肺功能下降、异位骨化等失用综合征。

10. 误用综合征　患病后治疗或护理方法不当可引起关节肌肉损伤、骨折、肩髋疼痛、痉挛加重、异常痉挛模式和异常步态、足内翻等。

11. 日常生活活动能力障碍和社会参与能力障碍　日常生活活动是指一个人为独立生活必须每天反复进行、最基本、一系列的身体动作或活动,即衣、食、住、行、个人卫生等的基本动作和技巧。神经系统损伤后患者由于运动、感觉、认知等多种功能障碍并存,多数会发生严重的日常生活活动能力障碍,社会参与能力降低,生活质量低下。

# 第四节 早期神经康复的临床康复评定

## 一、康复评定

### (一)一般性评定

对于患者的评估需要对其一系列的基本指标进行监测,如应该规律记录血氧含量、脉搏、血压、心率、体温,有条件的还应包括肺活量等参数,这些指标反映了患者的基本身体状况和康复的可接受程度。同时我们还应该评估压疮风险以及大小便控制情况。随着患者功能的逐步改善,在开展康复治疗改变患者体位前应对直立性低血压的情况进行评估,康复治疗前应对患者进行Richmond躁动镇静评分(Richmond agitation sedation scale, RASS)或标准化5问题问卷(standardized five questions, S5Q)测评,了解患者的意识状态和配合程度。记录患者居家环境的障碍也很重要,事关康复处方的制订。除去上述一般性评定,一些有助于康复处方和康复目标设立的特异性评定也必须进行。

### (二)特异性评定

选择特异性的评定方法来评价某项损害或功能障碍的程度,可以对恢复能力做出评定,有助于预后判断。

1. 意识评定

(1)格拉斯哥昏迷量表(Glasgow coma scale, GCS)对预后评定有重要价值,简便易行,应用广泛,但对植物状态和死亡的预后评估缺乏特异性。

(2)全面无反应量表(full outline of unresponsiveness, FOUR)常作为意识障碍急性期的候选量表。用于因气管切开或呼吸机辅助呼吸无法进行言语能力评估的患者,可以弥补GCS的不足。

(3)修订昏迷恢复量表(coma recovery scale revised, CRS-R)对各种感觉刺激(听觉、视觉、运动、言语、交流和觉醒水平)是否有特定行为反应进行评分,可以对意识水平作出判断,特别适用于对微小意识的鉴别,支持对预后的评估。

(4)格拉斯哥结局量表(Glasgow outcome scale, GOS)多用于判断昏迷结局。

2. 运动功能评定 常见的运动功能评定包括肌张力、肌力、关节活动度和活动能力、运动模式、协调性和平衡等。其中肌张力和关节活动度无论患者清醒与否均可评定,其他评估则须在意识清醒条件下实施。量表的测定还要考虑危重症患者的意识、使用药物、诊疗措施等多种因素的影响。

(1)肌张力评定:推荐采用改良Ashworth量表(modified Ashworth scale, MAS)。

(2)肌力评定:推荐MRC(the UK Medical Research Council, MRC)六级肌力评定法。

(3)关节活动度评定:推荐采用关节活动测量仪进行主动和(或)被动关节活动度评定。

(4)活动能力评定:包括转移、行走和体力活动消耗水平。转移和行走能力评定推荐采用DE Morton活动指数(DE Morton mobility index, DEMMI)评定。

(5)体力活动消耗水平:推荐采用自觉疲劳程度量表(rating perceived of exertion, RPE)。

(6)运动功能恢复评定:对于颅脑损伤患者推荐采用Brunstrom运动功能恢复六阶段分级评定;对于脊髓损伤患者,采用美国脊髓损伤学会(American spinal cord injury association, ASCIA)制定的标准评定。对于存在意识障碍、严重认知障碍、严重情感障碍或生命体征不稳定等情况的患者不适用。

3. 吞咽障碍评定 对于神经危重症患者,机械通气时间 > 24小时、神经肌肉病变、气道或食管损伤等(如外伤、肿瘤、放射治疗),无论有无意识障碍,都建议进行吞咽功能评估。

(1)临床评定:意识障碍患者,可以通过吞咽器官或咽反射等检查间接了解吞咽功能状态。对于清醒患者,还需要进一步评估进食与吞咽能力。

(2)洼田饮水测试:意识水平下降,不能听从指令的危重症患者饮水测试不适用。

(3)量表法:推荐采用改良曼恩吞咽能力评估量表(modified Mann assessment of swallowing ability, MMASA)。

(4)染料测试:主要用于意识障碍有气管切开患者的误吸风险评定。

(5)摄食评估:经口喂半流质食物,观察评估口腔控制情况、进食前后咽部声音变化、吞咽动作的协调性等。

（6）其他临床检查：反复唾液吞咽试验、分级饮水试验等。

（7）仪器评定：X线吞咽造影检查、内窥镜检查等可用于吞咽障碍的准确评估。

4. 气道评定 人工气道建立并辅以呼吸支持后，应定期评估患者呼吸及氧合情况，判断缺氧是否得到缓解，气道是否通畅。若呼吸时听到哮鸣音或呼吸困难，吸痰时吸痰管进入不畅，均应进一步检查确定气道内状况。定期评定痰液黏稠度，过黏或有痰痂提示气道湿化不足；痰液清稀、量多，须不停吸引，提示湿化过度。

5. 行为与认知的评定 初期的神经心理功能评定可以使用反应性更好的方法，如 Wessex 颅脑损伤量表（Wessex head injury matrix，WHIM）。创伤后失忆可用 Galveston 定向评测（Galveston orientation assessment test，GOAT）。这些都是简捷、有效并可靠的评定方法。意识一旦恢复，须进行认知筛查，常用的有 Addenbrookes 认知评估修订版（Addenbrookes cognitive evaluation-revised，ACER）、简易智能精神状态检查量表（mini-mental state examination，MMSE）、蒙特利尔认知评估量表（Montreal cognitive assessment，MoCA 量表）。

6. 精神评估 10%～27%颅脑损伤患者会出现精神异常，尤其以额叶损伤为主的患者，常见的类型有谵妄、恐惧、抑郁、痴呆等。

（1）谵妄评定：重症监护病房患者意识模糊评估法（confusion assessment method for the ICU，CAM-ICU）是主要的评估工具，对于难以配合的患者也适用。谵妄筛查量表（intensive care delirium screening checklist，ICDSC）也是一种有效的床旁评估工具，可以帮助临床医师判断患者在过去的24小时内有无发生谵妄。

（2）恐惧评定：恐惧是颅脑损伤后常见的精神障碍之一，额叶内侧面和眶回损伤后出现概率较高。临床评定表现为易激惹，攻击性增强，自我控制力下降，对死亡恐惧，具有反社会人格。

（3）抑郁评定：常用的有抑郁自评量表（SDS）、汉密尔顿抑郁量表（HAMD）来评估抑郁严重程度。

7. 疼痛评定 常用的评估量表如数字评分（numerical rating scale，NRS），适用于无意识障碍和无主观表达障碍的患者。面部表情评分适用于意识障碍和主观表达障碍的患者。非语言疼痛评分包括生命体征变化和疼痛行为学特征，如表情和姿势。以不同分值表示疼痛程度，适用于存在主观表达障碍的患者。

8. 营养状态评定 对于神经重症患者，诊疗初始阶段即应进行营养筛查与营养评估，常用筛查工具有营养风险筛查2002量表（nutrition risk score 2002，NRS2002）、营养不良通用筛查工具（malnutrition universal screening tool，MUST）、主观全面评估（subjective global assessment，SGA）等。

# 第五节 早期神经康复治疗

## 一、康复目标

应在充分评估患者病情，有效控制原发病及并发症，保证医疗安全前提下，尽早选用适宜的康复技术进行康复治疗，从而达到减少并发症、激发康复潜能、促进快速康复的目的。制订康复目标应遵循以患者为中心的原则。在重症早期只就活动功能设定短期目标，同时建议应有患者家属的参与，目标是使患者利益最大化。

## 二、治疗方法

基于临床诊断、功能诊断、康复评估，针对患者的主要功能问题康复基本方法如下。

（一）意识障碍康复技术

1. 干预时机 昏迷患者一旦生命体征平稳，应尽快进行康复促醒治疗。研究显示，在发病3个月内的康复治疗效果最显著，可明显提高苏醒概率。

2. 促醒技术 常用的治疗方法包括：针对阻碍患者意识恢复的病因和并发症的治疗，促进患者意识神经网络恢复重建的治疗。

（1）药物治疗：目前促醒药物主要有作用于多巴胺能系统和作用于谷氨酸能系统两大类，常用药物有金刚烷胺、溴隐亭、多巴丝肼、盐酸纳洛酮及酒石酸唑吡坦等。也可以根据中医辨证，选用中药促醒。

（2）高压氧治疗：高压氧治疗可能会提高脑内血氧弥散半径，降低颅内压，改善脑水肿，促进开放侧支循环，有利于神经修复。活动性出血、恶性肿瘤、活动性结核等是高压氧治疗的绝对禁忌证。

（3）神经电刺激治疗：① 正中神经电刺激；② 颈

髓硬膜外电刺激；③ 脑深部电刺激；④ 其他电刺激：如脑仿生电刺激、迷走神经电刺激、重复经颅磁刺激、经颅直流电刺激等，都在进行临床和科研方面的研究。

（4）感觉刺激治疗：情感、感觉刺激疗法可解除环境剥夺导致的觉醒及觉知通路抑制，有助于提高上行网状激活系统及大脑皮质神经元的活动水平，利于觉醒。

（5）穴位针刺促醒：可选用"醒脑开窍""项丛刺"等穴位，施以特殊针刺手法促醒。

（二）运动障碍康复技术

在患者运动功能康复训练治疗前及全程中，要观察分析运动功能改善技术可能给患者带来的潜在危险和益处，选用适宜的康复治疗技术，严格控制康复训练的强度。

1. 对于重症无反应或不能主动配合的患者（RASS < -2；S5Q < 3）早期运动参考方案　包括良肢位摆放，床上被动体位转换，关节肌肉被动牵伸，被动四肢及躯干关节活动度维持，床上被动坐位，不同角度体位适应性训练，电动斜床站立，神经肌肉电刺激。

（1）正确摆放良肢位：正确摆放良肢位是指为防止或对抗痉挛姿势（下肢伸肌和上肢屈肌痉挛）的出现，保护肩关节及早期诱发分离运动而设计的一种治疗体位。早期注意并保持床上的正确体位，有助于预防上述痉挛姿势的出现和加重。通常无论健侧卧位、患侧卧位、仰卧位还是半卧位，都应使瘫痪侧下肢各关节屈曲而上肢各关节伸展，以对抗抗重力肌的优势或痉挛。

（2）肢体被动运动：既可预防关节活动受限、促进肢体血液循环、增强感觉输入，还能预防压疮、肌肉萎缩、关节挛缩、关节疼痛和心肺、泌尿系以及胃肠道合并症的发生，还可为即将开始的主动功能训练做准备。对于存在严重肌无力的偏瘫患者，正确体位和被动关节活动训练尤为重要。卒中后患者卧床时期的康复治疗并非消极的、被动的患者管理，而是以积极地预防继发性损害为主，并逐步帮助患者恢复主动训练，争取早日下床活动。

肢体被动运动应从健侧开始，然后参照健侧关节活动范围活动患侧。被动运动应尽早进行，如无禁忌证应每天进行。一般按肢体近端到远端的顺序进行，训练动作要轻柔缓慢。重点进行肩关节外旋、外展和屈曲，肘关节伸展，腕和手指伸展，髋关节外展、内收和屈伸，膝关节屈曲，足背屈和外翻训练。在急性期每天做2次，以后每天做3次，每个关节需要活动10～20遍。患者意识清醒后尽早开始做自主被动运动。

在开始被动活动之前，首先注意：多数患者有不同程度的感觉功能障碍及认知功能障碍，患者甚至可能感觉不到患侧肢体的存在，或出现"患侧忽略"现象；也有可能因为患侧肢体的肌张力过低、本体感觉缺失，患者会感觉患侧肢体沉重无力。帮助患者活动患侧肢体关节时，要避免过度牵拉患侧肩部。另外，可用其他方法来刺激患侧，如用毛巾或软牙刷轻轻擦拭患侧肢体。在帮助患者进行患侧肢体的被动活动时，只需要维持患者的正常关节活动范围，但要遵循一定原则，具体如下：① 针对四肢所有关节进行训练（包括患侧和健侧），维持关节活动度非常重要；② 在不产生疼痛的情况下，在各个关节正常生理活动的范围内，慢慢扩大各关节活动范围；③ 尽量诱导患者做主动运动；④ 各关节每次运动10～20次，每天2～3次；⑤ 如果出现疼痛或痉挛严重时，可用热水袋或冰水浴等做镇痛治疗和放松活动，疼痛或痉挛减轻后，再进行各关节的被动活动训练；⑥ 对已经出现肌肉缩短的患者，可以轻柔牵伸肌肉；⑦ 患侧肩部出现半脱位时，要注意保护患肩，避免损伤，然后再进行训练。

体位变换目的是预防压疮和肺部感染。另外，由于仰卧位强化伸肌优势，健侧卧位强化患侧屈肌优势，患侧卧位强化患侧伸肌优势，不断变换体位可使肢体的伸肌与屈肌的张力达到平衡，预防痉挛出现。一般1～2小时变换体位1次。体位变换包括被动和主动向健侧及患侧翻身，主动和被动向健侧及患侧横向移动。

2. 对于反应良好或可以主动配合的患者运动治疗　包括床上转移、床上被动或主动坐位适应性训练、床边坐位、床椅转移等。自觉疲劳程度BORG 11～13可安排：ADL相关练习，运动控制及平衡能力训练，生活活动能力前期训练等。

3. 肌肉骨关节康复管理　主要包括肌痉挛、肌腱挛缩、骨关节僵直畸形及骨化性肌炎的评估和防治。

4. 肌痉挛康复技术

（1）对尚未发生肌痉挛的患者，要注重瘫痪肢体良肢位摆放。体位姿势不良、小便潴留、感染及压疮等并发症及不适均会诱发或加重痉挛，积极防治并发症有助减轻肌痉挛。

① 药物治疗：英国国家卫生与临床优化研究所（national institute for health and clinical excellence，NICE）推荐巴氯芬（baclofen）为一线用药。替扎尼定（tizanidine）和丹曲林（dantrolene）为二线用药。苯二氮䓬类（benzodiazepines）有显著嗜睡等副作用，需严

格把握其适应证和用法用量；② 肉毒毒素局部注射：肉毒毒素注射是治疗局灶性痉挛的首选方法；③ 物理因子治疗：可选的抗痉挛治疗包括体外冲击波、经皮电刺激、经颅磁刺激、经颅直流电刺激治疗等。站立训练有利于减轻肌痉挛程度；④ 辅具治疗：佩戴支具可有效缓解或预防肌痉挛；⑤ 手术治疗：药物治疗无效的严重痉挛和肌腱挛缩，可采用外科手术方法进行治疗，手术方法包括肌腱延长术、肌腱转移术和肌腱切断术。

（2）关节僵直康复技术：对于患者不能保持正常主动活动的关节，避免将其长时间保持同一位置，应按一定时间间隔加强肢体被动活动。同时加强对瘫痪肢体的监护，发现关节活动受限时应积极处理，避免僵直加重。受累关节主、被动活动，以不明显加重患者疼痛为度，避免过度暴力牵拉关节导致软组织损伤。物理因子如蜡疗、磁热疗法、超声波及低频电疗等可改善软组织延展性。

（3）骨化性肌炎：常出现于严重的继发性创伤，创伤后血肿的肢体部位应积极抽吸并加压包扎，以预防和减少骨化性肌炎的发生，对于创伤部位不要盲目进行推拿按摩。一旦发生骨化性肌炎应积极应对，当患者伴随明显疼痛症状时可适当制动受累肢体，加用NSAID类消炎镇痛药物和（或）活血通络、化瘀散结中药外敷。原则上应避免早期对骨化性肌炎部位进行温热治疗，可轻柔被动活动受累肢体，受累肢体摆放要求尽量减少对骨化性肌炎处的刺激。其他物理治疗手段包括超短波、超声波等。保守治疗无效可考虑手术治疗。

（三）呼吸康复技术

留有气管切开、气管插管、长期卧床、合并肺部感染是呼吸康复要面对的问题之一。

1. 体位训练　调整体位在呼吸康复中非常重要。患者处于特殊训练体位，可增高呼吸气流流速、促进痰液清除、改善氧合和患者的血流动力学状态，但可能引起心血管变化，尤其对危重症患者应严密监测。

2. 气道廓清技术　气道廓清技术可以在短期内有效地清除气道分泌物，改善呼吸功能。研究表明，呼气正压仪、主动循环呼吸技术（包括呼吸控制、胸廓扩张运动和用力呼吸技术）、体位引流、高频胸壁震荡等气道廓清技术均能获得较好疗效。

3. 呼吸训练　有一定认知功能且情绪稳定的危重症患者在胸廓放松基础上，可以通过各种呼吸运动和治疗技术来重建正常的呼吸模式。包括腹式呼吸训练、抗阻呼吸训练、深呼吸训练、呼吸肌训练等多种方法和技术。

4. 咳嗽训练　对神志清晰，依从性好，咳痰能力下降的患者，应训练正确的咳嗽、排痰方法，常用的咳嗽训练有手法协助咳嗽、物理刺激诱发咳嗽法等。

5. 运动训练　在严密监测的基础上，建议对没有禁忌证的危重症患者尽早进行运动训练，包括主动运动和被动运动。对于气管切开机械通气的患者进行颈部屈伸抬举训练对撤离呼吸机有辅助作用。

6. 物理治疗　膈肌电刺激和超声等物理治疗可以作为呼吸康复治疗的辅助手段。临床常用的超短波肺部抗炎治疗应该谨慎，因为有引起肺纤维化的可能。

7. 中医传统疗法　合理的运用中医传统疗法作为综合治疗方案的一部分，穴位按压、针灸推拿等，都可以发挥有效的作用。

（四）吞咽康复技术

（1）对于存在吞咽障碍的危重症患者推荐采用吞咽肌低频电刺激、口腔感觉运动训练（包括舌肌被动训练、冰酸刺激、气脉冲感觉刺激、K点刺激、口面部震动刺激）等。

（2）对于存在吞咽障碍留有气管插管的危重症患者推荐使用通气说话瓣膜，有助于促进吞咽及生理气道功能恢复，减少肺炎发生。对于气管切开患者，多数建议先拔除气管套管，再考虑经口进食。

（3）建议存在口咽部分泌物增多、持续留置鼻饲管、胃食管反流、不明原因发热、反复支气管炎或肺炎、嗓音改变等情况的患者均应行进一步的吞咽功能评估。保持良好的口腔卫生，半卧位，人工气道导管气囊的有效管理等是神经危重症患者预防隐性误吸的关键。

（五）心功能康复技术

1. Ⅰ期康复　早期活动和日常生活指导计划。

2. Ⅱ期康复

（1）有氧运动：根据个体情况选用不同的有氧运动方式，比如走路（常用）、自行车、游泳、广场舞等。中医的传统拳操太极拳及八段锦糅合了有氧运动元素。

（2）运动强度：①（50%～60%）VO₂ peak；② 50%最大功率；③ 心率法：心率储备法，靶心率＝（最大心率－静息心率）×（0.4～0.6）+静息心率；在静息心率基础上增加20～30次/分，相对比较粗略。④ 无氧代谢阈值（anerobic threshold，AT）：心肺运动试验直接测得，代表亚极量强度；⑤ Borg自觉运动强度分级：11～13。运动时间：20～60分钟/次，运动前应有5～10分钟的热身活动，运动后有至少5分钟的放松活动。体力较弱的患者每个节次可以开始单次运动时间较短,频次增加,然后逐渐延长单次运动时间,频次减少。运动频率:2～5次/周,一般隔天1期较为适宜,各项训练可以利用间歇穿插进行,两次相隔不应超过3天,1周运动不宜低于3次。如果每次运动量较小且患者身体允许,7次/周最为理想。

(3)抗阻训练运动强度:40%～60% 1-RM,每套12～15次重复,每次2～3套。运动频率:3次/周。

(4)平衡及柔韧性运动是防摔倒重要措施。训练方法:每一部位拉伸时间6～15秒,逐渐增加到30秒,如可耐受可增加到90秒,期间正常呼吸,强度为有牵拉感觉同时不感觉疼痛,每个动作重复3～5次,总时间10分钟左右,每周3～5次。

3. Ⅲ期康复(维持期) 每3个月到半年进行运动负荷试验随访,运动强度根据运动负荷试验的随访结果进行调整。

(六)膀胱康复管理

神经系统损伤患者早期常留置导尿管,应预防膀胱过度储尿;保持引流通路的密闭性,以免细菌逆行感染;导尿时膀胱容量小于400 mL(有条件可采用B超监测膀胱容量),积极创造条件尽早拔除经尿道留置的导尿管。拔出长期留置的导尿管后如存在排尿困难的情况可采用间歇清洁导尿协助膀胱排空,导尿频率4～6次/天。

(七)肠道康复管理

给予充足的营养、适量的膳食纤维及必要的促排便辅助用药。对于吸收不良综合征、肠道功能衰竭或感染性腹泻的患者,补充水分和营养非常重要。

(八)皮肤康复管理

及时评定压疮风险并去除风险因素、关注营养状况对预防压疮有积极作用。避免皮肤长时间受压,骨突处予以减压保护。对大小便失禁受累皮肤,落实ABCDE五大护理重点:Air(保持皮肤通风)、Barriers(使用保护隔离产品防止皮肤受损)、Cleaning(规范化皮肤清洁)、Diaper(适时更换污染的尿布,使用防回渗的尿布)、Education(患者及照顾者教育)。预防医源性损伤。

(九)患者及其家属的心理支持

首先康复小组与患者及其家属之间信任关系的建立是获得良好结局的关键。其次,康复治疗计划的定期更新和解释将继续有助于获得良好的心理结局。即使有害事件发生后,诚实的态度和清楚的解释仍能极大地减轻患者及其家属的担忧和不安全感。如发生严重心理问题,必要时应请神经心理专业医师进行指导治疗。

## 三、并发症预防与处理

1. 肺部感染的预防与处理

(1)防止误吸:对于留有气管插管,使用带有气囊上吸引功能的导管的危重症患者,及时吸引声门下分泌物及反流物,可以更有效地避免误吸。对吞咽障碍、食道反流、频繁呕吐有明显误吸风险的患者,建议短期留置鼻肠管。

(2)保持口鼻清洁:可考虑采用带冲洗及吸引功能的专用牙刷做好口腔护理,每天2～4次。及时吸引口鼻腔分泌物。

(3)落实预防措施:根据院感管理制度,所有治疗及康复的仪器注意单人单用,或前后消毒。

2. 皮肤并发症的预防和压疮的处理 早期应当关注皮肤的问题,定期翻身、体位摆放、特制座椅以及减压设备的使用是预防的重要手段。控制好大小便和维持良好的营养状态,可以进一步降低压疮发生的风险。对发生压疮的危重症患者,应对压疮进行危险因素分析,采用压疮国际分级法分级。根据评定结果换药,换药原则是先清创,根据创面分泌物微生物培养选用抗菌敷料,或同时使用敷料促进局部新鲜肉芽组织及上皮生长。

3. 获得性神经肌病的预防与处理 获得性神经肌病,即危重病性多发性神经病(critical illness polyneuropathy, CIP)、危重病性肌病(critical illness myopathy, CIM),是由多种原因损伤周围神经、神经肌肉接头或肌肉所导致的一种病变,是危重症患者较严重的并发症之一。

(1)获得性神经肌病评定:主要依据高危因素和临床症状的发现,肌电图和肌肉活检为诊断的金标准。

1)临床评定:存在上述危险因素的危重症患者,临床表现为对称性四肢无力、脱机困难及腱反射减退或消失等,就应该考虑此病可能性。

2)实验室评定:血清肌酸激酶测定、电生理检查及肌肉活检。

3)电生理评定:CIP的肌电图可见复合肌肉动作电位(compound muscle action potential, CMAP)及感觉神经动作电位(sensory nerve action potential, SNAP)波幅降低,静止时可见不同程度的自发电位。CIM的肌电图可见运动单位波幅降低及时程缩短,CMAP波幅降低,SNAP波幅及神经传导速度正常。

4)量表评定:有肌萎缩患者可运用英国医学研究委员会(medical research council, MRC)评估量表评估肌萎缩程度。

（2）临床处理：

1）运动疗法：根据患者不同状况选择合适的被动、辅助或主动运动训练。如床上体位转移训练，卧坐、坐站转移训练等。

2）其他治疗：神经肌肉电刺激、气压治疗、体外反搏治疗。针刺、按摩、中药等传统康复均有助于改善患者机体微循环，阻断发病的病理生理环节，从而减少获得性神经肌病的发生。

3）危险因素控制：危险因素控制尤为重要，包括多器官功能衰竭的治疗、有效控制感染、尽早营养支持、严格控制血糖、避免使用大剂量激素或神经肌肉阻滞药物，减少机械通气等。

4. 其他  包括早期康复治疗相关的颅内外并发症，如颅内继发病变（较为常见的有颅内压增高、颅内压降低、脑积水等）、癫痫、阵发性交感神经过度兴奋（paroxysmal sympathetic hyperactivity，PSH）、深静脉血栓（deep vein thrombus，DVT）等并发症。此类并发症亦是神经危重症患者康复期间常见问题，影响康复进程，须严密监测、及时诊断和处理（详见相关章节）。

5. 营养不良的预防与处理  中、重型颅脑损伤后出现的神经内分泌改变，导致能量消耗与蛋白质分解增加、胰岛素抵抗与葡萄糖代谢障碍。反流误吸高风险患者反复肺部感染及全身性炎症反应，营养过度消耗与营养缺乏更为突出。病程长者除一般营养素缺乏外，常伴有微营养素的缺乏，这些都会直接影响机体与脑功能的修复，降低生存质量。由此可见，营养不良是神经危重症患者康复中的基础问题。

（1）营养筛查及评定：危重症患者虽是营养高风险和营养不良高发群体，但在许多情况下并未得到足够重视和恰当的营养支持，从而延长了病程。因

此，诊疗初始阶段即应进行营养筛查与营养评估。常用筛查工具有营养风险筛查2002量表（nutrition risk score 2002，NRS2002）、营养不良通用筛查工具（malnutrition universal screening tool，MUST）、主观全面评估（subjective global assessment，SGA）等。

（2）营养支持原则：依据能量需求喂养，优先供给肠内营养，早期足量给予，肌萎缩应供给标准能量营养，监测和补充电解质、维生素及微量元素。

1）间接能量测定（代谢测定）：是国内外营养指南共同推荐的评估能量需求的"金标准"，提供实际能量消耗量数据，可避免过度喂养与喂养不足。

2）优先肠内营养：经胃管或鼻肠管肠内营养是意识障碍、吞咽困难、反流误吸高风险及高龄患者首选的符合生理的最理想营养供给方式，应尽早开始。早期经胃肠道补充营养有助于降低远期不良预后与死亡风险。管饲喂养时间超过4周，可考虑行内镜引导下经皮穿刺胃肠造口术。

3）肠外营养：早期肠内营养被认为优于早期肠外营养，但当存在各种肠内营养支持禁忌证或胃肠道不耐受，肠内营养不能满足营养目标时，应给予补充性肠外营养。

4）营养供给量：20～30 kcal/（kg·d）总热量供给，及1.2～2 g/（kg·d）蛋白质补充有助于防止进一步的肌肉萎缩，应动态监测营养治疗反应，调整营养供给量，以实现理想的营养支持效果。

5）监测和补充电解质、维生素及微量元素：对于高营养风险或合并明显营养不良的神经重症患者，应注意电解质、血磷与维生素$B_1$的监测，结果低于正常指标时应积极补充钾、钠、磷和维生素$B_1$，并注意预防再喂养综合征。

（陈　真）

# 参考文献

［1］励建安，毕胜. 急性医疗康复［M］. 北京：人民军医出版社，2013.

［2］倪莹莹，王首红. 神经重症康复中国专家共识［J］. 中国康复医学杂志，2018，33（2）：130-136.

［3］王茂斌. 康复医学［M］. 北京. 人民卫生出版社，2002.

［4］燕铁斌. 重症康复，应与临床救治同步［J］. 中国康复医学杂志，2018，33：127-128.

［5］中华医学会神经外科学分会，中国神经外科重症管理协作组. 中国重型颅脑创伤早期康复管理专家共识［J］. 中华医学杂志，2017，97（21）：1615-1623.

［6］CHEN Z, YANG Y H, CHEN G, et al. Impact of ventriculoperitoneal shunting on chronic normal pressure hydrocephalus in consciousness rehabilitation[J]. J Rehab Med, 2014, 46: 876-881.

［7］CHOW M C, KWOK S M, LUK H W, et al. Effect of continuous oral suctioning on the development of ventilator-associated pneumonia: a pilot randomized controlled trial[J]. Int J Nurs Stud, 2012, 49(11): 1333-1341.

［8］DELANEY A, HAMMOND N, LITTON E, et al. Preventing delirium in the intensive care unit[J]. JAMA, 2018, 319(7): 659-660.

［9］JCS JOINT WORKING GROUP. Guidelines for rehabilitation in patients with cardiovascular disease (JCS 2012)[J]. Circ J, 2014, 78: 2022-2093.

［10］LATRONICO N, BOLTON C F. Critical illness polyneuropathy and myopathy: a major cause of muscle weakness and paralysis[J]. Lancet Neurol, 2011, 10(10): 931−941.

[11] MCWILLIAMS D, WEBLIN J, ATKINS G, et al. Enhancing rehabilitation of mechanically ventilated patients in the intensive care unit: a quality improvement project.[J]. J Crit Care, 2015, 30(1): 13−18.

[12] ROBERT S, NICHOLAS H, MARGARET H. Textbook of post-ICU medicine[M]. Oxford University Press, 2014.

[13] ZHANG Y, ZHANG J, BUTLER J, et al. Contemporary epidemiology management and outcomes of patients hospitalized for heart failure in China: results from the China Heart Failure (China-HF) Registry[J]. J Card Fail, 2017, 23 (12): 868−875.

# 第六十二章
# 间脑发作

神经危重症患者在治疗期间，可以出现各种各样的神经功能异常及并发症，常见的有尿路感染、肺炎和深静脉血栓等，有的患者会出现心律失常、神经源性心肌抑制和神经源性肺水肿等。目前表明，间脑发作（paroxysmal sympathetic hyperactivity, PSH）是中、重型颅脑损伤患者的一个常见并发症，在颅脑损伤患者中发生率10%～33%，尤其是重型、特重型颅脑损伤患者中，发生率高达100%，39%的此类患者在康复期间仍有发作。

## 一、定义

神经危重症患者在治疗过程中，出现交感神经和运动系统同时阵发性亢进，临床可表现为心动过速、呼吸急促、高血压、体温升高、大汗、肌张力障碍、去大脑或去皮质强直、皮肤潮红或出现鸡皮疙瘩等，间脑发作在重型颅脑损伤患者中最为常见，其他神经危重症疾病患者也可出现。

## 二、历史认识过程

1929年，Wilder Penfield首先发现一个似间脑癫痫发作的女性患者，该患者重型颅脑损伤后，出现了流泪、高血压、大汗和容易激动等症状，最后在尸检中发现枕骨大孔区有肿瘤，Penfield认为上述症状是一种癫痫发作，是由于肿瘤压迫丘脑上行激活系统引起的。此后，类似症状被多次报道，但没有一例有脑电图证据。1956年，Strich报道了一位闭合性颅脑损伤患者，在治疗过程中出现一种特殊症状，临床表现为去大脑强直、大汗和高血压，他命名为"脑干攻击"。后来，此类症候群被不同学者命名为自主神经功能障碍综合征、急性下丘脑功能障碍综合征、自主风暴、自主神经失调、（自主）间脑癫痫、阵发性自主神经不稳伴肌张力障碍、交感神经风暴、交感神经暴发、脑干发作、伴有肌张力障碍的阵发性自主反射异常、间脑综合征、高热伴持续性肌肉收缩等，直到现在，仍没有完

全统一。

## 三、发病机制

间脑发作的病理生理学尚不清楚，最初的癫痫和脑干压迫理论尚未得到广泛支持。目前比较能够接受的理论包括失联理论、传入神经过度激活理论、结构损伤理论和功能损伤理论等，尤其是失联理论和传入神经过度激活理论被广泛接受。

（一）失联理论

皮质、皮质下结构对脑干和间脑的上行激动系统是有抑制作用的。当大脑皮质（眶额皮质、岛状区、前颞叶）或皮质下结构（杏仁核、导水管周围灰质和小脑蚓部）等受到损伤后，这些在调节自主神经控制中发挥重要作用的中转系统破坏，也就无法抑制交感神经和副交感神经。这个理论存在一些重大缺陷：一方面，只有交感神经兴奋中枢完全损伤才可以破坏整个系统，任何不完全损伤都可能产生相应的拮抗反应；另一方面，这个理论也无法解释其他神经系统损伤，如蛛网膜下腔出血、脑室内出血、脑炎等导致的间脑发作。

（二）传入神经过度激活理论

该理论用"痛觉过敏"这一现象（即患者在长期疼痛情况下，偶尔接受无痛刺激，仍可感觉到疼痛）来解释间脑发作的发生。该理论认为，当颅脑损伤破坏了正常的抑制通路时，任何轻微变化都可能引发过度反应，这种反应是一种正反馈，直接导致间脑发作。

（三）结构损伤和功能损伤理论

这两个理论的基础是大脑某些特定结构，如杏仁核、海马、岛叶皮质、颞叶、前额叶皮质和脊髓等对交感神经和副交感神经都有控制，结构的损伤必然导致自主神经的功能紊乱。而某些间脑发作患者没有明显的器质性损伤，但其发作时的神经递质分泌明显失常，包括血清中去甲肾上腺素增加和多巴胺与5-羟色胺比例的失调，则是功能损伤的理论基础。

## 四、临床表现

间脑发作的临床表现多种多样，常见的包括心动过速、呼吸急促、高血压、体温升高、大汗、肌张力障碍、去大脑或去皮质强直、皮肤潮红或出现鸡皮疙瘩等，大多持续时间15～50分钟，每天3～8次。其自然病史可以分为三个阶段。

（1）第一阶段：92%的间脑发作患者是在伤后一周内发生，症状可能不典型。

（2）第二阶段：随着镇痛镇静药物的减量，患者逐渐表现出典型间脑发作症状。可能是部分症状，也有可能多种症状，严重程度各异，这一阶段持续时间较长，可以几周甚至多达几个月。

（3）第三阶段：这一阶段被称为消耗期。在此期间，患者不再出现出汗、心动过速或高血压等间脑发作的典型表现，而是以痉挛、肌张力障碍或强迫体位为主。

## 五、诊断和鉴别诊断

目前为止，明确诊断间脑发作仍比较困难，不同学者有不同的诊断标准。Baguley等人认为，上述心动过速等症候群中，至少出现5个才能诊断成立。后来，Blackman等人则用了Ranchos Los Amigos量表，要求脑外伤患者间脑发作相关症候群发作大于1次/天，发作时间至少大于3天，才能下诊断。

2014年，为明确间脑发作定义和诊断，相关学者发表了一个专家共识。该专家共识建议使用间脑发作这一术语代替以前的其他称呼，并明确了其定义，即间脑发作是一种综合征，该综合征表现为在某些颅脑损伤患者中，同时发作阵发性短暂交感神经亢进（包括心率增快、血压升高、呼吸加快、体温升高和多汗等）和运动障碍（去大脑或去皮质强直、强迫体位等）。另外，该共识还设立了一个诊断和疑似诊断的量表。

间脑发作还需要和下列疾病进行鉴别：间脑癫痫、重症感染、疼痛、谵妄、脊髓损伤、镇静药物的撤药过程、烦躁、严重脱水、家族性自主神经异常等。

## 六、治疗

控制间脑发作症状对防止继发性颅脑损伤很重要，所以一旦确诊，必须及时有效处理。如果症状控制不理想，患者会因为恶性高血压引发脑水肿、颅内出血，而且由于长时间交感亢进，除了神经元细胞直接损伤外，还会减少脑组织的氧合作用，导致脑缺血。间脑发作除引起颅脑损伤外，还可引起包括电解质异常、脱水等造成的肾脏损伤，长期心动过速和高血压加重心

脏负荷，高代谢导致肌肉萎缩、体重减轻和营养不良等。所以，脑外伤患者治疗过程中如果出现间脑发作，意味着该患者预后更差，住院时间较长。具体治疗方法包括消除诱因和药物综合治疗。

### （一）消除诱因

主要是消除各种可能引发间脑发作的诱因，包括疼痛、噪声、强光、吸痰、翻身、擦洗、各种管道操作等，必须尽可能地减少上述各种刺激，做好镇静镇痛措施。设施完善、具有单独病房的神经重症病房相对容易进行上述管理。

### （二）药物治疗

由于间脑发作的确切发病机制不明，临床只能根据出现的症状进行对症治疗，目前也无大规模临床试验或证据推荐哪种药物最有效。下列药物大多来源于临床经验的总结，主要包括：① 发作期的用药：阿片类和苯二氮䓬类（表9-62-1）；② 发作间期预防用药：$\alpha_2$受体激动剂和β受体阻滞剂，单一用药多数情况效果不佳，需要根据不同症状进行联合应用（表9-62-2，

表9-62-1　主要用于镇静镇痛的药物

| 分　类 | 药物名称 | 注意事项 |
|---|---|---|
| 阿片类 | 吗啡 | 可快速静推中断发作，芬太尼效果差 |
| GAGB a受体激动剂 | 安定<br>氯硝西泮<br>劳拉西泮 | — |
| GAGB b受体激动剂 | 巴氯芬 | 有鞘内注射的报道 |
| 抗癫痫药物 | 加巴喷丁 | 其他抗癫痫药物一般无效 |

表9-62-2　主要用于缓解交感亢进和肌张力障碍的药物

| 分　类 | 药物名称 | 注意事项 |
|---|---|---|
| β受体阻滞剂 | 普萘洛尔<br>拉贝洛尔 | 心动过速效果好，房室传导阻滞、哮喘、COPD等禁忌 |
| $\alpha_2$受体激动剂 | 可乐定<br>右美托咪定 | 可用于发作间期和减轻发作程度，对高血压和心动过速效果好 |
| 多巴胺$D_2$受体激动剂 | 溴隐亭<br>左旋多巴 | — |

表9-62-3 常用药物的剂量

| 药物名称 | 首次剂量（mg） | 频率 | 持续剂量 | 极量（mg/天） |
|---|---|---|---|---|
| 吗啡 | 1～2静推 | q1～2h | 可重复使用至疼痛症状缓解 | — |
| 拉贝洛尔 | 10～20静推 | qh | 可以每10分钟追加剂量，目标血压（收缩压 < 160 mmHg）心律 < 60次/分 | 300 |
| 普萘洛尔 | 20～60口服 | q4～6h | 如果剂量到80 mg/8小时或心律 < 60次/分，可以加用可乐定 | 如果血压和心律允许，最大可达640 |
| 可乐定 | 0.1口服 | q12h | — | 2.4 |
| 加巴喷丁 | 300口服 | tid | 每次剂量可加到600 mg | 3 600 |
| 溴隐亭 | 2.5口服 | q8h | — | 100 |

表9-62-3）。

## 七、小结

间脑发作是一种常见于重型颅脑损伤等神经危重症患者治疗过程中的症候群，发作形式以交感亢进和肌张力障碍为主要特征，症状严重程度和发作方式、时间多样化，诊断比较困难。治疗上以对症为主，及时有效地控制症状可减少并发症，改善预后。

（尹　嘉）

# 参考文献

[ 1 ] COMPTON E. Paroxysmal sympathetic hyperactivity syndrome following traumatic brain injury[J]. Nurs Clin North Am, 2018, 53(3): 459-467.

[ 2 ] DI LUCA D G, MOHNEY N J, KOTTAPALLY M. Paroxysmal sympathetic hyperactivity with dystonia following non-traumatic bilateral thalamic and cerebellar hemorrhage[J]. Neurocrit Care, 2019, 30(3): 688-689.

[ 3 ] HASEN M, ALMOJUELA A, ZEILER F A. Autonomic dysfunction and associations with functional and neurophysiological outcome in moderate/severe traumatic brain injury: a scoping review[J]. J Neurotrauma, 2019, 36(10): 1491-1504.

[ 4 ] KIM H S, KIM N Y, KIM Y W. Successful intrathecal baclofen therapy for intractable paroxysmal sympathetic hyperactivity in patient with pontine hemorrhage: a case report[J]. Clin Neuropharmacol, 2018, 41(4): 138-141.

[ 5 ] LUCCA L F, PIGNOLO L, LETO E, et al. Paroxysmal sympathetic hyperactivity rate in vegetative or minimally conscious state after acquired brain injury evaluated by paroxysmal sympathetic hyperactivity assessment measure[J]. J Neurotrauma, 2019, 36(16): 2430-2434.

[ 6 ] MEYFROIDT G, BAGULEY I J, MENON D K. Paroxysmal sympathetic hyperactivity: the storm after acute brain injury[J]. Lancet Neurol, 2017, 16(9): 721-729.

[ 7 ] PUCKS-FAES E, HITZENBERGER G, MATZAK H, et al. Intrathecal baclofen in paroxysmal sympathetic hyperactivity: Impact on oral treatment[J]. Brain Behav, 2018, 8(11): e01124.

[ 8 ] SAMUEL S, LEE M, BROWN R J, et al. Incidence of paroxysmal sympathetic hyperactivity following traumatic brain injury using assessment tools[J]. Brain Inj, 2018, 32(9): 1115-1121.

[ 9 ] SCARPONI F, ZAMPOLINI M, ZUCCHELLA C, et al. Identifying clinical complexity in patients affected by severe acquired brain injury in neurorehabilitation: a cross sectional survey[J]. Eur J Phys Rehabil Med, 2019, 55(2): 191-198.

[ 10 ] TOTIKOV A, BOLTZMANN M, SCHMIDT S B, et al. Influence of paroxysmal sympathetic hyperactivity (PSH) on the functional outcome of neurological early rehabilitation patients: a case control study[J]. BMC Neurol, 2019, 19(1): 162.

# 附　录

# 美国神经重症监护学会
# 《神经急症的生命支持》
# （第四版）节选

Emergency Neurological Life Support: Fouth Edition, Updates in the
Approach to Early Management of a Neurological Emergency

Author: Chitra Venkatasubramanian, et al
Publication: Neurocritical Care
Publisher: Springer Nature
Date: Sep 23, 2019
Copyright © 2019, Springer Nature

# 节选一
# 昏迷患者处理流程

摘 要：昏迷是控制觉醒和思维的神经系统功能的急性紊乱，代表了一类医疗急症。当遇到昏迷患者时，临床医师必须采取积极有序的方法来检测容易纠正的原因，防止持续的神经损伤，并制定一个包括诊断试验、治疗及神经监测在内的分层计划。昏迷被选择为神经急症生命支持方案中的一种是因为及时的内科和外科干预可以挽救昏迷患者的生命，而且针对此类患者的初步检查评估对于确立正确的诊断至关重要。

关键词：昏迷，意识，重症监护，神经重症监护，脑病

## 一、介绍

昏迷的特点是维持没有觉醒（清醒，警觉）和对自我及环境缺乏认知的状态持续超过1小时。昏迷患者无睁眼，无言语，语言、触觉或有害刺激均无法将其唤醒。昏迷的部分诱发原因很容易识别，然而在有些情况下则可能需要更广泛的评估和检测方能辨别。在评估诊断昏迷病因的同时应当给予相应的治疗措施。一个积极有序的流程不仅有益于辨别诱发无反应状态的常见原因，并且可以为选择后续检查识别少见病因而提供依据。

ENLS方案所推荐的昏迷患者初始管理流程如附图1-1。最初的步骤是评估常见的和可逆的情况，同时结合可用的病史和体格检查结果以确立最佳诊断，并同时治疗急性昏迷患者。昏迷患者评估中第一个小时内应完成的项目见附表1-1。这些建议旨在为昏迷的诊断和紧急治疗的原则提供一个广泛的框架，该框架可根据诊断工具和治疗方法在当地的可用性来适应全球和区域性差异。

### 二、院前注意事项

如果在院前发现昏迷，应尽快实施本方案中所述的初步评估和管理步骤，以最大限度地提高神经功能恢复的机会。合格的急诊医疗服务（emergency medical services，EMS）团队将评估气道、呼吸和循环（ABC），检查GCS、瞳孔和生命体征（包括血糖），并建立静脉通路（IV）或骨髓腔内通路（IO）。根据评估结

**附表1-1 昏迷患者1小时内检查事项**

| |
| --- |
| □ 评估/稳定呼吸循环功能（ABC）及颈椎（C-spine） |
| □ 排除/治疗低血糖或阿片类/苯二氮䓬类药物过量 |
| □ 血生化，动脉血气，尿液毒理学筛查 |
| □ 急诊颅脑CT（适用时颅脑CTA）确定昏迷病因是结构性还是血管性的 |

果，EMS团队将建立气道，必要时进行通气，检查和纠正低血糖，给予纳洛酮，并在需要时使用补液或升压药治疗休克。此外，院前急救人员应该认真询问目击者，仔细观察周围环境，避免遗漏重要信息。目击者也许能够提供患者神经功能减退的时间过程以及有无前驱症状等方面的信息。患者家属或朋友可以提供很多有价值的信息，比如其既往病史、医疗信息、服药或酗酒史、可能与感染有关的近期疾病史、可能表明药物过量的迹象、癫痫活动或最近的外伤史等。快速仔细查看事发现场可能发现以下信息：提示患者药物过量或中毒的证据、提示患者创伤或环境暴露的迹象、当前处方药瓶、空药瓶、药物或酒精（附表1-2）。

### 三、呼吸循环稳定（ABC）和颈椎注意事项

在无意识患者中迅速评估气道、呼吸和循环状况的同时应给予相应的治疗措施（见"气道、通气和镇静方案"）。保持呼吸道通畅是确保充分氧合和通气的重中之重。如果不能排除颈椎损伤的可能性，则应将

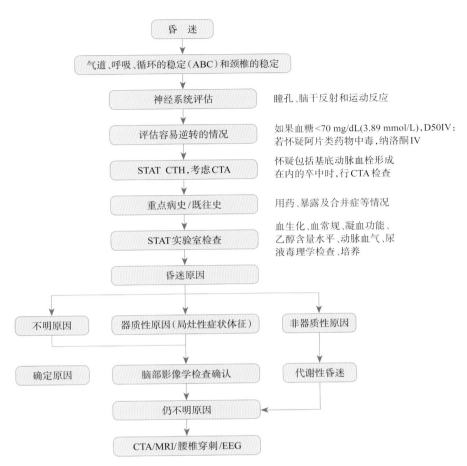

附图1-1 ENLS方案:昏迷患者处理流程

### 附表1-2 院前检查清单和转运

□ 气道、呼吸、通气问题

□ GCS、瞳孔、就诊时生命体征

□ IV或IO通路,部位和通畅性

□ 排除低血糖

□ 收集来自路人、目击者、背景或环境观察(药瓶、创伤体征或癫痫活动)的病史

□ 纳洛酮,剂量和反应

□ 所用药物,剂量和反应(纳洛酮、苯二氮䓬类、右旋糖酐等)

□ 患者最后一次看似正常的时间

□ 前次出现的前驱症状

患者的颈椎进行固定。对头颈部、胸部、腹部和四肢的体检发现进行快速的初步评估。

静脉通路(IV)或骨髓腔内通路(IO)应在初始评估期间建立完成。应在所有昏迷患者中立即进行快速血糖测试。如果血糖 < 70 mg/dL(3.89 mmol/L),则静脉输注葡萄糖。具有营养缺乏风险因素的患者(如慢性酗酒者、减肥手术患者、吸收不良患者)在给予葡萄糖前应先静脉注射100 mg硫胺素(维生素$B_1$)。如果怀疑有阿片类药物中毒的可能(如有非法药物使用史、呼吸暂停或呼吸缓慢、小瞳孔),可以根据需要IV或鼻内给予纳洛酮,必要时可重复给药。在苯二氮䓬类药物过量或多种药物或酒精滥用的情况下使用氟马西尼是存在争议的。如果考虑到抗胆碱能药物毒性,可以给予毒扁豆碱,并准备好阿托品,以防心动过缓或其他胆碱能毒性体征。附表1-3为常见逆转药物的剂量、给药途径和药理学注意事项。

### 附表1-3 药理学

| 昏迷原因 | 药理学治疗 |
| --- | --- |
| 低血糖 | 50%葡萄糖(D50)20 ～ 50 mL IV<br>如果D50不可用,可给予10%葡萄糖50 ～ 100 mL IV |

续 表

| 昏迷原因 | 药 理 学 治 疗 |
|---|---|
| 阿片类药物过量 | 纳洛酮0.04～0.4 mg IV/IM或1～2 mg每鼻孔,滴入两侧鼻孔,可每2～3分钟重复一次,以达到理想的拮抗程度。如果初次鼻内使用,尽可能转为IV/IM |
| 抗胆碱能毒性 | 毒扁豆碱0.5～2 mg缓慢静推,速度不超过1 mg/分钟。如果临床上可有效缓解症状,则可在30～60分钟内重复给药。如果出现心动过缓或其他胆碱能过量的体征和症状,必须备好阿托品1～2 mg静脉注射液,以便立即使用。如果既往剂量未诱导缓解,可每3～5分钟重复给药一次 |
| 颅内压升高 | 3%高渗盐水按5 mL/kg在5～20分钟内(范围2.5～5 mL/kg)通过外周静脉输注,30分钟内静脉推注250 mL或60分钟内静脉推注500 mL。在5～15分钟内按0.5～1 g/kg剂量给予20%～25%甘露醇,q4～6h给药一次。由于输入的是高渗透负荷,心、肾功能衰竭时必须慎重,可选用较低剂量(0.25～0.5 g/kg)。需要使用过滤器(沉淀物-晶体形成),可能需要在给药前加热溶解晶体 |

## 四、一般检查及神经系统检查

对患者行初步评估和稳定措施后,应继续进行包括生命体征、呼吸模式、面部和运动对称性以及脑神经和外周神经反射等在内的更详细的体格检查。如果存在低血压,应该在启动液体复苏和(或)升压药治疗时寻找原因。昏迷患者血压升高可能提示存在潜在的需要及时识别和干预的危及生命的过程,如颅内压升高或卒中等。如果怀疑颅内出血是昏迷的原因(抗凝治疗史、跌倒史),应治疗极高的血压。寻找创伤和其他需要紧急内科和外科手术干预的疾病的迹象是初步评估的核心目标。

昏迷患者的急诊神经系统评估包括四个部分:意识水平、脑干功能评估、运动反应评估和呼吸模式评估。通过以下方式可以评估觉醒:有无自发睁眼、视觉注视或视觉追踪,有无自发的和有目的的肢体运动。可以通过运动阻力测试运动强度的改变。对昏迷患者的检查应包括增加刺激强度,直到诱发出反应或认为患者无法反应为止。从简单的语言提示开始(如:你还好吗?),然后逐渐进展到更大的声音刺激、物理刺激和伤害性刺激。伤害性刺激可能包括按压胸骨、按压甲床或挤压斜方肌。

意识丧失(LOC)可以通过格拉斯哥昏迷量表(GCS)定量地评价(附表1-4,附表1-5)。GCS在反映特定患者连续检查反应的变化趋势方面最有价值。然而,由于GCS没有考虑到脑干功能改变、偏瘫或失语等情况,也不能帮助鉴别不同病因的昏迷,因此GCS受到诸多限制。此外,由于运动、语言、睁眼评分的不同组合,即使GCS评分相同的患者也可能具有非常不同的临床表现。因此评估时建议记录GCS总分和各子项评分。FOUR(全面无反应性量表,full outline of unresponsiveness)评分包括了脑干反应在内的更详细的信息,并已在各种临床环境中得到了验证(附图1-2,附表1-6)。使用FOUR工具可以帮助临床医生确定是否存在闭锁状态与真正的植物状态。与GCS相似,对每个部分进行单独评分,并可以对LOC进行趋势分析。

附表1-4　用于成人患者的格拉斯哥昏迷量表(GCS)

| 分值 | 睁眼 | 言语 | 运动 |
|---|---|---|---|
| 6 | — | — | 遵嘱动作 |
| 5 | | 语言准确 | 刺痛定位 |
| 4 | 自发睁眼 | 语言混乱 | 刺痛屈曲(躲避) |
| 3 | 呼唤睁眼 | 用词不恰当 | 异常屈曲 |
| 2 | 刺痛睁眼 | 声音无法理解 | 异常伸展 |
| 1 | 不能睁眼 | 无言语 | 不能运动 |

注:GCS分值范围为3～15。

附表1-5　小儿格拉斯哥昏迷量表(PGCS)经许可改写

| 项　目 | ＞1岁 | ＜1岁 | 评　分 |
|---|---|---|---|
| 睁　眼 | 自发睁眼 | 自发睁眼 | 4 |
| | 呼唤睁眼 | 声音刺激睁眼 | 3 |
| | 刺痛睁眼 | 刺痛睁眼 | 2 |
| | 不能睁眼 | 不能睁眼 | 1 |

续 表

| 项　目 | > 1 岁 | < 1 岁 | 评　分 |
|---|---|---|---|
| 运动反应 | 遵嘱动作 | 自发动作 | 6 |
| | 刺痛定位 | 触碰躲避 | 5 |
| | 刺痛屈曲（躲避） | 刺痛屈曲（躲避） | 4 |
| | 异常屈曲（去皮质强直） | 异常屈曲（去皮质强直） | 3 |
| | 异常伸展（去大脑强直） | 异常伸展（去大脑强直） | 2 |
| | 不能运动 | 不能运动 | 1 |

| 项　目 | > 5 岁 | 2～5 岁 | 0～23 个月 | 评　分 |
|---|---|---|---|---|
| 言语反应 | 语言准确 | 适当的单词，短语 | 微笑，发声 | 5 |
| | 语言混乱 | 用词不恰当 | 哭闹，可安慰 | 4 |
| | 用词不恰当 | 持续哭闹，尖叫 | 持续不适当的哭闹，尖叫 | 3 |
| | 声音无法理解 | 呻吟 | 呻吟，烦躁不安 | 2 |
| | 无反应 | 无反应 | 无反应 | 1 |

注：小儿 GCS 评分总分值范围为 3～15。

附表1-6　FOUR 评分

| 分值 | 眼部反应 | 运动反应 | 脑干反射 | 呼　吸 |
|---|---|---|---|---|
| 4 | 睁眼或被动睁眼后，能随指令追踪或眨眼 | 能完成竖拇指、握拳、V字手势指令 | 瞳孔和角膜反射灵敏 | 未插管，正常呼吸节律 |
| 3 | 睁眼，但不能追踪 | 刺痛定位 | 一侧瞳孔散大固定 | 未插管，潮式呼吸 |
| 2 | 闭眼，但较强的声音刺激时睁眼 | 疼痛时肢体屈曲 | 瞳孔或角膜反射消失 | 未插管，不规则呼吸 |
| 1 | 闭眼，但疼痛刺激时睁眼 | 疼痛时肢体过伸 | 瞳孔和角膜反射消失 | 呼吸频率高于呼吸机设置频率 |
| 0 | 闭眼，对刺激无反应 | 对疼痛无反应或处于全身性肌阵挛癫痫持续状态 | 瞳孔和角膜反射及呛咳反射均消失 | 呼吸频率等于呼吸机设置频率，或无呼吸 |

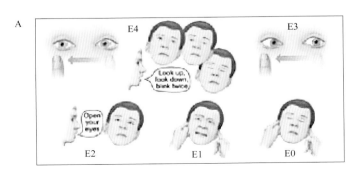

眼部反应（E）
4 = 睁眼或被动睁眼后，能随指令追踪或眨眼
3 = 睁眼，但不能追踪
2 = 闭眼，但较强的声音刺激时睁眼
1 = 闭眼，但疼痛刺激时睁眼
0 = 闭眼，对刺激无反应

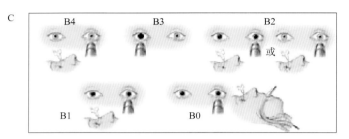

运动反应(M)
4=能完成竖拇指、握拳、V字手势指令
3=刺痛定位
2=疼痛时肢体屈曲
1=疼痛时肢体过伸
0=对疼痛无反应或处于全身性肌阵挛癫痫持续状态

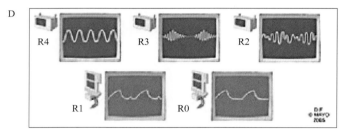

脑干反射(B)
4=瞳孔和角膜反射灵敏
3=一侧瞳孔散大固定
2=瞳孔或角膜反射消失
1=瞳孔和角膜反射消失
0=瞳孔和角膜反射及呛咳反射均消失

呼吸(R)
4=未插管,正常呼吸节律
3=未插管,潮式呼吸
2=未插管,不规则呼吸
1=呼吸频率高于呼吸机设置频率
0=呼吸频率等于呼吸机设置频率,或无呼吸

附图1-2　FOUR评分

## 五、脑神经检查

脑神经检查的重点是评估被测试的脑干反射传入支、受累的脑干核团和传出支的完整性。脑干反射是昏迷初始评估的关键,包括瞳孔(包括瞳孔大小、反应性和对称性)、角膜反射、视觉威胁反应、眼脑反射[玩偶眼,仅在不存在颈椎损伤或不稳定的情况下方可进行(颈椎稳定性不明时不能进行)]、前庭-眼反射(冷热试验)、呕吐和咳嗽反射。针尖样瞳孔提示脑桥损伤,通常由于出血或梗死造成。瞳孔散大固定提示中脑受损或动眼神经受压。瞳孔变化也可提示药物过量(附表1-7)。自发性眼球运动(雨刷器眼,spontaneously roving eye movements)往往提示双侧皮质功能障碍受损但脑干完整。在器质性或代谢性诱因中可能发生斜视或静止性非同向凝视,也可由第三、第四或第六脑神经麻痹引起的眼外肌运动受损所导致。精神活性药物和抗癫痫药物与前庭-眼反射的抑制有关。在昏迷患者中通常不会见到眼球震颤。急动性眼球震颤可能表明非惊厥性癫痫持续状态,脑干或小脑缺血。眼底检查显示视网膜出血或视乳头水肿往往提示颅内压长期升高,更严重的是,高ICP可表现为视盘

模糊或视盘缺乏自发性静脉搏动。彻底的脑干功能评估可以发现基底动脉卒中的早期征兆,早期治疗能够最大限度地减少长期残疾。值得注意的是,在低温患者心搏骤停后数小时内,或已接受神经肌肉麻痹的患者中,可能不存在脑干反射。

附表1-7　反映潜在病因的瞳孔变化

| 瞳 孔 变 化 | 可能病因/定位 |
| --- | --- |
| 针尖样瞳孔 | 阿片类药物<br>胆碱能中毒<br>脑桥损伤(阻断下行交感神经通路) |
| 散大、固定的瞳孔 | 全脑缺氧<br>巴比妥类药物<br>阿托品<br>低体温<br>脑死亡 |
| 瞳孔扩大、反应性瞳孔 | 顶盖前病变<br>兴奋剂(可卡因、甲基苯丙胺)<br>迷幻剂(包括PCP/LSD) |

能是潜在酸中毒和代偿性呼吸性碱中毒的体征。脑桥损伤后可以观察到丛集式（Biot's）呼吸。延髓损伤后则可出现共济失调或无自主呼吸（呼吸暂停）（附表1-8）。

| 续 表 | |
|---|---|
| **瞳 孔 变 化** | **可能病因/定位** |
| 瞳孔不等大（瞳孔不对称） | 颞叶沟回疝引起动眼神经受压局部药物效应（如异丙托溴铵、托品酰胺） |
| 中间位置,固定或不规则 | 中脑病变 |

通过观察任何自主运动或姿势、对言语指令的运动反应以及对伤害性刺激的反应来评估运动功能。器质性或代谢性昏迷患者均可能存在对称的姿势,如伸直（去大脑强直）或屈曲（去皮质强直）。广泛而又对称的体征往往提示存在涉及脑干或间脑觉醒中枢的中毒或代谢性疾病的可能性较大。肢体的肌张力可以通过肢体（主要是肘关节和膝关节）的被动运动来评估。检查者应注意区分有目的的运动和反射运动之间的区别。有目的的运动包括遵嘱动作（如:伸出舌头、伸出两个手指或竖起大拇指）、推开检查者、探向气管插管或刺痛定位。反射运动包括躲避反应（回缩）、刺痛时异常屈曲或异常伸直姿势。如果没有可重复遵指令放开的能力,则能够抓握不应被视为遵嘱动作。进行深部肌腱和皮肤反射检查时要特别注意结果的快速性和对称性。

观察呼吸模式可能具有病变定位价值。脑桥或中脑病变可导致神经源性过度通气。中心性过度通气也可

## 六、重点病史和既往史

从目击者、朋友、家人、同事或紧急医疗服务（EMS）人员处收集的历史信息往往会提示患者昏迷的原因。EMS人员都是接受过培训的,培训内容涉及如何快速进行简短信息收集,如快速搜索药瓶、探寻任何提示自残伤害的证据等。因此,EMS人员往往可以提供患者被发现时状况的有价值的细节。

意识改变的时间过程也可能有助于提示病因。突然出现或急性发作的症状提示卒中、癫痫发作或伴有脑灌注压受损的心脏事件。逐渐发作的昏迷往往由代谢性或感染性过程所致。过去的医疗记录、外科手术和精神病史,酗酒或非法药物使用史以及任何环境毒性物质暴露史等均应列入信息收集列表。了解患者的用药史至关重要,因为其不仅暗示了药物过量的可能性,而且在没有更多了解患者既往情况的人在场的情况下,它也可能为患者的病史提供有价值的线索。如果患者的身份可以可靠地识别,则其电子医疗记录也可以提供对患者既往史的快速访问。

## 七、推荐的实验室检查

除非已经发现并纠正了导致昏迷的可逆原因（如

附表1-8 反映潜在病因的呼吸模式

| 呼 吸 模 式 | 模 式 | 定 位 |
|---|---|---|
| 潮式呼吸 | | 整体或代谢性脑病<br>前脑或间脑受损 |
| 中枢神经性过度换气 | | 代谢性脑病<br>脑干肿瘤（罕见） |
| 长吸呼吸 | | 双侧脑桥病变 |
| 丛集式呼吸或共济失调呼吸 | 1分钟 | 脑桥延髓交界处病变 |
| 呼吸暂停 | | 病变累及双侧延髓腹外侧（腹侧呼吸组） |

低血糖等),否则应进行进一步的实验室检查。应考虑进行血生化、血常规和血气分析。如适用,应进行床旁监测,在各项检验项目中,碳氧血红蛋白检测可能对疑似一氧化碳中毒的特定患者有益。尽管在紧急情况下,毒理学筛查的可用性有限,但昏迷患者仍应进行毒理学检测,如乙醇水平和尿液毒理学筛查等。值得注意的是,一些可以导致昏迷的毒性物质在常规的毒理学检测中是无法被检测到的,不同机构在进行毒理学检测时所测试的物质也有所不同。在许多情况下微生物检查包括血培养和尿培养是有帮助的。

## 八、初步描述:器质性、非器质性或原因不明的昏迷

昏迷的鉴别诊断很广泛。在初期稳定、体格检查、神经系统评估、收集重点病史和实验室检查后,通常可以将患者分为以下两类:器质性昏迷和非器质性昏迷。这是一个很关键的早期区分,因为器质性昏迷可能需要进行紧急内科或外科干预和(或)高级神经功能监测(附表1-9,附表1-10)。如果提示昏迷由器质性病因造成,或者初步评估后仍无法确定昏迷的原因,则应立即进行脑部影像学检查。

附表1-9　昏迷的原发性神经系统病因

| 病　因 | | 检查/病史发现 |
| --- | --- | --- |
| 创　伤 | 硬膜下血肿 | 局灶性无力、癫痫发作、意识水平改变、失语 |
| | 硬膜外血肿 | 快速下降的清醒期 |
| | 脑实质血肿 | 局灶性神经系统发现 |
| | 弥漫性轴索损伤 | 非局灶性神经系统发现,昏迷 |
| 神经血管性 | 脑出血 | 局灶性神经系统发现 |
| | 蛛网膜下腔出血 | 昏迷伴或不伴局灶性发现 |
| | 缺血性卒中 | 与血管分布区一致的局灶性发现 |
| 中枢神经系统感染 | 脑膜炎 | 昏迷或木僵、脑膜炎、癫痫发作 |
| | 脑炎 | 昏迷或木僵、癫痫发作 |
| | 脓肿 | 局灶性神经功能缺损、暴露史、癫痫发作 |
| 神经炎症性疾病 | 急性播散性脑脊髓炎 | 既往病史、发热、急性昏迷、局灶性运动功能缺损、脑干发现 |
| | 自身免疫性脑炎 | 亚急性进展、癫痫发作、精神症状 |
| 肿　瘤 | 转移瘤 | 原发肿瘤病史、局灶性发现、缓慢进展的症状 |
| | 中枢神经系统原发性肿瘤 | 局灶性神经功能缺损、神经精神症状、癫痫发作、眼部症状 |
| | 癌性脑膜炎 | 脑膜炎、脑炎/木僵、癫痫发作、脑神经病变、小脑症状 |
| 癫痫发作 | 非惊厥性癫痫发作或癫痫持续状态 | 癫痫/近期癫痫发作、不明原因昏迷 |
| | 发作后状态 | 近期癫痫发作,局灶性神经功能缺损(Todd麻痹),EEG无持续癫痫发作 |
| 其他原因 | 可逆性后部白质脑病综合征 | 严重高血压、免疫抑制剂使用史、妊娠 |
| | 渗透性脱髓鞘综合征 | 烦渴、过度饮酒或既往低钠水平史 |
| | 缺氧缺血性脑病 | 心搏骤停或窒息史 |

附表1-10　昏迷的代谢性、毒性和环境病因

| 代谢性脑病 | 检查/病史发现 | 需要考虑的检查 |
| --- | --- | --- |
| 低血糖 | 昏迷,癫痫发作,肾上腺功能不全的证据 | 葡萄糖,胰岛素原 |
| 缺氧,高碳酸血症 | 呼吸窘迫,呼吸急促 | 动脉或静脉血气,指脉氧测定 |
| 糖尿病酮症酸中毒,糖尿病非酮症高渗性昏迷 | 昏迷,癫痫发作,局灶性神经系统发现 | 葡萄糖,渗透压间隙,酮体,基础代谢(钠、钾、氯、碳酸氢盐、血尿素氮、肌酐、钙),动脉血气 |
| 肝性脑病 | 黄疸、反射亢进、强直、肌阵挛、运动迟缓、扑翼样震颤 | 血氨、肝功能检查、凝血检查 |
| 尿毒症 | 既往嗜睡、定向障碍、幻觉;弥漫性肌无力、震颤、肌阵挛、扑翼样震颤 | 钠、钾、氯、碳酸氢盐、血尿素氮、肌酐、钙、肾脏超声 |
| 低钠血症 | 脑水肿 | 钠、钾、氯、碳酸氢盐、血尿素氮、肌酐、钙 |
| 高钠血症 | CT显示硬膜下积液、脱水的临床体征 | 钠、钾、氯、碳酸氢盐、血尿素氮、肌酐、钙 |
| 黏液水肿性昏迷 | 低体温、低血压 | 甲状腺功能检查 |
| 甲状腺毒症 | 心动过速、高血压、心律失常 | 甲状腺功能检查 |
| 肾上腺功能衰竭 | 低血压、低体温 | 皮质醇 |
| 高钙血症 | | 钙 |
| Wernicke脑病 | 意识模糊、共济失调、眼肌麻痹 | 硫胺素水平(临床检查比实验室检查更重要) |
| 脓毒症 | 发热、四肢湿冷 | 全血细胞计数 |
| **药物过量** | **检查/病史发现** | **需要考虑的检查** |
| 滥用(阿片类、酒精、苯丙胺、可卡因) | 瞳孔变化、心率改变、提示酒精的肝衰竭体征、皮肤上的注射痕迹 | 毒理学筛查 |
| 甲醇、乙二醇 | 昏迷、癫痫发作、呼吸过度、低血压、传入性瞳孔缺陷(甲醇)、手足抽搐、颅神经麻痹 | 毒理学筛查、血清渗透压、血清甲醇和乙二醇 |
| 镇静催眠药 | 心动过缓、呼吸频率降低、瞳孔变化 | 毒理学筛查 |
| 麻醉药 | 瞳孔扩大、呼吸频率降低 | 毒理学筛查 |
| 阿司匹林 | 耳鸣、眩晕、恶心/呕吐/腹泻、高热、非心源性肺水肿 | 动脉血气、毒理学筛查、血清对乙酰氨基酚水平 |
| 对乙酰氨基酚 | 恶心/呕吐、发汗、苍白、少尿、肝肿大 | 对乙酰氨基酚水平、肝功能检查、凝血功能检查、钠、钾、氯、碳酸氢盐、血尿素氮、肌酐、钙 |
| SSRI | 发汗、体温过高、眼阵挛、肌张力亢进、反射亢进、震颤、踝阵挛、癫痫发作 | 毒理学筛查、肌酸激酶、凝血功能检查 |
| 三环类抗抑郁药 | 难治性低血压、心律失常、瞳孔扩大、高热、癫痫发作、QRS间期延长 | 心电图、尿液/血清学检查、三环类抗抑郁药检测 |
| 抗精神病药 | 轻度低血压、瞳孔变异、心动过速、高热 | 心电图、毒理学筛查 |
| 抗惊厥药 | 取决于所用药物而不同 | 药物水平、毒理学筛查、心电图 |
| **环境因素** | **检查/病史发现** | **需要考虑的检查** |
| 热休克(中暑) | 高热、心动过速、呼吸急促、脉压增宽、低血压 | 全血细胞计数、钠、钾、氯、碳酸氢盐、血尿素氮、肌酐、钙、心电图 |

续 表

| 环境因素 | 检查/病史发现 | 需要考虑的检查 |
|---|---|---|
| 低温 | 通气不足、反射减弱、肺水肿、低血压、心动过缓、心律失常、少尿(严重时) | 全血细胞计数、钠、钾、氯、碳酸氢盐、血尿素氮、肌酐、钙、心电图 |
| 一氧化碳 | 癫痫发作、晕厥、昏迷、心律失常、肺水肿、乳酸酸中毒 | 全血细胞计数、血氧测定、心电图、钠、钾、氯、碳酸氢盐、血尿素氮、肌酐、钙、胸部X线 |

### 九、脑部影像学检查

以下两类患者应行急诊颅脑CT平扫：推测患者为器质性异常所致昏迷；进行ABC的初步评估和颈椎制动后不明原因的昏迷患者。CT可以鉴别昏迷的器质性病因，如脑梗死、颅内出血、颅内占位、脑水肿和急性脑积水等。如果怀疑脑干受累，磁共振成像(MRI)可能有助于诊断。

如果怀疑急性缺血性卒中，CT血管造影和CT灌注成像可以提供关于血管通畅性和局部灌注情况的重要信息。在缺血性卒中超急性期，CT平扫往往是正常的，如果可以排除患者身体中存在金属，可考虑使用快速序列MRI。在这种情况下，卒中的临床诊断取决于可靠的病史和检查时的局部重点发现。除非梗死涉及位于脑桥中脑被盖的觉醒系统(例如，基底动脉血栓形成)，否则缺血性卒中通常不会引起急性昏迷；亚急性昏迷则可能是由于半球梗死进展而出现小脑幕切迹疝或非交通性脑积水后所引起的。当考虑中枢神经系统(CNS)感染时，在进行腰椎穿刺和脑脊液检查分析之前，应先行颅脑CT平扫加增强检查以评估脓肿、轴外积液、脑积水、出血性改变和梗死病变。

### 十、昏迷的原因

#### (一)昏迷的非器质性原因

昏迷常见的非器质性因素包括缺氧缺血性脑病、癫痫发作、代谢改变、内分泌疾病、全身性感染、中枢神经系统感染、药物或有毒物质过量、非法药物使用、酗酒和毒性物质暴露(附表1-10)。治疗应按照病因指导治疗的原则进行。在适当的情况下，应给予特定的拮抗剂或解毒剂。如前文所述，阿片类药物中毒应及时给予纳洛酮。对乙酰氨基酚摄入过量采用N-乙酰半胱氨酸治疗。在某些情况下，原发性代谢性脑病可能向器质性病变演变，如急性肝功能衰竭导致脑水肿和脑疝。对于已知有癫痫发作史的患者，特别是无抽搐的患者，应快速评估其用药依从性，并应采用紧急脑

电图(EEG)进行诊断。

脑膜脑炎可表现为新发的癫痫发作，并且附带病史可能支持先前发生败血症的症状以及脑膜炎的体征和症状。怀疑脑膜脑炎时，应尽早开始CNS的抗菌药物给药，包括给予阿昔洛韦治疗疑似单纯疱疹病毒(HSV)感染的病例，并且不应因为进行腰椎穿刺或其他诊断性研究而延迟。建议在抗菌药物首次给药前或与之同时给予类固醇。自身免疫性脑炎表现为亚急性，在急性的精神状态改变之前，往往先有大量的精神、运动症状或行为改变。怀疑有急性脑膜脑炎的患者也可能有持续的癫痫发作，有发生非惊厥性癫痫发作和癫痫持续状态的可能，当高度怀疑时，应针对这两种病因进行经验性治疗。

#### (二)昏迷的器质性原因

早期识别昏迷的结构性原因非常重要，因为持续不断的急性颅脑损伤可能是由于占位性病变(包括出血或脑积水)中颅内压升高而发生的，对这些患者的治疗应着重于减轻颅内压升高。对于怀疑有高ICP的患者，应迅速开始床头抬高、轻度过度换气和给予渗透治疗(甘露醇或高渗盐水)，并应早期进行脑室外引流的评估，同时在可能的情况下评估是否有更明确的治疗方法(附表1-3)。小脑梗死或出血可能压迫脑干或第四脑室引起梗阻性脑积水，进而导致反应迟钝。头痛、恶心和呕吐并伴有局灶性运动或脑干功能障碍病史可提示诊断。颅脑CT平扫是诊断性的。早期手术干预可防止此类患者发生不可逆的脑干损害和脑疝。

神经系统检查时的对称性或局灶性神经功能障碍是昏迷评估中的关键区分特征。神经系统检查存在双侧不对称或局灶性神经系统体征提示局部颅脑损伤或功能紊乱。昏迷患者一侧瞳孔散大固定、眼球运动或运动反应不对称时应快速评估颅脑CT以鉴别潜在的脑疝综合征、卒中或颅内出血。基底动脉血栓形成可产生突然无反应的状态。平扫CT可显示基底动脉高密度影。任何检查提示局灶性脑干发现或疑似椎基底动脉缺血的患者，均应考虑进行

紧急CT血管造影,是及时诊断基底动脉血栓形成的必要条件。

局灶性肌无力或昏迷也可能是非惊厥性癫痫发作或导致Todd麻痹的一种表现,此时应结合脑电图(EEG)进行评估。

如果有癫痫病史或在临床过程中观察到癫痫发作,随后出现持续无应答,则可怀疑为非惊厥性癫痫发作或癫痫持续状态。在无强直-阵挛活动的情况下,可能会出现细微的不自主运动,如眼睑抽搐或面部、手或肩膀的细微震颤。明确诊断需脑电图检查。然而,在诊断这些细微的惊厥性癫痫发作时应谨慎。自发性姿势、眼球震颤或手和嘴周围细微的不自主运动也可能是基底缺血的迹象,在没有CT血管造影的情况下,临床上很难将其与细微的惊厥性癫痫发作相鉴别。当不自主运动的原因存在不确定性时,患者应在接受抗癫痫药物治疗的同时进行CT血管造影(CTA)以排除基底动脉缺血。

### 十一、持续不确定性

如果在初始评估、CT平扫和CT血管造影后诊断仍不明确,进行腰椎穿刺和EEG检查是有必要的。腰椎穿刺的主要适应证包括可疑中枢神经系统感染,神经炎症性和自身免疫性疾病,以及疑似中枢神经系统受累的血液或实体器官肿瘤性疾病。除此之外,当临床怀疑动脉瘤性蛛网膜下腔出血而CT检查结果阴性或模棱两可时,也应进行腰椎穿刺。当怀疑超急性期缺血性卒中或昏迷原因不能由其他测试结果所解释时,可以进行MRI检查进一步明确诊断。

### 十二、患者转运

昏迷患者的转运有时是必要的,取决于昏迷潜在的病因以及每家机构的评估和治疗方式的可用性。对于疑似占位性病变或颅内压升高的患者,在转运过程中至关重要的是要密切关注头部的位置、侵入性设备的管理(尤其是EVD引流参数)、血压目标和呼吸机管理(包括过度通气在内),并且要保持清晰地沟通。以下信息应传递给转运小组:任何有关感染风险的信息,如果临床上考虑癫痫发作,则当患者发生失代偿或临床癫痫发作时,在途中可获得哪些适当的治疗癫痫发作的方法。如果存在临床检查发现和病灶发现的进展,应清楚地传达。

### 十三、儿科的特殊注意事项

儿童昏迷患者的初始评估和管理的流程与成人相似,也必须从评估儿童的气道、呼吸和循环开始。在5岁以下的儿童中,意识水平分级依据改良GCS(附表1-5),其降低了语言理解在言语评分和运动评分中的重要性。早期认识到灾难性恶化的可能性至关重要。创伤性颅脑损伤和感染是儿童昏迷的主要原因。其他常见的原因包括低血糖、低体温、酸碱平衡和电解质紊乱、癫痫发作、糖尿病和中毒。感染性休克是儿童脑膜炎的常见表现。对婴儿囟门的触诊可在获得神经影像学检查结果之前对ICP升高进行合理的床旁评估。然而,如果出现局灶性神经功能缺损且无法迅速确定昏迷病因,则应立即获得神经影像学检查结果。需要注意的是,正常颅脑CT并不能排除颅内压升高的可能性。中重型颅脑损伤的儿童发生弥漫性脑肿胀、颅内压升高和脑疝的风险往往高于成人。

### 十四、护理注意事项

对昏迷患者的护理评估应包括连续评估,类似于上述的医学评估(GCS或FOUR,生命体征,体格检查,特别注意运动、呼吸频率和节律以及瞳孔)。这些评估、实验室检查和影像学检查可为昏迷患者的诊断提供线索。护士会与患者保持不间断的联系,以便识别可能对护理团队有意义的细微变化,任何变化都应迅速报告。细微的运动可能是基底动脉缺血、闭锁综合征或非惊厥性癫痫发作的唯一诊断线索。在电子监护仪发生变化之前,体格检查结果的评估可识别神经功能的变化。在神经功能下降的患者中,生命体征和血流动力学参数的变化可能发生延迟。

与任何复杂的评估一样,应采用一致的方法进行系列检查,以确保重现性。护士应与医生和领导合作,确定包括神经功能评估的时间和类型在内的最佳实践,以满足患者的护理需求。科室及班次之间的交接应包括在两名护理人员在场的情况下进行神经功能评估。这使持续评估具有一致性,并且可以快速确定患者的神经功能检查是否有细微的变化。

昏迷患者的其他注意事项包括卫生、预防压疮/皮肤破损和提供营养需求。护理应从整体角度看待无法交流或主张自身需求的患者。对首次探视昏迷患者的家属或亲人的社会支持教育和鉴定,或对宗教信仰的需求,均属于责任护士的范畴。

### 十五、信息沟通列表

在将昏迷患者转交给接诊或转诊的医生时,应考虑告知关键要素(附表1-11)。

附表1-11　昏迷患者评估和转诊时的交流沟通要点

□ 临床表现

□ 相关既往史、手术史

□ 异常神经系统检查结果,包括GCS的各项细节和任何异常的脑干反射

□ 相关实验室检查,包括血糖、血气和肝肾功能等

□ 脑部影像学检查,腰椎穿刺或脑电图检查结果(如有)

□ 迄今为止的治疗经过

# 参考文献

[ 1 ] BACHHUBER M A, HENNESSY S, CUNNINGHAM C O, et al. Increasing benzodiazepine prescriptions and overdose mortality in the United States, 1996–2013[J]. Am J Public Health, 2016, 106: 686–688.

[ 2 ] BADER M K, LITTLEJOHNS L R. AANN core curriculum for neuroscience nursing[M]. 6th ed. Chicago: American Association of Neuroscience Nursing, 2016.

[ 3 ] EDLOW J A, RABINSTEIN A, TRAUB S J, et al. Diagnosis of reversible causes of coma[J]. Lancet, 2014, 384: 2064–2076.

[ 4 ] FERBERT A, BRUCKMANN H, DRUMMEN R. Clinical features of proven basilar artery occlusion[J]. Stroke, 1990, 21: 1135–1142.

[ 5 ] GOROFF D, FARINELLI A. Benzodiazepine and alcohol co-ingestion[J]. J Coll Emerg Med Serv, 2018, 1: 19–23.

[ 6 ] HAUPT W F, HANSEN H C, JANZEN R W, et al. Coma and cerebral imaging[J]. Springerplus, 2015, 4: 180.

[ 7 ] HICKEY J V. The clinical practice of neurological and neurosurgical nursing[M]. 7th ed. Philadelphia: Wolters Kluwer/ Lippincott Williams & Wilkins, 2014.

[ 8 ] IYER V N, MANDREKAR J N, DANIELSON R D, et al. Validity of the FOUR score coma scale in the medical intensive care unit[J]. Mayo Clin Proc, 2009, 84: 694–701.

[ 9 ] KIRKHAM F J, NEWTON C R, WHITEHOUSE W. Paediatric coma scales[J]. Dev Med Child Neurol, 2008, 50: 267–274.

[ 10 ] KIRKHAM F J. Non-traumatic coma in children[J]. Arch Dis Child, 2001, 85: 303–312.

[ 11 ] MICHELSON D J, ASHWAL S. Evaluation of coma and brain death[J]. Semin Pediatr Neurol, 2004, 11: 105–118.

[ 12 ] MORIZIO K M, BAUM R A, DUGAN A, et al. Characterization and management of patients with heroin versus nonheroin opioid overdoses: experience at an academic medical center[J]. Pharmacotherapy, 2017, 37: 781–790.

[ 13 ] POSNER J B, SAPER C B, SCHIF M D, et al. Plum and Posner's diagnosis of stupor and coma[M]. 4th ed. Oxford: Oxford University Press, 2007.

[ 14 ] SAPOSNIK G, CAPLAN L R. Convulsive-like movements in brainstem stroke[J]. Arch Neurol, 2001, 58: 654–657.

[ 15 ] STEAD L G, WIJDICKS E F, BHAGRA A, et al. Validation of a new coma scale, the FOUR score, in the emergency department[J]. Neurocrit Care, 2009, 10: 50–54.

[ 16 ] STEVENS R D, BHARDWAJ A. Approach to the comatose patient[J]. Crit Care Med, 2006, 34: 31–41.

[ 17 ] TATMAN A, WARREN A, WILLIAMS A, et al. Development of a modified paediatric coma scale in intensive care clinical practice[J]. Arch Dis Child, 1997, 77: 519–521.

[ 18 ] TEASDALE G, JENNETT B. Assessment of coma and impaired consciousness. a practical scale[J]. Lancet, 1974, 2: 81–84.

[ 19 ] WIJDICKS E F, BAMLET W R, MARAMATTOM B V, et al. Validation of a new coma scale: the FOUR score[J]. Ann Neurol, 2005, 58: 585–593.

[ 20 ] WIJDICKS E F, RABINSTEIN A A, BAMLET W R, et al. FOUR score and Glasgow coma scale in predicting outcome of comatose patients: a pooled analysis[J]. Neurology, 2011, 77: 84–85.

# 节选二
# 颅内高压和脑疝

　　摘　要：持续的颅内高压和急性脑疝是"大脑信号"，意味着发生了灾难性神经系统事件，需要立即识别和治疗从而防止出现不可逆转的伤害和死亡。就如同心搏骤停一样，大脑信号需要有条不紊地执行一系列阶梯式管理流程。制订紧急神经生命支持步骤的目的就是执行一套有循证医学依据的、标准化的方法来评估和管理颅内高压和（或）脑疝的患者。

　　关键词：颅内高压，脑疝，颅内压管理，颅内压升高

## 一、简介

　　紧急神经生命支持（ENLS）对于颅内高压或脑疝的初步管理的流程建议如附图2-1。在这个版本的ENLS中，该流程阐明了一种基于对先前干预的反应来逐步升级治疗的方法。所有有颅内压（ICP）升高或脑疝风险的患者都应进行0级干预。然后，根据患者的临床病程，颅内高压或脑疝的证据，根据流程逐步升级。在某些情况下，可以根据颅内压升高的病因或速度跳过一级。例如，如果是硬膜外血肿等轴外积液，那么手术清除血肿可能是基本的干预措施，而其他临时性措施则是在去手术室的路上进行的。

　　颅腔内容物包括脑、血液和脑脊液（CSF），其总和表现出固定的体积，受颅腔大小的限制。这些颅腔内容物的相对体积将会变化，以适应急剧发展的空间占位性病灶。然而，一旦体积变化超过临界范围，这种代偿效应就会消失，如压力-体积关系曲线上的拐点所示（附图2-2）。颅内高压和脑疝是"大脑信号"，提示威胁生命的神经系统急症，表明代偿性的颅内顺应性调节机制已经被破坏。

## 二、管理协议

　　颅内压分级管理方法（附图2-1）是从0级的一般危重护理措施开始，脑脊液引流、增加渗透压目标和过度通气为高一级措施，再到颅骨切除减压作为紧急的救命措施。第3级涉及深度镇静和低温干预，这些干预在生理上对降低颅内高压有效，但与改善预后无关。

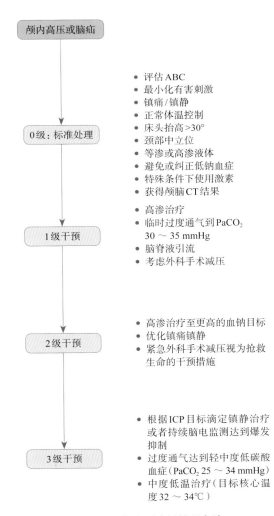

附图2-1　颅内压分级管理方法
*脑肿瘤，脓肿，非感染性神经炎性反应。

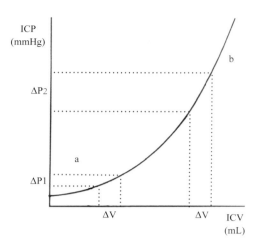

**附图2-2 颅内压力-容积曲线**
颅内压-容积曲线为双相,a段平坦,顺应性(ΔV/ΔP)高,b段陡峭,顺应性低。正常情况下,当顺应性较高时,ICV(ΔV)的微小变化仅导致压力(ΔP1)的微小变化。颅内高压患者顺应性低,因此较小的体积变化(ΔV)导致较大的压力变化(ΔP2)。弹性,ΔP/ΔV,为顺应性的倒数。ICP,颅内压; ICV,颅内体积; ΔV,体积变化; ΔP,压力变化。

尽管联系紧密,颅内压(ICP)的升高和脑疝仍然可以独立发生。颅内高压定义为ICP持续升高( > 5分钟)至22 mmHg以上。获得具体的颅内压数值需要侵入性监测,但在此之前某些临床和生理现象可提示升高的颅内压。脑疝综合征是由颅腔内压力梯度引起的脑实质移位,从而压迫或移动脑干、脑神经或脑血管。血管压迫引起的缺血或梗死可导致水肿和顺应性的进一步恶化。

大脑信号的病因在解剖结构上可以分为轴外,局灶性或弥漫性脑实质内过程(附表2-1)。在大脑信号发生的紧急情况下,即使病因机制尚未充分解释,也要采取相应的急救措施。

### 三、诊断

颅内压升高的临床症状包括头痛,恶心和呕吐,或精神状态改变。颅内压升高的患者可表现为高血压,心动过缓,不规则呼吸或呼吸暂停(库欣三联征),所有三种征象共同出现不常见,并且通常较晚。常见的脑疝发生部位是扣带回(大脑镰下疝),内侧颞叶(钩回疝)和小脑下部(小脑扁桃体疝)(附图2-3)。

小脑幕切迹疝主要体征是与急性意识丧失、同侧瞳孔扩张和对侧肢体偏瘫,分别是由于上行觉醒通路,动眼神经(CN Ⅲ)和皮质脊髓束的压迫或移位引起。在一部分患者中,脑疝中中脑的移位导致对侧大脑前脚(大脑脚)与小脑幕挤压,导致病灶同侧的偏瘫(Kernohan的虚假定位体征)。小脑幕切迹疝可因大脑

**附表2-1 大脑信号的病因**

- 轴外过程
  硬膜外出血
  硬膜下出血
  硬膜下积脓
  轴外脑肿瘤
  颅腔积气

- 局灶性大脑过程
  脑肿瘤(原发性,转移性)
  缺血性卒中
  原发性脑出血
  脑脓肿
  创伤性颅脑损伤
  脑积水

- 弥漫性大脑过程
  创伤性颅脑损伤
  动脉瘤性蛛网膜下腔出血
  细菌性脑膜炎和脑炎
  非细菌性神经炎症性疾病
  肝性脑病
  有毒物质代谢性脑病

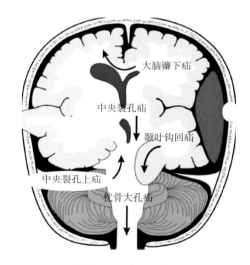

**附图2-3 脑疝的类型**

后动脉受压迫而引起同侧脑梗死。脑疝在适当和及时的治疗下可能是可逆的。在50% ~ 75%的成人伴有创伤性颅脑损伤(TBI)或伴有幕上肿物损伤的患者中观察到幕上疝的逆转。

### 四、院前注意事项

院前识别大脑信号是非常重要的,因为可以在到达急诊科(ED)之前就开始急救治疗。重要的是理解并不是所有的ICP突然升高都是由于创伤性颅脑损伤

引起。动脉破裂引起的血容量迅速增加（颅内出血）、突然发作静脉引流减少（缺血性卒中）、脑脊液快速积聚（脑积水）可增加颅内压，但无外源性的物理损伤迹象。脑疝的临床症状可能很明显，包括单侧瞳孔扩大、意识丧失、强迫姿势、高血压和心动过缓。复苏始于对气道、呼吸、循环（ABC）的管理。床头应尽可能抬高，头部和颈部应保持在中线位置，以便大脑静脉引流。如果颈部有颈圈，确保颈圈不会太紧而妨碍大脑静脉回流，从而导致静脉充血和ICP控制更加困难。虽然外伤患者通常用背板运送，但在运送过程中可以在背板下放置一个卷好的毯子或毛巾来抬高头部。轮床的头部也可以抬高以抬高背板，同时确保患者的安全以防止身体或板的滑动。气管内插管或声门上插管的患者以正常到轻微增加的呼吸频率为目标。在没有上述装置的情况下，可采用袋式面罩阀（BVM）进行辅助呼吸。如有需要，可以使用BVM进行过度换气（如有一侧瞳孔散大的脑疝症状存在时），但这应该被视为一个到达急诊室采取其他更加确切的措施之前的临时性措施。在送往医院之前进行气管插管和（或）声门上气道管理取决于提供者的技能和当地的急救政策。院前通报也很重要，以便在抵达时获得必要的医院资源（附表2-2）。

**附表2-2　颅内压/脑疝患者标准化的院前通报**

□ 身份识别/介绍（如：这是13号医务人员在过去的路上……）

□ 损伤机制（如：卒中预警、外伤、癫痫发作等）

□ 已知的相关病史

□ 生命体征（包括指尖血糖）

□ 简单的神经系统检查（如：GCS，NIHSS评分、瞳孔检查等）

□ 怀疑颅内压升高/脑疝的原因

□ 已经采取的措施

□ 问题/要求（如：镇痛？）

样本举例：

我是13号医务人员，正在前往你的治疗中心的路上，这里有一名76岁的男性，他被发现没有反应，小便失禁。对患者的初步检查显示由于他的意识状态而无气道保护能力，需要BVM然后声门上气道放置。呼吸和循环完好，他的GCS（E2V3M3）评分为8分，左侧瞳孔7 mm，无反应，右侧瞳孔4 mm。我们让他戴着c型项圈躺在背板上。生命体征：心率55次/分，呼吸30次/分，血压203/97 mmHg，氧饱和度99%，声门上气道。他有2个16G的外周静脉置管，我们以16次/分的速度进行轻度的过度换气。估计到达时间是10分钟。

## 五、诊断

### （一）神经影像学

在大脑信号的紧急情况下，应该立即进行颅脑CT检查来识别可能需要手术干预的过程。在获得影像学诊断之前，必须进行初始复苏措施和稳定，包括气道干预、循环和通气支持，以及初始高渗性治疗。根据可获得性和成像的速度，颅脑CT优于磁共振成像（MRI）。在大多数情况下，CT可以确定潜在的病变过程（附表2-1），虽然MRI可用于后期的进一步明确病因。只有在发生额外的大脑信号的风险通过药物和（或）手术干预降低后，才考虑行MRI检查。

### （二）颅内压监测

颅内压监测是有创监测，分成几种不同的类型，包括脑室内导管以及实质内、硬膜下和硬膜外的装置。进行颅内压监测的决定取决于潜在的病变过程和进一步发展的可能性。在创伤性颅脑损伤（TBI）中，脑外伤基金会（BTF）指南建议颅内压监测适用于重型颅脑损伤患者。颅内压监测的信息有助于降低在院和伤后2周的死亡率。颅内压监测适用于复苏后昏迷的重型TBI患者（GCS 3 ～ 8分），并且颅脑CT扫描有异常表现或符合以下三个标准中的至少两个：① 年龄 > 40岁；② 收缩压 < 90 mmHg；③ 不正常的肢体姿势。颅内压监测的指征在非创伤性昏迷患者中尚未得到很好的共识，但当临床怀疑存在颅内高压时，可行颅内压监测。颅内压控制的目标是22 mmHg以下，这一阈值来源于文献。

无创的ICP监测方法在早期管理危重症患者时特别有用，特别是在有创ICP监测放置前。最近，关于超声测量视神经鞘直径（ONSD）的有效性和定量瞳孔测量的研究越来越多。尽管研究结果有前景，但与侵入性ICP监测相比，寻找可靠的ONSD阈值仍是一个挑战。现有研究显示阈值范围为4.8 ～ 5.9 mm，事实上，健康的志愿者在文献中报道的ONSD可高达6.4 mm。与此同时，瞳孔定量测量法仍有希望，因为定量评估中出现异常光反应的患者与反应正常的患者相比，ICP值更高。这些研究已经应用于已知的颅脑损伤患者，但仍不清楚瞳孔测量在急诊科或院前环境中的表现。

脑灌注压（CPP），用于脑血流量（CBF）的替代参数，由以下等式估算获得：

$$脑灌注压 = 平均动脉压（MAP） - 颅内压$$

重型颅脑损伤患者管理指南推荐维持CPP 60 ～ 70 mmHg以降低2周死亡率、改善预后。对非创伤性颅内高压患者的CPP目标,目前还没有充分的研究进行阐明。

## 六、处理

### (一)对颅内高压的分级干预方法

重要的是要强调任何有ICP升高风险的患者都应采取0级干预措施。大脑信号的急救总是以评估气道通畅、通气和足够的循环开始。

### (二)0级干预

床头应该升高到 > 30°,头部保持中线位置便于大脑静脉回流。气管内吸痰等刺激可能会升高颅内压,应尽量减少。如果出现高热,应采取目标化体温管理措施(TTM)使身体温度恢复正常36 ~ 37.4℃。只应使用等渗或高渗液作为静脉补液。如果存在低钠血症(血浆 $Na^+$ < 135 mmol/L),应及时纠正。只有由脑肿瘤、脓肿或非感染性神经炎症引起的血管源性水肿才应该进行大剂量皮质类固醇治疗,否则应该避免。如果还没进行颅脑影像学检查,那么当患者可以安全放置影像检查所需位置时,则应该进行非强化的颅脑CT。

### (三)1级干预

对于颅内压急性升高,使用甘露醇或高渗盐水的高渗治疗在降低颅内压方面显示了同等效力。2019年末发表的神经重症医学会的指南阐明了各种疾病状态下的脑水肿渗透性治疗,可以作为参考。关于药物使用剂量,可以参照ENLS中药物治疗部分。甘露醇通过外周静脉注射给予0.5 ~ 1 g/kg静脉输注(IV),可以每4 ~ 6小时重复一次。当渗透压 > 320 mOsm/kg时,这样的治疗则没有益处。除了甘露醇之外,高渗盐水(HTS)的浓度为2% ~ 23.4%,可以单独进行快速滴注。高渗盐水浓度≥7.5%时应通过中心静脉导管给予,当低于此浓度时,可以使用外周血管输注,但是输注应该在大血管中,并且应该仔细检查静脉输注部位的渗漏。两项院前试验比较了外周静脉导管使用7.5%和3%氯化钠溶液并未发现有副作用,因此在大脑信号的紧急状态下,不应仅仅因为未建立中心静脉通路而延迟使用高渗盐水。骨髓内输注(IO)高渗盐水应谨慎进行,而且浓度应控制在7.5%或更低,并且存在不确定的肌坏死风险。使用23.4%高浓度氯化钠可减低颅内压和逆转脑疝。输注高渗盐水时,应确定目标血清钠浓度,并每4 ~ 6小时检查血清钠水平。急性梗阻性脑积水,如神经影像学检查所示,应通过脑室外引流(EVD)系统进行急诊处理。如果已经放置了脑室外引流系统,在颅内压急性升高时,可排出5 ~ 10 mL的脑脊液。在确定

治疗方案时,可考虑短时间( < 2小时)过度通气至30 ~ 35 mmHg的 $PaCO_2$ 水平作为一种临时治疗措施。如果颅内压无法控制和(或)临床脑疝症状不能通过1级干预解决,应考虑减压手术治疗。如果手术不合适或没有进行,则应实施2级干预措施。如果颅内压可以通过1级干预控制,则考虑重复颅脑CT以排除新的病变过程。

### (四)2级干预

如果1级干预措施未能控制颅内压,则应采取2级干预方案。如果已经使用高渗盐水进行渗透治疗的话,血钠目标应该提高。在实践中,血钠浓度 > 160 mmol/L时不太可能提供显著的额外益处。血钠的目标值是有争议的,它取决于病理生理状态。为了有效地使用高渗性治疗,需要完整的血-脑屏障和脑与血浆之间的钠离子梯度来促使水从脑中排出。一旦颅内压稳定,血钠浓度应保持在当前浓度,直到脑水肿改善。这常常需要连续输注3%氯化钠溶液,并在此期间每6小时监测血钠水平。通过增加镇静治疗可以帮助颅内压管理。异丙酚已被证明可以降低 $CMRO_2$ 和CBF的体积及颅内压。在机械通气患者中可以给予1 ~ 2 mg/kg的负荷量后持续输注[滴定到最大200 μg/(kg·min)]。异丙酚使用与循环抑制有关,特别是以静脉推注给药时,应该使用静脉输液和(或)血管收缩剂来纠正,以维持脑灌注压的目标值。接受异丙酚治疗的一小部分患者可能会出现异丙酚输注综合征,表现为代谢性酸中毒,心功能不全,横纹肌溶解和高脂血症,常常导致严重的后果。异丙酚输注综合征更可能发生于剂量 > 70 μg/(kg·min)并且输注时间 > 48小时的患者。如果异丙酚以极端速度[200 μg/(kg·min)]输注,只能作为临时措施采取,并且需其他纠正措施的情况下得以执行。严重TBI的儿童患者似乎对丙泊酚输注的不良反应特别敏感,应该避免使用这样的降低颅内压的策略。

### (五)颅脑CT

如果1级和2级干预完成后尚未进行脑部影像学检查,则应行颅脑CT以进一步明确脑疝或颅内压增高的原因。CT也用于监测任何病情恶化,例如,脑挫伤的进展或者大脑中动脉梗死的细胞毒性水肿的加重。如果颅内压对2级干预没有反应,应该考虑急诊减压手术作为挽救生命的干预措施。如果患者没有条件进行手术,应该进行3级干预。

### (六)减压术

对于发生大脑信号而内科保守治疗无效的患者,应考虑进行手术治疗。对大脑信号发生患者进行手

术减压包括：① 放置脑室外引流；② 清除轴外病变（如硬膜外血肿）；③ 脑内病灶切除（例如脑叶出血）；④ 去除脑实质（例如小脑占位）；⑤ 单侧或者双侧颅骨切除术。

那些由于局灶性占位效应导致快速神经功能恶化的患者可能从手术减压中获益，这包括脑肿瘤，脑脓肿和脑实质出血的患者，特别是出血位于脑叶或小脑时。去骨瓣减压手术可用于脑外伤引起的弥漫性脑肿胀，脑膜脑炎或非感染性神经炎症性疾病（如急性脱髓鞘性脑脊髓炎）和伴脑水肿的卒中患者，后者发病过程中去骨瓣减压手术已被广泛研究。

### （七）3级干预

3级干预代表了最激进的措施且承担了最高风险的不良反应。这方面缺乏强有力的随机化前瞻性研究，推荐是由共识所推动的。该级别治疗措施包括使用戊巴比妥钠[在30分钟～2小时内推注5～15 mg/kg，然后维持输注1～4 mg/(kg·h)]至目标颅内压水平或连续脑电图监测（EEG）呈爆发抑制。由于存在低血压等心血管并发症，一些患者不能耐受这么大剂量的戊巴比妥钠，而常需要动脉血管升压药来支持血流动力学。脑电图应持续监测，戊巴比妥钠滴定至目标ICP或脑电图5～20秒的爆发抑制。在控制颅内压的过程中，戊巴比妥钠输注持续24～96小时。戊巴比妥钠的使用与呼吸抑制，心血管不稳定，免疫抑制和麻痹性肠梗阻有关。在治疗过程中，神经系统检查受到镇静治疗的限制。停止输注后戊巴比妥钠需要数天时间才能从血浆中清除，而药物从中枢神经系统中的再分布清除却发生得更快。

中度低体温（目标核心温度32～34℃）可以降低颅内压，但尚未被证明可以改善预后。中度低体温可以由体表降温设备，静脉输注冷却液，或者血管内、食道内降温设备实现。低体温可能与寒战、心律失常、脓毒症和电解质紊乱有关，应该规范低温诱导，维持和复温的具体步骤来预防或治疗这些并发症。在急性期其他控制手段失效的部分特定患者中，可考虑使用过度通气以达到轻至中度低碳酸血症（$PaCO_2$ 25～34 mmHg）和收缩脑血管。长时间过度通气，超过6小时，可能导致或加剧缺血性损伤。因此，理想情况下过度换气应结合脑氧监测（例如颈静脉血氧饱和度，脑组织氧探头）实施，后者用于监测脑缺血。

### 七、其他监测

已经发生或者将要发生大脑信号的患者可能受益于额外的神经监测，包括颈静脉血氧饱和度，脑组织氧合和脑微透析。基于颅内压和脑灌注压的治疗忽略了关于受损大脑的生理和代谢状态的重要信息。大脑自动调节功能受损可能会限制只关注脑灌注的管理策略的有效性，对于特定的严重颅脑损伤的患者应该考虑补充的神经监测技术来优化治疗管理。然而，到目前为止，没有一种侵入性监测策略被明确证明与改善预后有关。

### （一）脑氧监测（$PbtO_2$）

最近发表的BOOST-Ⅱ研究结果证实了基于$PbtO_2$监测的治疗可降低严重TBI患者继发性颅脑损伤的风险。一项评价$PbtO_2$监测直接指导TBI治疗（BOOST-Ⅲ）的研究正在进行中。当使用$PbtO_2$监测时，可用的最佳数据表明$PbtO_2$的处理阈值为20 mmHg。$PbtO_2$监测对于TBI和其他急性神经系统疾病引起的大脑信号仍然是可考虑的选项。

使用脑组织氧传感器的研究表明，即使颅内压和脑灌注压正常，也可能发生显著的实质性缺氧。脑微透析监测脑间质乳酸、丙酮酸、葡萄糖和谷氨酸，这些大脑代谢活动的指标可以独立于颅内压和脑灌注压而改变。大脑自动调节的动态指标表示全身血流动力学参数（动脉血压或CPP）与颅内生理参数的相关性，例如颅内压（PRx），经颅多普勒CBF速度（Mx）或脑组织$PO_2$（Orx）。高度的相关性表明大脑自动调节功能丧失和低灌注或高灌注引起的损伤风险增加。

### （二）调整ICP/MAP目标

根据患者临床情况和特定脑监测数据的可用性，MAP和ICP的标准目标可以调整以最佳匹配患者需求。例如，如果一名患者清醒、无症状，颅内压超过22 mmHg或脑灌注压低于50 mmHg，可能不需要任何干预。

## 八、儿童患者

儿童患者颅内高压的治疗应遵循与成人类似的治疗方法和适应证。重要的是，婴幼儿开放的囟门并不能阻止颅内高压和脑疝的发生。最近更新的BTF指南建议严重TBI儿童建议临床医生获得无增强的颅脑CT和放置ICP监测（如果复苏后GCS≤8）。后续的管理遵循上述针对成人的0级干预措施。其他的建议包括确保足够的组织氧输送，如维持正常的$PaO_2$，如果血容量低则恢复血容量，目标血红蛋白7.0 g/dL，以及治疗凝血障碍以防止进一步的颅内或颅外出血。

治疗儿童患者ICP升高和CPP下降的阈值与成人相似，其目标是保持ICP < 20 mmHg和婴幼儿CPP >

40 mmHg，大一点的儿童和青少年CPP > 50 mmHg。由于缺乏明确的年龄依赖性CPP阈值和脑血管自动调节异常的风险，建立最佳脑灌注压可能需要进一步的神经监测（即脑组织氧压监测）。

1级干预措施也可以用于控制ICP升高，脑室外引流存在时建议从引流脑脊液开始。使用高渗盐水的高渗治疗（推荐剂量：2 ～ 10 mL/kg 3% HTS）在儿科更受欢迎，因为有更多的证据支持它比甘露醇更有效。如果使用甘露醇（推荐剂量：0.5 ～ 1 g/kg），应预期有明显的利尿作用，并应提供等渗静脉液体以防治系统性低血压。可以使用连续注入的高渗盐水。建议避免持续长时间（≥ 72小时）血钠浓度大于160 mmol/L，以最小化并发症风险，因为没有证据支持更高的血钠浓度可改善预后。

在上述指南的2级干预措施中，推荐使用咪唑安定和芬太尼优化镇静镇痛。在充分镇静镇痛的情况下，不推荐使用芬太尼或咪达唑仑治疗ICP升高。异丙酚在儿科患者中应谨慎使用，因为年轻以及与异丙酚输注综合征的TBI患者死亡率增加。在2级干预措施中可考虑的另一种镇静剂是戊巴比妥钠。

3级干预措施在儿童和成人患者中是类似的。在ICP和cEEG的指导下进行巴比妥输注，轻度低温、控制性复温，轻度、中度低碳酸血症（$PaCO_2$ 28 ～ 34 mmHg）符合当前的建议。

患有糖尿病酮症酸中毒（DKA）的患儿为特殊类别，其颅内压升高和脑疝的风险增加。有0.5% ～ 1%的DKA患儿会有严重的脑水肿，死亡率为20% ～ 25%。认为与儿童DKA神经系统并发症风险增加相关的因素有低龄，症状持续时间和严重程度，低$PCO_2$，过度积极的液体复苏，使用低张液体，使用碳酸氢钠以及血糖降低过快 > 100 mg/(dL·h)。因此，最初的复苏应该在小范围内谨慎进行，并以支持血流动力学为目的，而不是纠正脱水状态。应该避免使用碳酸氢钠和（或）胰岛素。意识状态应至少每小时检查一次。患有DKA的儿童往往会开始嗜睡，可能是由于进行性脑水肿，但他们应该对刺激保持觉醒状态。不能唤醒，视乳头水肿，有脑疝警告征象（库欣三联征）的儿童，应该接受高渗治疗。高张盐水可能优于甘露醇，因为DKA患者的渗透压已经由于葡萄糖浓度升高而升高。过度通气也可以被认为是降低ICP的一种方法，但由于DKA患者典型的Kussmal呼吸模式，他们$PaCO_2$可能已经降低。如果因意识状态不佳需要插管，则需要使用高分钟通气量模拟DKA患者代谢性酸中毒的自然呼吸代偿。

## 九、护理注意事项

对于ICP升高和（或）脑疝的高危患者应经常进行评估（每小时）。神经系统检查变差或出现颅内压增高的临床症状时应与重症监护病房医师一起处理。应以最小量的刺激进行评估，以防止ICP的进一步升高。神经重症监护病房护士应该是多学科团队的一部分，参与创建和实施大脑信号的协议。

在患者转移过程中也需要护理人员［如从急症室到ICU和（或）放射科］。护士之间的交接应包括两个护士同时完成神经评估，以确保未来检查的一致性。协助放置外部压力监测装置的护士需要在插入时、患者体位改变后、或EVD夹闭/松开时对引流系统进行初始化和校零，并记录EVD的高度。更新的颅内导管在插入时只须一次将压力归零，使其在移动或运输时更加容易。

ICP监测的波形分析、计算CPP和神经系统评估根据每个医院的指导执行，但通常至少每小时进行。当患者不稳定或接受积极治疗后，需要更频繁的评估（如评估ICP升高时的渗透性治疗效果；附图2-4）。一个正常的ICP波形类似于一座山峰（P1）和紧接其后的两个山丘波（P2和P3）。随着ICP升高，中间的波峰（P2）变得更接近P1的高度，这代表了ICP的增加，但是患者能够代偿这种变化。当压力过大而无法代偿时，P2就会大于P1和P3，因此很难看到清晰的波。波形变平或平台波可能是脑缺血或梗死的标志。

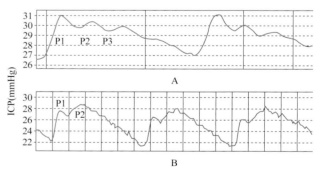

附图2-4　ICP波形
ICP曲线显示正常的脑顺应性（A，P1 > P2）与受损的脑顺应性（B，P2 > P1）。不仅ICP的绝对值很重要，而且ICP波形的结构也很重要。在B中，有创ICP波形曲线第二部分的增加（P2=脑静脉回流）是大脑顺应性差的警告信号，这提示需要更加积极的颅内高压的治疗措施。

护理在为家庭及护理人员建立关键联系信息、促进精神关怀和社会服务以及参加家庭会议方面也具有不可估量的价值。最后，对于进展到不可逆性脑疝或脑死亡的患者，护士可以通知当地器官获取机构，该机构可以与家属进行器官捐赠沟通。

## 十、沟通核对表

当沟通治疗颅内高压或脑疝患者的护理转移时，注意附表2-3中列出的关键因素。

临床要点

（1）持续的颅内压升高（ICP > 22 mmHg，> 5分钟）和急性脑疝是"大脑信号"，通过适当和及时的治疗可能是可逆的。

（2）ICP增加的临床症状包括头痛、恶心和呕吐、瞳孔改变和（或）精神状态改变。

（3）高血压、心动过缓、不规则呼吸或呼吸暂停（库欣三联征）等体征可能出现，但这三种体征同时出现的情况并不常见，而且往往是晚期发现。

（4）对于临床认为有颅内高压或脑疝症状的患者，应在临床合理的情况下尽快进行急诊颅脑CT。

（5）如果患者有临床或影像学证据表明ICP升高，且可能受益于ICP靶向干预，应使用ICP监测。

（6）所有有ICP升高风险的患者应接受0级干预，包括：抬高头部，维持正常的二氧化碳分压、PaO$_2$、钠浓度和体温。

（7）对于急性ICP升高，使用高渗治疗，使用甘露醇或高渗盐水，并优化镇静。

（8）局部占位性病变导致神经系统迅速恶化的部分患者可能受益于手术减压。

（9）对于低级别干预措施控制ICP无反应的患者，可考虑使用第3级干预措施，包括戊巴比妥钠和（或）中度低体温（32 ～ 34℃）。第3级干预措施是最积极的，同时也有最大的并发症风险。

附表2-3　转移ICP/脑疝患者过程的沟通标准

- □ 年龄
- □ 损伤机制（如：颅内出血、外伤、急性缺血性卒中等）
- □ 已知的相关病史
- □ 合并症或并发症
- □ ICP升高/脑疝的可能原因（例如，外伤后弥漫性脑水肿）
- □ 神经系统查体（治疗过程中最差、最好和当前的情况）
- □ 已经采取的控制ICP的措施和患者的反应
- □ 预期下一步的措施（例如，继续输注23.4%高渗盐水以维持目标血钠 > 145 mmol/L，并每4小时监测）

样本举例：

男性，56岁，机动车碰撞后的状态，当时他是一名没有系安全带的司机。由于患者的意识状态无法有效保护气道，需要进行气管内插管，插管已完成并且没有发生插管相关的并发症。呼吸和循环功能完好，气管插管前他的GCS（E2V3M3）为8分，左侧瞳孔为7 mm，无光反应；右侧瞳孔4 mm，有光反应。因为左侧瞳孔散大固定，他被给予了150 mL 3%的高渗盐水，并被过度通气至EtCO$_2$ 30。在这些措施后，他的瞳孔得到了改善，他的颅脑CT显示一个大的硬膜下血肿，中线偏移了6 mm。患者直接去手术室做血肿清除。他目前没有ICP监测，有3路16号的外周静脉通路。

（王　柯）

# 参考文献

［1］ ALLEN B B, CHIU Y L, GERBER L M, et al. Age-specific cerebral perfusion pressure thresholds and survival in children and adolescents with severe traumatic brain injury[J]. Pediatr Crit Care Med, 2014, 15(1): 62–70.

［2］ ANDREWS P J D, SINCLAIR H L, RODRIQUEZ R, et al. Hypothermia for intracranial hypertension after traumatic brain injury[J]. N Engl J Med, 2015, 373: 2403–2412.

［3］ BATTISON C, ANDREWS P J, GRAHAM C, et al. Randomized, controlled trial on the effect of a 20% mannitol solution and a 7.5% saline/6% dextran solution on increased intracranial pressure after brain injury[J]. Crit Care Med, 2005, 33: 196–202.

［4］ BRADY K, JOSHI B, ZWEIFEL C, et al. Real-time continuous monitoring of cerebral blood flow autoregulation using near-infrared spectroscopy in patients undergoing cardiopulmonary bypass[J]. Stroke J Cereb Circ, 2010, 41: 1951–1956.

［5］ BRAIN TRAUMA F, AMERICAN ASSOCIATION OF NEUROLOGICAL S, CONGRESS OF NEUROLOGICAL S, et al. Guidelines for the management of severe traumatic brain injury. Version IV. New York: Brain-trauma.org., 2016.

［6］ Brain Trauma Foundation. Guidelines for the management of severe traumatic brain injury[M]. 4th ed. New York: Brain-trauma.org, 2016.

［7］ BRAIN TRAUMA FOUNDATION. The use of barbiturates in the control of intracranial hypertension[J]. J Neurotrauma, 1996, 13: 711–714.

［8］ BULGER E M, MAY S, BRASEL K J, et al. Out-of-hospital hypertonic resuscitation following severe traumatic brain injury: a randomized controlled trial[J]. JAMA, 2012, 304: 1455–1464.

［9］ CHANG J J, YOUN T S, BENSON D, et al. Physiologic and functional outcome correlates of brain tissue hypoxia in traumatic brain injury[J]. Crit Care Med, 2009, 37: 283−290.

[10] CHEN H I, STIEFEL M F, ODDO M, et al. Detection of cerebral compromise with multimodality monitoring in patients with subarachnoid hemorrhage[J]. Neurosurgery, 2011, 69: 53−63 (discussion).

[11] COLES J P, MINHAS P S, FRYER T D, et al. Effect of hyperventilation on cerebral blood flow in traumatic head injury: clinical relevance and monitoring correlates[J]. Crit Care Med, 2002, 30: 1950−1959.

[12] CONTANT C F, VALADKA A B, GOPINATH S P, et al. Adult respiratory distress syndrome: a complication of induced hypertension after severe head injury[J]. J Neurosurg, 2001, 95: 560−568.

[13] COOPER D J, ROSENFELD J V, MURRAY L, et al. Decompressive craniectomy in diffuse traumatic brain injury[J]. N Engl J Med, 2011, 364: 1493−1502.

[14] CUSHING H. Concerning a definite regulatory mechanism of the vasomotor centre which controls blood pressure during cerebral compression[J]. Bull Johns Hopkins Hosp, 1901, 126: 289−292.

[15] DUBICK M A, WADE C E. A review of the efficacy and safety of 7.5% NaCl/6% dextran 70 in experimental animals and in humans[J]. J Trauma, 1994, 36: 323−330.

[16] EBERLE B M, SCHNURIGER B, INABA K, et al. Decompressive craniectomy: surgical control of traumatic intracranial hypertension may improve outcome[J]. Injury, 2010, 41: 894−898.

[17] EDGE J, HAWKINS M, WINTER D, et al. The risk and outcome of cerebral edema developing during diabetic ketoacidosis[J]. Arch Dis Child, 2001, 85: 16−22.

[18] EISENBERG H M, FRANKOWSKI R F, CONTANT C F, et al. High-dose barbiturate control of elevated intracranial pressure in patients with severe head injury[J]. J Neurosurg, 1988, 69: 15−23.

[19] FELDMAN Z, KANTER M J, ROBERTSON C S, et al. Effect of head elevation on intracranial pressure, cerebral perfusion pressure, and cerebral blood flow in head-injured patients[J]. J Neurosurg, 1992, 76: 207−211.

[20] FONG J J, SYLVIA L, RUTHAZER R, et al. Predictors of mortality in patients with suspected propofol infusion syndrome[J]. Crit Care Med, 2008, 36: 2281−2287.

[21] FRANCONY G, FAUVAGE B, FALCON D, et al. Equimolar doses of mannitol and hypertonic saline in the treatment of increased intracranial pressure[J]. Crit Care Med, 2008, 36: 795−800.

[22] FRANCONY G, FAUVAGE B. Equimolar doses of mannitol and hypertonic saline in the treatment of increased intracranial pressure[J]. Crit Care Med, 2008, 36(3): 795−800.

[23] GALICICH J H, FRENCH L A, MELBY J C. Use of dexamethasone in treatment of cerebral edema associated with brain tumors[J]. J Lancet, 1961, 81: 46−53.

[24] GLASER N, BARNETT P, MCCASLIN I, et al. Risk factors for cerebral edema in children with diabetic ketoacidosis[J]. N Engl J Med, 2001, 344: 264−269.

[25] HOFMEIJER J, KAPPELLE L J, ALGRA A, et al. Surgical decompression for space-occupying cerebral infarction (the hemicraniectomy after middle cerebral artery infarction with life-threatening edema trial [HAMLET]): a multicentre, open, randomised trial[J]. Lancet Neurol, 2009, 8: 326−333.

[26] HUTCHINSON A G, KOLIAS I S, TIMOFEEV E A, et al. Trial of decompressive craniectomy for traumatic intracranial hypertension[J]. N Engl J Med, 2016, 375: 1119−1130.

[27] ICHAI C, ARMANDO G, ORBAN J C, et al. Sodium lactate versus mannitol in the treatment of intracranial hypertensive episodes in severe traumatic brain-injured patients[J]. Intensive Care Med, 2009, 35: 471−479.

[28] JIANG J Y, XU W, LI W P, et al. Efficacy of standard trauma craniectomy for refractory intracranial hypertension with severe traumatic brain injury: a multicenter, prospective, randomized controlled study[J]. J Neurotrauma, 2005, 22: 623−628.

[29] JOHNSON R D, MAARTENS N F, TEDDY P J. Decompressive craniectomy for malignant middle cerebral artery infarction: evidence and controversies[J]. J Clin Neurosci, 2011, 18: 1018−1022.

[30] KELLIE G. Appearances observed in the dissection of two individuals; death from cold and congestion of the brain[J]. Trans Med Chir Soc Edinb, 1824, 1: 84.

[31] KELLY D F, GOODALE D B, WILLIAMS J, et al. Propofol in the treatment of moderate and severe head injury: a randomized, prospective double-blinded pilot trial[J]. J Neurosurg, 1999, 90: 1042−1052.

[32] KERNOHAN J W, WOLTMAN H W. Incisura of the crus due to contralateral brain tumour[J]. Arch Neurol Psychiatry, 1929, 21: 274−287.

[33] KERR E M, MARION D, SEREIKA M S, et al. The effect of cerebrospinal fluid drainage on cerebral perfusion in traumatic brain injured adults[J]. J Neurosurg Anesthesiol, 2000, 12: 324−333.

[34] KHOSHYOMN S, TRANMER B I. Diagnosis and management of pediatric closed head injury[J]. Semin Pediatr Surg, 2004, 13: 80−86.

[35] KOCHANEK P. Guidelines for the acute medical management of severe traumatic brain injury in infants, children, and adolescents—second edition[J]. Pediatr Crit Care Med, 2012, 13(Suppl 1): 1−84.

[36] KOENIG M A, BRYAN M, LEWIN J L 3RD, et al. Reversal of transtentorial herniation with hypertonic saline[J]. Neurology, 2008, 70(13): 1023−1029.

[37] KOENIG M A, BRYAN M, LEWIN J L 3RD, et al. Reversal of transtentorial herniation with hypertonic saline[J]. Neurology, 2008, 70: 1023−1029.

[38] LIU W G, QIU W S, ZHANG Y, et al. Effects of selective brain cooling in patients with severe traumatic brain injury: a preliminary study[J]. J Int Med Res, 2006, 34: 58−64.

[39] LONGHI L, PAGAN F, VALERIANI V, et al. Monitoring brain tissue oxygen tension in brain-injured patients reveals hypoxic episodes in normal-appearing and in perifocal tissue[J]. Intensive Care Med, 2007, 33: 2136−2142.

[40] MARION D W, OBRIST W D, CARLIER P M, et al. The use of moderate therapeutic hypothermia for patients with severe head injuries: a preliminary report[J]. J Neurosurg, 1993, 79: 354−362.

[41] MARION D W, PENROD L E, KELSEY S F, et al. Treatment of traumatic brain injury with moderate hypothermia[J]. N Engl J Med, 1997, 336: 540−546.

[42] MENDELOW A D, GREGSON B A, FERNANDES H M, et al. Early surgery versus initial conservative treatment in patients with spontaneous supratentorial intracerebral haematomas in the International Surgical Trial in Intracerebral Haemorrhage (STICH): a randomised trial[J]. Lancet, 2005, 365: 387−397.

[43] MEYER A. Herniation of the brain[J]. Arch Neurol Psychiatry, 1920, 4: 387−400.

[44] MONRO A. Observations on the structure and functions of the nervous system[M]. Edinburgh: University of Heidelberg, 1783.

[45] MUIZELAAR J P, MARMAROU A, WARD J D, et al. Adverse

effects of prolonged hyperventilation in patients with severe head injury: a randomized clinical trial[J]. J Neurosurg, 1991, 75: 731-739.

[46] NG I, LIM J, WONG H B. Effects of head posture on cerebral hemodynamics: its influences on intracranial pressure, cerebral perfusion pressure, and cerebral oxygenation[J]. Neurosurgery, 2004, 54: 593-597 (discussion 8).

[47] OLIVECRONA M, RODLING-WAHLSTROM M, NAREDI S, et al. Effective ICP reduction by decompressive craniectomy in patients with severe traumatic brain injury treated by an ICP-targeted therapy[J]. J Neurotrauma, 2007, 24: 927-935.

[48] PEREZ-BARCENA J, LLOMPART-POU J A, HOMAR J, et al. Pentobarbital versus thiopental in the treatment of refractory intracranial hypertension in patients with traumatic brain injury: a randomized controlled trial[J]. Crit Care, 2008, 12: R112.

[49] PFEFFERKORN T, EPPINGER U, LINN J, et al. Long-term outcome after suboccipital decompressive craniectomy for malignant cerebellar infarction[J]. Stroke J Cereb Circ, 2009, 40: 3045-3050.

[50] QIU W, ZHANG Y, SHENG H, et al. Effects of therapeutic mild hypothermia on patients with severe traumatic brain injury after craniotomy[J]. J Crit Care, 2007, 22: 229-235.

[51] QUARTEY G R, JOHNSTON J A, ROZDILSKY B. Decadron in the treatment of cerebral abscess: an experimental study[J]. J Neurosurg, 1976, 45: 301-310.

[52] QURESHI A, WILSON D, TRAYSTMAN R. Treatment of elevated intracranial pressure in experimental intracerebral hemorrhage: comparison between mannitol and hypertonic saline[J]. Neurosurgery, 1999, 44(5): 1055-1063.

[53] RACO A, CAROLI E, ISIDORI A, et al. Management of acute cerebellar infarction: one institution's experience[J]. Neurosurgery, 2003, 53: 1061-1065 (discussion 5-6).

[54] ROBERTS R J, BARLETTA J F, FONG J J, et al. Incidence of propofol-related infusion syndrome in critically ill adults: a prospective, multicenter study[J]. Crit Care, 2009, 13: R169.

[55] ROPPER A H. Lateral displacement of the brain and level of consciousness in patients with an acute hemispheral mass[J]. N Engl J Med, 1986, 314: 953-958.

[56] SCHMIDT B, CZOSNYKA M, RAABE A, et al. Adaptive noninvasive assessment of intracranial pressure and cerebral autoregulation[J]. Stroke J Cereb Circ, 2003, 34: 84-89.

[57] SHIOZAKI T, SUGIMOTO H, TANEDA M, et al. Effect of mild hypothermia on uncontrollable intracranial hypertension after severe head injury[J]. J Neurosurg, 1993, 79: 363-368.

[58] SKOGLUND T S, NELLGÂRD B. Long-time outcome after transient transtentorial herniation in patients with traumatic brain injury[J]. Acta Anaesthesiol Scand, 2005, 49(3): 337-340.

[59] SPERLING M A, WEINZIMER S A, TAMBORLANE W V. Chapter 10: diabetes mellitus. In: Sperling MA, editor. Pediatric endocrinology[M]. 3rd ed. Philadelphia: Elsevier, 2014.

[60] TAYLOR A, BUTT W, ROSENFELD J, et al. A randomized trial of very early decompressive craniectomy in children with traumatic brain injury and sustained intracranial hypertension[J]. Childs Nerv Syst, 2001, 17: 154-162.

[61] UDOMPHORN Y, ARMSTEAD W M, VAVILALA M S. Cerebral blood flow and autoregulation after pediatric traumatic brain injury[J]. Pediatr Neurol, 2008, 38: 225-234.

# 节选三
# 气道、通气和镇静

气道管理和呼吸支持对于急性颅脑损伤患者来说是关乎生死的。如果在一个神经功能评分进行性下降的患者身上建立人工气道失败的话，患者可能会因为呼吸停止导致低氧血症、酸中毒、心搏骤停、颅内压升高或严重的急性吸入性肺炎和急性呼吸窘迫综合征而发生继发性颅脑损伤。另一方面，诱导和插管过程本身会生理性升高颅脑损伤患者的颅内压，加重有缺血半暗带颅脑损伤患者的脑灌注异常，在需要做出决策时也暂时无法进行神经查体。

神经科患者的气道管理目标是维持足够的（而不是过度的）氧合和通气，优化大脑生理功能，保证脑组织的灌注，以及预防误吸。快速神经功能评估应该在应用镇静和肌松药物之前进行，以提供神经功能基线以及做出下一步神经内外科决策。

ENLS 推荐的气道、通气和镇静的早期处理流程（每个患者在第 1 个小时内推荐完成的评估项目，附表 3-1）。

附表 3-1　第 1 小时内气道、通气和镇静管理清单

□ 确定是否需要插管或无创正压通气

□ 插管前进行有重点的神经系统查体并记录

□ 确认气管内插管位置

□ 确定通气和氧合目标，通过动脉血气 ABG/氧饱和度 $SpO_2$/呼气末二氧化碳 $ETCO_2$ 确认

□ 确定机械通气患者是否需要镇痛和（或）镇静

## 一、评估插管的必要性

患者处于严重呼吸窘迫或者即将呼吸停止时应该立即插管。此外，患者因意识水平下降或者存在呕吐和误吸而无法"保护气道"也应该考虑气管插管。但插管存在并发症风险，可能导致显著的血流动力学不稳定，因此在决定插管前应进行充分的风险效益评估，但也不能因此延误插管时机。最后插管的决定应综合

考虑患者的生理状态、临床环境和将要进行的治疗。

在急诊室或院前面对一个不明原因浅昏迷或深昏迷的患者，可能需要转到上一级医学中心或者进一步转运做检查和有创操作，安全的气管内导管可能是最合适的气道管理选择。对于相同的患者，如果诊断已经明确，预期病情不会恶化，并且也没有转运计划，那么可以考虑更保守的气道管理策略。

（一）常见的插管指征

1. 氧合不足　这一发现可通过目视检查确定，如呼吸窘迫或发绀的证据，生命体征（如脉搏血氧饱和度低），或实验室数据（如动脉血气分析）。

2. 通气不足　通过目视检查评估通气情况，包括观察所施加的呼吸做功、通过鼻插管或经皮监测血-脑屏障测定血量和（或）动脉血气分析。

3. 缺乏气道保护能力　气道保护能力受到延髓功能、气道解剖、分泌物的性状和数量、咳嗽反射的强度以及吸痰后的吞咽能力等多种因素影响。单纯存在咽反射不足以说明气道保护能力完好。

4. 神经或心肺功能可能恶化需要转运或立即治疗　对患者病情变化的预判可以避免非计划或紧急插管，允许插管前进行充分的准备。

（二）神经系统查体（perform neurological assessment）

只要有可能，急诊气道管理应同时进行有重点的神经系统查体。通常在 2 分钟以内完成查体。镇静或插管前的神经系统查体可作为用于评价治疗干预效果的基线（如卒中、癫痫、脑积水或其他疾病），也可以用于确定是否存在进展风险的损害（如不稳定型颈椎骨折）。查体可以确定需要的检查并避免不需要的治疗，如影像学检查颈椎间隙。总的来说，插管前的神经系统查体是团队决策者的职责，他要协调整个复苏过程。查体结果应该及时记录并告知团队中负责相应治疗的成员。插管前的神经系统查体包括以下内容：

（1）觉醒程度、与周围环境的互动和定向能力。以及评估简单的皮质功能，如视觉、注意力、语言理解力和流畅度。

（2）颅神经功能。

（3）每一个肢体的运动能力。

（4）肌张力和反射。

（5）不自主动作，如震颤和抽搐。

（6）颈部压痛或全脊椎畸形。

（7）如果怀疑存在脊髓损伤则要确定感觉平面。

（三）气道评估（airway assessment）

广义的困难气道是指经过常规气道管理训练的医生在进行气管内插管尝试过程中出现面罩通气和（或）气管插管困难。根据这个定义，多达30%的急诊室插管存在"困难气道"。急性颅脑损伤患者很有可能存在困难气道，这包括因外伤而需要颈椎制动和因卒中或癫痫等神经科急症而"被发现倒地"的患者。对于所有治疗神经危重症患者的医务工作者来说，最基本的能力是识别出会增加气道管理复杂性的常见因素。识别出困难气道才能选择合适的技术（清醒光纤插管vs快速序贯诱导插管）、工具（可视喉镜vs直接喉镜）和操作者（麻醉医师vs非麻醉医师，主治医师vs实习生）。诱导前未能识别出困难气道是接下来插管尝试中未能建立气道的最重要原因。

1. "LEMON"可以有效预测急诊室中困难气管插管

（1）L=Look，观察患者有无特别外貌特征，如面部畸形，口外-颌面外伤以及异常的身体习惯等会导致面部结构特征的改变。

（2）E=Evaluate，使用3-2-2法则评估患者气道状态。

患者张开口后，门齿之间能否容纳三指？否则患者开口太小无法进行喉镜检查以及气管插管。

患者下颌（下巴）与舌骨之间能否容纳三指？否则气道太靠前没有空间容纳直接喉镜进行操作。

患者舌骨与甲状软骨上窝之间能否容纳两指？否则气道在颈部位置太高，喉镜暴露视野存在困难。

（3）M=Mallampati score，使用马氏评分来评价开口程度与舌头大小之间的关系。

Ⅰ级：可以看到软腭、整个悬雍垂和腭弓。

Ⅱ级：可以看到软腭和整个悬雍垂。

Ⅲ级：仅仅看到软腭和悬雍垂的基底部。

Ⅳ级：只可以看到硬腭。

Ⅰ级和Ⅱ级提示视野暴露容易，Ⅲ级提示困难而Ⅳ提示极困难。马氏评分理论上需要患者合作，所以

在急性颅脑损伤患者中应用可能受限。

（4）O=Obstruction/Obesity，肥胖引起的咽部软组织肥厚、声门上占位或口咽部外伤和血肿都会导致声门暴露不清。

（5）N=Neck mobility，由于外伤、强直性脊柱炎、类风湿性关节炎或年龄相关性退行性疾病导致颈椎无法活动而不能摆放嗅物位。

2. "MOANS"可以预测面罩通气困难

（1）M=Mask seal，面部畸形、面部毛发和体液会影响面罩密封性。

（2）O=Obesity/obstruction，肥胖/阻塞。

（3）A=Age > 55，年龄大于55岁。

（4）N=No teeth，没有牙齿。

（5）S=Stiff lungs，肺部僵硬。

一旦确认存在困难气道，最重要的就是及时寻求帮助。应该让最有经验的医生在床旁协助气道管理，万一气管插管失败应该有医生可以快速行气管切开或经皮气管切开术。应该在床旁准备好所有需要的工具，如声门上气道，气管导管导芯，环甲膜穿刺包以及可视喉镜。最后切记所有评估困难气道的方法都是有缺陷的，仍然可能碰到非预期的困难气道。组建一支训练有素、装备齐全且随时待命的气道管理团队可以增加存活出院率并降低气管切开率。

## 二、神经危重症患者的气管插管

多个协会已经出版了困难气道管理指南，但大多是针对择期手术和麻醉的。危重症患者的插管环境和相对稳定的手术室是完全不同的。虽然最后超过90%完成了插管，但20% ~ 25%危重症患者在插管过程中经历严重低氧血症，10% ~ 25%经历严重低血压，约2%出现心搏骤停。与其他危重症患者相比，急性颅脑损伤患者更不能耐受长时间的低氧或低血压，会导致脆弱的大脑发生继发性损伤。因此，ENLS插管流程强调循证的最佳实践，以维持插管期间充足的氧合和灌注，以及通向最终气道最直接和可靠的途径。

首先至少有两名医护人员，包括至少一名有气道管理经验的医护人员在床边。双人的存在可以减少危重症患者插管相关的并发症。

（一）神经科危重症气管插管流程

1. 清醒插管　神经科急重症患者往往缺乏气道保护能力并且可能迅速出现心血管或呼吸衰竭，医生可能不得不对患者进行紧急喉镜和插管。如果患者在吸氧状态下有自主呼吸同时氧合充足，医生不需要进

行紧急插管,应该首先考虑进行清醒插管。清醒纤支镜引导插管可以避免颈椎错位,而这在使用其他喉镜时是不可避免的,所以可以作为存在明确颈椎损伤患者气管插管技术的选择。同时对于预期困难气道或面罩通气困难者在快速序贯插管过程中可能出现的自主呼吸停止风险,清醒插管可以作为替代选项。清醒插管时通常给予中度镇静和表面麻醉,使用可曲式内镜通过口腔或鼻腔直视下到达气管。然后将装在内镜上的气管插管推入气管。清醒插管不适合有颅内压升高风险的患者。纤支镜引导下气管插管需要接受严格培训,床边必须有一名经验丰富的医生指导才能进行操作。如果清醒插管失败,医生必须根据经验选择另一种成功率最高的方案完成气道建立,可以考虑可视喉镜、喉罩或气管切开。

2. 预氧合和窒息氧合  神经危重症患者插管过程中维持足够的氧饱和度是非常重要的。任何长时间的低氧都会导致脆弱的大脑发生继发性损伤并加剧颅内高压。使用无创正压通气(NIPPV)三分钟预氧合或诱导后持续60 ～ 70 L/min加热高流量鼻导管(HHFNC)可能比高流量面罩(不能回吸式)更能有效保证插管过程中的氧合。预氧合时应该床头抬高30°。虽然随机试验结果并不一致,但大多数证据提示无论喉镜操作时使用60 ～ 70 L/min HHFNC还是15 L/min常规鼻导管的窒息氧合都可以增加低饱和度时间以及无缺氧的首次插管成功率。窒息氧合操作简单、便宜并且没有严重副作用,所以推荐在神经危重症患者的插管中应用。

### (二)颅高压患者的插管

快速序贯插管(RSI)包括同时使用快速起效的镇静剂诱导立即无反应性和神经肌肉阻滞剂达到最佳插管条件,达到建立气道的目的,减少危重症患者胃内容物误吸的风险。RSI可以减少喉镜操作相关生理反应引起的颅内压升高,所以是颅高压患者插管时的首选。昏迷并不是说不用给予药物就可以进行插管,或仅给予肌松药而不给予足够的预处理和诱导药物。虽然患者可能看起来已经没有反应了,除非使用了足够的预处理和诱导药物,喉镜和插管仍然会激发反射导致颅内压升高。

神经危重症患者的结局有赖于维持脑灌注压和氧合。通常推荐插管时维持ICP < 22 mmHg,MAP 80 ～ 110 mmHg,脑灌注压(CPP=MAP−ICP)至少60 mmHg。紧急插管时往往无法监测颅内压,因此对于存在诸如颅内占位性病变、脑积水和严重脑水肿的患者,临床医生预期他们存在颅内压升高风险时,应该

相应选择合适的血压目标。气道建立后,两个反应会加剧颅内高压。反射性交感反应(RSR)会导致心跳加快和血压升高,颅内压也会相应升高。直接喉反射也会刺激颅内压升高。对于高血压患者,RSR可能是危险的,对于已知或怀疑存在颅内压升高的低血压患者不适合RSR预处理。颅内压升高应该通过轻柔的气管操作(应该由最有经验的医生进行插管)和应用药物来减轻。

插管时防止颅内压升高的常用操作前用药简述如下。

1. 利多卡因(lidocaine)  插管前60 ～ 90秒静脉给予单剂1.5 mg/kg利多卡因可以减轻直接喉反射。但减轻RSR的证据是不一致的。它也不会降低MAP。

2. 芬太尼(fentanyl)  2 ～ 3 μg/kg的芬太尼可以减轻插管相关的RSR,应该操作前单剂给予,给予时间超过30 ～ 60秒,以减少诱导和麻醉前窒息或低通气的机会。一般不用于有低血压迹象或已经发生低血压的患者,也不用于需要依赖交感张力来维持足够血压和脑灌注的患者。

插管时的ICP也会因为体位和低通气而升高。低通气会立即引起$PaCO_2$升高,导致快速而强烈的脑血管扩张。如果已知或怀疑ICP升高,建议按以下方案操作:

(1)床头抬高 > 30°。对于那些仍需要固定胸腰椎的患者,插管时可以考虑采用反Trendelenberg体位。

(2)整个操作过程中必须保持MAP,目标值是80 ～ 100 mmHg,但不要低于插管前的血压。如果有ICP监测,保持CPP > 60 mmHg。

(3)必须使用足够的镇静镇痛控制疼痛、不适、激惹和恐惧。

(4)必须避免低通气,推荐使用定量呼气末二氧化碳测定法监测。

(5)插管全程中必须维持足够的血氧饱和度。除了采用有效的预氧合和窒息氧合外,在进行插管尝试以及任何$SpO_2$低于94%时都应该采用呼吸囊-面罩通气。

### (三)脑缺血患者的插管

对于怀疑或者证实的缺血性卒中,应该小心避免插管过程中和插管后低血压的发生。正常生理状态下脑血管循环具有良好的侧支供应。发生缺血性卒中时多数患者的梗死核心区周围有更大面积的缺血半暗带。此时缺血半暗带中包含大量扩张的血管,最大限度通过邻近脑血管循环的分流来代偿血流供应。血压升高和心动过速往往提示机体对缺血的代偿反应而不是病理反应,可能是维持缺血区域灌注所必需的。

某些血管活性药物可以逆转正常脑组织区域的血管收缩以保证血液向缺血区域的生理性分流，并且不会降低全身血压或改变全脑CPP。相对或绝对低血压发生会引起血管已经极度扩张的分水岭区发生"盗血"，导致梗死区大小显著增加。

脑缺血不仅发生于缺血性卒中，也在血管痉挛、脑外伤（TBI）、颅内外血管狭窄和心搏骤停复苏后缺氧缺血性脑病的患者中存在。TBI和心搏骤停复苏后的关键几个小时内低血压的发生和不良神经功能预后存在强相关。临床插管医生在气道管理过程中应该警惕即使短暂发生的CBF降低，尽最大努力维持CBF和全身血管张力。对于任何可能存在容量不足的患者应该在插管前给予液体快速静脉注射。脑灌注受损的患者首选氯胺酮或依托咪酯诱导。RSI中或之后根据需要给予升压药物预防低血压。过度通气对血管张力的作用会导致脑缺血进一步加重。在插管过程中维持正常二氧化碳分压，推荐早期使用动脉血$CO_2$校正$ETCO_2$以实现无创监测通气。

常规插管和全身麻醉存在风险，在需要血管内介入治疗的急性缺血性卒中患者中的应用存在争议。既然有些证据提示常规采取全身麻醉可能有害，那么对于大多数需要血管介入的缺血性卒中患者，可以考虑选择不插管的中度镇静。但对于存在延髓功能障碍的患者，他们缺乏气道保护能力，无法排痰，容易发生低氧血症和高碳酸血症，存在误吸（包括呕吐）或烦躁的高风险，所以应该考虑气管插管。仅有一项随机试验比较了急性前循环血栓形成予以紧急血管内取栓的患者中清醒镇静和插管麻醉之间的差异，但结果是阴性的。

（四）神经肌肉无力患者的插管

尽管有些罹患神经肌肉疾病的患者需要立即插管，但对于那些保留延髓功能并具有一定功能性通气储备的患者来说可以尝试无创通气结合气道清理，后者可以通过频繁使用胸部理疗和咳嗽辅助装置来实现。

任何患有神经肌肉疾病的患者一旦主诉呼吸困难，就应该进行呼吸功能评估（参见节选四）。这包括以下几方面。

（1）动脉血气检测。

（2）系列肺功能测试，包括负性吸气力（NIF）、肺活量（FVC）和最大呼气力（MEF）。

（3）评估延髓功能、颈部力量和咳嗽反射。

如果患者出现延髓功能障碍、无力排痰或无法保持气道开放，症状迅速进展，无法通过无创通气改善气体交换和呼吸费力情况，则要考虑插管。

琥珀胆碱对于重症肌无力患者是安全的，但需要2.5倍剂量才能起效。像罗库溴铵一类的非去极化肌松药也同样安全，但持续时间会延长。对于吉兰-巴雷综合征，琥珀胆碱会导致致死性的高钾血症，所以只能使用非去极化肌松药。

（五）颈椎损伤患者的插管

对于有直接颈部外伤或头部钝击伤导致意识丧失的患者，应该怀疑颈椎损伤的可能。在治疗这类患者过程中，任何的移动或像插管这样的操作都必须采取保护脊髓的措施。如果存在颈椎不稳定，那么像摆放嗅物位时的仰头-抬颏、呼吸囊-面罩通气、环状软骨压迫和直接喉镜等气道开放手法都会导致颈椎错位和脊髓损伤。喉镜检查时抬升叶片是导致颈椎位移最大的动作。因此患者存在明确颈椎损伤同时清醒、有自主呼吸并在吸氧状态下氧合稳定时最好的选择是清醒纤支镜引导插管。但患者出现急性低氧血症型或高碳酸血症型呼吸衰竭并且病情急剧恶化时则不适合采用清醒纤支镜引导插管，这类患者应该在手法轴线固定下行RSI。类似的，如果患者存在颅内高压或循环衰竭，同样也不适合清醒纤支镜引导插管。行RSI时某些移动是无法避免的，应该采取一切预防措施尽量减少颈椎移位。插管前拿下半硬质颈围的前半部分，以便喉镜时可以增加开口程度。一个助手站在患者边上，每只手分别按在患者一侧的乳突和后枕部，采用手法轴线固定（manual in-Line stabilization，MILS）保持头部位于中立位。在气管操作时助手必须保持头部稳定并轻柔地抵抗插管医生的作用力。

开放气道的基本手法中，虽然双手托颌法（jaw thrust）也会导致颈椎错位，但要优于仰头-抬颏法。环状软骨压迫手法已经不再推荐在插管时采用，它会导致颈椎向后方移位，一定不能用于有颈椎损伤的患者。MILS手法不利于声门暴露，直接喉镜（DL）插管时仅有22%可以看见会厌。可视喉镜（VL）可以改善声门暴露，因此采用MILS手法时是必需的。虽然VL比DL能更好地暴露声门，但放置气管插管进入声门时还是具有挑战性的。插管后应该妥当地重新放回半硬质颈围的前半部分。

**三、快速序贯插管（rapid sequence intubation，RSI）**

在插管前，考虑使用插管前检查表。

（一）诱导药物（induction agents）

由于镇静后低血压很常见，并会加重神经科急诊患者的继发性损伤,所以推荐使用像依托咪酯这类对血流动力学影响小的药物或者像氯胺酮这类交感神经兴奋剂。下列为一些常用于神经科急诊患者RSI药物的特性。

1. 依托咪酯(etomidate) 依托咪酯是一种短效的咪唑类衍生物,有镇静和肌松的作用,但对血流动力学影响轻微。除了会抑制肾上腺功能,依托咪酯被认为是所有常用的诱导药物中对血流动力学影响最小的药物之一,同时也适用于存在颅内压升高或脑灌注压受损的患者。依托咪酯会导致短暂的肌阵挛和局部神经兴奋,但这些现象的临床意义还不明。

2. 氯胺(ketamine) 氯胺酮是一种分离麻醉药,按2 mg/kg剂量静脉推注。氯胺酮会引起交感神经兴奋,因此从血流动力学角度考虑它是所有诱导药物中最合适的。对于存在休克或脑灌注受损的患者来说可选择它作为诱导药物。过去认为应该避免在颅内压升高的患者中使用氯胺酮。然而近期证据支持同时应用镇静药物时氯胺酮对于颅内压升高的患者是安全的。考虑到氯胺酮使用时伴有显著的交感神经兴奋,那么对于高血压继发急性颅内出血、不稳定的血管畸形或明显的缺血性心脏病,应该考虑替换氯胺酮。

3. 异丙酚/丙泊酚(propofol) 在1.5 ~ 2 mg/kg的静脉推注剂量下,异丙酚是一种可供选择的诱导剂。然而,它也是一种可能导致低血压的强效血管扩张剂,除非同时使用升压药,否则可能不适用于脑灌注压受到影响的患者。因此异丙酚可能最适用于严重高血压,特别是急性蛛网膜下腔或自发性脑实质内出血患者。

(二)神经肌肉阻滞剂

1. 琥珀胆碱 琥珀胆碱是一种去极化的神经肌肉阻滞剂,起效迅速(30 ~ 60秒)且作用时间短(5 ~ 15分钟),对于RSI是一种理想药物。RSI时剂量为1.5 ~ 2 mg/kg静脉推注。虽然会短暂升高颅内压,但不会对临床有影响。对于长期卧床的神经科患者,由于神经肌肉接头外乙酰胆碱受体上调,琥珀胆碱会引起高钾血症。这包括慢性神经病或神经肌肉疾病,如肌萎缩侧索硬化、多发性硬化、慢性肌病,以及急性颅脑或脊髓损伤后24 ~ 72小时内肢体瘫痪。因此医生在实施RSI时一定要筛查急诊神经科患者是否存在使用琥珀胆碱的禁忌证,以避免发生致死性的缓慢性心律失常、室性心律失常或心搏骤停。这些患者应该避免使用琥珀胆碱而使用非极化阻滞剂替代。

2. 非去极化阻滞剂 非去极化阻滞剂作用时间要长于琥珀胆碱。应该选择起效快且作用时间短的非去极化阻滞剂,如罗库溴铵(1.2 ~ 1.4 mg/kg静推)或维库溴铵(0.1 ~ 0.2 mg/kg静推)。罗库溴铵达到最佳插管条件的时间和琥珀胆碱一样快(45 ~ 60秒),但作用时间要长得多(45 ~ 70分钟)。在给予罗库溴铵后3分钟给予新型药物Sugammedex(16 mg/kg)可以逆转神经肌肉阻滞,可以比琥珀胆碱更快地恢复肌肉功能。因此在经常使用像罗库溴铵这类甾体神经肌肉阻滞剂的地方应该备有Sugammedex,它可以在需要迅速恢复肌肉功能的时候应用。

(三)呼吸囊通气和基本气道管理

在诱导和肌松后要应用呼吸囊-面罩通气技术(BMV)。最好两人合作进行BMV,其中一人要保证面罩的密封性同时做基本气道开放手法,如仰头-抬颏或双手托颌(必须颈椎固定时)。另一人进行呼吸囊通气。如果需要MILS则需要第三人帮助。极度肥胖患者应该摆放"斜坡"位,在上半身和头下方垫毯子,直到外耳道和胸骨上切迹成一水平。常规使用口或鼻通气道作为辅助可以极大地提高BMV效率。应该在诱导后,进行BMV和喉镜时用HHFNC或15 L/min常规鼻导管进行窒息氧合。

(四)喉镜和插管

如果BMV有效,保持氧饱和度在94%以上,允许进行至多3次喉镜和插管尝试。在尝试之间应该给予BMV并在所有时间持续给予窒息氧合。在下一次尝试中可以更换操作者(更有经验者)和(或)调整技术(从DL换成VL或Bongie)。如果BMV技术无误时仍无效,有经验的操作者可以进行单次喉镜和插管尝试。这次"单次最佳尝试"应该考虑选择可视喉镜以最大限度显露声门。所有的证据都提示VL的声门暴露率更高,所以对于经验不足的操作者或困难气道来说它的价值更大。然而随机试验并没有发现危重症患者插管中VL在首过成功率或低氧血症发生率方面更有优势。在使用Glidescope®(Verathon Medical Inc. Bothell, WA, USA)可视喉镜进行插管时推荐使用高度弯曲的硬质导管芯(stylet)以便引导气管内导管通过VL叶片的急弯到达声门。

Cormack-Lehane系统用于直接喉镜对声门暴露的分级。

(1)1级:可见整个声门。

(2)2a级:仅见部分声门。

(3)2b级:仅见声门后极(或杓状软骨)。

(4)3级:仅见会厌,看不见声门入口。

(5)4级:声门和会厌都不可见。

一定要在医学文件中记录直接喉镜声门分级,为以后的气道管理决策提供信息。

（五）失败气道（failed airway）

出现以下两种情况之一被认为是失败气道。一是"不能插管，不能通气"，BMV无法有效完成气体交换并且一名有经验的操作者进行插管时的"单次最佳尝试"失败；二是"不能插管，但能通气"，应用合适的设备（包括VL）和技术进行3次尝试插管（至少一次由有经验的操作者进行）失败，但BMV仍有效。由于这两种情况都会导致死亡或严重的缺氧性损伤，每一个参与神经危重症患者气道管理的医生都必须具备失败气道处理流程的基本知识。为了用最直接可靠的方法建立明确气道，ENLS插管流程推荐发生失败气道时尝试放置声门上气道（SGA），如喉罩（LMA）。SGA对于经验不足者来说成功率很高，并且仅需不多的训练就会使用。最好选择第二代SGA，它具有牙垫和食管/胃管，并可以作为之后盲探插管或纤支镜引导插管的导管。只要氧饱和度保持在94%以上，允许不同的操作者采用不同技术进行至多2次尝试。应该持续进行窒息氧合并且在2次尝试之间进行BMV。一旦SGA放置成功并且可以进行气体交换，可以通过SGA进行ETT插入尝试。或者可以选择进行紧急气管切开。如果SGA失败或者发生氧饱和度下降，应该立即进行外科或经皮环甲膜穿刺术。对于失败气道患者延迟实施环甲膜穿刺术是造成死亡或严重病残的重要原因。

（六）基础呼吸机设置

应该在插管后即刻恢复呼吸和血流动力学稳态。除非发生急性脑疝，机械通气的目标如下。

（1）利用最低的吸入氧浓度使氧合正常，维持血红蛋白饱和度大于94%。

（2）使通气正常达到全身pH 7.3～7.4，$PaCO_2$或$ETCO_2$ 30～40 mmHg。

（3）使呼吸功正常。

（4）预防呼吸机相关性肺损伤。

在大多数情况下，临床医生可以默认选择容量控制，潮气量为6～8 mL/kg理想体重，呼吸次数12～14次/分。但这些设定必须考虑到患者插管前的每分钟通气量。除非存在慢性高碳酸血症（如严重的COPD或睡眠呼吸障碍），以正常的$PaCO_2$为目标是合适的。对于慢性高碳酸血症患者，入院时的碳酸氢盐水平应用来估计$PaCO_2$"基线"，并以此作为接下来的治疗目标。如果存在代谢性酸中毒，应该通过通气达到正常pH。

（七）滴定通气

1. 控制性过度通气：通气，二氧化碳张力和临床结果　过度通气可以收缩脑血管和降低脑血流量，而通气不足则扩张脑血管和升高颅内压。通气障碍（尤其是过度通气）与颅脑损伤（TBI）后预后不良相关。脑创伤基金会（Brain Trauma Foundation）推荐颅脑损伤患者的目标为等二氧化碳（eucapnea）。

然而，动脉和中枢之间pH和$PaCO_2$的关系十分复杂，还没有完全明了。当TBI伴代谢性酸中毒时，血-脑屏障和CNS的缓冲能力可以在全身严重酸中毒的情况下仍保持CNS的pH和CBF。此外，慢性呼吸性酸中毒者的脑$CO_2$反应性调定点发生了改变。因此推荐通过调整机械通气纠正pH而不是$PaCO_2$，或者将估计的发病前$PaCO_2$作为治疗目标（附表3-2）。这是一个比较现实的目标，因为存在阻塞性肺疾病时希望通过通气将这些患者的$PaCO_2$降至正常是极度困难或不可能的。

2. 脑疝：通过计划性过度通气治疗脑疝和颅内高压　当颅高压患者出现脑疝，过度通气是恰当的临时措施，来降低颅内压以防止进一步的神经损伤和死亡。当$PaCO_2$接近20 mmHg时脑血管收缩至极限。因此过度通气低于这个水平时就没有更好的治疗效果了，反而极度降低$PaCO_2$会影响静脉回流、降低血压和加重脑低灌注。

过度通气时推荐行呼气末$CO_2$监测（定量二氧化碳图）。尽快跟上其他控制ICP的措施（如血压控制、渗透治疗、外科减压、低体温、代谢治疗）以撤除过度通气并恢复脑灌注。治疗颅高压时延长过度通气时间并不安全也没有效果。过度通气会严重下降CBF，增加脑组织缺血体积，撤除时可能导致ICP反跳。如果需要延长（轻度）过度通气时间，推荐应用呼气末$CO_2$和脑代谢监测（颈静脉球氧饱和度，CBF，脑组织氧，脑

附表3-2　慢性呼吸性酸中毒：基于入院$HCO_3^-$水平估计发病前$PaCO_2$

| 项 目 | 数 值 | | | | | | | |
|---|---|---|---|---|---|---|---|---|
| 入院$HCO_3^-$ | 45 | 42 | 39 | 36 | 33 | 30 | 27 | 24 |
| 预测值 | 92.5 | 85 | 77.5 | 70 | 62.5 | 55 | 47.5 | 40 |

微透析)以判别组织灌注允足。

3. 酸性和碱性低碳酸血症 当患者存在自发性低碳酸血症时可能存在两种情况:一是对全身代谢性酸中毒的反应说明存在高通气需求,二是当通气超过全身代谢需求时出现碱血症。

当通气的驱动力来自代谢性酸中毒时,不推荐使用镇静或肌松药来抑制呼吸,除非直接脑化学检测提示过度通气导致脑代谢恶化。此时医生必须选择其他方法来缓冲pH。

机械通气的TBI患者出现低碳酸血症的预后要比维持正常二氧化碳分压者差。但没有插管的患者出现低碳酸血症则不会影响预后,这提示后者的低碳酸血症可能是一种生理反应,不应该抑制它。

尽管数十年前已经知道急性颅脑损伤患者可能出现碱性低碳酸血症,但我们对其机制知之甚少。颅脑损伤后碱性低碳酸血症在理论上可以通过多种生理和病理生理机制解释,对于个体患者可能至少存在一种以上的机制发挥作用。

(1)脑组织通过急性过度通气来缓冲酸中毒,直到CNS中碳酸氢盐代偿机制开始发挥作用。

(2)疼痛、焦虑、恐惧或激越治疗不充分。

(3)发热。

(4)颅内压升高的自动调节。

(5)脑室系统内亚铁血红素(heme)裂解产物或乳酸积聚。

(6)第四脑室底上的化学感受器直接受压。

(7)脑桥、中脑和更高级皮质的传入信号对延髓呼吸节律中枢的生理性调节紊乱。

近期一项针对重型颅脑损伤的脑组织氧监测中发现,自发性碱性低碳酸血症会降低呼气末$CO_2$并导致脑组织缺氧加重,提示碱性低碳酸血症可能是有害的。现在还不清楚碱性低碳酸血症到底是生理性还是病理性反应,当过度通气引起了脑缺血或增加了全身代谢需求和呼吸功时是有害的,仅在有以上证据时才推荐抑制这种过度呼吸反应。

## 四、氧合和预后

缺氧是导致继发性颅脑损伤的主要原因,脑外伤和脑缺血对低氧尤其易感。类似的,给予急性患者高于生理水平的氧气也可能导致再灌注损伤加重和预后更差。高氧血症会增加氧自由基产生,超过组织损伤部位的抗氧化剂浓度,会直接损伤呼吸道上皮和肺泡,引起炎症反应和高碳酸血症,导致吸收性肺不张。复苏后即刻的高氧血症($PaO_2 > 300$ mmHg)是脑外伤

和心搏骤停的独立不良预后危险因素,但也不是所有文献都支持这个观点。推荐在插管前的预氧合中使用100%氧气,但插管成功后应该立即降至50%或最低的吸入氧浓度以维持氧饱和度95%~100%。2010版美国心脏协会心搏骤停复苏后管理指南也推荐采用正常氧含量的策略。

(一)氧合和通气监测

氧合应该通过脉搏血氧测定法监测,如果怀疑脉搏血压测定法不准确,可以选择动脉血气分析。肢端灌注差、酸中毒、升压药的使用、贫血、碳氧血红蛋白血症、高铁血红蛋白血症和组织缺氧都会影响脉搏血氧测定法的准确性。

通气通常通过系列动脉血气分析监测,如果采集不到动脉血样,也可以用静脉血气分析作为替代。呼气中的呼气末$CO_2$测定提供了一种吸引人的连续监测方式,这对监测通气趋势非常有用。一项研究显示头部外伤患者院前即出现严重过度通气($PaCO_2 < 20$ mmHg)的死亡率更高,而医护人员在定量$CO_2$测定的帮助下可以有效降低过度通气发生率。另一项类似的严重外伤研究显示,有医生监测$ETCO_2$时患者到达医院时"正常二氧化碳"更多。

$ETCO_2$监测不仅反映通气情况,也显示全身灌注状态,$ETCO_2$和血中$PaCO_2$之间的关系可变,尤其是伴有严重生理错位时。对于住院患者,$ETCO_2$要一直通过动脉血$PaCO_2$校正。当伴有肺部疾病和通气-灌注不匹配时$ETCO_2$和$PaCO_2$可能发生显著变化。

(二)肺损伤(lung injury)

急性肺损伤(ALI)或急性呼吸窘迫综合征(ARDS)者很容易发生肺损伤,被称为呼吸机诱导肺损伤(VILI)或呼吸机相关性肺损伤(VALI)。ALI和ARDS其实代表一组双侧肺实质浸润的疾病谱,表现为没有左心室衰竭的严重低氧血症,起病极其快速。这些患者往往需要高浓度氧和提高平均气道压力才能满足足够的气体交换。

ALI和ARDS患者循环中常有高水平的炎症介质,会导致其他器官损伤,而不当的通气会加剧这些损伤。VALI被认为和以下原因有关。

(1)气压伤:高呼吸机压力尤其是高平台压会导致气压伤。

(2)容量伤:潮气量大时即使呼吸机压力不高也会导致容量伤。

(3)剪切伤(atelectrauma):肺泡囊反复打开和关闭会导致表面活性物质缺乏而产生剪切力。

(4)高吸入氧浓度。

（5）高循环炎症因子水平。

已经提出许多通气模式和技术用来治疗ARDS相关的严重气体交换异常，这里仅包括一些重要策略。

ALI或ARDS患者的策略应该是选择低潮气量（6 mL/kg），低平台压（< 30 mmHg），足够的呼气末正压（PEEP）以防肺泡在间歇期塌陷，并将吸入氧分数尽快降低至0.6以下。虽然低潮气量机械通气的标志性研究强调允许性高碳酸血症，但是二氧化碳是强力CBF调节剂，所以这个策略必须考虑和颅高压相平衡。几项小型研究提示，肺保护性通气策略导致的轻度高碳酸血症对于颅内压升高患者是可以耐受的，但在常规应用前还需要更多数据证明这是安全的。俯卧位也会增加ICP，几项研究显示ICP少量增加可以被氧合的显著改善而抵消。

当肺顺应性低时，气道压力可能传递给胸腔内血管从而间接增加ICP。这个生理学解释曾用来为颅脑外伤采用低PEEP通气策略辩护，接下来的研究显示，颅脑损伤患者可以很好地耐受PEEP，尤其当肺顺应差而血压可以维持时。不推荐采用无PEEP通气，因为这会增加剪切伤概率。然而气道压和ICP、CPP、脑灌注压之间关系密切，应该根据每个患者的生理情况制订个体化策略。

### 五、镇静（sedation）

最新指南对危重症患者的疼痛、激越和谵妄管理进行了综述。

### （一）镇静的必要性

在神经危重症患者中应用镇静有利也有弊。镇静可以缓解恐惧和焦虑，降低ICP和脑氧耗，增加气管插管和机械通气耐受性，也可以降低交感神经兴奋性。镇静不足的并发症包括呼吸机不同步、患者损伤、激越、焦虑、意外拔管和颅内压升高，而精神运动性不安、疼痛、自主神经应激都会对ICP、CBF、CPP和脑氧代谢率（CMRO$_2$）产生不利影响。反之，镇静使最重要的临床评估——精确的神经系统查体进行非常困难或无法完成。而治疗或操作的决定往往有赖于精确的神经系统查体。脑生理状态的急性改变变得难以检测，而对神经预后预测的准确性也降低了。镇静会导致血管扩张，引起低血压，降低脑灌注，也会逆转有利的向缺血区域的生理性分流。即使短效镇静剂也会在脂肪组织中积聚，效果会延续超过预期的疗程。除了这些相互矛盾的优缺点外，必须充分考虑患者的舒适度（附表3-3，附表3-4）。

**附表3-3 评估和转诊时气道、通气和镇静沟通要点**

□ 插管前的意识水平和神经系统查体

□ 插管前和插管后的生命体征、血流动力学和气体交换

□ 插管时的难易程度和气管插管的位置确认

□ 通气目标，如果有条件则确认ETCO$_2$

□ 镇痛和镇静策略

**附表3-4 快速序贯插管时常用药物**

| 药 物 | 剂 量 | 起 效 | 作用时间（分钟） | 指 征 | 预 防 措 施 |
|---|---|---|---|---|---|
| 芬太尼 | 2 ~ 3 µg/kg IV > 1 ~ 2分钟 | 2 ~ 3分钟内 | 30 ~ 60 | 插管前，减弱ICP升高 | 呼吸抑制、低血压、胸壁肌肉强直少见 |
| 利多卡因 | 插管前2 ~ 3分钟 1.5 mg/kg IV | 45 ~ 90秒 | 10 ~ 20 | 插管前，减弱ICP升高 | 如果过敏或者高度心脏阻滞且没有起搏器时应该避免 |
| 艾司洛尔 | 1 ~ 2 mg/kg IV | 2 ~ 10分钟 | 10 ~ 30 | 插管前，减弱ICP升高 | 心动过缓、低血压、增加气道反应性 |
| 依托咪酯 | 0.3 mg/kg IV | 30 ~ 60秒 | 3 ~ 5 | 插管、镇静；适用于低血压，降低CBF、ICP，维持CPP | 降低癫痫阈值，抑制皮质醇合成，感染性休克时慎用 |
| 丙泊酚 | 2 mg/kg IV | 9 ~ 50秒 | 3 ~ 10 | 插管、镇静、减低ICP和气道阻力、抗癫痫 | 低血压、心肌抑制 |
| 氯胺酮 | 1.5 ~ 2 mg/kg IV | 1 ~ 2分钟 | 5 ~ 15 | 插管、镇痛、镇静、遗忘、舒张支气管、适用于低血压 | 儿茶酚胺风暴，可能升高ICP，如果没有预处理苯二氮䓬可能出现"再现"现象 |

续　表

| 药　物 | 剂　量 | 起　效 | 作用时间(分钟) | 指　征 | 预　防　措　施 |
|---|---|---|---|---|---|
| 硫喷妥钠 | 3 mg/kg IV | 30~60秒 | 5~30 | 正常血压正常容量的癫痫持续状态或颅内压升高 | 低血压,支气管痉挛 |
| 琥珀胆碱 | 1.5~2 mg/kg IV | 30~60秒 | 5~15 | 除非长期卧床者为禁忌,其他都可作为首选 | 高钾血症、肌病、神经病/失神经支配、恶性高热病史者禁用 |
| 罗库溴铵 | 1.2 mg/kg | 45~60秒 | 45~70 | 琥珀胆碱禁忌时作为肌松药 | DMV和DI慎用 |
| 维库溴铵 | 0.2 mg/kg | 3分钟以内 | 35 | RSI时不作为首选 | RSI时起效慢 DMV和DI慎用 |

注:ICP,颅内压;CBF,脑血流量;CPP,脑灌注压;DMV,困难面罩通气;DI,困难气管插管;RSI,快速序贯诱导。

### (二)镇静深度和中断

在ICU中,过度镇静镇痛会增加机械通气时间,延长ICU滞留时间和住院时间,增加抑郁、创伤后应激、感染和远期神经认知受损发生率。虽然一些神经危重症患者需要深镇静来控制ICP或癫痫持续状态,但大多数患者应该给予轻度镇静,患者可以在神经损伤的限度内被迅速唤醒和发声。应该使用有效的镇静评分进行滴定镇静,如Richmond激越镇静评分(RASS,附表3-5)或Riker镇静激越评分(SAS)。一项神经危重症中镇静评估工具的最新综述提出RASS和SAS在神经重症监护病房中是有效且有用的。推荐没有深镇静指征患者的镇静目标是RASS 0~2分(轻度镇静)。如果使用了肌松药或需要爆发-抑制时镇静应该在电生理监护下进行滴定。

随机对照试验显示,降低镇静剂量或每日暂停镇静镇痛药物可以缩短机械通气和ICU滞留时间,也可以减药物使用剂量。需要注意的是,这些试验没有纳入那些需要不间断镇静的患者,如癫痫持续状态和难治性颅高压。酒精、苯二氮䓬类或其他药物戒断的患者也无法耐受镇静中断。对于这些患者,每日降低镇静剂量是不谨慎的,但如果没有上述情况则应该进行每日镇静中断,同时适时进行自主呼吸试验。

### (三)镇痛作用

除非需要深度镇静或全身麻醉,镇痛应该先于镇静。许多患者进行充分的疼痛控制后可能就不需要镇静了,反之,大多数镇静药物没有镇痛效果。没有镇痛的镇静可能是引起谵妄的重要原因之一。输注短效镇痛药物以便中断和评估。最近的研究显示仅用短效阿片类药物(瑞芬太尼或芬太尼)输注控制疼痛和不适而不使用镇静药的镇痛化镇静(analgosedation)可以减少机械通气时间和ICU滞留时间。因此应该在所有

附表3-5　Richmond激越-镇静评分(RASS)

| 评　分 | 术　语 | 描　述 |
|---|---|---|
| +4 | 攻击行为 | 明显的攻击或暴力行为,对工作人员构成直接威胁 |
| +3 | 非常躁动不安 | 抓拔插管或其他导管,或对工作人员有攻击行为 |
| +2 | 躁动不安 | 频繁地无目的动作或人机抵抗 |
| +1 | 难以入睡 | 焦虑不安,但没有攻击性或激烈动作 |
| 0 | 清醒安静 | |
| −1 | 嗜睡 | 不完全清醒,声音刺激可以唤醒并保持(超过10秒)觉醒和眼神交流 |
| −2 | 轻度镇静 | 声音刺激可以唤醒并保持(不超过10秒)觉醒和眼神交流 |
| −3 | 中度镇静 | 声音刺激可以有动作反应(但没有眼神交流) |
| −4 | 深镇静 | 声音刺激没有反应,疼痛刺激可以有动作反应 |
| −5 | 无法唤醒 | 声音刺激或疼痛刺激都没有反应 |

无须镇静的机械通气患者中选择采用镇痛化镇静,但颅内压升高、癫痫或使用肌松药者除外。

### (四)镇静药选择

许多患者尽管用了有效的镇痛药物,可能仍需要进行镇静。几项随机试验比较了苯二氮䓬类(大多数为咪达唑仑)和丙泊酚、右美托咪定的效果。这些研

究的 meta 分析显示丙泊酚和右美托咪定比苯二氮䓬类的 ICU 滞留时间和机械通气时间更短。所以应该首选丙泊酚或右美托咪定作为持续镇静的一线药物而不是苯二氮䓬类。

（五）非药物策略

环境刺激是触发焦虑和激越的重要原因。提供安静温馨的环境，保证日夜周期，降低噪声，播放合适的音乐，朋友家人的陪伴，可以减少焦虑和激越的发生。优势半球病变会导致失语，当患者试图进行语言交流不能时会产生激越行为，以上环境措施就显得尤为重要。工作人员（sitter）帮助混乱或激动的患者重新定向时首选镇静药。急性颅脑损伤患者常有短期记忆、注意力和情绪控制方面的缺陷，这种混乱状态会导致激越发生。混乱的患者需要根据情况耐心反复地重新定向，可能减少不必要的镇静。

（六）神经危重症患者常用镇静剂

1. 丙泊酚（propofol） 丙泊酚是神经危重症中研究最多的镇静药物。它是一种脂肪乳剂，药理学上可以快速穿过血-脑屏障，可以迅速起效和中止。它可以对脑电生理和代谢活动产生有效和立即的抑制作用，而消除则不要肾脏或肝脏代谢。它的副作用包括较强的血管扩张作用和相应的低血压，较大的静脉内脂肪负荷，以及少见但致命的丙泊酚输注综合征。该综合征表现为酸中毒、肝衰竭、高甘油三酯血症和肌酸激酶水平升高。丙泊酚输注综合征可能致命，在大剂量应用的儿童和成人中多见。最新的研究发现神经危重症患者中使用丙泊酚和右美托咪定镇静都有较高的低血压发生率（30%）。因此当存在脑缺血时，应用这些药物时一定要注意低血压的危害。

2. 芬太尼（fentanyl） 芬太尼是一种阿片类激动剂，具有镇痛作用，起效快，作用时间短。它可作为镇静镇痛联合方法的一部分。

3. 苯二氮䓬类（benzodiazepines） 咪达唑仑具有起效快、作用时间短等特点，是一种理想的硬膜外镇静药物。此外，由于具有强效 GABA 活性，对血流动力学作用温和，咪达唑仑也是重要的治疗难治性癫痫持续状态的药物。在 ICU 中长期使用后咪达唑仑会在脂肪组织中积聚，除非常规进行每日中断或滴定下调剂量，其作用时间会显著延长。

在 NICU 中，间歇性激越发作给予静推咪达唑仑是很好的选择。反之，输注咪达唑仑会导致机械通气时间延长。虽然大多数研究认为咪达唑仑对血流动力学的影响和右美托咪定或丙泊酚类似，但最新研究指出与右美托咪定相比，它更少发生血流动力学不稳定。

4. 右美托咪定（dexmedetomidine） 右美托咪定是一种中枢性 α 受体激动剂，类似于可乐定，但对 $\alpha_2$ 受体的特异性更高。在 ICU 镇静使用越来越广泛。优点包括起效和止效迅速，没有显著呼吸抑制的轻中度镇静，有镇痛效果，比苯二氮䓬类谵妄发生率低。缺点包括心动过缓和低血压发生率高。

## 六、儿科进展

解剖学和生理学的差异改变了神经损伤儿童气管插管和机械通气的方法。虽然孤立性颈脊髓损伤在儿童中并不常见，但大约一半的颈髓损伤与 TBI 相关。因此，在对疑似 TBI 患儿气管插管时，应采取颈椎预防措施。TBI 或其他急性颅脑损伤儿童的气管插管指征包括吸氧无效的低氧血症、高碳酸血症（$PaCO_2$ > 45 mmHg），GCS ≤ 8，GCS 评分迅速下降，意识改变伴双侧瞳孔不等大 > 1 mm，脊柱损伤影响通气，异常气道反射，以及任何脑疝或即将疝出的临床症状。

儿童和成人气管插管前应该考虑的解剖差异如下。

（1）儿童有相对更大的舌头。

（2）上呼吸道组织更兼容且顺从。

（3）会厌更长，更窄，更松软。

（4）气管距离更短。

（5）儿童有更突出的枕骨。

儿童上气道最狭窄的部分是声门下，在环状软骨水平。儿童气道常被描述为锥形外观，与成人的圆柱形气道形成对比。然而，最近的影像学和直接可视化研究对这一描述提出了质疑，并提出椭圆形外观，具有不确定的临床意义。婴儿喉头较前（为 C3 ～ C4，成人为 C5 ～ C6），因此可通过在婴儿躯干下放置小的肩卷或填充物来优化定位，以促进插管前的定位。

实施者应注意：婴幼儿耗氧量高，易缺氧，生理储备比成人少，较早出现氧饱和度降低，迷走神经反应增强。小儿高级生命支持指南建议对于 TBI 患儿应该选择有气囊 ET 管，在维持脊柱稳定的情况下进行经口气管插管。

气囊压力不应超过 20 cmH₂O，否则可能造成黏膜缺血。基于长度的复苏带有助于为孩子选择合适的插管设备，包括刀片和气管内管的大小。（如果没有有气囊管）小儿选择无气囊管大小时可以通过年龄公式计算：4+（年龄/4）。袖口压力应根据制造商的建议进行监控和限制（通常小于 20 ～ 25 cmH₂O）。一项多中心随机对照试验表明，拔管后或使用翻边管时的长期并发症没有增加。

对小于2岁的小儿进行插管时,由于婴儿会厌偏大而且呈锐角,直接提起声门的直喉镜可能是较好的选择。垂直的00号喉镜适用于极度早产的婴儿,0号适用于中等大小的新生儿,1号适用于刚出生不久的婴儿,2号适用于2岁以上的儿童。对于年龄较大的儿童,可以使用弯刀或直刀。VL是婴幼儿的一种选择,可用于设置气道困难或相关的面部创伤。对于预料会出现气道困难的儿童,应准备一份有高级气道专家参与的紧急救援计划作为后备。如果放置适当大小的气管导管,理想的深度可以通过插入导管达到,直到唇部的厘米标记是气管导管大小的3倍。

对TBI患儿进行插管时应该小心地认为存在饱胃和颈髓损伤的情况。气管插管时应该选择脑保护快速序贯诱导,同时进行环状软骨压迫和预氧合。除非患儿出现窒息、低氧血症或脑疝征象,否则不应尝试呼吸囊-阀-面罩通气。然后,呼吸停止的婴儿的预氧合到氧合不足的时间要短于年长儿(减少100秒),改良RSI技术同时给予轻柔的压力受限面罩通气($10 \sim 12 \ cmH_2O$)和100%氧气吸入可以避免低氧血症。这项技术也可以控制高碳酸血症,保持小气道开放,而不会发生胃胀和相应并发症。尽管没有确实的证据证实环状软骨压迫可以改善临床结局,但仍应常规施行。

可以使用利多卡因预处理(1.5 mg/kg IV,最大剂量100 mg),但不能延误紧急插管。推荐对小于1岁的儿童或使用琥珀胆碱,小于5岁的儿童使用阿托品(0.02 mg/kg IV,最小剂量0.1 mg,最大单次剂量0.5 mg)。对于血流动力学不稳定的儿童,常常给予依托咪酯(0.2 ~ 0.6 mg/kg)联合罗库溴铵(1 mg/kg)或维库溴铵(0.3 mg/kg)。依托咪酯相关的肾上腺功能不足没在儿童中确认,但在选择插管最佳药物时应该予以考虑。琥珀胆碱有时应该避免,因为它会导致恶性高热、颅内压升高、高钾血症,以及其他未知的隐匿性代谢性或神经肌肉疾病相关的致死性并发症。芬太

尼(2 ~ 4 µg/kg)或氯胺酮(1 ~ 2 mg/kg)也是可选择的镇静剂,最新的儿科研究显示氯胺酮不会增加ICP并有神经保护作用。如果血流动力学稳定,咪达唑仑(0.1 ~ 0.2 mg/kg)可以和以上任何药物联用。

成功插管后,应该通过动脉血气确认氧饱和度达到90% ~ 100%和正常血二氧化碳水平(35 ~ 45 mmHg)。除非患儿出现脑疝征象,否则应该避免预防性过度通气($PaCO_2$ < 35 mmHg)。应用镇静剂时必须维持适当的血压以保证足够的脑灌注压(CPP)。推荐维持重度TBI儿童CPP介于40 ~ 50 mmHg,而婴儿要低于此范围下限,青少年要高于此范围上限。多项研究显示,CPP ≤ 40 mmHg会增加死亡率和致残率。然而对于TBI和其他神经科急诊来说,不同年龄的最佳CPP阈值还不明确。此外,脑血管自我调节异常对小于4岁的儿童很常见,使得缺乏高级神经监护手段时确认最佳阈值困难。

急性神经系统疾病患儿插管后的镇静方案是多种多样的。在儿童中,由于担心丙泊酚输注综合征,通常避免输注丙泊酚。瑞芬太尼是一种短效合成阿片类药物,通过血浆酯酶系统代谢,半衰期非常短(3 ~ 4分钟)。需要经常进行神经系统检查的儿童,开始剂量为0.1 µg/(kg·min)IV。最近一项关于严重TBI儿童的研究指出,一旦瑞芬太尼停药,检查者可以在9分钟的中位时间内进行神经系统检查。如果需要连续镇静,选择适当的镇静作用包括:阿片类药物输注如芬太尼1 ~ 4 µg/(kg·h)+间歇性苯二氮䓬类;或阿片类药物输注如芬太尼1 ~ 4 µg/(kg·h)+苯二氮䓬类如咪达唑仑0.05 ~ 0.3 mg/(kg·h)IV。以0.2 ~ 1.2 mg/(kg·h)输注右美托咪定也是一种选择,常与阿片类药物联合使用。右美托咪定在儿童急性颅脑损伤中的应用尚不明确。虽然目前的信息有限,但镇静剂对发育中的大脑的潜在神经毒性仍值得关注。最有力的证据来自动物模型,而临床研究的证据有限。

(左振兴)

# 参考文献

[ 1 ] ABEL M, EISENKRAFT J B. Anesthetic implications of myasthenia gravis[J]. Mt Sinai J Med, 2002, 69(1–2): 31–37.

[ 2 ] ABOU-CHEBL A, LIN R, HUSSAIN M S, et al. Conscious sedation versus general anesthesia during endovascular therapy for acute anterior circulation stroke: preliminary results from a retrospective, multicenter study[J]. Stroke, 2010, 41(6): 1175–1179.

[ 3 ] ALLEN B, GANTI L, DESAI B. Intubation, airway, and mechanical ventilation[M]. In: Quick hits in emergency medicine. New York: Springer, 2013.

[ 4 ] APFELBAUM J L, HAGBERG C A, CAPLAN R A, et al. Practice guidelines for management of the difficult airway: an updated report by the American Society of Anesthesiologists Task Force on Management of the difficult airway[J]. Anesthesiology, 2013, 118(2): 251–270.

［ 5 ］ AUSTIN N, KRISHNAMOORTHY V, DAGAL A. Airway management in cervical spine injury[J]. Int J Crit Illn Inj Sci, 2014, 4(1): 50−56.

［ 6 ］ BAILLARD C, FOSSE J P, SEBBANE M, et al. Noninvasive ventilation improves preoxygenation before intubation of hypoxic patients[J]. Am J Respir Crit Care Med, 2006, 74(2): 171−177.

［ 7 ］ BALAN I S, FISKUM G, HAZELTON J, et al. Oximetryguided reoxygenation improves neurological outcome after experimental cardiac arrest[J]. Stroke, 2006, 37(12): 3008−3013.

［ 8 ］ BAR-JOSEPH G, GUILBURD Y, TAMIR A, et al. Effectiveness of ketamine in decreasing intracranial pressure in children with intracranial hypertension[J]. J Neurosurg Pediatr, 2009, 4(1): 40−46.

［ 9 ］ BARR J, FRASER G L, PUNTILLO K, et al. Clinical practice guidelines for the management of pain, agitation, and delirium in adult patients in the intensive care unit[J]. Crit Care Med, 2013, 41(1): 263−306.

［10］ BEDFORD R F, PERSING J A, POBERESKIN L, et al. Lidocaine or thiopental for rapid control of intracranial hypertension?[J]. Anesth Analg, 1980, 59(6): 435−437.

［11］ BELLANI G, GRASSI A, SOSIO S, et al. Plateau and driving pressure in the presence of spontaneous breathing[J]. Intensive Care Med, 2019, 45(1): 97−98.

［12］ BELLOMO R, BAILEY M, EASTWOOD G M, et al. Arterial hyperoxia and in-hospital mortality after resuscitation from cardiac arrest[J]. Crit Care, 2011, 15(2): R90.

［13］ BERNARD S A, NGUYEN V, CAMERON P, et al. Prehospital rapid sequence intubation improves functional outcome for patients with severe traumatic brain injury: a randomized controlled trial[J]. Ann Surg, 2010, 252(6): 959−965.

［14］ BINKS M J, HOLYOAK R S, MELHUISH T M, et al. Apnoeic oxygenation during intubation in the intensive care unit: a systematic review and metaanalysis[J]. Heart Lung, 2017, 46(6): 452−457.

［15］ BITTIGAU P, SIFRINGER M, GENZ K, et al. Antiepileptic drugs and apoptotic neurodegeneration in the developing brain[J]. Proc Natl Acad Sci USA, 2002, 99(23): 15089−15094.

［16］ BOONE M D, JINADASA S P, MUELLER A, et al. The effect of positive endexpiratory pressure on intracranial pressure and cerebral hemodynamics[J]. Neurocrit Care, 2017, 26(2): 174−181.

［17］ BOSCH J, DE NOOIJ J, DE VISSER M, et al. Prehospital use in emergency patients of a laryngeal mask airway by ambulance paramedics is a safe and effective alternative for endotracheal intubation[J]. Emerg Med J, 2014, 31(9): 750−753.

［18］ BRAIN TRAUMA F, AMERICAN ASSOCIATION OF NEUROLOGICAL S, CONGRESS OF NEUROLOGICAL S, et al. Guidelines for the management of severe traumatic brain injury. VI. Indications for intracranial pressure monitoring[J]. J Neurotrauma, 2007, 24(Suppl 1): 37−44.

［19］ BRINJIKJI W, MURAD M H, RABINSTEIN A A, et al. Conscious sedation versus general anesthesia during endovascular acute ischemic stroke treatment: a systematic review and meta-analysis[J]. Am J Neuroradiol, 2015, 36(3): 525−529.

［20］ BROCK-UTNE J G. Is cricoid pressure necessary?[J]. Paediatr Anaesth, 2002, 12(1): 1−4.

［21］ BROOK A D, AHRENS T S, SCHAIF R, et al. Effect of a nursing-implemented sedation protocol on the duration of mechanical ventilation[J]. Crit Care Med, 1999, 27(12): 2609−2615.

［22］ BROWER R G, MATTHAY M A, et al. Ventilation with lower tidal volumes as compared with traditional tidal volumes for acute lung injury and the acute respiratory distress syndrome[J]. N Engl J Med, 2000, 342(18): 1301−1308.

［23］ BROWN R L, BRUNN M A, GARCIA V F. Cervical spine injuries in children: a review of 103 patients treated consecutively at a level 1 pediatric trauma center[J]. J Pediatr Surg, 2001, 36(8): 1104−1107.

［24］ BRUCKEN A, KAAB A B, KOTTMANN K, et al. Reducing the duration of 100% oxygen ventilation in the early reperfusion period after cardiopulmonary resuscitation decreases striatal brain damage[J]. Resuscitation, 2010, 81(12): 1698−1703.

［25］ CARNEY N, TOTTEN A M, O'REILLY C, et al. Guidelines for the management of severe traumatic brain injury, Fourth Edition[J]. Neurosurgery, 2017, 80(1): 6−15.

［26］ CASEY J D, JANZ D R, RUSSELL D W, et al. Bag-mask ventilation during tracheal intubation of critically ill adults[J]. N Engl J Med, 2019, 380(9): 811−821.

［27］ CHAKRAVARTHY B, SEIPP W. Direct laryngoscopy. In: Ganti L, editor. Atlas of emergency medicine procedures[M]. New York: Springer, 2016.

［28］ CHESNUT R M, MARSHALL L F, KLAUBER M R, et al. The role of secondary brain injury in determining outcome from severe head injury[J]. J Trauma, 1993, 34(2): 216−222.

［29］ CHESNUT R M, MARSHALL S B, PIEK J, et al. Early and late systemic hypotension as a frequent and fundamental source of cerebral ischemia following severe brain injury in the Traumatic Coma Data Bank[J]. Acta Neurochir Suppl (Wien), 1993, 59: 121−125.

［30］ CITERIO G, CORMIO M. Sedation in neurointensive care: advances in understanding and practice[J]. Curr Opin Crit Care, 2003, 9(2): 120−126.

［31］ COLES J P, FRYER T D, COLEMAN M R, et al. Hyperventilation following head injury: effect on ischemic burden and cerebral oxidative metabolism[J]. Crit Care Med, 2007, 35(2): 568−578.

［32］ COLLINS S R, BLANK R S. Fiberoptic intubation: an overview and update[J]. Respir Care, 2014, 59(6): 865−878.

［33］ CONNOLLY E S J R, RABINSTEIN A A, CARHUAPOMA J R, et al. Guidelines for the management of aneurysmal subarachnoid hemorrhage: a guideline for healthcare professionals from the American Heart Association/American Stroke Association[J]. Stroke, 2012, 43(6): 1711−1737.

［34］ COOK T M, KELLY F E. Time to abandon the 'vintage' laryngeal mask airway and adopt second-generation supraglottic airway devices as first choice[J]. Br J Anaesth, 2015, 115(4): 497−499.

［35］ COOK T M, WOODALL N, FRERK C, et al . Major complications of airway management in the UK: results of the Fourth National Audit Project of the Royal College of Anaesthetists and the Difficult Airway Society. Part 1: anaesthesia[J]. Br J Anaesth, 2011, 106(5): 617−631.

［36］ COOK T M, WOODALL N, HARPER J, et al. Major complications of airway management in the UK: results of the Fourth National Audit Project of the Royal College of Anaesthetists and the Difficult Airway Society. Part 2: intensive care and emergency departments[J]. Br J Anaesth, 2011, 106(5): 632−642.

［37］ COOPER R M, O'SULLIVAN E, POPAT M, et al. Difficult Airway Society guidelines for the management of tracheal extubation[J]. Anaesthesia, 2013, 68(2): 217.

［38］ COPLIN W M, PIERSON D J, COOLEY K D, et al. Implications of extubation delay in brain-injured patients meeting standard weaning criteria[J]. Am J Respir Crit Care Med, 2000, 161(5): 1530−1536.

［39］ CORMACK R S, LEHANE J. Difficult tracheal intubation in obstetrics[J]. Anaesthesia, 1984, 39(11): 1105−1111.

[40] DAVIS D P, DUNFORD J V, OCHS M, et al. The use of quantitative end-tidal capnometry to avoid inadvertent severe hyperventilation in patients with head injury after paramedic rapid sequence intubation[J]. J Trauma, 2004, 56(4): 808−814.

[41] DAVIS D P, IDRIS A H, SISE M J, et al. Early ventilation and outcome in patients with moderate to severe traumatic brain injury[J]. Crit Care Med, 2006, 34(4): 1202−1208.

[42] DAVIS D P, PEAY J, SERRANO J A, et al. The impact of aeromedical response to patients with moderate to severe traumatic brain injury[J]. Ann Emerg Med, 2005, 46(2): 115−122.

[43] DAVIS D P, PEAY J, SISE M J, et al. The impact of prehospital endotracheal intubation on outcome in moderate to severe traumatic brain injury[J]. J Trauma, 2005, 58(5): 933−939.

[44] DAVIS D P, STERN J, SISE M J, et al. A follow-up analysis of factors associated with head-injury mortality after paramedic rapid sequence intubation[J]. J Trauma, 2005, 59(2): 486−490.

[45] DE JONG A, MOLINARI N, CONSEIL M, et al. Video laryngoscopy versus direct laryngoscopy for orotracheal intubation in the intensive care unit: a systematic review and meta-analysis[J]. Intensive Care Med, 2014, 40(5): 629−639.

[46] DEOGAONKAR A, GUPTA R, DEGEORGIA M, et al. Bispectral Index monitoring correlates with sedation scales in brain-injured patients[J]. Crit Care Med, 2004, 32(12): 2403−2406.

[47] DEVABHAKTHUNI S, ARMAHIZER M J, DASTA J F, et al. Analgosedation: a paradigm shift in intensive care unit sedation practice[J]. Ann Pharmacother, 2012, 46(4): 530−540.

[48] DEVLIN J W, SKROBIK Y, GELINAS C, et al. Clinical practice guidelines for the prevention and management of pain, agitation/sedation, delirium, immobility, and sleep disruption in adult patients in the ICU[J]. Crit Care Med, 2018, 46(9): 825−873. (Current standard for the use of sedation and analgesia in the critically ill.)

[49] DHAKAL L P, DIAZ-GOMEZ J L, FREEMAN W D. Role of anesthesia for endovascular treatment of ischemic stroke: do we need neurophysiological monitoring?[J]. Stroke, 2015, 46(6): 1748−1754.

[50] DONEGAN M F, BEDFORD R F. Intravenously administered lidocaine prevents intracranial hypertension during endotracheal suctioning[J]. Anesthesiology, 1980, 52(6): 516−518.

[51] DOWNARD C, HULKA F, MULLINS R J, et al. Relationship of cerebral perfusion pressure and survival in pediatric brain-injured patients[J]. J Trauma, 2000, 49(4): 648−654.

[52] DUF J P, TOPJIAN A, BERG M D, et al. 2018 American Heart Association focused update on pediatric advanced life support: an update to the American Heart Association guidelines for cardiopulmonary resuscitation and emergency cardiovascular care[J]. Circulation, 2018, 138(23): 731−739.

[53] DUMONT T M, VISIONI A J, RUGHANI A I, et al. Inappropriate prehospital ventilation in severe traumatic brain injury increases in-hospital mortality[J]. J Neurotrauma, 2010, 27(7): 1233−1241.

[54] DYER B A, WHITE W A J R, LEE D, et al. The relationship between arterial carbon dioxide tension and end-tidal carbon dioxide tension in intubated adults with traumatic brain injuries who required emergency craniotomies[J]. Crit Care Nurs Q, 2013, 36(3): 310−315.

[55] ELIAS-JONES A C, PUNT J A, TURNBULL A E, et al. Management and outcome of severe head injuries in the Trent region 1985−90[J]. Arch Dis Child, 1992, 67(12): 1430−1435.

[56] ELLIS D Y, HARRIS T, ZIDEMAN D. Cricoid pressure in emergency department rapid sequence tracheal intubations: a risk-benefit analysis[J]. Ann Emerg Med, 2007, 50(6): 653−665.

[57] ELMER J, SCUTELLA M, PULLALAREVU R, et al. The association between hyperoxia and patient outcomes after cardiac arrest: analysis of a high-resolution database[J]. Intensive Care Med, 2015, 41(1): 49−57.

[58] ELY E W, TRUMAN B, SHINTANI A, et al. Monitoring sedation status over time in ICU patients: reliability and validity of the Richmond Agitation Sedation Scale (RASS)[J]. JAMA, 2003, 289(22): 2983−2991.

[59] FILANOVSKY Y, MILLER P, KAO J. Myth: Ketamine should not be used as an induction agent for intubation in patients with head injury[J]. CJEM, 2010, 12(2): 154−157.

[60] FLETCHER J J, WILSON T J, RAJAJEE V, et al. Changes in therapeutic intensity level following airway pressure release ventilation in severe traumatic brain injury[J]. J Intensive Care Med, 2018, 33(3): 196−202.

[61] FRANKLIN C, SAMUEL J, HU T C. Life-threatening hypotension associated with emergency intubation and the initiation of mechanical ventilation[J]. Am J Emer Med, 1994, 12(4): 425−428.

[62] FREEMAN S S, UDOMPHORN Y, ARMSTEAD W M, et al. Young age as a risk factor for impaired cerebral autoregulation after moderate to severe pediatric traumatic brain injury[J]. Anesthesiology, 2008, 108(4): 588−595.

[63] FRERK C, MITCHELL V S, MCNARRY A F, et al. Difficult Airway Society 2015 guidelines for management of unanticipated difficult intubation in adults[J]. Br J Anaesth, 2015, 115(6): 827−848.

[64] GAITHER J B, SPAITE D W, BOBROW B J, et al. Balancing the potential risks and benefits of out-of-hospital intubation in traumatic brain injury: the intubation/hyperventilation effect[J]. Ann Emerg Med, 2012, 60(6): 732−736.

[65] GHOLAMZADEH S, JAVADI M. Effect of endotracheal suctioning on intracranial pressure in severe head-injured patients[J]. Crit Care, 2009, 13(Suppl 1): 80.

[66] GRIESDALE D E, CHAU A, ISAC G, et al. Video-laryngoscopy versus direct laryngoscopy in critically ill patients: a pilot randomized trial[J]. Can J Anaesth, 2012, 59(11): 1032−1039.

[67] GRIESDALE D E, LIU D, MCKINNEY J, et al. Glidescope(R) video-laryngoscopy versus direct laryngoscopy for endotracheal intubation: a systematic review and meta-analysis[J]. Can J Anaesth, 2012, 59(1): 41−52.

[68] GROF T M, BLEDSOE K A. Evaluating the use of dexmedetomidine in neurocritical care patients[J]. Neurocrit Care, 2010, 12(3): 356−361.

[69] GRONERT G A. Cardiac arrest after succinylcholine: mortality greater with rhabdomyolysis than receptor upregulation[J]. Anesthesiology, 2001, 94(3): 523−529.

[70] HARDMAN J G, AITKENHEAD A R. Estimating alveolar dead space from the arterial to end-tidal $CO_2$ gradient: a modeling analysis[J]. Anesth Analg, 2003, 97(6): 1846−1851.

[71] HAUSWALD M, SKLAR D P, TANDBERG D, et al. Cervical spine movement during airway management: cinefuoroscopic appraisal in human cadavers[J]. Am J Emerg Med, 1991, 9(6): 535−538.

[72] HELM M, SCHUSTER R, HAUKE J, et al. Tight control of prehospital ventilation by capnography in major trauma victims[J]. Br J Anaesth, 2003, 90(3): 327−332.

[73] HENZLER D, COOPER D J, TREMAYNE A B, et al. Early modifiable factors associated with fatal outcome in patients with

severe traumatic brain injury: a case control study[J]. Crit Care Med, 2007, 35(4): 1027−1031.

[ 74 ] HIGGS A, MCGRATH B A, GODDARD C, et al. Guidelines for the management of tracheal intubation in critically ill adults[J]. Br J Anaesth, 2018, 120(2): 323−352.

[ 75 ] HIMMELSEHER S, DURIEUX M E. Revising a dogma: ketamine for patients with neurological injury?[J]. Anesth Analg, 2005, 101(2): 524−534.

[ 76 ] HUG C C J R, MCLESKEY C H, NAHRWOLD M L, et al. Hemodynamic effects of propofol: data from over 25, 000 patients[J]. Anesth Analg, 1993, 77(4 Suppl): 21−29.

[ 77 ] HUNGERFORD J L, O'BRIEN N, MOORE-CLINGENPEEL M, et al. Remifentanil for sedation of children with traumatic brain injury[J]. J Intensive Care Med, 2019, 34(7): 557−562.

[ 78 ] IYER V N, HOEL R, RABINSTEIN A A. Propofol infusion syndrome in patients with refractory status epilepticus: an 11-year clinical experience[J]. Crit Care Med, 2009, 37(12): 3024−3030.

[ 79 ] JABER S, AMRAOUI J, LEFRANT J Y, et al. Clinical practice and risk factors for immediate complications of endotracheal intubation in the intensive care unit: a prospective, multiple-center study[J]. Crit Care Med, 2006, 34(9): 2355−2361.

[ 80 ] JABER S, JUNG B, CORNE P, et al. An intervention to decrease complications related to endotracheal intubation in the intensive care unit: a prospective, multiple-center study[J]. Intensive Care Med, 2010, 36(2): 248−255.

[ 81 ] JAKOB S M, RUOKONEN E, GROUNDS R M, et al. Dexmedetomidine vs midazolam or propofol for sedation during prolonged mechanical ventilation: two randomized controlled trials[J]. JAMA, 2012, 307(11): 1151−1160.

[ 82 ] JEVTOVIC-TODOROVIC V, HARTMAN R E, IZUMI Y, et al. Early exposure to common anesthetic agents causes widespread neurodegeneration in the developing rat brain and persistent learning defcits[J]. J Neurosci, 2003, 23(3): 876−882.

[ 83 ] KARABINIS A, MANDRAGOS K, STERGIOPOULOS S, et al. Safety and efficacy of analgesia-based sedation with remifentanil versus standard hypnotic-based regimens in intensive care unit patients with brain injuries: a randomised, controlled trial[ISRCTN50308308][J]. Crit Care, 2004, 8(4): 268−280.

[ 84 ] KHINE H H, CORDDRY D H, KETTRICK R G, et al. Comparison of cufed and uncufed endotracheal tubes in young children during general anesthesia[J]. Anesthesiology, 1997, 86(3): 627−631.

[ 85 ] KILGANNON J H, JONES A E, PARRILLO J E, et al. Relationship between supranormal oxygen tension and outcome after resuscitation from cardiac arrest[J]. Circulation, 2011, 123(23): 2717−2722.

[ 86 ] KILGANNON J H, JONES A E, SHAPIRO N I, et al. Association between arterial hyperoxia following resuscitation from cardiac arrest and in-hospital mortality[J]. JAMA, 2010, 303(21): 2165−2171.

[ 87 ] KILGANNON J H, ROBERTS B W, REIHL L R, et al. Early arterial hypotension is common in the post-cardiac arrest syndrome and associated with increased in-hospital mortality[J]. Resuscitation, 2008, 79(3): 410−416.

[ 88 ] KILL C, RISSE J, WALLOT P, et al. Videolaryngoscopy with glidescope reduces cervical spine movement in patients with unsecured cervical spine[J]. J Emerg Med, 2013, 44(4): 750−756.

[ 89 ] KING B R, BAKER M D, BRAITMAN L E, et al. Endotracheal tube selection in children: a comparison of four methods[J]. Ann Emerg Med, 1993, 22(3): 530−534.

[ 90 ] KLEINMAN M E, CHAMEIDES L, SCHEXNAYDER S M, et al. Part 14: pediatric advanced life support: 2010 American Heart Association Guidelines for Cardiopulmonary Resuscitation and Emergency Cardiovascular Care[J]. Circulation, 2010, 122(18 Suppl 3): 876−908.

[ 91 ] KOCHANEK P M, CARNEY N, ADELSON P D, et al. Guidelines for the acute medical management of severe traumatic brain injury in infants, children, and adolescents—second edition[J]. Pediatr Crit Care Med, 2012, 13(Suppl 1): S1−S82.

[ 92 ] KOCHANEK P M, TASKER R C, CARNEY N, et al. Guidelines for the management of pediatric severe traumatic brain injury, third edition: update of the brain trauma foundation guidelines, executive summary[J]. Pediatr Crit Care Med, 2019, 20(3): 280−289.

[ 93 ] KOENIG M A, BRYAN M, LEWIN J L 3RD, et al. Reversal of transtentorial herniation with hypertonic saline[J]. Neurology, 2008. 70(13): 1023−1029.

[ 94 ] KOVARIK W D, MAYBERG T S, LAM A M, et al. Succinylcholine does not change intracranial pressure, cerebral blood flow velocity, or the electroencephalogram in patients with neurologic injury[J]. Anesth Analg, 1994.78(3): 469−473.

[ 95 ] LANDSMAN I. Cricoid pressure: indications and complications[J]. Paediatr Anaesth, 2004, 14(1): 43−47.

[ 96 ] LANGSJO J W, MAKSIMOW A, SALMI E, et al. S-ketamine anesthesia increases cerebral blood flow in excess of the metabolic needs in humans[J]. Anesthesiology, 2005, 103(2): 258−268.

[ 97 ] LARACH M G, ROSENBERG H, GRONERT G A, et al. Hyperkalemic cardiac arrest during anesthesia in infants and children with occult myopathies[J]. Clin Pediatr (Phila), 1997, 36(1): 9−16.

[ 98 ] LASCARROU J B, BOISRAME-HELMS J, BAILLY A, et al. video laryngoscopy vs direct laryngoscopy on successful first-pass orotracheal intubation among ICU patients: a randomized clinical trial[J]. JAMA, 2017, 317(5): 483−493.

[ 99 ] LAW J A, BROEMLING N, COOPER R M, et al. The difficult airway with recommendations for management−part 1−difficult tracheal intubation encountered in an unconscious/induced patient[J]. Can J Anaesth, 2013, 60(11): 1089−1118.

[ 100 ] LAWES E G, CAMPBELL I, MERCER D. Infation pressure, gastric insufation and rapid sequence induction[J]. Br J Anaesth, 1987, 59(3): 315−318.

[ 101 ] LEE C, JAHR J S, CANDIOTTI K A, et al. Reversal of profound neuromuscular block by sugammadex administered three minutes after rocuronium: a comparison with spontaneous recovery from succinylcholine[J]. Anesthesiology, 2009, 110(5): 1020−1025.

[ 102 ] LEV R, ROSEN P. Prophylactic lidocaine use preintubation: a review[J]. J Emerg Med, 1994, 12(4): 499−506.

[ 103 ] LEWIS S R, BUTLER A R, PARKER J, et al. Videolaryngoscopy versus direct laryngoscopy for adult patients requiring tracheal intubation[J]. Cochrane Database Syst Rev, 2016, 11: CD011136.

[ 104 ] LI J, MURPHY-LAVOIE H, BUGAS C, et al. Complications of emergency intubation with and without paralysis[J]. Am J Emerg Med, 1999, 17(2): 141−143.

[ 105 ] LINK M S, BERKOW L C, KUDENCHUK P J, et al. Adult advanced cardiovascular life support[J]. Circulation, 2015, 132(Supp 2): 444−464.

[ 106 ] LOEPKE A W, SORIANO S G. An assessment of the effects of general anesthetics on developing brain structure and neurocognitive function[J]. Anesth Analg, 2008, 106(6): 1681−1707.

[ 107 ] LOWHAGEN HENDEN P, RENTZOS A, KARLSSON J E, et

al. General anesthesia versus conscious sedation for endovascular treatment of acute ischemic stroke: the anstroke trial (anesthesia during stroke)[J]. Stroke, 2017, 48(6): 1601−1607.

[108] MACKWAY-JONES K, MOULTON C. Towards evidence based emergency medicine: best BETs from the Manchester Royal Infrmary. Gag reflex and intubation[J]. J Accid Emerg Med, 1999, 16(6): 444−445.

[109] MALCHAREK M J, ROGOS B, WATZLAWEK S, et al. Awake fberoptic intubation and self-positioning in patients at risk of secondary cervical injury: a pilot study[J]. J Neurosurg Anesthesiol, 2012, 24(3): 217−221.

[110] MALLAMPATI S R, GATT S P, GUGINO L D, et al. A clinical sign to predict difficult tracheal intubation: a prospective study[J]. Can Anaesth Soc J, 1985, 32(4): 429−434.

[111] MARTYN J A, RICHTSFELD M. Succinylcholine-induced hyperkalemia in acquired pathologic states: etiologic factors and molecular mechanisms[J]. Anesthesiology, 2006, 104(1): 158−169.

[112] MCCONNELL R A, KERLIN M P, SCHWEICKERT W D, et al. Using a postintubation checklist and time out to expedite mechanical ventilation monitoring: observational study of a quality improvement intervention[J]. Respir Care, 2016, 61(7): 902−912.

[113] MCCREDIE V A, FERGUSON N D, PINTO R L, et al. Airway management strategies for brain-injured patients meeting standard criteria to consider extubation. A prospective cohort study[J]. Ann Am Thorac Soc, 2017, 14(1): 85−93.

[114] MECHEM C C. Pulse oximetry[M]. In: Finlay G, editors. UpToDate. Waltham, MA: UpToDate Inc, 2019.

[115] MELLOTT K G, GRAP M J, MUNRO C L, et al. Patient ventilator dyssynchrony: clinical signifcance and implications for practice[J]. Crit Care Nurse, 2009, 29(6): 41−55.

[116] MOSS E, POWELL D, GIBSON R M, et al. Effect of etomidate on intracranial pressure and cerebral perfusion pressure[J]. Br J Anaesth, 1979, 51(4): 347−352.

[117] MOYNIHAN R J, BROCK-UTNE J G, ARCHER J H, et al. The effect of cricoid pressure on preventing gastric insufation in infants and children[J]. Anesthesiology, 1993, 78(4): 652−656.

[118] MUENCH E, BAUHUF C, ROTH H, et al. Effects of positive end-expiratory pressure on regional cerebral blood flow, intracranial pressure, and brain tissue oxygenation[J]. Crit Care Med, 2005, 33(10): 2367−2372.

[119] MUIZELAAR J P, MARMAROU A, WARD J D, et al. Adverse effects of prolonged hyperventilation in patients with severe head injury: a randomized clinical trial. J Neurosurg, 1991, 75(5): 731−739. (Randomized clinical trial that demonstrated that the use of prolonged hyperventilation may worsen outcomes.)

[120] MURRAY M J, VERMEULEN M J, MORRISON L J, et al. Evaluation of prehospital insertion of the laryngeal mask airway by primary care paramedics with only classroom mannequin training[J]. CJEM, 2002, 4(5): 338−343.

[121] MYATRA S N, AHMED S M, KUNDRA P, et al. The All India Difficult Airway Association 2016 guidelines for tracheal intubation in the Intensive Care Unit[J]. Indian J Anaesth, 2016, 60(12): 922−930.

[122] NEMER S N, CALDEIRA J B, SANTOS R G, et al. Effects of positive end-expiratory pressure on brain tissue oxygen pressure of severe traumatic brain injury patients with acute respiratory distress syndrome: a pilot study[J]. J Crit Care, 2015, 30(6): 1263−1266.

[123] NEMERGUT M E, AGANGA D, FLICK R P. Anesthetic neurotoxicity: what to tell the parents?[J] . Paediatr Anaesth, 2014,

24(1): 120−126.

[124] NOLAN J P, WILSON M E. Orotracheal intubation in patients with potential cervical spine injuries, an indication for the gum elastic bougie[J]. Anaesthesia, 1993, 48(7): 630−633.

[125] ODDO M, BOSEL J. Participants in the International Multidisciplinary Consensus Conference on Multimodality. Monitoring of brain and systemic oxygenation in neurocritical care patients[J]. Neurocrit Care, 2014, 21(Suppl 2): S103−S120.

[126] OERTEL M, KELLY D F, LEE J H, et al. Efcacy of hyperventilation, blood pressure elevation, and metabolic suppression therapy in controlling intracranial pressure after head injury[J]. J Neurosurg, 2002, 97(5): 1045−1053.

[127] OLIVEIRA J E S L, CABRERA D, BARRIONUEVO P, et al. Effectiveness of apneic oxygenation during intubation: a systematic review and meta-analysis[J]. Ann Emerg Med, 2017, 70(4): 483−494.

[128] OREBAUGH S L. Difficult airway management in the emergency department[J]. J Emerg Med, 2002, 22(1): 31−48.

[129] OVEREND T J, ANDERSON C M, BROOKS D, et al. Updating the evidence base for suctioning adult patients: a systematic review[J]. Can Respir J, 2009, 16(3): 6−17.

[130] PATANWALA A E, ERSTAD B L, ROE D J, et al. Succinylcholine is associated with increased mortality when used for rapid sequence intubation of severely brain injured patients in the emergency department[J]. Pharmacotherapy, 2016, 36(1): 57−63.

[131] PATEL R, LENCZYK M, HANNALLAH R S, et al. Age and the onset of desaturation in apnoeic children[J]. Can J Anaesth, 1994, 41(9): 771−774.

[132] PAULE M G, LI M, ALLEN R R, et al. Ketamine anesthesia during the first week of life can cause long-lasting cognitive deficits in rhesus monkeys[J]. Neurotoxicol Teratol, 2011, 33(2): 220−230.

[133] PAVLOV I, MEDRANO S, WEINGART S. Apneic oxygenation reduces the incidence of hypoxemia during emergency intubation: a systematic review and meta-analysis[J]. Am J Emerg Med, 2017, 35(8): 1184−1189.

[134] PEBERDY M A, CALLAWAY C W, NEUMAR R W, et al. Part 9: post-cardiac arrest care: 2010 American Heart Association Guidelines for Cardiopulmonary Resuscitation and Emergency Cardiovascular Care[J]. Circulation, 2010, 122(18 Suppl 3): S768−S786.

[135] PHIPPS L M, THOMAS N J, GILMORE R K, et al. Prospective assessment of guidelines for determining appropriate depth of endotracheal tube placement in children[J]. Pediatr Crit Care Med, 2005, 6(5): 519−522.

[136] POHL D, BITTIGAU P, ISHIMARU M J, et al. N-Methyl-D-aspartate antagonists and apoptotic cell death triggered by head trauma in developing rat brain[J]. Proc Natl Acad Sci USA, 1999, 96(5): 2508−2513.

[137] PROUGH D S, LANG J. Therapy of patients with head injuries: key parameters for management[J]. J Trauma, 1997, 42(5 Suppl): S10−S18.

[138] QURESHI A I, GEOCADIN R G, SUAREZ J I, et al. Long-term outcome after medical reversal of transtentorial herniation in patients with supratentorial mass lesions[J]. Crit Care Med, 2000, 28(5): 1556−1564.

[139] RANGEL-CASTILLA L, LARA L R, GOPINATH S, et al. Cerebral hemodynamic effects of acute hyperoxia and hyperventilation after severe traumatic brain injury[J]. J

Neurotrauma, 2010, 27(10): 1853-1863.

[140] REYNOLDS S F, HEFNER J. Airway management of the critically ill patient: rapid-sequence intubation[J]. Chest, 2005, 127(4): 1397-1412.

[141] RIKER R R, FUGATE J E. Participants in the International Multi-disciplinary Consensus Conference on Multimodality, M. Clinical monitoring scales in acute brain injury: assessment of coma, pain, agitation, and delirium[J]. Neurocrit Care, 2014, 21(Suppl 2): 27-37.

[142] RIKER R R, PICARD J T, FRASER G L. Prospective evaluation of the Sedation-Agitation Scale for adult critically ill patients[J]. Crit Care Med, 1999, 27(7): 1325-1329.

[143] RODRIGUEZ-LUNA D, PINEIRO S, RUBIERA M, et al. Impact of blood pressure changes and course on hematoma growth in acute intracerebral hemorrhage[J]. Eur J Neurol, 2013, 20(9): 1277-1283.

[144] ROSENBLATT W H, WAGNER P J, OVASSAPIAN A, et al. Practice patterns in managing the difficult airway by anesthesiologists in the United States[J]. Anesth Analg, 1998, 87(1): 153-157.

[145] SAGARIN M J, CHIANG V, SAKLES J C, et al. Rapid sequence intubation for pediatric emergency airway management[J]. Pediatr Emerg Care, 2002, 18(6): 417-423.

[146] SAKLES J C, KALIN L. The effect of stylet choice on the success rate of intubation using the GlideScope video laryngoscope in the emergency department[J]. Acad Emerg Med, 2012, 19(2): 235-238.

[147] SALHI B, STETTNER E. In defense of the use of lidocaine in rapid sequence intubation[J]. Ann Emerg Med, 2007, 49(1): 84-86.

[148] SAMANIEGO E A, MLYNASH M, CAULFELD A F, et al. Sedation confounds outcome prediction in cardiac arrest survivors treated with hypothermia[J]. Neurocrit Care, 2011, 15(1): 113-119.

[149] SAMPLE G, MCCABE P, VANDRUF T. Code critical airway teams improves patient safety[J]. Crit Care, 2010, 14(Suppl 1): 231.

[150] SAWIN P D, TODD M M, TRAYNELIS V C, et al. Cervical spine motion with direct laryngoscopy and orotracheal intubation An in vivo cinefuoroscopic study of subjects without cervical abnormality[J]. Anesthesiology, 1996, 85(1): 26-36.

[151] SCHMIDT U H, KUMWILAISAK K, BITTNER E, et al. Effects of supervision by attending anesthesiologists on complications of emergency tracheal intubation[J]. Anesthesiology, 2008, 109(6): 973-977.

[152] SCHONENBERGER S, UHLMANN L, HACKE W, et al. Effect of conscious sedation vs general anesthesia on early neurological improvement among patients with ischemic stroke undergoing endovascular thrombectomy: a randomized clinical trial[J]. JAMA, 2016, 316(19): 1986-1996.

[153] SEDER D B, MAYER S A. Critical care management of subarachnoid hemorrhage and ischemic stroke[J]. Clin Chest Med, 2009, 30(1): 103-122.

[154] SEHDEV R S, SYMMONS D A, KINDL K. Ketamine for rapid sequence induction in patients with head injury in the emergency department[J]. Emerg Med Australas, 2006, 18(1): 37-44.

[155] SENEVIRATNE J, MANDREKAR J, WIJDICKS E F, et al. Noninvasive ventilation in myasthenic crisis[J]. Arch Neurol, 2008, 65(1): 54-58.

[156] SESSLER C N, GOSNELL M S, GRAP M J, et al. The Richmond Agitation-Sedation Scale: validity and reliability in adult intensive care unit patients[J]. Am J Respir Crit Care Med, 2002, 166(10):

1338-1344.

[157] SIMPSON G D, ROSS M J, MCKEOWN D W, et al. Tracheal intubation in the critically ill: a multi-centre national study of practice and complications[J]. Br J Anaesth, 2012, 108(5): 792-799.

[158] SKIPPEN P, SEEAR M, POSKITT K, et al. Effect of hyperventilation on regional cerebral blood flow in head-injured children[J]. Crit Care Med, 1997, 25(8): 1402-1409.

[159] SORENSEN M K, BRETLAU C, GATKE M R, et al. Rapid sequence induction and intubation with rocuronium-sugammadex compared with succinylcholine: a randomized trial[J]. Br J Anaesth, 2012, 108(4): 682-689.

[160] SPIES C, MACGUILL M, HEYMANN A, et al. A prospective, randomized, double-blind, multicenter study comparing remifentanil with fentanyl in mechanically ventilated patients[J]. Intensive Care Med, 2011, 37(3): 469-476.

[161] STOCCHETTI N, FURLAN A, VOLTA F. Hypoxemia and arterial hypotension at the accident scene in head injury[J]. J Trauma, 1996, 40(5): 764-767.

[162] STOCCHETTI N, MAAS A I, CHIEREGATO A, et al. Hyperventilation in head injury: a review[J]. Chest, 2005, 127(5): 1812-1827.

[163] SU Y C, CHEN C C, LEE Y K, et al. Comparison of video laryngoscopes with direct laryngoscopy for tracheal intubation: a meta-analysis of randomised trials[J]. Eur J Anaesthesiol, 2011, 28(11): 788-795.

[164] TAN E, LOUBANI O, KURESHI N, et al. Does apneic oxygenation prevent desaturation during emergency airway management? A systematic review and meta-analysis[J]. Can J Anaesth, 2018, 65(8): 936-949.

[165] TREGGIARI M M, ROMAND J A, YANEZ N D, et al. Randomized trial of light versus deep sedation on mental health after critical illness[J]. Crit Care Med, 2009, 37(9): 2527-2534.

[166] TRZECIAK S, JONES A E, KILGANNON J H, et al. Signifcance of arterial hypotension after resuscitation from cardiac arrest[J]. Crit Care Med, 2009, 37(11): 2895-2903.

[167] WALLS R M, MURPHY M. Manual of emergency airway management[M]. 3rd ed. Philadelphia: Lippincott Williams & Wilkins, 2008.

[168] WALLS R M. Rapid-sequence intubation in head trauma[J]. Ann Emerg Med, 1993, 22(6): 1008-1013.

[169] WANG C H, CHANG W T, HUANG C H, et al. The effect of hyperoxia on survival following adult cardiac arrest: a systematic review and meta-analysis of observational studies[J]. Resuscitation, 2014, 85(9): 1142-1148.

[170] WANI T M, BISSONNETTE B, ENGELHARDT T, et al. The pediatric airway: historical concepts, new findings, and what matters[J]. Int J Pediatr Otorhinolaryngol, 2019, 121: 29-33.

[171] WEILER N, HEINRICHS W, DICK W. Assessment of pulmonary mechanics and gastric infation pressure during mask ventilation[J]. Prehospital Disaster Med, 1995, 10(2): 101-105.

[172] WEISS M, DULLENKOPF A, FISCHER J E, et al. Prospective randomized controlled multi-centre trial of cufed or uncufed endotracheal tubes in small children[J]. Br J Anaesth, 2009, 103(6): 867-873.

[173] WEISS M, GERBER A C. Rapid sequence induction in children—it's not a matter of time![J]. Paediatr Anaesth, 2008, 18(2): 97-99.

[174] WHEELER M, COTÉ C, TODRES I D. The pediatric airway[M]. In: Lerman J, Coté C, Todres ID, Philadelphia: Saunders-Elsevier, 2009.

# 节选四
# 急性非创伤性肌无力

**摘　要**：当非创伤性肌无力患者病变累及呼吸肌或伴随着自主神经功能障碍时将对生命造成威胁。大部分急性肌无力患者伴有逐步恶化的神经功能紊乱，所以，此类患者需要快速行系统评估和详细的神经系统检查来定位病变。同时，需要实验室检查和影像学来确认诊断。由于急性肌无力是神经系统急症的常见症状，故将其在神经急症生命支持（emergency neurological life support, ENLS）指南中阐述。本文通过临床症状和解剖定位来讨论急性非创伤性肌无力的病因。非创伤性肌无力的诊断、关键性病史、查体、辅助检查和治疗被归纳在后续表和附件中。

**关键词**：神经肌肉无力，急性肌无力，呼吸衰竭

## 一、简介

与急性非创伤性肌无力相鉴别的疾病既有能够威胁生命的疾病也有轻微的功能障碍。此类患者既需要个体化诊断与治疗也可能需要心肺复苏。

早期准确的诊断能及早地开展治疗或选择转诊，从而改善患者的预后。详细的病史和全面的神经系统检查有助于定位病变，缩小鉴别诊断的范围，相应的检查可证实诊断。

本文的第一部分阐述了神经系统的评估以帮助定位病变和指导临床医生诊断。本章将讨论不同的急性非创伤性肌无力，包括各自的相关特性和注意事项，还将包括一些特殊的患病儿童的注意事项。

第二部分描述了ENLS的诊治流程和治疗注意事项，包括治疗及检查的优先级、实施步骤和紧急措施。本节还详细介绍了特定的情形，包括紧急的情形、护理和院前处理的注意事项。

创伤性肌无力与慢性肌无力将不在本章中进行讨论。此外，本单元还旨在为急性非创伤性肌无力的诊断和紧急处理提供广泛适用的原则及流程，这些原则和流程可根据当地提供的诊断措施和治疗方法加以调整，以适应全球和区域的差异。

## 二、鉴别诊断

当患者的气道和通气稳定后，须询问详细的病史并做全面的神经系统检查。确认患者最后肌力正常的时间，并行简单的神经系统检查，以完成一份切实可行的鉴别诊断清单。如果可能的话，询问患者或目击者患者的发病时间，患者肌无力的部位，是否有任何感觉症状，包括麻木或刺痛，以及任何相关症状都是有帮助的。对于儿童而言，了解其发育和家族史可能有助于早期评估其是否存在代谢或神经退行性疾病相关的肌无力。

## 三、神经系统检查

确定肌无力的类型和相关的病史、检查有助于定位病损位置。不同解剖上的病变都有不同的疾病过程。颅脑损伤或脑代谢受损（如毒素）可能影响意识。

虽然一些临床检查可能受限于患者的意识，但应包括以下体征：肌无力是否影响面部、手臂、腿部或全部的肌肉，单侧还是双侧，是否存在反射，以及是否有严重的感觉缺陷。这些发现将有助于确定受影响的解剖区域。附图4-1和附表4-1区分了脑和脊髓、前角细胞、周围神经、神经肌肉接头（NMJ）和肌肉等解剖区域。

神经检查包括意识状态、语言障碍、脑神经、肌力、音调、反射、感觉和协调。

意识状态根据每个患者与检查者的互动能力来评估。格拉斯哥昏迷量表（GCS）和FOUR评分将患者的神经系统检测做了定量的评估。在紧急情况下，语言

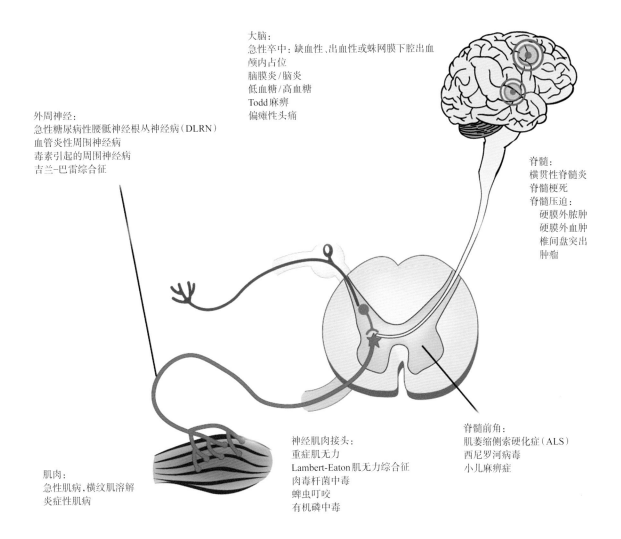

大脑：
急性卒中：缺血性、出血性或蛛网膜下腔出血
颅内占位
脑膜炎／脑炎
低血糖／高血糖
Todd 麻痹
偏瘫性头痛

外周神经：
急性糖尿病性腰骶神经根丛神经病（DLRN）
血管炎性周围神经病
毒素引起的周围神经病
吉兰-巴雷综合征

脊髓：
横贯性脊髓炎
脊髓梗死
脊髓压迫：
　硬膜外脓肿
　硬膜外血肿
　椎间盘突出
　肿瘤

神经肌肉接头：
重症肌无力
Lambert-Eaton 肌无力综合征
肉毒杆菌中毒
蜱虫叮咬
有机磷中毒

脊髓前角：
肌萎缩侧索硬化症（ALS）
西尼罗河病毒
小儿麻痹症

肌肉：
急性肌病，横纹肌溶解
炎症性肌病

附图 4-1　重症肌无力相关病损定位的解剖区域

附表 4-1　体格检查确定不同类型肌无力的解剖位置

| 解剖定位 | 肌无力的表现 | 是否存在感觉缺失 | 反 射 | 病 因 |
|---|---|---|---|---|
| 大脑皮质，脑干或脊髓 | 远侧＞近侧<br>伸肌＞屈肌<br>偏瘫或单肢瘫痪 | 取决于感觉束或皮质是否累及 | 亢进，也可最初表现为减弱而后亢进 | 急性卒中：缺血性、出血性或蛛网膜下腔出血<br>颅内肿块<br>脑膜炎／脑炎<br>低血糖／高血糖<br>Todd 麻痹<br>偏瘫性偏头痛 |
| 脊髓 | 远侧＞近侧，伸肌＞屈肌，截瘫，四肢瘫痪，很少偏瘫 | 取决于感觉束是否受累，低于一定脊柱水平的感觉丧失是特征性的表现 | 亢进，也可最初表现为减弱而后亢进 | 横贯性脊髓炎<br>脊髓梗死<br>脊髓压迫：硬膜外脓肿，椎间盘突出症，肿瘤 |
| 前角细胞 | 近端和远端肌肉，肌束震颤突出 | 缺失 | 肌肉体积严重下降，肌萎缩性侧索硬化时增加 | ALS、小儿麻痹症、西尼罗河病毒 |

续　表

| 解剖定位 | 肌无力的表现 | 是否存在感觉缺失 | 反　射 | 病　因 |
|---|---|---|---|---|
| 外周神经 | 在病变神经分布区域表现为袜套感 | 多变 | 减弱或缺失 | 吉兰-巴雷综合征<br>血管性神经病变<br>毒素<br>神经压迫综合征<br>糖尿病性骶神经根神经病 |
| 神经肌肉接头 | 首先累及眼部肌肉,颈伸肌、咽、膈肌,而后表现更广泛的肌无力 | 缺失 | 正常的,肌肉瘫痪后减弱 | 重症肌无力、Lambert-Eaton肌肉强直综合征、肉毒毒素、蜱虫叮咬、有机磷中毒 |
| 肌肉 | 近端肌肉 | 缺失 | 正常,除非肌肉严重无力 | 急性肌病,横纹肌溶解,肌炎 |

功能测试可能会受到限制,在情况更加稳定后,应检查患者遵嘱活动、命名、重复话语和阅读的能力。脑神经控制面部的运动,包括眼睛、嘴和吞咽。让患者跟随检查者的手指做"H"运动来测试眼肌的活动。让患者微笑,伸出舌头,一边说"啊",一边观察腭部和悬雍垂的运动,一边测试剩余的脑神经。在插管的患者中,吸痰可以测试咳嗽和呕吐反射。

运动检查的解读应考虑患者的年龄、理解指令的能力和合作程度。对于婴儿,检查主要依靠观察。患有卒中、偏头痛或脑炎的失语症患者可能不理解检查者的指令。重症肌无力的分级取决于患者的合作程度。

在急性情况下,肌力的测试可能不准确。对每个肌肉群进行详细的检查将有助于更好地定位病变。确定是对称或不对称的肌无力,是否影响近端或远端肢体。因为肌无力会影响到呼吸肌,所以让患者在一次呼气时尽可能地数数是对这些肌肉力量的快速评估方法。1.0 L的肺活量大致等于1～10的计数,20以上的计数是正常的。

音调可以升高或降低(松弛),可以通过被动移动患者的颈部和四肢来测试。通过快速敲击肌肉肌腱来测试反射。

感觉检查包括疼痛、温度、轻触、振动和躯体感觉。在紧急情况下,轻触和疼痛是最有用的,可以通过使用柔软的材料轻触患者的皮肤,如果需要更大程度的刺激,可以捏压患者。必须注意不要扭伤或刺伤皮肤。

协调性可以通过要求患者触摸他或她的鼻子,伸展手臂,然后触摸检查者的手指,让患者沿着胫骨从膝盖到脚踝滑动到脚跟,然后再回到膝盖来测试。在紧急情况下,步态检查通常可以不做,因为让肌无力的患者站立是不安全的。附表4-2列出了需要做的神经系统检查。

在神经系统检查中,区分上运动神经元(UMN)和下运动神经元(LMN)损伤是很重要的,尽管在急性情况下这可能很困难。上运动神经元损伤(脑和脊髓),会出现反射亢进,音调增加和Babinski征阳性。相比较而言,下运动神经元病变(从脊髓前角细胞到肌肉),会出现反射减弱,屈曲无力,肌肉萎缩,震颤(肌纤维的不自主收缩或抽搐)。然而,在急性期,UMN病变可能类似于LMN病变:弛缓性麻痹、正常或降低的音调、不稳定反射。萎缩往往不会立即出现,很少见到震颤(附表4-3～附表4-8)。

进行神经系统检查后,参考附表4-1和附图4-1,确定损伤的位置。

### 四、其他肌无力类型

(1)轻偏瘫/偏瘫。

(2)急性卒中:缺血性、出血性或蛛网膜下腔出血。

(3)颅内占位(附表4-9)。

(4)脑膜炎/脑炎。

(5)低血糖/高血糖(附表4-10,附表4-11)。

(6)Todd麻痹(附表4-12)。

(7)偏瘫性偏头痛(附表4-13)。

(8)Brown Sequard综合征(附表4-14)。

急性轻偏瘫只影响身体一侧的部分肌肉。急性偏瘫是指身体一侧完全瘫痪。急性轻偏瘫和偏瘫的病损在解剖学上局限于大脑或脊髓。如果病变涉及大脑,面部肌肉包括眼睛的运动,说话和吞咽的能力都将受到影响,而病损在脊髓则不受影响。

在急性轻偏瘫或偏瘫患者中,卒中是最重要的病因。有关治疗的信息,请参阅ENLS的卒中部分(参见节选六～八)。虽然卒中最常见,因为治疗方法不同,也必须考虑其他疾病的鉴别诊断。患者的病史和流行病学将缩小诊断范围,检查结果将提供进一步的线索。血糖水平和CT是初步检查的一部分。

(9)四肢瘫/截瘫 ± 感觉。

## 附表4-2　关键评估

| 检　查 | 主　要　方　法 |
| --- | --- |
| 意识 | 交流<br>GCS<br>FOUR 评分 |
| 语言 | 使患者遵循指令活动,命名,重复和阅读 |
| 脑神经 | 沿着检查者的手指使眼球呈H型活动<br>让患者微笑<br>伸出舌头<br>一边说"啊",一边观察腭部和悬雍垂的运动<br>在插管的患者中,吸痰刺激可以测试咳嗽和呕吐反应 |
| 运动 | 抬起胳膊和腿<br>手臂伸直时内旋<br>检测每组肌肉的运动强度<br>深吸气后计数 |
| 音调 | 被动移动颈部、手臂和腿部:可以升高或降低(松弛)音调 |
| 反射 | 快速敲击肌肉的肌腱 |
| 感觉 | 包括疼痛、温度、轻触、振动和本体感觉 |
| 共济失调 | 指鼻试验<br>跟-膝-胫试验 |

## 附表4-3　患儿注意事项

- 病史

> 评估已知诊断的风险因素:偏头痛,癫痫,重症肌无力,吉兰-巴雷综合征
> 评估已知诊断的血管危险因素:镰状细胞贫血,先天性心脏病,血栓性疾病
> 最近发生过何种疾病(如感染后的脱髓鞘疾病)
> 评估症状的发生频率
> 横贯性脊髓炎可能在儿童中暴发性发作

- 检查

> 优先评估延髓肌无力和呼吸道保护
> 确定是否存在反射
> 观察疼痛或共济失调,这些症状可能与婴儿的肌无力症状相似
> 感官检查在儿童中往往是不可靠的
> 寻找肌肉或肢体疼痛的迹象

- 急性经验性治疗

> 如果反射存在,考虑横向脊髓炎、急性播散性脑脊髓炎、托德麻痹(Todd's paralysis),重症肌无力或卒中(在儿童中较少见)
> 如果反射减弱或消失,应考虑早期吉兰-巴雷综合征或横贯性脊髓炎伴随脊髓休克
> 在造影或腰椎穿刺术前,保护气道并启动静脉补液

> 重症肌无力或吉兰-巴雷综合征的治疗(静脉注射球蛋白或血浆置换)与成人相似
> 当结合病史和检查考虑诊断卒中的患者,应行MRI扩散成像
> 对于有肌肉疼痛症状的患者,可以用肌酸激酶来评估肌炎严重程度
> 对于反射减弱或消失的患者,可行脊柱MRI检查

> 如果病史和成像诊断为横贯性脊髓炎,腰椎穿刺可选择性地进行

> 如果MRI不能明确诊断,就要进行腰椎穿刺以评估吉兰-巴雷综合征或横贯性脊髓炎

## 附表4-4　急性肌无力发病后1小时内须完成目标

- 评估气道、呼吸和循环
- 通过详细的检查确定肌无力的类型
- 对肌无力的病因进行初步的鉴别诊断
- 实验室检查:葡萄糖、电解质、钙、镁、磷酸钙、血尿素氮、肌酐、肝功能、凝血酶原时间、活化部分凝血活酶时间、血常规和动脉血气分析
- 特殊实验室检查:麝絮试验(TFT)、磷酸肌酸激酶、肌酸激酶、红细胞沉降率、甲状旁腺激素、γ谷氨酰转移酶
- CT和MRI

## 附表4-5　呼吸衰竭的原因

- 病理生理学

> 口咽部肌肉无力:咳嗽反射差导致误吸
> 气道通气受阻(气道塌陷)
> 膈肌负责大约2/3的通气工作

- 检查

> 考虑口咽部肌肉无力,分泌物增多
> 用肺功能测试评估膈肌无力可能是有价值的,气体交换异常(缺氧和高碳酸血症)可能是呼吸功能性恶化晚期的标志
> 可能是呼吸功能性恶化的晚期标志
> 考虑床边肺功能测试(肺活量、最大吸气量和呼气压力/呼气力量)来量化神经肌肉呼吸功能不全
> 继续定期评估患者的临床状况,因为患者的临床状况可能会迅速恶化

## 附表4-6　选择是否插管应考虑的因素

- 一般情况

> 意识丧失
> 愈发严重的全身肌无力
> 吞咽困难
> 发声困难
> 劳累和休息时发生呼吸困难

续 表

- 主观判断

迅速且浅表的呼吸
心动过速
微弱咳嗽
断续讲话(喘气)
使用辅助呼吸肌
腹部反常呼吸
端坐呼吸
斜方肌和颈部肌肉无力:不能在床上抬起头
不能进行单次呼吸计数:单次呼气计数 1 ~ 20(肺活量 1 L 约
可计数 1 ~ 10)
吞咽后咳嗽

- 客观因素

意识水平下降(当患者须要转移到没有生命体征监控的地方
则应放宽插管指征)
低氧血症
肺活量为 1 L 或 20 mL/kg,或在一天内下降 50%
最大吸气压力 > -30 cmH$_2$O
最大呼气压力 < 40 cmH$_2$O
高碳酸血症(一般出现较晚)

### 附表4-7 插管时需注意的因素

- 建议快速诱导插管
- 如果有潜在的进行性神经肌肉疾病则避免使用琥珀胆碱(如吉兰-巴雷综合征,慢性肌无力或长期不活动的患者)。考虑 1 ~ 1.4 mg/kg 罗库溴铵作为替代方法
- 琥珀胆碱无法实现重症肌无力患者的肌肉松弛。可以使用更高剂量(大约2.5倍于标准剂量)的琥珀胆碱或半剂量的非去极化剂(罗库溴铵 0.5 ~ 0.6 mg/kg)
- 神经功能稳定,诊断明确且神经肌肉状况有望迅速缓解的患者可以考虑实施无创通气(如重症肌无力恶化)
- 准备阿托品/格隆溴铵,补液,和升压药(当患者存在自主神经不稳定的风险)
- 额外的信息,请参见气道、通气和镇静相关指南(节选三)

### 附表4-8 急性肌无力的评估和转诊

- 特征性的病史和检查结果
- 呼吸道状况及任何呼吸问题
- 相关实验室检查和影像资料(如果完成)
- 已知的病因;如不确定病因应列出须鉴别诊断的疾病
- 已接受的治疗
- 疾病进程

### 附表4-9 颅内肿块

- 病史

轻偏瘫在肿瘤患者中并不常见
脑肿瘤患者可能表现的症状较多,包括头痛、癫痫、恶心、共济失调、认知功能障碍和局灶性神经功能缺损
患者临床症状在早期可能不易察觉
正如其他上运动神经元损伤,通常下肢屈肌无力比伸肌更为明显,上肢伸肌无力比屈肌更为明显
短暂的肌无力可能是癫痫发作后状态,正如发作后的Todd麻痹
发热、头痛和局灶性神经功能缺损是脑脓肿的特征

- 查体

详细的神经学检查可能有助于病灶的定位,并考虑哪些疾病与检查结果相吻合

- 辅助检查

颅脑CT或增强CT有助于肿瘤与其他疾病的鉴别诊断,评估颅内是否出血,骨或血管是否受累
通常需要行MRI或增强MRI检查
视情况而定是否需要功能MRI、MRI灌注成像、PET和SPECT成像

- 治疗

邀请神经科医生会诊
肿瘤周围水肿可用糖皮质激素治疗(地塞米松立刻 10 mg,IV,然后 4 mg q6h,IV)
如果原发性中枢神经系统淋巴瘤或感染是需要鉴别诊断的,则在活检或手术前应避免使用皮质类固醇
用标准的阶梯式方法处理颅内高压
如果有证据表明存在瘤内出血,需要纠正凝血功能障碍和控制血压
脑脓肿需要有针对性的抗微生物治疗,有时需要引流

(10)横贯性脊髓炎(附表4-15)。

(11)脊髓压迫。

(12)急性西尼罗河病毒相关麻痹。

(13)脊髓空洞症。

(14)脊髓梗死(附表4-16)。

(15)药物吸入(氧化亚氮吸入)。

(16)全身无力:电解质和葡萄糖异常(附表4-9,附表4-10,附表4-17 ~ 附表4-19)。

四肢瘫痪是四肢的对称性无力。截瘫是双下肢对称性的无力。通常,这与脊髓功能障碍有关。参见ENLS脊髓压迫部分(节选十一)。

脊髓前角是上下运动神经元的连接处。这些细胞病变可以引起UMN和LMN的临床症状而不出现感觉异常。这些疾病包括:肌萎缩侧索硬化(ALS)或"卢格里格病"、肠道病毒D68感染、小儿麻痹症和西尼罗河病毒。这些都是罕见的疾病,需要专家咨询。2018年,全球仅报告29例脊髓灰质炎病例。

附表4-10　**低血糖**［血糖＜3 mmol/L（＜50 mg/dL）］

- 病史

糖尿病
胰岛素治疗
口服降糖药
酒精
脓毒症
肝病
任何原因引起的肾上腺皮质功能减退症

- 查体

一般为无特异性的肌无力
症状可能与卒中相似，多种局灶性神经缺损症状
震颤、心悸、焦虑、多汗、饥饿、感觉异常
烦躁不安
癫痫
意识减弱

- 辅助检查

血糖水平（血气分析仪测定时，使用静脉或动脉血比毛细血管中的血更准确）
颅脑CT

- 治疗

20 mL 50%葡萄糖
必要时重复检测
患者情况允许，可口服碳水化合物
可选择胰高血糖素1 mg IM或IV

附表4-11　**高血糖**

- 病史

糖尿病史
可能发生的突发事件（如感染、心肌梗死、外科手术、危重疾病）
糖尿病治疗与依从性
神经症状主要发生在血浆渗透压大于320 mOsm/L
神经症状可能包括偏瘫，局灶性运动障碍、意识减弱和癫痫发作
糖尿病酮症酸中毒（DKA）通常发展迅速，常在24小时内发生
高血糖高渗状态（HHS）常在发生多尿、烦渴和体重减轻7天后表现出来

- 查体

意识水平可能会降低
详细的神经学检查可显示运动和感觉异常，包括失语、反射亢进、偏盲、脑干功能障碍
与HHS相关的症状包括容量减少
DKA患者可出现过度换气和腹痛

- 辅助检查

续　表

血清葡萄糖
血浆渗透压
血清电解质（阴离子间隙）、尿素和肌酐
血常规
尿常规，试纸检测尿酮
血清酮（如尿酮存在）
血气（如尿酮或阴离子间隙存在）
心电图
颅脑CT排除其他病因

- 治疗

补液纠正血容量和渗透压
胰岛素输注
密切监控钾、镁、磷酸盐含量
处理诱发因素（如败血症）

附表4-12　**发作后的Todd麻痹**

- 病史

癫痫发作
癫痫发作时间延长（癫痫持续状态）更常见
可以持续数秒钟，但通常持续几个小时

- 查体

持续肌无力症状，但发病位置、严重程度、持续时间、张力反射和感觉受累有很大的差异

- 辅助检查

排除其他肌无力的病因

- 治疗

支持治疗

附表4-13　**偏瘫型偏头痛**

- 病史

典型偏瘫型偏头痛大多在20～40岁时发病。症状包括渐进视觉、感觉、运动失常和失语，常有基底动脉型偏头痛的症状，同时伴有头痛
大多数患者都有典型的先兆偏头痛，没有肌无力
先兆症状包含完全可逆的肌无力
肌无力症状可能在头痛开始之前就消失，或持续几天
发生偏头痛24～48小时前可能会有典型的情感症状
可能伴有同侧麻木或刺痛，伴或不伴言语障碍

- 查体

神经系统检查评估偏瘫的病因
发病时间短并且有可逆性是疾病关键的特征

续 表

- 辅助检查

排他诊断
CT或MRI排除其他病因

- 治疗

尽早请神经专家会诊
止吐药、非甾体类抗炎药,非麻醉性止痛药
曲坦类药物和麦角胺有潜在的血管收缩作用,此病禁用
抗血小板药物未证实有效

### 附表4-14　脊髓半侧损害综合征

- 病史

突发偏瘫和对侧疼痛和温觉丧失
非创伤性病因包括:
　- 髓外肿瘤
　- 颈椎椎间盘突出
　- 横贯性脊髓炎
当损伤不是恰好为脊髓一半时,临床症状除了脊髓半侧损害
综合征外再加上其他的体征和症状,这种情况在临床中更为
常见

- 查体

同侧肌无力
同侧的本体感觉和振动觉丧失
对侧疼痛和温感觉丧失

- 辅助检查

MRI
如行MRI有禁忌,可行CT脊髓造影

- 治疗

如发生创伤,应预防脊髓损伤
脊髓减压手术
详见脊髓压迫和创伤性脊柱损伤的治疗指南

### 附表4-15　横贯性脊髓炎

- 病史

持续数小时或数天的进展性脊髓功能障碍,并且没有证据表
明存在压迫损伤
急性炎症常引起节段性脊髓损伤,通常累及胸髓
50%患者曾发生过感染,常由病毒引起
可见于多发性硬化
症状常超过数小时
低于病变的平面常出现肌无力和感觉障碍
背痛伴随膀胱和肠功能障碍较为常见

续 表

- 查体

脊髓病的特点,即累及特定皮肤和肌肉平面引起相应的感觉
障碍和肌无力感觉增强或减退,可能伴随感觉异常

- 辅助检查

MRI可诊断。然而,MRI显示阴性并不能排除该疾病

- 治疗

许多患者接受甲强龙、静脉注射免疫球蛋白或血浆置换治疗

### 附表4-16　脊髓梗死

- 病史

急性四肢瘫痪或截瘫伴有相应脊髓平面的感觉异常
无创伤和感染的病史
60%患者存在与损伤平面相对应部位的疼痛
可能与主动脉或腹腔神经节消融等手术有关
危险因素:女性、未抗凝的心房纤颤,高血压、高胆固醇血症、2
型糖尿病、吸烟,高凝状态

- 查体

脊髓前动脉综合征最为常见:运动功能和疼痛、温度觉丧失,
损伤平面以下的本体感觉和振动觉存在
最初表现为弛缓性麻痹和深反射丧失
通常为双侧肌无力,偶发单侧
脊髓后动脉综合征:损伤平面以下的本体感觉、振动觉缺失。
损伤平面完全感觉缺失,肌无力症状较轻

- 辅助检查

当MRI的T2加权高信号显示出梗死区域,并与动脉走行基本
相同即可诊断此病
如MRI显示血管畸形则推荐行脊髓血管造影
其他调查与缺血性卒中相似,如血栓和血管炎筛查,毒理学筛
查,超声心动图,双侧颈动脉超声,胸部X线,心电图,24小时
动态心电图

- 治疗

仅支持治疗
目前不推荐使用皮质类固醇,因为目前的文献表明这种治疗
带来的风险远高于受益
有血管危险因素或合并血管病的患者应考虑使用抗血小板药
物,以预防继发动脉粥样硬化的发生

### 附表4-17　低钠血症、高钠血症

- 病史

低钠血症:利尿剂过量,血容量增加,充血性心力衰竭,肝硬
化,抗利尿激素分泌失调综合征,脑性耗盐综合征和水中毒
高钠血症:脱水、垂体功能不全,医源性补钠
昏睡和精神错乱是最常见的神经病学表现
血清钠浓度过低或过高都可能出现癫痫发作和昏迷

续 表

- 查体

  意识水平降低或谵妄

- 辅助检查

  血浆钠含量

- 治疗

  低钠血症：限制液体，停用利尿剂，避免快速纠正血清钠
  高钠血症：如果发生低血容量需静脉输液，宜选用低渗溶液，避免快速纠正高钠血症；如果尿比重低则考虑垂体功能不全，使用1-脱氨基-8-D-精氨酸血管加压素（DDAVP）治疗

### 附表4-18 高镁血症

- 病史

  通常在肾功能损害的情况下进行过量的补镁治疗
  更可能是将高镁作为治疗目标（如子痫前期的治疗）
  昏睡和精神错乱是最常见的神经病学表现
  随着浓度的上升，发生全身性的无力症状，如累及呼吸肌可导致呼吸衰竭

- 查体

  反射减弱：腱反射丧失常早于其他体征
  弛缓性四肢轻瘫累及所有肌肉
  嗜睡，精神错乱

- 辅助检查

  血清镁含量

- 治疗

  停止镁剂输注
  如果症状严重可输注葡萄糖酸钙或氯化物
  静脉补液
  考虑透析治疗

### 附表4-19 低磷血症

- 病史

  低磷血症病因
  - 磷向细胞内迁移：再喂养综合征、呼吸性碱中毒、糖尿病酮症酸中毒、迅速增长的恶性肿瘤、渗透性利尿，某些药物包括利尿剂、吸收不良、肾小管酸中毒
  - 尿排泄增加：原发性或继发性甲状旁腺功能亢进、渗透性利尿（如高血糖高渗状态）、利尿剂、肾小管酸中毒、肾移植、先天性缺陷，或范可尼综合征
  - 肠道吸收减少：腹泻、吸收不良综合征、磷酸盐结合剂（如氢氧化铝）
  - 饮食摄入减少：神经性厌食或慢性酒精中毒
  - 低温
  肌无力可能表现为近端疼痛性肌病
  其他神经系统症状包括精神改变、癫痫发作和神经病变
  其他病变可能包括心律失常、骨骼肌无力、呼吸衰竭、横纹肌溶解、白细胞功能障碍、败血症和猝死

续 表

- 查体

  近端肌无力很常见，尽管任何肌肉均可单独或多个累及，包括眼肌麻痹、近端肌病、吞咽困难、肠梗阻
  肌肉疼痛较为常见
  严重的肌无力症状可能与吉兰-巴雷综合征相似
  可能发生精神错乱、癫痫发作和昏迷
  可能会发生心肌收缩力降低，导致心肌抑制

- 辅助检查

  血清磷酸盐含量
  常伴随低镁血症
  如果为甲状旁腺功能亢进可并发高钙血症
  尿素、肌酐、其他电解质
  筛查横纹肌溶解

- 治疗

  纠正病因
  小心的静脉注射钠或磷酸钾代替体内磷酸盐

## 五、近端肌无力

（1）急性肌病（附表4-20）。

### 附表4-20 急性肌病

- 病史

  代谢病因：周期性麻痹、低和高钾血症、低磷血症
  炎症病因：多发性肌炎、皮肌炎、横纹肌溶解、感染
  中毒病因：酒精、皮质激素、他汀类药物、逆转录病毒制剂、秋水仙碱、可卡因、海洛因
  内分泌病因：艾迪生病、库欣病、甲状腺功能减退或甲状腺功能亢进、甲状旁腺功能亢进
  典型表现为对称性近端肌无力、乏力、疲劳
  感觉异常少见，偶尔出现肌肉疼痛

- 查体

  对称性近端肌无力
  感觉异常少见，偶尔出现肌肉疼痛
  发热可能出现在横纹肌溶解、多发性肌炎、感染
  内分泌疾病紊乱时可能出现相应症状

- 辅助检查

  肌酸激酶同工酶（与临床病情可能无关）
  电解质、钙、镁
  血清中尿素、肌酐和电解质
  全血细胞计数
  红细胞沉降率
  天冬氨酸转氨酶
  尿检：肌红蛋白尿
  内分泌紊乱时考虑检测相关激素
  肌电图、神经传导速度测试和肌肉活检

续 表

- 治疗

去除或治疗任何诱发因素
纠正电解质紊乱
横纹肌溶解考虑水化治疗

(2)重症肌无力(附表4-21)。

### 附表4-21 重症肌无力

- 病史

重症肌无力病史(但尚未确诊)
急性呼吸困难可能是自发,或由感染、手术或免疫抑制引起
药物可能会引起相应症状,包括某些抗生素、β受体阻滞剂和镁
过度使用胆碱酯酶抑制剂可能导致肌无力和气道分泌物增加
重症肌无力危象指获得性自身免疫性重症肌无力引起的呼吸
衰竭

- 查体

85%的患者有眼睑和额外的眼肌受累,导致上睑下垂或复视
面部肌肉的松弛和无力
鼻音伴有延髓反射受损
可能出现颈部和近侧肢体无力
1%患者发生呼吸衰竭
呼吸检查可找到吸入分泌物或感染的证据

- 辅助检查

冰袋试验(例如,冰放于眼睑上能改善上睑下垂)
如果不能确诊可用乙酰胆碱受体抗体
肺功能试验
动脉血气
胸部CT(胸腺瘤可能影响呼吸)

- 治疗

发生急性呼吸困难应送往ICU
频繁测量用力肺活量
如果患者气管插管,停用抗胆碱酯酶药物
血浆或免疫球蛋白治疗
高剂量类固醇药物(如80 mg强的松龙)
考虑其他免疫抑制剂

(3)Lambert-Eaton肌无力综合征(LEMS)。
(4)肉毒毒素中毒。
(5)急性糖尿病性腰骶神经根神经病(DLRN)(附
表4-22)。

近端肌无力是指肌无力累及中轴肌、三角肌和髋
部屈肌。急性近端肌无力的典型症状是患者很难从椅
子上站起或梳头。患者可能出现弯曲或伸展脖子困难
的症状。引起该症状最常见的病因是肌肉本身疾病,

### 附表4-22 糖尿病性腰骶神经根神经病

- 病史

糖尿病患者出现股四头肌,髋内收肌和髂腰肌近端肌无力
髋、臀或大腿不对称的疼痛
常伴随近期显著的体重下降
血糖控制不良
无远端对称性多发性神经病的患者常表现为突发单侧发作
偶尔出现糖尿病的初期表现

- 体检

下肢近侧肌无力和消瘦
可发现微小的感觉丧失
膝反射消失,常伴有踝反射存在
踝反射也可能消失,伴有对称性远端多发性神经病

- 辅助检查

空腹血糖和糖化血红蛋白
行腰骶影像学检查排除其他病因
肌电图和神经传导检测

- 治疗

控制血糖
物理及作业疗法

其次是重症肌无力和肌无力综合征。DLRN的患者常
伴有糖尿病,也是引发近端肌无力重要病因。

重症肌无力的一个重要临床特征是疲劳,使用肌肉
会导致肌无力加重,而LEMS患者可能通过反复活动肌
肉增加其力量。肌电图可用于两种疾病的鉴别。重症肌
无力比LEMS更常见。重症肌无力由神经肌肉连接处的
抗胆碱能抗体引起,通常用乙酰胆碱酯酶抑制剂治疗,即
吡斯的明,使用类固醇作为免疫抑制剂。临床表现包括
上睑下垂、吞咽困难和声音嘶哑以及近端肌肉无力。

患者可能会因肌无力而导致呼吸衰竭。如发生上
述情况,可使用吡斯的明,因其会增加呼吸道分泌物,
加重呼吸衰竭,如有必要可使用呼吸机。增加免疫抑
制,包括类固醇或增加血浆置换或静脉注射免疫球蛋
白是主要的治疗方法。如果能够控制分泌物且呼吸衰
竭可迅速纠正的,则可以考虑采用无创机械通气。如
果患者需要插管,那么接下来需要考虑是选择何种麻
醉药物。必须小心避免使用加重重症肌无力的药物,
最常见的是β受体阻断剂和抗生素(氟喹诺酮和大环
内酯类)。LEMS通常伴随肺癌,预后较差。

肉毒毒素是一种神经毒素,作用于神经肌肉接头
导致肌无力。梭状芽孢杆菌在特定的条件下产生毒
素,如腐败的罐头食品和静脉注射毒品的伤口。蜂蜜
上的孢子可以被一岁以下婴儿的胃吸收,已有医源性

病例报道。症状通常从面部和上肢开始向下蔓延。

小学生是典型的发病人群，但也可能不发病。可能发生呼吸衰竭。可以通过检测粪便样本来诊断，而肌电图可能有助于诊断。治疗原则包括对症治疗和肉毒素抗毒素。病例应报告给公共卫生当局，存在爆发倾向，可能被用于恐怖袭击。

破伤风是影响神经肌肉接头的另一种毒素，可导致肌肉持续收缩。由于破伤风疫苗的供应，全世界的发病率已经下降。患者可能通过伤口暴露而感染。肌电图检查可证实诊断和为治疗提供依据。

## 六、远端肌无力

（1）吉兰-巴雷综合征（Guillain-Barre syndrom，附表4-23）。

（2）血管炎性周围神经病（附表4-24）。

（3）毒素引起的周围神经病（附表4-25）。

（4）神经压迫综合征。

### 附表4-23　吉兰-巴雷综合征

- 病史

通常在轻度呼吸道或胃肠疾病后2～4周病发
典型症状为对称性上行性麻痹
10%患者出现上肢或面肌无力
呼吸衰竭患者约占10%，累及动眼神经占15%
肢体感觉异常较为常见（80%）
70%患者发生自主神经异常

- 查体

深反射消失
呼吸衰竭的迹象
急性运动性轴索神经病表现为感觉保留，偶发深腱反射消失
急性运动感觉轴索性神经病有更多的感觉症状
其他临床分型较为少见

- 辅助检查

CSF检查：蛋白质升高，细胞计数正常
肌电图
神经传导检查
不同临床分型患者的糖脂抗体可能不同

- 治疗

支持治疗
血浆置换和静脉注射用免疫球蛋白疗效相当，都能改善患者预后。两者的选择取决于当地医院条件、患者偏好、危险因素和禁忌证
皮质类固醇治疗无明显疗效

### 附表4-24　血管炎性周围神经病

- 病史

可能是系统性血管炎或非系统性血管病变的一部分
非对称性或多灶性疼痛感觉运动神经病是最常见的疾病表现
可表现为多发性神经炎或感觉运动神经病，病变可能不是对称的
在受累神经支配的肌肉发生肌无力之前，常表现出特征性的疼痛和灼烧感
感觉症状一直存在
约2/3的患者会发生全身症状，包括体重减轻、食欲减退、乏力、关节痛、肌痛、发热

- 查体

详细的神经检查可发现不同程度的不对称弛缓性感觉异常
下肢比上肢更常见
远端比近端更易受累
8%患者存在脑神经受累，常累及面神经
近端对称性多神经病是最不常见的表现

- 辅助检查

血管炎的筛查，包括红细胞沉降率、抗核抗体、可提取的核抗原、类风湿因子、抗中性粒细胞胞质抗体、肝肾功能、血清补体免疫电泳和免疫球蛋白定量、冷球蛋白、乙型肝炎病毒抗原和抗体、丙型肝炎病毒抗原和血常规（贫血）
神经传导检测与肌电图
神经肌肉活检

- 治疗

考虑类固醇和环磷酰胺联合治疗，请神经医师会诊
使用普瑞巴林，加巴喷丁，阿米替林，去甲替林或卡马西平治疗神经性疼痛

### 附表4-25　毒素引起的周围神经病

- 病史

许多药物和工业化学品可能导致远端轴突功能异常
酒精、胺碘酮、氯霉素、双硫仑、异烟肼、甲硝唑、呋喃妥因、锂、氧化亚氮、沙利度胺、长春新碱和铊等药物的剂量，暴露时间和患者本身的因素将影响预后
患者常见症状为疼痛、感觉异常、脚的感觉减退、远端肌无力、步态紊乱
可能存在自主神经功能障碍

- 查体

手套、袜套样深浅感觉障碍
远端肌无力，向近端发展
反射减弱，首先表现为对称的踝反射消失
可能出现中枢神经系统受累的症状

- 辅助检查

续 表

肌电图
神经传导检测
疑似毒素中毒应做血清检测
考虑神经和肌肉活检

• 治疗

远离毒源
支持治疗

---

远端肌无力是指肌无力累及手、腕和足部的肌肉。患者的握力下降,物体掉落,或因足部肌肉无力而出现步态障碍。严重的肌无力会影响呼吸肌和呼吸道。根据病因,这些患者可能累及四肢和膈肌。如果累及感觉神经,周围神经病变可出现感觉症状。肌无力患者的病史具有重要的诊断意义。在许多类型的周围神经病变中,自身免疫脱髓鞘、血管炎和毒素最有可能诱发急性肌无力。

吉兰-巴雷综合征,或急性炎症性多发性神经病(AIPD),是最常见的急性进行性周围神经病。症状出现前几周的上呼吸道或胃肠道感染、疫苗接种等病史对于诊断通常很重要。症状通常开始于袜套征,并可能迅速发展到包括膈肌和气道在内的呼吸肌。在这些情况下,插管是最重要的,不应尝试无创正压通气。自主神经紊乱是常见的,应仔细监测。急性弛缓性麻痹、反射消失或反射减弱是重要的体征。诊断是通过腰椎穿刺显示蛋白增加而无白细胞增多,并通过肌电图和特异性抗体检测得到证实。多种病因可导致吉兰-巴雷综合征,包括空肠弯曲霉菌感染、流感疫苗、莱姆病、基孔肯雅病毒、寨卡病毒和四价人乳头瘤病毒疫苗。

周围神经综合征可引起急性肌无力。压迫包括室间隔综合征是常见原因。每根神经的功能对于诊断至关重要。当不止一条外周神经受到影响时,称为多发性神经病,病因通常是血管炎性的免疫调控。这些情况很少引起神经系统的紧急状况。

## 七、单肢轻瘫

(1)急性卒中。
(2)颅内肿块(附表4-9)。
(3)发作后的Todd麻痹(附表4-12)。
(4)神经压迫综合征。
(5)糖尿病性腰骶神经根神经病(附表4-22)。

单肢轻瘫是指肌无力累及单个肌肉,肌群或肢体。急性单侧肢体瘫痪可能由中枢或外周病变引起。病史和体格检查可能有助于病灶的定位。例如,突发右手臂无力,伴随语言障碍最有可能是由中枢病变引起。如患者把手臂背放在椅子的后面,熟睡后发生右手腕下垂,且手背感觉减退的症状,则多是周围神经压迫综合征的结果。

## 八、全身无力

急性全身无力可能由于中枢神经系统感染(脑膜炎、脑炎、脑脊髓炎)、急性电解质紊乱(尤其是低钾血症或高钾血症)或内分泌疾病(甲状腺、甲状旁腺疾病或糖尿病)引起。明显的高血糖可能伴有急性偏瘫,但大多数电解质紊乱常导致机体对称性受累。低血糖必须及早排除。应该指出的是,这些患者大多有精神错乱或意识水平下降。其他应考虑的电解质紊乱包括低钠血症和高钠血症、高镁血症(附表4-17,附表4-18),和低磷血症(附表4-19)。甲状腺功能的检测可能对诊断有帮助。特定的维生素缺乏会导致全身无力,但通常不是突发性的。中枢神经系统感染(脑膜炎、脑炎、脑脊髓炎)可引起肌无力,可以通过腰椎穿刺诊断。可见ENLS脑膜炎和脑炎部分(节选十三)。癫痫后或癫痫持续状态患者也可能出现局灶性或全身性的肌无力。可见ENLS癫痫持续状态部分(节选十二)。如果没有导致肌无力的病史,则诊断可能更难。急性肌无力也与某些有机磷毒性和毒物相关,尽管后者极为罕见(附表4-26,附表4-27)。最后,某些特定药可能导致急性乏力。在插管过程中,机体对神经肌肉阻滞剂清除速率缓慢也可导致乏力。

### 附表4-26 有机磷农药中毒

• 病史

接触杀虫剂(如马拉硫磷、对硫磷、二嗪磷、倍硫磷、敌敌畏、毒死蜱、乙硫磷)
暴露于神经毒气中(如沙林、VX、梭曼、塔崩)
滴眼剂(如二乙氧膦硫酰胆碱,异氟磷)
驱虫药(敌百虫)

• 查体

肌束震颤麻痹
支气管痉挛、心动过缓、瞳孔缩小、流泪、流涎、支气管黏液溢、尿失禁、呕吐和腹泻
在48～72小时内,可能出现如下症状:颈部屈曲无力、深腱反射减弱、脑神经异常、近端肌无力和呼吸功能不全
在1～3周内,可能会出现上行性弛缓性麻痹(迟发性神经病)

• 辅助检查

红细胞的乙酰胆碱酯酶可预测有机磷中毒患者疾病严重程度,指导解磷定的治疗

• 治疗

续　表

去除污染的衣服

100%纯氧

插管（不能用琥珀胆碱）

即可使用阿托品2～3 mg IV，然后每5分钟加倍剂量直到支气管痉挛和分泌物得到控制；可能需要补液，可选择格隆溴铵2 g解磷定IV（超过15分钟，与阿托品桥接使用），然后连续输注（500 mg/h）

考虑苯二氮䓬类药物预防和治疗癫痫发作

### 附表4-27　毒液螫入

- 病史

  毒蛇咬伤

  蝎蜇伤（墨西哥雕像木蝎）

  海洋毒液螫入（主要在澳大利亚）

  　－石鱼

  　－蓝环章鱼

  食用河豚鱼（河豚）

- 查体

  毒蛇咬伤：

  　－心血管：低血压，休克，心搏骤停

  　－神经：眼睑下垂、复视、延髓麻痹、构音障碍；进展性呼吸肌麻痹；氧饱和度下降是较晚出现的症状

  　－凝血功能障碍：颅内出血GCS降低，咬伤部位出血瘀斑、牙龈出血、关节血肿

  　－横纹肌溶解：肌肉触痛

  　－咬伤部位：出血坏死，不要解除压力固定来检查叮咬部位

  蝎蜇伤：

  　－脑神经和躯体骨骼肌神经功能障碍，伴有疼痛和麻木

  蜘蛛咬伤：

  　－起病机制与寡妇蜘蛛毒液中的神经毒素有关。大多数病例表现为头痛、嗜睡、烦躁、肌痛、震颤、共济失调。棕斜蛛咬中毒可能因严重的凝血功能异常而出现卒中。漏斗蛛（澳大利亚）毒液刺激神经递质释放，导致感觉障碍和肌肉麻痹

  蓝环章鱼和河豚鱼毒液螫入：

  　－下行对称性麻痹弛缓性麻痹伴感觉正常，恶心，呕吐，视力模糊，共济失调，呼吸衰竭，如为饮食中毒，则症状出现稍迟

  石鱼咬伤：

  　－患肢无力，剧烈疼痛，休克

- 辅助检查

  所有毒液螫入：如果麻痹不断恶化则应检查肺功能，根据临床指征选择对应检查

  蛇咬伤：血常规、EUC、肝功能、肌酸激酶、全血凝固时间、凝血功能检查，D-二聚体，纤维蛋白原水平，尿常规血（肌红蛋白），如果格拉斯哥昏迷量表评分逐步下降可行颅脑CT；如果临床表现和病理检查不能确定何种毒液螫入，应用抗蛇毒毒液检测试剂盒检测口拭子和尿液来确定适当的抗毒素

- 治疗

续　表

压力固定绷带

紧急送往医院

选择特异性的抗毒血清

纠正凝血障碍

早期气管插管作为瘫痪的支持治疗

## 九、特殊患儿注意事项

保护气道和临床定位的核心原则同样适用于肌无力儿童的病情评估和稳定病情。附表4-3总结并强调了成年人与儿童在病情表现和病因方面的不同。年幼患者的症状可能是千变万化的，包括拒绝行走、烦躁、易怒、多次从睡梦中醒来、要经常被抱着，或重要的发育标志消失。与成年人相似，有无反射、延髓麻痹或感觉平面都是体格检查中的关键环节。在年幼患者中，很难评估脊髓的感觉水平。儿童不能行走可能是由于虚弱，疼痛或共济失调，这些特殊表现都对诊断和治疗造成困难。

儿童非创伤性肌无力的常见病因包括急性横贯性脊髓炎、癫痫、急性脱髓鞘性脑脊髓炎，吉兰-巴雷综合征，重症肌无力和偏头痛。与成人相比，儿童卒中很罕见，这是镰状细胞贫血，先天性心脏病或凝血障碍患儿鉴别诊断的重要考虑因素。当以往体健的孩子考虑血管损伤时，应首先考虑血管夹层而不是脊髓缺血损伤，因为脊髓前动脉梗死在儿童中十分罕见。

## 十、早期治疗

附图4-2显示了ENLS建议的急性非外伤性肌无力的早期治疗流程，附表4-4列出了总检查表。

使用该诊治流程时，首先要同时了解病史和做神经系统检查。与任何医疗急救情况一样，治疗应依赖专业的临床团队。须了解的病史包括发病的时间、肌无力的部位、呼吸道、呼吸和循环（ABC）的评估以及血糖检查。通过神经检查来评估患者是否有全身肌无力或上下运动神经元的损伤。肌力、音调和反射是上述鉴别诊断的重要检查手段。上运动神经元的损伤的早期可以表现出下运动神经元损伤的特征。根据肌无力的类型可定位在大脑、脊髓、神经、神经肌肉接头或肌肉处的病损。在发病的前几个小时，这些体征可能并不明显。一定要反复评估呼吸道和呼吸肌，因为随着时间的推移，情况可能会改变。实验室检查（附表4-4）应按照流程（附图4-2）进行送检。在肾功能允许的情况下，需要紧急行平扫或增强的MRI或CT。应根

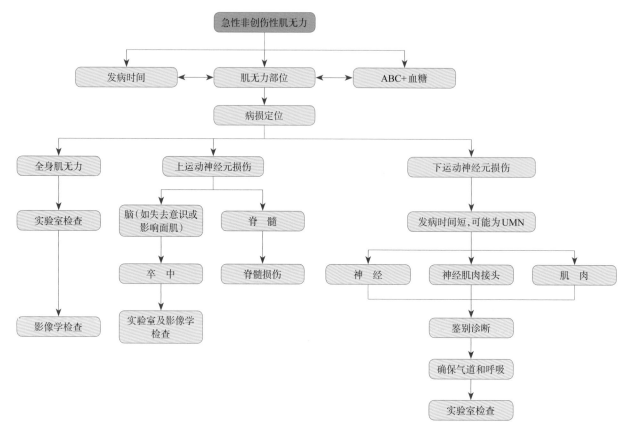

**附图4-2　ENLS建议的急性非外伤性肌无力的早期治疗流程**

据诊断和当地医疗系统来考虑是否需要转诊到上级医院。

附录包括各种疾病的临床特征,可作为临床诊断的参考。可能根据鉴别诊断的需要来进行更多的实验室检查。最后,如果在治疗期间,患者的通气和神经功能恶化,治疗医生则需要按照治疗流程重新评估患者何时需要气管插管。

## 十一、评估通气和紧急插管及机械通气支持的必要性

在急性肌无力的情况下,呼吸衰竭要么是由于意识的改变,或是由于呼吸肌肉(包括口咽肌和膈肌)的无力(附表4-5)。在全面的神经检查前应评估患者的ABC,采取适当的复苏措施。如果出现任何病情恶化迹象,则应考虑组建类似于心搏骤停小组或创伤小组的团队来管理患者,同时请相关科室会诊稳定和评估病情。如果没有相关的治疗团队,应系统地评估ABC。当不能确定呼吸状态及是否会恶化时,应考虑选择气管插管和开始通气支持,特别是在可能转移到专科中心的情况下。或者,患者应被送往可以立即实施支持治疗的病房,例如重症监护病房。记录患者的

神经系统检查是很重要的,因为症状和体征可能在使用镇静和肌肉松弛药物后被掩盖。如果患者是清醒的,保护他们的呼吸道和呼吸衰竭主要是由于膈肌和肋间肌无力,无创通气支持(NIV)可以使用来增加呼吸强度,直到疾病得到治愈。例如,重症肌无力危象患者可能会很快康复,但吉兰-巴雷综合征或卒中患者病情可能迅速恶化,且不太可能迅速康复,最好直接插管。插管应始终由训练有素的人员进行。低氧血症和高碳酸血症发生在神经肌肉性呼吸衰竭的晚期,并且应经常评估通气是否有渐进性恶化或窘迫的迹象。

附表4-6列出了决定是否给急性肌无力患者是否插管时需考虑的因素。没有一个单独的因素可以独立地预测是否需要插管;相反,应该全面评估各种因素和病情进展。附表4-7列出了急性肌无力患者的插管要点。另外,见ENLS气道、通气和镇静部分(节选三)。

## 十二、院前诊治要点

对于任何出现肌无力的患者,必须及早考虑以下3点。

（1）这是否是局部问题，可不可能影响呼吸肌或心血管系统（自主神经功能）？

（2）这是快速进展的疾病吗？

（3）这是需要紧急处理的疾病吗？

院前常不能明确诊断，但患者的病史和体检中的一些指征可能提醒我们需要紧急评估、高度警惕和密切监测。在条件允许的情况下，进行GCS或FOUR以及院前卒中评分，如洛杉矶院前卒中筛查、Cincinatti院前卒中评分或VAN筛查。确定患者发病时间（日期和时间），因为这对于诊断和治疗非常重要。如果怀疑中毒，请明确毒物的类型和暴露部位。始终评估血糖水平并治疗低血糖。

对卒中的识别应激活"卒中呼叫/系统"以获得快速护理和专家意见。获得卒中护理认证（如美国的初级或综合卒中中心）是很有帮助的。在ENLS急性缺血性卒中部分（节选六）中可以找到更详细的初始和院前缺血性卒中评估指南。

不管诊断结果如何，应紧急执行第一步，如有可能，应包括一个评估小组，以便同时进行评估、稳定和启动紧急干预措施。

（1）第一步，ABC：包括血糖在内的气道、呼吸、循环。

（2）第二步，病史：症状的发生和发展，起病时间。

（3）第三步，神经系统检查以确定受影响的解剖部位。

## 十三、护理要点

护士是评估和治疗任何患者包括急性非创伤性肌无力患者的组成部分。护理职责因国家标准和文化规范所界定的角色不同而有所不同。护理教育应包括神经评估技能和记录病史的内容，以有效发挥护士的作用。作为治疗团队的一员，护士可以帮助获取病史、静脉注射、抽血和初步的药物治疗。重要的是，对于一个肌无力的患者来说，护士是最经常评估临床状况变化的人。在某些情况下，这可能是连续的，每几分钟或每小时即进行一次临床评估。患者必须在医院进行疾病的动态评估和强化监测。当护士发现神经功能变化时，应该通知其他治疗团队的成员，以确定下一步的诊治措施。如果一个神经功能正常的患者出现新的急性肌无力的症状，应考虑卒中的可能。

## 十四、转诊交接

转诊人员应填写转诊清单（附表4-8），将他们对急性非创伤性肌无力患者的初步评估告知医疗工作人员。提供的信息包括：患者的年龄、病史和神经学检查结果，患者的气道和呼吸状态[即呼吸频率、血氧饱和度、血气分析结果，注意任何的"DS"即：构音障碍、吞咽困难、发音困难、呼吸困难、肺功能测试结果（肺活量、最大吸气和呼气压力），如果患者气管插管状态，还应包括呼吸机的设置参数，和胸部X线检查结果]。标注异常实验室结果，提供影像学资料，并告知何种检查仍在等待结果。告知急性肌无力的病因，如病因还未确定，应列出可能导致疾病的病因。总结已实施或计划实施的治疗方案。注意疾病的进展，如患者症状是否正在改善或恶化，以及现有治疗是否改善病情。

## 十五、患者转运

当转运急性肌无力的患者时，重要的是确保患者颈部和四肢处在正确位置，因为患者可能无法移动身体到达其安全且舒适的位置。床头应升高到30°以避免吸入。即使在转运过程中，不应对急性期的患者进行过度的持续评估。应准备转运过程中可能需要的任何设备。这包括监测心率的设备，如果可能的话，还包括血压和氧合，因为自主神经和呼吸状态可能会发生变化。如果患者的生命体征不稳定，在转运过程中可能需要药物来帮助稳定患者病情。患者应能根据需要补充氧气，如果情况需要，还可以使用更先进的气道设备。应让所有团队成员知道在转运生命体征不稳定的患者。

## 十六、临床要点

（1）推荐以团队为基础的方式治疗急性非创伤性肌无力。

（2）神经检查帮助定位病变。

（3）基于病变定位可以进行鉴别诊断。

（4）呼吸衰竭可能发生在急性肌无力的患者身上。

（5）因为患者病情可能进展，需要在病程早期进行频繁的临床评估。

（6）可能发生自主神经功能紊乱。

（于　鹏）

# 参考文献

［1］ ABEL M, EISENKRAFT J B. Anesthetic implications of myasthenia gravis[J]. Mt Sinai J Med, 2002, 69: 31-37.

［ 2 ］ ADROGUE H J, MADIAS N E. Hypernatremia[J]. N Engl J Med, 2000, 342: 1493–1499.

［ 3 ］ AGGARWAL M, KHAN I A. Hypertensive crisis: hypertensive emergencies and urgencies[J]. Cardiol Clin, 2006, 24: 135–146.

［ 4 ］ ALSHEKHLEE A, HUSSAIN Z, SULTAN B, et al. Guillain-Barre syndrome: incidence and mortality rates in US hospitals[J]. Neurology, 2008, 70: 1608–1613.

［ 5 ］ ANDERSON K E, BLOOMER J R, BONKOVSKY H L, et al. Recommendations for the diagnosis and treatment of the acute porphyrias[J]. Ann Intern Med, 2005, 142: 439–450.

［ 6 ］ ANTICH P A, SANJUAN A C, GIRVENT F M, et al. High cervical disc herniation and Brown-Sequard syndrome. A case report and review of the literature[J]. J Bone Joint Surg Br, 1999, 81: 462–463.

［ 7 ］ BAROHN R J, SAHENK Z, WARMOLTS J R, et al. The Bruns-Garland syndrome (diabetic amyotrophy). Revisited 100 years later[J]. Arch Neurol, 1991, 48: 1130–1135.

［ 8 ］ BERNARD T, RIVKIN M, SCHOLZ K, et al. Emergence of the primary pediatric stroke center: impact of the thrombolysis in pediatric stroke trial[J]. Stroke, 2014, 45: 2018–2023.

［ 9 ］ BRINAR V V, HABEK M, BRINAR M, et al. The differential diagnosis of acute transverse myelitis[J]. Clin Neurol Neurosurg, 2006, 108: 278–283.

［10］ BRUNO M A, PELLAS F, SCHNAKERS C, et al. Blink and you live: the locked-in syndrome[J]. Rev Neurol (Paris), 2008, 164: 322–335.

［11］ CHALK C, BENSTEAD T J, KEEZER M. Medical treatment for botulism[J]. Cochrane Database Syst Rev, 2011, 16(3): CD008123.

［12］ CHEN L, LI J, GUO Z, et al. Prognostic indicators of acute transverse myelitis in 39 children[J]. Pediatric Neurol, 2013, 49: 397–400.

［13］ DAVIES L, SPIES J M, POLLARD J D, et al. Vasculitis confined to peripheral nerves[J]. Brain, 1996, 119(Pt 5): 1441–1448.

［14］ DEANGELIS L M. Brain tumors[J]. N Engl J Med, 2001, 344: 114–123.

［15］ DEROSA M A, CRYER P E. Hypoglycemia and the sympathoadrenal system: neurogenic symptoms are largely the result of sympathetic neural, rather than adrenomedullary, activation[J]. Am J Physiol Endocrinol Metab, 2004, 287: E32–E41.

［16］ EDDLESTON M, BUCKLEY N A, EYER P, et al. Management of acute organophosphorus pesticide poisoning[J]. Lancet, 2008, 371: 597–607.

［17］ EDLOW J A, MCGILLICUDDY D C. Tick paralysis[J]. Infect Dis Clin N Am, 2008, 22: 397–413.

［18］ FOX I K, MACKINNON S E. Adult peripheral nerve disorders: nerve entrapment, repair, transfer, and brachial plexus disorders[J]. Plast Reconstr Surg, 2011, 127: 105–118.

［19］ GALLMETZER P, LEUTMEZER F, SERLES W, et al. Postictal paresis in focal epilepsies—incidence, duration, and causes: a video-EEG monitoring study[J]. Neurology, 2004, 62: 2160–2164.

［20］ GAUL C, DIETRICH W, FRIEDRICH I, et al. Neurological symptoms in type A aortic dissections[J]. Stroke, 2007, 38: 292–297.

［21］ GRAEME K A, POLLACK C V J R. Heavy metal toxicity, part I: arsenic and mercury[J]. J Emerg Med, 1998, 16: 45–56.

［22］ GRAEME K A, POLLACK C V J R. Heavy metal toxicity, part II: lead and metal fume fever[J]. J Emerg Med, 1998, 16: 171–177.

［23］ GRATTAN-SMITH P J, MORRIS J G, JOHNSTON H M, et al. Clinical and neurophysiological features of tick paralysis[J]. Brain, 1997, 120(Pt11): 1975–1987.

［24］ GROB D, BRUNNER N, NAMBA T, et al. Lifetime course of myasthenia gravis[J]. Muscle Nerve, 2008, 37: 141–149.

［25］ GUISADO R, ARIEFF A I. Neurologic manifestations of diabetic comas: correlation with biochemical alterations in the brain[J]. Metabolism, 1975, 24: 665–679.

［26］ HAGAN P G, NIENABER C A, ISSELBACHER E M, et al. The International Registry of Acute Aortic Dissection (IRAD): new insights into an old disease[J]. JAMA, 2000, 283: 897–903.

［27］ Headache Classification Subcommittee of the International Headache, Society. The international classification of headache disorders: 2nd edition[J]. Cephalalgia, 2004, 24(Suppl 1): 9–160.

［28］ HUGHES R A, SWAN A V, VAN KONINGSVELD R, et al. Corticosteroids for Guillain-Barré syndrome[J]. Cochrane Database Syst Rev, 2006, 19(2): CD001446.

［29］ IORIZZO L J 3RD, JORIZZO J L. The treatment and prognosis of dermatomyositis: an updated review[J]. J Am Acad Dermatol, 2008, 59: 99–112.

［30］ KEOGH M, SEDEHIZADEH S, MADDISON P. Treatment for Lambert-Eaton myasthenic syndrome[J]. Cochrane Database Syst Rev, 2011, 16(2): CD003279.

［31］ KIERNAN M C, VUCIC S, CHEAH B C, et al. Amyotrophic lateral sclerosis[J]. Lancet, 2011, 377: 942–955.

［32］ KITABCHI A E, UMPIERREZ G E, MILES J M, et al. Hyperglycemic crises in adult patients with diabetes[J]. Diabetes Care, 2009, 32: 1335–1343.

［33］ KUNCL R W. Agents and mechanisms of toxic myopathy[J]. Curr Opin Neurol, 2009, 22: 506–515.

［34］ LAWN N D, FLETCHER D D, HENDERSON R D, et al. Anticipating mechanical ventilation in Guillain-Barre syndrome[J]. Arch Neurol, 2001, 58: 893–898.

［35］ LONDON Z, ALBERS J W. Toxic neuropathies associated with pharmaceutic and industrial agents[J]. Neurol Clin, 2007, 25: 257–276.

［36］ LONG S S. Infant botulism[J]. Pediatr Infect Dis J, 2001, 20: 707–709.

［37］ MARX A, GLASS J D, SUTTER R W. Differential diagnosis of acute flaccid paralysis and its role in poliomyelitis surveillance[J]. Epidemiol Rev, 2000, 22: 298–316.

［38］ MATHEW L, TALBOT K, LOVE S, et al. Treatment of vasculitic peripheral neuropathy: a retrospective analysis of outcome[J]. QJM, 2007, 100: 41–51.

［39］ MEENA A K, KHADILKAR S V, MURTHY J M. Treatment guidelines for Guillain-Barre Syndrome[J]. Ann Indian Acad Neurol, 2011, 14: S73–S81.

［40］ MEHTA S. Neuromuscular disease causing acute respiratory failure[J]. Respir Care, 2006, 51: 1016–1021.

［41］ MERIGGIOLI M N, SANDERS D B. Advances in the diagnosis of neuromuscular junction disorders[J]. Am J Phys Med Rehabil, 2005, 84: 627–638.

［42］ MILLER R G, JACKSON C E, KASARSKIS E J, et al. Practice parameter update: the care of the patient with amyotrophic lateral sclerosis: multidisciplinary care, symptom management, and cognitive/behavioral impairment (an evidence-based review)[J]. Neurology, 2009, 73: 1227–1233.

［43］ MUZUMDAR D, JHAWAR S, GOEL A. Brain abscess: an overview[J]. Int J Surg, 2011, 9: 136–144.

［44］ NEAL S, FIELDS K B. Peripheral nerve entrapment and injury in the upper extremity[J]. Am Fam Physician, 2010, 81: 147−155.

［45］ NOVY J, CARRUZZO A, MAEDER P, et al. Spinal cord ischemia: clinical and imaging patterns, pathogenesis, and out-comes in 27 patients[J]. Arch Neurol, 2006, 63: 1113−1120.

［46］ OREBAUGH S L. Succinylcholine: adverse effects and alternatives in emergency medicine[J]. Am J Emerg Med, 1999, 17: 715−721.

［47］ PIDCOCK F S, KRISHNAN C, CRAWFORD T O, et al. Acute transverse myelitis in childhood: center-based analysis of 47 cases[J]. Neurology, 2007, 68: 1474−1480.

［48］ PUETZ V, SYLAJA P N, COUTTS S B, et al. Extent of hypoattenuation on CT angiography source images predicts functional outcome in patients with basilar artery occlusion[J]. Stroke, 2008, 39: 2485−2490.

［49］ RACANIELLO V R. One hundred years of poliovirus pathogenesis[J]. Virology, 2006, 344: 9−16.

［50］ RAVID M, ROBSON M. Proximal myopathy caused by latrogenicphosphate depletion[J]. JAMA, 1976, 236: 1380−1381.

［51］ REYNOLDS R M, PADFIELD P L, SECKL J R. Disorders of sodium balance[J]. BMJ, 2006, 332: 702−705.

［52］ RIGGS J E. Neurologic manifestations of electrolyte disturbances[J]. Neurol Clin, 2002, 20: 227−239.

［53］ ROBERTS D M, AARON C K. Management of acute organophosphorus pesticide poisoning[J]. BMJ, 2007, 334: 629−634.

［54］ ROLAK L A, RUTECKI P, ASHIZAWA T, et al. Clinical features of Todd's post-epileptic paralysis[J]. J Neurol Neurosurg Psychiatry, 1992, 55: 63−64.

［55］ ROPPER A H. Further regional variants of acute immune polyneuropathy. Bifacial weakness or sixth nerve paresis with paresthesias, lumbar polyradiculopathy, and ataxia with pharyngeal-cervical-brachial weakness[J]. Arch Neurol, 1994, 51: 671−675.

［56］ ROPPER A H. The Guillain-Barre syndrome[J]. N Engl J Med, 1992, 326: 1130−1136.

［57］ ROWLAND J P, SHNEIDER N A. Amyotrophic lateral sclerosis[J]. NEJM, 2001, 344: 1688−1700.

［58］ RUSSELL M B, DUCROS A. Sporadic and familial hemiplegic migraine: pathophysiological mechanisms, clinical characteristics, diagnosis, and management[J]. Lancet Neurol, 2011, 10: 457−470.

［59］ SAYER F T, VITALI A M, LOW H L, et al. Brown-Sequard syndrome produced by C3−C4 cervical disc herniation: a case report and review of the literature[J]. Spine, 2008, 33: E279−E282.

［60］ SCHRIER R W, BANSAL S. Diagnosis and management of hyponatremia in acute illness[J]. Curr Opin Crit Care, 2008, 14: 627−634.

［61］ SEBASTIAN S, CLARENCE D, NEWSON C. Severe hypophosphataemia mimicking Guillain-Barre syndrome[J]. Anaesthesia, 2008, 63: 873−875.

［62］ SENEVIRATNE U. Guillain-Barre syndrome[J]. Postgrad Med J, 2000, 76: 774−782.

［63］ STERNS R H, HIX J K, SILVER S. Treating profound hyponatremia: a strategy for controlled correction[J]. Am J Kidney Dis, 2010, 56: 774−779.

［64］ TRACY J A, DYCK P J. The spectrum of diabetic neuropathies[J]. Phys Med Rehabil Clin N Am, 2008, 19: 1−26.

［65］ TSAI T T, NIENABER C A, EAGLE K A. Acute aortic syndromes[J]. Circulation, 2005, 112: 3802−3813.

［66］ VARMA J K, KATSITADZE G, MOISCRAFISHVILI M, et al. Signs and symptoms predictive of death in patients with foodborne botulism—Republic of Georgia, 1980−2002[J]. Clin Infect Dis, 2004, 39: 357−362.

［67］ VAUGHAN C J, DELANTY N. Hypertensive emergencies[J]. Lancet, 2000, 356: 411−417.

［68］ VENANCE S L, CANNON S C, FIALHO D, et al. The primary periodic paralyses: diagnosis, pathogenesis and treatment[J]. Brain, 2006, 129: 8−17.

［69］ WARRELL D A. Snake bite[J]. Lancet, 2010, 375: 77−88.

［70］ WHITE J. Venomous animals: clinical toxinology[J]. EXS, 2010, 100: 233−291.

［71］ WIRTZ P W, SMALLEGANGE T M, WINTZEN A R, et al. Differences in clinical features between the Lambert-Eaton myasthenic syndrome with and without cancer: an analysis of 227 published cases[J]. Clin Neurol Neurosurg, 2002, 104: 359−363.

［72］ WOLF V L, LUPO P J, LOTZE T E. Pediatric acute transverse myelitis overview and differential diagnosis[J]. J Child Neurol, 2012, 27: 1426−1436.

［73］ ZUCCOLI G, PANIGRAHY A, BAILEY A, et al. Redefining the Guillain-Barre spectrum in children: neuroimaging findings of cranial nerve involvement[J]. Am J Neuroradiol, 2011, 32: 639−642.

# 节选五
# 心搏骤停后复苏

摘　　要：心搏骤停（CA）是高收入国家最常见的死亡原因。组织有序的神经重症监护可以提高心搏骤停后复苏患者的生存率和神经功能恢复率。心搏骤停后复苏管理的关键包括确定心搏骤停原因并及时干预、预防继发性颅脑损伤和迟发的神经系统损伤。需要紧急干预的心搏骤停促发因素包括急性冠脉综合征、颅内出血、肺栓塞和严重创伤等。目标体温管理，避免缺氧和低血压，避免高氧、过度换气或通气不足，治疗癫痫发作等措施，可以减轻继发性颅脑损伤。我们无法准确预估心搏骤停后数天内出现的神经系统功能改变，因此提倡早期干预，而不应等到出现迟发性神经系统损伤后再行治疗。

关键词：复苏，心搏骤停，目标温度控制，体温过低

## 一、介绍

心搏骤停（CA）是北美和其他高收入国家最常见的死亡原因。在美国，每年有超过 500 000 例患者发生心搏骤停。随着医学的进步，心搏骤停患者自主循环恢复（ROSC）率和长期生存率以及神经系统预后在改善。而在心搏骤停后存活并被送至医院治疗的患者中，由于继发的神经系统损伤而不得不放弃治疗，是该类患者最常见的直接死因。

## 二、管理方案

心搏骤停复苏后神经急症生命支持（ENLS）流程（附图 5-1）。ROSC 后的早期重点是：① 识别和治疗可疑的停搏原因；② 稳定患者的心肺功能，防止再次停搏，提供充分的冠状动脉灌注和脑灌注。对于达到ROSC 和需要积极进行病因干预的患者，应快速评估是否可以行冠状动脉介入治疗和目标体温治疗，并考虑转诊至接诊过大量心搏骤停患者并具有心搏骤停后复苏和神经重症监护经验的专科中心。建议在心搏骤停后复苏的第 1 个小时内完成以下项目（附表 5-1）。

## 三、院前急救和即刻固定

心搏骤停治疗应遵循美国心脏协会（AHA）和（或）国际复苏联络委员会指南（ILCOR）。高质量的心肺复苏（CPR）可尽快达到 ROSC 并改善预后，这要

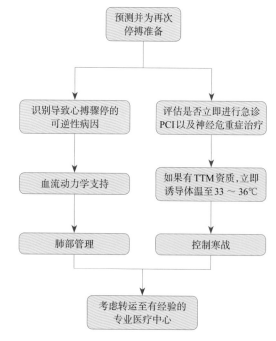

附图 5-1　心搏骤停复苏后神经急症生命支持（ENLS）流程

附表 5-1　根据CA清单在1小时内对患者进行复苏

- 启动血流动力学和呼吸机支持
- 评估常见的可治疗病因、考虑冠脉造影
- 评估目标体温管理的资质
- 开始诱导目标体温
- 考虑转运到专业心脏中心

求足够速度和深度的胸外按压、尽量减少中断和早期除颤。我们需要进一步研究确定预防停搏期间和停搏后继发性缺氧性颅脑损伤的方案。

先前许多 RCT 研究从各方面探索了心搏骤停院前管理，其中大部分研究结果都是中立的，超出 ENLS 范围。一项大型实用试验比较了心脏停搏期间气管插管与 King（King LT-D）喉导管置入的治疗效果，结果显示喉导管置入组的生存率较高。另一项大型随机试验发现，声门上气道管理组的结局相比于气管插管没有更差，而 1/3 的试验发现囊瓣面罩通气后的结局与气管插管相当。基于这些数据，气管插管不应该被视为心搏骤停患者管理的优先选择，并且在大多数情况下可以合理地推迟到 ROSC 之后。最初采用声门上气道管理的患者之后进行气管插管的最佳时机和方法尚不清楚，但是如果可以通过声门上气道输送足够的通气和氧合作用，有希望将气管插管推迟至血流动力学稳定之后。

高级心血管生命支持（ACLS）后恢复脉搏的患者中，数分钟内再次停搏发生率约为 1/5。即使患者没有发生再次停搏，医护人员也应该预见到血流动力学不稳定的情况。事实上，低血压和缺氧都很常见，并且与较差预后独立相关。心搏骤停复苏的患者通常需要插管、机械通气、密切的心脏和有创血流动力学监测以及细致的急救护理。虽然在这一阶段优先考虑维持心肺功能稳定，但也应选择容量复苏、血压和氧合目标控制以维持脑灌注，预防继发性脑损伤（见下述）。尽管 TTM 可能有助于预防继发性颅脑损伤，但有证据表明，当在院前环境中开始 TTM 诱导时，积极给予冷晶体液会对患者造成伤害。其他诱导 TTM 的方法如鼻内降温可能更安全，不过目前尚无足够证据推荐院前诱导 TTM。

### 四、诊断：识别和治疗心搏骤停原因

心搏骤停期间和心搏骤停后即刻，需要多项工作并行以支持成功复苏。在心肺复苏同时，医护人员应努力寻找心搏骤停的病因。在达到 ROSC 并送至医院治疗的患者中，心源性停搏所占比重正逐渐减少，心脏原因所导致的心搏骤停只占一小部分。ROSC 后的初步诊断评估包括综合病史、体格检查、心电图（EKG）和针对性的影像学检查，应优先排除需一般治疗外具有特定治疗时间窗的病因。

（一）心源性停搏

急性冠脉综合征等心脏疾病是突发心搏骤停的常见原因。急性冠脉综合征可导致心肌梗死，进而引起恶性心律失常和心搏骤停。无论心搏骤停时最初节律如何，ROSC 后应立即进行心电图检查，以评价心肌缺血程度，心搏骤停复苏后大多数患者存在明显的冠状动脉疾病，经皮冠状动脉介入治疗与神经功能预后改善相关。

（二）脑出血

有必要对心搏骤停后昏迷患者进行颅脑 CT 检查。高达 5% ~ 10% 的骤停后患者存在脑出血，这意味着治疗方案或应有所改变。除了发现潜在的心搏骤停原因外，早期中枢影像学检查具有重要的预后价值。心搏骤停后早期脑水肿强烈预示预后不良。

（三）其他病因

除以上情况外，还须考虑其他病因。肺栓塞（PE）是心搏骤停的可治疗病因，出现血流动力学不稳定即定义为肺栓塞高危。临床怀疑肺栓塞应及时考虑经验性治疗。如果血流动力学迅速改善，或可持续给予单一肝素抗凝治疗，否则应考虑系统性或导管导向性溶栓治疗。创伤（如坠落后高位颈椎骨折）、胃肠道出血、药物中毒、感染性休克和过敏反应是心搏骤停的其他可能病因。这些病因都需要疾病特异性的个体化管理。如果病史和最初临床表现提示存在这些病因，则应对患者进行针对性处理。

### 五、固定和转运

专业临床医学中心可改善心搏骤停患者短期和长期结局。最近一项对于 61 000 多例患者的国际荟萃分析表明，运送至心脏复苏中心［具有经皮冠状动脉介入治疗（PCI）和 24 小时 TTM 能力］与生存率增加相关（OR=1.95，95%CI 1.47 ~ 2.59，P < 0.001）。因此，应将昏迷的心搏骤停患者转运到能够提供 PCI、心脏重症监护、TTM 和神经重症监护的专科中心。对于不稳定患者的医疗机构间转运，重症医生的积极参与可确保为患者转运调动足够的资源。

### 六、管理

（一）预防继发性颅脑损伤

在识别和治疗心搏骤停的同时，复苏后生命支持应当使继发性颅脑损伤最小化。

目标体温管理（targeted temperature management, TTM）

包括两项随机对照试验在内的多项研究证明，当明确的心搏骤停后集束化治疗实施时，TTM 可显著改善 CA 患者的结局。CA 后数小时和数天内降低机体核心体温可降低脑耗氧量，减少多条参与颅脑损伤

发生的细胞内信号通路的活化。临床试验首先证明，在选定的因室性心动过速或心室颤动(VT/VF)而需要复苏的院外心搏骤停的患者中，诱导核心温度至32～34℃所产生的低体温可改善患者的生存率和神经系统预后。随后的一系列研究表明，选择实施降低核心温度至36℃与降至33℃的亚低温相比，患者的总体结果是等同的，并且与实施低体温24小时相比，48小时未见明显的获益。AHA、ILCOR、美国神经病学学会和神经重症学会均推荐TTM的目标温度应设置在32～36℃(强烈推荐，证据质量低)。尽管有这些建议，但CA后采用TTM仍然有限。

TTM被强烈推荐用于疑似心源性院外心搏骤停患者，但其他原因所致CA和院内CA患者TTM所得数据不一。初始心搏骤停或无脉性电活动(PEA)的患者也可能从TTM获益。尽管在这些患者群体的临床获益程度尚不明确，但TTM是一种低风险干预，CA患者潜在的获益可能大于风险。AHA和ILCOR指南支持TTM用于初始不可电击心律的院外心搏骤停成人患者(弱推荐，极低质量证据)。

支持为院内心搏骤停患者实施TTM的数据也有所不一。AHA和ILCOR指南建议对于发生院内心搏骤停的患者应考虑TTM的实施(弱推荐，极低质量证据)。然而，之后的一项队列研究使用了来自Get With the Guidelines-Resuscitation数据库的数据，研究结果表明当TTM应用于发生院内心搏骤停的患者时结局更差。考虑到研究的数据库性质和潜在的选择偏倚，研究结果应当慎重解释。TTM实施的获益程度需要在该类患者人群中进行进一步研究，以明确其在院内心搏骤停患者治疗过程中的最佳角色。

值得注意的是，36℃是亚低温而不是常温，在没有实施TTM的情况下，大多数心搏骤停后患者在复苏后早期会出现发热。多项研究提示，将机体核心目标温度调整至33～36℃可能会降低患者接受主动退热治疗的比例，从而降低患者的发热率和预后不良的可能性。TTM-2临床试验正在进行中，目的是在于目标体温33℃与正常体温早期治疗≥37.8℃发热的优劣比较。无论选择36℃还是更低的目标核心温度，TTM都需要积极的温度管理、预防寒战和全面的集束化护理。开发安全且有效的TTM实施系统需要相关医疗机构的大力支持，特别是要确保实施干预的持续可利用性。

(二)思考:何时不需要实施TTM

TTM的绝对禁忌证很少。CA后快速苏醒的患者(例如，他们能够遵循语言指令自主活动，如"活动你的脚趾"和"握紧我的手指")不太可能获益。同样，有不能复苏(DNR)指令或原有疾病妨碍有意义复苏的患者，应在住院早期与家属或代理人讨论护理目标。其中一些患者可直接转到舒适护理。最后需要指出，心搏骤停后超过12小时的患者不太可能从TTM中获益，可以主动为其提供正常体温。

**合理性:目标体温36℃何时比33℃更可取**

因为显著的低体温可能增加凝血障碍和手术出血的风险，颅内出血、CA的创伤性病因以及患者先前的出血倾向等因素的明确引起多学科的风险-获益争论。由于以36℃为目标的亚低温不影响凝血能力，因此对上述类型患者建议实施TTM至36℃。也有人认为，维持在较低目标温度的患者可能会出现更多的血流动力学不稳定性。对于ROSC后需要大量血管升压药支持的患者，可考虑更高的目标温度。

紧急进行冠状动脉血运重建不是TTM的禁忌证，TTM可以在经皮冠状动脉介入治疗之前或过程中启动。有证据表明，在冠状动脉灌注恢复时机体较低的核心温度可以减轻心肌再灌注损伤。

(三)TTM的诱导

回顾上述禁忌证后，符合条件的患者应立即接受TTM治疗。接受TTM的所有患者均应进行气管插管，此外，还需要监测核心温度。温度监测的途径可以是血管内、食管、膀胱或直肠。如果尿量较少，Foley导尿管所携带的温度探头可能无法给出准确的读数，应选择其他可测量核心温度的部位。在TTM过程中腋窝、口腔、鼓室、颞部的温度监测均不可靠。

在目标核心温度为32～33℃的患者中，TTM的快速诱导最好通过结合几种冷却诱导方法来完成。对于无明显左心衰竭的患者，快速输注40 mL/kg的冷(4℃)生理盐水或乳酸林格氏液，每升上述溶液可以使机体的核心体温下降约1℃。一些机构将液体保存在冰箱中用于此目的。实施TTM过程中，应快速输注液体(例如使用压力袋)，以确保液体在输注期间不会复温。值得注意的是，一项试验发现，院前为患者输注冷液体会增加肺水肿和心脏再次停搏的风险。当患者在急诊科或ICU时，此类并发症可得到更好的处理。一旦出现并发症，可暂停输注冷液体，直至气道管理安全并且患者得到妥善安置。

如果治疗目标是TTM达到36℃，则可能不需要采取额外的措施来达到该温度。许多患者在心搏骤停复苏后出现轻度低温，因此维持该温度即可。无论目标温度如何，镇静和寒战的处理都是诱导低体温成功的必要条件。事实上，目标体温定为36℃时，患者的寒战反应很可能更加明显，因为机体的体温调节防御机制在32～33℃时被部分抑制,而在36℃时更加活跃。

TTM可通过体表、血管内、鼻内或食管内冷却实现。对于需要接受体外膜氧合(ECMO)治疗的患者而言,可通过该过程对体温进行策略性管理。自动冷却装置应与IV液体输注同时启动或在之后尽快启动。有多种市售器械可供使用。不建议使用空气冷却毯、冷却风扇和冷却包,因为它们达到目标温度所需的时间较长,并且缺乏对TTM维持和复温至关重要的温度调节受控机制。任何降温设备的重要特征是良好的接触,以确保充分的热交换(简单的冷却毯几乎不能满足)以及连续获取患者的核心温度,以确保温度保持在一定范围内。关于体表和血管内冷却方法的比较,所获信息有限。

### 七、镇静和寒战

许多患者在低体温诱导期间剧烈寒战,在大约35℃的温度下寒战反应最大。当缺乏足够的镇静作用时,这个问题则会凸显。皮肤相对加温(即用热空气毯加温皮肤的非冷却区域)可显著降低寒战反应,即使使用表面冷却方法,也应予以考虑。初始药物选择可包括对乙酰氨基酚(650 mg q4h)和丁螺环酮(30 mg q8h)经鼻饲管给药、镁剂治疗(4 g IV q4h以维持血清水平3～4 mg/dL或输注0.5～1 mg/h),随后弹丸式推注芬太尼(12.5～100 μg或1～2 μg/kg IV prn),伴随或不伴随输注芬太尼(25～150 μg/h)或哌替啶(12.5～100 mg IV q4～6h prn)。如果寒战仍未得到控制,可启动丙泊酚[50～75 μg/(kg·min)]或咪达唑仑(2～5 mg IV prn或1～10 mg/h输注)治疗。经验证的工具量表,如床旁寒战评估评分(BSAS),可用于监测寒战反应。一种包含非药物干预和非镇静药物的阶梯式寒战管理方法可以帮助治疗寒战,同时尽量减少神经肌肉阻滞剂(NMB)使用。参见ENLS药物治疗模块(BSAS,节选十四)。

尽管丁螺环酮、哌替啶、右美托咪定或芬太尼可提供足够的镇静作用,但这些药物的主要作用是预防寒战。如果患者血流动力学稳定,则丙泊酚可有效确保充分镇静,并且其半衰期短,因此,可进行有意义的神经系统检查。在无明显心动过缓的患者中,右美托咪定是一种替代药物,通过激动中枢$\alpha_2$受体直接降低发生寒战的体温阈值。对于血流动力学不稳定的患者,可以使用咪达唑仑泵注。然而,低温延长了咪达唑仑的半衰期,残留的镇静作用可能降低后续神经系统检查的准确性。因此,在TTM期间,首选持续低剂量泵注咪达唑仑,可辅以静推剂量。建议不宜使用吗啡,因

为药物起效时间长,而且有导致低血压的风险。NMB可用于缓解其他难治性寒战。短效NMB单次给药有助于治疗已经接受持续输注药物(即丙泊酚、咪达唑仑)最大程度镇静的患者发生的难治性寒战。使用时,首选间歇给药而不是连续输注。在一项小型随机对照试验中,持续NMB输注与结局改善无关。一项更大型的多中心回顾性队列研究发现,与持续性NMB给药相比,间歇性按需NMB治疗与结局改善相关。此外,NMB可以掩盖神经系统检查可检测到的任何惊厥表现。在昏迷的心搏骤停后患者中发现非惊厥性癫痫持续状态的发生率为12%～24%,有报道则指出,上述并发症在小儿心搏骤停中发生率更高。值得注意的是,心搏骤停后癫痫发作与患者的死亡率增加相关。因此,对昏迷的心搏骤停后患者,尤其是存在瘫痪表现,应采用连续脑电图检查。

### 八、低体温引起的主要生理变化

低温会产生许多可预测的、剂量依赖性的生理变化。在此不作详细讨论,相关综述已有文献记载。我们重点关注最初几个小时与神经重症监护相关的变化。低温期间可能发生心动过缓。在目标温度为33℃时,心率为35～40次/分较为常见,通常不需要治疗,除非心动过缓与低血压相关。心动过缓在较低的目标温度下可能更明显。阿托品对低温引起的心动过缓一般无效。相反,症状性心动过缓可用β受体激动剂治疗。

如果核心温度意外降至28℃以下(存在电解质紊乱则为30℃),则可能发生心律失常。如果出现明显的心律失常且核心温度低于30℃,应迅速将患者复温至核心温度高于30℃,然后逐渐升温至目标温度。亚低温(大于30℃)不会引起或加重心律失常,因此心律失常不应视为停止亚低温治疗的理由。亚低温治疗期间常见Q-T间期延长,应慎用导致Q-T间期延长的药物。

在诱导低温期间,特别是较低目标温度时,初始的冷利尿可能导致低钾血症、低镁血症和低磷血症。应密切评估电解质水平并确定是否足量补充。由于低温会促使钾离子从细胞外转移到细胞内,而当开始复温时,血清钾水平又会升高。应密切评估电解质水平并确定是否足量补充。因此要避免过度补钾。在TTM诱导和维持期间,目标钾水平3.0～3.5 mmol/L较为合理。镁和磷应维持高于正常范围。

### 九、癫痫检测和治疗

EEG监测适用于骤停后昏迷患者。成人非惊厥性癫痫持续状态的发生率为12%～24%,小儿则高达

47%。在40%的患者中发现了其他异常EEG表现,其中部分患者可接受早期激进治疗。癫痫发作可能会直接加重颅脑损伤,应进行治疗。强烈推荐降温和复温阶段的持续脑电图监测,详见ENLS癫痫持续状态(节选十二)。

## 十、血流动力学监测和管理

ROSC后数小时内出现持续性脑低灌注,并可持续数小时至数天。在此期间,脑血管阻力增加,压力自动调节减弱或缺失,导致血氧输送减少,维持微循环所需的灌注压升高。观察性研究显示,心搏骤停后低血压与高死亡率相关。此外,即使需要依赖血管升压药物,只要可以维持平均动脉压(MAP)> 80 mmHg,患者结局可改善。ROSC后早期一过性左心室收缩和舒张功能障碍也很常见,但临床意义不大,通常可保守治疗。若怀疑急性冠脉综合征诱发心搏骤停,除非有证据表明存在严重的中枢系统损伤,否则应考虑急诊冠状动脉造影和血运重建。

## 十一、肺部管理

昏迷的心搏骤停后患者应进行气管插管和机械通气。尽管复苏后脑压自动调节功能可能受损,但对二氧化碳($CO_2$)的反应通常保持完整。过度换气可能导致脑血管收缩和血流不足,一项Ⅱ期随机对照试验显示,当$PaCO_2$的目标值为50 ~ 55 mmHg时,临床结局较好。虽然没有足够的证据推荐CA后常规允许轻度高碳酸血症,但应避免过度换气。以温度校正的$PaCO_2 \geq 40$ mmHg为目标是合理的。

缺氧和高氧均与CA后患者的不良结局独立相关,推测可能分别与脑组织氧供不足和氧化应激相关,因此两者均应避免,温度校正的$PaO_2$为80 ~ 120 mmHg是合理的。动脉血气分析通常受体温影响,因此临床医生需要校正这些变化,以正确解读结果。一些临床检验室要求同时提供患者体温,并自动进行校正,但许多没有。如果实验室未校正患者体温,则近似校正如下(α-stat方法)。

(1)每低于37℃ 1℃,$PaO_2$实际值为报告值减去5 mmHg。

(2)每低于37℃ 1℃,$PaCO_2$实际值为报告值减去2 mmHg。

(3)每低于37℃ 1℃,pH实际值为报告值加0.012 U。

## 十二、TTM的维持及复温

ENLS主要关注心搏骤停患者最初几小时的管理。缓慢和控制性复温的持续时间和特殊注意事项不在本文讨论范围之内。我们向读者推荐关于TTM的指南和综述,以详细讨论TTM的整个过程。一般而言,诱导阶段为加快干预措施以尽快达到目标温度。维持阶段为维持患者目标温度24小时。维持时间范围为12 ~ 48小时,一般推荐24小时。复温阶段应缓慢且可控,以避免发生严重的并发症。复温完成后,通常需主动维持正常体温24 ~ 48小时。

## 十三、延迟的神经系统功能预后

在许多神经重症监护病房条件下,CA后准确判断神经系统功能预后是具有挑战性的。对心搏骤停后功能结局预测的详细讨论超出了本文的范围。对心搏骤停后患者的初步评估和重症管理的关键是要了解在CA后的最初72小时内,没有任何体征、症状或除脑死亡以外的其他临床发现可能导致患者预后不良。与脑死亡相关的临床发现在复苏或复温后至少24小时内也不确定,以较晚发生者为准。因可意识到的神经系统功能预后而提前停止生命维持治疗与CA后大部分患者可预防的死亡相关。早期的治疗限制可能适用于某些患者,例如,既存的高级指令或严重伴随疾病的患者。然而,早期积极治疗不应该被限制或仅仅根据觉察的较差的神经系统功能预后而拒绝。

## 十四、儿童注意事项

美国每年有近20 000名儿童遭遇心搏骤停。总体而言,过去20年中,院内心搏骤停患儿的出院存活率有所改善,但院外心搏骤停患儿没有改善。院内心搏骤停主要发生在儿科ICU,发生率为1.4% ~ 1.8%,78%的患儿可恢复自主循环,45%存活至出院。近90%的院内心搏骤停幸存患儿具有良好的神经系统结局。虽然CPR持续时间越长,存活率越低,神经系统预后越差,但90%接受CPR超过30分钟仍存活的患儿预后良好。小儿院内心搏骤停的初始心律最常见的是心动过缓伴低灌注压或无脉性心电活动,通常在呼吸衰竭或休克所导致的组织缺氧之前发生。可电击节律(心室颤动或无脉性室速)较少见,仅见于10% ~ 15%的儿科心搏骤停。院内心搏骤停后预后的改善归功于遵循儿科高级生命支持(PALS)指南提供高质量CPR和复苏后护理的进步。结局改善也与使用个体化生理监测指导心搏骤停期间治疗、跨学科诊治以及使用ECMO作为难治性心搏骤停的挽救治疗相关。院外心搏骤停的生存率低于院内心搏骤停,年龄较大儿童的生存率较高,范围为3% ~ 16%。37% ~ 62%的存活者有较好的神经系统结局。

与成人相似，复苏后阶段应注重限制继发性器官损伤。小儿心搏骤停后常见心肌功能障碍和低血压，低血压（即 SBP < 年龄的第 5 百分位数）与死亡率增加和存活率降低相关，神经系统预后良好。PALS 指南建议通过补液、正性肌力药和血管升压药治疗低血压（即 SBP < 年龄的第 5 百分位数），有条件应持续监测有创动脉压。机械通气参数应滴定至适当范围，以避免极端的氧合和通气，严格避免低氧血症（目标 94% < $SaO_2$ < 100%），并设置个体化的目标 $PaCO_2$。关于 ROSC 后儿童血糖管理的证据尚不足。一般应密切监测血糖浓度，避免高血糖（> 10 mmol/L）和低血糖（< 4.4 mmol/L）。癫痫发作和癫痫持续状态在 ROSC 后阶段很常见（分别为 47% 和 32%）。治疗癫痫时应密切注意抗惊厥药潜在的血流动力学副作用，而治疗是否能改善预后尚不清楚。

小儿心搏骤停后发热很常见，并且与较差的神经系统结局相关。两项关于 ROSC 后昏迷儿童的大型前瞻性随机研究（包括院内心搏骤停和院外心搏骤停）发现，与接受常温（36 ～ 37.5℃）治疗患者相比，接受治疗性低体温（32 ～ 34℃）治疗的患者的 1 年生存率没有获益，功能结局较好。因此，对于心搏骤停后昏迷患儿的体温管理，PALS 指南推荐常温（36 ～ 37.5℃）维持 5 天，或者初始低温（32 ～ 34℃）维持 2 天后常温（36 ～ 37.5℃）维持 3 天。ROSC 后发热（体温 ≥ 38℃）的持续体温监测和积极治疗是 Ⅰ 类推荐。

呼吸衰竭是小儿心搏骤停最常见的病因，也可有其他病因。对于心脏病因不明的儿童应进行心搏骤停病因评估，包括 EKG 和超声心动图、颅脑 CT、毒理学检测、病原学检测及隐匿性创伤排查。应排查致心律失常心搏骤停患儿是否存在离子通道病变和心肌病。与成人相似，心搏骤停后对神经系统功能准确的预测是具有挑战性的，尚未建立和验证预测的单一变量。PALS 指南建议医生在预测小儿心搏骤停后结局时考虑多种因素。

### 十五、护理注意事项

对心搏骤停患者的护理包括提供高质量 CPR。ROSC 后，护理目标是维持脑灌注压和预防继发性颅脑损伤。心搏骤停患者通常需要入住 ICU 接受护理，包括密切的神经系统、血流动力学和呼吸功能监测。护士的作用包括启动 TTM、密切监测生命体征、神经系统检查、监测癫痫发作以及心律失常。关注患者是否出现 TTM 相关并发症，包括心动过缓、寒战、出血

和电解质异常等血流动力学变化非常重要。对接受 TTM 患者的护理还包括尽量减少制动、延长镇静时间和机械通气。护士应密切关注体温监测的途径，确保选择的监测仪处于正确位置，以获得准确的测量结果。应密切关注 TTM 的治疗程序，确保冷却的温度和持续时间符合规定。应使用 BSAS 评分工具，结合干预措施和对策，防治寒战。应频繁进行皮肤评估，以防止与冷却装置和制动相关的损伤。

### 十六、沟通

与接收或转诊医生沟通患者情况时，应纳入附表 5-2 列出的关键要素。

附表 5-2　复苏后的转诊沟通

| • 沟通项目 |
| --- |
| 患者年龄，停搏前病史 |
| 心搏骤停持续时长及初始心律 |
| 病因 |
| 首次评估时神经系统检查 |
| PCI 资质 |
| 低体温的起始时间和（或）达到目标体温的时间 |
| 目前核心温度 |
| • 沟通案例 |
| 院前-急诊：我接诊了一位 58 岁的患者，既往高血压，他和同事一起走去吃午餐时晕倒了。同事对其进行了 CPR。AED 分析为可电击心率，AED 电击 1 次，EMS 大约 10 分钟后抵达。患者存在室性心动过速，1 mg 肾上腺素注射后电击 1 次大约 18 分钟时自主循环恢复 ROSC 之后，患者心电图显示 V3、V6 导联 ST 段抬高。面罩通气下氧饱和度 100%，血压 130/85 mmHg，目前心率 108 次/分，室性心动过速 |
| 急诊-ICU：患者，男，58 岁，院外心搏骤停 18 分钟。患者存在 STEM，已行左前降支 PCI+ 支架植入术，在导管室用过肝素、阿司匹林及普拉格雷。术后首次神经系统评估 GCS 5 分（E1V1M3）TTM 目标 36℃，45 分钟，于 14:10 达到目标体温。目前应用凝胶料垫冷却装置，体温 36.1℃。目前去甲肾上腺素 2 μg/min。TTM 起始时给予顺阿曲库铵 1 支，镁剂 2 mg，芬太尼 150 g。芬太尼必要时给予以控制寒战 |

（王承斌）

# 参考文献

［1］ABEND N S, TOPJIAN A, ICHORD R, et al. Electroencephalographic monitoring during hypothermia after pediatric cardiac arrest[J]. Neurology, 2009, 72(22): 1931–1940.

［2］AMERICAN NURSES ASSOCIATION, & AMERICAN ASSOCIATION OF NEUROSCIENCE NURSES. Neuroscience nursing: scope and standards of practice[M]. 3rd ed. Silver Spring, 2019.

［3］ATKINS D L, EVERSON-STEWART S, SEARS G K, et al. Epidemiology and outcomes from out-of-hospital cardiac arrest in children: the resuscitation outcomes consortium Epistry-cardiac arrest[J]. Circulation, 2009, 119(11): 1484–1491.

［4］AUFDERHEIDE T P, NICHOL G, REA T D, et al. A trial of an impedance threshold device in out-of-hospital cardiac arrest[J]. N Engl J Med, 2011, 365(9): 798–806.

［5］BADJATIA N, STRONGILIS E, PRESCUTTI M, et al. Metabolic benefits of surface counter warming during therapeutic temperature modulation[J]. Crit Care Med, 2009, 37(6): 1893–1897.

［6］BEMBEA M M, NADKARNI V M, DIENER-WEST M, et al. Temperature patterns in the early postresuscitation period after pediatric in hospital cardiac arrest[J]. Pediatr Crit Care Med, 2010, 11(6): 723–730.

［7］BEMBEA M M, NG D K, RIZKALLA N, et al. Outcomes after extracorporeal cardiopulmonary resuscitation of pediatric in-hospital cardiac arrest: a report from the get with the guidelines-resuscitation and the extracorporeal life support organization registries[J]. Crit Care Med, 2019, 47(4): e278–e285.

［8］BENGER J R, KIRBY K, BLACK S, et al. Effect of a strategy of a supraglottic airway device vs tracheal intubation during out-of-hospital cardiac arrest on functional outcome: the AIRWAYS-2 randomized clinical trial[J]. J Am Med Assoc, 2018, 320(8): 779–791.

［9］BENJAMIN E J, VIRANI S S, CALLAWAY C W, et al. Heart disease and stroke statistics–2018 update: a report from the American Heart Association[J]. Circulation, 2018, 137(12): e67–e492.

［10］BERG R A, NADKARNI V M, CLARK A E, et al. Incidence and outcomes of cardiopulmonary resuscitation in PICUs[J]. Crit Care Med, 2016, 44(4): 798–808.

［11］BERG R A, SUTTON R M, HOLUBKOV R, et al. Ratio of PICU versus ward cardiopulmonary resuscitation events is increasing[J]. Crit Care Med, 2013, 41(10): 2292–2297.

［12］BERG R A, SUTTON R M, REEDER R W, et al. Association between diastolic blood pressure during pediatric in-hospital cardiopulmonary resuscitation and survival[J]. Circulation, 2018, 137(17): 1784–1795.

［13］BERNARD S A, GRAY T W, BUIST M D, et al. Treatment of comatose survivors of out-of-hospital cardiac arrest with induced hypothermia[J]. New Engl J Med, 2002, 346(8): 557–563.

［14］BEYLIN M E, PERMAN S M, ABELLA B S, et al. Higher mean arterial pressure with or without vasoactive agents is associated with increased survival and better neurological outcomes in comatose survivors of cardiac arrest[J]. Intensive Care Med, 2013, 39(11): 1981–1988.

［15］BRADLEY S M, LIU W, MCNALLY B, et al. Temporal trends in the use of therapeutic hypothermia for out-of-hospital cardiac arrest[J]. JAMA Netw Open, 2018, 1(7): e184511.

［16］BRAY J E, STUB D, BLOOM J E, et al. Changing target temperature from 33 degrees C to 36 degrees C in the ICU management of out-of-hospital cardiac arrest: a before and after study[J]. Resuscitation, 2017, 113: 39–43.

［17］BRO-JEPPESEN J, ANNBORN M, HASSAGER C, et al. Hemodynamics and vasopressor support during targeted temperature management at 33℃ Versus 36℃ after out-of-hospital cardiac arrest: a post hoc study of the target temperature management trial[J]. Crit Care Med, 2015, 43(2): 318–327.

［18］BROPHY G M, BELL R, CLAASSEN J, et al. Guidelines for the evaluation and management of status epilepticus[J]. Neurocrit Care, 2012, 17(1): 3–23.

［19］CALLAWAY C W, DONNINO M W, FINK E L, et al. Part 8: post-cardiac arrest care: 2015 American Heart Association guidelines update for cardiopulmonary resuscitation and emergency cardiovascular care[J]. Circulation, 2015, 132(18 Suppl 2): 465–482.

［20］CALLAWAY C W, ELMER J, GUYETTE F X, et al. Dexmedetomidine reduces shivering during mild hypothermia in waking subjects[J]. PLoS ONE, 2015, 10(8): e0129709.

［21］CALLAWAY C W, SCHMICKER R H, BROWN S P, et al. Early coronary angiography and induced hypothermia are associated with survival and functional recovery after out-of-hospital cardiac arrest[J]. Resuscitation, 2014, 85(5): 657–663.

［22］CALLAWAY C W, TADLER S C, KATZ L M, et al. Feasibility of external cranial cooling during out-of-hospital cardiac arrest[J]. Resuscitation, 2002, 52(2): 159–165.

［23］CHAN P S, BERG R A, TANG Y, et al. Association between therapeutic hypothermia and survival after in-hospital cardiac arrest[J]. J Am Med Assoc, 2016, 316(13): 1375–1382.

［24］CHANG W T, MA M H, CHIEN K L, et al. Postresuscitation myocardial dysfunction: correlated factors and prognostic implications[J]. Intensive Care Med, 2007, 33(1): 88–95.

［25］CHECCHIA P A, SEHRA R, MOYNIHAN J, et al. Myocardial injury in children following resuscitation after cardiac arrest[J]. Resuscitation, 2003, 57(2): 131–137.

［26］CHEN N, CALLAWAY C W, GUYETTE F X, et al. Arrest etiology among patients resuscitated from cardiac arrest[J]. Resuscitation, 2018, 130: 33–40.

［27］CONLON T W, FALKENSAMMER C B, HAMMOND R S, et al. Association of left ventricular systolic function and vasopressor support with survival following pediatric out-of-hospital cardiac arrest[J]. Pediatr Crit Care Med, 2015, 16(2): 146–154.

［28］DE CAEN A R, BERG M D, CHAMEIDES L, et al. Part 12: pediatric advanced life support: 2015 American Heart Association guidelines update for cardiopulmonary resuscitation and emergency cardiovascular care[J]. Circulation, 2015, 132(18 Suppl 2): 526–542.

［29］DEL CASTILLO J, LOPEZ-HERCE J, MATAMOROS M, et al. Hyperoxia, hypocapnia and hypercapnia as outcome factors after cardiac arrest in children[J]. Resuscitation, 2012, 83(12): 1456–1461.

［30］DONNINO M W, ANDERSEN L W, BERG K M, et al. Temperature management after cardiac arrest: an advisory statement by the advanced life support task force of the international liaison committee on resuscitation and the american heart association emergency cardiovascular care committee and the council on cardiopulmonary, critical care, perioperative and resuscitation[J].

Resuscitation, 2016, 98: 97–104.

[31] DONNINO M W, RITTENBERGER J C, GAIESKI D, et al. The development and implementation of cardiac arrest centers[J]. Resuscitation, 2011, 82(8): 974–978.

[32] DUMAS F, CARIOU A, MANZO-SILBERMAN S, et al. Immediate percutaneous coronary intervention is associated with better survival after out-of-hospital cardiac arrest: insights from the PROCAT (Parisian Region Out of hospital Cardiac ArresT) registry[J]. Circ Cardiovasc Interv, 2010, 3(3): 200–207.

[33] EASTWOOD G M, SCHNEIDER A G, SUZUKI S, et al. Targeted therapeutic mild hypercapnia after cardiac arrest: a phase II multi-centre randomized controlled trial (the CCC trial)[J]. Resuscitation, 2016, 104: 83–90.

[34] ELMER J, CALLAWAY C W, CHANG C H, et al. Long-term outcomes of out-of-hospital cardiac arrest care at regionalized centers[J]. Ann Emerg Med, 2018, 73: 29.

[35] ELMER J, RITTENBERGER J C, COPPLER P J, et al. Long-term survival benefit from treatment at a specialty center after cardiac arrest[J]. Resuscitation, 2016, 108: 48–53.

[36] ELMER J, SCUTELLA M, PULLALAREVU R, et al. The association between hyperoxia and patient outcomes after cardiac arrest: analysis of a highresolution database[J]. Intensive Care Med, 2015, 41(1): 49–57.

[37] ELMER J, TORRES C, AUFDERHEIDE T P, et al. Association of early withdrawal of life-sustaining therapy for perceived neurological prognosis with mortality after cardiac arrest[J]. Resuscitation, 2016, 102: 127–135.

[38] ERICKSON R S, KIRKLIN S K. Comparison of ear-based, bladder, oral, and axillary methods for core temperature measurement[J]. Crit Care Med, 1993, 21(10): 1528–1534.

[39] ERLINGE D, GOTBERG M, NOC M, et al. Therapeutic hypothermia for the treatment of acute myocardial infarction-combined analysis of the RAPID MI-ICE and the CHILL-MI trials[J]. Ther Hypothermia Temp Manag, 2015, 5(2): 77–84.

[40] FERGUSON L P, DURWARD A, TIBBY S M. Relationship between arterial partial oxygen pressure after resuscitation from cardiac arrest and mortality in children[J]. Circulation, 2012, 126(3): 335–342.

[41] FINK E L, PRINCE D K, KALTMAN J R, et al. Unchanged pediatric out-of-hospital cardiac arrest incidence and survival rates with regional variation in North America[J]. Resuscitation, 2016, 107: 121–128.

[42] GAIESKI D F, BAND R A, ABELLA B S, et al. Early goal-directed hemodynamic optimization combined with therapeutic hypothermia in comatose survivors of out-of-hospital cardiac arrest[J]. Resuscitation, 2009, 80(4): 418–424.

[43] GEOCADIN R G, WIJDICKS E, ARMSTRONG M J, et al. Practice guideline summary: reducing brain injury following cardiopulmonary resuscitation: report of the guideline development, dissemination, and implementation subcommittee of the American Academy of Neurology[J]. Neurology, 2017, 88(22): 2141–2149.

[44] GIROTRA S, SPERTUS J A, LI Y, et al. Survival trends in pediatric in-hospital cardiac arrests: an analysis from get with the guidelines-resuscitation[J]. Circ Cardiovasc Qual Outcomes, 2013, 6(1): 42–49.

[45] GOLDBERGER Z D, CHAN P S, BERG R A, et al. Duration of resuscitation efforts and survival after in-hospital cardiac arrest: an observational study[J]. Lancet, 2012, 380(9852): 1473–1481.

[46] GRAND J, HASSAGER C, WINTHER-JENSEN M, et al. Mean arterial pressure during targeted temperature management and renal function after out-of-hospital cardiac arrest[J]. J Crit Care, 2018, 50: 234–241.

[47] HARTKE A, MUMMA B E, RITTENBERGER J C, et al. Incidence of re-arrest and critical events during prolonged transport of post-cardiac arrest patients[J]. Resuscitation, 2010, 81(8): 938–942.

[48] HOSTLER D, NORTHINGTON W E, CALLAWAY C W. High-dose diazepam facilitates core cooling during cold saline infusion in healthy volunteers[J]. Appl Physiol Nutr Metabolism, 2009, 4(4): 582–586.

[49] HYPOTHERMIA AFTER CARDIAC ARREST STUDY G. Mild therapeutic hypothermia to improve the neurologic outcome after cardiac arrest[J]. New Engl J Med, 2002, 346(8): 549–556.

[50] IORDANOVA B, LI L, CLARK R S B, et al. Alterations in cerebral blood flow after resuscitation from cardiac arrest[J]. Front Pediatr, 2017, 5: 174.

[51] JABRE P, PENALOZA A, PINERO D, et al. Effect of bag-mask ventilation vs. endotracheal intubation during cardiopulmonary resuscitation on neurological outcome after out-of-hospital cardiorespiratory arrest: a randomized clinical trial[J]. JAMA, 2018, 319(8): 779–787.

[52] JANICZEK J A, WINGER D G, COPPLER P, et al. Hemodynamic resuscitation characteristics associated with improved survival and shock resolution after cardiac arrest[J]. Shock, 2016, 45(6): 613–619.

[53] JENTZER J C, CHONDE M D, SHAFTON A, et al. Echocardiographic left ventricular systolic dysfunction early after resuscitation from cardiac arrest does not predict mortality or vasopressor requirements[J]. Resuscitation, 2016, 106: 58–64.

[54] KASSEBAUM N J, BERTOZZI-VILLA A, COGGESHALL M S, et al. Global, regional, and national levels and causes of maternal mortality during 1990–2013: a systematic analysis for the Global Burden of Disease Study 2013[J]. Lancet, 2014, 384(9947): 980–1004.

[55] KILGANNON J H, JONES A E, SHAPIRO N I, et al. Association between arterial hyperoxia following resuscitation from cardiac arrest and in-hospital mortality[J]. JAMA, 2010, 303(21): 2165–2171.

[56] KIM F, NICHOL G, MAYNARD C, et al. Effect of prehospital induction of mild hypothermia on survival and neurological status among adults with cardiac arrest: a randomized clinical trial[J]. J Am Med Assoc, 2014, 311(1): 45–52.

[57] KIM F, OLSUFKA M, LONGSTRETH W T J R, et al. Pilot randomized clinical trial of prehospital induction of mild hypothermia in out-of-hospital cardiac arrest patients with a rapid infusion of 4 degrees C normal saline[J]. Circulation, 2007, 115(24): 3064–3070.

[58] KIRKEGAARD H, SOREIDE E, DE HAAS I, et al. Targeted temperature management for 48 vs 24 hours and neurologic outcome after out-of-hospital cardiac arrest: a randomized clinical trial[J]. J Am Med Assoc, 2017, 318(4): 341–350.

[59] KLEINMAN M E, CHAMEIDES L, SCHEXNAYDER S M, et al. Part 14: pediatric advanced life support: 2010 American Heart Association guidelines for cardiopulmonary resuscitation and emergency cardiovascular care[J]. Circulation, 2010, 122(18 Suppl 3): 876–908.

[60] KLIEGEL A, LOSERT H, STERZ F, et al. Cold simple intravenous infusions preceding special endovascular cooling for faster induction of mild hypothermia after cardiac arrest—a feasibility study[J]. Resuscitation, 2005, 64(3): 347–351.

[61] KREP H, BOTTIGER B W, BOCK C, et al. Time course of circulatory and metabolic recovery of cat brain after cardiac arrest assessed by perfusion- and diffusion-weighted imaging and MR-spectroscopy[J]. Resuscitation, 2003, 58(3): 337–348.

[62] KUBOYAMA K, SAFAR P, RADOVSKY A, et al. Delay in cooling negates the beneficial effect of mild resuscitative cerebral hypothermia after cardiac arrest in dogs: a prospective, randomized study[J]. Crit Care Med, 1993, 21(9): 1348–1358.

[63] KUDENCHUK P J, BROWN S P, DAYA M, et al. Amiodarone, lidocaine, or placebo in out-of-hospital cardiac arrest[J]. N Engl J Med, 2016, 374(18): 1711–1722.

[64] LEE B K, CHO I S, OH J S, et al. Continuous neuromuscular blockade infusion for out-of-hospital cardiac arrest patients treated with targeted temperature management: a multicenter randomized controlled trial[J]. PLoS ONE, 2018, 13(12): e0209327.

[65] LIN Y R, LI C J, WU T K, et al. Post-resuscitative clinical features in the first hour after achieving sustained ROSC predict the duration of survival in children with non-traumatic out-of-hospital cardiac arrest[J]. Resuscitation, 2010, 81(4): 410–417.

[66] LIND B, SNYDER J, SAFAR P. Total brain ischaemia in dogs: cerebral physiological and metabolic changes after 15 minutes of circulatory arrest[J]. Resuscitation, 1975, 4(2): 97–113.

[67] LINK M S, BERKOW L C, KUDENCHUK P J, et al. Part 7: adult advanced cardiovascular life support: 2015 American Heart Association guidelines update for cardiopulmonary resuscitation and emergency cardiovascular care[J]. Circulation, 2015, 132(18 Suppl 2): 444–464.

[68] LIPE D, GIWA A, CAPUTO N D, et al. Do out-of-hospital cardiac arrest patients have increased chances of survival when transported to a cardiac resuscitation center?[J]. J Am Heart Assoc, 2018, 7(23): e011079.

[69] LUNDBYE J B, RAI M, RAMU B, et al. Therapeutic hypothermia is associated with improved neurologic outcome and survival in cardiac arrest survivors of non-shockable rhythms[J]. Resuscitation, 2012, 83(2): 202–207.

[70] MADDEN L K, HILL M, MAY T L, et al. The implementation of targeted temperature management: an evidence-based guideline from the Neurocritical Care Society[J]. Neurocrit Care, 2017, 27(3): 468–487.

[71] MARIK P E. Propofol: therapeutic indications and side-effects[J]. Curr Pharm Des, 2004, 10(29): 3639–3649.

[72] MATOS R I, WATSON R S, NADKARNI V M, et al. Duration of cardiopulmonary resuscitation and illness category impact survival and neurologic outcomes for in-hospital pediatric cardiac arrests[J]. Circulation, 2013, 127(4): 442–451.

[73] MATSUYAMA T, KIYOHARA K, KITAMURA T, et al. Hospital characteristics and favourable neurological outcome among patients with out-of-hospital cardiac arrest in Osaka, Japan[J]. Resuscitation, 2017, 110: 146–153.

[74] MAY T L, RIKER R R, FRASER G L, et al. Variation in sedation and neuromuscular blockade regimens on outcome after cardiac arrest[J]. Crit Care Med, 2018, 46(10): e975–e980.

[75] MAY T L, RUTHAZER R, RIKER R R, et al. Early withdrawal of life support after resuscitation from cardiac arrest is common and may result in additional deaths[J]. Resuscitation, 2019, 139: 308–313.

[76] MEANEY P A, BOBROW B J, MANCINI M E, et al. Cardiopulmonary resuscitation quality: [corrected] improving cardiac resuscitation outcomes both inside and outside the hospital: a consensus statement from the American Heart Association[J]. Circulation, 2013, 128(4): 417–435.

[77] MEANEY P A, NADKARNI V M, ATKINS D L, et al. Effect of defibrillation energy dose during in-hospital pediatric cardiac arrest[J]. Pediatrics, 2011, 127(1): e16–e23.

[78] MEERT K L, DONALDSON A, NADKARNI V, et al. Multicenter cohort study of in-hospital pediatric cardiac arrest[J]. Pediatr Crit Care Med, 2009, 10(5): 544–553.

[79] MEERT K L, GUERGUERIAN A M, BARBARO R, et al. Extracorporeal cardiopulmonary resuscitation: one-year survival and neurobehavioral outcome among infants and children with in-hospital cardiac arrest[J]. Crit Care Med, 2019, 47(3): 393–402.

[80] METTER R B, RITTENBERGER J C, GUYETTE F X, et al. Association between a quantitative CT scan measure of brain edema and outcome after cardiac arrest[J]. Resuscitation, 2011, 82(9): 1180–1185.

[81] MICHIELS E, QUAN L, DUMAS F, et al. Long-term neurologic outcomes following paediatric out-of-hospital cardiac arrest[J]. Resuscitation, 2016, 102: 122–126.

[82] MOLER F W, DONALDSON A E, MEERT K, et al. Multicenter cohort study of out-of-hospital pediatric cardiac arrest[J]. Crit Care Med, 2011, 39(1): 141–149.

[83] MOLER F W, MEERT K, DONALDSON A E, et al. In-hospital versus out-of-hospital pediatric cardiac arrest: a multicenter cohort study[J]. Crit Care Med, 2009, 37(7): 2259–2267.

[84] MOLER F W, SILVERSTEIN F S, HOLUBKOV R, et al. Therapeutic hypothermia after in-hospital cardiac arrest in children[J]. N Engl J Med, 2017, 376(4): 318–329.

[85] MOLER F W, SILVERSTEIN F S, HOLUBKOV R, et al. Therapeutic hypothermia after out-of-hospital cardiac arrest in children[J]. N Engl J Med, 2015, 372(20): 1898–1908.

[86] NADKARNI V M, LARKIN G L, PEBERDY M A, et al. First documented rhythm and clinical outcome from in-hospital cardiac arrest among children and adults[J]. JAMA, 2006, 295(1): 50–57.

[87] NEMOTO E M, ERDMANN W, STRONG E, et al. Regional brain PO2 after global ischemia in monkeys: evidence for regional differences in critical perfusion pressures[J]. Stroke J Cereb Circ, 1979, 10(1): 44–52.

[88] NEUMAR R W, NOLAN J P, ADRIE C, et al. Post-cardiac arrest syndrome: epidemiology, pathophysiology, treatment, and prognostication. A consensus statement from the International Liaison Committee on Resuscitation (American Heart Association, Australian and New Zealand Council on Resuscitation, European Resuscitation Council, Heart and Stroke Foundation of Canada, InterAmerican Heart Foundation, Resuscitation Council of Asia, and the Resuscitation Council of Southern Africa); the American Heart Association Emergency Cardiovascular Care Committee; the Council on Cardiovascular Surgery and Anesthesia; the Council on Cardiopulmonary, Perioperative, and Critical Care; the Council on Clinical Cardiology; and the Stroke Council[J]. Circulation, 2008, 118(23): 2452–2483.

[89] NICHOL G, LEROUX B, WANG H, et al. Trial of continuous or interrupted chest compressions during CPR[J]. N Engl J Med, 2015, 373(23): 2203–2214.

[90] NIELSEN N, SUNDE K, HOVDENES J, et al. Adverse events and their relation to mortality in out-of-hospital cardiac arrest patients treated with therapeutic hypothermia[J]. Crit Care Med, 2011, 39(1): 57–64.

[91] NIELSEN N, WETTERSLEV J, CRONBERG T, et al. Targeted temperature management at 33 degrees C versus 36 degrees C after cardiac arrest[J]. New Engl J Med, 2013, 369(23): 2197–2206.

［92］ NITTA M, IWAMI T, KITAMURA T, et al. Age-specific differences in outcomes after out-of-hospital cardiac arrests[J]. Pediatrics, 2011, 128(4): e812-e820.

［93］ NOC M, ERLINGE D, NESKOVIC A N, et al. COOL AMI EU pilot trial: a multicentre, prospective, randomised controlled trial to assess cooling as an adjunctive therapy to percutaneous intervention in patients with acute myocardial infarction[J]. Euro Intervention, 2017, 13(5): 531-539.

［94］ NORDBERG P, INSTT K, TACCONE F S, et al. Pre-hospital resuscitation intra-arrest cooling effectiveness survival study—the princess trial[M]. Chicago, IL., 2018.

［95］ PEBERDY M A, CALLAWAY C W, NEUMAR R W, et al. Part 9: post-cardiac arrest care: 2010 American Heart Association guidelines for cardiopulmonary resuscitation and emergency cardiovascular care[J]. Circulation, 2010, 122(18 Suppl 3): 768-786.

［96］ PERKINS G D, JI C, DEAKIN C D, et al. A randomized trial of epinephrine in out-of-hospital cardiac arrest[J]. N Engl J Med, 2018, 379(8): 711-721.

［97］ POLDERMAN K H, GIRBES A R. Therapeutic hypothermia after cardiac arrest[J]. New Engl J Med, 2002, 347(1): 63-65.

［98］ POLDERMAN K H, HEROLD I. Therapeutic hypothermia and controlled normothermia in the intensive care unit: practical considerations, side effects, and cooling methods[J]. Crit Care Med, 2009, 37(3): 1101-1120.

［99］ POLDERMAN K H, RIJNSBURGER E R, PEERDEMAN S M, et al. Induction of hypothermia in patients with various types of neurologic injury with use of large volumes of ice-cold intravenous fluid[J]. Crit Care Med, 2005, 33(12): 2744-2751.

［100］ POLDERMAN K H. Induced hypothermia and fever control for prevention and treatment of neurological injuries[J]. Lancet, 2008, 371(9628): 1955-1969.

［101］ POLDERMAN K H. Mechanisms of action, physiological effects, and complications of hypothermia[J]. Crit Care Med, 2009, 37(Suppl 7): 186-202.

［102］ Practice parameters for determining brain death in adults (summary statement). The quality standards subcommittee of the American Academy of Neurology[J]. Neurology, 1995, 45(5): 1012-1014.

［103］ RAB T, KERN K B, TAMIS-HOLLAND J E, et al. Cardiac arrest: a treatment algorithm for emergent invasive cardiac procedures in the resuscitated comatose patient[J]. J Am Coll Cardiol, 2015, 66(1): 62-73.

［104］ REYNOLDS J C, CALLAWAY C W, EL KHOUDARY S R, et al. Coronary angiography predicts improved outcome following cardiac arrest: propensity-adjusted analysis[J]. J Intensive Care Med, 2009, 24(3): 179-186.

［105］ RITTENBERGER J C, GUYETTE F X, TISHERMAN S A, et al. Outcomes of a hospital-wide plan to improve care of comatose survivors of cardiac arrest[J]. Resuscitation, 2008, 79(2): 198-204.

［106］ RITTENBERGER J C, POPESCU A, BRENNER R P, et al. Frequency and timing of nonconvulsive status epilepticus in comatose post-cardiac arrest subjects treated with hypothermia[J]. Neurocrit Care, 2012, 16(1): 114-122.

［107］ ROBINSON J, CHARLTON J, SEAL R, et al. Oesophageal, rectal, axillary, tympanic and pulmonary artery temperatures during cardiac surgery[J]. Can J Anaesth, 1998, 45(4): 317-323.

［108］ ROSSETTI A O, URBANO L A, DELODDER F, et al. Prognostic value of continuous EEG monitoring during therapeutic hypothermia after cardiac arrest[J]. Crit Care, 2010, 14(5): 173.

［109］ RUIZ-BAILEN M, AGUAYO DE HOYOS E, RUIZ-NAVARRO S, et al. Reversible myocardial dysfunction after cardiopulmonary resuscitation[J]. Resuscitation, 2005, 66(2): 175-181.

［110］ SALCIDO D D, STEPHENSON A M, CONDLE J P, et al. Incidence of rearrest after return of spontaneous circulation in out-of-hospital cardiac arrest[J]. Prehosp Emerg Care, 2010, 14(4): 413-418.

［111］ SALCIDO D D, SUNDERMANN M L, KOLLER A C, et al. Incidence and outcomes of rearrest following out-of-hospital cardiac arrest[J]. Resuscitation, 2015, 86: 19-24.

［112］ SANDRONI C, CARIOU A, CAVALLARO F, et al. Prognostication in comatose survivors of cardiac arrest: an advisory statement from the European Resuscitation Council and the European Society of Intensive Care Medicine[J]. Resuscitation, 2014, 85(12): 1779-1789.

［113］ SCHOBER A, STERZ F, LAGGNER A N, et al. Admission of out-of-hospital cardiac arrest victims to a high volume cardiac arrest center is linked to improved outcome[J]. Resuscitation, 2016, 106: 42-48.

［114］ SITZWOHL C, KETTNER S C, REINPRECHT A, et al. The arterial to end-tidal carbon dioxide gradient increases with uncorrected but not with temperature-corrected $PaCO_2$ determination during mild to moderate hypothermia[J]. Anesth Analg, 1998, 86(5): 1131-1136.

［115］ SLONIM A D, PATEL K M, RUTTIMANN U E, et al. Cardiopulmonary resuscitation in pediatric intensive care units[J]. Crit Care Med, 1997, 25(12): 1951-1955.

［116］ SOAR J, NOLAN J P, BOTTIGER B W, et al. European resuscitation council guidelines for resuscitation 2015: section 3. Adult advanced life support[J]. Resuscitation, 2015, 95: 100-147.

［117］ STERZ F, LEONOV Y, SAFAR P, et al. Multifocal cerebral blood flow by Xe-CT and global cerebral metabolism after prolonged cardiac arrest in dogs. Reperfusion with open-chest CPR or cardiopulmonary bypass[J]. Resuscitation, 1992, 24(1): 27-47.

［118］ STIELL I G, NICHOL G, LEROUX B G, et al. Early versus later rhythm analysis in patients with out-of-hospital cardiac arrest[J]. N Engl J Med, 2011, 365(9): 787-797.

［119］ SUNDE K, PYTTE M, JACOBSEN D, et al. Implementation of a standardized treatment protocol for post resuscitation care after out-of-hospital cardiac arrest[J]. Resuscitation, 2007, 73(1): 29-39.

［120］ SUNDGREEN C, LARSEN F S, HERZOG T M, et al. Autoregulation of cerebral blood flow in patients resuscitated from cardiac arrest[J]. Stroke, 2001, 32(1): 128-132.

［121］ SUTTON R M, CASE E, BROWN S P, et al. A quantitative analysis of out-of hospital pediatric and adolescent resuscitation quality—a report from the ROC epistry-cardiac arrest[J]. Resuscitation, 2015, 93: 150-157.

［122］ SUTTON R M, FRENCH B, NILES D E, et al. 2010 American Heart Association recommended compression depths during pediatric in-hospital resuscitations are associated with survival[J]. Resuscitation, 2014, 85(9): 1179-1184.

［123］ SUTTON R M, FRENCH B, NISHISAKI A, et al. American Heart Association cardiopulmonary resuscitation quality targets are associated with improved arterial blood pressure during pediatric cardiac arrest[J]. Resuscitation, 2013, 84(2): 168-172.

［124］ TESTORI C, STERZ F, BEHRINGER W, et al. Mild therapeutic hypothermia is associated with favourable outcome in patients after cardiac arrest with non-shockable rhythms[J]. Resuscitation, 2011, 82(9): 1162-1167.

［125］ TOPJIAN A A, FRENCH B, SUTTON R M, et al. Early post

resuscitation hypotension is associated with increased mortality following pediatric cardiac arrest[J]. Crit Care Med, 2014, 42(6): 1518-1523.

[126] TORBEY M T, SELIM M, KNORR J, et al. Quantitative analysis of the loss of distinction between gray and white matter in comatose patients after cardiac arrest[J]. Stroke, 2000, 31(9): 2163-2167.

[127] TORBICKI A, PERRIER A, KONSTANTINIDES S, et al. Guidelines on the diagnosis and management of acute pulmonary embolism: the task force for the diagnosis and management of acute pulmonary embolism of the European Society of Cardiology (ESC)[J]. Eur Heart J, 2008, 29(18): 2276-2315.

[128] TORTORICI M A, KOCHANEK P M, POLOYAC S M. Effects of hypothermia on drug disposition, metabolism, and response: a focus of hypothermiamediated alterations on the cytochrome P450 enzyme system[J]. Crit Care Med, 2007, 35(9): 2196-2204.

[129] VAN DEN BRULE J M, VINKE E, VAN LOON L M, et al. Middle cerebral artery flow, the critical closing pressure, and the optimal mean arterial pressure in comatose cardiac arrest survivors—an observational study[J]. Resuscitation, 2017, 110: 85-89.

[130] VAN ZANTEN A R, POLDERMAN K H. Blowing hot and cold? Skin counter warming to prevent shivering during therapeutic cooling[J]. Crit Care Med, 2009, 37(6): 2106-2108.

[131] WANG H E, PRINCE D K, DRENNAN I R, et al. Post-resuscitation arterial oxygen and carbon dioxide and outcomes after out-of-hospital cardiac arrest[J]. Resuscitation, 2017, 120: 113-118.

[132] WANG H E, SCHMICKER R H, DAYA M R, et al. Effect of a strategy of initial laryngeal tube insertion vs endotracheal intubation on 72-hour survival in adults with out-of-hospital cardiac arrest: a randomized clinical trial[J]. J Am Med Assoc, 2018, 320(8): 769-778.

[133] WENG Y, SUN S. Therapeutic hypothermia after cardiac arrest in adults: mechanism of neuroprotection, phases of hypothermia, and methods of cooling[J]. Crit Care Clin, 2012, 28(2): 231-243.

[134] WHITE B C, WINEGAR C D, JACKSON R E, et al. Cerebral cortical perfusion during and following resuscitation from cardiac arrest in dogs[J]. Am J Emerg Med, 1983, 1(2): 128-138.

[135] WOLFE H, ZEBUHR C, TOPJIAN A A, et al. Interdisciplinary ICU cardiac arrest debriefing improves survival outcomes[J]. Crit Care Med, 2014, 42(7): 1688-1695.

[136] WOLFSON S K J R, SAFAR P, REICH H, et al. Dynamic heterogeneity of cerebral hypoperfusion after prolonged cardiac arrest in dogs measured by the stable xenon/CT technique: a preliminary study[J]. Resuscitation, 1992, 23(1): 1-20.

[137] YANAGAWA Y, UN-NO Y, SAKAMOTO T, et al. Cerebral density on CT immediately after a successful resuscitation of cardiopulmonary arrest correlates with outcome[J]. Resuscitation, 2005, 64(1): 97-101.

[138] ZHAO D, ABELLA B S, BEISER D G, et al. Intra-arrest cooling with delayed reperfusion yields higher survival than earlier normothermic resuscitation in a mouse model of cardiac arrest[J]. Resuscitation, 2008, 77(2): 242-249.

# 节选六
# 急性缺血性卒中

摘　要：急性缺血性卒中属于神经急症，在时间窗内，可实施静脉溶栓和动脉途径的机械取栓。大量研究表明，快速、流程优化的评估和治疗可有效提高患者预后，基于此，非常有必要开展快速而高效的神经急救。神经急救强调发病后第1小时内的救治。

关键词：卒中，缺血性卒中，神经急救，神经重症治疗

## 一、概要

据2017年WHO统计，全球范围内，脑血管疾病每年导致的死亡人数为630万左右，仅次于缺血性心脏病的870万，高居第二位。在美国，每年大约有795 000起卒中发生，其中25%属于复发病例，在导致患者死亡的疾病谱中，卒中位列心脏病、恶性肿瘤、慢性下呼吸道疾病和意外伤害之后，居第五位。卒中的救治在近几年虽取得了不少进步，但尽快诊断和尽早干预依然最为重要，否则后续治疗难以取得满意的效果。

## 二、AIS处理流程

急性缺血性卒中的救治流程如附图6-1所示，在接诊后1小时内应完成附表6-1中的任务。对急性缺血性卒中，首先要确认发病时间或最后正常时间（last known well, LKW），这对治疗方案的制订至关重要。所有距LKW < 24小时的患者都应进行AIS评估。发病时间小于4.5小时，且符合溶栓指征的患者均应给予静脉溶栓治疗，所有发病时间小于24小时，且NIHSS评分大于6分的患者均应行CTA/CTP扫描或包括DWI，PWI在内的多模MRI扫描，如果发现患者存在大的脑供血动脉栓塞（large vessel occlusion, LVO）且有较好的代偿时，应立即实施血管内开通治疗或转至有条件的医院实施血管内开通治疗。如果患者症状完全缓解，则需要按照TIA诊疗流程开展相关的评估。

当询问药物服用情况时，重点询问是否有服用抗凝药及最近使用的时间。

## 三、院前急救

院前急救人员在卒中的救治中扮演了非常重要的角色。他们需要根据患者的病情合理选择地面或空中转运方式，及时地将患者送至有救治能力的医院及卒中中心。当然，他们还需要提前预警，让等待接收的救治中心提前做好准备，从而使整个救治过程平稳、顺畅。

## 四、卒中的初始判断与转运

如果患者突然出现局部神经功能障碍，如面瘫、肢体无力、行走不稳、失语、构音障碍、视野缺损、眼球震颤、感觉障碍、失神或其他等，同时又能排除癫痫发作，则要首先考虑卒中或TIA发作。卒中救治的延误主要发生在发病与送急诊室这一段时间。在把卒中纳入急救体系的国家，往往是救护站工作人员首先接触到患者（附图6-2），无论发病场所是家里还是其他地方。如果怀疑卒中，则不论病情轻重，均应像急性心肌梗死、严重创伤的救治一样置于优先地位。针对卒中提供的医疗急救服务标准如下：① 卒中患者应该在最短的时间，以最高的标准实施转运；② 从接到求救电话到发出派遣指令的时间应短于90秒；③ 急救服务响应时间不超过8分钟（指从接到求救电话到急救小组抵达救护车的时间）；④ 发病现场滞留时间不超过15分钟；⑤ 按照创伤、心肌梗死的标准迅速将患者转运至医院。标准急救措施应包括：气道保护、维持呼吸、循环评估，如果有必要，予以吸氧。随后检测血糖，根据卒中量表进行病情严重程度评估（辛辛那提院前卒

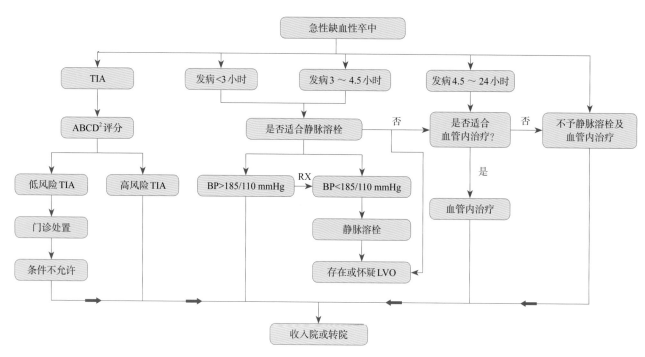

附图6-1　急性缺血性卒中的救治流程

附表6-1　急性缺血性卒中到院后1小时任务清单

| 激活卒中编码系统(如果可能) |
| --- |
| 生命体征 |
| 吸氧,维持氧饱和度 > 94% |
| 确定发病时间/最后正常时间 |
| 完成NHISS评分 |
| CT,CTA |
| 药物服用史 |
| 建立静脉通道-18G外周静脉 |
| 实验室检查:指尖血糖、血常规、凝血功能[PT/INR,PTT、β-HCG(育龄期妇女)] |
| 心电图 |

中量表,CPSS;洛杉矶院前卒中筛查,LAPSS;院前急性卒中严重程度,PASS;现场评估卒中分诊-紧急目的地;快速动脉闭塞评估;洛杉矶汽车秤,LAMS),迅速建立静脉通道(最好在肘前臂静脉置入18G套管针,以便行CTA检查)。确定发病时间或最后正常时间在卒中患者救治中十分重要,因此院前急救人员要通过各种途径、各种手段尽快获取,并完成相关记录。除此之外,急救人员还要和计划送达的卒中中心取得联系,以便提前做好救治准备(附表6-2)。

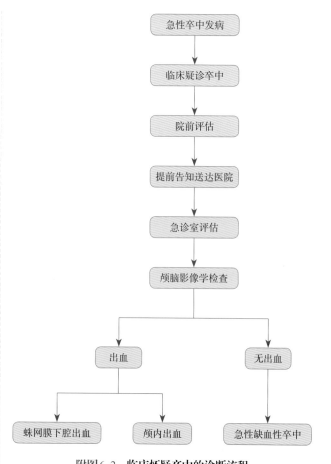

附图6-2　临床怀疑卒中的诊断流程

该流程假设患者在院外起病,最终通过CT扫描,患者被明确诊断为蛛网膜下腔出血、脑出血和急性缺血性卒中,然后再依次进入相应的处置流程。

附表6-2　院前评估与处置清单

询问病史,进行体格检查

确认患者发病时间或最后正常时间

ABC(气道、呼吸、循环评估)

根据情况,决定是否吸氧

查血糖或指尖血糖

建立起静脉通道

根据卒中量表进行病情严重程度评分

采集血样以便抵达接诊医院后直接送检(非必须)

根据病情,将患者送至最近的有资质的卒中中心

通知计划送达的医院

为尽量减少"抵达–影像学检查"时间,强烈建议抵达后边转运患者,边检查,然后直送影像中心行颅脑CT

附表6-3　完成相应评估和治疗操作的目标时间

| 时间节点 | 目 标 |
| --- | --- |
| 首 诊 | 10分钟 |
| 神经科专家接诊 | 15分钟 |
| CT评估 | 45分钟 |
| 静脉溶栓 | 60分钟(最低要求) 45分钟(较高要求) |
| 血管内介入治疗 | 90分钟 |
| 再 通 | 120分钟 |
| ICU入住病房或ICU | 3小时 |

住院患者、康复中心和护理院的患者也会发生卒中,甚至急诊室本身也是卒中的发病场所。在这些场所发病时,护士或医生往往成为第一救治人员,如果他们无法做出正确的判断,可直接求助卒中专科医护人员,避免耽搁或延误诊治。

### 五、急诊室

(一)诊断

一旦患者送达医院急诊室,要首先了解生命体征是否平稳,在简单而快速地进行卒中评分后(at the door)将患者直接送影像中心行CT,如果排除了出血,则应立即行CTA扫描,明确是否存在大血管栓塞。这些检查均应流畅地完成,如果有静脉溶栓指征,不能因这些检查耽搁静脉溶栓。也有一些中心采用简化或快速MRI/MRA扫描,而不是CT检查。在美国,推荐按照标准化的流程进行病情评估和治疗。而ENLS强调必须在一定的时间节点内完成相应的评估和治疗操作(附表6-3)。

远程卒中救治网络(hub-and-spoke)可部分克服边远地区神经专科医生短缺的问题,实践表明,通过这一手段,可安全地指导当地医务人员实施静脉溶栓,而出血转化发生率、死亡率、良好预后率和随机对照研究的结果类似。鉴于远程卒中救治网络的优势,许多地区针对卒中救治的流程进行了优化。如果患者发病时间短,仍在静脉溶栓时间窗内,可在静脉溶栓后再转运至高一级的卒中中心。

当前,对需要转运至高级卒中中心实施介入血管

开通的病例何时转运,AHA/ASA并没有给出推荐意见,但任何延误,无论是病情评估还是转运,都会影响患者的预后。解决的措施之一是初级卒中中心与附近的高级卒中中心建立期长期的合作模式,建立院际转运流程,这样可以做到24小时的顺畅转院,使患者获得及时的救治。

影像学检查是关键的一步(附图6-2),可以明确是出血性卒中还是缺血性卒中。如果是蛛网膜下腔出血、脑出血,则按照相应的流程继续诊治。如果没有出血,也没有发现明显占位效应,则考虑存在急性缺血性卒中或TIA发作。如果患者的局灶神经症状已经持续数小时,则应首先考虑卒中,而非TIA,因为TIA的症状持续时间通常比较短,一般不超过20分钟。

有一些中心,拟诊卒中患者送达急诊室后,如果生命体征平稳,则即刻转影像中心行CT扫描,临床上我们需要和各种类似卒中发作的情况相鉴别,比如癫痫、低血糖、脓毒血症、发热、偏头痛和Bell麻痹等。临床上,把这些疾病当作卒中进行溶栓的情况并不少见,因此要尽快将这些疾病排除,最好在时间窗内完成。当然,真的误判为卒中进行了溶栓,也并不可怕,因为造成严重后果的风险是非常小的。一旦患者明确诊断为缺血性卒中,则根据AHA/ASA的指南推荐进行处置,如符合溶栓指征,则马上实施静脉溶栓。

下面的各项内容需要根据流程逐一完成。

(二)发病时间

急性卒中的救治中,一个主要的排除(纳入)标准就是发病时间,或最后正常时间(last known well,LKW)。急性卒中救治对时间的要求很高,一旦延误,则会显著增加出血转化的风险,降低良好预后的机会。患者最后正常时间应该由患者本人或身边的人提供。

如果患者上床睡觉前是正常的,而醒后才出现症状,则上床睡觉时间是最后正常时间,但一定要询问患者或家属,晚上是否起床上过厕所,如有这种情况,则可获得更为准确的发病时间,部分患者由此可认定在溶栓、取栓的时间窗内。

醒后卒中是当今临床研究的热点和重点。一些中心正尝试通过先进的影像学手段筛选仍存在可挽救脑组织的患者实施溶栓或取栓治疗,并比较不同治疗手段的安全性。发病时间小于4.5小时的患者,在MRI的DWI序列上可以显示缺血灶,但在FLAIR序列上并不会显示出来。根据这一影像学特征,有学者开展了WAKE-UP研究,结果发现在DWI序列显示缺血灶,而FLAIR序列阴性的患者,静脉溶栓组优于对照组。而DEFUSE研究(endovascular therapy following imaging evaluation for ischemic stroke 3, DEFUSE)和DAWN研究(the trevo and medical management vesus medical alone in medical management alone in wake up and late presenting strokes, DAWN)表明,对于超时间窗的大血管栓塞患者,如果影像证明仍然存在缺血半暗带(梗死和灌注不匹配),介入取栓治疗是可明显获益的。

**(三)生命体征**

脉氧监测很重要,根据需要给予患者吸氧,维持氧饱和度在94%以上。高氧状态对卒中患者是有害的,因此卒中患者不需要高流量吸氧。

维持一定的血压水平对卒中患者十分重要,因此需要持续监测和调控血压水平。在急性卒中,低血压不多见,一旦出现,往往意味着脑组织低灌注加重,病情会进一步恶化。但如果血压超过220/120 mmHg,则无论是出血还是缺血性卒中,都需要降下来。对于不适合或不能rt-PA静脉溶栓的患者,允许性血压在较高水平,但上限不能超过220/120 mmHg。

如果患者拟行静脉溶栓,则须尽快将血压控制在185/110 mmHg以下。而一旦实施静脉溶栓,则须在之后的24小时内把血压控制在180/105 mmHg以下,以减少颅内出血转化风险。降压过程要平稳,尽量避免大幅波动,血压水平达标后,则要当心血压进一步的下降。降压药的选择方面,建议选择短效降压药,如拉贝洛尔、尼卡地平、氯维地平、肼屈嗪(附表6-4)。

高血压在缺血性卒中非常普遍,在卒中急性期,应采用静脉滴定的方式给药,优先推荐前述的降压药,如拉贝洛尔、尼卡地平、氯维地平。调查表明,在全球范围,AIS的急性期降压药使用差异度较大。如果高血压非常顽固,上述药物未能奏效,则要考虑发生了脑出血的可能,此时要暂停静脉溶栓,但要继续想办法把血

**附表6-4 静脉给药降压以达到溶栓治疗标准**

| • 拉贝洛尔 |
| --- |
| 10 ~ 20 mg在1 ~ 2分钟内团注,如果效果不明显,十分钟后重复10 mg给药,必要时可加倍给药(20, 40, 80 mg),累计负荷剂量不超320 mg,然后给予维持剂量,0.5 ~ 8 mg/分钟。维持用药非常重要,否则,负荷剂量的药物失效后,血压会马上反弹,从而增加脑出血的风险,所以一旦负荷剂量起效,就要立即给予维持剂量。如果患者明确不适合静脉溶栓后,可停止用药,以保证患者处于允许性高血压状态,但最高不能超过220/120 mmHg |
| • 肼屈嗪 |
| 10 ~ 20 mg IV q4 ~ 6h |
| • 尼卡地平 |
| 以5 mg/h IV开始给药,然后每隔5 ~ 15分钟根据血压监测结果增加2.5 mg/h,最高不超过15 mg/h,一旦达到目标血压,就要准备减少给药 |
| • 氯维地平(钙通道阻滞药) |
| 以1 ~ 2 mg/h IV给药,每90秒,将给药速度加倍,接近目标血压后,减慢增加的速度,直至达到目标血压,最大给药速度不超过32 mg/h |

压降到220/120 mmHg以下。对TIA患者,允许血压维持在较高水平,但同样不能超过220/120 mmHg,在随后的24 ~ 48小时内,要逐步平稳地把血压降下来。

**(四)实验室检查**

对AIS患者,完整的实验室检查包括:指尖血糖(CBG)、全血细胞计数(CBC)、血生化、PT/APTT、INR、HCG(育龄妇女)。所有这些检查中,只有指尖血糖需要在静脉溶栓开始前完成,因为它可快速排除低血糖导致的类卒中发作。

服用新型抗凝药物(如直接凝血酶抑制剂、直接FXa抑制剂)后,静脉溶栓是否安全尚不清楚。针对这些患者,可进一步查凝血酶时间(TT),和(或)蝰蛇毒凝血时间(ECT),或显色法抗FXa因子活性分析等,然而这些检查项目超出正常值多少不能溶栓尚不清楚,当然如果在正常范围,是可以静脉溶栓的。是否需要逆转口服抗凝剂再实施静脉溶栓,目前AHA/ASA没有给出推荐意见。如果患者具有明确的溶栓指征,同时没有理由出现凝血功能异常时,应该尽快实施静脉溶栓,而不需要等待实验室结果。结果显示患者的凝血能异常(INR > 1.7,或PT显著延长)或血小板计数低于$100 \times 10^9$/L时,应及时中止rt-PA溶栓。

**(五)影像学**

对于院前预警的卒中患者,急诊首诊人员可参考

院前的病情记录进行简要而快速的评估，然后直送影像中心。对可能需要静脉溶栓或机械取栓的患者要求至少50%能在20分钟内完成颅脑CT或MRI。在CT排除出血后，应尽可能完成CTP和头颈部的CTA，当然这些多模影像学检查不可以延误静脉溶栓。胸部X线在卒中的急救流程中已不作推荐。

（六）卒中小组的响应

如果可能应尽快启动卒中小组，要求卒中小组在患者送达急诊室后15分钟内完成专科评估。在不同的中心卒中小组的成员构成有所不同，但通常包括神经内科和急诊科的专科医师、住院医师、卒中护士等。需再次强调的是，参考院前病情记录很重要，可以加快患者病情评估和CT扫描，迅速决策是否实施静脉溶栓。

（七）NIHSS

NIHSS是判断卒中严重程度的评分系统，因准确性高、可重复性强而广受欢迎，除神经科医生外，其他学科的医护人员也在使用。该评分系统最低分为0分（完全正常），最高42分（附表6-5）。

附表6-5　NIHSS评分量表

患者姓名：＿＿＿＿　性别：＿＿＿＿　年龄：＿＿＿＿　住院号：＿＿＿＿

诊断：＿＿＿＿

| 等级 | 检查 | 评分 | 得分 |
|---|---|---|---|
| 1a | 意识水平 | 0：清醒，反应敏锐<br>1：嗜睡，最小刺激能唤醒患者完成指令、回答问题或有反应<br>2：昏睡或反应迟钝，需要强烈反复刺激或疼痛刺激才能有非固定模式的反应<br>3：仅有反射活动或自发反应，或完全没反应、软瘫、无反应 | |
| 2 | 凝视：<br>只测试水平眼球运动 | 0：正常<br>1：部分凝视麻痹（单眼或双眼凝视异常，但无被动凝视或完全凝视麻痹）<br>2：被动凝视或完全凝视麻痹（不能被头眼动作克服） | |
| 3 | 视野：<br>用手指数或视威胁法检测上、下象限视野 | 0：无视野缺失<br>1：部分偏盲<br>2：完全偏盲<br>3：双侧偏盲（全盲，包括皮质盲） | |
| 4 | 面瘫 | 0：正常<br>1：最小（鼻唇沟变平、微笑时不对称）<br>2：部分（下面部完全或几乎完全瘫痪，中枢性瘫）<br>3：完全（单或双侧瘫痪，上下面部缺乏运动，周围性瘫） | |
| 5 | 上肢运动：<br>上肢伸展：坐位90°、卧位45°。要求坚持10秒；仅评定患侧 | 0：上肢于要求位置坚持10秒，无下落<br>1：上肢能抬起，但不能维持10秒，下落时不撞击床或其他支持物<br>2：能对抗一些重力，但上肢不能达到或维持坐位90°或卧位45°，较快下落到床<br>3：不能抗重力，上肢快速下落<br>4：无运动<br>9：截肢或关节融合<br>5a左上肢　　　　5b右上肢 | |
| 6 | 下肢运动：<br>下肢卧位抬高30度，坚持5秒钟；仅评定患侧 | 0：于要求位置坚持5秒，不下落<br>1：在5秒末下落，不撞击床<br>2：5秒内较快下落到床上，但可抗重力<br>3：快速落下，不能抗重力<br>4：无运动<br>9：截肢或关节融合<br>6a左下肢　　　6b右下肢 | |
| 7 | 共济失调：<br>双侧指鼻、跟膝胫试验，共济失调与无力明显不呈比例时记分。如患者不能理解或肢体瘫痪不记分 | 0：没有共济失调<br>1：一侧肢体有<br>2：两侧肢体均有<br>如有共济失调，左上肢　1：是　2：否<br>9：截肢或关节融合 | |

续 表

| 等 级 | 检 查 | 评 分 | 得 分 |
|---|---|---|---|
| 8 | 感觉:<br>昏迷或失语者可记1分或0分。<br>脑干卒中双侧感觉缺失、无反应<br>及四肢瘫痪者、昏迷患者记2分 | 0:正常,没有感觉缺失<br>1:轻到中度,患侧针刺感不明显或为钝性或仅有触觉<br>2:严重到完全感觉缺失,面、上肢、下肢无触觉 | |
| 9 | 语言:<br>命名、阅读测试。昏迷患者3分 | 0:正常,无失语<br>1:轻到中度:流利程度和理解能力有一些缺损,但表达无明显受限<br>2:严重失语,交流是通过患者破碎的语言表达,听者须推理、询问、猜测,能交<br>换的信息范围有限,检查者感交流困难<br>3:哑或完全失语,不能讲或不能理解 | |
| 10 | 构音障碍:<br>若患者气管插管或其他物理障<br>碍不能讲话,记9分 | 0:正常<br>1:轻到中度,至少有一些发音不清,虽有困难,但能被理解<br>2:言语不清,不能被理解<br>9:气管插管或其他物理障碍 | |
| 11 | 忽视综合征:<br>若患者失语,但确实表现为关注<br>双侧,记分正常 | 0:没有忽视综合征<br>1:视、触、听、空间觉或个人的忽视;或对任何一种感觉的双侧同时刺激消失<br>2:严重的偏身忽视;超过一种形式的偏身忽视;不认识自己的手,只对一侧空<br>间定位 | |
| 总 分 | | | |

NIHSS评分系统也存在一定的不足,尤其对脑干和右侧大脑半球的病情评估时。2007年AHA/ASA指南,只有NIHSS大于或等于4分,才建议t-PA静脉溶栓;而2018年指南,NIHSS低于4分并非溶栓绝对禁忌,如果获益高于风险,就可以溶栓。NIHSS有助于标准化评分,但不完美,更理想的方法应能直接反映患者病残程度。轻微卒中时,可直接询问患者症状是否导致活动受限,从而更容易做出是否静脉溶栓的决定。值得一提的是,在2011年的一项大型研究中发现,所谓病情太轻而不需要治疗的患者中,有28%未能出院回家,另外28%的患者在出院时不能独立行走。而另有一些研究表明,轻微卒中患者,实施静脉溶栓和不实施静脉溶栓相比,预后没有显著差异,但症状性脑出血的风险增加。总之,对NIHSS评分较低的患者,临床医师应根据患者发病前的状态、获益大小、风险高低综合考量。

如果想学会NIHSS评分,获得免费证书,可通过AHA/ASA在网上查找相关资料。NIHSS评分也可用来评估静脉溶栓后的脑出血风险(附表6-6)。尽管随着NIHSS评分的升高,脑出血的风险也相应升高,但要充分评估静脉溶栓的益处,决定是否溶栓。

**(八)静脉液体输入**

急性卒中患者通常表现为等或低血容量。低血容量可加重脑的缺血状态,而高容量状态则加重脑水肿,

附表6-6　NIHSS与rt-PA静脉溶栓的颅内出血风险

| NIHSS 评分 | 出血风险（%） |
|---|---|
| 0 ～ 10 | 2 ～ 3 |
| 11 ～ 20 | 4 ～ 5 |
| > 20 | 17 |

增加心脏负担。缺血性卒中患者应维持正常血容量,可通过补充生理盐水维持。尽量避免使用低渗或含糖的液体,有研究表明,用胶体扩张血容量并不能使患者获益。

**(九)3小时内发病**

rt-PA属于溶栓药物,也是美国唯一批准用于治疗急性缺血性卒中的组织型纤溶酶原激活物。如果患者在3小时内发病,则要考虑静脉溶栓,但需排除禁忌证(附表6-7)。其中有一相对禁忌证是患者神经功能障碍几乎消失。临床上,的确有一些患者会在rt-PA溶栓前症状完全或近乎完全消失;而另有一些患者可能从严重的神经功能障碍中有所恢复,但未能进一步恢复。如果患者症状依然明显,同时没有禁忌证,则仍需静脉溶栓。也有一些患者症状时轻时重,如果患者在完全恢复后加重,则溶栓时间窗需重新计算,即从重新加重

开始计时；如患者没有完全恢复，仍有轻度的神经功能障碍，则时间窗依然从最初的发病开始算起。患者临床症状时轻时重往往提示血管栓塞范围扩大。也有患者的症状与血压波动相关，当血压降低时，症状明显加重，反之，血压升高（不超过220/120 mmHg）后，则症状明显改善。

附表6-7　静脉rt-PA治疗的纳入标准，绝对禁忌证（2018年AHA/ASA指南简化版）

**纳入标准**
- 确诊的具有明显神经功能缺失的缺血性卒中
- 启动治疗时距发病时间 < 3小时
- 年龄 ≥ 18岁

**绝对禁忌证**
- 近3月内有明确头部创伤、缺血性卒中和脑脊髓外科手术病史
- 症状和体征高度示蛛网膜下腔出血、感染性心内膜炎或主动脉弓夹层
- 胃肠道恶性肿瘤或3周内胃肠道活动性出血病史
- 脑出血、颅内肿瘤病史
- 颅内肿瘤、动静脉畸形或动脉瘤病史
- 近期使用抗凝剂，INR > 1.7，或PT > 15秒
- 近期使用直接凝血酶抑制剂或直接FⅩa因子抑制剂，但APTT、INR、血小板计数、ECT、TT或直接FⅩa因子活性检测均显示正常时除外，另外服用时间不超过48小时除外（肾功能正常）
- CT显示明显低密度灶，范围超过大脑半球的1/3

**补充推荐**
- 年龄 > 80岁，口服华法林但INR < 1.7，卒中伴糖尿病史的患者在3 ~ 4.5小时内静脉溶栓是安全的
- 下述患者也可考虑静脉溶栓：症状迅速改善，但仍遗留中等程度神经功能障碍的卒中；伴随癫痫发作，但遗留有神经功能障碍，且为卒中所致时；1周内腰椎穿刺的患者；2周内有重大手术的患者；颅外颈部血管夹层的患者；有未破裂颅内动脉瘤的患者；MRI显示脑内微出血灶，但数目较少（< 10个）；颅内轴外肿瘤；急性或近3个月内心肌梗死发作患者；急性心包膜炎，糖尿病视网膜病变，镰状细胞贫血，造影相关的卒中；妊娠，类卒中，药物滥用

注：INR，国际标准化比值；PT，凝血酶原时间；APTT，活化部分凝血活酶时间；ECT，球蛋白凝块试验；TT，凝血酶时间。

在过去20多年的临床实践中，绝大多数rt-PA的使用遵循了AHA/ASA的指南。rt-PA静脉溶栓的常见禁忌证包括：超过时间窗（> 4.5小时）、近期外科手术、在无法压迫的部位存在活动性出血、CT或MRI已存在明显的大面积梗死（> 1/3大脑中动脉供血区脑组织）。

神经功能障碍很重的患者，无论是否静脉溶栓，预后不良的可能性大。这种情况下，需要向家属充分告知和沟通，做出共同的决定。血糖水平超过400 mg/dL（22.2 mmol/L）不是溶栓的禁忌证，但我们要知道，这么高的血糖水平本身就会导致类似卒中的发作，另外，这么高的血糖往往导致不良预后，增加颅内出血的风险。类似的，如果患者存在发热情况，则卒中的诊断要更慎重，比如简单的尿路感染就足以让老人出现亚临床的卒中症状，一旦感染控制，体温降下来，这些类卒中症状就会缓解。

（十）发病3 ~ 4.5小时

针对发病3 ~ 4.5小时的急性脑梗死，rt-PA静脉溶栓在欧洲和加拿大已获批准，而美国的FDA尚未批准，但这一时间窗内的溶栓治疗已写入美国的AHA/ASA指南，并在临床上广泛应用。

3 ~ 4.5小时脑梗死的静脉溶栓，患者的选择标准和小于3小时的一致，同样需要强调的是，如果口服华法林，则INR < 1.7。

（十一）静脉注射rt-PA

如果准备静脉溶栓，至少需要建立两条外周静脉通路。另外，需要尽可能准确地获得患者的体重，如无法获得，需要两位有经验的医务人员对患者的体重进行估计。rt-PA的用量：0.9 mg/kg，最大剂量为90 mg，轻轻混匀避免剧烈振摇。总剂量的10%作为负荷剂量在1分钟的时间静脉推注，其余剂量在1小时左右滴注完，多余的rt-PA应该抽除丢弃，避免过量使用。rt-PA输注结束后，要用100 mL生理盐水以同样的速度匀速滴注，确保药物全部输入的同时避免药物浓度剧烈波动。至于0.6 mg/kg的小剂量静脉溶栓，虽有文献报道，但目前还没有被AHA/ASA指南采纳，也不建议在临床中应用。对静脉溶栓患者，无论是办理住院还是转院过程中，医师都应观察并准备好随时处理可能的不良反应，包括血管性水肿导致的气道阻塞（气管插管），出血（停药）和意识水平的突然下降。此外，需要通过控制血压来减少潜在的出血风险。指南推荐rt-PA使用后的2小时内每15分钟监测一次患者的

血压并进行神经系统查体,之后6小时内每半小时进行一次检查,余下的16小时每小时进行一次检查。rt-PA的半衰期为5分钟,在输注完毕10分钟后只有大约20%的药物活性,但是溶栓后PT、APTT会延长、纤维蛋白原水平会下降,这些异常会持续24小时或更长的时间。如果患者在溶栓过程中或溶栓后突然出现头痛、恶心、呕吐、意识水平下降,则提示发生脑出血。rt-PA静脉溶栓后的脑出血死亡率高达50%以上。单独的血压急剧升高或下降是出血的信号,一旦发生这种情况,需立即执行以下步骤。

(1)停止rt-PA静滴。

(2)行颅脑CT平扫。

(3)完善相关实验室检查:CBC,PT,APTT,INR,纤维蛋白原水平,配型备血。

(4)每15分钟观察1次神经体征(注意有无颅内压增高的临床表现),观察GCS评分及瞳孔变化,控制血压,使用非侵袭性方法来降低颅内压(床头抬高,放正头位)。

(5)支持治疗,控制血压、颅内压、脑灌注压、血糖和体温。

(6)冷沉淀(含纤维蛋白原):10～30分钟内输入10个单位冷沉淀,输注完毕30～60分钟复查凝血系列,如果纤维蛋白原水平＜150 mg/dL,可重复给一次。如果没有冷沉淀,可直接静脉输入纤维蛋白原,首次予2 g,此后根据情况决定是否加量。此外,凝血酶原复合物(25～50 U/kg),新鲜冰冻血浆(12 mL/kg)也可用来纠正INR。

(7)抗纤溶药物的使用。可用1 g氨甲环酸(10～15 mg/kg)或4～5 g ε氨基己酸抑制纤溶,防治纤维蛋白降解。和冷沉淀相比,抗纤溶药物具有价廉物美、使用便捷的优点,但目前还缺乏其有效性的证据。

(8)考虑输入1个单位的单一供者血小板或6～8个单位随机供者血小板。

(9)请神经外科会诊,做好手术准备;如果没有手术条件,带上CT胶片,尽快把患者转至有能力的中心。

(十二)替耐普酶

替耐普酶(TNKase)是纤维蛋白高度特异的溶栓剂。在三期临床研究中,就4.5小时时间窗的静脉溶栓,TNKase没有显示出比rt-PA更好的疗效,但在桥接机械取栓的患者中,显示了比rt-PA组更高的再通率和更好的功能预后。关于TNKase的进一步研究正在进行中。美国AHA/ASA认为,TNKase(0.4 mg/kg,最大剂量40 mg)可替代rt-PA,用于轻度神经功能障碍

或非动脉栓塞的溶栓治疗,但目前FDA尚未批准。其他一些国家,TNKase已获官方批准使用,在有的国家,TNKase使用量甚至已超过了rt-PA。我们建议还是根据各自国家的指南推荐合理使用TNKase。

(十三)最后正常时间0～6小时:血管内治疗

如果明确或怀疑大血管闭塞(LVO),例如大脑中动脉M1段、颈内动脉、椎基底动脉,且发病在6小时之内,应考虑机械取栓治疗。如果患者符合静脉溶栓标准,应及时实施静脉溶栓,而不管是否机械取栓。动脉溶栓曾是临床选项之一,然而FDA一直没有批准rt-PA用于动脉溶栓,因此不再单独推荐。2015年,多项重要的RCT研究证明了机械取栓在急性大血管闭塞所致急性缺血性卒中的临床疗效,且能降低死亡率。对更远的血管栓塞,如中动脉M2、M3段、大脑前动脉、大脑后动脉,机械取栓的效果尚不确定。

NIHSS评分较高的患者往往提示大血管栓塞,CT平扫显示的高密度征(血管内栓子)提示血管栓塞的部位,但高密度征的缺点是敏感性不高,CTA和MRA更具有诊断价值。明确诊断后,应及时联系值班的神经介入医师,如果本单位没有救治条件,可将患者迅速转送至综合性卒中中心(CSC)。转运需争分夺秒,此类患者病情可迅速恶化,时间的延误会降低血管再通的机会。一些中心使用CTA、CTP、MRI、MRA等多模式影像学手段来筛选适合血管内治疗的患者,但根据这些影像学结果如何选择患者目前没有统一的标准。拥有多模式CT的中心应能迅速生成高质量的影像资料,并及时地将患者连同影像资料送至综合性卒中中心。

机械取栓的排除标准包括:CTA/MRA没有发现大血管栓塞,已出现大面积脑梗死。ASPECT评分＞6常被作为机械取栓的纳入标准,也有人通过MRI、MRA、DWMRI等方法来决定是否取栓。如何进行ASPECT评分可上网查询(www.aspectinstroke.com,附图6-3)。附表6-8总结了AHA/ASA血管内治疗的推荐意见。

目前有关急性卒中救治的热点之一是:疑似LVO患者该就近转运初级卒中中心还是直接送至综合性的高级卒中中心。各种帮助卒中急救人员判断是否存在大血管栓塞的工具正在试验之中。另外,有人在开发这样的软件:录入患者的位置,距初级卒中中心和区域综合卒中中心的距离、方位等信息,然后通过大数据分析,决定患者是先送最近的初级卒中中心,然后再转运至就近的综合卒中中心还是直接转运至就近的综合性高级卒中中心。除非存在强制转运的情况,指南不推荐在多增加15～20分钟运送时间的情况下绕过最近的中心去更高级的中心。需要强调的是,这一推荐

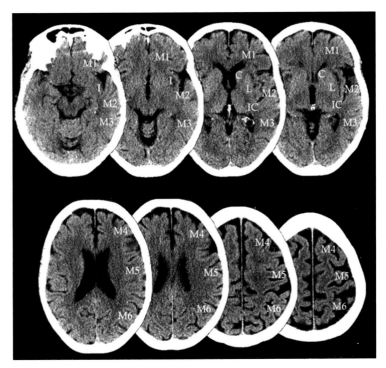

**附图6-3 ASPECT（Albert stroke early CT score）**

用于评估前循环急性缺血性卒中早期变化的评分系统，完全正常10分，图中显示的每一处如果出现低密度灶，则扣除1分。

基底节下的核团
M1—额盖
M2—颞叶前部
M3—颞叶后部
基底节上的核团
M4—前大脑中动脉供应区
M5—侧大脑中动脉供应区
M6—后大脑中动脉供应区
基底节
C—尾状核
L—豆状核
I—脑岛
IC—内囊后支

**附表6-8 血管内治疗指南**

- 符合静脉溶栓指征的患者应接受rt-PA静脉溶栓治疗，即使已考虑血管内取栓治疗

- 满足下列条件的患者应接受支架取栓治疗
  卒中前mRS评分为0分或1分
  急性缺血性卒中，发病4.5小时内根据指南接受了rt-PA静脉溶栓
  梗死是由颈内动脉或大脑中动脉M1段栓塞引起的
  年龄≥18岁
  NIHSS评分≥6分
  ASPECTS评分≥6分
  能够在6小时内开始治疗（股动脉穿刺）
  对于颈内动脉或大脑中动脉近端M1段闭塞的急性缺血性卒中患者，发病在6～24小时内，如存在梗死区与低灌注区不匹配（存在缺血半暗带）应积极取栓

- 静脉rt-PA治疗，缩短从发病到血管内治疗的时间与预后明显相关

- 对于精心选择的前循环梗死且有rt-PA溶栓禁忌证的患者，在发病6小时之内进行支架取栓是合理的

- 尽管获益尚不确定，但须符合下述条件：在发病6小时内启动治疗，大脑中动脉M2或M3段、大脑前动脉、椎动脉、基底动脉或大脑后动脉闭塞，支架取栓可能是合理的

- 对于部分年龄＜18岁、可在6小时内开始治疗（腹股沟穿刺）、存在大动脉栓塞的急性缺血性卒中患者，支架取栓可能是合理的，但这个年龄段还没有获益的证据

- 在rt-PA静脉溶栓后，不需要观察疗效再决定是否行血管内治疗

- 作为血管内治疗的首选，支架取栓优于动脉内溶栓

没能反映最新的关于血管内机械取栓的研究成果，换句话说，考虑到机械取栓的显著疗效，多增加15～20分钟绕过最近的卒中中心去更高级的中心是合理的。当初级卒中中心和综合卒中中心距离相仿时，AHA/ASA

指南推荐直接转运至高级别的卒中中心。在某些情况下，可能涉及空中医疗运输，特别是初级中心和高级中心在相反方向时，当然，事先应做好相关的协调工作。

（十四）最后正常时间6～24小时：血管内治疗

根据DAWN和DEFUSE 3的研究结果，对最后正常时间在6～24小时且存在大血管栓塞的患者应该行CTP、DWI-MRI和MRP检查，从而筛选机械取栓可能获益的患者。通过RAPID软件（iSchemaView），可以快速计算出梗死核心区的体积，缺血半暗带组织的体积，其中造影剂延迟充盈的区域被判定为缺血半暗带（附图6-4）。

在DEFUSE 3研究，对前循环大血管栓塞，NIHSS > 6分，存在梗死/低灌注不匹配的患者随机分为机械取栓组和标准药物治疗组。其中梗死/低灌注的不匹配要符合如下条件：核心梗死体积 < 70 mL；不匹配率 > 1.8或缺血半暗带体积超过15 mL。结果表明机械取栓组预后明显优于药物保守组（mRs 0～2，44.6% vs. 16.7%，$P < 0.000\,1$）。

而DAWN研究则通过临床症状与影像不匹配挑选最后正常时间6～24小时的急性前循环大血管栓塞患者。结果表明，机械取栓组在90天随访时，预后明显优于标准药物治疗组（mRs 0～2，49% vs. 13%）。

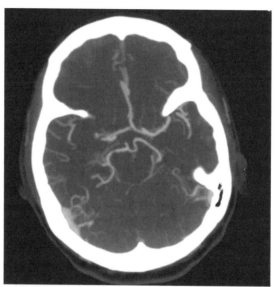

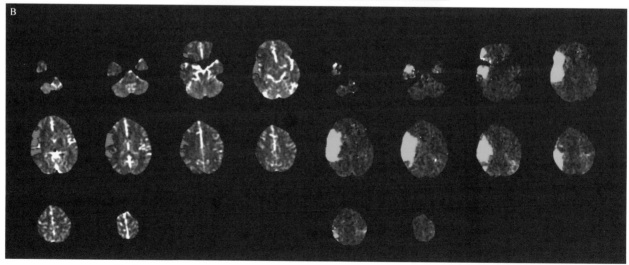

核心梗死区 = 25 mL

低灌注区 = 96 mL

不匹配体积 = 71 mL
不匹配率 = 3.8

**附图6-4 计算梗死核心区体积**

A. 脑CTA的轴位显示右侧大脑中动脉M1段栓塞；B. 绿色代表低灌注区，而红色代表核心梗死区，两者之间明显不匹配，表明存在缺血半暗带。

## 六、住院或转院

如果没有静脉溶栓和血管内治疗并发症,附表6-9列举了在患者等待收入病房时应该执行的医嘱。

**附表6-9 急性卒中患者入院医嘱**

---

- 2小时内每15分钟进行神经系统查体,之后的6小时每半小时一次,然后每小时一次
- 吸氧,使氧饱和度>94%
- 2小时内每15分钟检测血压一次,之后的6小时每半小时一次,剩下的16小时每小时一次(如果静脉溶栓)
- 静脉溶栓后保持血压低于180/105 mmHg(注意应低于溶栓前的血压),未行静脉溶栓,保持血压低于220/120 mmHg
- 在进食或服药前,行床边吞咽试验(30 mL水口服)

---

这些医嘱根据2018AHA/ASA指南制定,其他医嘱还包括血糖管理、容量管理、体温控制和导管。

(1)保持血糖在140~180 mg/dL(7.78~10 mmol/L)。血糖大于200 mg/dL(11.11 mmol/L)或患有胰岛素依赖糖尿病时考虑静滴胰岛素,高血糖对预后不利,并增加卒中后出血风险。

(2)静脉补液,推荐等张盐溶液,初始1.5 mL/(kg·h),维持容量平衡。

(3)持续遥测/床旁心电监护来监测间歇性心房颤动,入院后持续至少72小时。

(4)对发热患者,择合适的抗生素预防和控制感染,退烧药降温。尽管低温治疗在心肺复苏后偶尔用作神经保护措施,但对于急性缺血性卒中,目前证据并不充足。针对发热患者,首先应明确发热的原因。

(5)如果静脉溶栓,4小时内应尽量避免插尿管、胃管及动脉内导管,溶栓后24小时内不要使用抗凝/抗聚集药物,应尽量避免导尿,除非必须使用。

(6)抬高床头有助于预防吸入性肺炎,但并不影响卒中预后。

(7)护士或语言治疗师在床旁评估吞咽功能,排除吞咽障碍后,患者才可开放进食。

## 七、特殊情况:儿童卒中

儿童卒中不如成人常见,每年1.6~13/100 000,特定儿童群体的卒中发生率明显升高,如小于1周岁的儿童、镰状细胞贫血患儿和心脏病患儿。儿童卒中死亡率达14%,此外不少患儿还会留下终身相随的神经功能、认知和心理障碍等。儿童卒中最重要的危险因素是存在脑动脉病变。儿童卒中面临的特殊挑战是诊断困难,与成人卒中相比,其临床表现各异,需要鉴别诊断的疾病多。儿童卒中常以癫痫起病,尤其在幼儿,也有患儿以头痛或其他非定位体征起病。需要强调的是,偏头痛也可引起儿童神经功能急性变化,甚至是比卒中更常见的原因。影像学检查中MRI对诊断至关重要。儿童NIHSS评分与成人的类似,但具体项目根据年龄特征做了调整,实践表明它能有效地判断儿童卒中的神经功能缺失程度。

虽然静脉溶栓在儿童(<18岁)卒中未被批准使用,但有若干的文献报道了rt-PA在儿童卒中的使用情况。最近一项多中心临床研究试图证明静脉溶栓在2~18岁儿童中的安全性和有效性,不幸的是,这项研究因为没有完成登记被提前终止。这一流产的研究发现,对儿童卒中患者,发病4.5小时内的诊断的确非常有挑战性。有人统计了1998—2009年住院的儿童卒中患者,结果发现使用rt-PA静脉溶栓的病例有明显增加的趋势,尤其在青少年患者。还有一些文献报道了机械取栓治疗小于18岁的急性大血管栓塞患儿的情况,结果表明血管内治疗可取得良好的临床效果。遗憾的是,这些都不是随机对照研究。在征得家属的知情同意后,有的医师会对卒中患儿进行静脉溶栓治疗,需强调的是要按照成人标准,严格掌握适应证和禁忌证。无论年龄大小,是否抗凝治疗,儿童卒中应采取与成人相似的神经保护策略,包括控制体温、维持血糖水平、容量平衡、控制血压等,因为已有回顾性研究证明血糖、血压水平过高与不良预后相关。

对于镰状细胞贫血患儿,出现急性缺血性卒中能否用rt-PA静脉溶栓,目前尚无指南推荐,但在成人患者,基于一项回顾性对照研究的结果,已在2018年版的AHA/ASA指南获得推荐。STOP试验表明对于贫血患儿进行输血可以预防卒中,可将卒中的发生率从10%降至1%。目前对于镰状细胞贫血所致急性脑梗死的标准治疗方案包括最优水化、交换输血治疗、纠正低氧血症和低血压。

## 八、TIA

脑血管疾病(比如某一支或一组动脉血管栓塞)导致了新发的局部神经功能障碍,而这些症状和体征在24小时之内消失,这种发作称为TIA。其实TIA的症状通常在更短的时间内消失。

TIA这一概念强调临床症状的快速消失,实际上1/3以上的患者在MRI上有明确的梗死灶,这种情况目前已归为卒中。虽存在明确的病灶,但由于症状已经消失,急性期血流重建治疗似乎已无必要。大约50%的TIA患者CT平扫能发现陈旧性梗死灶,这些梗死灶很多是无症状性的。

TIA虽然症状完全消失,但存在一定复发风险。现在可通过一些评分系统评估患者将来TIA复发、甚至发生脑梗死的风险,然而每一评估方式都有不足,因此既要考虑患者的依从性、也要考虑所在单位的医疗资源,从而和患者本人、家属共同决定最佳的处理方案。$ABCD^2$是常用的评分系统。

## 九、$ABCD^2$评分

$ABCD^2$评分是预测TIA患者将来发生脑梗死风险大小的评分系统。和其他评分系统一样,$ABCD^2$存在这样或那样的不足,但在一定程度上的确能区分TIA患者将来发生脑梗死的风险(附表6-10)。

**附表6-10　计算$ABCD^2$得分**

| $ABCD^2$得分项 | 分　值 |
| --- | --- |
| • 年龄 > 60岁 | 1 |
| • 接诊后首次血压 ≥ 140/90 mmHg | 1 |
| • TIA临床表现 | |
| 　语言功能障碍 | 1 |
| 　单侧肢体无力 | 2 |
| • 症状持续时间 | |
| 　10 ~ 59分钟 | 1 |
| 　> 60分钟 | 2 |
| • 糖尿病史 | 1 |

注:把各项得分加起来就是$ABCD^2$得分,最低0分,最高7分,附表6-11列出了患者得分与将来卒中的风险。

根据对TIA患者的评分,神经科医生将高风险的患者收入住院,进一步诊治;而对低风险的患者则出院,门诊随访;但对中等风险的患者,则存在一定争议,可根据个人经验做决定(附表6-11)。

**附表6-11　TIA发生后,$ABCD^2$得分与卒中发生风险**

| 总风险 | 得分 | 2天(%) | 7天(%) | 90天(%) |
| --- | --- | --- | --- | --- |
| 低 | 0 ~ 3 | 1.0 | 1.2 | 3.1 |
| 中 | 4 ~ 5 | 4.1 | 5.9 | 9.8 |
| 高 | 6 ~ 7 | 8.1 | 12 | 18 |

## 十、低风险TIA

对低风险患者($ABCD^2$评分0 ~ 3),最好在评分完成后1 ~ 2天启动门诊诊治流程,当然也可随访或入院诊治。不管哪种方案,迅速采取如下措施后,患者发生脑梗死的风险会显著降低。

启动抗血栓治疗(ASA 81 mg,qd;氯吡格雷75 mg,qd或者ASA 25 mg;潘生丁缓释剂200 mg,bid)。

颈部血管评估:彩超、CTA或MRA。

考虑经胸壁心脏超声:如果患者CT上显示双侧梗死,或高度怀疑心脏来源的栓子,而经胸壁超声正常,则要进一步行食道超声检查(TEE)。

考虑查30天动态心电图,捕捉间歇发作的心房颤动(隐源性心房颤动)。如果常规检查没有发现脑梗死或TIA病因时,强烈建议行动态心电图监测。

启动高强度的他汀治疗(阿托伐他汀:40 ~ 80 mg/d,瑞舒伐他汀20 ~ 40 mg/d,或其他等量的他汀治疗),对75岁以上的老人,建议中等强度的他汀治疗(阿托伐他汀:10 ~ 20 mg/d,瑞舒伐他汀5 ~ 10 mg/d,辛伐他汀20 ~ 40 mg/d,普伐他汀40 ~ 80 mg)。

如果心电图发现心房颤动,应考虑启动抗凝(口服抗凝药或低分子肝素)或阿司匹林治疗。利用AHADS2或CHA2DS2-VASc,和HAS-BLED评分系统进行评分,根据计算所得的分数决定抗凝治疗的时间。抗凝治疗比较特殊,一定要按照脑血管或心血管专科医师的建议实施。

## 十一、高风险TIA

对中高风险的TIA患者($ABCD^2$ > 3),建议住院诊治。在血压管理方面,允许血压维持在较高的水平,但上限不要超过220/120 mmHg,如果超过了,则在24 ~ 48小时内逐步降低达标。对高风险的TIA患者,CHANCE研究表明,联合氯吡格雷和阿司匹林的双抗治疗在减少卒中发生方面优于单用阿司匹林,具体方案为:① 强化阶段(在前21天),首日300 mg氯吡格雷,然后每日75 mg氯吡格雷,81 mg阿司匹林;② 维持阶段(之后90天):每日氯吡格雷75 mg。来自美国的POINT研究得出了类似结论,其方案有所不同:① 氯吡格雷:首日负荷剂量600 mg,然后每日75 mg,疗程90天;② 阿司匹林:每日50 ~ 325 mg,疗程21天。SMPPRISE研究是一项针对颅内大血管重度狭窄(70% ~ 99%)伴TIA的RCT临床研究,结果表明,药物治疗组(阿司匹林325 mg/日,氯吡格雷75 mg/日,积极药物治疗危险因素)优于药物治疗+颅内支架置入组。

### 十二、颈动脉疾病

对 TIA 发作或缺血性卒中发作的患者，应常规行头颈部的 CTA 或 MRA 检查，以寻找可能的发病原因。如果卒中或 TIA 系颅外的颈动脉夹层、椎动脉夹层所致，建议在发病 24 ～ 48 小时内予抗聚集或抗凝治疗。最近的研究表明，针对颅外的动脉夹层，抗聚集和抗凝治疗无明显差异。如果抗凝或抗聚集治疗后仍有卒中或 TIA 发作，建议支架置入或外科手术。对轻微卒中、非致残性卒中，且颈动脉狭窄超过 70% 时，如果没有禁忌证，在 48 小时至 1 周内行血流重建预防卒中再次发生是合理的。存在大范围缺血半暗带和小范围梗死区的急性脑梗死患者，急诊行颈动脉支架或颈动脉内膜剥脱的证据还不充分。最近的资料表明，对于串联病变的急性脑梗死患者，颅外颈动脉狭窄的支架置入或内膜剥脱是安全的，但还需要 RCT 研究的证据。

### 十三、医疗-法律方面的考量

rt-PA 静脉溶栓存在致命性出血转化的风险，因此要严格根据适应证和禁忌证筛选患者。如果符合静脉溶栓指征，则要迅速而充分地向患者本人和（或）家属告知该治疗的风险利弊。请谨记如下几点。

（1）目前关于静脉溶栓的医疗诉讼中，更多的是有静脉溶栓指征而没有给予静脉溶栓，真正静脉溶栓后出血导致的医疗纠纷并不多。

（2）对于急性脑梗患者，如果患者本人失去决定能力，也没有家人做主时，不能为了寻找代理人授权而耽搁溶栓时间。

（3）落笔或签字的同意书并非必要，但同意溶栓的谈话应该记录在医疗档案中。

（4）如果不适合静脉溶栓，应向患者本人或家人充分告知为什么不能使用 rt-PA 溶栓，相关谈话也应该记录在案。

### 十四、沟通

和接诊或顾问医生交流时，请提供附表 6-12 所列的重要信息。

附表6-12　急性卒中病情汇报重点事项

- 年龄
- 气道情况
- 发病时间
- NIHSS 评分
- CT/CTA 或 MRI/MRA 结果
- rt-PA 溶栓情况（开始与结束时间），如果没有实施，有何禁忌
- 血管内治疗（如果有条件）

（张全斌）

# 参考文献

［1］ AARABI B, ALEXANDER M, MIRVIS S E. Predictors of outcome in acute traumatic central cord syndrome due to spinal stenosis[J]. J Neurosurg Spine, 2011, 14: 122–130.

［2］ ALBERT T J, LEVINE M J, BALDERSTON R A, et al. Gastrointestinal complications in spinal cord injury[J]. Spine, 1991, 16: S522–S525.

［3］ Annual Report for Spinal Cord Injury Model Systems. 2010. https://www.nscisc.uab.edu/public_content/annual_stat_report. aspx. Accessed 2 Feb 2012.

［4］ BANDIERA G, STIELL I G, WELLS G A. The Canadian C-spine rule performs better than unstructured physician judgment[J]. Ann Emerg Med, 2003, 42: 395–402.

［5］ BHATT A. Medicolegal considerations with intravenous tissue plasminogen activator in stroke: a systematic review[J]. Stroke Research and Treatment, 2013, Article ID: 562564.

［6］ BILELLO J F, DAVIS J W, CUNNINGHAM M A, et al. Cervical spinal cord injury and the need for cardiovascular intervention[J]. Arch Surg, 2003, 138: 1127–1129.

［7］ BRUCE N. Medico-legal aspects of using tissue plasminogen activator in acute ischemic stroke[J]. Curr Treat Options Cardiovasc Med, 2011, 13: 233–239.

［8］ COMO J J, DIAZ J J, DUNHAM C M. Practice management guidelines for identification of cervical spine injuries following trauma: update from the eastern association for the surgery of trauma practice management guidelines committee[J]. J Trauma, 2009, 67: 651–659.

［9］ CROSBY E T. Airway management in adults after cervical spine trauma[J]. Anesthesiology, 2006, 104: 1293–1318.

［10］ CUCCHIARA B, ROSS M. Transient ischemic attack: risk stratification and treatment[J]. Ann Emerg Med, 2008, 52: S27–S39.

［11］ DEVIVO M J, IVIE C S 3RD. Life expectancy of ventilator-dependent persons with spinal cord injuries[J]. Chest, 1995, 108: 226–232.

［12］ DEVIVO M J, KRAUSE J S, LAMMERTSE D P. Recent trends in mortality and causes of death among persons with spinal cord injury[J]. Arch Phys Med Rehabil, 1999, 80: 1411–1419.

［13］ DURGA P, SAHU B P, MANTHA S, et al. Development and validation of predictors of respiratory insufficiency and mortality scores: simple bedside additive scores for prediction of ventilation and in-hospital mortality in acute cervical spine injury[J]. Anesth Analg, 2010, 110: 134−140.

［14］ Early Acute Management in Adults with Spinal Cord Injury Clinical Practice Guidelines. 2008. www.pva.org. Accessed May 2012.

［15］ FRANKEL H L, ROZYCKI G S, OCHSNER M G, et al. Indications for obtaining surveillance thoracic and lumbar spine radiographs[J]. J Trauma, 1994, 37: 673−676.

［16］ GEFEN A. How much time does it take to get a pressure ulcer? Integrated evidence from human, animal, and in vitro studies[J]. Ostomy Wound Manag, 2008, 54(26−8): 30−35.

［17］ GRONERT G A, THEYE R A. Pathophysiology of hyperkalemia induced by succinylcholine[J]. Anesthesiology, 1975, 43: 89−99.

［18］ HOFFMAN J R, MOWER W R, WOLFSON A B, et al. Validity of a set of clinical criteria to rule out injury to the cer-vical spine in patients with blunt trauma. National Emergency X-Radiography Utilization Study Group[J]. N Engl J Med, 2000, 343: 94−99.

［19］ HOLMES J F, MILLER P Q, PANACEK E A, et al. Epidemiology of thoracolumbar spine injury in blunt trauma[J]. Acad Emerg Med, 2001, 8: 866−872.

［20］ JABBOUR P, FEHLINGS M, VACCARO A R, et al. Traumatic spine injuries in the geriatric population[J]. Neurosurg Focus, 2008, 25: E16.

［21］ KANG D G, LEHMAN R A J R. Spine immobilization: prehospitalization to final destination[J]. J Surg Orthop Adv, 2011, 20(1): 2−7.

［22］ KENNEDY J. Fast assessment of stroke and transient ischemic attack to prevent early recurrence (FASTER): a randomized controlled pilot trial[J]. Lancet Neurol, 2007, 6: 961−969.

［23］ LICINA P, NOWITZKE A M. Approach and considerations regarding the patient with spinal injury[J]. Injury, 2005, 36(Suppl 2): B2−B12.

［24］ LINDSEY R, GUGALA Z, PNEUMATICOS S. Injury to the vertebrae and spinal cord. 6th ed[M]. New York: McGraw-Hill, 2011.

［25］ LIP G Y. Refining clinical risk stratification for predicting stroke and thromboembolism in atrial fibrillation using a novel risk factor-based approach: the Euro Heart Survey on atrial fibrillation[J]. Chest, 2010, 137: 263−272.

［26］ MCKINLEY W O, JACKSON A B, CARDENAS D D, DEVIVO M J. Long-term medical complications after traumatic spinal cord injury: a regional model systems analysis[J]. Arch Phys Med Rehabil, 1999, 80: 1402−1410.

［27］ PASTERNAK J J, LANIER W L. Neuroanesthesiology update 2010[J]. J Neurosurg Anesthesiol, 2011, 23: 67−99.

［28］ PISTERS R. A novel user-friendly score (HAS-BLED) to assess 1-year risk of major bleeding in patients with atrial fibrillation: the Euro Heart Survey[J]. Chest, 2010, 138: 1093−1100.

［29］ RAW D A, BEATTIE J K, HUNTER J M. Anaesthesia for spinal surgery in adults[J]. Br J Anaesth, 2003, 91: 886−904.

［30］ SABOE L A, REID D C, DAVIS L A, et al. Spine trauma and associated injuries[J]. J Trauma, 1991, 31: 43−48.

［31］ SINGH A, TETREAULT L, KALSI-RYAN S, et al. Global prevalence and incidence of traumatic spinal cord injury[J]. Clin Epidemiol, 2014, 6: 309−331.

［32］ SPORER K. Why we need to rethink C-spine immobilization[J]. EMS World, 2012, 41(11): 74−76.

［33］ STEIN D M, MENAKER J, MCQUILLAN K, et al. Risk factors for organ dysfunction and failure in patients with acute traumatic cervical spinal cord injury[J]. Neurocrit Care, 2010, 13: 29−39.

［34］ STIELL I G, CLEMENT C M, MCKNIGHT R D. The Canadian C-spine rule versus the NEXUS low-risk criteria in patients with trauma[J]. N Engl J Med, 2003, 349: 2510−2518.

［35］ STONE N J. 2013 ACC/AHA guideline on the treatment of blood cholesterol to reduce atherosclerotic cardiovascular risk in adults: a report of the American College of Cardiology/American Heart Association Task Force on practice guidelines[J]. Circulation, 2014, 129: S1−S45.

［36］ SUNDSTRØM T, ASBJØRNSEN H, HABIBA S. Prehospital use of cervical collars in trauma patients: a critical review[J]. J Neurotrauma, 2014, 31(6): 531−540.

［37］ Suspected Spinal Trauma. 2009. http: //www.acr.org/Secondary MainMenuCategories/quality_safety/app_criteria/pdf/ExpertPanel onMusculoskeletalImaging/SuspectedCervicalSpineTraumaDoc22. aspx. Accessed May 2012.

［38］ ULLRICH A, HENDEY G W, GEIDERMAN J, et al. Distracting painful injuries associated with cervical spinal injuries in blunt trauma[J]. Acad Emerg Med, 2001, 8: 25−29.

［39］ VELMAHOS G C, TOUTOUZAS K, CHAN L. Intubation after cervical spinal cord injury: to be done selectively or routinely[J]? Am Surg, 2003, 69: 891−894.

［40］ YOO K Y, JEONG C W, KIM S J. Altered cardiovascular responses to tracheal intubation in patients with complete spinal cord injury: relation to time course and affected level[J]. Br J Anaesth, 2010, 105: 753−759.

［41］ YOO K Y, JEONG S W, KIM S J, et al. Cardiovascular responses to endotracheal intubation in patients with acute and chronic spinal cord injuries[J]. Anesth Analg, 2003, 97: 1162−1167.

# 节选七
# 脑 出 血

摘　要：脑出血(intracerebral hemorrhage，ICH)是脑实质的自发性出血，属于卒中的一类，具有潜在的致命性，患者生存取决于充分保证呼吸道、正确的诊断和对某些特定问题的早期处理，例如血压、逆转凝血功能障碍、对合适的患者行外科血肿清除术。因为在最初的几个小时内的干预能够改善预后，并且医院特异性的方案对于快速有效地启动护理十分关键，所以ICH被选为急诊神经生命支持(emergency neurological life support，ENLS)的一项方案。本文旨在为脑出血的诊断和突发情况的处理提供一个广泛的框架。

关键词：脑出血，血压，血肿，凝血功能障碍，外科，脑室外引流

## 一、介绍

脑出血(intracerebral hemorrhage，ICH)是由脑内自发性直接出血引起的。在美国，ICH占所有卒中的10%～15%，但死亡或长期残疾的风险极高。由于治疗或减轻损伤的可能性，以及继发性颅脑损伤的风险，ICH被认为是严重的神经急症。

被证实有益于ICH患者的治疗措施的可用性，已经落后于缺血性卒中和动脉瘤性蛛网膜下腔出血，这导致护理上从积极治疗到消极处理差异极大。ICH治疗指南已存在，而此ENLS方案的目的在于强调初始治疗，以期优化康复。某些干预措施的治疗建议其证据强度存在差异，建议根据现有指南对ICH患者进行积极的初始治疗。

在最初的"黄金一小时"管理ICH患者，强调以下方面。

(1)稳定和再评估患者的气道、呼吸和循环(ABC)。

(2)使用神经影像学快速、准确地诊断。

(3)有关ICH特点和患者状况的简明临床评估。

(4)目标化地评估潜在早期干预，包括：① 控制血压升高；② 纠正凝血障碍；③ 是否需要早期外科干预。

(5)预测具体患者的治疗需求，例如：① 针对ICH病因的特定治疗措施；② 早期临床恶化和血肿扩大的风险；③ 颅内压(intracranial pressure，ICP)或其他神经监测的需要；④ 急诊部门(emergency department，ED)的患者处置。

## 二、患者管理

ENLS建议的ICH初始治疗流程如附图7-1所示。附表7-1显示了评估ICH患者第1个小时内需要完成的建议项目。在对气道、呼吸、循环进行了初始管理并做出ICH诊断后，应同时处理所有五个步骤(病史、血压控制、止血、手术、EVD)，并根据患者情况进行具体管理，建议转到有ICH患者管理经验的医护的NICU，这些与改善预后相关。

## 三、院前注意事项

最初的院前急救和急诊复苏在卒中亚型中是相似的，快速的神经成像对于诊断至关重要。由于ICH和急性缺血性卒中中的治疗方法不同，只有在明确ICH诊断后才能采取ICH特定给予干预措施。因此，院前护理的重点是ABC的管理，对神经功能缺损的快速可逆原因(如低血糖)的治疗，早期的影像学检查，以及快速运送到指定的卒中中心。

与所有紧急医疗一样，对ABC的初步评估至关重要。昏迷患者需要气管插管以保护气道和(或)进行充分的通气。应根据需要开始输液和容量补充，以保持足够的血压。与所有的卒中一样，重要的是要获得症状发作的简要病史以及患者最后一次正常的时间。院前医务人员应尝试获取病史和为患者开出处方药清

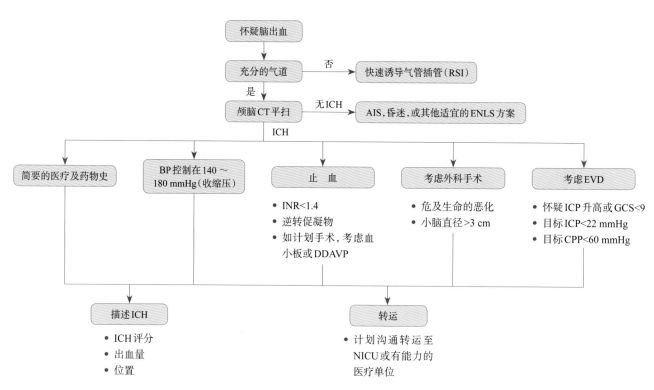

附图7-1　ENLS脑出血方案

附表7-1　脑出血第1个小时对照表

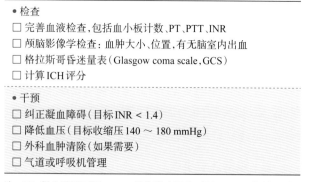

- 检查
  - □ 完善血液检查,包括血小板计数、PT、PTT、INR
  - □ 颅脑影像学检查:血肿大小、位置,有无脑室内出血
  - □ 格拉斯哥昏迷量表(Glasgow coma scale,GCS)
  - □ 计算ICH评分
- 干预
  - □ 纠正凝血障碍(目标INR < 1.4)
  - □ 降低血压(目标收缩压140 ～ 180 mmHg)
  - □ 外科血肿清除(如果需要)
  - □ 气道或呼吸机管理

注:PT,凝血酶原时间;PPT,部分凝血活酶时间;INR,国际标准化比值。

单,尤其是抗血小板药物、抗凝药物和降压药。应迅速地将患者分流到适当的卒中中心进行处理。附表7-4列有建议的"交接"清单。

## 四、诊断

ICH病因多种多样。慢性高血压引起的小动脉破裂约占60%。其他常见原因包括脑淀粉样血管病、抗栓、抗凝药物治疗引起的凝血障碍、可卡因等拟交感神经药物以及动静脉畸形(arteriovenous malformations,AVM)或海绵状血管畸形等基础血管异常。罕见的原因包括脑血管炎、烟雾病和囊状或真菌性动脉瘤的破裂。动脉或

静脉梗死的继发性出血性转化也可能导致出血。

大多数急性ICH患者会出现局灶性神经功能障碍。如果没有神经影像学检查,ICH神经综合征常常不能可靠地与急性缺血性卒中鉴别。ICH的头痛、进行性神经症状和体征、急性重度高血压和意识水平下降的发生率高于缺血性卒中。

（一）神经影像学

计算机断层成像(computed tomography,CT)平扫是最常用的方法,可以快速完成,适用于危重症患者,对急性脑实质出血具有非常高的敏感度和特异性。磁共振成像(magnetic resonance imaging,MRI)可能具有类似的识别ICH的敏感性,但运送可行性和患者的临床状况限制将其用作主要方式。

（二）解读ICH CT扫描:位置,体积和斑点征

ICH常发生在特定部位,如高血压脑出血最常见于基底节、丘脑、脑桥(脑干)和小脑。脑淀粉样血管病或AVM导致的ICH倾向于脑叶位置。早期CT扫描通常可以明确血肿的起因,血肿位置可影响结果和治疗(附图7-2)。

尽管ICH的位置很重要,但ICH血肿量是预测患者预后的更强有力的指标。从早期的CT扫描中快速计算血肿体积是指导沟通和治疗决策的一大优势。自动CT软件算法可以用来计算血肿量。然而,与计算机

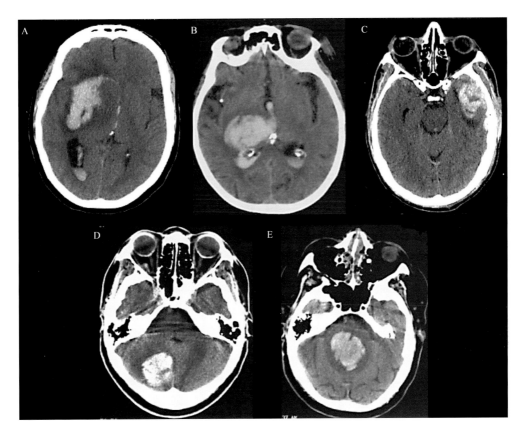

**附图 7-2　典型的脑出血（ICH）部位**

由于慢性高血压引起的ICH通常是由于穿支小动脉的破裂，并且通常发生在基底神经节（A），丘脑（B），小脑（D）和脑桥（E）中。脑淀粉样血管病的ICH和可卡因或甲基苯丙胺之类的拟交感神经药物滥用引起的ICH经常发生在诸如颞叶（C）的脑叶区域。幕上ICH也被视为基底神经节、丘脑或肺叶（A～C）ICH，而起源于小脑或脑桥的ICH则被认为是幕下（D、E）。A，B和E也显示了IVH。

化方法相比，手动的ABC/2公式近似于椭球体积，简单且合理。当使用ABC/2方法计算体积时，选择出血横截面积最大的轴位CT图像。附图7-3演示了通过ABC/2方法计算ICH血肿体积的范例。

许多ICH患者（约40%）在初次发病后出现过血肿增加。由于血肿扩张与更差的临床结果相关，故须预测血肿扩大的可能。几项回顾性研究表明，在早期CT扫描过程中使用静脉（intravenous，IV）造影剂可能会识别血肿的外渗，并且这种"斑点征"（血肿内的对比）可以预测血肿的增加（附图7-4）。

因此，在急性ICH患者中可以考虑使用包括CT平扫和CT血管造影（以及可能的CT灌注和造影后图像）的"卒中CT"，以检测"斑点征"，并揭示潜在的血管异常。正在进行的研究正在寻求使用"斑点征"作为识别出血增加风险的方法，并确定止血剂是否可以使这些特定的高风险患者受益。但是很多中心都没有进行CT血管造影检查。最新的研究显示，基于非对比CT的BAT评分对于预测血肿扩大具有50%的敏感性，89%的特异性和82%的准确性（附表7-2，附图7-5）。

**五、管理**

早期患者评估与初始干预：ABC和ICH评分。

入院后在神经影像学诊断ICH之前，总体的气道和血流动力学管理与其他卒中亚型同样进行。但在ICH诊断后，应立即开始针对疾病的治疗。

由于许多ICH患者存在呼吸困难或昏迷，故应在整个早期治疗过程中考虑气道管理（特别是需要气管保护性插管）。因此，尽管ENLS ICH方案中的"气道"在二级治疗中列出（附图7-1），但其与初始评估同时进行。一般来说，如果ICH患者处于昏迷状态，应进行快速序贯插管（rapid sequence Intubation，RSI），以达到通气正常的目的（参见ENLS气道、通气和镇静方案，节选三）。

对患者病情和卒中严重程度进行初步的临床评估，对提供者之间的快速治疗计划和交流至关重要。尽管进行完整、详细的神经系统检查是理想状况，但通过使用现有的临床评分量表进行快速评估，可以收集到大量信息。ICH评分是脑出血患者最常用的经过验

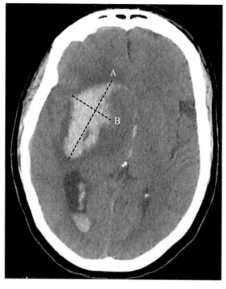

**附图7-3 ABC/2法估算ICH血肿量**
右侧基底节脑出血,选择出血横截面积最大的轴位CT图像。在这个例子中,最大直径(A)为6 cm,垂直于(A)的最大直径(B)为3 cm,对于0.5 cm(5 mm)厚度的6个切片可见出血,故(C)为3 cm(未示出)。因此,血肿量是(6×3×3)/2=27 mL。注意,对于(C),如果图片上的血肿区域大约是用于确定(A)的参考图片上的血肿区域的25% ~ 75%,则该图片被认为是出血图片的一半,并且如果该区域小于参考切片的25%,则不被认为是出血。

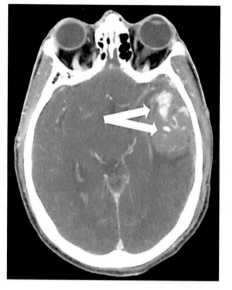

**附图7-4 急性脑出血的对比剂外渗(斑点征)**
在"卒中编码"CT(非造影研究,CT血管造影,CT灌注研究)中,静脉注射给予造影剂后获得该造影后图像,造影剂外渗出现在急性左颞叶的ICH中。这一发现通常被称为"斑点征"(箭头),并与血肿扩大风险增加有关。

### 附表7-2 BAT评分

| 变 量 | 得 分 |
|---|---|
| •混合征 | |
| 有 | 1 |
| 无 | 0 |
| •血肿内低密度 | |
| 有 | 2 |
| 无 | 0 |
| •发病到CT平扫时间 | |
| < 2.5小时 | 2 |
| ≥2.5小时或未知 | 0 |

注:混合征。血肿内高密度区边上存在低密度区,两个区域之间有明显的分隔,密度差至少为18 HU。
血肿内低密度。血肿内部任意形状和大小的低密度区域,并且与周围的脑实质缺乏联系。

证的临床评分量表,并与入院时易获得的患者人口统计学资料,临床状况和神经影像学检查结果相结合。此外还有几种可用的临床评分量表。

ICH评分包括年龄、初始格拉斯哥昏迷量表(Glasgow coma scale, GCS)评分、血肿体积、血肿位置(幕上或幕下)以及有无脑室内出血(IVH)。附表7-3显示了ICH评分的组成部分,其中满分是各组分得分的总和。ICH评分每增加一点,死亡风险就会增加,并且功能预后良好的可能性也会降低。ICH评分最适合作为医疗提供者和患者或家属关于患者病情的交流工具,而不是准确预测结果的工具。尽管利用临床分级量表将严重受损患者分流到相对消极的干预有一定吸引性,但不建议采用这种方法。相反,一般来说,建议采用积极的初始治疗,以避免在早期护理限制的背景下出现不良预后的潜在可能性。

(一)主要干预:血压,凝血功能障碍和手术

在ICH诊断后,应立即考虑:① 急性控制血压升高;② 纠正由于药物或潜在的医疗状况引起的凝血功能障碍;③ 是否需要紧急手术清除血肿。这些是共同的主题,应该成为最初的ICH评估和治疗计划的一部

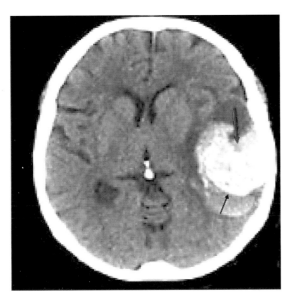

**附图7-5 非增强颅脑CT显示混合征**

在症状出现1.5小时后进行CT平扫,显示混合征(黑色箭头),其定义为ICH中存在明显密度不同的分隔区域。红色箭头显示血肿内低密度区。CT计算出的BAT评分为5分,发病时间:2;混合征:1;低密度:2。

**附表7-3 ICH评分**

| 组成部分 | ICH评分分数 |
| --- | --- |
| • 格拉斯哥昏迷量表 | |
| 3～4 | 2 |
| 5～12 | 1 |
| 13～15 | 0 |
| • ICH体积(mL) | |
| ≥30 | 1 |
| <30 | 0 |
| • 有无IVH | |
| 是 | 1 |
| 否 | 0 |
| • 幕下来源的ICH | |
| 是 | 1 |
| 否 | 0 |
| • 年龄(岁) | |
| ≥80 | 1 |
| <80 | 0 |
| 总ICH评分 | 0～6 |

注:30天死亡率。ICH评分,0,0%;1,13%;2,26%;3,72%;4,97%;5,100%。

分。关于这些干预措施的决定将影响ICH治疗的后续方面,例如急诊的处置,影像学复查的计划以及ICP监测或持续脑电图(continuous electroencephalography,cEEG)的需要。

急性ICH患者常出现血肿扩增,这与预后不良相关。虽然导致血肿扩大的病理生理机制尚不完全清楚,但扩大往往发生在早期(发病后数小时内),凝血功能障碍会增加其发生的频率和程度。然而,即使没有凝血功能障碍的患者或未接受抗血栓药物治疗的患者,血肿扩大也较常见。因此,针对可治愈部分的干预不应该延迟或等待患者处置。

(二)血压管理

急性ICH患者血压升高非常普遍。由于血压升高可能导致出血增加、血肿扩大,或水肿增加致使ICP升高,因此对急性血压升高的影响和急剧降低血压的价值的临床研究,有相互矛盾的结果。有人担心急性降压可能导致血肿周围区域缺血性颅脑损伤,但这一风险尚未得到近期研究的支持。

虽然血压管理一直存在争议,但目前倾向于迅速降低中度升高的血压。两项随机临床试验INTERACT和ATACH建议迅速降低收缩压至140 mmHg较为安全。随后进行了检测降低血压对临床结果影响的关键性Ⅲ期疗效试验。INTERACT2是一项针对收缩压在150～200 mmHg的急性降压治疗ICH患者的Ⅲ期临床试验。患者被随机分组到两个不同的收缩压阈值:在ICH发生后的最初7天,标准阈值小于180 mmHg,或强化阈值小于140 mmHg。强化治疗组的患者疗效稍好,死亡或严重残疾(定义为改良Rankin量表评分为3～6分)的患者减少约3%。有趣的是,组间血肿扩大没有明显差异。ATACH 2具有类似的设计,使用可滴定的静脉注射剂尼卡地平,在ICH后24小时测试了180和140 mmHg两个收缩压阈值。ATACH 2没有显示治疗组间预后的差异。但是SBP < 140 mmHg的组中发生肾脏不良事件的风险增加(该试验中,血压较高的大多数患者的SBP最低值接近120 mmHg)。

2015年美国心脏协会/美国卒中协会脑出血的管理指南建议,对于收缩压在150～220 mmHg的患者,将SBP快速降低到140 mmHg是安全的。对于那些SBP > 220 mmHg的患者,可以考虑通过静脉滴注降压药以及频繁的血压监测(例如有创血压监测)积极降低血压。因此,将收缩压的目标定在140～180 mmHg是合理的。具体阈值应该根据患者的合并症和慢性高血压的水平确定。尽管这两个收缩压阈值之间的临床差异可能不大并且值得商榷,但目前的指

附表7-4　标准化ICH管理

- 院前治疗
- □ ABC
- □ 末梢血糖,开通静脉通路
- □ 确定发病时间和环境
- □ 开始院前卒中筛查
- □ 简要病史和医疗清单
- □ 向卒中中心分类
- □ 提示有院前的待处置卒中患者

- 急诊治疗
- □ 确定最剧烈的区域
- □ 开始初始评估——ABC
- □ 开始集中的神经学检查(GCS,NIHSS)
- □ 取得实验室筛选实验基线(CBC,血小板计数,电解质,INR 和PTT,血糖)
- □ 尽快取得脑血管影像学(CT平扫,卒中CT,CTA,CTP,或MRI)
- □ 简要病史和医疗清单

- 确诊ICH后
- □ 再评估ABC(如果昏迷,考虑插管)
- □ 开始血压干预(目标SBP 140～180 mmHg)
- □ 量化ICH体积(ABC/2计算)
- □ 进行ICH评分(0～6)
- □ 根据需要开始抗凝治疗(目标INR＜1.4)
- □ 资讯神经外科手术可能的血肿清除或ICP监测植入术
- □ 转入(神经专科)ICU(可能需要转运)

- 院内流程
- □ 继续再评估ABC
- □ 继续再评估神经系统
- □ ICP检测和(或)为治疗ICP升高或脑积水的脑室引流术
- □ 继续血压管理
- □ 如有需要放置动脉血压导管
- □ 如有需要放置中心静脉导管
- □ 尿毒理学筛查(如尚未完成)
- □ Foley导管(绝大部分患者早期需要)
- □ 肠内营养管(目标是在第一天开始营养)
- □ DVT预防间歇加压装置(第2天考虑肝素或LWMH)
- □ 如患者为凝血功能障碍且接受逆转药物治疗,则重新检查INR和PTT
- □ 无预防性抗癫痫药物,治疗临床癫痫,如果意识水平与ICH或IVH不成比例,则持续监测脑电图
- □ 考虑是否需要重复复行颅脑CT
- □ 考虑是否需要行脑血管造影术以明确出血原因

南都建议避免血压处在极高的水平。对于出现极端高血压的患者,急性降压是合理的,但是治疗的具体安全性和疗效还知之甚少。

ICH降血压的基本原则是:应立即开始治疗,应使用可滴定药物以确保快速达到目标值,并尽可能避免超调。急诊室和重症监护病房(intensive care unit, ICU)中,静脉注射β受体阻滞剂和钙通道阻滞剂是最常用的。

拉贝洛尔起效快速,兼有α和β肾上腺素能拮抗作用,并且通常在ED中以5～20 mg的初始推注剂量使用,此剂量每5～10分钟可重复一次,直至300 mg,也可以滴定剂量(0.5～2.0 mg/min)进行给药。此外,艾斯洛尔可以用50～300 mg/(kg·min)的速度输注,对于那些基线心动过缓的患者,可以使用肼屈嗪每4～6小时推注10～20 mg治疗。尼卡地平是二氢吡啶家族的钙通道阻断剂,对冠状动脉和脑血管的选择性更强。初始剂量通常为2.5～5 mg/h,根据需要每15分钟增加一次滴定,直到15 mg/h。氯维地平是另一种钙通道阻滞剂,其作用比尼卡地平更快。初始剂量为1～2 mg/h,每1 990秒加倍剂量,但不超过32 mg/h。其他的静脉降压药,例如乌拉地尔和依那普利,可以根据当地情况和具体实践使用。如果可能,应该避免使用硝普钠,因为它可能会导致脑血管舒张、脑血管自动调节紊乱和ICP升高。由于密切监测和频繁用药以降低血压,推荐转入ICU。在神经急症时常用抗高血压药物的更详细的讨论,可以在药物治疗模块中找到。有创动脉监测不是强制的,但可以促进滴定并提高降压药物输注的安全性。

(三)凝血功能障碍:抗凝、抗血小板和肝素

使用抗血栓药物预防和治疗缺血性卒中、心血管疾病和全身性静脉血栓栓塞,随着人口老龄化愈愈常见。如果发生ICH,抗血栓药物是ICH的危险因素,也是血肿扩大的危险因素。鉴于包括华法林、肝素、阿司匹林和氯吡格雷等抗血小板药物以及达比加群、利伐沙班和阿哌沙班等新型药物在内的抗血栓药物的范围不同,抗凝的具体风险和干预措施也不尽相同。此外,凝血功能障碍可能是由于潜在的医疗状况引起的,如肝脏疾病或血液恶性肿瘤。

ICH的第二个焦点是治疗凝血功能障碍。作为对ICH患者的初步评估的一部分,应从患者、家庭、院前提供者或病历中获得病史和用药清单;特别是使用抗血栓药物,如果可能的话,应注意最后一次服用剂量。急诊实验室检查应包括完整的全血细胞计数(complete blood count, CBC)与血小板计数,国际标准化比值(international normalized ratio, INR)和部分凝血酶原时间(partial thromboplastin time, PTT)。一般原则是:由于血肿增加的风险,任何发生在使用抗血栓药物患者的ICH均应被视作生命威胁。对凝血功能障碍的治疗不仅基于血肿的大小,位置及临床评分,还要基于这一药物史和实验室检查。

服用维生素K拮抗剂(如华法林)且INR＞1.4的患者应接受药物使INR正常化至1.4或以下(对于拟急

诊行 EVD 的患者，INR 的阈值没有明确设定，通常认为 INR ≤ 1.5 是安全的）。可选方案包括给予新鲜冰冻血浆（fresh frozen plasma，FFP），维生素 K，凝血酶原复合物浓缩物（prothrombin complex concentrates，PCC）和重组凝血因子 Ⅶ a（rF Ⅶ a），其中 PCC 是现在推荐的药物。最重要的原则是尽快将 INR 标准化，最好在几分钟之内完成。

尽管 FFP 广泛用于逆转华法林的作用，但在其他医疗条件下可能不是最佳的。FFP 含有 F Ⅰ（纤维蛋白原），F Ⅱ，F Ⅴ，F Ⅶ，F Ⅸ，F Ⅹ，F Ⅺ，F ⅩⅢ 和抗凝血酶。通常需要相当大量的 FFP（10 ～ 15 mL/kg）才能完全逆转抗凝，且患者容易出现容量超负荷和肺水肿。与其他血液制品一样，FFP 也存在输血相关风险，需要在血库交叉配型后解冻。

PCC 含有 F Ⅱ，F Ⅸ，F Ⅹ（以及不同量的 F Ⅶ，取决于具体的制备），凝血因子的浓度要比 FFP 小得多。"4 因子 PCC"是指存在足够浓度的 F Ⅱ，F Ⅶ，F Ⅸ 和 F Ⅹ 的特定制剂。PCC 可以在几分钟内纠正 INR，比 FFP 更快，心肺并发症少。在之前的一项比较 PCC 和 FFP 的观察性研究中，INR 在 2 小时内得到纠正的患者的血肿增长没有差异，提示凝血功能障碍逆转时间而不是特定药物具有更大的影响。然而，最近的 INCH 临床试验表明，在使用维生素 K 拮抗剂的 54 名 ICH 患者中，4 因子 PCC 的剂量为 30 IU/kg，比 FFP 20 mL/kg 快速纠正 INR 升高至 1.2 更为优越。此外，接受 PCC 的患者血肿增加较少。在 PCC 治疗的患者中，呈现死亡率降低和功能预后改善的趋势。然而，由于 PCC 组发现血肿增加较少，因此该研究被监管机构早期停止，因此不能正式地评估临床结果差异。

最近的指南推荐了基于体重的 PCC（或只有 PCC 无法使用时的 FFP）剂量，剂量根据 INR 调整。但是，具体剂量可能因特定医院使用的 PCC 制剂而异。有关逆转华法林、直接凝血酶抑制剂和因子 Ⅹ a 抑制剂的信息可以在药物治疗模块中找到。目前指南推荐使用维生素 K 10 mg，静脉内缓慢推注，与另一种更迅速作用的药物（例如 PCC）联合使用，因为维生素 K 给药后通常需要数小时才能逆转华法林诱导的凝血功能异常，但比 PCC 或 FFP 效果更持久。

虽然 rF Ⅶ a 也可以快速逆转 INR 升高，但这可能是对 INR 实验室检测的特异性影响，而临床上有意义的凝血功能障碍仍然存在。已表明 rF Ⅶ a 可减少非凝血相关性 ICH 患者的血肿增长，但这并不意味着可改善临床预后。因此，rF Ⅶ a 不推荐用于有或无华法林相关性凝血功能障碍的 ICH 患者。但是，它偶尔用于肝衰竭相关的凝血功能障碍患者。

观察性研究表明，同时使用抗血小板治疗对 ICH 患者血肿增加和预后的影响各异，尽管研究提示这些药物可能会增加血肿增大的风险。在临床实践中，从经验性使用血小板输注，到根据确定血小板功能的实验室检查来输血，以避免血小板治疗，差异很大。PATCH 研究是一项开放标签的临床试验，在使用抗血小板药物至少一周的时间内检测血小板输注对 ICH 患者的有效性和安全性。血小板输注不会改善结果，并且与死亡风险和更多不良事件的显著增加有关。因此，对于大多数 ICH 患者使用抗血小板药物时，不推荐使用血小板输注。很少有 PATCH 患者使用氯吡格雷，而那些接受神经外科手术的患者则被排除在外。来自神经危重症治疗协会的最新的纠正血栓形成的指南推荐，正在接受神经外科手术的抗血小板药物的患者可进行血小板输注。他们还建议在抗血小板药物相关的 ICH 中考虑单次静脉注射 0.4 μg/kg DDAVP（去氨加压素）。其他试验正在评估 ICH 患者的血小板输注以及血小板功能检测在指导治疗中的作用。

新型抗凝剂如直接凝血酶抑制剂（例如达比加群）或直接 F Ⅹ a 抑制剂（例如利伐沙班和阿哌沙班），现在存在可用的特异性逆转剂。依达赛珠单抗是与达比加群的凝血酶结合位点结合的靶向单克隆抗体。它被批准使用，并被推荐为达比加群酯治疗 ICH 患者的首选逆转药物。如果在最近服用达比加群 2 小时内发生 ICH，还应给予活性炭（50 g）。如果没有依达赛珠单抗，直接凝血酶抑制剂逆转的推荐替代方案是激活的 PCC FEIBA（F Ⅷ 抑制剂旁路活性）或 4 因子 PCC。然而，这些方法还没有经过正式测试，且不能完全逆转达比加群造成的凝血功能障碍。截至 2017 年，根据 ANNEXA-4 试验，FDA 已经批准昂丹司琼用于逆转利伐沙班和阿哌沙班的治疗，该试验的最终报告包括 352 例活动性出血患者（其中 227 例为 ICH）。服用昂丹司琼的抗 F Ⅹ a 因子活性降低与 ICH 患者的临床止血功效相关。有人认为 PCC 在逆转利伐沙班和阿哌沙班方面可能有一定效果。目前推荐的方法是使用昂丹司琼，值得注意的是，逆转剂的半衰期可能比 F Ⅹ a 抑制剂短，并且如果可用，应监测抗 F Ⅹ a 活性以确定是否需要额外剂量的昂丹司琼。如果无法做到这一点，直接使用 F Ⅹ a 抑制剂的最后剂量在 2 小时内，则可以使用 FEIBA 或者 4 因子 PCC 以及口服活性炭来阻止吸收。应该指出的是，其他实验室检查，如内源性凝血酶潜能和凝血酶时间，可能在评估这些新型抗凝剂的活性方面有一定的价值。维生素 K 没有价值，FFP 的用途不明确。目前依多沙班和贝曲沙班逆转剂没有得到批准。华法林，直接凝血酶抑制剂逆转的详细信息以及 F X a 抑制剂的信息可在 ENLS 药物治疗模块中找到。

普通肝素在临床中运用广泛，包括急性冠脉综合征、肺栓塞和血管内治疗，以及维持留置导管的通畅性。肝素结合并激活抗凝血酶Ⅲ，从而使凝血酶失活并有利于血栓溶解。肝素的逆转剂是硫酸鱼精蛋白，前2小时每100单位肝素给药1 mg，最大剂量为50 mg。硫酸鱼精蛋白与肝素结合并使肝素失活，从而使其被网状内皮系统分解。考虑到肝素半衰期短，如果在 ICH 发作前超过4小时接受最后一剂，逆转可能是不必要的。硫酸鱼精蛋白也可以相同的剂量使用，以试图逆转前8小时内给予的低分子肝素的作用。但是，这种逆转可能并不完全，但对于停止出血可能足够了。

(四)外科血肿清除

虽然大多数急性 ICH 患者不需要手术清除血肿，但在 ICH 诊断后立即考虑手术选择是有价值的，因为手术的理论收益包括预防脑疝、改善 ICP 升高和清除血肿和血液降解产物，以免产生细胞毒性反应引起继发性颅脑损伤。

在几十年的探索之后，手术清除血肿的效果在脑出血手术试验(surgical trial in intracerebral haemorrhage, STICH)中得到了明确。该试验发现，幕上 ICH 的早期手术清除是无害的，但长期死亡率或功能预后无差异。因为 STICH 患者皮质表面1 cm 内有脑叶 ICH 的患者可能已经从手术清除中受益，所以在这组患者中进行 STICH Ⅱ临床试验。然而，STICH Ⅱ对于这些患者的早期血肿清除也未显示出明显的益处。最近完成的 MISTIE(t-PA 滴注微创立体定向血肿清除术)表明，该技术比常规医疗手段更安全，更有效地较少了 ICH 的发生，尽管死亡率有所改善，但是除非血肿体积被清除至小于15 mL，否则功能预后上没有统计学上的显著改善。微创内镜下血肿抽吸技术也正在研究之中。目前尚不推荐常规幕上血肿清除术，但在部分特定患者，如临床上正在恶化并且根据合并症和年龄等特征被认为是可挽救的患者，血肿清除术仍作为一项挽救生命的措施。

相比之下，一些病例报告表明，直径大于3 cm 的小脑出血、脑干或脑积水压迫的患者可能受益于外科血肿清除。还没有类似于 STICH 的小脑血肿清除的随机试验，但目前尚不清楚是否有足够证据来证明这种试验的合理性。

目前美国心脏协会 ICH 指南建议，神经功能恶化或脑干受压的小脑出血患者应尽快手术清除出血。不推荐单独使用心室引流而非手术清除作为初始治疗。幕上血肿清除或单侧去骨瓣减压术可能被视为病情恶化患者挽救生命的措施。在进行手术血肿清除的患者中，凝血功能障碍的纠正至关重要。

(五)次要干预：入院，ICP 管理和癫痫

理想情况下，急性 ICH 患者存在血肿增加、脑水肿、脑积水、气道受损等早期恶化风险，需要密切监测神经系统和血流动力学状况，应收入 ICU。与入住非神经专科 ICU 相比，住入 NICU 与预后改善相关。认识到某些患者需要在医院部门间转移以进行神经重症监护，神经外科干预或神经介入，ICH 主要干预措施的各个方面都能且应该在最初提供治疗的医院中进行。

具体来说，应该在就诊医院的急诊室就开始用适当药物纠正凝血功能障碍，控制血压和治疗急性癫痫发作，不要推迟到转院后进行这些治疗。上述急性 ICH 评估和治疗是在初始诊断时开始，并且从 ED 到 ICU(或手术室，介入放射学或综合性卒中中心)平稳过渡。

尽管 ENLS ICH 方案主要涉及初始评估和治疗，但作为医疗计划的一部分，预测24～72小时的卫生保健需求至关重要。前24小时对于血压管理、识别癫痫发作、ICP 管理以及保证气道安全十分重要。避免发热、高血糖、低血糖和缺氧也很重要，这些都可能会影响预后。此外，ICH 患者发生深静脉血栓形成(venous thrombosis, DVT)的风险增加。目前的指南建议在住院时使用间歇加压装置，并在发病后的1～4天内(假设出血停止)开始使用预防剂量的普通肝素或低分子肝素。

ICH 中颅内压(ICP)升高的发生率和影响尚未得到足够的研究，但这无疑是患者管理的一大方面。IVH 患者有脑积水和 ICP 升高的风险，ICH 中 ICP 监测的当前指南遵循重型颅脑损伤的方法，对 GCS < 8，血肿量大产生明显占位效应和脑积水的患者采用 ICP 监测。目标是使 ICP < 22 mmHg，保持最小脑灌注压(CPP)60 mmHg，并根据患者的大脑自动调节功能进行调整。根据当前的脑创伤基金会 CPP 阈值指南(该指南基于重型颅脑损伤患者)，60～70 mmHg 的 CPP 是合理的。脑室导管在监测 ICP 和释放脑脊液(CSF)方面具有优势，因此它常用于脑积水患者。相反，脑实质探头出血和感染的风险较低，但不能释放脑脊液。最好在 ICP 探头置入前纠正凝血功能障碍以最大限度地降低出血风险。建议 ICP 置入手术前 INR ≤ 1.5。

虽然癫痫可能发生在ICH患者,但其发生率和对预后的影响在研究中各不相同。在一项研究中,预防性抗癫痫药可减少脑叶ICH的癫痫发作。然而,最近两项研究发现,常规给予预防性抗癫痫药物(主要是苯妥英钠)的患者的功能结果更差。虽然昏迷的ICH患者非惊厥性癫痫发作的风险较高(约20%),但预防性抗癫痫药物对其产生的影响也不明确。目前的指南并不建议常规使用预防性抗惊厥药物,尽管一些从业者仍然给脑叶出血患者和接受手术血肿清除的患者进行短期药物治疗。新型抗癫痫药如左乙拉西坦目前更常用于预防癫痫发作,但是ERICH研究的数据并不支持这种观点。因为使用该药预防癫痫与3个月预后无关。然而目前对于抗癫痫药物对于认知的长期影响仍不清楚。应该治疗临床癫痫发作,对意识水平下降不充分的患者进行连续的EEG监测。

## 六、护理注意事项

ICH患者重症监护的护理职责主要是监测和仔细调控血压以达到目标水平。主管护士及时识别并提醒急诊团队患者心律、氧合、精神和神经状态(如瞳孔变化)、血流动力学和ICP/CPP的变化。最后,激活和协调急性护理路径以确保患者从一个护理团队安全转移到另一个护理团队至关重要,并由初级护士进行最佳管理。

## 七、儿童注意事项

儿童脑出血的病因与成人大不相同,由于慢性高血压和抗凝治疗导致的脑出血在儿童中较少见,ICH在儿科患者中的发生率较低。但是,由于血管畸形、出血性疾病、血管炎、镰状细胞贫血或感染,儿童可能会出现危及生命的ICH。虽然在儿科患者中脑动脉瘤发生率低于2%,但多达24%的颅内动脉瘤患儿在初次发病时就出现ICH。血管畸形出血占儿童自发性脑出血的50%,缺血性卒中后可能发生出血转化,尤其是因为对儿童卒中的认识落后于成人。新生儿出血性疾病导致的ICH在出生后通过常规使用维生素K,实际上已经得到根除,但可见于父母拒绝使用维生素K的情况下。创伤相关的ICH需要紧急干预,虽然孤立性脑出血与SDH相比,在遭受虐待的儿童中并不常见,但这些儿童往往没有明显的外伤痕迹。另一个导致儿童脑出血的病因是肿瘤,包括肿瘤内出血(儿童最常见的实体瘤)、急性白血病危象(由于血小板减少和急性白细胞增多导致的血管瘀滞继而引发的脑出血)。

事先了解医疗机构的功能,确定并尽早转送至具有儿童神经疾病专业能力的医疗中心至关重要,因为患儿的预后与最早几个小时的医疗干预有关,并且患儿处在病因风险中,需要接受各种儿科专科治疗。举例来说,白血病危象的患儿除了需要治疗脑出血外,还可能需要白细胞清除术和化学治疗,这通常需要转移到较大的儿科中心。对于严重脑出血的患儿,本章前面描述的相同急诊医疗原则适用于建立气道,并可提供充足的氧合和维持血压[参见气道,通气和镇静(节选三)的儿科部分]。低血压定义为收缩压(SBP)低于年龄第5百分位(SBP第5百分位=70 mmHg+按年记的年龄×2)。还应当仔细注意癫痫发作的检测和治疗,在多达21%的颅内动脉瘤患儿中可能出现癫痫,以及需要紧急手术清除的ICH。目前尚无针对脑出血患儿高血压的特定降压阈值,但对于年龄较大的患儿,SBP的目标值140～180 mmHg是合理的。高血压脑出血患儿的目标血压最好与儿科急诊中心、神经外科、重症监护病房或神经内科的经验丰富的专科医师协商后确定。

尼卡地平的耐受性良好,推荐剂量为0.5 μg/(kg·min),每15分钟滴定0.5 μg/(kg·min),最高为5 μg/(kg·min)。在较大的儿童(成人体重)中,遵循与成人相似的剂量和滴定。肼屈嗪也是一个选择,建议起始静脉用量为0.1～0.2 mg/kg,q6h,婴儿最大剂量为2 mg,儿童和青少年最大剂量为10～20 mg。艾司洛尔和拉贝洛尔是合适的替代品,一般耐受性良好。值得注意的是,在幼儿中使用β受体阻滞剂需要非常的谨慎,最好避免使用,因为该年龄组的心排血量取决于心率,而人为降低心率除了降低血压外,还会使ICP升高的鉴别复杂化。在发育方面,婴儿有较高的迷走神经张力,在各种刺激下容易出现心动过缓。婴儿也有较高的葡萄糖利用率,低血糖的风险更高,更容易出现由β受体阻滞剂引起的低血糖。最后,虽然抗凝治疗在儿童中较少见,但小儿ICH患者可能出现凝血功能异常,需要仔细评估和治疗以防止血肿扩大,并推动手术治疗。

## 八、转运注意事项

本节介绍患者的转运,包括从急诊室到放射科,从急诊室到ICU或院际转运。在转运患者之前,负责的医师应该评估患者的状况,以确定所需要的人员及设备。气道功能处理临界的患者应在转运前行气管插管。

(1)人员:除运输人员外,还应配备经验丰富的护士、医师、重症监护转运护理人员以管理患者的ABC。

（2）设备：血压仪（侵入性或非侵入性），心电图，指脉氧及辅助氧气和（或）呼吸机。如果患者置入了EVD，应该清楚说明应夹紧或开放引流管，如开放，应设于什么水平。

（3）药物：用于控制血压。镇静，镇痛和渗透治疗的基本药物（如甘露醇和高渗盐水）。

## 九、沟通

当向接受转诊的医师通报ICH患者时，应考虑包括附表7-5中列出的关键要素。

附表7-5　关于脑出血评估和转诊的沟通

- 交流-至急诊室之前（在诊断ICH之前）
□ 气道状况
□ 呼吸状况
□ 血压,脉搏
□ 年龄,性别
□ GCS,瞳孔
□ 体征和症状
□ 最后正常时间
□ 简要的相关病史：既往卒中,出血病史
□ 目前使用药物

示范：
卒中预警,85岁男性,急性右侧偏瘫,最后正常时间13：00,生命体征平稳,预计30分钟到达

- 交流-ICH诊断后的交接
□ 年龄
□ GCS,瞳孔
□ 血肿体积和位置
□ 其他CT表现（脑室内出血,脑积水,斑点征）
□ ICH评分
□ 气道状态
□ 血压,目标和起始治疗
□ 凝血指标（INR,PT,APTT,血小板计数）和扭转治疗
□ 给予药物
□ 手术计划

无特征的范例叙述：
"我正在转出一位62岁的高血压和心房颤动患者,有华法林使用史。"
"他今天早上9点在家中被他的妻子发现。早上7点他的妻子看见他正常,当时他正和EMS谈话,左侧肌力稍弱,GCS 13分,血压170/100 mmHg。"
"他一到急诊,情况与前相同,于是我们进行了实验室检查并做了颅脑CT。"
"上午10点的CT显示右侧丘脑有20 mL的ICH,轻微IVH,但没有脑积水。约4 mm中线右向左的偏移。CTA/CTP显示没有AVM或动脉瘤,但有一个阳性斑点。"
"当回到急诊时,他睡得很沉,GCS 10分,而他左侧肌力更糟。所以他的ICH分数2分。实验室检查回报他的INR 1.9。"
"我们用罗库溴铵和依托咪酯给他插管。2 250 IU的PCC输注（估计重量90 kg,剂量25 IU/kg）现在正在进行中。他还有10 mg的IV维生素K。"
"已请神经外科会诊,他们正在路上。他在急诊1号复苏室,插管,60 µg/(kg·min)丙泊酚镇静中。目前血压140/85 mmHg,无其他治疗。"
"他们准备在5分钟内把他转到神经重症监护病房2床。护理也已通知回报。"

（陈刘炜）

# 参考文献

[ 1 ] ADNAN I QURESHI, et al. Antihypertensive treatment of acute cerebral hemorrhage[J]. Crit Care Med, 2010, 38(2): 637−648.

[ 2 ] ANDERSON C S, HEELEY E, HUANG Y, et al. Rapid blood-pressure lowering in patients with acute intracerebral hemorrhage[J]. N Engl J Med, 2013, 368(25): 2355−2365.

[ 3 ] ANDERSON C S, HUANG Y, WANG J G, et al. Intensive

blood pressure reduction in acute cerebral haemorrhage trial (INTERACT): a randomised pilot trial[J]. Lancet Neurol, 2008, 7(5): 391−399.

[ 4 ] AUER L M, DEINSBERGER W, NIEDERKORN K, et al. Endoscopic surgery versus medical treatment for spontaneous intracerebral hematoma: a randomized study[J]. J Neurosurg, 1989, 70(4): 530−535.

[ 5 ] BAHAROGLU M I, CORDONNIER C, AL-SHAHI SALMAN R, et al. Platelet transfusion versus standard care after acute stroke due to spontaneous cerebral haemorrhage associated with antiplatelet therapy (PATCH): a randomised, open-label, phase 3 trial[J]. Lancet, 2016, 387(10038): 2605−2613.

[ 6 ] BAUER D F, MCGWIN G J R, MELTON S M. The relationship between INR and development of hemorrhage with placement of ventriculostomy[J]. J Trauma, 2011, 70(5): 1112−1117.

[ 7 ] BRODERICK J P, BROTT T G, DULDNER J E, et al. Volume of intracerebral hemorrhage. A powerful and easy-to-use predictor of 30-day mortality[J]. Stroke, 1993, 24(7): 987−993.

[ 8 ] BROTT T, BRODERICK J, KOTHARI R, et al. Early hemorrhage growth in patients with intracerebral hemorrhage[J]. Stroke, 1997, 28: 1−5.

[ 9 ] CHALELA J A, KIDWELL C S, NENTWICH L M, et al. Magnetic resonance imaging and computed tomography in emergency assessment of patients with suspected acute stroke: a prospective comparison[J]. Lancet, 2007, 369(9558): 293−298.

[ 10 ] CHAMBERS I R, BANISTER K, MENDELOW A D. Intracranial pressure within a developing intracerebral haemorrhage[J]. Br J Neurosurg, 2001, 15(2): 140−141.

[ 11 ] CLAASSEN J, JETTE N, CHUM F, et al. Electrographic seizures and periodic discharges after intracerebral hemorrhage[J]. Neurology, 2007, 69(13): 1356−1365.

[ 12 ] CONNOLLY S J, CROWTHER M, EIKELBOOM J W, et al. Full study report of andexanet alfa for bleeding associated with factor X a inhibitors[J]. N Engl J Med, 2019, 380(14): 1326−1335.

[ 13 ] DAGER W E, GOSSELIN R C, ROBERTS A J. Reversing dabigatran in life-threatening bleeding occurring during cardiac ablation with factor eight inhibitor bypassing activity[J]. Crit Care Med, 2013, 41(5): e42−e46.

[ 14 ] DAVIS S M, BRODERICK J, HENNERICI M, et al. Hematoma growth is a determinant of mortality and poor outcome after intracerebral hemorrhage[J]. Neurology, 2006, 66(8): 1175−1181.

[ 15 ] DE HERDT V, DUMONT F, HENON H, et al. Early seizures in intracerebral hemorrhage: incidence, associated factors, and outcome[J]. Neurology, 2011, 77(20): 1794−1800.

[ 16 ] DIRINGER M N, EDWARDS D F. Admission to a neurologic/ neurosurgical intensive care unit is associated with reduced mortality rate after intracerebral hemorrhage[J]. Crit Care Med, 2001, 29(3): 635−640.

[ 17 ] EERENBERG E S, KAMPHUISEN P W, SIJPKENS M K, et al. Reversal of rivaroxaban and dabigatran by prothrombin complex concentrate: a randomized, placebo-controlled, crossover study in healthy subjects[J]. Circulation, 2011, 124(14): 1573−1579.

[ 18 ] FERNANDES H M, SIDDIQUE S, BANISTER K, et al. Continuous monitoring of ICP and CPP following ICH and its relationship to clinical, radiological and surgical parameters[J]. Acta Neurochir Suppl, 2000, 76: 463−466.

[ 19 ] FIEBACH J B, SCHELLINGER P D, GASS A, et al. Stroke magnetic resonance imaging is accurate in hyperacute intracerebral hemorrhage: a multicenter study on the validity of stroke imaging[J]. Stroke, 2004, 35(2): 502−506.

[ 20 ] FIRSCHING R, HUBER M, FROWEIN R A. Cerebellar haemorrhage: management and prognosis[J]. Neurosurg Rev, 1991, 14(3): 191−194.

[ 21 ] FLIBOTTE J J, HAGAN N, O'DONNELL J, et al. Warfarin, hematoma expansion, and outcome of intracerebral hemorrhage[J]. Neurology, 2004, 63(6): 1059−1064.

[ 22 ] FOERCH C, SITZER M, STEINMETZ H, et al. Pretreatment with antiplatelet agents is not independently associated with unfavorable outcome in intracerebral hemorrhage[J]. Stroke, 2006, 37(8): 2165−2167.

[ 23 ] FRONTERA J A, LEWIN J J 3RD, RABINSTEIN A A, et al. Guideline for reversal of antithrombotics in intracranial hemorrhage: a statement for healthcare professionals from the neurocritical care society and society of critical care medicine[J]. Neurocrit Care, 2016, 24(1): 6−46.

[ 24 ] GARG K, SINGH P K, SHARMA B S, et al. Pediatric intracranial aneurysms—our experience and review of literature[J]. Childs Nerv Syst, 2014, 30(5): 873−883.

[ 25 ] GOLDSTEIN J N, FAZEN L E, SNIDER R, et al. Contrast extravasation on CT angiography predicts hematoma expansion in intracerebral hemorrhage[J]. Neurology, 2007, 68(12): 889−894.

[ 26 ] GROSS B A, SMITH E R, SCOTT R M, et al. Intracranial aneurysms in the youngest patients: characteristics and treatment challenges[J]. Pediatr Neurosurg, 2015, 50(1): 18−25.

[ 27 ] Guidelines on oral anticoagulation: third edition[J]. Br J Haematol, 1998, 101(2): 374−387.

[ 28 ] HANLEY D F, THOMPSON R E, ROSENBLUM M, et al. Efficacy and safety of minimally invasive surgery with thrombolysis in intracerebral haemorrhage evacuation (MISTIE III): a randomised, controlled, open-label, blinded endpoint phase 3 trial[J]. Lancet, 2019, 393(10175): 1021−1032.

[ 29 ] HANLEY J P. Warfarin reversal[J]. J Clin Pathol, 2004, 57(11): 1132−1139.

[ 30 ] HEMPHILL J C 3RD, BONOVICH D C, BESMERTIS L, et al. The ICH score: a simple, reliable grading scale for intracerebral hemorrhage[J]. Stroke, 2001, 32(4): 891−897.

[ 31 ] HEMPHILL J C 3RD, FARRANT M, NEILL T A J R. Prospective validation of the ICH Score for 12-month functional outcome[J]. Neurology, 2009, 73(14): 1088−1094.

[ 32 ] HEMPHILL J C 3RD, GREENBERG S M, ANDERSON C S, et al. Guidelines for the management of spontaneous intracerebral hemorrhage: a guideline for healthcare professionals from the American Heart Association/American Stroke Association[J]. Stroke, 2015, 46(7): 2032−2060.

[ 33 ] HEMPHILL J C 3RD, NEWMAN J, ZHAO S, et al. Hospital usage of early do-not-resuscitate orders and outcome after intracerebral hemorrhage[J]. Stroke, 2004, 35(5): 1130−1134.

[ 34 ] HEMPHILL J C 3RD, WHITE D B. Clinical nihilism in neuroemergencies[J]. Emerg Med Clin North Am, 2009, 27(1): 27−37.

[ 35 ] HUTTNER H B, SCHELLINGER P D, HARTMANN M, et al. Hematoma growth and outcome in treated neurocritical care patients with intracerebral hemorrhage related to oral anticoagulant therapy: comparison of acute treatment strategies using vitamin K, fresh frozen plasma, and prothrombin complex concentrates[J]. Stroke, 2006, 37(6): 1465−1470.

[ 36 ] JAUCH E C, LINDSELL C J, ADEOYE O, et al. Lack of evidence for an association between hemodynamic variables and hematoma growth in spontaneous intracerebral hemorrhage[J]. Stroke, 2006, 37(8): 2061−2065.

［37］KAMEL H, HEMPHILL J C 3RD. Characteristics and sequelae of intracranial hypertension after intracerebral hemorrhage[J]. Neurocrit Care, 2012, 17(2): 172−176.

［38］KAZUI S, MINEMATSU K, YAMAMOTO H, et al. Predisposing factors to enlargement of spontaneous intracerebral hematoma[J]. Stroke, 1997, 28(12): 2370−2375.

［39］KIM J, SMITH A, HEMPHILL J C 3RD, et al. Contrast extravasation on CT predicts mortality in primary intracerebral hemorrhage[J]. Am J Neuroradiol, 2008, 29(3): 520−525.

［40］KIROLLOS R W, TYAGI A K, ROSS S A, et al. Management of spontaneous cerebellar hematomas: a prospective treatment protocol[J]. Neurosurgery, 2001, 49(6): 1378−1386.

［41］KOTHARI R, BROTT T, BRODERICK J, et al. The ABCs of measuring intracerebral hemorrhage volume[J]. Stroke, 1996, 27: 1304−1305.

［42］LAZO-LANGNER A, LANG E S, DOUKETIS J. Clinical review: clinical management of new oral anticoagulants: a structured review with emphasis on the reversal of bleeding complications[J]. Crit Care, 2013, 17(3): 230.

［43］MAYER S A, BRUN N C, BEGTRUP K, et al. Efficacy and safety of recombinant activated factor Ⅶ for acute intracerebral hemorrhage[J]. N Engl J Med, 2008, 358(20): 2127−2137.

［44］MENDELOW A D, GREGSON B A, FERNANDES H M, et al. Early surgery versus initial conservative treatment in patients with spontaneous supratentorial intracerebral haematomas in the International Surgical Trial in Intracerebral Haemorrhage (STICH): a randomised trial[J]. Lancet, 2005, 365(9457): 387−397.

［45］MENDELOW A D, GREGSON B A, ROWAN E N, et al. Early surgery versus initial conservative treatment in patients with spontaneous supratentorial lobar intracerebral haematomas (STICH II): a randomised trial[J]. Lancet, 2013, 382(9890): 397−408.

［46］MESSE S R, SANSING L H, CUCCHIARA B L, et al. Prophylactic antiepileptic drug use is associated with poor outcome following ICH[J]. Neurocrit Care, 2009, 11(1): 38−44.

［47］MOROTTI A, DOWLATSHAHI D, BOULOUIS G, et al. Predicting intracerebral hemorrhage expansion with noncontrast computed tomography: the BAT score[J]. Stroke, 2018, 49(5): 1163−1169.

［48］NAIDECH A M, BERNSTEIN R A, LEVASSEUR K, et al. Platelet activity and outcome after intracerebral hemorrhage[J]. Ann Neurol, 2009, 65(3): 352−356.

［49］NAIDECH A M, GARG R K, LIEBLING S, et al. Anticonvulsant use and outcomes after intracerebral hemorrhage[J]. Stroke, 2009, 40(12): 3810−3815.

［50］NIIZUMA H, SHIMIZU Y, YONEMITSU T, et al. Results of stereotactic aspiration in 175 cases of putaminal hemorrhage[J]. Neurosurgery, 1989, 24(6): 814−819.

［51］NYQUIST P, BAUTISTA C, JICHICI D, et al. Prophylaxis of venous thrombosis in neurocritical care patients: an evidence-based guideline: a statement for healthcare professionals from the Neurocritical Care Society[J]. Neurocrit Care, 2016, 24(1): 47−60.

［52］PASSERO S, ROCCHI R, ROSSI S, et al. Seizures after spontaneous supratentorial intracerebral hemorrhage[J]. Epilepsia, 2002, 43(10): 1175−1180.

［53］POLLACK C V J R, REILLY P A, EIKELBOOM J, et al. Idarucizumab for dabigatran reversal[J]. N Engl J Med, 2015, 373(6): 511−520.

［54］QURESHI A I, PALESCH Y Y, BARSAN W G, et al. Intensive blood-pressure lowering in patients with acute cerebral hemorrhage[J]. N Engl J Med, 2016, 375(11): 1033−1043.

［55］QURESHI A I, WILSON D A, HANLEY D F, et al. No evidence for an ischemic penumbra in massive experimental intracerebral hemorrhage[J]. Neurology, 1999, 52(2): 266−272.

［56］ROST N S, SMITH E E, CHANG Y, et al. Prediction of functional outcome in patients with primary intracerebral hemorrhage: the FUNC score[J]. Stroke, 2008, 39(8): 2304−2309.

［57］SANSING L H, MESSE S R, CUCCHIARA B L, et al. Prior antiplatelet use does not affect hemorrhage growth or outcome after ICH[J]. Neurology, 2009, 72(16): 1397−1402.

［58］SARODE R, MILLING T J J R, REFAAI M A, et al. Efficacy and safety of a 4-factor prothrombin complex concentrate in patients on vitamin K antagonists presenting with major bleeding: a randomized, plasma-controlled, phase Ⅲ b study[J]. Circulation, 2013, 128(11): 1234−1243.

［59］SCHULMAN S, BIJSTERVELD N R. Anticoagulants and their reversal[J]. Transfus Med Rev, 2007, 21(1): 37−48.

［60］SCHWARZ S, HAFNER K, ASCHOFF A, et al. Incidence and prognostic significance of fever following intracerebral hemorrhage[J]. Neurology, 2000, 54(2): 354−361.

［61］SHETH K N, MARTINI S R, MOOMAW C J, et al. Prophylactic antiepileptic drug use and outcome in the ethnic/racial variations of intracerebral hemorrhage study[J]. Stroke, 2015, 46(12): 3532−3535.

［62］STEINER T, AL-SHAHI SALMAN R, BEER R, et al. European Stroke Organisation (ESO) guidelines for the management of spontaneous intracerebral hemorrhage[J]. Int J Stroke, 2014, 9(7): 840−855.

［63］STEINER T, POLI S, GRIEBE M, et al. Fresh frozen plasma versus prothrombin complex concentrate in patients with intracranial haemorrhage related to vitamin K antagonists (INCH): a randomised trial[J]. Lancet Neurol, 2016, 15(6): 566−573.

［64］THOMPSON B B, BEJOT Y, CASO V, et al. Prior antiplatelet therapy and outcome following intracerebral hemorrhage: a systematic review[J]. Neurology, 2010, 75(15): 1333−1342.

［65］TUHRIM S, HOROWITZ D R, SACHER M, et al. Validation and comparison of models predicting survival following intracerebral hemorrhage[J]. Crit Care Med, 1995, 23(5): 950−954.

［66］VESPA P M, O'PHELAN K, SHAH M, et al. Acute seizures after intracerebral hemorrhage: a factor in progressive midline shift and outcome[J]. Neurology, 2003, 60(9): 1441−1446.

［67］VESPA P M. Intensive glycemic control in traumatic brain injury: what is the ideal glucose range?[J] Crit Care, 2008, 12(5): 175.

［68］VESPA P, MCARTHUR D, MILLER C, et al. Frameless stereotactic aspiration and thrombolysis of deep intracerebral hemorrhage is associated with reduction of hemorrhage volume and neurological improvement[J]. Neurocrit Care, 2005, 2(3): 274−281.

［69］WADA R, AVIV R I, FOX A J, et al. CT angiography "spot sign" predicts hematoma expansion in acute intracerebral hemorrhage[J]. Stroke, 2007, 38(4): 1257−1262.

［70］ZAZULIA A R, DIRINGER M N, VIDEEN T O, et al. Hypoperfusion without ischemia surrounding acute intracerebral hemorrhage[J]. J Cereb Blood Flow Metab, 2001, 21(7): 804−810.

［71］ZIAI W C, TORBEY M T, NAFF N J, et al. Frequency of sustained intracranial pressure elevation during treatment of severe intraventricular hemorrhage[J]. Cerebrovasc Dis, 2009, 27(4): 403−410.

# 节选八
# 蛛网膜下腔出血

摘　要：蛛网膜下腔出血（SAH）是一种神经急症。迅速识别、快速转移到专业中心以及对动脉瘤病因的早期直接干预可以改善患者的预后。对于神经功能状态正常的患者，最初的诊断有时存在一定困难。当CT无法确诊出血时，主要的方法仍然是颅脑CT和腰椎穿刺。非外伤性蛛网膜下腔出血通常是由动脉瘤性出血引起的，早期治疗应着重于降低继发性颅脑损伤，减少再次破裂的风险，识别动脉瘤，并通过栓塞或夹闭来处理动脉瘤。对血压、脑积水、心排血量以及疼痛的处理对于最大限度地提高治疗效果至关重要。尼莫地平应在24小时内开始使用。应尽早考虑将患者转移到有足够动脉瘤治疗量的综合性卒中中心。

关键词：蛛网膜下腔出血，动脉瘤，神经危重症，脑积水，血管痉挛

## 一、引言

蛛网膜下腔出血（SAH）是一种神经急症。虽然颅脑创伤是蛛网膜下腔出血最常见的原因，但本文将重点关注非创伤性蛛网膜下腔出血，其主要原因是颅内动脉瘤破裂或动静脉畸形（AVM）。至少有一半的非创伤性蛛网膜下腔出血病例是由非动脉瘤性蛛网膜下腔出血引起的。

2011年美国神经危重症协会（NCS）和2012年美国心脏协会（AHA）/美国卒中协会（ASA）发布的更新后的指南讨论了动脉瘤性蛛网膜下腔出血在到达急诊室（ED）后的诊断和治疗，并对蛛网膜下腔出血的治疗进行了循证医学回顾。急诊神经系统生命支持（ENLS）的设计目的是在给予最初的几个小时内处置SAH的初始管理，并将着重于诊断的确定，实施紧急干预措施，并与其他治疗临床医生进行有效沟通。本章旨在提供一个广泛的框架，并可根据诊断工具和治疗方法的本地可用性进行调整，以反映全球和区域差异。

附表8-1所列为发病后首小时内所需达到的目标。附图8-1显示了ENLS中的SAH处置策略。

## 二、诊断

### （一）临床特征

大多数动脉瘤性蛛网膜下腔出血患者都曾经历剧

**附表8-1　蛛网膜下腔出血后首小时核对表**

- 气道，呼吸，循环
- 颅脑CT
- 实验室检查：PT，INR，APTT，CBC，生化，肌钙蛋白，毒理学筛查
- 12导联心电图
- 目标血压＜160 mmHg
- 联系神经外科/神经重症医学团队
- 判别脑积水是否存在

烈头痛的突然发作，并可能伴有呕吐、颈部疼痛、颈部僵硬或意识丧失。患者经常把这种情况描述为"一生中最严重的头痛"。这种所谓雷击性头痛有助于SAH的鉴别诊断。这种类型的头痛与此前相比，其发作通常更迅速，程度则更加严重。大约50%患者发病后意识清楚，无局灶性神经功能缺损。其余50%的患者则表现为不同程度的神经功能障碍，从轻微的意识状态改变到神经功能缺陷，严重时可引起昏迷。

尽管SAH典型表现为劳累或深吸气屏气后出现突发炸裂样头痛，但这种情况（劳累诱发头痛）仅发生于少数患者，还有部分患者于睡眠时发病。另有一些存在意识障碍的患者更无法提供其准确的头痛发生背景，此外还有部分患者主诉头痛并非突然发生。而对任何类型的止痛剂包括曲坦类药物反应良好并不能作为考虑蛛网膜下腔出血系良性病因来源的充足依据。

大约5%的SAH伴有头痛的ED患者在首次就诊

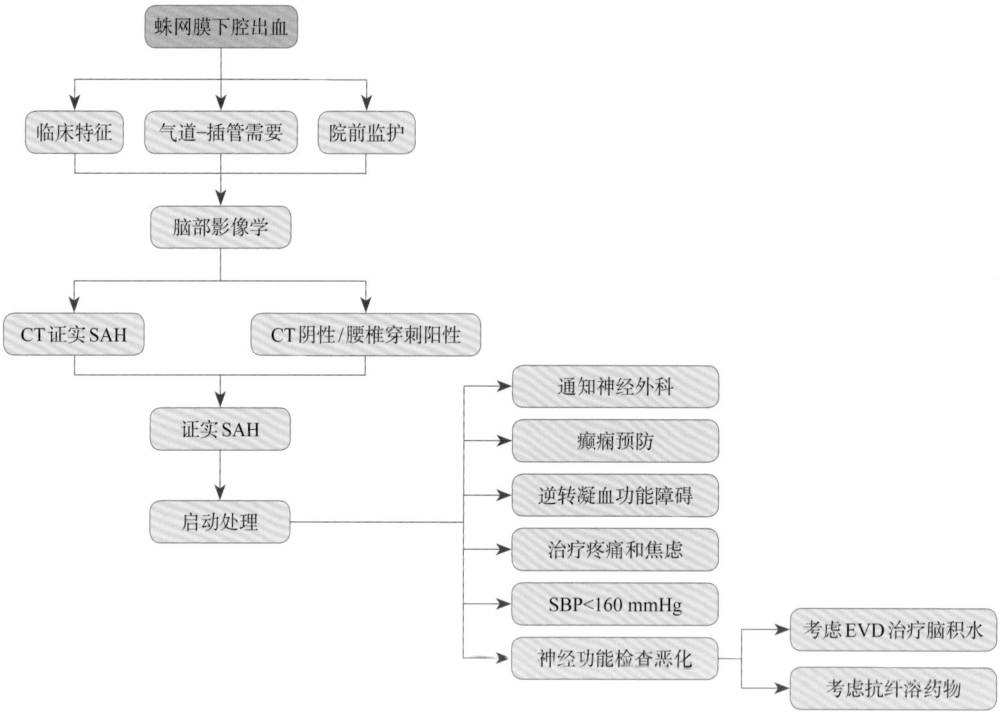

附图8-1　蛛网膜下腔出血后诊治流程

时被误诊。表现良好且神经系统检查正常的患者可能会误认为是偏头痛或"窦性头痛"。在一项研究中,最常见的误诊原因是无法进行颅脑CT扫描。出血较少且正常的患者出现时的精神状态经常被误诊,可能导致更糟的结果。

一些SAH患者表现出特定的体征、症状或症状组合,这些症状提示了另一种诊断,包括如下内容。

(1)孤立性颈部疼痛(颈部肌肉劳损或退行性关节炎)。

(2)发热及头痛(病毒综合征或病毒性脑膜炎)。

(3)突发恶心及呕吐(肠胃炎,注意无腹泻表现)。

(4)血压升高或心电图异常(高血压脑病或急性冠脉综合征)。

在另一些情况下,特殊的检查阳性发现如动眼神经麻痹或玻璃体下出血可提示SAH的诊断。所有新发剧烈头痛或出现新的神经功能检查异常患者均应接受进一步检查评估。

对于神经功能正常,但表现为突发头痛程度较以往头痛明显严重和(或)其特点完全不同,尤其是患者经历或表述出令其烦躁不安症状的情况下,医生应当高度警惕并考虑进一步诊断评估。有一项尚未得到独立验证的大型前瞻性研究结果认为,对于急性剧烈头痛患者,均需要进一步检查处理。预示存在SAH的特征包括通过救护车到达医院、血压升高、年龄较大、呕吐、劳累后发

作、意识丧失以及颈部疼痛或强直。

(二)院前监护

紧急医疗服务人员使用了各种院前神经检查工具,包括辛辛那提院前卒中量表,洛杉矶院前卒中量表,美国国立卫生研究院卒中量表,迈阿密紧急神经系统缺损量表和格拉斯哥昏迷量表。对于神经系统正常的孤立性头痛患者,除了考虑使用止痛药外,没有任何院前干预措施。对于出现头痛和神经功能缺损的患者,急救人员关于神经功能缺损和末梢葡萄糖测定结果进行预先通知是重要的第一步。出现重度脑病、昏迷或反复呕吐的患者可能需要通过现场气管插管来控制气道。建议在经过认证的、可以提供神经外科手术和血管内干预措施的综合性卒中中心进行治疗。

(三)气道及血流动力学管理

进行气管内插管的决定取决于患者控制其气道的能力,是否存在过度换气或缺氧以及可能的临床代偿失调,尤其是如果计划转移到其他地点(请参阅ENLS气道、通气和镇静策略部分,节选三)。鉴于神经功能可能会出现迅速障碍,尤其是在动脉瘤破裂、急性脑积水或脑疝的情况下,临床医生应随时准备好插管。如有必要,应按照高级心血管生命支持指南进行心肺复苏。

(四)脑部影像学

经过彻底的病史询问和身体检查,在ED中诊断

SAH的下一步是使用非增强颅脑CT检查。患有动脉瘤性SAH的患者的CT可发现出血,这类出血在蛛网膜下腔中表现为高密度(即比大脑亮)。出血通常位于Willis环、主要脑裂及脑室内。有时仅可见脑室内积血。蛛网膜下腔出血如仅仅存在于凸面脑沟内,通常是由于非动脉瘤性原因引起的,最常见的是头部外伤。其他较少见的常见原因包括AVM,脑淀粉样血管病,可逆性脑血管收缩综合征,血管炎以及其他毒性和炎性血管病变。

某些情况下CT扫描检查可呈阴性。最常见的两个原因是:① 出血量太小而无法通过CT检查分辨;② 在CT扫描前几天发生的出血。第一个原因是不言而喻的。第二种则是因时间偏差,脑脊液(CSF)的正常循环可能廓清了SAH。硬膜腔隙中的正常脑脊液容积(150 mL)每天会循环更换3次。因此随着检查时间的延后,颅脑CT对SAH的敏感性降低。其他可能原因包括误诊(CT实际上是阳性的),血细胞比容≤30%(血液与大脑等密度)和技术限制(CT质量差)。

依靠较陈旧CT技术的研究表明,出血发生于当天的CT检查敏感性约为90%,第5天降至60% ~ 85%,第1周约为50%。现代CT扫描可能更敏感。但是,在一项使用多探测器扫描的研究中,意识状况正常的SAH患者的CT敏感性仅为91%。在最近的一项研究中,发现如果在头痛发作的6小时内进行CT检查,CT的敏感性可达到100%。

(五)CT结果阴性但SAH腰椎穿刺结果阳性

基于目前证据,对于考虑蛛网膜下腔出血但CT扫描结果阴性、不确定或不具备诊断意义的患者应当进行腰椎穿刺(LP)。脑脊液检查结果同CT,具有时间依赖性。早期可见大量红细胞(RBC,通常可达数千),但随着时间延长可迅速下降(脑脊液循环所致)。

脑脊液黄染,即血红蛋白体外降解成胆红素(以及氧合血红蛋白及高铁血红蛋白)导致的脑脊液黄变,通常在出血发生后开始并于出血后12小时多见。可通过脑脊液离心后肉眼或利用分光光度计视。

尽管有些专家认为分光光度法对检查脑脊液黄染更为敏感,但这一方法也带来更高的假阳性率。而在北美,几乎所有医院的临床实验室均采用样本离心后肉眼检视法来评估黄染状况。最后,肉眼判定脑脊液"清澈"与SAH并不一定相符。但这种肉眼检视法应利用锥形试管进行(通常腰椎穿刺套件内提供),而非毛细管。同时脑脊液试管应在中性光线下利用白色背景与水进行比对。建议腰椎穿刺时测定开放压力,开放压力升高也可有助于区分穿刺创伤与真性

SAH。

为测定开放压力及评价黄染,应通过第一管脑脊液红细胞数与最后一管红细胞数进行比较以排除穿刺创伤因素。在穿刺创伤所引起出血中,红细胞数自第一管至最后一管逐步减少,而在SAH中红细胞数并不会明显减少。此外,最后一管红细胞绝对数可有助区分穿刺创伤与SAH。一项对加拿大12家急诊中心共计1 739例非创伤性头痛患者的回顾性研究发现,最后一管红细胞数小于2 000×10⁶/L及无脑脊液黄染对于排除SAH的阴性预测值可达100%(95%可信区间为99.2% ~ 100%)。

(六)替代诊断途径

其他替代诊断途径还包括MRI检查,它对于包括SAH在内的出血具有高度敏感性。但考虑到CT检查开展普遍、费用低、结果获得快以及读片经验更为丰富,因而仍作为优先推荐的检查。如将MRI作为首要影像学检查,则即便MRI结果阴性仍有必要进行腰椎穿刺检查。

近来,在普通CT检查后即刻进行CT血管成像(CT angiography, CTA)被推荐为另一可能的诊断途径。但另一些研究则认为如CT检查阴性,即便进行CTA检查也仅能诊断动脉瘤而非诊断其出血。临床医生应当考虑这一技术所带来的许多继发影响。但如果无法实行LP检查或患者拒绝检查,则在高度怀疑动脉瘤性SAH时考虑此检查策略是合理的。

(七)SAH确诊后

一旦SAH通过任何途径(CT、腰椎穿刺或其他)得以确诊,就必须采取进一步处理。除了以下特定步骤外,还应让患者卧床休息并进行心电监护,并应行12导联心电图检查。应将血液送至实验室进行全血细胞计数以及凝血功能检查(凝血酶原时间,活化部分凝血活酶时间,国际标准化比率),电解质,肾功能检查,肌钙蛋白以及类型和筛查。此外还应将尿液送去进行毒理学筛查(如尚未进行检查的话)。

明确的治疗方法是通过血管内栓塞或手术夹闭的方式来治疗动脉瘤。这两种方法都可以将动脉瘤与脑血管循环隔离开来,因此应尽快进行,最好是在发病后24小时内。多项研究表明,在高通量医疗中心接受治疗的患者的结局得到改善。低通量医疗中心应尽快考虑将患者转移到高通量医疗中心。理想情况下,应该有预先安排的转移协议。

### 三、医疗人员相互沟通

如SAH诊断明确且患者情况平稳,临床医生应通

知并与脑血管病专科医生进行沟通。与接受或推荐的临床专科医生就患者进行沟通时,需考虑包括附表8-2中所列的关键要素。除了就患者的病史和陈述进行常规交流外,沟通内容还应包括患者的气道状况,临床状况[通常使用Hunt-Hess分级或世界神经外科医师联合会(WFNS)评分],脑影像学结果(通常使用改良的Fisher评分),脑脊液分析以及是否存在脑积水。讨论还应包括血压控制的目标,疼痛和焦虑的药物使用,实验室结果(特别是凝血试验),癫痫预防(请参阅癫痫预防部分),以及哪位临床医生将负责血管成像检查。尼莫地平急性期(第1个小时)给药的作用尚不清楚,对无法吞咽的患者需要留置饲管。放置饲管会导致呕吐或抗拒,并可能增加动脉瘤再次破裂的风险。对于正在转移的脑积水患者,如果能够迅速完成,由神经外科医生进行脑室外引流(EVD)是合理的。如转移时间较长,这一点尤其重要,因为对转移过程中的气管插管SAH患者的神经系统检查的监测可能有限。以社区为基础的神经外科医生如果不能确定处理SAH,则可以通过处理急性脑积水来减少继发性颅脑损伤(附表8-2)。

### 四、癫痫预防

大约20%的蛛网膜下腔出血患者在到达医院前有癫痫发作,另外5%的患者在入院后有癫痫发作。早期癫痫发作可增加动脉瘤再次破裂和颅内压升高的风险。急性癫痫应该用抗癫痫药物治疗。持续性精神状态改变的患者可能存在非惊厥性癫痫持续状态,只能通过连续脑电图(EEG)进行诊断。

AHA和NCS指南都建议在出血后立即使用抗癫痫药物,由于担心与癫痫相关的动脉瘤再次破裂,可能建议在诊断后和最终动脉瘤治疗前使用非常短的预防性抗癫痫药物疗程。由于苯妥英钠可能导致更糟糕的长期认知结果,应考虑使用其他类型的药物。

### 五、神经功能障碍

一些SAH患者会出现神经状态的早期恶化。对于这些患者来说,考虑全面的鉴别诊断是很重要的,因为病因和治疗方法各不相同。生命体征的重新评估、心电监测和神经学检查至关重要。新发的低血压会降低脑灌注压。神经源性肺水肿可引起新的缺氧。心律失常也可能导致低血压。心力衰竭可能是脑疝(库欣现象)、Takotsubo心肌病引起的心源性休克或神经性肺水肿引起的呼吸衰竭的结果。体格检查可显示脑疝的证据或需要治疗的癫痫发作。

**附表8-2　蛛网膜下腔出血评估及转诊沟通**

● 沟通内容

气道状况
血流动力学状态及血压控制情况(目标血压)
临床表现(意识水平,运动功能检查,瞳孔)
WFNS及Hunt-Hess评分
影像学及腰椎穿刺结果
是否存在凝血功能障碍?
是否存在脑积水?
药物治疗情况(剂量及使用时间),包括镇静、镇痛、癫痫预防、抗高血压药物及尼莫地平
协调其他血管影像学检查

● 示例

"我正在处理一名45岁的男性患者,他没有已知的既往病史。"
"患者主诉剧烈头痛,然后在下午3点被发现在工作地点失去反应,他的同事最后一次看到他正常是在下午2点45分。现场GCS是9分,血压是180/110 mmHg。"
"到达急诊室时患者情况无改变,我们给予实验室检查后为他做了颅脑CT检查。"
"下午4:30完成的CT检查显示弥漫性蛛网膜下腔出血,少量脑室内积血伴轻度脑积水。CTA显示7 mm的前交通动脉瘤。"
"当患者回到急诊室时,嗜睡加深,GCS评分5分,因此在使用罗库溴铵和依托咪酯后行气管插管。"
"实验室检查显示肌钙蛋白是0.9 μg/L,心电图呈弥漫性T波倒置。胸部X线显示轻度容量过负荷。"
"已呼叫神经外科医生,他们正在去看他的路上。患者正在急诊复苏室第3间,插管,镇静,异丙酚30 μg/(kg·min),芬太尼50 μg/h。他的血压是140/80 mmHg,没有其他的治疗。"
"他们准备5分钟后将患者送到NICU的12号床上。已呼叫护理人员。"

重复CT扫描也是必要的,因为它可能显示脑疝、再出血、脑积水的进展或增加,脑实质内或硬膜下血肿的进展。

### 六、凝血功能障碍

凝血功能障碍需要紧急治疗(详见ENLS药物治疗部分,节选十四)。服用维生素K拮抗剂(包括INR > 1.4服用华法林)的患者,应采用维生素K(10 mg IV)和凝血酶原复合物浓缩的联合治疗。如果PCC无法获得,可替代使用新鲜冷冻血浆(FFP)来进行逆转。血小板减少症(血小板 < 100×10⁹/L)可通过血小板输注治疗(参见ENLS关于逆转FⅩa和凝血酶抑制剂的策略部分,节选十四)。

对于口服抗血小板药物(如阿司匹林、氯吡格雷或普拉格雷)的SAH患者,NCS和危重症医学学会(SCCM)最近在其2016年颅内出血抗血栓治疗逆转指南中发布了管理建议。这些药物可能会增加动脉瘤

再次破裂的风险和严重程度,以及增加神经外科并发症。在2016年的指南中,建议将接受神经外科手术的阿司匹林或二磷酸腺苷(ADP)抑制剂相关的SAH患者输注血小板。如果不打算进行神经外科手术,则不建议输注血小板。使用其他止血药物如去氨加压素(DDAVP)逆转抗血小板治疗,个别患者应考虑风险效益比。

### 七、疼痛及焦虑的治疗

除了达到患者舒适的首要目标外,疼痛、呕吐和焦虑的治疗在临床上也很重要。适量的短效静脉镇痛药,如芬太尼可帮助治疗疼痛。用止吐剂治疗呕吐可能也有帮助。如果有明显的焦虑,小剂量的苯二氮䓬类药物可能是适当的。所有这些步骤也可能有助于控制与疼痛和(或)焦虑相关的血压升高。镇静和镇痛药物应该小心地滴定,以避免过度镇静,这可能掩盖细微的精神状态变化。在这些患者中,如果药物逆转过度镇静,就有可能诱发躁动、癫痫发作和动脉瘤再次破裂。

### 八、血压管理

AHA/ASA和NCS指南承认缺乏关于SAH患者血压控制的高质量数据,仅建议对血压进行监测和控制,以平衡卒中、高血压相关再出血和维持脑灌注压的风险。目前的指南建议对未经处理的破裂动脉瘤患者出现的严重高血压进行治疗。中度高血压[平均动脉压(MAP)<110 mmHg]可能不需要治疗。应注意发病前的血压水平并用于告知治疗的风险和益处。应根据上述原则,使用短效、可滴定、可连续输注的降压药,如尼卡地平或氯维地平,以降低收缩压<160 mmHg或MAP<110 mmHg。应避免使用硝普钠和硝酸甘油,因为它们可能引起脑血管扩张,从而增加ICP。

### 九、脑积水

临床医生应仔细评估CT扫描对脑积水的诊断,30%的SAH患者在起初3天内出现脑积水。这可能是无症状的,但在严重感染的患者中更常见。如果脑积水是症状性的,则可通过EVD进行治疗,尽管一些数据表明,EVD的放置可能与再出血相关。此外,脑积水昏迷患者的ICP可能升高,因此放置引流管(EVD或腰椎引流管)不仅可以通过脑脊液分流减少ICP,还可以在整个转移或住院期间监测ICP。更多信息请参考ENLS颅内高压和脑疝(节选二)。

### 十、抗纤溶药物

在明确的动脉瘤治疗之前,预防再次出血是一个重要的目标。在过去,当手术治疗延迟,术前抗纤溶治疗是常规的。目前,推荐对动脉瘤进行早期直接治疗,因此,在没有现成的手术选择的情况下,对于早期、短期使用氨基己酸或氨甲环酸(TXA)进行抗纤溶治疗的研究有所增加。一项对SAH患者应用TXA的研究显示,大多数SAH患者在24小时内接受了TXA治疗,在最终治疗之前,再出血减少了80%。动脉瘤再破裂通常是致命的,由于大多数再破裂发生在初次出血后的12~24小时内,因此在动脉瘤稳定前几天使用这些促凝药物可能是合适的。

### 十一、口服尼莫地平

口服(或经鼻饲)尼莫地平在多项随机研究中已被证实可改善SAH患者的预后,其机制可能与抑制迟发性脑缺血发作有关。但由于尼莫地平经肠内给药,而许多SAH患者无法吞咽,因此在发病后1个小时内尼莫地平口服给药并未列入优先考虑之中。如无法进行肠内给药,可考虑静脉使用尼莫地平。尼莫地平的作用并非通过直接减轻血管造影上所见的血管痉挛实现,而可能是通过细胞内神经保护机制从而发挥效用。

### 十二、儿童患者

颅内动脉瘤在儿童中比较少见,多见于青少年时期。小儿动脉瘤与成人动脉瘤在病因、部位、形态(复杂形态、夹层、梭形)和自然史等方面存在差异。颅内动脉瘤与许多遗传疾病有关,包括常染色体显性遗传性多囊肾病、1型神经纤维瘤病、镰状细胞贫血和结缔组织疾病(马方综合征、埃勒斯-当洛综合征和勒斯-迪茨综合征)。其他容易导致小儿动脉瘤形成的因素有主动脉缩窄、烟雾病、感染性心内膜炎和免疫缺陷,包括HIV。破裂的AVM也可以出现SAH,在儿童患者中比成人更常见。

出现的症状和体征包括头痛、癫痫、意识改变和局灶性神经功能缺损,但根据患儿的年龄、发育、出血的大小和解剖位置而有所不同。由于SAH在儿童中罕见,在最初的发病后常常不考虑这一诊断,因此临床上需高度警惕。尽管CT常被作为一线诊断性检查,但我们必须考虑在重复CT/CTA过程中附加的辐射和造影剂暴露的风险和好处,以及对小儿患者进行MRI/MRA时麻醉和先进气道管理的潜在需求。与成人一样,对于怀疑有蛛网膜下腔出血和阴性影像学结果的儿童患者,应进行腰椎穿刺。重要的是要强调成像必须先于LP评估梗阻性脑积水,病变的质量效应和其他禁忌证,从而进行LP检查。

传统的血管造影在年幼儿童可能是困难的,因为他们的股动脉细小并且可给予的造影剂有限。因此,在CTA/MRA后如需进行诊断性血管造影,为同时进行血管内治疗做好准备可能是有益的。由于SAH在儿童中很少发生,因此在有经验专家的高通量中心进行治疗的必要性甚至比成人还要强烈。小儿神经外科医师、神经介入医师和(或)神经科医师是临床治疗医师的首选。但最终的治疗可能涉及具有血管内技术的成人临床医生。

血压必须通过平衡脑灌流不足(因颅内压升高而加重)和再出血的风险。在缺乏关于最佳脑灌注压或ICP目标的具体证据的情况下,在获得额外的多模态监测之前,以正常的年龄血压为目标是合理的。尼莫地平(1 mg/kg)已用于儿童SAH,但其作用仍须进一步阐明。如果使用,应考虑关闭血流动力学监测和调整剂量,从而避免低血压(附表8-3)。

### 附表8-3 蛛网膜下腔出血的诊治要点

- 突发严重头痛(雷击样头痛)

- CT诊断的敏感性为90%

- 如果CT呈阴性,病史有强烈提示,应行LP检查

- 脑脊液黄变或红细胞计数升高( > 2 000 × 10⁶/L)具有确诊意义

- 将血压控制在SBP < 160 mmHg

- 纠正凝血功能障碍

- 治疗脑积水

- 监测再出血

- 发病后首个24小时内治疗动脉瘤

- 入院24小时内启动尼莫地平肠内给药

(张　翔)

# 参考文献

[ 1 ] Advanced Cardiac Life Support. 2019(https: //acls.com/free-resources/knowledge-base/stroke/tools-used-for-neurologicalexamination-in-stroke) Accessed 15 July 2019.

[ 2 ] ALLEN G S, AHN H S, PREZIOSI T J, et al. Cerebral arterial spasm—a controlled trial of nimodipine in patients with subarachnoid hemorrhage[J]. N Engl J Med, 1983, 308: 619–624.

[ 3 ] BARDACH N S, ZHAO S, GRESS D R, et al. Association between subarachnoid hemorrhage outcomes and number of cases treated at California hospitals[J]. Stroke, 2002, 33: 1851–1856.

[ 4 ] BERMAN M F, SOLOMON R A, MAYER S A, et al. Impact of hospital-related factors on outcome after treatment of cerebral aneurysms[J]. Stroke, 2003, 34: 2200–2207.

[ 5 ] BYYNY R L, MOWER W R, SHUM N, et al. Sensitivity of noncontrast cranial computed tomography for the emergency department diagnosis of subarachnoid hemorrhage[J]. Ann Emerg Med, 2008, 51: 697–703.

[ 6 ] CARSTAIRS S D, TANEN D A, DUNCAN T D, et al. Computed tomographic angiography for the evaluation of aneurysmal subarachnoid hemorrhage[J]. Acad Emerg Med, 2006, 13: 486–492.

[ 7 ] CHALELA J A, KIDWELL C S, NENTWICH L M, et al. Magnetic resonance imaging and computed tomography in emergency assessment of patients with suspected acute stroke: a prospective comparison[J]. Lancet, 2007, 369: 293–298.

[ 8 ] CONNOLLY E S, J R, Rabinstein A A, Carhuapoma J R, et al. Guidelines for the management of aneurysmal subarachnoid hemorrhage: a guideline for healthcare professionals from the American Heart Association/American Stroke Association[J]. Stroke, 2012, 43: 1711–1737.

[ 9 ] CUVINCIUC V, VIGUIER A, CALVIERE L, et al. Isolated acute nontraumatic cortical subarachnoid hemorrhage[J]. Am J Neuroradiol, 2010, 31: 1355–1362.

[ 10 ] Det Norske Veritas (DNV). Stroke Care Certification Programs. 2019 [cited 2019 February 21, 2019](https: //www.dnvgl.us/assurance/healthcare/stroke-certs.html).

[ 11 ] DIRINGER M N, BLECK T P, CLAUDE HEMPHILL J III, et al. Critical care management of patients following aneurysmal subarachnoid hemorrhage: recommendations from the Neurocritical Care Society's Multidisciplinary Consensus Conference[J]. Neurocrit Care, 2011, 15: 211–240.

[ 12 ] DORHOUT MEES S M, RINKEL G J, FEIGIN V L, et al. Calcium antagonists for aneurysmal subarachnoid haemorrhage[J]. Cochrane Database Syst Rev, 2007: CD000277.

[ 13 ] EDLOW J A, BRUNER K S, HOROWITZ G L. Xanthochromia[J]. Arch Pathol Lab Med, 2002, 126: 413–415.

[ 14 ] EDLOW J A, CAPLAN L R. Avoiding pitfalls in the diagnosis of subarachnoid hemorrhage[J]. N Engl J Med, 2000, 342: 29–36.

[ 15 ] EDLOW J A, MALEK A M, OGILVY C S. Aneurysmal subarachnoid hemorrhage: update for emergency physicians[J]. J Emerg Med, 2008, 34: 237–251.

[ 16 ] EDLOW J A, PANAGOS P D, GODWIN S A, et al. Clinical policy: critical issues in the evaluation and management of adult patients presenting to the emergency department with acute headache[J].

Ann Emerg Med, 2008, 52: 407−436.

[ 17 ]　EDLOW J A. What are the unintended consequences of changing the diagnostic paradigm for subarachnoid hemorrhage after brain computed tomography to computed tomographic angiography in place of lumbar puncture?[J]. Acad Emerg Med, 2010, 17: 991−995.

[ 18 ]　ENGELBORGHS S, NIEMANTSVERDRIET E, STRUYFS H, et al. Consensus guidelines for lumbar puncture in patients with neurological diseases[J]. Alzheimer's Dement (Amst), 2017, 8: 111−126.

[ 19 ]　FRONTERA J A, CLAASSEN J, SCHMIDT J M, et al. Prediction of symptomatic vasospasm after subarachnoid hemorrhage: the modified fisher scale[J]. Neurosurgery, 2006, 59: 21−27.

[ 20 ]　FRONTERA J A, LEWIN J J 3RD, RABINSTEIN A A, et al. Guideline for reversal of antithrombotics in intracranial hemorrhage: a statement for healthcare professionals from the Neurocritical Care Society and Society of Critical Care Medicine[J]. Neurocrit Care, 2016, 24: 6−46.

[ 21 ]　GHANI G A, SUNG Y F, WEINSTEIN M S, et al. Effects of intravenous nitroglycerin on the intracranial pressure and volume pressure response[J]. J Neurosurg, 1983, 58: 562−565.

[ 22 ]　GRAFF-RADFORD N R, TORNER J, ADAMS H P J R, et al. Factors associated with hydrocephalus after subarachnoid hemorrhage. A report of the cooperative aneurysm study[J]. Arch Neurol, 1989, 46: 744−752.

[ 23 ]　HILLMAN J, FRIDRIKSSON S, NILSSON O, et al. Immediate administration of tranexamic acid and reduced incidence of early rebleeding after aneurysmal subarachnoid hemorrhage: a prospective randomized study[J]. J Neurosurg, 2002, 97: 771−778.

[ 24 ]　HUNT W E, HESS R M. Surgical risk as related to time of intervention in the repair of intracranial aneurysms[J]. J Neurosurg, 1968, 28: 14−20.

[ 25 ]　JAJA B N R, SCHWEIZER T A, CLAASSEN J, et al. The SAFARI score to assess the risk of convulsive seizure during admission for aneurysmal subarachnoid hemorrhage[J]. Neurosurgery, 2018, 82: 887−893.

[ 26 ]　JAUCH E C, CUCCHIARA B, ADEOYE O, et al. Part 11: adult stroke: 2010 American Heart Association Guidelines for Cardiopulmonary Resuscitation and Emergency Cardiovascular Care[J]. Circulation, 2010, 122: 818−828.

[ 27 ]　Joint Commission for Comprehensive Stroke. Specifications Manual for Joint Commission National Quality Measures (v2018A). 2018 [cited 2019 114/19](https: //manual.jointcommission.org/ releases/TJC2018A/ComprehensiveStroke.html).

[ 28 ]　KIDWELL C S, CHALELA J A, SAVER J L, et al. Comparison of MRI and CT for detection of acute intracerebral hemorrhage[J]. JAMA, 2004, 292: 1823−1830.

[ 29 ]　KOWALSKI R G, CLAASSEN J, KREITER K T, et al. Initial misdiagnosis and outcome after subarachnoid hemorrhage[J]. JAMA, 2004, 291: 866−869.

[ 30 ]　KRONVALL E, UNDREN P, ROMNER B, et al. Nimodipine in aneurysmal subarachnoid hemorrhage: a randomized study of intravenous or peroral administration[J]. J Neurosurg, 2009, 110: 58−63.

[ 31 ]　KUMAR S, GODDEAU R P J R, SELIM M H, et al. Atraumatic convexal subarachnoid hemorrhage: clinical presentation, imaging patterns, and etiologies[J]. Neurology, 2010, 74: 893−899.

[ 32 ]　LINN F H, VOORBIJ H A, RINKEL G J, et al. Visual inspection versus spectrophotometry in detecting bilirubin in cerebrospinal fluid[J]. J Neurol Neurosurg Psychiatry, 2005, 76: 1452−1454.

[ 33 ]　LINN F H, WIJDICKS E F. Causes and management of thunderclap headache: a comprehensive review[J]. Neurologist, 2002, 8: 279−289.

[ 34 ]　MCCORMACK R F, HUTSON A. Can computed tomography angiography of the brain replace lumbar puncture in the evaluation of acute-onset headache after a negative noncontrast cranial computed tomography scan?[J]. Acad Emerg Med, 2010, 17: 444−451.

[ 35 ]　MITCHELL P, WILKINSON I D, HOGGARD N, et al. Detection of subarachnoid haemorrhage with magnetic resonance imaging[J]. J Neurol Neurosurg Psychiatry, 2001, 70: 205−211.

[ 36 ]　MOLYNEUX A, KERR R, STRATTON I, et al. International Subarachnoid Aneurysm Trial (ISAT) of neurosurgical clipping versus endovascular coiling in 2143 patients with ruptured intracranial aneurysms: a randomised trial[J]. Lancet, 2002, 360: 1267−1274.

[ 37 ]　NAIDECH A M, KREITER K T, JANJUA N, et al. Phenytoin exposure is associated with functional and cognitive disability after subarachnoid hemorrhage[J]. Stroke, 2005, 36: 583−587.

[ 38 ]　PANDEY A S, GEMMETE J J, WILSON T J, et al. High subarachnoid hemorrhage patient volume associated with lower mortality and better outcomes[J]. Neurosurgery, 2015, 77: 462−470.

[ 39 ]　PERRY J J, ALYAHYA B, SIVILOTTI M L, et al. Differentiation between traumatic tap and aneurysmal subarachnoid hemorrhage: prospective cohort study[J]. BMJ, 2015, 350: 568.

[ 40 ]　PERRY J J, SIVILOTTI M L, STIELL I G, et al. Should spectrophotometry be used to identify xanthochromia in the cerebrospinal fluid of alert patients suspected of having subarachnoid hemorrhage?[J]. Stroke, 2006, 37: 2467−2472.

[ 41 ]　PERRY J J, STIELL I G, SIVILOTTI M L, et al. High risk clinical characteristics for subarachnoid haemorrhage in patients with acute headache: prospective cohort study[J]. BMJ, 2010, 341: c5204.

[ 42 ]　PERRY J J, STIELL I G, SIVILOTTI M L, et al. Sensitivity of computed tomography performed within six hours of onset of headache for diagnosis of subarachnoid haemorrhage: prospective cohort study[J]. BMJ, 2011, 343: d4277.

[ 43 ]　PHILLIPS T J, DOWLING R J, YAN B, et al., Does treatment of ruptured intracranial aneurysms within 24 hours improve clinical outcome?[J]. Stroke, 2011, 42: 1936−1945.

[ 44 ]　PICKARD J D, MURRAY G D, ILLINGWORTH R, et al. Effect of oral nimodipine on cerebral infarction and outcome after subarachnoid haemorrhage: British aneurysm nimodipine trial[J]. BMJ, 1989, 298: 636−642.

[ 45 ]　POPE J V, EDLOW J A. Favorable response to analgesics does not predict a benign etiology of headache[J]. Headache, 2008, 48: 944−950.

[ 46 ]　PROBST M A, HOFFMAN J R. Computed tomography angiography of the head is a reasonable next test after a negative noncontrast head computed tomography result in the emergency department evaluation of subarachnoid hemorrhage[J]. Ann Emerg Med, 2016, 67: 773−774.

[ 47 ]　Report of World Federation of Neurological Surgeons Committee on a Universal Subarachnoid Hemorrhage Grading Scale[J]. J Neurosurg, 1988, 68: 985−986.

[ 48 ]　RHONEY D H, TIPPS L B, MURRY K R, et al. Anticonvulsant prophylaxis and timing of seizures after aneurysmal subarachnoid hemorrhage[J]. Neurology, 2000, 55: 258−265.

[ 49 ]　RUSH B, ROMANO K, ASHKANANI M, et al. Impact of hospital case-volume on subarachnoid hemorrhage outcomes: a nationwide analysis adjusting for hemorrhage severity[J]. J Crit Care, 2017, 37:

240−243.

［50］ SCHIEVINK W I, KAREMAKER J M, HAGEMAN L M, et al. Circumstances surrounding aneurysmal subarachnoid hemorrhage[J]. Surg Neurol, 1989, 32: 266−272.

［51］ SCHUETTE A J, HUI F K, OBUCHOWSKI N A, et al. An examination of aneurysm rerupture rates with epsilon aminocaproic acid[J]. Neurocrit Care, 2013, 19: 48−55.

［52］ SHAH K H, EDLOW J A. Distinguishing traumatic lumbar puncture from true subarachnoid hemorrhage[J]. J Emerg Med, 2002, 23: 67−74.

［53］ SOHN C H, BAIK S K, LEE H J, et al. MR imaging of hyperacute subarachnoid and intraventricular hemorrhage at 3T: a preliminary report of gradient echo T2*-weighted sequences[J]. Am J Neuroradiol, 2005, 26: 662−665.

［54］ SUAREZ J I, TARR R W, SELMAN W R. Aneurysmal subarachnoid hemorrhage[J]. N Engl J Med, 2006, 354: 387−396.

［55］ VAN GIJN J, HIJDRA A, WIJDICKS E F, et al. Acute hydrocephalus after aneurysmal subarachnoid hemorrhage[J]. J Neurosurg, 1985, 63: 355−362.

［56］ VERMEULEN M J, SCHULL M J. Missed diagnosis of subarachnoid hemorrhage in the emergency department[J]. Stroke, 2007, 38: 1216−1221.

［57］ VERMEULEN M, HASAN D, BLIJENBERG B G, et al. Xanthochromia after subarachnoid haemorrhage needs no revisitation[J]. J Neurol Neurosurg, Psychiatry, 1989, 52: 826−828.

# 节选九
# 颅脑损伤

摘　要：创伤性颅脑损伤（TBI）是全球致死和致残的首要原因。TBI不仅改变了患者及其家人的生活，而且带来了巨大的社会和经济影响。神经急救生命支持（ENLS）系统纳入TBI，是因为系统的、循证的救治方法对改善神经预后具有重要意义。本篇ENLS-TBI指南旨在概述TBI患者在伤后的关键几小时内稳定病情的救治方法。

关键词：创伤性颅脑损伤，头部损伤，神经创伤，神经急救生命支持

## 一、引言

美国疾病控制中心（CDC）估计美国每年近250万人发生颅脑损伤，28.3万人入院，5.2万人死亡，死亡人数占创伤相关死亡人口的1/3。530万人因颅脑损伤致残。2016年，全球有2 700万人罹患颅脑损伤，其年龄标准化发病率为369/100 000，并且在过去25年中以3.6%的速度增长，5 500万人生活在TBI导致的后遗症中。仅在美国，就有500万人患有TBI导致的残疾。颅脑损伤是大于一岁的儿童和年轻人死残主要原因。机动车事故、高处坠落和钝器受伤，是美国平民颅脑损伤的最主要原因。2010年，颅脑损伤相关的经济花费接近765亿美元，90%用于医院救治。

TBI后发生的原发性颅脑损伤在受伤当时即刻发生，并导致不同程度的意识减退。使用格拉斯哥昏迷量表（GCS）评分可评估损伤的严重程度（附表9-1），13～15分为轻型TBI，9～12分为中型TBI，3～8分为重型TBI。随着TBI严重程度的增高，存在多种出血性损伤的风险，包括急性硬膜下血肿（SDH），硬膜外血肿（EDH），脑挫伤，创伤性蛛网膜下腔出血（tSAH），轴突损伤（DAI），脑水肿，脑压迫和移位。初次损伤的幸存患者仍然面临因缺氧，局部缺血，低血压，血肿扩大，脑水肿，脑压迫，颅内高压，癫痫发作和发热而导致继发性颅脑损伤的高风险。卫生保健机构的职能是预测继发性颅脑损伤，及早发现并迅速治疗，以防止神经系统恶化。建议采用系统的、循证的方法来救治TBI，如遵照创伤中心制定的官方TBI救治流程，而此流程

附表9-1　GCS评分

| 检查项目 | 反　　　应 | 得　分 |
| --- | --- | --- |
| 睁眼反应 | 自动睁眼 | 4 |
| | 呼唤睁眼 | 3 |
| | 针刺后睁眼 | 2 |
| | 针刺后不睁眼 | 1 |
| 语言反应 | 切题 | 5 |
| | 不切题 | 4 |
| | 含糊不清，言语不清，但字意可辨别 | 3 |
| | 唯有声叹 | 2 |
| | 毫无反应 | 1 |
| 运动反应 | 遵嘱动作 | 6 |
| | 针刺时有遵嘱动作 | 5 |
| | 针刺时有躲避反应 | 4 |
| | 针刺时有躯体屈曲 | 3 |
| | 针刺时有躯体伸直 | 2 |
| | 针刺时毫无反应 | 1 |

符合脑创伤基金会指南（附图9-1）。

初次颅脑损伤在发生在受伤当时，而对继发性颅脑损伤的预防是贯穿从受伤到院前机构、急诊科（ED）和重症监护病房（ICU）住院整个过程的治疗重点。

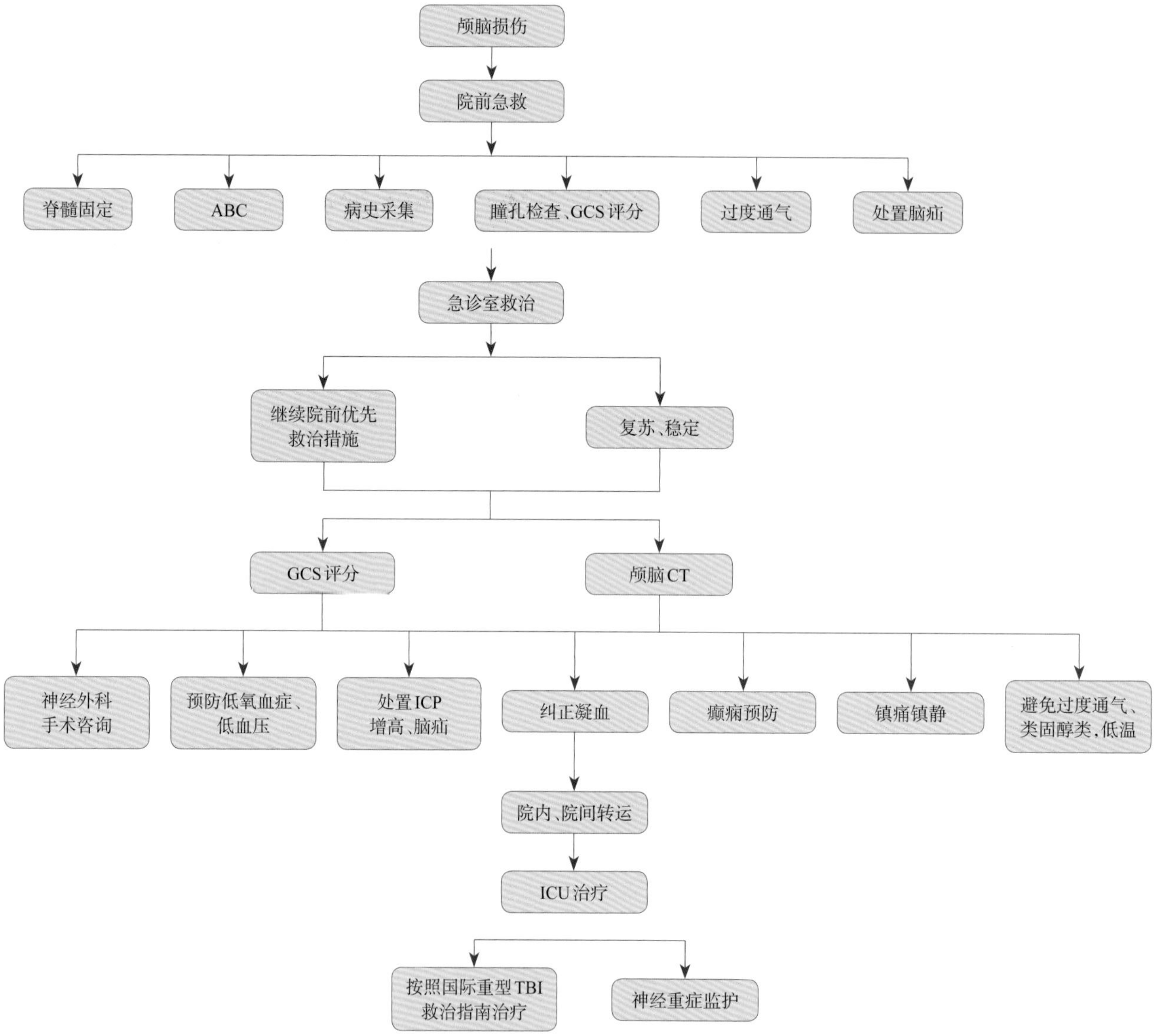

```
                    ┌──────────┐
                    │ 颅脑损伤 │
                    └────┬─────┘
                    ┌────┴─────┐
                    │ 院前急救 │
                    └────┬─────┘
   ┌────────┬────────┬───┼────────────┬──────────┬──────────┐
┌──┴───┐ ┌─┴──┐ ┌───┴───┐ ┌──────┴──────┐ ┌───┴────┐ ┌───┴────┐
│脊髓固定│ │ABC │ │病史采集│ │瞳孔检查、GCS评分│ │过度通气│ │处置脑疝│
└──────┘ └────┘ └───────┘ └──────┬──────┘ └────────┘ └────────┘
                              ┌───┴────┐
                              │急诊室救治│
                              └───┬────┘
                     ┌────────────┴────────────┐
              ┌──────┴──────┐            ┌──────┴──────┐
              │继续院前优先  │            │ 复苏、稳定   │
              │救治措施      │            └──────┬──────┘
              └──────┬──────┘                   │
                     └──────────┬───────────────┘
              ┌─────────────────┴─────────────────┐
          ┌───┴────┐                        ┌─────┴─────┐
          │GCS评分 │                        │ 颅脑CT    │
          └───┬────┘                        └─────┬─────┘
   ┌──────────┼──────────┐          ┌────────┬────┼─────────┬──────────┐
┌──┴───┐ ┌───┴────┐ ┌───┴───┐ ┌───┴───┐ ┌──┴───┐ ┌──┴───┐ ┌───┴────┐
│神经外科│ │预防低氧血症│ │处置ICP │ │纠正凝血│ │癫痫预防│ │镇痛镇静│ │避免过度通气、│
│手术咨询│ │低血压    │ │增高、脑疝│ └───┬───┘ └──────┘ └──────┘ │类固醇类,低温│
└──────┘ └────────┘ └───────┘     │                          └────────┘
                              ┌────┴─────┐
                              │院内、院间转运│
                              └────┬─────┘
                              ┌────┴─────┐
                              │ ICU治疗  │
                              └────┬─────┘
                     ┌────────────┴────────────┐
              ┌──────┴──────┐            ┌──────┴──────┐
              │按照国际重型TBI│            │ 神经重症监护 │
              │救治指南治疗   │            └─────────────┘
              └─────────────┘
```

**附图 9-1　颅脑损伤救治流程**

ENLS-TBI救治流程十分强调整个过程中针对预防二次损伤的连续性治疗的重要性。全身缺氧及低血压与死亡率增加密切相关。因此,院前救治的重点为确保ABC,避免缺氧和低血压以及限制脊柱活动。需要收集的病史包括受伤机制,在服药物(尤其是抗血小板药或抗凝药),饮酒或吸毒,失去知觉的持续时间,创伤后遗忘和创伤后早期发作。TBI的严重程度由复苏后的GCS评分确定,理想情况下应在院前急救时实现初次评分,并在到达急诊室并进行复苏后重复评分。瞳孔的大小和形状以及它们对光的反应性,也是早期神经外科决策的重要信息。在受伤后的24小时应尽量避免预防性过度通气,除非出现脑疝的表现,例如瞳孔散大或无反应,库欣现象(高血压伴随心动过缓)或去大脑强直,因为早期预防性过度通气会增加死亡率。

在急诊室,应遵循高级创伤生命支持(ATLS)流程,并在初步检查完成并且患者血流动力学稳定后迅速行颅脑CT检查。对于所有已知或疑似颅脑外伤且神经影像学或意识水平异常的患者,应就诊于神经外科。GCS ≤ 8且颅脑CT异常的患者应监测颅内压(ICP)。如果GCS ≤ 8并且存在以下两项或多项,则也应该怀疑ICP升高,并且在颅脑CT看似"正常"时仍然考虑行ICP监测:年龄 > 40岁,运动姿势或收缩压(SBP) < 90 mmHg。尽早纠正系统性凝血功能异常和预防癫痫发作可分别降低颅内血肿扩大的风险和预防创伤后早期癫痫发作。不建议进行预防性低温治疗,并且应禁用类固醇激素,中至重度TBI患者应入住具有创伤、神经外科和神经重症监护专业知识的ICU,并进行每小时一次的神经科检查。

伤者虽然在伤后存活，但是后续的继发损害仍然很多，而且是最后结局的主要决定因素。继发损害既是微观细胞水平的缺血缺氧损害，也是诸如硬膜下血肿等宏观水平的直接压迫使然。重型颅脑损伤救治，是建立以外科手术、继发性颅脑损伤早期监测和预防，以及减轻和逆转因缺氧、缺血、血肿进展、癫痫和颅高压导致的继发性颅脑损害为目标的完整治疗体系。

伤后第1个小时的评估内容如下（附表9-2）。

**附表9-2　颅脑损伤第1个小时处置清单**

- 气道保护，并保持正常通气（$PaCO_2$ 35～45 mmHg）
- 血流动力学稳定：维持患SBP≥110 mmHg（15～49岁或>70岁）；维持SBP≥100 mmHg（50～69岁）
- $SO_2$ > 90%
- 颈椎固定
- 确定复苏后GCS评分、瞳孔大小、对称性和光反应性
- 脑疝和ICP升高的急救
- 颅脑和颈椎CT
- 神经外科手术咨询
- 纠正凝血功能异常
- 预防癫痫发作
- 每小时重复一次GCS和瞳孔检查
- 协调院际或院内的安全转运

## 二、颅脑损伤：诊断和分类

颅脑损伤是由外部暴力导致脑的功能改变或其他证据提示的脑病理学改变。TBI的诊断是针对具有明确的外伤机制和（或）神经系统症状或体征的患者。受伤机制（如从高处摔落和高速机动车辆事故）和体格检查（如头皮撕裂，颅骨下陷，眼眶外伤，耳漏和鼻漏）是每个患者预测相关损伤的关键。

GCS评分对于评估和分类TBI为轻型、中型或重型至关重要，将受低血压，低氧血症，镇静和麻痹影响。因此，理想情况下，应在复苏后和镇静或药物麻醉之前进行评分，并在急诊室做好记录。应对最理想情况下的评分做以记录。例如，伤者能够遵嘱活动右侧上肢，但仅能够回缩左侧下肢，运动评分应该评6分。另外，作为GCS评分的补充，应该测瞳孔的大小、形状和对光的反应性。应立即认识到瞳孔不对称性（定义为直径差异大于1 mm），因为这可能提示患者出现了进展性脑疝，如果不紧急处理，患者可能迅速死亡。在院前和急诊室以及ICU期间应经常记录GCS评分和瞳孔检查，以发现随着时间的推移神经功能恶化或改善。

应认识到GCS≥2的下降的重要性，因为它可能

表明血肿扩大，脑水肿增加，脑移位脑疝形成或癫痫发作等引起了继发性颅脑损伤。如果病史未知或损伤机制不清楚，则必须考虑非创伤性意识水平降低的原因，尤其是神经影像学检查与临床检查不相符时。

## 三、院前急救

院前急救人员对颅脑损伤患者的院前施救，对预后很关键。颅脑损伤发生后的最初数小时，有50%的伤者死亡。经过培训的医护人员对TBI患者实施院前急救，对于预防继发性颅脑损伤并改善儿童和成人TBI的神经功能预后至关重要。院前急救人员必须提供相关病史，提供最佳的复苏治疗，包括维持呼吸道通畅，达到适当的氧气、通气和循环，确保限制脊椎运动，并安全、迅速地将其运送到最近和合适的创伤中心进行救治。

院前确定损伤机制，是否有头部撞击，使用头盔，意识丧失和癫痫发作很重要。这些信息可影响创伤方案的制订并指导后续治疗。获得准确而明确的病史，包括酗酒或滥用药物、合并症、当前的药物服用情况，尤其是抗血小板或抗凝药物，将直接影响TBI的治疗，如早期纠正凝血功能障碍以最大限度地减少脑挫伤出血和血肿的扩大。必须对其他系统性原因导致的意识丧失进行评估，例如检查是否存在低血糖，对可疑存在阿片类药物过量的患者做纳洛酮试验。

平衡现场复苏治疗和快速运送到创伤中心的优先级至关重要。加拿大安大略省院前高级生命支持（OPALS）——重大创伤研究通过比较现场实施ACLS前后大量的创伤患者，评估了院前高级生命支持对患者生存至出院的影响。基本生活支持和ACLS院前救治相比，患者的生存率没有明显差异。事实上，在院前实施ACLS后，重型TBI（GCS≤8）患者的病死率增加。国家医护人员标准推荐采用有条理的救治系统（如ABCDE系统），快速的转运以及在送往创伤中心的治疗中应有有组织的院前创伤救治系统，并立即进行CT扫描和神经外科救治。

## 四、气道

在院前环境中，必须保持基本和先进的气道管理，以保持氧饱和度 > 90%。缺氧被定义为 $O_2$ 饱和度 < 90% 或 $PaO_2$ < 60 mmHg，即使是很短的时间，也与TBI后的死亡率增加有关。对于自主呼吸的患者，如果需要，应通过面罩输送充足氧气。插入口咽气道装置可能有助于防止舌头阻塞气道。但是，口咽气道仅可用于没有咽反射的患者。TBI患者应避免鼻咽气

道,因为可能存在颅底骨折。如果需要更多的气道支持,可以使用声门上气道设备,例如喉罩气道,直到可以建立确切的气道。虽然在院前环境中建立良好的气道可以降低缺氧的风险,但这可能会延迟向医院的转移,进而导致预后不良。因此,如果尝试进行院前插管,则仅应由经验丰富的医疗人员进行,以不增加现场处置耗时。创伤后建立气道时,必须保持颈椎固定。

## 五、呼吸:通气和氧疗

通常机械通气会维持一个稳定的呼气末 $CO_2$($EtCO_2$)水平。除非有脑疝,否则应避免过度通气。过度通气,尤其是在头部外伤后的前24小时内,过度换气会降低脑组织糖酵解时的脑血流量(CBF),继而可能导致脑缺血。在一项随机对照试验中,最初GCS运动评分为4~5且预防性过度通气的患者的预后变差。如果不能维持稳定的 $EtCO_2$,则成年患者应以10次/分的呼吸速度进行辅助通气。对于中至重型TBI患者,应经常评估其颅内高压或脑疝的临床体征,包括不对称、散大或无反应的瞳孔,运动检查呈现伸姿势,库欣现象(高血压加心动过缓)或GCS降低超过2分。如果存在这些表现,则可临时性使用过度通气($EtCO_2$ 30~35或成人呼吸速率20次/分),直到得到有效处理。应持续通过脉搏血氧法进行氧合监测,维持 $SpO_2 > 90\%$。

## 六、循环

急救现场低血压会导致脑灌注不足,继发性颅脑损伤及神经功能恶化。院前低血压合并低氧血症的死亡风险是单独低血压或低氧血症的2倍。因此,保持适当的SBP是进行TBI复苏的关键。既往将SBP < 90 mmHg用于定义低血压。但是,现在有证据支持更高的年龄特定阈值。15~49岁或70岁以上的患者SBP ≥ 110 mmHg可降低死亡率。50~69岁的患者,建议SBP ≥ 100 mmHg。儿童收缩压需要按照年龄计算,70 mmHg+年龄×2。实际上,可能没有单一的院前低血压阈值可以降低TBI的死亡率。在一项针对3 800例中至重型TBI的儿童和成人的大型回顾性研究中,在很大范围的SBP(40~119 mmHg)中,院前SBP与院内死亡之间存在线性关系,每增加10 mmHg SBP,死亡率降低18%。为避免发生低血压,应使用至少2个大内径导管在现场获得有创血压。与低渗溶液(D5W或1/2NS)或高渗盐水(HTS)相比,等渗液输注更合适。

## 七、残疾

GCS评分决定了如上所述的残疾水平。除了总评分之外,还应按睁眼,运动和语言反应的类别对GCS的得分进行细分[如GCS 10(E3 V3 M4)]。重要的是要记住,其他因素(如药物、酒精和镇静药物的使用)可能会改变这些测量结果。如前所述,在TBI患者中,瞳孔测量也很重要,尤其要注意其大小,对称性和光反应性。伸肌姿势或瞳孔扩张以及反应性丧失可能预示着持续的脑疝。

## 八、暴露/环境

院前急救者可以在到达急诊中心时提供有关创伤现场和体征的宝贵信息。系统地接收报告有助于评估这些细节,并在救治TBI患者时评估其他损伤的程度。在初次评估期间,患者必须完全暴露,但暴露时间要短,以免发生体温过低。

## 九、急诊室治疗

直至到达急诊室,现场急救的首要措施仍要继续维持。

## 十、复苏和稳定

应当根据ATLS,高级心脏生命支持(ACLS)和儿科高级生命支持(PALS)方案对创伤者进行评估,复苏和稳定。到达急诊室后,第一要务仍然是评估和稳定血液循环(控制出血)、气道和通气(ABC)。在创伤方面,即使在重型TBI,也要优先进行旨在实现出血控制和血流动力学稳定的初始复苏。必须确保足够的静脉通路,如果不能快速获得静脉通路,可以使用骨内通路。必须根据创伤方案评估内部出血。对危及生命的系统性出血立即进行手术干预可能意味着将神经影像学检查推迟到实现血流动力学稳定为止。对于重型TBI的成年人,建议根据目标年龄将SBP ≥ 110 mmHg或 ≥ 100 mmHg设为目标,以最大限度地减少继发性颅脑损伤,中重度TBI不建议进行低血压或低血压复苏。

对复苏后GCS进行准确、持续的评估,并检查瞳孔大小、对称性和对光的反应性,对于重新评估并分类(轻型、中型或重型TBI)至关重要。如果需要,建议保持颈托佩戴和脊柱固定直到脊柱稳定为止,以防止医源性脊髓损伤。

复苏后GCS ≤ 8的外伤患者应遵循机构性重型TBI救治方案。GCS ≤ 8提示需要气管插管以避免缺氧和误吸。进行插管的其他适应证可能包括中型TBI（GCS 9～12）可以预见的伴有剧烈躁动，严重颅外损伤，院间或院内转运中可以预见意识状态快速下降风险高时，建议尽可能提前使用100%FiO₂氧，然后由经验丰富的医疗服务人员进行快速插管，以避免低氧血症并保持SpO₂ > 90%。正常通气维持PaCO₂为35～40 mmHg是为了保持充足的血流量。

### 十一、神经影像学

由于图像获取迅速且对急性出血敏感，颅脑CT目前仍是急诊神经影像学检查的首选。最初的颅脑CT的主要目的是确定需要紧急神经外科干预的任何颅内出血。急性TBI常导致多室性颅内出血。急性SDH表现为跨越骨缝的均质的高密度凹入或新月形影。急性EDH表现为典型的凸透镜形高密度影，不跨越颅骨骨缝。出血性脑挫伤通常见于额叶或前颞叶，其外观像"盐和胡椒的混合物"，呈混杂密度。颅内空气提示颅骨开放性骨折，颅面创伤或鼻窦损伤。需评估脑血肿位置、大小、占位效应及脑水肿、脑组织移位程度（通过测量第三脑室正中线偏移距离），评估环池是否清晰（尤其是受压或消失）。应检查颅顶和颅面骨是否有骨折或穿透物。

中至重型TBI需行颈椎CT检查，因为在多达10%的钝性TBI患者中合并颈椎损伤。颈椎损伤阴性尚不足以排除韧带损伤，并且应按照ENLS创伤性脊柱损伤指南中的说明，维持颈椎固定直到完全排除损伤。

存在以下任何情况时，应考虑使用CT动/静脉造影或MRI动/静脉造影对颅内和颅外血管进行影像学检查：贯通伤、静脉窦周围的骨折、无法用颅脑CT影像学解释的神经功能障碍、颈椎损伤（严重的弯曲或拉伸损伤，贯穿横突孔的骨折）、岩骨骨折、Le Fort Ⅱ或Ⅲ型面部骨折、疑似其他原因造成的外伤（如动脉瘤破裂）。

### 十二、神经外科手术咨询

所有中至重型TBI以及轻型TBI（GCS 13～15）患者伴随其他中至重度颅外损伤的患者均需进行神经外科手术咨询。如果没有神经外科专家，必须采取一切措施将患有中重型创伤性颅脑损伤的患者转移到有此类专家的合适机构。对于轻型钝性TBI合并颅内出血的手术必要性，要根据实际情况而定。尽管在美国通常进行常规的神经外科咨询，但是对于轻型TBI（GCS 13～15），神经系统检查正常且仅在颅脑CT上发现少量颅内出血的患者，可以更灵活。对于

以下受伤的患者，还建议进行神经外科手术咨询，以确定是否需要进行神经外科手术治疗：① 颅骨骨折；② 可疑脑脊液漏，有清亮或淡血性的液体从耳朵或鼻孔流出；③ 神经系统检查的不对称表现（例如，瞳孔不等大，对光反射迟钝）；④ 脑血管损伤（请参阅ENLS急性缺血指南）；⑤ 颈椎损伤（请参阅ENLS创伤性脊柱损伤指南，节选十）。

在咨询神经外科手术时，重要的是交流以下关键信息：① 年龄（如果未知，则估算）；② 受伤的机制和时间（如果已知）；③ 院前和复苏后GCS评分，包括最佳的睁眼，言语和运动交流评分；④ 瞳孔大小，形状，对称性和对光反射；⑤ 颅脑CT和颈椎CT检查结果；⑥ 抗凝药或抗血小板药的服用史以及其他药物治疗。

神经外科手术，包括创伤性去骨瓣和（或）血肿清除术的一般适应证包括：① 急性SDH厚度 > 10 mm或中线偏移 > 5 mm，急性SDH患者出现GCS下降≥2分或瞳孔不对称或无反应；② 急性EDH > 30 mL，厚度 > 15 mm，中线偏移 > 5 mm或GCS ≤ 8分；③ 脑挫裂伤昏迷患者合并有继发损伤和脑出血，导致中线移位 > 5 mm或脑疝；④ 小脑出血导致肿块，脑干受压或脑积水；⑤ 凹陷性颅骨开放性骨折的凹陷度大于颅骨的厚度。

### 十三、脑疝的治疗

颅内高压和脑疝是由于脑肿胀，颅内血肿扩大或两者兼有。结果导致脑组织在压力下被迫发生颅内移位。如果ICP不受控制，则可能导致脑神经受压，颅内血管受压或撕裂，脑血流量不足，卒中，最终导致脑死亡。颅内高压和脑疝的临床体征包括散大、无反应性瞳孔，伸肌姿势，神经系统检查进行性下降（GCS评分降低≥2分），以及当发生脑干受压时最终的库欣现象（血压和脉压差增加，心动过缓和不规则呼吸）。

如果在院前环境或急诊室中进行初次复苏时怀疑脑疝，则必须对脑疝进行及时的经验性治疗。立即挽救生命的疗法可能包括短暂过度通气或高渗疗法（甘露醇或浓氯化钠）。在这种情况下，须立即进行神经外科手术评估，以确定是否紧急行去骨瓣减压手术或患者是否符合ICP装置植入术指征（请参阅本章神经外科手术咨询部分）。

### 十四、短暂过度通气

急性过度通气会通过降低二氧化碳的动脉分

压来降低ICP。随之而来的低碳酸血症会导致脑血管收缩,并降低CBF、CBV和ICP。短暂的过度通气可以通过每分钟18 ~ 20次呼吸(目标PaCO$_2$为30 ~ 35 mmHg)来实现,作为一项临时措施,为最终的神经外科手术治疗争取时间。应避免长时间过度通气(请阅读本章院前急救部分)。

### 十五、高渗疗法

甘露醇或高渗盐水可以静脉滴注,以治疗ICP增高或脑疝。两种药物都通过使内皮细胞脱水并改善毛细血管灌注和心排血量而起作用,最终渗透性驱动的流体从细胞内转移到细胞外,从而降低了脑水含量和ICP。甘露醇的剂量为0.5 ~ 1 g/kg,可在5 ~ 10分钟内通过外周静脉快速滴注。作为利尿剂,必须谨慎,避免患者在重复使用甘露醇后出现低血容量。HTS的浓度为2% ~ 23.4%的氯化钠。由于溶液的摩尔渗透压浓度高,建议HTS的中央静脉通道浓度为7.5% ~ 23.4%。高浓度溶液在快速输注时会引起低血压,因此必须谨慎输注10分钟以上。有关高渗疗法的详细讨论,请参考ENLS药物治疗部分(节选十四)。

### 十六、凝血功能障碍纠正

TBI患者凝血功能异常的发生率很高,其中包括单纯的颅脑损伤患者,重型颅脑损伤患者有40% ~ 50%的发生率。创伤相关的凝血功能异常存在多种机制,涉及颅脑损伤的患者,其主要机制在于组织因子(TF)释放。其他诸如高龄、低血压、TBI严重程度,实质内出血,贯通性损伤和基本病情,均与TBI凝血功能障碍相关。许多TBI患者也可能由于抗血小板或抗凝药物(如华法林或直接口服抗凝剂)而引起凝血功能障碍。酗酒和营养状况也可能影响凝血指标。在创伤后的第1个小时内快速检测和纠正系统性凝血功能障碍可降低颅内血肿扩大的风险和相关的继发性颅脑损伤。

实验室的PT、INR、血小板计数和纤维蛋白原水平在神经创伤救治中常规监测。TEG血栓弹力图和FⅩa水平(用于直接口服抗凝药)检测也可以用于动态评估凝血功能障碍。CRASH-2试验提示接受氨甲环酸的TBI患者死亡率升高,并预测了CRASH-3试验的结果。请阅读ENLS药物治疗部分(节选十四)以获取有关抗凝纠正和止血剂的详细讨论。

### 十七、预防癫痫发作

创伤后癫痫发作是中至重型TBI的常见并发症,

可分为即刻(受伤后24小时内)、早期(受伤后24小时至7天)或晚期(受伤后 > 7天)。建议在严重TBI之后的7天使用预防性抗癫痫药,以减少创伤后早期癫痫发作的发生率。苯妥英钠已被证明是有效的,可将创伤后早期癫痫发作的发生率从14.2%降低到3.6%。左乙拉西坦是另一种可用于癫痫预防的抗癫痫药,由于其易于给药和较少的副作用,尽管它在减少创伤后癫痫发作中的作用尚不清楚,但有时比苯妥英钠更合适。抗癫痫治疗研究中的癫痫生物信息学研究是目前正在进行的一项纵向观察性研究,旨在识别和验证癫痫发作的生物标志物,以期在未来测试癫痫预防治疗。

尽管预防了癫痫发作,但在中至重型TBI患者中有30%发生癫痫发作,并且不是良性的。癫痫发作在临床上可能是可见的或可通过连续脑电图(cEEG)检测到的。创伤后早期癫痫发作可能通过多种机制导致继发性颅脑损伤,包括脑代谢紊乱,ICP升高和脑水肿,并与随后的海马萎缩相关。因此,中至重型TBI昏迷患者的cEEG监测对于发现创伤后癫痫发作并在发作时进行治疗非常重要。

### 十八、类固醇禁用

MRC CRASH试验是一项大型国际随机安慰剂对照研究,用于TBI患者中早期静脉使用甲泼尼龙与安慰剂的比较。主要结果是2周时的死亡率和6个月时的死亡率或致残率。中期分析显示,甲泼尼龙组在2周时死亡的风险增加,因此早期停止了入组。6个月的预后还显示了甲泼尼龙组死亡和致残风险的增加。重型TBI患者的亚组分析显示2周和6个月时死亡率增加。因此,最新的脑创伤基金会指南指出,在TBI后给予类固醇激素是有害的,因此推荐禁用类固醇药物治疗。

### 十九、避免预防性低温治疗

预防性低温治疗对神经保护和颅内高压的控制已得到广泛研究,并产生了具有争议的结果。2007年,脑外伤基金会发表了一项荟萃分析,研究了低温对成年人TBI死亡率的影响,并没有发现死亡率差异,但与正常体温患者相比,接受低温治疗的患者显著增加了神经系统良好预后的可能。在超早期使用低温并控制性复温的试验也未能显示出6个月死亡率的改善。2015年,Eurotherm3235号试验研究了抢救性低温治疗与单纯标准治疗对伴有难治性颅内压增高的成年TBI患者的神经系统效果影响的差异。由于危害患者健康,试验提早终止。尽管治疗性低温有效降低了ICP，但低温治疗组中死亡风险增加且功能预后不良。在临床结论不确定的前提下，我们进行了POLAR随机临床试验以评估早期预防性低温（在高ICP情况下可持续长达7天）在6个月后的神经功能预后。令人失望的是，在重型TBI中，POLAR对早期预防性低温的神经系统预后没有益处。目前，文献表明早期预防性低温或治疗性低温对颅内高压患者提高TBI的神经系统预后没有益处。但是，适当的温度控制以预防发热是恰当的。

### 二十、颅内有创监测

#### （一）ICP监测

建议对重型TBI（GCS ≤ 8）患者进行ICP监测，因为高达75%的患者会发生颅内高压或ICP升高，并导致继发性颅脑损伤，死亡率增加和神经系统预后不良。维持脑血流量需要足够的脑灌注压（CPP），这是平均动脉压（MAP）和ICP（CPP=MAP−ICP）之间的差值。建议干预ICP > 22 mmHg的患者，并以CPP 60 ～ 70 mmHg为治疗目标，以降低成人TBI的死亡率。

ICP通过脑室外引流流（EVD）或实质内监测器（"探头"）进行侵入式测量。通常，EVD比实质ICP监测仪更可取，因为EVD可治疗性引流脑脊液（CSF），但可带来8% ～ 10%感染风险。出血是最常见的手术并发症，脑室外引流术发生率高达5%，实质内ICP监测发生率少于1%，并且通常是无症状的。要安全放置ICP探头需要纠正凝血功能障碍，维持INR ≤ 1.4和血小板计数 > $100×10^9$/L。建议在ICP探头植入术之前遵守"通用指南"并限定时间。当前没有经过充分证实的有效的无创ICP或CBF监测。

在弥漫性TBI中，测得的ICP可以较准确地反映全脑ICP的高低。颅内高压和脑疝被定义为脑组织在隔室之间和固定结构之间的移动，是两种密切相关的疾病，常同时发生，但应认真对待，有时应予以区别治疗。诊断脑疝依靠的是临床或影像学表现。临床上，脑疝表现为瞳孔散大或不对称，伸肌姿势或在后期出现库欣现象。如果存在轴向或非轴向血肿导致脑水肿，脑组织受压或中线移位，则在"正常"ICP情况下会发生脑疝。这时需要手术干预，而不是对高ICP进行药物治疗。

仅凭临床检查或脑部成像不能可靠地诊断出颅内高压或"高ICP"。尽管颅脑CT检查提示占位效应，并可能提示ICP高，但对于重型TBI患者，入院CT与随后产生的高ICP之间不存在明确相关。由于颅内高压会导致继发性颅脑损伤，因此建议使用ICP监测对重型TBI患者进行管理，以降低院内死亡率和受伤后2周死亡率。

#### （二）脑组织氧合监测

脑组织缺氧与TBI预后不良结果有关。与单一ICP监测治疗相比，ICP结合脑组织氧合监测的治疗方案是安全可行的，并且可以减少脑组织缺氧。目前正在对重型TBI患者进行的一项随机对照Ⅲ期试验"BOOST-3"，以确定与单一ICP监测提供的监护相比，脑组织氧合监测提供的监护是否能带来更好的神经系统预后。

#### （三）颅内监护仪的管理

置入颅内监护仪后拍摄头颅以确认探头位置是否适当并排除穿刺道出血并发症。脑实质ICP监测器在插入之前已调零，并且在放置后不需要重新调零。他们可能会表现出零漂移，而ICP测量中存在的误差通常是微不足道的，但是在ICP与其他评估方法之间存在差异时，必须考虑到这一点。EVD系统插入后应在外耳道（耳垂）水平调零。

### 二十一、安全的患者转运

中至重型TBI患者应转到具有神经外科资质的创伤中心，包括为儿科患者提供神经外科专业知识。附表9-3，附表9-4列出了与接收或转诊的医生就TBI患者进行有效沟通的要点。

在TBI发生后的关键第1个小时，时常院间和院内转运以进行诊断或治疗。在转运TBI患者期间，优先考虑的是保持较小潮气量的通气以维持稳定的$PaCO_2$并通过及时治疗低血压，低氧饱和度，高ICP，以及可能发生的癫痫来预防继发性损伤。

**附表9-3　脑外伤重要、有效信息**

- 年龄
- 性别
- 受伤前的健康状况，包括家庭用药（抗血小板或抗凝药）
- 受伤机制
- 意识丧失，癫痫发作，创伤后遗忘，是否佩戴头盔
- 复苏后GCS评分，瞳孔大小、形状、反应性
- 颈椎情况：明确、不明确、损伤
- 当前生命体征
- 当前的通气治疗，包括$EtCO_2$和最新的ABG
- 实验室检查：凝血功能、CBC、钠、BUN、Cr、酒精水平、UTOX
- 治疗措施（抗凝、输血、预防癫痫发作等）
- 神经外科手术、ICP监测

**附表9-4 中重型TBI患者安全运输评估表**

- **转运前评估**
  复苏、固定已完成($SBP > 110$ mmHg, $SpO_2 > 90\%$)
  充分镇静和镇痛(首选短效药物异丙酚/芬太尼)
  合适、稳定的氧供和通气
  脊柱稳定前提下床头抬高至30°
  通知并等待接受团队治疗

- **转运途中监护**
  每小时进行一次神经系统检查:GCS,瞳孔大小,对光反射
  维持脊柱固定
  连续心电监测
  生命体征:$SBP \geq 110$ mmHg, $SpO_2 > 90\%$,温度36~38℃
  脑室外引流(EVD):在运输过程中需夹闭;ICP检查每5~15分钟1次;保持$ICP \leq 22$ mmHg
  通气:正常通气($EtCO_2$ 35~40 mmHg)(如果可能,请在离开前检查转运呼吸机上的ABG)
  药物:镇静,镇痛,血管活性药物,静脉输液
  特殊药物:甘露醇或HTS(如果持续$ICP > 22$ mmHg);癫痫发作的苯二氮䓬类药物(劳拉西泮4 mg IV或咪达唑仑1 mg IM)
  运输过程中继续医疗记录
  转运人员:重症监护及呼吸专业人员

- **转运后评估**
  患者体位:床头抬高30°或头高脚低、头部中线
  EVD与耳屏高度相一致并进行通畅性检查

## 二十二、成年TBI治疗的生理目标

(1)$SpO_2 \geq 90\%$。

(2)$PaCO_2$ 35~40 mmHg。

(3)pH 7.35~7.45。

(4)$SBP \geq 110$ mmHg(15~49岁或>70岁)。

(5)$SBP \geq 100$ mmHg(50~69岁)。

(6)$ICP \leq 22$ mmHg。

(7)CPP 60~70 mmHg(儿童40~50 mmHg)。

(8)脑组织氧分压$\geq 20$ mmHg。

(9)温度(核心)36~38℃。

(10)血清钠135~145 mmol/L。

(11)葡萄糖80~180 mg/dL。

(12)血小板$\geq 100 \times 10^9$/L。

(13)血红蛋白$\geq 70$ g/L。

(14)$INR \leq 1.4$。

## 二十三、神经系统检查

轻型、中型和重型TBI患者在受伤后的最初24小时仍会由于各种原因继发性颅脑损伤而存在神经功能下降的风险,这些原因包括进行性脑水肿和颅内血肿扩大。约50%创伤性脑挫裂伤病例发生血肿扩大。对于中至重型TBI患者,最好的做法是每小时进行一次神经系统检查,尤其要注意GCS评分和瞳孔检查,以便迅速发现神经系统恶化,在此时间段内发生率可达到大约25%。初次受伤后6小时强烈建议再次行颅脑CT检查,以评估颅内出血是否稳定或恶化。

## 二十四、儿童注意事项

TBI是儿童死亡和残疾的主要原因,也是与受伤相关的儿童死亡的主要原因。这是一个重大的公共卫生负担。在2001—2012年,儿童运动相关的头部外伤急诊就诊率翻了一倍以上。2013年,在14岁以下的儿童中,有640 000例与TBI相关的急诊就诊,18 000例与TBI相关的住院,1 500例与TBI相关的死亡。

儿童受伤的机制因年龄而异,钝性创伤比贯通性创伤更常见。在美国,虐待性头部创伤既是1岁以下儿童TBI死亡的主要原因,也是身体虐待的主要死亡原因。虐待性头部外伤是婴儿和儿童出现精神状态改变、病史不可靠、原因不明的损伤或体格检查与询问的受伤机制不一致时的重要考虑因素。在这种情况下常提示非意外性创伤的存在。坠落和机动车事故分别是在幼儿(0~4岁)和青少年/青年(15~24岁)中与TBI相关的住院的主要原因。对于5~14岁的儿童,跌落和被物体撞击是伤害的主要机制。

标准的GCS评分已被证明可用于3岁以上的儿童。由于语言和运动功能的差异,衍生出了儿科GCS来评估2岁以下儿童的残疾。与标准GCS相似,小儿GCS的总分在3~15,可分为睁眼,运动和言语评分。儿科GCS的言语评分范围包括:无言语反应(V1),嘟哝声,激动和躁动(V2),持续烦躁(V3),哭泣但可安慰(V4),适当的微笑/咕咕声(V5)。儿童运动评分范围从无运动反应(M1)到婴儿自发或主动动作(M6)。

2019年3月发布了最新版的《小儿严重外伤性颅脑损伤管理指南》(第3版),并附有指南和基于共识的治疗方法。这些文件提供了有关神经监护,生理阈值的指导和建议。目标性护理和治疗策略,包括高渗治疗,镇痛和镇静,脑脊液引流,癫痫预防,通气治疗,温度控制,外科治疗,营养和儿童类固醇激素治疗。对于患有重型TBI的儿童,还建议进行ICP监测以改善预后。建议控制$ICP < 20$ mmHg。CPP目标阈值是基于年龄的(40~50 mmHg),婴儿建议

维持在目标CPP的下限,而青少年则应维持在CPP目标值的上限。重型TBI儿童的护理目标与成人相似:确保充足的氧气输送(避免低氧血症),保持适当的血流动力学(避免低血压),降低脑代谢(正常体温,适当的镇痛/镇静,及时治疗癫痫发作)和治疗颅内高压。

颅内高压的一线治疗包括:如果存在EVD,则行CSF引流,推注和(或)输注HTS,镇痛镇静,神经肌肉阻滞和其他渗透性治疗。高渗盐水(HTS)是首选的渗透剂,剂量为2 ～ 5 mL/kg,而甘露醇的剂量为0.5 ～ 1 g/kg。颅内高压的二线治疗包括使用巴比妥盐输注,中度低温(32 ～ 34 ℃),过度通气(28 ～ 34 mmHg)和外科手术(切除肿块或去骨瓣减压术)。应当指出的是,迄今为止尚无大型的针对重度TBI儿童的对照研究,并缺乏急性儿童TBI方法和决策试验(ADAPT)的结果,该试验的结果可能会对现有指南的推荐产生显著影响。

一个系统的基于证据的方法来治疗创伤性颅脑损伤对儿童和成人同样重要。PEGASUS研究评估医生坚持三个关键性指标的维持〔早期开始肠内营养,避免低碳酸血症(PaCO$_2$ < 30 mmHg)和重型TBI后72小时内维持充足的脑灌注压(CPP > 40 mmHg)〕,发现坚持这些指标可改善生存质量,有利儿童顺利出院。

## 二十五、护理注意事项

如上所述,中至重型TBI患者病情较重,需要经常进行神经和身体评估。在床旁检查中会发现许多神经系统疾病。因此,需频繁和一致的检查,以及对患者神经功能下降的迅速识别和反应。尽可能为患者提供舒适的环境及合适的护理。在护理的早期,家人和患者可能需要宗教关怀和社会服务的支持,以提供支持并促进患者对这一改变生活的事件的适应。

要重视护理人员之间的交流,交接护士应一起完成神经系统评估,以便迅速协调神经评估之间的差异。各科室之间的转运需要关闭颅内引流系统,以防止患者运动时引流过多。在照顾半脑切除术患者时,请确保贴上正确的敷料标签,以提醒其他医务人员注意头部的脆弱区域。

(刘英亮)

# 参考文献

[ 1 ] ALAHMADI H, VACHHRAJANI S, CUSIMANO M D. The natural history of brain contusion: an analysis of radiological and clinical progression[J]. J Neurosurg, 2010, 112(5): 1139–1145.

[ 2 ] American College of Surgeons Committee on Trauma, ACS TQIP best practices in the management of traumatic brain injury[M]. 2015.

[ 3 ] ANDREWS P J, et al. Hypothermia for intracranial hypertension after traumatic brain injury[J]. N Engl J Med, 2015, 373(25): 2403–2412.

[ 4 ] BADER M, LITTLEJOHNS LR (EDS). AANN Core curriculum for neuroscience nursing[M]. 5th Edn, 2010.

[ 5 ] BADJATIA N, et al. Guidelines for prehospital management of traumatic brain injury 2nd edition[J]. Prehosp Emerg Care, 2008, 12 (Suppl 1): 1–52.

[ 6 ] BERNARD S A, et al. Prehospital rapid sequence intubation improves functional outcome for patients with severe traumatic brain injury: a randomized controlled trial[J]. Ann Surg, 2010, 252(6): 959–965.

[ 7 ] BOSSERS S M, et al. Experience in prehospital endotracheal intubation significantly influences mortality of patients with severe traumatic brain injury: a systematic review and meta-analysis[J]. PLoS ONE, 2015, 10(10): e0141034.

[ 8 ] BRATTON S L, et al. Guidelines for the management of severe traumatic brain injury. Ⅲ. Prophylactic hypothermia[J]. J Neurotrauma, 2007, 24(Suppl 1): 21–25.

[ 9 ] BROWN J B, et al. Not all prehospital time is equal: influence of scene time on mortality[J]. J Trauma Acute Care Surg, 2016, 81(1): 93–100.

[ 10 ] BULLOCK M R, et al. Surgical management of acute epidural hematomas[J]. Neurosurgery, 2006, 58(Suppl 3): 7–15.

[ 11 ] BULLOCK M R, et al. Surgical management of acute subdural hematomas[J]. Neurosurgery, 2006, 58(Suppl 3): 6–24.

[ 12 ] BULLOCK M R, et al. Surgical management of depressed cranial fractures[J]. Neurosurgery, 2006, 58(Suppl 3): 56–60.

[ 13 ] BULLOCK M R, et al. Surgical management of posterior fossa mass lesions[J]. Neurosurgery, 2006, 58(Suppl 3): S47–S55.

[ 14 ] BULLOCK M R, et al. Surgical management of traumatic parenchymal lesions[J]. Neurosurgery, 2006, 58(Suppl 3): 25–46.

[ 15 ] CAP A P, SPINELLA P C. Severity of head injury is associated with increased risk of coagulopathy in combat casualties[J]. J Trauma, 2011, 71(Suppl 1): 78–81.

[ 16 ] CARNEY N, et al. Guidelines for the management of severe traumatic brain injury, fourth edition[J]. Neurosurgery, 2017, 80(1): 6–15.

[ 17 ] Centers for Disease Control and Prevention; National Hospital Ambulatory Medical Care Survey (NHAMCS), 2010.

[ 18 ] Centers for Disease Control and Prevention; National Hospital Discharge Survey (NHDS), 2010.

[ 19 ] Centers for Disease Control and Prevention; National Vital Statistics System (NVSS), 2006–2010.

[ 20 ] CHESNUT R M, et al. A trial of intracranial-pressure monitoring in

traumatic brain injury[J]. N Engl J Med, 2012, 367(26): 2471−2481.

［21］ CLIFTON G L, et al. Very early hypothermia induction in patients with severe brain injury (the National Acute Brain Injury Study: Hypothermia II): a randomised trial[J]. Lancet Neurol, 2011, 10(2): 131−139.

［22］ COLLABORATORS C-T, et al. Effects of tranexamic acid on death, vascular occlusive events, and blood transfusion in trauma patients with significant haemorrhage (CRASH-2): a randomised, placebo-controlled trial[J]. Lancet, 2010, 376(9734): 23−32.

［23］ COOPER D J, et al. Effect of early sustained prophylactic hypothermia on neurologic outcomes among patients with severe traumatic brain injury: the polar randomized clinical trial[J]. JAMA, 2018, 320(21): 2211−2220.

［24］ COOPER D J, et al. Effect of early sustained prophylactic hypothermia on neurologic outcomes among patients with severe traumatic brain injury: the polar randomized clinical trial[J]. JAMA, 2018, 320(21): 2211−2220.

［25］ CORONADO V G, et al. Trends in sports- and recreation-related traumatic brain injuries treated in US Emergency Departments: The National Electronic Injury Surveillance System—All Injury Program (NEISS-AIP) 2001−2012[J]. J Head Trauma Rehabil, 2015, 30(3): 185−197.

［26］ CORONADO V G, MCGUIRE L, FAUL M, et al. Traumatic brain injury epidemiology and public health issues[M]. In: Brain injury medicine: Principles and practice, 2012.

［27］ DEWAN Y, et al. CRASH-3—tranexamic acid for the treatment of significant traumatic brain injury: study protocol for an international randomized, double-blind, placebo-controlled trial[J]. Trials, 2012, 13: 87.

［28］ EDWARDS P, et al. Final results of MRC CRASH, a randomised placebo-controlled trial of intravenous corticosteroid in adults with head injury-outcomes at 6 months[J]. Lancet, 2005, 365(9475): 1957−1959.

［29］ FAUL M, WALD M M, XU L, et al. Traumatic brain injury in the United States: emergency department visit, hospitalizations, and deaths. Centers for Disease Control and Prevention, National Center for Injury Prevention and Control, 2010.

［30］ FEVANG E, et al. A systematic review and meta-analysis comparing mortality in pre-hospital tracheal intubation to emergency department intubation in trauma patients[J]. Crit Care, 2017, 21(1): 192.

［31］ FODSTAD H, KELLY P J, BUCHFELDER M. History of the cushing reflex[J]. Neurosurgery, 2006, 59(5): 1132−1137.

［32］ FRONTERA J A, et al. Guideline for reversal of antithrombotics in intracranial hemorrhage: a statement for healthcare professionals from the neuro-critical care society and society of critical care medicine[J]. Neurocrit Care, 2016, 24(1): 6−46.

［33］ https: //siren.network/clinical-trials/boost−3.

［34］ INABA K, et al. A prospective multicenter comparison of levetiracetam versus phenytoin for early posttraumatic seizure prophylaxis[J]. J Trauma Acute Care Surg, 2013, 74(3): 766−771.

［35］ JAMES S L, THEADOM A, ELLENBOGEN R G, et al. Global, regional, and national burden of traumatic brain injury and spinal cord injury, 1990−2016: a systematic analysis for the Global Burden of Disease Study 2016[J]. Lancet Neurol, 2019, 18(1): 56−87.

［36］ JONES K E, et al. Levetiracetam versus phenytoin for seizure prophylaxis in severe traumatic brain injury[J]. Neurosurg Focus, 2008, 25(4): 3.

［37］ KOCHANEK P M, et al. Guidelines for the management of pediatric severe traumatic brain injury, 3rd edition: update of the brain trauma foundation guidelines[J]. Pediatr Crit Care Med, 2019, 20(3S Suppl 1): 1−82.

［38］ KOCHANEK P M, et al. Management of pediatric severe traumatic brain injury: 2019 consensus and guidelines-based algorithm for first and second tier therapies[J]. Pediatr Crit Care Med, 2019, 20(3): 269−279.

［39］ LE ROUX P, et al. The International Multidisciplinary Consensus Conference on Multimodality Monitoring in Neurocritical Care: a list of recommendations and additional conclusions: a statement for healthcare professionals from the Neurocritical Care Society and the European Society of Intensive Care Medicine[J]. Neurocrit Care, 2014, 21 (Suppl 2): 282−296.

［40］ LOZIER A P, et al. Ventriculostomy-related infections: a critical review of the literature[J]. Neurosurgery, 2002, 51(1): 170−181.

［41］ MENON D K, et al. Position statement: definition of traumatic brain injury[J]. Arch Phys Med Rehabil, 2010, 91(11): 1637−1640.

［42］ MUIZELAAR J P, et al. Adverse effects of prolonged hyperventilation in patients with severe head injury: a randomized clinical trial[J]. J Neurosurg, 1991, 75(5): 731−739.

［43］ OKONKWO D O, et al. Brain oxygen optimization in severe traumatic brain injury phase-II: a phase II randomized trial[J]. Crit Care Med, 2017, 45(11): 1907−1914.

［44］ Percent Distributions of TBI-related Emergency Department Visits by Age Group and Injury Mechanism—United States, 2006−2010, 2016.

［45］ Prehospital Trauma Life Support Committee of the National Association of Emergency Medical Technicians & Committee on Trauma of the American College of Surgeons, Prehospital Trauma Life Support[M]. 8th ed. Burlington, MA: Jones & Bartlett Learning, 2016.

［46］ ROBERTS I, et al. Effect of intravenous corticosteroids on death within 14 days in 10008 adults with clinically significant head injury (MRC CRASH trial): randomised placebo-controlled trial[J]. Lancet, 2004, 364(9442): 1321−1328.

［47］ SPAITE D W, et al. Mortality and prehospital blood pressure in patients with major traumatic brain injury: implications for the hypotension threshold[J]. JAMA Surg, 2017, 152(4): 360−368.

［48］ SPAITE D W, et al. The effect of combined out-of-hospital hypotension and hypoxia on mortality in major traumatic brain injury[J]. Ann Emerg Med, 2017, 69(1): 62−72.

［49］ STEIN S C, SMITH D H. Coagulopathy in traumatic brain injury[J]. Neurocrit Care, 2004, 1(4): 479−488.

［50］ STIELL I G, et al. The OPALS major trauma study: impact of advanced life-support on survival and morbidity[J]. CMAJ, 2008, 178(9): 1141−1152.

［51］ STIVER S I, MANLEY G T. Prehospital management of traumatic brain injury[J]. Neurosurg Focus, 2008, 25(4): 5.

［52］ STOCCHETTI N, FURLAN A, VOLTA F. Hypoxemia and arterial hypotension at the accident scene in head injury[J]. J Trauma, 1996, 40(5): 764−767.

［53］ SZA ARSKI J P, et al. Prospective, randomized, single-blinded comparative trial of intravenous levetiracetam versus phenytoin for seizure prophylaxis[J]. Neurocrit Care, 2010, 12(2): 165−172.

［54］ TALVING P, et al. Coagulopathy in severe traumatic brain injury: a prospective study[J]. J Trauma, 2009, 66(1): 55−61.

［55］ TEASDALE G, JENNETT B. Assessment of coma and impaired consciousness: a practical scale[J]. Lancet, 1974, 2(7872): 81−84.

[ 56 ] TEMKIN N R, et al. A randomized, double-blind study of phenytoin for the prevention of post-traumatic seizures[J]. N Engl J Med, 1990, 323(8): 497−502.

[ 57 ] The Association of Anesthetists of Great Britain and Ireland. Recommendation for the safe transfer of patients with brain injury, 2006, Retrieved from http: //www.aagbi.org. Accessed 4 Mar 2019.

[ 58 ] The Management of Traumatic Brain Injury in Children: Opportunities for Action in Centers for Disease Control and Prevention. (2018). Report to Congress: The Management of Traumatic Brain Injury in Children, National Center for Injury Prevention and Control; Division of Unintentional Injury Prevention. Atlanta, GA.

[ 59 ] TRAN A, et al. Permissive hypotension versus conventional resuscitation strategies in adult trauma patients with hemorrhagic shock: a systematic review and meta-analysis of randomized controlled trials[J]. J Trauma Acute Care Surg, 2018, 84(5): 802−808.

[ 60 ] TU H. Intrafacility transportation of patients with acute brain injury[J]. J Neurosci Nurs, 2014, 46(3): 12−16.

[ 61 ] VAVILALA M S, et al. The pediatric guideline adherence and outcomes (PEGASUS) programme in severe traumatic brain injury: a single-centre hybrid implementation and effectiveness study[J]. Lancet Child Adolesc Health, 2019, 3(1): 23−34.

[ 62 ] VESPA P M, et al. Acute seizures after intracerebral hemorrhage: a factor progressive midline shift and outcome[J]. Neurology, 2003, 60(9): 1441−1446.

[ 63 ] VESPA P M, et al. Nonconvulsive electrographic seizures after traumatic brain injury result in a delayed, prolonged increase in intracranial pressure and metabolic crisis[J]. Crit Care Med, 2007, 35(12): 2830−2836.

[ 64 ] VESPA P M, et al. Nonconvulsive seizures after traumatic brain injury are in associated with hippocampal atrophy[J]. Neurology, 2010, 75(9): 792−798.

[ 65 ] VESPA P M, et al. The epilepsy bioinformatics study for anti-epileptogenic therapy (EpiBioS4Rx) clinical biomarker: study design and protocol[J]. Neurobiol Dis, 2019, 123: 110−114.

[ 66 ] VESPA P, et al. Delayed increase in extracellular glycerol with post-traumatic electrographic epileptic activity: support for the theory that seizures induce secondary injury[J]. Acta Neurochir Suppl, 2002, 81: 355−357.

[ 67 ] VESPA P, et al. Increase in extracellular glutamate caused by reduced cerebral perfusion pressure and seizures after human traumatic brain injury: a microdialysis study[J]. J Neurosurg, 1998, 89(6): 971−982.

[ 68 ] VESPA P, et al. Metabolic crisis occurs with seizures and periodic discharges after brain trauma[J]. Ann Neurol, 2016, 79: 579−590.

[ 69 ] ZEHTABCHI S, et al. Tranexamic acid for traumatic brain injury: a systematic review and meta-analysis[J]. Am J Emerg Med, 2014, 32(12): 1503−1509.

# 节选十
# 创伤性脊柱损伤

摘　要：创伤性脊柱损伤(TSI)往往和显著的短期或长期的神经功能障碍有关,并导致极高的致残率及致死率。早期的脊柱稳定措施和干预治疗能减少一些TSI后的继发性事件。本文就最近的资料综述了对改善神经功能结局有作用的物理的或者药物的稳定治疗措施。强调早期的ICU/NICU医师尽早稳定患者状况,及早进行外科干预。对SCI的长期并发症的预防也做了复习。

关键词：脊髓损伤(SCI),创伤性脊柱损伤(TSI),神经性休克,NEXUS,加拿大C-spine规则

## 一、引言

据估计,美国每年发生的创伤性脊髓损伤(TSI)发病率约为40/100万。估计每年新增12 000～15 500例。在美国,有长期后遗症的患者数目约285 000名,估计的范围在247 000～358 000。

按照发生频率的顺序,导致脊髓损伤的机制依次如下。

(1)机动车碰撞(42%)。

(2)坠落(27%)。

(3)与暴力有关的行为(15%)。

(4)运动伤害(8%)。

(5)其他原因(9%)。

超过50%患者脊柱的损伤是孤立性的,而近25%伴有脑、胸部和(或)严重肢体损伤。合并脊柱损伤的多发伤患者往往面临更特殊的挑战,因为这增加了继发性脊髓损伤的概率。比如胸部外伤、腹部损伤及四肢的损伤增加了缺氧、低血压的机会,这对损伤的脊髓有着不利的影响。所以,对这些患者就诊后起初数小时的首要重症监护处理是要稳定患者的状况,尤其是对脊髓损伤有手术干预计划的患者。

尽管传统上认为是年轻男性多发,但最近对TSI患者的流行病学研究描述了其双峰分布的特征。不出所料,第一个高峰出现在青少年和青年。但第二个高峰出现在老年人口(年龄＞65岁)。在老年人群,损伤的方式有所不同,将在后文详细阐述。

TSI患者的预期寿命显著低于普通人群。尽管在治疗和康复方面有所进步,但其平均寿命仍显著低于预期。脊髓损伤患者的平均寿命与损伤的节段和程度有关。对一个50岁左右任意节段的不全性损伤的TSI患者,一生平均医疗费用在1 153 000美元(按2017年美元计),而对于25岁高位截瘫的患者,则费用可高达4 891 000美元。

脊椎受伤往往容易发生在活动度最大的节段。颈椎TSI占创伤性TSI的50%以上,并且与发生在胸部或腰部水平的损伤相比,伴发短期和长期的脊髓损伤的发病率高得多。最常见的损伤是不完全性四肢瘫痪(31%),完全性偏瘫(25%),完全性四肢瘫痪(20%)和不完全性截瘫(19%)。

## 二、诊断

在传统的教科书中,评估钝性损伤患者脊柱损伤时,除非有证据排除,医务人员应当假定患者是有脊柱损伤的。

有些组织已经提出将"脊柱固定"改为"限制脊柱运动",并建议不应该在低风险的脊柱损伤患者中使用包括颈托和背板等脊柱运动限制措施。术语的改变是因为认识到在对遭遇创伤的患者进行护理和医学评估时,要真正实现无任何移动的脊柱固定是非常困难的。限制脊柱运动才是处置可疑TSI患者的真实方法。对受伤机制中可能导致脊柱损伤以及以下情况的患者,应该考虑限制脊柱活动。

(1)意识水平的改变或醉酒状态。

(2)病灶的中线脊柱骨性疼痛和(或)压痛。

（3）病灶的神经症状和（或）症状（例如麻木，运动无力）。

（4）脊柱的解剖学畸形或错位。

（5）牵拉性的非脊柱外伤（即伴随肢体骨折或腹腔内损伤等）。

也会有些不典型的情况，如有些贯通伤的患者和（或）有心脏停搏，也可能合并脊柱和脊髓的损伤，需要考虑限制脊柱活动。在这些情况下，处理的优先顺序有所不同，首要的是要关注患者的气道、呼吸和循环，以尽早稳定患者的生命体征。但若存在直接的颈部的枪伤、背部中线的损伤、胸部中线的损伤，需要最高程度地关注脊柱情况。

对于任何有上述危险因素的患者，应限制脊柱活动，直至能排除不稳定的损伤。在院前情况下，有TSI危险因素的患者通常装有颈托以限制颈椎活动，然后使用脊椎保护技术将患者转运到医院。脊柱保护技术可能包括使用颈托和（或）背板来协助转运或运输。不同类型的颈托对限制脊柱活动的程度有所不同。患者应保持仰卧位，使用"滚木"技术以在必要时协助运动。如果需要的话，可以通过降低患者的足部，或者将物品放置在背板下方，利用抬高床头、放低患者的足部实现反Trendelenberg体位，但应将患者保持严格的仰卧位。如果患者醉酒并且不能配合医学评估，可能需要进行药物镇静或物理手段限制，以确保对脊柱的保护，更重要的是对脊髓的恰当保护。在将患者从损伤现场转运到急诊室，或者在院间转移时，评估患者的舒适度，避免压力损伤也很重要，尤其是没有反应能力的患者。值得注意的是，在创伤患者中比例逐步增加的老年人群，使用药物镇静将可能面临挑战。

一旦进入急诊科（ED），疑似颈椎损伤患者的即时评估与任何其他创伤患者没有区别。ABC（气道，呼吸和循环）是最优先的。一般来说，大多数脊柱损伤的诊断和治疗可以推迟到解决其他诸如出血或创伤性颅脑损伤等危及生命的损伤后。一旦对脊柱进行了保护，临床医生应该着手进行初步的检查。评估患者的ABC和功能障碍情况。然后，医生应该充分暴露患者以寻找受伤的迹象。

在初步评估中，对功能障碍的评估，临床医生应该快速地进行基本神经系统评估。在创伤患者中，这可以简化为患者的格拉斯哥昏迷量表（GCS）、瞳孔大小、反应性，以及四肢的活动能力。如果在进行这三项评估之前患者已经被气管插管，则预后评估困难。

在完成旨在评估可能危及生命的伤害的初步评估，后续的评估应进行从头到脚的检查，包括更全面的

现病史（如果可能获得的话）。在疑似脊髓损伤患者中，应检查整个脊柱和椎旁肌肉组织的畸形，并触诊以寻找局灶性压痛部位。脊椎骨折或半脱位可能会导致触诊脊柱或沿颈背部中线局部压痛。男性患者中存在阴茎异常勃起、任何患者的大小便失控均需排查TSI。在初步调查中，须保持对脊柱损伤的警惕性。在评估颈椎时，将保持颈托前部硬的部分和身体接触，维持头颈部稳定，临床医生将其手伸入到颈后面进行检查，这样可能会使检查更安全。

如果在背板上运输，则应尽快转移患者，理想的情况下完成了初步检查和（或）之后的评估时尽快除去背板。将患者留在背板上可能会快速导致并发症的发生和额外的疼痛增加。当施加于皮肤的压力大于舒张压时，压疮或深部组织损伤可能发生。研究表明，在第1个小时内皮肤即可发生快速破损。老年、肥胖患者，置于更硬物体表面的患者以及低血压的患者更容易发生组织损伤。另外，在其他的研究发现，更低的GCS评分，ICP监测的患者，固定装置处有痛感和创伤评分高的患者，发生压疮的风险更高。

压疮和深部组织的损伤与较高的死亡率，需要昂贵的治疗费用和较长的住院时间有关。除了与背板有关的损伤之外，躺在硬板上将增加疼痛主诉，可能会导致不必要的影像学检查，同时将增加成本和额外的辐射风险。

（一）NEXUS（国家紧急X线成像应用研究）低风险标准（NLC）

在NEXUS研究中，证实了由五项标准组成的临床排除方案在排除颈椎损伤具有100%的敏感性。第一个标准要求医生识别患者的醉酒迹象。在开始的研究中，要求闻嗅患者的酒精气味。第二个标准要求医生评估局灶性神经功能缺陷的存在。第三个标准是识别患者牵拉性的疼痛。在NEXUS研究中，牵拉性损伤没有具体的定义，但研究中妨碍临床排除的例子有：

（1）长骨骨折。

（2）大裂伤。

（3）脱套伤或挤压伤。

（4）大面积烧伤。

（5）需要外科手术会诊的内脏受伤。

（6）任何造成急性功能障碍的损伤。

根据第四条标准，医生应该评估患者是否具有正常的警觉水平。具体来说，患者对外部刺激不应该有任何延迟或不适当的反应。最后，为了评估第五个标准：触诊后中线的压痛，医生应该解开颈托的贴带，在颈托前部仍然固定的情况下，推动每个椎骨，监测患者

的疼痛反应。使用NEXUS标准，如果没有引起痛苦的反应，并且患者符合所有前面几条的标准，则可以除去颈托，也不需要行颈椎的成像。

（二）加拿大C-Spine规则（CCR）

CCR并不仅是颈后压痛而排除的临床阴性诊断。它包括18～65岁患者阴性诊断的低风险及高风险的诊断标准（引自：http://www.mdcalc.com/canadian-c-spinerule）。虽然比较复杂，但CCR的特异性更高，与NEXUS标准相比，更多的患者将被排除。后颈部压痛的存在可能是选择规则的决定点之一。如果患者有压痛，NEXUS将无法使用，但患者仍可根据CCR规则决定不行影像学检查。

在CCR中，最后的排除诊断是让患者将其头部向左或者向右旋转45°。患者不能执行这一操作提示患者需进一步影像学检查。在CCR后续的进一步研究仍然显示这项内容有很好的灵敏度和阴性预测值。虽然这不是NEXUS报告的标准，但仍建议作为排除诊断的最后标准。在做这部分评估时，临床医生应该记住，患者在这范围内的活动可能会经历轻度疼痛感觉，如果这个动作完成起来很痛苦，可能存在韧带的损伤。此时，C形颈托应该保留，并进行高级的影像学检查。

（三）影像学检查

从历史上看，3维的颈椎X线序列是颈椎损伤标准的初始检查。然而，如果临床医生认为需要适当的影像学检查，东方创伤外科协会（EAST）和美国放射学会建议使用多平面重建的CT作为初始的影像学检查方法。基于循证基础上的干预将有效地减少急诊室的不必要的颈椎成像检查。如果有确切的影像学证据表明颈椎损伤，应该通过CTA或者MRA检查了解椎动脉损伤的可能，尤其是存在椎动脉孔受累的迹象时。最近有证据表明，在颈部受到严重创伤的时候，应该筛查椎动脉和颈动脉受损的情况。很显然，这是基于研究所做出的推荐和改进。

如果影像学检查（X线或CT扫描）结果为阴性，临床医生应该重新尝试将患者的颈托解除。如果在解除颈托时，仍然有持续的中线部位压痛，颈托仍应该保留。如果没有明显的中线压痛，应该要求患者做如上描述的左右45°活动。如果患者无法完成，则应该重新放置颈托。在系统性的方案中，须有进一步的影像学检查，由保健医生，创伤外科医生，脊柱外科医生等进行等会诊及适当的随访。

必须使用临床判断来排除可能的胸腰椎（TL）脊柱损伤，因为目前还没有行之有效的指南。胸腰段脊柱局灶性压痛，神经功能缺损和高能量损伤机制是已

确定与TL脊柱损伤相关的危险因素。在强直性脊柱炎和弥漫性原发性骨增生症（DISH）的患者，因为颈椎和胸椎僵化，这类人群发生骨折的风险是增加的。一旦骨折，伴发脊髓损伤的概率为19%～97.3%。在这类患者，应保持更高的警惕性。

此外，在脊柱骨折患者中，第二个非毗邻骨折的发生率估计高达15%。因此，当确定椎体骨折时，建议整个脊柱进行成像评估伴随骨折的情况。

（四）运动和感官测试

如果在初始筛查过程中发现任何神经异常，则应进行所有脊髓水平运动和感觉功能的详细神经检查，并应限制脊柱的活动。

任何疑似TSI患者的神经系统检查应重点关注运动和感觉检查，以及直肠和会阴感觉的检查。如果患者在这些区域中有任何异常，应该将病变定位于出现功能障碍的最高脊髓水平。作为一般指导，一些通常提到的运动和感官水平如下。

1. 运动肌

（1）C4：三角肌。

（2）C5：肱二头肌。

（3）C6：腕伸肌。

（4）C7：肱三头肌。

（5）T1：手指绑架。

（6）L2：髋屈肌。

（7）L3：膝关节屈曲。

（8）L4：踝背屈。

（9）S1：跖屈。

2. 感觉

（1）C4：三角肌。

（2）T4：乳头水平。

（3）T10：脐水平。

以上对应的是这些区域的肌肉和皮肤的功能障碍。对于TSI可疑的患者，直肠检查是至关重要的，因为直肠张力的降低可能是TSI的唯一标志，有助于区分完全性和不完全性病变，这对于功能恢复的预后判断至关重要。

（五）美国脊髓损伤协会（ASIA）损伤量表

美国脊椎损伤协会（ASIA）推荐了详尽的运动和感官检查。这是美国神经外科医师协会和神经外科医师大会推荐的首选评估工具。ASIA还定义了一个五项基本元素的量表，即ASIA损伤量表（AIS），作为神经系统恢复的预后判断。

（1）完全：在最低的骶段没有运动或感觉功能。

（2）不完全：在最低的骶段保留了感觉，而无运动

功能。

（3）不完整：在神经脊柱节段以下，少于1/2的关键肌肉保留了3级或更好的肌力。

（4）不完整：在神经脊柱节段以下，至少1/2的关键肌肉保留了3级或更好的肌力。

（5）感觉和运动功能正常。

完全性损伤，即损伤节段以下的感觉或运动功能丧失，功能恢复的预后较差。需要注意的是，在脊髓休克的情况下，感觉或功能的丧失可能是脊柱休克本身的表现，而不是原发性损伤。一旦脊髓休克缓解，则可表现为不完全性损伤。不完全性损伤有更好的功能恢复预后。

（六）综合征

现已描述了一些不同的神经综合征。这些神经系统的表现取决于局部的解剖和损伤部位。2016年，Diaz和deMorales详细综述了这些相关的解剖。如果存在的话，这些综合征有助于指出损伤的程度和性质。

（1）脊髓前动脉综合征（ACS）：表现为疼痛、温度觉和运动功能的丧失，但保留了轻触觉。它是由脊髓前部受伤引起的，通常是因为挫伤或脊髓前动脉闭塞所致。前索综合症状与轴向压迫引起脊柱爆裂性骨折并伴有骨折碎片向后压迫。

（2）中央索综合征（CCS）：表现为颈髓丧失运动能，但保留相对较低的下肢肌力。这通常是由于过度伸展损伤，常见于老年颈椎管狭窄患者，鉴于向后突出的钙化椎间盘及骨赘。它通常不伴骨折，而是伴随着黄韧带或骨赘引起脊髓的挫伤，导致脊髓中心内的出血。上肢受累程度甚于下肢，远端肌力受累甚于近端。

这和皮质脊髓束的分布特点有关。管理手指的纤维束分布于更中心的位置。外侧的皮质脊髓束的损伤程度的不同，决定了下肢的肌力。CCS是最常见的不完全性脊髓损伤。急性疝出的椎间盘也可以导致CCS。附图10-1显示了外伤后导致颈椎间盘的向后突出引起的急性起病的CCS患者。附图10-2显示的是一例颈椎管狭窄的患者。可以看到椎管的狭窄和脊髓的受压。轻微的摔倒可以很容易因为过伸导致脊髓暂时性受压导致CCS，从而产生显著的临床表现。

（3）Brown-Sequard综合征：表现为偏瘫，同侧轻触觉和对侧疼痛、温度觉丧失。这是由于脊髓的半切性损伤。最常见的是贯通性脊柱损伤，常见于枪弹或刀伤，或脊柱侧块的骨折。也可由畸形出血或者疝出的椎间盘所致。

（4）脊髓后索综合征：症状表现为损伤平面以下本体感觉、触觉的丧失。这可由直接的后方的贯通伤导致的脊髓后动脉损伤所致。

## 三、处理

### 确认或怀疑TSI的初始处理

一旦骨折确诊，应在所有治疗过程中限制脊柱活动。与无脊髓损伤或TL损伤的患者相反，颈椎TSI患者往往有危及生命的问题，这往往是脊柱损伤的直接后果。这些问题需要紧急关注，并在这些患者的急性期处置中优先考虑。

（一）气道

有多种因素可能会导致颈椎TSI患者呼吸道的极高风险。因颈部直接创伤和局部出血导致的气道和

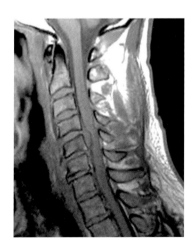

附图10-1　MRI显示C4～C5水平的椎间盘急性疝出

这导致局部椎管的狭窄，并造成患者跌倒后的脊髓中央综合征的临床表现。

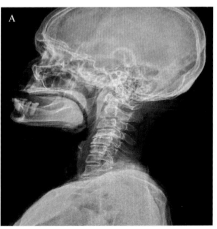
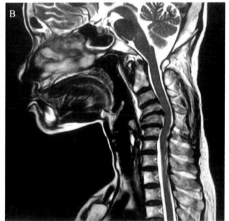

附图10-2　颈椎椎管的狭窄造成椎管中线变窄

A. X线颈椎；B. MRI颈椎。

软组织水肿或血肿可以导致气道的损害。在高位颈椎（C3～C5）TSI的患者中，膈肌的失神经支配以及胸壁和腹壁肌肉肌力的丧失使患者无法保持适当的氧合和通气。完全性TSI以上（高于C3）的患者几乎总是会在原发损伤后的几分钟内停止呼吸，如果不是在院前抢救插管，通常会出现心搏骤停。

作为一般性建议，所有高于C5节段的完全性颈椎TSI的患者应尽快插管。

不完全或较低节段损伤的患者保持氧合和通气的能力差异较大，需要紧急插管的一般指征包括如下。

（1）明显的呼吸窘迫。

（2）呼吸困难。

（3）诉无法"喘气"。

（4）无法屏住呼吸12秒（让患者尽可能多地数，如果少于20，考虑呼吸功能受损）。

（5）肺活量 < 10 mL/kg 或肺活量降低。

（6）"腹式呼吸"或"quad呼吸"：腹式呼吸突出。

（7）$PCO_2$ > 基线 20 mmHg 以上。

如果有疑问，对颈椎TSI患者，最好进行插管，而不是等到必须插管时才紧急进行。通常患者入院后短时会因为脊髓水肿使原发性损伤加重，从而导致肌力的进行性丧失。因此，非常有必要对这些患者呼吸功能恶化保持警惕并进行监测。

看似稳定的患者，医生应考虑监测呼气末二氧化碳，以便客观评估其通气功能。附表10-1为急性颈椎TSI患者的紧急气管插管提供了一些绝对和相对的指征。

#### 附表10-1　创伤性颈椎损伤患者气管插管的适应证

- 绝对适应证
  - C5水平以上完全性SCI
  - 呼吸窘迫
  - 各种改善氧合措施无效的低氧血症
  - 严重的呼吸性酸中毒

- 相对适应证
  - 有"气短"的主诉
  - 出现"quad呼吸"，出现矛盾的腹式呼吸
  - 肺活量（VC）< 10 mL/kg，或肺活量下降

- 应该考虑
  - 需要转运离开急诊室（到MRI室或者其他部门）

一般来说，需要非紧急插管的颈椎TSI患者应该由有经验的医师使用光纤镜技术清醒状态下进行插管。这样可以减少颈椎的移动，减少在韧带或骨折不

稳定的情况下加剧脊髓损伤的风险。它也将允许在插管后进行神经学检查以记录任何改变。需要急诊紧急插管的患者应使用快速序贯插管（RSI）插管。插管者应该强烈考虑有助于减少颈椎活动的可视喉镜和（或）气道辅助器，使声带的可视性最佳。颈托应该移除，并且极度小心避免颈部过伸，使损伤恶化的风险降到最低（附表10-2）。

#### 附表10-2　检查清单创伤性脊柱损伤清单第1个小时

- □ 在脊柱专科医生检视患者前，用颈托固定脊柱，并保持"平卧/卧床"的脊柱预防措施
- □ 静脉补液，必要时使用血管活性药物，保持SBP > 90 mmHg
- □ 如果$SpO_2$ < 92%，则给予$O_2$吸入
- □ 通气衰竭时考虑早期插管
- □ 排除其他原因引起的低血压，如出血，气胸，心功能不全，不要假设为神经源性休克

没有RSI药物方案可供推荐。但应该考虑到这些患者的血管可能已经因交感神经张力丧失而扩张。因此，进一步减少儿茶酚胺释放的药物可能会导致低血压和心动过缓恶化。气管或喉部手术以及任何程度的缺氧均可以刺激这些患者的心动过缓反应。在急性颈椎TSI患者的气道操作时，应保证随时有阿托品和去氧肾上腺素备用。虽然传统上，由于高钾血症去极化的风险，TSI患者避免使用，但琥珀胆碱可在伤后的前48小时乙酰胆碱受体上调之前安全使用。

（二）呼吸

在多种因素的联合作用下，颈椎TSI患者存在氧合和通气不足的高风险。高颈椎TSI导致膈肌功能丧失，并可能导致窒息。对通气功能非常重要的胸壁和腹部肌肉，即便在不完全受伤的患者中，也经常受损严重。

这导致通气不足，并因无法咳嗽以有效地清除气道分泌物。误吸，分泌物滞留和肺不张的发展有助于进一步呼吸代偿失调。医师应该考虑使用呼气末二氧化碳监测，协助决定是否需要插管。多发伤患者常常伴有肺挫伤、气胸等并发症。

高达65%的颈椎TSI患者入住重症监护病房（ICU）时将有呼吸功能障碍的迹象。应补充氧气供给使所有颈椎TSI患者保持动脉氧饱和度 > 92%，因为低氧血症对神经系统损伤患者是极其有害的。气管插管前应预先给予适当的氧化。供血不足可导致高度颈椎TSI患者的严重心动过缓，因为TSI患者的迷走神经失去了拮抗。在该患者群体中对无创通气方法的使用

须谨慎,因为无法咳嗽和清除分泌物可能导致误吸风险增加。

（三）循环系统

高于T6水平的TSI患者发生神经源性休克的风险很高。患者遭受交感神经链的中断,无法拮抗迷走神经张力。这导致了分布性休克,表现为低血压和心动过缓,不同的心率水平也见诸报道。心动过缓是神经源性休克有别于其他类型休克的一个显著的表现。须注意,不能因为患者没有心率增快就断定患者是神经源性休克。健康青年男性、老年患者、之前服用β受体阻滞剂的患者在出血的情况下,也不表现为心率增快。

与出血引起低血容量性休克的患者相反,神经源性休克的患者一般为低血压、肤温干燥。这是由于交感神经失张力,导致血流无法从外围重新回到核心的循环。但是,多发伤患者,可能存在其他原因引起的低血压,如失血性休克或张力性气胸。须立即识别这些原因并立即解决。

一般来说,脊髓损害的平面越高,损害越完全,其神经源性休克越严重且难治。这些表现预计将持续1～3周。由于进行性脊髓的水肿和缺血,导致其损伤的升高,患者可能在伤后数小时至数天内出现神经源性休克的表现。值得注意的是,"脊柱休克"术语与血流动力学无关,而是指损伤程度以下的脊髓反射的丧失。

神经源性休克的一线治疗始终是液体复苏以确保恰当的循环血量。交感神经张力的丧失导致血管舒张,从而需要增加循环血量。一旦循环血量稳定,二线治疗包括血管升压药和（或）正性肌力药（另见节选十四）。目前还没有明确的药物推荐使用。可供选择的药物包括如下。

（1）去甲肾上腺素:同时具有α和β受体的活性,从而改善外周血管收缩和加强心肌收缩力,起到促进血压和改善心动过缓的作用,可能是首选药物。

（2）去氧肾上腺素:是一种非常常用的纯粹的$\alpha_1$受体激动剂,易滴定。去氧肾上腺素缺乏β受体活性,不用于治疗心动过缓,并可能通过反馈机制导致心率的进一步变缓。对于T6以下水平损伤的患者,这是最好的选择,因为这类患者通常重要的问题并非心率过缓。

（3）多巴胺:也常用,但通常需要高剂量［＞10 μg/（kg·min）］才能具有α血管收缩效应。在低剂量下β效应显著。如果使用较低的剂量,可能会无意中导致利尿,加剧相对血容量不足。多巴胺能增加患者的心律失常事件,在心源性休克患者中使用,会增加死亡率。

（4）肾上腺素:是$\alpha_1$、$\alpha_2$和$\beta_1$、$\beta_2$激动剂,能收缩血管和增加心排血量。在高剂量情况下,可能导致黏膜缺血。在大多数中心,肾上腺素很少需要或使用。

（5）多巴酚丁胺:是纯β受体激动剂和正性肌力药,能用于治疗心动过缓及由交感张力低所致的心脏功能紊乱而引起的低血压。须注意的是,如果在循环血量不足的情况下使用,可能导致低血压。

在中心静脉通路建立之前,所有的正性肌力药和血管收缩药在紧急情况下都可以通过外周静脉注射给药。

美国神经外科医师协会（AANS）和中枢神经外科医师协会（CNS）的急性颈髓和脊髓损伤处理指南建议在急性TSI的前7天维持平均动脉压（MAP）为85～90 mmHg,改善脊髓灌注。这基于一项非对照研究,该研究证明在伤后7天维持MAP为85 mmHg对患者有益。医疗人员对有伴发损伤的患者升高血压应保持谨慎,尤其是伴有创伤性颅脑损伤。对TSI患者开始或计划升高MAP目标之前,应对每位患者进行全面的风险-收益分析。

（四）对确认损伤的固定

如前所述,在采取确切的处理措施前,明确颈椎骨折患者应使用颈托在背板上保持固定,采取"伸臂滚翻"的防范措施。治疗的最初目标应该是防止由脊柱活动引起的进一步损伤,导致神经功能的恶化。另一个目标是尽量减少皮肤破损,同时保持脊柱稳定。

研究表明,费城TM颈托和迈阿密JTM颈托比标准紧急医疗服务（EMS）的颈托能更有效地减少颈椎脊柱活动范围。有证据表明,与其他颈椎固定的颈托相比,迈阿密JTM对患者面部组织施加的压力最小。在C2～C5稳定的颈椎损伤中需要使用迈阿密JTM颈托。对C6～T2的稳定损伤需要固定时,可以增加向胸部的延伸。应该指出的是,没有一个颈托可以阻止谵妄的患者移动其头部,这可能会使伤势恶化。激越的患者可能需要积极的镇痛和镇静,以尽量减少颈椎活动。

过去脊柱损伤患者一旦入院,都采取"滚木法"的预防措施,这在许多中心仍是标准措施。然而,这已受到一些执业医师质疑,因为这还是可以导致明显的脊柱活动。与传统的"滚木法"相比,HAINES方法可以使脊柱的活动进一步减少。患者仰卧,膝盖弯曲,一只手臂外展,另一只手臂在患者胸前成180°,穿过胸部。医生在患者一侧,手臂跨过胸部,在保持稳定的同时,患者可以轻轻地滚到他或她的一侧,并将转移装置放置在患者的身下。

（五）明确的治疗

TSI治疗的主要方法是减压，以减少脊髓受压造成的额外损伤，通过手术固定不稳定的韧带和骨性损伤。传统上有个偏见，即对于完全性（ASIA A）的损伤并不能通过早期手术改善，认为早期的手术可能因脊髓的水肿和全身低血压导致神经功能的恶化。然后，最近的研究表明，早期手术（损伤后8～24小时内）可以改善神经功能的结局。其基础在于能减少因为压迫导致的损伤及局部微环境的变化，这可以加速和强化恢复。Bourassa-Moreau等发现，完全性颈髓损伤的患者较之胸腰段脊髓完全性损伤患者能更多地从早期手术获益。他们推测导致胸腰段脊髓损伤的外力要甚于颈髓，因而，胸腰段脊髓的恢复能力也更差。

外科手术完成后，最大限度地减少诸如静脉血栓栓塞性疾病、压疮、呼吸衰竭和感染等造成的继发性损伤是很重要的。应尽早考虑留置导尿管，以监测容量状态并防止尿潴留。一旦留置的导尿管适宜取出，护理团队应该首先经常进行膀胱尿量的评估，尿量大于400 mL时，应直接导尿，以防止膀胱膨胀和充盈性尿失禁。另外，由于颈椎TSI患者胃肠道出血的风险增加，应该在受伤后尽早开始预防应激性溃疡。受伤的脊柱本身几乎没有治疗选择。尽管在该领域已经进行了广泛的研究，目前没有证实神经保护疗法能有效地改善创伤性脊髓损伤的结果。

（六）类固醇

TSI后使用类固醇是基于动物模型中的实验工作，表明甲泼尼龙通过抗炎机制具有神经保护作用。这促成了美国国家急性脊髓损伤研究（NASCIS）的试验。NASCIS Ⅱ研究总结认为，患者在伤后8小时内接受高剂量甲泼尼龙的治疗有效。这是基于患者从损伤后1～2级感觉水平的神经功能的改善。结果，这种方案很快成为标准的治疗方案。针对这个结果的有效性有过广泛的辩论和讨论，在其他的试验中也无法重复该结果。而且，TSI后类固醇药物使用增加诸如肺炎及消化道出血的并发症发生率也引起了广泛的关注。

有鉴于此，最新版本的ANNS和CNS处理急性颈脊髓和脊髓损伤的指南指出：不推荐使用甲泼尼龙（MP）用于治疗急性脊髓损伤（SCI）。临床医生考虑使用MP疗法时应该记住，这不是FDA认可的指征。没有Ⅰ类或Ⅱ类医学证据支持MP治疗急性TSI的临床益处。零星的Ⅲ类证据报告的不一致的疗效可能与随机或选择偏倚有关。然而，Ⅰ类、Ⅱ类和Ⅲ类证据表明，高剂量类固醇与包括死亡在内的有害副作用有关。另有15个医学学会组织也表示，类固醇不应被视为脊髓损伤后治疗的标准方法。

（七）流程部分

下面是更新的ENLS创伤性脊髓损伤的处置方法。附图10-3注意到对气道，呼吸和循环以及限制脊柱活动的必要的关注，本手册阐述了详尽步骤的处置

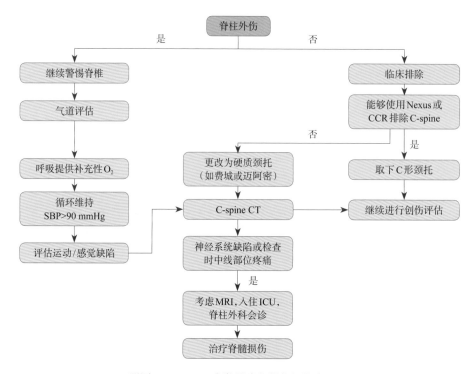

附图10-3　ENSL创伤性脊柱损伤的救治流程

方法。怀疑有脊髓损伤的患者在整个评估过程中应严格限制脊柱活动。立即进行充分的气道保护,保证通气及氧合,纠正休克,对这类患者的治疗至关重要。其后需要对伴随的创伤性损伤进行细致彻底的评估。最后,如果经医学检查可行,建议尽早解除对脊柱活动的限制,尽早进行活动,去除不必要的导线,留置的导管和设施(附表10-2,附表10-3)。

**附表10-3　对创伤性脊柱损伤有关的病情评估和转诊/会诊的沟通**

- □ 年龄
- □ 受伤机制
- □ 生命体征
- □ 基础神经系统检查,包括任何感觉缺陷、运动缺陷,缺陷的水平,直肠的张力和感觉
- □ 额外的创伤性伤害
- □ 所使用的干预措施和药物,包括静脉输液和血液制品,以及血管活性药物的输注和剂量
- □ CT扫描,包括骨折部位、碎片移位、脱位;MRI扫描,包括脊髓信号改变和韧带损伤

### 四、儿童的注意事项

发生于仍在生长发育中的儿童和青少年的TSI,较之成年人的TSI,意味着不同的挑战。一个显著的特点是,不同年龄阶段的损伤的机制和模式有很大的区别。在婴儿以及年幼的幼儿,TSI占非意外伤害的相当部分(iNAT),并可以导致患儿的致残和死亡。因为虐待导致脑和脊髓损伤的机制涉及生物机械外力和不同发育阶段的复杂相互作用。婴儿的头颅相对较大,颈部肌肉相对薄弱,脊柱小关节的角度相对较小,可在仅仅有摇晃外力或合并机制外力的作用下,使脑和颈部受到加速、减速或者旋转力量的作用致伤。在iNAT的儿童,尽管有明显的证据显示脑和SCI的损伤,但神经系统的缺陷却不严重。超过60% iNAT的儿童影像学检查发现有椎管的硬膜下血肿(SDH);而在意外导致的脑外伤中,仅有1%有此发现。

因此,该发现高度提示病因中有施虐的可能。

因其解剖学上的独特特点(头大和脊柱的活动性大),也使得外伤的儿童患者容易发生没有放射学异常的脊髓损伤(SCI-WORA)。SCI-WORA可见于约1/4的儿童SCI患者。发生的高峰年龄在8岁。颈椎的损伤通常因为过伸的机制,导致在没有骨折的情况下损伤脊髓。机制为脊髓的挫伤或者因为椎动脉的暂时阻断而导致的缺血,随后脊柱复位。这种情况有神经系统功能改变,考虑外伤性脊髓损伤,但在X线或者

CT上没有异常发现时尤应考虑到。MRI因其在脊髓水肿、血肿和韧带损伤上的优势,成为SCI-WORA最准确的检查方法。

在小于8岁的儿童,机动车交通碰撞事故是其TSI最常见的原因,其次是摔伤。青少年中最多见的受伤原因是运动损伤。火器伤或者其他的形式的暴力也是导致SCI的原因。9岁及以下的儿童脊柱的活动度较大,使得脊髓容易受伤,也容易导致寰枢椎脱位的发生。有些遗传性疾病,如21-三体综合征、Klippel-Feil综合征,黏多糖累积症可因寰椎齿突发育不全和韧带松弛导致寰枢椎不稳定,增加TSI的发生概率。有遗传性疾病的患儿可有多种导致脊柱功能的病理学基础的存在。

目前没有可用的判断需要影像学检查的标准。病史和体格检查中提示须进行影像学检查的因素包括如下。

(1)意识状态的改变或者GCS < 14分。

(2)局灶性神经功能障碍。

(3)颈部疼痛。

(4)斜颈。

(5)明显的躯干和其他开放性损伤(腹部和肢体)。

(6)容易导致SCI的情况。

(7)高风险的因素,包括已知的儿童虐待。

如果初步的放射学检查不能明确,在CT或MRI检查可以明确排除SCI前,应该限制脊柱的活动。考虑到射线的暴露,应该进行专家会诊,审慎决定CT检查与否。在受伤机制为高能量损伤导致的胸部损伤的TSI,应该考虑颈动脉及椎动脉的检查。在出现难以解释的昏迷、影像学检查显示脑缺血改变、出现卒中临床表现,颅底骨折和面部损伤等高危因素的患者,应该考虑做血管造影检查。

和成人TSI一样,儿童SCI患者也没有明确有效的神经保护治疗。TSI诊断一旦确立,患儿应该像成人患者一样限制脊柱的活动。对儿童患者而言,保持活动限制状态的难度更大。因此患者的选择也尤为重要。特别注意体位是很重要的,因为大的头部尺寸容易让小孩弯曲颈部。合适的颈托对预防皮肤的损伤、不恰当的颈部活动及避免对脑静脉回流的影响也很重要。临床医生应该像对待成年患者一样的方式处置儿童患者。优先关注气道、呼吸和循环,避免加重脊髓继发性损伤的因素(如低氧、低血压)。在儿童,因为失血而导致的低血压通常不会是因为头部的出血所致,小婴儿除外。在小婴儿,帽状腱膜下的血肿都可能是致命的。虽然SCI患儿的最佳血压范围尚未确定,但

应维持收缩压高于上述范围该年龄血压的5个百分点(SBP=70 mmHg+年龄×2)。需要时，一旦静脉通路建立，可以按20 mL/kg的剂量尽快输入0.9%的生理盐水。后续的液体入量须根据血压、灌注情况以及红细胞压积的系列评估决定。缺乏心率加快的代偿也常见于该类患儿，这也是神经源性休克和失血性休克的有用的鉴别诊断。特定的患者可选用手术减压治疗。手术治疗，如减压手术、融合手术需要由儿科创伤的多学科团队商议决定。儿童TSI的主要全身并发症包括呼吸衰竭，血流动力学不稳定，自主神经反射异常，疼痛，静脉血栓栓塞，心理应激，神经源性膀胱和肠，高钙血症和皮肤压迫性溃疡。即便对完全性SCI，早期的固定利于早期的活动并维持脊柱形状。

儿童TSI往往复杂而多变。因为对儿科创伤患者存在多学科诊治的需求，在初步全身状态维持稳定的治疗后，应考虑将患儿转诊到专业化的儿科治疗中心。

### 五、院前急救

在院前的治疗环境中，有关安全的解救技术及脊柱固定的相关证据有限且大部分已过时。总的来说，系统性的文献复习也未证实固定的好处。因此，转向限制脊柱运动这一理念是相对合理的，尽管尚需更多证据支持。此外，目前尚不清楚近年来有多少因严格遵照固定的理念而致气道误吸和软组织损伤而造成的伤害。但有趣的是，过分强调患者制动的标准解救技术可能会比自我控制更易导致脊髓断裂。对急性损伤的患者需要进行更多的研究。如上所述，患者可能有合并伤、基础疾病以及醉酒。院前急救人员必须要安全且小心地运送这些患者直到最佳救助点。总之，院前监护的重点应该强调保护，必要时要确保气道安全，保证充分的通气、维持足够的组织灌注压。当这一特定环境下的气道辅助工具出现时，比如iGel LMA，可能会允许院前急救人员视情况采取适当调整，使得患者颈部承受的压力小于标准的气管插管。和院内治疗一样，我们的重心应放在限制脊柱运动和防止二次损伤的发生，而不是一味地严格"固定"。

### 六、护理注意事项

预计部分急性损伤的患者通过急救系统或者急诊创伤分诊到达时，可通过迅速的影像学检查解除脊柱损伤的警戒，其中部分患者根据最新临床指南即可解除。对于那些保持脊柱损伤警戒的患者，须频繁地进行神经系统、呼吸道、肠道、膀胱以及皮肤完整性的评估，以明确和预防脊髓损伤进展或者形成继发性的损伤。应完成一次全面的感觉及运动系统的检查评估损伤的节段。所属责任护士应该完成床边交接，以确保在交接班时(包括在急诊科、外科、术后监护及重症监护病房等)能保持神经系统评估的一致性。

对于颈髓受累，中央脊髓损伤和累及脑外伤的任何脊髓损伤，应该在进食任何食物都进行标准的床边吞咽功能评估，比如"标准化吞咽评价"。对于吞咽评估失败的患者，应告知其所属医师或负责人，并嘱患者禁食，直到语言功能专家完成进一步测试。

除了创伤导致患者身体的影响外，还需要考虑到陪伴患者的亲人，需要让他们对患者的状况知情，尤其是伤情可能会随时间的推移而发生变化。

### 七、老年患者的注意事项

大多数统计表明，随着人口的老龄化，跌伤的老年患者越来越多。在大多数病例中，40%～50%的患者发生脑部或脊髓损伤。如前所述，跌倒所致的过伸伤是中枢脊髓损伤的常见机制。事实上，中枢脊髓损伤是最常见的不完全性SCI。另一种常见的颈髓损伤常发生于老年人从地面跌倒，属于Ⅱ型枢椎齿突骨折。颈部齿突的骨质疏松容易导致该部位骨折的发生。同样，此处因为是血管的"分水岭"交界，所以容易造成愈合的问题。在过去的20年间，这些部位的骨折治疗技术有了很大的提高。前路手术的并发症是存在吞咽和误吸的可能，而后路手术的问题在于螺钉太靠近椎动脉。因此很多人提倡使用硬质的颈托进行长期制动固定治疗。因为这些骨折多数发生在跌倒以后，而且在C1～C2区域内有一个较大的空间，所以这些骨折可能由于患者没有神经功能缺失而被忽略，往往唯一症状就是颈部疼痛。这就非常具有欺骗性，因为不恰当的骨折片位移将可能导致脑干受到损害。所以一开始应通过硬质的颈托恰当限制颈部的活动。

### 八、临床要点

脊髓损伤带来的经济代价是巨大的。通过避免继发性损害而改善神经功能的结局从长远上讲，会带来显著的社会效益且改善患者的情绪状态。

对常见脊髓损伤的综合征，如脊髓中央索，脊髓前动脉、后索和Brown-Sequard综合征有经典的神经系统检查方法。认清这些临床表现和本质对指定治疗方案非常重要。

更新的研究表明，早期的外科减压和固定(8～24

小时）可以改善神经功能结局。这在颈椎比腰椎有更高的可行性。

儿科患者应该考虑到解剖有异于成年患者。相对于颈和躯干，儿童的头较大，容易引起寰枢椎脱位，导致灾难性后果。这就强调了儿童创伤患者伤后早期稳定和固定的重要性。

ASIA分级系统对脊髓损伤患者的进展或改善的随访很重要。初始的评分尤为重要，因为预后判断和治疗的策略是基于ASIA评分的。该评分系统广泛应用于诸多的脊髓损伤的临床试验和试验药物潜在作用的临床研究。

（曾　涛）

# 参考文献

[ 1 ] AARABI B, ALEXANDER M, MIRVIS S E. Predictors of outcome in acute traumatic central cord syndrome due to spinal stenosis[J]. J Neurosurg Spine, 2011, 14: 122−130.

[ 2 ] ALBERT T J, LEVINE M J, BALDERSTON R A, et al. Gastrointestinal complications in spinal cord injury[J]. Spine, 1991, 16: S522−S525.

[ 3 ] Annual Report for Spinal Cord Injury Model Systems. 2010. https://www.nscisc.uab.edu/public_content/annual_stat_report.aspx. Accessed 2 Feb 2012.

[ 4 ] BANDIERA G, STIELL I G, WELLS G A. The Canadian C-spine rule performs better than unstructured physician judgment[J]. Ann Emerg Med, 2003, 42: 395−402.

[ 5 ] BHATT A. Medicolegal considerations with intravenous tissue plasminogen activator in stroke: a systematic review[J]. Stroke Research and Treatment, 2013, 2013: 562564.

[ 6 ] BILELLO J F, DAVIS J W, CUNNINGHAM M A, et al. Cervical spinal cord injury and the need for cardiovascular intervention[J]. Arch Surg, 2003, 138: 1127−1129.

[ 7 ] BRUCE N. Medico-legal aspects of using tissue plasminogen activator in acute ischemic stroke[J]. Curr Treat Options Cardiovasc Med, 2011, 13: 233−239.

[ 8 ] COMO J J, DIAZ J J, DUNHAM C M. Practice management guidelines for identification of cervical spine injuries following trauma: update from the eastern association for the surgery of trauma practice management guidelines committee[J]. J Trauma, 2009, 67: 651−659.

[ 9 ] CROSBY E T. Airway management in adults after cervical spine trauma[J]. Anesthesiology, 2006, 104: 1293−1318.

[ 10 ] CUCCHIARA B, ROSS M. Transient ischemic attack: risk stratification and treatment[J]. Ann Emerg Med, 2008, 52: S27−S39.

[ 11 ] DEVIVO M J, IVIE C S 3RD. Life expectancy of ventilator-dependent persons with spinal cord injuries[J]. Chest, 1995, 108: 226−232.

[ 12 ] DEVIVO M J, KRAUSE J S, LAMMERTSE D P. Recent trends in mortality and causes of death among persons with spinal cord injury[J]. Arch Phys Med Rehabil, 1999, 80: 1411−1419.

[ 13 ] DURGA P, SAHU B P, MANTHA S, et al. Development and validation of predictors of respiratory insufficiency and mortality scores: simple bedside additive scores for prediction of ventilation and in-hospital mortality in acute cervical spine injury[J]. Anesth Analg, 2010, 110: 134−140.

[ 14 ] Early Acute Management in Adults with Spinal Cord Injury Clinical Practice Guidelines. 2008. www.pva.org. Accessed May 2012.

[ 15 ] FRANKEL H L, ROZYCKI G S, OCHSNER M G, et al. Indications for obtaining surveillance thoracic and lumbar spine radiographs[J]. J Trauma, 1994, 37: 673−676.

[ 16 ] GEFEN A. How much time does it take to get a pressure ulcer? Integrated evidence from human, animal, and in vitro studies[J]. Ostomy Wound Manag, 2008, 54(26−8): 30−35.

[ 17 ] GRONERT G A, THEYE R A. Pathophysiology of hyperkalemia induced by succinylcholine[J]. Anesthesiology, 1975, 43: 89−99.

[ 18 ] HOFFMAN J R, MOWER W R, WOLFSON A B, et al. Validity of a set of clinical criteria to rule out injury to the cervical spine in patients with blunt trauma. National Emergency X-Radiography Utilization Study Group[J]. N Engl J Med, 2000, 343: 94−99.

[ 19 ] HOLMES J F, MILLER P Q, PANACEK E A, et al. Epidemiology of thoracolumbar spine injury in blunt trauma[J]. Acad Emerg Med, 2001, 8: 866−872.

[ 20 ] JABBOUR P, FEHLINGS M, VACCARO A R, et al. Traumatic spine injuries in the geriatric population[J]. Neurosurg Focus, 2008, 25: E16.

[ 21 ] KANG D G, LEHMAN R A J R. Spine immobilization: prehospitalization to final destination[J]. J Surg Orthop Adv, 2011, 20(1): 2−7.

[ 22 ] KENNEDY J. Fast assessment of stroke and transient ischemic attack to prevent early recurrence (FASTER): a randomized controlled pilot trial[J]. Lancet Neurol, 2007, 6: 961−969.

[ 23 ] LICINA P, NOWITZKE A M. Approach and considerations regarding the patient with spinal injury[J]. Injury, 2005, 36(Suppl 2): B2−B12.

[ 24 ] LINDSEY R, GUGALA Z, PNEUMATICOS S. Injury to the vertebrae and spinal cord[M]. 6th ed. New York: McGraw-Hill, 2011.

[ 25 ] LIP G Y. Refining clinical risk stratification for predicting stroke and thromboembolism in atrial fibrillation using a novel risk factor-based approach: the Euro Heart Survey on atrial fibrillation[J]. Chest, 2010, 137: 263−272.

[ 26 ] MCKINLEY W O, JACKSON A B, CARDENAS D D, et al. Long-term medical complications after traumatic spinal cord injury: a regional model systems analysis[J]. Arch Phys Med Rehabil, 1999, 80: 1402−1410.

[ 27 ] PASTERNAK J J, LANIER W L. Neuroanesthesiology update 2010[J]. J Neurosurg Anesthesiol, 2011, 23: 67−99.

[ 28 ] PISTERS R. A novel user-friendly score (HAS-BLED) to assess 1-year risk of major bleeding in patients with atrial fibrillation: the Euro Heart Survey[J]. Chest, 2010, 138: 1093−1100.

[ 29 ] RAW D A, BEATTIE J K, HUNTER J M. Anaesthesia for spinal surgery in adults[J]. Br J Anaesth, 2003, 91: 886−904.

[ 30 ] SABOE L A, REID D C, DAVIS L A, et al. Spine trauma and

associated injuries[J]. J Trauma, 1991, 31: 43-48.

[31] SINGH A, TETREAULT L, KALSI-RYAN S, et al. Global prevalence and incidence of traumatic spinal cord injury[J]. Clin Epidemiol, 2014, 6: 309-331.

[32] SPORER K. Why we need to rethink C-spine immobilization[J]. EMS World, 2012, 41(11): 74-76.

[33] STEIN D M, MENAKER J, MCQUILLAN K, et al. Risk factors for organ dysfunction and failure in patients with acute traumatic cervical spinal cord injury[J]. Neurocrit Care, 2010, 13: 29-39.

[34] STIELL I G, CLEMENT C M, MCKNIGHT R D. The Canadian C-spine rule versus the NEXUS low-risk criteria in patients with trauma[J]. N Engl J Med, 2003, 349: 2510-2518.

[35] STONE N J. 2013 ACC/AHA guideline on the treatment of blood cholesterol to reduce atherosclerotic cardiovascular risk in adults: a report of the American College of Cardiology/American Heart Association Task Force on practice guidelines[J]. Circulation, 2014, 129: S1-S45.

[36] SUNDSTRØM T, ASBJØRNSEN H, HABIBA S. Prehospital use of cervical collars in trauma patients: a critical review[J]. J Neurotrauma, 2014, 31(6): 531-540.

[37] Suspected Spinal Trauma. 2009. http: //www.acr.org/Secondary MainMenuCategories/quality_safety/app_criteria/pdf/ExpertPanel onMusculoskeletalImaging/SuspectedCervicalSpineTraumaDoc22. aspx. Accessed May 2012.

[38] ULLRICH A, HENDEY G W, GEIDERMAN J, et al. Distracting painful injuries associated with cervical spinal injuries in blunt trauma[J]. Acad Emerg Med, 2001, 8: 25-29.

[39] VELMAHOS G C, TOUTOUZAS K, CHAN L. Intubation after cervical spinal cord injury: to be done selectively or routinely?[J]. Am Surg, 2003, 69: 891-894.

[40] YOO K Y, JEONG C W, KIM S J. Altered cardiovascular responses to tracheal intubation in patients with complete spinal cord injury: relation to time course and affected level[J]. Br J Anaesth, 2010, 105: 753-759.

[41] YOO K Y, JEONG S W, KIM S J, et al. Cardiovascular responses to endotracheal intubation in patients with acute and chronic spinal cord injuries[J]. Anesth Analg, 2003, 97: 1162-1167.

# 节选十一
# 脊髓压迫

摘　要：急性脊髓压迫（spinal cord compression，SCC）是神经系统急症，须立即进行诊断和治疗，以减少不可逆的神经损伤。患者的典型临床表现为背部疼痛和存在神经功能障碍的脊髓损伤平面。如有四肢瘫痪，评估并处置呼吸功能衰竭至关重要。为了解可能的病因，需要获得患者病史中相关的危险因素。如无禁忌，应迅速进行脊柱MRI，以明确诊断并启动治疗。如果影像学检查需要转运并超过合理的时间窗，应对可能性最大的病因进行经验性治疗。笔者在本文中概括了SCC的不同病因并提供了一套快速识别、诊断和治疗的流程。

关键词：神经急症生命支持，脊髓病变，脊髓压迫，创伤性脊柱损伤

## 一、介绍

急性脊髓压迫（spinal cord compression，SCC）是神经系统急症，如果没有得到及时和适当的识别、分诊和治疗，会带来灾难性的后果。SCC的临床表现是受压迫的平面或其下方的急性神经功能障碍，其最常见的病因是创伤、恶性肿瘤、退行性脊柱疾病、硬膜外脓肿以及血肿。所有此类病变均为导致脊髓压迫的占位性病变，在病理生理、临床表现及诊治上有相似之处。此类疾病有时损害脊柱椎体及椎间盘，导致脊柱结构完整性及稳定性受损。

因为缺乏准确的诊断和系统性记录，SCC真实的人群患病率难以确认。肿瘤学SCC被认为是最常见的病因，占终末期癌症的2.5%～5%。迅速的评估和诊断SCC，进行确定性治疗至关重要，因为如未在48～72小时内治疗将遗留永久性神经功能残疾（附图11-1）。未治疗的脊髓损伤（spinal cord injury，SCI）可导致永久性的下肢截瘫和四肢瘫，伴随严重的近期及远期并发症，对生活质量有灾难性的影响。本附录旨在对SCC的诊断及急诊治疗提供原则和框架，可依据当地的诊断和治疗选项进行灵活调整。

神经系统急症在世界各地的院前救治条件差异巨大。资源有限的国家可能依赖于家属将患者送至医院，而有条件的国家院前救治可针对SCC进行调整以改善预后。院前急救人员可在症状急性发作时，或将患者从急诊科（emergency department，ED）转运至专门的救治中心时遭遇患者SCC。初始的院前救治应聚焦于了解损伤或疾病的本质，以及是否需要限制脊柱活动。对意识（格拉斯哥昏迷量表）和气道、呼吸、循环（ABC）的即刻评估，将决定是否需要在现场对呼吸衰竭进行通气支持或对神经源性休克进行液体及升压药治疗。在转运过程中进行连续的评估，早期通知接收患者的医疗中心将加强从院前到ED救治的连续性。对于已在ED诊断为SCC，向专门医疗中心进行紧急转运的情况，院前急救人员和转运人员依旧须以患者为中心进行密切的沟通。

## 二、临床表现

SCC的典型临床表现包括背部、颈部疼痛，双侧肢体乏力或瘫痪，尿潴留，便秘和"感觉平面"，后者指在受压节段以下的感觉丧失。急性期的典型表现是"脊髓休克"，即迟缓性瘫痪、受压平面以下感觉及反射消失。圆锥的压迫会导致类似的临床表现，伴随会阴（鞍区）麻木及根性痛。T6水平或以上的SCC可以导致源于交感神经紧张消失的血流动力学不稳定，即所谓伴系统性低血压和心动相对过缓的"神经源性休克"。SCC的常见病因（附表11-1）。

颈部节段的脊髓压迫可导致四肢瘫，其下方的压迫导致下肢截瘫，而后者更加常见。四肢瘫是SCC最严重的致残形式，一位清醒且配合的患者出现该表现时应考虑颈部脊髓的病变。该节段受累可导致呼吸

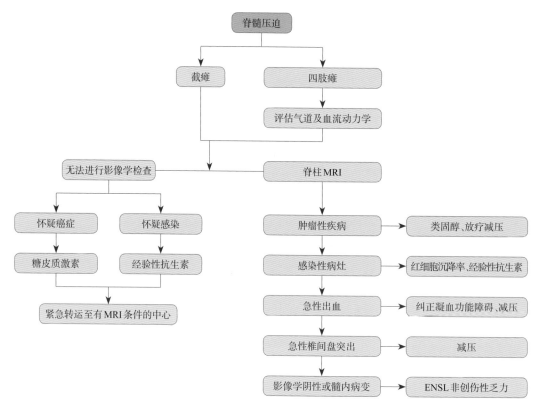

附图11-1 ENSL处理流程

附表11-1 SCC的常见病因及何时应疑诊

| 病 因 | 何 时 应 疑 诊 |
|---|---|
| 创 伤 | • 骤然起病<br>• 近期有创伤病史 |
| 肿瘤性疾病 | • 癌症病史，尤其是肺癌、乳腺癌、前列腺癌及淋巴瘤<br>• 夜间背部疼痛<br>• 亚急性起病 |
| 急性出血 | • 凝血功能障碍：可能需要排除使用抗血小板药物、使用抗凝药物、肝功能或肾功能衰竭、其他出血倾向<br>• 近期脊柱手术<br>• 严重的急性背部中线部位疼痛 |
| 急性椎间盘突出 | • 脊髓病变或根性痛<br>• 平卧屈曲疼痛 |
| 感 染 | • 发热<br>• 有糖尿病、癌症、免疫抑制、肾功能衰竭、酒精或静脉药物滥用的病史<br>• 起病隐袭 |
| 脊髓内部病变 | • 影像学未发现压迫证据的脊髓病变 |

衰竭，因此需要严密的呼吸监测和气道支持。SCC的损伤平面取决于感觉运动功能完全丧失的最低平面。针对创伤设计的美国脊髓损伤协会(American spinal injury association, ASIA)标准是最常用的严重程度评估量表。

### 三、急性期管理

SCC救治的第1个小时清单如附表11-2。识别或怀疑SCC后应立即进行脊柱制动(颈托和胸腰段制动等)。诊疗和转运过程中脊柱制动可以防止脊髓的进一步压迫和损伤。尽管最佳血压尚不清楚，在病变压迫时脊髓血流减少，应避免低血压。

存在四肢瘫的患者应严密监测呼吸窘迫和呼吸衰竭的情况。频繁的床旁肺功能检测(如最大吸气压或用力肺活量)，发现发声困难和呼吸急促对于诊断即将出现的呼吸衰竭至关重要。患者自己对其呼吸状态的评估通常是准确的，但在使用止痛药或镇静药之后，这种自我评估则可能不可靠。建立可靠人工气道和机械通气的指征应相对放宽，尤其是在观察到运动功能障碍进展迅速的情况下(参见ENLS急性非创伤性肌无力的气管插管流程，节选四)。

应对脊柱进行急诊影像学评估以便确认SCC的

**附表 11-2　SCC 救治的第 1 个小时清单**

□ 简要病史

□ 脊柱制动

□ 保证通气，尤其是出现四肢瘫时

□ 实验室检查：血常规、生化、PT、INR 及 APTT、血小板功能检测（如 VerifyNow）

□ 获取脊柱影像检查学结果（如无禁忌选择 MRI）

□ 通知脊柱外科医师待命

□ 疑诊肿瘤性疾病：使用糖皮质激素（地塞米松 10 mg IV 负荷，随后 4 mg q6h IV/PO），联系放射治疗科会诊

□ 疑诊硬膜外感染：检查红细胞沉降率并开始应用抗生素

□ 如接诊中心不具备相关条件启动转诊程序

病因和确定性手术治疗的计划。CT 和 MRI 对脊柱的诊断率最高。初始的检查向上应涵盖损伤平面以上的两个节段，向下涵盖脊髓圆锥。以背部疼痛起病、临床考虑 SCC 的患者应进行全脊柱影像学检查。对于创伤性 SCC 的诊断检查应选择 CT，因为 CT 可快速高效而相对廉价地显示骨性损伤。对于非创伤性 SCC，CT 的诊断价值有限，故应选择 MRI。如果没有全天候可行的 MRI，应将患者迅速转运至更高级的诊疗中心。钆增强 MRI 可诊断结构性、感染性、炎性及肿瘤性病变，分辨不同区域的软组织异常（硬膜外、硬膜下、髓外、髓内）。此外，MRI 可在一次检查中对长节段的脊柱和脊髓进行评估。对于有 MRI 禁忌的患者，CT 脊髓造影可用于识别 SCC。如无法行影像学检查，可按下文的介绍对最可能的病因进行经验性治疗。

对于出现 SCC 临床表现且有癌症病史的患者，应高度怀疑脊柱转移并经验性应用类固醇激素。激素的使用不应因为影像学检查、转运等延迟。对于出现 SCC 临床表现且有感染证据的患者（发热、白细胞增高等），或有静脉药物（笔者注：主要指毒品）使用病史的患者，应在抽取血培养后经验性应用广谱抗生素。抗菌谱应覆盖葡萄球菌、链球菌［包括耐甲氧西林金黄色葡萄球菌（MRSA）］。如患者有近期接受神经外科手术的病史，抗菌谱应覆盖革兰阴性病原体（考虑覆盖厌氧菌）。抗生素的使用不应因为影像学检查、转运等延迟。

SCC 患者的急性期临床救治同样包括对存在尿潴留的患者进行导尿并保证足够的静脉补液量。注意进行合适的镇痛并早期使用促排便药物，减少不适并防止便秘。

## 四、急诊转运

因为某些 SCC 在急性期进展迅速，ED 和其他急救中心应提前商定转运协议，减少转运过程中寻找诊疗中心的时间。如接诊中心无法提供确定性诊治，应紧急转运患者（附表 11-2）。同需要先进的影像学设备一样，SCC 的治疗可能需要神经外科、神经内科、肿瘤放射治疗科和传染科专家共同努力才能获得最佳的治疗效果。如无法转运患者或转运明显延迟，应立即对最可能的诊断进行经验性治疗。脊髓损伤的内科并发症同样需要检测和治疗，如呼吸和血流动力学不稳定、便秘、尿潴留、疼痛、深静脉血栓和压疮。

院间转运期间，医务工作者之间的交流至关重要。理想的沟通包括不同医疗中心，医生及护士之间的病情沟通以保证诊疗的顺利交接。为了尽量减少转运时间，急诊医疗机构应与运输代理商签订合同，以使转运的最长时间少于 30 ～ 60 分钟。转运用的救护车应具备高级生命支持条件，以便需要时提供高级气道管理、通气及血流动力学支持等。如距离较远应采用飞机转运。方便转运至更高级医疗中心的沟通清单如附表 11-3。

**附表 11-3　SCC 的沟通清单**

□ 年龄、性别、合并症情况及危险因素

□ 症状开始和持续的时间

□ 下肢截瘫或四肢瘫

□ 脊髓损伤平面

□ 生命体征

□ 气道情况

□ 排便及排尿情况

□ 实验室检查结果

□ 影像学检查结果（如有）

□ 既往史（如癌症、静脉药物滥用、免疫抑制等）

□ 已启动的治疗

□ 讨论下一步应进行的诊疗

### 五、肿瘤性疾病

恶性肿瘤所致的SCC是癌症患者死亡和残疾的重要原因。此类患者常有长期的背部疼痛病史(85%～95%为始发症状),可伴随或不伴随根性痛。恶性肿瘤所致SCC的背部疼痛在平卧时加重,因为此时拉伸脊柱会牵张硬膜外静脉丛。

髓内肿瘤可出现脊髓半切(Brown-Sequard)综合征的表现,典型表现有同侧偏瘫、振动觉及精细触觉丧失,对侧痛温度觉消失。早期出现脑神经或脊神经功能障碍及脑膜刺激征提示软脊膜转移,发生此类转移的癌症患者比例最多达8%,常提示预后不良。症状可能有定位于中枢神经系统不相邻部位的运动和感觉缺失。脑脊液检查提示细胞增多、蛋白升高及糖含量降低。为获得细胞学诊断,需要脑脊液的多次大量采样。

SCC可成为20%癌症患者的首发症状,因为原发肿瘤并不总是能得到明确。最常见的癌症有肺癌、乳腺癌、前列腺癌和淋巴瘤。尽管明显少于转移性的外源性SCC,原发性脊髓肿瘤如室管膜瘤和星形胶质细胞瘤同内生性SCC相关。髓内转移表现类似原发脊髓肿瘤,尽管前者也可能发生,但极其罕见。

脑膜瘤和神经鞘瘤(施旺细胞瘤和神经纤维瘤)亦可发生于髓外硬膜下间隙,导致外源性SCC。

恶性肿瘤细胞可通过动脉血源性播散至椎体,产生转移灶并继发性压迫硬膜囊和脊髓。相对少见的情况是椎旁肿瘤的扩散,占15%～20%。恶性肿瘤所致SCC最常见于胸椎(60%),次常见于腰骶段(30%)和颈段(10%),这同脊柱节段的占比和体积有关。SCC常为渐进性,但在椎体破坏导致骨折片移位时会出现急性加重。动物实验数据表明,对脊髓的直接压迫导致脱髓鞘或轴突损伤,血管受压所致继发性损伤。对动脉和静脉血管结构(尤其是硬膜外静脉丛)的压迫导致脊髓血管源性水肿,血-脊髓屏障的破坏和继发性脊髓损伤。这支持了对脊髓灌注压进行优化的治疗。

恶性肿瘤所致SCC的诊断依赖于脊柱增强MRI,据报道敏感性可达100%。发现压迫脊髓的病灶时,对没有既往癌症病史的患者应进行全血细胞计数(CBC)、电解质及肝功能检测,血清轻链、免疫球蛋白和蛋白电泳,尿本周蛋白,胸部X线检查。进行胸腹盆腔CT扫描寻找原发肿瘤。肿瘤标志物的特异性不足以诊断癌症,但出现显著升高时可以提示诊断。

恶性肿瘤所致急性SCC的患者,应使用皮质激素治疗。对于已知癌症且出现急性SCC的患者,即便未经MRI确诊,仍推荐使用糖皮质激素进行经验性治疗。一项纳入57例患者的早期前瞻性随机试验发现,相比于无类固醇治疗,高剂量地塞米松(96 mg静推负荷,随后三天口服96 mg,最后十天逐渐减量)改善临床结局(疼痛及步行)。两项规模较小的实验发现,较低剂量的糖皮质激素(10 mg地塞米松负荷,随后每天应用16 mg)较高剂量方案更加安全且疗效类似,众多中心均采用低剂量方案。基于低剂量地塞米松的安全性和有效性,笔者建议10 mg静推负荷后q6h口服或静推4 mg维持。

影像学确诊后,推荐采用手术、放射治疗和化学治疗联合的方案。首要的紧急治疗是手术切除肿瘤,该处置得到一项里程碑式的前瞻性试验支持。该试验纳入101例患者,比较手术加放射治疗和单纯放射治疗的疗效,在中期分析时提前终止。该试验发现早期(24小时内)手术切除肿瘤、对脊髓进行360°减压并稳定脊柱显著改善临床结局(步行和疼痛)、生活质量、减少止痛药及激素的使用,有改善生存率的趋势。该研究强调了及时会诊及外科评估的重要性,并得到近年荟萃分析和系统综述的支持。近来,应用微创神经外科手术进行肿瘤切除、脊柱减压及固定可能改善治疗获益,可作为缓和医疗的一部分。

放射治疗通常同手术联用,对神经功能障碍轻微且肿瘤放射治疗敏感性高的患者亦推荐单独应用。血液系统肿瘤如淋巴瘤、骨髓瘤和精原细胞瘤对放射治疗高度敏感,而肺癌、乳腺癌及前列腺癌为中度敏感。放射外科技术亦有明显进步,因此所有恶性肿瘤所致SCC患者均应请放射治疗科会诊评估。化学治疗并非是此类患者急性期治疗的主角,常同放射治疗及手术联用。但对于软脊膜转移患者可进行鞘内化学治疗。而某些血液系统肿瘤如淋巴瘤、乳腺癌和成神经细胞瘤对化学治疗敏感。

尽管接受了积极治疗,转移性SCC的总体预后不良。虽然临床量表如Oswestry脊柱风险指数(OSRI)、Tokuhashi评分、Baur评分、Tomita评分、Linden评分、Rades评分及Katagiri评分可以用于制订治疗方案及预测生存率,确诊前的运动功能仍是决定预后的最重要因素。

### 六、急性出血

椎管内血肿可表现为迅速进展的下肢截瘫或四肢瘫,伴有局部疼痛或根性痛。硬膜外血肿是最常见的压迫来源,但髓内血肿(脊髓出血)亦可发生并出现类似临床表现。非创伤性椎管内血肿最常见的原因常包括血管畸形、凝血功能障碍、炎症性脊髓炎、脊髓肿瘤、脊髓空洞症。创伤性病因包括贯通伤以及钝性高能损伤，或为医源性（如术后出血）。在少数患者，椎管内血肿可能是放射治疗后的晚期并发症，可能是由放射治疗引起的毛细血管扩张所致。MRI平扫和钆增强扫描是诊断椎管内血肿的首选方法，因为它可显示血肿以及与之相关的病变，包括脊髓水肿。对于病因不明确的自发性血肿，可能需要进行脊髓血管造影以明确是否存在血管性责任病灶。

由于这是一种相对罕见的疾病，几乎没有高质量证据可以指导治疗，大多数治疗方法都是基于病例报告和病例系列的经验性治疗。首先应识别凝血功能障碍并及时纠正，手术减压是一种可选的治疗方式，而对于神经功能迅速且完全恢复的患者可进行保守治疗。外科医生对于手术时机的选择有很大的差异，但是数个病例系列提示，诊断的延迟及延迟手术超过12小时均同神经功能结局恶化有关。神经功能恢复最重要的预测因素是确诊时神经功能缺损的程度，但得到及时诊疗的患者40%～50%的神经功能可完全恢复。

## 七、急性椎间盘突出

急性椎间盘突出通常同脊柱创伤有关。尽管有非创伤性急性椎间盘突出的报道，该情况极其罕见。急性椎间盘突出可导致脊髓病变，表现为脊髓半切综合征。非创伤性急性椎间盘突出经常导致背部疼痛和根性痛。根性痛同损伤平面沿神经根分布的感觉和（或）运动功能减退有关。站立或坐位时，背部疼痛通常加剧，平卧位时疼痛缓解（这点与恶性肿瘤所致SCC的背部疼痛是不同的，当患者平躺时疼痛通常更为严重）。

急性椎间盘突出导致的急性脊髓病变常见于颈段和胸段，可由对脊髓的直接压迫和对其血供的压迫所致。MRI的T2序列证实椎间盘疝出伴受损脊髓的信号改变。

类固醇常被用来治疗伴有脊髓病变和根性痛的急性椎间盘突出患者的疼痛和炎症。由于该情况较少见且缺乏数据，糖皮质激素的剂量并无公认的指南。考虑到高剂量糖皮质激素的风险，笔者推荐同恶性肿瘤所致SCC类似的地塞米松方案。

外科评估应以急会诊的形式及时进行。对于减压或手术方式目前尚未达成共识，但多数外科医生倾向早期手术以减少永久性神经功能缺损。采用内镜微创手术（前入路及后入路均可）减少了手术并发症的发生率，有望改善结局。

## 八、感染性病灶

脊柱硬膜外间隙的化脓性感染可直接通过压迫脊髓或间接通过减少血供导致神经功能损伤。不幸的是，因为起病隐匿，症状发展常耗费数周导致诊断延迟。大多数患者没有发热、背部疼痛和神经功能缺损的典型三联征，其他可能出现的症状可能包括局限性背部疼痛、神经根病变、乏力、感觉改变和括约肌功能障碍。

感染播散的机制往往为血源性，但仅有一半患者有脊柱之外的远隔感染灶。脊柱骨髓炎的直接蔓延亦可发生。多数硬膜外脓肿发生在包含脂肪、小动脉和静脉丛的硬膜后间隙，而硬膜前间隙是一个硬膜紧密附着、难以侵入的潜在腔隙。应获得包含感染危险因素的详细病史，包括糖尿病、癌症、免疫抑制、肾功能衰竭、酒精滥用及静脉药物滥用。尽管金黄色葡萄球菌是报道中最常见的病原体，但其他病原体如革兰阴性菌、厌氧菌和结核分枝杆菌也可引起硬膜外脓肿。

有时很难鉴别感染与软脊膜转移，特别是存在免疫抑制的患者或淋巴瘤患者可能同时患有这两种疾病。与软脊膜转移的患者相比，患有感染性疾病的患者在病程后期往往会发生脑神经和脊髓异常。脊柱X线可能显示跨越椎间盘累及相邻两个椎体的异常，提示这是感染性疾病，因为转移瘤很少有跨过椎间盘的影像学表现。

疑似硬膜外脓肿的评估包括全血细胞计数（CBC），红细胞沉降率（ESR），血培养和术前实验室检查。然而，CBC和ESR的异常是非特异性的。2/3的患者有白细胞增多，有些患者可能有ESR明显升高。但是，小于20 mm/h的ESR对于排除脊髓硬膜外脓肿的诊断具有极高的敏感性。脑脊液检查可能有蛋白水平升高和白细胞计数增加，但也可能在正常范围内。由于腰椎穿刺的诊断敏感性低且有将感染带入脑脊液的风险，一般并不推荐。

同椎管内血肿类似，硬膜外脓肿的治疗缺乏高质量证据的指导。但是，因为通常具有手术减压及脓肿引流的指征，因此应立即进行外科评估。对于神经功能完好或完全瘫痪超过48～72小时的患者，可考虑仅应用抗生素。对于此类患者，尤其是有神经功能恶化危险因素（糖尿病、C反应蛋白 > 115 mg/L、白细胞 > $12 \times 10^9$/L，年龄 > 65岁，血培养阳性，MRSA）的患者，应严密观察神经功能变化，因为保守治疗的失败率较高（4%～49%）。对于有神经功能缺损的患者，早期减压、冲洗和清创是治疗的关键。

由于脓肿可能是由多种微生物形成,抗生素的抗菌范围应覆盖MRSA和革兰阴性菌,即万古霉素和第三代或第四代头孢菌素。可考虑用甲硝唑覆盖厌氧菌。对于血培养阴性的患者,CT引导下的硬膜外间隙抽吸有时可用于取得标本进行培养并缓解占位效应。培养应该送检需氧和厌氧菌,真菌和结核菌。然而,20%～40%的患者培养的结果仍然是阴性的。对于有脊柱内固定或者神经体格检查稳定的患者,是否延迟抗生素的使用直到获得培养标本是有争议的。

## 九、脊髓内病变(无外源性压迫)

具有急性脊髓功能障碍症状的患者在MRI上通常具有内生性或髓内异常(非压迫性)。这些情况包括脊髓梗死,炎症性/脱髓鞘性脊髓炎,感染性疾病及副传染病[笔者注:对感染的免疫反应和(或)病原体释放的毒素所致脊髓病变]。

脊髓缺血可能需要行脊髓血管造影进一步鉴别动静脉畸形、动脉栓塞或其他血管异常。应该送检血清和脑脊液(CSF)来寻找自身免疫性及感染性血管炎的证据。应该包括莱姆病,梅毒,人类免疫缺陷病毒(HIV)的血清学检查并涵盖维生素$B_{12}$的营养素缺乏。脑脊液的病毒学检查应包括单纯疱疹病毒1,2(HSV-1,2)和巨细胞病毒(CMV)的PCR,以及水痘-带状疱疹病毒(VZV)的IgM和IgG。免疫球蛋白指标应包括(但不仅限于):IgG指数、白蛋白指数、IgG合成率及以及寡克隆带。应筛查尿液排除铜缺乏症(参见ENLS急性非创伤性肌无力的诊治流程,节选四)。

## 十、影像学检查结果阴性

脊柱MRI阴性的急性运动或感觉功能障碍(下肢截瘫或四肢瘫)患者应及时评估急性神经病、神经肌肉接头疾病和肌病。临床表现、CSF和电生理检查可确诊吉兰-巴雷综合征(急性多发性神经根性神经病)、重症肌无力、或Lambert-Eaton综合征或运动神经元病(参见急性非创伤性肌无力方案,节选四)。

无影像学异常的脊髓损伤(SCI-WORA)是在创伤和脊髓功能障碍但未发现MRI异常时所作的临床诊断。因为颈段脊柱活动度较大,颈髓是最容易受伤的节段。小儿由于其头身比大,是该损伤的高危人群。由于缺乏可手术干预的病灶,应进行保守治疗。采用支持性措施,包括颈托、支架、矫形器等进行3个月的脊柱制动。此时应权衡利弊后谨慎地决定是否使用糖皮质激素。

## 十一、针对小儿的注意事项

部分SCC的病因是小儿独有的。遗传性疾病如21-三体综合征、Klippel-Feil综合征,骨骼异常发育和黏多糖病,相关的齿突发育不良或韧带松弛导致颈椎不稳定。寰枢椎不稳定可导致半脱位或移位、脊髓病变和四肢瘫。患有此类遗传病的小儿可能有影响脊髓功能的多发病变,如脊髓空洞、脊髓栓系综合征、脊髓软化或节段性脊髓萎缩。因此,需要小儿神经外科医生和小儿骨科医生共同进行手术以达到安全和充分的减压及固定。小儿癌症如神经母细胞瘤、淋巴瘤、白血病、骨肉瘤、颅后窝或脑干肿瘤、转移瘤、嗜铬细胞瘤和脊髓肿瘤均可导致恶性肿瘤相关SCC。除非排除恶性肿瘤相关SCC的诊断,已有癌症的儿童出现背部疼痛应视为其警示症状。影像学确诊后应给予1～2 mg/kg的地塞米松静推,随后q6h口服或静推0.25～0.5 mg/kg。如果有严重的脊柱不稳定、症状迅速进展或保守治疗过程中症状依旧进展,应考虑手术减压。

虐待所致的脊柱损伤是小儿SCC的另一个独特病因。此类损伤的机制是摇晃头颈部(无论是否直接遭受打击)带来的加速或减速旋转暴力。非意外损伤可能导致一系列迷惑医生的损伤,例如骨和实质性器官损伤。颅脑及脊柱MRI可提供有价值的信息。影像检查发现脊柱硬膜下血肿(SDH)对于虐待所致损伤具有高度特异性。

罹患急性SCC的小儿患者需要一个多学科团队,其中包括熟悉这一年龄段独特病因的小儿亚专科专家,包括骨科、神经外科、麻醉科和重症医学科。这些专家有管理患儿气道、血流动力学变化及SCC常见并发症的经验。一旦怀疑SCC,应该将患儿转运到具有此类救治能力的最近的医疗中心。

在院前转运过程中应保持中立位以稳定颈椎,应在婴幼儿背部肩胛骨下方放置一个衬垫,以支撑其枕骨(头较躯体不成比例的大)。这样做将有助于防止因放置在平坦表面上而导致颈部弯曲。压迫越靠近头侧,越有可能会引起呼吸和心血管机能的损害。由于与成人相比,儿童的心排血量更多地依赖于心率,所以T6以上脊髓损伤伴发的心动过缓应该积极治疗。此时应优先考虑使用能增加心率的药物如阿托品、多巴胺或肾上腺素(儿茶酚胺同样增加血管张力)。

同成人类似,对急性SCC患儿救治应以维持气道及脊柱制动、呼吸和通气、循环及控制出血为优先事项。任何无法睁眼或发声的患儿均应视为可能需要气管插管,因为其气道保护反射可能消失或受损。插管时应注意限制颈椎活动。虐待所致脊柱损伤或C3水平以上的完全性脊髓损伤可导致窒息和心搏骤停。一旦确认气道及通气满足需求,应立即优化循环并注意识别休克(如低血容量性、心源性或神经源性休克)。T6以上的SCC可导致神经源性休克,表明心血管失交感神经支配,导致心脏的变力性和变时性下降、动脉及静脉扩张。缺乏代偿性的心率增快也是一种鉴别患儿神经源性休克和低血容量的有效方法。对于小儿,低血压定义为收缩压(SBP)低于该年龄的第5个百分位或任何休克的征象。第5个百分位的SBP可以用公式70+[2×年龄(岁)]mmHg来估算。如有必要,应在建立血管通路后立即输注20 mL/kg的生理盐水。随后的液体输注应基于血压、灌注和红细胞压积的不断评估进行调整。使用合适的升压药、强心药、麻醉及镇静药物以免导致血流动力学不稳定的恶化。鉴于脊髓血流在SCC时减少,应保持平均动脉压(MAP)至少在年龄的第50个百分位,这可以用公式MAP=55+[1.5×年龄(岁)]mmHg来计算。类似成人,治疗患儿SCC的关键在于确定病因、脊柱制动、避免继发性损伤,并对合适的病例进行手术治疗。

## 十二、护理沟通

护理在SCC的救治中发挥关键作用。诊断该急症之后,护士协助医生稳定患者的临床状况并探讨如何防止出现更多并发症。护士应接受培训并能完成全套的神经功能评估。了解神经功能查体的基线情况对于了解临床状况是改善或恶化尤为必要。此外,护理的职责包括保证脊柱制动,监护呼吸和血流动力学情况,评估肠道和膀胱功能障碍的情况,对患者的活动预先进行适当的限制。

医生和护士的神经功能查体应依靠同一套量表进行,以便监护和交流出现的变化。入院后应每小时进行查体,而且在患者离开病床或护士怀疑出现恶化时进行。如果患者需要脊柱制动,护士应在搬动患者时采取相应的预防措施,保证足够的人手用轴线翻身法保持脊柱中立位。

对于存在四肢瘫或颈段SCC的患者,护士应密切监护其呼吸状况,如呼吸频率、呼吸模式及深度、咳嗽力度及有效性等,识别呼吸状况出现失代偿可能需要气管插管的患者。T6或以上水平的SCC可导致血流动力学不稳定,因此需要严密监护其生命体征,如心率及血压,并在出现数值变化时立即同医生进行沟通。

**临床要点**

(1)SCC的临床表现是受压水平之下的急性神经功能障碍。

(2)SCC的常见病因是创伤、恶性肿瘤、脊柱退行性疾病、硬膜外脓肿及血肿。

(3)应立即评估四肢瘫患者的呼吸功能,发现呼吸衰竭的征兆。

(4)如果延迟MRI检查无法避免,推荐对感染或恶性肿瘤所致SCC进行经验性治疗(分别应用合适的抗生素或激素)。

(5)笔者推荐在恶性肿瘤所致SCC(急性椎间盘突出亦可考虑)的情况下,应用地塞米松10 mg静推负荷,然后q6h口服或静推4 mg维持。

(6)推荐早期手术减压,因为该疗法同预后改善有关。

(陈宋育)

# 参考文献

[1] AL-QURAINY R, COLLIS E. Metastatic spinal cord compression: diagnosis and management[J]. BMJ (Clin Res Ed), 2016, 353: 2539.

[2] ARGUELLO F, BAGGS R B, DUERST R E, et al. Pathogenesis of vertebral metastasis and epidural spinal cord compression[J]. Cancer, 1990, 65(1): 98–106.

[3] ARKO L, QUACH E, NGUYEN V, et al. Medical and surgical management of spinal epidural abscess: a systematic review[J]. Neurosurg Focus, 2014, 37(2): e4.

[4] ATESOK K, TANAKA N, O'BRIEN A, et al. Posttraumatic spinal cord injury without radiographic abnormality[J]. Adv Orthop, 2018, 2018: 7060654.

[5] BAEESA S, JARZEM P, MANSI M, et al. Spontaneous spinal epidural hematoma: correlation of timing of surgical decompression and MRI findings with functional neurological outcome[J]. World Neurosurg, 2019, 122: 241–247.

[6] BAMMER R, FAZEKAS F. Diffusion imaging of the human spinal cord and the vertebral column[J]. Top Magn Reson Imaging, 2003, 14(6): 461–476.

[7] BATE B G, KHAN N R, KIMBALL B Y, et al. Stereotactic radiosurgery for spinal metastases with or without separation surgery[J]. J Neuro surg Spine, 2015, 22(4): 409–415.

[8] BOOGERD W, VAN DER SANDE J J, KRÖGER R, et al. Effective systemic therapy for spinal epidural metastases from breast carcinoma[J]. Eur J Cancer Clin Oncol, 1989, 25(1): 149–153.

[9] BOUTHORS C, BENZAKOUR A, COURT C. Surgical treatment of thoracic disc herniation: an overview[J]. Int Orthop, 2019, 43(4): 807–816.

[10] BRAUGE D, HORODYCKID C, ARRIGHI M, et al. Management of giant thoracic disc herniation by thoracoscopic approach: experience of 53 cases[J]. Oper Neurosurg, 2019, 16(6): 658–666.

[11] BULLOCK M R, CHESNUT R, GHAJAR J, et al. Surgical management of acute subdural hematomas[J]. Neurosurgery, 2006, 58(Supplement): 2–24.

[12] BURCH P A, GROSSMAN S A. Treatment of epidural cord compressions from Hodgkin's disease with chemotherapy. A report of two cases and a review of the literature[J]. Am J Med, 1988, 84(3 Pt 1): 555–558.

[13] CAULFELD A F, FLOWER O, PINEDA J A, et al. Emergency neurological life support: acute non-traumatic weakness[J]. Neurocrit Care, 2017, 27(Suppl 1): 29–50.

[14] CHOUDHARY A K, BRADFORD R K, DIAS M S, et al. Spinal subdural hemorrhage in abusive head trauma: a retrospective study[J]. Radiology, 2012, 262(1): 216–223.

[15] COLE J S, PATCHELL R A. Metastatic epidural spinal cord compression[J]. Lancet Neurol, 2008, 7(5): 459–466.

[16] DAVIS D P, SALAZAR A, CHAN T C, et al. Prospective evaluation of a clinical decision guideline to diagnose spinal epidural abscess in patients who present to the emergency department with spine pain[J]. J Neurosurg Spine, 2011, 14(6): 765–770.

[17] DISTEFANO D, ALESS CIANFONI R. Imaging of spinal cord compression[J]. Imaging Med, 2014, 6(1): 89–116.

[18] DOMENICUCCI M, MANCARELLA C, SANTORO G, et al. Spinal epidural hematomas: personal experience and literature review of more than 1000 cases[J]. J Neurosurg Spine, 2017, 27(2): 198–208.

[19] FLEMING C, BAKER J F, O'NEILL S C, et al. The oswestry spinal risk index (OSRI): an external validation study[J]. Eur Spine J, 2016, 25(1): 252–256.

[20] GALEIRAS VÁZQUEZ R, RASCADO SEDES P, MOURELO FARIÑA M, et al. Respiratory management in the patient with spinal cord injury[J]. Biomed Res Int, 2013, 2013: 168757.

[21] GIBBS I C, PATIL C, GERSZTEN P C, et al. Delayed radiation induced myelopathy after spinal radiosurgery[J]. Neurosurgery, 2009, 64(Suppl 2): 67–72.

[22] GILBERT R W, KIM J H, POSNER J B. Epidural spinal cord compression from metastatic tumor: diagnosis and treatment[J]. Ann Neurol, 1978, 3(1): 40–51.

[23] GRAHAM P H, CAPP A, DELANEY G, et al. A pilot randomised comparison of dexamethasone 96 mg vs 16 mg per day for malignant spinal-cord compression treated by radiotherapy: TROG 01.05 Superdex study[J]. Clin Oncol, 2006, 18(1): 70–76.

[24] HAQUE I, ZARITSKY A. Analysis of the evidence for the lower limit of systolic and mean arterial pressure in children[J]. Pediatr Crit Care Med, 2007, 8(2): 138–144.

[25] HELWEG-LARSEN S, SØRENSEN P S. Symptoms and signs in metastatic spinal cord compression: a study of progression from first symptom until diagnosis in 153 patients[J]. Eur J Cancer, 1994, 30(3): 396–398.

[26] JOSHI S M, HATFELD R H, MARTIN J, et al. Spinal epidural abscess: a diagnostic challenge[J]. Br J Neurosurg, 2003, 17(2): 160–163.

[27] KLIMO P, THOMPSON C J, KESTLE J R W, et al. A meta-analysis of surgery versus conventional radiotherapy for the treatment of metastatic spinal epidural disease[J]. Neuro-oncology, 2005, 7(1): 64–76.

[28] LEVACK P, GRAHAM J, COLLIE D, et al. Don't wait for a sensory level—listen to the symptoms: a prospective audit of the delays in diagnosis of malignant cord compression[J]. Clin Oncol, 2002, 14(6): 472–480.

[29] LOBLAW D A, MITERA G, FORD M, et al. A 2011 updated systematic review and clinical practice guideline for the management of malig nant extradural spinal cord compression[J]. Int J Radiat Oncol Biol Phys, 2012, 84(2): 312–317.

[30] LOBLAW D A, PERRY J, CHAMBERS A, et al. Systematic review of the diagnosis and management of malignant extradural spinal cord compression: the Cancer Care Ontario Practice Guidelines Initiative's Neuro-Oncology Disease Site Group[J]. J Clin Oncol, 2005, 23(9): 2028–2037.

[31] MAYNARD F M, BRACKEN M B, CREASEY G, et al. International standards for neurological and functional classification of spinal cord injury. American Spinal Injury Association[J]. Spinal Cord, 1997, 35(5): 266–274.

[32] MEHTA S H, SHIH R. Cervical epidural abscess associated with massively elevated erythrocyte sedimentation rate[J]. J Emerg Med, 2004, 26(1): 107–109.

[33] MUT M, SCHIF D, SHAFREY M E. Metastasis to nervous system: spinal epidural and intramedullary metastases[J]. J Neurooncol, 2005, 75(1): 43–56.

[34] NAGATA K, OSHIMA Y, NAKAJIMA K, et al. Consecutive images of conservatively treated cervical spontaneous spinal epidural hematoma[J]. J Clin Neurosci, 2019, 59: 270–275.

[35] PATCHELL R A, TIBBS P A, REGINE W F, et al. Direct decompressive surgical resection in the treatment of spinal cord compression caused by metastatic cancer: a randomised trial[J]. Lancet, 2005, 366(9486): 643–648.

[36] PATEL A R, ALTON T B, BRANSFORD R J, et al. Spinal epidural abscesses: risk factors, medical versus surgical management, a retrospective review of 128 cases[J]. Spine J, 2014, 14(2): 326–330.

[37] PIERCE J L, DONAHUE J H, NACEY N C, et al. Spinal hematomas: what a radiologist needs to know[J]. Radiographics, 2018, 38(5): 1516–1535.

[38] PRADILLA G, ARDILA G P, HSU W, et al. Epidural abscesses of the CNS[J]. Lancet Neurol, 2009, 8(3): 292–300.

[39] RAASCK K, KHOURY J, AOUDE A, et al. Nonsurgical management of an extensive spontaneous spinal epidural hematoma causing quadriplegia and respiratory distress in a choledocholithiasis patient: a case report[J]. Medicine, 2017, 96(51): e9368.

[40] ROPPER A E, ROPPER A H. Acute spinal cord compression[J]. N Engl J Med, 2017, 376(14): 1358–1369.

[41] ROZZELLE C J, AARABI B, DHALL S S, et al. Spinal cord injury without radiographic abnormality (SCIWORA)[J]. Neurosurgery, 2013, 72(Suppl 2): 227–233.

[42] SCHIF D, O'NEILL B P, SUMAN V J. Spinal epidural metastasis as the initial manifestation of malignancy: clinical features and diagnostic approach[J]. Neurology, 1997, 49(2): 452–456.

[43] SCHIF D, O'NEILL B P. Intramedullary spinal cord metastases: clinical features and treatment outcome[J]. Neurology, 1996, 47(4): 906–912.

[44] SCHMIDT R D, MARKOVCHICK V. Nontraumatic spinal cord compression[J]. J Emerg Med, 1992, 10(2): 189–199.

[45] SCHROEDER G D, HILIBRAND A S, ARNOLD P M, et al. Epidural hematoma follow ing cervical spine surgery[J]. Global Spine J, 2017, 7(Suppl 1): 120–126.

[46] SUNDARESAN N, SACHDEV V P, HOLLAND J F, et al. Surgical

treatment of spinal cord compression from epidural metastasis[J]. J Clin Oncol, 1995, 13(9): 2330-2335.

[47] SUZUKI T, ABE E, MURAI H, et al. Nontraumatic acute complete paraplegia resulting from cervical disc herniation: a case report[J]. Spine, 2003, 28(6): 125-128.

[48] SØRENSEN S, HELWEG-LARSEN S, MOURIDSEN H, et al. Effect of high-dose dexamethasone in carcinomatous metastatic spinal cord compression treated with radiotherapy: a randomised trial[J]. Eur J Cancer, 1994, 30(1): 22-27.

[49] TODD N V. Guidelines for cauda equina syndrome. Red fags and white fags. Systematic review and implications for triage[J]. Br J Neurosurg, 2017, 31(3): 336-339.

[50] TOKUHASHI Y, UEI H, OSHIMA M, et al. Scoring system for prediction of metastatic spine tumor prognosis[J]. World J Orthop, 2014, 5(3): 262-271.

[51] TUCHMAN A, PHAM M, HSIEH P C. The indications and timing for operative management of spinal epidural abscess: literature review and treatment algorithm[J]. Neurosurg Focus, 2014, 37(2): e8.

[52] VECHT C J, HAAXMA-REICHE H, VAN PUTTEN W L, et al. Initial bolus of con ventional versus high-dose dexamethasone in metastatic spinal cord compression[J]. Neurology, 1989, 39(9): 1255-1257.

[53] WALJI N, CHAN A K, PEAKE D R. Common acute oncological emergen cies: diagnosis, investigation and management[J]. Postgrad Med J, 2008, 84(994): 418-427.

[54] WANG M, ZHOU P, JIANG S. Clinical features, management, and prognostic factors of spontaneous epidural spinal hematoma: analysis of 24 cases[J]. World Neurosurg, 2017, 102: 360-369.

[55] WUERMSER L A, HO C H, CHIODO A E, et al. Spinal cord injury medicine. 2. Acute care management of traumatic and nontraumatic injury[J]. Arch Phys Med Rehabil, 2007, 88(Suppl 3 1): 55-61.

[56] ZAIRI F, ARIKAT A, ALLAOUI M, et al. Minimally invasive decompression and stabilization for the management of thoracolumbar spine metastasis[J]. J Neurosurg Spine, 2012, 17(1): 19-23.

[57] ZENG Y, REN H, WAN J, et al. Cervical disc herniation causing Brown Sequard syndrome: case report and review of literature (CARE-compliant)[J]. Medicine, 2018, 97(37): e12377.

[58] ZHANG S, GENG F, WANG J, et al. Rapid recovery of spontaneous spinal epidural hematoma without surgical treatment: case report and literature review[J]. World Neurosurg, 2018, 115: 216-219.

# 节选十二
# 癫痫持续状态

摘　要：单次癫痫发作或在短时间内频繁发作超过5分钟定义为癫痫持续状态（status epilepticus，SE），癫痫持续状态患者应立即接受复苏。尽管相关临床随机试验较少，现有的证据和经验表明，早期积极治疗SE可改善患者预后，出于这个原因，这篇文章被视为神经急症生命支持治疗流程。目前对SE的紧急处理强调快速启动足量的抗癫痫一线药物治疗，以及迅速加用二线药物，必要时诱导昏迷，配合神经重症监护病房的收治和脑电图监测。本文重点介绍SE的初始治疗，同时也对患者入院后的后续治疗进行阐述。

关键词：癫痫持续状态，癫痫发作，抗惊厥药物，药物性昏迷，脑电图监测，流程

## 一、引言

每年在美国的急诊科平均有100万例癫痫患者就诊，约占急诊科神经系统疾病总数20%，占急诊科总就诊量1%，其中可被定义为癫痫持续状态（SE）的患者数量约为20万。

癫痫持续状态患者的30天死亡率为10%～27%。癫痫发作持续时间与高死亡率及预后不良相关。SE对机体的影响包括惊厥状态间接导致的全身症状（例如通气不良，误吸，代谢异常）和兴奋性毒性对神经元细胞造成的直接伤害，这些可引起神经元迅速损伤和延迟的程序性细胞死亡。

本模式旨在为SE的诊断和紧急管理原则提供一个大体框架，可根据当地诊断工具和治疗可行性进行调整。迅速控制癫痫发作是治疗癫痫持续状态的基本原则（附图12-1）。在SE动物模型中，早期终止SE能够减少动物神经元损伤。在临床观察性研究中则发现早期终止SE与改善临床结局有关。在实验性SE中，苯二氮䓬类药物在发作早期可以终止癫痫发作，但其有效性随发作时间增加而下降。

对于疑似SE的患者，建议在治疗的同时进行初始诊断。

建议在患者就诊的第1个小时内完成所列项目的评估（评估与治疗同时进行，附表12-1）。对所有病因不明的SE患者尽快行快速血糖测试，快速纠正低血糖。除非已经建立静脉（IV）通路，否则应立即考虑肌注（IM）咪达唑仑（必要时可口腔或鼻腔给予咪达唑仑或经直肠给予地西泮作为替代）。当静脉通路建立后，尽早行实验室检查以便在治疗的同时进行分析。在紧急控制治疗或惊厥终止后，可进行剩余的诊断步骤。

快速治疗长时间抽搐的重要性反映在目前对SE的定义中，只需要5分钟的持续发作活动即可定义为癫痫持续状态。

SE患者的诊断检查与治疗和稳定同时进行，同时确保测试不会干扰或延迟癫痫的控制，治疗是第一位的。诊断评估与临床治疗（气道保护，稳定呼吸和血流动力学）应同步进行。评估有无低血糖、低氧血症和血流动力学不稳定的情况。在这个阶段应特别关注

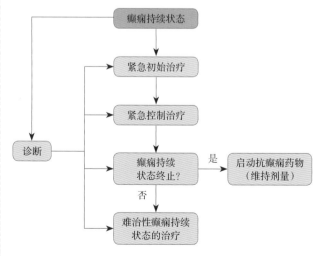

附图12-1　ENLS癫痫持续状态管理流程

附表12-1　癫痫持续状态第一个小时的检查清单

□ 指尖血糖

□ 建立静脉通路

□ 脉氧监测,血压监测,根据需要吸氧和补液,心电监测

□ 实验室检查:全血细胞计数,酸碱代谢状态,钙、镁、抗癫痫药血药浓度

□ 颅脑CT

□ 持续性脑电图监测(如有),带通知的脑电计数(尽快获得,除非患者恢复到癫痫前的状态)

氧饱和度和心脏的监测。神经系统评估应包含持续性惊厥发作,自动症,局灶性神经功能障碍,瞳孔变化和唤醒水平。

　　一旦建立静脉通路,立即进行血液实验室检查,通常包括全血细胞计数,代谢状态,早孕测试以及钙和镁测定。其他可能有助于诊断的项目包括肝酶,心脏损伤标志物,毒理学筛选和动脉血气测定。如能获得苯妥英钠/磷苯妥英钠,丙戊酸钠盐和卡马西平等抗癫痫药物的血药浓度将有助于治疗。大约2/3在急诊室因癫痫持续状态就诊的患者有癫痫发作史,并且多为治疗剂量不足或停用抗癫痫药物所致。

　　如果怀疑存在心律失常或心肌损伤,应尽可能进行心电图检查。对于呼吸窘迫或缺氧患者,应给予吸氧,并进行胸部X线检查。考虑与癫痫发作相关的潜在的毒物或药物如下。

　　(1)异烟肼:用苯二氮䓬类药物治疗,其次是吡哆醇,最大剂量为5 μg。

　　(2)三环类抗抑郁药:心电图上QRS增宽,使用碳酸氢钠治疗。

　　(3)茶碱:用苯二氮䓬类或巴比妥类药物治疗。如果患者最近(＜1小时)摄入了大量或缓释产品,考虑洗胃,施用活性炭,全肠冲洗。

　　(4)可卡因/拟交感神经药物:用苯二氮䓬类治疗。

　　(5)戒酒:用加速剂量的苯二氮䓬类和(或)巴比妥类治疗。

　　(6)有机磷酸酯:用阿托品、咪达唑仑和解磷定治疗。

　　(7)子痫前期或子痫:静脉注射硫酸镁治疗,考虑4～6 g硫酸镁静脉注射,然后2 g/h输液,并联系产科医师紧急会诊。

　　应对每位患者进行影像学检查,尤其是那些意识未恢复到正常水平,出现新发局灶性神经系统症状,或

无明显诱因下新发癫痫。颅脑CT平扫是急诊室首选的影像学检查手段,能快速发现可能引起癫痫的病因。必要时进行胸部X线和心电图检查。发热患者应该进行腰椎穿刺,疑似中枢神经系统感染或蛛网膜下腔出血的患者在CT检查后也应行腰椎穿刺检查。

　　脑电图监测是诊断非惊厥性癫痫持续状态的必要手段,也可用于指导治疗和提供其他诊断所需信息。

　　呈癫痫持续状态样的非癫痫性发作(假性癫痫持续状态)主要发生在患有真性癫痫发作疾病的患者中,有时难以与真正的癫痫持续状态进行鉴别。它们可能表现为意志行为障碍或非意志性躯体化障碍。临床提示非癫痫性发作的表现包括:意识清醒、有目的的运动、做连续击打动作时欠协调、背部反弓、持续闭目、头部旋转和骨盆快速的前后运动。

## 二、癫痫持续状态的紧急初始治疗:院前急救

　　癫痫发作后的最初几分钟是终止SE的最佳时机。院前管理从立即识别SE开始,评估气道,呼吸,循环(ABC)的同时使用苯二氮䓬类治疗。可能需要气道保护和(或)吸氧。如果出现低血糖,应通过静脉注射葡萄糖纠正,同时紧急给予苯二氮䓬类药物。由于紧急医疗服务(EMS)的反应时间通常为5分钟或更长,在EMS到达时发现的癫痫患者可被视为癫痫持续状态。与安慰剂相比,苯二氮䓬类药物的EMS给药在到达ED前的癫痫停止率更高,且有向更好的结果发展的趋势。此外,在终止SE方面,EMS静脉注射咪达唑仑优于静脉注射劳拉西泮。因为咪达唑仑不需要冷藏,且可肌内注射,比静脉注射更便捷。

　　除非静脉通道可被迅速建立,否则考虑肌内注射、直肠或鼻腔给药,成年患者或体重大于40 kg的儿童可使用咪达唑仑10 mg肌注或地西泮20 mg直肠给药。体重为13～40 kg的儿童患者可使用咪达唑仑5 mg肌注,体重小于13 kg的儿童使用剂量为0.2 mg/kg(尽管体重小于13 kg的儿童没有包含在RAMPART)。在评估初始治疗效果时尝试开通静脉通道,如开通失败,考虑初次给药后5～10分钟再次肌注。

　　一旦静脉通道建立,考虑静推劳拉西泮(成人初始剂量4 mg,最大累积剂量0.1 mg/kg;儿童初始0.1 mg/kg,最大4 mg/每次)。如果不可用,考虑成人静脉注射氯硝西泮0.015 mg/kg(通常为1 mg)或静脉注射地西泮0.15 mg/kg(最多10 mg/每次)。左乙拉西坦静脉注射的院前附加治疗对患者没有益处。

　　呼吸抑制既可以发生在癫痫持续状态后,也可以发生在未治疗SE患者中。因此,院前急救人员应避免

因考虑副作用而不使用苯二氮䓬类药物。苯二氮䓬类治疗癫痫持续状态的推荐剂量比用于其他适应证相对要高,然而与安慰剂相比,劳拉西泮和地西泮治疗院外癫痫持续状态的呼吸和循环并发症发生率较低,可能与心肺功能损害通常是癫痫发作持续时间和代谢储备丧失的结果有关。

劳拉西泮是非常有效的药物,但它需要冷藏及频繁补货,对急救医疗服务系统要求较高。地西泮和咪达唑仑更易储存。

### 三、紧急初始治疗:急诊室

癫痫持续状态患者在急诊室的治疗是院前急救的延续,需要重新评估气道、呼吸和循环系统,继续支持治疗。予心电及血氧饱和度监测、指尖血糖检测,如院前尚未建立静脉通道,在到达急诊室后应立即开放,并立即行实验室检查。对住院患者,紧急初始治疗应与后续控制治疗无缝对接。

对苯二氮䓬类药物反应不佳的患者应在初始给药后5～10分钟再次给药。当院前治疗失败时,应将静脉使用苯二氮䓬类药物作为初始治疗。当患者到达急诊室前未接受苯二氮䓬类药物治疗且在癫痫发作,应给予初始治疗(开放静脉通道后立即静推苯二氮䓬类药物,在尚未开放静脉通道的患者中,肌注或直肠给予苯二氮䓬类药物)。发作持续5～10分钟后重复用药一次。

苯二氮䓬类药物用于治疗癫痫持续状态的成人剂量为劳拉西泮4 mg,初始剂量较其他适应证相比偏高,在儿童患者中也存在同样问题。初始治疗的失败常与以下因素相关:① 由于担心呼吸抑制导致初始剂量不恰当;② 重复用药间隔过长或提前使用二线药物。

当指尖血糖检测在急诊室被广泛应用后,经验性给予葡萄糖不再被推荐,但对于疑似低血糖或确诊的低血糖患者,应立即给予葡萄糖。

### 四、紧急控制治疗

如果在初始治疗和重复给予苯二氮䓬类药物10～20分钟后癫痫持续状态未终止,并且无法找出可纠正的潜在病因,下一步通常会尝试使用二线药物。目前对苯二氮䓬类药物无反应的SE患者最佳二线药物选择尚不明确,尚无随机对照研究比较它们的效果。可选择的药物包括苯妥英钠/磷苯妥英钠,苯巴比妥,丙戊酸钠和左乙拉西坦。静脉制剂可用于那些治疗效果不佳或口服药物依从性差的患者。

在二线药物中,多数医疗机构倾向使用静脉注射苯妥英钠20 mg/kg(最大速度50 mg/min)或者磷苯妥英钠20 mg/kg(最大速度150 mg/min)。磷苯妥英钠是一种水溶性前体药物,能够被血浆酯酶转化为苯妥英钠。尽管静脉注射磷苯妥英钠速率比苯妥英钠快,它们对癫痫发作的影响时间相同,因为磷苯妥英钠需要大约15分钟转化为苯妥英钠。如果静脉注射丢失或尚未建立,磷苯妥英钠也可以肌注使用。苯妥英钠和磷苯妥英钠是FDA批准治疗成年人SE的药物。它们作用于钠通道而不是γ氨基丁酸(GABA)受体,因此用于治疗无法使用苯二氮䓬类GABA激动剂终止发作患者理性的选择。值得注意的是,在高速率输注苯妥英钠的情况下,有可能发生心动过缓和低血压的副作用,特别是老年人或心脏病患者。

一项小型的随机研究表明,SE时静脉使用丙戊酸钠可能与苯妥英钠具有相似的疗效。使用方法为10分钟内静注丙戊酸钠20～40 mg/kg,如果患者癫痫状态仍在持续,则在10分钟后再次给予20 mg/kg。丙戊酸钠的心肺毒副作用比苯妥英钠小,特别是在低血压和呼吸窘迫患者中,尽管在随机临床研究中不良事件无统计学意义。苯妥英钠、磷苯妥英钠和丙戊酸钠被NIOSH列为危险药物,可能需要按照机构指南进行特殊处理。

静脉应用苯巴比妥钠也被FDA列为成人和儿童SE患者的合理治疗选择,但现在成人中已较少应用,除非有其他替代药物禁忌证或无法获得其他药物。以20 mg/kg的剂量按照50～100 mg/min的速度静脉输注巴比妥;如果需要的话,可在10分钟后按5～10 mg/kg追加。苯巴比妥钠还作用于GABA受体,尽管目前相关研究尚少,但对那些苯二氮䓬类药物疗效不好的患者是一个备用的选择。

左乙拉西坦目前不在FDA的推荐范围之内,通常作为二线用药来治疗SE。其常用剂量为5分钟内静推1～2 g或以2～5 mg/(kg·min)输注。

如果癫痫发作已经停止,患者已经苏醒,应开始服用半衰期更长的抗癫痫药物,静脉注射或口服皆可。

二线药物可能药效相对弱,禁止用于紧急治疗中毒引起的癫痫。由异烟肼以及有机磷导致的癫痫发作应优先使用相应解毒剂。另外值得注意的是,使用部分抗癫痫二线药物预防癫痫时可加剧三环类抗抑郁药物的心脏毒性。

### 五、难治性癫痫持续状态的治疗

通常情况下,癫痫持续状态可以被前述的一线和二线药物终止。如果发作不能被紧急药物治疗所控制，则可认为是难治性癫痫持续状态。在这种情况下，推荐气管插管、机械通气和药物诱导性昏迷。

我们不建议反复尝试不同的二线抗癫痫药来试图控制癫痫持续状态，因为这样会推迟高阶治疗的跟进。一般来说，一个小时，甚至30分钟的时间，足够判断常规的治疗是否有效。早期持续输注麻醉药物（48小时内）可缩短难治性SE的持续时间，并在最后的随访中获得更好的结果。然而，早期给药与提高死亡率或终止难治性癫痫持续状态无关。

作为诱导昏迷的前提条件，应尽早对难治性癫痫持续状态患者进行气管插管。为了气管插管和机械通气，通常会用药物使患者处于肌肉麻痹状态，这样就会掩盖患者的抽搐发作，因此有必要进行持续脑电图检测。持续脑电图检测在超难治性癫痫持续状态（输注丙泊酚或咪达唑仑无效）患者中更具有意义。

用来诱导昏迷状态的麻醉药物通常是持续输注丙泊酚或咪达唑仑。如果采用咪达唑仑，首先给予0.2 mg/kg的负荷剂量（2 mg/min），随后每5分钟重复推注一次（0.2 ～ 0.4 mg/kg），直到发作停止。最大负荷剂量可以达到2 mg/kg。维持剂量为0.05 ～ 2 mg/(kg·h)，持续静脉输注。如果采用丙泊酚，首先给予1 ～ 2 mg/kg的负荷剂量（3 ～ 5分钟），随后每3 ～ 5分钟按照同样的剂量，重复推注一次，直到发作停止。最大负荷剂量可以达到10 mg/kg。维持剂量为30 ～ 200 μg/(kg·min)。大剂量的丙泊酚可导致低血压的发生。

用于治疗癫痫持续状态的镇静剂和麻醉剂具有许多副作用，并且经常会导致剂量依赖性低血压，需要使用血管活性药物维持血压。戊巴比妥钠导致低血压的概率更大，而长时间使用丙泊酚偶尔会导致丙泊酚输注综合征（PRIS）。PRIS罕见却致命，其特征是横纹肌溶解、代谢性酸中毒、心力衰竭和肾衰竭。由于丙泊酚的这种副作用，对于儿童难治性癫痫持续状态，戊巴比妥钠更常使用（负荷剂量5 mg/kg，1 ～ 3 mg/kg维持）。

难治性癫痫状态患者中气管插管失败或未插管患者优先选择静脉使用丙戊酸钠治疗。其他疗效尚不明确的治疗方法包括氯胺酮、拉考沙胺。

在急诊室，常静脉滴定镇静药物来终止癫痫发作，当条件允许行动态脑电图监测时，给药速度可根据脑电图监测结果进行调整。脑电范围从抑制癫痫发作到爆发抑制，目前缺乏数据用于确定达到脑电抑制的最佳治疗水平。

难治性癫痫治疗中，为获得有效血药浓度预防复发，使用二线抗癫痫药物是合理的。建议将难治性癫

痫持续状态患者收治入重症监护病房，最好配备有动态脑电图监测（附表12-2 ～附表12-4）。

**附表12-2 紧急初始治疗**

| • 如果静脉通路未建立 | |
| --- | --- |
| 成人或体重 > 40 kg儿童 | 咪达唑仑IM 10 mg（如无），地西泮直肠给药20 mg |
| 儿童 | 口服咪达唑仑0.2 ～ 0.5 mg/kg，最大剂量10 mg（或年龄6 ～ 11个月2.5 mg，1 ～ 4岁5 mg，5 ～ 9岁5 mg，> 5岁mg）；咪达唑仑鼻内注射0.2 mg/kg，最大剂量10 mg；咪达唑仑IM 0.2 mg/kg，若 > 40 kg使用10 mg，13 ～ 40 kg使用5 mg；如果无法使用以上药物，地西泮直肠给药0.5 mg/kg，1 ～ 5岁0.3 mg/kg，6 ～ 11岁0.3 mg/kg，> 11岁0.2 mg/kg |
| • 如果静脉无法开放，癫痫未控制则3 ～ 5分钟后重复一次 | |
| • 如果静脉通路建立 | |
| 所有患者 | 劳拉西泮静脉注射0.1 mg/kg（每次最多4 mg）如果初始剂量（无论是院前还是急诊）无效，在3 ～ 5分钟后重复1次 |

**附表12-3 紧急控制治疗**

| 成人 | 磷苯妥英钠IV 20 mg PE/kg丙戊酸钠IV 40 mg/kg左乙拉西坦IV 1 ～ 3 g苯巴比妥钠IV 20 mg/kg |
| --- | --- |
| 儿童 | 磷苯妥英钠，20 mg PE/kg，注射速度不超过150 mg/min或2 mg/(kg·min)左乙拉西坦IV 20 ～ 60 mg/kg（成人剂量不超过1 ～ 3 g）丙戊酸钠IV 40 mg/kg |

**附表12-4 难治性癫痫**

| • 成人 | |
| --- | --- |
| 如果癫痫发作持续5分钟，则以0.2 mg/kg重复给药并开始输注0.1 mg/(kg·h) | |
| 如果癫痫发作持续5分钟，再给予0.2 mg/kg并增加输注至0.2 mg/(kg·h) | |
| 丙泊酚，1 ～ 2 mg/kg，以20 μg/(kg·min)输注［范围为30 ～ 200 μg/(kg·min)］ | |
| 苯巴比妥钠20 mg/kg，输注速度不超过60 mg/min（成人）或1 mg/(kg·min) | |

续 表

- 儿童

咪达唑仑,0.1～0.2 mg/kg,0.1～0.4 mg/(kg·h)开始输注,滴定至最低有效剂量至1 mg/(kg·h)

苯巴比妥钠20 mg/kg,注入速度不超过1 mg/(kg·min)

戊巴比妥钠负荷剂量5 mg/kg,1 mg/(kg·h)开始输注,滴定至脑电抑制,通常范围为1～3 mg/(kg·h)

## 六、儿童患者

婴儿、儿童和青少年发生癫痫持续状态的病因包括与成人发病一致的脑膜脑炎、外伤、卒中、低氧血症、毒血症、低血糖和其他电解质或代谢紊乱,以及新发性癫痫。儿科特有的类型为热性惊厥(儿童癫痫持续状态的30%～50%)和潜在的遗传或代谢紊乱,婴幼儿多见。低钠血症引起的癫痫多见于配方奶配比不当或给新生儿饮用自来水。出生后的第1周,甲状旁腺功能减退和低钙血症的婴儿会出现手足抽搐或癫痫。婴幼儿虐待性头部外伤常伴有癫痫发作,外伤史常被隐瞒。有潜在脑结构异常的患者,尤其是与神经发育异常相关的患者,更容易发生癫痫,并可能出现SE。脑瘤是儿童最常见的实体瘤,可引起癫痫发作,特别是如果有肿瘤卒中时。新生儿SE不一定表现为全身性阵挛性强直,而是表现为精神状态的改变,包括震颤、伸肌或屈肌姿势、呼吸暂停、眼偏斜和诸如吐舌和咂唇之类的刻板自动化动作。这些动作对刺激没有反应。

儿童使用的抗癫痫药物与成人相似,建议早期服用苯二氮䓬类药物。重要的是,咪达唑仑可以通过肌注、鼻腔或口服途径给药,这比在获得静脉注射途径的同时延迟治疗更好。研究表明,口服咪达唑仑在快速缓解癫痫方面可能优于经直肠给予地西泮。一直以来,尽管有低血压和心律失常的风险,苯妥英钠一直是二线药物的选择,而磷苯妥英钠在儿科更常用。左乙拉西坦越来越多地被用作二线药物,该药副作用小,治疗范围广。研究表明,40 mg/kg左乙拉西坦与20 mg/kg苯妥英钠相比在终止癫痫方面不具劣势。可考虑使用丙戊酸钠,但有转氨酶升高和高血氨的风险,特别是有潜在肝脏或代谢疾病的婴儿。苯巴比妥钠是新生儿SE的首选一线药物,是对苯二氮䓬和磷苯妥英钠/苯妥英钠、左乙拉西坦或丙戊酸钠无反应的SE的合理下一个选择。

在复苏的每一步,对ABC和心肺支持的警惕是至关重要的,如果二线药物失效应做好插管准备。各医疗机构的做法各不相同,如果第一种药物失败,有些医院尝试另一种二线药物,但对于难治性SE的儿童,不

应延迟第三种药物连续静脉输注,因为这样做可能会不必要地延长SE,导致难治性SE。随着癫痫持续状态时间延长,预后不良和死亡的风险增加。由于对PRIS的担忧,大剂量咪达唑仑或戊巴比妥钠通常比丙泊酚更适合用于儿童,但根据患者的年龄和诊断,可能需要在院间转运期间使用丙泊酚。

儿童患者可能需要多个亚专科共同治疗,因此尽早联系合适的儿科医院至关重要。长期昏迷或癫痫发作后的儿童,以及需要插管治疗SE的儿童须进行脑电图评估,咨询儿科重症医学科医师或神经科医师有助于确定除上述一般有效的复苏方法之外可能采取的其他措施,即选择二线、三线药物,或滴定大剂量苯二氮䓬类或巴比妥类药物。如果孩子有难治性癫痫病史,应由三级或四级儿科中心的癫痫专家护理,他们可能对治疗方法有独特见解。

## 七、护理注意事项

癫痫发作后立即开始护理介入,护士应了解抗癫痫药和气管插管时使用药物的作用、给药时间和副作用,以及这些药物可能对癫痫监测造成的影响。安全性是护理癫痫患者的首要重点,包括尽可能使患者侧卧位,保持床头抬高,包裹床边扶手,并在床边提供吸痰装置。重要的是不要约束患者或将任何异物插入患者的口中,因为这样会造成进一步的伤害。

在进行初步复苏的同时,护理人员应进行初步的神经系统检查,包括意识基线水平、瞳孔评估和对神经功能缺失的评估。护理人员应做好准备,及时开通静脉通路并根据医疗团队医嘱使用抗癫痫药物和麻醉药物。监测和记录癫痫发作的类型很重要,包括诱发因素,发作的描述,以及癫痫发作的持续时间。护士的职责包括确保诊断和治疗的同时进行,包括实验室检查,脑电图,必要时神经影像学检查。急诊医师和住院医师之间的护理交班是必要的,沟通应包括癫痫发作的类型和持续时间、所给药物、可能需要使用的药物、呼吸和血流动力学状态的描述,以及还需要进行哪些测试。

## 八、患者的转运

在转运过程中,静脉输注药物应持续泵入,确保患者不会因转运影响抗癫痫药物使用,如转运路途长,或外出进行神经影像学检查时,不应减少或停止药物。如有可能,应避免转运,直到患者临床稳定。因为转运期间需要断开患者与脑电图的连接,有可能丢失非惊厥性发作。如果患者的血压波动,或者最近使用或开始持续输注麻醉药,在转运过程中可能需要升压药。

### 九、沟通

当与癫痫持续状态患者的接诊或转诊医师进行沟通时，建议充分考虑附表12-5中的关键内容。护理记录单也应包含以上内容。

**临床管理要点**

（1）早期、积极地治疗SE患者势在必行。延迟治疗减少癫痫发作终止的可能性。

（2）苯二氮䓬类药物在初期治疗中经常剂量不足，应积极用于癫痫持续状态。

（3）诊断检查应与最初和紧急治疗同时进行，并应继续进行，直到确定癫痫的来源为止。

**临床用药要点**

（1）苯二氮䓬类药物推荐作为癫痫持续状态的一线治疗药物，劳拉西泮静推或咪唑安定肌注（如果没有静脉通路）也作为一线治疗。

（2）磷苯妥英钠是苯妥英钠的前药，比苯妥英钠起效更快，与更多溶液相容，且可以肌注。

（3）应监测抗癫痫药物血药浓度（在SE期间每天监测）并滴定至正常值的稍高水平。如果条件允许，应评估苯妥英钠和丙戊酸钠浓度，评估患者医从性。

（4）在启动和加大抗癫痫药物剂量时应考虑药物与食物相互作用、肝肾功能紊乱，以及药物副作用。

**附表12-5 癫痫持续状态评估和参考**

- 沟通内容
- □ 临床表现
- □ 癫痫持续状态时间
- □ 既往服药史和既往手术史
- □ 以往药物治疗情况，抗癫痫药物血药浓度
- □ 神经系统检查
- □ 颅脑影像学检查/腰椎穿刺/其他结果（如果有）

- 示范

"我转诊了一个55岁的有癫痫病史的女性，她在家服用苯妥英钠和拉考沙胺。"

"她出现了持续5分钟的强直阵挛发作。"

"急救中心接到电话，她在救护车上再次发作癫痫一次，被给予劳拉西泮4 mg静脉推注，癫痫发作停止。"

"在急诊室，患者又有两次癫痫发作。第一次自行终止，第二次发作使用4 mg劳拉西泮。"

"她最后一次服用拉考沙胺和苯妥英钠是在今天早上9点，实验室正在等待苯妥英钠水平监测。"

"她被再次注射20 mg/kg（1 500 mg）的磷苯妥英钠。"

"她的神经系统检查：GCS评分9分，四肢局部疼痛，无言语，呼唤睁眼。颅脑CT正常。"

"她正被转到神经重症监护病房进行连续的脑电图监测。"

（冀 涛）

# 参考文献

[ 1 ] AGARWAL P, KUMAR N, CHANDRA R, et al. Randomized study of intravenous valproate and phenytoin in status epilepticus[J]. Seizure, 2007, 16: 527−532.

[ 2 ] ALLDREDGE B K, GELB A M, ISAACS S M, et al. A comparison of lorazepam, diazepam, and placebo for the treatment of out-of-hospital status epilepticus[J]. N Engl J Med, 2001, 345: 631−637.

[ 3 ] BERNING S, BOESEBECK F, VAN BAALEN A, et al. Intravenous levetiracetam as treatment for status epilepticus[J]. J Neurol, 2009, 256: 1634−1642.

[ 4 ] BROPHY G M, BELL R, CLAASSEN J, et al. Guidelines for the evaluation and management of status epilepticus[J]. Neurocrit Care, 2012, 17: 3−23.

[ 5 ] CLAASSEN J, HIRSCH L J, EMERSON R G, et al. Continuous EEG monitoring and midazolam infusion for refractory nonconvulsive status epilepticus[J]. Neurology, 2001, 57: 1036−1042.

[ 6 ] CLAASSEN J, HIRSCH L J, EMERSON R G, et al. Treatment of refractory status epilepticus with pentobarbital, propofol, or midazolam: a systematic review[J]. Epilepsia, 2002, 43: 146−153.

[ 7 ] DELORENZO R J, WATERHOUSE E J, TOWNE A R, et al. Persistent nonconvulsive status epilepticus after the control of convulsive status epilepticus[J]. Epilepsia, 1998, 39: 833−840.

[ 8 ] FARHIDVASH F, SINGH P, ABOU-KHALIL B, et al. Patients visiting the emergency room for seizures: insurance status and clinic follow-up[J]. Seizure, 2009, 18: 644−647.

[ 9 ] IYER V N, HOEL R, RABINSTEIN A A. Propofol infusion syndrome in patients with refractory status epilepticus: an 11-year clinical experience[J]. Crit Care Med, 2009, 37: 3024−3030.

[ 10 ] KAPUR J, MACDONALD R L. Rapid seizure-induced reduction of benzodiazepine and Zn2+ sensitivity of hippocampal dentate granule cell GABAA receptors[J]. J Neurosci, 1997, 17: 7532−7540.

[ 11 ] LEGRIEL S, AZOULAY E, RESCHE-RIGON M, et al. Functional outcome after convulsive status epilepticus[J]. Crit Care Med, 2010, 38: 2295−2303.

[ 12 ] LEGRIEL S, MOURVILLIER B, BELE N, et al. Outcomes in 140 critically ill patients with status epilepticus[J]. Intensive Care Med, 2008, 34: 476−480.

[ 13 ] LIMDI N A, SHIMPI A V, FAUGHT E, et al. Efficacy of rapid IV administration of valproic acid for status epilepticus[J]. Neurology, 2005, 64: 353−355.

[ 14 ] LOGROSCINO G, HESDORFFER D C, CASCINO G, et al. Short-

term mortality after a first episode of status epilepticus[J]. Epilepsia, 1997, 38: 1344–1349.

[15] LOWENSTEIN D H, ALLDREDGE B K. Status epilepticus[J]. N Engl J Med, 1998, 338: 970–976.

[16] LOWENSTEIN D H. Status epilepticus: an overview of the clinical problem[J]. Epilepsia, 1999, 40: S3–8 (discussion S21–2).

[17] MISRA U K, KALITA J, PATEL R. Sodium valproate vs phenytoin in status epilepticus: a pilot study [J]. Neurology, 2006, 67: 340–342.

[18] MORIMOTO K, FAHNESTOCK M, RACINE R J. Kindling and status epilepticus models of epilepsy: rewiring the brain[J]. Prog Neuro-biol, 2004, 73: 1–60.

[19] NAVARRO V, DAGRON C, ELIE C, et al. Prehospital treatment with levetiracetam plus clonazepam or placebo plus clonazepam in status epilepticus (SAMUKeppra): a randomised, double-blind, phase 3 trial[J]. Lancet Neurol, 2016, 15(1): 47–55.

[20] PALLIN D J, GOLDSTEIN J N, MOUSSALLY J S, et al. Seizure visits in US emergency departments: epidemiology and potential disparities in care[J]. Int J Emerg Med, 2008, 1: 97–105.

[21] PITTS S R, NISKA R W, XU J, et al. National Hospital Ambulatory Medical Care Survey: 2006 emergency department summary[J]. Natl Health Stat Rep, 2008: 1–38.

[22] RAVIZZA T, VEZZANI A. Status epilepticus induces time-dependent neuronal and astrocytic expression of interleukin-1 receptor type I in the rat limbic system[J]. Neuroscience, 2006, 137: 301–308.

[23] ROSSETTI A O, HURWITZ S, LOGROSCINO G, et al. Prognosis of status epilepticus: role of aetiology, age, and consciousness impairment at presentation[J]. J Neurol Neurosurg Psychiatry, 2006, 77: 611–615.

[24] ROSSETTI A O, LOWENSTEIN D H. Management of refractory status epilepticus in adults: still more questions than answers[J]. Lancet Neurol, 2011, 10: 922–930.

[25] ROSSETTI A O, MILLIGAN T A, VULLIEMOZ S, et al. A randomized trial for the treatment of refractory status epilepticus[J]. Neurocrit Care, 2011, 14: 4–10.

[26] SCHOLTES F B, RENIER W O, MEINARDI H. Generalized convulsive status epilepticus: causes, therapy, and outcome in 346 patients[J]. Epilepsia, 1994, 35: 1104–1112.

[27] SHANER D M, MCCURDY S A, HERRING M O, et al. Treatment of status epilepticus: a prospective comparison of diazepam and phenytoin versus phenobarbital and optional phenytoin[J]. Neurology, 1988, 38: 202–207.

[28] SILBERGLEIT R, DURKALSKI V, LOWENSTEIN D H, et al. Intramuscular versus intravenous therapy for prehospital status epilepticus[J]. N Engl J Med, 2012, 366: 591–600.

[29] SILBERGLEIT R, DURKALSKI V, LOWENSTEIN D H, et al. Intramuscular versus intravenous therapy for prehospital status epilepticus[J]. N Engl J Med, 2012, 366: 591–600.

[30] SINHA S, NARITOKU D K. Intravenous valproate is well tolerated in unstable patients with status epilepticus[J]. Neurology, 2000, 55: 722–724.

[31] TASKER R C, GOODKIN H P, SÁNCHEZFERNÁNDEZI, et al. Refractory status epilepticus in children: intention to treat with continuous infusions of midazolam and pentobarbital[J]. Pediatr Crit Care Med, 2016, 17(10): 968–975.

[32] TOWNE A R, PELLOCK J M, KO D, et al. Determinants of mortality in status epilepticus[J]. Epilepsia, 1994, 35: 27–34.

[33] TREIMAN D M, MEYERS P D, WALTON N Y, et al. A comparison of four treatments for generalized convulsive status epilepticus. Veterans Affairs Status Epilepticus Cooperative Study Group[J]. N Engl J Med, 1998, 339: 792–798.

[34] TRIPATHI M, VIBHA D, CHOUDHARY N, et al. Management of refractory status epilepticus at a tertiary care centre in a developing country[J]. Seizure, 2010, 19: 109–111.

# 节选十三
# 脑膜炎和脑炎

摘　要：细菌性脑膜炎和病毒性脑炎，尤其是单纯疱疹脑炎是严重的中枢神经系统感染性疾病。如果不能及时有效的治疗，可能会导致神经系统功能预后不良或死亡。鉴于早发现和早治疗的重要性，脑膜炎和脑炎的相关内容被纳入神经急症生命支持篇。本章提供了切实可行的方法去识别、紧急治疗脑膜炎和脑炎，并对影像学检测、脑脊液结果分析和早期的经验性治疗进行讨论。当出现典型的临床三联征如头痛、发热和颈项强直，或仅有部分三联征的表现，应警惕中枢神经系统感染的可能性。早期气道保护和维持正常血压是治疗此类患者的关键步骤，其他早期治疗包括抗感染药物的应用，及在某些情况下皮质类固醇激素的使用等。本部分旨在为脑膜炎和脑炎的诊断和治疗原则提供一个大框架，可以根据现有的诊断手段、治疗方法和当地指南进行相应的调整，以适应这些感染在全球不同区域的流行情况和治疗处理方面的差异。

关键词：脑膜炎，细菌性脑膜炎，脑炎，单纯疱疹脑炎，结核性脑膜炎

## 一、引言

脑膜炎和脑炎是潜在的可危及生命的中枢神经系统（CNS）感染性疾病，常常最初就诊于急诊科（ED）。这类患者病情往往危重，并被急诊医疗系统（EMS）送至急诊科。脑膜炎是指脑膜的炎症，而脑炎是脑实质的炎症。如果患者脑膜和脑实质都有感染，则为脑膜脑炎。脑膜炎可表现为发热、脑膜刺激征、疼痛（如头痛、颈痛），但除了患者的精神状态受影响之外，大脑皮质功能（如失语、癫痫发作、偏瘫）并不受到影响。而脑炎通常会引起皮质功能紊乱，尤其是癫痫发作。多数患者以其中一种占主导，但也有许多患者合并脑膜脑炎综合征的特点。细菌性脑膜炎和单纯疱疹脑炎（HSE）致死和致残率高，并具有特殊的治疗方法，迅速给药可显著改善患者的预后，因此在第1个小时内识别此两种疾病至关重要。

据估计，全球每年有500 000例细菌性脑膜炎发生，其中超过1/3（＞170 000）患者可发生死亡，其余多数遗留中枢神经系统后遗症。在发达国家，由于B型流感嗜血杆菌（HiB）结合疫苗和脑膜炎球菌结合疫苗的使用，脑膜炎和脑炎的发病率和常见病原体发生了很大的变化，并已成为罕见性疾病。然而由于贫困和基础卫生设施薄弱，其在发展中国家仍较为普遍。在美国，细菌性脑膜炎的年发病率约为3/100 000，而1岁以下儿童发病率最高（76.7/100 000）。脑炎的确切发病率难以统计，但较脑膜炎少见，其中非疱疹病毒性脑炎呈季节性和地理性变化。

细菌性脑膜炎、细菌或病毒性脑炎是常见内科、神经内科急症，偶可见于神经外科急症，虽然接受现代化的诊疗，仍有较高的致死和致残率。在一项研究中，48%的细菌性脑膜炎患者在发病24小时内出现症状。因此，存在超急性（数小时）和急性（数小时至数天）发作性头痛、精神状态改变的患者应怀疑脑膜炎或脑炎的可能。虽然儿童患者的临床表现与成人相似，但新生儿更易出现一些非特异性的症状，包括进食减少、易怒和嗜睡。脑膜炎应同新生儿嗜睡、呕吐、易怒进行鉴别诊断。

发热是中枢神经系统感染性疾病的重要临床表现。其他症状包括颈项强直（通常由颈部前屈引出）、新发皮疹、精神状态改变、局灶性神经系统表现及新发癫痫。在一项包括了696例成人细菌性脑膜炎的研究中，仅有44%的患者出现典型的脑膜炎三联征（发热、颈项强直和精神状态改变）。但如果将头痛作为第四种症状，则有95%的患者可表现出至少两种症状。另一项关于成人脑膜炎患者的研究报告显示，95%的患者出现三联征中至少2个症状。此外，免疫功能正常

的患者如无发热、精神状态改变和颈部疼痛可排除脑膜炎的诊断,并建议考虑其他疾病。

由于没有明确的临床症状或体征,诊断脑膜炎或脑炎仍是一大挑战。一篇针对1966～1997年成人脑膜炎研究的综述指出,克氏征(Kernig征)是评估脑膜炎患者时最常见的体征。克氏征是指患者采用去枕仰卧位,髋关节和膝关节屈曲成直角,检查者将患者小腿上抬伸直。当腿部伸展时,由于脑膜刺激而产生明显的腰部或大腿后侧不适,则为阳性表现。布氏征(Brudzinski征)是指患者平卧位时被动屈曲其颈部,检查者观察是否会引起髋关节和膝关节屈曲。尽管有这些病理征作指导,但它们对于诊断脑膜炎的敏感性和特异性尚不清楚。因此,缺乏这些体征不能排除脑膜炎的诊断。另外有一种检测脑膜刺激的试验为摆头试验。要求患者以每秒2次的速度水平旋转头部,阳性表现为患者的头痛加重。在一项小规模研究中,这一试验诊断脑膜炎的敏感性为100%,特异性为54%。

神经急症生命支持(ENLS)对于脑膜炎和脑炎初期的诊断、治疗流程建议如附图13-1。

附表13-1和附表13-7用于评估脑膜炎和脑炎第1个小时内建议检查项目。

## 二、院前急救注意事项

在院前急救中,EMS人员应根据患者主诉进行救治、评估复苏ABC(气道,呼吸和循环),并根据患者病情的严重程度及EMS人员的医疗水平酌情处理。其中包括监测基本生命体征、格拉斯哥昏迷量表(GCS)评估神经症状、测量血糖、建立静脉通路、初始液体复苏和气道管理。如果患者病情不稳定,无法迅速建立静脉通路,则应考虑放置骨内(IO)套管(附表13-2)。对危重症患者进行院前复苏可以加快实现复苏目标,如适当的平均动脉压(MAP)。在一项基于人群的回顾性研究中,院前静脉通路的建立和补液治疗与住院患者死亡率的降低有关。

**附表13-1　第1个小时脑膜炎和脑炎检查项目表**

- 生命体征、病史、体格检查
- 避免接触和预防飞沫传播(直至确定病原体)
- 开放静脉通路
- 实验室检查:CBC,PT、APTT,血生化,血糖,血培养,血乳酸
- 静脉补液,纠正休克
- 立即使用地塞米松,随后使用适当的抗生素经验性治疗细菌性脑膜炎
- 建议阿昔洛韦(若怀疑单纯疱疹病毒感染)
- 若神经系统检查异常,行颅脑CT检查
- 若已有CT结果,行腰椎穿刺检查
- 若是脑膜炎球菌感染,注意预防暴露

**附表13-2　院前处理和急诊治疗**

- 早期通报(包括使用无线电报告,以尽早准备、调动医院资源)
- 转运时使用适当的隔离措施
- 评估气道
- 转运前进行仰卧位安全性实验
- 建立2个大口径的静脉通路或行骨髓腔穿刺
- 足量的液体复苏以维持血流动力学稳定
- 依照脓毒症治疗指南进行救治(若适用)

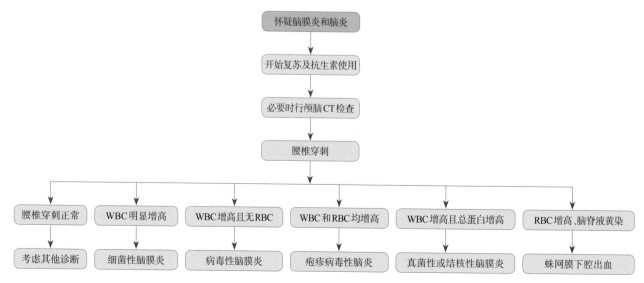

附图13-1　ENLS脑膜炎和脑炎救治流程

### 三、急诊科初步评估

与所有内科、神经内科急症相似,到达急诊科后应立即评估患者的复苏ABC。重要的生命体征(包括体温、血压、心率、呼吸频率及外周血氧饱和度)、疼痛评分、GCS评分以及快速血糖检测都应在分诊过程中迅速获得,并与院前急救人员测得的数据相比较。

多数情况下用口腔测温法测量患者体温。对于有明显呼吸急促或寒战症状,在测量过程中无法保持口腔闭合的患者,需要用肛测法或侵入性体温监测以保证测量的准确性。CNS感染既可以导致机体发热(体温 > 38℃)也可以导致体温降低(体温 < 36℃)。

如果患者体温正常,则预检出细菌性脑膜炎或单纯疱疹脑炎(HSE)的概率有所降低。需要注意的是,如果患者在来到急诊之前服用了退烧药,他们可能会表现为正常体温,在就诊期间应复查体温。免疫功能低下的患者如果患有病毒性脑膜炎甚至细菌性脑膜炎,在就诊时也可不伴有发热。在一项纳入696例社区获得性急性细菌性脑膜炎患者的研究中,患者的平均体温为38.8℃,且77%的患者有发热症状。但该研究并没有报道体温过低患者的数目。

精神状态改变的患者有误吸的危险,自身维持气道通畅的能力明显下降,应对其是否需要气管插管进行监测和评估。对于GCS ≤ 8的患者应考虑行气管插管,从而保持呼吸道通畅。细菌性脑膜炎患者有相同病原体肺部感染或血流感染的风险,应进一步加强生命体征和血流动力学监测。

在分诊中对生命体征评估后,应立即对脑膜炎高危患者建立充分的静脉通路,直至完成进一步的检查。充分的静脉通路建立(即至少两个 ≥ 18G的外周静脉导管),并采集血液样本进行实验室分析:包括外周血白细胞(WBC)计数和分类、基本的代谢指标、凝血酶原时间和活化部分凝血活酶时间(PT/APTT)、血清乳酸水平和血培养。如果数分钟内不能开放静脉注射通路,则应放置IO通路。初始补液应在20 ~ 30分钟内给予30 mL/kg的晶体液。在治疗早期,每5分钟重新评估患者的生命体征、精神状态和气道情况(附表13-2)。

与其他细菌感染情况相似,某些细菌性脑膜炎患者会出现低血压。这可能是由败血症或发热、呼吸急促、出汗和呕吐引起的不显性液体丢失所致。此外,同其他脓毒症休克疾病一样,细菌性脑膜炎患者也可出现明显的炎症反应、血管扩张和毛细血管渗漏,甚至导致心肌功能障碍。在疑似脑膜炎或脑炎的危重症患者中,初始的复苏策略应与其他败血症和脓毒症休克的治疗相同。拯救脓毒症运动(SSC)指南推荐,低血压(收缩压 < 90 mmHg,MAP < 65 mmHg)或血清乳酸 ≥ 4 mmol/L的患者应立即开始液体复苏,即在诊断后的前3小时,20 ~ 30分钟内给予30 mL/kg的晶体液。上述指南的变化源于近期严重脓毒症和脓毒症休克患者替代复苏策略的随机对照研究,研究结果表明,早期识别、快速液体复苏、及时抗生素使用和严密的监测可能比具体的复苏目标更重要。

20 ~ 30分钟1 000 mL的晶体液反复输注直到达到预期目标或患者病情平稳、血容量充足及补液反应阴性。一旦达到预定目标或补液反应阴性,补液速度应降至维持水平。如果患者在初始复苏后仍存在低血压,则应使用去甲肾上腺素以维持MAP。

然而,将这些治疗脓毒症的推荐指南用于中枢神经系统感染患者的治疗效果尚不清楚,尤其是积极的初始液体复苏与脑水肿之间的关系缺乏相应的系统性的研究。最近完成的ProCESS,ProMISe和ARISE研究对这一争议的影响甚微,因为纳入ProCESS研究的患者中只有不到1%患有脑膜炎,ARISE和ProMISe研究中的脑膜炎患者 < 2%。

### 四、诊断

全血细胞计数(CBC)和血培养

CNS感染患者外周血WBC可升高或降低,通常在外周血中可见未成熟型WBC升高。正常的外周血WBC计数并不能排除脑膜炎的可能。

应在启动抗生素治疗之前抽取两套血培养。25% ~ 90%细菌性脑膜炎患者血培养为阳性(取决于感染的病原体),这些数据有助于不能及时进行或根本无法进行腰椎穿刺(LP)患者的诊断。

其余的诊断性检查(如神经影像学和LP检查)不应延误经验性抗菌治疗。神经影像学和LP在抗菌治疗这一部分之后再做讨论。

### 五、治疗

(一)初始治疗:启用抗生素

对于疑似中枢神经系统感染的患者,应尽快开始适当的抗菌药物治疗。据报道在感染性休克的患者中,低血压发生后,每推迟1小时服用合适的抗菌药物平均增加7.6%的死亡率。这一结果也在另一项关于261例患者实施复苏策略的研究中得到证实。在分诊治疗的第1小时使用恰当的抗菌药物,死亡率为19.5%,而分诊治疗后延迟1小时以上应用抗菌药物,死亡率上升至33.2%,增加了接近2倍。

然而这些结论对细菌性脑膜炎患者的适用性是有限的，因为在上述研究中CNS感染患者的比例较小。既往很少有严格的实验来研究细菌性脑膜炎、HSE、真菌性CNS感染以及结核性(TB)脑膜炎患者的抗生素使用时间与死亡率的关系。然而，延迟抗生素治疗是很常见的。在一项纳入122例细菌性脑膜炎患者的队列研究中，从分诊到抗生素使用的平均时间为3小时(IQR：1.6～4.3小时)，其中90%的延误发生于最初的医生接诊后。2009年一项对瑞典指南中观点改变对于临床影响的研究表明，在调整所有混杂因素后，急性细菌性脑膜炎每延迟1小时治疗，患者的死亡率相对增加12.6%。

经验性抗菌药物的选择取决于多个因素，包括症状进展的时程、患者的年龄和其他感染危险因素。对于进展数小时的疑似中枢神经系统感染，细菌性和病毒性脑膜炎及不常见的病毒性脑炎也应考虑在内。在某些病例中，特别是经过数天或数周的亚急性发作，应考虑真菌或结核性中枢神经系统疾病。经验治疗方案应选择涵盖影像学和有限的初步诊断检查结果在内的所有可能病因的药物。这可能包括抗菌、抗病毒和抗真菌药物的组合。同时，需要考虑当地广泛使用的抗生素和耐药性的情况。

（二）细菌性脑膜炎

在世界范围内，肺炎链球菌和脑膜炎奈瑟菌占脑膜炎病例的绝大多数。由于血-脑屏障的通透性，新生儿脑膜炎常见的病原菌为B组链球菌、李斯特菌和大肠埃希菌。经验性抗生素治疗应包括氨苄西林、庆大霉素和第三代头孢菌素(头孢他啶或头孢噻肟)。在美国，头孢噻肟目前仍不可用。疑似细菌性脑膜炎的婴幼儿和年轻人，常见病原菌为流感嗜血杆菌(如果没有接种疫苗)、脑膜炎奈瑟菌和肺炎链球菌。中年患者最有可能为肺炎链球菌感染所致。因此，这些患者应首选使用第三代头孢菌素和万古霉素治疗，并依据药物的血-脑屏障通透性和患者的肾功能调整合适的用量。包括酗酒者在内的老年患者和免疫抑制患者面临肺炎链球菌和李斯特菌的感染的风险。因此，这类患者应首选氨苄西林，第三代头孢菌素和万古霉素，并依据药物血-脑屏障通透性和肾功能选择合适剂量。对于严重青霉素过敏的患者，革兰阳性菌感染可以使用万古霉素；肺炎链球菌，脑膜炎奈瑟菌，流感嗜血杆菌

附表13-3 肝、肾功能正常的成人和儿童抗生素治疗药物的用量及适应证

| 适 应 证 | 药物名称 | 儿 童 | 成 人 |
|---|---|---|---|
| **细菌性感染** | | | |
| B族链球菌<br>李斯特菌<br>革兰阴性菌(大肠埃希菌) | 氨苄西林 | 0～7天：100 mg/kg,q8～12h,IV<br>8～28天：50～100 mg/kg,q6～8h,IV<br>＞28天：50 mg/kg,q6h,IV(最大剂量12 g/d) | 2 g,q4h,IV |
| 流感嗜血杆菌<br>脑膜炎奈瑟菌<br>铜绿假单胞菌<br>肺炎链球菌 | 头孢他啶 | 0～7天：50 mg/kg,q8～12h,IV<br>＞7天：50 mg/kg,q8h,IV | 2 g,q8h,IV |
| 流感嗜血杆菌<br>脑膜炎奈瑟菌<br>铜绿假单胞菌<br>肺炎链球菌 | 头孢噻肟 | 0～7天：50 mg/kg,q8～12h,IV<br>8～28天：50 mg/kg,q6～8h,IV<br>＞28天：75 mg/kg,q6～8h,IV | 2 g,q4～6h,IV |
| 流感嗜血杆菌<br>脑膜炎奈瑟菌<br>肺炎链球菌 | 头孢曲松 | 新生儿<br>＜14天：50 mg/(kg·d),IV<br>≥14天：首剂100 mg/kg,80～100 mg/(kg·d),IV<br>婴幼儿<br>80～100 mg/(kg·d),q12～24 h(最大剂量4 g/d) | 2 g,q12h,IV |
| 金黄色葡萄球菌<br>肺炎链球菌 | 万古霉素 | 15 mg/kg,q6h,IV | 15～20 mg/kg,q8～12h,IV |

| 适 应 证 | 药物名称 | 儿 童 | 成 人 |
|---|---|---|---|
| 肠球菌<br>单核细胞增生李斯特氏菌<br>无乳链球菌<br>铜绿假单胞菌 | 庆大霉素 | 新生儿<br>4 ～ 5 mg/kg, q24 ～ 36h, IV<br>婴幼儿<br>2.5 mg/kg, q8h, IV | 5 mg/(kg·d), q8h, IV |
| 流感嗜血杆菌<br>脑膜炎奈瑟菌<br>肺炎链球菌 | 美罗培南 | 40 mg/kg, q8h, IV | 2 g, q8h, IV |
| **青霉素过敏的替代疗法** | | | |
| 流感嗜血杆菌<br>肠杆菌科<br>铜绿假单胞菌 | 氨曲南 | 30 mg/kg, q6 ～ 8h, IV（最大剂量 8 g/d） | 2 g, q6 ～ 8h, IV |
| **病毒性感染** | | | |
| 单纯疱疹病毒 | 阿昔洛韦 | < 12 岁：20 mg/kg, q8h, IV<br>≥ 12 岁：10 mg/kg, q8h, IV | 10 mg/kg, q8h, IV |
| 水痘-带状疱疹病毒 | 阿昔洛韦<br>或更昔洛韦 | < 12 岁：20 mg/kg, q8h, IV<br>≥ 12 岁：10 mg/kg, q8h, IV<br>5 mg/kg, q12h, IV | 10 mg/kg, q8h, IV<br>5 mg/kg, q12h, IV |
| 巨细胞病毒（HIV 感染） | 更昔洛韦 | 5 mg/kg, q12h 联用膦甲酸钠直至症状改善 | 5 mg/kg, q12h 联用膦甲酸钠直至症状改善 |
| **真菌性感染** | | | |
| 念珠菌<br>曲霉菌<br>毛霉菌<br>真菌病<br>霉菌<br>利什曼原虫 | 两性霉素 B 脂质体复合物 | 5 mg/(kg·d), IV（可提前使用对乙酰氨基酚联合抗组胺药物预防输液反应） | 5 mg/(kg·d), IV（可提前使用对乙酰氨基酚联合抗组胺药物预防输液反应） |
| 隐球菌<br>中性粒细胞减少的发热患者经验性用药 | 两性霉素 B 脂质体 | 3 ～ 5 mg/(kg·d), IV（可提前使用对乙酰氨基酚联合苯海拉明预防输液反应） | 3 ～ 6 mg/(kg·d), IV（可提前使用对乙酰氨基酚联合苯海拉明药物预防输液反应） |
| **分枝杆菌感染** | | 初始强化阶段 | |
| 高度怀疑结核性脑膜炎的经验性治疗：联合使用 4 种药物 | 乙胺丁醇 | 依据体重用药<br>40 ～ 55 kg：800 mg/d, PO<br>56 ～ 75 kg：1 200 mg/d, PO<br>76 ～ 90 kg：1 600 mg/d, PO | < 15 岁或 ≤ 40 kg：15 ～ 25 mg/(kg·d)<br>40 ～ 55 kg：800 mg/d, PO<br>56 ～ 75 kg：1 200 mg/d, PO<br>76 ～ 90 kg：1 600 mg/d, PO |
| — | 异烟肼 | 5 mg/(kg·d) | < 15 岁或 ≤ 40 kg：10 ～ 15 mg/(kg·d)（最大剂量 300 mg/剂）<br>< 15 岁 且 > 40 kg 或 ≥ 15 岁：5 mg/(kg·d) |
| — | 吡嗪酰胺 | < 40 kg：35 mg/(kg·d)<br>40 ～ 55 kg：1 000 mg/d<br>56 ～ 75 kg：1 500 mg/d<br>76 ～ 90 kg：2 000 mg/d | 40 ～ 55 kg：1 000 mg/d<br>56 ～ 75 kg：1 500 mg/d<br>76 ～ 90 kg：2 000 mg/d |
| — | 利福平 | 10 mg/(kg·d)（最大剂量 600 mg/剂） | 10 ～ 20 mg/(kg·d)（最大剂量 600 mg/剂） |

附表13-4　可疑细菌性脑膜炎儿童及肝肾功能正常成年人的经验性治疗

| 婴幼儿 (＜2个月) | 可疑细菌性脑膜炎儿童及成人的经验性治疗 | | | |
| --- | --- | --- | --- | --- |
| | 幼儿 (≥2个月) | 成人-免疫正常 | 成人-免疫低下 | 医院获得性感染 |
| 庆大霉素 (4～5 mg/kg, q24～36h IV) | 头孢曲松 [80～100 mg/ (kg·d), q12～24 h, 最大剂量4 g/d] 或 头孢噻肟 (75 mg/kg, q6～8h, IV)ᶜ | 头孢曲松 (2 g, q12h, IV) 或 头孢噻肟 (2 g, q4～6h, IV) | 头孢吡肟 (2 g, q8h, IV) 或 美罗培南 (2 g, q8 h, IV) | 头孢吡肟 (2 g, q8h, IV) 或 头孢他啶 (2 g, q8h, IV) |
| 联用 | 联用 | 联用 | 联用 | 或 |
| 氨苄西林 (0～7天: 100 mg/kg, q8～12h, IV; 8～28天: 50～100 mg/kg, q6～8h, IV) | 万古霉素 (15～20 mg/ kg, q6h, IV) | 万古霉素 (15～20 mg/ kg, q8～12h, IV) | 万古霉素 (15～20 mg/ kg, q8～12h, IV) | 美罗培南 (2 g, q8h, IV) |
| 联用 | | 联用 (若＞50岁) | 联用 | 联用 |
| 头孢噻肟 (0～7天: 50 mg/kg, q8～12h, IV; 8～28天: 50 mg/kg, q6～8h, IV) | | 氨苄西林 (2 g, q4h, IV) | 氨苄西林 (2 g, q4h, IV) | 万古霉素 (15～20 mg/ kg, q8～12h, IV) |
| 或 | | | | |
| 头孢他啶 (0～7天: 50 mg/kg, q8～12h, IV; ＞7天: 50 mg/kg, q8h, IV) | | | | |
| | 地塞米松 (0.15 mg/kg, q6h, IV), 先后或同时给予第一剂抗生素ᵃᵇ | 地塞米松 (10 mg, q6h, IV), 先后或同时给予第一剂抗生素ᵃᵇ | | |

注: 万古霉素: 每剂不超过2 g或每日总剂量不超过60 mg/kg; 调整剂量使万古霉素血清谷浓度达到15～20 μg/mL。
若β内酰胺类药物过敏: 对于李斯特菌: 复方新诺明5 mg/kg, q6～12h (基于甲氧苄啶含量), IV。对于肺炎链球菌、脑膜炎奈瑟菌、流感嗜血杆菌: 莫西沙星400 mg/d PO或左氧氟沙星750 mg/d, IV代替β内酰胺类药物。
疑似医院获得性脑膜炎: 氨曲南 (2 g, q6～8h, IV) 或环丙沙星 (400 mg, q8～12h, IV) 代替β内酰胺类药物。
ᵃ 对于具有某些危险因素的患者 [如未免疫的患者, 幼童 (6周≤年龄≤5岁), 镰状细胞性疾病的儿童, 无脾脏的患者] 或是否存在已知或可疑的流感嗜血杆菌或肺炎链球菌感染 (如革兰染色阳性菌)。
ᵇ 地塞米松 (如决定使用) 应在使用第一剂抗生素之前或之后立即给药。治疗周期: 2～4天 (成人和儿童)。

感染可以使用莫西沙星或左氧氟沙星。如怀疑李斯特菌, 可使用复方新诺明; 革兰阴性菌感染, 可使用氨曲南来治疗 (附表13-3, 附表13-4)。

（三）类固醇辅助治疗

采用类固醇辅助治疗的价值一直存在很大的争议, 并且在确切的数据发表之前, 争议将一直存在。有证据支持在细菌性脑膜炎患者中使用地塞米松, 特别是由肺炎链球菌引起的中枢神经系统感染。一项荟萃分析发现皮质类固醇的使用总体上降低了听力丧失、严重听力丧失和神经系统后遗症的发生率。亚组分析发现皮质类固醇激素: ① 避免了儿童细菌性脑膜炎听力的丧失; ② 仅在流感嗜血杆菌引起的脑膜炎患儿中降低严重听力丧失的发生率; ③ 降低了肺炎链球菌脑膜炎患者的死亡率, 对于其他细菌的脑膜炎死亡率没有影响; ④ 对高收入国家儿童的严重听力损失和短期后遗症有改善作用, 但对低收入国家儿童则无相应作用。可能的原因是由于低收入国家营养不良的发生率较高,发病后就医不及时以及在这些国家较高的艾滋病发病率。艾滋病晚期削弱了宿主的免疫应答,抵消了地塞米松的作用。

2004年,美国传染病学会(IDSA)实践指南指出:如有明确的证据显示非肺炎链球菌感染引起的脑膜炎,应停止使用皮质类固醇激素。然而,依据前文提到的荟萃分析,2016年,欧洲临床微生物学和传染病学会(ESCMID)急性细菌性脑膜炎诊断和治疗指南指出:若确诊患者无细菌性脑膜炎,或引起脑膜炎的细菌不是流感嗜血杆菌或肺炎链球菌,则应停止使用地塞米松。但仍有一些专家建议,无论是何种细菌引起的脑膜炎,都应继续使用地塞米松辅助治疗。对于结核性脑膜炎来说,无论病情轻重,均建议使用地塞米松辅助治疗。

地塞米松是首选的皮质类固醇激素。地塞米松具有良好的穿透血–脑屏障进入脑脊液(CSF)中的能力,并且具有较长的半衰期。类固醇激素应在抗生素治疗开始前10～20分钟给予,或是在第一剂抗生素使用后4小时内使用。在没有地塞米松的情况下,可以使用同等剂量的其他类固醇激素。针对新生儿类固醇激素的使用没有足够的临床数据。最近一项针对成人细菌性脑膜炎治疗的晚期预后研究发现,不良预后与辅助使用类固醇激素有关。这项研究的结果还有待进一步证实。

### (四)疑似中枢神经系统感染的神经影像学

对于疑似CNS感染的患者,颅脑CT和LP检查不应延迟抗生素的使用。急诊的影像学检查,特别是在疑似CNS感染后的第1个小时内,通常进行颅脑CT扫描。在一项纳入301例疑似细菌性脑膜炎患者的研究中,78%的患者在腰椎穿刺前进行了颅脑CT检查。这些患者中24%的患者颅脑CT异常,5%的患者存在占位效应。CT检查阳性发现的预测指标包括:年龄＞60岁、免疫功能不全、CNS病史、精神状态改变和局灶性神经功能缺损。如只对这些有异常预测指标的患者进行CT扫描,将降低41%的CT扫描率。IDSA细菌性脑膜炎治疗实践指南建议,若存在下表中的指征,则应在LP检查之前进行颅脑CT检查。这些症状的出现可能代表了颅脑CT检查的阳性发现(附表13-8)。

LP检查后脑疝发生的概率接近5%。CT扫描能够发现脑组织结构的移位情况,识别即将发生的脑疝,从而避免LP检查。然而某些情况下,即使CT扫描是正常的,也可能出现CSF压力升高,甚至达到可能发生脑疝的程度。脑膜炎可呈爆发性的表现,以进行性

的脑膜炎症和脑肿胀为特征。患者可能因为疾病进展,或由于抗生素治疗后细菌释放的促炎物质引发炎症反应而导致LP检查后脑疝的发生(尤其是在第一次使用抗生素时没有使用类固醇激素辅助治疗),而不是LP检查直接导致的脑疝。反之,对于占位性病变导致颅脑CT脑结构移位,甚至发生脑疝的患者,CSF的压力也有可能是正常的。在CSF压力正常的情况下,LP检查也可能导致脑疝的发生。由于这些发现,"颅内压(ICP)升高"和"颅内高压"这两个术语是模棱两可的,应该避免使用。相反,应明确是发生了脑结构移位,还是CSF压力升高,或者两者同时存在。LP检查后持续脑脊液漏是LP数小时后发生脑疝的一个原因(在一例病例报道中,脑脊液漏长达12小时)。

Glimaker等人报告的数据显示,对于中至重度意识障碍,而没有局灶性神经功能损伤、占位性病变体征或即将发生脑疝的患者,即使没有颅脑CT扫描也不是LP检查的禁忌证。此外,数据回顾发现,新发癫痫(非持续状态)和免疫功能不全的患者并不是在CT扫描之前进行LP检查的禁忌证。LP检查的禁忌证主要是局灶性神经功能损伤、占位性病变体征或即将发生脑疝的体征。这些数据的发现影响了2009年瑞典关于急性细菌性脑膜炎指南的修订,在该指南中,删除了针对新发癫痫和免疫功能不全患者颅脑CT扫描之前不能进行LP检查这条禁忌证。值得一提的是,IDSA关于脑膜炎的治疗指南最近一次更新是在2004年,但没有类似问题的更新。

要点:颅脑CT和LP检查既不能延误抗生素治疗,也不应延迟初始的液体复苏。即使对于最敏感的微生物,抗菌药物在脑脊液中的杀菌作用最快在第一剂用药后4～6小时才能得以发挥。

对于没有上述症状、精神状态正常、无局灶性神经功能缺损的患者,在LP检查之前不需要常规进行颅脑CT扫描。然而,大多数临床表现疑似急性细菌性脑膜炎或脑炎的患者临床诊断具有较高的不确定性,CT扫描可能优先于LP检查,以排除其他的病因。

LP检查适用于无典型症状但怀疑中枢神经系统感染的患者,并且也可用于脑炎的评估。

已知或疑似免疫功能不全的患者较少出现脑膜炎或脑炎的典型症状。针对此类患者,临床医生应该降低其验前概率,并对患者进行更全面的检查,包括如上所述的急诊神经影像学检查和LP检查。

针对颅脑CT检查正常,而存在发热、WBC异常、头痛和精神状态改变的患者,应中高度怀疑存在脑膜炎或脑炎。若颅脑CT扫描结果足以解释患者的临床

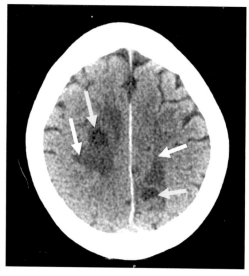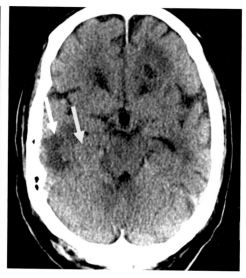

**附图 13-2　64 岁男性,表现为头痛、精神状态改变和发热**
轴位 CT 显示双侧额叶及右侧颞叶多发低密度病灶(黄色箭头),病灶周围水肿形成(白色箭头)。在进一步的颅脑 MRI 中,他被诊断出患有多发性脑脓肿。

表现,则可根据诊断结果中止或调整对细菌性脑膜炎的评估(附图 13-2)。

(五)LP 和 CSF 分析

CSF 分析对于疾病的诊断和调整治疗方案是至关重要的。如果允许的话,首先应获得患者的知情同意,且临床小组应在开始前进行讨论。

由于坐位时无法测定患者的开放压(OP),因此腰椎穿刺时患者应采取左侧卧位。在常规无菌准备及穿刺进入蛛网膜下腔后,应首先用压力计测量患者 OP 值,随后收集其 CSF。较高的 OP 值提示颅内高压。若 OP 值升高明显(例如 > 400 mmH$_2$O),应立即还纳针芯,静脉滴注甘露醇。在撤出穿刺针之前,最好再次检测压力,以确认 CSF 压力已经下降。为了避免脑脊液漏和穿刺后头痛,术后患者应保持床头不超过 15° 持续 30 分钟。

CSF 应收集至少 4 管(附表 13-5)。应检测 CSF 细胞计数和分类、蛋白质、葡萄糖、乳酸(如有)、革兰染色和培养,并根据相关指征进行病原体特异性检测(附表 13-5)。较新的技术,如多重聚合酶链反应(PCR)、蛋白质组学和基因测序可能提供帮助,对于细菌性脑膜炎患者,这些方法可能比细菌培养更快、更准确(附表 13-6)。

大量的 CSF 可增加革兰染色和细菌培养的敏感性。对于 TB 和真菌性脑膜炎来说也是如此。临床医生应了解当地实验室关于革兰染色和培养所需最低的脑脊液用量。

对于使用 CSF 诊断细菌性脑膜炎的患者,应继续使用抗生素,停用阿昔洛韦,并继续使用地塞米松。随后,应调整抗生素种类和用量,并根据最终的培养和药敏结果继续或停止使用地塞米松。

除了抗生素和地塞米松,其他器官和系统的支持治疗和管理对细菌性脑膜炎患者来说也很重要。一些患者可能伴随致病病原体的菌血症,需要针对性的复苏和治疗败血症。如果 LP 检查显示 OP 升高,可能需要 ICP 监测和治疗颅内高压。关于颅内高压治疗的细

**附表 13-5　CSF 采集与检测**

| 采集管序号 | 检 测 项 目 |
|---|---|
| 1(和4) | 细胞计数和分类(若采集管 1 是浑浊的,采集管 4 是清澈的,则考虑穿刺损伤) |
| 2 | 蛋白质含量 |
| | 葡萄糖含量 |
| | 乳酸含量 |
| 3 | 革兰染色 |
| | 若怀疑真菌感染行墨汁染色 |
| | 抗原检测(包括真菌) |
| | PCR 检测(也可以使用第 2 管进行检测。对于病毒如单纯疱疹病毒,肠道病毒等;分枝杆菌) |
| | 病毒 IgM 检测 |
| | 病毒分离培养 |
| 4(和1) | 细胞计数和分类 |

附表13-6 CSF分析

| 脑膜炎腰椎穿刺发现 | WBC | RBC | CSF 葡萄糖与血糖比值[b] | CSF 蛋白质 | 微 生 物 |
|---|---|---|---|---|---|
| 正常 | 每高倍视野(HPF)[a]下≤5个 | 每HPF≤5个 | > 0.6 | < 50 mg/dL | 无 |
| 细菌性 | 每HPF数百至数千个,以中性粒细胞为主 | 通常正常 | < 0.6 | > 50 mg/dL | 约有70%的病例可有革兰染色阳性发现 |
| 非疱疹类病毒 | 每HPF10～100个,淋巴细胞为主 | 高倍视野下没有 | > 0.6 | 通常 < 50 mg/dL。若升高常 < 100 mg/dL | 革兰染色无阳性发现。应持续使用抗生素,直至CSF培养阴性、临床症状改善 |
| 疱疹病毒性 | 每HPF数百个,典型的以淋巴细胞为主 | 每HPF下,10～100个或更多 | > 0.6 | 可能 < 50 mg/dL,也可能轻度升高,通常 < 100 mg/dL | 革兰染色无阳性发现。存在癫痫,或MRI检查发现单侧或双侧颞叶,伴或不伴有出血的低密度病灶,CT检查很少有阳性发现 |
| 真菌性 | 可能正常或轻微升高,在100～400之间,以淋巴细胞为主 | 缺失 | 下降或正常 | > 50 mg/dL,通常显著升高 | 墨汁染色可以检测隐球菌感染 |
| 结核性 | 升高,通常在100～400之间,以淋巴细胞为主 | 缺失 | < 0.6 | > 50 mg/dL | 涂片抗酸染色偶可见抗酸杆菌(Kinyoun或Ziehl-Neelsen染色) |

注: [a] HPF: 高倍视野。
[b] CSF 葡萄糖的绝对正常值范围难以定义;正常的CSF 葡萄糖/血糖比值通常 > 0.6。无论血糖水平如何,CSF 葡萄糖水平一般不会超过300 mg/dL(16.7 mmol/L),因此随着血糖水平的升高,这一比值可能会下降。对于新生儿来说,CSF 葡萄糖/血糖比值比成人变化范围更大,通常在正常CSF 中更高。CSF 中葡萄糖水平升高只与高血糖有关,与其他中枢神经系统疾病无关。

节详见ENLS相关主题(节选二)和2019年神经危重症学会脑水肿治疗指南。

## 六、预防

密切接触被诊断出患有脑膜炎球菌感染的定义为:长时间(> 8小时)、近距离[< 3英尺(1英尺 ≈ 0.304 8 m)]接触,或直接暴露于出现症状前7天内患者的口腔分泌物,又是直接暴露于感染患者抗生素开始使用后24小时内的口腔分泌物。对于这些密切接触者,应尽早(24小时内)给予化学预防。成人用药方案包括利福平600 mg, q12h, PO,持续2天,单次口服环丙沙星500 mg 或单次肌内注射头孢曲松150 mg。当脑膜炎球菌爆发时,建议接种脑膜炎球菌疫苗,以提高群体免疫力,促进疫情的控制。

## 七、脑炎

脑炎的定义是脑组织发生炎症反应,伴随神经功能障碍的临床表现。脑炎主要是由病毒引起。然而,其他病原体如细菌、结核分枝杆菌、螺旋体、立克次体、埃立克体属、真菌和原生生物也可引起脑炎。

尽管进行了广泛的检测,但大多数脑炎患者的病因仍不清楚。对于脑炎患者,很难从中枢神经系统外部(如血液、粪便、鼻咽部或痰液)中识别感染相关的病原体。这些病原体可能引起神经系统疾病相关的临床表现,但并不一定直接侵入CNS。脑炎和脑膜炎的症状和体征相似,例如,由于脑组织的炎症引起的脑膜炎可能存在意识水平下降,但不一定是由于脑组织的直接感染导致的。非感染性中枢神经系统疾病(如血管炎、胶原病血管炎、自身免疫病和副肿瘤综合征)可能与脑炎的感染性病因类似,应在鉴别诊断中予以考虑。许多脑炎病例没有明确的治疗方法,但在可能的情况下,应寻求和确定具体的药物,这对预后、潜在的预防、患者和家属的咨询以及公共卫生干预十分重要。

脑炎的诊断需要LP检查,若存在上述禁忌证,诊断可能会延迟。如果考虑脑炎是CNS感染的鉴别诊断,应在入院后24～48小时内进行颅脑MRI检查,MRI是评估脑炎患者最敏感的神经影像学检查方法。如果没有MRI检查的条件,可以用增强CT或CT平扫替代。若在LP检查之前进行颅脑MRI检查,MRI检查不应延误抗生素治疗。病毒引起的CSF中IgM抗体的改变可以作为神经侵袭性疾病的诊断方法。CSF培养在确定病毒感染方面价值有限，但有助于细菌和真菌感染的诊断。PCR检测大大提高了对CNS感染的诊断能力，特别是由疱疹病毒引起的病毒性感染，包括单纯疱疹病毒。应针对所有怀疑脑膜炎或脑炎的患者进行PCR检测。如果脑炎患者的PCR检测结果呈阴性，

尽管进行了恰当的治疗但仍有相应的临床症状，应考虑在3～7天后重复检测，因为PCR检测可能在疾病早期呈假阴性。尽管可导致脑炎的病毒种类繁多，但具体的抗病毒治疗通常仅限于疱疹病毒（尤其是单纯疱疹病毒）和人免疫缺陷病毒，分别使用阿昔洛韦和抗逆转录病毒药物进行治疗（附图13-3）。

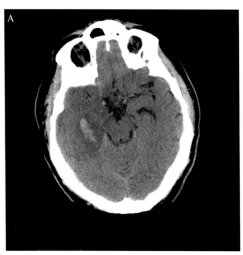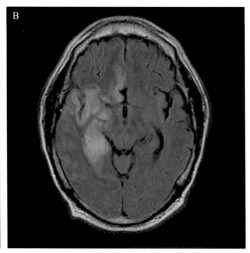

**附图13-3　疱疹性脑炎的CT及MRI表现**

75岁男性，精神状态改变2天，伴低热与癫痫发作。A. 颅脑CT提示右侧颞叶内侧部广泛水肿，并有出血转变；B. 颅脑MRI（FLAIR像）显示广泛的血管源性水肿，累及右侧颞叶内侧和右侧眶额叶内侧，提示疱疹性脑炎。

对于可疑病毒性脑炎的患者，尤其是HSE，治疗早期应静脉输注阿昔洛韦。对于肾功能受损的患者，应调整阿昔洛韦的用量。水化时应达到患者的正常血容量，避免出现阿昔洛韦相关的肾功能衰竭并发症。推荐阿昔洛韦治疗水痘-带状疱疹病毒（VZV）感染，也可以用更昔洛韦作为替代。对于巨细胞病毒感染，推荐使用更昔洛韦联合膦甲酸钠（附表13-3）。

针对非疱疹类病毒感染性脑炎主要是对症支持性治疗，这类患者中很多人会表现为意识状态下降，密切关注病情变化以及保持呼吸道顺畅十分关键。对于西尼罗河病毒，存在继发于脊髓受累和意识障碍的神经肌无力所致的呼吸失代偿的危险。氧饱和度可能会由于误吸最先出现下降，并且作为呼吸衰竭的早期指标，$CO_2$含量可能上升。这类患者通常需要进入ICU进行密切地观察。

其他类型的病毒性脑炎，如虫媒病毒引起的脑炎，包括西尼罗河病毒，也可能有亚急性表现。目前还没有针对这些病毒的药物治疗干预措施，但在排除HSE之前应经验性地使用阿昔洛韦。

## 八、分枝杆菌CNS感染

结核性脑膜炎是另一种需要在早期鉴别诊断中考虑的CNS感染，特别是亚急性和病程较长的患者：症状持续超过5天，尤其是存在免疫功能不全，应考虑结核性脑膜炎的诊断。结核病在高危人群中更为普遍，包括流浪汉、疗养院居民、少数民族和人类免疫缺陷病毒感染者。结核性脑膜炎患者脑神经受累的发生率为20%～30%，通常引起第Ⅲ、Ⅵ、Ⅶ和Ⅷ脑神经受损。结核性脑膜炎的诊断通常易与脑积水、脑结核瘤、脑脓肿形成以及水、钠代谢紊乱混淆。CSF中发现抗酸杆菌是诊断的金标准。然而，敏感性因检验技术而异，最高为60%，并且检验周期需要孵育2～6周。因此，在临床实践中，通常结合临床表现、CSF外观、影像学和其他部位的抗酸杆菌检验做出临时诊断。CSF的OP通常呈中度升高（18～30 $cmH_2O$），CSF葡萄糖通常降低（< 2.22 mmol/L），CSF蛋白通常升高。可能出现脱细胞的CSF。PCR检测方法提高了结核性脑膜炎的诊断率，根据检测方法的不同，其敏感性为56%～76%，特异性为89%～98%。影像学检查可提示脑积水、脑内结核

瘤或脑膜强化。颅脑MRI扫描是首选检查方法,在疾病初期,25%的患者颅脑CT检查是正常的。

经验性治疗方案主要基于对肺结核的治疗,采用分阶段的联合治疗方案(附表13-3)。与其他细菌性脑膜炎相似,应避免延误治疗。

### 九、真菌性脑膜炎或脑炎

真菌性CNS感染的临床表现千变万化,免疫抑制的患者疑似CNS感染需要考虑真菌性CNS感染。既往有CNS疾病或全身性真菌感染和病情进展迅速的患者则更要提高对真菌性脑膜炎的警惕。

与其他CNS感染类似,快速诊断和早期治疗可以显著改善预后。典型的CSF表现为淋巴细胞计数升高(每HPF数百个),某些真菌也可以引起CSF嗜酸性粒细胞增高。CSF中的葡萄糖含量降低,蛋白质含量普遍升高(最高可达250 mg/dL或更高)。如果通过LP难以获取CSF,可能预示着CSF蛋白含量非常高(>1 mg/dL)且出现了梗阻性脑积水。在诊断性检查的过程中,应经验性地使用两性霉素B进行治疗。

### 十、儿童注意事项

细菌性脑膜炎是儿童致残和致死的一个重要原因。婴幼儿诊断细菌性脑膜炎可能很困难,其临床表现常具有非特异性,如发热、体温过低、嗜睡、易怒、呼吸窘迫、纳差、呕吐或癫痫发作。对于年龄稍大患儿,临床表现包括发热、头痛、畏光、恶心呕吐、精神状态下降。所涉及的病原体主要取决于患儿的年龄。

(1)新生儿期:分为早期(出生1周内)和晚期(出生2～6周),最常见的病原体是B组链球菌、大肠埃希菌和其他革兰阴性杆菌。

(2)＜2个月:B组链球菌,单核细胞增生李斯特菌,肺炎链球菌,脑膜炎奈瑟菌,流感嗜血杆菌。

(3)2～23个月:肺炎链球菌,B组链球菌,脑膜炎奈瑟菌,流感嗜血杆菌。

(4)2～10岁:肺炎链球菌,脑膜炎奈瑟菌,流感嗜血杆菌。

(5)11～17岁:脑膜炎奈瑟菌,肺炎链球菌。

细菌性脑膜炎是真正的儿科急症,一旦确诊必须立即采取诊断和治疗措施(附图13-4)。最初的处理应包括评估病情和恢复正常氧合、组织通气和灌注。对于GCS≤8和(或)缺乏气道保护反射的儿童,建议插管进行气道保护。与成人相似,细菌性脑膜炎患儿也可能出现感染性休克的体征和症状。根据小儿感染性休克指南,在第1小时内以20～60 mL/kg的速度快

确保充足的氧合、组织通气和循环支持

↓

完善CBC、血电解质、血糖、凝血功能(若存在淤点更应注意)、血培养

↓

如无禁忌、行腰椎穿刺及CSF检查,包括革兰染色、细胞计数、蛋白质和葡萄糖定量以及细菌培养[a]

↓

如果提示脑膜炎,使用地塞米松(0.15 mg/kg,IV)并使用以下药物作为首剂的经验性抗生素治疗:万古霉素(15 mg/kg,IV)联合头孢噻肟(100 mg/kg,IV)或头孢曲松(50 mg/kg,IV)[b]
纠正低血糖、酸中毒、凝血功能障碍
保持床头抬高30°
依据患者年龄进行经验性抗生素和(或)地塞米松治疗

**附图13-4　婴幼儿疑似CNS感染的诊治流程**
[a] 参考附表13-5。
[b] 参考附表13-4。

速静脉输注等渗液体进行复苏。以恢复正常的外周灌注,符合年龄的血压、心率为目标。如果休克难以通过液体复苏治疗,则应使用肾上腺素治疗冷休克,使用去甲肾上腺素治疗暖休克。支持治疗包括防止低血糖,纠正酸中毒,改善凝血功能障碍。

应立即进行LP检查和血培养,后予以经验性使用抗生素。如果不能立即或必须延迟进行血培养及LP检查(如须先进行影像学检查),也应开始使用抗生素治疗。颅内占位或颅内压增高的儿童在进行LP检查时发生脑疝的风险较高。当颅脑影像学检查发现颅内占位或颅内压升高征象,或是在LP检查中发现OP升高,需要进行神经外科会诊进行ICP监测。证据表明,积极地处理脑灌注压可以改善急性CNS感染患儿的预后。

2个月以下婴儿的经验性抗生素方案(附表13-4)应包括氨苄西林、庆大霉素和头孢噻肟。在年龄较大的婴儿、儿童和青少年中,恰当的经验性治疗方案应覆盖对青霉素耐药的肺炎链球菌和脑膜炎奈瑟菌。肺炎链球菌是2个月至11岁儿童细菌性脑膜炎最常见的病因。因此,考虑肺炎链球菌的体外易感性是很重要的。青霉素过敏的患儿应考虑替代药物,如氨曲南或左氧氟沙星(取决于目标微生物)。对于有免疫缺陷、贯通性颅脑创伤、其他解剖缺陷或医院获得性脑膜炎的婴儿和儿童,应扩大经验性抗生素治疗方案。针对这些患者,根据IDSA的实践指南,经验性治疗推荐万古霉素加用一种抗假单胞菌β内酰胺类药物(如头孢吡肟、头孢他啶或美罗培南)。

地塞米松的辅助治疗在前文已经讨论过。美国儿科学会传染病委员会认为在第一剂抗生素使用之

前或同时给予地塞米松辅助治疗,可能对HiB脑膜炎患儿有利。对于肺炎链球菌脑膜炎的婴儿和儿童,应在权衡潜在的风险和收益之后,谨慎地给予地塞米松。2016年的ESCMID指南指出,基于专家共识,地塞米松仍可在开始抗生素治疗后4小时内开始使用。然而,并没有足够的数据支持新生儿使用类固醇激素。

脑炎患儿表现为中枢神经系统功能障碍,包括意识改变、皮质功能障碍伴局灶性神经功能缺损体征和共济失调。其他体征和症状包括发热、癫痫和异常的神经影像学表现。与细菌性脑膜炎患儿一样,最初的治疗包括恢复正常的氧合、通气和灌注,以及低血糖、酸中毒和凝血功能障碍的检测和治疗。癫痫发作的监测和治疗也至关重要。

### 十一、急性弛缓性脊髓炎(AFM)

急性弛缓性脊髓炎是一个罕见但却可怕的疾病,既往体健的儿童突然出现急性瘫痪。虽然来自肠病毒感染的脑炎是相对为人熟知的病因,但新的证据表明,AFM可能是对呼吸道、肠道病毒(特别是肠病毒D68)感染的延迟反应。一般来说,儿童有病毒性呼吸道疾病或少见的胃肠道前驱症状,伴发热、头痛、颈项强直以及不同部位组合的肌痛。继而是持续数小时至数天的快速进行性四肢无力(上肢、呼吸系统或四肢瘫痪)±脑神经瘫痪和肠道/膀胱受累。CSF表现为细胞增多和蛋白含量升高,但CSF未检出病毒。脊髓MRI显示纵向广泛的灰质受累。治疗主要是支持治疗,如呼吸支持。

最后,由于某些地区疫苗使用率的下降,人们观察到一些以往认为可以通过免疫接种根除的传染病发病率呈上升趋势。例如,麻疹感染后脑炎和腮腺炎相关脑膜炎。腮腺相关脑膜炎可使多达10%的腮腺炎病例复杂化。流行性腮腺炎相关脑膜炎通常是良性的,而脑炎则常遗留长期的后遗症。

### 十二、护理注意事项

针对疑似脑膜炎患者的护理职责包括协助进行初步检查、保护气道和维持血流动力学稳定、建立静脉通路,及时使用抗生素。护理评估应包括初步神经系统查体和基线生命体征监测。由于意识状态改变或并发肺炎,患者的呼吸系统可能受损。应密切监测呼吸状况,包括呼吸频率、清除分泌物的能力、呼吸模式、呼吸深度等,这些指标对于判断患者是否需要气管插管十分重要。对于败血症和(或)感染性休克的患者可能出现血流动力学障碍。床边护士应密切监测患者的血容量和血流动力学情况,尤其要注意血压和心率的变化趋

势。感染可导致发热,应根据需要及时采取退热药物或其他的降温措施。应警惕脑膜炎和脑炎的并发症,包括脑水肿的体征或症状(如库欣综合征)、ICP增高、脑积水和癫痫发作,如有病情变化,应及时通知医疗团队。对于所有患脑膜炎和脑炎的患者,均应采取预防癫痫的措施,包括降低床的高度,在床边放置带软垫的侧栏,并提供负压吸引装置和口腔导气管。最后,护士应警惕飞沫传播,注意隔离措施,以尽量减少感染的播散。

### 十三、患者交接

向接诊的医疗团队转运患者是保持治疗连续性的一个重要步骤。大多数细菌性脑膜炎和病毒性脑炎需要进入ICU进行治疗和护理。附表13-9和附表13-10列出了向接诊医疗团队转运患者的要点。

**附表13-7  治疗步骤**

- 识别脑部感染的关键临床特征,确认可疑脑膜炎或脑炎的病例
- 建立静脉通路,开始初始液体复苏,评估气道
- 根据临床症状开始初始的治疗
- 在开展治疗的同时进行适当的诊断性检查(腰椎穿刺,影像学)

**附表13-8  神经影像学检查优先于腰椎穿刺检查的适应证**

- 患者≥60岁
- 中枢神经系统疾病史
- 免疫功能不全
- 癫痫病史(1周内)
- 神经系统查体异常
  意识水平受损
  语言异常
  脑神经受损
  运动功能异常
  眼底检查可见视乳头水肿或静脉搏动消失

**附表13-9  脑膜炎和脑炎的交接注意事项**

- 入院时的症状,查体,生命体征以及相关的既往病史
- 相关实验室检查结果,包括白细胞计数,碳酸氢盐水平,乳酸水平和肾功能
- 颅脑CT检查(若有)
- 静脉输液情况,出入量
- 抗生素治疗种类、开始时间;地塞米松使用情况
- 腰椎穿刺结果,包括开放压(OP)
- 当前生命体征,转运前全身和神经系统检查情况
- 应持续关注要点,不稳定的因素,重点的检查及检验结果
- 已采取/应采取的预防传播的措施

附表13-10　脑膜炎和脑炎的病例交接要点

- 年龄
- GCS评分
- 气道评估
- 血流动力学情况
- 可疑的微生物（细菌、病毒等）
- 影像学检查发现
- 抗生素、激素使用情况
- 必要的预防措施
- 病例交接描述：
  - 院前救护车联系急诊室：这里是"Medic 2"寻求帮助，一名24岁男性，发热，头痛伴呕吐及精神状态改变。疑诊为细菌性脑膜炎，注意预防飞沫传播。到达患者家中时，他感到警觉不安，进入救护车8分钟后，发生呕吐，现逐渐昏睡。目前通过鼻导管吸氧增加氧合。若再次呕吐或精神状态下降，请迅速进行气管插管。血压100/60 mmHg，心动过速110次/分，体温38.3℃。已输注1 000 mL生理盐水，肘前静脉留置18G的静脉留置针。
  - 急诊室移交ICU：24岁男性，右耳脓性分泌物，鼓膜破裂，发热38.3℃，头痛，进行性精神状态下降，GCS 8分（E2M4V2），脑膜炎。为了预防细菌性脑膜炎飞沫传播，在急诊室尝试用6.5 ETT进行气管插管。CT扫描正常；LP初始压力18 cmH$_2$O，WBC 5 400，中性粒细胞90%，蛋白质120 mg/dL，葡萄糖50 mg/dL。CSF革兰染色结果未出。血培养已送检。给予万古霉素、头孢吡肟和地塞米松8 mg。静脉输注2 000 mL生理盐水，收缩压110/65 mmHg

## 临床要点

（1）95%的脑膜炎患者具有≥2项以下症状：发热，颈部僵硬或疼痛，精神状态变化和头痛。

（2）脑炎会导致精神状态下降并影响大脑皮质功能（如失语，偏瘫）。

（3）对于免疫力低下的患者和新生儿需要高度警惕，因为他们的症状可能不典型，病原菌可能较为罕见，例如真菌和结核分枝杆菌。

（4）细菌性脑膜炎和疱疹性脑炎有特殊的治疗方法，若及时治疗，可显著改善患者预后。

（5）使用抗生素之前应抽取两套血液培养。

（6）外周血中白细胞计数正常不能排除脑膜炎诊断。

（7）某些临床体征可预示颅脑CT异常；在进行LP检查之前，应进行颅脑CT检查。

（8）即使颅脑CT检查正常，仍有5%的患者在进行LP后出现脑疝。

（9）LP对于诊断至关重要。但CT和LP检查不应延迟抗菌药物使用。

（10）对于细菌性脑膜炎，应经验性使用头孢曲松、万古霉素和阿昔洛韦。对于年龄>50岁的成年人，免疫低下的患者或年龄<2个月的婴儿，应加用氨苄西林覆盖李斯特菌。

（11）地塞米松应在细菌性脑膜炎抗生素治疗使用前10～20分钟开始，或在抗生素使用后不超过4小时以内开始使用。进一步对类固醇激素的使用取决于病原学检查。

（宋　煜）

# 参考文献

［1］ ANGUS D C, YEALY D M, KELLUM J A, et al. Protocol-based care for early septic shock[J]. N Engl J Med, 2014, 371(4): 386.

［2］ ATTIA J, HATALA R, COOK D J, et al. The rational clinical examination. Does this adult patient have acute meningitis?[J]. JAMA, 1999, 282(2): 175–181.

［3］ BADER M K, LITTLEJOHNS L R. AANN Core Curriculum for Neuroscience Nursing[M]. St. Louis, MO: Saunders, 2004.

［4］ BROUWER M C, MCINTYRE P, PRASAD K, et al. Corticosteroids for acute bacterial meningitis[J]. Cochrane Database Syst Rev, 2015, 9: CD004405.

［5］ CHATTERJEE S. Brain tuberculomas, tubercular meningitis, and posttubercular hydrocephalus in children[J]. J Pediatr Neurosci, 2011, 6(Suppl 1): 96–100.

［6］ CURTIS S, STOBART K, VANDERMEER B, et al. Clinical features suggestive of meningitis in children: a systematic review of prospective data[J]. Pediatrics, 2010, 126(5): 952–960.

［7］ DE GANS J, VAN DE BEEK D. Dexamethasone in adults with bacterial meningitis[J]. N Engl J Med, 2002, 347(20): 1549–1556.

［8］ DELLINGER R P, LEVY M M, CARLET J M, et al. Surviving Sepsis Campaign: international guidelines for management of severe sepsis and septic shock: 2008[J]. Crit Care Med, 2008, 36(1): 296–327.

［9］ GAIESKI D F, MIKKELSEN M E, BAND R A, et al. Impact of time to antibiotics on survival in patients with severe sepsis or septic shock in whom early goaldirected therapy was initiated in the emergency department[J]. Crit Care Med, 2010, 38(4): 1045−1053.

[10] GALLEGOS C, TOBOLOWSKY F, NIGO M, et al. Delayed cerebral injury in adults with bacterial meningitis: a novel complication of adjunctive steroids?[J]. Crit Care Med, 2018, 46(8): 811−814.

[11] GEISELER P J, NELSON K E, LEVIN S, et al. Community-acquired purulent meningitis: a review of 1316 cases during the antibiotic era, 1954−1976[J]. Rev Infect Dis, 1980, 2(5): 725−745.

[12] GLIMAKER M, JOHANSSON B, BELL M, et al. Early lumbar puncture in adult bacterial meningitis-rationale for revised guidelines[J]. Scand J Infect Dis, 2013, 45(9): 657−663.

[13] GLIMAKER M, JOHANSSON B, GRINDBORG O, et al. Adult bacterial meningitis: earlier treatment and improved outcome following guideline revision promoting prompt lumbar puncture[J]. Clin Infect Dis, 2015, 60(8): 1162−1169.

[14] GORALSKA K, BLASZKOWSKA J, DZIKOWIEC M. Neuroinfections caused by fungi[J]. Infection, 2018, 46(4): 443−459.

[15] HART R P, KWENTUS J A, FRAZIER R B, et al. Natural history of Kluver-Bucy syndrome after treated herpes encephalitis[J]. South Med J, 1986, 79(11): 1376−1378.

[16] HASBUN R, ABRAHAMS J, JEKEL J, et al. Computed tomography of the head before lumbar puncture in adults with suspected meningitis[J]. N Engl J Med, 2001, 345(24): 1727−1733.

[17] JEHA L E, SILA C A, LEDERMAN R J, et al. West Nile virus infection: a new acute paralytic illness[J]. Neurology, 2003, 61(1): 55−59.

[18] JOFFE A R. Lumbar puncture and brain herniation in acute bacterial meningitis: a review[J]. J Intensive Care Med, 2007, 22(4): 194−207.

[19] KATTI M K. Pathogenesis, diagnosis, treatment, and outcome aspects of cerebral tuberculosis[J]. Med Sci Monit, 2004, 10(9): 215−229.

[20] KIM K S. Bacterial Meningitisbond the neonatal period. Feigin and Cherry's textbook of pediatric infectious diseases[M]. Philadelphia: Elsevier Saunders, 2014: 425.

[21] KUMAR A, ROBERTS D, WOOD K E, et al. Duration of hypotension before initiation of effective antimicrobial therapy is the critical determinant of survival in human septic shock[J]. Crit Care Med, 2006, 34(6): 1589−1596.

[22] MCGILL F, HEYDERMAN R S, PANAGIOTOU S, et al. Acute bacterial meningitis in adults[J]. Lancet, 2016, 388(10063): 3036−3047.

[23] MOGHTADERI A, ALAVI-NAINI R, IZADI S, et al. Diagnostic risk factors to differentiate tuberculous and acute bacterial meningitis[J]. Scand J Infect Dis, 2009, 41(3): 188−194.

[24] MOUNCEY P R, OSBORN T M, POWER G S, et al. Trial of early, goal-directed resuscitation for septic shock. ProMISe Trial Investigators[J]. N Engl J Med, 2015, 372(14): 1301−1311.

[25] MOUNCEY P R, OSBORN T M, POWER G S, et al. Trial of early, goal-directed resuscitation for septic shock[J]. N Engl J Med, 2015, 372(14): 1301−1311.

[26] NAHID P, DORMAN S E, ALIPANAH N, et al. Executive summary: Official American Thoracic Society/Centers for Disease Control and Prevention/Infectious Diseases Society of America Clinical Practice Guidelines: treatment of drug-susceptible tuberculosis[J]. Clin Infect Dis, 2016, 63(7): 853−867.

[27] PAI M, FLORES L L, PAI N, et al. Diagnostic accuracy of nucleic acid amplification tests for tuberculous meningitis: a systematic review and meta-analysis[J]. Lancet Infect Dis, 2003, 3(10): 633−643.

[28] PEAKE S L, DELANEY A, BAILEY M, et al. Goal-directed resuscitation for patients with early septic shock Arise Investigators. Anzics Clinical Trials Group[J]. N Engl J Med, 2014, 371(16): 1496−1506.

[29] PEAKE S L, DELANEY A, BELLOMO R, et al. Goal-directed resuscitation in septic shock[J]. N Engl J Med, 2015, 372(2): 190−191.

[30] PEDIATRICS A A. 2015 Report of the Committee on Infectious Diseases[M]. Elk Grove Village: American Academy of Pediatrics, 2015: 368.

[31] POLIN R A, COMMITTEE ON FETUS AND NEWBORN. Management of neonates with suspected or proven early-onset bacterial sepsis[J]. Pediatrics, 2012, 129(5): 1006−1015.

[32] RAFI W, VENKATASWAMY M M, NAGARATHNA S, et al. Role of IS6110 uniplex PCR in the diagnosis of tuberculous meningitis: experience at a tertiary neurocentre[J]. Int J Tuberc Lung Dis, 2007, 11(2): 209−214.

[33] RHODES A, EVANS L E, ALHAZZANI W, et al. Surviving sepsis campaign: international guidelines for management of sepsis and septic shock: 2016[J]. Crit Care Med, 2017, 45(3): 486−552.

[34] SAEZ-LLORENS X, MCCRACKEN G H J R. Bacterial meningitis in children[J]. Lancet, 2003, 361(9375): 2139−2148.

[35] SCARBOROUGH M, GORDON S B, WHITTY C J, et al. Corticosteroids for bacterial meningitis in adults in sub-Saharan Africa[J]. N Engl J Med, 2007, 357(24): 2441−2450.

[36] SCHUCHAT A, ROBINSON K, WENGER J D, et al. Bacterial meningitis in the United States in 1995. Active Surveillance Team[J]. N Engl J Med, 1997, 337(14): 970−976.

[37] SEEHUSEN D A, REEVES M M, FOMIN D A. Cerebrospinal fluid analysis[J]. Am Fam Physician, 2003, 68(6): 1103−1108.

[38] SEYMOUR C W, COOKE C R, HECKBERT S R, et al. Prehospital intravenous access and fluid resuscitation in severe sepsis: an observational cohort study[J]. Crit Care, 2014, 18(5): 533.

[39] SEYMOUR C W, COOKE C R, MIKKELSEN M E, et al. Out-of-hospital fluid in severe sepsis: effect on early resuscitation in the emergency department[J]. Prehosp Emerg Care, 2010, 14(2): 145−152.

[40] TALAN D A, GUTERMAN J J, OVERTURF G D, et al. Analysis of emergency department management of suspected bacterial meningitis[J]. Ann Emerg Med, 1989, 18(8): 856−862.

[41] THIGPEN M C, WHITNEY C G, MESSONNIER N E, et al. Bacterial meningitis in the United States, 1998−2007[J]. N Engl J Med, 2011, 364(21): 2016−2025.

[42] THOMAS K E, HASBUN R, JEKEL J, et al. The diagnostic accuracy of Kernig's sign, Brudzinski's sign, and nuchal rigidity in adults with suspected meningitis[J]. Clin Infect Dis, 2002, 35(1): 46−52.

[43] THWAITES G E, CHAU T T, STEPNIEWSKA K, et al. Diagnosis of adult tuberculous meningitis by use of clinical and laboratory features[J]. Lancet, 2002, 360(9342): 1287−1292.

[44] THWAITES G, FISHER M, HEMINGWAY C, et al. British Infection Society guidelines for the diagnosis and treatment of tuberculosis of the central nervous system in adults and children[J]. J Infect, 2009, 59(3): 167−187.

[45] TUNKEL A R, GLASER C A, BLOCH K C, et al. The management of encephalitis: clinical practice guidelines by the

Infectious Diseases Society of America[J]. Clin Infect Dis, 2008, 47(3): 303-327.

［46］ TUNKEL A R, HARTMAN B J, KAPLAN S L, et al. Practice guidelines for the management of bacterial meningitis[J]. Clin Infect Dis, 2004, 39(9): 1267-1284.

［47］ TUNKEL A R, HASBUN R, BHIMRAJ A, et al. Infectious Diseases Society of America's Clinical Practice Guidelines for Healthcare-Associated Ventriculitis and Meningitis[J]. Clin Infect Dis, 2017, 64: 34-65.

［48］ TUNKEL A R. Bacterial meningitis[M]. Philadeplphia: Williams & Wilkins, 2001.

［49］ VAN CREVEL H, HIJDRA A, DE GANS J. Lumbar puncture and the risk of herniation: when should we first perform CT?[J]. J Neurol, 2002, 249(2): 129-137.

［50］ VAN DE BEEK D, CABELLOS C, DZUPOVA O, et al. ESCMID guideline: diagnosis and treatment of acute bacterial meningitis[J]. Clin Microbiol Infect, 2016, 22(Suppl 3): 37-62. The ESCMID guidelines from 2016.

［51］ VAN DE BEEK D, DE GANS J, SPANJAARD L, et al. Clinical features and prognostic factors in adults with bacterial meningitis[J]. N Engl J Med, 2004, 351(18): 1849-1859.

［52］ VAN DE BEEK D, DE GANS J, TUNKEL A R, et al. Community-acquired bacterial meningitis in adults[J]. N Engl J Med, 2006, 354(1): 44-53.

［53］ VENKATESAN A, TUNKEL A R, BLOCH K C, et al. Case definitions, diagnostic algorithms, and priorities in encephalitis: consensus statement of the international encephalitis consortium[J]. Clin Infect Dis, 2013, 57(8): 1114-1128.

［54］ YEALY D M, KELLUM J A, HUANG D T, et al. A randomized trial of protocolbased care for early septic shock. ProCess Investigators[J]. N Engl J Med, 2014, 370(18): 1683-1693.

［55］ ZUGER A. Tuberculosis. Infections of the central nervous system[M]. Philadelphia: Lippincott Williams & Wilkins, 2004: 441-460.

# 节选十四
# 药物治疗精髓

摘　要：在神经急症生命支持（ENLS）中合理应用药物能使患者最大化受益，在面对患者器官功能、过敏药物、潜在的药物副反应、药物之间的相互作用以及对危重症患者、老年患者的病理生理改变时选择适当的治疗方案，是需要深思熟虑的。在神经急症生命支持中应用的关键药物治疗主要包括高渗治疗、抗痉挛治疗、抗凝治疗、止血、抗寒战、神经肌肉阻滞治疗、降压治疗、镇静、血管加压、正性肌力治疗以及抗菌治疗。本附录着重于阐述这类治疗中的药代动力学和药效动力学，优势与不足，以及临床要点，为这些关键药物的使用提供临床思路，以期为急性神经重症监护患者提供更加有效的药物治疗。

关键词：神经急症生命支持，药物疗法，药物，药物不良反应，药物相互作用

## 一、引言

神经危重症患者的管理，尤其是想要在急性期达到最佳治疗效果是极其困难的。为了使患者发生认知障碍的风险最小化且避免对患者的病情的干扰，药物的使用必须谨慎。在神经急症生命支持过程中，药物治疗须个体化，把年龄、并发症和长期服用的其他药物等因素都考虑在内。还须将药代动力学和药效动力学可能在神经危重症患者干预过程中发生的改变考虑在内，比如治疗性体温下降。药物的药代动力学可能会随着药物的吸收、分布、代谢和消退而改变。当药效动力学改变时，会导致药效的衰减或者药物毒性。本附录着重于分析神经急症生命支持对神经损伤急性期的患者提供最优药物治疗的药物疗法和临床要点。

## 二、高渗疗法

甘露醇和高渗生理盐水均常用于急性神经损伤患者的颅内压升高和脑水肿的治疗。高渗盐水也用于低钠血症的治疗。两者的治疗原理是利用渗透压力差形成液体的转移，从而达到近似的渗透压平衡。一项由神经特护医师参与的调查显示，在治疗颅内压增高时，90%的患者会接受渗透剂治疗，使用高渗盐水和甘露醇的比例几乎各占一半，前者占55%，后者占45%。如何选择最佳的渗透剂在实现患者的个体化治疗中显得尤为重要，这需要同时考虑血清钠浓度、血浆渗透压、血容量状态和肾功能。这些高渗制剂特点已总结如附表14-1。

甘露醇是一种利尿剂，主要在肾脏代谢。值得注意的是，当患者存在肾脏损伤时，甘露醇可能会堆积，造成更严重的脑水肿，特别是因外伤或炎症响应造成的血-脑屏障破坏的患者更容易出现上述现象。渗透压间隙是检测无法测量的渗透压最准确的监测工具，例如甘露醇，应当被用于监测不同剂量间的药物消除效应。$15 \sim 20$ mOsm/kg 的渗透间隙提示剂量间药物的不完全清除，这可能会增加逆向渗透性转移的风险和肾毒性。渗透压间隙可通过已测渗透压减去计算所得渗透压得到。相关实验室检查（渗透压、血钠、血糖以及尿素水平）对于计算出渗透压间隙很有必要，而渗透压间隙应当作为一个基值或在给予甘露醇治疗前获取，以用于指导渗透治疗。大于320 mOsm/kg的血浆渗透压不是甘露醇持续使用的禁忌证，同样，它也不能有效地测量甘露醇是否过量，当存在高血糖时它也会随之增高。同时，也要仔细测量尿量和电解质平衡，避免因过度利尿导致的低血压、脱水和电解质失衡。

不同于甘露醇，高渗盐水还会扩充血容量，因此，对失代偿性心力衰竭或肺水肿的患者而言，这可能会增加体液潴留的风险。在停药后高渗盐水发生反弹性脑水肿的概率更小，这是由于溶液反应系数（指一种物质相对于血-脑屏障的穿透性，1代表不能穿透，而高渗盐水与甘露醇的反应系数分别为1和0.9）的差异

附表14-1　高渗治疗药物在颅内压中的管理

| 药　物 | 剂　量 | 不　良　反　应 | 临　床　要　点 |
|---|---|---|---|
| 甘露醇 | 0.5 ～ 1 g/kg, 5 ～ 15分钟<br>每4 ～ 6小时可重复使用 | • 突然停药(大剂量,重复给药)产生颅内压回升<br>• 急性肾损伤<br>• 脱水<br>• 低血压<br>• 电解质失衡 | • 要求过滤接头(沉淀物-结晶形成),用药前需加温溶解结晶<br>• 可通过外周静脉通路给药<br>• 药效持续时间(90分钟 ～ 6小时)<br>• 检测渗透压间隙低值(目标值 < 20 mOsm/kg) |
| 高渗盐水 | • 浓度相关(所列浓度大约与1 g/kg甘露醇渗透压相等)<br>单剂量<br>　3%: 5 mL/kg, 5 ～ 20分钟<br>　(范围2.5 ～ 5 mL/kg)<br>　5%: 3 mL/kg, 5 ～ 20分钟<br>　(范围2.5 ～ 5 mL/kg)<br>　7.5%: 2 mL/kg, 5 ～ 20分钟<br>　(范围1.5 ～ 2.5 mL/kg)<br>　23.4%: 30 mL, 10 ～ 20分钟<br>• 其余选择<br>持续静脉滴注至目标钠浓度范围 | • 肺水肿<br>• 心力衰竭<br>• 急性肾损伤<br>• 凝血功能障碍<br>• 高钠血症<br>• 代谢性酸中毒<br>• 血栓性静脉炎<br>• 快速校正致渗透性脱髓鞘综合征 | • 23.4%的单剂量要求中心静脉输注<br>• 若持续输注, > 2%NaCl要求中心静脉通路输注<br>• 可外周给予3%NaCl推注<br>• 72小时内可外周给予5%NaCl,药效持续时间(90分钟 ～ 4小时)<br>• 持续输注是否有利于颅内压仍存争议,但严重低钠血症应当使用<br>• 每4 ～ 6小时监测血清钠,以避免延迟性高钠血症, > 160 mmol/L<br>• 若患者出现代谢性酸中毒,降低氯化物增加醋酸盐<br>• 不建议联用托伐普坦,考尼伐坦或锂 |

注: ICP,颅内压。

所致。在处理慢性低钠血症患者时要格外注意,因为快速的血清钠离子浓度变化时很可能会增加渗透性脱髓鞘综合征的发生。目前在使用与甘露醇等渗透压的高渗盐水剂量方面有不少推荐用法,也有很多研究显示高渗盐水不同的浓度、剂量和用法会带来不错的临床效果。因此,本研究对高渗盐水的最优用法并无指导性意见。鉴于此,危重病学专家应当群策群力,在本领域针对治疗目的早日达成共识,形成一套治疗方案,这包括对方案的检测效果,再根据需要达到的治疗目的修改和再评价治疗方案。在采取高渗盐水的剂量和间隔方案之前应检测血清钠的基值,保证在必要时使用的是最低剂量。

护理注意事项

对于接受甘露醇与高渗盐水治疗的患者的护理工作,包括药物不良反应、潜在副作用的检测。护理评估工作应当包含神经查体,生命体征与容量负荷的检测。容量负荷的检测包括出入量检测,同时评估是否脱水或容量超负荷。神经检查应经常进行,包括颅内压的记录,来判断目前的药物治疗是否达到了治疗目的。生命体征检测应包括心率(HR)、血压(BP)、呼吸频率以及氧饱和度。护士应留意脱水和液体超负荷的体征,前者包括尿量减少、黏膜干燥以及口渴,后者包括呼吸听诊时出现的呼吸急促、干湿啰音和捻发音。

高渗治疗的不良反应包括注射部位的静脉炎和电解质失衡。在给予上述药物治疗时,护士应当反复监测静脉注射部位的情况,一旦出现静脉渗透现象立即停止药物治疗。此外,床旁护士应当具备电解质紊乱相关体征的知识,确保及时获得血清电解质水平。在应用甘露醇时应格外注意内联性静脉过滤器的使用,给药前评估静脉输液,以此判断液体中是否存在晶体或混浊,晶体溶解之前不能给药。

### 三、抗癫痫药物治疗

抗癫痫药物对于治疗癫痫和特定的神经性疾病状态的癫痫预防用药很有必要。尽管目前已研究了多种抗癫痫药物作为一线治疗,仍有证据支持苯二氮䓬类药物应作为癫痫发作或癫痫持续状态(SE)的初始治疗选择。给药途径推荐静脉给药。然而,当静脉给药不可行时,苯二氮䓬类药物还可以通过肌内注射(IM)、直肠、鼻腔和颊部给药。对于静脉给药,首选劳拉西泮;对于肌内注射,首选咪达唑仑(亦可鼻腔和颊部给药);地西泮推荐直肠给药;氯硝西泮可作为备选药,但由于缺乏相应静脉制剂,在美国使用频率较低,但在欧洲其静脉用药较为常见。随机对照研究已经对劳拉西泮和地西泮、苯巴比妥钠、苯妥英钠及肌注咪达唑仑作了对比评估。初始治疗使用劳拉西泮,而后联合苯妥英钠似乎是最有效的联合用药。然而,当时第二代抗癫痫药物还未出现,可能很多搭配同样有效。在SE患者的院前治疗中,肌注咪达唑仑与静脉注射劳拉西泮同样有效。虽然对于非插管的患者使用苯二氮䓬类药物存在很多禁忌,但已有证据表明,相较于安慰剂组而言,苯二氮䓬类药物治疗全身性惊厥性SE的患者发生呼吸抑制的概率更低。应当在使用苯二氮䓬类药物后发生呼吸窘迫或低血压等少见情况下给予支持性治疗。在给予苯二氮䓬类一线药物治疗后,若癫痫仍持续,应给予二线抗癫痫药物治疗,除非已知癫痫发作的直接原因并明确纠正(例如低血糖)。控制癫痫的一线紧急用药应当在短时间内通过静脉给予,选择用药时须充分考虑药物的不良反应,癫痫的病因,患者器官功能,既往抗癫痫药物服用史以及患者血流动力学是否稳定等。有关抗常用癫痫药物已总结如附表14-2所示。

**附表14-2 癫痫持续发作药物的剂量推荐**

| 药 名 | 剂 量 | 速 率 | 目标血清浓度 | 不良反应 | 临 床 要 点 |
|---|---|---|---|---|---|
| 地西泮(安定) | 0.15 mg/kg,IV(单剂量可至10 mg),每5分钟可重复使用 | 5 mg/min(IVP) | N/A | 低血压,呼吸抑制 | 快速的再分布速率,可直肠给药,含丙二醇 |
| 劳拉西泮(安定文) | 0.1 mg/kg,IV(单剂量可至4 mg);每5～10分钟可重复使用 | 2 mg/min(IVP) | N/A | 低血压,呼吸抑制 | 可能终止抽搐的作用时间长于地西泮,含丙二醇 |
| 咪达唑仑 | 0.2 mg/kg,IM(单剂量可至10 mg);RSE:0.2 mg/kg(2 mg/min)静脉输注,随后改为0.05～2 mg/(kg·h) | — | N/A | 镇静,呼吸抑制 | 可口腔喷雾给药,滴鼻给药 |
| 苯妥英钠(大仑丁) | 负荷:20 mg/kg维持剂量:4～6 mg/(kg·d),分为2～3个剂量 | 可至50 mg/min | 10～20 μg/mL游离:1～2μg/mL(输注结束后1小时可准确预估) | 心律失常,低血压,心动过缓 | 低血压(包含丙二醇),尤其在老年患者,与很多药物潜在的相互作用,很强的CYP诱导剂 |
| 磷苯妥英钠(Cerebryx) | 负荷:20 mg PE/kg维持剂量:4～6 mg/(kg·d)分为2～3个剂量 | 可至150 mg PE/min | 总苯妥英钠:10～20 μg/mL游离苯妥英钠:1～2 μg/mL(输注结束后1小时可准确预估) | 心律失常,低血压,心动过缓 | 前体药,输注7～15分钟后转变为苯妥英钠,血栓性静脉炎发生率小于苯妥英钠,相似的药物间相互作用和参数监测 |
| 苯巴比妥 | 20 mg/kg1～3 mg/(kg·d),分为1～3个剂量 | 50～100 mg/min | 15～40 μg/mL | 低血压,镇静,呼吸抑制 | 长效,含丙二醇,与很多药物潜在的相互作用,很强的CYP诱导剂 |
| 丙戊酸钠(Depacon) | 负荷:40 mg/kg,IV维持剂量:10～15 mg/(kg·d),分为2～4个剂量儿科剂量:20～40 mg/(kg·d),q6h | 3～6 mg/(kg·min) | 50～150 μg/mL | 肝脏毒性,血小板减少症,肝性脑病 | CV副作用小于苯妥英钠,与很多药物潜在的相互作用,很强的CYP诱导剂;美罗培南会大幅度减少VPA水平,不应与VPA联用 |
| 左乙拉西坦(开浦兰) | 负荷:60 mg/(kg·d),IV(最大剂量4 500 mg)IV:给药需超过15分钟维持剂量:1 000～3 000 mg/d,分2个剂量儿科剂量:60 mg/(kg·d),q12h | 超过15分钟 | 12～46 μg/mL(无特别监测) | 头晕,行为障碍(易怒,激动,带攻击性) | 降低肾损伤剂量,极少的药物间相互作用 |
| 拉科酰胺(Vimpat) | 200～400 mg,静脉给药间隔时间12小时儿科剂量:10 mg/kg,IV,随后5～10 mg/(kg·d),q12h | 超过15分钟 | 2.8～18 μg/mL(无特别监测) | 精神异常,低血压(少见) | 对潜在的心脏病患者监测心电图,降低肾损伤剂量,极少的药物间相互作用 |

续　表

| 药　名 | 剂　　　　量 | 速　率 | 目标血清浓度 | 不良反应 | 临　床　要　点 |
|---|---|---|---|---|---|
| 托吡酯<br>（妥泰） | 200 ～ 400 mg，PO/NG，q6 ～ 12h<br>儿科剂量：10 mg/kg，PO/NG；随后5 ～ 10 mg/（kg·d），q12h | — | 2 ～ 20 μg/mL（无特别监测） | 代谢性酸中毒 | 弱CYP2C19抑制剂 |
| 丙泊酚<br>（Diprovan） | 单剂量：1 ～ 2 mg/kg，IV<br>RSE：30 ～ 250 μg/（kg·min） | — | N/A | 低血压，呼吸抑制，丙泊酚相关性灌注综合征 | 需要机械插管，常须升压药，血流动力学监测，高脂负荷（增加热量1.1 kcal/mL） |
| 戊巴比妥<br>（宁必妥） | 单剂量：10 ～ 15 mg/kg，IV<br>RSE：0.5 ～ 5 mg/（kg·h）（诱导爆发抑制时可能需要更高剂量） | 可至50 mg/min | 15 ～ 20 μg/mL | 低血压，呼吸抑制，心脏抑制，感染，肠梗阻 | 需要机械插管，升压药，血流动力学监测，与很多药物潜在的相互作用，很强的CYP诱导剂 |
| 氯胺酮<br>（凯他敏） | 0.5 ～ 4.5 mg/kg，单剂量IV，之后输注直至5 mg/（kg·h） | — | N/A | 高血压，心律失常 | 与脑萎缩相关 |

注：CV，心血管；IM，肌内注射；IVP，静脉推注；N/A，不可用；NG，鼻饲；PE，苯妥英钠类似物；PO，口服；PRIS，丙泊酚相关性灌注综合征；RSE，难治性癫痫持续发作；VPA，丙戊酸钠；CYP，细胞色素P450酶系统。

### 护理注意事项

护理人员应当掌握SE诊治的知识，要有能力预判接下来可能需要准备哪些药物（参见ENLS癫痫持续状态，节选十二）。在护理SE患者时，护理人员应当立即给予苯二氮䓬类一线药物治疗。护理评估应包括生命体征的检测，如HR，BP和用药前与用药后的呼吸状态。监测并记录任何用药前和用药后的癫痫样发作对于判断药效十分重要。由于一些苯二氮䓬类药物可造成静脉炎，因此应当对静脉注射的部位反复监测。苯妥英钠与磷苯妥英钠的副作用包括低血压和心动过缓，因此，护理评估工作应包含HR，心跳节律和BP的持续性监测。若癫痫未能在一线和二线用药治疗下平息，护士应当考虑到通过插管，全身麻醉来控制SE的需要。在持续性输注抗癫痫药物和全身麻醉药时，护理人员应当考虑到可能的血流动力学异常和是否需要使用血管升压药。

### 四、溶栓治疗

抗血栓药物时常用于急性缺血性卒中发生的前几个小时［例如组织型纤溶酶原激活物（t-PA），阿司匹林（ASA），氯吡格雷（Plavix）］。目前，阿替普酶是唯一通过FDA认证的溶栓药物，主要用于成人急性缺血性卒中（AIS）发病3 ～ 4.5小时以内。坚持严格的纳入与排除标准有利于最小化出血性并发症（附表14-3）。推荐剂量为0.9 mg/kg，其中10%的剂量在1分钟

内静脉推注，剩下的在1小时内连续输注（最大剂量：90 mg）。精确测量药物剂量十分重要，避免因估计而造成潜在的药物过量。鉴于阿替普酶独特的重组说明（如适宜的稀释倍数，涡旋 vs.晃动），有经验的人员来准备该药有利于及时治疗。多余的药物应当在输注前从小瓶中去掉，以防止误用超过90 mg，从而增加颅内出血的风险。输注期间与治疗24小时内血压应控制在180/105 mmHg以下。

在使用阿替普酶的过程中及后期出现的症状，如严重头痛，恶心、呕吐，急性高血压，神经功能恶化，可能预示颅内出血。此时应停止阿替普酶的输注，急查颅脑CT，随后行实验室生化检查（CBC，PT、INR，纤维蛋白原），血型和交叉配型以及神经外科会诊（如果明确脑出血）。如果条件允许，可给予冷沉淀（10 ～ 30分钟内10个单位）来维持纤维蛋白原大于200 mg/dL。可给予氨甲环酸（10分钟内静脉给予1 000 mg）或氨基己酸（1小时内静脉给予4 ～ 5 g，随后1 g/h）来控制出血。还可给予支持性治疗来调整血压、颅内压、脑灌注压（CPP）、体温及血糖。

在使用阿替普酶的过程中或随后可发生血管源性水肿，这还与既往血管紧张素转换酶（ACE）抑制剂的使用有关。若水肿仅限于嘴唇或舌前，则几乎不需要处置，但若出现快速进展性水肿，如喉部、口咽部、颚部或舌后部，则需要紧急经口插管（经鼻插管可能导致

附表14-3　阿替普酶在急性缺血性卒中使用的排除标准

- **完全排除标准**

　既往3个月内无严重的头部外伤、缺血性卒中、颅内或脊髓手术

　无脑出血或颅内肿瘤病史

　无蛛网膜下腔出血、感染性心内膜炎、主动脉弓夹层的症状和体征

　无胃肠道恶性肿瘤或近21天出血史

　除非APTT、INR、血小板计数、蛇毒凝血时间、凝血酶原时间或直接FXa活性测定正常或单剂量未超过48小时(肾功能正常),否则不可给予直接凝血酶抑制剂或直接FXa抑制剂

　CT显示大脑半球超1/3面积出现严重低衰减、低密度、或颅内血肿

- **其他建议**

　对于年龄超过80周岁患者,卒中前合并糖尿病且服用华法林INR≤1.7的患者,延长使用3～4.5小时是安全的

　对于早期症状改善但中度残疾,癫痫由卒中引起,既往7天腰椎穿刺,既往14天存在大手术或严重外伤史,颅外颈动脉夹层,未破裂颅内动脉瘤,MRI提示颅内少量微小出血灶,脑实质外肿瘤,既往3个月内急性心肌梗死,急性心包炎,糖尿病视网膜病变,镰状细胞贫血,血管造影程序性卒中,妊娠,使用毒品及假性卒中的患者而言,静脉使用阿替普酶是合理的

阿替普酶使用相关性鼻出血)。处置包括停用阿替普酶及任何ACE抑制剂,然后给予抗组胺制剂(苯海拉明50 mg IV,法莫替丁20 mg IV)和皮质类固醇(甲泼尼龙125 mg IV)。若神经源性水肿持续进展,可考虑皮下给予0.1%肾上腺素(0.3 mL)。

　替奈普酶,为另一种重组组织型纤溶酶原激活剂,增加了纤维蛋白特异性,相较于阿替普酶半衰期更长,以0.4 mg/kg单剂量静脉给药的形式用于AIS的研究。替奈普酶虽未表现出优于阿替普酶,但同样安全有效。虽然目前在美国替奈普酶还未通过FDA审批,但推荐作为阿替普酶的备选,用于存在轻微卒中症状且无严重颅内血管闭塞的患者。

　护理注意事项

　溶栓剂(如阿替普酶)是需要高度警惕的药物。护理人员应熟悉相关指南、使用规范并监测。当治疗团队需要用阿替普酶时,护理人员应第一时间提供。溶栓剂剂量不足及剂量过多会对患者造成危害甚至致命。因此,大多数医疗机构需要两名人员在使用前核实药物剂量。其相关并发症包括血管源性水肿、ICH或其他出血性并发症。密切监测患者是否发生血管源性水肿很有必要,当出现任何新发的嘴唇或舌部肿胀或喘鸣必须考虑停止输注。在使用阿替普酶的过程中及后期必须对患者的神经功能进行密切监测,任何神经功能出现下降应立即停止输注。护理人员应密切关注任何类型的出血性并发症,包括胃肠道出血及输液部位的出血。护理人员应明确在此期间,不应有任何侵入式操作,在阿替普酶使用24小时以内不能使用阿司匹林或其他抗血小板药物。

### 五、抗血栓治疗

　对于不能使用阿替普酶的患者而言,应立即启用乙酰水杨酸(ASA)。对于轻度卒中或短暂性缺血性发作(TIA)高风险患者,可考虑联用阿司匹林(50～325 mg/d)和氯吡格雷(600 mg负荷,随后75 mg/d)。预防卒中也可考虑联用双嘧达莫缓释剂和阿司匹林。其他抗血小板药物,包括普拉格雷和替卡格雷,暂缺乏缺血性卒中后急性期的使用推荐。再者,普拉格雷带有"黑框警告",会增加TIA和卒中患者的出血风险。患者若对ASA过敏,可考虑使用氯吡格雷。氯吡格雷常在血管内治疗前给予负荷剂量,术后每日维持,对于植入颅内或颅外支架的患者,可与ASA联合使用3个月。值得一提的是,有30%～60%患者因基因多态性而使用无效,因为它是一种前体药物,必须在肝脏转化成其活性形式才能起效。

　另外,除了华法林,对于中高卒中风险伴有非瓣膜性心房颤动的患者,常直接口服抗凝剂(DOAC)。这些药物抑制对凝血至关重要的凝血酶或凝血因子Xa。相较华法林,DOAC可有效降低颅内出血的风险,但存在消化道出血的风险。当考虑给予AIS患者阿替普酶时,过去48小时内使用过DOAC或存在任何凝血功能异常是使用阿替普酶的禁忌证。若本单位没有评价每类药物的特殊方案,就应当了解末次给药的时间和肾功能情况。若患者正在服用DOAC且需要针对AIS使用ASA,这就会增加出血风险,此时应当权衡风险收益比,直至DOAC已被机体清除(3～5个半衰期)。

　华法林,DOAC和抗血小板药物在AIS中常用的药理学特性如附表14-4和附表14-5所示。

### 六、抗凝和抗血小板的逆转和止血药物治疗

　在危及生命的大出血和持续性出血的患者中,抗

附表14-4　口服抗凝药物的对比

| 项　目 | 华法林（香豆素） | 达比加群（泰毕全） | 利伐沙班（拜瑞妥） | 阿哌沙班（艾乐妥） | 依度沙班（Savaysa） | 贝曲沙班（Betrixiban） |
|---|---|---|---|---|---|---|
| 作用机理 | 维生素K拮抗剂（FⅡ, FⅦ, FⅨ, FⅩ） | 直接凝血酶抑制剂 | 直接FⅩa抑制剂 | 直接FⅩa抑制剂 | 直接FⅩa抑制剂 | 直接FⅩa抑制剂 |
| 指　征 | 心源性卒中 VTE治疗 | 非瓣膜性房颤 VTE治疗 | 非瓣膜性心房纤颤 VTE治疗 VTE预防（Ortho） | 非瓣膜性心房纤颤 VTE治疗 VTE预防（Ortho） | 非瓣膜性心房纤颤 VTE治疗 | 预防VTE |
| 剂　量 | 多种剂量选择 INR目标值2~3（安装机械瓣膜时2.5~3.5） | VTE/非瓣膜性心房纤颤 150 mg bid（CrCl > 30 mL/min） 75 mg bid（CrCl: 15~30 mL/min） 不推荐CrCl < 15 mL/min | VTE 15 mg bid伴食物服用3周, 后改为20 mg qd Ortho预防 10 mg qd 非瓣膜性心房纤颤 20 mg qd伴食物服用 15 mg qd（CrCl: 15~50 mL/min） | VTE 10 mg bid, 7 d, 后改为5 mg bid持续6个月 Ortho预防 2.5 mg bid 非瓣膜性心房纤颤 5 mg bid口服; 2.5 mg bid, 若以下因素包含两个: ≥80岁, 体重≤60 kg, Cr≥1.5 mg/dL | VTE 60 mg/d 30 mg/d（CrCl: 15~50 mL/min） | 首剂160 mg, 随后80 mg/d, 35~42天 |
| 代谢部位 | 肝脏 | 肾脏 | 肾脏 | 肾脏 | 肾脏 | 肾脏 |
| 检测参数 | INR | TT | PT及抗FⅩa | 抗FⅩa | 抗FⅩa | 抗FⅩa |
| 半衰期 | 20~60小时 | 12~17小时 | 5~9小时; 11~13小时（老年患者） | 8~12小时 | 10~14小时 | 19~27小时 |
| 围手术期停药窗 | 1~7天（取决于手术风险） | 1~7天（取决于手术风险和肾脏功能） | 1~5天（取决于手术风险和肾功能） | 1~5天（取决于手术风险和肾功能） | 提前24小时（取决于手术风险和肾功能） | 未知 |
| 临床要点 | 大量药物-食物间的相互作用 | 请勿开封或压碎前药物（75%以上暴露差） | 可压碎通过同管给药（只要别给到幽门）, 根据指征适当调整剂量 | 可压碎5 mg或2.5 mg药片加入60 mLD5 W, 通过同管给药 | 当患者体重 < 60 kg, 考虑减少剂量 | 未知 |

注: Ortho, 骨科; CrCl, 肌酐清除率; VTE, 静脉血栓栓塞。

附表14-5　抗血小板药物的对比

| 指　征 | 药　物 | 剂　　量 | 临　床　要　点 |
|---|---|---|---|
| **原发性急性缺血性卒中预防** | COX抑制剂<br>阿司匹林 | 75 ～ 100 mg/d | • 不可逆的血小板抑制(5 ～ 7天)<br>• 最常见并发症为GI出血：风险与剂量相关81 mg vs. 325 mg 高剂量可能会使风险加倍<br>• 风险不会因得到缓冲或肠溶剂涂层而降低<br>• 布洛芬能抑制非肠溶涂层的阿司匹林效应，因此须阿司匹林服用前8小时服用或服用阿司匹林30分钟后服用<br>• 年龄为40 ～ 70岁的成人为卒中高危人群，低剂量阿司匹林不会增加该人群的出血风险，但会增加高龄患者的出血风险(＞70岁) |
| **继发性急性缺血性卒中预防** | 阿司匹林 | 81 mg/d | 同上 |
| | PDE抑制剂<br>缓释双嘧达莫/阿司匹林(潘生丁) | 200 mg/25 mg bid 75 mg/d，血管介入操作前300 ～ 600 mg负荷剂量 | • 不可逆的血小板抑制(5 ～ 7天)<br>• 40%患者会出现头痛，1 ～ 2周可形成耐受 |
| | ADP抑制剂<br>氯吡格雷(波立维) | 250 mg bid | • 前体药物CYP2C19转变为具有活性的代谢物<br>• 受基因多态性影响<br>• 不可逆的血小板抑制(5 ～ 7天)<br>• 超敏反应(常因治疗过于冒进)<br>• ADR：少数可能发生TTP(噻氯匹定＞氯吡格雷) |
| | 噻氯匹定(立抗栓) | | • 前体药物CYP3A4转变为具有活性的代谢物<br>• 不可逆的血小板抑制(5 ～ 7天)<br>• 氯吡格雷替代时须延迟开始时间，ADR增高<br>• ADR's：GI不耐受，中性粒细胞减少，再生障碍性贫血，TTP |
| | 替卡格雷洛 | 90 mg bid；血管介入操作前180 mg负荷剂量 | • 起效时间2小时<br>• 活性可预测<br>• 代谢物具有活性<br>• 可逆性结合 |

注：COX，环氧合酶；PDE，磷酸二酯酶；ADP，二磷酸腺苷；bid，一日两次；GI，胃肠道；CYP，细胞色素P450；ADR，药物不良反应；TTP，血栓性血小板减少性紫癜。

凝剂的逆转也不容忽视。危及生命的出血常包括颅内出血、消化道出血、难以控制的腹膜后出血以及任何伴有筋膜间隔区综合征风险的出血。当在1 ～ 12小时以内需要急诊外科干预治疗时，抗凝剂的逆转同样是必要的，需要明确抗凝剂在使用时间内的确已经起效(取决于末次给药时间及其药物半衰期)(附表14-6 ～附表14-10)。在治疗主要出血时常采用一般治疗策略来促进凝血，这包括查找病因和出血点，维持血流动力学和呼吸平稳，维持正常体温、血液pH和电解质平衡，有条件可以采取包扎和敷料填压，局部止血措施或者外科干预来控制出血，最后在明确抗凝剂使用的同时也要采取适当的逆转剂。

在逆转抗凝剂的时候，评估发生再次出血的风险和血栓形成的风险比最为重要，每个病例都应当仔细斟酌。其次，抗凝剂治疗的末次药量、时间和半衰期的

消除对于是否需要逆转也很有必要。如果抗凝剂的使用尚在3 ～ 5个半衰期时间窗内，那么对于存在再出血的高危患者应当考虑逆转剂的使用。对于半衰期较长的药物(如阿哌沙班)，逆转剂的使用可能可以在末次剂量后2 ～ 3天。当所有口服抗凝药在摄入后2小时以内，可考虑口服50 g活性炭来逆转。这类逆转策略的风险与收效应当再三思量，尤其是消化道出血的患者。

在逆转华法林时，快速逆转的药物和具有持续效应的药物的使用都很重要，华法林的半衰期基本上就是各个因子的半衰期，包括F Ⅱ(42 ～ 72小时)，F Ⅶ(4 ～ 6小时)，F Ⅸ(21 ～ 30小时)和F Ⅹ(27 ～ 48小时)。对于华法林的快速逆转，神经重症监护学会(NCS)、美国胸科医师协会(CHEST)以及美国心脏协会(AHA)/美国卒中协会(ASA)指南建议凝血酶原复

附表14-6　维生素K拮抗剂的逆转

| INR | 临床应用 | 治 疗 方 案 |
|---|---|---|
| < 4.5 | 无出血 | 服用华法林直到INR在治疗范围 |
| | 需要快速逆转<br>（< 24小时） | 服用华法林<br>维生素K 2.5 mg口服<br>若为手术须紧急逆转（≤12小时），可考虑4因子PCC 25 IU/kg IV |
| 4.5 ~ 10 | 无出血 | 服用华法林直到INR在治疗范围<br>若存在出血危险因素，可考虑维生素K 2.5 mg口服 |
| | 需要快速逆转<br>（< 24小时） | 服用华法林<br>给予维生素K 5 mg口服<br>若为手术须紧急逆转（≤12小时），可考虑4因子PCC 35 IU/kg IV |
| > 10 | 无出血 | 服用华法林直到INR在治疗范围<br>给予维生素K 2.5 ~ 5 mg口服或1 ~ 2 mg IV<br>必要时每24小时重复 |
| | 需要快速逆转<br>（< 24小时） | 服用华法林<br>给予维生素K 1 ~ 2 mg IV<br>若为手术须紧急逆转（≤12小时），可考虑4因子PCC 50 IU/kg IV |
| 其他INR | 严重或危及生命的大出血或 | 服用华法林<br>给予维生素K 10 mg IV，30分钟<br>若患者容量过载，可给予4因子PCC<br>PCC给药后30分钟复查INR |
| | 需要侵入式检查<br>（< 12小时） | | INR | 4因子PCC剂量（IU/kg） | 最大剂量（IU） |<br>| 2 ~ 3.9 | 25 | 2 500 |<br>| 4 ~ 6 | 35 | 3 500 |<br>| > 6 | 50 | 5 000 |<br>若需要容量复苏，可考虑FFP15 ~ 20 mg/kg，在给予PCC或FFP后，每30分钟复查INR |

| 维生素K（phytonadione） | 起效时间 | 最大药效时间 |
|---|---|---|
| 口服 | 6 ~ 12小时 | 24 ~ 48小时 |
| 静脉 | 1 ~ 2小时 | 12 ~ 14小时 |
| 皮下 | 由于起效时间的不确定性，不推荐此法 | |

附表14-7　凝血因子Ⅹa阻滞剂的逆转

| 通　称 | 半衰期消除 | HD清除 | 危及生命出血的紧急逆转 |
|---|---|---|---|
| FⅩa阻滞剂逆转<br>阿哌沙班（艾乐妥） | 8 ~ 12小时，肾损伤后相应延长 | 无 | 若在2小时内吸收，给予活性炭50 g<br>给予PCC 25 ~ 50 IU/kg，10分钟<br>决定逆转时需考虑末次用药时间及药物的半衰期，推荐末次剂量3 ~ 5个半衰期内逆转，以确保止血<br>考虑安德塞奈［附表14-7(2)］ |

续　表

| 通　称 | 半衰期消除 | HD 清除 | 危及生命出血的紧急逆转 |
|---|---|---|---|
| 利伐沙班(拜瑞妥) | 5～9小时<br>老年患者:<br>11～13小时,肾<br>损伤后相应延长 | 无 | 若在2小时内吸收,给予活性炭50 g<br>10分钟内PCC 50 IU/kg<br>若容量需要,考虑15～20 mL/kg FFP<br>决定逆转时需考虑末次用药时间及药物的半衰期,推荐末次剂量3～5个半衰期内逆转,以确保止血 |
| 依度沙班(Savaysa) | 10～14小时,肾<br>损伤后相应延长 | 无 | 若止血药物的末次剂量给予在3～5个半衰期以内,建议逆转 |
| 贝曲沙班 | 19～27小时,肾<br>损伤后相应延长 | 未知 | |

**步骤1:取决于之前使用的 F X a 抑制剂及剂量,仅用于逆转利伐沙班和阿哌沙班**

| F X a 抑制剂 | F X a 抑制剂末次剂量 | 末次剂量时间 | |
|---|---|---|---|
| | | < 8小时 | ≥8小时 |
| 利伐沙班 | ≤ 10 mg | 低剂量 | 低剂量 |
| | > 10 mg 或未知 | 高剂量 | |
| 阿哌沙班 | ≤ 5 mg | 低剂量 | |
| | > 5 mg | 高剂量 | |

| 步骤2:取决于安德塞奈剂量 | 起 始 剂 量 | 维 持 剂 量 |
|---|---|---|
| 低剂量 | 15分钟内,400 mg IV | 4 mg/min,100分钟 |
| 高剂量 | 15分钟内,800 mg IV | 8 mg/min,112分钟 |

**其他有效措施**

10分钟内给予PCC 50 IU/kg

若容量需要,考虑15～20 mL/kg FFP

附表14-8　直接凝血酶抑制剂的逆转

| 通　称 | 半衰期消除 | HD 清除 | 危及生命出血的紧急逆转 |
|---|---|---|---|
| 达比加群<br>(泰毕全) | 12～17小时,严重肾<br>损伤可至34小时 | 62%～68% | 若在2小时内吸收,给予活性炭50 g<br>药物选择:依达赛珠单抗5 g IVP(分2个2.5 g小瓶先后给予)<br>依达赛珠单抗不可用时可考虑下列方案:<br>紧急血液透析<br>除此还可考虑:<br>FFP 15～20 mL/kg<br>rF Ⅶa 20 μg/kg,酌情重复 |

续 表

| 通 称 | 半衰期消除 | HD 清除 | 危及生命出血的紧急逆转 |
|---|---|---|---|
| 比伐卢定<br>（Angiomax） | 25分钟,严重肾损伤<br>可至1小时 | 25% | 停止输液<br>通过检测部分凝血活酶时间来确认清除率<br>采取支持治疗来控制出血 |
| 阿加曲班 | 39 ～ 51分钟 | ～ 20% | 停止输液<br>通过检测部分凝血活酶时间来确认清除率<br>采取支持治疗来控制出血 |

附表14-9　低分子肝素的逆转

| 通 称 | 半衰期消除 | 危及生命出血的紧急逆转 | |
|---|---|---|---|
| 依诺肝素（克赛） | 4 ～ 7小时,肾损伤后<br>相应延长 | 鱼精蛋白可部分逆转LMWH的抗凝效应（～ 60%） | |
| 达肝素钠<br>（法安明） | 3 ～ 5小时,严重肾损<br>伤后相应延长 | LMWH 末次剂量后的时间 | 鱼精蛋白剂量 |
| | | < 8小时 | 每1 mg鱼精蛋白对应1 mg依诺肝素<br>每100单位依诺肝素/达肝素需1 mg（最多50 mg） |
| | | 8 ～ 12小时 | 每0.5 mg鱼精蛋白对应1 mg依诺肝素<br>每100单位依诺肝素/达肝素需0.5 mg（最多25 mg） |
| | | > 12小时 | 一般不起作用（最多25 mg） |
| | | 肾功能不全患者超过12小时,考虑逆转<br>监测抗凝血因子Ⅹa活性来明确逆转率 | |
| 磺达肝素<br>（Arixtra） | 17 ～ 21小时,肾损伤<br>后显著延长 | **支持治疗**<br>以下方案证据级别弱,但仍可考虑:<br>PCC 50 IU/kg 或<br>FⅦa 20 μg/kg,酌情重复<br>鱼精蛋白对逆转出血并无帮助 | |

合物（PCC）的使用优于新鲜冰冻血浆。此外,最近一项研究显示,在使用华法林的脑出血患者中,和新鲜冰冻血浆相比,4因子PCC更有可能在三小时内将INR降到1.3以下,其血肿扩大的范围也更小。由于更少的液体量和更低的输液相关的急性肺损伤（TRALI）或循环超负荷（TACO）风险,PCC的耐受性总体上优于新鲜冰冻血浆。目前有两种PCC可供使用,3因子和4因子PCC。4因子PCC包含所有的维生素K依赖性凝血因子,足以提供快速的华法林逆转效应,在条件允许时应优先考虑。3因子PCC只包含凝血因子Ⅱ、Ⅸ和Ⅹ,可辅助新鲜冰冻血浆或重组FⅦa来实现对抗凝的逆转。目标没有临床研究将3因子PCC和rFⅦa或PCC和FFP联合使用来治疗致命性大出血。这些制剂的联用是否能提高药效或者增加血栓形成的风险目前

还不清楚。另一方面,对于需要液体容量复苏的患者,新鲜冰冻血浆可能是更好的选择,在逆转不彻底时,也可与PCC联用。当使用PCC拮抗华法林时,其剂量的选择通常需要根据临床实际情况和INR值（附表14-5）。在PCC末次输注30分钟后最好复查一次INR,以便评估是否恢复到正常水平。虽然对于PCC二次剂量推荐的数据少之又少,但如果INR持续升高以及发生再出血的风险依旧很高,可以考虑再给一个剂量的PCC。值得注意的是,FⅧ旁路抑制剂（FEABA）,一种4因子PCC伴有FⅦ的激活,可能会干扰INR检测,其检出值往往比真实值更低。最近的研究表明4因子PCC在逆转INR时比新鲜冰冻血浆效果更好,特别是在需要快速逆转的时候。目前针对联合PCC和重组FⅦa治疗危及生命的大出血的临床试验还较为缺

乏。两者的联用到底是增强疗效还是增加血栓形成的风险，还是未知数。目前的推荐用法是不将两者联用。在持续性逆转中，若患者也需要快速逆转，应当同时给予植物甲萘醌（维生素K）。静脉给药和口服给药维生素K显著降低INR所需时间分别是12～14小时和24～36小时。对于皮下给药，由于其不可预知的吸收效率和反应延搁，常常不作推荐。

依达赛珠单抗（Praxbind）是一种人源的单克隆抗体片段，可在数分钟内通过结合达比加群来中和其抗凝效应。依达赛珠单抗的推荐剂量是5 g，静脉注射，2.5 g每次分两次注入。2.5 g/瓶，每小瓶应当在不超过5～10分钟的时间内注射完，每小瓶的间隔时间不超过15分钟。依达赛珠单抗一旦从小瓶取出，应及时在1小时内给药。已有研究提出，血浆达比加群浓度在注射依达赛珠单抗后可能会回升12～24小时，其原因可能是由于药物在血管外间隔区的再分布。目前还不清楚重复使用依达赛珠单抗治疗的安全性和有效性。此外，肾脏的损伤并不会影响依达赛珠单抗的逆转效应，因此有肾脏损伤的患者无须调整其用量。

在逆转FⅩa抑制剂的特异性制剂还没有出现之前，4因子PCC应当作为在服用FⅩa抑制剂（阿哌沙班、利伐沙班、依度沙班）且有危及生命出血患者逆转剂的首选。对于服用这些抑制剂伴出血的治疗中，PCC并无标准的推荐剂量，但有一项研究提出了一个替代指标，内源性凝血酶潜能和部分促凝血酶原时间（PTT），正常人逆转利伐沙班的PCC剂量是50 U/kg。目前只在动物实验中评估了FⅦa在利伐沙班相关的出血的治疗。安德塞奈是FⅩa的一种重组非激活态蛋白的类似物，能竞争性结合阿哌沙班和利伐沙班，消除其药效。另外，安德塞奈抑制组织因子的活性，增加组织因子源凝血酶的产生。研究者发现，安德塞奈能快速地逆转抗FⅩa活性，在健康志愿者中可分别降低利伐沙班和阿哌沙班基线水平的97%和92%。安德塞奈的使用剂量取决于需要逆转的药物（阿哌沙班或利伐沙班），FⅩa抑制剂的剂量，以及末次用药的时间。需要注意的是，血栓形成事件的风险从使用后第3天的3%～6%到第30天的11%～18%。并非所有的FⅩa抑制剂都可以通过使用安德塞奈来逆转，成本过高和供应有限导致并非所有机构都能获得。因此，4因子PCC应当作为逆转使用FⅩa抑制剂致命性大出血的合理备选。对于治疗这些药物相关大出血的PCC并无推荐剂量，但有一项研究提示，接受4因子PCC 50 U/kg逆转利

伐沙班的健康个体的替代终点指标（内源性凝血酶电位和PTT）得到了改善。目前只有动物实验评估了FⅦa用于治疗利伐沙班相关性出血的治疗（附表14-7）。

在非凝血功能障碍的脑出血患者中，有研究表明重组激活型因子Ⅶ（rFⅦa）能减少血肿的扩大，然而一项大型的随机对照试验提示在死亡率上并无差异，所以在该类患者中不推荐使用。对华法林的逆转治疗，即便可以作为辅助3因子PCC治疗服用华法林伴危及生命出血的患者，NCS、CHEST和AHA/ASA仍不推荐使用rFⅦa。rFⅦa的剂量选择目前还不清楚，由于高剂量带来的血栓形成的风险，一般情况下还是主张使用较小剂量（10～20 μg/kg）。另外，与PCC联用时可能会增加血栓形成的风险，尽管对此还不是很明确仍需注意。纠正INR的时间呈短暂的剂量依赖关系，并不能反映其效能。此外，即使还没有相应的指南，rFⅦa的使用可能会增加血栓性并发症的风险，该风险可能会伴随PCC的使用而增高。

对服用过抗血小板药物（阿司匹林、氯吡格雷、普拉格雷、替卡格雷）合并急性神经损伤的患者行抗血小板治疗的预防性或治疗性逆转时，常采用血小板输注。即便目前关于血小板在紧急的神经外科操作中或急性颅脑外伤、蛛网膜下腔出血中的应用的文献报道屈指可数，但最近来自PATCH的一系列研究显示，与不使用血小板治疗的标准治疗相比，自发性脑出血的患者在使用血小板治疗后疗效更差。然而，在PATCH的研究中，有少部分患者在使用氯吡格雷且接受了神经外科手术，这部分患者没有纳入统计。因此，患者在接受急诊神经外科手术时要谨慎对待血小板输注，在患者表现出自发性颅内出血时不推荐使用［关于进一步血小板输注的推荐用法请参照ENLS脑出血（节选七），附表14-6～附表14-9］。

护理注意事项

护理人员应当在需要使用抗凝药逆转剂和止血药时做到及时给予。在使用该类药物的过程和后期，护士应当密切监测患者的神经功能和生命体征，并注意治疗团队医嘱的变动。护士还应注意由这些药物引起的潜在的血栓形成并发症，包括缺血性卒中，肺栓塞或心肌梗死。

护理人员应当注意本单位有关血制品输注的特异的指南，包括FFP与血小板，知情同意和监督协议。同时护理人员要密切关注潜在的输注相关并发症，包括过敏反应和容量过负荷。

### 七、蛛网膜下腔出血后的抗纤溶治疗

在管理动脉瘤性蛛网膜下腔出血的患者中,再出血是非常棘手的问题,常在急性期导致患者的发病和死亡。在等待稳定动脉瘤的过程中,为防止急性期再出血,抗纤维蛋白溶解剂常被用于短效治疗(＜72小时)。多项回顾性研究和一项前瞻性研究提出,抗纤溶蛋白溶解剂的短效治疗能降低再出血的风险,并且不增加脑缺血、血管痉挛及脑积水的风险。

氨甲环酸常以q4～6h,1g静脉注射给药,至少10分钟,氨基己酸(Amicar)常以5g单剂量静脉注射,至少1小时,然后改为1g/h静脉输液。两者在伴随尼莫地平使用时须格外注意,因为可能会导致血压的骤降。由于接受血管介入治疗的患者存在潜在的缺血性并发症的风险,我们常需要在血管介入治疗前4～6小时准备好抗纤溶治疗,来防止血栓形成的并发症。通常只有在出血后72小时以内才建议采用上述短效疗法。

护理注意事项

接受抗纤溶药物患者的护理工作包括监测患者的生命体征与血栓形成并发症的症状,要了解患者是否有高凝状态病史,使用过激素避孕药物的患者风险更高。副作用包括快速推注药物时引起的低血压、过敏反应,并发癫痫较为少见。

### 八、治疗性体温管理期间的寒战控制

寒战是一种机体生理性的维稳机制,能有效维持体温,人体在核心温度低于36℃和停滞在＜34℃情况下会触发寒战。和年轻患者相比,老年患者发生寒战的体温阈值要低大约1℃。持续性寒战会增加机体代谢率,此外还会阻碍对寒冷的感知,消耗能量,导致颅内压增高和增加脑内氧气的消耗,使急性脑外伤患者病情进一步恶化,应当尽力避免。因此,对于在接受治疗性体温管理的患者,及时的评价和治疗寒战是至关重要的(附表14-10,附表14-11;附图14-1)。

### 九、神经肌肉阻滞剂

因有利于气管插管,神经肌肉阻滞剂(NMBA)常辅助用于全身麻醉,术中可提供松弛骨骼肌的效应,在有针对性的体温管理过程中以便于机械通气,协助恶性颅内压的治疗或难治性寒战的控制。其短效制剂更受青睐,因为在低温治疗时所有的阻滞剂半衰期都将延长,长效制剂可能会带来不必要的神经肌肉组织延迟。这类制剂可阻断信号在神经肌接头的传递,

常分为去极化型和非去极化型。琥珀胆碱是唯一的去极化抑制剂,通过仿效乙酰胆碱起作用。其他所有的制剂都是非去极化竞争性乙酰胆碱拮抗剂。药物间的相互作用可通过药物是否减少或抑制血浆胆碱酯酶活性来观察,和其他神经肌肉阻滞剂合用可能会产生协同效应。相反,药物发生相互作用可能竞争乙酰胆碱受体或上调乙酰胆碱受体,因此造成NMBA药效不足(附表14-14,附表14-15)。由于重症肌无力患者对于NMBA有更高的敏感性,因此对于这类患者需要格外注意,通常需要给予更小的剂量。儿科剂量是指年龄小于12周岁或体重小于40 kg。麻痹会影响所有的骨骼肌而不会影响意识,因此其使用必须配以适当的镇静和镇痛。用周围神经刺激器(PNS)与临床评估(生命体征,与机械通气相同步)结合监测四个成串(TOF)刺激,该过程应当始终用于麻痹程度的评估。TOF的目标通常是每4个刺激能有1～2个响应。在对低体温患者使用PNS时需注意,因为TOF结果可能并不可靠且具有误导性。因此,在对低体温患者使用PNS时要小心谨慎(附表14-12,附表14-13)。非去极化药物可能可以被新斯的明或葡聚糖所逆转。葡聚糖是一种选择性神经肌肉逆转剂,通过与神经肌肉抑制剂特异性结合来逆转氨基类固醇神经肌肉阻滞剂(罗库溴铵和维库溴铵)。常用NMBA的不良反应如附表14-14～附表14-16所示。

护理注意事项

需要NMBA治疗的患者的护理工作应当格外小心谨慎,因为这些药物的使用需要高度警戒。在用药前护士应当确保患者气道条件安全,通气充足及充分镇静镇痛。护理评估工作应包括生命体征,如心率、血压、是否与呼吸机同步、呼吸频率以及氧饱和度,须特别关注呼吸力学以确保肌松的有效性。护理人员应确保患者在神经肌肉组织过程中有足够的镇静。护理人员还需要特别的培训,以确保能够根据机构指南对滴定期间用PNS的TOF进行监测。护士还应当留意可能出现的血流动力学异常,如心动过缓和低血压,要管理好血管收缩药物以备不时之需。护理人员对接受神经肌肉阻滞患者常规的神经检查做出调整很重要,对这些患者不应使用伤害性刺激或前庭-眼反射,是因为由于肌肉麻痹他们不能做出运动反应。

### 十、镇静与镇痛

在神经急症生命支持过程中使用镇静和镇痛药物时,治疗目标和监测目标必须明确,必须有足够的沟通。这类药物有很多会受终末器官功能障碍和药物间

附表14-10　普通肝素的逆转

| 通用名称 | 半衰期清除 | HD清除 | 危及生命出血的紧急逆转 |
|---|---|---|---|
| 肝素 | 1～2小时(剂量依赖性) | 部分清除 | 鱼精蛋白可中和肝素 |
| | | | 鱼精蛋白剂量 |
| | | | 肝素末次剂量后的时间 |
| | | | 即刻　　　　每100单位肝素需1 mg(最多50 mg) |
| | | | 30分钟　　每100单位肝素需0.5 mg |
| | | | >2小时　　每100单位肝素需0.25 mg |

注:出血危险因素:肝肾疾病,酗酒,恶性肿瘤,>75岁,血小板<75×10⁹/L,同时服用阿司匹林,收缩压≥160 mmHg,红细胞比容<30,重摔,近期卒中。

附表14-11　凝血因子与抗凝蛋白系列产品

| 产品 | 凝血因子 | | | | 抗凝蛋白 | | | |
|---|---|---|---|---|---|---|---|---|
| | F II | F VII | F IX | F X | 蛋白C | 蛋白S | AT | 肝素 |
| **3因子PCC** | | | | | | | | |
| 球蛋白 | 24～38 IU/mL | <5 IU/mL | 24～38 IU/mL | 24～38 IU/mL | NA | NA | NA | <0.15 IU/F IX IU |
| 脯氨酸 | NMT 150 U/100 F IX IU | NMT 35 U/100 F IX IU | 100 U | 100 U/100 F IX IU | NA | NA | NA | NA |
| **4因子PCC** | | | | | | | | |
| Beriplex | 20～48 IU/mL | 10～25 IU/mL | 30～31 IU/mL | 22～60 IU/mL | 15～45 IU/mL | 12～38 IU/mL | 0.2～1.5 IU/mL | 0.4～2 IU/mL |
| Octaplex | 14～38 IU/mL | 9～24 IU/mL | 25 IU/mL | 18～30 IU/mL | 13～31 IU/mL | 12～32 IU/mL | NA | 5～12.5 IU/mL |
| **rF Ⅷa** | | | | | | | | |
| NovoSeven(诺其) | None | 0.6 mg/mL | None | None | None | None | None | None |
| **活性PCC** | | | | | | | | |
| FEIBA | 1.3 U/U | 0.9 U/U | 1.4 U/U | 1.1 U/U | 1.1 U/U | NA | NA | None |

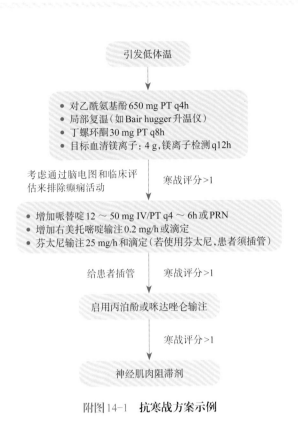

引发低体温

↓

- 对乙酰氨基酚 650 mg PT q4h
- 局部复温（如Bair hugger升温仪）
- 丁螺环酮 30 mg PT q8h
- 目标血清镁离子：4 g，镁离子检测 q12h

考虑通过脑电图和临床评 | 寒战评分>1
估来排除癫痫活动

↓

- 增加哌替啶 12 ～ 50 mg IV/PT q4 ～ 6h 或 PRN
- 增加右美托嘧啶输注 0.2 mg/h 或滴定
- 芬太尼输注 25 mg/h 和滴定（若使用芬太尼，患者须插管）

给患者插管 | 寒战评分>1

↓

启用丙泊酚或咪达唑仑输注

寒战评分>1

↓

神经肌肉阻滞剂

附图 14-1　抗寒战方案示例

附表 14-12　床旁寒战评估量表

| 评 分 | 描 述 |
| --- | --- |
| 0 | 无寒战 |
| 1 | 只在颈胸部发生寒战 |
| 2 | 包括双上肢的全部运动的寒战（还包括颈胸部） |
| 3 | 包括双上肢、双下肢、躯干部的全部运动的寒战 |

相互作用的影响，因此在选择时必须基于患者的自身情况制订个体化治疗。应当使用最低的有效剂量。当联用时，这些药物之间有很多存在协同效应，因此可以使用两种药物的低剂量（比如丙泊酚和吗啡）。老年患者对这类药物更加敏感，肝肾功能不全的老年患者其药效也会延长，因此应当选择低剂量的短效制剂。镇静剂和阿片类药物可能会产生耐受和依赖，这会增加其剂量的需求。在长期使用后突然停药会引起戒断反应，因此建议降低滴定的维持，每天注射量不超过25%。了解如何识别和治疗中毒及药物过量很重要。阿片类药物中毒常见表现包括瞳孔缩小，呼吸抑制及嗜睡。纳洛酮为阿片受体的竞争性拮抗剂，可通过静脉、肌肉、皮下、气管内或鼻饲给药。起效时间 1 ～ 2 分钟，后续剂量可每 2 ～ 3 分钟重复给予，直至阿片类药物被逆转完成。逆转美沙酮、致幻药、缓释制剂或兽

用镇静剂时可能需要更高的剂量。重症监护病房常用的镇静剂和镇痛剂（附表 14-17，附表 14-18）。

护理注意事项

对镇静患者的护理工作包括与治疗团队一起，在镇静程度上建立明确的指南。护理人员应与医生协调，明确何时中断镇静来完成神经检查。RASS 镇静评分是一项被证实可靠的评测工具，用于评估患者在 ICU 的镇静程度。目前的 RASS 推荐目标值为-2 ～ 0 分。医生与护士应相互协助，以确保患者的目标镇静程度。

## 十一、静脉注射降压药

静脉注射降压在很多神经急症中对高血压的缓解是很有必要的。血压的目标值在不同的疾病状态下相差很大，在不同领域里有关最优方案的定义也饱受争议。当需要降血压的时候，药物的选择应当基于控制降压速度的需求，潜在的心血管功能、容量状态、器官功能、其他血流动力学参数（如心率）和药物的相互作用（附表 14-19）。

护理注意事项

护理神经重症患者时，掌握高血压的药物治疗很有必要，特别是这些药物是如何影响疾病进程的。了解这类药物的副作用和不良反应对于确保正确的滴定至关重要。尼卡地平是一种需要注意的静脉用药，只可通过较大的外周静脉或中心静脉给予，以防止静脉炎或局部刺激。注射部位应每 12 小时进行更换，以最大化地降低外周静脉的刺激。

## 十二、升压药和正性肌力药

升压药可引起血管收缩，升高平均动脉压和脑灌注压。升压药常用于各种需要升压的神经科患者，以此来治疗休克，血管痉挛，改善脑或脊髓的灌注压。升压药通过作用于体内的肾上腺素受体（α 和 β），多巴胺受体和血管紧张素受体来产生升压效应（附表 14-20）。$\alpha_1$ 肾上腺素受体分布于心脏和血管壁，这类受体的激活会导致显著的血管收缩，增加心脏收缩的持续时间。$\beta_1$ 肾上腺素受体是心脏中最常见的受体，其激活可产生心脏的正性变力、变时作用，还伴有最小程度的血管收缩。$\beta_2$ 肾上腺素受体主要分布于血管，其激活可引起血管舒张。多巴胺受体常在颅内，冠状动脉，肾脏和肠系膜血管床上表达，即使还存在于多巴胺受体的第二种亚型，像多巴胺剂量增加一样，能通过去甲肾上腺素的释放造成血管收缩，但多巴胺受体的激活通常还是引起血管的舒张。

附表14-13　针对治疗性体温管理的抗寒战药物

| 药　物 | 剂　量 | 优　点 | 缺　点 |
|---|---|---|---|
| 对乙酰氨基酚 | 650～1 000 mg q4～6h | 无镇静作用 | 须警惕肝功能紊乱<br>静脉和口服均可 |
| 美他唑 | 1 000 mg q4～6h | 无镇静作用 | 须警惕肝肾功能紊乱、低血压<br>静脉和口服均可 |
| 布洛芬 | 400～600 mg q4～6h | 无镇静作用 | 须警惕肾功能紊乱或近期胃肠出血<br>静脉和口服均可<br>理论性血小板功能紊乱 |
| 丁螺环酮 | 20～30 mg q8h | 可与哌替啶联用<br>不会降低振颤阈值<br>微弱的镇静 | 只能口服 |
| 右美托嘧定 | 0.2～1.4 μg/(kg·h) | 可能与哌替啶有叠加效应<br>作用时间短 | 剂量限制性药物不良反应：低血压和心动过缓<br>不推荐单剂量快注 |
| 可乐定 | 多种推荐：<br>75 μg<br>1 500 μg<br>3～9 μg/kg | 高剂量(6～9 μg/kg)可致低血压、心动过缓和镇静 | 剂量限制性药物不良反应：低血压和心动过缓 |
| 镁 | 单剂量：4 g IV q4h来维持目标血清水平<br>输注：0.5～1 mg/h | 目标血清镁离子含量：3～4 mg/dL | 还须检测钙、钾离子和磷酸盐水平，替换维持正常血清水平 |
| 丙泊酚 | 50～75 μg/(kg·min) | 作用时间短 | 须警惕低血压患者<br>必须插管 |
| 苯二氮䓬类(咪达唑仑，劳拉西泮) | 单剂量：2～5 mg IV PRN<br>或<br>输注：1～10 mg/h | 可以长期使用或持续输注 | 持续输注会延长镇静效果；<br>劳拉西泮的持续输注会增加丙二醇中毒的风险 |
| 芬太尼 | 25～150 μg/h | 作用时间短($T_{1/2}$=3～4小时)<br>可以长期使用或持续输注 | 便秘 |
| 瑞芬太尼 | 0.1～1 μg/(kg·min) | 作用时间短($T_{1/2}$=5～10分钟) | 便秘 |
| 哌替啶 | 12.5～100 mg IV q4～6h PRN | 最有效的抗寒战药物<br>与右美托嘧定有叠加效应 | 肾功能障碍会发生堆积<br>会降低震颤阈值，须警惕多次剂量 |
| 丹曲林 | 1～2.5 mg/kg IV q6h(不推荐剂量＞100 mg q6h) | 影响寒战的程度而不影响其阈值<br>良好的辅助治疗<br>温和的镇静效果 | 肝功能障碍严重的患者慎用 |
| 肌松药：<br>维库溴铵<br>顺阿曲库铵 | 维库溴铵：<br>单剂量：0.1 mg/kg(持续30～45分钟)<br>输注：0.05～1.5 μg/(kg·min)滴注至TOF<br>顺阿曲库铵：<br>单剂量：0.15～0.2 mg/kg(持续45～60分钟)<br>输注：2～10 μg/(kg·min) | 终线治疗 | 麻痹性管理之前患者必须要有足够的镇静和镇痛<br>必须插管<br>麻痹期间建议监测脑电图<br>维库溴铵在肝肾功能紊乱患者中其效应可能被延长<br>NMBA效应可能因为低温治疗而被延长<br>TOF目标：1～2次抽搐/4次 |

附表14-14　神经肌肉阻滞剂

| 药　物 | 剂　量 | 起效时间 | 持续时间 | 管　理　要　点 |
|---|---|---|---|---|
| 琥珀胆碱 | 成人：<br>IV 0.5～1.1 mg/kg<br>IM 2～4 mg/kg<br>青少年：<br>1 mg/kg<br>儿童：<br>2 mg/kg | 极快<br>IV 30～60秒<br>IM 240秒 | 短<br>平均3～5分钟<br>最多7～10分钟 | 不可逆转<br>可能造成颅内压的轻度增高（ICP，非一致数据）<br>重度高钾血症可能发生于以下患者：<br>烧伤，严重肌肉外伤，神经肌肉性疾病，卒中，脊髓损伤，多发性硬化，长期卧床<br>恶性高热患者禁忌使用<br>高钾血症（血清钾 > 5 mmol/L） |
| 泮库溴铵 | IV<br>成人或儿童：<br>0.05～0.1 mg/kg | 较快<br>120～180秒 | 长<br>90～100分钟 | 血液循环慢可能会致起效慢<br>重症肌无力或Eaton-Lambert病患者中其效应会增加 |
| 维库溴铵 | IV<br>成人或儿童：<br>0.1～0.2 mg/kg | 慢<br>180～500秒<br>大剂量会缩短起效时间（120秒） | 较长<br>35～45分钟（至60分钟） | 无显著的心血管效益<br>不影响颅内压 |
| 顺阿曲库铵 | IV<br>成人0.15～0.2 mg/kg<br>儿童0.1 mg/kg | 快<br>90～120秒 | 长<br>成人（45～75分钟）<br>儿童（20～35分钟） | 老年患者半衰期更长<br>在ICU持续机械通气时可用于持续输注<br>通过酶解，不经肝肾代谢 |
| 罗库溴铵 | IV<br>成人0.6～1.2 mg/kg<br>儿童0.45～0.6 mg/kg | 快<br>60～120秒<br>大剂量会缩短起效时间 | 较长<br>20～35分钟（至60分钟） | 须冷冻<br>肾衰竭时时效延长 |

附表14-15　神经肌肉阻滞剂常见的药物相互作用

| 药　物 | 相　互　作　用 | 效　应 |
|---|---|---|
| 抗生素（氨基糖苷类、四环素，克林霉素，万古霉素） | 减少结前乙酰胆碱释放，降低结后乙酰胆碱受体敏感性，阻断乙酰胆碱受体或破坏离子通道 | 延长NMBA持续时间 |
| 卡马西平 | 与乙酰胆碱竞争 | 造成NMBA耐受 |
| 皮质类固醇 | 可能降低突触末端对乙酰胆碱的敏感性 | 延长NMBA持续时间 |
| 环孢菌素 | 可能抑制NMBA代谢 | 延长NMBA持续时间 |
| 锂 | 激活突触前钾离子通道 | 延长NMBA持续时间 |
| 镁 | 突触前与钙离子竞争 | 延长NMBA持续时间 |
| 苯妥英钠 | 上调乙酰胆碱受体 | 造成NMBA耐受 |
| 茶　碱 | 未知 | 造成NMBA耐受 |

血管加压素（抗利尿激素）是一类非肾上腺素型的升压药，用于糖尿病的尿崩症治疗，也可作为难治性休克的二线用药。血管加压素可能会使升压的一线用药剂量需求相应减少。其不良反应包括低钠血症，而这会加重脑水肿，另外还包括肺血管的收缩导致缺氧。米力农是另一种非肾上腺素型制剂，具有正性变力和血管舒张效应，是一类磷酸二酯酶抑制剂，可提供心脏支持，但其舒张血管效应可能会加重低血压。

目前针对上述药物的对比研究试验还比较少，所以还无法推荐一种最优的升压药。因此，这类药物的选择必须基于其治疗的目标和所需的生理效应。因此，滴定该药的护理工作应取决于医生对于血流动力

附表14-16　　神经肌肉阻滞药物的不良反应

不良反应

- 超敏反应,包括过敏性反应
- 心搏骤停
- 心律失常
- 恶性高热
- 高血压或低血压
- 高钾血症
- 长期呼吸抑制
- 下颌僵化
- 横纹肌溶解
- 肌痛
- 骨骼肌无力

学状态的要求(例如要求MAP大于65 mmHg)。

　　护理注意事项

　　在给予升压药和正性肌力药前,护理人员与医生团队一起制定目标血压或MAP目标值十分重要。护士在开始给药和滴注期间应严密检测心率、心律以及血压。

## 十三、抗生素

　　在治疗脑膜炎、脑炎、脑脓肿和其他中枢神经系统感染时,选择一种合适剂量的抗菌药或抗病毒药至关重要(附表14-21)。大多数抗生素是亲水性的,无法很好地穿过血-脑屏障。然而,当脑膜出现炎症时,其穿透性的增加使得药物可以到达作用部位。确保及时给予抗菌药物,酌情辅助性给予地塞米松对于患者预后的改善十分重要。地塞米松仅适用于疑似细菌性脑膜炎,研究提示在肺炎链球菌感染时效果最好。入院后超过3小时的延迟给药已被证明是与病死率相关的强独立因素。常见的延迟给药原因包括腰椎穿刺(LP)之前的非典型临床表现和有必要的影像学检查。需要明白的是在任何情况下都不应拖延用药,应尽早地获得血培养的结果从而及时给予抗生素治疗。虽然在LP之前使用抗生素会影响CSF革兰染色与培养结果,但大部分患者在使用抗生素数小时内的CSF样本中的病原体是可以被检出的。抗生素种类、剂量以及靶向的微生物(附表14-21)在ENLS脑膜炎与脑炎(节选十三)中有进一步阐述。

　　护理注意事项

　　神经危重症的护理职责主要集中于神经功能评估,实验室检查指标的监测,神经状态转变的监测,药物使用的严格评估,以满足治疗的目的。需要频繁监测的包括生命体征、神经状态的改变、呼吸与氧合状态、出入量、侵入式神经外科相关的血流动力学监测,如ICP与CPP。责任护士还需根据患者病情预先考虑适当的药物治疗。药物的治疗必须及时,确保患者的最佳预后,当给予高危药品时要格外注意。护理人员还需格外留意药物使用后的反应与不良反应。

## 十四、结论

　　神经急症生命支持患者的药物管理充满挑战,尤其是想最小化继发性颅脑损伤的危害,远期认知功能障碍和不良转归。为每个患者药物剂量和种类的选择制订个性化方案,要将他们的既往用药史,并发症,由于年龄带来的药效动力学和药代动力学的改变,危重症以及神经重症监护的干预都考虑在内,同时也要关注潜在的药物不良反应和药物间的相互作用。适当的药物治疗对神经系统急症患者最优治疗的实现至关重要。

　　临床要点

　　(1)一线抗癫痫药物,苯二氮䓬类用于癫痫持续状态,应当在短时间内通过静脉给药。应当基于药物不良反应,癫痫病因,患者器官功能,抗癫痫用药史及患者血流动力学来选择。

　　(2)在逆转抗凝药时,相较于血栓形成的风险,持续出血的风险至关重要,应时刻注意。在需要逆转时充分考虑到抗凝剂的末次给药时间以及药物半衰期。在救治威胁生命的大出血时,若在3～5个半衰期内服用抗凝药,则应考虑逆转。末次服用长效抗凝剂或患有急性肾功能不全的患者,可能需要2～3天的逆转治疗。

　　(3)对于华法林的快速逆转,指南建议使用凝血酶原复合物浓缩物(PCC)制剂,优先于新鲜冰冻血浆(FFP)。

　　(4)在对患者进行目标体温管理时,寒战的识别与干预十分关键。寒战增加代谢率并抵消了低温的诱导,消耗能量,导致颅内压增高,增加脑氧消耗,进而引起急性颅脑损伤的恶化。

　　(5)当使用神经肌肉阻滞剂时,要先给予足够的镇静与镇痛。另外,在周围神经刺激器(PNS)辅助下行四个成串实验(TOF)监测,再结合临床评估(生命体征,与呼吸机同步)来评估阻滞程度。患者不应接受有害刺激或前庭-眼反射,是因为由于肌肉麻痹而无法引起相应的运动反应。

　　(6)当需要降低血压时,药物的选择应基于起效的速度,器官功能状态,其他血流动力学参数以及药物之间的相互作用。

　　(7)选择血管加压素时必须基于救治的目标及所需的生理效果。

附表14-17 镇静剂

| 通称（商品名）作用机制 | 剂量 | 不良反应 | 药物相互作用 | 临床要点 |
|---|---|---|---|---|
| 丙泊酚（普利麻）<br>GABAa受体激动剂 | 50～100 μg/(kg·min) | 低血压、窒息、运动、注射痛、高脂血症、胰腺炎、丙泊酚输注综合征（PRIS）（高甘油血症、代谢性酸中毒、高脂血症、代谢性酸中毒、心力衰竭、+/-横纹肌溶解） | 利福平可能会加重低血压 | 禁忌证：对豆制品和蛋类过敏<br>须警惕心血管病患者<br>起效时间快<br>脂质载体很容易受到细菌污染，每12小时更换静脉输液管和输液瓶<br>尿液可能发生蓝绿色变色<br>丙泊酚可提供1.1 kcal/mL的能量 |
| 右美托咪定（Precedex）<br>α₂受体激动剂 | 负荷剂量（1 μg/kg）<br>不推荐（严重心动过缓、低血压、窦性搏风险）<br>维持输注0.2～1.4 μg/(kg·h)，有文献支持剂量至1.4 μg/(kg·h) | 低血压、负荷剂量时短暂性高血压、心动过缓 | 可能引起β阻滞剂诱导的AV-阻滞；β阻滞剂可能引起高血压的回弹效应<br>与以下药物协同：<br>度洛西汀<br>氢氯酮<br>降压药 | 具有镇痛效应<br>患者在输注过程中可通过刺激唤醒，停止刺激回到镇静状态<br>不要求机械通气<br>须警惕糖尿病、严重肝功能素乱、心血管疾病、慢性高血压或血容量过低患者 |
| 劳拉西泮（安定文）<br>C-IV<br>GABAa受体激动剂 | 负荷剂量0.02～0.04 mg/kg<br>间歇性剂量0.02～0.06 mg/kg q2～6h（躁动的最大IV剂量2 mg，输注2 mg/min）<br>维持输注0.01～0.1 mg/(kg·h) | 低血压、呼吸抑制、嗜睡、注射痛、静坐不能、意识模糊、顺行性遗忘、视觉障碍、依赖症、反常反应（极度活跃和攻击性行为） | 丙戊酸钠浓度增加 | IV包含丙二醇，可因延长输注而堆积，造成代谢性酸中毒<br>可能有沉淀物，推荐使用管内过滤器<br>禁忌证：急性窄角型青光眼 |
| 咪达唑仑（Versed）<br>C-IV<br>GABAa受体激动剂 | 负荷剂量0.01～0.05 mg/kg<br>维持输注0.01～0.1 mg/(kg·h) | 与劳拉西泮类似 | • 升高咪达唑仑浓度：<br>葡萄柚汁<br>康唑类抗真菌药、红霉素、氯霉素、克拉霉素、地尔硫䓬、东法唑酮、尼卡地平、维拉帕米<br>• 降低咪达唑仑浓度：<br>卡马西平、地塞米松、磷苯妥英钠、奥卡西平、戊巴比妥钠、苯巴比妥钠、苯妥英钠、扑米酮、利福平 | 起效快药效短，延长输注可能导致脂肪组织堆积<br>肾脏功能素乱可能会堆积活性代谢产物<br>禁忌证：依法韦仑、酮康唑、伊曲康唑、蛋白酶抑制剂 |

注：CNS，中枢神经系统；ICP，颅内压；GABA，γ氨基丁酸。

附表14-18　阿片受体激动剂与拮抗剂

| 通称（商品名）说明 | 剂　量 | 不　良　反　应 | 临　床　要　点 |
|---|---|---|---|
| **芬太尼（阿片激动剂）**<br>C-II<br>"棒棒糖"、皮肤贴、锭剂、舌下喷雾、鼻腔喷雾、舌下片剂、注射 | 单剂量<br>12.5～100 μg 或 1～2 μg/kg IVP<br>维持 IV 输注<br>0.7～10 μg/（kg·h）或 25～700 μg/h | 恶心、呕吐、呼吸抑制、心动过缓、水肿、意识模糊、头痛、镇静、心境改变、便秘、缩瞳、胸壁强直、发汗、口腔干燥、肌阵挛、依赖症 | • 肝肾功能损伤者慎用<br>• 延长性输注或重复单剂量可能造成脂肪组织堆积<br>• 芬太尼贴不能快速达到起效时间（6～24小时，首剂最长），由于其延迟的起效作用仍持续，因其吸收的不稳定，存在显著水肿或接受治疗性低体温法的患者要避免经皮途径<br>• 经黏膜的、即刻释放型可用于阿片类耐受型患者，使用时须严格把控 |
| **二氢吗啡酮（阿片激动剂）**<br>C-II<br>片剂、缓释片、口服溶液、注射液、直肠栓剂 | 口服：<br>2～4 mg q4～6h<br>静脉注射：<br>0.2～1 mg q4～6h | 恶心、呕吐、呼吸抑制、心动过缓、水肿、意识模糊、头痛、镇静、心境改变、便秘、缩瞳、发汗、口腔干燥、肌阵挛、依赖症 | • 炎性和阻塞性肠道疾病、心血管疾病、肝肾功能损伤患者慎用 |
| **吗啡（阿片激动剂）**<br>C-II<br>片剂、缓释片、口服溶液、注射液 | 单剂量<br>2～10 mg IVP<br>间歇性剂量<br>2～8 mg q3～4h<br>维持输注<br>0.8～30 mg/h<br>儿科剂量：0.1～0.2 mg/kg IV 5 分钟内<br>维持剂量：0.02～0.03 mg/（kg·h），根据需要滴定 | 瘙痒、恶心、呕吐、呼吸抑制、镇静、低血压、心境改变、口腔干燥、便秘、瘙痒、尿潴留、注射、头晕、发热、肌阵挛、依赖症、可能因高碳酸血症导致ICP增高 | • 肾功能紊乱可导致活性代谢物堆积，推荐减少剂量<br>• 可引起组胺的释放导致瘙痒 |
| **羟考酮（奥施康定）**<br>C-II<br>片剂、缓释片、口服溶液 | 通常即刻起效口服剂量<br>5～20 mg q4～6h | 恶心、呕吐、呼吸抑制、头晕、嗜睡、心境改变、便秘、口腔干燥、意识模糊、发汗、肌阵挛、依赖症 | • 肾功能素乱可导致活性代谢物堆积<br>• 常与对乙酰氨基酚制成合剂 |
| **氢可酮/对乙酰氨基酚（维柯丁）**<br>C-II<br>片剂、口服溶液 | 5～10 mg 的氢可酮 q4～6h，不超过4 g 的对乙酰氨基酚 qd | 心动过缓、低血压、低血压、超敏反应、心境改变、镇静、呼吸抑制、依赖症、发汗、消化不良、极少数胃肠抑制、肝毒性（对乙酰氨基酚） | • 对乙酰氨基酚成分变化大<br>• G6PD 缺乏、肝肾功能损伤患者慎用<br>• 二氢吗啡酮是氢可酮的活性代谢物 |
| **纳洛酮（阿片拮抗剂）**<br>C-II | 0.04～0.4 mg IV/IM 或 1～2 mg/鼻孔，每 2～3 分钟可重复直至所需拮抗程度，若开始使用经鼻给药，适时改为 IV/IM | 心动过缓、低血压、恶心、呕吐、震颤、出汗、呼吸困难、停药反应 | • 由于半衰期短，效应在阿片类清除前可能对机体产生反应，造成再次麻醉现象 |

注：IVP，静脉推注；CNS，中枢神经系统；ICP，颅内压。

附表14-19　静脉降压药

| 药物 | 起效时间 | 持续时间 | 半衰期 | 剂量 | 临床要点 |
|---|---|---|---|---|---|
| **血管舒张药** | | | | | |
| 尼卡地平 | 5~15分钟 | 0.5~2小时 | 2小时 | 起始剂量2.5 mg/h,每15分钟增加滴注,直至达到目标血压或使用最大剂量为15 mg/h；儿科剂量:1~3 μg/(kg·min) | • 禁忌证:严重的主动脉瓣狭窄<br>• 警惕快速滴注,可能造成剂量堆叠发生延长性低血压<br>• 不良反应:反射性心动过速、恶心、呕吐、头痛、面色潮红<br>• 可用于外周和中央静脉输注<br>• 循环血量超负荷患者谨慎使用外周输液(如高血容量导致肺水肿) |
| 氯维地平 | 2分钟 | 90秒 | 1分钟 | 起始剂量1~2 mg/h,每90秒可增加剂量直至21 mg/h(已有报道的短暂有效使用最大剂量为32 mg/h) | • 血压不稳定或需受快速控制血压患者者推荐此药<br>• 禁忌证:豆制品、蛋制品过敏(由脂类化合物包裹)、严重主动脉瓣狭窄<br>• 警惕:反射性心动过速 |
| 硝普钠 | <2分钟 | 1~2分钟 | 3~4分钟 | 起始剂量0.3~0.5 μg/(kg·min),可每过几分钟增加0.5 μg/(kg·min)直至达到目标效果,最大剂量3 μg/(kg·min)；儿科剂量:0.3~4 μg/(kg·min) | • 由于冠状动脉窃流,冠心病患者慎用<br>• 颅内压增高和急性肾损伤伤患者避免使用<br>• 即使该药在在性未见硝普钠引起颅内压增高,但目前还未见硝普钠引起急性肾损伤的风险,急性肾损伤患者应避免使用硝普钠<br>• 由于硫氰酸盐毒性的风险,应当监测氰化物中毒的征象(代谢性酸中毒、血氧饱和度下降、意识模糊、惊厥)<br>• 若剂量在3~10 μg/(kg·min),心动过缓<br>• 即使不属常规应用,硫代硫酸钠还是可和硝普钠以10:1共用,来预防氰化物中毒<br>• 不良反应:氰化物/硫氰酸盐中毒、恶心、呕吐、高铁血红蛋白血症<br>• 价格昂贵 |
| 肼屈嗪 | 5~20分钟 | 2~12小时 | 2~8小时 | 10~20 mg q4~6h；儿科剂量:0.2~0.6 mg/kg/剂,直至25 mg/剂,q4h | • 不良反应:反射性心动过速、头痛、面色潮红<br>• 确保足够的容量复苏以避免低血压 |
| **肾上腺素类药物** | | | | | |
| 艾司洛尔 | 1~2分钟 | 10~30分钟 | 9分钟 | 避免负荷剂量；50~300 μg/(kg·min) | • 禁忌证:心动过缓、心脏传导阻滞、心源性休克、失代偿性心力衰竭<br>• 不良反应:反射性心动过速、头痛、面色潮红 |
| 拉贝洛尔 | 2~5分钟 | 2~4小时 | 4~8小时 | 20~80 mg IV每10分钟,可至300 mg；儿科剂量:0.2~1 mg/kg/剂IV(至40 mg/剂) | • 警惕快速滴注,可能造成剂量堆叠发生延长性低血压,或或单剂量及其他药物难以控制时应当用于持续性输注,输注应当用于难治性高血压<br>• 由于长时间的活性,难以行持续输注,输注应当用于控制的情况<br>• 为避免延长性低血压谨慎使用滴注<br>• 不良反应:支气管痉挛、心力衰竭加重、心动过缓/心脏传导阻滞 |
| 乌拉地尔 | 3~5分钟 | 4~6小时 | 3小时 | 25 mg单剂量(若无响应可2分钟内重复给药;若仍无响应可给50 mg),随后应可改为持续输注,速率为4~24 mg/h | • 不良反应:头晕、头痛、心律不齐、胸痛、恶心、呕吐、疲劳 |
| 可乐定 | 10~15分钟 | 6~10小时 | 5~25.5小时 | 75 μg单剂量,随后0.2 μg/(kg·min)输注；避免>0.15 mg/单次输注或>0.9 mg/d | • 不良反应:头晕、头痛、心动过缓、低血压、口干、便秘、恶心、呕吐、疲劳 |

附表14-20 升压药和正性肌力药

| 药物 | 肾上腺素受体激活 | 起始剂量 | 指征 | 优点 | 缺点 |
|---|---|---|---|---|---|
| **升压药** | | | | | |
| 去甲肾上腺素 | α, β₁ | 2~5 μg/min 或 0.02~0.06 μg/(kg·min) 儿科剂量：起始剂量为 0.1 μg/(kg·min) | 低SVR感染性休克 可用于过敏性休克 | 在保持心排血量时增加SVR 和平均动脉压效果好 感染性休克一线用药 | · 可能增加心耗氧量 · 节律障碍和心肌缺血的风险 · 可能减少肠灌注，增加乳酸含量 |
| 多巴胺 | α, β₁ | 左旋多巴1~3 μg/(kg·min) α: 3~10 μg/(kg·min) β: 10~20 μg/(kg·min) | 循环灌注不足合并心功能差 低血压合并心动过缓 | 对多种受体起效 | · 节律障碍风险最高（尤其是高剂量） |
| 肾上腺素 | α, β₁, β₂ | 0.02~0.05 μg/(kg·min) | 低SVR或低心排血量的感染性休克 过敏性休克 | 首剂效应提供足够的容量复苏时，需求更少 感染性休克一线用药 | · 节律障碍和心肌缺血的风险 · 不良反应：快速型心律失常、高血糖、乳酸中毒 低钾血症 |
| 麻黄碱 | α, β₁, β₂ | IV: 5~25 mg, 缓慢IVP, 5~10分钟后可重复 口服：25~50 mg q8~12h | 麻醉诱导后低血压 口服：脊髓损伤的直立性低血压 | 可刺激内源性去甲肾上腺素的释放 | · 效能不及肾上腺素 |
| 苯肾上腺素 | α | 10~200 μg/min 或 0.1~1 μg/(kg·min) | 平均动脉压快速上升、镇静 后流出道狭窄的阻塞性肥厚性心肌病 | 无β受体效应，因此心律失常概率小 | · 可能减少心排出量 · 可能造成反射性心动过速 · 不适用于感染性休克 |
| 血管加压素 | 0 | 0.04~0.08 IU/min 儿科剂量: 0.03~0.12 IU/(kg·h) | 感染性休克或分布性休克 尿崩症 | 在难治性低血压中加入可减少其他升压药的剂量 | · 不是休克的一线用药 · 可能会减少内脏的灌注，加重肠道缺血 |
| 血管紧张素 II (Giapreza) | AT-1 | 10 ng/(kg·min)（真实体重），5 ng/(kg·min)滴定，每5分钟，直至达到目标MAP | 难治性休克或分布性休克非一线用药 | 半衰期短（<5分钟）清除与肝肾功能无关 | · 不良反应：谵妄、酸中毒、高血糖 · 数据有限 · 价格昂贵 |
| **正性肌力药** | | | | | |
| 多巴酚丁胺 | α, β₁, β₂ | 2.5~10 μg/(kg·min) 儿科剂量: 1~20 μg/(kg·min) | 急性失代偿性心力衰竭，心源性休克，心功能抑制的感染性休克 | 在失代偿性心力衰竭中增加心排出量效果好 | · 能降低SVR引起低血压 · 可能随治疗延长而发生耐受 |
| 米力农 | 0 | 0.25~0.75 μg/(kg·min) 若CrCl<50 mL/min, 减少剂量 | 可增加失代偿性心力衰竭的心排出量 | 肾上腺素能受体在慢性心力衰竭中被下调或脱敏可能有利 | · 肾功能紊乱患者中消除会减少 不良反应： 低血压 心律失常 血小板减少 |

注：SVR，体循环血管阻力；CO，心排出量。

### 附表14-21　脑炎和脑膜炎的抗菌药推荐

| CNS 病原体 | 推 荐 疗 法 | 备 选 疗 法 | 临 床 要 点 |
|---|---|---|---|
| 流感嗜血杆菌 | 第三代头孢（如头孢曲松钠2 g 静脉注射q12h） | 头孢吡肟，头孢洛林，美罗培南，氟喹诺酮，氯霉素 | 美罗培南—禁忌与丙戊酸钠联用（会显著降低丙戊酸钠血清浓度） |
| 肺炎链球菌 | 万古霉素＋第三代头孢（如头孢曲松钠2 g 静脉注射q12h） | 美罗培南，氟喹诺酮 | 万古霉素低值目标：15 ~ 20 µg/mL 肾功能紊乱需调整美罗培南和氟喹诺酮剂量：可引起癫痫 |
| 脑膜炎球菌 | 第三代头孢（如头孢曲松钠2 g 静脉注射q12h） | 青霉素 G，氨苄西林，氟喹诺酮，氯霉素，氨曲南 | — |
| 产单核细胞李斯特菌 | 氨苄西林 | 青霉素 G，SMX/TMP，美罗培南 | SMX/TMP剂量基于SMX部分 |
| 无乳链球菌 | 氨苄西林 | 青霉素 G，第三代头孢，头孢菌素 | — |
| 大肠埃希菌 | 第三代头孢（如头孢曲松钠2 g 静脉注射q12h） | 头孢吡肟，头孢洛林，美罗培南，氨曲南，氟喹诺酮，SMX/TMP | — |
| 葡萄球菌 | 万古霉素 | 萘夫西林（针对MRSA），利奈唑胺，SMX/TMP | 万古霉素低值目标：15 ~ 20 µg/mL |
| HSV, VZV, CMV | 阿昔洛韦（10 mg/kg q8h，基于IBW） | 更昔洛韦，膦甲酸钠 | 肾功能紊乱须做适当调整 |

注：CMV，巨细胞病毒；HSV，单纯性疱疹病毒；IBW，理想体重；MSSA，耐甲氧西林金黄色葡萄球菌；SMX/TMP，新诺明/甲氧苄啶；VZV，水痘-带状疱疹病毒。

（王艺达）

# 参考文献

[ 1 ] BADJATIA N, KOWALSKI R G, SCHMIDT J M, et al. Predictors and clinical implications of shivering during therapeutic normothermia[J]. Neurocrit Care, 2007, 6(3): 186–191.

[ 2 ] BADJATIA N, STRONGILIS E, GORDON E, et al. Metabolic impact of shivering during therapeutic temperature modulation: the Bedside Shivering Assessment Scale[J]. Stroke, 2008, 39(12): 3242–3247.

[ 3 ] BAGLIN T P, KEELING D M, WATSON H G. Guidelines on oral anticoagulation (warfarin): third edition—2005 update[J]. Br J Haematol, 2006, 132(3): 277–285.

[ 4 ] BAHAROGLU M I, CORDONNIER C, AL-SHAHI SALMAN R, et al. Platelet transfusion versus standard care after acute stroke due to spontaneous cerebral haemorrhage associated with antiplatelet therapy (PATCH): a randomised, openlabel, phase 3 trial[J]. Lancet, 2016, 387(10038): 2605–2613.

[ 5 ] BERSHAD E M, SUAREZ J I. Prothrombin complex concentrates for oral anticoagulant therapy-related intracranial hemorrhage: a review of the literature[J]. Neurocrit Care, 2010, 12(3): 403–413.

[ 6 ] BORDES J, ASENCIO Y, KENANE N, et al. Recombinant activated factor VII for acute subdural haematoma in an elderly patient taking fondaparinux[J]. Br J Anaesth, 2008, 101(4): 575–576.

[ 7 ] BROPHY G M, BELL R, CLAASSEN J, et al. Guidelines for the evaluation and management of status epilepticus[J]. Neurocrit Care, 2012, 17(1): 3–23.

[ 8 ] BROPHY M T, FIORE L D, DEYKIN D. Low-dose vitamin K therapy in excessively anticoagulated patients: a dose-finding study[J]. J Thromb Thrombolysis, 1997, 4(2): 289–292.

[ 9 ] CONNOLLY S J, MILLING T J J R, EIKELBOOM J W, et al. Andexanet alfa for acute major bleeding associated with factor Xa inhibitors[J]. N Engl J Med, 2016, 375(12): 1131–1141.

[ 10 ] CRAWFORD J H, AUGUSTSON B M. Prothrombinex use for the reversal of warfarin: is fresh frozen plasma needed?[J]. Med J Aust, 2006, 184(7): 365–366.

[ 11 ] CROWTHER M A, WARKENTIN T E. Managing bleeding in anticoagulated patients with a focus on novel therapeutic agents[J]. J Thromb Haemost, 2009, 7(Suppl 1): 107–110.

[ 12 ] DAGER W E. Using prothrombin complex concentrates to rapidly reverse oral anticoagulant effects[J]. Ann Pharmacother, 2011, 45(7–8): 1016–1020.

[ 13 ] DEVLIN J W, ROBERTS R J. Pharmacology of commonly used analgesics and sedatives in the ICU: benzodiazepines, propofol, and opioids[J]. Crit Care Clin, 2009, 25(3): 431–449.

［14］ DORMAN H R, SONDHEIMER J H, CADNAPAPHORNCHAI P. Mannitolinduced acute renal failure[J]. Medicine, 1990, 69(3): 153–159.

［15］ EERENBERG E S, KAMPHUISEN P W, SIJPKENS M K, et al. Reversal of rivaroxaban and dabigatran by prothrombin complex concentrate: a randomized, placebo-controlled, crossover study in healthy subjects[J]. Circulation, 2011, 124(14): 1573–1579.

［16］ FLOWER O, HELLINGS S. Sedation in traumatic brain injury[J]. Emerg Med Int, 2012, 2012: 637171.

［17］ FORSYTH L L, LIU-DERYKE X, PARKER D J R, et al. Role of hypertonic saline for the management of intracranial hypertension after stroke and traumatic brain injury[J]. Pharmacotherapy, 2008, 28(4): 469–484.

［18］ FRONTERA J A, LEWIN J J 3RD, RABINSTEIN A A, et al. Guideline for reversal of antithrombotics in intracranial hemorrhage: a statement for healthcare professionals from the neurocritical care society and society of critical care medicine[J]. Neurocrit Care, 2016, 24(1): 6–46.

［19］ FURIE K L, KASNER S E, ADAMS R J, et al. Guidelines for the prevention of stroke in patients with stroke or transient ischemic attack: a guideline for healthcare professionals from the american heart association/American stroke association[J]. Stroke, 2011, 42(1): 227–276.

［20］ GADALLAH M F, LYNN M, WORK J. Case report: mannitol nephrotoxicity syndrome: role of hemodialysis and postulate of mechanisms[J]. Am J Med Sci, 1995, 309(4): 219–222.

［21］ GOLDSTEIN J N, REFAAI M A, MILLING T J J R, et al. Four-factor prothrombin complex concentrate versus plasma for rapid vitamin K antagonist reversal in patients needing urgent surgical or invasive interventions: a phase 3b, open-label, non-inferiority, randomised trial[J]. Lancet, 2015, 385: 2077–2087.

［22］ GONDIM FDE A, AIYAGARI V, SHACKLEFORD A, et al. Osmolality not predictive of mannitol-induced acute renal insufficiency[J]. J Neurosurg, 2005, 103(3): 444–447.

［23］ HARRIGAN M R, RAJNEESH K F, ARDELT A A, et al. Shortterm antifibrinolytic therapy before early aneurysm treatment in subarachnoid hemorrhage: effects on rehemorrhage, cerebral ischemia, and hydrocephalus[J]. Neurosurgery, 2010, 67(4): 935–939.

［24］ HAYS A N, LAZARIDIS C, NEYENS R, et al. Osmotherapy: use among neurointensivists[J]. Neurocrit Care, 2011, 14(2): 222–228.

［25］ HOLBROOK A, SCHULMAN S, WITT D M, et al. Evidence-based management of anticoagulant therapy: antithrombotic therapy and prevention of thrombosis, 9th ed: American College of Chest Physicians evidence-based clinical practice guidelines[J]. Chest, 2012, 141(Suppl 2): 152–184.

［26］ HOLLAND L, WARKENTIN T E, REFAAI M, et al. Suboptimal effect of a three-factor prothrombin complex concentrate (Profilnine-SD) in correcting supratherapeutic international normalized ratio due to warfarin overdose[J]. Transfusion, 2009, 49(6): 1171–1177.

［27］ JACOBI J, FRASER G L, COURSIN D B, et al. Clinical practice guidelines for the sustained use of sedatives and analgesics in the critically ill adult[J]. Crit Care Med, 2002, 30(1): 119–141.

［28］ KAMEL H, CORNES S B, HEGDE M, et al. Electroconvulsive therapy for refractory status epilepticus: a case series[J]. Neurocrit Care, 2010, 12(2): 204–210.

［29］ KHEIRBEK T, PASCUAL J L. Hypertonic saline for the treatment of intracranial hypertension[J]. Curr Neurol Neurosci Rep, 2014, 14(9): 482.

［30］ KURZ A, PLATTNER O, SESSLER D I, et al. The threshold for thermoregulatory vasoconstriction during nitrous oxide/isoflurane anesthesia is lower in elderly than in young patients[J]. Anesthesiology, 1993, 79(3): 465–469.

［31］ LEISSINGER C A, BLATT P M, HOOTS W K, et al. Role of prothrombin complex concentrates in reversing warfarin anticoagulation: a review of the literature[J]. Am J Hematol, 2008, 83(2): 137–143.

［32］ LEVINE G N, BATES E R, BLANKENSHIP J C, et al. 2011 ACCF/AHA/SCAI guideline for percutaneous coronary intervention. A report of the American College of Cardiology Foundation/American Heart Association Task Force on Practice Guidelines and the Society for Cardiovascular Angiography and Interventions[J]. J Am Coll Cardiol, 2011, 58(24): 44–122.

［33］ LIER H, KREP H, SCHROEDER S, et al. Preconditions of hemostasis in trauma: a review. The influence of acidosis, hypocalcemia, anemia, and hypothermia on functional hemostasis in trauma[J]. J Trauma, 2008, 65(4): 951–960.

［34］ LUBETSKY A, YONATH H, OLCHOVSKY D, et al. Comparison of oral vs intravenous phytonadione (vitamin K1) in patients with excessive anticoagulation: a prospective randomized controlled study[J]. Arch Intern Med, 2003, 163(20): 2469–2473.

［35］ LYSAKOWSKI C, DUMONT L, CZARNETZKI C, et al. Magnesium as an adjuvant to postoperative analgesia: a systematic review of randomized trials[J]. Anesth Analg, 2007, 104(6): 1532–1539 (table of contents).

［36］ MAYER S A, BRUN N C, BEGTRUP K, et al. Efficacy and safety of recombinant activated factor VII for acute intracerebral hemorrhage[J]. N Engl J Med, 2008, 358(20): 2127–2137.

［37］ MOKHTARANI M, MAHGOUB A N, MORIOKA N, et al. Buspirone and meperidine synergistically reduce the shivering threshold[J]. Anesth Analg, 2001, 93(5): 1233–1239.

［38］ MONTE A A, BODMER M, SCHAEFFER T H. Low-molecular-weight heparin overdose: management by observation[J]. Ann Pharmacother, 2010, 44(11): 1836–1839.

［39］ MORGENSTERN L B, HEMPHILL J C 3RD, ANDERSON C, et al. Guidelines for the management of spontaneous intracerebral hemorrhage: a guideline for healthcare professionals from the American Heart Association/American Stroke Association[J]. Stroke, 2010, 41(9): 2108–2129.

［40］ MULLNER M, URBANEK B, HAVEL C, et al. Vasopressors for shock[J]. Cochrane Database Syst Rev, 2004, 3: CD003709.

［41］ MURRAY M J, DEBLOCK H, ERSTAD B, et al. Clinical practice guidelines for sustained neuromuscular blockade in the adult critically Ill patient[J]. Crit Care Med, 2016, 44(11): 2079–2103.

［42］ NEE R, DOPPENSCHMIDT D, DONOVAN D J, et al. Intravenous versus subcutaneous vitamin K1 in reversing excessive oral anticoagulation[J]. Am J Cardiol, 1999, 83(2): 286–288.

［43］ PALMA L, BRUNI G, FIASCHI A I, et al. Passage of mannitol into the brain around gliomas: a potential cause of rebound phenomenon. A study on 21 patients[J]. J Neurosurg Sci, 2006, 50(3): 63–66.

［44］ PAPANGELOU A, LEWIN J J 3RD, MIRSKI M A, et al. Pharmacologic management of brain edema[J]. Curr Treat Options Neurol, 2009, 11(1): 64–73.

［45］ PEREZ-PEREZ A J, PAZOS B, SOBRADO J, et al. Acute renal failure following massive mannitol infusion[J]. Am J Nephrol, 2002, 22(5–6): 573–575.

［46］ POLLACK C V J R. Evidence supporting idarucizumab for the reversal of dabigatran[J]. Am J Emerg Med, 2016, 34(11S): 33–38.

［47］REILLY P A, VAN RYN J, GROTTKE O, et al. Idarucizumab, a specific reversal agent for dabigatran: mode of action, pharmacokinetics and pharmacodynamics, and safety and efficacy in phase 1 subjects[J]. Am J Emerg Med, 2016, 34(11S): 26−32.

［48］ROQUILLY A, MAHE P J, LATTE D D, et al. Continuous controlled-infusion of hypertonic saline solution in traumatic brain-injured patients: a 9-year retrospective study[J]. Crit Care, 2011, 15(5): 260.

［49］RUDEHILL A, GORDON E, OHMAN G, et al. Pharmacokinetics and effects of mannitol on hemodynamics, blood and cerebrospinal fluid electrolytes, and osmolality during intracranial surgery[J]. J Neurosurg Anesthesiol, 1993, 5(1): 4−12.

［50］SCHUETTE A J, HUI F K, OBUCHOWSKI N A, et al. An examination of aneurysm rerupture rates with epsilon aminocaproic acid[J]. Neurocrit Care, 2013, 19(1): 48−55.

［51］SEREBRUANY V L, STEINHUBL S R, BERGER P B, et al. Variability in platelet responsiveness to clopidogrel among 544 individuals[J]. J Am Coll Cardiol, 2005, 45(2): 246−251.

［52］SOOKPLUNG P, SIRIUSSAWAKUL A, MALAKOUTI A, et al. Vasopressor use and effect on blood pressure after severe adult traumatic brain injury[J]. Neurocrit Care, 2011, 15(1): 46−54.

［53］STARKE R M, KIM G H, FERNANDEZ A, et al. Impact of a protocol for acute antifibrinolytic therapy on aneurysm rebleeding after subarachnoid hemorrhage[J]. Stroke, 2008, 39(9): 2617−2621.

［54］STEINER T, POLI S, GRIEBE M, et al. Fresh frozen plasma versus prothrombin complex concentrate in patients with intracranial haemorrhage related to vitamin K antagonists (INCH): a randomised trial[J]. Lancet Neurol, 2016, 15(6): 566−573.

［55］TALKE P, TAYEFEH F, SESSLER D I, et al. Dexmedetomidine does not alter the sweating threshold, but comparably and linearly decreases the vasoconstriction and shivering thresholds[J]. Anesthesiology, 1997, 87(4): 835−841.

［56］TELEB M, SALIRE K, WARDI M, et al. Idarucizumab: clinical role of a novel reversal agent for dabigatran[J]. Cardiovasc Hematol Disord Drug Targets, 2016, 16(1): 25−29.

［57］TRAN H, COLLECUTT M, WHITEHEAD S, et al. Prothrombin complex concentrates used alone in urgent reversal of warfarin anticoagulation[J]. Int Med J, 2011, 41(4): 337−343.

［58］UBOGU E E, SAGAR S M, LERNER A J, et al. Ketamine for refractory status epilepticus: a case of possible ketamine-induced neurotoxicity[J]. Epilepsy Behav, 2003, 4(1): 70−75.

［59］VAN AART L, EIJKHOUT H W, KAMPHUIS J S, et al. Individualized dosing regimen for prothrombin complex concentrate more effective than standard treatment in the reversal of oral anticoagulant therapy: an open, prospective randomized controlled trial[J]. Thromb Res, 2006, 118(3): 313−320.

［60］VAN DE BEEK D, DE GANS J, MCINTYRE P, et al. Corticosteroids for acute bacterial meningitis[J]. Cochrane Database Syst Rev, 2007, 1: CD004405.

［61］VAN DE BEEK D, DRAKE J M, TUNKEL A R. Nosocomial bacterial meningitis[J]. N Engl J Med, 2010, 362(2): 146−154.

［62］WANG J J, GOSSELIN S, VILLENEUVE E. Andexanet alfa for factor Ⅹ a inhibitor reversal[J]. N Engl J Med, 2016, 375(25): 2498.

［63］WEIBERT R T, LE D T, KAYSER S R, et al. Correction of excessive anticoagulation with low-dose oral vitamin K1[J]. Ann Intern Med, 1997, 126(12): 959−962.